Fortschritte der praktischen Dermatologie und Venerologie

Springer-Verlag Berlin Heidelberg GmbH

16 Fortschritte der praktischen Dermatologie und Venerologie

Vorträge und Dia-Klinik der 16. Fortbildungswoche 1998
Fortbildungswoche für Praktische Dermatologie und Venerologie e.V.
c/o Klinik und Poliklinik für Dermatologie und Allergologie
Ludwig-Maximilians-Universität München
in Verbindung mit dem Berufsverband der Deutschen Dermatologen e.V.

Herausgegeben von

G. Plewig und H. Wolff

Mit 441 überwiegend farbigen Abbildungen
und 160 Tabellen

Springer

Gerd Plewig, Prof. Dr. med.

Hans Wolff, Priv.-Doz. Dr. med.

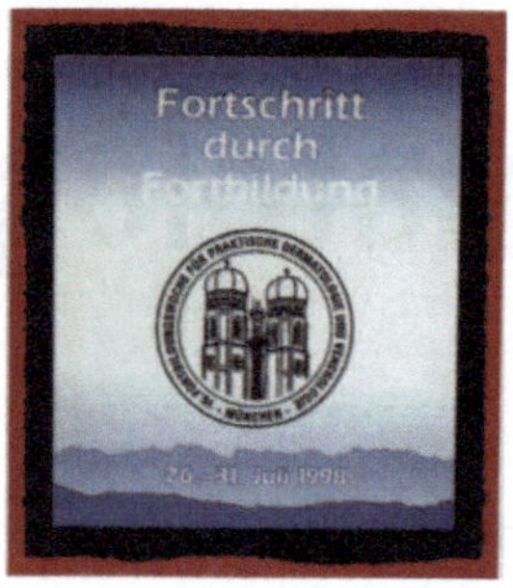

Fortbildungswoche für Praktische Dermatologie und Venerologie e.V.
c/o Klinik und Poliklinik für Dermatologie und Allergologie
Ludwig-Maximilians-Universität München
Frauenlobstraße 9–11, D-80337 München

Kongreßbüro Frau Gertrud Hammel
Telefon 0 89/51 60-60 65, Fax 0 89/51 60-60 66
E-Mail Fortbildungswoche@lrz.uni-muenchen.de

ISBN 978-3-662-01059-4 ISBN 978-3-662-01058-7 (eBook)
DOI 10.1007/978-3-662-01058-7

Die Deutsche Bibliothek – CIP-Einheitsaufnahme
Fortschritte der praktischen Dermatologie und Venerologie : Vorträge und Dia-Klinik der 16. Fortbildungswoche 1998 / Fortbildungswoche für Praktische Dermatologie und Venerologie e.V. / Klinik und Poliklinik für Dermatologie und Allergologie, Ludwig-Maximilians-Universität München / in Verbindung mit dem Berufsverband der Deutschen Dermatologen e.V. – Berlin ; Heidelberg ; New York ; Barcelona ; Hongkong ; London ; Mailand ; Paris ; Singapur ; Tokio : Springer.
ISSN 0071-7932

Ursprünglich erschienen bei Springer-Verlag Berlin Heidelberg New York 1999
Softcover reprint of the hardcover 1st edition 1999

Umschlaggestaltung: W. Bischoff, Heidelberg
Satz: FotoSatz Pfeifer GmbH, 82166 Gräfelfing

SPIN: 10676154 22/3134 – 5 4 3 2 1 0 – Gedruckt auf säurefreiem Papier

Vorwort

Seit 1951 führt die Klinik und Poliklinik für Dermatologie und Allergologie der Ludwig-Maximilians-Universität München regelmäßig Fortbildungsveranstaltungen für niedergelassene Dermatologen durch.
Begründet wurde diese Tradition 1951 mit einem Fortbildungskurs von Alfred Marchionini, der bis 1964 insgesamt fünf dieser Veranstaltungen durchführte.
1969 übernahm Otto Braun-Falco diesen Fortbildungskurs, der mit der achten Veranstaltung zu einer Fortbildungswoche anwuchs.
1992 wurde die 13. Fortbildungswoche unter der gemeinsamen Leitung von Otto Braun-Falco und seinem Nachfolger Gerd Plewig durchgeführt. Die 13. Fortbildungswoche markierte einen neuen Rhythmus: Nicht mehr alle drei Jahre, sondern alle zwei Jahre finden jetzt die Fortbildungswochen für praktische Dermatologie und Venerologie in München statt. Die Inhalte der Fortbildungswochen sind in Fortbildungsbänden festgehalten.
Traditionell wird dieser Band unter hervorragender redaktioneller Betreuung durch den Springer Verlag gestaltet.
An der 16. Fortbildungswoche nahmen etwa 1.300 deutschsprachige Dermatologinnen und Dermatologen aus vielen Ländern dieser Erde teil. Primäre Zielgruppe der Veranstaltung sind niedergelassene Dermatologen.
Alle Hauptvorträge und die wichtigsten Seminarinhalte sind in diesem Fortbildungsband als sorgfältig aufbereitete Übersichten enthalten. Die Übersichten beinhalten ein aktuelles und weiterführendes Literaturverzeichnis. Der Band ist durch das enorme Engagement aller Referentinnen und Referenten zustande gekommen. Ihnen sei an dieser Stelle besonders gedankt.
Aber auch viele andere haben zum Gelingen der 16. Fortbildungswoche und des vorliegenden Berichtsbandes beigetragen. Besonderer Dank gilt unserer Kongreßsekretärin, Frau Erika Ratzinger. An dem Gelingen des Berichtsbandes hatte Frau Annelore Senf wesentlichen Anteil, ebenso wie der Springer-Verlag mit seiner traditionell guten Betreuung des Projektes. Auch möchten wir der Firma Essex Pharma in München für die großzügige Unterstützung bei der Erstellung der Dia-Klinik danken. Schließlich wären die zahlreichen Beiträge aus unserer Klinik nicht möglich gewesen ohne die Hilfe unseres Fotolabors mit Herrn Peter Bilek, Frau Claudia Jakobec und Frau Erika Kellermeier.

München, im Frühjahr 1999

Gerd Plewig
Hans Wolff

Inhaltsverzeichnis

Ultraschall

Struktur und Funktion der Haut

Forschung und Klinik Aktuell

Systemische Pharmakotherapie

Akne und akneiforme Eruptionen

Allergologie

Fortschritte in der Diagnostik

Blasenbildende Erkrankungen: Das Neueste

Angiologie

Berufspolitische Entwicklungen – Das geht uns alle an

Das große onkologische Gespräch

Phototherapie

Fortschritte in der Diagnostik und Therapie

Aktualisierte Konzepte

Die schwierige Situation

Therapeutische Perlen

Das Allerneueste

Infektionskrankheiten interdisziplinär

Papulopustulöse Erkrankungen an Gesicht und Kopfhaut

Therapeutische Herausforderungen

Diaklinik

Autorenverzeichnis

Aberer, Werner, Prof. Dr. med.
Universitätsklinik für Dermatologie und Venerologie
Auenbrugger Platz 8, A-8036 Graz

Albrecht, Gisela, Dr. med.
Chefärztin der Dermatologischen Abteilung des
Krankenhauses Spandau-Nord
Lynarstraße 12, D-13578 Berlin

Atzpodien, Jens, Prof. Dr. med.
Medizinische Hochschule Hannover
Abteilung Hämatologie-Onkologie
Carl-Neuberg-Straße 1, D-30625 Hannover

Baur, Xaver, Prof. Dr. med.
Berufsgenossenschaftliches Forschungsinstitut
für Arbeitsmedizin (BGFA), Institut an der
Ruhr-Universität Bochum
Bürkle-de-la-Camp-Platz 1, D-44789 Bochum

Bieber, Thomas, Prof. Dr. med. Dr. es. sci.
Klinik und Poliklinik für Dermatologie
Friedrich-Wilhelms-Universität Bonn
Siegmund-Freud-Straße 25, D-53105Bonn

Breit, Reinhard, Prof. Dr. med.
Chefarzt der Abteilung für Dermatologie und
Allergologie, Städtisches Krankenhaus
München-Schwabing
Kölner Platz 1, D-80804 München

Bröcker, Eva-Bettina, Prof. Dr. med.
Direktorin der Universitäts-Hautklinik Würzburg
Josef-Schneider-Straße 2, D-97080 Würzburg

Bruckner-Tuderman, Leena, Prof. Dr. med.
Klinik und Poliklinik für Hautkrankheiten
Westfälische Wilhelms-Universität
Von-Esmarch-Straße 56, D-48149 Münster

Burg, Günter, Prof. Dr. med.
Klinikdirektor, Dermatologische Klinik und
Poliklinik, Universitätsspital Zürich
Gloriastraße 31, CH-8091 Zürich

Degitz, Klaus, Priv.-Doz. Dr. med.
Klinik und Poliklinik für Dermatologie
und Allergologie
Ludwig-Maximilians-Universität München
Frauenlobstraße 9–11, D-80337 München

Elsner, Jörn, Priv.-Doz. Dr. med.
Dermatologische Klinik
Medizinische Hochschule Hannover
Ricklinger Straße 5, D-30449 Hannover

Fartasch, Manigé, Prof. Dr. med.
Dermatologische Klinik und Poliklinik
Friedrich-Alexander-Universität
Hartmannstraße 14, D-91052 Erlangen

Fiedler, Melanie, Dr. med.
Universitätsklinikum, Institut für Virologie
Hufelandstraße 55, D-45122 Essen

Freitag, Marcus, Dr. med.
Ruhr-Universität, St. Josef-Hospital
Dermatologische Klinik
Gudrunstraße 56, D-44791 Bochum

Fritsch, Peter, Prof. Dr. med.
Universitätsklinik für Dermatologie
und Venerologie
Anichstraße 35, A-6020 Innsbruck

Goos, Manfred, Prof. Dr. med.
Klinik für Dermatologie und Venerologie
Universitätsklinikum der Gesamthochschule Essen
Hufelandstraße 55, D-45122 Essen

Happle, Rudolf, Prof. Dr. med.
Universitäts-Hautklinik
Philipps-Universität Marburg
Deutschhausstraße 9, D-35033 Marburg

Heckmann, Marc, Priv.-Doz Dr. med.
Klinik und Poliklinik für Dermatologie
und Allergologie
Ludwig-Maximilians-Universität München
Frauenlobstraße 9–11, D-80337 München

Hödl, Stefan, Prof. Dr. med.
Universitätsklinik für Dermatologie
und Venerologie
Auenbrugger Platz 8, A-8036 Graz

Hölzle, Erhard, Prof. Dr. med.
Klinik für Dermatologie und Allergologie
Städtische Kliniken Oldenburg
Dr.-Eden-Straße 10, D-26133 Oldenburg

Hönigsmann, Herbert, Univ.-Prof. Dr. med.
Abteilung für Spezielle Dermatologie und Umweltdermatosen, Universitätsklinik für Dermatologie
Währinger Gürtel 18–20, A-1090 Wien

Hoffmann, Klaus, Dr. med.
Dermatologische Klinik der Ruhr-Universität
Bochum, St. Josef Hospital
Gudrunstraße 56, D-44791 Bochum

Hohenleutner, Ulrich, Priv.-Doz. Dr. med.
Klinik und Poliklinik für Dermatologie
Klinikum der Universität Regensburg
Franz-Josef-Strauß-Allee 11, D-93053 Regensburg

Hohl, Daniel, Priv.-Doz. Dr. med.
Service de Dermatologie et Vénérologie
Centre Hospitalier Universitaire Vaudois
Héopital Beaumont, CH-1011 Lausanne

Jarisch, Reinhardt, Univ.-Doz. Dr. med.
Floridsdorfer Allergiezentrum
Franz Jonas Platz 8/6, A-1210 Wien

Kapp, Alexander, Univ.-Prof. Dr. med.
Dermatologische Klinik und Poliklinik
Medizinische Hochschule Hannover
Ricklinger Straße 5, D-30449 Hannover

Kaspar, Katharina, Dipl. phys. Dr. med.
Dermatologische Klinik der Ruhr-Universität
Bochum, St. Josef Hospital
Gudrunstraße 56, D-44791 Bochum

Kaudewitz, Peter, Prof. Dr. med.
Klinik und Poliklinik für Dermatologie
und Allergologie
Ludwig-Maximilians-Universität München
Frauenlobstraße 9–11, D-80337 München

Kerl, Helmut, Univ.-Prof. Dr. med.
Universitätsklinik für Dermatologie
und Venerologie
Auenbrugger Platz 8, A-8036 Graz

Kerscher, Martina, Priv.-Doz. Dr. med.
Dermatologische Klinik, Universität Ulm
Oberer Eselsberg 40, D-89081 Ulm

Kind, Peter, Prof. Dr. med.
Dermatohistopathologisches Einsendelabor
Postfach 60280, D-60332 Frankfurt

Knop, Jürgen, Prof. Dr. med.
Hautklinik der Johann Gutenberg-Universität
Langenbeckstraße 1, D-55131 Mainz

Konz, Birger, Dr. med.
Klinik und Poliklinik für Dermatologie
und Allergologie
Ludwig-Maximilians-Universität München
Frauenlobstraße 9–11, D-80337 München

Korting, Hans Christian, Prof. Dr. med.
Klinik und Poliklinik für Dermatologie
und Allergologie
Ludwig-Maximilians-Universität München
Frauenlobstraße 9–11, D-80337 München

Krieger, Gerd, Dr. jur.
Rechtsanwalt
Uhlandstraße 9, D-79102 Freiburg

Krutmann, Jean, Prof. Dr. med.
Klinische und experimentelle Photodermatologie
Universitäts-Hautklinik, Heinrich-Heine-Universität
Moorenstraße 5, D-40225 Düsseldorf

Landthaler, Michael, Prof. Dr. med.
Klinikum der Universität Regensburg
Klinik und Poliklinik für Dermatologie
Franz-Josef-Strauß-Allee 11, D-93053 Regensburg

Lehmann, Percy, Prof. Dr. med.
Heinrich-Heine-Universität Düsseldorf
Dermatologische Klinik
Moorenstraße 5, D-40225 Düsseldorf

Meigel, Wilhelm N., Prof. Dr. med.
Dermatologische Abteilung
Allgemeines Krankenhaus St. Georg
Lohmühlenstraße 5, D-20099 Hamburg

Melnik, Bodo, Prof. Dr. med.
Eickhoffstraße 20, D-33330 Gütersloh

Merk, Hans F., Prof. Dr. med.
Universitäts-Hautklinik, RWTH Aachen
Pauwelstraße 30, D-52074 Aachen

Messer, Gerald, Dr. med.
Klinik und Poliklinik für Dermatologie
und Allergologie
Ludwig-Maximilians-Universität München
Frauenlobstraße 9–11, D-80337 München

Meurer, Michael, Prof. Dr. med.
Klinik und Poliklinik für Hautkrankheiten
Universitätsklinikum Carl Gustav Carus
Fetscherstraße 74, D-01307 Dresden

Neubert, Uwe, Dr. med.
Klinik und Poliklinik für Dermatologie
und Allergologie
Ludwig-Maximilians-Universität München
Frauenlobstraße 9–11, D-80337 München

Pape, Gerd, Prof. Dr. med.
Medizinische Klinik und Poliklinik II
Klinikum Großhadern
Marchioninistraße 15, D-81377 München

Partsch, Hugo, Prof. Dr. med.
Dermatologische Abteilung des Wilhelminenspitals
Monteartstraße 1, A-1160 Wien

Paus, Ralf, Prof. Dr. med.
Hautklinik
Universitäts-Krankenhaus Eppendorf
Martinistraße 52, D-20246 Hamburg

Plewig, Gerd, Prof. Dr. med.
Klinik und Poliklinik für Dermatologie
und Allergologie
Ludwig-Maximilians-Universität München
Frauenlobstraße 9–11, D-80337 München

Prinz, Jörg C., Priv.-Doz. Dr. med.
Klinik und Poliklinik für Dermatologie
und Allergologie
Ludwig-Maximilians-Universität München
Frauenlobstraße 9–11, D-80337 München

Rabe, Eberhardt, Prof. Dr. med.
Klinik und Poliklinik für Haut- und
Geschlechtskrankheiten, Rheinische Friedrich-
Wilhelms-Universität Bonn
Sigmund-Freud-Straße 25, D-53105 Bonn

Rappersberger, Klemens, Dr. med.
Abteilung für Allgemeine Dermatologie
Universitätsklinik für Dermatologie
Währinger Gürtel 18–20, A-1090 Wien

Raulin, Christian, Dr. med.
Kaiserstraße 104, D-76133 Karlsruhe

Ring, Johannes, Univ.-Prof. Dr. med. Dr. phil.
Klinik und Poliklinik für Dermatologie und
Allergologie am Biederstein
Technische Universität München
Biedersteiner Straße 29, D-80802 München

Röcken, Martin, Prof. Dr. med.
Klinik und Poliklinik für Dermatologie
und Allergologie
Ludwig-Maximilians-Universität München
Frauenlobstraße 9–11, D-80337 München

Rompel, Rainer, Priv.-Doz. Dr. med.
Hautklinik, Städtische Kliniken Kassel
Mönchebergstraße 41–43, D-34125 Kassel

Rufli, Theo, Prof. Dr. med.
Dermatologische Universitätsklinik
Kantonsspital Basel, CH-4054 Basel

Ruzicka, Thomas, Prof. Dr. med.
Hautklinik, Medizinische Einrichtungen
Heinrich-Heine-Universität Düsseldorf
Moorenstraße 5, D-40225 Düsseldorf

Sander, Christian A., Priv.-Doz. Dr. med.
Klinik und Poliklinik für Dermatologie
und Allergologie
Ludwig-Maximilians-Universität München
Frauenlobstraße 9–11, D-80337 München

Scharffetter-Kochanek, Karin, Prof. Dr. med.
Klinik und Poliklinik für Dermatologie und
Venerologie der Universität zu Köln
Joseph-Stelzmann-Straße 9, D-50931 Köln

Schmid-Wendtner, Monika, Dr. med.
Klinik und Poliklinik für Dermatologie
und Allergologie
Ludwig-Maximilians-Universität München
Frauenlobstraße 9–11, D-80337 München

Schubert, Erich, Dr. med.
Präsident des Berufsverbandes der Deutschen
Dermatologen e.V., Geschäftsstelle, Ärztehaus
Hofstraße 5, D-97070 Würzburg

Schürer, Nanna, Priv.-Doz. Dr. med.
Judenbühlweg 28, D-97082 Würzburg

Schuler, Gerold, Prof. Dr. med.
Dermatologische Klinik und Poliklinik
Friedrich-Alexander-Universität
Hartmannstraße 14, D-91052 Erlangen

Schuller-Petrovic, Sanja, Dr. med.
Universitätsklinik für Dermatologie
und Venerologie
Auenbrugger Platz 8, A-8036 Graz

Schulz, Christian, Dr. med.
Dermatologische Klinik, Ruhr-Universität
St. Josef Hospital
Gudrunstraße 56, D-44792 Bochum

Schwarz, Thomas, Prof. Dr. med.
Klinik und Poliklinik für Hautkrankheiten
Westfälische Wilhelms-Universität Münster
Von-Esmarch-Straße 56, D-48149 Münster

Sepp, Norbert, Prof. Dr. med.
Universitätsklinik für Dermatologie
und Venerologie
Anichstraße 35, A-6020 Innsbruck

Sterry, Wolfram, Prof. Dr. med.
Dermatologische Klinik und Poliklinik, Universitätsklinikum Charité, Humboldt-Universität
Schumannstraße 20/21, D-10098 Berlin

Stolz, Wilhelm, Prof. Dr. med.
Klinikum der Universität Regensburg
Klinik und Poliklinik für Dermatologie
Franz-Josef-Strauß-Allee 11, D-93053 Regensburg

Stücker, Markus, Dr. med.
Dermatologische Klinik, Ruhr-Universität
St. Josef Hospital
Gudrunstraße 56, D-44791 Bochum

Teikemeier, Gabriele, Dr. med.
Klinik für ästhetische Medizin, Clinical Concepts
Berliner Allee 15, D-40212 Düsseldorf

Tiling, Reinhold, Dr. med.
Klinik und Poliklinik für Nuklearmedizin
Klinikum Großhadern
Marchioninistraße 15, D-81377 München

Trautner, Beata, Dr. med.
Klinik und Poliklinik für Dermatologie
und Allergologie
Ludwig-Maximilians-Universität München
Frauenlobstraße 9–11, D-80337 München

Tschachler, Erwin, Prof. Dr. med.
Universitätsklinik für Dermatologie
Immundermatologie und infektiöse
Hauterkrankungen, Allgemeines Krankenhaus
Währinger Gürtel 18–20, A-1090 Wien

Volkenandt, Matthias, Priv.-Doz. Dr. med.
Klinik und Poliklinik für Dermatologie
und Allergologie
Ludwig-Maximilians-Universität München
Frauenlobstraße 9–11, D-80337 München

Wiedow, Oliver, Priv.-Doz. Dr. med.
Hautklinik der Christian-Albrecht-Universität
Schittenhelmstraße 7, D-24105 Kiel

Wiest, Luitgard, Dr. med.
Residenzstraße 7, D-80333 München

Wolff, Hans, Priv.-Doz. Dr. med.
Klinik und Poliklinik für Dermatologie
und Allergologie
Ludwig-Maximilians-Universität München
Frauenlobstraße 9–11, D-80337 München

Wolff, Helmut Heinrich, Prof. Dr. med.
Klinik für Dermatologie und Venerologie
Medizinische Universität zu Lübeck
Ratzeburger Allee 160, D-23538 Lübeck

Wolff, Klaus, Prof. Dr. med.
Universitätsklinik für Dermatologie
Allgemeines Krankenhaus
Währinger Gürtel 18–20, A-1190 Wien

Wollenberg, Andreas, Dr. med.
Klinik und Poliklinik für Dermatologie
und Allergologie
Ludwig-Maximilians-Universität München
Frauenlobstraße 9–11, D-80337 München

Wollina, Uwe, Prof. Dr. med.
Klinik für Hautkrankheiten der Friedrich-Schiller-Universität Jena
Erfurter Straße 35, D-07740 Jena

Wowra, Berndt, Priv.-Doz. Dr. med.
Neurochirurg
Ingolstädterstraße 166, D-80939 München

Wüthrich, Brunello, Prof. Dr. med.
Dermatologische Klinik, Allergiestation
Universitätsspital Zürich
Gloriastraße 31, CH-8091 Zürich

Ultraschall

Hochfrequente Sonographie in der Dermatologie

Christian Schulz, Marcus Freitag, Katharina Kaspar, Guido Pott, Markus Stücker, Peter Altmeyer und Klaus Hoffmann

In der dermatologischen Diagnostik wird wie in kaum einem anderen medizinischen Fachgebiet primär mit visuellen Informationen gearbeitet. Dabei interessiert den Dermatologen nicht nur allein das Hautorgan, sondern ebenfalls dessen Anhangsgebilde und die Subkutis mit den darin lokalisierten Lymphknoten. Die Haut selbst ist im Vergleich zu allen anderen Organen des menschlichen Körpers dem diagnostischem Blick des Untersuchers besonders leicht zugänglich.

Aufgrund ihrer Komplexität bezüglich des Aufbaus und der Funktionen, ist die Haut allerdings allein mit den menschlichen Sinnen nie vollständig erfaßbar oder bezüglich pathologischer Veränderungen in vivo ausreichend zu beurteilen. Informationen gewinnt der Dermatologe bereits beim ersten Blickkontakt mit dem Patienten, während der klinischen Untersuchung und später unter Einbeziehung bildgebender Verfahren. Bislang waren häufig histologische Untersuchungen von operativ gewonnenem Gewebsmaterial erforderlich, um einerseits eine adäquate Therapieplanung durchführen zu können und andererseits eine Verdachtsdiagnose zu sichern beziehungsweise auszuschließen. In zunehmenden Maße wird heute jedoch eine einzeitige Vorgehensweise, das heißt zunächst präoperative Diagnostik und Therapieplanung mit darauffolgender Behandlung (zum Beispiel Operation, Nachsorge) angestrebt. Dies betrifft, vor allem aufgrund der seit Jahrzehnten stetig ansteigenden Inzidenz bösartiger Hauttumoren (Verdopplung alle 10 Jahre), insbesondere den Bereich der dermatogischen Onkologie. Nur bei frühzeitiger Diagnose ist auch bei den besonders rasch metastasierenden malignen Melanomen noch eine vollständige Heilung möglich. Aus diesem Grund ist eine optimale Hautkrebsfrüherkennung von eminenter Bedeutung. Mit dem Ziel, die diagnostische Treffsicherheit, beispielsweise von Hautmalignomen, steigern zu können und die Therapieplanung effizienter zu gestalten, sollten möglichst viele zusätzliche Informationen noch vor einem operativen Eingriff über bildgebende Verfahren eingeholt werden. Unter diesen Verfahren hat sich neben der Auflichtmikroskopie die hochfrequente Sonographie mittlerweile zu einer erfolgreichen Routineuntersuchungstechnik etabliert. Die Untersuchungsmethode ist für Patienten schmerzlos und nebenwirkungsfrei. Sie erfordert weiterhin einen nur geringen Arbeits- beziehungsweise Zeitaufwand. Erst durch die Verbesserungen der Mikroelektronik in der Computertechnologie war es seit Ende der 80er Jahre möglich, zweidimensionale Ultraschallbildsysteme mit einer für die Haut ausreichend hohen Bildauflösung zu entwickeln.

Physikalische und gerätetechnische Grundlagen

Anders als in anderen medizinischen Fachgebieten werden in der Dermatologie zur Darstellung des nur wenige Millimeter dicken Hautorgans besonders hochfrequente und damit hochauflösende Scannersysteme (≥ 20–100 MHz) eingesetzt. Um Möglichkeiten und Grenzen der Hautsonographie besser verstehen zu können, sollte sich jeder Dermatologe ein Basiswissen über Gerätetechnologie und Physik des Ultraschalls aneignen. Nachfolgend wird deshalb hierzu ein kurzer Überblick gegeben.

Physikalische Grundbegriffe

Wichtige, den Schall charakterisierende physikalische Variablen sind die *Frequenz*, die *Schallgeschwindigkeit*, die *Impedanz*, die *Wellenlänge* sowie die *Intensität*.

Ultraschall ist die Bezeichnung für mechanische Dichtewellen mit einer *Frequenz* von mehr als 20 kHz [*Frequenz* = Anzahl der Schwingungen pro Sekunde (Einheit: Hertz)], also außerhalb des akustischen Wahrnehmungsbereichs des menschlichen Ohres gelegen. Die Fortleitung von Ultraschall ist an Materie gebunden. Im biologischen Gewebe breiten sich diese Wellen wie in Flüssigkeit als Longitudinalwellen aus.

Die *Schallgeschwindigkeit* ist abhängig von den unterschiedlichen elastischen oder akustischen Eigenschaften eines Mediums [*Schallgeschwindigkeit* =

Ausbreitungsstrecke pro Zeit (Einheit: m/s)]. Der Ultraschall breitet sich lediglich als Schwingungsenergie mit einer Schallgeschwindigkeit von etwa 1540–1580 m/s in den verschiedenen Hautgewebsschichten aus [73]. Unterschiedliche Medien (wie Wasser und Hornschicht) oder größere Dichteunterschiede in den Gewebsschichten stellen Grenzflächen für die Ausbreitung der Schallwellen dar.

Die akustische *Impedanz,* auch Schallwellenwiderstand genannt, ist das Produkt aus Dichte und Schallgeschwindigkeit eines Mediums und bestimmt unter anderem den Grad der Reflexion der Ultraschallwellen an den Grenzflächen [*Impedanz* = Dichte × Schallgeschwindigkeit (Einheit: $kg/m^2/s$)]. Hohe Impedanzsprünge an der Genzfläche zweier Medien bedingen daher auch einen hohen Reflexionsgrad. Der Impedanzunterschied von Luft und Stratum corneum ist so groß, daß Ultraschallwellen hier nahezu einer Totalreflexion unterliegen würden. Aus diesem Grund muß ein Kontaktmedium (Wasser, Ultraschallgel) zur Weiterleitung der Schallwellen vom Sender in die Haut verwendet werden.

Die *Wellenlänge* bezeichnet den Abstand zwischen zwei benachbarten gleichphasigen Schwingungszuständen und ergibt sich aus dem Quotienten von Schallgeschwindigkeit und Frequenz. [*Wellenlänge* = Schallgeschwindigkeit/Frequenz (Einheit: m)].

Die *Schallintensität* gibt an, wieviel Schallenergie pro Zeiteinheit durch eine senkrecht zur Schallausbreitungsrichtung stehende Fläche transportiert wird [*Schallintensität* = Leistung pro Fläche (Einheit: W/m^2)].

Die Wechselwirkungen hochfrequenter Ultraschallwellen im biologischen Gewebe stellen die physikalische Grundlage für sonographische Untersuchungstechniken dar und äußern sich in Form von Reflexion, Absorption, Brechung und Streuung. *Ultraschallecho* ist die Bezeichnung für den zum Empfänger zurück kehrenden Anteil des ursprünglich ausgesendeten Ultraschallimpulses.

Eine Reflexion von Ultraschallwellen findet vor allem an Grenzflächen zwischen unterschiedlichen Medien (zum Beispiel Luft, Wasser, Gewebe) statt und erfolgt entsprechend den aus der Lichtoptik bekannten Gesetzen nach dem Prinzip: „Einfallswinkel gleich Ausfallswinkel“. Ein Einfallswinkel von 2° auf Haut ist zum Beispiel gleichbedeutend mit einer Abweichung von einem völlig senkrechten Einfall auf die Grenzfläche um 2°, wodurch bereits nur noch 6% der ursprünglichen Ultraschallintensität zurück zum Empfänger gelangen [111]. Dieser Umstand bedingt, daß an nicht horizontal verlaufenden Gewebsanteilen (wie die Seitenwände exophytischer, nodulärer Tumoranteile) die Ultraschallwellen zur Seite hin reflektiert werden. Im sonographischen Bild erscheinen folglich laterale Unterbrechungen vor allem im Eingangsechobereich (Artefakt), da seitlich reflektierte Schallwellen nicht mehr vom Empfänger registriert werden können (Abb. 7a: exophytisches Basaliom).

In der dermatologischen Sonographie finden wir stärkste Reflexionen an gleichgerichteten Kollagenfaserbündeln im Korium oder im Bereich subkutaner Bindegewebssepten. Dermale Kollagenfaserbündel verlaufen in der physiologischen Dermis fast parallel zur Hautoberfläche und erscheinen im Ultraschallbild meistens als echoreiches Band mit relativ scharfer Abgrenzung zur echoärmeren bis echolosen Subkutis. Das hohe Elastizitätsmodul kollagener Fasern bedingt, verglichen mit anderen weichen Geweben, eine höhere Geschwindigkeit und Impedanz des Ultraschalls, wodurch die Echogenität größer wird. Narbiges Gewebe mit hohem Anteil an Kollagenfasern wird genau wie koriales Bindegewebe im Sonogramm sehr echoreich dargestellt. Eine frische Narbe mit noch sehr dünnen und ungerichteten kollagenen Fasern erscheint allerdings sonographisch fast echolos. Pathologische Veränderungen wie Hauttumoren gehen häufig einher mit einer Verringerung der Kollagenbündeldichte und sind aufgrund des *relativ* verringerten Kollagenfasergehalts ebenso als echoarme (negative) „Aussparung“ von den korialen Echos abgrenzbar.

Die geringste Schallreflexion wird in wasserreichen Geweben und Flüssigkeitsansammlungen beobachtet (Ödeme, Infiltrate, Fettgewebe). Die größte Abschwächung von Ultraschallenergie erfahren die Schallwellen durch Absorption im Gewebe. In dem beschallten Medium kommt es durch innere Reibung (Viskosität) und thermische Relaxation zu Energieverlust sowie Energieumwandlung in Wärme. Der fortlaufende Intensitätsverlust limitiert im biologischen Gewebe bei höheren Frequenzen die Eindringtiefe. Die Energieabnahme steigt mit zunehmender Dicke des Mediums und zunehmendem Kollagenbeziehungsweise Proteingehalt expotentiell an [75] und ist in wasserreichem Gewebe am geringsten. Hierbei ist natürlich auch die Wegstrecke zurück zum Transducer zu berücksichtigen.

Neben Reflexion und Absorption gibt es an Grenzflächen eine weitere Ausbreitung der nichtreflektierten Anteile. Durch *Transmission* gelangen dadurch einige der Ultraschallwellen in entferntere tiefere Ebenen, weswegen auch hinter sehr echodichten Medien andere Strukturen sichtbar sein können. Ein weiterer Prozeß beim Durchlaufen von Medien mit unterschiedlichen Schallgeschwindigkeiten ist die *Brechung*. Dabei wird bei schrägem Einfall einer Ultraschallwelle auf die Grenzfläche der transmittierende Schallwellenanteil zum Einfallslot hin, beziehungsweise vom Einfallslot weg abgelenkt. Eine *Streuung* ist hingegen eine ungerichtete, vom Einfallswinkel unabhängige Reflexion der Ultraschallwellen [75]. Sie findet an größeren Grenzflächen mit sogenannten Rauhigkeiten statt und kann auch außerhalb von Grenzflächen an mikroanatomischen Basisstrukturen, die im Größenbereich der Wellenlänge oder darunter liegen, auftreten. Durch Rückstreuung können wie bei der Reflexion Ultraschallwellen wieder zurück zum Empfänger gelangen und somit zum späteren Bildaufbau beitragen. Ein weiteres Phänomen sind Interferenzen, die infolge von Überlagerungen unterschiedlicher Wellen entstehen und im Ultraschallbild als Schallverstärkung oder Schallabschwächung sichtbar werden können oder sogar zur völligen Auslöschung der Echos führen. Solche Interferenzmuster sind als Artefakte anzusehen, da sie kein morphologisches Korrelat besitzen. Im Englischen gibt es hierfür die Bezeichnung „acoustic speckle" [22]. Die physikalischen Effekte der Brechung, Streuung und Interferenz können den Informationsgehalt eines Ultraschallbildes gerade bei Verwendung sehr hoher Schallfrequenzen mindern.

Funktionsweise von Ultraschallgeräten

Die Erzeugung von Ultraschallwellen erfolgt bei medizinischen Geräten in der Regel nach dem Prinzip des umgekehrten (*indirekten*) *piezoelektrischen Effekts*: Legt man an ein dünnes Kristallplättchen mit einer oder mehreren polaren Achsen (unsymmetrisches Kristallgitter) eine elektrische Spannung an, so ändert es seine Dicke. Bei Wechselspannung entstehen durch rhythmische Dickenänderungen entsprechend der Frequenz schließlich Dichtewellen, die an die Umgebung abgegeben werden. Andererseits führt eine mechanische Verformung der polaren Kristallplättchen, zum Beispiel durch auftreffende Ultraschallwellen zu Veränderungen der elektrischen Ladung an deren Oberfläche (*direkter piezoelektrischer Effekt*). Die wechselnden Ladungszustände sind meßbar, wodurch ein und dasselbe Kristallplättchen im Sinne eines elektromechanischen Wandlers sowohl zum Aussenden als auch für den Empfang von Ultraschallwellen verwendbar ist. Dies geschieht in den Ultraschallwandlern oder Transducern des Ultraschallgerätes. Piezoelektrische Stoffe, die in der medizinischen Ultraschalldiagnostik Verwendung finden, sind beispielsweise polykristalline keramische Materialien (Blei-Zirkonat-Titanat, Blei-Metaniobat, Barium-Titanat) oder polymere Kunststoffe (Polyvinylidenfluorid) [73].
Die Schallwellen werden im Transducer dermatologischer Ultraschallgeräte nicht kontinuierlich, sondern in Form sehr kurzer Ultraschallimpulse erzeugt (Impuls-Echo-Methode). Der Transducer erzeugt als Sender einen sehr kurzen Ultraschallimpuls und registriert nach einer Zeiteinheit als Empfänger die aus der Haut zurückkehrenden Echos (Zeit-Weg-Prinzip). Die vom Empfänger detektierten (Spannungs-) Impulse werden nachfolgend verarbeitet, bevor sie letztlich dem computergesteuerten Bildaufbau dienen. Einzelheiten der Signalabtastung (Abtastrate) und Signalverarbeitung wie Hochfrequenzverstärkung, Tiefenverstärkung (engl. TGC für Time Gain Control), Kompression, Demodulation, Filterung und Analog-Digital-Umwandlung sollen hier nicht eingehender erläutert werden. Es sei jedoch auf folgende weiterführende Literatur verwiesen [5, 16, 22, 63, 65, 73, 75].
Das erzeugte Ultraschallbild kann nach elektronischer Aufbereitung in ein- oder mehrdimensionalen Darstellungsformen auf dem Computerbildschirm ausgegeben werden:
Der *A-Scan* („A" für englisch „amplitude", Amplitudendarstellung) ist das einfachste eindimensionale Ultraschallverfahren. Hierbei werden die von einem Ultraschallstrahl erzeugten Echos als Auslenkung des Elektronenstrahls auf einer Bildröhre über die Laufzeit abgebildet. Die jeweilige Höhe der erzeugten Amplituden entspricht der Echogenität (Intensität der Schallreflexion beziehungsweise -weiterleitung) verschiedener Medien unterhalb des Meßpunktes.
Wenn man daher den unterschiedlich großen Amplituden Helligkeitswerte zuordnet und mehrere A-Scans nach elektronischer Aufarbeitung linear aneinanderreiht, erhält man das zweidimensionale B-Bild („B" für englisch „brightness", Helligkeit). Die Darstellung der Echosignale dermatologischer *B-Scans* erfolgt in der Regel unter Verwendung einer Farbkodierung, das heißt entsprechend einer 256stufigen Grauskala werden insgesamt 256 Farben zugeordnet. Schwarz bedeutet demnach Echoleere, und die weiße Farbe stellt sehr echoreiche Strukturen dar. Dazwischen liegen, nach zunehmender Echosignalstärke geordnet, die Farben grün, blau, rot und gelb. Diese Vorgehensweise wird damit begründet, daß die bei der hochfrequenten Sonographie vorkommenden feinen Echogenitätsunter-

schiede im Graustufenbild mit dem menschlichen Auge nicht hinreichend differenziert werden können. Es ist allerdings fraglich, ob Farben nicht auch zu Fehldeutungen oder Irritationen bei der späteren Befundung führen können. Es ergibt sich beim B-Scan in der xz-Ebene (beziehungsweise yz-Ebene) ein farbliches zweidimensionales Bild, das einem histologischen Schnitt gegenübergestellt werden kann und eine topographische Zuordnung der Echophänomene ermöglicht (Abb. 1).

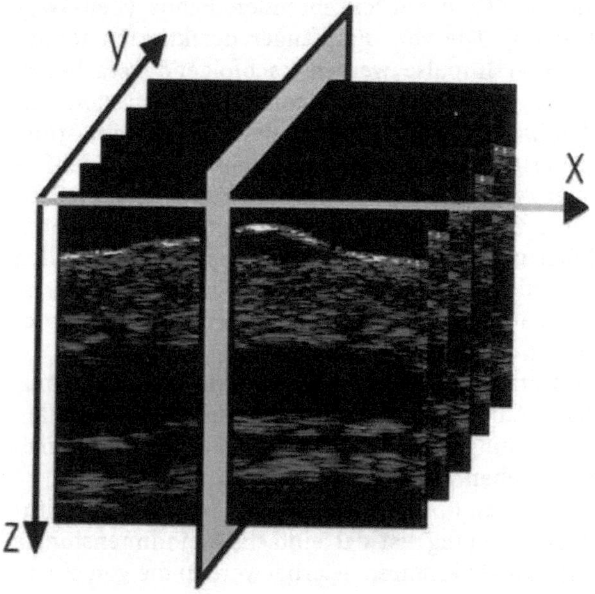

Abb. 1. Schematische Darstellung eines *B-Scan* in der vertikalen yz-Ebene

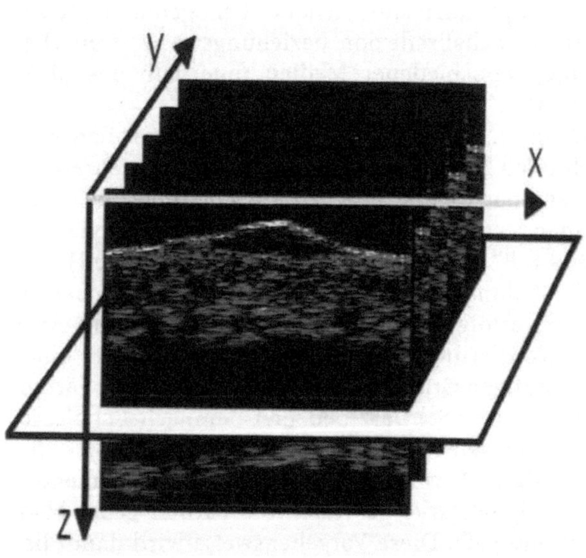

Abb. 2. Schematische Darstellung eines *C-Scan* in der horizontalen xy-Ebene parallel zur Hautoberfläche

Als weitere Variante der sonographischen Darstellung erlaubt der *C-Scan* („C" für englisch „constant depth", oder konstante Tiefe) analog zu tomographischen horizontalen Schnitten eine Darstellung in der xy-Ebene (Abb. 2). Das so entstandene C-Bild gibt also Hautschichten, die parallel zur Hautoberfläche liegen, zweidimensional wieder. In Abhängigkeit von der Zeitverzögerung, mit der die Signale registriert werden, kann der Computer ein „Zeitfenster" erschaffen und damit Echos aus einer bestimmten Ebene selektieren, um sie später wieder zu einem horizontalen Schnittbild zusammenzufügen.

Der sogenannte *M-Scan* („M" für englisch „motion", Bewegung), bei dem die zeitlichen Veränderungen eines eindimensionalen B-Scan bei Dauerbeschallung dargestellt werden, ist im Gegensatz zur inneren Medizin (vor allem Echokardiographie) für dermatologische Fragestellungen von untergeordneter Bedeutung (gegebenenfalls Elastizitätsmessungen).

Routinegeräte

In der Dermatologie werden derzeit vorwiegend folgende kommerzielle 20-MHz-Ultraschallgeräte routinemäßig eingesetzt: *DUB 20* von „taberna pro medicum" (Lüneburg, D) und *Dermascan C* von „Cortex Technology", (Hadsund, DK, Vertrieb durch Lawrenz, Sulzbach, D). Beide Geräte sind im Quasi-Real-Time-Modus arbeitende Linearscanner: Der Ein-Element-Keramik-Transducer wird in der Wasservorlaufstrecke über einen Schrittmotor (DC-Motor) linear über das zu messende Areal gefahren. Aufgrund der Geschwindigkeit des Motors und der Zeitdauer, die für den computergenerierten Bildaufbau benötigt wird, kommt es zu einer gewissen Zeitverzögerung. Bewegungen während der Untersuchung werden daher erst nach einer Latenzzeit auf dem Monitor sichtbar (Quasi-Real-Time). Die Bildwiederholungsrate beträgt beispielsweise beim Dermascan C 8 Bilder pro Sekunde.

Die Strecke, die der Transducer während einer linearen Bewegung im Aufnahme-Modus zurücklegt, beträgt beim DUB 20 12,8 mm und beim Dermascan C 12,1 bis 28 mm (je nach Applikator). Dabei werden axiale Auflösungen von etwa 80 μm, laterale von etwa 200 μm erzielt. Die verwertbare Eindringtiefe liegt bei etwa 8 mm. Das Auflösungsvermögen bezeichnet den minimal möglichen Abstand zweier Strukturen, die nach Reflexion oder Rückstreuung im Ultraschallbild noch als zwei getrennte Echos diskriminiert werden können. Dabei wird die laterale (zur Seite) von der axialen Auflösung (zur Tiefe) un-

terschieden. Die laterale Auflösung ist vor allem von der Form des erzeugten Schallfeldes abhängig. Durch Fokussierung kann die Schallkeule verschmälert und die Auflösung verbessert werden [63]. Die axiale Auflösung betrifft den minimalen Abstand zweier Punkte, die untereinander (in Schallausbreitungsrichtung) liegen und noch diskriminiert werden können. Sie hängt von der Impulslänge ab [63]. Letztere läßt sich durch Erhöhung der Bandbreite, also des Frequenzspektrums eines Signales, verbessern [55, 73].
Beide Geräte können mit 3D-Schallköpfen aufgerüstet werden. Diese beinhalten einen zusätzlichen Schrittmotor und bieten so die Möglichkeit, serielle B-Bilder mit definierten Abständen zu erzeugen. Nach Berechnung der einzelnen Scans über den Computer ist es möglich, dreidimensionale Rekonstruktionen beispielweise von Hauttumoren zu erstellen oder deren Volumina und Oberflächen zu berechnen [19, 27, 72, 106]. Mit diesen Schallköpfen können folglich auch C-Scans erstellt werden.
Mittlerweile sind auch höherfrequentere Ultraschallgeräte (zum Beispiel DUB 50, von Taberna pro medicum, Lüneburg, D) kommerziell erhältlich. Bei dem erwähnten 50-MHz-Ultraschallgerät, welches mit einem PVDF-Transducer arbeitet, wird eine axiale Auflösung von etwa 30 µm sowie eine laterale Auflösung von etwa 120 µm erreicht.
Weiterentwicklungen der dermatologischen Sonographie betreffen höherfrequente Geräte mit Frequenzen von 50 bis 100 MHz. Im Gegensatz zu den 20-MHz-Scannern kann mit der 100-MHz-Technik sogar die Epidermis dargestellt werden [21, 23, 54].

Biologische Effekte und Ultraschallintensität

Jeder Ultraschallsender erzeugt eine bestimmte Leistung, die in Watt angegeben wird. Die Ultraschalleistung, die im Schallfeld in einer senkrecht zur Schallstrahlachse gelegenen Ebene gemessen werden kann, wird auch als Ultraschallintensität bezeichnet [*Ultraschallintensität* = Leistung pro Flächeneinheit (Einheit: W/cm^2)]. Diese in der Haut nur schwer zu messende Größe ist eine Maßzahl für eventuelle unerwünschte biologische Effekte der Ultraschallenergie im Gewebe. Nach sorgfältigen Untersuchungen einer WHO-Kommission stellte sich heraus, daß Ultraschalluntersuchungen mit einer Schallintensität unterhalb 100 mW/cm^2 als risikofrei anzusehen sind. Nebenwirkungen und Bioeffekte des Ultraschalls sind vor allem durch Umwandlung der Ultraschallenergie in Wärme, durch Kavitation und Scher- beziehungsweise Beschleunigungskräfte denkbar. Mit Kavitation ist die Bildung von Gasbläschen durch die Ultraschalleinwirkung im Gewebe gemeint. Bei Untersuchungen von Hauttumoren könnte infolge der Bioeffekte theoretisch eine Loslösung metastasierender maligner Zellen induziert werden.
Untersuchungen zur Risikoabschätzung der Sonographie wurden bislang überwiegend an nieder- bis mittelfrequenten Scannern durchgeführt. Nach den bisherigen Erkenntnissen gibt es auch in der hochfrequenten Sonographie keine negativen Bioeffekte, solange das Produkt aus Expositionszeit und Intensität den Wert 50 J/cm^2 nicht übersteigt [63]. Zudem ist im Gegensatz zu den Dauerschallverfahren (Doppler-Verfahren) beim Impulsbetrieb der räumliche Spitzenwert der Ultraschallenergie im Fokusbereich eines Ultraschallfeldes über die Zeit gemittelt wesentlich niedriger.
Ultraschallgel und Ultraschallapplikator sind allerdings potentielle Vektoren von Krankheitserregern und daher mögliche Ursache nosokomialer Infektionen [67, 105]. Bei der Untersuchung von ulzerierten oder infektiösen Hautveränderungen sind Hygienemaßnahmen wie Verwendung einer Kunststoffolie und Schallkopfdesinfektion indiziert.

Sonographie der Haut

Die ersten sonographischen Untersuchungen der Haut waren gegen Ende der 70er Jahre einfache A-Scans zur Bestimmung der physiologischen Hautdicke, die mit einem 15-MHz-Transducer durchgeführt wurden [4]. Hauptindikationsgebiete der dermatologischen 20-MHz-Sonographie sind bis heute Dickenmessungen insbesondere in Form von präoperativen Tumordickenbestimmungen benigner und maligner Hautneoplasien oder die Therapie- und Verlaufskontrolle bei chronischen Dermatosen. Der Vorteil dieses beliebig oft wiederholbaren bildgebenden Verfahrens ist vor allem der geringe Arbeits- beziehungsweise Zeitaufwand. Die Aufnahmen sind sofort nach ihrer Anfertigung beurteilbar und bieten häufig zusätzliche Informationen über räumliche Morphologie, Ausdehnung und Nachbarschaftsbeziehungen. Patienten erfahren während der schmerzlosen und nebenwirkungsfreien Untersuchung eine gewisse Transparenz der modernen schulmedizinischen Diagnostik durch Einblick in die eigene Haut.
Unter den Routineeinsatzmöglichkeiten hat die *Sonometrie* den größten Stellenwert. Sie dient der Be-

stimmung von Breite und Dicke einer Läsion, der Vergleichsmessung auch in der gesunden Haut sowie der Hautdickenmessung. In einigen Fällen, zum Beispiel bei sklerodermiformen oder superfiziellen Basaliomen, gelingt eine deutlichere Abgrenzung der Tumorausläufer im klinisch nicht sichtbar infiltrierten Randbereich (Ausbreitungsdiagnostik). Weiterhin können mit modernen Ultraschallgeräten Dichtemessungen verschiedener Gewebe oder Gewebsanteile erfolgen (Densitometrie). Zur Analyse der Ultraschallanatomie und Echomuster können sonographische Aufnahmen auch mit histologischen Schnittbildern verglichen werden. Dabei bietet sich die Möglichkeit, morphologische Phänomene dem jeweiligen histologischen Korrelat zuzuordnen. Im direkten Vergleich entstehen jedoch teilweise aufgrund der unterschiedlichen Schnittdicken der 20-MHz-Ultraschallbilder (etwa 200 μm) und der histologischen Schnittpräparate (etwa 7 μm) Zuordnungsschwierigkeiten. Dieses Problem kann durch Anfertigung von histologischen Serienschnitten in der zur Sonographie analogen Schnittebene umgangen werden. Hinzu treten verarbeitungstechnische Artefakte während der histologischen Präparateaufbereitung. Nach der Exzision einer Läsion fehlt der Einfluß der Hautspannung, wodurch das Exzidat je nach Elastizität der Haut infolge des Zusammenziehens einem Verdickungsartefakt unterliegt. Nach Flüssigkeitsverlust des histologischen Präparates entstehen im weiteren Prozeß Schrumpfungsartefakte. Inwiefern sich beide Artefakte ausgleichen und somit wieder eine Präparatedicke entsprechend dem Zustand in vivo entsteht, bleibt zwar fraglich, ein ungefährer Ausgleich wird aber angenommen [80].

Die Anwendungsgebiete des Ultraschalls sind sehr vielseitig. Einige spezielle Indikationen der hochfrequenten Sonographie sind: Kontrolle von Wundheilungsverläufen, Bestimmung der Tiefenausdehnung von Brandverletzungen, Hautdickenbestimmung bei langfristiger topischer Kortikosteroid-Therapie, Infiltratmessungen bei Typ-IV-Reaktionen, wissenschafliche Fragestellungen zum Beispiel bei der Beurteilung beziehungsweise Verlaufsbeobachtung von entzündlichen Hauterkrankungen (Lichen ruber planus, Psoriasis vulgaris, Sklerodermie [4, 79]).

Die Untersuchungstechnik

Um eine spätere Vergleichbarkeit der Bilder gewährleisten zu können, sollten sonographische Aufnahmen stets unter standardisierten Bedingungen angefertigt werden. Dies betrifft die Einstellungen von Signalstärke, Reflexamplitudenverstärkung oder des Fokusabstandes.

Vor der Untersuchung wird der Patient zunächst auf einer Untersuchungsliege so gelagert, daß das betreffende Körperareal dem Untersucher in einer horizontalen Ebene bewegungsfrei und stabil zugänglich wird. Besonders bei offener Wasservorlaufstrecke kann dann zumindest beim *DUB 20*-Gerät der Schallkopf ohne festen Andruck aufrecht gehalten werden, wobei der Wasserstand in der Wasservorlaufkammer nicht gekippt werden muß, was ein Auslaufen des Wassers zur Folge hätte. Erfahrungsgemäß entstehen die qualitativ besten Aufnahmen, wenn keine Kunststoffolie zur Abdichtung der Wasservorlaufstrecke benutzt wird (offene Wasservorlaufstrecke). Das geschlossene Verfahren ist jedoch an einigen schwierigen Lokalisationen (zum Beispiel Nase, Periorbitalregion) aufgrund der Öffnungsgröße des Schallkopfaufsatzes unumgänglich. Hierbei wird eine dünne Kunststoffolie zur Abdichtung des Schallkopfaufsatzes mit einem Gummiring befestigt. Beim *Dermascan C* werden die Aufnahmen in der Regel mit einer geschlossenen Wasservorlaufstrecke erstellt. Aufnahmen mit Kunstoffolie erfordern zusätzlich Ultraschallgel zur Ankopplung des Ultraschallsignals an die Hautoberfläche.

Dann werden Einzelaufnahmen in unterschiedlichen Schnittebenen (längs, quer) durch Verschiebung des Schallkopfes angefertigt. Bei Tumordikkenmessungen ist zu beachten, daß insbesondere die *maximale Invasionstiefe* dokumentiert wird. Grundlage für eine korrekte sonographische Befundung sind mehrere aussagekräftige Einzelausschnitte der gesamten zu interpretierenden Läsion beziehungsweise Hautregion.

Epitheliale Hauttumoren wie das Basaliom oder das Plattenepithelkarzinom werden insbesondere in chronisch-lichtexponierten Hautarealen beobachtet. Die häufig gleichzeitig bestehende aktinische Elastose kann die seitliche Abgrenzung dieser echoarmen Tumoren erschweren bis unmöglich machen. Eine Zunahme elastischer Fasermassen mit ungeordneter Architektur, später schollige, amorphe Faserdegenerate, ein leichtes entzündliches Infiltrat sowie eine Vermehrung der dermalen Grundsubstanz zeichnet die aktinische Elastose histologisch aus. Sonographisch ist sie durch ein unterhalb des Eintrittsechos gelegenes, bis etwa zur Koriummitte reichendes echoarmes Band (ELB, „echo-lucent band") mit flauen Binnenechos und häufig sägezahnartiger Begrenzung zur Tiefe charakterisiert ([13, 17, 50, 52], Abb. 3 a, b). Durch Spannen der peritumoralen Haut

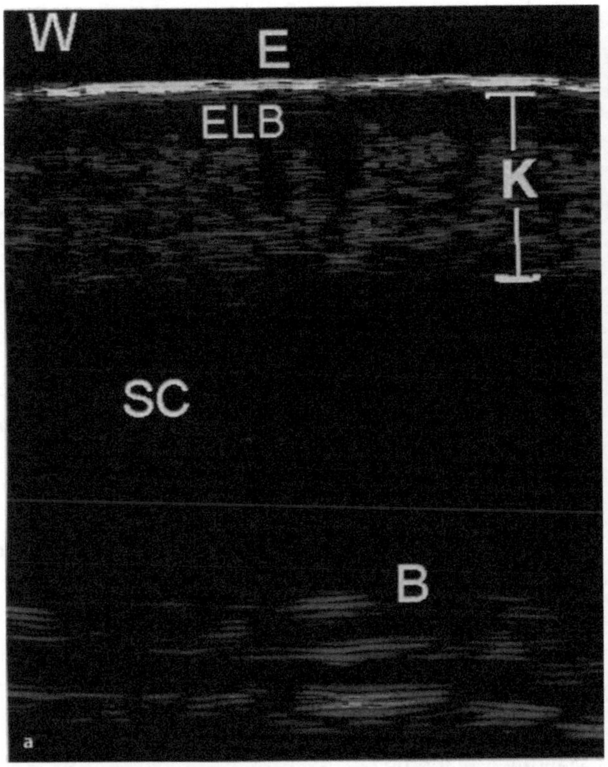

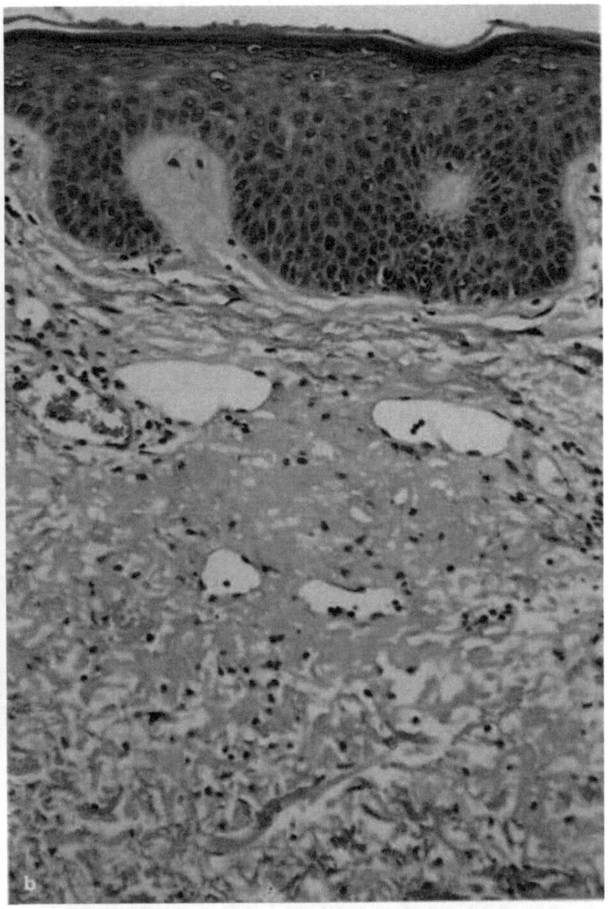

Abb. 3. a *Aktinische Elastose* (20 MHz) im Nackenbereich. Sonometrisch gemessene Dicke des Elastosebandes: 0,65 mm, Dichte: 7, Koriumdichte (unteres Korium): 14, Koriumdichte (gesamtes Korium): 16, Koriumdicke: 2,0 mm. *W* Wasservorlaufstrecke, *E* homogenes Eintrittsecho, *ELB* Echo-armes-Band (Echo-lucent-band), *K* gesamtes Korium, *SC* Subkutis (Fettgewebe), *B* subkutane Bindegewebssepten. **b** *Aktinische Elastose.* Histologischer Schnitt (HE) zu Abb. 3a. Im oberen Korium zeigt sich eine Auflockerung des Stratum reticulare und Stratum papillare als Zeichen der aktinischen Bindegewebsschädigung

mit den Fingern der freien Hand kann während der Untersuchung versucht werden, die Echogenität im Bereich der aktinischen Elastose zu erhöhen und somit eine Abgrenzung des in seinen Echoeigenschaften meist nicht beeinflußten kompakten Tumors zu ermöglichen. Es ist außerdem ratsam, jedesmal eine Vergleichsmessung an der nicht tumorinfiltrierten Haut (kontralaterale Lokalisation) durchzuführen. Das Ausmaß einer aktinischen Elastose kann so objektiver beurteilt werden.

Problematisch ist die Sonographie von Läsionen (Basaliomen) nach vorheriger Probeexzision oder von Rezidivtumoren in vorbestehendem Narbengewebe, da in beiden Fällen Tumorzellen und Narbengewebe nicht sicher zu differenzieren sind.

Sonometrie und Densitometrie erfolgen über den PC unter Verwendung spezieller Meßoptionen der begleitenden Software. Die Distanzmessungen (Tiefe, Breite) sind in der Regel manuell über die Computer-Maus zu steuern. Die jeweilige Dichte bestimmter Gewebskomponenten wird nach manueller oder automatisierter Eingrenzung einer Region errechnet. Präzise Messungen können bei einer gewissen Routine und Erfahrung des Untersuchers ohne größeren Zeitaufwand durchgeführt werden.

Ultraschallanatomie und Echomuster der normalen Haut

Die erste wesentliche Reflexion entsteht bei der Ultraschalluntersuchung im Grenzflächenbereich: Wasservorlaufstrecke und Haut. Sie ist bedingt durch den Impedanzunterschied zwischen Kopplungsmedium und Stratum corneum. Das sonographische Korrelat ist das echoreiche bandförmige Eintritts- oder Eingangsecho. Dieses wird von einigen Autoren mit der Epidermis gleichgesetzt. Zahlreiche Untersuchungsergebnisse bestätigen diese Ansicht jedoch nicht. Das Eintrittsecho ist lediglich eine Folge des Impedanzsprungs an der ersten Grenzfläche. Die Ultraschallwellen durchlaufen dann die Epidermis um an der epidermodermalen Junktionszone erneut Reflexionen zu erfahren. Im Korium sorgen insbesondere Kollagenfaserbündel für starke Reflexionen, da sie den Schallwellen eine Vielzahl von Grenzflächen bieten. In Abhängigkeit von der Körperlokalisation entsteht durch die zahlreichen Reflexionen im Korium ein in der Dicke variierendes echoreiches koriales Band, das sich mehr oder weniger scharf zur Subkutis abgrenzen läßt. Während beispielsweise das Korium der ventralen Unterarmseiten sehr dünn und scharf begrenzt erscheint, kann man im Rückenbereich häufig ein Verdämmern der korialen Kollagenfasern in die Subkutis beobachten. Die Gesamtdicke des Koriums ist hier wesentlich größer.

Unregelmäßigkeiten und echoarme Areale innerhalb des Koriums können von physiologischen Hautbestandteilen stammen. Hautanhangsgebilde wie zum Beispiel Haarfollikel und größere Gefäße stellen sich in der Sonographie echoarm dar. Die außerhalb der Haut liegenden Haarschäfte führen allerdings oft zu Reflexionen oberhalb des Eintrittsechos (Abb. 4a).

In dem wasserreichen, echoarmen subkutanen Fettgewebe kommen ebenfalls Ultraschallreflexionen vor. Diese sind vor allem durch Bindegewebssepten oder Gefäße bedingt. Muskelfaszien, Muskulatur und Knochen beziehungsweise Knorpel bieten weitere, tiefer gelegene Grenzflächen. Hier sieht man in der Ultraschallaufnahme parallele helle Linien oder streifenartige unspezifische Muster.

Sonographische Befunde bei Hauttumoren

Maligne Melanome

Im Bereich der dermatologischen Onkologie war man schon frühzeitig an der sonographischen Untersuchung maligner Melanome interessiert. Das maligne Melanom ist deswegen so gefürchtet, weil es in Abhängigkeit von der Tumordicke nach Breslow und dem Tumorstadium durch sein aggressives bio-

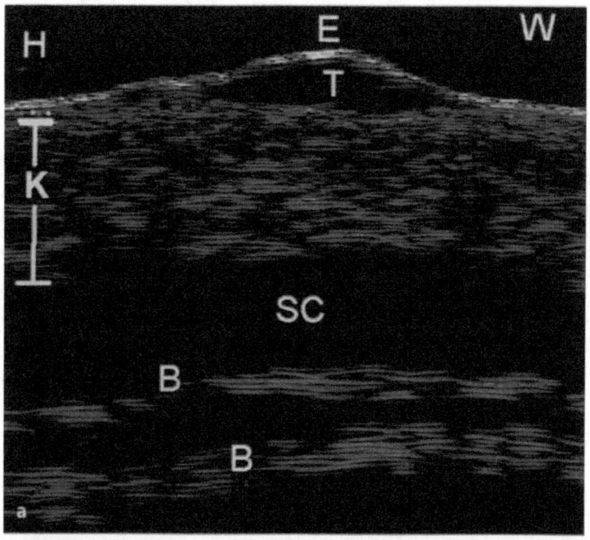

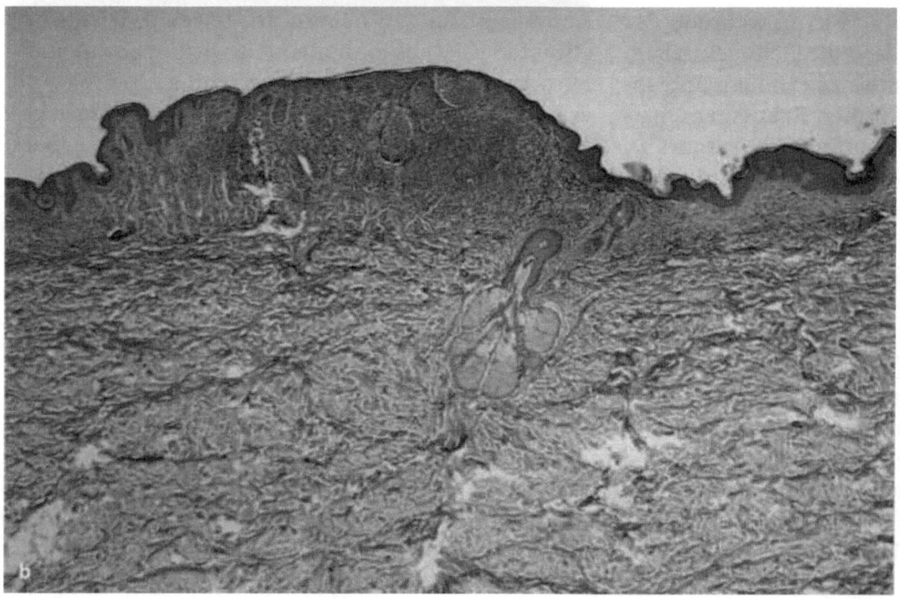

Abb. 4. a *Superfiziell spreitendes malignes Melanom* an der linken Schulter einer 36jährigen Frau. Sonometrische Tumordicke: 1,1 mm, Tumordichte: 4, Koriumdichte: 16, Korium-Subkutisgrenze (unter dem Tumor): 2,9 mm. *H* Haarschaft oberhalb des Eintrittsechos, *E* relativ homogenes Eintrittsecho, *W* Wasservorlaufstrecke, *T* spindelförmiger Tumor mit scharfer Begrenzung, *K* Korium, *SC* Subkutis, *B* subkutane Bindegewebssepten. **b** Zu Abb. 4a korrespondierender histologischer Schnitt (HE): *Superfiziell spreitendes malignes Melanom.* Vertikale Tumordicke nach Breslow 1,0 mm, Clark-Level III, pT2. Unterhalb des Melanoms ist ein Haarfollikel mit angeschnitten

logisches Wachstumsverhalten dazu neigt, frühzeitig Metastasen abzusiedeln. Nach eingesetzter Metastasierung fällt das Melanom in den meisten Fällen durch seine ausgeprägte Therapieresistenz auf. Konventionelle Behandlungsstrategien wie Chemo- oder Strahlentherapie sind nur selten zufriedenstellend. Auch bei relativ dünnen Melanomen (< 0,75 mm) ist die Gefahr der hämatogenen und lymphogenen Metastasierung nicht auszuschließen. Bedingt durch den stetigen Inzidenzanstieg maligner kutaner Neoplasien wurde weiterhin dringend nach innovativen Diagnoseverfahren gesucht. Man versprach sich von dem Einsatz der Sonographie in der Dermatologie nicht nur zusätzliche Informationen über die räumliche Tumorausdehnung, sondern hoffte ebenfalls differentialdiagnostisch nutzbare Merkmale zu entdecken. Erst nach Entwicklung der Hochfrequenzsonographie mit einem ausreichenden Auflösungsvermögen war es möglich, primäre Melanomformen zu studieren.

Im zweidimensionalen 20-MHz-Sonogramm stellen sich maligne Melanome infolge der relativ geringen axialen Auflösung (80 µm) erst bei invasivem, die Epidermis überschreitendem Wachstum (Clark-Level II) dar. Die Mehrzahl der Tumore sind im Bild als spindelförmige echoarme bis echolose homogene Areale mit meist unverändertem dorsalen Schallverhalten erkennbar (Abb. 4a, b) [46]. Deutliche Binnenechos erscheinen höchstens in Ausnahmefällen.

Das reflexstarke Eintrittsecho liegt oft über dem normalen Hautniveau und zeigt kaum Veränderungen im Vergleich zum Eintrittsecho der umgebenden gesunden Haut. Lediglich Ulzerationen oder Krustenauflagerungen führen zu Veränderungen wie Verbreiterung, Verdünnung oder Unterbrechung des Eintrittsechos [46].

Ein Problem bei der Befundung sind im Läsionsbereich vorkommende physiologische Hautbestandteile wie Fettgewebsinseln, die sich von der Tiefe fingerförmig ins Korium einstülpen, oder Haarfollikel und Naevusanteile [27, 30, 46, 76, 78, 107]. Eine sichere Differenzierung zwischen Tumorparenchym und subtumoralem entzündlichen Infiltrat ist mittels der 20-MHz-Sonographie ebenfalls nicht möglich [29, 40, 78].

Meßwertdifferenzen zwischen Histometrie und Sonometrie können verschiedene Ursachen haben. Die wichtigste ist sicherlich das Unvermögen der sonographischen Differenzierung tumoröser und physiologischer Hautbestandteile. Die Tumordicke wird in diesen Fällen meistens überschätzt. Vor allem ungeübte Untersucher neigen aus vermeintlichen Sicherheitsgründen dazu, alle fragwürdigen echoarmen Strukturen in die Messung einzubeziehen, was deutliche Meßwertdifferenzen zur Folge hat. In diesem Zusammenhang könnten in Zukunft bildanalytische Verfahren oder dreidimensionale Rekonstruktionen noch differenziertere Aussagen zulassen [20, 86, 90, 91]. Die Verwendung höherfrequenter Sonden hat bislang ebenfalls noch nicht zu einer Lösung dieses Differenzierungsproblems geführt [18]. Weitere Ursachen sonographischer Überschätzungen der Tumordicke sind zum Beispiel bei der histologischen Präparateaufbereitung zu suchen. Eine Unterschätzung der Tumordicke betrifft häufiger noduläre Melanome oder kann durch ein Übersehen kleiner Melanomzellnester in der Tiefe infolge eines zu geringen Auflösungsvermögens der 20-MHz-Scanner bedingt sein [29]. Besonders dicke Tumore (eventuell mit Krustenauflagerungen) können durch Schallabschwächung oder -schatten die Darstellung der Ausdehnung zur Tiefe beeinträchtigen. Maligne Melanome mit einem maximalen Invasionsgrad (Clark-Level V) sind ebenfalls nicht mehr exakt beurteilbar, da das echoarme Tumorgewebe in der ebenfalls echoarmen Subkutis nicht mehr abzugrenzen ist.

Die Genauigkeit der Untersuchung ist naturgemäß bezüglich maligner Neoplasien von besonderer Bedeutung für die weitere Therapieplanung [35]. Hierbei ist eine ausreichend gute Bildqualität entscheidend. Anhand der Studienergebnisse zahlreicher Arbeitsgruppen konnte gezeigt werden, daß eine signifikante Korrelation (r = 0,97) zwischen der histologisch und der sonographisch gemessenen Tumordicke besteht [46]. Klinische Tumordickenbestimmungen nach alleiniger Palpation erwiesen sich im Vergleich als unzuverlässig, da die meisten Läsionen zu dünn eingeschätzt werden (r = 0,59) [46]. Die hochfrequente 20-MHz-Sonographie unterstützt nicht nur die Planung des weiteren therapeutischen Prozedere, zum Beispiel durch präoperative Ermittlung eines angemessenen operativen Sicherheitsabstandes anhand der Tumordicke, sondern wird auch routinemäßig bei der Metastasensuche eingesetzt [60, 61, 76, 84, 104]. Sonometrische Daten kutaner Melanomfiliae können unter anderem einer objektiven Therapiekontrolle dienen. Allerdings kommen beim Tumorstaging und in der Nachsorge zur Beurteilung axillärer oder inguinaler Lymphknoten hauptsächlich Ultraschallgeräte mit niedriegeren Frequenzen (3,5–7,5 MHz) zum Einsatz.

Nävuszellnävi

Die sonographische Darstellung der meist kleinen und flachen Nävuszellnävi gelingt am besten, wenn die Möglichkeit einer externen Sichtkontrolle während der Untersuchung besteht. Eine Sichtkontrolle von außen zur Lokalisation der Läsion ist bei aufgelegten Schallkopf nur möglich, wenn ein transparenter Schallkopfaufsatz (zum Beispiel aus Kunststoff) verwendet wird. Im Sonogramm zeigt sich unter dem homogenen Eintrittsecho ein spindelförmiges echoarmes Areal, das Binnenechos enthalten kann und in der Regel scharf von der Umgebung abgegrenzt ist (Abb. 5a, b). Eine sichere Differenzierung von malignen Melanomen und benignen melanozytären Pigmenttumoren ist mittels der 20-MHz-Sonographie bis auf wenige Ausnahmen nicht möglich [46]. Ein differentialdiagnostischer Ansatz war zunächst die Erkenntnis, daß Naevuszellnaevi statistisch höhere densitometrische Werte aufweisen, als Melanome. Diese Tatsache ist darauf zurückzuführen, daß in den Nävi höhere Anteile von normalem kollagenen Bindegewebe zwischen den Nävuszellnestern zu Binnenechos führen [43, 44]. Durch die große Spannweite densitometrischer Werte maligner Melanome und anderer melanozytärer Läsionen sind differentialdiagnostische Aussagen allerdings nicht zulässig [29, 46, 74]. Dorsale Schallabschwächungen finden sich vor allem bei papillomatösen Nävuszellnävi infolge der vermehrten Streuung der Ultraschallwellen [38, 44]. Sehr kleine Nävi sind unter Umständen überhaupt nicht zu sehen beziehungsweise zu finden.

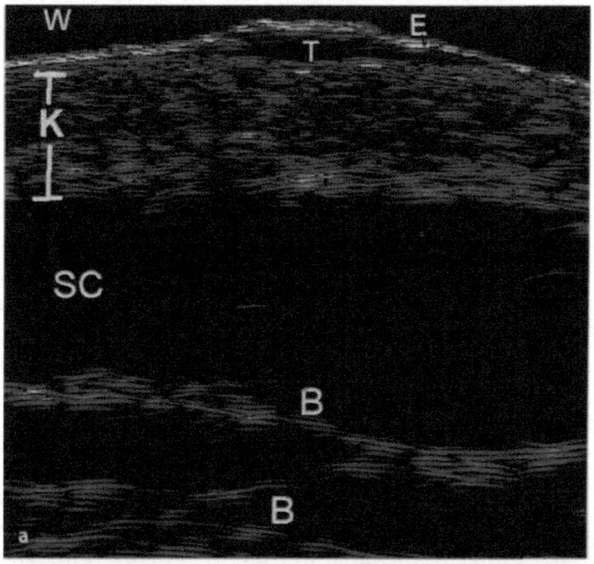

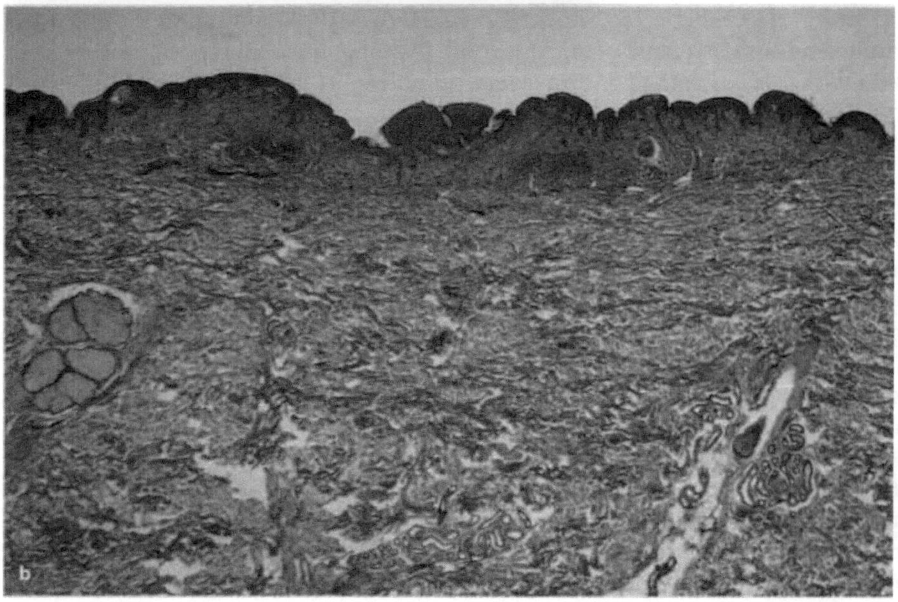

Abb. 5. a *Naevuszellnaevus vom Compound-Typ* bei einem 24jährigen Patienten, rechte Flanke. Sonometrische Tumordicke: 0,49 mm, Dichte: 8. *W* Wasservorlaufstrecke, *E* Eintrittsecho (zum Teil mit lateralen Unterbrechungen), *T* spindelförmiger Tumor, *K* Korium, *SC* Subkutis, *B* subkutane Bindegewebssepten/ Faszie. **b** Zu Abb. 5a korrespondierender histologischer Schnitt (HE): *Naevuszellnaevus vom Compound-Typ*

Verrucae seborrhoicae seniles

Verrucae seborrhoicae, insbesondere die hyperkeratotischen Formen, zeigen entsprechend ihrer vielgestaltigen oberflächlichen Morphologie zahlreiche Unregelmäßigkeiten des echoreichen Eingangsechos (Abb. 6a, b). Neben einer häufig auftretenden Verbreiterung des Eingangsechos zeigen sich besonders bei den exophytischen Formen an den „Seitenwänden" zum Teil laterale oder axiale Unterbrechungen. Die Oberfläche wirkt im sonographischen Bild zerklüftet und uneben. Hyperkeratotische seborrhoische Keratosen weisen meist eine charakteristische massive dorsale Schallabschwächung bis hin zum kompletten Schallschatten auf [9, 39]. Hauptursache für die relativ ausgeprägte Schallundurchlässigkeit ist vermutlich die eigentümliche Oberflächenbeschaffenheit, nicht jedoch das Auftreten von Pseudohornzysten. Letztere verursachen manchmal randständige Binnenechos. Derart charakteristische Phänomene sind bei Verrucae seborrhoicae vom akanthotischen Typ allerdings eher nicht zu erwarten.

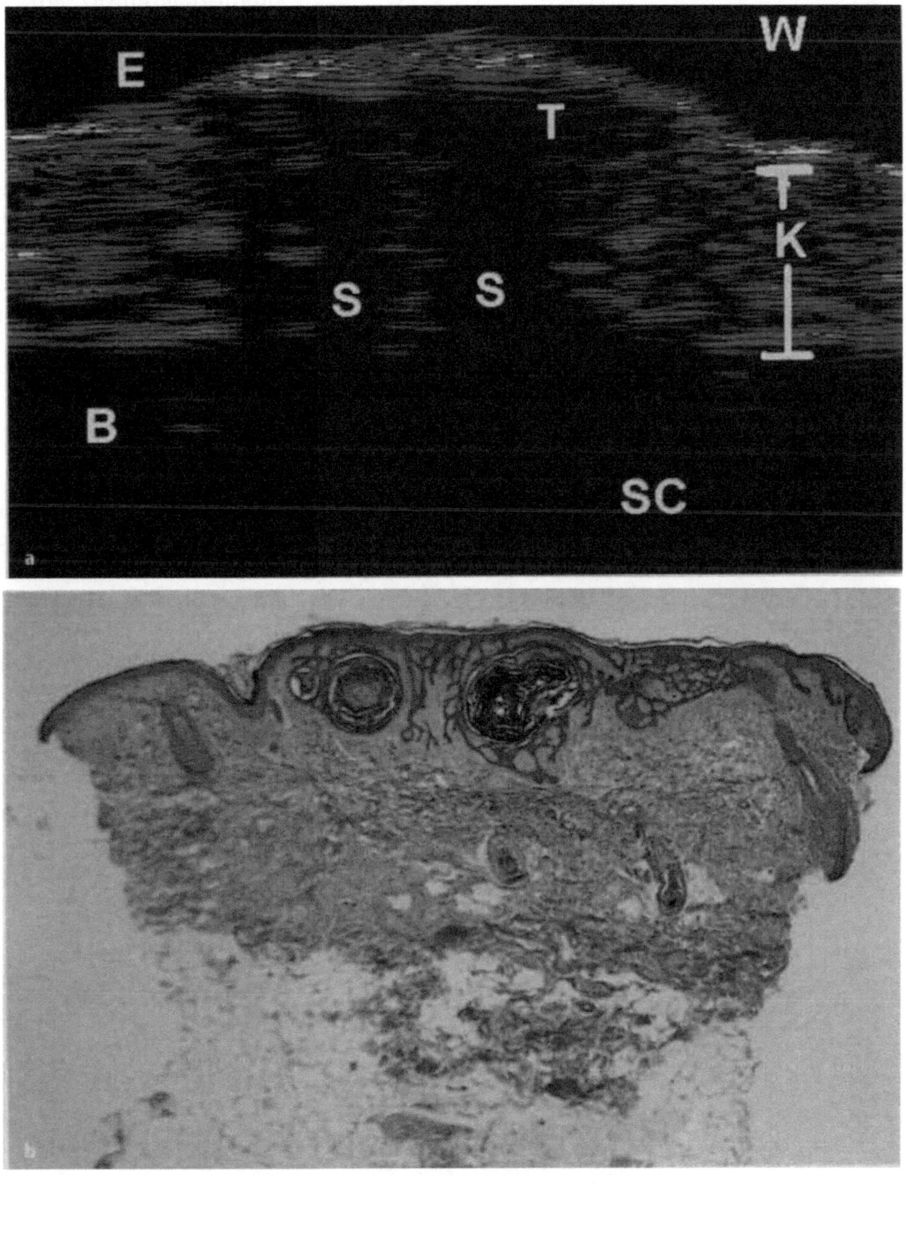

Abb. 6. a Diese *Verruca seborrhoica (seborrhoische Keratose)* eines 77jährigen Mannes befindet sich im Nackenbereich. Die sonometrische Tumordicke beträgt etwa 0,8 mm. Die Tumordichte hat im Gegensatz zum Korium (Dichte: 16) einen Wert von 7. *E* inhomogenes, teilweise verdicktes Eintrittsecho, *W* Wasservorlaufstrecke, *T* Tumor, *K* Korium, *S* dorsaler Schallschatten, *B* subkutane Bindegewebssepten, *SC* Subkutis (Fettgewebe). **b** Zu Abb. 6a korrespondierender histologischer Schnitt (HE): *Verruca seborrhoica (seborrhoische Keratose).* Die oberflächennahen Tumoranteile sind als Ursache der dorsalen Schallschatten im Ultraschallbild anzusehen

Basaliome

Basaliome zeigen eine große Variationsbreite in der sonographischen Darstellung. Während solide, noduläre Formen typischerweise als runde bis ovale, echoarme und glatt begrenzte Areale im Korium in Erscheinung treten (Abb. 7a, b), zeigt sich bei sklerodermiformen beziehungsweise superfiziellen Basaliomen meist nur ein inhomogenes echoarmes Band unter dem Eintrittsecho. Vor allem bei soliden Basaliomen können Phänomene wie dorsale Schallverstärkung oder Binnenechos hinzutreten [42, 48]. Die Binnenechos stammen vermutlich von noch erhaltenen Bindegewebsanteilen zwischen den Tumorsträngen. Tumorparenchym und Tumorstroma können sonographisch nicht unterschieden werden und stellen sich gleichermaßen echoarm dar.
Als Konsequenz einer 20-MHz-Ultraschalluntersuchung wird in Analogie zum malignen Melanom auch beim Basaliom das weitere therapeutische Vorgehen gemäß der sonographisch gemessenen Tumordicke angepaßt. Daraus erfolgt nicht nur die Entscheidung zum angemessenen Exzisionsabstand in Breite und Tiefe, sondern auch eine Abwägung alternativer Maßnahmen wie die der Kryochirurgie. Nach kryochirurgischer Behandlung eines Basalioms läßt sich weiterhin der Wundheilungsverlauf mittels 20-MHz-Sonographie gut visualisieren und quantifizieren [47, 48].

Plattenepithelkarzinome

Bei Plattenepithelkarzinomen trifft man häufiger auf Darstellungsschwierigkeiten als bei anderen Neoplasien der Haut. Dies liegt vor allem an den bei keratinisierenden Tumoren typischerweise auftretenden hyperkeratotischen oder krustösen Auflagerungen, die eine Schallweiterleitung für Ultraschallwellen nur bedingt zulassen. Dadurch kann eine dorsale

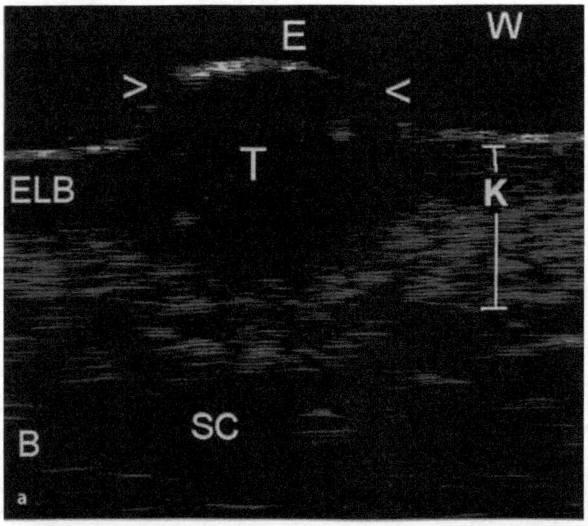

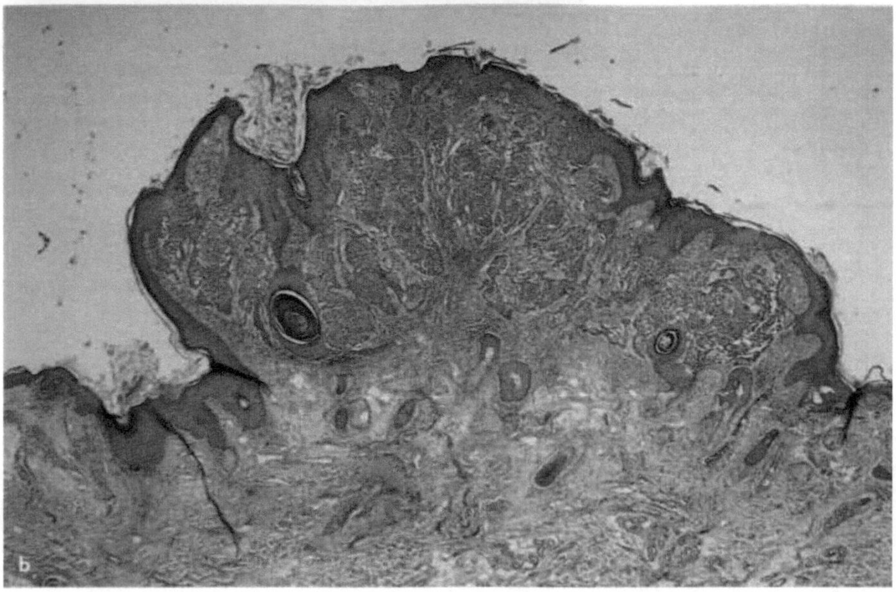

Abb. 7. a *Basaliom* mit exophytischem Anteil an der linken Wange einer 88jährigen Patientin. Sonometrische Tumordicke: 3,1 mm, Tumordichte: 5, Korium-Subkutis-Grenze (unter dem Tumor): 4,5 mm, Koriumdicke (lateral des Tumors): 2,4 mm, Dicke des echoarmen Bandes im gesunden Korium: 0,8–1,1 mm. *E* Eintrittsecho, *W* Wasservorlaufstrecke, *ELB* Echoarmes-Band (Echo-lucent-band), *T* Tumor mit Binnenechos, *K* Korium, *SC* Subkutis (Fettgewebe), *B* subkutane Bindegewebssepten (Anmerkung: Das Eintrittsecho ist im Bereich der „steilen" Kanten des exophytischen Anteils lateral unterbrochen). **b** Zu Abb. 7a korrespondierender histologischer Schnitt (HE): *solides Basaliom* an der linken Wange

Schallabschwächung oder sogar ein kompletter Schallschatten resultieren [41]. Eine verbesserte Darstellung ist zum Beispiel nach vorheriger Abtragung der Auflagerungen oder Hautaufquellung durch Externa möglich. Viele Plattenepithelkarzinome weisen echoarme, unstrukturierte Areale unterhalb des verbreiterten Eingangsechos auf oder sind lediglich durch ein echoarmes Band charakterisierbar (Abb. 8a, b). Auch bei Morbus-Bowen-Läsionen können ähnliche sonographische Befunde gefunden werden. Die Abgrenzung zum Bowen-Karzinom ist mit der 20-MHz-Sonographie leider nicht möglich.

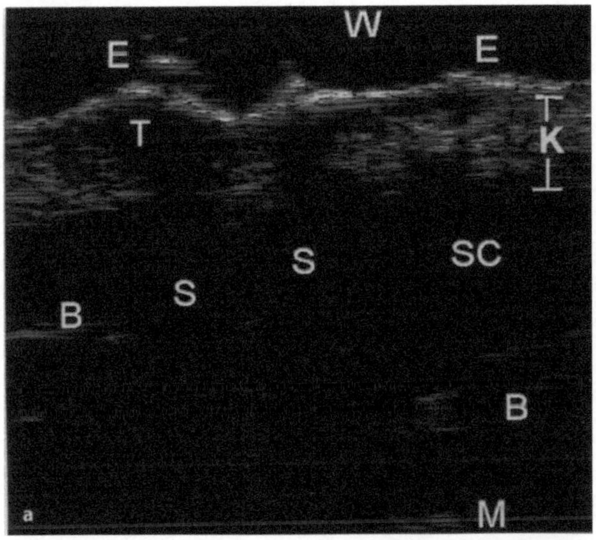

Gefäßtumoren

Kaposi-Sarkome weisen kein charakteristisches sonographisches Bild auf, sie können sowohl echolos als auch echoarm mit vielen Binnenechos zur Darstellung kommen. Die Begrenzung zum umgebenden Korium ist häufig eher unscharf. *Angiome* besitzen ebenfalls kein typisches Reflexverhalten, zumeist sind sie echoarm (Abb. 9). Unter thrombosierten Angiomen werden in etwa 10–20% der Fälle streifige Schallabschwächungen gefunden [44].

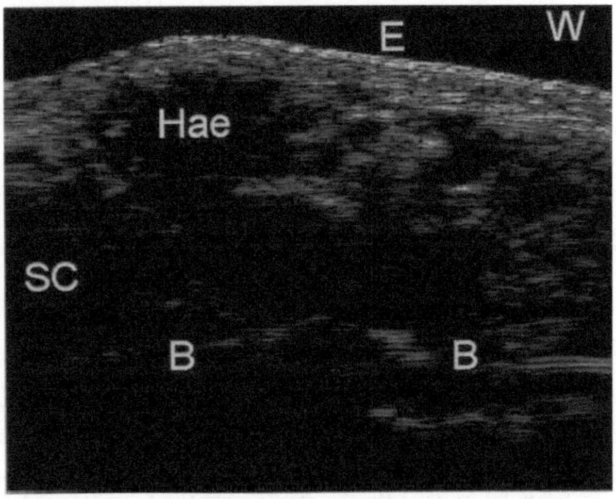

Abb. 9. *Kavernöses Hämangiom* bei einem 5jährigen Säugling in der Ellenbeuge. Sonometrische Dicke: 3,7 mm, Dichte der Läsion: 4. *W* Wasservorlaufstrecke, *E* Eintrittsecho, *Hae* gekammertes Hämangiom mit unscharfer Begrenzung, *SC* Subkutis (Fettgewebe), *B* subkutane Bindegewebssepten

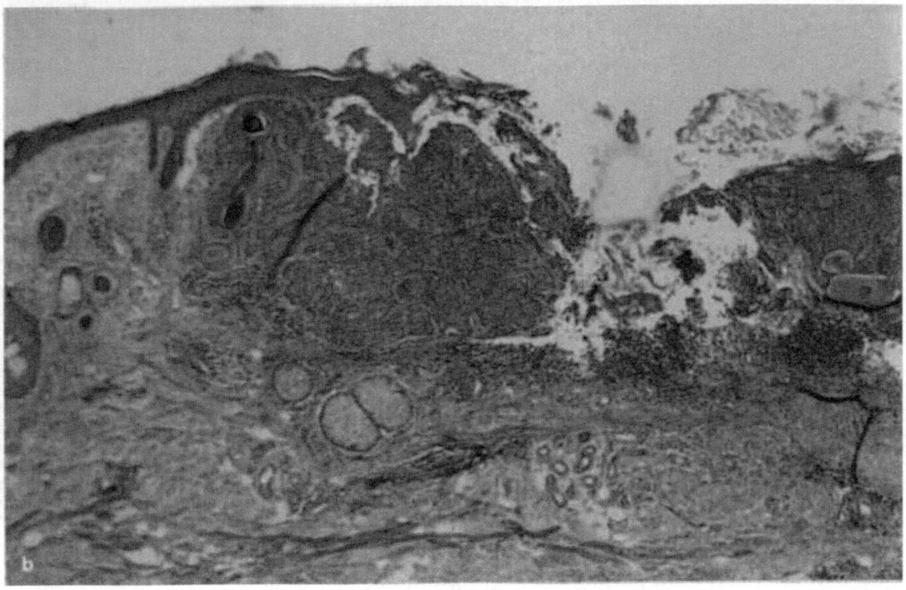

Abb. 8. a *Plattenepithelkarzinom* bei einem 89jährigen Patienten, rechte Halsseite. Sonometrische Tumordicke: etwa 1,3 mm, Koriumdicke: 1,4 mm. *E* unregelmäßiges Eintrittsecho mit hyperkeratotischen Auflagerungen, *W* Wasservorlaufstrecke, *T* Tumor, *K* Korium, *S* dorsaler Schallschatten unterhalb der Auflagerungen, *SC* Subkutis (Fettgewebe), *B* subkutane Bindegewebssepten, *M* Muskelfaszie/ Muskulatur.
b Zu Abb. 8a korrespondierender histologischer Schnitt (HE): *Plattenepithelkarzinom*

Sonographische Befunde bei entzündlichen Dermatosen

Neben den verschiedenen benignen und malignen Hauttumoren findet die hochfrequente Sonographie beispielsweise auch bei entzündlichen Dermatosen Verwendung. Bei den nichttumorösen Hauterkrankungen wird das nichtinvasive Verfahren meist zur objektiven und reproduzierbaren Verlaufs- und Therapiekontrolle eingesetzt. Letzteres ist vor allem im Rahmen von Studien zur Beurteilung der therapeutischen Effizienz oder des irritativen Potentials der Testsubstanz von Bedeutung.

Bei der Psoriasis vulgaris kann die hochfrequente Sonographie als objektiver und reproduzierbarer Parameter zur Beurteilung des Heilungsverlaufes im Rahmen von Therapiestudien genutzt werden. Hierzu sollten einige Plaques bestimmt und wiederholt mit gleichen Untersuchungsbedingungen (Scan-Ebene etc.) sonographisch vermessen werden. Die unbehandelte Psoriasis-Plaque mit silbrig-weißer Schuppung zeigt ein verdicktes inhomogenes Eintrittsecho (Abb. 10a) mit meist komplettem dorsalen Schallschatten, hervorgerufen durch die starke Reflexion des Ultraschallimpulses an den Lufteinschlüsse aufweisenden hyperparakeratotischen Schuppen. Nach Ablösung dieser Schuppung beipielsweise durch eine mehrtägige Behandlung mit einer Salizylvaseline fällt im 20-MHz-Sonogramm ein echoarmes bis echoloses Band unterhalb des Eintrittsechos auf, welches das sonographische Korrelat der Akanthose und der entzündlichen Infiltrate darstellt [23, 53, 68]. Die Rückbildung dieses echoarmen Bandes (Abb. 10b) wie auch der insgesamt erhöhten Hautdicke kann zur objektiven und quantitativen Verlaufskontrolle genutzt werden [6, 11, 37, 53, 69, 100]. Subjektive Scores, die Erythem, Infiltration und Schuppung berücksichtigen, können zwar ebenfalls zur Verlaufsbeurteilung der Psoriasis eingesetzt werden, sie weisen jedoch eine größere Variation auf und tendieren zur relativen Überschätzung des Heilungsverlaufes [69]. Bislang kann nicht weiter differenziert werden, ob das echoarme Band auf eine akanthotische Verbreiterung des Deckepithels oder auf ein entzündliches Infiltrat zurückzuführen ist. Dies erscheint aber insbesondere für Therapiestudien von Interesse, um den primären Angriffspunkt von Therapeutika nichtinvasiv zu klären: Angriff eher antiproliferativ gegenüber dem Deckepithel oder eher antiinflammatorisch bezüglich des Entzündungsinfiltrates. Es ist in zukünftigen Untersuchungen zu klären, inwieweit eine derartige Differenzierung beispielsweise durch bildanalytische Methoden und 100-MHz-Sonographie möglich sein wird.

Bei ekzematösen Hauterkrankungen wie der *atopischen Dermatitis* oder der *Kontaktdermatitis* lassen sich sonographisch die Dicke und Dichte des durch entzündliches Infiltrat und Ödem bedingten echoarmen Bandes sowie auch die Hautdicke insgesamt be-

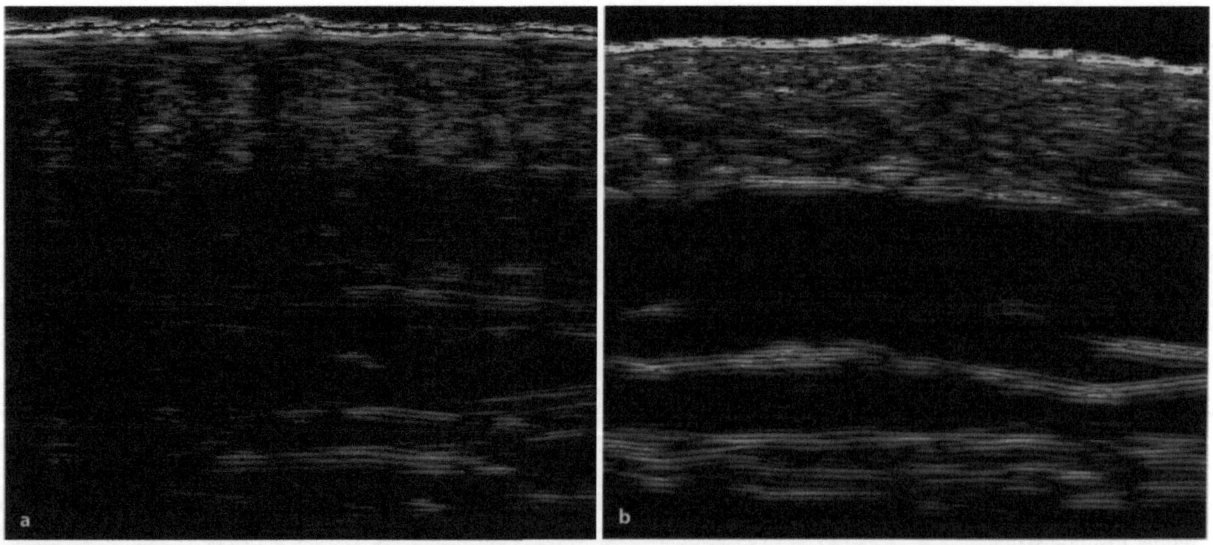

Abb. 10. a *Psoriasisplaque* vor Therapiebeginn. Die vereinzelten dorsalen Schallschatten sind Folge hyperkeratotischer Areale auf der Oberfläche. **b** *Psoriasisplaque* nach 4wöchiger Therapie. Das Korium erscheint wieder echoreich und homogen

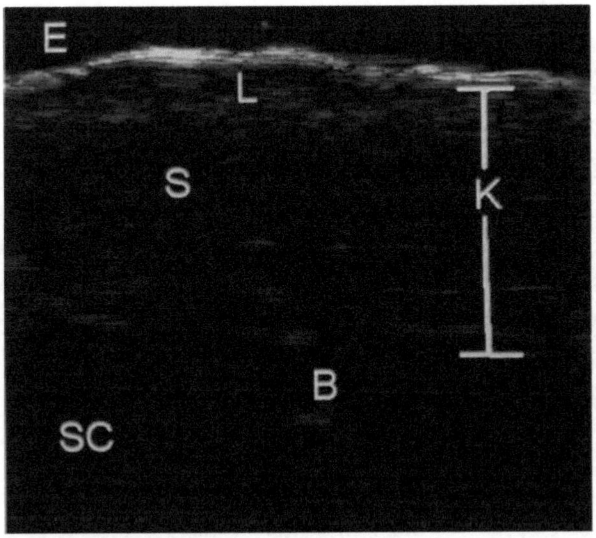

Abb. 11. *Lichen ruber planus* im 20-MHz-Sonogramm. Das Korium erscheint verdickt und echoarm (Infiltrat). *E* inhomogenes Eintrittsecho, *L* Läsion, *S* dorsaler Schallschatten, *K* Korium, *B* subkutane Bindegewebssepten, *SC* Subkutis (Fettgewebe)

stimmen und zur objektiven Verlaufs- und Therapiekontrolle nutzen [103]. Das echoarme Band unterhalb des Eintrittsechos beim *Lichen ruber planus* ist ähnlich wie bei der Psoriasis das sonographische Korrelat von Akanthose und bandförmigem entzündlichen Infiltrat (Abb. 11).

Auch experimentell erzeugte entzündliche Hautreaktionen eignen sich zur sonographischen Analyse. So äußern sich experimentell erzeugte *irrtitative Reaktionen* der Haut (nach NaOH, HCl, Natriumlaurylsulfat, Dithranol, Calcipotriol) sonographisch in einer ödematösen Auflockerung des Koriums mit Zunahme der Hautdicke, was eine Beurteilung des Schweregrades erlaubt [1, 28, 82, 94]. Anhand der jeweiligen Reaktionsstärke ist zudem eine Bewertung der individuellen Hautempfindlichkeit möglich [2].

Bei allergischen *Patch-Test-Reaktionen* kann das auftretende entzündliche Infiltrat und Ödem sonographisch objektiv und nichtinvasiv quantifiziert werden [86]. In einer Untersuchung von Seidenari und Belletti konnten einfach, zweifach und dreifach positive Reaktionen mittels Sonographie differenziert werden [97]. Serup und Mitarbeiter konnten durch Hautdickenmessungen (in der mittlerweile verlassenen A-Scan-Technik) zwischen fraglich, einfach und zweifach positiven Reaktionen unterscheiden [102]. Allerdings liegen auch Berichte vor, die diese positiven Ergebnisse nicht reproduzieren konnten [8]. Die sonographische Analyse von Patch-Test-Reaktionen sollte als ergänzende Methode gewertet werden, die zusätzliche quantitative Informationen über die Tiefenausdehnung der entzündlichen Reaktion liefert. Zur Differenzierung sämtlich möglicher, insbesondere auch irritativer Reaktionen (wie beispielsweise von der Deutschen Kontaktallergie Gruppe vorgeschlagen) ist die hochfrequente Sonographie sicherlich nicht das richtige Verfahren.

Andere Hauttestreaktionen wie *Intrakutantestreaktionen* (zum Beispiel Tuberkulinreaktion) oder *Quaddelreaktionen* lassen sich mit Hilfe der hochfrequenten Sonographie objektiv vermessen, was für wissenschaftliche Studien genutzt werden kann [14, 26, 49, 51].

Durch Messung der Koriumdicke mittels der hochfrequenten Sonographie kann das *atrophogene Potential* von Medikamenten, beipielsweise glukokortikoidhaltiger Externa, nichtinvasiv exakt beurteilt werden [58, 77]. Des weiteren kann auch die Wirkstärke von Medikamenten in experimentellen Modellen wie der Unterdrückung kontaktallergischer Reaktionen durch Glukokortikosteroide untersucht werden [15, 90, 97].

Sklerosierende Bindegwebserkrankungen wie die zirkumskripte Sklerodermie und die progressive systemische Sklerodermie zeigen einen oft sehr langen, mehrjährigen Verlauf. Objektive Verlaufs- und Therapieparameter sind deshalb von besonderer Bedeutung. Bei der *progressiven systemischen Sklerodermie (PSS)* kann es im frühen ödematösen Krankheitsstadium zu einer Zunahme der Hautdicke bei gleichzeitiger Abnahme der korialen Echogenität kommen (Abb. 12a). Bei sehr fortgeschrittener Sklerosierung findet sich zumeist eine Verdickung des Koriums mit deutlicher Zunahme der mittleren Echodichte (Abb. 12b). Das echoarme Fettgewebe ist stark verdünnt und von verbreiterten, echoreichen Bindegewebssepten durchzogen. Als geeignete Lokalisationen zur sonographischen Verlaufskontrolle haben sich die Streckseiten der 2. oder 3. Grund- oder Mittelphalanx der Hände sowie die Streck- und Beugeseite des Unterarms herausgestellt [3, 81, 101]. Es können unter anderem die Koriumdicke und Koriumdichte sowie an den Fingern zusätzlich der Hauteintrittsecho-Knochen-Abstand bestimmt werden. Bei Patienten mit PSS korrelierte die mittels 20-MHz-Sonographie ermittelte Hautdicke am Unterarm invers mit der Krankheitsdauer [81]. In einer Untersuchung von Ihn und Mitarbeitern konnte gezeigt werden, daß auch die klinisch unbeteiligte Haut bei PSS-Patienten im Vergleich zu der bei einem gesunden Kontrollkollektiv bereits siginifi-

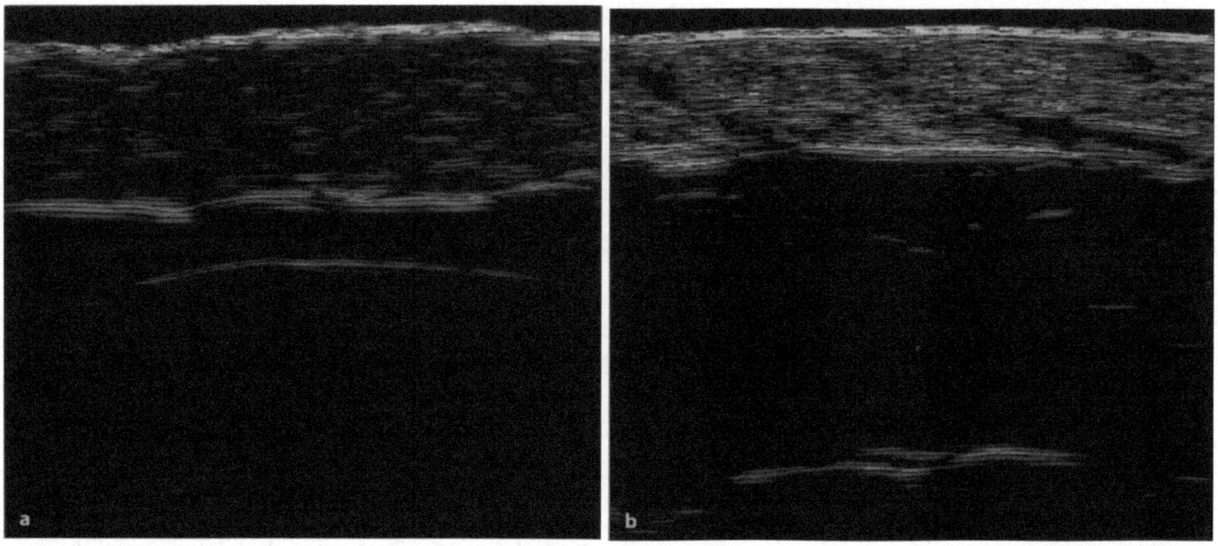

Abb. 12. **a** *Progressive systemische Sklerodermie*, gemessen am dorsalen Unterarm einer 52jährigen Frau. Die Aufnahme zeigt die Verdickung des echoarmen Koriums im frühen ödematösen Krankheitsstadium. Koriumdichte: 11. **b** Im weiteren Krankheitsverlauf kommt es nach etwa 3 Jahren zu einer Verdichtung des korialen Bindegewebes mit Zunahme der sonographischen Echodichte. Koriumdichte: 29

kant verdickt ist [56]. Eine zum Beispiel beim sog. CREST-Syndrom beobachtete Calcinosis cutis zeigt ein sonographisch charakteristisches Bild mit sehr starken Reflexionen mit komplettem dorsalen Schallschatten (Abb. 13).

Bei der *zirkumskripten Sklerodermie* variiert das sonographische Bild krankheitsstadienabhängig ähnlich wie bei der PSS sowie in Abhängigkeit von der Erkrankungsform [45]. So wird bei den hyperpigmentierten atrophischen Hautveränderungen der Atrophodermia idiopathica Pasini-Pierini eine reduzierte Koriumdicke festgestellt [98]. Bei den linearen Formen und der Pansclerotic morphea of children ist zudem eine oft ausgeprägte Fettgewebsatrophie zu erkennen [36, 64]. Die relative Verdickung des Koriums ist an Lokalisationen mit normalerweise dünner Haut (Unterarme) größer als in Bereichen mit normalerweise dickem Korium (Rücken) [45, 99]. Der Therapieerfolg beispielsweise einer UVA1-Phototherapie kann durch die 20-MHz-Sonographie visualisiert und quantifiziert werden [59]. Bildanalytische Methoden zur Beurteilung der Sonogramme von zirkumskripter Sklerodermie und PSS sind beschrieben, haben jedoch derzeit noch keinen Eingang in die Routinediagnostik gefunden [95, 96].

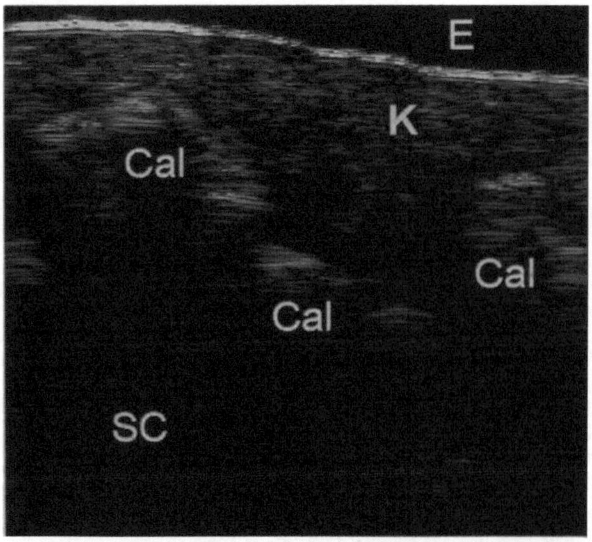

Abb. 13. *Calcinosis cutis* am rechten Ellenbogen, 53jährige Patientin mit CREST-Syndrom. *E* relativ homogenes Eintrittsecho, *K* unregelmäßig begrenzte Koriumanteile, *SC* Subkutis, *Cal* Verkalkungen von Kutis und Subkutis

Kutane Strahlenreaktionen können mittels der hochfrequenten Sonographie nichtinvasiv reproduzierbar dargestellt und quantifiziert werden [34, 109]. So zeigte sich bei Tschernobyl-Opfern mit kutaner Strahlenfibrose eine Verdickung und Echogenitätszunahme des Koriums sowie eine Vermehrung und Verbreiterung der subkutanen Bindegewebszüge [34].

Die bei der chronischen venösen Insuffizienz zu beobachtende *Dermatoliposklerose* führt im 20-MHz-B-Scan-Bild zu einer Verdickung und einer Abnahme der mittleren Echodichte des Koriums, anfänglich sichtbar als echoloses Band im oberen Korium, sowie in fortgeschrittenen Stadien zur erschwerten bis teilweise nicht möglichen Abgrenzung von Korium und Subkutis [83, 110]. Die Zunahme des echolosen Bandes im Tagesverlauf kann durch Kompressionstherapie verhindert werden [31]. Gniadecka konnte zudem zeigen, daß die kutane Lokalisation des Ödems bei unterschiedlichen Ödemformen variiert: Bei der Dermatoliposklerose ist insbesondere das obere Korium betroffen, bei Lymphödemen das gesamte Korium und bei kardialen Ödemen vor allem das untere Korium [32]. Diese Beobachtungen mögen auch für die unterschiedliche Häufigkeit von Beinulzera bei den unterschiedlichen Ödemformen bedeutsam sein.

Über die sonographische Bestimmung der *Tiefe von Brandwunden* wird bereits in den späten 70er Jahren berichtet [33, 57], und weitere Untersuchungen folgten [7, 10, 12, 66]. Im Tiermodell konnte beispielsweise eine signifikante Korrelation der sonographisch und histologisch ermittelten Meßwerten nachgewiesen werden ($r = 0{,}90$, $p < 0{,}001$) [10].

Ausblick: 100-MHz-Sonographie

Um *epidermale* Strukturen sonographisch genauer zu studieren, reichen die herkömmlichen, kommerziell erhältlichen 20-MHz-Ultraschallgeräte nicht aus. Sie haben eine zu geringe Auflösung. Die Ent-

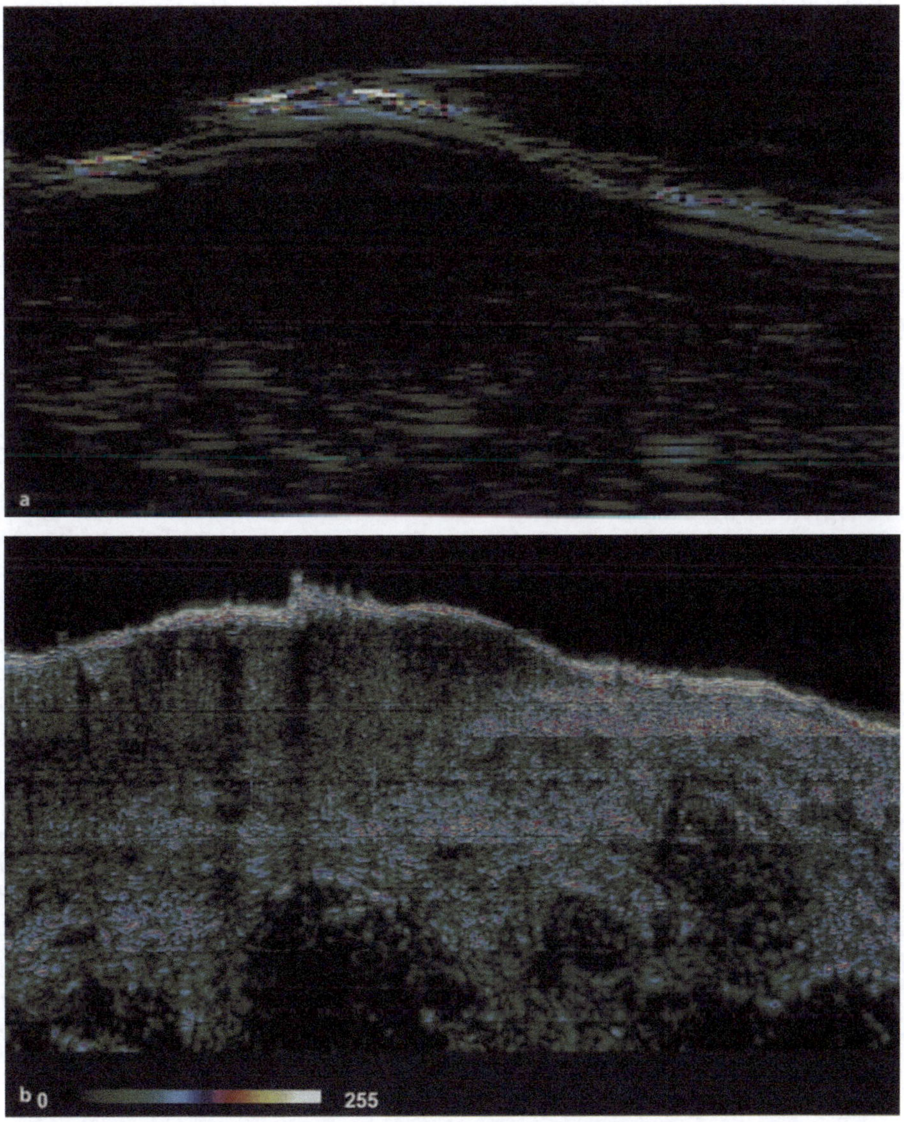

Abb. 14. a *20-MHz-Sonogramm eines malignen Melanoms* am rechten Unterschenkel einer 69jährigen Patientin. Bildmaße: 10 mm × 2 mm. Dies ist ein Ausschnitt einer sonst üblicherweise gewählten Bildgröße von 12,8 mm × 8 mm, um einen besseren direkten Vergleich zur 100-MHz-Sonographie zu ermöglichen.
b *100-MHz-Sonogramm des selben malignen Melanoms* in der Schnittebene des 20-MHz-Sonogramms. Bildmaße: 10 mm × 2 mm

wicklung höherfrequenter Scanner, die eine bessere Auflösung ermöglichen, ist technisch schwierig. Dabei liegen die Probleme vor allem bei der Konstruktion und Qualität des Transducers. Um nun die Grenzen hochauflösender Ultraschallgeräte auszuloten, soll ein computergestütztes bildgebendes Experimentalgerät vorgestellt werden, das einen 100-MHz-Ultraschallwandler auf Keramikbasis aus dem piezoelektrischen Material PZT (Bleizirkonattitanat) besitzt. Dieses Gerät wurde in Zusammenarbeit des Instituts für Hochfrequenztechnik der Ruhr-Universität Bochum (Direktor: Prof. Dr. ing. H. Ermert) mit der Dermatologischen Universitätshautklinik Bochum (Direktor: Prof. Dr. med. P. Altmeyer) entwickelt. Durch die enorme Bandbreite des Systems (Bandbreite: 107 MHz) konnte eine axiale Auflösung von 9 μm erreicht werden. Durch die starke Fokussierung des Transducers mittels einer Quarzlinse wurde eine laterale Auflösung von 27 μm erzielt. Für das Auflösungsvermögen spielen auch die Dämpfung und Frequenz des Prüfkopfes sowie die Unterdrückung von Nebenresonanzen und sogenannten Nachschwingern eine besondere Rolle. Aber auch die Anstiegssteilheit des Senders und Verstärkereigenschaften wie zum Beispiel Amplituden- und Phasenfrequenzgang und eine Präzisionsmechanik haben eine große Bedeutung [62]. Ein weiteres Problem stellt die geringe Eindringtiefe bei höheren Ultraschallfrequenzen dar. Deshalb wurde eine B/D-Scan-Technik (Brightness/Depth-Scan) eingeführt [24, 25, 70, 71]. Dabei wird der Einzelelementschallwandler nicht nur in lateraler, sondern auch in axialer Richtung (in die Tiefe) bewegt. Die endgültigen Sonogramme werden dann aus einzelnen Scan-Streifen computertechnisch zusammengesetzt. Diese spezielle Scan-Technik ermöglicht trotz der hohen Frequenz des 100-MHz-Meßsystems eine größere Eindringtiefe und außerdem eine Darstellung tiefer liegender Strukturen im Fokalbereich mit optimaler Auflösung. Die Schwierigkeiten, die bei der technischen Realisation von Ultraschallgeräten mit Mittelfrequenzen oberhalb 50 MHz auftreten, sind sicherlich ein Hauptgrund dafür, daß solche Systeme bisher kaum gebaut wurden. Mit diesem 100-MHz-Meßplatz ist eine Untersuchung hautoberflächennaher, epidermaler Strukturen möglich [24, 25, 70, 71]. Eine besondere Bedeutung kommt dabei der Untersuchung tumoröser Hautveränderungen zu. Die meisten tumorartigen Strukturen erweisen sich im 20-MHz-Sonogramm als relativ echoarme Bereiche. Bei derartigen Strukturen liefert die 100-MHz-Sonographie hingegen wesentlich echoreichere Areale. Als Beispiel ein malignes Melanom. In Abb. 14a ist das entsprechende 20-MHz-Bild dargestellt. Absichtlich ist hier eine Ausschnittsvergrößerung von 10 mm × 2 mm der üblicherweise 12,8 mm × 8 mm großen 20-MHz-Bilder gewählt worden, um einen besseren direkten Vergleich mit dem 100-MHz-Bild zu ermöglichen. Abbildung 14b zeigt das 100-MHz-Sonogramm des selben malignen Melanoms in der Schnittebene des 20-MHz-Sonogramms. Die beiden Bildmaße stimmen genau überein. Der Tumor stellt sich im 20-MHz-Sonogramm nahezu echoarm, im 100-MHz-Ultraschallbild hingegen sehr echoreich und strukturiert dar. Diese deutliche Echogenität ist auf die wesentlich höhere Auflösung der 100-MHz-Sonographie zurückzuführen. Im direkten Vergleich der beiden Sonogramme kann man die geringere Auflösung der 20-MHz-Sonographie anhand der wesentlich gröberen, detailärmeren Darstellung der Strukturen sofort ablesen. Um weitere Aussagen insbesondere zum Absorptionsvermögen unterschiedlicher Tumore zu erhalten, müssen zusätzliche analytische Texturklassifikatoren, wie zum Beispiel die Entropie (als Maß für Unordnung), die Korrelation, der Kontrast oder das Angular Second Moment (als Maß für die Homogenität) für bestimmte Bildsegmente untersucht werden [108]. Die 100-MHz-Sonographie stellt sicherlich eine richtungsweisende Methode für künftige wissenschaftliche Arbeiten auf dem Gebiet der Biomikroskopie dar.

Literatur

1. Agner T, Serup J (1989) Skin reactions to irritants assessed by non-invasive bioengineering methods. Contact Dermatitis 20:352–359
2. Agner T, Serup J (1990) Individual and instrumental variations in irritant patch-test reactions – clinical evaluation and quantification by bioengineering methods. Clin Exp Dermatol 15:29–33
3. Åkesson A, Forsberg L, Hederström E, Wollheim F (1986) Ultrasound examination of skin thickness in patients with progressive systemic sclerosis (scleroderma). Acta Rad Diag 27:91–94
4. Alexander H, Miller DL (1979) Determining skin thickness with pulsed ultra sound. J Invest Dermatol 72:17–19
5. Altmeyer P, el Gammal S, Hoffmann K (1992) Ultrasound in Dermatology. Springer, Berlin
6. Bangha E, Elsner P (1996) Evaluation of topical antipsoriatic treatment by chromametry, visiometry and 20-MHz ultrasound in the psoriasis plaque test. Skin Pharmacol 9:298–306
7. Bauer JA, Sauer T (1989) Cutaneous 10 MHz ultrasound B scan allows the quantitative assessment of burn depth. Burns Incl Therm Inj 15:49–51
8. Brazier S, Shaw S (1986) High-frequency ultrasound measurement of patch test reactions. Contact Dermatitis 15:199–201

9. Breitbart EW, Müller CE, Hicks R, Vieluf D (1989) Neue Entwicklungen der Ultraschalldiagnostik in der Dermatologie. Akt Dermatol 15:57–61
10. Brink JA, Sheets PW, Dines KA, Etchison MR, Hanke CW, Sadove AM (1986) Quantitative assessment of burn injury in porcine skin with high-frequency ultrasonic imaging. Invest Radiol 21:645–651
11. Broby-Johansen U, Karlsmark T, Petersen LJ, Serup J (1990) Ranking of the antipsoriatic effect of various topical corticosteroids applied under a hydrocolloid dressing – skin-thickness, blood-flow and colour measurements compared to clinical assessments. Clin Exp Dermatol 15:343–348
12. Cantrell JH (1984) Can ultrasound assist an experienced surgeon in estimating burn depth? J Trauma 24 Suppl: 64–70
13. de Rigal J, Escoffier C, Querleux B, Faivre B, Agache P, Lévêque JJ (1989) Assessment of aging of human skin by in vivo ultrasonic imaging. J Invest Dermatol 93:621–625
14. Di Nardo A, Seidenari S (1994) Echographic evaluation with image analysis of histamine induced wheals. Skin Pharmacol 7:285–290
15. Di Nardo A, Giusti G, Mantovani L, Bianchi B, Seidenari S (1997): Inhibition of elicitation of contact dermatitis in humans by mometasone furoate: evaluation by means of 20-MHz B scanning associated with image analysis. Dermatology 195:137–141
16. Dines KA, Sheets PW, Brink JA, Hanke CW, Condra KA, Clendenon JL, Goss SA, Smith DJ, Franklin TD (1984) High frequency ultrasonic imaging of skin: Experimental results. Ultras Imag 6:408–434
17. Dirschka T, Hoffmann K, Stücker M, Altmeyer P (1993) Bewertung der aktinischen Elastose mittels 20 MHz Sonographie. Akt Dermatol 19:224–228
18. el Gammal S, Auer T, Hoffmann K, Matthes U, Altmeyer P (1992) Möglichkeiten und Grenzen der hochauflösenden (20 und 50 MHz) Sonographie in der Dermatologie. Akt Dermatol 18:197–208
19. el Gammal S, Hoffmann K, Kenkmann J, Altmeyer P, Höß A, Ermert H (1992) Principles of three-dimensional reconstructions from high-resolution ultrasound in dermatology. In: Altmeyer P, el Gammal S, Hoffmann K (eds) Ultrasound in dermatology. Springer, Berlin (pp 355–384)
20. el Gammal S, Hoffmann K, Höß A, Hammentgen R, Altmeyer P, Ermert H (1992) New concepts and developments in high-resolution ultrasound. In: Altmeyer P, el Gammal S, Hoffmann K (eds) Ultrasound in dermatology. Springer, Berlin (pp 399–419)
21. el Gammal S, Hoffmann K, Auer T, Korten M, Altmeyer P, Höß A, Ermert H (1992) A 50 MHz high resolution ultrasound imaging system for dermatology. In: Altmeyer P, el Gammal S, Hoffmann K (eds) Ultrasound in dermatology. Springer, Berlin (pp 297–322)
22. el Gammal S, Auer T, Hoffmann K, Altmeyer P, Paßmann C, Ermert H (1993) Grundlagen, Anwendungsgebiete und Grenzen des hochfrequenten (20–50 MHz) Ultraschalls in der Dermatologie. Zbl Haut 162:817–838
23. el Gammal S, Auer T, Popp C, Hoffmann K, Altmeyer P, Passmann C, Ermert H (1994) Psoriasis vulgaris in 50 MHz B-scan ultrasound – characteristic features of stratum corneum, epidermis and dermis. Acta Derm Venereol (Stockh) Suppl 186:173–176
24. el Gammal S, Altmeyer P, Auer T, Kaspar K, Hoffmann K, Paßmann C, Ermert H (1995) Der Stellenwert der 20, 50 und 100 MHz Sonographie in der Dermatologie. Akt Dermatol 21: 11–25
25. el Gammal S (1997) 50 und 100 MHz Sonographie zur Darstellung von gesunder Haut, entzündlichen Dermatosen und Hauttumoren. Habilitationsschrift, Medizinische Fakultät der Ruhr-Universität Bochum
26. Feldmann S, Hoffmann K, el Gammal S, Altmeyer P (1990) Sonographic quantification of the tuberculin-type immune-reaction. Zbl Haut 157:320–321
27. Freitag M, Hoffmann K, Stücker M, el Gammal S, Bacharach-Buhles M, Altmeyer P (1993) Möglichkeiten der computergestützten dreidimensionalen Rekonstruktion von 20-MHz-Ultraschallbildern beim malignen Melanom und beim Kaposi-Sarkom. Zbl Haut 162 Suppl:197
28. Fullerton A, Serup J (1997) Topical D-vitamins: multiparametric comparison of the irritant potential of calcipotriol, tacalcitol and calcitriol in a hairless guinea pig model. Contact Dermatitis 36:184–190
29. Gassenmaier G, Kiesewetter F, Schell H, Zinner M (1990) Wertigkeit der hochauflösenden Sonographie für die Bestimmung des vertikalen Tumordurchmessers beim malignen Melanom der Haut. Hautarzt 41:360–364
30. Gassenmaier G, Schell H (1991) Wertigkeit und Grenzen des Ultraschallverfahrens bei Diagnostik und Differentialdiagnostik von Pigmenttumoren. In: Meigel W et al. (Hrsg) Diagnostik und Therapie maligner Melanome. Diesbach, Berlin S 9–13
31. Gniadecka M (1995) Dermal oedema in lipodermatosclerosis: distribution, effects of posture and compressive theraphy evaluated by high-frequency ultrasonography. Acta Derm Venereol (Stockh) 75:120–124
32. Gniadecka M (1996) Localization of dermal edema in lipodermatosclerosis, lymphedema, and cardiac insufficiency. High-frequency ultrasound examination of intradermal echogenicity. J Am Acad Dermatol 35:37–41
33. Goans RE, Cantrell JHJ, Meyers FB (1977) Ultrasonic pulse-echo determination of thermal injury in deep dermal burns. Med Phys 4:259–263
34. Gottlöber P, Kerscher MJ, Korting HC, Peter RU (1997) Sonographic determination of cutaneous and subcutaneous fibrosis after accidental exposure to ionising radiation in the course of the Chernobyl nuclear power plant accident. Ultrasound Med Biol 23:9–13
35. Groß U, Suter L, Hundeiker M (1993) Die 20-MHz-Sonographie als Hilfe bei der Planung der Therapie von Hauttumoren. Akt Dermatol 19: 32–35
36. Gruss C, Stücker M, Kobyletzki G, Schreiber D, Altmeyer P, Kerscher M (1997) Low dose UVA1 phototherapy in disabling pansclerotic morphoea of childhood. Br J Dermatol 136:293–294
37. Gupta AK, Turnbull DH, Harasiewicz KA, Shum DT, Watteel GN, Foster FS, Sauder DN (1996) The use of high-frequency ultrasound as a method of assessing the severity of a plaque of psoriasis. Arch Dermatol 132:658–662
38. Harland CC, Bamber JC, Gusterson BA, Mortimer PS (1993) High frequency, high resolution B-scan ultrasound in the assessment of skin tumours. Br J Dermatol 128:525–532
39. Hoffmann K, el Gammal S, Matthes U, Altmeyer P (1989)

Digitale 20-MHz-Sonographie der Haut in der präoperativen Diagnostik. Z Hautkr 64:851–858
40. Hoffmann K, Altmeyer P (1989/90) Ultraschall in der Dermatologie. In: Jahrbuch der Dermatologie 1989/90, Biermann S 111–122
41. Hoffmann K, el Gammal S, Altmeyer P (1990) B-scan-Sonographie in der Dermatologie. Hautarzt 41:W7-W16
42. Hoffmann K, Stücker M, el Gammal S, Altmeyer P (1990) Digitale 20-MHz-Sonographie des Basalioms im b-scan. Hautarzt 41:333–339
43. Hoffmann K, Altmeyer P, el Gammal S, Winkler K, Stücker M, Dirschka T, Matthes U (1991) Ultraschallphänomene in der Dermatologie - Hochfrequente Sonographie bald schon Routinediagnostik? Therapiewoche 41:1088–1102
44. Hoffmann K, el Gammal S, Winkler K, Stücker M, Hammentgen R, Schatz H, Altmeyer P (1991) Hauttumoren im Ultraschall. Hautnah derm 2/1991:4–22
45. Hoffmann K, Gerbaulet U, el Gammal S, Altmeyer P (1991) 20-MHz B-mode ultrasound in monitoring the course of localized scleroderma (morphea). Acta Derm Venereol Suppl (Stockh) 164:3–16
46. Hoffmann K, Jung J, el Gammal S, Altmeyer P (1992) Malignant melanoma in 20-MHz B scan sonography. Dermatology 185:49–55
47. Hoffmann K, Dirschka T, Stücker M, Rippert G, Hoffmann A, el Gammal S, Altmeyer P (1993) Ultrasound and cryosurgery. Dermatol Monatsschr 179:270–277
48. Hoffmann K, Winkler K, el Gammal S, Altmeyer P (1993) A wound healing model with sonographic monitoring. Clin Exp Dermatol 18:217–225
49. Hoffmann K, Auer T, Stücker M, Dirschka T, el Gammal S, Altmeyer P (1994) Evaluation of the efficacy of H1 blokkers by noninvasive measurement techniques. Dermatology 189:146–151
50. Hoffmann K, Dirschka TP, Stücker M, el Gammal S, Altmeyer P (1994) Assessment of actinic skin damage by 20-MHz sonography. Photodermatol Photoimmunol Photomed 10:97–101
51. Hoffmann K, Feldmann S, Dirschka T, el Gammal S, Altmeyer P (1994) Sonographic quantification of the type IV reaction after intradermal application of recall antigens. Skin Pharmacol 7:291–299
52. Hoffmann K, Dirschka TP, Stücker M, el Gammal S, Altmeyer P (1994) Assessment of actinic skin damage by 20-MHz sonography. Photodermatol Photoimmunol Photomed 10:97–101
53. Hoffmann K, Dirschka T, Schwarze H, el Gammal S, Matthes U, Hoffmann A, Altmeyer P (1995) 20 MHz sonography, colorimetry and image analysis in the evaluation of psoriasis vulgaris. J Dermatol Sci 9:103–110
54. Höß A, Ermert H, el Gammal, Altmeyer P (1989) Hochfrequentes Ultraschallsystem für die Untersuchung von Hauterkrankungen und zur Tumordiagnostik in der Dermatologie. Biomedizinische Technik, Band 34, Ergänzungsband S 142–143
55. Höß A, Ermert H, el Gammal S, Altmeyer P (1992) High frequency ultrasonic imaging systems. In: Altmeyer P, el Gammal S, Hoffmann K (eds): Ultrasound in dermatology. Springer, Berlin (pp 22–31)
56. Ihn H, Shimozuma M, Fujimoto M, Sato S, Kikuchi K, Igarashi A, Soma Y, Tamaki K, Takehara K (1995) Ultrasound measurement of skin thickness in systemic sclerosis. Br J Rheumatol 34:535–538
57. Kalus AM, Aindow J, Caulfield MR (1979) Application of ultrasound in assessing burn depth. Lancet 1:188–189
58. Kerscher MJ, Hart H, Korting HC, Stalleicken D (1995) In vivo assessment of the atrophogenic potency of mometasone furoate, a newly developed chlorinated potent topical glucocorticoid as compared to other topical glucocorticoids old and new. Int J Clin Pharmacol Ther 33:187–189
59. Kerscher M, Volkenandt M, Gruss C, Reuther T, von Kobyletzki G, Freitag M, Dirschka T, Altmeyer P (1998) Low-dose UVA phototherapy for treatment of localized scleroderma. J Am Acad Dermatol 38:21–26
60. Kraus W, Schramm P, Hoede N (1983) First experiences with a high-resolution ultrasonic scanner in the diagnosis of malignant melanomas. Arch Dermatol Res 275:235–238
61. Kraus W, Nake-Elias A, Schramm P (1985) Diagnostische Fortschritte bei malignen Melanomen durch die hochauflösende Real-Time-Sonographie. Hautarzt 36:386–392
62. Krautkrämer J, Krautkrämer H (1986) Werkstoffprüfung mit Ultraschall. Springer, Berlin
63. Kremkau FW (1989) Diagnostic ultrasound. Principles, instruments and exercises. WB Saunders, Philadelphia, 3rd edn
64. Levy JJ, Gassmuller J, Audring H, Brenke A, Albrecht-Nebe H (1993) Imaging subcutaneous atrophy in circumscribed scleroderma with 20 MHz B-scan ultrasound. Hautarzt 44:446–451
65. McDicken WN (1976) Diagnostic Ultrasonics: Principles and use of instruments. Crosby Lockwood Staples, London
66. Moserova J, Hlava P, Malinsky J (1982) Scope for ultrasound diagnosis of the depth of thermal damage. Preliminary report. Acta Chir Plast 24:235–242
67. Muradali D, Gold WL, Phillips A, Wilson S (1995) Can Ultrasound probes and coupling gel be a source of nosocomial infection in patients undergoing sonography? An in vivo and in vitro study. AJR 164:1521–1524
68. Olsen LO, Serup J (1993) High-frequency ultrasound scan for non-invasive cross-sectional imaging of psoriasis. Acta Derm Venereol (Stockh) 73:185–187
69. Ormerod AD, Dwyer CM, Weller R, Cox DH, Price R (1997) A comparison of subjective and objective measures of reduction of psoriasis with the use of ultrasound, reflectance colorimetry, computerized video image analysis, and nitric oxide production. J Am Acad Dermatol 37:51–57
70. Paßmann C, Ermert H, Auer T, Kaspar K, El Gammal S, Altmeyer P (1993) In vivo ultrasound biomicroscopy. IEEE Ultrasonics Symposium Proceedings, 1015–1018
71. Paßmann C, Ermert H (1994) 150 MHz in vivo ultrasound of the skin: Imaging techniques and signal processing procedures targeting homogeneous resolution. IEEE Ultrasonics Symposium Proceedings 1661–1664
72. Pawlak FM, Hoffmann K, el Gammal S, Altmeyer P (1992) Three-dimensional reconstruction of serial ultrasound images of the skin. In: Altmeyer P, el Gammal S, Hoffmann K (eds) Ultrasound in dermatology. Springer, Berlin (pp 385–396)
73. Payne PA (1985b) Applications of ultrasound in dermatology. Bioeng Skin 1:293–320

74. Pistorius K, Hoffmann K, el Gammal S, Altmeyer P (1990) Naevus cell naevi in 20 MHz sonography. Zbl Haut 157:324
75. Price RR, Jones TB, Goddard J, James AE (1980) Basic concepts of ultrasonic tissue characterization. Radiol Clin N Amer 18,1:21–30
76. Reali UM, Santucci M, Paoli G, Chiarugi C (1989) The use of high resolution ultrasound in preoperative evaluation of cutaneous malignant melanoma thickness. Tumori 75:452–455
77. Reitamo S, Rissanen J, Remitz A, Granlund H, Erkko P, Elg P, Autio P, Lauerma AI (1998) Tacrolimus ointment does not affect collagen synthesis: results of a single-center randomized trial. J Invest Dermatol 111:396–398
78. Rompel R, Petres J (1993) Variationen im ultrasonographischen Bild des malignen Melanoms. Hautarzt 44:372–375
79. Rukavina B, Mohar N (1979) An approach of ultrasound diagnostic techniques of the skin and subcutaneous tissue. Dermatologica 158:81–92
80. Salmhofer W, Rieger E, Soyer P, Smolle J, Kerl H (1996) Influence of skin tension and formalin fixation on sonographic measurement of tumour thickness. J Am Acad Dermatol 34:34–39
81. Scheja A, Akesson A (1997) Comparison of high frequency (20 MHz) ultrasound and palpation for the assessment of skin involvement in systemic sclerosis (scleroderma). Clin Exp Rheumatol 15:283–288
82. Schiavi ME, Belletti B, Seidenari S (1996) Ultrasound description and quantification of irritant reactions induced by dithranol at different concentrations. A comparison with visual assessment and colorimetric measurements. Contact Dermatitis 34:272–277
83. Schmeller W, Welzel J, Plettenberg A (1993) Localization and degree of expression of dermatoliposclerosis can be well evaluated with 20 MHz ultrasound. Vasa 22:219–226
84. Schwaighofer B, Pohl-Markl H, Frühwald F, Stiglbauer R, Kokoschka EM (1987) Der diagnostische Stellenwert des Ultraschalls beim malignen Melanom. Fortschr Röntgenstr 146:409–411
85. Schwaighofer B, Pohl-Markl H, Hübsch P, Barton P, Stiglbauer R, Frühwald F (1988) Sonographie bei benignen Hauttumoren. Fortschr Röntgenstr 148:66–68
86. Seidenari S, Di Nardo A, Pepe P, Giannetti A (1991) Ultrasound B scanning with image analysis for assessment of allergic patch test reactions. Contact Dermatitis 24:216–222
87. Seidenari S, Di Nardo (1992) B scanning evaluation of allergic reactions with binary transformation and image analysis. Acta Derm Venereol (Stockh) Suppl 175:3–7
88. Seidenari S, Di Nardo (1992) B scanning evaluation of irritant reactions with binary transformation and image analysis. Acta Derm Venereol (Stockh) Suppl 175:9–13
89. Seidenari S, Di Nardo (1992) Cutaneous reactivity to allergens at 24 h increases from the antecubital fossa to wrist: an echographic evaluation by means of a new image analysis system. Contact Dermatitis 26:171–176
90. Seidenari S, Di Nardo A, Giannetti A (1993) Assessment of topical corticosteroid activity on experimentally induced contact dermatitis: echographic evaluation with binary transformation and image analysis. Skin Pharmacol 6:85–91
91. Seidenari S (1994) Reactivity to nickel sulfate at sodium lauryl sulfate pretreated skin sites is higher in atopics: An echographic evaluation by means of image analysis performed on 20 MHz B-scan recordings. Acta Derm Venereol (Stockh) 74:245–249
92. Seidenari S, Pagnoni A, Di Nardo A, Giannetti A (1994) Echographic evaluation with image analysis of normal skin: Variations according to age and sex. Skin Pharmacol 7:201–209
93. Seidenari S, Zanella C, Pepe P (1994) Echographic evaluation of sodium lauryl sulfate (SLS)-induced irritation in mice. Contact Dermatitis 30:41–42
94. Seidenari S, Pepe P, Di Nardo A (1995) Sodium hydroxide-induced irritant dermatitis as assessed by computerized elaboration of 20 MHz B-scan images and by TEWL measurement: a method for investigating skin barrier function. Acta Derm Venereol (Stockh) 75:97–101
95. Seidenari S, Conti A, Pepe P, Giannetti A (1995) Quantitative description of echographic images of morphea plaques as assessed by computerized image analysis on 20 MHz B-scan recordings. Acta Derm Venereol (Stockh) 75:442–445
96. Seidenari S, Belletti B, Conti A (1996) A quantitative description of echographic images of sclerotic skin in patients with systemic sclerosis, as assessed by computerized image analysis on 20 MHz B-scan recordings. Acta Derm Venereol (Stockh) 76:361–364
97. Seidenari S, Belletti B (1998) The quantification of patch test responses: a comparison between echographic and colorimetric methods. Acta Derm Venereol 78:364–366
98. Serup J (1984) Decreased skin thickness of pigmented spots appearing in localized scleroderma (morphoea). Measurement of skin thickness by 15 MHz pulsed ultrasound. Arch Dermatol Res 276:135–137
99. Serup J (1984) Localized scleroderma (morphoea): thickness of sclerotic plaques as measured by 15 MHz pulsed ultrasound. Acta Derm Venereol 64:214–219
100. Serup J (1984) Non-invasive quantification of psoriasis plaques – measurement of skin thickness with 15 MHz pulsed ultrasound. Clin Exp Dermatol 9:502–508
101. Serup J (1984) Quantification of acrosclerosis: measurement of skin thickness and skin-phalanx distance in females with 15 MHz pulsed ultrasound. Acta Derm Venereol (Stockh) 64:35–40
102. Serup J, Staberg B, Klemp P (1984) Quantification of cutaneous oedema in patch test reactions by measurement of skin thickness with high-frequency pulsed ultrasound. Contact Dermatitis 10:88–93
103. Serup J (1992) Characterization of contact dermatitis and atopy using bioengineering techniques. A survey. Acta Derm Venereol Suppl (Stockh) 177:14–25
104. Shafir R, Itzchak Y, Heyman Z, Azizi E, Tsur H, Hiss J (1984) Preoperative ultrasonic measurements of the thickness of cutaneous malignant melanoma. J Ultrasound Med 3:205–208
105. Spencer P, Spencer RC (1988) Ultrasound scanning of post operative wounds: risk of cross infection. Clin Radiol 39:245–246
106. Stiller MJ, Driller J, Shupack JL, Gropper CG, Rorke MC, Lizzi FL (1993) Three-dimensional imaging for diagno-

stic ultrasound in dermatology. J Am Acad Dermatol 29:171–175

107. Tacke J, Haagen G, Hornstein OP, Huettinger G, Kiesewetter F, Schell H, Diepgen TL (1995) Clinical relevance of sonometry-derived tumor thickness in malignant melanoma – a statistical analysis. Br J Dermatol 132: 209–214
108. Vogt M, Ermert H, El Gammal S, Kaspar K, Hoffmann K, Altmeyer P (in press) Structural analysis of the skin using high frequency, broadband ultrasound in the range from 30 to 140 MHz. IEEE Ultrasonics Symposium Proceedings (5.–8.10.1998, Sendai, Japan)
109. Warszawski A, Rottinger EM, Vogel R, Warszawski N (1998) 20 MHz ultrasonic imaging for quantitative assessment and documentation of early and late postradiation skin reactions in breast cancer patients. Radiother Oncol 47:241–247
110. Welzel J, Schmeller W, Plettenberg A (1994) Dermatoliposclerosis in 20 MHz ultrasound. Hautarzt 45:630–634
111. Wessels G, Weber P (1983) Physikalische Grundlagen. In: Braun B, Günther R, Schwenk B (Hrsg) Ultraschalldiagnostik. Lehrbuch und Atlas. Ecomed, Landsberg

Struktur und Funktion der Haut

Keratinozyten und Verhornung

Daniel Hohl

Einleitung

Die epidermale Differenzierung (Keratinisierung oder Verhornung) umfaßt die molekularen, biochemischen und morphologischen Phänomene, welche den basalen Keratinozyten in eine verhornte und kernlose Hülle (Korneozyt) umwandeln. Diese terminale Differenzierung führt zur Ausbildung hochgradig spezialisierter Strukturen wie der Basalmembran, dem Gerüst intermediärer Filamente vom Keratintyp (Zytoskelett) oder der Hornschicht, deren wichtigste Funktion der Schutz des Organismus vor Umwelteinflüssen ist. Jedes Stadium der epidermalen Differenzierung und alle Strukturen, welche diese Stadien charakterisieren, können durch molekulare Defekte gestört werden und so verschiedenste Krankheitsbilder verursachen. Der Fortschritt der Molekularbiologie und der molekularen Genetik haben in den vergangenen Jahren insbesondere die Identifikation und Charakterisierung monogener Erbkrankheiten ermöglicht, welche uns ein besseres Verständnis der defekten Strukturen erlauben. In diesem Sinne soll die Pathophysiologie der Epidermis in der Folge anhand der mit den defekten Strukturen korrespondierenden Genodermatosen erläutert werden.

Die Keratine

Das Zytoskelet der Eukaryoten wird aus Mikrofilamenten (Aktin), Mikrotubulin (Tubuline) und intermediären Filamenten aufgebaut. Die intermediären Filamente sind durch einen Durchmesser von 10 Nanometern charakterisiert und besitzen eine filamentöse Struktur mit einer konservierten, α-helikoidalen zentralen Domäne. Sie bilden eine multigene Familie gemeinsamen Ursprungs, bestehend aus verschiedenen Klassen: Keratin Typ I, Keratin Typ II, Vimentin, Desmin und anderen. Die Keratine werden in epithelialen Zellen exprimiert und sind im Gegensatz zu anderen intermediären Filamenten immer aus Heterodimeren aufgebaut. Die Assoziation einer Untereinheit vom Typ Keratin I mit einer Untereinheit vom Typ Keratin II führt zur Ausbildung eines Keratinmoleküls. Dieser molekulare Bauplan spiegelt sich in den biochemischen Eigenschaften und in der chromosomalen Lokalisierung der kodierenden Gene wider: Typ I Keratine sind sauer, und die korrespondierenden Gene der Keratine K9 bis K20 befinden sich gruppiert auf dem Chromosom 17. Typ II Keratine sind neutral bis basisch, und die entsprechenden Gene der Keratine K1 bis K8 sind auf dem Chromosom 12 lokalisiert [8, 25]. Epitheliale Strukturen exprimieren in diesem Sinne die jeweils für ein gegebenes Differenzierungsstadium spezifischen Keratinpaare: die basalen epithelialen Zellen K5 und K14, die Spindelzellschicht der Epidermis K1 und K10, die Granulosazellschicht K2e, die suprabasalen Abschnitte der palmoplantaren Epidermis K9, die äußere Haarwurzelscheide und die orale Mukosa K6a und K16, die suprabasale Epidermis der Talgdrüsengänge und zum Teil die äußere Haarwurzelscheide K6b und K17, die suprabasalen oralen Keratinozyten K4 und K13 und schließlich die suprabasalen kornealen Keratinozyten K3 und K12. Der Schlüssel zur Ursache verschiedenster Keratinerkrankungen wurde durch Experimente von Albers und Fuchs 1987 und 1989 identifiziert [1]. Sie exprimierten deletierte Keratin-cDNA Produkte in epithelialen Zellen und beobachteten dramatische Veränderungen des Zytoskelets. Bei Mutationen, welche nicht nur die globulären Enddomänen, sondern auch die zentrale alpha-helikoidale Domäne betrafen, fanden sich einerseits ein perinukleärer Kollaps der Keratintonofilamente, anderseits granuläre Keratinaggregate im Zytoplasma. Identische morphologische Veränderungen waren seit langem von der Ultrastruktur verschiedener epidermolytischer Genodermatosen bekannt [31]. So wurden relativ schnell Punktmutationen der Enden der α-helikoidalen zentralen Domäne, der sogenannten Helixinitiations- und Helixterminationspeptide der Keratine K5 und K14 bei der Epidermolysis bullosa simplex identifiziert [4]. Die mittlerweile akkumulierten Daten erlauben eine Korrelation zwischen klinischem Phänotyp und der zugrundeliegenden Mutation. In der Tat sind die am höchstgradig konservierten

Aminosäurereste, insbesondere in den Helixinitiations- und Helixterminationspeptiden, bei der schwersten Variante der Epidermolysis bullosa simplex, nämlich der von Dowling-Meara beschriebenen Form, mutiert. Weniger konservierte Reste der zentralen α-helikoidalen Domäne sind bei der generalisierten Variante von Köbner und die am wenigsten konservierten, teils in den globulären Endabschnitten gelegenen Reste, sind bei der diskretesten Form, der lokalisierten Variante von Weber-Cockayne, mutiert [25].

Bei der von Brocq beschriebenen bullösen Form der kongenitalen ichthyosiformen Erythrodermie finden sich die morphologischen Änderungen einer epidermolytischen Hyperkeratose (Synonym: Akanthokeratolyse, granuläre Degeneration) in der Stachelzellschicht, welche die Keratine K1 und K10 exprimiert. Bereits 1966 haben Weibel und Schnyder auf die ultrastrukturellen Veränderungen mit perinuklären Tonofilamentbündeln bei der bullösen kongenitalen Erythrodermie hingewiesen und postuliert, daß dieser Erkrankung ein Synthesedefekt der Tonofilamentbündel zugrunde liegt [31]. In der Tat konnten verschiedene Keratinmutationen der Keratine K1 und K10, wiederum bevorzugt in den hochkonservierten Abschnitten der alpha-helikoidalen Domäne (Helixinitiations- und Helixterminationspeptid), identifiziert werden [24]. Weniger offensichtlich wie bei der Epidermolysis bullosa simplex ist die Korrelation zwischen Phänotyp der epidermolytischen Hyperkeratose und der Keratinmutation. Helixterminationsmutationen finden sich vor allem im Keratin K1, und der entsprechende Phänotyp weist eine starke palmoplantare Beteiligung auf [8, 25].

Die bullöse Ichthyose von Siemens zeigt histologisch und ultrastrukturell das Bild einer oberflächlichen epidermolytischen Hyperkeratose, welche sich im Gegensatz zur bullösen Erythrodermie von Brocq auf das Stratum granulosum beschränkt. In dieser Schicht wird Keratin K2e exprimiert, so daß die Identifikation von K2e Mutationen als Ursache dieser Erkrankung wenig erstaunt [26]. In analoger Weise wird die epidermolytische palmoplantare Keratose vom Typ Vörner durch Mutationen des Keratins K9 verursacht, welches spezifisch in den suprabasalen Schichten der palmoplantaren Epidermis exprimiert wird [23, 27].

Schließlich läßt sich der Symptomenkomplex bei der Pachyonychia congenita vom Typ 1 (Jadassohn-Lewandowsky) und der Pachyonycha congenita vom Typ 2 (Jackson-Sertoli) auf das Verteilungsmuster der Keratine K6a und K16 bzw. K6b und K17 zurückführen [18]. Die Pachyonychia congenita vom Typ 1 weist neben verdickten Nägeln eine fokale insuläre palmoplantare Keratose, follikuläre Keratosen und orale Leukokeratosen auf, und wird durch Mutationen der Keratine K6a und K16 verursacht, welche in diesen Strukturen exprimiert werden. Bei der Pachyonychia congenita vom Typ 2 finden sich klassischerweise multiple epidermale Zysten, welche insbesondere in der Adoleszenz auftreten, teils verdickte Nägel, eine verfrühte Dentition und eine Helikotrichie neben einer diskreten fokalen palmoplantaren Hyperkeratose [9]. Die Pachyonychia congenita vom Typ 2 wird durch Mutationen der Keratine K6b und K17 verursacht, welche in diesen Strukturen exprimiert werden [18]. Zusammengefaßt kennen wir heute die in Tabelle 1 aufgeführten Keratinerkrankungen.

Tabelle 1. Hereditäre Keratinerkrankungen

Epidermolysis bullosa simplex	K5/K14
Bullöse kongenitale ichthyosiforme Erythrodermie (Brocq)	K1/K10
Nicht epidermolytische palmoplantare Keratose (Unna)	K1
Epidermolytische palmoplantare Keratose (Vörner)	K9
Pachyonychia congenita (Jadassohn-Lewandowsky)	K6a/K16
Fokale insuläre palmoplantare Keratose	K16
Pachyonychia congenita (Jackson-Sertoli)	K6b/K17
Steatocystoma multiplex	K17
Ichthyosis bullosa (Siemens)	K2e
White sponge nevus	K4/K13
Meesmannsche korneale Dystrophie	K3/K12
Monilethrix	HHB1/HHB6

Die Keratohyalingranula

Während die Keratine als intermediäre Filamente den Hauptteil der Proteinsynthese der initialen Stadien der epidermalen Differenzierung ausmachen, so sind die späteren Stadien durch die Ausbildung von Keratohyalingranula, einer rigiden peripheren Zellhülle und lipidhaltiger Membrankörperchen gekennzeichnet. Die Keratohyalingranula bestehen hauptsächlich aus dem hochgradig phosphorylierten, histidinreichen Profilaggrin. Profilaggrin ist ein etwa 300 kDa großes Molekül, welches im aminoterminalen Bereich kalziumbindende „EF-hands" aufweist, und im mittleren und carboxyterminalen Bereich durch 10 bis 12 Untereinheiten von Filaggrin aufgebaut ist [20]. Während der terminalen Differenzierung wird Profilaggrin dephosphoryliert und durch Proteasen in Filaggrinpeptide aufgespalten [21]. Filaggrine bilden die Matrix der Korneozyten und erlauben das supramolekulare Arrangement der Keratinfilamente. Zur Zeit sind keine exakt definierten molekularen Profilaggrindefekte bekannt. Die Abwesenheit oder die hochgradige Verminderung der Profilaggrinsynthese und das Fehlen von Keratohyalin-Granula stellt jedoch bei der autosomal-dominanten vulgären Ichthyose die wichtigste morphologische Veränderung dar. Es ist daher sehr wahrscheinlich, daß in nächster Zeit Mutationen des Profilaggringenes oder von Faktoren, welches seine Synthese regulieren, identifiziert werden.

Die Zellhülle („cornified cell envelope")

Parallel zur Ausbildung der Keratohyalingranula wird im Stratum granulosum die Plasmamembran durch eine resistente Zellhülle ersetzt. Diese Zellhülle ist eine hochgradig spezialisierte Struktur mit einem Durchmesser von 8–15 Nanometern, welche zu 90 % aus Eiweißen und zu 10 % aus Fetten zusammengesetzt ist. Die Zellhülle wird aus kovalent vernetzten Vorläuferproteinen aufgebaut, welche dadurch ein rigides Gerüst in der Zellperipherie der Korneozyten ausbilden. Lipide vom Ceramid-Typ sind ebenfalls kovalent an die Außenfläche der Zellhülle, insbesondere an Involukrin gebunden [17]. Die Innenseite der Zellhülle interagiert mit den intermediären Keratinfilamentbündeln sowie der interfilamentösen Filaggrinmatrix. Die Bindungen zwischen den Vorläuferproteinen der Zellhülle werden einerseits durch spontan entstandene Schwefelbrücken, andrerseits durch stabile kovalente Bindungen zwischen Glutamin und Lysinresten gebildet, welche unter der katalytischen Wirkung der keratinozytären Transglutaminase entstehen [7, 11, 22]. Die Ausbildung der Zellhülle ist ein sequentieller Prozeß, welcher den gestaffelten Einbau von Vorläuferproteinen, so des Involukrins, der prolinreichen Proteine (SPR), des Elafins, des Zystatins und der Hauptkomponente Lorikrin beinhaltet [28, 29]. Daneben werden insbesondere desmosomale Proteine ebenfalls in den „cornified cell envelope" vernetzt (Desmoplakine, Desmogleine, Desmocolline, Envoplakin, Periplakin, Keratine, Annexine sowie verschiedene S100-Proteine). Die Vorläuferproteine Involukrin, SPR1, SPR2, SPR3 und Lorikrin weisen wichtige gemeinsame Merkmale auf und können daher als eigenständige – und wahrscheinlich prinzipielle – Vorläuferfamilie betrachtet werden [2]. Ihre Gene sind alle auf dem Chromosom 1q21 lokalisiert und werden durch Gene kodiert, welche zwei Exons enthalten. Dabei befinden sich die Leserahmen, das heißt die für das Protein kodierenden Genabschnitte, ausschließlich im zweiten Exon. Deren Proteinprodukte weisen zudem konservierte homologe amino- und karboxyterminale Sequenzen auf, welche mit Glutamin und Lysin angereichert sind und so eine wesentliche Funktion in der Vernetzung dieser Vorläuferproteine einnehmen. Die Proteine besitzen alle eine zentrale Domäne, welche durch iterative und repetitiv angeordnete Sequenzen charakterisiert ist. Diese repetitiven Sequenzen sind bei Involukrin glutamin- und glutaminsäurereich, bei den SPR zystein- und prolinreich und im Falle von Lorikrin glyzin- und serinreich. Diese Ähnlichkeiten suggerieren einen gemeinsamen evolutiven Ursprung dieser Familie von Vorläuferproteinen der Zellhülle [2].

Weniger klar ist die Bedeutung der Vorläuferproteine in der Pathophysiologie der Epidermis. Transgene Mäuse, welche carboxyterminale Deletionen oder eine Deletion der gesamten repetitiven glyzinreichen zentralen Domäne aufweisen, zeigen keinen abnormalen Phänotyp. Lorikrin-defiziente Mäuse (sog. „Knock-out-Mäuse") weisen lediglich eine transiente kongenitale Erythrodermie auf, von welcher sich die Tiere jedoch rasch erholen. Aus dieser Perspektive überraschend, wurden karboxyterminale Missense Mutationen von Lorikrin bei der palmoplantaren Keratose vom Camisa-Typ identifiziert [16]. Die palmoplantare Keratose von Camisa hat ein der Vohwinkel-Keratose ähnliches, honigwabenartiges klinisches Bild. Sie unterscheidet sich jedoch durch das Auftreten einer generalisierten Ichthyose sowie das Fehlen mehrerer Symptome, wie der warzenförmigen Hyperkeratosen über den Knöcheln, der palmoplantaren Transgression und der kochleären Taubheit, welche bei der von Vohwinkel beschriebenen Variante auftreten [15]. Die palmoplantaren Honigwabenkeratosen sind durch eine nukleäre Retention im Stratum corneum charakterisiert. Diese Persistenz der Kerne kann bei der Keratose von Camisa durch intranukleäre Lorikringranula erklärt werden, welche in der Immunelektronenmikroskopie erkrankter Haut nachgewiesen werden konnten. Dementsprechend kodieren die carboxyterminalen „Missense-Sequenzen" der bisher beschriebenen Lorikrinmutationen für sogenannte nukleäre Lokalisationssignale, welche mutiertes Lorikrin in Richtung Zellkern „steuern" [15]. Die Pathogenese der palmoplantaren Keratose von Camisa stellt daher nicht notwendigerweise einen Defekt der Zellhülle dar, sondern wird wahrscheinlich durch

den unplanmäßigen Import von Lorikrin in den Zellkern und dessen dortige Vernetzung verursacht. Transgene Lorikrin-Mäuse vom Camisa-Typ wurden vor kurzem hergestellt und werden in naher Zukunft die Pathogenese dieser Erkrankung weiter erklären.
Im Gegensatz dazu stellt die lamelläre Ichthyose das Paradebeispiel eines Zellhüllendefekts dar. Die autosomal-rezessive lamelläre Ichthyose (Synonym: Ichthyosis congenita II) wird durch Mutationen der keratinozytären Transglutaminase verursacht [12, 14]. Die Transglutaminasen bilden eine Familie von Enzymen, welche die Formation von inter- und intramolekularen kovalenten Bindungen zwischen Glutamin und Lysin katalysieren [6]. Transglutaminasen sind in einer Reihe physiologischer Reaktionen impliziert, wie z. B. der Blutgerinnung (Faktor XIIIa), der Apoptose (zytosolische Transglutaminase), der Keratinisierung (keratinozytäre Transglutaminase), der Haarbildung (epidermale Transglutaminase) oder der Befruchtung (Prostatatransglutaminase). Die Transglutaminasen werden durch Kalzium aktiviert und besitzen eine hochgradig konservierte schwefelhaltige katalytische Domäne. Die verschiedenen heute bekannten Transglutaminasen sind in Tabelle 2 aufgeführt.
Die Funktion der verschiedenen Transglutaminasen in der Epidermis ist nicht völlig geklärt. Fest steht, daß die keratinozytäre Transglutaminase für die Ausbildung der Zellhülle unerläßlich ist und insbesondere in den initialen Stadien von entscheidender Bedeutung ist. Die keratinozytäre Transglutaminase wird nach ihrer Synthese im Zytosol über eine Gruppe von Zystinen im aminoterminalen Bereich mittels Myristoylisierung und Palmitoylisierung in der Plasmamembran verankert. Initial werden insbesondere Involukrin und SPR-Moleküle vernetzt. In späteren Stadien kommt es zu einer Abspaltung der Transglutaminase von der Zellmembran bzw. von der entstehehenden Zellhülle, so daß die gesamte Struktur von 15 Nanometer Dicke ausgebildet werden kann [7]. Evtl. sind in den späteren Stadien der Synthese der Zellhülle, während welcher insbesondere Lorikrin eingebaut wird, weitere Enzyme mitverantwortlich, so zum Beispiel die epidermale Transglutaminase oder die kürzlich beschriebene TGX. Mutationen beider Allele des keratinozytären Transglutaminasegens sind für die autosomal-rezessive lamelläre Ichthyose verantwortlich. Die mangelnde katalytische Aktivität des Enzymes führt zu einer übermäßigen zytosolischen Akkumulation von Vorläuferproteinen, welche nicht in der Zellperipherie vernetzt werden können. Mittlerweile sind an die 30 verschiedene Mutationen beschrieben worden: Missense- und Nonsense-Mutationen, Insertionen, Deletionen sowie Spleißmutationen. Die Mutationen sind dabei so unterschiedlich, daß sich keine für ein Screening geeignete „hotspots" ausmachen lassen. Aus diesem Grund, und weil die kongenitalen Ichthyosen eine heterogene Gruppe unterschiedlicher Erkrankungen darstellen [10, 13], haben wir einen raschen Routine-Assay zum Bestimmen der keratinozytären Transglutaminase entwickelt. Dabei wird Dansylkadaverin als Substrat auf Kryostatschnitten einer frischen Hautbiopsie in die Keratinozyten eingebaut und das inkorporierte Dansylkadaverin durch Antikörper mittels Immunfluoreszenzmikroskopie nachgewiesen. Anhand einer Doppelfärbung mit Antikörpern gegen die keratinozytäre Transglutaminase weisen wir dabei nicht nur die Aktivität, sondern auch den Proteingehalt nach. Dieser Test ist sowohl für das Screening der kongenitalen Ichthyosen, als auch für die exakte Bestimmung der Prognose von Kollodiumbabies in den ersten Lebenswochen wertvoll.

Tabelle 2. Transglutaminasen (TG)

Typ	Synonym	Verteilung
TG1	TGK, keratinozytäre TG	Plattenepithelien
TG2	TGC, zytosolischeTG	ubiquitär
TG3	TGE, epidermale TG	Haare, Epidermis
TG4	TGP, Prostata TG	Prostata
TG5	Band 4.2 (inaktiv)	ubiquitär
TG6	Faktor XIIIa	Thrombozyten, Monozyten
TG7	TGX	Epidermis

Keratinosomen und Lipide

Die terminalen Stadien der Epidermaldifferenzierung sind überdies, wie bereits oben erwähnt, durch die Ausbildung komplexer Lipidstrukturen gekennzeichnet. Diese sind insbesondere für den Schutz gegen übermäßigen epidermalen Wasserverlust verantwortlich. Die epidermale Lipidbarriere wird einerseits durch kovalent an die Zellhülle gebundene Lipide, anderseits durch parallel zur Zelloberfläche angeordnete interkorneozytäre Lipidlamellen aufgebaut. Beide Kompartimente stammen praktisch ausschließlich aus den Keratinosomen, welche im Stratum granulosum intrazellulär gebildet werden, in der Folge mit der Plasmamembran fusionieren und danach ihren Inhalt, die Lipidscheiben, in den interzellulären Raum ausstoßen. Die in den Keratinosomen enthaltenen Lipide sind angereichert an Cholesterol, Sphingolipiden und freien Fettsäuren, welche die degradierten Phospholipide der Plasmamembran ersetzen. Durch kovalente Bindung der hydrophilen Anteile der Lipide vom Ceramidtyp an die glutamin- und glutamatreiche zentrale Domäne von Involukrin der proteinhaltigen Zellhülle wird eine hydrophobe extrazelluläre Schicht etabliert, auf welcher sich die interzellulären Lipidlamellen anordnen können [17, 30]. Die Ausbildung dieser Lipidstrukturen beschränkt sich nicht auf die einfache Ablagerung vorgefertigter Bausteine, sondern ist ebenfalls mit komplexen enzymatischen Modifikationen verbunden. Dieser Lipidmetabolismus und insbesondere seine molekularbiologischen Aspekte sind im Detail noch nicht vollständig verstanden, schließen jedoch die Synthese von Ceramiden aus Sphingomyelinen und Glykolipiden, die Degradation von Lysolecithin in freie Fettsäuren und die Synthese freien Cholesterols aus Cholesterolsulfat mit ein. Dieser letzte enzymatische Schritt ist mit der Pathogenese der X-chromosomal-rezessiven Ichthyose verknüpft und belegt die wichtige Funktion der biochemischen Lipidmodifikationen in der späten epidermalen Differenzierung. Die geschlechtsgebundene Ichthyose ist durch einen Mangel an Steroidsulfatase verursacht [3]. Die Steroidsulfatase gehört zur Familie der Arylsulfatasen, von welchen heute sechs verschiedene Typen, Arylsulfatase A bis F, bekannt sind [19]. Die Steroidsulfatase entspricht der Arylsulfatase C. Dem Steroidsulfatasemangel liegen molekulargenetisch in 10% Punktmutationen, in 85% isolierte Deletionen und in 5% größere Deletionen des STS-Genes zugrunde, welche zu „contiguous gene syndromes" führen. Dabei kommt es zur Deletion eines oder mehrerer Gene in der Nachbarschaft des STS-Genes auf dem X-Chromosom und somit klinisch zu weiteren assoziierten Symptomen. So können ein okulärer Albinismus vom Typ I (OA1-Gen), ein hypogonadotroper Hypogonadismus mit Anosmie (Kallman-Gen), eine verzögerte mentale Entwicklung (Rud-Gen) oder eine Chondrodysplasia punctata (Arylsulfatase E-Gen) mit der geschlechtsgebundenen rezessiven Ichthyose vergesellschaftet sein [3, 19].

Die Steroidsulfatase spaltet die Sulfatgruppe vom Cholesterolsulfat in der Epidermis und von Östradiol in der Plazenta ab. Dies führt bei ihrem Ausfall zur Ichthyose, andererseits bei weiblichen Trägerinnen des heterozygoten Gendefektes zu erschwerten Geburten. Die pathogenetische Bedeutung der Akkumulation von Cholesterolsulfat im Stratum granulosum konnte erst kürzlich gefunden werden: Cholesterolsulfat führt zu einer Aktivierung der Proteinkinase C, welche ihrerseits über die nukleären AP1-Faktoren direkt auf die Transkription epidermaler Gene einwirkt [5]. Dabei kommt es zur verstärkten Expression von Strukturproteinen des Stratum granulosum wie Lorikrin und Profilaggrin, welche zur Retentionshyperkeratose der X-rezessiven Ichthyose führt, während die Keratine K1 und K10 vermindert transkribiert werden. In diesem Sinne scheint die Umwandlung von Cholesterolsulfat zu Cholesterol von wichtiger Bedeutung für das Gleichgewicht am Übergang der Keratinozyten vom Stratum spinosum in das Stratum granulosum zu sein.

Danksagung

D. H. wird durch den Schweizerischen Nationalfonds und das Biomed 2 Programm der Europäischen Union unterstützt.

Literatur

1. Albers K, Fuchs E (1989) Expression of mutant keratin cDNAs in epithelial cells reveals possible mechanisms for initiation and assembly of intermediate filaments. J Cell Biol 108:1477–1493
2. Backendorf C, Hohl D (1992) A common origin for cornified envelope precursor proteins ? Nat Genet 2:91
3. Ballabio A, Shapiro L (1995) Steroid sulfatase deficiency and X-linked ichthyosis. In: Scriver, SS, The metabolic and molecular bases of inherited disease. McGraw-Hill, New York, pp 2999–3022
4. Coulombe P, Hutton M, Letai A, Hebert A, Paller A, Fuchs E (1991) Point mutations in human keratin 14 genes of epidermolysis bullosa simplex: genetic and functional analysis. Cell 66:1301–1311
5. Denning MF, Kazanietz MG, Blumberg PM, Yuspa SH (1995) Cholesterol sulfate activates multiple protein kinase c isoenzymes and induces granular cell differentiation in cultured murine keratinocytes. Cell Growth Diff 6:1619–1626
6. Greenberg C, Birckbichler P, Rice R (1991) Transglutaminases: multifunctional cross-linking enzymes that stabilize tissues. Faseb J 5:3071–3077
7. Hohl D (1990) The cornified cell envelope. Dermatologica 180:201–211
8. Hohl D (1995) Génodermatoses de l'épiderme résultant de mutations des kératines. Ann Derm Vénéréol 122:162–166
9. Hohl D (1997) Steatocystoma multiplex and Oligosymptomatic Pachyonychia congenita of the Jackson Sertoli Type. Dermatology 195:86–88
10. Hohl D, Huber M (1996) Genetic heterogeneity in lamellar ichthyosis – reply. J Invest Dermatol 107:140–141
11. Hohl D, Roop D (1993) Loricrin. In: Darmon M, Blumenberg MS, Molecular biology of the skin. Academic Press, New York, pp 151–179
12. Huber M, Rettler I, Bernasconi K, Frenk E, Lavrijsen S, Ponec M, Bon A, Lautenschlager S, Schorderet D, Hohl D (1995) Mutations of keratinocyte transglutaminase in lamellar ichthyosis. Science 267:525–528

13. Huber M, Rettler I, Bernasconi K, Wyss M, Hohl D (1995) Lamellar Ichthyosis Is Genetically Heterogeneous – Cases With Normal Keratinocyte Transglutaminase. J Invest Dermatol 105:653–654
14. Huber M, Yee V, Burri N, Vikerfors E, Lavrijsen A, Paller A, Hohl D (1997) Consequences of seven novel mutations on the expression and structure of keratinocyte transglutaminase. J Biol Chem 272:21018–21026
15. Korge BP, Ishidayamamoto A, Punter C, Doppinghepenstal PJC, Iizuka H, Stephenson A, Eady RAJ, Munro CS (1997) Loricrin Mutation In Vohwinkels Keratoderma Is Unique to the Variant With Ichthyosis. J Invest Dermatol 109:604–610
16. Maestrini E, Monaco AP, Mcgrath JA, Ishida-Yamamoto A, Camisa C, Hovnanian A, Weeks DE, Lathrop M, Uitto J, Christiano AM (1996) A molecular defect in loricrin, the major component of the cornified cell envelope, underlies vohwinkels syndrome. Nat Genetics 13:70–77
17. Marekov LN, Steinert PM (1998) Ceramides Are Bound to Structural Proteins Of the Human Foreskin Epidermal Cornified Cell Envelope. J Biol Chem 273:17763–17770
18. Mclean WHI, Rugg EL, Lunny DP, Morley SM, Lane EB, Swensson O, Doppinghepenstal PJC, Griffiths WAD, Eady RAJ, Higgins C, Navsaria HA, Leigh IM, Strachan T, Kunkeler L, Munro CS (1995) Keratin 16 and keratin 17 mutations cause pachyonychia congenita. Nat Genet 9:273–278
19. Parenti G, Meroni G, Ballabio A (1997) The sulfatase gene family. Curr Opin Genet Develop 7:386–391
20. Presland RB, Haydock PV, Fleckman P, Nirunsuksiri W, Dale BA (1992) Characterization of the Human Epidermal Profilaggrin Gene – Genomic Organization and Identification of an S-100-Like Calcium Binding Domain at the Amino Terminus. J Biol Chem 267:23772–23781
21. Presland RB, Kimball JR, Kautsky MB, Lewis SP, Lo CY, Dale BA (1997) Evidence for specific proteolytic cleavage of the n-terminal domain of human profilaggrin during epidermal differentiation. J Invest Dermatol 108:170–178
22. Reichert U, Michel S, Schmidt S (1993) The cornified envelope: a key structure of terminally differentiating keratinocytes. In: Darmon M, Blumenberg MS, Molecular Biology of the Skin. Academic Press, New York, pp 107–150
23. Reis A, Hennies H, Langbein L, Digweed M, Mischke D, Drechsler M, Schröck E, Royer-Pokora B, Franke W, Sperling K, Küster W (1994) Keratin 9 gene mutations in epidermolytic palmoplantar keratoderma (EPK). Nat Genet 6:174–179
24. Rothnagel J, Dominey A, Dempsey L, Longley M, Greenhalgh D, Gagne T, Huber M, Frenk E, Hohl D, Roop D (1992) Mutations in the rod domain of keratin 1 and 10 in epidermolytic hyperkeratosis. Science 257:1128–1130
25. Rothnagel J, Roop D (1995) Keratin diseases. Curr Opin Dermatol 2:211
26. Rothnagel J, Traupe H, Wojcik S, Hohl D, Huber M, Pittelkow M, Saeki H, Ishibashi Y, Roop D (1994) Mutations in the rod domain of keratin 2e in patients with ichthyosis bullosa of Siemens. Nat Genet 7:485–490
27. Rothnagel J, Wojcik S, Liefer K, Dominey A, Huber M, Hohl D, Roop D (1995) Mutations in the 1 A domain of keratin 9 in patients with epidermolytic palmoplantar keratoderma. J Invest Dermatol 104:430–433
28. Steinert PM, Marekov LN (1995) The proteins elafin, filaggrin, keratin inetrmediate filaments, loricrin, and small proline-rich proteins 1 and 2 are isodipeptide cross-linked components of the human epidermal cornified cell envelope. J Biol Chem 270:17702–17711
29. Steinert PM, Marekov LN (1997) Direct evidence that involucrin is a major early isopeptide crosslinked component of the keratinocyte cornified cell envelope. J Biol Chem 272:2021–2030
30. Swartzendruber DC, Wertz PW, Madison KC, Downing DT (1987) Evidence that the corneocyte has a chemically bound lipid envelope. J Invest Dermatol 88:709–713
31. Weibel E, Schnyder U (1966) Zur Ultrastruktur und Histochemie der granulösen Degeneration bei bullöser Erythrodermie congénitale ichthyosiforme. Arch Klin Exp Dermatol 255:286–298

Melanozyten und Pigmentstoffwechsel

Wilhelm Stolz

Die Melanozyten in der Haut erfüllen essentielle Funktionen für die Erhaltung der Integrität der Epidermis. Sie sind wesentlich dafür verantwortlich, daß die basalen Keratinozyten und dermale Strukturen vor UV-Strahlung geschützt werden. Das von ihnen produzierte Melanin hat Bedeutung als Radikalfänger und in der Embryonalphase ist für eine Reihe von Entwicklungsprozessen die volle Funktion der Melanozyten wesentlich [8]. Innerhalb der Epidermis besteht eine intensive Kommunikation zwischen Melanozyten, Keratinozyten und Langerhans-Zellen und es wird angenommen, daß die Funktion, Proliferation und Migration der normalen Melanozyten im wesentlichen der regulativen Kontrolle der Keratinozyten unterliegt [12]. Für das Zusammenspiel zwischen Melanozyten und Keratinozyten sind Zell-Zell-Ädhäsion, vermittelt durch Cadherine (im wesentlichen „E-cadherin") und zum Teil auch durch Integrine sowie zahlreiche parakrine und autokrine Wachstumsfaktoren (zum Beispiel bFGF, EGF), Hormone (zum Beispiel α-MSH, Endotheline) oder Zytokine (TNF α, Interleukine, Interferone) wesentlich [3, 8, 12]. Über Integrine stehen die Melanozyten auch mit der extrazellulären Matrix in Kontakt. Vor kurzem konnte gezeigt werden, daß möglicherweise auch die Ephrine, die die Chemoaffinität zwischen Zellen zu kontrollieren scheinen, eine Bedeutung bei melanozytären Zellen besitzen können [18]. Da nicht nur Melanozyten und Keratinozyten intensiv kommunizieren, sondern auch die Langerhans-Zellen hier einbezogen sind, wurde von Nordlund vorgeschlagen, nicht mehr von der Melanozyten-Keratinozyten-Einheit, sondern von der epidermalen Tripode aus Keratinozyten-Melanozyten-Langerhans-Zellen zu sprechen [12].

Durch UV-Strahlung kann dieses Gleichgewicht nachhaltig gestört werden, und Melanozyten können dabei der strengen regulativen Kontrolle der Keratinozyten entkommen [7].

Biologie und Funktion der Melanozyten

Für die Ausprägung einer normalen Hautpigmentierung sind die Melanozyten verantwortlich. Außer in der Haut und in den Schleimhäuten finden sie sich auch in den Leptomeningen, der Retina und der Uvea des Auges sowie in der Kochlea und im vestibulären Apparat des Ohres [4, 11]. Während der Embryonalperiode wandern melanozytäre Vorläuferzellen (Melanoblasten) von der Neuralleiste zur Haut und besiedeln diese ab der achten Woche [16]. Zu diesem Zeitpunkt beginnen die jetzt Melanozyten genannten Zellen mit der Melaninproduktion. Melanin wird in den Melanozyten in besonderen Organellen, den Melanosomen gebildet. Die Melanosomen entstehen durch die Fusion von membrangebundenen Vesikeln, die vom Golgiapparat kommen und Tyrosinase aufweisen, mit Vesikeln vom glatten endoplamatischen Retikulum, die Strukturproteine enthalten [8]. In Abhängigkeit von der Menge des gespeicherten Melanins werden vier Melanosomentypen unterschieden (Abb. 1). Die Typ-IV-Melanosomen werden über lange zytoplasmatische Fortsätze dann an die umliegenden Keratinozyten abgegeben, in denen sie bei Individuen mit Hauttyp I–IV als Melanosomenkomplexe gespeichert werden. Die unterschiedliche Ausprägung der Pigmentierung bei den einzelnen Rassen hängt nicht von der Zahl der Melanozyten ab, die bei dunklen Rassen und Weißen annähernd gleich ist, sondern ist vor allem auf die Größe und Anordnung der Melanosomen zurückzuführen [8]. Schwarze besitzen größere Melanosomen, die im Gegensatz zu Hellhäutigen auch in den Keratinozyten als einzelne Organellen vorliegen. Wichtig für die Weitergabe der Melanosomen an die Keratinozyten ist das lysosomale System. Daher können Erkrankungen mit Störungen der Lysosomenfunktion zu einer Störung der Pigmentierung führen (siehe unten, [14]).

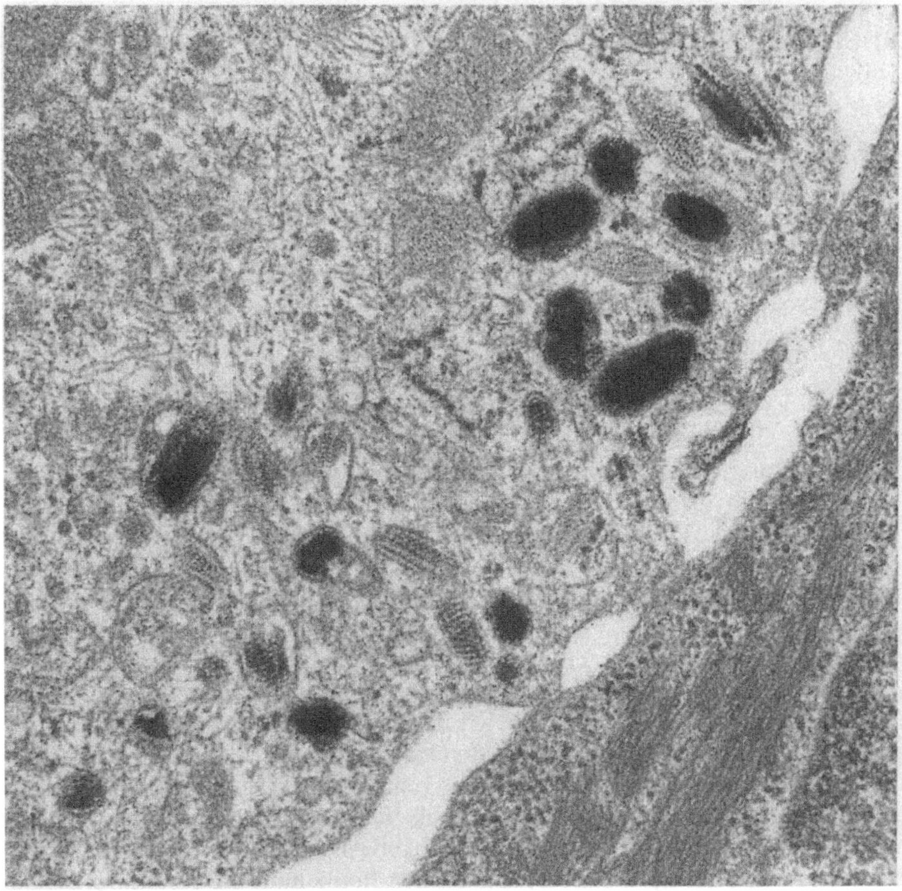

Abb. 1. Unterschiedliche Stadien der Melanosomenbildung im Melanozyten, Ultrastruktur (Vergr. 18.000:1)

Physiologie des Pigmentstoffwechsels

Ausgangspunkt für die Melaninbildung ist die Aminosäure Tyrosin (Hydroxyphenylalanin), die durch das kupferhaltige Enzym Tyrosinase zunächst zu DOPA (Dihydroxyphenylalanin) und dann zu Dopachinon umgewandelt wird [8]. Ausgehend von Dopachinon kann dann entweder das rot-gelbe Phäomelanin oder das schwarze Eumelanin gebildet werden (Abb. 2). Für die Bildung des Eumelanins sind die Enzyme Tyrosinase, Tyrosinase-related-Protein 1 (TRP 1), Tyrosinase-related-Protein 2 (TRP 2) und das Protein P entscheidend [2]. Tyrosinase-related-Protein 1 und Tyrosinase-related-Protein 2 katalysieren die oxidativen Schritte von Dopachinon zu Eumelanin [2, 8]. Diese drei genannten Enzyme und ihre Produkte befinden sich innerhalb der Melanosomen, da die oxydativen Stoffwechselprodukte der Melaninsynthese zytotoxisch sind. Das Protein P ist ein Membranprotein, das nur in Eumelanosomen vorkommt und anscheinend mithilft, den Multiproteinkomplex aus Tyrosinase, TRP-1 und TRP-2 zu stabilisieren. Erhöhte Spiegel des intrazellulären cAMP stimulieren die Expression von Tyrosinase, TRP-1, TRP-2 und Protein P (Abb. 1). Wichtig für die Regulation des cAMPs ist der Melanocortin-1-Rezeptor (MC1R), der G-Protein gekoppelt ist. α-MSH erhöht via MC1R das intrazelluläre cAMP, während das Agouti-Signal-übertragende-Protein („agouti signaling protein", ASIP) hemmend wirkt. Neue Un-

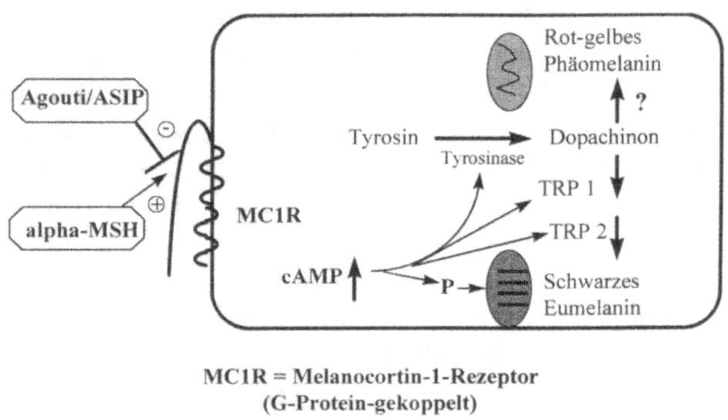

Abb. 2. Regulation der Pigmentbildung im humanen Melanozyten

tersuchungen scheinen darauf hinzudeuten, daß bestimmte Varianten des MC1R dafür verantwortlich sind, daß eher Phäomelanin gebildet wird und so ein rötlicher Hauttyp resultiert [15]. Agoutis sind große Nagetiere, die in den Wäldern Süd- und Zentralamerikas leben und bei denen die vorübergehende Expression des Proteins während der mittleren Phase des Haarwachstums zu rötlich-gelben Phäomelaninbanden führt, die dem Fell ein charakteristisches Aussehen geben [2]. Ein Ausfall des Agouti-Proteins führt bei Mäusen zu schwarzem, eine Überexpression zu gelblichem Fell [2]. Ein menschliches Homolog zum Agouti-Locus, das für das „agouti signaling protein" (ASIP) kodiert, wurde kloniert. Auch bei humanen Melanozyten konnten mit ASIP ähnliche Effekte wie bei Mäusen gezeigt werden [17]. Allerdings wurden bis jetzt noch keine Pigmentierungsstörungen durch Über- beziehungsweise Unterexpression von ASIP bekannt [2].

UV-Licht und Pigmentierung

Die Einwirkung von UV-Licht führt zu zwei abgrenzbaren Veränderungen der Pigmentierung [3, 6]. Bei der hauptsächlich durch UVA-induzierten Sofortpigmentierung kommt es während oder bereits kurz nach der Bestrahlung zur Pigmentierung, die über Stunden anhält, jedoch keine Photoprotektion vermittelt. Es wird diskutiert, daß die Sofortpigmentierung durch die Verlagerung der Melanosomen in die Dendriten und durch die Photooxidation nichtgefärbter Melaninvorstufen induziert wird [3]. Bedeutsamer ist die sogenannte verzögerte Pigmentierung, die nach UVA und UVB auftritt, deren Wirkmaximum bei einer Wellenlänge von 297 nm und nach 24–72 Stunden festzustellen ist, über Tage und Wochen anhält und Photoprotektion sowohl durch die Absorption und Streuung von UVB als auch durch das Abfangen der Radikale vermittelt. Bei der verzögerten Pigmentierung kommt es in den Melanozyten zu einer Hochregulation von Tyrosinase und zur Überexpression des Melanokortin-1-Rezeptors. Von den Keratinozyten werden zahlreiche parakrine Faktoren wie bFGF, Endothelin-1, neuraler Wachstumsfaktor, α-MSH, Prostaglandin E_2 und Leukotriene freigesetzt, die zum verstärkten Wachstum, zur Steigerung der Dendritenlänge, Migration und Lebensdauer der Melanozyten sowie zu einer erhöhten Melanogenese führen [3, 6].

Störung des Pigmentstoffwechsels

Genetische Störungen des Pigmentstoffwechsels können durch Störungen in den Melanoblasten beziehungsweise Melanozyten hervorgerufen werden. Hierbei können unterschieden werden

- Störungen bei der Wanderung der Melanoblasten von der Neuralleiste in die Haut,
- Störungen der Melaninsynthese in den Melanozyten, Defekt auf die Melaninsynthese beschränkt (Tabelle 1),
- Störungen bei Membranproteinen der Melanozyten, die aber auch bei anderen Zelltypen gefunden werden können (Tabelle 1).

Störungen der Wanderung von der Neuralleiste in die Haut

Um eine ungestörte Wanderung des Melanoblasten von der Neuralleiste in die Haut zu gewährleisten, sind der KIT-Rezeptor und zwei Transkriptionsfaktoren (PAX3, MITF) besonders wichtig [2, 4]. Beim autosomal-dominanten Piebaldismus gelangen aufgrund einer Mutation im Gen für den KIT-Rezeptor nicht alle Melanoblasten in die Epidermis, so daß in bestimmten Regionen die Melanozyten fehlen [5, 16]. Klinisch zeigt sich eine symmetrische Hypopigmentierung am ventralen Stamm, in der Mitte der Extremitäten sowie medial an der Stirn, meistens unter Einschluß einer weißen Stirnlocke. Das Gen für den KIT-Rezeptor liegt auf 4q12 und kodiert für einen Rezeptor an der Plasmamembran mit einer Ligandenbindungsdomäne, die fünf immunglobulinartigen Regionen ähnelt und zwei Tyrosinkinasedomänen im Zytoplasma besitzt. Verwandte Krankheitsbilder stellen die Waardenburg-Syndrome 1 bis 3 dar. Bei den Waardenburg-Syndromen 1 und 3 findet sich die Mutation im Gen für den Transkriptionsfaktor PAX3, und beim Waardenburg-Syndrom 2 im Gen für den Transkriptionsfaktor MITF [2, 4]. Dabei zeigen sich klinisch ein ähnliches Bild wie beim Piebaldismus, zusätzlich findet sich jedoch beim Waardenburg-Syndrom 1 eine sensorische Taubheit, eine breite Nasenwurzel, Heterochromie der Iris sowie eine Dysmorphie im Bereich des Augen-Nasen-Übergangs (Dystopia canthorum und breite Nasenwurzel). Beim Waardenburg-Syndrom 3 finden sich zusätzlich muskuloskelettale Defizite im Gesicht und am oberen Rumpf. Das Waardenburg-Syndrom 2 ist auf Mutationen im Gen des Transkriptionsfaktor MITF zurückzufüh-

Formen des okulokutanen Albinismus	Gendefekt
I. Okulokutaner Albinismus Typ 1 (tyrosinaseabhängig; OCA 1)	*Tyrosinasegen 11q14 – q21*
A. Mutationen mit keiner Enzymaktivität	
OCA1 A: tyrosinasenegativer OCA	
B. Mutationen mit Tyrosinaserestaktivität	
OCA1B: „yellow" OCA	
OCA1MP: „minimal pigment" OCA	
C. temperaturabhängige Tyrosinaseaktivität (OCA1TS)	
OCA1TS: „temperature sensitive" OCA	
II. okulokutaner Albinismus Typ 2 (tyrosinasepositiv; OCA 2)	*Gen für Protein P auf 15q11.2–q13*
A. isolierter okulokutaner Albinismus (OCA 2)	
B. Prader-Willi-Syndrom	größere Defekte auf 15q paternal
Angelman-Syndrom	größere Defekte auf 15q maternal
III. brauner OCA	*Gen für TRP1 auf 9q23*
IV. noch unklassifizierte seltene Typen	
roter OCA	
autosomal-dominanter OCA	
V. lysosomale Störungen mit Albinismus	
Hermansky-Pudlak-Syndrom (HPS)	10q23
Chediak-Higashi-Syndrom (CHS)	1q43

Tabelle 1. Einteilung des okulokutanen Albinismus (OCA) mit den entprechenden Gendefekten. (Nach King et al. [8] und Lorenz [10])

ren. Klinisch ähneln die Patienten dem Waardenburg-Syndrom 1, aber ohne die faziale Dysmorphie, was dafür spricht, daß der Transkriptionsfaktor MITF erst nach dem PAX3 benötigt wird.

Störungen der Melaninsynthese in den Melanozyten: Defekt auf die Melaninsynthese beschränkt

Beim Albinismus sind prinzipiell ein okulokutaner und ein okulärer Albinismus zu unterscheiden. Gemeinsam sind beiden Formen Photophobie, Refraktionsanomalie, Nystagmus, foveale Hypoplasie, Störungen im Chiasma opticum und eine durchscheinende Iris. Zusätzlich sind beim okulokutanen Albinismus helle Haut (Abb. 3) und Haare, gelegentlich auch Störungen im Innenohrbereich festzustellen. Fast immer handelt es sich beim okulokutanen Albinismus um einen autosomal-rezessiven Erbgang. Früher wurde mit Hilfe des Tyrosinasetests an Haarwurzeln grob zwischen Tyrosinase-positivem und Tyrosinase-negativem Albinismus unterschieden [19], wobei in der Regel Patienten mit Tyrosinase-positivem Albinismus geringere Augensymptomatik und eine leichte Pigmentierung zeigten. In den letzten Jahren konnte aufgrund der Aufklärung der molekulargenetischen Mechanismen eine detailliertere Unterscheidung vorgenommen werden. Die in Tabelle 1 dargestellte Einteilung löst die bisherige Einteilung [19] in 11 unterschiedliche Formen ab und nimmt eine Klassifikation entsprechend der mutierten Gene und der Ätiopathogenese vor. Beim Vergleich zwischen Haarwurzeltest und Sequenzanalyse wurde festgestellt, daß es auch Formen des okulokutanen Albinismus Typ 1 gibt, die Restaktivität von Tyrosinase besitzen. Tabelle 1 zeigt die wesentlichen Formen des okulokuanen Albinismus. Am häufigsten in Deutschland dürften der OCA1 A und OCA2 vorkommen. Klinisch verläuft in der Regel der okulokutane Albinismus Typ 1 A hinsichtlich der Augensymptomatik schwerer als der OCA2, auch die Hautfarbe ist heller.

Das Tyrosinasegen besteht aus 5 Exons und kodiert für 529 Aminosäuren. Das Tyrosinasepolypeptid enthält zwei Kupferbindungsstellen, eine transmembranöse Region und eine konservierte cysteinreiche Region, die eine EGF-ähnliche Domäne ausbilden kann. Das Protein P ist ein transmembranöses Protein von 110 kDa [13].

Pathogenetisch und molekulargenetisch besonders interessant sind das Prader-Willi- und das Angelman-Syndrom. Hier kommt es auch zu Störungen der Pigmentierung, da entweder auf dem paternalen (Prader-Willi-Syndrom) oder auf dem maternalen Chromosom (Angelman-Syndrom) größere Deletionen im Bereich 15q vorliegen [8, 9]. Je nachdem, ob die Deletion vom Vater (Adipositas, Hyperphagie, Hypogonadismus, kleine Hände und Füße, geistige

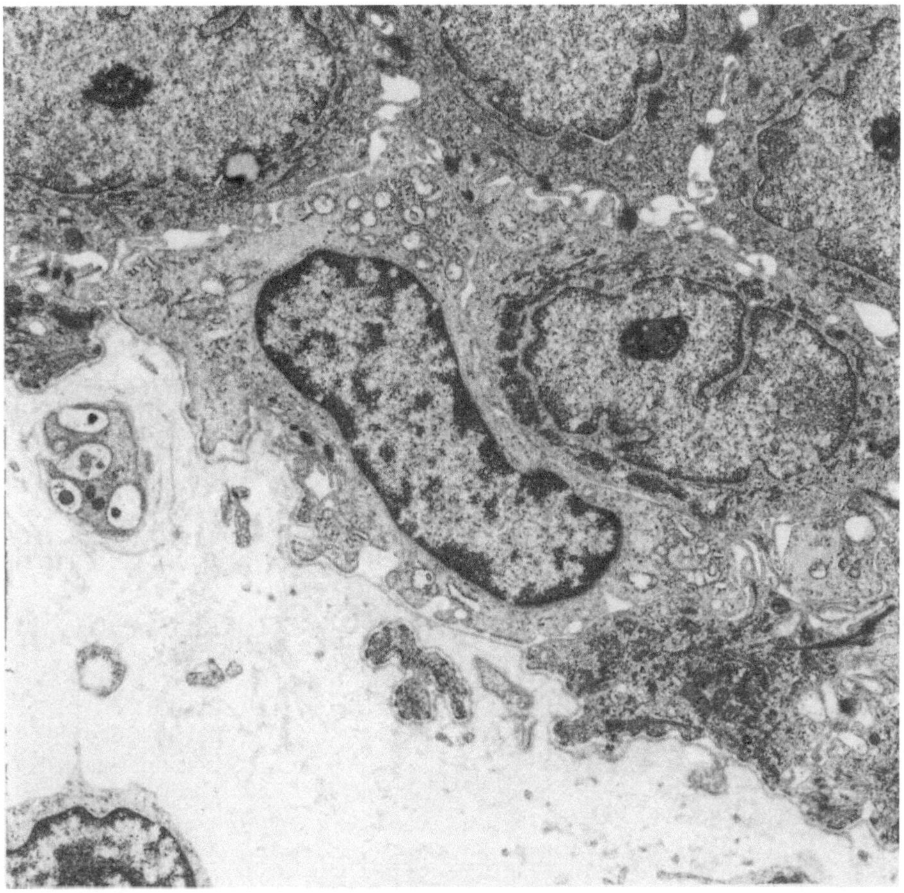

Abb. 3. Melanozyt beim Tyrosinase-positivem Albinismus mit nur einigen Melanosomen. In der Umgebung Keratinozyten mit Tonofilamenten, Ultrastruktur (Vergr. 3.500:1)

Retardierung) oder von der Mutter (Entwicklungsverzögerung, Mikrozephalie, Ataxie und unangemessene Lachanfälle) stammt, wird ein unterschiedliches Syndrom beobachtet. Dieser Effekt, daß paternale und maternale Allele anders exprimiert werden, wird als genomische Prägung („genomic imprinting") bezeichnet.

Störungen bei Membranproteinen der Melanozyten, die aber auch in anderen Zelltypen gefunden werden können

Vor kurzem konnte nachgewiesen werden, daß beim Hermansky-Pudlak-Syndrom und Chediak-Higashi-Syndrom Störungen in Membranproteinen vorliegen, die einerseits für eine dem OCA2 ähnliche Hautsymptomatik, andererseits auch für die weiteren assoziierten Störungen verantwortlich sind [14]. Das beim Hermansky-Pudlak-Syndrom defekte Gen liegt auf 10q23 und kodiert sehr wahrscheinlich ein Transmembranprotein, während für das Chediak-Higashi-Syndrom ein Gendefekt für ein membranassoziiertes Protein auf 1q43 nachgewiesen wurde [1]. Es wird diskutiert, daß diese beiden Proteine wesentlich für eine intakte lysosomale Funktion sind, die bei beiden Erkrankungen in unterschiedlicher Ausprägung gestört ist [14]. Durch Reduktion der serotoninhaltigen Granula in den Thrombozyten kommt es beim Hermansky-Pudlak-Syndrom zu einer Blutungsneigung, weiterhin können Zeroidablagerungen auftreten, die einen letalen Verlauf durch Lungenfibrose oder granulomatöse Kolitis verursachen können. Für das Chediak-Higashi-Syndrom ist ein schwerer Immundefekt charakteristisch. Die meisten Patienten versterben bis zum 18. Lebensjahr in der sogenannten akzelerierten Phase der Erkrankung, in der es zum Auftreten von lymphohistiozytären Infiltrationen in Leber, Milz und Knochenmark kommt [16]. Bei beiden Syndromen sind aufgrund der Störungen der Membranproteine Riesenmelanosomen (Abb. 4) zu beobachten, die lysosomalen Defekte verursachen. Dies sind beim Chediak-Higashi-Syndrom lichtmikroskopisch sichtbare

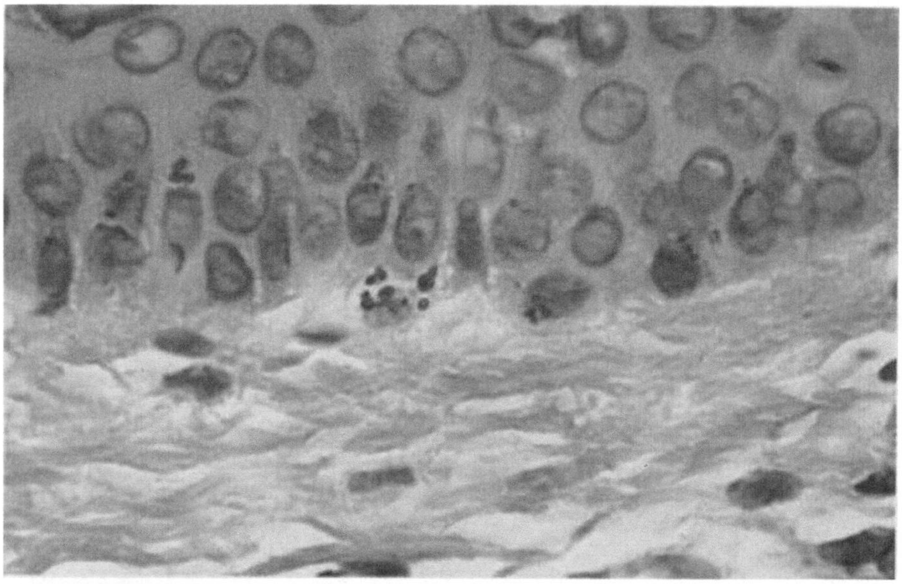

Abb. 4. Riesenmelanosomen in Melanozyten und Keratinozyten beim Chediak-Higashi-Syndrom

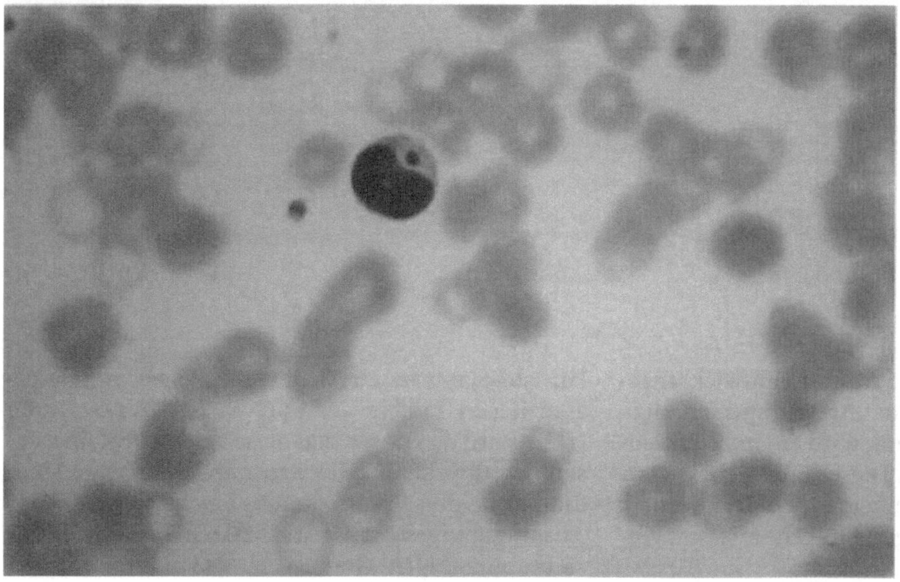

Abb. 5. Riesenlysosomen in einem Lymphozyten bei Chediak-Higashi-Syndrom

Tabelle 2. Ursachen für Hypo- und Depigmentierungen (Modifiziert nach [11])

Melanozytopenisch	Melanopenisch
Angeboren	
Piebaldismus	Albinismus
Waardenburg-Syndrome 1–3	Phenylketonurie
	Morbus Bourneville-Pringle
Erworben	
Vitiligo	
Postinflammatorisch	atopisches Ekzem
	Pityriasis alba
Chemisch	
Monobenzyläther des Hydrochinons	Hydrochinon
	Chloroquin
	Kortikosteroide (topisch und intradermal)
Infektiös	
Onchozerkose	Pityriasis versicolor
Pinta	Lepra
Frambösie	sekundäre Syphilis
Neoplastisch	
Halo-Nävus	
Vitiligo bei metastasiertem Melanom	

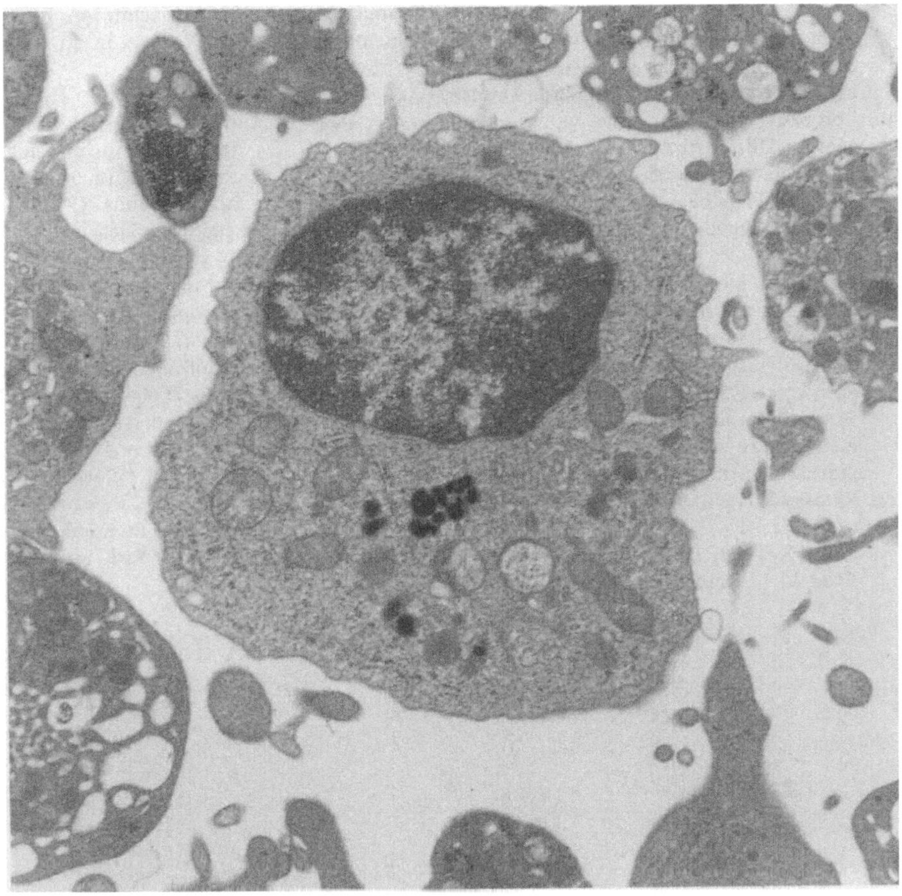

Abb. 6. Riesenlysosomen in einem Lymphozyten beim Hermansky-Pudlak-Syndrom, Ultrastruktur (Vergr. 7.000:1)

Riesenlysosomen in Leukozyten (Abb. 5) und anderen Zellen, während beim Hermansky-Pudlak-Syndrom diese nur elektronenmikroskopisch nachweisbar sind (Abb. 6).

Einteilung der Hypo- und Depigmentierungen

Für die Differenzierung von Hypo- (angeborene Störungen) und Depigmentierungen (erworben) hat sich eine Unterscheidung in Störungen durch Verlust der Melanozyten (melanozytopenisch) und Störungen bedingt durch die die Reduktion der Melanosomen (melanopenisch) bewährt. Klinische Beispiele finden sich in Tabelle 2.

Literatur

1. Barbosa, MDFS, Nguyen QA, Tchernev VT, Ashley JA, Detter JC, Blaydes SM, Brandt SJ, Chotai D, Hodgman C, Solari RCE, Lovett M, Kingsmore SF (1996) Identification of the homologous beige and Chediak-Higashi syndrome genes. Nature 382:262–265
2. Barsh GS (1996) Genetics of pigmentation: From fancy genes to complex traits. Trends Gent 12:299–305
3. Bech-Thomsen N (1997) In: Altmeyer P, Hoffmann K, Stücker M (eds) Skin cancer and UV radiation. Springer, Berlin, p 158–163
4. Boissy RE, Nordund JJ (1997) Molecular basis of congenital hypopigmentary disorders in humans: a review. Pigment Cell Res 10:19–24
5. Giebel LB, Spritz RA (1991) Mutation of the KIT (mast/stem cell growth factor receptor) protooncogene in human piebaldism. Proc Natl Acad Sci 88:8696–8699
6. Gilchrest BA, Park HE, Eller MS, Yaar M (1998) The photobiology of the tanning response. In: Nordund JJ, Boissy RE, Hearing VJ, King RA, Ortonne JP (eds) The pigmentary system. Oxford University Press, Oxford, pp 359–372
7. Hsu MY, Wheelock MJ, Johnson KR, Herlyn M (1996) Shifts in cadherin profiles between normal human melanocytes and melanomas. J Invest Dermatol Suppl 1:188–194
8. King RA, Hearing VJ, Creel DJ, Oetting WS (1995) Albinism. In: Scriver CR, Beaudet AL, Sly WS, Valle D, Stanbury JB, Wyngaarden JB, Fredrickson DS (eds) The Metabolic and Molecular Bases of Inherited Disease, 7th ed. McGraw Hill, New York, pp 4353–4392

9. Lee ST, Nicholls RD, Bundey S, Laxova L, Musarella M, Spritz RA (1994) Mutations of the P gene in oculocutaneous albinism, ocular albinism, and Prader-Willi syndrorne plus albinism. N Engl J Med 330:529–534
10. Lorenz B (1997) Albinismus. Ophthalmologe 94:534–544
11. Mosher DB, Fitzpatrick TB, Hori Y, Ortonne JP (1997) Disorders of melanocytes. In: Fitzpatrick TB, Eisen AZ, Wolff K, Freedberg IM, Austen KF (eds) Dermatology in general medicine. 4th ed, McGraw-Hill, New York, pp 903–99
12. Norris DA, Morelli JG, Fujita M (1998) Melanocyte interaction in the skin. In: Nordund JJ, Boissy RE, Hearing VJ, King RA, Ortonne JP (eds) The pigmentary system. Oxford University Press, Oxford, pp 123–133
13. Ramsay M, Colman MA, Stevens F, Zwane E, Kromberg J, Farrah M, Jenkins T (1992) The tyrosinase-positive oculocutaneous albinism locus maps to chromosome 15q11.2-q12. Am J Hum Gent 51:879–884
14. Ramsay M (1996) Protein trafficing violations. Nat Genetics 14:242–245
15. Smith R, Healy E, Siddiqui S, Flanagan N, Steijlen PM, Rosdahl I, Jacques JP, Rogers S, Turner R, Jackson IJ, Birch-Machin MA, Rees JL (1998) Melanocortin 1 Receptor Variants in an Irish Population. J Invest Dermatol 111:119–122
16. Stolz W (1993) Hypo- und Depigmentierungen. In: Braun-Falco O, Plewig G, Meurer M, Fortschritte der praktischen Dermatologie und Venerologie. Bd 13. Springer, Heidelberg, S 36–42
17. Suzuki I, Tada A, Ollmann MM, Barsh GS, Im S, Lamoreux ML, Hearing VJ, Nordlund JJ, Abdel-Malek ZA (1997) Agouti signaling protein inhibits melanogenesis and the response of human melanocytes to alpha melanotropin. J Invest Dermatol 108:838–842
18. Vogt T, Stolz W, Welsh J, Jung B, Kerbel RS, Kobayashi H, Landthaler M, McClelland M (1998) Overexpression of Lerk-5/Eplg5 messenger RNA: a novel marker for increased tumorigenicity and metastatic potential in human malignant melanomas. Clin Cancer Res 4:791–797
19. Witkop CJ, Quevedo WC, Fitzpatrick TB, King RA (1989) Albinism. In: Scriver CS, Beaudet AL, Sly WS, Valle D (eds) The metabolic basis of inherited disease. McGraw-Hill, New York, pp 2905–2947

Langerhans-Zellen und Immunantwort

Andreas Wollenberg und Erika Schuller

Langerhans-Zellen sind die epidermal lokalisierten Vertreter der in vielen Organen des menschlichen Körpers nachweisbaren Familie der dendritischen Zellen. Obwohl die Benennung auf einen morphologischen Aspekt dieser Zellen Bezug nimmt, sind die dendritischen Zellen eine hauptsächlich funktionell definierte Entität: Dendritische Zellen sind Antigen-prozessierende und Antigen-präsentierende Zellen, die zur sekundären und primären Immunantwort befähigt sind.
Langerhans-Zellen, die dendritischen Zellen innerhalb der Epidermis, gelten als die am besten untersuchte dendritische Zellpopulation des menschlichen Körpers. Als Resultat intensiver biomedizinischer Forschung insbesondere der letzten Jahrzehnte können Langerhans-Zellen wie folgt definiert werden: Langerhans-Zellen sind epidermal lokalisierte, dendritisch geformte, Antigen präsentierende Zellen, die Birbeck-Granula enthalten und CD1a und Klasse II Moleküle exprimieren. Langerhans-Zellen entstammen wie viele hämatopoetische Zellen dem Knochenmark.
Seit der rein morphologischen Erstbeschreibung dieser Zelle durch Paul Langerhans im Jahre 1868 hat sich unser Verständnis durch Arbeiten zur Ultrastruktur, zum Immunphänotyp und zur Funktion dieser Zellopulation maßgeblich gewandelt. Der vorliegende Beitrag behandelt historische, morphologische, funktionelle und pathophysiologische Aspekte der Langerhans-Zellen.

Paul Langerhans

Der Erstbeschreiber der Langerhans-Zelle, der Arzt und Pathologe Paul Wilhelm Heinrich Langerhans (1847–1888) verbrachte seine Studien- und ersten Berufsjahre in Berlin (Abb. 1). Zwei medizinisch bedeutsame Strukturen des menschlichen Körpers sind nach ihm benannt worden:
Die Langerhans-Zellen sind die dendritischen Zellen der Epidermis. Paul Langerhans publizierte noch als Student im Jahre 1868 eine Arbeit „Über die Nerven der menschlichen Haut". In dieser Arbeit beschrieb er eine mittels Goldchloridfärbung nach Cohnheim dargestellte, dendritisch geformte Zellpopulation der oberen Epidermis, die er – wie wir heute wissen irrtümlicherweise – dem Nervensystem zurechnete [11].
Die Langerhans-Inseln des Pankreas sind die Insulin und Glukagon produzierenden, epitheloiden Inseln des Pankreas. Paul Langerhans führte im Rahmen seiner Dissertationsarbeit, die unter der Betreuung Virchows entstand, mikroskopische Untersuchungen der Bauchspeicheldrüse durch. Seine Arbeit wurde 1869 unter dem Titel „Beiträge zur mikroskopischen Anatomie der Bauchspeicheldrüse" publiziert.

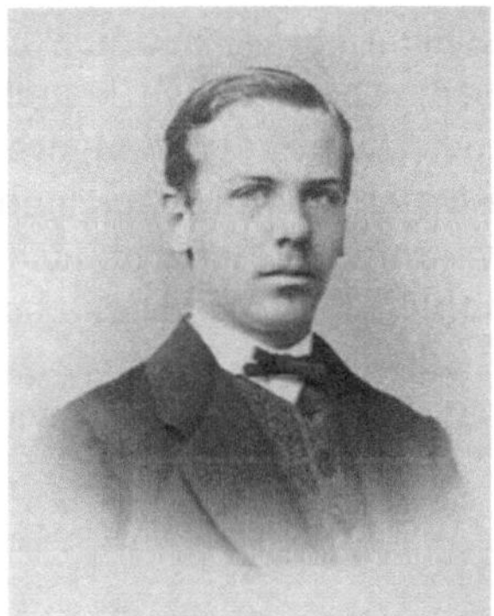

Abb. 1. Paul Langerhans (1847–1888), gerade promoviert zum Dr. med., Photographie, Berlin März 1869. (Mit freundlicher Genehmigung Prof. Dr. Björn M. Hausen, Buxtehude)

Häufig fälschlich mit Paul Langerhans in Verbindung gebracht werden die Langhans-Riesenzellen. Diese insbesondere im Randbereich tuberkuloider Granulome nachweisbaren Zellen gehen in ihrer Benennung auf den Berner Pathologen Theodor Langhans (1839–1915) zurück.
Die letzten Jahre seines kurzen Lebens verbrachte Paul Langerhans zur Kurierung einer Lungentuberkulose auf Madeira, wo er in seinen verbleibenden Jahren noch Arbeiten über die dortige Fauna und Flora verfaßte. Eine ausführliche, von Björn Hausen verfaßte Biographie sei dem historisch interessierten Leser empfohlen [8].

Morphologie der Langerhans-Zelle

Langerhans-Zellen bilden mit ihren Ausläufern, den Dendriten, ein dichtes Netzwerk innerhalb der oberen Epidermisschichten. Alle Antigene, die die Epidermis penetrieren, passieren zwangsläufig diesen Vorposten des Immunsystems. In der histologischen Standardtechnik, dem Hämatoxylin-Eosin-gefärbten Schnittpräparat eines Formalin-fixierten, Paraffin-eingebetteten Blocks erscheint die Langerhans-Zelle aufgrund eines Fixationsartefakts etwas eingeschrumpft und weist einen hellen Randsaum zu den umgebenden Keratinozyten auf. Neben den Langerhans-Zellen zeigen auch Melanozyten und Merkel-Zellen dieses Fixationsartefakt, weshalb diese Zelltypen gemeinsam als Klarzellen bezeichnet werden. Während Melanozyten typischerweise basal liegen, sind Langerhans-Zellen suprabasal in den höheren Epidermislagen anzutreffen.

In der immunhistochemischen Färbung können Langerhans-Zellen über die Expression der Oberflächenmoleküle HLA-DR oder CD1a identifiziert werden (Abb. 2). Durch diese Technik werden auch sonst weniger deutlich erkennbare Anschnitte der Langerhans-Zellen korrekt identifiziert. So konnte die Dichte der Langerhans-Zellen am gesamten Körper ziemlich gleichmäßig mit 450/mm^2 bestimmt werden, einzig an Handflächen und Fußsohlen liegt die Dichte mit etwa 60/mm^2 deutlich niedriger [1]. Der Prozentsatz der Langerhans-Zellen in der Epidermis variiert bei normaler, d. h. nicht entzündlich veränderter Haut im allgemeinen zwischen 1 % und 2 %. Daraus kann man errechnen, daß im Schnitt eine Langerhans-Zelle auf etwa 80 Keratinozyten kommt.

Ultrastruktur der Langerhans-Zelle

Ultrastrukturell sind die Langerhans-Zellen durch ein helles Zytoplasma, einen gelappten Kern und das Fehlen von Desmosomen, Melanosomen oder Merkel Zell Granula charakterisiert. Das sicherste Erkennungsmerkmal einer Langerhans-Zelle sind jedoch die zytoplasmatisch gelegenen, typischen Langerhans Zell Granula oder Birbeck-Granula. Diese tennisschlägerförmigen Granula weisen einen charakteristischen trilamellären Stiel auf (Abb. 3). Sie wurden im Rahmen einer ultrastrukturellen Studie zur Vitiligo von Michael S. Birbeck et al. im Jahre 1961 erstmals beschrieben [2].

Die Annahme, daß Birbeck-Granula für Langerhans-Zellen spezifisch seien, wurde jedoch durch zwei Beobachtungen erschüttert: Zum einen konnten Hanau et al. zeigen, daß in Thrombozyten durch eine EDTA-Behandlung Birbeck-Granula-artige Strukturen induzierbar sind [7]. Zum anderen wurde im Rahmen einer Kontrolluntersuchung in einem europäischen Labor vor einigen Jahren zufällig von einem freiwilligen Probanden eine Hautbiopsie entnommen, dessen ansonsten völlig normale Langerhans-Zellen in multiplen Serienschnitten kein einziges Birbeck-Granulum aufwiesen. Weiter-

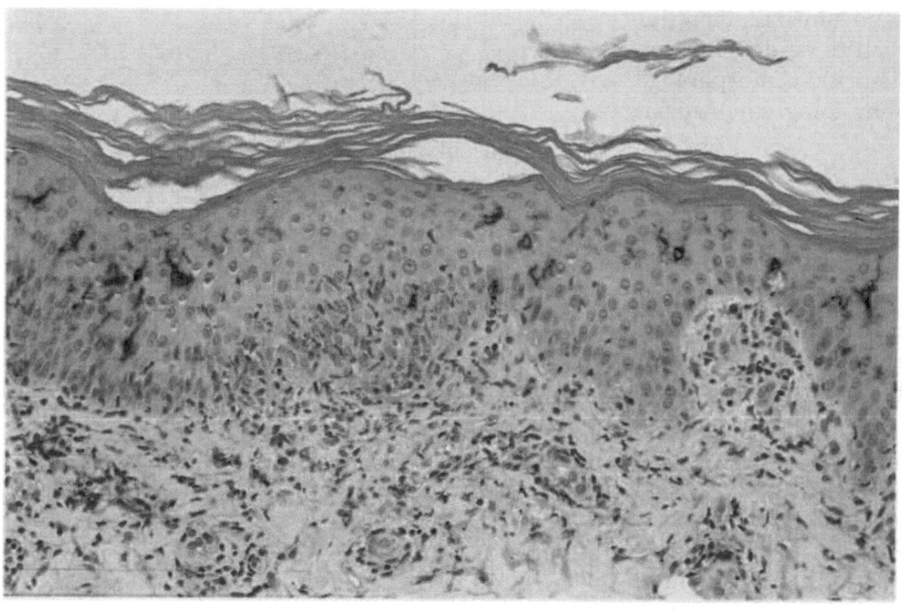

Abb. 2. Nachweis epidermaler Langerhans-Zellen mittels immunhistochemischer Färbung des CD1a-Moleküls

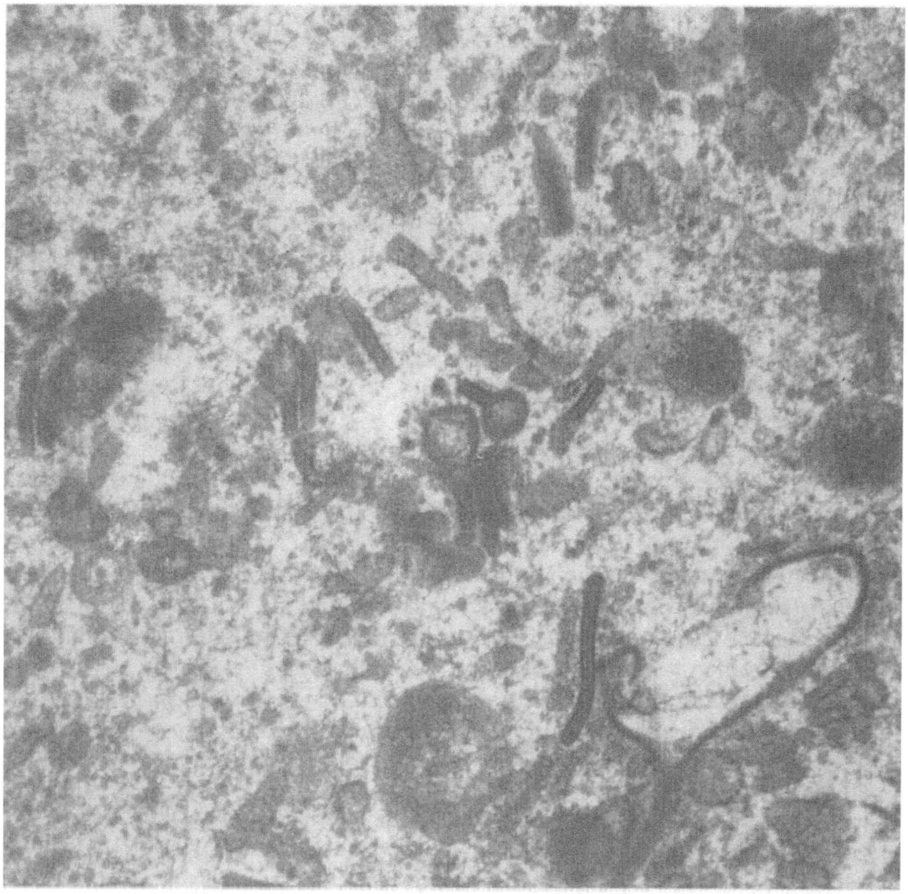

Abb. 3. Die tennisschlägerförmigen Birbeck-Granula mit charakteristischem, trilamellären Stiel sind das sicherste Erkennungszeichen der Langerhans-Zellen

führende Untersuchungen zeigten, daß bei diesem Probanden auch das LAG-Antigen, ein Birbeck-Granula-spezifische Protein, fehlte [14]. Dieser Proband erfreut sich weiterhin bester Gesundheit.
Dennoch gelten die Birbeck-Granula immer noch als das sicherste Identifikationszeichen für eine Langerhans-Zelle.

Immunphänotyp der Langerhans-Zelle

Zur Charakterisierung des Immunphänotyps der Langerhans-Zellen kommen heute mit Immunhistochemie und Durchflußzytometrie zwei gängige Methoden in Frage: Einerseits steht seit mehreren Jahrzehnten die Immunhistochemie zur Identifizierung des Immunphänotyps kutaner Zellen zur Verfügung. Die Stärke dieser Methode liegt in der räumlichen Zuordnung der einzelnen Zellen zueinander. Hauptnachteil ist die allenfalls semiquantitativ zuzuordnende Expressionsstärke der einzelnen Moleküle. Andererseits ist die quantitative Untersuchung einer Einzelzellsuspension mittels Immunfluoreszenzmarkierung und durchflußzytometrischer Analyse heute eindeutig Stand der Technik. Der Immunphänotyp normaler Langerhans-Zellen aus nicht entzündlich veränderter Haut ist gut untersucht, eine Auswahl der nachgewiesenen Oberflächenmoleküle zeigt Tabelle 1. Die Einschränkung der in dieser Tabelle aufgelisteten Oberflächenmarker auf nor-

Tabelle 1. Immunphänotyp normaler Langerhans-Zellen

Immunglobulinrezeptoren	FceRI +
	FcgRII ++
MHC-Moleküle	Klasse I +++
	Klasse II +++
	CD1a +++
Adhäsionsmoleküle	ICAM-1 +
	VLA-4 +
	E-Cadherin +
	CD11c +
Kostimulatorische Moleküle	CD80/B7-1 -
	CD86/B7-2 -

male, frisch isolierte Langerhans-Zellen ist wesentlich, da der Immunphänotyp humaner Langerhans-Zellen hochkomplexen Regulationsmechanismen unterworfen ist: Als erstes verändern die frisch isolierten Zellen in der Kultur ihren Immunphänotyp. Als zweites müssen generelle Unterschiede zwischen normaler und entzündlich veränderter Haut beachtet werden. Als drittes schließlich sind einzelne Membranrezeptoren erkrankungsspezifischen Regulationsmechanismen unterworfen [23].

Antigenaufnahme durch Langerhans-Zellen

Prinzipiell stehen humanen Zellen für die Aufnahme von Antigenen mit Phagozytose, Pinozytose und Rezeptor-mediierter Endozytose mehrere unterschiedliche Mechanismen zur Verfügung.
Am einfachsten zu untersuchen und auch unter dem Mikroskop zu beobachten ist die Phagozytose. Hier werden ganze Bakterien von Zellen aufgenommen, wobei der Aufnahme eine Markierung der Zellen durch Immunglobuline, Opsonisierung genannt, vorangeht. Makrophagen sind zur Phagozytose befähigt. Für Langerhans-Zellen ist diese Art der Antigenaufnahme nicht relevant.
Bei der Makropinozytose, dem „fluid phase uptake", werden kleine Volumina extrazellulärer Flüssigkeit von der Zellmembran umschlossen und als Endosomen in die Zelle aufgenommen. Durch diese normale, nicht sättigbare Art der Antigenaufnahme sind die Langerhans-Zellen in der Lage, jedes wie auch immer geartete lösliche extrazelluläre Proteinantigen aufzunehmen. Diese Art der Antigenaufnahme ist für die Funktion dendritischer Zellen wesentlich und auch gut untersucht worden [16, 18].
Ein Sonderfall ist die Rezeptor-vermittelte Endozytose. Hier nimmt die Zelle vorzugsweise solche extrazellulären Moleküle auf, für die an der Zelloberfläche Membranrezeptoren exprimiert werden. Der Mannoserezeptor ist ein solches Molekül und vermehrt prozentual die Aufnahme körperfremder Antigene [5, 18]. Eine andere in diesem Zusammenhang relevante Struktur ist der hochaffine IgE-Rezeptor. Hier konnte für dendritische Zellen des peripheren Venenblutes gezeigt werden, daß in Anwesenheit des spezifischen IgE eine verstärkte Antigenpräsentation erfolgt [13].

Antigenprozessierung durch Langerhans-Zellen

Die von der Langerhans-Zelle als intakte, große Moleküle aufgenommenen Proteinantigene werden in der Zelle weiter prozessiert. Große Proteinantigene werden in den Endosomen proteolytisch in kleine Oligopeptide gespalten und auf den zur Antigenpräsentation notwendigen „Präsentierteller", das MHC-Molekül, geladen. Die intrazellulären Wege der Antigene durch die verschiedenen Kompartimente und die Beladung der MHC-Komplexe wurden bei normalen Langerhans-Zellen bereits untersucht [10]. Allgemein gilt, daß Peptide aus extrazellulären Proteinen an der Zelloberfläche im MHC II Komplex an CD4-Lymphozyten präsentiert werden und im Zellinneren entstandene Proteine über MHC I-Moleküle an CD8-Zellen präsentiert werden.

Antigenpräsentation durch Langerhans-Zellen

Die Antigenpräsentation durch Langerhans-Zellen erfolgt an die umliegenden T-Zellen, welche als Antwort darauf proliferieren. Die Antigenpräsentation ist sowohl zur Infektionsabwehr als auch bei der Entstehung allergischer Erkrankungen als auch zur Abwehr von Tumoren von zentraler Bedeutung. Im Tumor selbst ist diese Präsentation häufig funktionell behindert. Wesentlich ist, daß dendritische Zellen die einzigen Zellen des humanen Immunsystems sind, für die gezeigt wurde, daß sie eine Immunantwort auch gegen solche Antigene induzieren können, die das Immunsystem noch niemals gesehen hat – also eine primäre Immunantwort induzieren. Sekundäre Immunantworten gegen bekannte Antigene können viele Zelltypen bewirken. Viele Forschergruppen versuchen derzeit, die Antigen-präsentierenden Eigenschaften dendritischer Zellen einer praktischen Nutzanwendung in der Tumorabwehr, inbesondere beim malignen Melanom, zuzuführen [15].
Um eine Immunantwort zu veranlassen, ist eine Zell-Zell-Interaktion notwendig: Die dafür relevanten Moleküle lassen sich in drei Funktionsgruppen unterteilen: Peptidpräsentation, Kostimulation und Adhäsion (Abb. 4). Als jeweils ein Beispiel für die verschiedenen Funktionen sollen MHC II und T-Zell-Rezeptor für die Antigenpräsentation, ICAM-1 und LFA-1 für die Adhäsion sowie B7 und CD28 für die Kostimulation genannt werden. Bei Fehlen des kostimulatorischen Signals kann statt einer Immunabwehr eine spezifische Toleranz induziert werden.

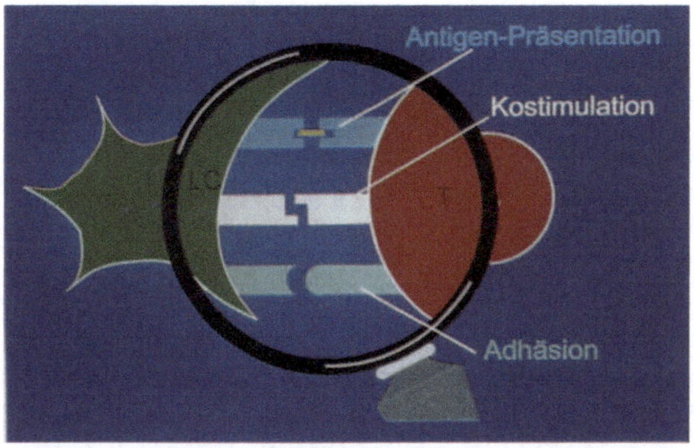

Abb. 4. Das Prinzip der Zell-Zell-Interaktion im Rahmen der Immunantwort

Bakterielle Superantigene wie verschiedene aus Staphylokokken stammende Toxine (SEA, SEB oder TSST) stimulieren unabhängig von deren Spezifität zahlreiche T-Zellen einer gemeinsamen Untergruppe: Diese Untergruppen sind durch einen gemeinsamen V-beta-Abschnitt im T-Zell-Rezeptor definiert. Grob geschätzt kann so statt jeder millionsten antigenspezifischen T-Zelle etwa jede zwanzigste Zelle aktiviert und zur Teilung angeregt werden. Dieser Effekt scheint insbesondere für das sekundär infizierte atopische Ekzem pathogenetisch relevant zu sein.

Migration der Langerhans-Zellen

In der normalen Epidermis sind so gut wie keine T-Zellen vorhanden. Um eine Immunantwort zu veranlassen, muß sich die Langerhans-Zelle in den Lymphknoten bewegen, wo T-Zellen anzutreffen sind. Im zeitlichen Verlauf dieser Wanderung verändert die Langerhans-Zelle ihren Phänotyp. Außerdem wird sie von einer Antigene gut prozessierenden, aber schlecht präsentierenden Zelle zu einer Antigene schlecht prozessierenden, jedoch ausgezeichnet präsentierenden Zelle. Eine entsprechende Veränderung im Immunphänotyp wird auch durch die Isolation der Langerhans-Zellen aus dem Gewebsverband und nachfolgende Kulturnahme induziert [17]. Dendritische Zellen, die innerhalb der Lymphgefäße identifiziert werden, werden auch als lymphoide dendritische Zellen bezeichnet. Die dendritischen Zellen im Cortex des Lymphknotens werden interdigitierende retikuläre Zelle genannt. Eine vermehrte Auswanderung der LZ in den Lymphknoten wird sowohl durch die Applikation von Kontaktallergenen als auch durch UV-Bestrahlung induziert. Durch UV-Bestrahlung mobilisierte Zellen können jedoch, in Abhängigkeit von Bestrahlungsart und Strahlendosis, statt immunogener auch tolerogene Reaktionen initiieren [20].

Langerhans-Zellen im epidermalen Zytokinnetzwerk

Langerhans-Zellen sind in das Zytokinnetzwerk der Epidermis eingebunden. Eine Beschreibung unseres heutigen Wissens über dieses Netzwerk böte in seiner Komplexität bereits ausreichend Material für ein ganzes Buch. Daher kann auf diesen Aspekt hier nicht näher eingegangen werden. Zwei Zytokine von zentraler Bedeutung für die normale Langerhans-Zelle sollen erwähnt werden: TNF-α induziert die Auswanderung der Langerhans-Zellen und wird bei verschiedensten Entzündungen, aber auch als Reaktion auf ein Kontaktallergen in den Langerhans-Zellen selbst induziert. Es beschleunigt ebenfalls die Ausreifung isolierter Langerhans-Zellen. Interleukin-1β wird als allererstes Zytokin direkt nach dem Kontakt einer Langerhans-Zelle mit einem Kontaktallergen produziert. Es ist bereits nach 15 Minuten nachweisbar und induziert seinerseits viele andere Zytokine [4, 6, 9].

Langerhans-Zellen und Hauterkrankungen

Langerhans-Zellen scheinen in der Entstehung und Unterhaltung zahlreicher Hauterkrankungen eine teils zentrale Rolle zu spielen. Für die Infekt- und Tumorabwehr sowie die Sensibilisierungs- und Auslösungsphase des allergischen Kontaktekzems wird diese funktionelle Rolle allgemein anerkannt. Eine ausführliche Behandlung aller Erkrankungen kann hier nicht gegeben werden. Im folgenden sollen daher exemplarisch zwei dermatologische Erkrankungen besprochen werden, in denen Langerhans-Zellen eine zentrale Rolle spielen: Histiozytosis X und atopisches Ekzem.

Histiozytosis X

Im Jahre 1953 stellte Lichtenstein die klinische Entität der Histiozytosis X heraus [12]. Dabei faßte er die drei bereits bekannten Erkrankungen Hand-Schüller-Christian-Krankheit, Letterer-Siewe-Krankheit und das eosinophile Knochengranulom aufgrund folgender klinischer Gemeinsamkeiten zu einer neuen Gruppe zusammen: Bei allen drei Erkrankungen pro-

Tabelle 2. Einteilung der Histiozytosis X

Letterer-Siwe-Erkrankung	Hand-Schüller-Christian-Erkrankung	Eosinophiles Knochengranulom
Kinder (oft erstes Lebensjahr), akuter Verlauf, >90% Hautbeteiligung, eher proliferativ, schlechte Prognose ekzematoide Hautveränderungen mit Papeln und Blutung	Kinder und Erwachsene, subakuter Verlauf, etwa 30% Hautbeteiligung, eher xanthomatös, mäßige Prognose Osteolysen, Diabetes insipidus, Exophthalmus	zumeist Erwachsene, chronischer Verlauf, <10% Hautbeteiligung, eher granulomatös, gute Prognose Knochenveränderungen

liferiert der gleiche Zelltyp von CD1a positiven, S100 positiven, Birbeck-Granula tragenden Zellen (Tabelle 2). Weiterhin zeigen alle drei Erkrankungen bei letalem wie monosymptomatischem Verlauf die gleiche Histologie. Schließlich können alle drei Erkrankungen auch bei Multiorganbefall spontan abheilen. Die Unterschiede zwischen den verschiedenen Erkrankungen liegen im Befallsmuster und der Prognose begründet, wobei die Hand-Schüller-Christian-Erkrankung zwischen der prognostisch ungünstigen Letterer-Siwe-Erkrankung und dem relativ benignen eosinophilen Knochengranulom steht [3]. Pathogenetisch wird bei der Histiozytosis X eine reaktive Vermehrung Langerhans Zell-artiger Zellen und nicht ein primär malignes Geschehen angenommen, wobei die Prognose einer Histiozytosis X zurückhaltend gestellt werden muß.
Immunhistologisch und ultrastrukturell gleichen die Zellen der Histiozytosis X den Langerhans-Zellen. Allerdings gibt es Berichte in der Literatur, daß die Antigen-präsentierende Funktion dieser Zellen nicht der normaler Langerhans-Zellen entspricht. Der klinische Verlauf einer Hand-Schüller-Christian-Erkrankung mit derben, leicht nässenden, zur Sekundärinfektion neigenden Papeln an den typischen Prädilektionsstellen und das gute Ansprechen auf eine Thalidomid-Therapie sind im Kongreßband der vergangenen Fortbildungswoche beschrieben [19].

Atopisches Ekzem

Das atopische Ekzem kann als klinisch manifestes Beispiel einer fehlgeleiteten Immunantwort gedeutet werden. Zahlreiche Zelltypen tragen bei dieser Erkrankung zur Erzeugung eines entzündlichen Mikromilieus im epidermodermalen Kompartiment bei. Dabei kommt es zu einer Barrierestörung der Epidermis und zur Veränderung des Immunphänotyps der Langerhans-Zellen, aber auch zur Einwanderung neuer dendritischer Zelltypen. Im histologischen Präparat ist die Epidermis deutlich verbreitert. Die IgE-Rezeptor tragenden CD1a positiven Zellen in der Epidermis sind deutlich vermehrt. Vom klinischen Bild her stehen Rötung und Schuppung, massiver Juckreiz, Lichenifikation, Beugenbetonung, und eine häufige Besiedlung des Ekzems mit Staphylokokken im Vordergrund.
Bezüglich der Pathogenese unterstützen aktuelle laborexperimentelle Ergebnisse folgendes Konzept: Langerhans-Zellen präsentieren Aeroallergene oder Nahrungsmittelallergene an die T-Zellen, die wiederum B-Zellen zur Produktion allergenspezifischen IgEs anregen. Dieses IgE bindet an die IgE-Rezeptoren auf den Langerhans-Zellen, wodurch die Langerhans-Zellen diese Allergene deutlich besser präsentieren können als andere Allergene. Hierdurch schließt sich ein selbstverstärkender Regelkreis (Abb. 5). Die Immunphänotypisierung der epidermalen dendritischen Zellen zeigt eine massive Vermehrung des hochaffinen IgE-Rezeptors auf diesen Zellen, weshalb viel mehr IgE auf diesen Zellen binden kann. Die starke Expression des Thrombospondinrezeptors CD36 auf diesen Zellen belegt die starke Entzündung innerhalb des epidermalen Kompartiments. Auffällig ist eine zweigipflige Verteilung

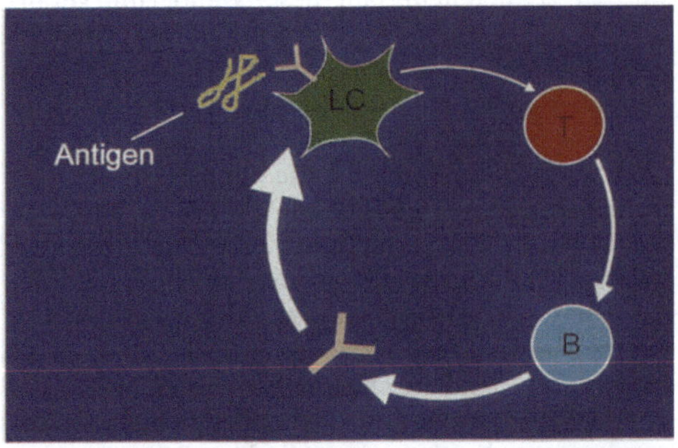

Abb. 5. Dem selbstverstärkenden Regelkreis einer erleichterten Antigenpräsentation, beispielsweise von Aeroallergenen, wird eine zentrale Rolle in der Pathogenese des atopischen Ekzems zugesprochen

in der Epression sowohl des hochaffinen IgE-Rezeptors als auch des CD36, die das Vorliegen zweier CD1a positiver epidermaler Subpoulationen nahelegt.

Langerhans-Zellen und inflammatorische dendritische epidermale Zellen

Die Demonstration zweier voneinander abgrenzbarer Zellpopulationen in der zweidimensionalen Contour-Plot Darstellung mit den Oberflächenmarkern CD1a und CD11b beweist auf zellbiologischer Ebene die Existenz von Subpopulationen CD1a positiver Zellen (Abb. 6). Eine nach Immunogoldmarkierung durchgeführte elektronenmikroskopische Untersuchung zeigt zwei für CD1a und FceRI positive dendritische Zelltypen: Einer der beiden goldmarkierten Zelltypen weist ein helles Zytoplasma, einen gelappten Kern, dendritische Morphologie und zahlreiche zytoplasmatische Birbeck-Granula auf. Dieser Zelltyp erfüllt alle Kriterien einer aus der normalen Haut bekannten Langerhans-Zelle. Der andere goldmarkierte Zelltyp weist ebenfalls ein helles Zytoplasma, einen gelappten Kern und eine dendritische Morphologie auf, Birbeck-Granula fehlen allerdings vollständig [21]. Der quantitative Nachweis des Birbeck-Granula spezifischen LAG-Antigens ermöglicht eine eindeutige Zuordnung der beiden immunphänotypisch charakterisierten epidermalen dendritischen Zellpopulationen mit den beiden ultrastrukturell identifizierten dendritischen Zelltypen. Die stark CD1a exprimierende Zellpopulation entspricht den aus der normalen, nicht entzündlich veränderten Haut bekannten Langerhans-Zellen. Der zweite, schwach CD1a exprimierende Zelltyp mit besonders hoher Dichte an IgE-Rezeptoren wird Inflammatorische **d**endritische **e**pidermale **Z**elle oder IDEC genannt [21]. IDEC sind nur in entzündlicher Haut, nicht aber in normaler Haut nachweisbar. Ihr Immunphänotyp ist besonders variabel und spiegelt das entzündliche Mikromilieu in krankheitsspezifischer Weise wieder. Eine effektive äußerliche Therapie geht mit einer Verringerung der IDEC und Herabregulation der hochaffinen IgE-Rezeptoren auf den LC und IDEC einher [22].

Neuere Untersuchungsdaten deuten darauf hin, daß den IDEC eine besondere Funktion in der Präsentation der Allergene zukommt. IDEC exprimieren viel mehr kostimulatorische Moleküle und MHC-Komplexe als die Langerhans-Zellen. Die Ontogenese der IDEC ist derzeit noch unklar, möglicherweise stellen monozytäre Zellen einen Vorläufer dieser Zellen dar.

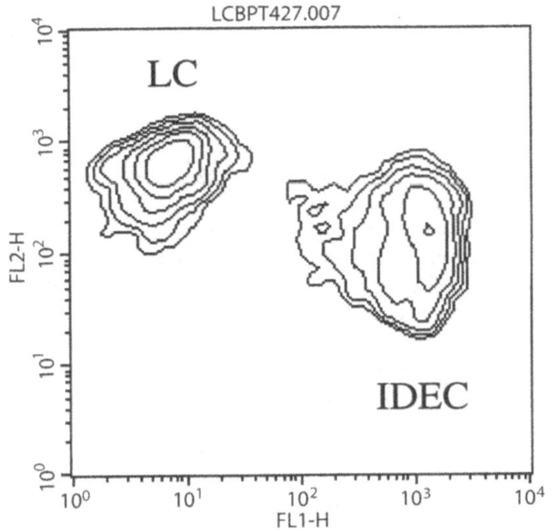

Abb. 6. Durchfußzytometrischer Nachweis von Langerhans-Zellen (LC) und inflammatorischen dendritischen epidermalen Zellen (IDEC) in der Epidermis des atopischen Ekzems (Fl-1 ~ CD11b, Fl-2 ~ CD1a)

Abschluß

Langerhans-Zellen sind als epidermale dendritische, Antigen präsentierende Zellen an der Entstehung und Unterhaltung vieler Hauterkrankungen beteiligt. Unser Wissen um diese faszinierende Zell art ist seit ihrer Erstbeschreibung durch Paul Langerhans im Jahre 1868 durch die intensive immundermatologische Forschung der letzten Jahrzehnte weit vorangeschritten. Die Rolle dendritischer Zellen als Zielstruktur dermatologischer Therapie ist dabei ebenso Gegenstand der Forschung wie ihr Einsatz als Therapeutikum in der Dermatologie.

Danksagung

Die Autoren danken Herrn Prof. Dr. Björn M. Hausen, Buxtehude, für die großzügige Überlassung des historischen Portraits von Paul Langerhans, Frau Claudia Jakobec, München, für die Erstellung der Computergraphiken sowie Herrn Privatdozenten Dr. Christian Sander, München, für die Photographie des histologischen Präparats.

Literatur

1. Berman B, Chen VL, France DS, Dotz WI, Petroni G (1983) Anatomical mapping of epidermal Langerhans cell densities in adults. Br J Dermatol 109:553–558

2. Birbeck MS, Breathnach AS, Everall JD (1961) An electron microscopic study of basal melanocyte and high level clear cells (Langerhans cells) in vitiligo. J Invest Dermatol 37:51–63
3. Burg G (1992) Histiozytosen. In: Braun-Falco O, Plewig G, Meurer M (Hrsg) Fortschritte der praktischen Dermatologie und Venerologie. Bd 13, Springer, Berlin, S 3–9
4. Cumberbatch M, Dearman RJ, Kimber I (1997) Interleukin 1 beta and the stimulation of Langerhans cell migration: comparisons with tumor necrosis factor alpha. Arch Dermatol Res 289:277–284
5. Engering AJ, Cella M, Fluitsma D, Brockhaus M, Hoefsmit EC, Lanzavecchia A, Pieters J (1997) The mannose receptor functions as a high capacity and broad specificity antigen receptor in human dendritic cells. Eur J Immunol 27:2417–2425
6. Enk AH, Angeloni VL, Udey MC, Katz SI (1993) An essential role for Langerhans cell-derived IL-1 beta in the initiation of primary immune responses in skin. J Immunol 150:3698–3704
7. Hanau D, Gachet C, Schmitt D, Ohlmann P, Brisson C, Fabre M, Cazenave J (1991) Ultrastructural similarities between epidermal Langerhans cell Birbeck granules and the surface-connected canalicular system of EDTA-treated human blood platelets. J Invest Dermatol 97:756–762
8. Hausen BM (1988) Die Inseln des Paul Langerhans. Ueberreuter Wissenschaft, Wien
9. Kimber I, Cumberbatch M (1992) Stimulation of Langerhans cell migration by tumor necrosis factor alpha (TNF-alpha). J Invest Dermatol 99:48S-50S
10. Kleijmeer MJ, Oorschot VM, Geuze HJ (1994) Human resident langerhans cells display a lysosomal compartment enriched in MHC class II. J Invest Dermatol 103:516–523
11. Langerhans P (1868) Über die Nerven der menschlichen Haut. Arch Pathol Anatom 44:325–337
12. Lichtenstein L (1953) Histiocytosis X: integration of eosinophilic granuloma of bone, Letterer-Siewe-disease and Hand-Schüller-Christian-disease as related manifestations of a single nosologic entity. Arch Pathol 56:84–102
13. Maurer D, Fiebiger E, Ebner C, Reininger B, Fischer GF, Wichlas S, Jouvin M-H, Schmitt-Egenolf M, Kraft D, Kinet J-P, Stingl G (1996) Peripheral blood dendritic cells express FceRI as a complex composed of FceRIa and FceRIg-Chains and can use this Receptor for IgE-mediated Allergen presentation. J Immunol 157:607–616
14. Mommaas M, Mulder A, Vermeer BJ, Koning F (1994) Functional human epidermal Langerhans cells that lack Birbeck granules. J Invest Dermatol 103:807–810
15. Nestle FO, Alijagic S, Gilliet M, Sun Y, Grabbe S, Dummer R, Burg G, Schadendorf D (1998) Vaccination of melanoma patients with peptide- or tumor lysate-pulsed dendritic cells. Nat Med 4:328–332
16. Norbury CC, Chambers BJ, Prescott AR, Ljunggren HG, Watts C (1997) Constitutive macropinocytosis allows TAP-dependent major histocompatibility complex class I presentation of exogenous soluble antigen by bone marrow-derived dendritic cells. Eur J Immunol 27:280–288
17. Romani N, Lenz A, Glassel H, Stanzl H, Majdic O, Fritsch P, Schuler G (1989) Cultured human Langerhans cells resemble lymphoid dendritic cells in phenotype and function. J Invest Dermatol 93:600–609
18. Sallusto F, Lanzavecchia A (1994) Efficient presentation of soluble antigen by cultured human dendritic cells is maintained by Granulocyte/Macrophage colony stimulating factor plus Interkeukin 4 and downregulated by Tumor necrosis factor alpha. J Exp Med 179:1109–1118
19. Schmid MH, Konz B, Plewig G (1997) Langerhans-Zellen-Histiozytose: Erfolgreiche Therapie mit Thalidomid. In: Plewig G, Przybilla B (Hrsg) Fortschritte der praktischen Dermatologie und Venerologie 1996. Bd 15, Springer, Berlin, S 467–470
20. Ullrich SE (1995) Modulation of immunity by ultraviolet radiation: key effects on antigen presentation. J Invest Dermatol 105:30S-36 S
21. Wollenberg A, Kraft S, Hanau D, Bieber T (1996) Immunomorphological and ultrastructural characterization of Langerhans cells and a novel, inflammatory dendritic epidermal cell (IDEC) population in lesional skin of atopic eczema. J Invest Dermatol 106:446–453
22. Wollenberg A, Regele D, Sharma S, Haberstok J, Panhans A, Bieber T (1996) Topical Tacrolimus (FK-506) treatment leads to profound alterations of the antigen presenting cells in lesional atopic dermatitis skin. J Invest Dermatol 107:468
23. Wollenberg A, Wen S, Bieber T (1995) Langerhans cell phenotyping: A new tool for differential diagnosis of inflammatory skin diseases. Lancet 346:1626–1627

Gefäße und Endothelzellen

Norbert Sepp

Die Rolle der Endothellzelle wurde über viele Jahre als eine bloße Barriere zwischen Blutstrom und Gewebe beziehungsweise als passive Zielscheibe für immunologische Vorgänge unterschätzt. So konnten schon im vorigen Jahrhundert durch Cohnheim [2] vaskuläre Vorgänge bei der Entzündung studiert werden, doch erst die Etablierung von In-vitro-Kulturen von Endothelzellen in den letzten drei Jahrzehnten brachte die Möglichkeit, viele physiologische und pathophysiologische Prozesse direkt an diesen Zellen zu untersuchen. Durch Kultivierung von Endothelzellen aus der Haut [8] können die Charakteristika und biologischen Eigenschaften der mikrovaskulären Endothelzellen untersucht werden, die sich in ihrem biologischen Verhalten doch beträchtlich von makrovaskulären Endothelzellen, welche hauptsächlich aus Umbilikalvenen isoliert werden, unterscheiden. So sind mikrovaskuläre Endothelzellen bei der Wundheilung und der Angiogenese ganz entscheidend beteiligt. Diese Vorgänge werden durch Interaktion mit der extrazellulären Matrix durch entsprechende Adhäsionsmoleküle gesteuert, sogenannte Integrine. Eines der wichtigsten Intergrine im Rahmen der Gefäßneubildung ist das Integrin-$\alpha_v\beta_3$ (Vitronektinrezeptor), ein Integrin, welches für eine regelrechte Angiogenese erforderlich ist. Antikörper oder Antagonisten gegen diesen Vitronektinrezeptor können eine Tumorregression durch Apoptose der angiogenetischen Gefäße bewirken.

Die Endothelzelle ist eine uniform polygonale Zelle, welche etwa 25–50 μm lang und 10–15 μm breit ist. Die Endothelzellen stammen vom Mesenchym ab und nehmen im menschlichen Organismus eine Oberfläche von etwa 6 m² ein. An der luminalen Oberfläche sind sie von einer anionischen Glykokalix (Chondroitin-4/6-Sulfat, Dermatansulfat, nichtkovalent gebundes Heparin) bedeckt, die eine wichtige Aufgabe bei der Herstellung einer antithrombogenen Oberfläche hat. Endothelzellen sind nicht terminal differenziert, das heißt zur Änderung ihres Phänotyps befähigt, und sie sind in ihren Oberflächenmarkern, Morphologie und Funktionen sehr heterogen. So haben Endothelzellen von Arterien einen größeren Durchmesser, mehr Junktionszonen und Organellen und längsgerichtete Aktin-Streßfasern. Kennzeichen der Endothelzellen sind neben den mikropinozytotischen Vesikeln die sogenannten Weibel-Palade-Körperchen, eine Speicherorganelle für die hochpolymere Form des von-Willebrand-Faktors und des Adhäsionsmoleküls P-Selectin [6], welches bei Stimulation durch Histamin oder Thrombin, durch Translokation der Weibel-Palade-Körperchen-Membran an die Oberfläche gelangt. Die Endothelzellen haben nun eine Reihe von Aufgaben und Funktionen in physiologischer und pathophysiologischer Hinsicht zu bewältigen:

- Blutgerinnung und Fibronolyse
- Regulation von Gefäßtonus und Permeabilität
- Attraktion, Bindung und Diapedese von Entzündungszellen
- „Homing" von Lymphozyten
- Antigenpräsentation
- Metabolische Funktionen
- Angiogenese

Blutgerinnung und Fibrinolyse

Bei der normalen Endothelzelle ist das Vorhandensein einer nicht-thrombogenen Oberfläche von entscheidender Bedeutung. Dies wird passiv dadurch bewerkstelligt, daß die luminale Oberfläche von Heparansulfat bedeckt ist, und aktiv durch die Synthese und Freisetzung von Prostazyklin, durch die Sekretion von Plasminogenaktivatoren, Abbau von ADP mittels membranassoziierter ADPase, Aufnahme und Abbau von vasoaktiven Aminen, Aufnahme und Inaktivierung von Thrombin und durch die Bereitstellung von Thrombomodulin für die Protein C-Aktivierung und damit Einleitung der Fibrinolyse. Dieser Vorgang ist besonders wichtig, damit es in den kleinen Gefäßen nicht zu einer Thrombenbildung kommt. In der Blutbahn aktiviertes Thrombin wird sofort, wenn es an die Endothelzelloberfläche gelangt, an Thrombomudolin gebunden und inaktiviert. Diese Bindung an Thrombomodulin bewirkt darüber hinaus eine Aktivierung von Protein C, das sich an Plasminogen-Aktivator-Inhibitor bindet. Im Gegensatz zum freien Thrombin wirkt an Endothelzellen gebundenes Thrombin daher fibrinolytisch. Die relativ große Endothelzelloberfläche in kleinen Gefäßen erklärt, daß aktives Thrombin in diesen sehr viel schneller inaktiviert wird als in großen Gefäßen. Dies ist bei der Aufrechterhaltung der Mikrozirkulation von Bedeutung. Veränderungen der Thrombomodulinexpression an der Endothelzelloberfläche könnten bei Erkrankungen wie bei der Livedovaskulitis oder der septischen Vaskulitis, wo es zur Ausbildung von lokalen Fibrinthromben in den Gefäßen der Haut kommt, eine Rolle spielen.

Regulation von Gefäßtonus und Permeabilität

Die Vasodilatation ist eine Folge der Relaxation von glatten Muskelzellen. Diese erfolgt nach Stimulation der Endothelzellen durch eine Reihe möglicher Mediatoren: Histamin, Leukotrien C_4, α-Thrombin, Bradykinin, Serotonin, PAF (platelet activating factor), VEGF (vascular endothelial growth factor), C5a, Substanz P, Azetylcholin. Diese Stimulation hat einerseits die Kontraktion der Endothelzelle zur Folge und damit eine Permeabilitätssteigerung, andererseits werden Mediatoren freigesetzt, die unter anderem zur Erschlaffung des Gefäßtonus führen: PGI_2 (Prostazyklin), ECRF (endothelial derived relaxing factor), heute bekannt als Nitritoxid [6], PAF, von-Willebrand-Faktor und P-Selectin. Viele dieser Vorgänge sind kalziumabhängig. Diese Vasodilatation und Permeabilitätssteigerung erfolgt meistens in den postkapillären Venolen, die besonders reich an Histaminrezeptoren sind. Die Durchlässigkeit der Endothelzelle durch Endothelzellkontraktion ist im zeitlichen Verlauf eine Sofortreaktion. Etwas verspätet erfolgt die vermehrte Durchlässigkeit durch die Wirkung von Zytokinen wie IL-1, TNF-α und γ-IFN. Auch Endothelzellschädigung durch Leukozyten und die Ablösung der Endothelzelle von der Basalmembranzone bei entzündlichen Vorgängen können eine massive Vasopermeabilität bewirken. Endothelzellen sind aber im Sinne der Gegenregulation auch fähig Substanzen mit vasokonstiktorischer Wirkung zu produzieren. So besitzen sie an ihrer Oberfläche das Angiotensin converting enzyme, welches vasoinaktives Angiotensin I in das vasokonstriktorische Angiotensin II überführt. Besonders aktuell derzeit ist auch die Erforschung der Wirkung des von Endothelzellen produzierten Endothelin-1, welches eine Rolle spielt bei der Entwicklung der Raynaud-Symptomatik bei verschiedensten Kollagenosen (zum Beispiel Sklerodermie). Es sind aber auch eine Reihe von Vasokonstriktoren bekannt: Thromboxan A2, Endotheline, PAF, Epinephrin, Norepinephrin, ADP, Kinin und Fibrin Spaltprodukte.

Attraktion, Bindung und Diapedese von Entzündungszellen

Die Produktion von PAF und die Anlagerung von P-Selectin an der Endothelzelloberfläche bewirken Bindungen und Extravasation von Leukozyten, der von-Willebrand-Faktor stabilisiert die Bindung der Thrombozyten an freiliegende subendotheliale Regionen. Diese im Rahmen der „Stimulation" von Endothelzellen ablaufenden Veränderungen bringen noch keine leukozytäre Entzündung von nennenswertem Ausmaß zustande. Erst durch die Aktivierung der Endothelzellen durch zirkulierendes IL-1 und TNF-α bewirken eine starke Augmentation der Prostazyklin-I-Produktion (PGI_2) (wie auch anderer Mediatoren) und damit eine verstärkte Weitstellung der Gefäße. Durch die Weitstellung der Gefäße und die damit verbundenen hämodynamischen Effekte (Verlangsamung des Blutstromes) mit Margination der Leukozyten in unmittelbarer Nähe der Endothelzellen sind die Grundvoraussetzung für die Einleitung der Leukozytenemigration. Die oben beschriebene Stimulation von Endothelzellen bewirkt den Anstieg des intrazellulären Kalziumspiegels innerhalb von Minuten, gefolgt von einer Fusion der Weibel-Palade-Körperchen mit dem Plasmamembran eine Ausschüttung der hochpolymeren von-Willebrand-Faktor und gleichzeitig eine Translokation von membrangebundenem P-Selectinen an die Oberfläche der Endothelzelle [7]. P-Selectin ist ein Adhäsionsmolekül, das Neutrophile vorübergehend an die Endothelzellen bindet. Es verschwindet aber innerhalb von 5–10 Minuten wieder an die Endothelzelloberfläche. Von größerer Konsequenz ist die Auswirkung zirkulierender Zytokine an aktivierten Endothelzellen. IL-1 und TNF-α sowie eine Reihe anderer Faktoren bewirken die Neusynthese von drei verschiedenen Adhäsionsmolekülgruppen. Zunächst entsteht E-Selectin [1], ein dem P-Selectin verwandtes Glykoprotein (Plateau nach etwa 2–4 Stunden). Dieses mediiert eine vorerst lose Adhäsion der Neutrophilen an den Endothelzellen („rolling leucocyte"). Als nächstes erfolgt die Synthese von VCAM-1 (Plateau nach 12–18 Stunden), das mit dem β1-Integrin VLA-4 von mononukleären Zellen (Lymphozyten, Monozyten) eine Bindung eingeht. Zuletzt wird VCAM-1 gebildet (Plateau bei 24 Stun-

den). Sowohl VCAM-1 als auch ICAM-1 sind Mitglieder der Adhäsionsmoleküle vom Typ der Immunglobulinsuperfamilie. Die gleichzeitig durch intrazytoplasmatischen Kalziumanstieg erfolgte Aktivierung der Phospholipase A2 führt zur Synthese von PAF in den Endothelzellen. PAF führt zur Aktivierung der Leukozytenintegrine (β2-Integrine: LFA-1, MAC-1, p150/95). Die Leukozyten binden mit den Integrinrezeptoren an das ICAM-1-Molekül der Endothelzelloberfläche. Die aktivierte Endothelzelle bewirkt aber auch die Produktion einer Reihe Zytokinen wie IL-1, IL-6 und IL-8 [4], GM-CSF, MCP-1 sowie die Expression von MHC Klasse II Molekülen. Interleukin-8 ist verantwortlich für die Modulation dieser Bindung, (Hemmung der Adhäsion der Neutrophilen an Endothelzellen und damit Beginn der Transmigration).
Ein weiteres Adhäsionsmolekül PECAM-1 (CD31) spielt bei der eigentlichen Transmigration der Granulozyten durch die Endothelzellschicht eine entscheidende Bedeutung (Antikörper gegen CD31 bewirken eine 100%ige Blockade der Transmigration).
Endothelzellen haben in den letzten Jahren aber auch eine große Bedeutung in der Erforschung der Atherosklerose erlangt. Hypertension, Nikotinabusus, immunologische Faktoren sowie Hyperlipidämie bewirken eine Endothelzellschädigung und Endothelzelldysfunktion, welche dann eine Anlagerung von Monozyten und deren Umwandlung in Schaumzellen (foamed cells) bewirken, und damit eine große Rolle am Beginn der Entstehung einer atherosklerotischen Plaque haben.
Die Endothelzelle ist Ziel und Mittler immunologischer Reaktionen. Keine Immunreaktion in vivo ist ohne Gefäßsystem, das heißt ohne die Beihilfe von Endothelzellen denkbar. Als Mittler gilt die Endothelzelle bei allen Entzündungsreaktionen der Haut (immunologisch oder nicht immunologisch). Sie ist aber auch Ziel einer Immunkomplexvaskulitis, einer ANCA-assoziierten Vaskulitis, eines Schwartzman-Phänomens, Ziel von Antiendothelzell-Antikörpern und Antiphospholipid-Antikörpern. Die Endothelzelle ist selbst auch Angriffspunkt für bakterielle Infektionen. So ist das Adhärenzverhalten der Bakterien an Endothelzellen mit einer Zunahme der Pathogenität der Mikroorganismen verbunden (zum Beispiel Streptokokken). Rickettsien lagern sich massenhaft beim „rocky mountain spotted fever“ in Endothelzellen ab. Die Hepatitis-C-assoziierte Vaskulitis durch gemischte Kryoglobuline und Rheumafaktorenaktivität zeigt uns, daß hier die Endothelzelle eine wichtige Rolle als Ziel immunologischer Faktoren einnimmt.

„Homing" von Lymphozyten

Für das „Homing“ von Lymphozyten sind spezielle „high endothelial cell venules“ (HEV) verantwortlich [9]. Das sind spezialisierte postkapilläre Venolen, welche erstmals in den sekundären lymphatischen Organen beschrieben wurden. Gefäße und Endothelzellen vollbringen große Leistungen für das Immunsystem. So sind sie das Transportsystem für die zellulären und humoralen Teile des Immunsystems und ebenso für deren Mediatoren. Sie sind verantwortlich für den organisierten Transport der Lymphozyten im Sinne optimaler *Immun-Surveillance* (naive T-Zellen - Lymphknoten - Ductus thoracicus - Zirkulation; memory-T-Zellen - Peripherie: gewebsspezifische Addressine), für die Leukozytenattraktion und Diapedese an entzündlichen Läsionen, für die Phagozytose und die Antigenpräsentation.

Endothelzellen als antigenpräsentierende Zellen

Endothelzellen exprimieren funktionell Klasse I und Klasse II MHC-Moleküle, sie sind auch entscheidend bei der Stimulation von primären und sekundären Immunantworten und besitzen auch kostimulatorische Eigenschaften. Sie bewirken unter anderem bei T-Zellen eine IL-2 Produktion.

Metabolische Funktionen der Endothelzellen

Endothelzellen haben an ihrer Oberfläche eine Lipoproteinlipase, die beim Lipoproteinabbau mithilft, bilden Insulin (quantitativ mehr bei Arterien als bei Venen), sie produzieren „angiotensin converting enzyme“, produzieren die Angiotensinase A und C und sind entscheidend für die Produktion von extrazellulären Matrix. Innerhalb von Stunden können Endothelzellen schon eine eigene extrazelluläre Basalmembran aufbauen!

Die Endothelzelle und Angiogenese

Die Rolle der Endothelzelle bei der Angiogenese [4, 9] wurde in den letzten Jahren ein besonderes Ziel der Grundlagenforschung. Es gibt eine ganze Reihe von positiven und negativen angiogenetischen Faktoren (Tabelle 1).
Die Anzahl der Gefäße bei Malignomen ist für die Prognose und die Metastasierungswahrscheinlich-

Tabelle 1. Positive und negative angiogenetische Faktoren

Positive Faktoren	Negative Faktoren
aFGF, bFGF	Angiostatin
HGF	TGF-β
VEGF/VPF	IFN-α/IFN-β
IL-8	PF4
Placenta growth factor	Prolactinfragment
TGF-α/EGF/HB-EGF	Thrombospondin
Angiogenin	Tissue metalloprotein inhibitors
TNF-α (Niedrigdosierung)	TNF-α (Hochdosierung)
Prostaglandins E1, E2	Cartilage-derived inhibitor
Integrin $\alpha_v\beta_3$	Thymidine phosphorylase (PD-ECGF)

keit mitverantwortlich. Von den oben angeführten angiogenetischen Faktoren spielen der VEGF und der bFGF [11] bei der Einleitung der Tumorangiogenese eine große Rolle. Angiogenetische Faktoren induzieren in den Endothelzellen Metalloproteinasen (Gelatinase, Stromelysin, Kollagenase) die zu einer Invasion der Endothelzellen in eine vorbestehende Matrix befähigen.

Angiostatisch wirkende Zytokine wie Interferon haben gerade in den letzten Jahren an Bedeutung gewonnen und werden heute bei therapierefraktären, lebensbedrohlichen oder die Organfunktion bedrohenden großen Hämangiomen in der Therapie eingesetzt. Die Wirkung von Interferon auf Hämangiome mit Regression derselben durch Interferon ist nicht nur durch eine Inhibition der Proliferation von Endothelzellen, sondern auch durch eine interferoninduzierte Apoptose erklärbar. [12]

Zusammenfassend zeigt sich, daß die Endothelzelle bei einer Reihe von wichtigen physiologischen und pathophysiologischen Prozessen nicht nur teilnimmt, sondern sie auch aktiv beinflußt.

Literatur

1. Bevilaqua MP, Stengelin S, Gimbrone MA jr, Seed B (1989) Endothelial leukocyte adhesion molecule 1: an inducible receptor for neutrophils related to complement regulatory proteins and lectins. Science 243:1160–1165
2. Cohnheim J (1873) Neue Untersuchungen über die Entzündung. Hirschwald Berlin
3. Davison PM, Bensch K, Karasek MA (1980) Isolation and growth of endothelial cells from the microvessels of the newborn human foreskin in cell culture. J Invest Dermatol 75:316–321
4. Detmers PA, Los K, Olsen-Egbert E, Walz A, Baggioline M, Cohn ZA (1990) Neutrophil-activating protein 1/interleukin 8 stimulates the binding activity of the leukocyte adhesion receptor CD11b/CD18 on human neutrophils. J Exp Med 171:1155–1162
5. Folkman J, Shing Y (1992) Angiogenesis. J Biol Chem 267:10931–10934
6. Furchgott RF, Vanhoutte PM (1989) Endothelium-derived relaxing and contracting factors. FASEB J 3:2007–18
7. Hattori R, Hamilton KK, Fugate RD, Mcever RD, Sims PJ (1989) Stimulated secretion of endothelial von Willebrand factor is accompanied by rapid redistribution to the cell surface of the intracellular granule membrane protein GMP-140. J Biol Chem 264:7768–71
8. Jaffe EA, Nachman RL, Becker CG, Minick CR (1973) Culture of human endothelial cells derived from umbilical veins: identification by morphological and immunological criteria. 4. J Clin Invest 52:2745–56
9. Jalkanen SR, Bargatze F, de los Toyos J, Butcher EC (1987) Lymphocyte recognition of high endothelium: antibodies to distinct epitopes of a 85–95 kD glycoprotein antigen differentially inhibit lymphocyte binding to lymph node, mucosal or synovial endothelial cells. J Cell Biol 105:983–90
10. Moscatelli D, Rifkin DB (1988) Membrane and matrix localization of proteinases: a common theme in tumor cell invasion and angiogenesis. Biochim Biophys Acta 948:67–85
11. Sepp NT, Cornelius LA, Romani N, Li LJ, Caughman SW, Lawley TJ, Swerlick RA (1995) Polarized expression and basic fibroblast growth factor-induced down-regulation of the α6/β4 integrin complex on human microvascular endothelial cells. J Invest Dermatol 194:266–70
12. Sgonc R, Fuerhapter C, Boeck G, Swerlick RA, Fritsch P, Sepp NT (1998) Induction of Apoptosis in Human Dermal Microvascular Endothelial Cells and Infantile Hemangiomas by Interferon-α. Int Arch Allergy Immunol 117:209–214

Ekkrine und apokrine Schweißdrüsen

Peter Kaudewitz

Unter den Hautanhangsgebilden genießen die Schweißdrüsen einen eher zweifelhaften Ruf, nicht zuletzt da ihre positive Funktion oft nur unzureichend bekannt ist.

Schweißdrüsen sind apokrine oder ekkrine Drüsen (Abb. 1). Eine apoekkrine Schweißdrüse des Menschen wurde beschrieben [13], die Sonderstellung dieses Typs ist umstritten. Den ekkrinen Schweißdrüsen obliegt die Thermoregulation, die Funktion der apokrinen Schweißdrüsen beim Menschen ist weniger gut charakterisiert. In Analogie zum Tierreich wird auch der humanen apokrinen Schweißdrüse eine Rolle bei der kutanen Chemokommunikation zugeschrieben. Im folgenden soll ein Überblick gegeben werden über die Entwicklung der Schweißdrüsen, ihre Morphologie als Grundlage der zu beschreibenden Funktion sowie die Regulation der Schweißdrüsenaktivität auf zellulärer, periglandulärer und zentraler Ebene.

Die Epidermis und mit ihr die Hautanhangsgebilde entwickeln sich aus dem primären Ektoderm über das sekundäre Ektoderm. Die apokrine Schweißdrüse entsteht als Teil der Haartalgdrüseneinheit [1]. Etwa im dritten Monat zeigen sich an der Unterseite des Ektoderms Zellknospen und ihnen unmittelbar benachbart primitive mesenchymale Zellen. Aus der epithelialen Zellknospe wächst ein Zellstrang in die Dermis, dieser bildet den embryonalen Haarfollikel. Er weist seitlich drei weitere Zellvorwölbungen auf, aus deren oberster sich zunächst als schlauchförmiger nach unten wachsender Epithelstrang die apokrine Schweißdrüse entwickelt. Aus der mittleren Knospe entsteht die Talgdrüse, die unterste Knospe wird zur Anheftungsstelle für den M. arrector pili. Aus dem Epithelzellstrang der apokrinen Schweißdrüsenanlage differenziert sich schließlich im siebten und achten Monat der stark gewundene, weitlumige sekretorische Anteil der apokrinen Schweißdrüse. Der ebenfalls nunmehr voll entwickelte Ausführungsgang mündet in das Follikelinfundibulum knapp oberhalb des Talgdrüseninfundibulums. Auch der intraepitheliale Anteil des apokrinen Ausführungsganges ist gewunden und weist ausgeprägte Ähnlichkeit mit dem Akrosyringium der ekkrinen Schweißdrüse auf. Licht- und elektronenmikroskopisch lassen sich am apokrinen Akrosyringium drei strukturell unter-

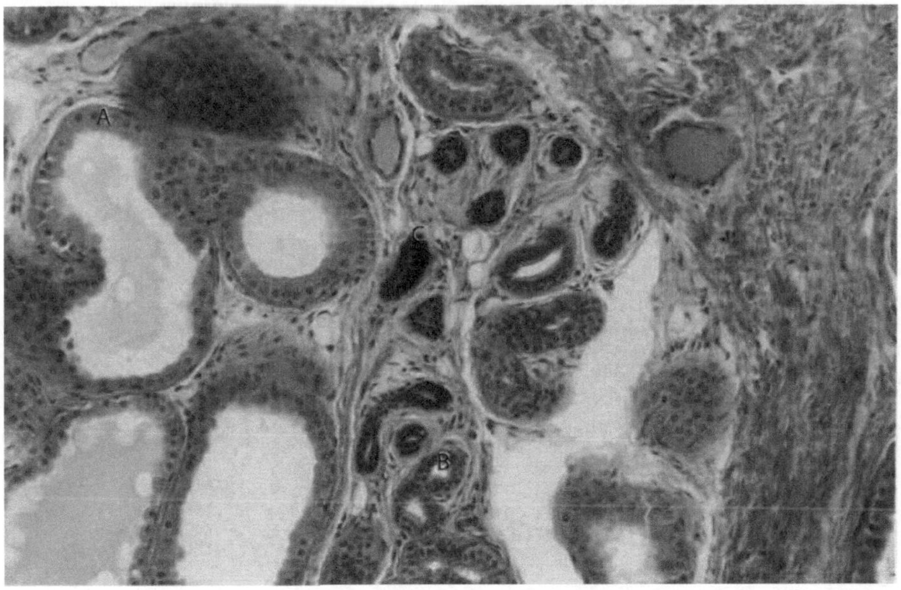

Abb. 1. Querschnitt durch den axillären Drüsenkörper des Menschen. Dargestellt sind weitlumige sekretorische Abschnitte der apokrinen Schweißdrüsen (*A*) sowie sekretorische (*B*) und duktale (*C*) Abschnitte ekkriner Schweißdrüsen. Hämatoxilin-Eosin-Färbung

schiedliche Anteile unterscheiden: ein ausgeprägt verhornender oberer Anteil, ein mittlerer Anteil mit inkompletter Verhornung und ein unterer kaum verhornender Anteil. Da der Verhornungsprozeß der äußeren Zellage des Akrosyringiums sich elektronenmikroskopisch von demjenigen der inneren Zellschicht unterscheidet, wird ein akrosyringialer Komplex bestehend aus einer paraakrosyringealen und einer eigentlichen akrosyringealen Zellschicht postuliert [17]. Im Gegensatz zu den ekkrinen Schweißdrüsen entwickeln sich aus den zunächst am ganzen Körper vorhandenen apokrinen Schweißdrüsenanlagen nur in bestimmten Regionen funktionsfähige Drüsen. Apokrine Schweißdrüsen sind an den Axillen, dem äußeren Gehörgang, den Augenlidern, an den Areolae mammae sowie an der Genital- und Perianalregion lokalisiert.

Anatomisch werden bei der apokrinen Schweißdrüse ein sekretorischer und ein duktaler Anteil unterschieden (Abb. 2). Der sekretorische Anteil ist stark geknäuelt, weist Divertikel und Shunts auf und reicht bis tief ins subkutane Fettgewebe. Sein Lumen ist von einem einschichtigen Epithel ausgekleidet. Die Epithelzellen sind abhängig von ihrer sekretorischen Aktivität kuboidal bis säulenförmig. Immunhistochemisch lassen sich in den epithelialen Zellen zahlreiche Enzyme wie Zytochromoxidase, Monaminoxidase oder Amylophosphorylase nachweisen. Allerdings ist die exakte funktionelle Bedeutung dieser Enzyme beim Sekretionsvorgang weitgehend ungeklärt. Charakteristisch für apokrin-sekretorische Zellen ist der Nachweis von intrazellulärem ionischem Eisen und damit assoziierten gelblichen Pigmentgranula [9].

Die Sekretion der apokrinen Schweißdrüsen wird als langsam, mit nur verzögertem Ansprechen auf endogene oder exogene Stimuli beschrieben. Sie ist vergleichbar mit der Milchbildung der Brustdrüse. Der Sekretionsvorgang auf zellulärer Ebene ist nicht definitiv geklärt [4]. Neuere ultrastrukturelle Untersuchungen an apokrinen Drüsen des Impala (*Aepyceros melampus*) lassen einen komplexen Mechanismus erkennen [18]. Golgi-Apparat und endoplasmatisches Retikulum der sekretorisch aktiven Epithelzellen sind gut ausgebildet und weisen damit auf eine Sekretion mittels Exozytose hin. Deutliche Unterschiede in der Zellhöhe und die Bildung langer apikaler Zellprotrusionen, die keine Zellorganellen enthalten, sowie sekretorische Granula und Mikrovilli sind wiederum charakteristisch für die apokrine Sekretion des apikalen Zytoplasmas. Schließlich sind reichlich Mitochondrien, gut ausgebildete Erweiterungen der basolateralen Membran durch Mikrovilli und Mikroplikae und ähnliche Strukturen an der apikalen Zelloberfläche morphologische Anzeichen für einen ausgeprägten transmembranalen Flüssigkeitstransport. Es wird deshalb angenommen, daß die epitheliale Zelle für einen kurzen Zeitraum mittels exokriner Mechanismen und Flüssigkeitstransport sezerniert, zugleich aber apikale Protrusionen ausbildet (Abb. 3), die schließlich abgeschnürt werden. Fragmente solchen apikalen Zytoplasmas lassen sich dann im glandulären Lumen nachweisen. Der apokrine Sekretionsmechanismus

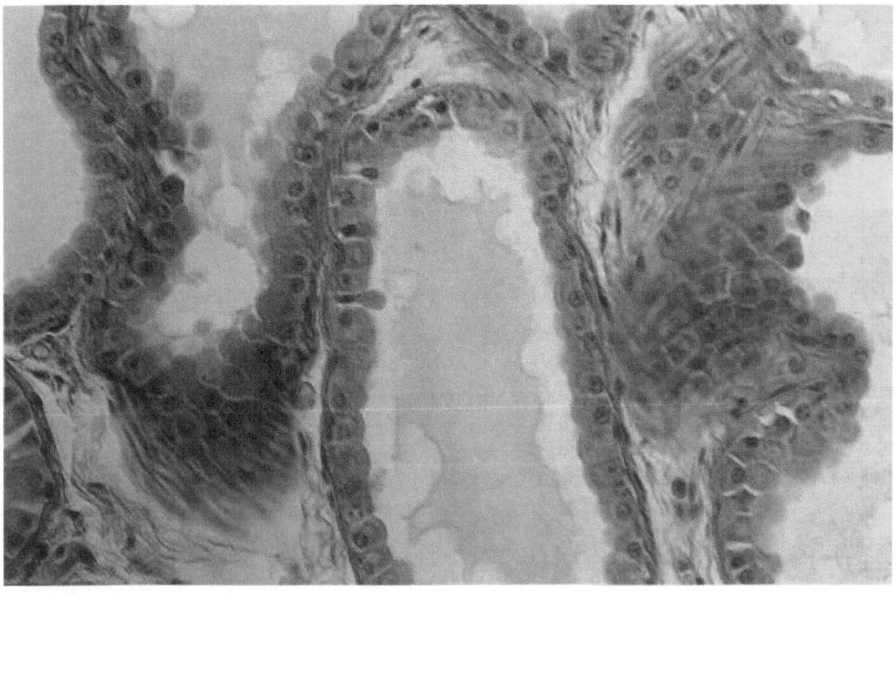

Abb. 2. Abschnitte axillärer apokriner Schweißdrüsen; sekretorischer Anteil mit myoepithelialen Zellen. Hämatoxilin-Eosin-Färbung

Tabelle 1. Ekkrine Schweißdrüsen in Zahlen

Ekkrine Schweißdrüsen	
Gesamtzahl	2–5 Millionen
Gesamtlänge der Schweißdrüsengänge	54 km
Gesamtgewicht der Drüse	40 g
Sekretionsmenge/Tag	10 kg

wird als Freisetzungsmöglichkeit für Proteine angesehen, die keine hydrophobe N-terminale Aminosäuresequenz haben. Diese ist typisch für durch Exozytose sezernierte Proteine.

Der apokrine Schweiß ist eine trübe geruchlose Flüssigkeit. Er enthält Proteine, Harnstoff, Eisen sowie die Androgene Dehydroepiandrosteronsulfat und Androsteronsulfat [4].

Die Anlagen der ekkrinen Schweißdrüsen werden als Zellknospen an der Basalseite der embryonalen Epidermisleisten etwa im dritten Schwangerschaftsmonat zunächst an den Handinnenflächen und Fußsohlen erkennbar, etwa ab dem fünften Monat auch am übrigen Körper [12]. Aus den epidermalen knospenförmigen Anlagen wächst ein Epithelstrang in die Tiefe, der einen verdickten basalen Anteil, einen intraepidermalen Anteil [3] und ein elongiertes Zwischenstück aufweist. An der Grenze zwischen Dermis und Hypodermis wächst der verdickte Epithelstrang gewunden und wird schließlich geknäuelt. Die Zellen des geraden intermediären Anteils verhornen und flachen sich ab. Dadurch entsteht ein Lumen. Im geknäuelten Anteil entwickelt sich dieses etwa ab dem siebten Monat und nimmt mit den übrigen Lumina der entstehenden Schweißdrüse Verbindung auf. Am Ende des achten Monats hat die sich entwickelnde embryonale Schweißdrüse dann die morphologische Gestalt der erwachsenen Drüse angenommen. Ekkrine Schweißdrüsen sind am gesamten Integument mit Ausnahme der Glans penis, Klitoris, Labia minora und dem inneren Präputialblatt vorhanden. Handinnenflächen und Fußsohlen weisen die höchste Dichte auf, sie nimmt vom Kopf über den Rumpf zu den Extremitäten ab. Tabelle 1 vermittelt einige quantitative Angaben über ekkrine Schweißdrüsen [5].

Die Morphogenese der ekkrinen Schweißdrüsen ist begleitet von einer stadienabhängigen Expression differenzierungsassoziierter Intermediärfilamente, insbesondere der Zytokeratine [8]. Die dabei zu beobachtenden histologischen Expressionsmuster korrelieren mit der anatomisch funktionellen Unterteilung der Schweißdrüse. Sie sind damit ein wesentliches Hilfsmittel, wenn von der Schweißdrüse ausgehende neoplastische Strukturen ihrem jeweiligen physiologischen Gegenstück zugeordnet werden sollen. Beim 14 Wochen alten Fetus exprimieren die noch weitgehend undifferenzierten Drüsenanlagen zunächst die Zytokeratine 5, 17 und 19 und unterscheiden sich damit mit ihrem primitiven Zytokeratinmuster nicht von demjenigen der umgebenden Epidermis. Mit Zytokeratin 4 und Vimentin kommen jedoch zusätzlich erstmals charakteristische Marker embryonaler ekkriner Drüsen hinzu. Zwischen der 14. und 15. Woche zeichnen sich dann zwei mit dem jeweiligen prospektiven funktionellen Drüsenabschnitt assoziierte charakteristische Zytokeratinmuster ab. Im proximalen (duktalen) Segment sind die Zytokeratine 1/10 und 11 nachweisbar, die auch für adulte duktale luminale Zellen typisch sind und mit dem für einfache Epithelien assoziierten Zytokeratin 19 koexprimiert werden. Im distalen Segment wird dagegen mit den Zytokeratinen 8, 18, 19 und 7 ein weitgehend vollständiges Zytokeratinmuster adulter sekretorischer Zellen exprimiert, wobei besonders das Zytokeratin 7 als spezifisch für eine ekkrine sekretorische Differenzierung gilt. Duktales und sekretorisches Expressionsmuster bilden eine scharfe Grenze, die bereits die später auch anatomisch erkennbare funktionelle Unterteilung der Drüse vorwegnimmt. Bei 22 bis 24 Wochen alten Feten lassen sich unter den basalen Zellen des dermalen sekretorischen Drüsenanteils meist kuboidale Zellen nachweisen, die mit Antikörpern gegen Aktin glatter Muskulatur reagieren. Diese Zellen entsprechen frühen myoepithelialen Zellen (Abb. 2). Das Zytokeratinmuster dieses Entwicklungsstadiums ähnelt bereits stark demjenigen adulter ekkriner Schweißdrüsen. Zytokeratin 10/11 ist charakteristischerweise in den luminalen Zellen des dermalen Ausführungsganges nachweisbar, die Zytokeratine 7, 8 und 18 sind nur in den luminalen Zellen des sekretorischen Teils zu finden. Bei Neugeborenen gleicht das Zytokeratinmuster dann weitgehend demjenigen der adulten ekkrinen Schweißdrüse. Die duktalen luminalen Zellen sind Zytokeratin 10/11-, Zytokeratin 19- und unterschiedlich stark Zytokeratin 17-positiv. Die sekretorischen Zellen reagieren mit Antikörpern gegen Zytokeratin 7, 8, 18 und 19, vereinzelt auch gegen Zytokeratin 5; myoepitheliale Zellen reagieren charakteristischerweise mit Antikörpern gegen Zytokeratin 5, Zytokeratin 17 und Vimentin und gegen Aktin glatter Muskulatur.

Die ekkrine Schweißdrüse weist somit zwei eindeutig durch Morphologie und Intermediärfilamentexpression abgrenzbare Abschnitte auf, nämlich den sekretorischen und den duktalen Anteil mit dem

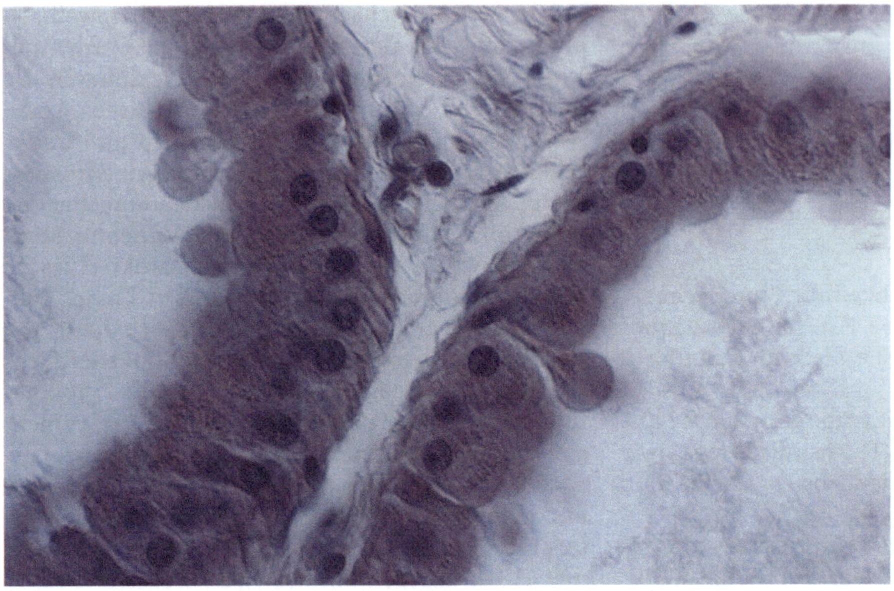

Abb. 3. Sekretorisch aktives Epithel apokriner Schweißdrüsen mit charakteristischen apikalen Protrusionen. Hämatoxilin-Eosin-Färbung

dazu gehörenden Akrosyringium. Der sekretorische Anteil wird von einem einschichtigen Epithel ausgekleidet, in dem zwei Zelltypen morphologisch zu unterscheiden sind: kleine Zellen mit stark basophilem Zytoplasma und exzentrischem zum Lumen verlagertem Kern, sogenannte dunkle Zellen, sowie größere azidophile, mit basophilen Farbstoffen kaum anfärbbare Zellen, mit vereinzelten zytoplasmatischen Granula. Elektronenmikroskopisch sind zwischen den hellen Zellen interzelluläre, ins Drüsenlumen führende Canaliculi nachweisbar. Zwischen den sekretorischen Zellen und der Basalmembran liegen parallel zur Achsenrichtung des Drüsentubulus in unregelmäßiger nicht kohärenter Anordnung die myoepithelialen Zellen. Möglicherweise gehen die verschiedenen beschriebenen Zelltypen auseinander hervor. Die Hauptfunktion der ekkrinen Schweißdrüse, die Sekretion einer elektrolythaltigen wäßrigen Lösung, wird von den hellen Zellen erbracht [12].

Dieser Sekretionsvorgang wird auf zellulärer, periglandulärer und zentraler Ebene gesteuert. Der zelluläre Transport von Ionen als wesentlicher Bestandteil des Primärschweißes unterliegt dem Einfluß der auf die Zellmembranen wirkenden periglandulären Neurotransmitter. An der Membran der Klarzelle bewirkt das auf entsprechende Stimuli periglandulär freigesetzte Azetylcholin eine Depolarisation mit Einstrom von Kalzium in die Zelle, das heißt einem Anstieg des intrazellulären Kalziums [12]. Die intrazelluläre Kalziumkonzentration ist die bestimmende Steuergröße für die Aktivität einer Reihe von Ionenkanälen und Ionentransportern an der Zellmembran [11]. Sie ermöglichen den Transport beispielsweise von Natrium und Chlorid als wesentliche Sekretionsprodukte aus dem Blut über die Zelle in das Lumen des Ausführungsganges. Ein intrazellulärer Kalziumanstieg aktiviert Kalzium-abhängige Kaliumkanäle an der basolateralen Membran und Chloridkanäle an der luminalen Membran. Hierdurch entsteht ein Kalium- und Chlorid-Efflux und eine Schrumpfung der Zelle. Hochleitfähige Kaliumkanäle oder sogenannte *Maxi-K-channels* sind für die sekretorischen Zellen der ekkrinen Schweißdrüsen nachgewiesen [7]. Sie besitzen eine hohe Ionenleitfähigkeit von etwa 230 pS, während vergleichsweise die Leitfähigkeit nicht selektiver Ionenkanäle bei etwa 30 pS liegt. Außerdem weisen diese hochleitfähigen Kaliumkanäle eine ausgesprochene Sensitivität gegenüber Kalziumionen auf. Ihre Öffnungswahrscheinlichkeit korreliert mit der Kalziumkonzentration. Weiter können diese Kanäle spezifisch durch Tetraethylammonium, einem klassischen Blocker Kalzium-aktivierter Kaliumkanäle, blokkiert werden. Somit sind die beschriebenen Maxikaliumkanäle eine komplexe funktionelle Membranstruktur. Sie sorgt dafür, daß die Membran hyperpolarisiert wird und daß dadurch ein günstiger chemischer Gradient für ein weiteres hochspezialisiertes Ionentransportsystem der Schweißdrüse, nämlich für den Natrium-Kalium-Chlorid-Kotransporter der basolateralen Membran entsteht [10]. Der Natrium-Kalium-Kotransporter zeigt ebenfalls eine hohe Ionenselektivität und eine wechselseitige Ionenabhängigkeit. Er transportiert in elektroneutraler Weise und in konstanter Stöchiometrie ein Natriumion, ein Kaliumion und zwei Chloridionen in die Zelle. Meist ist dieses Transportsystem in Serie mit weiteren Transportelementen geschaltet, beispielsweise mit den Kalzium-aktivierbaren Kalium- oder Chloridkanälen. Auch weist dieses Transportsystem eine spezifische pharmakologische Hemmbarkeit durch 5-Sulfamoylbenzoesäure-Derivate auf. Der Natrium-Kalium-Chlorid-Kotransporter rezirkuliert das Kalium, zusätzlich ermöglicht er jedoch den elektrisch neutralen Transport von Natrium und Chlorid in der beschriebenen Stöchiometrie in die Zelle. Für Natrium ist dies die einzige Transportmöglichkeit in die Zelle hinein. Im „steady state", das heißt solange die sekretorische Aktivität der Drüsenzelle anhält, rezirkulieren Natrium und Kalium über die basolaterale Membran, so daß ein Verlust dieser Ionen vermieden werden kann. Chlorid dagegen gelangt über die bereits erwähnten Kalzium-abhängigen Kanäle entlang des bestehenden elektrochemischen Gradienten in das Drüsenlumen und baut dort ein negatives Potential auf. Durch dieses Potential wird über die Natrium-leitfähigen interzellulären Kanäle Natrium ins Lumen geleitet. Natrium und Chlorid in isotoner wäßriger Lösung bilden somit im Lumen des sekretorischen Teils den Primärschweiß. Im duktalen Anteil wird über eine Natrium-Kalium-Pumpe Natrium rückresorbiert, so daß schließlich eine hypotone wäßrige Elektrolytlösung als Sekretionsprodukt der ekkrinen Schweißdrüse entsteht.

Die Schweißdrüsenaktivität wird durch sympathische Innervation mit parasympathischem Neurotransmitterphänotyp kontrolliert. Die periglandulären Nerven sind sympathische postganglionäre Fasern. Sie stellen die Endstrecke der efferenten zentralen sudomotorischen Nervenbahn dar. Ihr Verlauf gleicht neuroanatomisch grundsätzlich demjenigen zur Versorgung anderer sympathisch innervierter Organe. Die sudomotorische Bahn steigt vom Hypothalamus im ipsilateralen Hirnstamm zur Medulla und erreicht die sympathischen Nervenkerne des Nukleus intermediolateralis im Rückenmark. Deren Axone verlassen das Rückenmark durch die vordere Wurzel, erreichen über den Ramus communicans albus den Grenzstrang und werden dort umgeschaltet. Als marklose Fasern begleiten sie die gemischten peripheren Nerven und enden um die Schweißdrüse.

Postganglionäre Neurone des Sympathikus sind an den meisten peripheren Zielorganen wie kardiovaskuläres System und viszerale Organe noradrenerg. Ausnahmen hiervon bilden die Gefäße der Skelettmuskulatur und die ekkrinen Schweißdrüsen mit cholinergen Transmittern. Die Entstehung eines sympathischen cholinergen Phänotyps war zunächst als postnatale, weitgehend vom Zielorgan modulierte Umwandlung des ursprünglichen adrenergen Phänotyps erklärt worden [16]. Mit polyklonalen Antikörpern gegen die wesentlichen Produkte des cholinergen Genlokus, *vesicular acetylcholintransporter* (VAChT) und Cholinacetyl-Transferase sowie durch In-situ-Hybridisierung mit spezifischen Sequenzen für beide Produkte, konnte bei der Ratte untersucht werden, wann im Verlauf der embryonalen Entwicklung der cholinerge sympathische Phänotyp auftritt [15]. Dieser ist bereits im Verlauf der frühen Embryonalentwicklung während der Entstehung des Sympathikusgrenzstranges aus der Neuralleiste bei einer Subpopulation von Neuronen zu beobachten. Neurone, die von dort zur Schweißdrüse wachsen, sind bereits cholinerg. Das Auftreten einer cholinergen Innervation der Schweißdrüse fällt zeitgleich mit der Entwicklung des sekretorischen Anteils zusammen. Vereinzelt treten jedoch auch noradrenerge Nervenendigungen auf, die Immunreaktivität für Tyrosin-hydroxilase, dem Katecholamin synthetisierenden Enzym, nimmt postnatal jedoch drastisch ab. Demnach ist die cholinerge Innervation der Schweißdrüse nicht vom Zielorgan bestimmt. Möglicherweise steuert dieses jedoch Faktoren bei, die die Expression noradrenerger Transmitterwege unterdrücken und dadurch die cholinerge Innervation weiter fördern.

Azetylcholin ist der vorherrschende Neurotransmitter der cholinergen sympathischen Schweißinnervation. Vereinzelt finden sich jedoch auch Katecholamin-positive Nerven und terminale Vesikel. Neben Azetylcholin vermag Isoproterenol als betaadrenerger Transmitter die Schweißproduktion zu stimulieren. Die maximale betaadrenerge Schweißrate erreicht jedoch nur 20% des maximalen cholinergen Wertes. Auch im zellulären Wirkmechanismus unterscheiden sich beide Transmitter. Azetylcholin führt zu einem Anstieg des intrazellulären Kalziums, Isoproterenol steigert zunächst den cAMP-Spiegel, die ionalen Mechanismen bei der Schweißproduktion gleichen dann den oben beschriebenen.

Auch mit VIP („vasoactive intestinal peptide") reagierende periglanduläre Nerven sind immunhistologisch nachgewiesen. VIP stimuliert an isolierten ekkrinen Schweißdrüsen des Affen die Schweißsekretion ähnlich profus wie Isoproterenol [14]. Wie bei Isoproterenol ist diese Stimulation relativ Kalziumunabhängig und verläuft über eine cAMP-Akkumulation in der Zelle. VIP, Methylcholin und Isoproterenol wirken in vitro synergistisch. Die physiologische Bedeutung dieses Synergismus ist noch unklar. Periglandulär sind weiter atriales natriuretisches Peptid (ANP), *calcitonin gene related peptide* (CGRP) und Galanin nachweisbar. Die funktionelle Bedeutung dieser möglichen Transmittersubstanzen ist ebenfalls unklar.

Die zentrale Regulation der Schweißsekretion ist Bestandteil der zentralen Thermoregulation [2]. In vereinfachender Darstellung kann die Steuerung der Körpertemperatur als ein Regelkreis und die zentrale Körpertemperatur als dessen wesentlicher konstant zu haltender Sollwert verstanden werden. Als homoiothermer Organismus kann der menschliche Körper seine Innentemperatur auch unter wechselnden Umgebungsbedingungen und bei unterschiedlicher eigener Stoffwechselleistung konstant halten. Hierzu müssen die Wärmeproduktion und vor allem die Wärmeabgabe angepaßt werden. Die Wärmeabgabe ist dann das wesentliche frei bewegliche Stellglied. Unter Normalbedingungen besteht ein von innen nach außen gerichtetes Temperaturgefälle, d. h., der warm zu haltende Kern wird von einer Schale wechselnder Isolierkraft umgeben. Die Hauttemperatur ist ein Punkt des Temperaturgefälles. Sie ist eine Funktion der äußeren und inneren Wärmetransport- und Wärmeübergangsbedingungen. Der Wärmestrom vom Körperinneren an die Umgebung wird durch die Hautoberfläche in zwei Abschnitte, nämlich Kern-Haut und Haut-Umgebung geteilt. Im Inneren des Körpers wird die Wärme konduktiv aufgrund der Wärmeleitzahl des Gewebes und konvektiv mit dem Blut transportiert, ohne dessen Hilfe der Körperkern nicht entwärmt werden könnte. Durch den konduktiven Wärmetransport im Abschnitt Kern-Haut wird zunächst der Wärmewiderstand der Schale durch Veränderung der Durchblutung insbesondere der Extremitäten verringert. So beträgt die Variabilität der Durchblutung am Finger mehr als 1:600, der Hand etwa 1:30, während sie am Rumpf nur gerade 1:7 ausmacht. Dabei verändert sich, wie oben dargestellt, auch die Hauttemperatur und der Wärmeabstrom von der Hautoberfläche. Er erfolgt durch Strahlung, durch Leitung und Konvektion sowie durch Verdunstung. Für die Konvektion gilt folgende Gleichung: $Q_k = \alpha \times F_k (\vartheta_h - \vartheta_l)$, wobei ϑ_h und ϑ_l die Temperatur von Haut und Luft und F_k die freiliegende Oberfläche der Haut bedeuten. Für die Verdunstung gilt: $Q_v = \beta \times F_v (e_o - e_l)$, wobei e_o und e_l die Dampfdrucke auf der Hautoberfläche und in der Luft und Fv die für Verdunstung zur Verfügung stehende Fläche bedeuten.

Bei steigender Raumtemperatur nehmen die sog. trockenen Wärmeverluste schnell ab, die Verdunstung wird dann merklich größer und relativ abrupt bei 34,8 °C mittlerer Hauttemperatur setzt die Schweißproduktion ein. Pro Gramm Wasser können durch Verdunstung 580 Kalorien abgegeben werden. Der Anteil der verschiedenen Komponenten an der gesamten Wärmeabgabe variiert erheblich, abhängig von den jeweiligen Umgebungsbedingungen. Im mittleren Temperaturbereich bei kleiner Windgeschwindigkeit und etwa 50 % relativer Luftfeuchtigkeit beträgt der Verdunstungsanteil etwa 20 %, der Leitungsanteil 25 % und die Wärmeabgabe durch Strahlung etwa 45 %. Weitere 10 % werden über die Atemwege abgegeben. Oberhalb 35 °C Raumtemperatur kann Wärme nur noch über die Verdunstung abgegeben werden (Abb. 4). Die maximale Schweißproduktion erreicht kurzfristig 4 l/h, wobei zunächst die Zahl der tätigen Drüsen zunimmt und dann deren Sekretionsleistung.

Die zentrale hypothalamische Steuerung der Schweißproduktion erhält nervöse Steuerimpulse aus peripheren Kalt- und Warmrezeptoren der Haut und des Kerngebietes. Diese werden zentral multi-

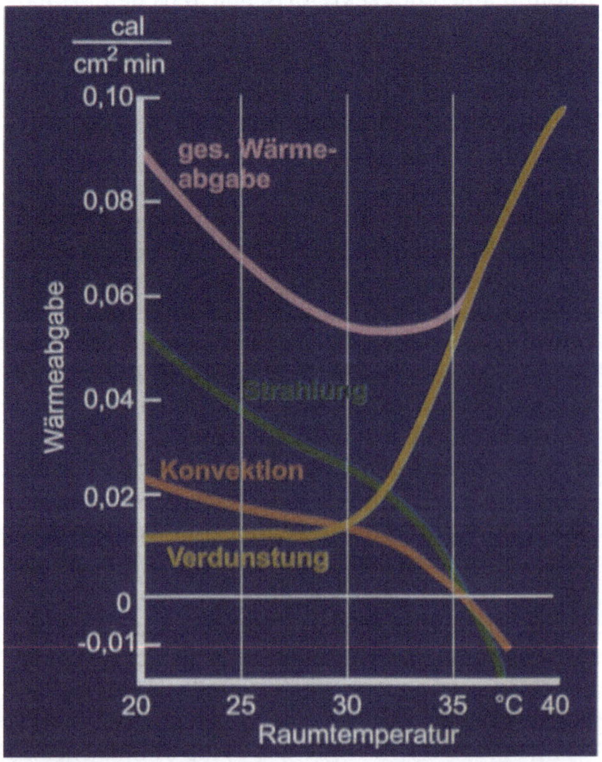

Abb. 4. Wärmeabgabe durch Verdunstung, Konvektion und Strahlung in Abhängigkeit von der Raumtemperatur

plikativ verrechnet. Die Steuerimpulse des Regelkreises Körpertemperatur sind allerdings erheblich komplexer und zudem in ihrer individuellen Gewichtung situationsabhängig variabel. Die oben beschriebenen strukturellen und funktionellen Eigenheiten der ekkrinen Schweißdrüse und ihre Regulation auf den beschriebenen Ebenen ermöglicht es somit dem Organismus, wenn auch in einem umschriebenen engen Bereich, die vitale Temperaturhomöostase auch unter veränderten Außenbedingungen aufrecht zu erhalten.

Die physiologische Bedeutung der apokrinen Schweißdrüsen beim Menschen ist nicht eindeutig zu benennen. Hilfsweise wird auf die Bedeutung apokriner Drüsen bei der olfaktorischen Kommunikation zwischen Säugetieren und speziell Primaten verwiesen. Bei den bereits erwähnten Impalas dient besonders bei männlichen Tieren das Sekret spezieller apokriner Stirndrüsen der Territorialmarkierung [18]. Gorillas vermögen Papierstückchen, die vorher von jeweils einer Person gekaut wurden, anhand des Duftes korrekt der jeweiligen Person zuzuordnen. Bei Schimpansen beeinflussen olfaktorische Signale das Sexualverhalten, wobei visuelle Reize jedoch dominieren [6]. Daten zur olfaktorischen Kommunikation beim Menschen sind dagegen äußerst spärlich.

Danksagung

Für die freundliche Überlassung der Mikrophotographien für die Abbildungen 1–3 danken wir Herrn Dipl.-Biol. Lange, Anatomisches Institut, Klinikum Innenstadt der Ludwig-Maximilians-Universität München.

Literatur

1. Ackerman AB, Kiryu H, Requena L (1998) Anatomic, histologic, and biological aspects of apocrine units. In: Ackerman AB (ed) Ackerman's histologic diagnosis of neoplastic skin disease: a method by pattern analysis. Lippincott-Raven, Philadelphia New York, pp 11–28
2. Aschoff J, Günther B, Kramer K (1971) Energiehaushalt und Temperaturregulation. In: Gauer OH, Kramer K, Jung R (Hrsg) Physiologie des Menschen, Bd 2. Urban & Schwarzenberg, München, S 43–116
3. Christophers E, Plewig G (1973) Formation of the acrosyringium. Arch Dermatol 107:378–382
4. Dobson RL (1997) The normal apocrine sweat gland. In: Demis J (ed) Clinical Dermatology, vol 2. Lippincott-Raven, Philadelphia, unit 9–10, pp 1–3
5. Fiedler HP (ed) (1968) Der Schweiß (Entstehung, Zusammensetzung und Bekämpfung) mit einem Beitrag über Desodorierung, 2. Auflage. Editio Cantor, Aulendorf, Arzneim Forsch, Beiheft 18:29–64
6. Godall J (ed) (1986) The chimpanzees of Gombe. Patterns of behavior. Belknap Press of Harvard University Press, Cambridge, pp 137–139
7. Henderson RM, Cuthbert AW (1991) A high-conductance Ca^{2+}-activated K^+ channel in cultured human eccrine sweat gland cells. Pflügers Arch 418:271–275
8. Moll I, Moll R (1992) Changes of expression of intermediate filament proteins during ontogenesis of eccrine sweat glands. J Invest Dermatol 98:777–785
9. Montagna W (1974) Apocrine glands. In: Montagna W, Parakkal PF (eds) The structure and function of skin, 3. edn. Academic Press, New York London, pp 332–365
10. O'Grady SM, Palfrey HC, Field M (1987) Characteristics and functions of Na-K-Cl cotransport in epithelial tissues. Am J Physiol 253 (Cell Physiol 22):C177-C192
11. Petersen OH, Maruyama Y (1984) Calcium-activated potassium channels and their role in secretion. Nature 307:693–696
12. Sato K, Kang WH, Saga K, Sato KT (1989) Biology of sweat glands and their disorders. I. Normal sweat gland function. J Am Acad Dermatol 20:537–563
13. Sato K, Leidal R, Sato F (1987) Morphology and development of an apoeccrine sweat gland in human axillae. Am J Physiol 252 (Regulatory Integrative Comp Physiol 21):R166-R180
14. Sato K, Sato F (1987) Effect of VIP on sweat secretion and cAMP accumulation in isolated simian eccrine glands. Am J Physiol 253 (Regulatory Integrative Comp Physiol 22):R935-R941
15. Schäfer MKH, Schütz B, Weihe E, Eiden LE (1997) Target-independent cholinergic differentiation in the rat sympathetic nervous system. Proc Natl Acad Sci 94:4149–4154
16. Schotzinger RJ, Landis SC (1988) Cholinergic phenotype developed by noradrenergic sympathetic neurons after innervation of a novel cholinergic target in vivo. Nature 335:637–639
17. Tani M, Yamamoto K, Mishima Y (1980) Apocrine acrosyringeal complex in the human skin. J Invest Dermatol 75:431–435
18. Welsch U, van Dyk G, Moss D, Feuerhake F (1998) Cutaneous glands of male and female impalas (*Aepyceros melampus*): seasonal activity changes and secretory mechanisms. Cell Tissue Res 292:377–394

Talgdrüsen

Manigé Fartasch

„Die Talgdrüse des Menschen: Ein lebendes Fossil mit Vergangenheit, aber ohne Zukunft!?" Dieses Zitat von Albert Kligman zeigt die Kontroverse über die eigentliche Funktion des Talgs und der Talgdrüse. Während im Tierreich noch heute zahlreiche wichtige Funktionen der Talgdrüse zugeschrieben werden, wie zum Beispiel das *Einfetten* der Haare bei pelztragenden Säugetieren oder die Temperaturregulation durch Befilmung der Rinderhaare, scheinen im Humansystem bisherige Funktionen, die der Talgdrüse zugeordnet wurden, dem Reich der Vergangenheit anzugehören.

Dazu gehört auch die Eigenschaft der Barrierefunktion. Fraglich ist auch der Schutz vor Pilz- und Bakterienwachstum, sowie die Beeinflussung des Körperduftes.

Obwohl die Rolle der Talgdrüse bei der Entstehung der Akne noch unumstritten ist, scheint die Talgdrüse bei anderen pathologischen Zuständen, wie dem seborrhoischen Ekzem, der Sebostase oder der Rosazea keine Rolle zu spielen oder nur sekundär in das Krankheitsgeschehen (Rosazea) einbezogen zu werden.

Struktur, Funktion und Verteilung der Talgdrüsen

Die Talgdrüsen entstehen in der 13. bis 15. Woche aus follikulärem Epithel und finden sich verteilt über den gesamten Körper. Sie fehlen an Handtellern und Fußsohlen. Die Dichte ist großen lokalisationstypischen Schwankungen unterworfen. Talgdrüsenreiche Regionen wie das Gesicht können zwischen 400 und 900 Drüsen/cm^2 besitzen, während im Bereich der Extremitäten etwa 100 Drüsen/cm^2 vorhanden sind.

Die Aktivität der Drüsen variiert ebenfalls je nach Lokalisation und Alter. Sie fehlt in der Kindheit und ist im Alter vermindert. Die höchste Aktivität zeigen die Talgdrüsen in der Gesichtsregion. Die Exkretionsrate des Talges (Sebum) beträgt etwa 0,1 mg/cm^2/h.

Die Talgdrüsen sind holokrine Drüsen, da die gesamte Talgdrüsenzelle (Sebozyt) während der Sekretion rupturiert. Die durchschnittliche Lebensdauer eines Sebozyten beträgt 2–3 Wochen.

Innerhalb der Talgdrüse findet eine zentripetal zum Lumen der Talgdrüse gerichtete Differenzierung der Sebozyten statt. Der reife Sebozyt enthält im Zytoplasma eine Akkumulation von Lipiden, die sich als intrazelluläre Vakuolen elektronenoptisch manifestieren und zu einer Vergrößerung des Zellvolumens auf das 100fache führen. Die Drüse besteht aus einem (unilobulär) oder mehreren Läppchen (multiacinär).

Die Talgdrüsen sind mit Haarfollikeln assoziiert, wobei ihr Ausführungsgang (Ductus seboglandularis) in den Haarkanal etwa 0,5 mm unter Hautoberfläche einmündet. Den Talgdrüsenfollikelausführungsgang teilt man in den supraseboglandulären Follikelabschnitt (Infundibulum) und den temporären infraseboglandulären des wachsenden Haares. Der Talgdrüsenfollikelausführungsgang und der Ductus seboglandularis sind mit keratinisierenden Epithel ausgekleidet [2]. Das oberste Fünftel des Infundibulums wird Akroinfundibulum genannt, der Rest als Infrainfundibulum bezeichnet. Die Keratinisierung des Akroinfundibulums entspricht der interfollikulären Epidermis mit gut ausgeprägten Stratum granulosum und Stratum corneum, beim Infrainfundibulum ist das Stratum granulosum verschmälert und das schmale Stratum corneum besteht aus flachen Korneozyten mit zahlreichen Hohlräumen

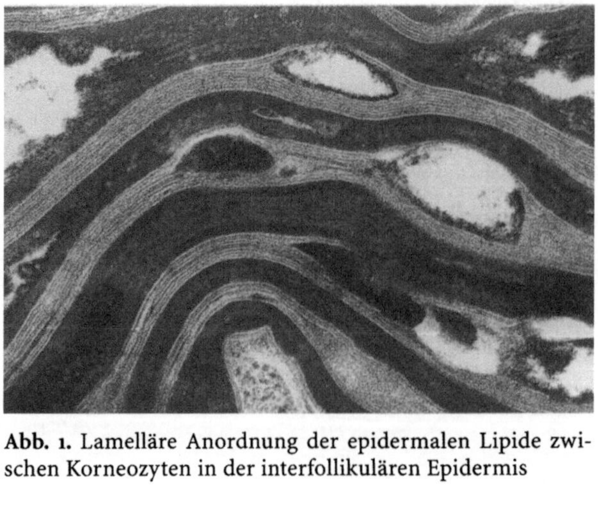

Abb. 1. Lamelläre Anordnung der epidermalen Lipide zwischen Korneozyten in der interfollikulären Epidermis

(Abb. 1). Das Infundibulum enthält außer Talg noch *Propionibacterium acnes* und *Pityrosporum ovale*. Es besteht meist ein umgekehrtes Größenverhältnis zwischen Follikel und Drüse [2]. Beide Strukturen zusammen werden als Talgdrüsenfollikel (-einheit, -apparat) oder „pilosebaceous unit" bezeichnet. Man unterscheidet 3 unterschiedliche Talgdrüsenfollikelapparate: Talgdrüsenfollikel, Terminalhaarfollikel, *Vellushaarfollikel.*

Der *Talgdrüsenfollikel* kommt nur beim Menschen vor und ist im Bereich von Gesicht, Ohren, Hals, Schultern, den lateralen Abschnitten der Oberarme sowie der seborrhoischen Areale im Bereich des Rückens und der Brust lokalisiert. Die Öffnungen imponieren als Poren. Sie besitzen einen kurzen infraseboglandulären, jedoch einen langen supraglandulären Abschnitt. Große multilobuläre Talgdrüsen münden mit mehreren kurzen Talgdrüsenausführungsgängen in den Haarkanal. Sie scheinen auch die wichtigste Rolle im Rahmen der Akne zu spielen.

Die *Terminalhaarfollikel* liegen in der Bartregion vor und scheinen bei der Akne inversa mitbeteiligt zu sein.

Vellushaarfollikel haben ein winziges Haar, ein sehr großes Ostium und eine disproportional große Talgdrüse. Ob sie eine Rolle bei der Akne spielen, ist umstritten. Sie kommen im Bereich des Gesichtes 3- bis 4mal häufiger als die Talgdrüsenfollikel vor.

Zusätzlich existieren sogenannte freie Talgdrüsen, die keine Verbindung zum Haarausführungskanal aufweisen und die sich direkt über ihren Gang zur Oberfläche öffnen (Meibom-Drüsen am Augenlid, mukokutane Übergangsschleimhaut wie am weiblichen Genitale, Cervix uteri, Areolae mammae, Lippen, Fordyce Flecke der Kauleiste).

Zusammensetzung und Funktion des Talges

Das Hauptprodukt der Talgdrüse ist das Sebum. In den letzten Jahren werden die physiologischen Aufgaben des Sebums äußerst kontrovers diskutiert. Früher nahm man an, daß ein Oberflächenlipidfilm aus der Sekretion entsteht, der eine gewisse Barrierefunktion aufwies.

Tabelle 1. Verteilung der menschlichen Oberflächenlipide. (Modifiziert nach Schürer und Elias [15])

Lipidfraktion	Talgdrüsenfollikelapparat [%]	Epidermis [%]
Ceramide	–	35
Cholesterol	–	20
Freie Fettsäuren	16	25
Triglyzeride	43	10 (variabel)
Squalene	12	–
Wachsester	25	–
Cholesterolester	3	15
Gesamt	98,5	100

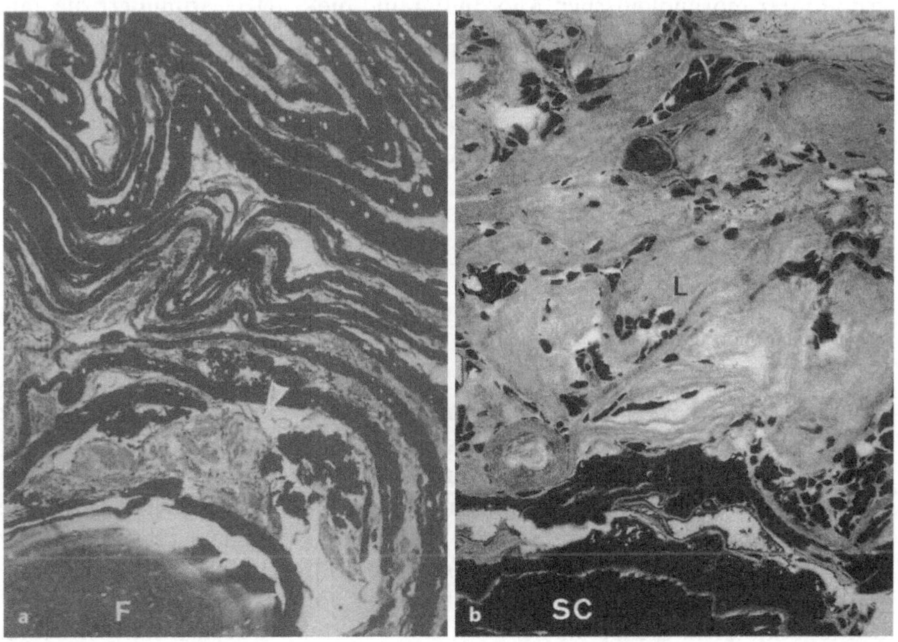

Abb. 2. a, b, c. Talgdrüsenlipide und Hornzellen im Bereich des Infrainfundibulums. Die Hornzellen schilfern sich noch gelockert in das Lumen (*weißer Pfeilkopf*). Bei der Entstehung eines Komedo füllen die Korneozyten das Lumen als kompakte Lamellen. *F* Follikel, *L* Sebumlipide, *SC* Stratum corneum

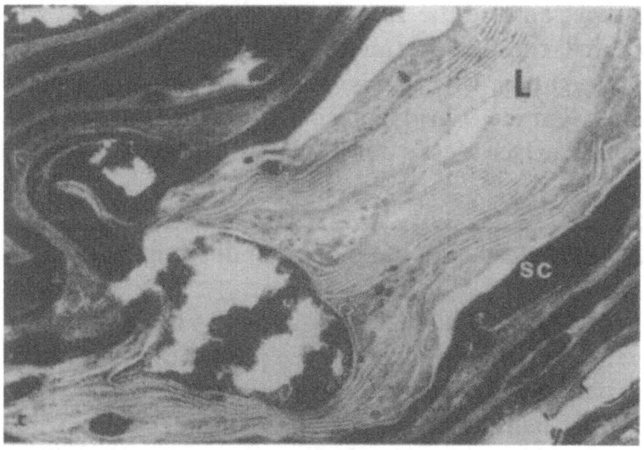

Abb. 2 c

Die Oberflächenlipide bestehen aus einer Mischung zwischen sogenannten epidermalen Lipiden (Cholesterol, Ceramiden, freie Fettsäuren) und reinen Talgdrüsenlipiden (freie Fettsäuren etwa 16 %, Triglyzeride etwa 44 %, Squalene 12 %, Wachsester 25 % (Tabelle 1). Bei den Squalenen und den Wachsestern handelt es sich um Talgdrüsen-spezifische Lipide. Die Triglyzeride werden zu freien Fettsäuren und kleineren Anteilen von Mono- und Diglyzeriden abgebaut. Man nimmt an, daß für den Umbau zu freien Fettsäuren *Propionibacterium acnes* verantwortlich ist. Untersuchungen an kultivierten Sebozyten haben jedoch gezeigt, daß humane Sebozyten ohne bakteriellen Einfluß freie Fettsäuren synthetisieren können [17].
Die epidermalen Lipide liegen in lamellärer Anordnung zwischen den Korneozyten und bilden aufgrund ihrer morphologischen Anordnung und biochemischen Zusammensetzung die eigentliche Wasserpermeabilitätsbarriere der Haut [4] (Abb. 1). Die Talgdrüsenlipide weisen dagegen keinen geordneten Aufbau auf. Sie liegen in locker angeordneten Strängen und sind mit proteinhaltigen Zellresten durchsetzt (Abb. 2a–c).

Physiologie der Sebumexkretion

Genetik

Zwillingsstudien haben ergeben, daß die Menge des vom Sebozyten synthetisierten Wachsesters (die isogeraden Fettsäuren) vom Genotyp kontrolliert werden [13]. Auch sind die Talgsekretionsraten bei Zwillingen identisch. Dennoch entwickeln Zwillinge signifikant unterschiedliche Akneschweregrade [16]. Die unterschiedliche Expression der Akne wird auf Umweltfaktoren zurückgeführt.

Alters- und geschlechtsabhängige Sebumexkretion

Die Talgdrüsen entfalten im letzten Trimenon und einige Monate postnatal (etwa bis 100. Lebenstag), wahrscheinlich aufgrund der erhöhten Androgensekretion, große Aktivität [8]. Die Sebumsekretion bleibt dann bis zur Pubertät niedrig. Mit Beginn der adrenergen Hormonstimulation, etwa im siebten Lebensjahr, steigt auch die Aktivität der Talgdrüsensekretion. Mit zunehmendem Alter (> 40 Jahre) nimmt sie dann ab, insbesondere bei Frauen in der Menopause.
In der Pubertät kommt es zusätzlich zur Erweiterung der Follikelinfundibula. Sie sind dann mit Hornzellen und Talg ausgefüllt. Diese Veränderung nennt man Follikelfilament oder Follikelkeratose.

Endokrinologische Regulation

Es konnte gezeigt werden, daß verschieden *Androgene,* bevor sie die Haut erreichen, im Blut durch die 5α-Reduktase zunächst in Testosteron und dann in Dihydrotestosteron (DHT) umgebaut werden. DHT stimuliert dann wahrscheinlich die Talgdrüsen, die Androgenrezeptoren besitzen.
Die Talgdrüsen weisen in Abhängigkeit von ihrer Körperlokalisation unterschiedliche Aktivitäten auf [1] und reagieren auf die hormonelle Stimulation unterschiedlich. Während Testosteron im Gesicht zu einer Zunahme der Talgsekretion führt, wird die Sekretion im Oberschenkelbereich vermindert. Auch DHT stimuliert die Talgdrüsen im Bereich des Gesichtes stärker als an den Oberschenkeln.
Bei der 5α-Reduktase handelt es sich um ein Enzym, das in zwei Isotypen vorliegt. Bei den Talgdrüsen scheint der Typ 1 ausschlaggebend zu sein. Besonders hohe 5α-Reduktasewerte weisen die Gesichtstalgdrüsen auf.
Die bisher beschriebenen verschiedenen lokalisatorischen Effekte könnten sich daher entweder durch die unterschiedliche Aktivität der 5α-Reduktase oder durch den Unterschied in der Rezeptorendichte an der jeweiligen Talgdrüse erklären lassen.
Andere endokrine Faktoren: Östrogene scheinen die Sebumexkretion leicht zu vermindern. Progesteron führt bei Männern zur Stimulation, bei Frauen jedoch zur Verminderung der Sekretion. Die meisten hypophysären Hormone wie das GH („growth hormone") führen zur Sekretionssteigerung, nicht jedoch das α-MSH.
Weitere beeinflussende Faktoren: Durch Fasten kann die Quantität der Sebumexkretion bis auf 40 % ab-

nehmen. Auch beeinflußt die Temperatur die Sebumexkretionsrate. Sie nimmt um 10 % pro 1 °C zu. Ein Abfall der lokalen Hautoberflächentemperatur geht mit einer Abnahme der Squalenfraktion in den Hautoberflächenlipiden einher. Dieser Effekt scheint jedoch erst bei Temperaturen, die um 4 °C und mehr verändert werden, relevant zu sein. Die Sekretionsrate unterliegt ebenfalls zirkadianen Schwankungen: Es wird ein Ansteigen in den ersten Stunden des Schlafes sowie in den Sommermonaten beobachtet. Die UV-Strahlung beeinflußt zwar die Größe der Talgdrüsen, die Sekretionsrate scheint jedoch nicht direkt beeinflußt zu werden.

Funktionen der Talgdrüse

Hat Sebum eine Barrierefunktion?
Es hat sich allgemein durchgesetzt, daß die Talgdrüsenlipide keinen Einfluß auf die Barrierefunktion der Haut haben [11].
Bereits seit den 60er Jahren ist bekannt, daß auf der Haut kein geschlossener Lipidfilm vorliegt und somit auch keinen nennenswerten Schutz bieten kann. Weitere Argumente für die fehlende Schutzwirkung des Sebums sind: Talgdrüsenreiche Körperregionen (Gesicht/Rücken) weisen keine bessere Barrierefunktion als talgdrüsenarme Regionen (wie zum Beispiel Bein/Abdomen) oder Regionen, die keine Talgdrüsen besitzen (Handteller/Fußsohlen), auf. Bekanntlich haben Kinder vor Beginn der Pubertät nur sehr geringen Talgdrüsenexkretionswerte. Sie weisen jedoch keine herabgesetzte Barrierefunktion auf. Seit kurzem wird jedoch eine intrauterine Barrierefunktion durch das Mitwirken der Talgdrüse bei der Ausbildung der Vernix caseosa diskutiert.

Sebum und antimikrobielle und antifungizide Wirkung
Im Sebum vorhandene freie Fettsäuren sollen eine fungizide [10] und eine antimikrobielle Wirkung aufweisen. Diese Ergebnisse wurden jedoch in In-vitro-Systemen gewonnen und kontrovers diskutiert, da zusätzlich gezeigt werden konnte, daß es durch den Kontakt zu Keratin zur Inaktivierung der freien Fettsäuren kommen kann [6].

Sebum und Körperduft
In früheren Jahren war man der Ansicht, daß der Talg ein Weg zur Exkretion androgener Steroide sei. Zusätzlich gab es Spekulationen hinsichtlich des Gehaltes an Pheromonen. Allerdings gibt es hierzu in den letzten 30 Jahren keine neueren Untersuchungen.

Talgdrüse und Hauterkrankungen

Akne

Die Entstehung der Akneeffloreszenzen ist nicht gänzlich geklärt. Nach Plewig und Kligman [9] kommt es wahrscheinlich aufgrund der Androgenstimulation bei erhöhter Androgensensitivität zu einer Talgdrüsenvergrößerung und erhöhten Talgproduktion und somit zu einer Störung der Barriere des Follikelepithels (Abb. 3). Eine zunehmende Parakeratose und Veränderung der Korneozytenadhäsion des Follikelepithels führt zur follikulären Retentionshyperkeratose und zur Komedobildung. Ein erhöhter Influx von Wasser aus der Dermis ins Follikellumen könnte dann zu einer Förderung der Vermehrung von *Propionibacterium acnes* und daraus resultierender Zytokinexpression (zum Beispiel IL1α) führen. Diese Zytokinexpression triggert das Einwandern von Entzündungzellen wie Lymphozyten und Neutrophile. So kommt es zur Entstehung entzündlicher Effloreszenzen wie Papeln, Pusteln und Knoten.
Es gibt unterschiedliche biochemische Forschungsansätze zur Ätiologie der Akne, insbesondere zur Entstehung der Retentionshyperkeratose des Infundibulums, die zur Komedobildung beiträgt. Ein hypothetischer Ansatz könnte die Verminderung der Linolsäure [3, 14] im Sebum sein. Aknepatienten sollen geringere Konzentrationen der Linolsäure und Acylceramide im Sebum aufweisen. Außerdem enthält das Ceramid 1 der Komedonen eine deutlich geringere Menge an Linolaten im Vergleich zur interfollikulären Hornschicht. Durch die Hydrolyse von linolsäurearmen Triglyzeriden und Diffusion dieser freien Fettsäuren in die Basalzellschicht der Epidermis des Infundibulums, ist die Inkorporation von Linolsäure in die epidermalen Lipide (wie Ceramid 1) gestört. Daraus könnte eine Keratinisierungsstörung resultieren. Bei dem nachgewiesenen Linolsäuremangel könnte es sich jedoch auch um ein Epiphänomen handeln, da auch andere Störungen der Lipide vorliegen, wie zum Beispiel Veränderungen des Cholsterol- und Cholesterolsulfatgehaltes [7].

Beeinflussung der Talgdrüsen durch Medikamente

Beeinflussung durch Externa
Externa wie Schwefel beeinflussen die Talgproduktion nicht. Ebenso scheinen Tretinoin und Azelainsäure keinen Einfluß auf die Sebumexkretion zu haben.

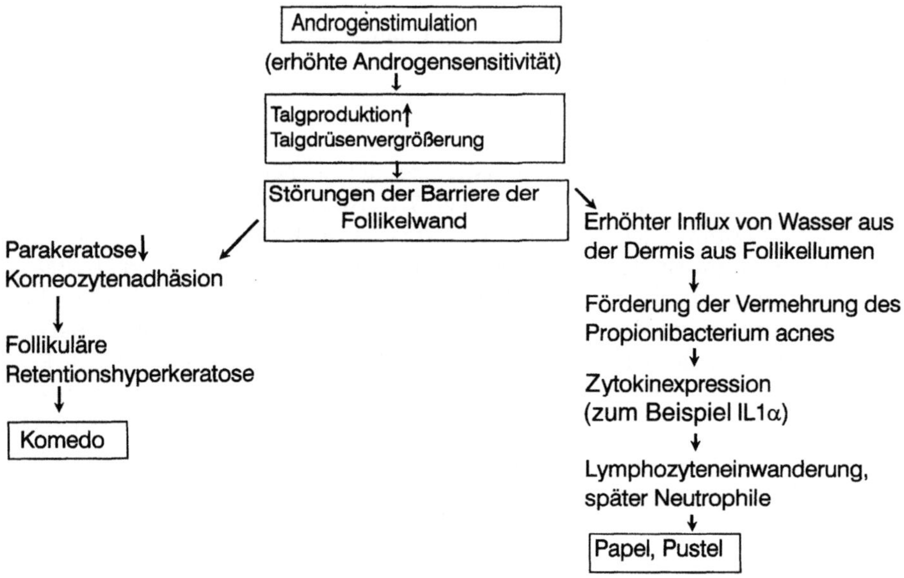

Abb. 3. Hypothese der Entstehung der Dysfunktion der Talgdrüse bei Akne. (Modifiziert nach Plewig und Kligman [9])

Eine der Hauptwirkungen dieser Substanzen scheint in der positiven Beeinflussung der Retentionshyperkeratose des Infundibulums zu liegen.

Beeinflussung durch systemische Therapie:
Retinoide: Isotretinoin vermindert nicht nur die Talgmenge, sondern führt auch zur deutlichen Reduktion der Drüsengröße. Bichemische Lipidanalysen haben gezeigt, daß sich die klassischen Talgdrüsenlipide wie Wachsester und Squalene vermindern, während sich das Cholesterol epidermalen Ursprungs erhöht.
Antiandrogene wirken entweder über die Hemmung des Enzyms 5α-Reduktase (das die Umwandlung des Testosteron zum aktiven Metabolit DHT ermöglicht) oder über die kompetitive Blockierung der Androgenrezeptoren, wie zum Beispiel durch Cyproteronazetat oder Spironolacton.

Seborrhoisches Ekzem, Rosazea, Seborrhoe und Sebostase

Bei Patienten mit seborrhoischem Ekzem scheinen keine Veränderungen der Sebumzusammensetzung feststellbar zu sein [12]. Es findet sich auch keine Assoziation zwischen dem seborrhoischen Ekzem und der Seborrhoe.
Bei der Rosazea finden sich weder geschlechtsspezifische Unterschiede der Lipidzusammensetzung, noch scheint die Menge der Sebumsekretion im Vergleich zum Normalkollektiv verändert. Auch hier tritt die Seborrhoe nicht gehäuft auf. Die Talgdrüsen werden hier wohl sekundär ins Krankheitsgeschehen einbezogen.

Bei der klinisch trockenen Haut (Sebostase) handelt es sich eigentlich um eine „rauhe“ Haut: Dieser biologische Zustand hat jedoch nichts mit der eigentlichen Talgdrüsenproduktion zu tun. In älteren Untersuchungen wird eine Verminderung der Sebumlipidmenge als Ursache für trockene Haut angesehen. In neueren Untersuchungen lassen sich jedoch diese Veränderungen nicht mehr verifizieren [12].
Es gibt unterschiedliche Gründe für das Vorliegen einer rauhen Haut. So kann es relativ rasch bei niedriger Luftfeuchtigkeit zur vorübergehenden Veränderung der oberflächlichen Korneozyten kommen. Bei Keratinisierungsstörungen, wie bei Ichthyosen, ist die gesamte Hornschicht pathologisch verändert, die dadurch den Aspekt der trockenen Haut hervorruft. Den Veränderungen der Hornschicht bei den unterschiedlichen Ichthyosen liegen jedoch verschiedene Mechanismen zugrunde [5]. Bei der rezessiven X-chromosomalen Ichthyose scheint es bei vorliegenden Steroidsulfatasemangel und der damit verbundenen Akkumulation von Cholesterolsulfat in den oberen Hornlagen zu Veränderungen der Desquamation durch Beeinflussung der dafür vorhandenen Enzyme zu kommen.
Auch subklinische Entzündungsvorgänge wie beim atopischem Ekzem scheinen mit einer Veränderung des Aufbaues und der Desquamation im Bereich der gesamten Hornschicht und der darin vorhandenen epidermalen Lipide einherzugehen. Bei den Veränderungen der Talgdrüsenlipide, die in älteren Untersuchungen beschrieben wurden, scheint es sich daher wohl eher um Epiphänomene zu handeln.

Literatur

1. Akamatsu H, Zouboulis CC, Orfanos CE (1992) Control of human sebocyte proliferation in vitro by testosteron and 5-alpha-dihydrotestosterone is dependent on the localization of the sebaceous glands. J Invest Dermatol 99:509–511
2. Cunliffe WJ (1993) Akne. Übersetzt und bearbeitet von Gollnick H, Orfanos CE. Hippokrates Verlag, Stuttgart
3. Downing DT, Stewart ME, Wertz PW et al. (1986) Essential fatty acids and acne. J Am Acad Dermatol 14:221–225
4. Fartasch M, Bassukas ID, Diepgen TL (1993) Structural relationship between epidermal lipid lamellae, lamellar bodies and desmosomes in human epidermis. An ultrastructural study. Br J Dermatol 128:1–9
5. Fartasch M (1997) The epidermal barrier in disorders of the skin. Microsc Res Techniq 38:361–372
6. Kligman AM (1963) The uses of sebum. In: Montagna W, Ellis RA, Silver AF (eds) Advances in biology of the skin, vol 4. MacMillan, New York, p 110
7. Melnik B, Kinner T, Plewig G (1988) Influence of oral isotretinoin treatment on the composition of comedonal lipids. Implications for comedogenesis in acne vulgaris. Arch Dermatol Res 280:97–102
8. Plewig G (1990) Pathophysiologie und Klinik von Talgdrüsenerkrankungen. In: Braun-Falco O, Ring J (Hrsg) Fortschritte der praktischen Dermatologie und Venereologie Band 12. Springer, Berlin, S 287–297
9. Plewig G, Kligman AM (1993) Acne and rosacea. 2nd edn, Springer, Berlin
10. Rothman S, Smiljanic A, Shapiro AL et al. (1947) The spontaneous cure of tinea capitits in puberty. J Invest Dermatol 8:81–98
11. Schaefer H, Redelmeier TE (1996) Skin barrier. Principles of percutneous absorption. Karger, Basel
12. Schaich B, Korting HC, Hollmann J (1993) Hautlipide bei mit Seborrhoe- und Sebostase-assoziierten Hauterkrankungen. Hautarzt 44:75–80
13. Stewart ME, McDonnell MW, Downing DT (1986) Possible genetic control of the proportions of branched-chain fatty acids in human sebaceous wax ester. J Invest Dermatol 86:706–708
14. Stewart ME (1992) Sebaceous gland lipids. Semin Dermatol 11:100–105
15. Schürer NY, Elias PM (1991) The biochemistry and function of stratum corneum lipids. Adv Lip Res 24:27–56
16. Walton S, Wyatt EH, Cunliffe WJ (1988) Genetic control of sebum excretion and acne – a twin study. Br J Dermatol 118:393–396
17. Zouboulis Ch, Xia CL, Korge B, Gollnick H, Orfanos CE (1991) Cultivation of human sebocytes in vitro. Cell characterization and influence of synthetic retinoids. In: Saurat J-H (eds) Retinoids 10 years on. Karger, Basel

Biologie des Haarfollikels*

Ralf Paus und Sven Müller-Röver

Die nachfolgende Zusammenfassung besonders interessanter Teilaspekte des faszinierenden „Mikrokosmos Haarfollikel" sowie die Darstellung klinisch wichtiger Charakteristika dieses einzigartigen Miniorgans sollen ein besseres Verständnis der Grundlagen des Haarwuchses und seiner Störungen vermitteln. Darüber hinaus skizzieren wir, in welchen Bereichen noch der größte Forschungsbedarf besteht und welche Forschungsrichtungen die raschesten Fortschritte in der praktischen Trichologie versprechen.

Beim Menschen entwickeln sich Haarfollikel (HF) während der Fetalperiode aus einer Invagination der fetalen Epidermis mit anschließender, massiver Zellproliferation von Keratinozyten. Dieser Vorgang ist das Ergebnis komplexer mesenchymaler und epithelialer Interaktionen, bei denen ausgewählte Keratinozyten und Fibroblastenpopulationen sezernierte Moleküle mit induktiven und morphogenen Eigenschaften austauschen.

Zur Produktion eines pigmentierten Haarschaftes muß der HF während der Wachstumsphase (Anagen) große epitheliale Zellmassen erzeugen und ausdifferenzieren. Diese müssen ernährt, in ihrer Proteinsynthese instruiert und pigmentiert werden. Hierzu baut er im Anagen eine hocheffizient arbeitende Faserfabrik auf, den Anagenhaarbulbus. Dieser wird rhythmisch jedoch immer wieder abgebaut. Die Wachstumsphasen werden zyklisch unterbrochen durch Phasen der Organinvolution (Katagen) und Phasen sogenannter Ruhe (Telogen). Nach Stenn et al. [47] gibt es eine weitere Phase – genannt *Exogen* –, in welcher während des Telogens der Haarschaft aktiv abgestoßen wird (Haarausfall).

Nach jeder Ruhephase entwickelt sich aus dem winzigen Telogen-HF wieder ein etwa drei- bis viermal so großer Anagen-HF, der tief in die Dermis einwächst, eine stabile zylindrische Form ausbildet und so erneut einen Haarschaft generiert. Dieser wird nach außen transportiert, ohne unkontrolliert in die Dermis einzudringen. Der zyklische Auf- und Abbau des HFs gehorcht einer noch weitgehend unbekannten biologischen Uhr, deren Entschlüsselung eine zentrale Herausforderung der Haarforschung darstellt. Vieles spricht dafür, daß die Fibroblasten der dermalen Papille (DP) des HF als zentrale Steuerungszentrale sowohl für die HF-Morphogenese als auch für die Regulation des Haarzyklus fungieren.

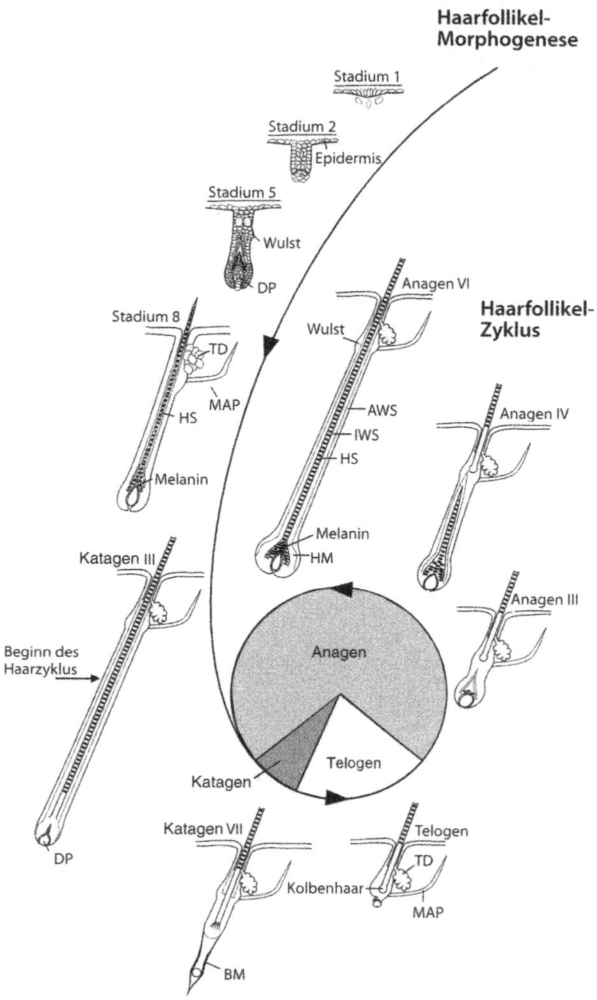

Abb. 1. Schematische Darstellung der wichtigsten Phasen der Haarfollikelmorphogenese und des Haarzyklus. *ÄWS* äußere Wurzelscheide; *APM* M. arrector pili; *BM* Basalmembran; *DP* dermale Papille; *HS* Haarschaft; *IWS* innere Wurzelscheide; *TD* Talgdrüse

* **Abkürzungen:** *ÄWS* äußere Wurzelschale; *DP* dermale Papille; *HF* Haarfollikel; *IWS* innere Wurzelscheide

Tabelle 1. Schlüsseleigenschaften und Dauer der Phasen des Haarzyklus

Term	Schlüsseleigenschaften	Dauer[a]	[%][a]
Anagen	**Wachstumsphase** Konstruktion der „Haarschaft-Fabrik“: Haarmatrix, ORS, IRS Haarschaftbildung durch massive Keratinozytenproliferation in der Haarmatrix and schnelle Differenzierung in der präkortikalen Matrix Haarschaftpigmentierung durch follikuläre Melanogenese Umbau der perifollikulären Innervierung Umbau des Haarfollikelimmunsystems; zum Beispiel Entwicklung des Immunprivilegs in Haarmatrix und IRS	1–6 Jahre	80–90
Katagen	**Regressionsphase** programmierte, apoptose-getriebene Rückbildung des proximalen Haarfollikels: Abbau der „Haarschaft-Fabrik“ Ende der follikulären Melanogenese Abschaltung der Melanogenese und partielle Melanozytenapoptose Kolbenhaarbildung Kondensation und Aufwärtsbewegung der Dermalen Papille umfangreicher Umbau der follikulären Basalmembran Phagozytose überschüssiger Basalmembrananteile durch Makrophagen (?)	Wochen (?)	< 1
Telogen	**Ruhephase** Ausreifung des Kolbenhaares (?) Verbleiben verschiedener Vorläuferzellen in sekundärem Haarkeim und Wulstregion	3–9 Monate	10–20
Exogen	(Hypothetische) Phase der aktiven **Haarschaftabstoßung**	?	?

[a] Dauer der Phase und Prozent der Haarfollikel beziehen sich auf die menschliche Kopfhaut

Um all diese komplexen Aufgaben zu erfüllen, kollaborieren HF-Keratinozyten, die in vielen Schichten mit unterschiedlichen Funktionen angeordnet sind, präzise mit spezialisierten Fibroblasten und Melanozyten. Die dieser interzellulären Kommunikation zugrundeliegenden neuroektodermal-mesenchymalen Interaktionen besitzen nicht nur Modellcharakter für viele verwandte Systeme (zum Beispiel Zahn-Feder-, Nagel-, Extremitätenknospen- und Mammaentwicklung), sondern sind auch von großer klinischer Bedeutung: die im Hautarztalltag häufigsten Haarprobleme lassen sich zumindest zu einem wesentlichen Teil als Haarzyklusstörungen begreifen, bei denen die interzelluläre Kommunikation im HF von der Norm abweicht [29, 30, 41, 47]. Abbildung 1 faßt schematisch die wichtigsten Stadien der HF-Morphogenese und des lebenslangen Haarzyklus zusammen, während Tabelle 1 dazu nähere Erläuterungen gibt.

Der Haarschaft

Obwohl nur Säugetiere ein Haarkleid besitzen, finden sich evolutionsgeschichtlich sehr weit zurückreichende Vorläufer und Verwandte: Der Haarschaft ist eine Weiterentwicklung der Fisch- und Reptilienschuppe und ist sehr eng verwandt mit Nägeln und Zähnen (weniger mit Federn). Aus seiner Proteinkomposition läßt sich jedoch herleiten, daß er ein sehr junges Evolutionsprodukt ist.

Der Haarschaft hat neben der sozialen Kommunikation (einschließlich sexueller Signale) weitere Funktionen wie zum Beispiel an das Klima adaptierbare Wärmeisolation, mechanischen Hautschutz, Schutz vor UV-Strahlung, Exsikkation und Fluginsekten sowie Auswärtstransport von Debris, Dispersion von Hautsekreten, sensorische Funktionen und Tarnung. Es liegt nahe, in all diesen Funktionen evolutionäre Selektionsvorteile für Säugetiere zu sehen. Obwohl Lichtschutz noch immer eine wichtige Rolle spielt, dominieren die sozialen Funktionen der Kopf- und Sexualbehaarung. Daher können eigentlich harmlose Störungen des Haarwuchses zu starken psychischen Belastungen führen, sekundäre Krankheitsbedeutung erlangen und die Betroffenen sozial isolieren. Dies erklärt auch den enormen ökonomischen Erfolg verschiedenster Haartherapeutika, auch wenn diese oft nur fragliche Wirkung besitzen.

Ein typisches Terminalhaar der Kopfhaut besitzt drei konzentrische Regionen: Kutikula, Kortex und Medulla (Abb. 2). Der Haarschaft setzt sich überwiegend zusammen aus kompaktierten, axial angeordneten, teleskopartig geschichteten Kortikalzellen, die vollständig keratinisiert sind. Haarkeratinmoleküle mit einer α-helikalen Struktur bilden Fila-

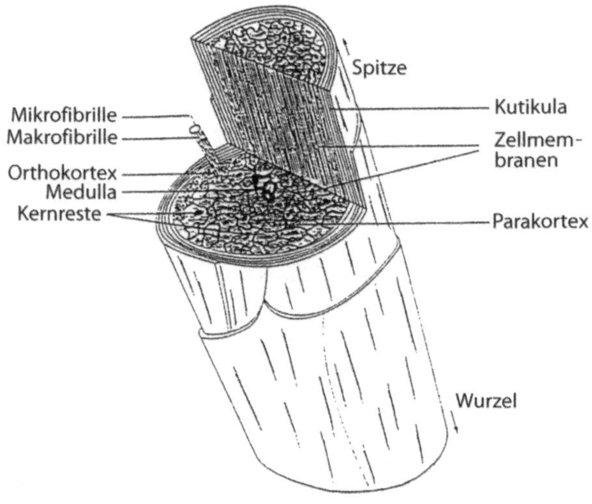

Abb. 2. Ultrastruktur des Haarschaftes (Terminalhaar). [Aus Baran et al. (1994)]

mente, die durch Matrixproteine zu Fibrillen aggregiert werden. Als Medulla bezeichnet man den zentralen Hohlraum innerhalb der Terminalhaare, welcher dem Schaft zusätzliche Stärke verleiht und durch die eingeschlossene Luft zu einer besseren Wärmeisolierung führt (Abb. 2). Die Medulla fehlt in den Lanugohaaren des Neugeborenen und in den Vellushaaren des Erwachsenen.

Die kortikalen Strukturelemente des Haarschaftes werden durch die Kutikula ummantelt, geschützt und gebündelt. Die pigmentfreien, dachziegelartig überlappenden Kutikulazellen verhaken den Schaft in der Kutikula der inneren Wurzelscheide (IWS), deren Zellen in gegenläufiger Richtung geschichtet sind und nehmen wie kleine Schaufeln bei der Verschiebung nach distal Zelldebris, Parasiten, Talg und anderes mit.

Die Haarfarbe wird durch die Art des produzierten Melanins (Eumelanin oder Phäomelanin) sowie durch die Anordnung, Menge, Größe, Form und Dichte der Melanosomen in den Kortexzellen bestimmt. Auch die Pigmentierung hat wiederum großen Einfluß auf die soziale/sexuelle Kommunikation, die Tarnung und den UV-Schutz, die durch ein bestimmtes Haarkleid vermittelt werden. Der allgemeine optische Eindruck des Haarkleides wird ferner durch den Zustand der Kutikulazellen bestimmt. Bricht ihre dachziegelartige Ausrichtung auf, verlieren die Haare ihren Glanz. Sogenannter Haarspliß entsteht durch einen Verlust von Kutikulazellen mit anschließender Aufsplitterung der Haarschäfte unter dem Einfluß schädigender exogener Faktoren (Sonne, Wind, Trockenheit, heißes Fönen, aggressive Shampoos, Färben), was zu einer Freilegung der Kortikalzellen mit der Folge einer stark erhöhten Brüchigkeit des Haarschaftes führt.

Ob Haare gelockt, glatt oder gekräuselt sind, hängt von der Follikelanatomie, den vorherrschenden Kortexzellen und der IWS ab. Sehr grob vereinfachend läßt sich sagen, daß gekräuseltes Haar durch C-förmig gebogene HF entsteht, während glattes Haar aus einem geraden HF herauswächst. Darüber hinaus ist aber auch die exakte Keratinkomposition eines Haarschaftes, die sich unter Umständen ändern kann (zum Beispiel im Rahmen der Pubertät, bei Endokrinopathien, nach Chemotherapie), für die Form und Festigkeit des Haarschaftes von großer Bedeutung.

Funktionelle Anatomie des Haarfollikels

Für den Praktiker sind nur wenige anatomische Elemente der Haarfollikelanatomie von Relevanz (Abb. 2, 3). Die *funktionell* wichtigsten anatomischen Kompartimente sowie deren Funktionen und Eigenschaften sind in Tabelle 2 zusammengefaßt.

Die dermale Papille (DP) ist unter funktionellen Gesichtspunkten eines der wichtigsten Kompartimente des HFs, da sie als eine Art Zentralcomputer der Haarwuchskontrolle fungiert. Sie wölbt sich in den proximalen Haarbulbus wie eine Zwiebel vor, bleibt aber mit den Fibroblasten der Bindegewebsscheide verbunden, so daß keine strenge anatomische Trennung zwischen Papille und proximaler Bindegewebsscheide besteht. Die Fibroblasten der DP können sich sogar aus der proximalen Bindegewebsscheide regenerieren.

Die Fibroblasten der dermalen Papille unterscheiden sich von jenen der interfollikulären Dermis unter anderem darin, daß sie zeitlebens induktive und morphogene Eigenschaften behalten und in eine extrazelluläre Matrix eingebettet sind, welche in ihrer Zusammensetzung weitgehend einer Basalmembran gleicht. Während des Anagens treten einige dieser Zellen sogar mittels Zellfortsätzen durch Fenestrationen in der Matrix-Papillen-Membran in direkten Kontakt mit den Keratinozyten der Haarmatrix. All dies sind für mesenchymale Zellen völlig ungewöhnliche Eigenschaften. Interessanterweise besitzen sowohl die Fibroblasten der DP als auch die der proximalen Bindegewebsscheide des HF die Fähigkeit, Epidermalzellen in unbehaarter Haut zur Bildung eines neuen HFs zu rekrutieren, wenn sie in solche Regionen (zum Beispiel in die Plantarhaut der Mäusepfote) implantiert werden [15, 16, 43, 44]. Diese Zel-

Tabelle 2. Funktionen und Eigenschaften der wichtigsten anatomischen Kompartimente des Haarfollikels

Kompartiment	Funktionen und Eigenschaften
Haarbulbus	Zwiebelförmige Verdickung des proximalen Haarfollikels: eigentliche „Haarschaftfabrik" Relativ undifferenzierte Keratinozyten (Haarmatrix, s. unten); Melanozyten, Keratinozyten der proximalen ÄWS
Keratogene Zone	Zone der Haarschaftbildung terminal differenzierende Keratinozyten
Haarmatrix	Zone der heftigsten Proliferation während des Anagens Keratinozyten und Melanozyten Immunprivileg Entzündliche Infiltration führt zu Alopecia areata
Dermale Papille	„Kommandozentrale" des Haarfollikels Aggregierte Fibroblasten mit morphogenen/induktiven Eigenschaften
Innere Wurzelscheide (IWS)	Stützfunktion, formt Haarschaft terminal differenzierte Keratinozyten Proximal Immunprivileg
Äußere Wurzelscheide (ÄWS)	Stützfunktion, Signalfunktionen Keratinozyten, Immunozyten, (amelanotische) Melanozyten(-Vorläufer)
Wulst („bulge")	Epitheliale Stammzellregion des Haarfollikels Entzündliche Infiltration kann zu vernarbenden Alopezien führen
Haarschaft	Das *Haar* an sich Trichozyten (terminal differenzierte Haarfollikel-Keratinozyten), zusammengesetzt aus Kutikula, Kortex, Medulla (s. Abb. 2), ummantelt von der IWS bzw. der ÄWS ab der Höhe des Haarkanals
Infundibulum	Distalster Anteil des Haarfollikels einschließlich Haarkanal und distaler ÄWS
Haarkanal	Röhrenförmige Verbindung zwischen Epidermisoberfläche und dem distalsten Anteil der IWS, abgegrenzt durch die umgebende ÄWS

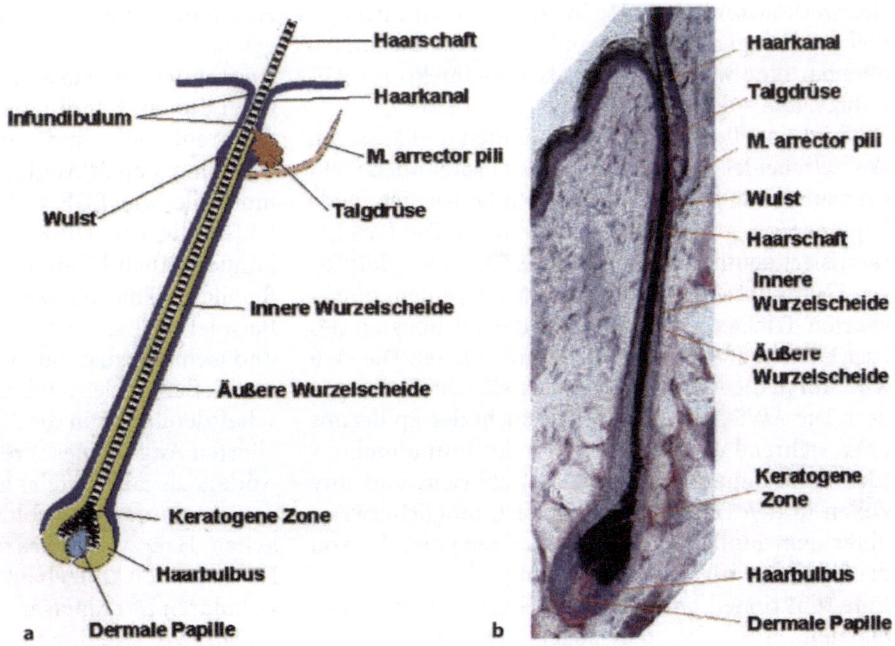

Abb. 3. a Schematische Darstellung der funktionell wichtigstens anatomischen Kompartimente eines Anagen-VI-Haarfollikels. **b** Mikrographie eines Anagen-VI-Haarfollikels der Maus

len sezernieren also induktive und morphogene Signalmoleküle, welche die Bildung eines HFs wesentlich kontrollieren. Dies macht die Fibroblasten der DP zu Hauptprotagonisten der Haarwuchskontrolle.
Der Haarbulbus umschließt die DP, während die Haarmatrix jener Bereich des Bulbus ist, welcher in direktem Kontakt mit der dermalen Papille steht und welche die Zone der maximalen Epithelproliferation repräsentiert. Keine andere Zellpopulation des Säugetierkörpers und nicht einmal die meisten Tumoren weisen eine ähnlich hohe Proliferationsaktivität auf.
Der Bulbus zeichnet sich auch durch eine außergewöhnliche immunologische Eigenschaft aus: Sowohl bei der Maus als auch beim Menschen zeigt der Haarbulbus eine massiv reduzierte oder völlig fehlende Expression von MHC-Klasse-I-Molekülen sowie eine deutlich verringerte Anzahl oder ein Fehlen von antigenpräsentierenden Zellen (Langerhans-Zellen) im Vergleich zum distalen Follikelepithel und der Epidermis ([31, 34]. Diese Eigenschaft deutet darauf hin, daß der Haarbulbus ein immunpriviligiertes Gewebe ist – ähnlich wie die vordere Augenkammer und Teile von Hoden, Choriontrophoblast und Gehirn. Ein Zusammenbruch dieses Immunprivilegs und eine resultierende entzündliche Infiltration dieser Region dürfte ein wesentlicher Faktor in der Ätiopathogenese der Alopecia areata sein [37]. Da der distale HF aufgrund seiner Anatomie eine potentielle Haupteintrittspforte für Mikroorganismen verschiedenster Art ist und der Haarkanal reich mit einer Standortflora aus Bakterien, Pilzen und Milben besiedelt ist, weißt die distale äußere Wurzelscheide ein ringförmiges Netzwerk aus miteinander interagierenden intraepithelialen Langerhanszellen und Lymphozyten auf, die offenbar eine wichtige Rolle als Anti-Infektions-Abwehrsystem spielen [28, 39].
Die funktionelle Bedeutung der inneren und äusseren Wurzelscheide (Tabelle 2, Abb. 2) ist bisher noch nicht ganz eindeutig geklärt. Anatomisch lassen sich beide Regionen gut gegeneinander abgrenzen. Die IWS keratinisiert deutlich früher als die Zellen des zukünftigen Haarschaftes, so daß sie funktionell einem umgekehrten Trichter ähnelt, welcher die Trichozyten des Haarschaftes bündelt und nach außen leitet. Die IWS wird durch die ÄWS ernährt und vielleicht auch reguliert. Die ÄWS geht in die Basalschicht der Epidermis über, während die IWS unterhalb des Infundibulums (der Einmündung der Talgdrüse) abbricht und ihre Zellen in den Haarkanal abschilfert, möglicherweise unter dem Einfluß proteolytischer Enzyme, die von der Talgdrüse beigesteuert werden [49].
Eine funktionell besonders interessante Region der distalen ÄWS ist die sogenannte Wulstregion („bulge"), die auf der Höhe der Insertionsstelle des M. arrector pili liegt und wahrscheinlich den Hauptsitz von epithelialen Stammzellen innerhalb des HFs ist. Wird diese Region durch ein entzündliches Infiltrat geschädigt, so kann es zur völligen Zerstörung des HFs und einer vernarbenden Alopezie kommen ([13, 14], siehe unten).
Die meisten follikulären Melanozyten sind direkt oberhalb und seitlich des epithelialen Pols der dermalen Papille in der Haarmatrix angesiedelt, um von hier aus über lange Dendriten ihre Melanosomen an die Keratinozyten der präkortikalen Matrix zu transportieren. Die follikuläre Melanogenese findet nur während der Anagenphase (Anagen III–IV) statt, also nur wenn gerade ein Haarschaft produziert wird. Die Steuerungsfaktoren der HF-Melanogenese sind noch weitgehend unbekannt. Faszinierenderweise aber produziert der Haarbulbus selbst, vor allem im Anagen, eine ganze Reihe von Neuropeptiden (zum Beispiel α-MSH, ACTH), Neurotrophinen und Zytokinen, mit denen wahrscheinlich direkt vor Ort die Melanogenese im Anagen an- und im Katagen abgeschaltet wird [45]. Möglicherweise dient das Immunprivileg des Haarbulbus vor allem dazu, Melanogenese-assoziierte Autoantigene vor einer Erkennung und Beseitigung durch das Hautimmunsystem zu schützen [37].
Der HF verfügt über eine reiche Gefäßversorgung, die im Menschen bis in die DP hineinreicht und so zur Ernährung der Haarmatrix beiträgt. Zur adäquaten Versorgung des stark wachsenden Anagenfollikels muß in jeder Wachstumsphase für den Haarbulbus ein neues, ausgedehntes Gefäßnetz aufgebaut werden. Wodurch diese außergewöhnliche, Anagen-assoziierte Angiogeneses induziert wird, ist noch unklar. Kandidaten sind sowohl Angiogenesefaktoren, die von Bulbuskeratinozyten sezerniert werden als auch Angiogenese-induzierende Signalmoleküle wie FGF-2, TGF-β, HGF und vor allem VEGF, die von DP-Fibroblasten sezerniert werden können. Auch klinisch sind die zugrundeliegenden Regulationsmechanismen hochinteressant, zum Beispiel weil sie sich bei atrophischen Dermatosen und Ischämiezuständen der Haut therapeutisch nutzen ließen, indem Telogenhaarfollikel durch Haarschaftdepilation in die Anagenphase (mit ihrer assoziierten Angiogenese) rekrutiert werden.
Anders als jahrzentelang angenommen, ist das Nervensystem des HFs abhängig von den unterschiedlichen Haarzyklusphasen und wird in definierten HF-Regionen umgebaut, vor allem im Bereich der zirkulären Nervenfasern, die um die die distale ÄWS und die Wulstregion herum angeordnet sind, so daß

man von einer haarzyklusabhängigen Plastizität der HF-Innervation ausgehen kann [3, 38].
Diesem Umbau dürfte eine hochgradig differentielle Produktion und Sekretion von Neurotrophinen im HF zugrundeliegen; interessanterweise greifen diese Neurotrophine offenbar sogar in die Kontrolle des Haarwuchses selbst ein [1, 2, 4]. Drei neuronale Netzwerke umspannen den HF. Ähnlich wie die Blutgefäße der Haut sind auch sie auf drei Ebenen zu finden. Ein kleineres Netzwerk direkt unterhalb der Epidermis, ein zweites auf der Höhe der Stammzellregion und ein drittes tief in der Subkutis. Die genannten Nervennetze üben zusammen mit intraepithelial gelegenen Merkel-Zellen wichtige sensorische Funktionen aus. Die Anwesenheit funktioneller Nerven ist aber scheinbar nicht essentiell für den Ablauf eines normalen Haarzyklus [23]. Dennoch gibt es Indizien, daß das Hautnervensystem nicht nur haarzyklusabhängig ist, sondern umgekehrt auch regulatorische Einflüsse auf das Haarwachstum hat (zum Beispiel durch sezernierte Neurotransmitter, Neuropeptide, Neurotrophine [2, 33, 38, 40]).
Im Gegensatz zum M. arrector pili, der für die Physiologie menschlicher Haut wahrscheinlich nur eine sehr untergeordnete Rolle spielt, erfüllen die Anhangdrüsen des HFs -Talg- und apokrine Drüsen - wichtige hautphysiologische Funktionen, die aber den Rahmen dieses Überblickes sprengen.

Haarfollikelheterogenität und Segmentierung der Haut

Eine der interessantesten Fragen der Haarbiologie ist, warum an unterschiedlichen, scharf voneinander abgegegrenzten Regionen des menschlichen Körpers unterschiedliche Haartypen zu finden sind: extrem lange Terminalhaare im Bereich des Kapillitiums, kurze Augenbrauenhaare sowie kurze Haare in Nase und Ohr, gekräuselte Schambehaarung, flaumähnliche Haare an den Armen und im Gesicht. Besonders auffällig an dieser Verteilung ist die zumeist scharfe Grenze zu den umliegenden Hautbereichen - dies ist besonders deutlich an den Augenbrauen und der frontalen Stirn-Kopfhaar-Grenze.
Diese Regionalisierung der Haut wird wahrscheinlich, wie in allen anderen untersuchten Organsystemen, durch überlappende Gradienten von sogenannten Selektorgenen etabliert, zu denen zum Beispiel Homeobox(HOX)- oder Pairedbox(PAX)-Gene gehören [9, 12, 25]. Die Untersuchung embryonaler Maushaut deutet darauf hin, daß während der Entwicklung der Haut wahrscheinlich jede kutane Region durch eine entwicklungsbiologisch genau bestimmte Kombination von Selektorgenen eine präzise Information über ihre Lage im Verhältnis zum Gesamtorganismus erhält [17] - die sogenannte „positional information". Grob vereinfachend kann man die zunehmende Unterteilung der fetalen Gesamthaut in immer spezifischere Unterregionen als einen Wechsel zwischen Polarisierung (durch Selektorgengradienten) und der sich daraus ergebenden Ausbildung neuer Untergrenzen innerhalb der polarisierten Region auffassen. Zwischen den neu entstandenen Grenzen können nun wiederum neue Gradienten eine Polarisierung erzeugen mit der Folge zunehmender Unterteilung in immer kleine Subregionen. Hautanhangsgebilde (wie Zähne, Nägel, Haare, Drüsen, Federn) können also wahrscheinlich nur in präzise dafür determinierten Mikrobereichen induziert werden, und selbst diese Mikrozonen zeigen (zusätzlich zu den weiterhin bestehenden Makrogradienten der Gesamthaut, zum Beispiel zwischen Kopf und Steiß) Mikrogradienten verschiedenster Kontrollgene [5-7]. Die Position eines Hautanhangsgebildes wird also durch überlagerte Gradienten von Selektorgenprodukten bestimmt, die auch für seine Ausrichtung in Bezug auf den Gesamtorganismus (Haarflußrichtung) verantwortlich sind. Weitere Untersuchungen müssen klären, wie diese „Segmentierungskaskade" aufgebaut ist und welche Kombinationen von Selektorgengradienten dafür verantwortlich sind. Diese Signalkaskade mündet schließlich in den Segmenten der Hautanhangsgebilde (zum Beispiel IWS, ÄWS, Haarmatrix) und in der Entwicklung spezifischer Hautregionen sowie deren zugehöriger Hautanhangsgebilde.
Es gibt zunehmend Hinweise, daß die wichtigsten Effektorgene, welche von Selektorgenprodukten kontrolliert werden, Adhäsionsrezeptorgene sind [8-12]. Die spezifische Expression von Adhäsionsrezeptoren (zum Beispiel auf den aggregierenden Fibroblasten der dermalen Papille) führt zu einer sektiven Zellaggregation (zum Beispiel durch NCAM) beziehungsweise einer selektiven Bindung an spezifische Komponenten der extrazellulären Matrix (zum Beispiel durch Integrine) - also zu einem lokalen Segmentierungsprozeß. Die Bindung von Adhäsionsrezeptoren mit ihren Liganden führt darüber hinaus durch intrazelluläre Signaltransduktionsprozesse zu einer dramatischen Veränderung der Genexpression der betroffenen Zellen. Daher kann man die Zellaggregation durch Adhäsionsrezeptoren vereinfachend als die Erzeugung einer Art von Gruppendynamik betrachten, die Zellpopulationen mit einem spezifischen Oberflächen-Cocktail an Adhä-

sionsrezeptoren von benachbarten Zellpopulationen abgrenzen und differenzieren. Gerade im Falle der DP-Fibroblasten, welche (im Gegensatz zu interfollikulären Fibroblasten der Dermis) durch ihre Sekretionsprodukte in unbehaarter Haut das Neuwachstum von HF induzieren können, dürfte die relativ DP-spezifische Expression von Adhäsionsrezeptoren wie zum Beispiel NCAM oder verschiedener Integrine nicht nur für lokale Segmentierungsprozesse verantwortlich sein sondern auch die induktiven Eigenschaften dieser Zellpopulation mitbestimmen [24–26].

Der Haarzyklus

Abbildung 1 skizziert die wichtigsten Phasen des Haarzyklus: nach Vollendung der HF-Morphogenese beginnt der Haarzyklus interessanterweise mit der ersten Katagenphase. In diesem Zusammenhang muß noch einmal betont werden, daß der erste Haarzyklus *nicht* mit einer Phase des Wachstums (Anagen) beginnt sondern mit einer Apoptose-getriebenen Organinvolution (Katagen), nämlich direkt nach der Vollendung der Haarfollikelentwicklung [27, 29]. Diese ähnelt zwar der Anagenentwicklung partiell, ist aber keinesfalls mit ihr identisch.

Warum der HF während der Morphogenese erst mit großem Aufwand aufgebaut wird (Keratinozytenproliferation, Einwachsen von Nerven und Blutgefäßen, Einwandern von Melanozyten und Immunzellen [27, 29, 46, 47]), um dann nach Vollendung dieser Entwicklung sofort wieder dekonstruiert zu werden, ist noch völlig unklar. Danach durchläuft der HF für den Rest seines Lebens immer wieder die Sequenz *Anagen-Katagen-Telogen* [27, 29, 46, 47]. Die noch wenig charakterisierten Schlüsselsignale, welche zyklisch Wachstum und Regression auslösen, bezeichnen wir als die Haarzyklusuhr [32].

Die erste Katagenphase – gewissermaßen der Initiationsritus des Haarzyklus – wird gefolgt von der ersten Telogenphase, nach welcher die erste *wirkliche* Anagenphase beginnt. Diese zyklische Sequenz (Katagen → Telogen → Anagen → Katagen) bleibt für den Rest des Lebenszyklus des HFs etabliert.

Dabei ist die Telogenphase durchaus keine echte Ruhephase, da selektierte epitheliale Teile des Telogen-HFs (proximale ÄWS, sekundärer Haarkeim, Wulst) zum Beispiel durch starke biochemische Aktivität und sogar eine gewisse Proliferationsaktivität gekennzeichnet sind. Ferner ist die Dauer des Telogens verblüffend variabel und dem Einfluß vielfältigster extrafollikulärer Stimuli ausgesetzt (wie zum Bei-

Tabelle 3. Ausgewählte Kandidatensignale der intrinsischen Haarzykluskontrolle der Maus. *ACTH* adrenocorticotropes Hormon; *BDNF* „brain-derived neurotrophic factor"; *BMP* „bone morphogenic proteine"; *CRH* „corticotropin-releasing hormone"; *EGF* „epidermal growth factor"; *FGF* „fibroblast growth factor", *HGF/SF* „hepatocyte growth factor/scatter factor", *IGF* „insulin-like growth factor", *KGF* „keratinocyte growth factor", *NT* Neurotrophin, *PTHrp* „parathyroid hormone-related peptide", *TGF* „transforming growth factor", *IL* Interleukin [27–32, 46, 47]

	Inhibitoren	Promotoren
Haarzykluseffekt	Anagenhemmung und/oder Katageninduktion und/oder Telogenverkürzung	Ageninduktion, -Förderung, -Verlängerung und/oder Katagenhemmung und/oder Telogenverkürzung
Hormone	Androgene (in Androgen-sensitiven Haarfollikeln)[a] CRH Glukokortikoid- bzw. Östrogenrezeptoragonisten PTHrp	ACTH Androgene (in Androgen-abhängigen Haarfollikeln)[a] Östrogenrezeptorantagonisten
Wachstumsfaktoren	BDNF BMP-4 EGF FGF-2 FGF-5 NT-3, NT-4 TGF-α TGF-β1, TGF-β3	FGF-7 (KGF) HGF/SF IGF-1
Zytokine	IL-1 IL-6	–
Neuropeptide	–	Substanz P

[a] nur in ausgewählten Mausstämmen beobachtet

spiel Androgene, Östrogene, Prolaktin, ACTH, Retinoide, Schilddrüsenhormone), die alle die Dauer des Telogens bei Mensch und/oder Nagern beeinflussen können (Tabelle 3). Das Herausreißen des Kolbenhaares aus einem Telogen-HF, das heißt leichte Verwundung des follikulären Epithels, induziert stets Anagen und einen neuen Haarzyklus. Folglich ist Telogen vielleicht besser als eine Pause im Haarzyklus anzusehen, während derer ein bisher wenig charakterisiertes System von wachstumshemmenden Signalen die Follikel-immanente Tendenz unterdrückt, einen haarschaftproduzierenden Anagenbulbus auszubilden.

Irgendwann nach der Kolbenhaarbildung, also zwischen dem Ende der Katagenentwicklung und vor Beginn des neuen Anagens, wird der Haarschaft offenbar *aktiv* aus dem HF entfernt oder durch mechanische Manipulation herausgerissen. Wie dieser *aktive Haarausfall* funktioniert, ist bisher unverstanden. Möglicherweise repräsentiert dies eine zusätzliche, separat regulierte Zyklusphase, für welche der passende Terminus *Exogen* vorgeschlagen wurde [47].

Besonderes Augenmerk verdient die klinisch wie biologisch besonders wichtige, aber immer noch zuwenig erforschte Katagenphase. Dieser Prozeß einer kontrollierten Organinvolution ist in vieler Hinsicht bemerkenswert. Erstens handelt es sich um eine rapide ablaufende follikuläre Dekonstruktion durch eine Eliminierung der zentralen und proximalen ÄWS und der Haarmatrix. Dieser verblüffende Prozeß der extrem schnellen Follikeldekonstruktion wird getrieben durch massive, aber präzise kontrollierte Apoptose sowie terminale Differenzierung epithelialer Zellen in genau definierten Regionen des HFs [20, 42].

Lange wurde angenommen, daß die Anagen-Katagen-Transformation nur die proximalen 2/3 des HFs betreffen, den sogenannten permanenten Teil des HFs – oberhalb des Ansatzes des M. arrector pili einschließlich der epithelialen Stammzellregion – hingegen nicht. Entgegen dieser Annahme konnten wir aber im Maussystem zeigen, daß auch das distale HF-Epithel im Katagen deutliche Apoptose und somit Umbauvorgänge zeigt [20]. Folglich zeigen *alle* Kompartimente des HFs während des gesamten Haarzyklus massive Umbauprozesse, so daß es einen wirklich permanenten Teil des HF gar nicht gibt.

Ferner handelt es sich um einen Prozeß *inverser Pattern-Formation*, das heißt, ein relativ großes Organ (Anagen-HF) wird in ein sehr viel kleineres Organ transformiert (Telogen-HF), und zwar unter Ablauf eines immer wieder präzise eingehaltenen Bauplans, der in jeder neuen Telogenphase exakt rekonstruiert wird.

Ein noch ungelöstes Problem der Haarbiologie ist die Frage, weshalb und wie die DP sich in der Katagenphase aus der tiefen Subkutis weit in Richtung Epidermis bewegt (aktiv?, passiv?). Die starke Expression von E- und P-Cadherin im epithelialen Strang des regredierenden HFs [26] deutet darauf hin, daß jene epithelialen Zellen, welche nicht durch Apoptose deletiert werden, durch Adhäsionsmoleküle wie zum Beispiel Cadherine weiterhin aneinandergebunden bleiben und somit aufgrund der schrumpfenden Zellmasse die anhaftende DP Richtung Epidermis ziehen [47]. Die Katagenphase ist auch mit einem Stopp der Pigmentproduktion, das heißt der follikulären Melanogenese, und der Anschaltung von Apoptose zumindest in einem Teil der Follikelmelanozyten assoziiert [45,48]. Ferner findet im Katagen ein deutlicher Umbau der extrazellulären Matrix und eine Kondensation der DP statt, wahrscheinlich unter der Kontrolle intra- und perifollikulärer Protease-Antiproteasen-Systeme [35, 47].

Warum gibt es einen Haarzyklus?

Es ist immer noch rätselhaft, warum der HF soviel energiezehrenden und höchste Kontrolle erfordernden Aufwand betreibt, um regelmäßig seine Wachstumsphase zu unterbrechen durch die Einleitung von Katagen und Telogen. Möglicherweise hat die Fähigkeit, auf diese Weise bei Veränderungen der jahreszeitlichen Witterungsbedingungen einen raschen Fellwechsel vollziehen zu können, hierbei eine wichtige Rolle gespielt und Spezies mit einem zyklischen Haarwachstumsmuster einen deutlichen Selektionsvorteil verschafft.

In diesem Zusammenhang verdient aber auch Erwähnung, daß der HF bei jedem Versuch der Regeneration, zum Beispiel nach schwerer physikalischer oder chemischer Schädigung, dazu neigt, die gesamte Haarschaftfabrik rasch zu dekonstruieren. Der Anagenbulbus wird schnellstens zerstört durch eine vorzeitige Katagenentwicklung, so daß während des nachfolgenden Anagens sofort eine neue Haarschaftfabrik wieder aufgebaut werden kann. Da Traumen also effektive Auslöser einer verfrühten Kataeninduktion sind, ist es interessant, die diesem Phänomen möglicherweise zugrundeliegenden *evolutionären Selektionsvorteile* zu analysieren, welche dazu geführt haben könnten, daß Anagen-HF nach schwerer Schädigung sofort in einen Telogenfollikel transformiert werden.

Neben dem hohen Potential einer kompletten Organregeneration, das hierdurch erzielt wird, könnte auch das der Haarschaftproduktion innewohnende

Sicherheitsrisiko eine Erklärung liefern: Haarschäfte gehören zu den haltbarsten Biostrukturen, die sich jemals entwickelt haben. Einmal generiert, dürfen sie keinesfalls in die perifollikuläre Haut eindringen, da dies heftige Fremdkörperreaktionen hervorriefe. Daher könnte Katagen die effektivste Methode sein, die Haarschaftproduktion zu beenden, sobald der HF in Gefahr gerät, die Fähigkeit zu verlieren, seinen Haarschaft nicht mehr ordentlich einzudämmen („containment") und in die Umwelt zu exportieren. Ferner benötigt jeder Haarschaft die Bildung riesiger Trichozytenpopulationen. Dies erklärt, warum die Haarmatrix eine der größten Proliferationsraten (Wachstumsfraktion: fast 100 %) aller Säugetiergewebe - einschließlich maligner Tumore - besitzt. Wie in anderen sehr schnell proliferierenden Geweben (zum Beispiel Knochenmark, Darmepithel) müßte dies eigentlich ein relativ großes Risiko maligner Entartung mit sich bringen. Dennoch sind maligne Tumore der Haarmatrix oder auch von Haarmatrixmelanozyten ausgehende Melanome verschwindend selten. Dies ist insbesondere verblüffend im Hinblick auf die sehr hohe Rate intrafollikulärer Melanogenese während der jahrelangen Anagenphase des Menschen, welche mit der Bildung von Sauerstoffradikalen und toxischen Zwischenprodukten der Melanogenese assoziiert ist. Vielleicht ist die regelmäßige *physiologische* partielle Selbstzerstörung des HFs während des Katagens auch eine Sicherheitsstrategie zur Vermeidung maligner Entartung. Jeder Forscher, der sich um die Entwicklung von „Haarmedikamenten" zur massiven Verlängerung der Anagenphase bemüht, um auf diese Weise eine permanente Haarschaftproduktion zu erzwingen, sollte daher bedenken, für wie lange es überhaupt „sicher" ist, die Haarschaftfabrik arbeiten zu lassen.

Programmierte Organdeletion

Wenn permanente Enthaarung (etwa zur Therapie des Hirsutismus) durch Elektroepilation oder Laserbehandlung erzielt werden sollen, muß eine vollständige HF-Zerstörung erreicht werden, weil der HF sonst unabänderlich sein Wachstum fortsetzt und einen Haarschaft produziert, solange seine Anagenphase währt. Dies sieht man besonders deutlich an der extrem hohe Rate von Wiederbehaarung und der oft sogar noch stärkeren Behaarung als zuvor nach Wachs- und Cremedepilation. Einerseits illustriert dies die außergewöhnliche Regenerationsfähigkeit von sogar stark geschädigten HF. Andererseits sieht man hieran, daß es in der Tat viel leichter ist, einen Telogen-HF ins Anagen zu bringen (zum Beispiel durch ein Depilationstrauma), als Anagen-HF daran zu hindern, Haare zu produzieren. Kurz, der Lebenszyklus eines HFs endet meistens erst mit dem des gesamten Organismus.
Obwohl der HF im Prinzip für mehrere Jahre sowohl im Anagen als auch im Telogen verbleiben kann, hat er nur eine Möglichkeit, um sich der wiederkehrenden Sequenz *Katagen → Telogen → Anagen → Katagen* zu entziehen: die vollständige Organzerstörung. Dies geschieht jedoch normalerweise nur unter pathologischen Bedingungen, das heißt im Rahmen von vernarbenden Alopezien [14], zum Beispiel in der Folge von ionisierender Strahlung, Lichen planopilaris oder Lupus erythematodes. Wir konnten jedoch gerade im Maussystem zeigen, daß eine komplette HF-Zerstörung sogar unter offensichtlich physiologischen Umständen auftreten kann [13].
Eine systematische immundermatologische Analyse der nichtinfizierten und nichttraumatisierten Haut von Mäusen ergab, daß eine kleine Anzahl von isolierten HF im Bereich der distalen ÄWS von einem dichten Entzündungsinfiltrat umgeben ist, welches primär aus aktivierten Makrophagen besteht. In einer winzigen Anzahl von Anagen- und Katagen-HF infiltrieren diese Zellen das distale HF-Epithel einschließlich der Stammzellregion (Wulst) und führen dabei, unter Anschaltung von pathologischer Apoptose in der ÄWS, zu einem Untergang des Haarorgans, ganz ähnlich wie bei vernarbender Alopezie [14]. Tatsächlich ist die physikalische oder chemische Schädigung der Stammzellregion oder eine entzündliche Infiltration des Wulstes offenbar der effektivste und direkteste Weg zu einer irreversiblen Zerstörung des HFs [14, 30].
Obwohl dieses Konzept noch weiterer Untersuchung und Verifizierung bedarf, könnte der HF in der Tat befähigt sein, einen Prozeß der *programmierten Organ-Deletion* zu durchlaufen, zum Beispiel als ein physiologischer Weg zur Eliminierung fehlerhaft funktionierender HF. Dies würde dem HF erlauben, seinen Lebenszyklus unter physiologischen Bedingungen vorzeitig zu beenden, lange bevor der gesamte Organismus stirbt (was sonst kaum einem Organ des Säugetierorganismus möglich ist). Auch die schon seit langem bekannte, aber bisher völlig unerklärte Tatsache, daß die Anzahl von HF pro Hautareal mit zunehmendem Alter abnimmt, könnte durch *programmierte Organ-Deletion* erklärbar werden. Darüber hinaus wäre es wünschenswert zu verstehen, unter welchen Bedingungen *programmierte Organ-Deletion* von HF induziert oder beschleunigt

wird (zum Beispiel durch Androgene während der Glatzenbildung? bei Pseudopelade-Brocq?) und wie diese wahrscheinlich physiologische Strategie der HF-Zerstörung pharmakologisch geblockt (zum Beispiel in vernarbenden Alopezien) oder sogar therapeutisch genutzt werden kann (zum Beispiel zur effektiven, permanenten, aber sanften Entfernung unerwünschter Haare).

Klinische Relevanz des Haarzyklus

Klinisch sind die Prinzipien der Haarzykluskontrolle von größter Bedeutung, da die große Mehrheit von Patienten Haarwachstumsstörungen zeigen (Effluvium, Alopezie, Hirsutismus, Hypertrichose), die zumindest wesentlich auf der Basis eines gestörten Haar*zyklus* entstehen und weit seltener Folge eines primären Defektes der Haarschaftbildung sind [27]. Stark vereinfachend könnte man sagen, daß die häufigsten Fälle von Haarverlust, die in der dermatologischen Praxis angetroffen werden (androgenetische Alopezie, Alopecia areata, Telogeneffluvium nicht-androgenetischer Ursache), ein vorzeitiges Anagenende und einen verfrühten Katagenbeginn repräsentieren. Typische Beispiele dafür sind ein Telogeneffluvium auf dem Boden von endokrinen Störungen, Mangelernährung, metabolischen Defekte, Kopfhautekzemen, systemischen Erkrankungen sowie im Gefolge von Medikamentennebenwirkungen. Dabei kommt es zu einer prozentualen Steigerung von HF im Telogen in der Kopfhaut (das heißt über die normale Rate von 10–20% hinaus). Gewöhnlich wird dies nach einigen Wochen oder Monaten als vermehrter Haarverlust sichtbar, welcher zu einer manifesten Alopezie werden kann, wenn das Effluvium massiv ist oder über längere Zeit persistiert.

In Alopecia-areata-Patienten führt die Infiltration von Anagenbulbi durch Makrophagen und T-Zellen zu einem abrupten Anagenende und sofortiger Entwicklung eines (dystrophen) Katagens mit nachfolgendem Telogen sowie Ausfallen des Haarschaftes. Folglich kann auch die Alopecia areata in zweierlei Hinsicht als Haarzyklusstörung verstanden werden: erstens, weil – bei entsprechend prädisponierten Patienten – nur Anagen-HF vom Immunsystem attakkiert werden und zweitens, weil im Gefolge dessen der normale Ablauf des Haarzyklus gestört wird. Die Entwicklung effektiver Pharmaka, mit Hilfe derer etwa eine vorzeitige Anagenbeendigung unterbrochen oder vorzeitig Anagen oder Katagen induziert werden kann, wäre daher von größtem Nutzen in der praktischen Trichologie (s. Abb. 4).

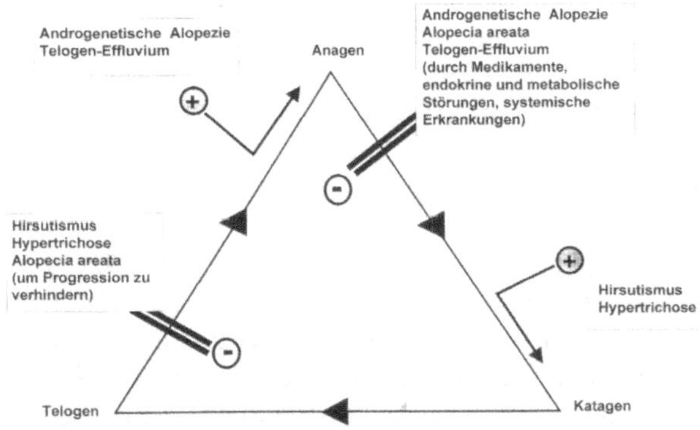

Abb. 4. Therapieansätze zur Behandlung häufiger Haarwuchsstörung durch gezielte Haarzyklusmanipulation [27]. + Förderung eines Entwicklungsschrittes (zum Beispiel im Falle des Telogeneffluviums wäre eine Beschleunigung des Überganges von Telogen zu Anagen wünschenswert), – Inhibierung eines Entwicklungsschrittes

Auch die androgenetische Alopezie (*male* und *female pattern baldness*) und selbst der Hirsutismus können zumindest teilweise als Haarzyklusstörungen definiert werden: in genetisch prädisponierten Patienten und in wohldefinierten Regionen des Integuments reagieren HF auf Langzeitexposition mit Dihydrotestosteron entweder mit verfrühtem Katagenbeginn (→ Telogeneffluvium) oder mit Anagenverlängerung sowie mit der Produktion deutlich kürzerer (→ Miniaturisierung) oder längerer HF (→ Hirsutismus).

Obwohl die faszinierende Vellus-zu-Terminal- und die Terminal-zu-Vellushaarumwandlung hier nicht näher behandelt werden können, sollte doch darauf hingewiesen werden, daß sie nicht allein mit einer Störung des Haarzyklus erklärt werden können. Wenigstens eine weitere, wichtige Voraussetzung ist, daß sich auch das Volumen der DP verändert. Der Durchmesser des Haarschaftes ist direkt proportional zum Volumen der epithelialen Haarmatrix, welches wiederum durch das Volumen und die sekretorische Aktivität der hochspezialisierten Fibroblasten der DP diktiert wird [15, 27]. Die von der DP sezernierten Signale scheinen auch die Architektur der Haarschaft-Fabrik (Haarmatrix, IWS, ÄWS) und die biochemischen Charakteristika sowie die Pigmentierung des Haarschaftes zu bestimmen. Folglich ist die Miniaturisierung des pigmentierten Terminalhaares in ein unpigmentiertes Vellushaar ohne zentrale Medulla auch eine Folge von Veränderungen des Volumens und der sekretorischen Aktivität der dermalen Papille.

Obwohl Haarzyklusstörungen nicht *jeden* Aspekt typischer Haarerkrankungen erklären können, ist die

Möglichkeit, Katagen verfrüht zu induzieren oder die Katageninduktion zu verzögern, von elementarer klinischer Bedeutung. Die Kontrolle des Anagen-Katagen-Überganges sollte also ein Hauptziel pharmakologischer und pharmazeutischer Forschung sein, wird jedoch noch immer sträflich vernachlässigt.
Wenn *Exogen* tatsächlich als separate Haarzyklusphase existiert, wäre es auch wichtig zu klären, in welchem Ausmaß überdurchschnittlich starker Haarausfall zumindest teilweise die Folge eines fehlregulierten *Exogens* ist, anstatt das Resultat einer simplen Verschiebung von Anagen- zu Telogen-HF. Anders gesagt, gibt es neben dem Telogeneffluvium auch ein Exogeneffluvium? Selbst wenn es in der nahen Zukunft nicht gelingt, den menschlichen Haarzyklus zu kontrollieren, läge jedenfalls bereits ein großer klinischer Gewinn in der effektiven Exogen-Unterdrückung: Telogen-Haarschäfte, die nicht ausfallen, wären nicht mehr mit einem sichtbaren Haarausfall verbunden.

Die Suche nach der Haarzyklusuhr

Es ist schon lange bekannt, daß der Zeitgeber des Haarzyklus sich in der Haut selbst befinden muß. HF zeigen für längere Zeit nach der Transplantation in eine andere Hautregion ihr ursprüngliches Zyklusmuster, obwohl sie zunächst von der gesamten ursprünglichen vaskulären und neuralen Versorgung abgeschnitten sind. Auch nach Durchtrennung der Blutgefäße und der Nerven in Hautorgankultur oder in der völligen Abwesenheit perifollikulärer Mastzellen, die den Haarzyklus deutlich modulieren [18, 19, 22, 36], behalten HF ihr ursprüngliches Zyklus-Muster zumindest für einige Zeit bei. Daraus folgt, daß die intrakutane *Haarzyklusuhr* primär autonom und unabhängig von extrafollikulären Signalen ist, obwohl sie von zahlreichen extrinsischen Signalen moduliert werden kann (Tabelle 4).
Nach aktuellen chronobiologischen Vorstellungen weisen biologische Zeitgeber einen zentralen Taktgenerator (Oszillator) sowie definierte Input-Signale auf, die den Oszillator modulieren. Ferner sind Output-Signale notwendig, die definierte, biologische Programme innerhalb eines präzisen, vom Oszillator vorgegebenen Zeitrahmens exekutieren (zum Beispiel Anagen- und Katagenentwicklung). Zahlreiche extrinsische Signale, deren Einfluß auf den Haarzyklus in verschiedenen Spezies nachgewiesen wurde (Tabelle 4), müssen demnach als Input-Signale definiert werden – beispielsweise alle Faktoren, die den HF über seine starke Vaskularisierung erreichen (Sauerstoff, Nährstoffe, Androgene, Östrogene, Schilddrüsenhormone, Retinoide, Glukokortikoide, Prolaktin, Melatonin), ferner von HF-assoziierten Nervenfasern sezernierte Faktoren (Neuropeptide, Neurotransmitter, Neurotrophine), sowie von Mastzellen und Makrophagen ausgeschüttete wachstumsmodulierende Signale und schließlich saisonale, tageszeitabhängige und psychoemotionale Veränderungen dieser Parameter.
Die Output-Signale hingegen repräsentieren hauptsächlich Programme, welche die follikuläre Formbildung („pattern formation") koordinieren. Sie könnten in der Inhibition/Desinhibition eines genetischen Programmes bestehen, das den HF zur Bildung des Anagenbulbus zwingt. Output-Signale können außerdem in Veränderungen der Morphogen-Sekretion der DP und/oder in Veränderungen der epithelialen Stammzellaktivität sowie in der Aktivierung der Apoptose-getriebenen Katagenphase (zum Beispiel durch das *hairless*-Genprodukt, einen Transkriptionsfaktor) resultieren. Adhäsionsrezeptoren sind wahrscheinlich zentrale Effektormoleküle der HF-pattern-Formation. Die durch Adhäsionsrezeptoren bedingte Bindung und Signaltransduktion innerhalb der betroffenen Zellpopulationen könnte zu

Tabelle 4. Ausgewählte Kandidatensignale der extrinsischen Haarzykluskontrolle im Maussystem. *NCAM* „neural cell-adhesion molecule"; *ICAM-1* „intercellular adhesion molecule-1", *HOX* „homeobox", *PAX* „pairedbox"

Ebene der Haarzykluskontrolle	Signale
Endokrin	ACTH Androgene Glukokortikoide Melatonin Östrogene Prolaktin Retinoide Schilddrüsenhormone
Neural	Neuropeptide Neurotransmitter Neurotrophine
Immunologisch	Mastzellen Makrophagen
Topobiologisch	Adhäsionsrezeptoren (NCAM, ICAM-1, Cadherine, Integrine etc.)
Vaskulär	Sauerstoff Nährstoffe Cofaktoren (Zink, Eisen, Biotin ect.)

einer dramatischen Veränderung der Genexpression der betroffenen Subpopulationen führen. Hierdurch wird möglicherweise ein effektives Netzwerk von regulatorischen Signalschleifen etabliert, das schließlich die komplexen Umbauprozesse des HF während jeder Telogen/Anagen- und Anagen/Katagen-Transformation vorantreibt [25].

Um jedoch den Ursprung dieser Signalschleifen zu verstehen, muß zuerst das zugrundeliegende Oszillator-System, das heißt die eigentliche Haarzyklusuhr charakterisiert werden. Für die Kontrolle des Haarzyklus könnte die rhythmische Sekretion von wachstumsmodulierenden Signalen des Follikelmesenchyms und/oder des Follikelepithels sowie rhythmische Veränderungen in der Expression der entsprechen Rezeptoren verantwortlich sein (Abb. 5). Wahrscheinlich wird die Haarzyklusuhr aus präzise kontrollierten, repetitiven, bidirektionalen Interaktionen zwischen HF-Epithel (zum Beispiel Haarmatrix, epitheliale Stammzellen der Wulstregion, sekundärer Haarkeim) und dem assoziierten Mesenchym (das heißt den Fibroblasten der Bindegewebsscheide und der DP) konstituiert. Ohne engen Kontakt zwischen HF-Epithel und -Mesenchym durch die extrazelluläre Matrix kommt die Proliferation der Haarmatrix zum Erliegen und weder HF-Morphogenese noch Haarzyklus können stattfinden [15, 21, 27, 29].

Da sich Epithel und Mesenchym wahrscheinlich gegenseitig in ihrem Wachstums-, Apoptose- und Differenzierungsverhalten kontrollieren, könnte die Haarzyklusuhr im Sinne einer kontinuierlichen Pendelbewegung funktionieren: Papillensignale induzieren Epithelveränderungen (Wachstum, Apoptose oder Differenzierung), welche nach einer gewissen Zeit zur Produktion epithelialer Signale führen, die wiederum in die Sekretionsaktivität der DP eingreifen und so weiter.

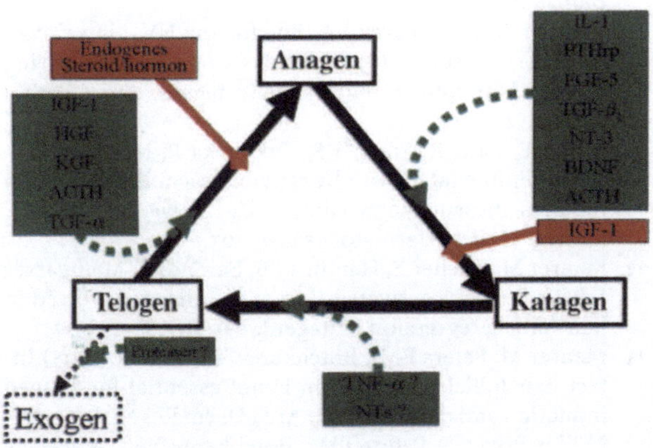

Abb. 5. Auswahl möglicher Veränderungen im peri- und interfollikulären Milieu sezernierter, vom Haarfollikel selbst produzierter Signale, die eine zentrale Rolle in der Haarzyklusregulation spielen dürften (Maus)

Alle bisher publizierten Haarzyklus-Hypothesen sind nur in der Lage, Teile des Haarzyklus zu erklären, nicht jedoch die lebenslang bestehende oszillatorische Natur des Zyklus [29]. Hilfsweise muß man sich daher zur Zeit mit stark simplifizierenden und unvollständigen Erklärungsmustern begnügen.

Die in Tabelle 3 genannten, vom HF selbst gebildeten Faktoren und Veränderungen im peri- und intrafollikulären Signalmilieu, das durch diese Moleküle geprägt wird, dürften zentraler Bestandteil der eigentlichen Haarzyklus-Uhr sein (Abb. 5). Einige dieser Signalmoleküle (zum Beispiel aus der TGFb/BMP oder FGF-Familie) dürften nicht nur im Rahmen des Oszillators, sondern auch als Input- und/oder als Output-Signale wirken. Wahrscheinlich gibt es übergeordnete Gruppen von Transkriptionsfaktoren (zum Beispiel Hoxc8, Msx1, Lef-1, „hairless", whn), welche die Produktion einer Vielzahl von Haarzyklusmodulatoren steuern und so effektiv ein spezifisches Anagen-, Katagen- oder Telogenmilieu in oder um jeden HF erzeugen. Dabei betrachtet man am besten DP und Bindegewebsscheide einerseits sowie das HF-Epithel andererseits als untrennbares System, dessen Partner sich abwechselnd stimulieren und im jeweiligen Partnergewebe zum Beispiel die Aktivität jener übergeordneten Transkriptionsfaktoren modulieren.

Haarbiologische Grundlagen der Entwicklung effektiver Trichopharmaka

Trotz der oben skizzierten ungelösten Probleme, mit denen die moderne Haarforschung noch immer kämpft, lassen sich einige für die Entwicklung effektiver Haartherapeutika wichtige Forschungsschwerpunkte definieren:

- Da die Haarzyklusuhr in der Haut selbst lokalisiert ist, sollte eine *topische* Medikamentenapplikation ausreichend (vor allem wenn diese Medikamente durch bestimmte Liposomenvehikel relativ selektiv in den HF eingebracht werden können), um den Haarzyklus effektiv zu manipulieren. Insbesondere aufgrund der primär psychosozialen und kosmetischen Bedeutung des Haarwuchses ist bei der Behandlung von Patienten mit jahrzehntelang anhaltenden Haarwuchsproblemen (zum Beispiel androgenetische Alopezie) der Einsatz systemischer Haartherapeutika eindeutig weniger zu befürworten als der von Externa.

- Dazu ist es notwendig, topisch applizierbare Substanzen zu entwickeln, welche entweder stimulatorisch oder inhibitorisch wirken auf:
  - HF-Keratinozyten-Apoptose
  - Morphogensekretion der DP
  - Morphogenerkennung der Matrixkeratinozyten und der epithelialen Stammzellen

  Diese drei Klassen von Haartherapeutika sollten ausreichen, um die meisten Haarerkrankungen in der dermatologischen Praxis effektiv behandeln zu können.
- Es ist hochwahrscheinlich, daß dabei Kombinationen von Medikamenten der obengenannten drei Kategorien wirksamer sind als die Anwendung von Einzelsubstanzen (zum Beispiel Minoxidil, Finasterid) aus nur einer Kategorie, wie sie derzeit gerne propagiert wird.
- Die haarzyklusabhängigen Veränderungen des intrafollikulären und perifollikulären Signalmilieus müssen systematisch an humaner Haut *in situ* überprüft werden, um auch im Humansystem zu verstehen, welche Zellpopulationen in welcher Haarzyklusphase welchen Haarwuchsmodulator bzw. dessen Rezeptor exprimieren.
- Vordringlich ist dabei zu ermitteln, mit welchen topisch applizierbaren Substanzen sich eine effektive Katagen- und Telogenmanipulation erreichen läßt. Tabelle 3 führt die wichtigsten Kandidatenmoleküle aus dem Maussystem auf, die als Wegweiser in diesem Unterfangen dienen können.

Literatur

1. Botchkarev V, Botchkareva N, Albers K, van der Veen C, Lewin G, Paus R (1998) Neutrophin-3 involvement in the regulation of hair follicle morphogenesis. J Invest Dermatol 111:279–285
2. Botchkarev V, Welker P, Albers K, Botchkareva N, Metz M, Lewin G, Bulfone-Paus S, Peters E, Lindner G, Paus R (1998) A new role for neurotrophin-3: Involvement in the regulation of hair follicle regression (catagen). Am J Pathol 153:279–285
3. Botchkarev VA, Eichmüller S, Johansson O, Paus R (1997) Hair cycle-dependent plasticity of skin and hair follicle innervation in normal murine skin. J Comp Neurol 386:379–395
4. Botchkarev VA, Lewin GR, Subramaniam A, Botchkareva NV, Welker P, Metz M, Bulfone-Paus S, Paus R (1998) New role for neurotrophins: involvement of brain-derived neurotrophic factor and neurotrophin-4 in hair growth control. FASEB 13:395–410
5. Chuong CM (1993) The making of a feather: homeoproteins, retinoids and adhesion molecules. BioEssays 15:513–521
6. Chuong CM, Oliver G, Ting SA, Jegalian BG, Chen HM, De Robertis EM (1990) Gradients of homeoproteins in developing feather buds. Development 110:1021–1030
7. Chuong CM, Widelitz RB, Jiang TX (1993) Adhesion molecules and homeoproteins in the phenotypic determination of skin appendages. J Invest Dermatol 101:10S-15S
8. Edelman GM (1988) Morphoregulatory molecules. Biochemistry 27:3533–3543
9. Edelman GM (1988) Topobiology: An Introduction to Molecular Embryology. New York, Basic Books
10. Edelman GM (1992) Morphoregulation. Dev Dyn 193:2–10
11. Edelman GM, Jones FS (1995) Developmental control of N-CAM expression by Hox and Pax gene products. Philos Trans R Soc Lond B Biol Sci 349:305–312
12. Edelman GM, Jones FS (1998) Gene regulation of cell adhesion: a key step in neural morphogenesis. Brain Res Brain Res Rev 26:337–352
13. Eichmüller S, van der Veen C, Moll I, Hermes B, Hofmann U, Müller-Röver S, Paus R (1998) Clusters of perifollicular macrophages in normal murine skin: physiological degeneration of selected hair follicles by programmed organ deletion. J Histochem Cytochem 46:361–370
14. Hermes B, Paus R (1998) „Vernarbende" Alopezien. Anmerkungen zur Qualifikation, Differentialdiagnose und Pathobiologie. Hautarzt 49:462–472
15. Jahoda AB, Reynolds AJ (1996) Dermal-epidermal interactions – Adult follicle-derived cell populations and hair growth. Dermatol Clinics 14:573–583
16. Jahoda CA, Horne KA, Oliver RF (1984) Induction of hair growth by implantation of cultured dermal papilla cells. Nature 311:560–562
17. Kanzler B, Viallet JP, Le Mouellic H, Boncinelli E, Duboule D, Dhouailly D (1994) Differential expression of two different homeobox gene families during mouse tegument morphogenesis. Int J Dev Biol 38:633–640
18. Li L, Margolis LB, Paus R, Hoffman RM (1992) Hair shaft elongation, follicle growth, and spontaneous regression in long-term, gelatin sponge-supported histoculture of human scalp skin. Proc Natl Acad Sci USA 89:8764–8768
19. Li L, Paus R, Margolis LB, Hoffman RM (1992) Hair growth in vitro from histocultured skin. In Vitro Cell Dev Biol 28 A:479–481
20. Lindner G, Botchkarev VA, Botchkarev NV, Ling G, van der Veen C, Paus R (1997) Analysis of apoptosis during murine hair follicle regression (catagen). Am J Pathol 151:1601–1617
21. Link RE, Paus R, Stenn KS, Kuklinska E, Moellmann G (1990) Epithelial growth by rat vibrissae follicles in vitro requires mesenchymal contact via native extracellular matrix. J Invest Dermatol 95:202–207
22. Maurer M, Fischer E, Handjiski B, Barandi A, Meingasser J, Paus R (1997) Activated skin mast cells are involved in hair follicle regression (catagen). Lab Invest 319–332
23. Maurer M, Peters EMJ, Botchkarev VA, Paus R (1998) Intact hair follicle innervation is not essential for anagen induction and development. Arch Derm Res 290:574–578
24. Müller-Röver S, Peters EJM, Botchkarev VA, Panteleyev A, Paus R (1998) Distinct patterns of NCAM expression are associated with defined stages of murine hair follicle morphogenesis and regression. J Histochem Cytochem 46:1401–1410

25. Müller-Röver S, Paus R (1998) Topobiology of the Hair Follicle: Adhesion molecules as morphoregulatory signals during hair follicle morphogenesis. In: Chuong CM (ed) Molecular Basis of Epithelial Appendage Morphogenesis. Landes Bioscience Publ., Austin
26. Müller-Röver S, Tokura Y, Welker P, Furukawa F, Wakita H, Takigawa M, Paus R (1999) E- and P-cadherin expression during murine hair follicle development and cycling. Exp Dermatol, im Druck
27. Paus R (1996) Control of the hair cycle and hair diseases as cycling disorders. Curr Opin Dermatol 3:248–258
28. Paus R (1997) Immunology of the hair follicle. In: Bos, JD (ed) The skin immune system. CRC Press, Boca Raton
29. Paus R (1998) Principles of hair cycle control. J Dermatol 25:794–802
30. Paus R, Cotsarelis G (1999) Hair follicle biology in health and disease. N Engl J Med, im Druck
31. Paus R, Eichmüller S, Hofmann U, Czarnetzki BM (1994) Expression of classical and non-classical MHC class I antigens in murine hair follicles. Br J Dermatol 131:177–183
32. Paus R, Handjiski B, Czarnetzki BM, Eichmüller S (1994) Biologie des Haarfollikels. Hautarzt 45:808–825
33. Paus R, Heinzelmann T, Schultz KD, Furkert J, Fechner K, Czarnetzki BM (1994) Hair growth induction by substance P. Lab Invest 71:134–140
34. Paus R, Hofmann U, Eichmüller S, Czarnetzki BM (1994) Distribution and changing density of gamma-delta T cells in murine skin during the induced hair cycle. Br J Dermatol 130:281–289
35. Paus R, Krejci-Papa N, Li L, Czarnetzki BM, Hoffman RM (1994) Correlation of proteolytic activities of organ cultured intact mouse skin with defined hair cycle stages. J Dermatol Sci 7:202–209,
36. Paus R, Maurer M, Slominski A, Czarnetzki BM (1994) Mast cell involvement in murine hair growth. Dev Biol 163:230–240
37. Paus R, Slominski A, Czarnetzki BM (1994) Is alopecia areata an autoimmune-response against melanogenesis-related proteins, exposed by abnormal MHC class I-expression in the anagen hair bulb? Yale J Biol Med 66:541 554
38. Paus R, Peters EMJ, Eichmüller S, Botchkarev VA (1997) Neural mechanisms of hair growth control. J Invest Dermatol Symp Proc 2:61–68
39. Paus R, van der Veen C, Eichmüller S, Kopp T, Hagen E, Müller-Röver S, Hofmann U (1998) Generation and cycling remodeling of the hair follicle immune system in mice. J Invest Dermatol 111:7–18
40. Peters EMJ, Maurer M, Botchkarev VA, Paus R (1998) Hair growth modulation by adrenergic drugs. Exp Dermatol, unter Revision
41. Philpott MP, Paus R (1998) Principles of hair follicle morphogenesis. In: Chuong CM (ed) Molecular Basis of Epithelial Appendage Morphogenesis. Landes Bioscience Publ., Austin, TX
42. Polakowska RR, Piacentini M, Bartlett R, Goldsmith LA, Haake AR (1994) Apoptosis in human skin development: morphogenesis, periderm, and stem cells. Dev Dyn 199:176–188
43. Reynolds AJ, Jahoda CA (1992) Cultured dermal papilla cells induce follicle formation and hair growth by transdifferentiation of an adult epidermis. Development 115:587–593
44. Reynolds AJ, Jahoda CA (1996) Hair matrix germinative epidermal cells confer follicle-inducing capabilities on dermal sheath and high passage papilla cells. Development 122:3085–3094
45. Slominski A, Paus R (1993) Melanogenesis is coupled to murine anagen: toward new concepts for the role of melanocytes and the regulation of melanogenesis in hair growth. J Invest Dermatol 101:90S-97S
46. Stenn KS, Combates NJ, Eilertsen KJ, Gordon JS, Pardinas JR, Parimo S, Prouty SM (1996) Hair follicle growth controls. Dermatol Clinics 14:543–558
47. Stenn K, Parimoo S, Prouty S (1998) Growth of the Hair Follicle: A Cycling and Regenerating Biological System. In: Chuong CM (ed) Molecular Basis of Epithelial Appendage Morphogenesis. Landes Bioscience Publ., Austin
48. Tobin D, Hagen E, Botchkarev VA, Paus R (1998) Do hair bulb melanocytes undergo apoptosis during hair follicle regression (catagen)? J Invest Dermatol 111:941–947
49. Williams D, Stenn K (1994) Transection level dictates the pattern of hair follicle sheath growth in vitro. Dev Biol 165:469–479

Nerven und Haut: Neuroepitheliale Wechselwirkungen

Uwe Wollina

Einleitung

Die Verbindung von Haut und Nervensystem ist bereits im Alltagsleben offensichtlich. Die Haut als Sinnesorgan vermittelt uns Empfindungen (Tast-, Vibrations-, Temperatur- und Juckreize). Emotionale Spannung verändert die Durchblutung (Zornes- und Schamröte). Abgespanntheit macht uns anfälliger für bestimmte Krankheiten (Herpes). Dennoch erscheint die Wechselwirkung von Haut und Nervensystem hierarchisch: im Zentrum das Nervensystem, am Rande die Haut. Dies ist jedoch nur die „halbe Wahrheit".

Embryologische Aspekte

In frühen Stadien der Embryonalentwicklung entsteht das Mesoderm in der Äquatorregion des Keimes und führt zur Separierung der dorsalen und ventralen Gebiete. Nach der „midblastula transition" entwickelt sich das Neuroektoderm an der Dorsalseite des Embryos. Transkripte der „bone morphogenic factors" (BMP) -4 und -7 sind an der Ventralseite des Embryos nachweisbar. Erst durch ihren Wegfall wird das Neuroektoderm induziert, ihre „ektopoische" Expression im Dorsum verhindert die neuroektodermale Differenzierung [2].
Während der Phase der Morphogenese und Organogenese sind neuroepitheliale Interaktionen häufig zu beobachten. So finden sich Hinweise für eine Beteiligung peripherer Nervenfasern bei der Induktion primärer Haarkeime. Intraepidermale Merkel-Zellen sind Targets für dermale Nervenfasern, die Merkelzell-Neuriten-Komplexe ausbilden und in den vorgeburtlichen ekkrinen Drüsen sind ebenfalls Merkel-Zellen nachweisbar. Bei der Bahnung der Kontakte zwischen Merkel-Zellen und Keratinozyten sind einerseits die peripheren Nervenfasern, anderseits der Nervenwachstumsfaktor beteiligt, der retrograd in den Nervenfasern zum Ganglion transportiert wird [5]. Das Neuroektoderm ist zum Teil direkte Quelle für Haut- und Unterhautstrukturen – und zwar im Mittelgesicht [15]. Die ekkrinen Drüsen entwickeln sich als mesektodermale Bildungen an der Unterseite der Epidermis [9].

Das periphere Nervensystem

Das periphere Nervensystem setzt sich aus dem autonomen und dem sensorischen Nervensystem zusammen. Die autonomen Neurone sind für die Regulation des internen Milieus und die Aufrechterhaltung der Körper-Homöostase verantwortlich. Dabei sind symphatische adrenerge und cholinerge Mechanismen die bekanntesten. In den letzten Jahren wurden zusätzlich Monoamine, Purine, Aminosäuren und Peptide als Transmitter identifiziert. Das autonome Nervensystem verfügt über Rezeptoren, die auch im ZNS und sensorischen Neuronen zu finden sind, wie den μ-Opioidrezeptor. Schließlich konnten autonome Ganglien (vor allem im Darmtrakt) identifiziert werden.
Das autonome Nervensystem besteht aus 3 anatomischen Untergruppen: dem sympathischen, dem parasymphatischen und dem enterischen Anteil. Die Neurone verfügen zumeist über ein Spektrum an verschiedenen Transmittern, was die Kotransmission oder die plurichemische Transmission nahelegt [3].
Im enterischen Nervensystem wurden eigenständige lokale Regelkreise nachgewiesen, die nicht eines Inputs von präganglionären Impulsen oder ZNS-Impulsen bedürfen. Durch ortsständige Rezeptoren werden Signale generiert, die in den autonomen Regelkreisen verarbeitet werden und Motorneurone kontrollieren. Über die vagalen Nervenfasern ist es dem ZNS jedoch möglich, in die lokalen Steuer- und Regelkreise einzugreifen [8].
Das sensorische Nervensystem ist aus klassischer Sicht ein rezeptives, afferentes System, das Effektororgane aktiviert. In der Haut finden sich neben peripheren Nervenendigungen auch spezielle Rezeptororgane (Meissner-Tastkörperchen, Pacini- und Rufini-Organ). Sensorische Neurone mit dünnen Axonen stellen eine Neuronenklasse dar, die durch ihre Assoziation zu Transducern, die Beteiligung an der

Nozizeption und die ausgesprochene Capsaicin-Empfindlichkeit gekennzeichnet ist. Sie exprimieren Neuropeptide, Stickstoff-Metaboliten (NOS), Purine und andere chemische Transmitter. Unter den Peptiden finden sich beispielsweise Cholezystokinin, *calcitonin-gene related peptide* (CGRP), Somatostatin und vasoaktives intestinales Peptid (VIP). Sensorische Neurone innervieren nicht allein Blutgefäße, Drüsen und Epithelien (also auch die Epidermis und die Haarfollikel-Epithelien) sondern auch lymphatisches Gewebe und stehen in engem Kontakt zu Mastzellen. Diese Neurone üben *Effektorfunktionen* aus. Sie umfassen die lokale Blutflußkontrolle, die Gefäßpermeabilität, die Regulation der Genexpression und die Kontrolle der autonomen Funktionen. Bei Entzündungen oder Hyperalgesie kommt es zur Induktion von Peptiden in den Dorsalganglien. Diese Plastizität des peripheren Nervensystems erlangt klinische Relevanz unter anderem bei den Formen der sogenannten neurogenen Entzündung [6, 8].

Neuropeptidsynthese und -liberation durch ortsständige Hautzellen

In der Haut lassen sich Neuropeptide in Konzentrationen bis zu 5,5 pmol/g Gewebe nachweisen [1]. Mittels immunhistologischer Techniken sind unter anderem VIP, Substanz P (SP), Somatostatin, CGRP und melanozytenstimulierendes Hormon (α-MSH) identifiziert worden. Obwohl als die Hauptquelle für kutane Neuropeptide die peripheren Nervenendigungen gelten, sind auch ortsständige Hautzellen an Synthese und Freisetzung dieser Substanzen beteiligt (Tabelle 1). Dabei handelt es sich um eine dynamische Reaktion. So konnte beispielsweise gezeigt werden, daß epidermale Merkel-Zellen in Psoriasisherden im Vergleich zu Kontrollen vermehrt Neuropeptide exprimieren und zudem häufiger koexprimieren [11]. Von besonderer Bedeutung ist die Synthese des *nerve growth factors* (NGF) durch Keratinozyten,

Tabelle 1. Hautzellen und Neuropeptidsynthese. (Modifiziert nach [6])

Zelle	Synthese von	Rezeptoren für
Keratinozyt	Nerve growth factor (NGF), α-MSH, Propiomelanokortin, Acetylcholin, Dopamin, Adrenalin, Noradrenalin	SP, CGRP, Acetylcholin, Neuropeptid Y, α-MSH, VIP, NGF
Langerhans-Zelle	Propiomelanokortin	SP, CGRP, α-MSH
Melanozyt	?	α-MSH, Melatonin
Merkel-Zelle	SP, CGRP, Bombesin, Somatostatin, Synaptophysin, VIP, NGF	NGF

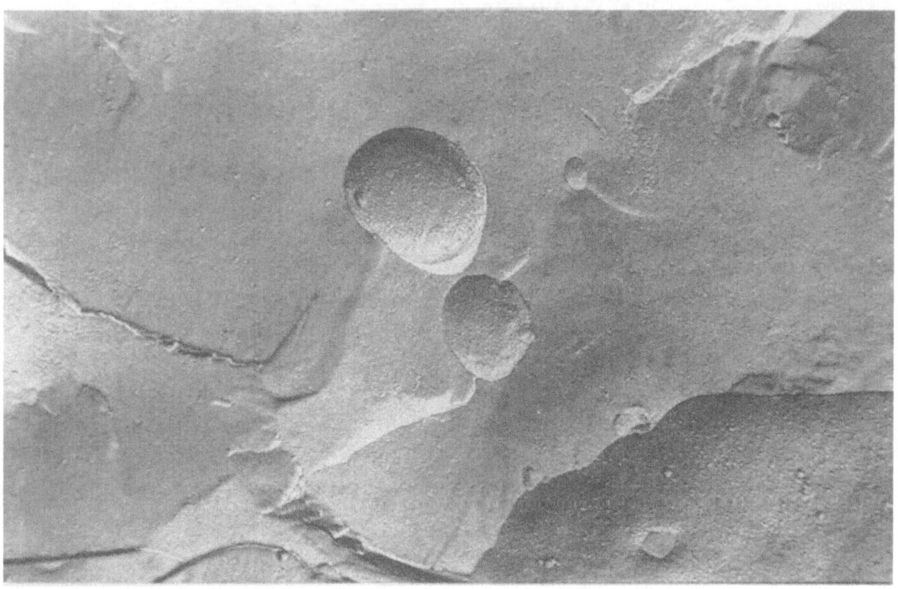

Abb. 1. Induktion der gerichteten Migration bei humanen Keratinozyten durch VIP (Rasterelektronenmikroskopie, *freeze fracture* Verfahren)

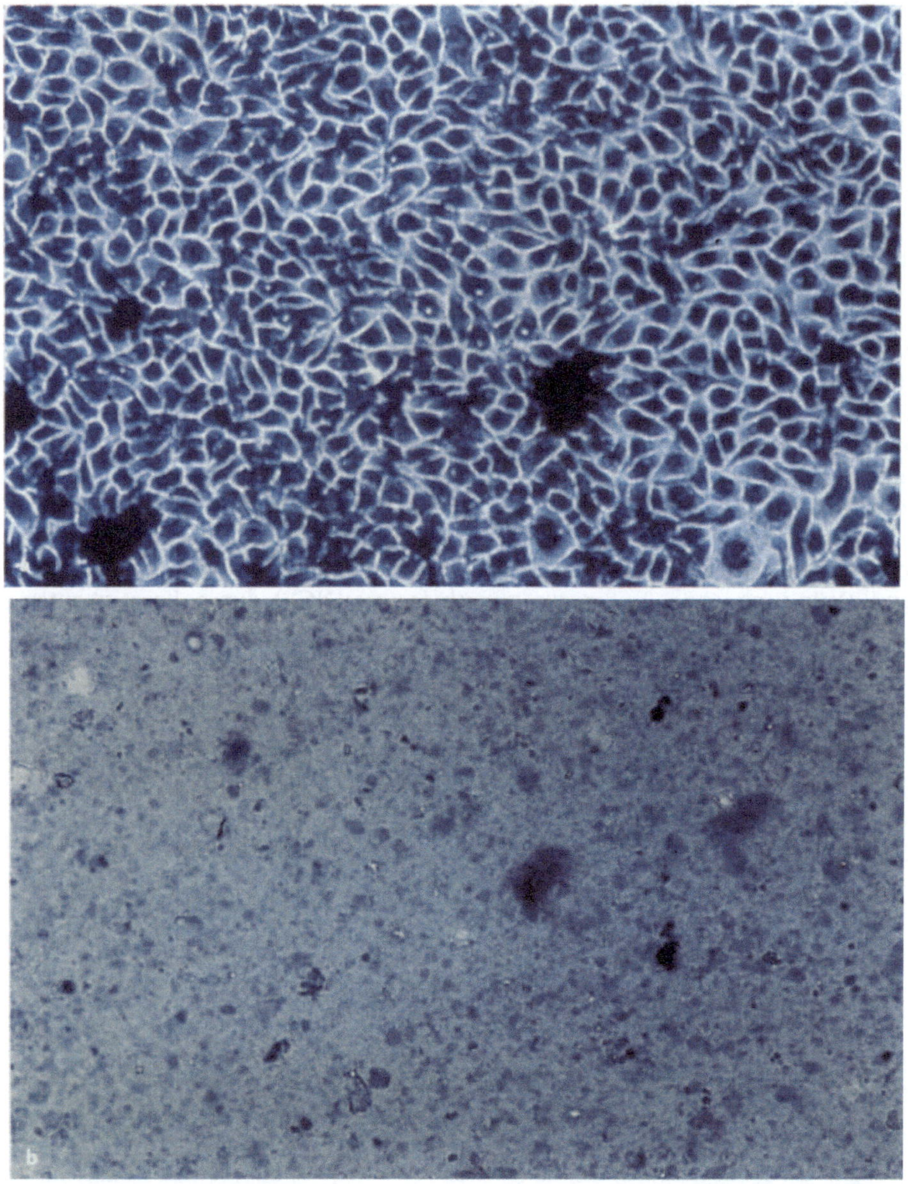

Abb. 2. a, b Förderung der Kolonisation durch VIP. **a** Kompletter Zellrasen bei VIP-behandelter Keratinozytenkultur. **b** Keinerlei vitale Zellen im Kontrollexperiment

Merkel-Zellen und Nervenfasern [7]. Basale Keratinozyten besitzen einen niedrig-affinen Rezeptor für NGF. *In vitro* wird zusätzlich ein hochaffiner Rezeptor exprimiert. NGF führt in Kultur zur Proliferationssteigerung von Keratinozyten, wobei ausschließlich der hochaffine Rezeptor beteiligt ist. NGF fungiert auch als Zytokin und ist an der neurogenen Entzündungsreaktion durch Aktivierung von Mastzellen, Förderung der Proliferation von B-Lymphozyten und der Mediatorfreisetzung aus Basophilen beteiligt.

Neuropeptide bei Regeneration und Wundheilung am Beispiel des vasoaktiven intestinalen Peptids

Trophische Effekte der peripheren Nerven sind seit langem bekannt. Umgekehrt ist dem Kliniker auch bewußt, daß gestörte Nervenversorgung mit der Gefahr chronischer Wunden (zum Beispiel diabetisches Fuß-Syndrom) oder mangelhafter Regeneration (zum Beispiel M. Sudeck) verknüpft ist. Inwieweit Neuropeptide an Wundheilung und Regeneration Anteil nehmen, ist für VIP relativ gut untersucht.

In vitro ist VIP ein Wachstumsfaktor für Keratinozyten und beeinflußt die Spontanmigration dieser Zellen [10, 12]. Auch bei Experimenten zur gerichteten Migration erwies sich VIP als effektive Substanz (Abb. 1). Die Studien mit einer synthetischen Polyurethanmatrix demonstrieren, daß VIP-behandelte Keratinozyten eine signifikant gesteigerte Kolonisierung und ein verbessertes Überleben auch unter ungünstigen Bedingungen des Mikromilieus erreichen ([9]; Abb. 2). Soweit erlauben die vorliegenden Daten den Schluß, daß VIP für die epidermale Wundheilung auch *in vivo* von Bedeutung ist. *In vivo* führen Hauttransplanate zur schnelleren Renervierung des Bindegewebes und zur rascheren Synthese von Neuropeptiden [4]. Die intraepidermale Neuropeptidsynthese sowie die gezielte Innervation werden durch de novo Bildung von Merkel-Zellen mittels Transdifferenzierung basaler Keratinozyten gesichert. Hierfür sprechen *In-vivo*-Experimente zur Gewebeexpansion [13].

Literatur

1. Eedy DJ, Shaw C, Johnston CP, Buchanan KD (1994) The regional distribution of neuropeptides in human skin as assessed by radio-immunoassay and high-performance liquid chromatography. Clin Exp Dermatol 19:463–472
2. Hawley SH, Wunnenberg-Stapleton K, Hashimoto C, Laurent MN, Watabe T, Blumberg BW, Cho KW (1995) Disruption of BMP signals in embryonic *Xenopus* ectoderm leads to direct neural induction. Genes Dev 9:2923–2935
3. Hockfelt T, Fuxe K, Pernow B (1986) Co-existence of neuronal messengers: a new principle in chemical transmission. Elsevier, Amsterdam
4. Kangesu T, Manek S, Terenghi G, Gu XH, Navsaria HA, Polak JM, Green CJ, Leigh IM (1998) Nerve and blood vessel growth in response to grafted dermis and cultured keratinocytes. Plast Reconstr Surg 101:1029–1038
5. Levi-Montalcini R (1986) The nerve growth factor 35 years later. Science 237:1154–1162
6. Lotti T, Hautmann G, Panconesi E (1995) Neuropeptides in skin. J Am Acad Dermatol 33:482–496
7. Pincelli C, Sevignani C, Manfredini R, Grande A, Fantini F, Bracci-Laudiero L, Aloe L, Ferrari S, Cossarizza A, Giannetti A (1994) Expression and function of nerve growth factor and nerve growth factor receptor on cultured keratinocytes. J Invest Dermatol 103:13–18
8. Sterini C (1997) Organization of the peripheral nervous system: autonomic and sensory ganglia. J Invest Dermatol Symp Proc 2:1–7
9. Wollina U (1991) Ekkrine Schweißdrüsen – aktuelle Aspekte ihrer Ontogenese. Dermatol Monatsschr 176:1–6
10. Wollina U (1998) Vasoactive intestinal peptide supports spontaneous and induced migration of human keratinocytes and the colonization of an artificial polyurethane matrix. Ann NY Acad Sci 865:551–555
11. Wollina U, Mahrle G (1992) Epidermal Merkel cells in psoriatic lesions – immunohistochemical investigations on neuropeptide expression. J Dermatol Sci 3:145–150
12. Wollina U, Bonnekoh B, Mahrle G (1992) Vasoactive intestinal peptide (VIP) modulates the growth fraction of epithelial skin cells. Int J Oncol 1:17–24
13. Wollina U, Berger U (1993) Neuropeptides and Merkel cells in tissue expansion. Acta Dermatovenerol Alpina Panonica Adriatica 4:107–114
14. Wollina U, Knopf B (1993) Vasoactive intestinal peptide (VIP) modulates early events of migration in human keratinocytes. Int J Oncol 2:229–232
15. Ziller C (1996) Pattern formation in neural crest derivates. In: Van Neste DJJ, Randall VA (eds) Hair research for the next millenium. Elsevier, Amsterdam, pp 19–23

Bindegewebe

Karin Scharffetter-Kochanek

Einleitung

Die Haut ist ein sehr komplex aufgebautes Organ, das aus histogenetisch ganz unterschiedlichen Strukturen besteht. Diese können nur in ihrer koordinierten Gesamtheit die vielfältigen Aufgaben und Funktionen der Haut garantieren. Dabei kommt gerade dem dermalen Bindegewebe insofern eine besondere Rolle zu, als es seinem Namen entsprechend unterschiedliche Gewebe wie Epidermis, ekkrine und apokrine Schweißdrüsen, Haarfolikel, sensible Nervenendigungen, Gefäßsystem und subkutanes Fettgewebe zu einem funktionsfähigen Organ verbindet. Zudem wird der Verbund der Epidermis mit der Dermis durch die unterschiedlichen Strukturproteine der komplex aufgebauten Basalmembranzone vermittelt [67].

Gerade in der letzten Zeit wurde deutlich, daß eine ganze Reihe zellulärer Funktionen der Epidermis und der Dermis durch Proteine der Extrazellulärmatrix koordiniert werden. Erst unter diesem Blickwinkel lassen sich komplexe biologische Prozesse wie Umbauvorgänge der Haut, kutane Wundheilung aber auch pathologische Vorgänge wie Fibrosen, Atrophien und Blasenbildung verstehen.

Das dermale Bindegewebe, als Spezialfall ubiquitär in den Organen vorkommenden Bindegewebes, setzt sich aus einer zellulären Komponente und aus extrazellulären Strukturproteinen zusammen (Abb. 1a, b). Hierzu gehören die Faserproteine Kollagen und Elastin, verschiedene multifunktionelle Glykoproteine wie Laminin und Fibronektin (Tabelle 1, 2) und Proteoglykane. Diese einzelnen Bestandteile liegen in einem genau definierten quantitativen und qualitativen Verhältnis in einer für die physikomechanischen Eigenschaften der Haut notwendigen makromolekularen Organisation vor. Die makromolekulare Organisation wird ihrerseits durch die vielfältigen, wahrscheinlich Rezeptor-vermittelten Interaktionen der unterschiedlichen Zellspezies mit einzelnen extrazellulären Strukturproteinen und der Bindegewebsproteine untereinander kontrolliert. Der komplexe Aufbau des nicht nur in der Haut, sondern im gesamten Organismus vorkommenden Bindegewe-

Tabelle 1. Die Kollagenfamilie

Fibrilläre Kollagene	
α_1/α_2 (I)	Ubiquitär
α_1 (II)	Knorpel
α_3 (III)	Haut, Lunge, Gefäße
α_1 (V)	Wie Kollagen I, Gefäße
α_1 (XI)	Knorpel
Nicht fibrilläre Kollagene	
α_1/α_2 (IV)	Basalmembranen
$\alpha_1/\alpha_2/\alpha_3$ (VI)	Ubiquitär, Zebrakörperchen
α_1 (VII)	Verankerungsfibrillen
α_1 (VIII)	Endothel
α_1 (IX)	Ubiquitär, in Verbindung mit Kollagen I
α_1(X)	Hypertropher Knorpel
α_1 (XII), α_1 (XIV)	Ubiquitär, in Verbindung mit Kollagen I
Neue Kollagene	
α_1 (XIII), α_1 (XV), α_1 (XVI)	Zahlreiche Gewebe
α_1 (XVII)	Hemidesmosomen, Verankerungsfilamente
α_1 (XVIII)	Leber, Niere, zahlreiche Gewebe
α_1 (XIX)	Rabdomysarkomzellen

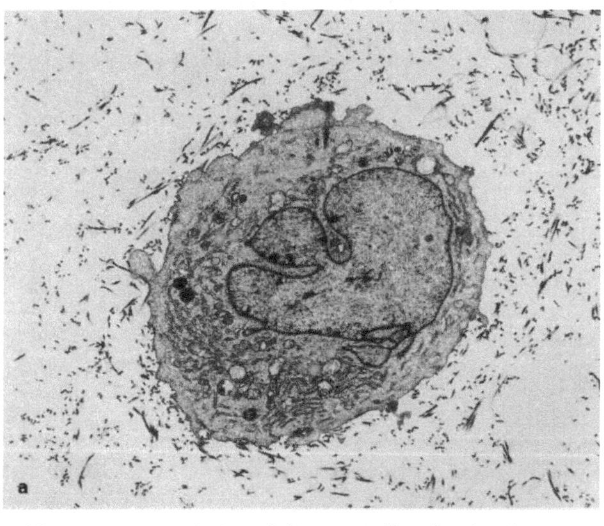

Abb. 1. a Transmissionselektronenmikroskopie eines von Strukturproteinen der extrazellulären Matrix umgebenen Fribroblasten (Aufnahme: Prof. Dr. H. Béhrendt)

bes macht seine Mitbeteiligung an zahlreichen Erkrankungen verständlich. Dazu gehören nicht nur die angeborenen, häufig durch einen definierten Defekt des entsprechenden Strukturproteins bedingten Bindegewebserkrankungen, sondern ganz besonders die viel komplexeren und in ihrer Pathogenese bisher viel weniger verstandenen erworbenen Bindegewebserkrankungen, die mit einem „Zuviel" oder „Zuwenig" eines bestimmten Strukturproteins einhergehen.

Zudem kommt einzelnen Bindegewebsproteinen antigene Bedeutung bei Autoaggressionskrankheiten zu. Letztlich ist das Bindegewebe an pathologischen Vorgängen wie Thrombosen, dem invasiven Wachstum und der Metastasierung von Tumoren wesentlich beteiligt (Tabelle 3).

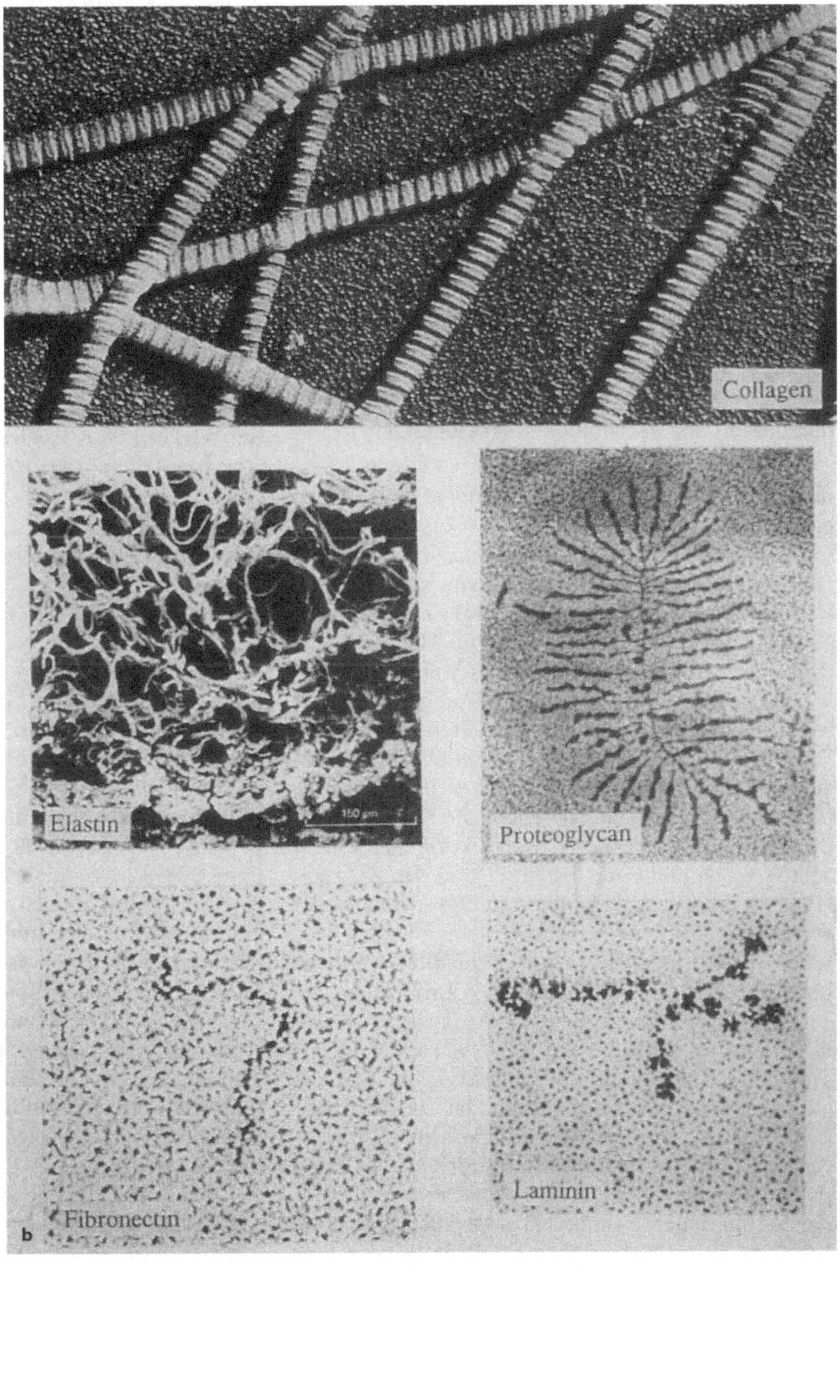

Abb. 1. b Verschiedene Strukturproteine der extrazellulären Matrix

Tabelle 2. Nichtkollagene Strukturproteine der Haut

Fibronektin
Elastin, Fibrillins, MFAB, Fibulins
SLRP's (Small Leucin-Rich Proteoglycans: Decorine)
Proteoglykane (z. B. Versican, Perlican)
Matrilin-2
BM 40/SPARC
Laminine
Nidogen
Vitronektin, Thrombospondin, Tenascin

Tabelle 3. Das Bindegewebe bei Erkrankungen der Haut

Mutationen mit Fehlen oder defekten Proteinen	Hereditäre Erkrankung
Autoantikörper gegen Strukturproteine des Bindegewebes	Autoimmunerkrankungen
Regulationsstörungen	Fibrosen, Atrophien, Alterung, Tumorinvasion und Metastasierung

Bestandteile des Bindegewebes der Haut und deren hereditären und autoimmunen Erkrankungen

Bindegewebe synthetisierende Zellen und ihre Rezeptoren

Die in der Haut an der Synthese von strukturellen Komponenten beteiligten Zellen umfassen vor allem Keratinozyten, Fibroblasten und Endothelzellen. Bindegewebe synthetisierende Zellen, aber auch Zellen, die selbst keine Bindegewebsproteine produzieren (Melanozyten, Langerhans-Zellen, T- und B-Lymphozyten), können über ihre Zelloberflächenrezeptoren mit ganz unterschiedlichen Bindegewebsproteinen interagieren. Diese Rezeptoren vermitteln durch die funktionelle Wechselwirkung ihrer intrazellulären Domäne mit Bestandteilen des Zytoskelettes und ihrer extrazellulären Rezeptordomäne für verschiedene Bindegewebsproteine den Dialog zwischen den histogenetisch unterschiedlichen Zellen der Haut und ihrer extrazellulären Umgebung [28, 29, 45, 56]. Deshalb kommt ihnen eine ganz besondere Rolle am Aufbau und an der Koordination verschiedener Gewebe zu einem funktionsfähigen Organ zu. Es wird die Superfamilie der Integrine von den Proteoglykanrezeptoren und von den Rezeptoren der Calpaktinfamilie unterschieden. Die Integrine sind Heterodimere, die aus kovalent miteinander verbundenen α- und β-Ketten aufgebaut sind. Integrine mit gleicher β-Kette bilden jeweils eine Subfamilie. Zur Zeit lassen sich insbesondere die β_1-Integrine, aber auch die β_3-, die β_4- und die β_5-Integrine bei der Vermittlung der Zell-Matrix Interaktionen von besonderer Bedeutung. Die zentrale Bedeutung der β_4-Kette des α_6, β_4-Integrins wird gerade bei der Epidermolysis junctionalis, die mit Pylorusatresien einhergeht, deutlich. Liegen funktionell wirksame Mutationen in der β_4-Kette dieses am Verbund der Hemidesmosomen wesentlichen Integrins vor, kommt es zum Kohäsionsverlust und entsprechend zur Blasenbildung [15]. Die Proteoglykanrezeptoren sind transmembrane Proteine, die ebenfalls unterschiedliche Bindegewebsbestandteile binden [1, 17, 57]. Dabei hat ein Proteoglykanrezeptor mehrere Matrixliganden, und ein Matrixmolekül kann über unterschiedliche Epitope von mehreren Integrin-/Proteoglykanrezeptoren gebunden werden. Durch diese Vielfalt wird es verständlich, daß wichtige zelluläre Funktionen sehr subtil kontrolliert werden können.

Die Proteoglykanrezeptoren zeichnen sich dadurch aus, daß sie neben ihren Liganden der extrazellulären Matrix auch verschiedene Wachstumsfaktoren binden, auf der Zelloberfläche konzentrieren und die Wirkung von Wachstumsfaktoren auf ganz bestimmte Zellen begrenzen können.

Strukturproteine des Bindegewebes

Proteoglykane

Die Proteoglykane sind eine ständig wachsende heterogene Gruppe von Makromolekülen, die aus jeweils unterschiedlichen Coreproteinen (Molekulargewicht: 18–240 kDa) mit kovalent gebundenen Glykosaminoglykanseitenketten bestehen. Diese Kombinationsmöglichkeiten der bisher bekannten Coreproteine, von denen die Aminosäurezusammensetzung über cDNS-Analysen weitgehend bekannt ist, mit unterschiedlichen Glykosaminoglykanseitenketten, machen eine noch nicht abzusehende Variabilität aus [30]. Die in der Haut vorkommenden Glykosaminoglykane umfassen hauptsächlich Hyaluronsäure und Dermatansulfat, während Chondroitin-6-sulfat und Heparin einen geringeren Anteil ausmachen. Die Einteilung der Proteoglykane erfolgt nach der Nukleotidsequenz des Core-Proteins. Zwei große Gruppen werden unterschieden wie die kleinen leuzinreichen Proteoglykane und die modulären Proteoglykane [30]. Diese liegen als interstitielle Proteoglykane, Zelloberflächenrezeptoren und intrazelluläre, in Granula verpackte Proteoglykane vor. Die traditionell bekannte Rolle der interstitiellen Proteoglykane betrifft ihre wasserbindende Kapazität. Durch diese Eigenschaft der Proteoglykane werden im wesentlichen die Diffusion von löslichen Nährstoffen, aber auch die Konsistenz der Haut und ihre Resistenz gegenüber Kompressionen vermittelt. Daneben kommt den interstitiellen, aber auch Zelloberflächenproteoglykanen eine Kontrollfunktion beim Abbau anderer Strukturproteine zu [46].

Lösliche Proteoglykane können die Adhäsion von Zellen an Bindegewebsproteine wie Fibronektin und Kollagen blockieren [7, 23, 35]. Das wird entweder durch die Bindung der löslichen Proteoglykane an die Glykosaminoglykanbindungsstelle und damit durch Blockade der Adhäsion an zellständige Proteoglykane, oder durch sterische Behinderung der Integrinbindungsstelle bedingt. Die Bindung von TGF-β (transformierender Wachstumsfaktor-β) an das Proteoglykan Decorin führt zum Abbau von TGF-β [78]. Auf der anderen Seite gibt es membrangebundene Proteoglykane wie zum Beispiel Betaglykan, die TGF-β an der Zelloberfläche konzentrieren können, damit als Reservoir dienen und unter noch nicht näher bekannten Bedingungen TGF-β dem entsprechenden Rezeptor zuführen können [14].

Der basische Fibroblastenwachstumsfaktor (bFGF) kann seine Aktivität nur in Kombination von Heparansulfat-Seitenketten entfalten [54].

Zusammenfassend werden die modulierenden Eigenschaften in einer Übersicht von Ruoslahti und Yamaguchi (1991) diskutiert. Letztlich sind zahlreiche Bindungen von interstitiellen Proteoglykanen, aber auch von Proteoglykanoberflächenrezeptoren an unterschiedliche Strukturproteine, insbesondere an verschiedene Kollagentypen beschrieben worden [31, 40, 78].

Glykoproteine

Neben den Proteoglykanen gibt es eine Gruppe von hochmolekularen, multifunktionellen Glykoproteinen, die an die Zelloberfläche gebunden, im Plasma, aber auch im interstitiellen Bindegewebe vorkommen [3]. Zu dieser Gruppe gehören unter anderem die verschiedenen Fibronektine, Laminine, Vitronektin, BM40, Matriline, Tenascin und Fibulin (Tabelle 2).

Die am stärksten in der Basalmembran der Haut vertretenen Glykoproteine sind die Laminine. Sie entsprechen bis zu 800 kDa großen Glykoproteinen, die sich aus drei unterschiedlichen Genprodukten, den α-, β- und γ-Ketten, aufbauen. Bisher sind fünf verschiedene α-Ketten (α_1–α_5), drei β-Ketten (β_1–β_3) und zwei γ-Ketten (γ_1–γ_2) bekannt. Darüber hinaus sind mehr als zehn verschiedene Isoformen bekannt [4]. Am besten charakterisiert ist bisher Laminin 1 (α_1, β_1, γ_1). Elektronenmikroskopisch läßt sich Laminin mit der Rotary-Shadowing-Methode als kreuzförmiges Molekül darstellen (Abb. 1b). Im Lamininmolekül konnten mehrere strukturelle Domänen unterschieden und verschiedenen zellphysiolo-

Tabelle 4. Hereditäre Bindegewebserkrankungen. Modifiziert nach [10]

Protein	Gen	Chromosom	Erkrankung
Kollagene			
Kollagen I	COL1A1	17q21.3-q22	Osteogenesis imperfecta
	COL2A1	7q21.3-q22	Ehlers-Danlos VII A, B
Kollagen III	COL3A1	2q24.3-q31	Ehlers-Danlos IV, Aortenaneurysmen
Kollagen V	COL5A1	9q34.2-q34.3	Ehlers-Danlos I
Kollagen VII	COL7A1	3p21	Epidermolysis bullosa dystrophica
Kollagen XVII	COL17A1	10q24.3	Epidermolysis bullosa junctionalis mitis
Laminine			
Laminin 5	LAMA3	18q11.2	Epidermolysis bullosa junctionalis lethalis
Mikrofibrilläre Proteine			
Fibrillin 1	FBN1	15qx21.1	Marfan-Syndrom
Postranslationale Modifikationen			
Lysylhydroxylase	-	1p36.2-3	Ehlers-Danlos VI
Prokollagen-N-Proteinase	-	?	Ehlers-Danlos VIIC
Matrixrezeptoren			
Integrin α_6	-	2	Epidermolysis bullosa junctionalis mit Pylorusatresie
Integrin β_4	-	17q11-qter	

Tabelle 5. Die Extrazelluläre Matrixzielstruktur für Autoimmunerkrankungen

Kollagen I	?
Kollagen II	Relapsing Polychondritis
Kollagen V	Goodpasture-Syndrom
Kollagen VII	Epidermolysis bullosa acquisita
Laminin	Chagas-Erkrankung
Laminin 5	Vernarbendes Pemphigoid
Kollagen XVII	Herpes gestationis, bullöses Pemphigoid

gischen Funktionen zugeordnet werden (Übersicht in [6]). Die Domäne am Schnittpunkt der α-Kette mit beiden β-Ketten besteht aus der Aminosäuresequenz Tyrosin-Isoleuzin-Glyzin-Serin-Arginin, die mit YIGSR bezeichnet wird [21] und die zellbindende Domäne darstellt [5]. Diese Domäne ist multifunktionell mit Zellproliferation-, die Chemotaxis-, und die Synthese von Typ-IV-Kollagenase stimulierenden Eigenschaften [66].

Am carboxyterminalen Ende des langen Armes der αA-Ketten befindet sich eine zusätzliche zellbindende Domäne [5]. Diese Domäne entspricht auch der Bindungsstelle für Proteoglykane [39]. Im Bereich der kurzen Arme der B-Ketten bindet Nidogen/Entakin, ein weiteres 150 kDa großes hantelförmiges Basalmembranglykoprotein [13, 16]. Über die funktionelle Bedeutung dieses stabilen Komplexes gibt es noch keine Hinweise. Mutationen in der α_2-Kette vor Laminin können zu Muskeldystrophien [24], für die Dermatologie jedoch bedeutender zu letalen Formen der Epidermolysis bullosa junctionales (Typ Herlitz) führen. Bei diesen Basalmembranerkrankungen sind Nullmutationen in allen Ketten von Laminin 5 beschrieben worden. Missense Mutationen in Genen, die für die Polypeptidketten von Laminin 5 kodieren, führen zu nicht letalen Formen der Epidermolysis junctionalis (zusammengefaßt in [15]) (Tabelle 4). Besonders interessant ist, daß bestimmte Strukturproteine wie beispielsweise Laminine auch Zielstrukturen bestimmter Autoimmunerkrankungen darstellen. So konnten bei Patienten mit vernarbenden bullösen Pemphigoid Autoantikörper gegen Laminin 5 identifiziert werden (Tabelle 5).

Faserproteine

Von den Proteoglykanen und Glykoproteinen muß die für die Haut wichtige große Gruppe der Faserproteine abgegrenzt werden. Dazu werden das Elastin sowie die Fibrilline, aber auch die verschiedenen Mitglieder der immer noch wachsenden Kollagenfamilie gerechnet (Tabelle 1).

Das elastische Gewebe besteht aus dem eher amorphen Elastin und der fibrillären Komponente, die Fibrillin I und II umfaßt. Diese Bestandteile sind für die Rückstellkraft und die Elastizität des Gewebes, insbesondere der Haut verantwortlich. Vorläufermoleküle von Elastin haben ein Molekulargewicht von etwa 70 kDa. Diese Polypeptidketten werden zu den typischen Desminen vernetzt [44]. Die mikrofibrilläre Komponente stellt für das amorphe Elastin ein stützendes Gerüst dar. Mutationen im Fibrillin 1-Gen führen über einen autosomal dominanten Erbgang zum Marfan Syndrom, das durch erhöhte Knochenbrüchigkeit, Linsenluxationen und Gefäßaneurysmen gekennzeichnet ist (Übersicht in [55, 52]). Prominentester retrospektiv diagnostizierter Patient war Abraham Lincoln.

Mutationen im Fibrillin 2-Gen führen zu einer dem Marfan-Syndrom ähnlichen Klinik, allerdings ohne Augen- und Gefäßbeteiligung [52]. Mutationen im Elastingen wurden bisher nicht beschrieben. Es kommt jedoch gerade bei chronischer Sonnenexposition zu schweren Regulationsstörungen des Elastingens, das vermehrt exprimiert, und entsprechend Elastin vermehrt in der Haut abgelagert wird. Die durch UV-Bestrahlung gleichfalls aktivierten elastolytischen Matrix-Metalloproteasen und Serinproteasen [27] führen zur Zerstörung der makromolekularen Organisation des Elastins und zum Verlust der Rückstellkraft und Elastizität der Haut. In der Elastica van Gieson Färbung fällt das verklumpte elastotische Material in der Dermis von Patienten mit aktinischer Elastose auf.

Die hauptsächlichen Strukturproteine der Haut und der übrigen Organe sind jedoch die Kollagene. Diese stellen eine Großfamilie mit bisher 19 ganz oder teilweise charakterisierten unterschiedlichen Typen dar, die sich durch ihre Primärstruktur und durch ihre makromolekulare Organisation voneinander unterscheiden ([36, 37, 71, 3]; Tabelle 1). In der Haut kommen 14 der bisher 19 charakterisierten Kollagentypen vor. Bei den verschiedenen Kollagentypen sind Struktur und Funktionen auf das Engste miteinander verknüpft. Die Kollagensynthese ist ein sehr komplexer Prozeß, an dem eine Vielzahl von Enzymen beteiligt ist. Störungen dieser Enzyme führen unweigerlich zu schweren Bindegewebserkrankungen (Tabelle 4). Die Familie der Kollagene läßt sich in fibrilläre – oder interstitielle – und nicht fibrilläre Kollagene einteilen. Zu den nicht fibrillären Kollagenen gehört auch die Gruppe der FACIT-Kollagene („fibril associated collagens with interrupted triplehelices“).

Zu dieser Untergruppe, die sich auch strukturell von den übrigen Kollagenen unterscheidet, gehören Kollagen-Typ-IX, Typ-XII und Typ-XIV. Mit Ausnahme der FACIT-Kollagene ist der Aufbau der übrigen Kollagentypen jedoch prinzipiell sehr ähnlich. Die einzelnen Moleküle werden aus drei zu einer Tripelhelix verdrillten α(a)-Polypeptidketten gebildet [19]. Jede dritte Aminosäure in den α(a)-Ketten entspricht Glyzin, das aus sterischen Gründen im Zentrum der Tripelhelix liegt. Prolin und Hydroxyprolin sind zwar nicht so konstant wie Glyzin, jedoch sehr häufig nachzuweisen. Kollagen-Typ-I ist mit $>90\%$ mengenmäßig das wesentliche Strukturprotein der Haut. Die Tripelhelix wird heterotrimer aus zwei identischen α_1(I)- und einer α_2(I)-Kette gebildet. Jede α-Kette besteht aus 1014 Aminosäuren und ist 30 nm lang mit einem Durchmesser von 1,45 nm [19]. An beiden Enden der Moleküle befinden sich kurze, nicht helikale Bereiche, denen eine wesentliche Bedeutung bei der Fibrillenbildung zukommt. Mutationen der Gene, die für die α_1(I)- und die α_2(I)-Polypeptidketten des interstitiellen Kollagen-Typ-I kodieren, führen zu verschiedenen Formen der Osteogenesis imperfecta [51, 12]. Da Mutationen in einer Polypeptidkette von Kollagen-Typ-I die Bildung des tripelhelikalen Kollagenmoleküls verhindern, kommt es zur besonderen Brüchigkeit der an Kollagen-Typ-I reichen Knochen. Allerdings mehren sich die experimentellen Hinweise, daß auch bei Patienten mit schwerer Osteoporose Mutationen in Genen des Kollagens Typ-I vorliegen können [63]. Zahlreiche Kollagene werden als gut lösliche Vorläuferproteine (Prokollagene) mit am carboxy- und aminoterminalen Ende des Kollagenmoleküls befindlichen Propeptiden sezerniert. Diese schützen den Fibroblasten davor, daß das Kollagen im Zytoplasma „tödliche" Fibrillen bildet. Im extrazellulären Raum spalten N- beziehungsweise C-Proteinasen diese Propeptide ab, und ermöglichen nun, die für die Stabilität des Kollagens notwendige Fibrillenbildung. Es sind im Kollagen-Typ-I Genen Mutationen identifiziert worden, die die Spaltstelle der N-Proteinase zerstören und zum Ehlers-Danlos Syndrom (EDS) der Typen VII A und VII B führen [65]. EDS VII A und B sind durch eine Überstreckbarkeit der Gelenke und Elastizität der Haut charakterisiert (Abb. 2). Darüber hinaus wurde bei Familien mit EDS Typ VII C eine verminderte Aktivität der N-Proteinase nachgewiesen [47, 62]. Allerdings wurden bisher keine Mutationen in dem für die N-Proteinase kodierenden Gen beschrieben.

Auch Mutationen der das Kollagenmolekül posttranslational modifizierenden Enzyme, wie Prolyl-

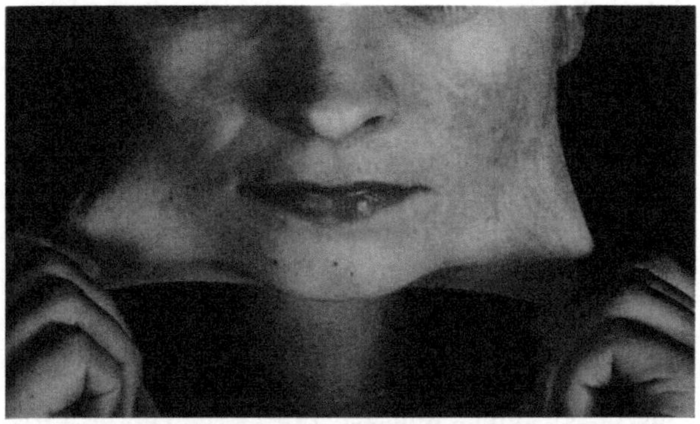

Abb. 2. Deutliche Überdehnbarkeit der Haut bei Ehlers-Danlos-Syndrom vom Typ VII

und Lysylhydroxylase, führen zu schweren Erkrankungen des Bindegewebes. Die Prolyl- und Lysylhydroxylasen überführen Prolyl- und Lysylreste zu Hydroxyprolin und Hydroxylysin. Die Lysyloxidase oxidiert die Lysylreste im tripelhelikalen Kollagenmolekül, ein für die Quervernetzung der Kollagenmoleküle im extrazellulären Raum notwendiger Schritt. Funktionell wirksame Mutationen im Gen, das für die Lysylhydroxylase kodiert, vermindern die Enzymaktivität bei Patienten mit EDS Typ VI. Das EDS Typ VI ist eine rezessiv vererbte Erkrankung, die durch überstreckbare Gelenke und eine pathologisch überdehnbare Haut, Linsenveränderungen und Skoliose gekennzeichnet ist [51, 65]. Eine verminderte Aktivität der Lysyloxidase, einem kupferhaltigen Enzym, wird unter anderem beim Menkes Syndrom beschrieben. Dieser Erkrankung liegt eine Kupferstoffwechselstörung zugrunde, so daß es über die verminderte Aktivität der Lysyloxidase zu Störungen der Kollagen Quervernetzungen kommt [51, 65].

Mutationen im Gen, das für die α_1(III)-Polypeptidketten kodiert, führen zur schwersten Form des Ehlers Danlos Syndroms (EDS III), das insbesondere durch eine Gefäßbeteiligung gekennzeichnet ist. Gefäßrupturen größerer Arterien sind eine der häufigsten Todesursachen bei Patienten mit EDS III [65].

Die Fibrillogenese der interstitiellen Kollagene I, II und III wird durch Kollagen-Typ-V und -X unterstützt, und es kommt zur Ausbildung von funktionellen polymeren Suprastrukturen. Entsprechend führen Mutationen des in der Haut nur in geringen Mengen vorkommenden Kollagens-Typ-V zu schweren Störungen und Erkrankungen des Bindegewebes. Kopplungsanalysen weisen dem Gen, das für die α_1(V)-Kette des Kollagen-Typ-V Moleküls kodiert, eine möglicherweise zentrale Rolle bei der Ausbildung des EDS Typ I und II zu [11, 42].

Mutationen in Genen, die für unterschiedliche Polypeptidketten von Kollagen der Typen IV, VII und XVII kodieren, führen zu Erkrankungen der Basalmembranen (Übersicht in [10]).
Bisher wurden in den Genen, die für die α_2-Ketten des Kollagen-Typ-IV keine Mutationen identifiziert, vermutlich weil diese Mutationen letal sind.
In den übrigen vier Genen, die für unterschiedliche, gewebsspezifische Ketten des Kollagen-Typ-IV kodieren, konnten Mutationen identifiziert werden [2]. Diese gehen mit Nephritis, Hörverlust und teilweise Augenveränderungen einher. Kollagen-Typ-IV stellt ähnlich wie Laminin 5, Kollagen-Typ-VII und XVII ein Zielmolekül auch für Autoimmunerkrankungen dar (Tabelle 5). Antikörper gegen Kollagen-Typ-IV führen zum Goodpasture Syndrom, das mit einer Nephritis und Lungenbluten einhergeht. Kollagen-Typ-VII entspricht den Verankerungsfibrillen der Basalmembran der Haut. Es wurden verschiedene, funktionell wirksame Mutationen im Kollagen-Typ-VII-Gen beschrieben, die zur Epidermolysis bullosa dystrophica, einem Krankheitsbild, das in seiner ausgeprägten Form zu schweren Mutilationen und Vernarbungen führt. In der schweren Form der Epidermolysis bullosa dystrophica kann kein Kollagen-Typ-VII in der Haut nachgewiesen werden [9]. Autoantikörper, die sich gegen Epitope des Kollagen-Typ-VII richten, führen zum klinischen Bild der Epidermolysis bullosa acquisita, und sind durch die klinische Symptomatik und die direkte und indirekte Immunfluoreszenz gut abzugrenzen.
Kollagen-Typ-XVII ist als bullöses Pemphgoidantigen (BP 180) bekannt. Es ist in den Hemidesmosomen der Epidermis der Basalmembran der Haut lokalisiert. Mutationen im Gen, das für die α_1-Kette von Kollagen-Typ-XVII kodiert, führen zur rezessiv vererbten Epidermolysis bullosa junctionalis mitis. Diese Erkrankung geht mit Kohäsionsverlust zwischen Epidermis und Dermis einher. Diese Vernarbungen werden allerdings nicht beobachtet. Häufig kommt es jedoch zum frühzeitigen Verlust der Haare. Je nach Mutationen in den Kollagen-Typ-XVII-Genen wurden unterschiedliche Schweregrade dieser Erkrankung beschrieben [43, 61]. Autoantikörper, die gegen Epitope des Kollagen-Typ-XVII gerichtet sind, führen dagegen zum klinisch leicht abzugrenzenden bullösen Pemphigoid.

Durch Regulationsstörungen des Bindegewebes bedingte Erkrankungen

Die Pathogenese der auf Regulationsstörungen zurückzuführenden Bindegewebserkrankungen ist sehr komplex und entsprechend bei verschiedenen Erkrankungen nur unvollständig geklärt. Es soll beispielhaft auf drei Erkrankungen, die mit Regulationsstörungen des Kollagenstoffwechsels einhergehen, verwiesen werden. Vereinfachend können Erkrankungen mit starker Vermehrung der interstitiellen Kollagene (Fibrosen) von solchen mit einer Verminderung des Kollagens im Gewebe (Atrophien) unterschieden werden. Durch diese quantitativen Veränderungen kommt es, den angeborenen Bindegewebserkrankungen vergleichbar, zu Störungen der makromolekularen Organisation der übrigen Bindegewebsproteine und damit auch zur Funktionseinschränkung der Haut und der betroffenen Organe.
Die durch Regulationsstörungen des Bindegewebes bedingten Erkrankungen spielen insofern eine große Rolle, da sie gegenüber den eher seltenen hereditären und autoimmunen Bindegewebserkrankungen sehr viel häufiger auftreten. In der Bundesrepublik leiden zwischen 10 bis 15 Millionen Menschen an einer fortgeschrittenen Varikose. Etwa 1 bis 1,5 Millionen Deutsche haben ein therapiebedürftiges Ulkus und müssen auch nach Abheilung wieder mit einem Rezidiv rechnen. Die Gesundheitskosten allein für die stationäre Behandlung belaufen sich jährlich auf etwa 2 Milliarden DM, und werden von den Kosten der ambulant versorgten Patienten mit der chronisch venösen Ulzera um ein Vielfaches übertroffen. In den vergangenen Jahren ist die Bedeutung des Wundmilieus, also der unmittelbaren Umgebung der eigentlichen Wunde, zunehmend in den Blickpunkt klinisch-wissenschaftlichen Interesses gerückt.
Gerade beim therapieresistenten chronisch venösen Ulcus cruris scheint im engeren Sinne eine Regulationsstörung des Kollagenstoffwechsels vorzuliegen. So konnte von verschiedenen Forschergruppen gezeigt werden, daß Serinproteasen die für die Kollagensynthese wesentlichen Wachstumsfaktoren wie beispielsweise den Plattchen-Wachstumsfaktor (PDGF) verstärkt abbauen [76, 77]. Zudem sind einzelne Familienmitglieder der Matrix-Metalloproteasen und Serinproteasen bis zu 100fach in der Wundflüssigkeit der chronisch venösen Ulzera erhöht [18, 38], während der Inhibitor der Matrix-Metalloproteasen, TIMP-1, deutlich erniedrigt ist [53, 72]. Aus diesem Ungleichgewicht resultiert die Verschiebung des Kollagenstoffwechsels in Richtung Proteolyse.
Zukünftig gilt es, diese Ergebnisse der Grundlagenforschung umzusetzen. Gedacht wird dabei an Produkte, die das feindliche Wundheilungsmilieu chronischer Wunden wieder in einen physiologischen Zustand führen.

Auch die Alterung der Haut (aktinische Elastose) nach chronisch berufs-, therapeutisch- oder kosmetisch bedingter UV-Strahlenexposition geht mit deutlichen Veränderungen des Bindegewebes einher. Diese führen klinisch zur ausgeprägten und über das Maß der chronologischen Alterung hinausgehenden Faltenbildung, verminderter Rückstellkraft, leichterer Verletzlichkeit und verzögerter Wundheilung. Histologisch fällt eine ausgeprägte basophile Degeneration des dermalen Bindegewebes auf. Zudem ist das sog. elastotische Material, welches in seiner makromolekularen Organisation veränderten Elastinmolekülen und Fibrillin entspricht, deutlich vermehrt [33, 34, 70]. Kollagenfibrillen und Hydroxyprolin sind dagegen reduziert [48, 62, 68]. Ursache des verminderten Kollagengehalts sind die durch UV-Strahlung (UV-A, UV-B) verstärkt synthetisierten und aktivierten Matrix-Metalloproteasen [49, 59]. Die verstärkte Induzierbarkeit konnte insbesondere für die die interstitiellen Kollagene degradierende interstitielle Kollagenase (MMP-1) nachgewiesen werden, die aber auch Kollagen-Typ-IV und -VII abbauen, und darüber hinaus proteolytisch gegenüber Elastin wirken kann. Zudem kann UV-Strahlung unterschiedlicher Spektren Stromelysin-1 (MMP-3) induzieren [27]. MMP-3 weist die größte Substratspezifität auf. Die UV-bedingte Induktion dieser das Bindegewebe abbauenden Enzyme wird je nach UV-Spektrum über ineinandergreifende auto- und parakrine Zytokine sowie reaktive Sauerstoffspezies vermittelt [8, 73-77, 26]. Diese Befunde wurden zumindest teilweise auch in vivo bestätigt [59, 20]. Interessant ist, daß die kombinierte Behandlung von Fibroblasten mit 8-Methoxypsoralen und UV-A Strahlung zu einer über 28 Tage andauernden starken Induktion der interstitiellen Kollagenase einhergeht [25]. Diese Befunde wurden jetzt zur Therapie von Patienten, die an einer auf die Haut begrenzten Sklerodermie leiden, erfolgreich genutzt [32, 60, 64]. Die Sklerodermien sind durch eine erhöhte Synthese und Ablagerungen der interstitiellen Kollagene der Typen I und III gekennzeichnet [58, 69]. Die Ursache dieser Regulationsstörung des Kollagenstoffwechsels ist nicht bekannt. Durch verschiedene UV-Therapien kommt es jedoch klinisch zum Weicherwerden der fibrotischen Verhärtungen der Haut, was sich mit der Ultraschallsonographie bestätigen läßt.

Zusammenfassend spielt das Bindegewebe neben seinen biomechanischen und biophysikalischen Eigenschaften eine zentrale Rolle bei der Koordination verschiedener zellulärer und molekularer Prozesse, die für die Homeostase des Gewebes verantwortlich sind. Mit dem angeborenen und den erworbenen Bindegewebserkrankungen können klinische Modellerkrankungen untersucht werden, die einen Zugang zum Verständnis des Kollagenmetabolismus, aber auch zu dessen Modulation erlauben. Letztlich hat der Vergleich der komplexen molekularen Vorgänge bei unterschiedlichen Regulationsstörungen des Bindegewebes zu einem weiteren Einblick in die Pathogenese aber auch zu neuen therapeutischen Ansätzen dieser Bindegewebserkrankungen geführt. Bei den hereditären Bindegewebserkrankungen der Haut wird vermutlich der somatischen Gentherapie, aber auch dem Ausschalten von dominant negativen Mutanten mit Hilfe von Ribozymen oder Antisense Strategien [41, 22] zukünftig eine therapeutische Bedeutung zukommen. Ein vielversprechendes Forschungsgebiet ist der heterologe Stammzelltransfer. Zumindest können mesenchymale Stammzellen die hereditären Defekte des Bindegewebes partiell ausgleichen [50].

Literatur

1. Andres JL, Stanley K, Cheifetz S, Massagué J (1989) Membrane-anchored and soluble forms of betaglycan, a polymorphicproteoglycan that binds transforming growth factor-(b). J Cell Biol 109:3137-3145
2. Antignac C (1995) Molecular genetics of basement membranes: the paradigm of Alport syndrome. Kidney Int (Suppl) 49:29-33
3. Aumailley M, Gayraud B (1998) Structure and biological activity of the extracellular matrix. J Mol Med 76:253-265
4. Aumailley M, Krieg T (1996) Laminins: a family of diverse multifunctional molecules of basement membranes. J Invest Dermatol 106:209-214
5. Aumailley M, Nurcombe V, Edgar D, Paulsson M, Timpl R (1987) The cellular interactions of laminin fragments. Cell adhesion correlates with two fragment-specific high affinity binding sites. J Biol Chem 262:11532-11538
6. Beck K, Hunter I, Engel J (1990) Structure and function of laminin: anatomy of a multidomain glycoprotein. FASEB J 4:148-160
7. Brennan MJ, Oldberg A, Hayman EG, Ruoslahti E (1983) Effect of a proteoglycan produced by rat tumor cells on their adhesion to fibronectin-collagen substrata. Cancer Res 43:4302-4307
8. Brenneisen P, Oh J, Wlaschek M, Wenk J, Briviba K, Hommel C, Herrmann G, Sies H, Scharffetter-Kochanek K (1996) UVB-wavelength dependence for the regulation of two major matrix-metalloproteinases and their inhibitor TIMP-1 in human dermal fibroblasts. Photochem Photobiol 64:649-657
9. Bruckner-Tuderman L (1996) Blistering skin diseases: models for studies on dermal-epidermal adhesion. Biochem and Cell Biol 74:729-736
10. Bruckner-Tuderman L, Bruckner P (1998) Genetic diseases of the extracellular matrix: more than just connective tissue disorders. J Mol Med 76:226-237

11. Burrows NP, Nicholls AC, Yaates JRW, Gatward G, Sarathachandra P, Richards A, Pope FM (1996) The gene encoding collagen α_1 (V) (COL5A1) is linked to mixed Ehlers-Danlos syndrome type I/II. J Invest Dermatol 106:1273–1276
12. Byers P (1993) Osteogenesis imperfecta. In: Royce PM, Steinman B (eds) Connective tissue and its heritable disorders. Wiley Liss, New York, pp 317–350
13. Carlin B, Jaffe R, Bender B, Chung AE (1981) Entactin a novel basal lamina-associated sulfated glycoprotein. J Biol Chem 256:5209–5214
14. Cheifetz S, Massagué J (1989) Transforming growth factor-β (TGF-β) receptor proteoglycan. Cell surface expression and ligand binding in the absence of glycosaminoglycan chains. J Biol Chem 264:12025–12028
15. Christiano AM, Uitto J (1996) Molecular complexity of the cutaneous basement membrane zone. Revelations of the paradigms of epidermolysis bullosa. Exp Dermatol 5:1–11
16. Dziadek M, Paulsson M, Timpl R (1985) Identification and interaction repertoire of large forms of the basement membrane protein nidogen. EMBO J 4:2513–2518
17. Esko JD (1991) Genetic analysis of proteoglycan, structure, function and metabolism. Current Opinion in Cell Biology 3:805–817
18. Falanga V, Grinnell F, Gilchrest B (1994) Workshop on the pathogenesis of chronic wounds. J Invest Dermatol 102:125–127
19. Fietzek P, Kühn K (1976) The primary structure of collagen. Int Rev Connect Tissue Res 7:1–60
20. Fisher GJ, Wang ZQ, Datta SC, Varani J, Kang S, Voorhees JJ (1997) Pathophysiology of premature skin aging induced by ultraviolet light. N Engl J Med 13:1419–1428
21. Graf J, Iwamoto Y, Sasaki M, Martin GR, Kleinman HK, Robey FA, Yamada Y (1987) Identification of an amino acid sequence in laminin mediating cell attachment, chemotaxis, and receptor binding. Cell 48:989–996
22. Grassi G and Marini JC (1996) Ribozymes: structure, function and potential therapy for dominant genetic disorders. Ann Med 28:499–510
23. Hautanen A, Gailit J, Mann DM, Rouslahti E (1989) Effects of modifications of the RGD sequence and its context on recognition by the fibronectin receptor. J Biol Chem 264:1437–1442
24. Helbling-Leclerc A, Zhang X, Topaloglu H, Cruaud C, Tesson F, Weissenbach J, Tomé FMS, Schwartz K, Fardeau M, Tryggvason K, Guicheney P (1995) Mutations in the laminin α_2-chain gene (LAMA2) cause merosin-deficient congenital muscular dystrophy. Nat Genet 11:216–218
25. Herrmann G, Brenneisen P, Wlaschek M, Wenk J, Faisst K, Quel G, Hommel C, Goerz G, Ruzicka T, Krieg T, Sies H, Scharffetter-Kochanek K (1998) Psoralen photoactivation promotes morphological and functional changes in fibroblasts in vitro reminiscent of cellular senescence. J Mol Med 76:759–767
26. Herrmann G, Wlaschek M, Bolsen K, Prenzel K, Goerz G, Scharffetter-Kochanek K (1996) Pathogenic implication of matrix-metalloproteinases (MMPs) and their counteracting inhibitor TIMP-1 in the cutaneous photodamage of human porphyria cutanea tarda (PCT). J Invest Dermatol 107:398–403
27. Herrmann G, Wlaschek M, Lange TS, Prenzel K, Goerz G, Scharffetter-Kochanek K (1993) UVA irradiation stimulates the synthesis of various matrix-metalloproteinases (MMPs) in cultured human fibroblasts. Exp Dermatol 2:92–97
28. Horwitz A, Duggan K, Buck C, Beckerle MC, Burridge K (1986) Interaction of plasma membrane fibronectin receptor with talin – a transmembrane linkage. Nature 320:531–533
29. Hynes RO (1987) Integrins: a family of cell surface receptors. Cell 48:549–554
30. Iozzo RV, Murdoch AD (1996) Proteoglycans of the extracellular environment: clues from the gene and protein side offer novel perspectives in molecular diversity and function. FASEB J 10:598–614
31. Kaesberg PR, Ershler WB, Esko JD, Mosher DF (1989) Chinese hamster ovary cell adhesion to human platelet thrombospondin is dependent on cell surface heparan sulfate proteoglycan. J Clin Invest 83:994–1001
32. Kerscher M, Volkenandt M, Meurer M, Lehmann P, Plewig G, Roecken M (1994) Treatment of localized scleredema with PUVA bath chemotherapy. Lancet 343:1233
33. Kligman AM (1969) Early destructive effect of sunlight on human skin. J Am Med Assoc 210:2377–2380
34. Kligman LH, Kaidbey KH, Hitchins VM, Miller SA (1987) Long wavelangth (> 340 nm) ultraviolet-A induced skin damage in hairless mice is dose dependent. In: Passchier WF and Bosnajakovic BFM (eds) Human exposure to ultraviolet radiation: risks and regulations. Elsevier Science Publishers BV, Amsterdam, pp 77–81
35. Knox P, Wells P (1979) Cell adhesion and proteoglycans. I. The effect of endogenous proteoglycans on the attachment of chick embryo fibroblasts to tissue culture plastic and collagen. J Cell Sci 40:77–88
36. Krieg T, Hein R, Hatamochi A, Aumailley M (1988) Molecular and clinical aspects of connective tissue. Eur J Clin Invest 18:105–123
37. Kühn K (1986) The collagen family – variations in the molecular and supermolecular structure. In: Kühn K, Krieg T, Schattenkirchner M (eds) Rheumatology vol 10. Karger, Basel, pp 29–69
38. Latijnhouwers MA, Bergers M, Veenhuis RT, Beekman B, Ankersmit-Ter Horst MF, Schalwijk J (1998) Tenascin-C degradation in chronic wounds is dependent on serine proteinase activity. Arch Dermatol Res 290:490–496
39. Laurie GW, Bing JT, Kleinmann HK, Hassell JR, Aumailley M, Martin GR, Feldmann RJ (1986) Localization of binding sites for laminin, heparan sulfate proteoglycan and fibronectin on basement membrane (type IV) collagen. J Mol Biol 189:205–216
40. LeBaron RG, Höök A, Esko JD, Gay S, Höök M (1989) Binding of heparan sulfat to type V collagen. A mechanism of cell substrate adhesion. J Biol Chem 264:7950–7956
41. Lönnberg H and Vuorio E (1996) Towards genomic drug therapy with antisense oligonucleotides. Ann Med 28:511–522
42. Loughlin J, Irven C, Hardwick LJ, Butcher S, Walsh S, Wordsworth P, Sykes B (1995) Linkage of the gene that encodes the α_1 chain of type V collagen (COL5A1) to type II Ehlers-Danlos syndrome (EDS II). Hum Mol Genet 4:1649–1651

43. McGrath JA, Gatalica B, Christiano AM, Li KH, Owaribe K, McMillan JR, Eady RAJ, Uitto J (1995) Mutations in the 180 dD bullous pemphigoid antigen (BPAG2), a hemidesmosomal transmembrane collagen (COL17A1), in generalized atrophic benign epidermolysis bullosa. Nat Genet 11:83–86
44. Mecham RP (1981) Elastin biosynthesis: a look at the current scene. Connect Tissue Res 8:155–160
45. Mueller SC, Kelly T, Dai M, Dai H, Chen W-T (1989) Dynamic cytoskeleton-integrin associations induced by cell binding to immobilized fibronectin. J Cell Biol 109:3455–3464
46. Murphy-Ullrich JE, Westrick LG, Esko JD, Mosher DF (1988) Altered metabolism of thrombospondin by chinese hamster ovary cells defective in glycosaminoglycan synthesis. J Biol Chem 263:6400–6406
47. Nusgens BV, Verellen-Dumoulin C, Hermanns-Le T, De Paepe A, Nuytinck L, Piérard GE, Lapière CM (1992) Evidence for a relationship between Ehlers-Danlos type VII C in humans and bovine dermatosparaxis. Nat Genet 1:214–217
48. Oikarinen A, Karvonen J, Uitto J, Hannuksela M (1985) Connective tissue alterations in skin exposed to natural and therapeutic UV-radiation. Photodermatology 2:15–26
49. Petersen MJ, Handen C, Craig S (1992) Ultraviolet A irradiation stimulates collagenase production in cultured human fibroblasts. J Invest Dermatol 99:440–444
50. Prockop DJ (1997) Marrow stromal cells as stem cells for nonhematopoietic tissues. Science 276:71–74
51. Prockop DJ, Kivirikko KI (1995) Collagens: molecular biology, diseases, and potentials for therapy. Ann Rev Biochem 64:403–434
52. Ramirez F (1996) Fibrillin mutations in Marfan syndrome and related phenotypes. Curr Opin Gent Devel 6:309–315
53. Rao CN, Ladin DA, Liu YY (1995) α_1-antirypsin is degraded and non-functional in chronic wounds but intact and functional in acute wounds: The inhibitor protects fibronectin from degradation by chronic wound fluid enzymes. J Invest Dermatol 105:572–578
54. Rapraeger AC, Krufka A, Olwin BB (1991) Requirement for heparan sulfate for bFGF-dediated fibroblast growth and myoblast differation. Science 252:1705–1708
55. Royce PM, Steinman B (1993) Connective tissue and its heritable disorders. Wiley Liss, New York
56. Ruoslahti E, Pierschbacher MD (1987) New perspectives in celll adhesion: RGD and integrins. Science 238:491–497
57. Ruoslahti E, Yamaguchi Y (1991) Proteoglycans as modulators of growth factor activities. Cell 64:867–869
58. Scharffetter K, Lankat-Buttgereit B, Krieg T (1988) Localization of collagen mRNA in normal and scleroderma skin by in-situ hybridisation. Eur J Clin Invest 18:9–17
59. Scharffetter K, Wlaschek M, Hogg A, Bolsen K, Schothorst A, Goerz G, Krieg T, Plewig G (1991) UVA irradiation induces collagenase in human dermal fibroblasts in vitro and in vivo. Arch Dermatol Res 283:506–511
60. Scharffetter-Kochanek K, Goldermann R, Lehmann P, Hölzle E, Goerz G (1995) PUVA therapy is disabling pansclerotic morphea of children. Br J Dermatol 132:830
61. Schumann H, Hammami-Hauasli N, Pulkkinen L, Mauviel A, Küster W, Lüthi U, Owaribe K, Uitto J, Bruckner-Tuderman L (1997) Three novel homozygous point mutations and a new polymorphism in the COL17A1 gene: Relation to biological and clinical phenotypes of junctional epidermolysis bullosa. Am J Hum Genet 60:1344–1353
62. Smith LT, Wertelecki W, Milstone LM, Petty EM, Seashore MR, Braverman IM, Jenkins TG, Byers PH (1992) Human dermatosparaxis – a form of Ehlers-Danlos syndrome that results from failure to remove the amino-terminal propeptide of type I procollagen. Am J Hum Genet 51:235–244
63. Spotila LD, Colige A, Sereda L, Constantinou-Deltas CD, Whyte MP, Riggs BL, Shaker JL, Spector TD, Hume E, Olsen N, Attie M, Tenenhouse A, Shane E, Briney W, Prokkop DJ (1994) Mutation analysis of coding sequences for type I procollagen in individuals with low bone density. J Bone Miner Res 9:923–932
64. Stege H, Berneburg M, Humke S, Klammer M, Grewe M, Grether-Beck S (1997) High-dose UVA1 radiation therapy for localized scleroderma. J Am Acad Dermatol 36:938–944
65. Steinmann B, Royce PM, Superti-Furga A (1993) The Ehlers-Danlos syndrome. In: Royce PM, Steinman B (eds) Connective tissue and its heritable disorders. Wiley Liss, New York
66. Terranova VP, Aumailley M, Sultan LH, Martin GR, Kleinman HK (1986) Regulation of cell attachment and cell number by fibronectin and laminin. J Cell Physiol 127:473–479
67. Timpl R, Brown JC (1996) Supramolecular assembly of basement membranes. Bioessays 18:123–132
68. Trautinger F, Gruenwald C, Trenz A, Pittermann W, Kokoschka EM (1991) Influence of natural vitamine E and UV radiation on dermal collagen content in hairless mice. Arch Dermatol Res 283:39 (abstract)
69. Trojanowska M, LeRoy EC, Eckes B, Krieg T (1998) Pathogenesis of fibrosis: type 1 collagen and the skin. J Mol Med 76:266–274
70. Uitto J (1986) Connective tissue biochemistry of the aging dermis. Age-related alterations in collagen and elastin. Dermatol Clin 4:433–446
71. van der Rest M, Garrone R (1991) Collagen family of proteins. FASEB J 5:2814–2823
72. Witte MB, Thornton FJ, Kiyama T, Efron DT, Schulz GS, Moldawer LL, Barbul A (1998) Metalloproteinase inhibitors and wound healing: a novel enhancer of wound strength. Surgery 124:464–470
73. Wlaschek M, Bolsen K, Herrmann G, Schwarz A, Wilmroth F, Heinrich PC, Goerz G, Scharffetter-Kochanek K (1993) UVA-induced autocrine stimulation of fibroblast-derived-collagenase by IL-6: A possible mechanism in dermal photodamage? J Invest Dermatol 101:164–168
74. Wlaschek M, Briviba K, Stricklin GP, Sies H, Scharffetter-Kochanek K (1995) Singlet oxygen may mediate the ultraviolet A induced synthesis of interstitial collagenase. J Invest Dermatol 104:194–198
75. Wlaschek M, Heinen G, Poswig A, Schwarz A, Krieg T, Scharffetter-Kochanek K (1994) UVA-induced stimulation of fibroblast-derived collagenase/MMP-1 by interrelated loops of interleukin-1 and interleukin-6. Photochem Photobiol 59:550–556
76. Wlaschek M, Peus D, Achterberg V, Meyer-Ingold W, Scharffetter-Kochanek K (1997) Protease inhibitors pro-

tect growth factor activity in chronic wounds. Br J Dermatol 137:646–663

77. Wlaschek M, Wenk J, Brenneisen P, Briviba K, Schwarz A, Sies H, Scharffetter-Kochanek K (1997) Singlet oxygen is an early intermediate in cytokine-dependent ultraviolet A induction of interstitial collagenase in human dermal fibroblasts in vitro. FEBS Lett 413:239–242
78. Yamaguchi Y, Mann DM, Ruoslahti E (1990) Negative regulation of transforming growth factor-β by the proteoglycan decorin. Nature 346:281–284

Epidermale Barriere

Nanna Schürer

Einleitung

Der gegenwärtige Wissenstand über den Aufbau der epidermalen Barriere wird hier zusammengefaßt. Zudem wird auf die Funktion und Regulation der einzelnen Bestandteile der Barriere eingegangen. Beim Fehlen eines oder mehrerer dieser Bestandteile kommt es zur Barrierestörung, zum erhöhten transepidermalen Wasserverlust (TEWL) und zur klinisch trockenen ichthyosiformen Haut. Die epidermale Barriere ist klinisch, histologisch, ultrastrukturell und biochemisch faßbar [6].

Aufbau der epidermalen Barriere

Die etwa 0,1 mm dicke Epidermis bedeckt den größten Teil des menschlichen Organismus. Im wesentlichen besteht die Epidermis aus Keratinozyten, die vom Stratum basale zum Stratum corneum hin differenzieren. An der Oberfläche der Epidermis findet ein unmerkliches Abschuppen (Desquamatio insensibilis) einzelner verhornter, kernloser Keratinozyten statt. Dieser Zyklus dauert insgesamt etwa 30 Tage.
Das Endprodukt der epidermalen Differenzierung ist das etwa 10 µm dicke Stratum corneum, das die Funktion der epidermalen Barriere übernimmt, indem es den Organismus vor der Austrocknung schützt (Minimierung des transepidermalen Wasserverlusts – TEWL) und die uneingeschränkte Penetration von Fremdstoffen verhindert. Der Aufbau der epidermalen Barriere wird mit einer Backsteinmauer verglichen: Die proteinreichen Korneozyten entsprechen den Bausteinen („bricks") und die interzelluläre, lamellär angeordnete, lipophile Matrix entspricht dem Mörtel („mortar") [4]. Die Stratum-corneum-Lipide machen im Mittel etwa 8% des Trockengewichts des Stratum corneum aus. Täglich werden ungefähr 40–80 mg Gesamtlipid von den Keratinozyten synthetisiert, in Lamellenkörperchen gespeichert, in die interzellulären Spalten des Stratum corneum ausgeschleust und gehen dann im Rahmen der Desquamatio insensibilis wieder verloren (8% × 0,5–1,0 g Trockengewicht Stratum corneum/Tag = 40–80 mg Gesamtlipid/Tag).

Epidermale Lipide in Relation zur Differenzierung

Die Differenzierung der Keratinozyten setzt eine sich ändernde Protein- und Lipidzusammensetzung voraus [17]. Während zum Beispiel mehr als 45% der Gesamtlipide des Stratum basale die polaren Phospholipide ausmachen, finden sich im Stratum corneum nur geringste Phospholipidkonzentrationen (< 5%). Die Konzentration der Fettsäuren und der

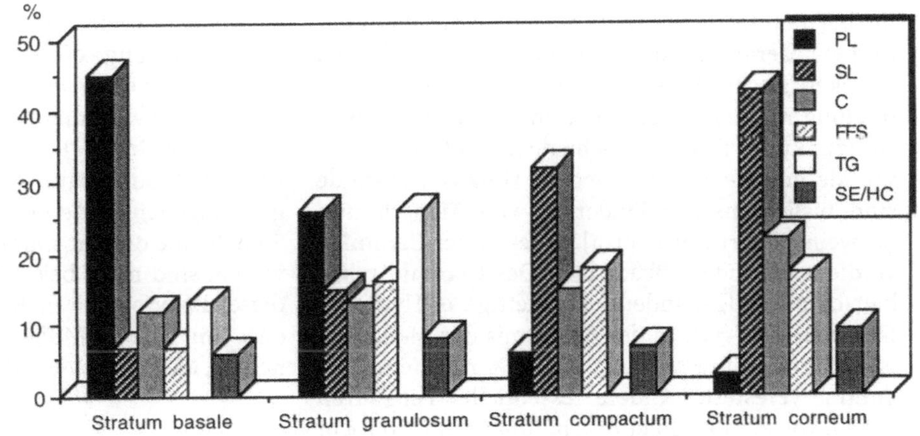

Abb. 1. Lipidzusammensetzung der humanen Epidermis in Relation zur epidermalen Differenzierung. *PL* Phospholipide, *SL* Sphingolipide, *C* Cholesterin, *FFS* freie Fettsäuren, *TG* Triglyceride, *SE/HC* Sterolester/Hydrocarbonsäuren. (Aus Schürer und Elias 1991)

Sphingolipide nimmt dagegen vom Stratum basale zum Stratum corneum hin zu (Abb. 1). Die Sphingolipide machen im Stratum basale nur 7% der Gesamtlipidmenge aus, während sie im oberen Stratum corneum mit 40% einen Hauptbestandteil der Barrierelipide sind. Sterole sind in allen epidermalen Schichten vertreten. Die Aktivität der Steroidsulfatase akkumuliert im Stratum corneum. Die Desulfatierung des Cholesterinsulfats zu Cholesterin an der Grenze zwischen Stratum granulosum und Stratum corneum erklärt die relativ hohe Konzentration des Cholesterins im Stratum corneum (20–25%).

Stratum-corneum-Lipide

Die interzellulären Stratum-corneum-Lipide bestehen im wesentlichen aus Ceramiden (etwa 40%), Sterolen (etwa 20–25%) und freien Fettsäuren (etwa 20%). Die Lamellenkörperchen speichern Glukosylceramide, freie Sterole, Phospholipide und hydrolytische Enzyme [8]. Diese Lipide liegen in diesen Organellen zieharmonikaartig gefaltet lamellär vor. Beim Übergang der Zellen aus dem Stratum granulosum in das Stratum corneum wird der Inhalt der Lamellenkörperchen durch Exozytose in die Interzellularräume des Stratum corneum freigesetzt und strukturell umgewandelt. Es kommt zur Ausbildung von langen Lipidlamellen, die die elektronenmikroskopisch sichtbaren dichten und lichten Banden ergeben [7]. Diese Umstrukturierung beruht auf biochemischen Prozessen. Die ausgeschleusten polaren Lipide werden enzymatisch hydrolysiert.

Stratum-corneum-Ceramide

Auch ohne die polaren Phospholipide lagern sich die Stratum corneum Lipide extrazellulär zu langen Lamellen im Interzellulärraum an, indem die amphipatischen Ceramide diese Funktion übernehmen. Langkettige gesättigte Fettsäuren, teilweise in Esterbindung mit den Ceramiden, unterstützen die Barrierefunktion. Sieben verschiedene epidermale Ceramide und sieben verschiedene Glukosylceramide sind bisher aus der Epidermis von Mensch und Schwein isoliert worden [19]. Eines dieser Ceramide verdient besondere Beachtung: Das Ceramid 1 enthält eine amidgebundene, langkettige ω-Hydroxyfettsäure (C30–34). In der Epidermis des Menschen ist die Linolsäure zu mehr als 50% mit dem Ceramid 1 verestert. Andere essentielle Fettsäuren (EFA), wie zum Beispiel Arachidonsäure, sind nicht mit der langkettigen ω-Hydroxyfettsäure des Ceramid 1 verestert. Die mit den Glukosylceramiden und Ceramiden veresterten, langkettigen, gesättigten Fettsäuren (> C20) sind gegen Sauerstoff, gegen Temperaturschwankungen und gegen UV-Bestrahlungen widerstandsfähiger als mehrfach ungesättigte Fettsäuren. Die schädliche Bildung von freien Radikalen und deren entsprechenden Metaboliten aus ungesättigten Fettsäuren würde durch die genannten Umwelteinflüsse um ein vielfaches häufiger auftreten, als aus den mit den Ceramiden veresterten gesättigten Fettsäuren. Die außergewöhnliche Kettenlänge des Ceramid 1 und die Position der Doppelbindungen der Linolsäure bei C6 und C9 sind für die Anordnung und Stabilisierung der interzellulären Lipidlamellen und damit für eine funktionstüchtige Hautbarriere entscheidend [1]. Fehlt die Linolsäure (C18 : 2) dem Organismus, kommt es zur Ausbildung eines essentiellen Fettsäuremangelsyndroms (EFAD). Statt Linolsäure wird die Veresterung mit nicht essentiellen Fettsäuren (zum Beispiel Ölsäure C18 : 1) beobachtet, was jedoch mit einer ungenügenden Barrierefunktion und mit einem erhöhten TEWL einhergeht [5].

Extrazelluläre Hydrolyse epidermaler Lipide

Die Hydrolyse der extrazellulären Lipide findet enzymatisch statt. Diese Enzyme werden zusammen mit den entsprechenden Lipiden aus den Lamellenkörperchen in den Interzellularraum des unteren Stratum corneum ausgeschleust.

Phospholipase-A_2-Aktivität

Die Phospholipase A_2 hydrolysiert die Phospholipide. Von der Phospholipase A_2-Aktivität ist die Konzentration der Fettsäuren abhängig. Wird nach Barrierestörung die Phospholipase A_2 inhibiert, kommt es zu einer verlangsamten Barrierereparatur [14]. Erklärt wird diese durch die ungenügende Freisetzung der freien Fettsäuren. Die externe Applikation von Palmitinsäure führt unter diesen Bedingungen umgehend zu einer Barrierereparatur [13]. Die Signale, die die Phospholipase A_2 extrazellulär aktivieren, sind nicht bekannt. Darüber hinaus scheint dieses Enzym auch nicht wie die β-Glukocerebrosidase im sauren Milieu des oberen Stratum corneums, aktiviert zu werden.

β-Glukocerebrosidase-Aktivität

Die Hydrolyse der Glucosylceramide ist von der β-Glukocerebrosidase-Aktivität abhängig. Wird dieses Enzym durch Conduritol-B-Epoxid experimentell gehemmt, oder werden entsprechende Versuche an transgenen Mäusen durchgeführt, kommt es zur Akkumulation von Glukosylceramiden im Stratum corneum. Diese biochemisch faßbaren Veränderungen gehen mit strukturellen Veränderungen, dem Fehlen langer Lipidlamellen, einher. Interessant ist, daß diese strukturellen Veränderungen auch beim Morbus Gaucher (Typ II) beobachtet werden, der durch einen autosomal-rezessiven Mangel an β-Glucocerebrosidase bedingt ist und klinisch durch eine ichthyosiforme Haut [11]. Zudem ist das extrazelluläre Gleichgewicht von Ceramiden und Glucosylceramiden in der Mukosa der Mundschleimhaut und bei Meeressäugern zu Gunsten der Glukosylceramide verschoben [3, 20]. Folglich wird das Vorkommen von extrazellulärem Glukosylceramid in der obersten epidermalen Schicht mit einer weniger wirksamen Barriere zum TEWL in Verbindung gebracht.

Synthese der epidermalen Lipide

Die Synthese der epidermalen Lipide ist weitgehend unabhängig vom Metabolismus des Organismus. Bereits im Stratum spinosum fehlt den Keratinozyten der direkte Kontakt zu den Blutgefäßen. Deshalb exprimieren nur die basalen Keratinozyten Low-Density-Lipoprotein-(LDL-)Rezeptoren. Somit können nur die basalen Keratinozyten mit der Zirkulation zugeführtes Cholesterin aufnehmen. Differenzierte Zellen des Stratum spinosum sind auf die De-novo-Cholesterinbiosynthese angewiesen. Aber auch andere im Blutkreislauf zirkulierende Substanzen werden inkorporiert, wie zum Beispiel einige Pflanzensterole, essentielle Fettsäuren und die Arachidonsäure, da die Epidermis nicht über die d6-Desaturaseaktivität verfügt. Für die Aufnahme essentieller Fettsäuren wird die Existenz von Fettsäuretransportern diskutiert [18].
Die experimentelle Lipidextraktion mit Hilfe von Lösungsmitteln verursacht eine akute, artifizielle Störung der Permeabilitätsbarriere und induziert eine Reihe von metabolischen Vorgängen in der lebenden Epidermis mit dem Ziel, die fehlenden, herausgelösten Lipide zu ersetzen. Bei diesen Reparaturvorgängen kommt es zu einer vermehrten Synthese der Barrierelipide (Sterole, freie Fettsäuren und Ceramide). Diese Lipidsynthese wird durch die gesteigerte Aktivität folgender Enzyme verifiziert. Die 3-Hydroxy-3-methyl-glutaryl-Coenzym A-Reduktase (geschwindigkeitsbestimmendes Enzym der Cholesterinbiosynthese), die Acetyl-Coenzym A-Carboxylase und die Fettsäure-Synthase (geschwindigkeitsbestimmende Enzyme der Fettsäurebiosynthese) und die Serin-Palmitoyl-Transferase (geschwindigkeitsbestimmendes Enzym der Sphingolipid-Biosynthese) [10, 13, 16]. Der Aktivitätsanstieg dieser Enzyme geht mit einer erhöhten Expression der entsprechenden mRNA einher [9].
Neueste Untersuchungen konnten zeigen, daß die artifizielle Störung der Permeabilitätsbarriere nicht nur mit einer vermehrten Lipidexpression einhergeht, sondern auch die Expression der Keratine K6, K16 und K17 induziert [2].
Der Aktivitätsanstieg der Enzyme der Cholesterin-, Fettsäure- und Ceramidsynthese wird durch bestimmte Signale vermittelt. Ein mögliches Signal für die Reparatur der Barriere ist der erhöhte TEWL und die damit einhergehende Änderung der Ionenkonzentration von Kalzium, Kalium, Phosphat und Chlorid in der Epidermis [12]. Besonders interessant ist die Beobachtung, daß Keratinozyten bestimmte Zytokine nur bei erhöhtem TEWL synthetisieren und daß das histologisch sichtbare Entzündungsgeschehen, die Einwanderung von Leukozyten in die Epidermis, erst der Expression der Zytokine folgt. Folglich wäre es denkbar, daß die von den Keratinozyten synthetisierten Zytokine tatsächlich nicht nur das epidermale Entzündungsgeschehen, sondern auch den Aktivitätsanstieg der lipidsynthetisierenden Enzyme vermitteln [15].

Literatur

1. Bouwstra JA, Gooris GS, Dubbelaar, Weerheim AM, Ijzerman AP, Ponec M (1998) Role of ceramide 1 in the molecular organization of the stratum corneum lipids. J Lipid Res 39:186–196
2. Ekanayake-Mudiyanselage S, Aschauer H, Schmook FP, Jensen JM, Meingassner JG, Proksch E (1998) Expression of epidermal keratins and the cornified envelope protein involucrin is influenced by permeability barrier disruption. J Invest Dermatol 111:517–523
3. Elias PM, Menon GK, Grayson S, Brown BE, Rehfeld SJ (1987) Avian sebokeratocytes and marine mammal lipokeratinocytes: Structural, lipid biochemical and functional considerations. Am J Anat 180:161–177
4. Elias PM (1981) Lipids and the epidermal permeability barrier. Arch Dermatol Res 270:95–117
5. Elias PM, Brown BE (1983) The mammalian cutaneous permeability barrier. Defective barrier function in essen-

tial fatty acid deficiency correlates with abnormal intercellular lipid deposition. Lab Invest 39:574–583
6. Elias PM (1996) The stratum corneum revisited. J Dermatol 23:756–768
7. Fartasch M, Bassukas ID, Diepgen TL (1993) Structural relationship between epidermal lipid lamellae, lamellar bodies and desmosomes in human epidermis: an ultrastructural study. Br J Dermatol 128:1–9
8. Grayson S, Johnson-Winegar AG, Wintroub BU, Isseroff RR, Epstein EH, Elias PM (1985) Lamellar body-enriched fractions from neonatal mice: Preparative techniques and partial characterization. J Invest Dermatol 85:289–295
9. Harris IR, Farrell AM, Grunfeld C, Holleran WM, Elias PM, Feingold KR (1997) Permeability barrier disruption coordinately regulates mRNA levels for key enzymes of cholesterol, fatty acid, and ceramide synthesis in the epidermis. J Invest Dermatol 109:783–787
10. Holleran WM, Feingold KR, Mao-Quin M, Gao WN, Lee JM, Elias PM (1991) Regulation of epidermal sphingolipid synthesis by permeability barrier function. J Lipid Res 32:1151–1158
11. Holleran WM, Takagi Y, Imokoawa G, Jackson S, Lee JM, Elias PM (1992) β-Glucocerebrosidase activity in murine epidermis: characterization and localization in relation to differentiation. J Lipid Res 33:1201–1209
12. Lee SH, Elias PM, Feingold KR, Mauro T (1994) A role for ions in barrier recovery after acute pertubation. J Invest Dermatol 102:976–979
13. Mao-Qiang M, Elias PM, Feingold KR (1994) Fatty acids are required for epidermal permeability barrier function. J Clin Invest 92:791–798
14. Mao-Qiang M, Jain M, Feingold KR, Elias PM (1996) Secretory Phospholipase A_2 activity is required for permeability barrier homeostasis. J Invest Dermatol 106:57–63
15. Nickoloff BJ, Naidu Y (1994) Pertubation of epidermal barrier function correlates with irritation of cytokine cascade in human skin. J Am Acad Dermatol 30:535–546
16. Proksch E, Elias PM, Feingold KR (1990) Regulation of 3-hydroxy-3-methylglutaryl-coenzyme A reductase activity in murine epidermis: Modulation of enzyme content and activation state by barrier requirement. J Clin Invest 85:874–882
17. Schürer NY, Elias PM (1991) The biochemistry and function of stratum corneum lipids. Adv Lipid Res 24:27–56
18. Schürer NY, Stremmel W, Grundmann J-U, Schliep V, Kleinert H, Bass NM, Williams ML (1994) Evidence for a novel keratinocyte fatty acid uptake mechanism with preference for linoleic acid: Comparison of oleic and linoleic acid uptake by cultured human keratinocytes, fibroblasts and a human hepatoma cell line. Biochim Biophys Acta 1211:51–60
19. Wertz PW, Downing DT (1982) Glycolipids in mammalian epidermis: Structure and function in water barrier. Science 217:1261–1262
20. Wertz PW, Kremer M, Squier CA (1992) Comparison of lipids from epidermal and palatal stratum corneum. J Invest Dermatol 98:375–378

Dermoepidermale Grenzzone

Gerald Messer

Basalmembranen sind Grenzzonen zwischen epithelialen, endothelialen, muskulären und neuralen Zellen und dem Bindegewebe. Die Basalmembranzone (BMZ) der Haut vermittelt die mechanische Anhaftung und dauerhafte Verbindung zwischen Epidermis und Dermis einerseits, und den Austausch von Flüssigkeit, Molekülen und Proteinen, auch von Zellen, andererseits. Die Regeneration und Homöostase mit Aufbau und Abbau der Strukturproteine und löslicher Faktoren aus Keratinozyten, Fibroblasten sowie weiterer beteiligter Zellen und der lockere, netzartige Charakter der BMZ ermöglicht diese genannten Funktionen. Durch ultrastrukturelle Untersuchungen wurde früh der Aufbau der BMZ und ihre Verankerung zur Dermis hin beschrieben [6]. Nur basal lokalisierte Keratinozyten weisen neben einer Zellmembran an ihrer dem Bindegewebe angrenzenden Seite längliche, intrazelluläre elektronendichte Strukturen auf, die Hemidesmosomen (Abb. 1). Diese verbinden intrazelluläre Tonofilamente mit der weniger elektronendichten Zone unterhalb der Basalzelle. Diese, als Lamina lucida bezeichnet, erscheint elektronenmikroskopisch im Bereich von Hemidesmosomen verschmälert und grenzt an eine dermal gelegene elektronendichte Schicht, die Lamina densa. Unterhalb der Lamina

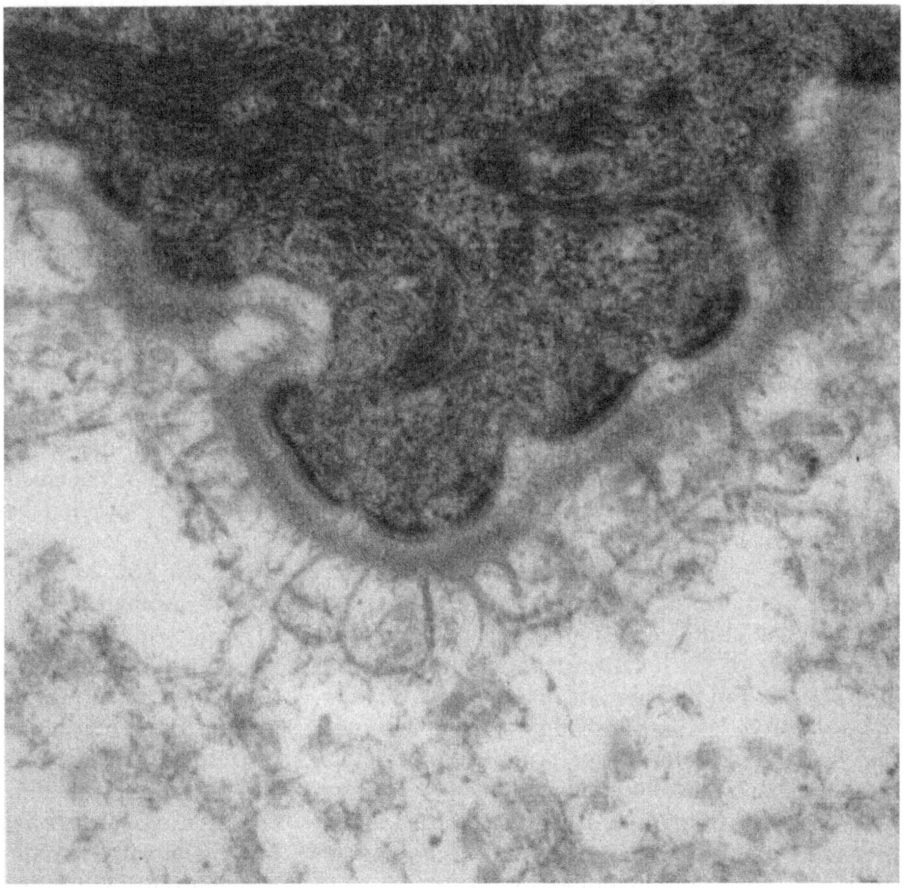

Abb. 1. Elektronenmiroskopische Darstellung des Aufbaus der dermoepidermalen Grenzzone gesunder Haut nach Fixierung in modifiziertem Karnovsky-Medium, Nachfixierung mit 1%igem Osmiumtetroxid und Schnittkonstrastierung mit Uranylazetat und Bleizitrat. Im oberen Anteil sind basale Keratinozyten mit strangartigen Tonofilamenten und der Zellmembran angrenzenden, intrazellulären elektronendichten Hemidesmosomen abgebildet. Unterhalb der Zellmembran befindet sich die hellere, weniger elektronendichte Lamina lucida. Darunter erscheint eine dunkelgrau abgebildete elektronendichte Schicht, die Lamina densa. Aus dieser entspringen filiforme, korbhenkelartige Verankerungsfibrillen in das tiefer gelegene Bindegewebe und kehren halbkreisförmig mit dem zweiten Schenkel in die Lamina densa zurück (*Bildmitte*). Im unteren Bildteil kommen lockere, teils orthograd getroffene Kollagenfaserbündel der Dermis zur Darstellung. (Vergrößerung 54.000 : 1)

densa ragen multiple filiforme Strukturen, die sog. Verankerungsfibrillen, in korbhenkelartiger Gestalt in das tiefer gelegene Bindegewebe, verwoben mit den größeren, interstitiell gelegenen Kollagenfasern des Bindegewebes der Dermis. Eine weitere Aufklärung der Organellen und molekularen Strukturen ist vor allem durch die Erforschung der Pathophysiologie genetischer und erworbener Erkrankungen der dermoepidermalen Grenzzone ermöglicht worden. In dieser Übersicht sollen die bekannten Strukturen, pathophysiologische Beispiele und ein neues ultrastrukturelles Konzept besprochen werden.

Autoimmunerkrankungen der dermoepidermalen Grenzzone

Erworbene blasenbildende Autoimmunerkrankungen der Haut und Schleimhäute können entweder durch Verlust der Kohäsion zwischen Keratinozyten oder aber, bei Beteiligung der BMZ, zwischen Keratinozyten und dem darunter gelegenen Bindegewebe bedingt sein [47]. Im ersten Fall entstehen die durch interzelluläre Autoantikörper vermittelten akantholytischen bullösen Dermatosen der Pemphigusgruppe: Pemphigus vulgaris, Pemphigus foliaceus, IgA-Pemphigus, paraneoplastischer Pemphigus. Findet die Autoantikörperbindung an der BMZ statt, so sind vom subepidermalen Spalt andere Zielantigene im Bereich der Hemidesmosomen, der Lamina lucida und Lamina densa betroffen, welche verschiedene Autoimmundermatosen auslösen können: Erkrankungen der Pemphigoidgruppe (bullöses Pemphigoid [4, 17, 29, 51]), vernarbendes Schleimhautpemphigoid [3, 4, 13, 27], Herpes gestationis [14, 17], die lineare IgA-Dermatose [35, 46, 49] und seltenere Erkrankungen mit Autoantikörpern gegen ein 105-kD- [12] bzw. ein 200-kD-Molekulargewicht [50] großes Antigen der BMZ (Tabelle 1).

Der Spalt bei den Erkrankungen der Pemphigoidgruppe liegt meist in der oberen Lamina lucida, direkt unterhalb der Keratinozytenmembran; seltener ist er, zum Teil bei vernarbenden Verläufen, in der tiefen Lamina lucida lokalisiert. Der Spalt bei Epidermolysis bullosa acquisita hingegen ist unterhalb der Lamina densa lokalisiert und weist Kollagen-Typ-VII als Autoantigen auf [24, 43, 48]. Autoimmunerkrankungen der BMZ kommen sehr selten vor bei Pemphigoid (Herpes) gestationis durch diaplazentare Übertragung bei Neugeborenen [32, 33], selten im Kindesalter [10, 46], häufiger im Erwachsenenalter und in Zentraleuropa am häufigsten als bullöses Pemphigoid im hohen Alter [23].

Tabelle 1. Bullöse Autoimmunerkrankungen der Basalmembranzone

Erkrankung	Zielantigene
Bullöses Pemphigoid (BP)	BPAG1 Kollagen-Typ-XVII Laminin 5 105 kD-Antigen 200 kD-Antigen
Herpes gestationis (HG) (*Pemphigoid gestationis*)	Kollagen-Typ-XVII BPAG1?
Vernarbendes Schleimhautpemphigoid (*Cicatricial pemphigoid*, CP)	Kollagen-Typ-XVII Laminin 5, 6 Integrin
Lineare IgA-Dermatose (LAD)	BPAG1? Kollagen-Typ-XVII und proteolytische Fragmente Integrin Laminin Kollagen-Typ-VII
Epidermolysis bullosa acquisita (EBA)	Kollagen-Typ-VII

Die Kenntnis über die beteiligten Proteinstrukturen der dermoepidermalen Grenzzone wurde vor allem durch die Beschreibung, Isolation und Aufreinigung sowie molekulare Analyse der durch Autoantikörper darstellbaren Zielantigene ermöglicht.

Molekularer Aufbau der Basalmembranzone

Die unterschiedlichen Funktionen der dermoepidermalen Grenzzone wie mechanische Zug-, Scher- und Druckfestigkeit sowie Flüssigkeitsaustausch zwischen den Geweben erklären die BMZ als eine aus verschiedenen Organellen und Proteinen bestehende, multifunktionelle Netzwerkstruktur. Die ultrastrukturell darstellbaren *Hemidesmosomen* sind Verbindungen verschiedener Proteine mit der Funktion, das Zytoskelett basaler Keratinozyten an der dermalen Seite zu stabilisieren und einwirkende Kräfte zur BMZ hin weiterzugeben (Abb. 2). Die Hemidesmosomen werden aus Plectin und dem 230-kD-bullösen Pemphigoidantigen 1 (BPAG1), welche vermutlich die Verbindung zu den Tonofilamenten herstellen [19], sowie den in die Lamina lucida ragenden Integrinen und dem 180-kD-bullösen Pemphigoidantigen 2 (BPAG2), heute als Kollagen Typ XVII bezeichnet, gebildet (Tabelle 2).

Die stärkere Elektronendichte der *Lamina lucida* unterhalb von Hemidesmosomen deutet auf eine mechanische Stabilisierung hin. Neuere Untersu-

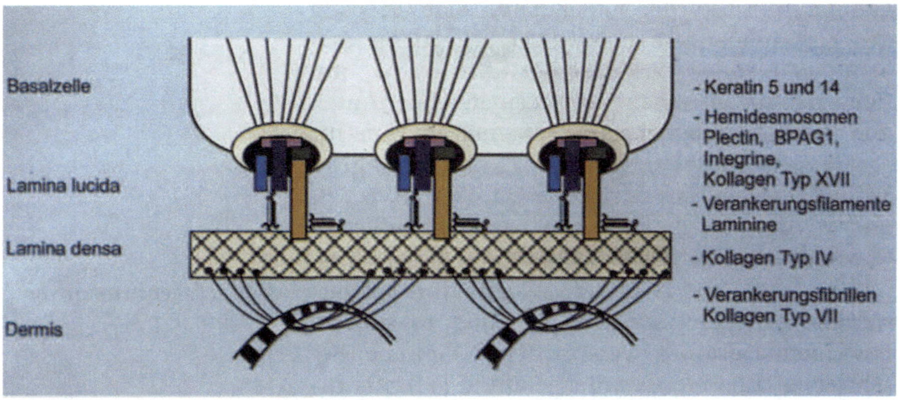

Abb. 2. Schematische Darstellung der Junktion einer basalen Keratinozytenzelle (*oben*) mit dem darunter gelegenen Bindegewebe. Das Zytoskelett ist durch Tonofilamente (Keratin 5 und 14) mit den intrazellulären Hemidesmosomen verbunden. Diese Organellen bestehen aus verschiedenen Proteinen: Plectin (Violett), bullösem Pemphigoidantigen 1 (Grün), Integrin α6 (Hellblau), Integrin β4 (Dunkelblau) und dem transmembranen Kollagen Typ XVII (bullösem Pemphigoidantigen 2). Unterhalb der Verankerungsfilamente der Lamina lucida befindet sich die aus vernetzten Kollagen-Typ-IV-Molekülen bestehende Lamina densa. Die Verankerungsfibrillen werden von gebündelten Kollagen-Typ-VII-Molekülen gebildet. Diese entspringen der Lamina densa in korbhenkelartiger Struktur, reichen etwa 300 Nanometer (nm) in die Dermis und enden zum größten Teil wieder in der Lamina densa (*Bildmitte*). Dermale, interstitiell gelegene größere Kollagenfaserbündel (Schwarzweiß) kreuzen die Verankerungsfibrillen.

chungen konnten zeigen, daß Kollagen-Typ-XVII – als transmembranöses Molekül – von der „sub-basal dense plate" der Hemidesmosomen basaler Keratinozyten aus die gesamte Lamina lucida durchzieht und mit seinem Carboxy-Terminus in der Lamina densa verankert ist [4]. Dieser ultrastrukturelle Befund hat für die Feinanalyse der Autoantikörperbindung an bestimmte Epitope („epitope-mapping") beispielsweise bei Pemphigoiderkrankungen und linearer IgA-Dermatose Bedeutung. Bei den meisten Patienten mit bullösem Pemphigoid und Pemphigoid (Herpes) gestationis findet man Autoantikörper gegen die *non collagenous* (NC)-Domäne 16 A von Kollagen-Typ-XVII (Abb. 3) [14, 51], die bereits mittels ELISA bestimmbar sind [14, 52]. Die NC16A-Domäne liegt unmittelbar außerhalb der Zellmembran basaler Keratinozyten, bevor die Kollagendomänen die Lamina lucida überbrücken. Dieser Ort der Bindung von Autoantikörpern bei bullösem Pemphigoid deckt sich mit dem Niveau der Spaltbildung in der oberen Lamina lucida. Bei Autoantikörpern gegen den in die Lamina densa integrierten Carboxy-Terminus von Kollagen-Typ-XVII wurden vernarbende Verläufe im Sinne eines vernarbenden Pemphigoids beschrieben [3, 4]. Auch besteht heute mehr Einsicht in die 97-kD- und 120-kD-Autoantikörperspezifitäten bei linearer IgA-Dermatose. Sie stellen extrazelluläre proteolytische Produkte von Kollagen-Typ-XVII dar [35].

Weiterhin sind Integrine wie α6β4, von Hemidesmosomen ausgehend [5] und Laminin 5 aus der

Tabelle 2. Proteine der dermoepidermalen Grenzzone

Molekül/Molekulargewicht [kD]	Gen	Genort
Keratin 5/70	*KRT5*	12q11-q13
Keratin 14/40	*KRT14*	17g12-q21
Plectin/520	*PLEC1*	8q24
Bullöses Pemphigoidantigen 1/230	*BPAG1*	6p11-p12
Integrin α6/150	*ITGA6*	17q25
Integrin β4/200	*ITGB4*	2q24-q31
Bullöses Pemphigoidantigen 2: Kollagen-Typ-XVII/180	*BPAG2*	10q24,3
Laminin 5 α_3/200	*LAMA3*	18q11,2
Laminin 5 β_3/140	*LAMB3*	1q32
Laminin 5 γ_2/155	*LAMC2*	1q25–1q31
105 kD-Antigen/105	?	?
200 kD-Antigen/200	?	?
GDA-J/F3/50	?	?
Kollagen-Typ-IV	*COL4A1*	13q34
Kollagen-Typ-VII/320	*COL7A1*	3q21,1

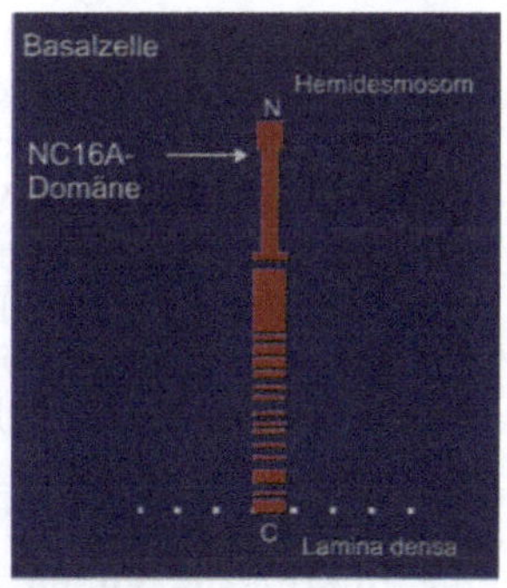

Abb. 3. Schematische Darstellung von Kollagen-Typ-XVII (bullöses Pemphigoidantigen 2). Das transmembranöse Kollagenmolekül weist einen zytoplasmatischen Anteil (N-Terminus) innerhalb der „sub-basal dense plate" der Hemidesmosomen auf (*oben*). Die NC(„non collagenous")-Domäne 16 liegt außerhalb der Keratinozytenmembran in der Lamina lucida (*Pfeil*). Die Kollagendomänen überspannen die Lamina lucida. Der Carboxy-Terminus von Kollagen-Typ-XVII endet in der Lamina densa.

Lamina densa an der molekularen Stabilisierung der Verbindung von basalen Keratinozyten und dem Kollagennetzwerk beteiligt (Abb. 2) [11, 30]. Integrine haben einen zytoplasmatischen Anteil und besitzen möglicherweise Signalfunktion für basale Keratinozyten. Laminin 5 (Nicein, Epiligrin, Kalinin) besteht aus drei Polypeptidketten, α_3, β_3 und γ_2, die von drei auf zwei unterschiedlichen Chromosomen kodierten Genen LAMA3 (18q11,2), LAMB3 (1q32) und LAMC2 (1q25-q31) transkribiert werden. Die Laminine 1, 6, 7, 8 und 10 sind in Basalmembranzonen verschiedener Gewebe beschrieben [11,30] (zusammengefaßt in [2]). Als zusätzliche, möglicherweise adhäsionvermittelnde Substanzen sind Nidogen, Fibulin und Proteoglykane in der BMZ vorhanden. Die Funktion der durch Autoantikörper im Serum von Patienten mit bullösen Dermatosen entdeckten 105-kD- und 200-kD-Proteinspezifitäten ist nicht bekannt. Das 200-kD-Protein ist in der tieferen Lamina lucida lokalisiert [50].

Die *Lamina densa* besteht hauptsächlich aus gitterartig angeordnetem Kollagen-Typ-IV und stellt somit eine flächenhafte longitudinale Verstärkung dar. Unterhalb der Lamina densa ragen korbhenkelartige Fibrillenstrukturen in ein Geflecht aus Faserbündeln von Kollagen Typ I, III und V (Abb. 2). Der Aufbau der Verankerungsfibrillen ist komplex: Kollagen-Typ-VII ist das Ausgangsmolekül (Abb. 4, *1.*), welches als Homodimer nach einer knapp überlappenden Verbindung gegeneinander gerichteter Monomere (Abb. 4, *2.*) eine Moleküllänge von etwa 780 Nanometer (nm) und nach der Bündelung (Abb. 4, *3.*) eine deutliche, im Elektronenmikroskop darstellbare Stärke aufweist (Abb. 1) (zusammengefaßt in [7, 31, 34]). Als weitere Kollagen-Typ-VII-bindende Proteine kommen Fibrillin und eine neue, durch den Antikörper GDA-J/F3 gebundene 50-kD-Komponente zur Darstellung [16].

Zunächst vermutete man eine vertikale Verbindung der Lamina densa und der Dermis durch „Wurzelfüßchen" (zusammengefaßt in [6]). Seit den 80er Jahren beschrieb man Verankerungsfibrillen, die ausgehend von der Lamina densa an Verankerungsplaques enden (Abb. 5a). Diese stellten sich teils einzeln, teils netzwerkartig verbunden in einer Distanz von bis zu 1500 nm unterhalb der Lamina densa als polymorphe, plattenartige Strukturen dar (Abb. 5a). Es wurde postuliert, daß die Verankerungsplaques eine funktionelle Einheit der Dermis darstellen [26].

Nach neueren immunelektronenmikroskopischen Untersuchungen unter Verwendung spezifischer Antikörper gegen die NC-1- und NC-2-Domänen von

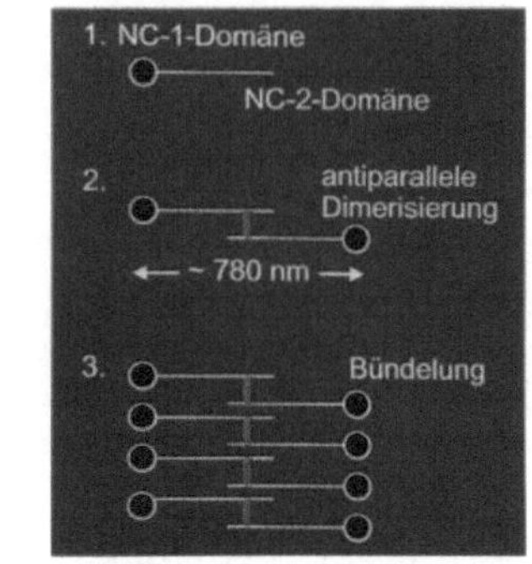

Abb. 4. Innenstruktur von Kollagen-Typ-VII

Kollagen-Typ-VII, und Einsatz der *Post-embedding-Technik* oder Kryoultramikrotomie, wird der morphologische Befund der Verankerungsplaques eher als ein Artefakt aufgefaßt (zusammengefaßt in [41]). Shimizu et al. [42] konnten mit einer verbesserten Immunogoldfärbung mit kleinen Goldpartikeln von 1 nm und der *Post-embedding-Technik* zeigen, daß spezifische Antikörper gegen die äußere NC-1-Domäne (s. auch Abb. 4) sich in über 90% an der Lamina densa darstellten. Antikörper gegen die sich antiparallel überlappenden, zentral gelegenen NC-2-Domänen markierten nach gleicher Immunogoldfärbung (Goldpartikel von 1 nm und *Post-embedding-Technik*) überwiegend die Dermis. Die an die NC-2-Domäne gebundenen Goldpartikel fanden sich etwa 160–360 nm unterhalb der Lamina densa [42]. Das bedeutet, daß die Konvexitäten der korbhenkelartigen Kollagen-Typ-VII-Fibrillen sich im Mittel 300 nm unterhalb der Lamina densa befinden (Abb. 5b).

Die Autoren diskutieren, daß besonders bei der *Pre-embedding-en-bloc-Färbung*, das heißt einer Immunfärbung vor der Fixation an einem relativ großen Gewebestück, eine bevorzugte Anfärbung in der tieferen Dermis stattfindet. Einzelne, durch die Schnittechnik entstandene Auslappungen von an Kollagen-Typ-VII gebundenen Anteilen der Lamina densa (Kollagen-Typ-IV) werden gefärbt und stellen sich fälschlicherweise als Verankerungsplaques dar [42].

Zusätzliche Argumente sprechen für das Konzept der korbhenkelartigen Morphe der Kollagen-Typ-VII-Bündel:

1) Eine überrepräsentierte Darstellung von Verankerungsplaques gegenüber der Lamina densa nach Immunogoldfärbung mit Antikörpern gegen die NC-1-Domäne ist besonders bei Verwendung großer Partikel (Goldpartikel von 5 nm) bei der *Pre-embedding-en-bloc-Färbetechnik* vorhanden. Große Goldpartikel weisen eine geringe Pe-

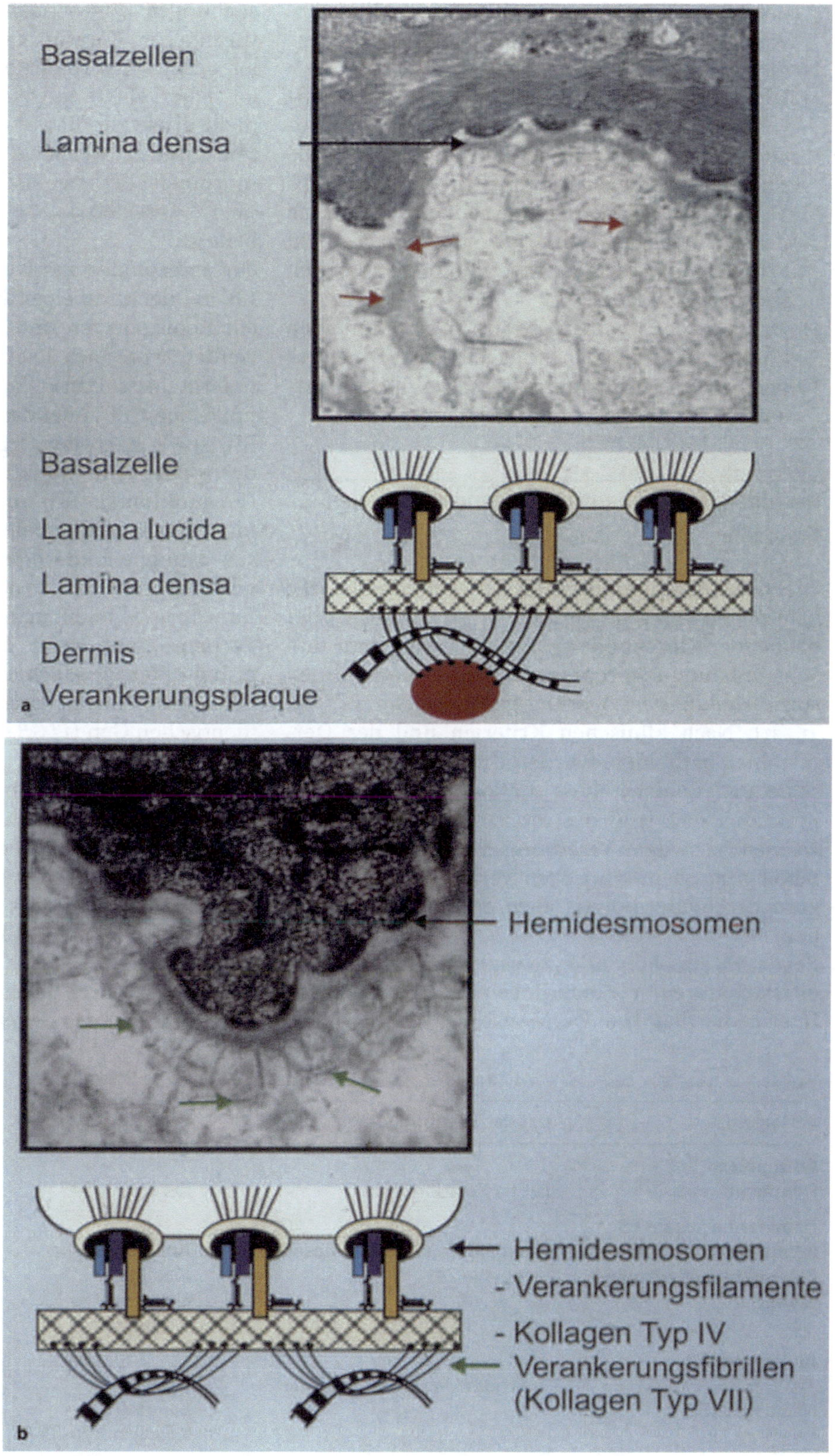

Abb. 5. a, b Ultrastrukturelle Konzepte zur Verbindung der Verankerungsfibrillen mit der Lamina densa. **a** Elektronenmikroskopische (*oben*) und schematische (*unten*) Darstellung von plaqueartigen, elektronendichten Substrukturen unterhalb der Lamina densa (*Verankerungsplaque, rot*) nach Keene et al. [26]. **b** Elektronenmikroskopische (*oben*) und schematische (*unten*) Darstellung von korbhenkelartigen Verankerungsfibrillen (Kollagen-Typ-VII), die von der Lamina densa ausgehen und wieder in der Lamina densa enden. (Aus Shimizu et al. [42])

netrationsfähigkeit auf und führen zu einer bevorzugten Anfärbung der lockereren Dermisanteile [41].

2) Die dermoepidermale Grenzzone ist nicht horizontal, sondern folgt einem papillären Relief sowie Mikrorelief (zusammengefaßt in [6]). Die Enden der Verankerungsfibrillen (Kollagen-Typ-VII, NC-1-Domänen) mit Anteilen der Lamina densa (Kollagen-Typ-IV) können nach dem Schnitt in unterschiedlichen räumlichen Ebenen freigegeben werden.
3) Durch Scher- und Zugkräfte beim Schneiden können bevorzugt an Kollagen-Typ-VII gebundene Anteile der Lamina densa stabilisiert werden und in die Anschnittebene gelangen.

Hereditäre Erkrankungen der dermoepidermalen Grenzzone

Die hereditären Epidermolysen sind durch sehr heterogene klinische Verläufe mit transienter oder bleibender Blasenbildung, Fragilität der Haut und Schleimhäute, Dystrophie von Nägeln und Zähnen sowie Heilungsverzögerung gekennzeichnet [7, 15, 21, 31]. Nach klinischen Kriterien und der Dermatohistopathologie wurden drei Gruppen unterschieden: Epidermolysis bullosa (EB) simplex, junktionale EB und dystrophische EB. Zusätzlich wurden nach dem Vererbungsmodus, der Organbeteiligung, dem klinischen Verlauf und Schweregrad der Epidermolysis auch Subtypen beschrieben.

Bei der EB simplex sind Zytolyse der Basalzellen und ultrastrukturelle Veränderungen der intrazellulären Intermediärfilamente nachweisbar. Weitere Untersuchungen zeigten, daß die an Hemidesmosomen verankerten Keratine 5 und 14, welche das Zytoskelett basaler Keratinozyten bilden, bei EB simplex genetische Defekte aufweisen. Somit ist bei EB simplex nicht direkt die BMZ betroffen, sondern die Keratine 5 und 14, welche ausgehend von den Hemidesmosomen die stabilisierende Struktur zwischen dem Zytoskelett der Zelle und der BMZ bilden (Tabelle 3).

Die autosomal-rezessiven Formen der junktionalen EB, bei der es zu einer Spaltbildung zwischen basalen Keratinozyten und der Lamina densa kommt, werden heute nach den zugrundeliegenden Defekten in Proteinstrukturen der Hemidesmosomen (HD-junktionale EB) oder der Lamina lucida (junktionale EB) sowie nach der Organbeteiligung wie Muskeldystrophie (MD-junktionale EB), Pylorusatresie (PA-junktionale EB) und dem Schweregrad (letale/nicht letale junktionale EB/generalisierte atrophische benigne Epidermolysis bullosa, GABEB) unterteilt (Tabelle 3) [15, 37, 40, 45].

Zum Beispiel findet man bei letalen und nicht letalen Formen junktionaler EB mit Pylorusatresie aufgrund unterschiedlicher Defekte und Funktionsausfälle entsprechend unterschiedlicher Mutation im identischen Gen (*ITGB4*) unterschiedliche Schweregrade der Erkrankung [36]. So können auch Mutationen in den Laminin-5-kodierenden Genen, je nach funktioneller Konsequenz, sowohl zu einer letalen junktionalen EB Typ Herlitz [1, 28] als auch einer milden nichtletalen EB-Form der GABEB führen (zusammengefaßt in [15, 22, 37]). Häufiger als Laminin 5 ist bei GABEB allerdings das Kollagen-Typ-XVII-kodierende Gen (*BPAG2*) betroffen. Interessanterweise wurde bei einem klinischen Mosaik-Typ der GABEB ein neues genetisches Prinzip, das *Rück-*

Tabelle 3. Epidermolysis bullosa (EB)

Varianten	Ort der Spaltbildung	Proteindefekt
EB simplex		
Dominant/Rezessiv	Basale Keratinozyten	Keratine 5/14
Hemidesmosomale EB		
EB mit Pylorusatresie	Übergang von Hemidesmosomen zur Lamina lucida	Integrine α6/β4
EB mit Muskeldystrophie		Plectin
GABEB		Kollagen-Typ-XVII
		Laminin 5
Junktionale EB		
Typ Herlitz	Junktionszone (Lamina lucida)	Laminine
Nichtletale JEB		Laminin 5
		Kollagen-Typ-XVII?
Dystrophische EB		
Dominant/Rezessiv	Papilläre Dermis	Kollagen-Typ-VII

mutations-Mosaik molekularbiologisch belegt. Es konnte gezeigt werden, daß eine natürliche Reparatur eines defekten Kollagen-Typ-XVII-Gens durch Genkonversion in den gesunden Arealen stattfand [20, 22]. Ansätze zur Gentherapie der schwerwiegenden hereditären Epidermolysen sind bei junktionaler EB und GABEB getätigt (Tabelle 4, 5) [5, 37, 39, 44].

Tabelle 4. Molekularbiologische Charakterisierung der Basalmembran

Auffinden genetisch determinierter Unterschiede

Feststellung der strukturellen oder funktionellen Unterschiede:
- Veränderte Antigenität?
- Veränderte Bindung?
- Veränderte Regulation?
- Deletion?

Verwendete molekularbiologische Techniken:
- Restriktionsfragmentlängenpolymorphismus (RFLP)
- DNA-Einzelstrangkonformationsänderungsanalyse (SSCP)
- Sequenzierung der DNA

Klonierung von Keratinozyten: mRNA- sowie Proteinanalysen

Klonierung und Sequenzierung unterschiedlicher Hautareale eines Individuums:

Erkennen von Mosaik-Typen

Pränatale Diagnostik [8]

Tabelle 5. Mutationen des Kollagen-Typ-XVII-Gens bei generalisierter atrophischer benigner Epidermolysis bullosa (GABEB) und deren Funktionen. (Aus Pulkkinen und Uitto [37])

Mutation	Funktion
R1226X/4150insG	PTC/PTC
4003delTC/4003delTC	PTC/PTC
3514ins25/G627 V	PTC/Mis
Q1023X/2944del5	PTC/PTC
2944del5/2944del5	PTC/PTC
4003delTC/G803X	PTC/PTC
4003delTC/Q1403X	PTC/PTC
4003delTC/4003delTC	PTC/PTC
4003delTC/4003delTC	PTC/PTC
Q1016X/Q1016X	PTC/PTC
R1226X/R1226X	PTC/PTC
R1303Q/R1303Q	Mis/Mis
2441-2A-G2441-2A-G	Del/Del (im Leserahmen)
3674insT/4426insC	PTC/PTC
V1026 M/?	Mis/?
1706delA/R1226X	PTC/PTC
G252X/G252X	PTC/PTC
2881delA/2881delA	PTC/PTC

Abkürzungen: *PTC* = premature terminatiocodon; *Mis* = missense; *Del* = deletion; *Ins* = insertion

Die dystrophische EB zeigt klinisch schwere Formen mit oftmals traumatisch bedingter Blasenbildung, weitreichenden Erosionen der Haut und Mukosa, Beteiligung der Zähne, Haare und des Nagelorgans sowie Vernarbung und Milienbildung. Die Dystrophische EB kann sowohl einem dominanten, als auch einem rezessiven Erbgang folgen. Der Spalt befindet sich direkt unterhalb der Lamina densa, nach deren Verlust es zu einer vernarbenden Abheilung kommt. Defekte mit Verminderung, Funktionsverlust oder Ausfall der Verankerungsfibrillen durch Mutationen des Kollagen-VII-Gens sind bei dystrophischer EB beschrieben [18, 21].

Diagnostik bei Erkrankungen der dermoepidermalen Grenzzone

Zur diagnostischen Abklärung bei Verdacht auf eine blasenbildende Erkrankung der dermoepidermalen Grenzzone ist zunächst der Ausschluß einer erworbenen, autoimmunbedingten bullösen Dermatose mittels direkter Immunfluoreszenz wichtig. Dies bedeutet, daß in einer Gewebeprobe nach gebundenen spezifischen Antikörpern der Immunglobulinklassen -G, -M und -A sowie gebundenen Komplementfaktoren (Komponenten C1q, C3, C4) gesucht wird (Abb. 6). Zur Verbesserung der Zugänglichkeit der Substrate, insbesondere in der BMZ, dient die Durchführung einer Kochsalzseparation (*NaCl-split-skin-Technik*) vor der Anfärbung (Abb. 6c). Sind diese hochsensitiven Untersuchungen negativ, folgt ein sogenanntes *Antigenmapping*, bei dem an der entnommenen Biopsie spezifische Antikörper gegen Strukturproteine, die in unterschiedlichem Niveau in der BMZ lokalisiert sind, eingesetzt werden. Mit dieser Technik läßt sich sowohl das Spaltniveau der Blasen in Relation zu den Markern ablesen, als auch feststellen, ob die Strukturproteine unterrepräsentiert oder gar nicht vorhanden sind (s. auch [9, 45]).

Beide Techniken, die Immunfluoreszenzuntersuchungen bei bullösen Autoimmunerkrankungen sowie das *Antigenmapping*, lassen sich auch in den hochlauflösenden Verfahren, der konfokalen *Laser-scanning*-Mikroskopie [25] und der Immunelektronenmikroskopie [38], durchführen.

Sehr wichtig ist bei hereditären blasenbildenden Erkrankungen neben der genetischen Beratung die pränatale molekularbiologische Diagnostik [8].

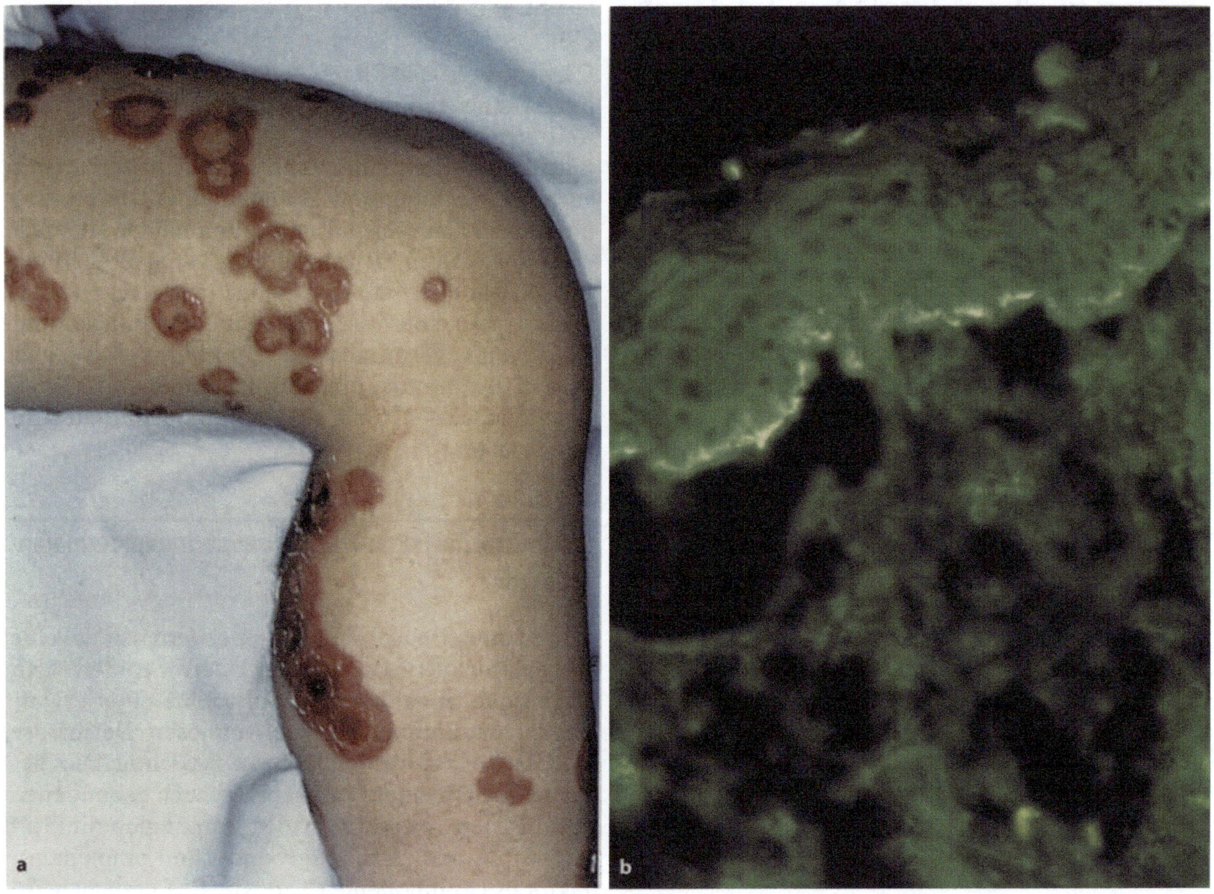

Abb. 6. **a** NC16A-positive lineare IgA-Dermatose bei einem zweijährigen Jungen mit juckenden, anulären, urtikariellen Erythemen und Blasen. **b** Direkte Immunfluoreszenz mit Immunglobulin-A-Ablagerungen entlang der BMZ. **c** Indirekte Immunfluoreszenzuntersuchung auf NaCl-separierter gesunder Haut. Spezifische Anfärbung des Blasendachs durch das Patientenserum (IgA). **d** Indirekte Immunfluoreszenzuntersuchung auf Affenösophagus. Spezifische Anfärbung der BMZ durch das Patientenserum (IgA). Die Bestimmung der Autoantikörperspezifität mittels ELISA ergab für IgA-Antikörper Positivität für die NC16A-Domäne. (Zillikens et al. [52]; D. Zillikens, persönliche Mitteilung)

Zusammenfassung

Die Junktionszone der Epidermis und der Dermis erreicht die Kohäsion der Keratinozyten mit dem Bindegewebe durch eine vielschichtige, reißfeste, elastische Einheit, die sogenannte Basalmembranzone. Die biochemische, immunologische und molekularbiologische Charakterisierung der einzelnen Strukturen der Basalmembranzone ist durch die Erforschung hereditärer und erworbener blasenbildender Erkrankungen – welchen spezifische molekulare Defekte beziehungsweise eine autoimmunbedingte Autoantikörperbildung gegen Moleküle der Basalmembranzone zugrunde liegen – ermöglicht worden. Die Untersuchung der pathophysiologischen Zusammenhänge bei den verschiedenen Formen der Epidermolysen und erworbenen blasenbildenden Dermatosen wie dem bullösen Pemphigoid ergab Hinweise auf die Lokalisation, die Funktion und Interaktion der einzelnen Strukturen. In der letzten Zeit konnte das Verständnis auf der genetischen und immunologischen Ebene sowie auch hinsichtlich der genauen Ultrastruktur der dermoepidermalen Junktionszone aufgrund einer Verbesserung der immunologischen Werkzeuge, molekulargenetischen Untersuchungen und durch Etablierung der *Post-embedding-Technik* bei der Immunelektronenmikroskopie bedeutend erweitert werden. Insbesondere überbrückt das transmembranöse, zellulär gebundene Kollagen-Typ-XVII (bullöses Pemphigoidantigen 2) – von den Hemidesmosomen ausgehend die Lamina lucida bis zur Lamina densa. Kollagen-Typ-XVII spielt als häufiges Zielantigen für Autoantikörper bei bullösem Pemphigoid, Herpes

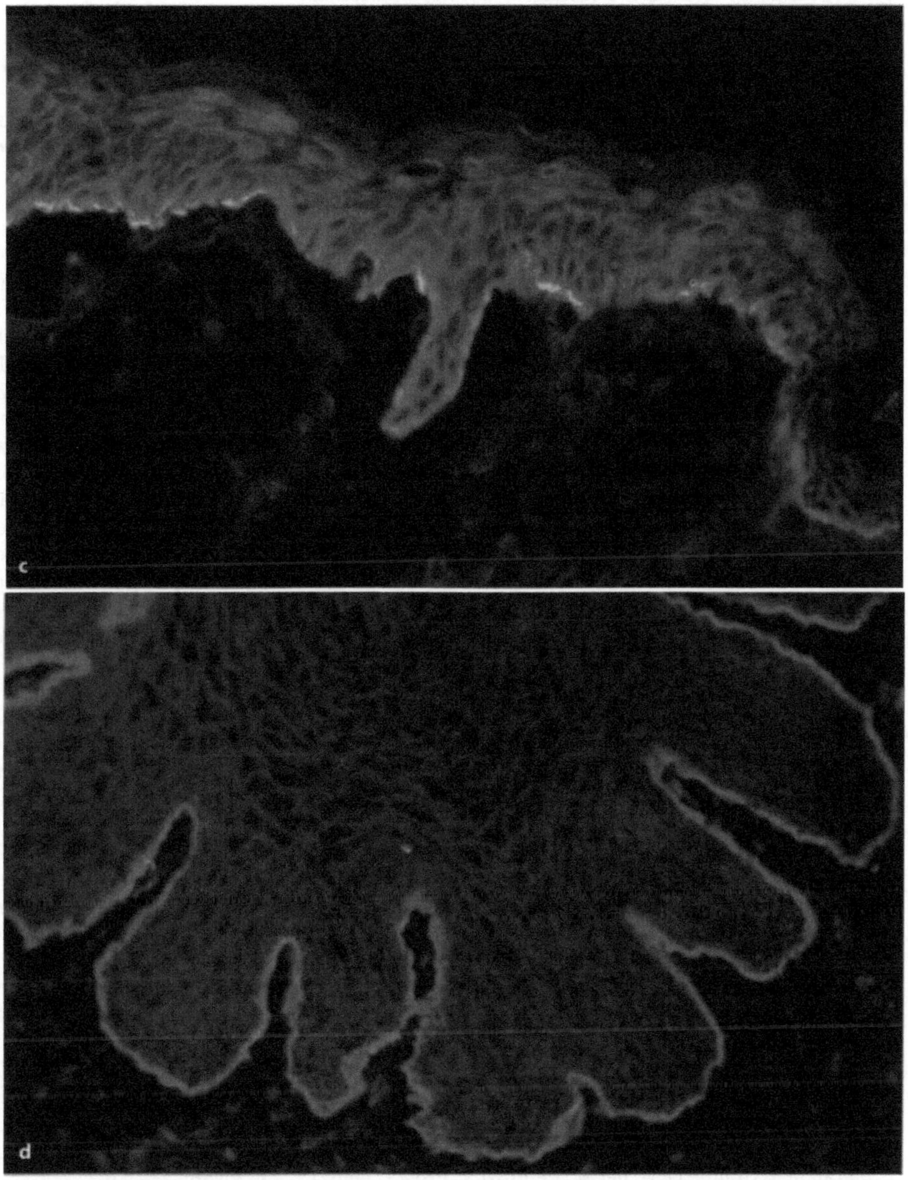

Abb. 6 c, d

gestationis, linearer IgA-Dermatose und möglicherweise auch bei vernarbendem Pemphigoid eine mechanisch wie pathophysiologisch herausragende Rolle. Für Laminine besteht morphologisch sowie funktionell eine sehr enge Kopplung an die Proteine der Lamina densa. Das Konzept der Verankerungsplaques ist aufgrund aktueller immunelektronenmikroskopischer Befunde überdacht worden. Das in Bündeln antiparallel angeordnete Kollagen-Typ-VII bildet aus der Lamina densa heraus überwiegend korbhenkelartige Verankerungsfibrillen, die wieder in der Lamina densa enden und somit als Verknüpfungen für die großen Kollagenmoleküle des tiefer gelegenen dermalen Bindegewebes dienen.

Danksagung
Mein Dank gilt Frau A. Heilmann und Frau E. Januschke für die vorzügliche technische Assistenz. Für die Diskussionsbereitschaft danke ich Herrn Prof. Dr. M. Meurer, Frau Prof. Dr. L. Bruckner-Tudermann, Herrn Dr. G. Meneguzzi und Herrn Privatdozent Dr. D. Zillikens.

Literatur

1. Aberdam D, Galliano M-F, Vailly J, Pulkkinen L, Bonifas J, Christiano AM, Tryggvason K, Uitto J, Epstein EH Jr, Ortonne J-P, Meneguzzi G (1994) Herlitz's junctional epidermolysis bullosa is linked to mutations in the gene (LAMC2) for the γ2 subunit of nicein/kalinin (Laminin-5). Nature Genet 6:299–304
2. Aumailley M, Krieg T (1996) Laminins: a family of diverse multifunctional molecules of basement membranes. J Invest Dermatol 106:209–214
3. Balding SD, Prost C, Diaz LA, Bernard PH, Bédane C, Aberdam D, Giudice GJ (1996) Cicatricial pemphigoid autoantibodies react with multiple sites on the BP180 extracellular domain. J Invest Dermatol 106:141–146
4. Bédane C, McMillan JR, Balding SD, Bernard PH, Prost C, Bonnetblanc JM, Diaz LA, Eady RAJ, Giudice GJ (1997) Bullous pemphigoid and cicatricial pemphigoid autoantibodies react with ultrastructurally separable epitopes on the BP180 ectodomain: evidence that BP180 spans the lamina lucida. J Invest Dermatol 108:901–907
5. Borradori L, Chavans S, Schaapveld RQ, Gagnoux-Palacios L, Calafat J, Menguzzi G, Sonnenberg A (1998) Role of the bullous pemphigoid antigen 180 (BP180) in the assembly of hemidesmosomes and cell adhesion – reexpression of BP180 in generalized atrophic benign epidermolysis bullosa keratinocytes. Exp Cell Res 15:463–476
6. Braun-Falco O (1969) The pathology of blister formation. In: Kopf AW, Andrade R (ed.) Year Book of Dermatology. Chicago, pp 6–42
7. Bruckner-Tuderman L (1993) Die dermo-epidermale Junktionszone: Neuere Aspekte der Pathophysiologie. Hautarzt 44:1–4
8. Bruckner-Tuderman L (1997) Pränatale Diagnostik in der Dermatologie: Neue Möglichkeiten. In: Plewig G, Przybilla B (Hrsg) Fortschritte der praktischen Dermatologie und Venerologie 1996. Springer, Berlin, S 16–20
9. Bruckner-Tuderman L (1999) Erworbene Epidermolysen – häufig nicht erkannt. In: Plewig G, Wolff H (Hrsg) Fortschritte der praktischen Dermatologie und Venerologie 1998 Bd. 16. Springer, Berlin, S. 249–255
10. Callot-Mellot C, Bodemer C, Caux F, Bourgault-Villada I, Fraitag S, Goudié G, Heller M, de Prost Y, Prost C (1997) Epidermolysis bullosa acquisita in childhood. Arch Dermatol 133:1122–1126
11. Champliaud MF, Lunstrum GP, Rouselle P, Nishiyama T, Keene DR, Burgeson RE (1996) Human amnion contains a novel laminin variant, laminin 7, which like laminin 6, covalently associates with laminin 5 to promote stable epithelial-stromal attachment. J Cell Biol 132:1189–1198
12. Chan LS, Fine J-D, Briggaman RA, Woddley DT, Hammerberg C, Drugge JR, Cooper KD (1993) Identification and partial characterization of a novel 105-kD lower lamina lucida autoantigen associated with a novel immune-mediated subepidermal blistering disease. J Invest Dermatol 101:262–267
13. Chan LS, Majmudar AA, Tran HH, Meier F, Schaumburg-Lever G, Chen M, Anhalt G, Woodley DT, Marinkovich MP (1997) Laminin-6 and Laminin-5 are recognized by autoantibodies in a subset of cicatricial pemphigoid. J Invest Dermatol 108:848–853
14. Chimanovitch I, Schmidt E, Messer G, Döpp R, Partscht K, Bröcker E-B, Giudice GJ, Zillikens D (1999) IgG_1 and IgG_3 are the major immunoglobulin subclasses targeting epitopes within the NC16A domain of BP180 in Pemphigoid gestationis. J Invest Dermatol, im Druck
15. Christiano AM, Uitto J (1996) Molecular complexity of the cutaneous basement membrane zone. Exp Dermatol 5:1–11
16. Gayraud B, Hopfner B, Jassim A, Aumailley M, Bruckner-Tuderman L (1997) Characterization of a 50-kDa component of the epithelial membranes using GDA-J/F3 monoclonal antibody. J Biol Chem 272:9531–9538
17. Giudice GJ, Emery DJ, Zelickson BD, Anhalt GJ, Liu Z, Diaz LA (1993) Bullous pemphigoid and herpes gestationis autoantibodies recognize a common non-collagenous site on the BP180 ectodomain. J Immunol 151:5742–5750
18. Goldsmith LA, Briggaman RA (1983) Monoclonal antibodies to anchoring fibrils of the diagnosis of epidermolysis bullosa. J Invest Dermatol 81:464–466
19. Guo L, Degenstein L, Dowling J, Yu Q-C, Wollmann R, Perman B, Fuchs E (1995) Gene targeting of BPAG1: Abnormalities in mechanical strength and cell migration in stratified epithelia and neurologic degeneration. Cell 81:233–243
20. Happle R (1997) Das Rückmutations-Mosaik: Ein neues genetisches Prinzip. Hautarzt 48:613–614
21. Hovnanian A, Christiano AM, Uitto J (1993) The molecular genetics of dystrophic epidermolysis bullosa. Arch Dermatol 129:1566–1577
22. Jonkman MF, de Jong MCJM, Heeres K, Stejlen PM, Owaribe K, Küster W, Meurer M, Gedde-Dahl T Jr, Sonnenberg A, Bruckner-Tuderman L (1996) Generalized atrophic benign epidermolysis bullosa. Arch Dermatol 132: 145–150
23. Jung M, Kippes W, Messer G, Zillikens D, Rzany B (1999) Increased risk of bullous pemphigoid in male and very old patients: A population-based study on incidence. J Am Acad Dermatol, im Druck
24. Kárpáti S, Stolz W, Meurer M, Braun-Falco O, Krieg T (1992) In situ localization of IgG in epidermolysis bullosa acquisita by immunogold technique. J Am Acad Dermatol 26:726–730
25. Kazama T, Yamamoto Y, Hashimoto T, Komai A, Ito M (1998) Application of confocal laser scanning microscopy to differential diagnosis of bullous pemphigoid and epidermolysis bullosa acquisita. Br J Dermatol 138:593–601
26. Keene DR, Sakai LY, Lunstrum GP, Morris NP, Burgeson RE (1987) Type VII collagen forms an extended network of anchoring fibrils. J Cell Biol 104:611–621
27. Kirtschig G (1998) Autoantigene des vernarbenden Pemphigoids und ihre pathogenetische Bedeutung. Hautarzt 49:818–825
28. Kivirikko S, McGrath JA, Pulkkinen L, Uitto J, Christiano AM (1996) Mutational hotspots in the LAMB3 gene in the lethal (Herlitz) type of junctional epidermolysis bullosa. Hum Mol Genet 5:231–237
29. Labib RS, Anhalt GJ, Patel HP, Mutasim DF, Diaz LA (1986) Molecular heterogeneity of bullous pemphigoid

antigen: a unique basement membrane protein of stratified epithelia. J Immunol 136:1231–1235
30. Masunaga T, Shimizu H, Ishiko A, Tomita Y, Aberdam D, Ortonne J-P, Nishikawa T (1996) Localization of Laminin-5 in the epidermal basement membrane. J Histochem Cytochem 44:1223–1230
31. Marinkovich MP (1993) The molecular genetics of basement membrane diseases. Arch Dermatol 129:1557–1565
32. Messer G, Schirren H, Meurer M (1993) Herpes gestationis: Immunologische und immungenetische Aspekte. Hautarzt 44:761–766
33. Messer G, Schaller M, Meurer M (1997) Herpes gestationis bei Mutter und Kind. In: Plewig G, Przybilla B (Hrsg) Fortschritte der praktischen Dermatologie und Venerologie 1996. Springer, Berlin, S 439–441
34. Olsen BR (1995) New insights into the function of collagens from genetic analysis. Curr Opin Cell Biol 7:720–727
35. Pas HH, Kloosterhuis GJ, Heeren K, van der Meer JB, Jonkman MF (1997) Bullous pemphigoid and linear IgA dermatosis sera recognize a similar 120-kDa keratinocyte collagenous glycoprotein with antigenic cross-reactivity to BP180. J Invest Dermatol 108:423–429
36. Pulkkinen L, Kurtz K, Xu Y, Bruckner-Tuderman L, Uitto J (1997) Genomic organization of the integrin beta 4 gene (ITGB4): a homozygous splice-site mutation in a patient with junctional epidermolysis bullosa associated with pyloric atresia. Lab Invest 76:823–833
37. Pulkkinen L, Uitto J (1998) Hemidesmosomal variants of epidermolysis bullosa. Exp Dermatol 7:46–64
38. Sato M, Shimizu H, Ishiko A, Masunaga T, Akiyama M, Hashimoto T, Kitajima Y, Nishikawa T (1998) Precise ultrastructural localization of in vivo deposited IgG antibodies in fresh perilesional skin of patients with bullous pemphigoid. Br J Dermatol 138:593–601
39. Seitz CS, Giudice GJ, Balding SD, Marinkovich MP, Khavari (1999) BP180 gene delivery in junctional epidermolysis bullosa. Gene Ther 6:42–47
40. Shaw DW, Fine J-D, Piacquadio DJ, Greenberg MJ, Wang-Rodriguez J, Eichenfeld LF (1997) Gastric outlet obstruction and epidermolysis bullosa. J Am Acad Dermatol 36:304–310
41. Shimizu H (1998) New insights into the immunoultrastructural organization of cutaneous basement membrane zone molecules. Exp Dermatol 7:303–313
42. Shimizu H, Ishiko A, Masunaga T, Kurihara Y, Sato M, Bruckner-Tuderman L, Nishikawa T (1997) Most anchoring fibrils in human skin originate and terminate in the lamina densa. Lab Invest 76:753–763
43. Tanaka H, Ishida-Yamamoto A, Kishiyama K, Höpfner B, Takahashi H, Iizuka H, Bruckner-Tuderman L (1997) A novel variant of acquired epidermolysis bullosa with autoantibodies against the central triple-helical domain of type VII collagen. Lab Invest 77:623–632
44. Vailly J, Gagnoux-Palacios L, Dell'Ambra E, Roméro C, Pinola M, Zambruno G, De Luca M, Ortonne J-P, Meneguzzi G (1998) Corrective gene transfer of keratinocytes from patients with junctional epidermolysis bullosa restores assembly of hemidesmosomes in reconstructed epithelia. Gene Ther 5:1322–1332
45. Wienecke R, Meneguzzi G, Wolff H, Messer G (1999) Generalisierte atrophische benigne Epidermolysis bullosa (GABEB). In: Plewig G, Wolff H (Hrsg) Fortschritte der praktischen Dermatologie und Venerologie 1998. Bd. 16, Springer, Berlin, S 675–677
46. Wojnarowska F, Marsden RA, Bhogal B, Black MM (1988) Chronic bullous disease of childhood, childhood cicatricial pemphigoid, and linear IgA disease of adults: a comparative study demonstrating clinical and immunopathologic overlap. J Am Acad Dermatol 19:792–805
47. Wolff K (1995) Pathogenese bullöser Autoimmunerkrankungen. In: Plewig G, Korting HC (Hrsg) Fortschritte der praktischen Dermatologie und Venerologie 1994. Bd. 14, Springer, Berlin, S 71–77
48. Woodley DT, Burgeson RE, Lunstrum G, Bruckner-Tuderman L, Reese MJ, Briggaman RA (1988) Epidermolysis bullosa acquisita antigen is the globular carboxylterminus of type VII procollagen. J Clin Invest 81:683–687
49. Zambruno G, Manca V, Kanitakis J, Cozani E, Nicolas J-F, Giannetti A (1994) Linear IgA bullous dermatosis with autoantibodies to a 290 kD antigen of anchoring fibrils. J Am Acad Dermatol 31:884–888
50. Zillikens D, Kawahara Y, Ishiko A, Shimizu H, Mayer J, Rank CV, Liu Z, Giudice J, Tran HH, Marinkovich MP, Bröcker EB, Hashimoto T (1996) A novel subepidermal blistering disease with autoantibodies against a 200-kDa antigen of the basement membrane zone. J Invest Dermatol 106:465–470
51. Zillikens D, Rose PA, Balding SD, Liu Z, Olague-Marchan M, Diaz LA, Guidice GJ (1997a) Tight clustering of extracellular BP180 epitopes recognized by bullous pemphigoid antibodies. J Invest Dermatol 109:573–579
52. Zillikens D, Mascaro JM, Rose PA, Liu Z, Ewing SM, Caux F, Hoffmann G, Diaz LA, Giudice GJ (1997b) A highly sensitive enzyme-linked immunosorbent assay for the detection of circulating anti-BP180 autoantibodies in patients with bullous pemphigoid. J Invest Dermatol 109:679–683

Forschung und Klinik Aktuell

Melanogenese*

Thomas Schwarz

Träger der Melanogenese in der Haut sind die Melanozyten, die in der Basalschicht der Epidermis zu finden sind. In speziellen Organellen, den Melanosomen, synthetisieren sie Melanin und geben es über ihre dendritischen Ausläufer an die umgebenden Keratinozyten weiter (Melanosomentransfer). Jeder Melanozyt versorgt etwa 30–40 Keratinozyten (epidermale Melanineinheit, [1]). Melanozyten stammen aus der Neuralleiste und wandern während der Embryonalentwicklung in die Epidermis beziehungsweise in die Haarfollikel ein. Dem autosomal-dominant vererbten Krankheitsbild des Piebaldismus liegt eine Störung des Einwanderns der Melanozyten zugrunde. Die depigmentierten Herde des Piebaldismus, die typischerweise im Gesicht, am Stamm und den Beinen zu finden sind, sind daher auf ein komplettes Fehlen der Melanozyten zurückzuführen (Abb. 1). Da es sich um eine Störung im Rahmen der Embryonalentwicklung handelt, bestehen die Läsionen von Geburt an und zeigen keine Zeichen einer Progredienz, was als differentialdiagnostisches Kriterium zur Abgrenzung der Vitiligo von Bedeutung sein kann (Abb. 2). Dem Piebaldismus liegt eine Mutation des c-kit-Rezeptors zugrunde [4]. Aktivierung dieses Oberflächenmoleküls durch seinen Liganden, den c-kit-Liganden (auch „stem cell factor", „*Steel* factor" oder „mast cell growth factor" genannt), induziert Migration, Proliferation und Melanogenese der Melanozyten.

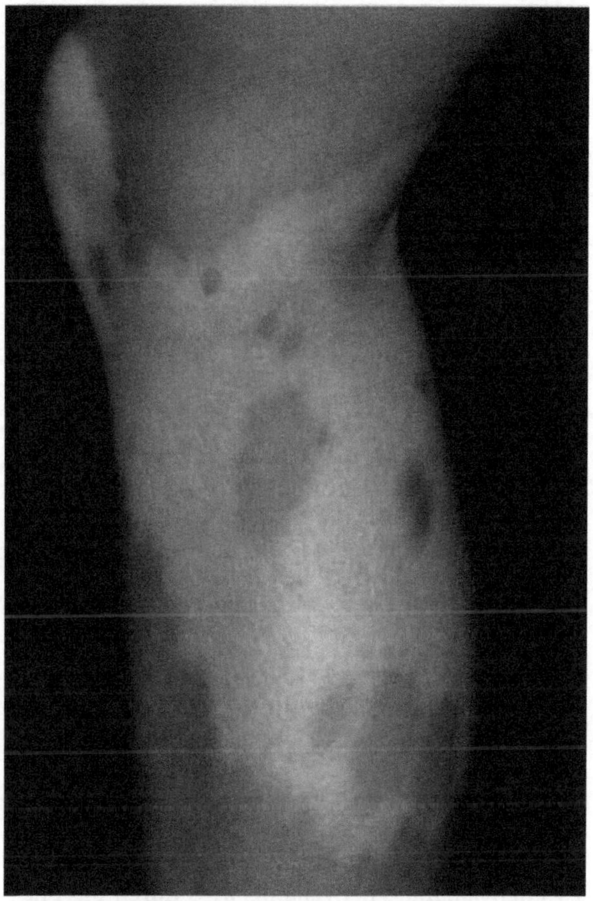

Abb. 1. Piebaldimus: Bei der sechsjährigen Patientin bestehen seit Geburt depigmentierte Herde an den Beinen, im Gesicht und im Brustbereich. Die Herde sind nicht progredient.

Die Anzahl der Melanozyten variiert je nach topographischer Lokalisation. Die höchste Anzahl von Melanozyten ist im Gesicht, die geringste im Bereich der Oberarme zu finden. Die Anzahl der Melanozyten nimmt mit dem Alterungsprozeß konstant ab. Der Pigmenttyp wird hingegen nicht von der Anzahl der Melanozyten bestimmte, sondern vielmehr von ihrer Aktivität. Die Anzahl der Melanozyten ist beim Kaukasier und der negroiden Rasse annähernd gleich, allerdings produzieren die Melanozyten der negroiden Rasse wesentlich mehr und größere Melanosomen. Darüber hinaus sind die Melanosomen bei der dunklen Komplexion wesentlich diffuser verteilt, während beim hellen Hauttyp die Melanosomen komplexiert (Melanosomenkomplexe) vorliegen.

Man unterscheidet zwischen Eumelanin und Phaeomelanin. Eumelanin ist braun beziehungsweise schwarz und unlöslich, während Phaeomelanin gelb oder rot erscheint und durch den Anteil an Cystein

* Abkürzungen: *bFGF* basischer Fibroblastenwachstumsfaktor; *DNS* Desoxyribonukleinsäure; *ET-1* Endothelin-1; *GM-CSF* Granulozyten-Makrophagen-Kolonien-stimulierender-Faktor; *K-CM* Keratinozyten konditioniertes Medium; *LT* Leukotriene; *MSH* Melanozyten-stimulierendes Hormon; *NGF* Nervenwachstumsfaktor; *PGE*$_2$ Prostaglandin E_2

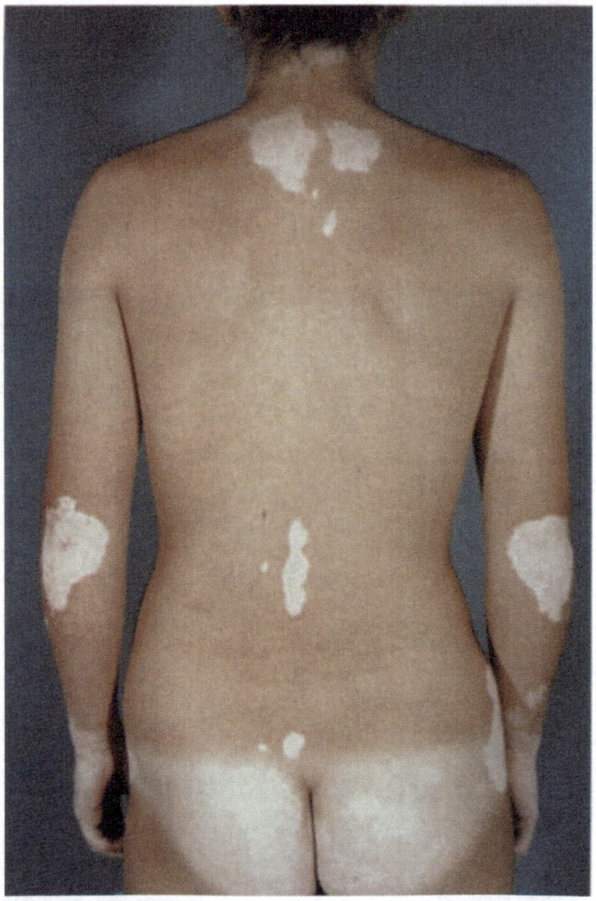

Abb. 2. Vitiligo: Bei der dreißigjährigen Patientin entwickelten sich innerhalb der letzten Jahre depigmentierte Herde im Bereich des Stammes und der Arme. Es besteht noch immer eine Progressionstendenz.

stark schwefelhaltig ist. Im Gegensatz zu Eumelanin ist Phaeomelanin alkalilöslich. Die Ausgangssubstanz sowohl für Eumelanin als auch Phaeomelanin ist Phenylalanin. Phenylalanin wird durch die Phenylalalinhydroxylase zu Tyrosin hydroxyliert. Tyrosin wiederum wird über die Tyrosinase in Dopa und anschließend über das gleiche Enzym in Dopaquinon umgewandelt (Abb. 3). Anschließend erfolgen weitere Umwandlungen in Dihydroxyindol und Dihydroxyindol-Carboxylsäure. Melanin stellt ein Polymer dieser Substanzen dar, die durch Metallionen komplexiert werden. Das Schlüsselenzym der Melanogenese ist die Tyrosinase, ein Kupfer-bindenes Enzym, das in den Melanosomen lokalisiert ist und auf Chromosom 11 kodiert wird. Tyrosinase ist ein bifunktionelles Enzym, da es sowohl Tyrosin in Dopa umwandelt und Dopa wiederum in Dopaquinon. Die weitere Umwandlung von Dopaquinon zu Eumelanin kann langsam auch ohne Hilfe zusätzlicher Enzyme erfolgen. Allerdings dürften noch zwei weitere Proteine, TRP-1 und TRP-2 (TRP steht für tyrosinase related protein), die Eumelanogenese steuern. Obwohl die exakten Funktionen dieser Proteine noch immer nicht bekannt sind, basiert diese Vermutung auf der Beobachtung, daß Mutationen von TRP-1 und TRP-2 im Tiermodell mit einer Störung der Eumelanogenese einhergehen [11, 19]. Die zentrale Rolle der Tyrosinase bei der Melanogenese wird am besten durch das Krankheitbild des Albinismus verdeutlicht [13]. Der okulokutane Albinismus umfaßt eine heterogene Gruppe genetischer Erkrankungen mit Reduktion der Pigmentierung von Haut, Haaren und Augen. Bisher wurden mehr als 10 Formen des Albinismus beschrieben. Die schwerste Form ist der Typ Ia, bei dem überhaupt keine Tyrosinaseaktivität nachgewiesen werden kann (Tyrosinase-negativer Albinsmus). Bei den übrigen Formen des Albinismus kann eine Teilaktivität von Tyrosinase nachgewiesen werden, es besteht zumeist ein gewisse, wenn auch geringe Fähigkeit zur Pigmentierung.

Der wichtigste Induktor von Melanogenese ist ultraviolettes (UV-) Licht. Bei der UV-induzierten Pigmentierung sind die Sofortbräunung und die verzögerte Bräunung zu unterscheiden. Die Sofortbräunung, auch *immediate pigment darkening* (IPD) genannt, wird vor allem durch UVA-Licht (320–400 nm)

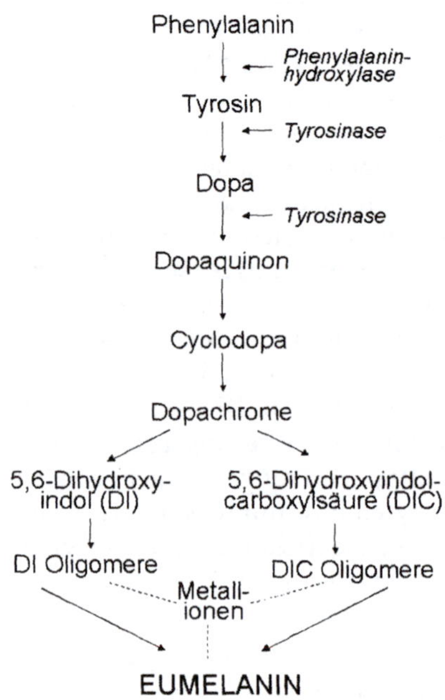

Abb. 3. Vereinfachte Darstellung des Melaninmetabolismus. (Mod. nach Bleehen, Ebling und Champion, Textbook of Dermatology, eds: Rook, Wilkinson und Ebling, 1992)

induziert, tritt unmittelbar nach der Bestrahlung auf und weist einen gräulichen Aspekt auf. Die Sofortbräunung ist nur von kurzer Dauer, meist lediglich für Stunden bestehend. Sowohl das Ausmaß als auch die Flüchtigkeit der Sofortbräunung unterliegen einer starken individuellen Schwankung. Die Sofortbräunung ist durch Oxidation präformierten Melanins bedingt und kann daher auch kurzzeitig an Leichenhaut ausgelöst werden. Da allerdings kein Transfer von Melanosomen an die Keratinozyten erfolgt, bietet die Sofortbräunung keinen Schutz gegenüber nachfolgender UV-Strahlung [7]. Der falsche Eindruck eines Schutzes durch die Sofortbräunung verleitet oft zu weiteren UV-Expositionen und ist eine häufige Ursache für Sonnenbrände.

Die verzögerte Bräunung wird vorwiegend durch UVB-Strahlung (290–320 nm) und weniger durch UVA induziert. Sie tritt meist 2 bis 4 Tage nach UV-Exposition auf. Die Mechanismen der UV-induzierten Melanogenese sind eines der derzeit am intensivsten beforschten Gebiete der Photobiologie. Melanozyten tragen an ihrer Oberfläche Rezeptoren für bestimmte Mediatoren, die Melanogenese induzieren können. Der wichtigste Vertreter dieser Mediatoren ist alpha-Melanozyten-stimulierendes-Hormon (α-MSH). α-MSH wird in der Hypophyse sezerniert. In experimentellen Untersuchungen konnte gezeigt werden, daß die Injektion von α-MSH beziehungsweise seiner Derivate tatsächlich zu einer verstärkten Pigmentierung führt [12]. α-MSH wird auch von Keratinozyten freigesetzt, die Sekretion von α-MSH aus Keratinozyten kann durch UV-Licht induziert werden [16]. Es liegt somit der Schluß nahe, daß die UV-induzierte Pigmentierung durch eine vermehrte Freisetzung von α-MSH aus Keratinozyten bedingt ist. Der Beweis dafür konnte allerdings bisher nicht erbracht werden, da nach wie vor ungeklärt ist, ob Keratinozyten *in vivo* in der Lage sind, jene Mengen von α-MSH zu sezernieren, die ausreichen, Melanogenese zu induzieren. Interessanterweise konnte kürzlich gezeigt werden, daß die Expression des α-MSH-Rezeptors MC-R1 (Melanocortin Rezeptor 1) entscheidet, ob Eu- oder Phaeomelanin produziert wird. Bestimmte MC-R1-Varianten sind mit rotem Haar und heller Haut assoziiert. Zusätzlich gibt es Hinweise, daß bestimmte MC-R1-Varianten vermutlich unabhängig vom Hauttyp einen Risikofaktor für maligne Melanome darstellen [14]. Im Gegensatz zu α-MSH spielt Melatonin trotz seines verführerischen Namens bei der Melanogenese beim Menschen sicher keine Rolle.

Keratinozyten sezernieren noch weitere Mediatoren, die Wachstum, Melanogenese und und Dendritenausbildung von Melanozyten beeinflussen (Tabelle 1). Diese heterogene Gruppe von Faktoren beinhaltet Granulozyten-Makrophagen-Kolonien-stimulierenden Faktor (GM-CSF) [10], basischen Fibroblastenwachstumsfaktor (bFGF) [6], Nervenwachstumsfaktor (NGF) [17], Prostaglandine und Leukotriene [5]. Kürzlich konnte gezeigt werden, daß Endothelin-1 (ET-1) sehr wirksam die Melanogenese induziert. ET-1 ist ein aus 21 Aminosäuren bestehendes vasoaktives Peptid, das von Endothelzellen sezerniert wird. Unlängst wurde beobachtet, daß auch Keratinozyten die Fähigkeit besitzen, ET-1 zu produzieren [8]. Neben seiner vasoaktiven Komponente induziert ET-1 in Melanozyten Wachstum, das Austreiben von Dendriten sowie die Aktivität von Tyrosinase [9]. Da die Sekretion von ET-1 aus Keratinozyten durch UV-Licht induziert wird, liegt der Schluß nahe, daß Keratinozyten über die Freisetzung von ET-1 in parakriner Weise Melanogenese aktivieren. Inhibition dieser Aktivität in Keratinozytenüberständen durch gegen ET-1 gerichtete Antikörper unterstützen diese These. Die Tatsache, daß durch Zugabe von Keratinozytenkulturmedium stärkere Effekte als mit den Einzelsubstanzen zu erzielen sind, läßt neben einer additiven Wirkung vermuten, daß Keratinozyten zusätzliche, bis jetzt nicht identifizierte Mediatoren sezernieren, die das Verhalten von Melanozyten beeinflussen können [5]. Trotz dieser interessanten *In-vitro*-Beobachtungen ist allerdings derzeit nicht geklärt, ob *in vivo* entsprechend hohe Mengen dieser Substanzen freigesetzt werden, um einen Einfluß auf die Melanogenese ausüben zu können.

Ein weiterer wichtiger Mediator in der Melanogenese dürfte Stickoxid (NO) sein. Stickoxid ist ein dif-

Tabelle 1. UV-induzierbare, von Keratinozyten freigesetzte Mediatoren, die Melanozyten in parakriner Weise beeinflussen. Mediatoren: *bFGF* basischer Fibroblastenwachstumsfaktor; *ET-1* Endothelin-1; *NGF* Nervenwachstumsfactor; *MSH* Melanozyten-stimulierendes Hormon; *PGE₂* Prostaglandin E_2; *LT* Leukotriene; *K-CM* Keratinozyten konditioniertes Medium. (Mod. nach Gilchrest et al. [5])

Effekte auf Melanozyten				
Mediatoren	*Wachstum*	*Melanogenese*	*Dendritizität*	*Migration*
bFGF	++			
ET-1	+	+	+	
NGF			+	+
α-MSH	+	+		
PGE_2	+	+		
LT	+			+
K-CM	++	++	++	

fundierbares freies Radikal, das zahlreiche pleiotrope bioregulatorische Effekte auf verschiedenste Zellen ausübt. Die Arbeitsgruppe von Ballotti konnte kürzlich zeigen, daß UV-Licht über eine Aktivierung der konstitutiven NO-Synthase NO aus Keratinozyten freisetzt [15]. Stickoxid wiederum führt zu einer starken Induktion der Melanogenese über eine Induktion von Tyrosinase und TRP-1. Zugabe von NO-Inhibitoren hatte eine deutliche Suppression der melanogenetischen Aktivität von Überständen UV-bestrahlter Keratinozyten zur Folge [15]. Zusammenfassend zeigen diese Untersuchungen, daß Keratinozyten über die Freisetzung löslicher Mediatoren in parakriner Weise Melanozyten beeinflussen und somit indirekt die Melanogenese induzieren können.

Es konnte aber auch kürzlich beobachtet werden, daß UV-Strahlung Melanozyten direkt in Hinblick auf Melanogenese beeinflussen kann. Das primäre Chromophor für UVB-Licht ist Desoxyribonukleinsäure (DNS). UVB-Strahlung führt obligat zu DNS-Schäden, Zyklobutan-Pyrimidindimere beziehungsweise (6–4)-Pyrimidin-Pyrimidone. Diese DNS-Schäden werden normalerweise durch ein effizientes Reparatursystem repariert. Ein Defekt des Reparatursystems führt zum Krankheitsbild des Xeroderma pigmentosum. Vor einiger Zeit ist es gelungen ein Enzym aus Bakterien zu isolieren, T4N5-Endonuklease, das in der Lage ist, die Reparatur von DNS-Schäden ganz erheblich zu beschleunigen. Verpakkung in Liposomen erlaubt die Penetration für T4N5-Endonuklease in Zellen sowohl *in vitro* als auch *in vivo* [18]. Durch Zugabe von T4N5-Endonuklease konnte die Melanogenese in UV-exponierten Melanozyten erheblich induziert werden [2, 3]. Da im Rahmen der DNS-Reparatur Pyrimidindimere freigesetzt werden, wurde vermutet, daß freie Pyrimidindimere für die Melanogenese verantwortlich sind. Tatsächlich gelang es der Arbeitsgruppe um Gilchrest zu zeigen, daß die Zugabe synthetisierter freier Pyrimidindimere Melanogenese induziert [2]. Es handelt sich hierbei nicht nur um ein *In-vitro*-Phänomen, da es auch gelang durch topische Applikation freier Pyrimidindimere auf Meerschweinchenhaut eine deutliche Pigmentierung zu induzieren. Diese Untersuchungen sind insofern von weitreichender Bedeutung, da sie erstmals eine Strategie aufzeigen, Pigmentierung ohne UV-Exposition zu induzieren („sun free tan“).

Zusammenfassend zeigen die bisherigen Untersuchungen, daß UV-induzierte Melanogenese offensichtlich ein komplexer Vorgang ist, wobei Melanozyten direkt von UV-Strahlung zur Melanogenese angeregt werden, aber auch indirekt über die Freisetzung melanogenetisch wirksamer Mediatoren aus Keratinozyten. Auch wenn die Erkenntnisse über die Melanogenese in den letzten Jahren erheblich erweitert und vertieft werden konnten, bleiben noch immer zahlreiche Fragen offen. Die Beantwortung dieser Fragen wird in Zukunft ganz erheblich zum weiteren Verständnis der Biologie der Melanozyten beitragen, was eine grundlegende Voraussetzung für die Entwicklung innovativer Konzepte zur Behandlung von Pigmentstörungen ist.

Literatur

1. Bolognia JL, Pawelek JM (1988) Biology of hypopigmentation. J Am Acad Dermatol 19:217–255
2. Eller MS, Yaar M, Gilchrest BA (1994) DNA damage and melanogenesis. Nature 372:413–414
3. Eller MS, Ostrom K, Gilchrest BA (1996) DNA damage enhances melanogenesis. Proc Natl Acad Sci USA 93:1087–1092
4. Fleischman RA, Saltman DL, Stastny V, Zneimer S (1991) Deletion of the c-kit protooncogene in the human developmental defect piebald trait. Proc Natl Acad Sci USA 88:10885–10889
5. Gilchrest B, Park HY, Eller MS, Yaar M (1996) Mechanisms of ultraviolet light-induced pigmentation. Photochem Photobiol 63:1–10
6. Halaban R, Langdon R, Birchall N, Baird A, Scott G, Moellmann G, McGuire J (1988) Paracrine stimulation of melanocytes by keratinocytes through basic fibroblast growth factor. Ann NY Acad Sci 548:180–190
7. Hönigsmann H, Schuler G, Aberer W, Romani N, Wolff K (1986) Immediate pigment darkening phenomenon. A reevaluation of its mechanisms. J Invest Dermatol 87: 648–652
8. Imokawa G, Yada Y, Miyagishi M (1992) Endothelins secreted from human keratinocytes are intrinsic mitogens for human melanocytes. J Biol Chem 267:24675–24680
9. Imokawa G, Miyagishi M, Yada Y (1995) Endothelin-1 as a new melanogen: coordinated expression of its gene and the tyrosinase gene in UVB-exposed human epidermis. J Invest Dermatol 105:32–37
10. Imokawa G, Yada Y, Kimura M, Morisaki N (1996) Granulocyte/macrophage colony-stimulating factor is an intrinsic keratinocyte-derived growth factor for human melanocytes in UVA-induced melanosis. Biochem J 313:625–631
11. Jackson IJ, Chambers DM, Tsukamoto K, Copeland NG, Gilbert DJ, Jenkins NA, Hearing V (1992) A second tyrosinase-related protein, TRP-2, maps to and is mutated at the mouse slaty locus. EMBO J 11:527–535
12. Levine N, Sheftel SN, Eytan T, Dorr RT, Hadley ME, Weirach JC, Ertl GA, Toth K, McGee DL, Hruby VJ (1991) Induction of skin tanning by subcutaneous administration of a potent synthetic melanotropin. JAMA 266:2730–2736
13. Orlow SJ (1993) Recent advances in oculocutaneous albinism. Current Opinion in Dermatology 1993:73–77

14. Rees JL, Healy E (1997) Melanocortin receptors, red hair and skin cancer. J Invest Dermatol Symp Proc 2:94–98
15. Roméro-Graillet C, Aberdam E, Clément M, Ortonne JP, Ballotti R (1997) Nitric oxide produced by ultraviolet-irradiated keratinocytes stimulates melanogenesis. J Clin Invest 99:635–642
16. Schauer E, Trautinger F, Köck A, Schwarz A, Bhardwaj R, Simon M, Ansel JC, Schwarz T, Luger TA (1994) Proopiomelanocortin derived peptides are synthesized and released by human keratinocytes. J Clin Invest 93:2258–2262
17. Yaar M, Grossmann K, Eller M, Gilchrest BA (1991) Evidence for nerve growth factor-mediated paracrine effects in human epidermis. J Cell Biol 115:821–828
18. Yarosh D, Bucana C, Cox P, Alas L, Kibitel J, Kripke M (1994) Localization of liposomes containing a DNA repair enzyme in murine skin. J Invest Dermatol 103:461–468
19. Zdarsky E, Favor J, Jackson IJ (1990) The molecular basis of brown, an old mouse mutation, and of an induced revertant to wild-type. Genetics 126:443–449

Neue Herpesviren und ihre Beziehung zu Hautkrankheiten

Erwin Tschachler

Humane Herpesviren sind weitverbreitete Pathogene, die eine Reihe von distinkten Hautkrankheiten direkt und/oder indirekt verursachen. Die Infektion mit Herpes-simplex-Virus Typ 1 und 2 führt zu den typischen, lokalisierten „Fieberblasen“ an Haut und Schleimhaut und ist beteiligt am Auftreten des Erythema exsudativum multiforme; Varizella-Zoster-Virus verursacht bei der Erstinfektion Varizellen und nach Reaktivierung Herpes zoster; Infektionen mit Ebstein-Barr-Virus und Zytomegalievirus verursachen die infektiöse Mononukleose, die mit einem generalisierten Exanthem einhergehen kann. Seit 1986 wurde die Familie der humanen Herpesviren um drei Mitglieder erweitert: die humanen Herpesviren Typ 6 und 7 (HHV-6 und -7) und das Kaposi-Sarkom-assoziierte Herpesvirus/humanes Herpesvirus Typ-8 (KSHV/HHV-8). Auch diese neu entdeckten Herpesviren sind an der Pathogenese von Hautkrankheiten beteiligt: die Infektion von HHV-6 und -7 kann ein Exanthema subitum verursachen, die Infektion mit KSHV/HHV-8 ist wahrscheinlich die Vorraussetzung für die Entstehung eines Kaposi-Sarkoms.

HHV-6 und HHV-7 – zwei neue Herpesviren

Im Jahr 1986 wurde von HIV-infizierten Patienten ein Herpesvirus isoliert, das als humanes B-lymphotropes Virus (HBLV) bezeichnet wurde, da Salahuddin et al. es in Zellen, die für Immunglobulin positiv waren, nachgewiesen hatten [52]. Nachfolgende Arbeiten zeigten, daß dieses Virus B-Zellen nur infizieren konnte, wenn sie bereits EBV-infiziert waren. Da es jedoch auch T-Zellen [38], Makrophagen und „Natural-killer-Zellen“ infizierte, wurde der Name HBLV zugunsten von HHV-6 aufgegeben [1, 6]. HHV-7 wurde 1990 aus den Blutzellen einer völlig gesunden Versuchsperson isoliert; es infiziert $CD4^+$-T-Zellen [18]. In bezug auf ihr In-vitro-Verhalten ergänzen sich HHV-6 und -7, indem das erstere Virus in infizierten Zellen die Expression des CD4-Antigens auch in primär CD4-negativen Zellen induziert, während letzteres CD4 als Rezeptor verwendet und dieses Antigen nach Infektion abreguliert [36, 39].

Virologie und Epidemiologie

Molekulare Untersuchungen charakterisierten HHV-6 und -7 als β-Herpesvirus wie ZMV (Abb. 1). Ihr lineares DNS Genom ist 160–170 beziehungsweise 140–150 Kilobasen lang und weist eine gleiche Organisation auf [6, 17]. Durch Typisierung mit monoklonalen Antikörpern und durch Restriktionsenzymanalyse können zwei HHV-6 Varianten unterschieden werden, HHV-6A und HHV-6B [6]. Die beiden sind jedoch noch so nahe verwandt, daß sie nicht als eigene Spezies geführt werden. Interessanterweise wurde HHV-6A häufiger als HHV-6B in normaler Haut gefunden, während HHV-6B in Blutzellen und Lymphknoten bedeutend häufiger nachgewiesen werden kann als HHV-6A [6]. Beide Varianten werden außerdem auch oft gemeinsam isoliert.

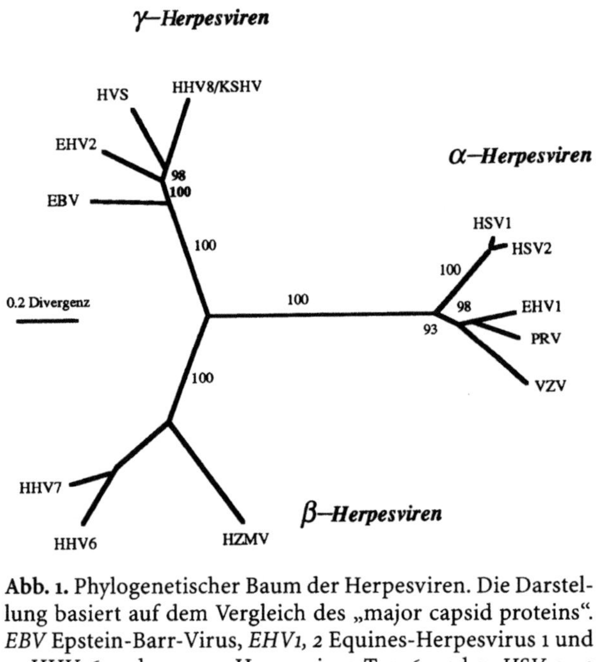

Abb. 1. Phylogenetischer Baum der Herpesviren. Die Darstellung basiert auf dem Vergleich des „major capsid proteins“. *EBV* Epstein-Barr-Virus, *EHV1, 2* Equines-Herpesvirus 1 und 2, *HHV-6, -7* humanes Herpesvirus Typ 6 und 7, *HSV-1, -2* Herpes-simplex-Virus Typ 1 und 2, *HVS* Herpesvirus saimirii, *HZMV* humanes Zytomegalievirus, *PRV* Pseudorabiesvirus, *VZV* Varizella-Zoster-Virus. (Aus [42])

Für den serologischen Nachweis der HHV-6- und -7-Infektion werden Immunfluoreszenztests und Immunoblots von infizierten Zellen verwendet, wobei hier eine Absorption des Serums nötig ist, um eine Kreuzreaktivität zwischen den beiden Viren auszuschließen. Daneben wird die Polymerase Kettenreaktion (Polymerase chain reaction, PCR) zum Virus DNS Nachweis und zur Subtypisierung der Virusisolate eingesetzt. In seroepidemiologischen Studien werden HHV-6A und -B gemeinsam erfaßt. Bei Erwachsenen liegt die Prävalenz von Antikörpern gegen HHV-6 über 95% [6, 31] und dementsprechend sind auch bei mehr als 90% der Neugeborenen Antikörper nachweisbar, die diaplazentar von der Mutter erworben werden [6, 31, 48]. Die Seropositivität nimmt im Laufe der ersten sechs Monaten ab und steigt danach rasch wieder an. Mit dem 12. Lebensmonat sind über 50% der Kinder mit HHV-6 infiziert und mit drei Jahren wird eine Seropositivität, die mit der Erwachsener vergleichbar ist, erreicht [6, 16, 31]. Die serologischen Daten werden auch durch den PCR-Nachweis des Virus unterstützt, wobei zwischen Seropositivität und Virus-DNS-Nachweis eine Verzögerung von zwei Monaten besteht. Der Übertragungsmodus für HHV-6 ist noch nicht sicher etabliert. Es ist jedoch anzunehmen, daß HHV-6 über den Speichel übertragen wird [6, 28, 32]. Mit PCR läßt sich HHV-6 DNS in Speicheldrüsen nachweisen [6, 31], und das Virus ist auch im Speichel von 90% gesunder Probanden zu finden [12].

Die Prävalenz für HHV-7 bei Erwachsenen ist vergleichbar der für HHV-6. In Blutzellen von deutschen Blutspendern etwa konnte HHV-7 DNS in über 95% nachgewiesen werden [60]. Die Tatsache, daß im Speichel immerhin noch von 66% der Spender HHV-7 nachweisbar war [60], bestätigt, daß die Speicheldrüsen auch ein bevorzugtes Reservoir für dieses Virus ist. Wie mit HHV-6, erfolgt auch die Infektion mit HHV-7 bereits in der frühen Kindheit, und die meisten Kinder sind mit dem 5. Lebensjahr seropositiv [17].

Tabelle 1. Seropositivität für HHV-8/KSHV in verschiedenen Populationen (Resultate von 6 Studien). *Ho* homosexuell; *Hä* hämophil; *Bs* Blutspender; *STD* Besucher einer STD-Ambulanz. *Gem* gemischt, *KA* keine Angaben. *IFA* Immunofluoreszenz-Assay; *IB* Immunoblot

Patienten/ Charakteristika	Land	Seropositiv [%]	Referenz	Methode für Serologie
Aids-KS				
-	USA	89	33	IB
-	USA	80	20	IB
-	USA	60	13	ELISA
-	USA	88	19	IFA
-	USA	80	19	IB
-	Italien	71	19	IFA
-	Italien	79	19	IB
-	Uganda	78	19	IFA
-	Uganda	89	19	IB
HIV+/KS-				
Gem	USA	20	33	IB
Gem	USA	30	29	IFA
Hä	USA	3	29	IFA
Ho	USA	18	20	IB
Ho, Hä	USA	27	13	ELISA
Ho	USA	30	19	IFA
Ho	USA	18	19	IB
Hä	USA	0	19	IFA + IB
KA	Uganda	51	19	IFA
KA	Uganda	71	19	IB
HIV-/KS-				
Gem	USA	0	33	IB
Gem	USA	1	29	IFA
STD	USA	8	29	IFA
Hä	USA	0	20	IB
Bs	USA	0	19	IFA + IB
Bs	Italien	4	19	IFA + IB
Bs	Italien	14	59	IFA
Gem	Uganda	51	19	IFA
Gem	Uganda	61	19	IB

Krankheitsassoziationen von HHV-6 und -7

Trotz einer Vielzahl von Berichten über mögliche Krankheitsassoziationen von HHV-6 und -7 (Tabelle 1) ist die bisher einzig gesicherte Krankheit, bei der diese Viren eine kausale Rolle spielen, das Exanthema subitum [56, 61]. Bei dieser Kinderkrankheit, die auch unter dem Namen Roseola infantum und „Dreitagefieber" bekannt ist, tritt hohes kontinuierliches oder intermittierendes Fieber bis zu 40 °C verbunden mit vergrößerten zervikalen und retroaurikulären Lymphknoten, einer Pharyngitis und eine Mittelohrentzündung auf. Charakteristischerweise kommt es unmittelbar nach dem Abfiebern, 3–5 Tage nach Krankheitsbeginn, zum Auftreten eines makulösen Exanthems am Rumpf, an den körpernahen Extremitäten und im Gesicht. Das Exanthem heilt ohne Schuppung ab. Bereits in den 50er Jahren wurde durch Inokulationsexperimente an Menschen (!) und Primaten gezeigt, daß das Exanthema subitum eine übertragbare Krankheit ist [25, 30]. Aber erst 1989/90 konnte durch serologische und molekulare Studien bewiesen werden, daß es bei bis zu 60% der HHV-6 Erstinfektion auftritt, wobei interessanterweise praktisch immer HHV-6B von den Patien-

ten isoliert wurde [6, 56, 61]. Auch die Primärinfektion von HHV-7 kann zum Auftreten der Erst- oder Zweitepisode eines Exanthema subitum führen [6, 17, 31]. Neben der Haut- und Allgemeinsymptomatik kann es im Rahmen des Exanthema subitum auch zu einer zerebralen Mitbeteiligung in Form von Fieberkrämpfen kommen, und HHV-6 wird für 31% der fieberassoziierten Krampfanfälle bei Kindern unter 2 Jahren verantwortlich gemacht [6, 31].
Entsprechend der hohen Durchseuchung und der frühen Infektion mit HHV-6 und -7 wird deutlich, daß eine Erstinfektion mit diesen Viren im Erwachsenenalter ein sehr seltenes Ereignis ist. In vereinzelten Fallberichten über eine solche Erstinfektion wurde ein sehr schweres Krankheitsbild mit mononukleoseartigen Beschwerden, Lymphadenopathien und fulminanter Hepatitis beschrieben [6, 1].
Mögliche andere Manifestationen von HHV-6 Infektionen im Erwachsenenalter sind bei imunsupprimierten Patienten beschrieben, insbesondere bei immunsuppressiver Therapie im Rahmen von Nieren- und Knochenmarktransplantationen [64]. Reaktivierung von HHV-6 wurde bei beiden Patientengruppen gefunden und eine erhöhte Frequenz von Virus DNS in Transplantaten und Lymphozyten konnte in mehreren Studien gezeigt werden [6, 31]. Ein gesicherter kausaler Zusammenhang der HHV-6 (oder -7)-Reaktivierung mit dem Auftreten einer Transplantatabstoßung oder Graft-versus-host-Krankheit ließ sich jedoch bis dato nicht herstellen.
In den letzten Jahren wurde von mehreren Forschern die Hypothese aufgestellt, daß HHV-6 bei der Pathogenese der multiplen Sklerose (MS) eine Rolle spielt. Tatsächliche gibt es einige Hinweise, die eine solche Annahme untermauern. HHV-6-ähnliche DNS wurde im Gehirn von Patienten mit multipler Sklerose gefunden [9], und HHV-6 Proteine wurden in Oligodendrozyten in Plaques von 80% MS-Patienten, nicht aber bei Kontrollpersonen, nachgewiesen. Ob der Nachweis der Virusproteine ein Paraphänomen darstellt oder ob tatsächlich ein kausaler Zusammenhang mit der Entstehung der MS besteht, ist in Anbetracht der hohen Prävalenz von HHV-6 im ZNS allerdings noch keineswegs gesichert. HHV-6 hat eine hohe Affinität zum ZNS – die Erstinfektion ist häufig mit zerebraler Symptomatik verbunden, und das Virus kann durch PCR im ZNS eines Großteils von Erwachsenen nachgewiesen werden, auch wenn sie nicht an multipler Sklerose leiden [35].
Mehrere Studien haben postuliert, daß HHV-6 eine Rolle als Kofaktor in der Progression der HIV Krankheit spielt. Wie HIV-1 infiziert auch HHV-6 CD4 positive T-Zellen und Makrophagen. Durch seine Fähigkeit, den CD4-Rezeptor hochzuregulieren [36] und zusammen mit HIV infizierte Zellen zu lysieren [37], wirken die beiden Viren zumindest *in vitro* synergistisch. Aufgrund der hohen Durchseuchung mit HHV-6 ist jedoch bisher noch kein schlüssiges Modell gefunden worden, um diesen interessanten Denkansatz zu beweisen.
Neben diesen Erkrankungen wurde eine mögliche Rolle von HHV-6 auch beim Non-Hodgkin-Lymphom, beim Morbus Hodgkin, und bei bestimmten Plattenepithelkarzinomen untersucht. Die teilweise widersprüchlichen Ergebnisse lassen den Schluß für eine ursächliche Beteiligung des Virus bei diesen Erkrankungen nicht zu [6, 31].
Kürzlich wurde HHV-7 in einer Studie mit der Pathogenese der Pityriasis rosea in Zusammenhang gebracht [15]. Das Virus wurde in Hautläsionen und Lymphozyten von Patienten mit Pityriasis rosea nachgewiesen. Aber auch hier sind faßbare Beweise für eine Kausalität noch ausständig und die Befunde erwarten noch ihre Bestätigung.

Das Kaposi-Sarkom-assoziierte Herpesvirus/humane Herpesvirus Typ 8

Im vergangenen Jahrhundert wurde das Kaposi-Sarkom (KS) als idiopathisches multiples Pigmentsarkom der Haut bei älteren Männern jüdischer Abstammung von Moritz Kaposi erstmals beschrieben [28]. Derzeit werden vier Formen dieses Tumors unterschieden: (1) das klassische KS, das in erster Linie bei älteren Männern vorkommt (Mann-Frau-Ratio = 15 : 1); (2) das iatrogene KS bei immunsupprimierten Patienten; (3) das endemische KS in bestimmten Regionen Zentralafrikas; und (4) das Aids-assoziierte KS. Außerdem gibt es eine Häufung von KS-Fällen in mediterranen Ländern, der Verlauf dieser Formen ist jedoch am ehesten dem des klassischen KS zuzuordnen. Die epidemioloigschen Besonderheiten des Aids-KS, nämlich daß es sich bei über 20% der homo- und bisexuellen Aids-Patienten, jedoch nur selten (< 5%) bei Aids-Patienten aus anderen Risikogruppen [3] findet, legte Ende der 80er Jahre den Verdacht nahe, daß neben HIV ein weiteres infektiöses Agens ursächlich beteiligt sei. Als mögliche Kandidaten dafür wurden das Zytomegalovirus [22], humane Papillomaviren [27], elektronenoptisch identifizierte Retroviren [49] und Mykoplasma penetrans [58] genannt.
Mittels der „representational difference analysis" [34] identifizierten Chang et al. [10] 1994 ein DNS-Fragment in KS, das in Tumorgewebe, nicht aber in

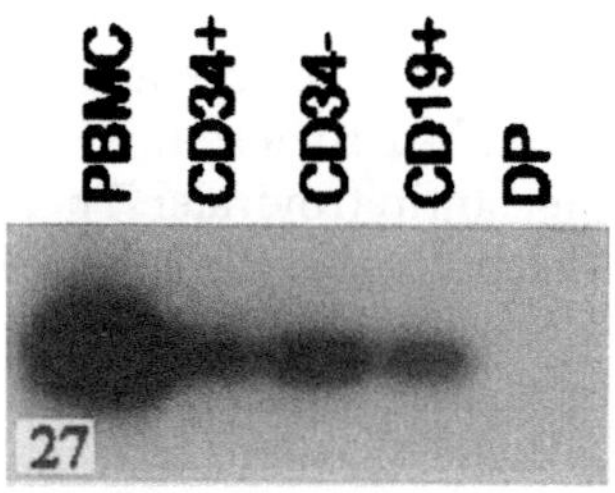

Abb. 2. PCR-Amplifikation und Southern-Blot-Hybridisierung von DNS aus verschiedenen Blutzellsubpopulationen. Die Blutzellen eines Patienten mit Karposi-Sarkom wurden mit magnetischen Partikeln, die mit Antikörpern gegen CD19 oder CD34 gekoppelt waren, aufgetrennt. Die PCR für KSHV/HHV-8 wurde wie in [57] beschrieben durchgeführt. Ein positives PCR-Ergebnis war für $CD34^+$- und $CD19^+$-Zellen, nicht aber für die depletierte Population (DP), zu finden.

der umgebenden Haut vorhanden war. Wie sich in den folgenden Monaten herausstellte, war dieses DNS-Fragment tatsächlich Teil eines neuen humanen Herpesvirus, das die Autoren als KS-assoziiertes Herpesvirus (KSHV [32]) bezeichneten. In der Zwischenzeit wird die Bezeichnung KSHV mit humanes Herpesvirus Typ 8 gleichrangig verwendet [42]. Das KSHV/HHV-8 Genom ist 140,5 Kb und ähnelt vom Aufbau am meisten dem des *Herpesvirus saimirii* [42]; 66 seiner Gene haben Homologie mit Genen dieses Virus [51]. Die Sequenzanalyse führte zur Zuordnung von KSHV/HHV-8 in die Subfamilie Rhadinoviren der Gammaherpesviren (Abb. 1) [42, 45]. Neben den viralen regulatorischen und Strukturgenen kodiert HHV-8/KSHV für eine Reihe von Proteinen, die mit Homologien zu zellulären Faktoren wie Komplementbindungsproteinen, Zytokinen (MIP und IL6) [46], einem antiapoptotischen Protein der bcl-2 Familie [11], Zytokinrezeptoren und einem D-Typ Cyclin [23, 51]. In infizierten Zellen liegt HHV-8/KSHV als episomale DNS im Zellkern vor [50]. *In vitro* kommt es nach Aktivierung des latenten Virus durch Phorbolester zur DNS-Replikation und zu einer Bildung von Virionen bei gleichzeitiger Lyse der infizierten Zellen [40]. Im KS *in situ* findet sich HHV8-DNS und RNS von Latenzgenen hauptsächlich in den Tumorzellen sowie in Endothelzellen der Tumorgefäße, während RNS lytischer Gene in monozytoiden Zellen exprimiert wird [4, 5]. Außer in KS-Tumorzellen und Endothelzellen kommt KSHV/HHV-8 auch in Zellen hämopoetischen Ursprungs vor. In Monozyten [42], B-Zellen [14] und, wie wir kürzlich zeigen konnten, in $CD34^+$-Blutzellen [26], die wahrscheinlich zirkulierende hämopoetische Stammzellen sind (Abb. 2).

KSHV/HHV-8 Epidemiologie

Rund um die Verbreitung von KSHV/HHV-8 hat in den letzten Jahren ein Verwirrspiel stattgefunden, unter anderem weil sowohl der direkte Virusnachweis mittels PCR, als auch unterschiedliche serologische Tests, die entweder Virus-infizierte Zellinien oder rekombinante Virusproteine als Substrat verwendeten, zu unterschiedlichen und teils widersprüchlichen Ergebnissen führte. Für den serologischen Nachweis der KSHV/HHV-8 Infektion werden Immunofluoreszenzassays mit infizierten Zellinien und Immunoblots von nukleären Antigenen von KSHV/HHV-8 verwendet. Nach einer Vielzahl von Studien hat sich derzeit folgender Konsensus herauskristallisiert: Im Gegensatz zu den anderen humanen Herpesviren ist KSHV/HHV-8 kein ubiquitäres Virus, seine Verteilung zeigt aber sehr starke regionale Unterschiede (Tabelle 1) [13, 19, 20, 29, 33, 59]. Die Seroprävalenz von KSHV/HHV-8 in der generellen Bevölkerung der Industrienationen liegt unter 3%. Die einzige bisherige belegte Ausnahme ist Italien, wo eine Seroprävalenz von 14% vorliegt mit einem deutlichen geographischen Gefälle von 7% in Norditalien zu 25% im Süden [59]. Bei HIV+ homosexuellen Patienten liegt die Rate der Seropositivität zwischen 20 und 30% und entspricht damit etwa der Inzidenz von KS in dieser Risikogruppe [59]. Hingegen gibt es in Zentralafrika Gebiete mit einer Seroprävalenz von über 50% der Bevölkerung [59]. Die Tatsache, daß die Seropositivität für KSHV/HHV-8 bei Patienten mit KS mit 84% (59) unter der Nachweisbarkeit von Virus DNS in KS Läsionen liegt, läßt den Schluß zu, daß die serologischen Testverfahren noch nicht in der Lage sind, alle Infektionen mit diesem Virus zu erfassen.

KSHV/HHV-8 bei anderen Krankheiten als Kaposi-Sarkom

Außer in Kaposi-Sarkomen wurde KSHV/HHV-8 in zwei hämatologischen Krankheiten nachgewiesen: in Lymphknoten von HIV-infizierten und bei HIV-negativen Patienten mit multizentrischem Morbus Castleman [54] und in Tumorzellen des *body cavity based lymphoma* [7]. Bei letzterem handelt es sich um ein seltenes Lymphom aus plasmozytoiden Zellen die ein Immunglobulin Gen-Rearrangement aufweisen, aber keinen sonstigen Marker reifer B-Zellen tragen [7]. Dieses Lymphom, welches zu *primary effusion lymphoma* umbenannt wurde, kommt in erster Linie bei homosexuellen HIV-1-infizierten

Männern vor und ist in bis zu 33 % der Fälle mit der Entstehung von KS assoziert [44]. Bezüglich der Präsenz von KSHV/HHV-8 in nicht-KS Hautläsionen gibt es vereinzelt Berichte, daß das Virus in epithelialen Hauttumoren von Transplantatpatienten zu finden ist [47], während andere Untersuchungen das Virus zwar in KS, nicht aber in anderen neoplastischen oder entzündlichen Hautläsionen nachweisen können [57].

Transmission

Für KSHV/HHV-8 gibt es hinsichtlich des Übertragungsweges derzeit erst wenige gesicherte Ergebnisse. Die Übertragung von KSHV/HHV-8 ist durch Transfusionen und im Rahmen von Organtransplantationen möglich. Die sexuelle Übertragung des Virus sowie die Assoziation mit der Entwicklung von KS wurde in mehreren Studien an Patientengruppen mit einem erhöhten Risiko für die HIV-1-Infektion und die Entwicklung eines KS nachgewiesen [40, 47].

Die Rolle von KSHV/HHV-8 in der Ätiologie des Kaposi-Sarkoms

Die Tatsachen, daß KSHV/HHV-8 DNS in jeder Form von KS, nicht aber bei einer Vielzahl anderer Hautkrankheiten [21, 57, 59] regelmäßig vorkommt, sowie der Befund, daß RNS von viralen Latenzgenen in KS-Tumorzellen vorhanden [55] ist, unterstützt die Anahme einer ätiologischen Rolle dieses neuen Virus in der Entwicklung des KS. Zwar liegt noch kein direkter Beweis vor, daß KSHV/HHV-8 in der Lage ist, Zellen zu transformieren, sein nächster Verwandter, *Herpesvirus saimirii*, kann jedoch bei Primaten eine Leukämie verursachen [21]. Wie bereits erwähnt, enthält das KSHV/HHV-8 Genom eine Reihe von Genen mit hoher Verwandtschaft zu zellulären Genen, die in der Lage sind, den Zellzyklus und den programmierten Zelltod zu regulieren [8, 23, 41, 46]. Tatsächlich konnte etwa für das KSHV/HHV-8 bcl-2 Analog gezeigt werden, daß es in der Lage ist, mit dem humanen bcl-2 ein Heterodimer zu bilden und die Wirkung des Gegenregulators Bax zu unterdrücken [11, 41, 53]. Daneben gibt es Analoge zu zellulären Zytokinen und Zytokinrezeptoren, welche die Signalübertragung in infizierten Zellen verändern könnten und ebenfalls zur einer Dysregulation des Zellzyklus beitragen können [8, 21, 23, 41, 46]. Daß jedoch die virale Komponente in der Pathogenese des KS nur eine Facette in der Pathogenese dieses Tumors ist, zeigen neue Ergebnisse bezüglich des Verhaltens des Aids-assozierten KS bei Patienten, die mit potenter antiretroviraler Thereapie behandelt werden: In dem Maße, wie es bei diesen Patienten zu einer Unterdrückung der HIV-1-Replikation und damit zu einer Erholung des Immunsystems kommt, gehen die KS-Läsionen zurück [43].

Ausblick

Die Isolation von drei neuen Herpesviren im letzten Jahrzehnt und die Assoziation von zumindest zwei davon mit längst bekannten Krankheiten hat dem Interesse an der infektiösen Ursache von Krankheiten einen starken Auftrieb gegeben. Die Identifikation von KSHV/HHV-8 als wahrscheinliche Ursache eines Tumors läßt vermuten, daß in naher Zukunft auch noch für andere Tumoren eine infektiöse Genese gefunden werden wird. Molekulare Techniken wie die, welche zur Identifikation von KSHV/HHV-8 geführt haben, werden auch in den nächsten Jahren dazu beitragen, neue Pathogene zu identifizieren, und es ist anzunehmen, daß die Familie der Herpesviren in den nächsten Jahren weiteren Zuwachs bekommen wird.

Literatur

1. Ablashi DV, Salahuddin SZ, Josephs SF, Imam F, Lusso P, Gallo RC, Hung C, Lemp J, Markham PD (1987) HBLV (or HHV-6) in human cell lines. Nature 329:207
2. Akashi K, Eizuru Y, Sumiyoshi Y, Minematsu T, Hara S, Harada M, Kikuchi M, Niho Y, Minamishima Y (1993) Severe infectious mononucleosis like syndrome and primary human herpesvirus 6 infection in an adult. N Engl J Med 329:168–171
3. Beral V, Peterman TA, Berkelman TL, Jaffe HW (1990) Kaposi's sarcoma among persons with AIDS: a sexually transmitted infection? Lancet 335:123–128
4. Blasig C, Zietz C, Haar B, Neipel F, Esser S, Brockmeyer NH, Tschachler E, Colombini S, Ensoli B, Stürzl M (1997) Monocytes in Kaposi's sarcoma lesions are productively infected by human herpesvirus 8. J Virol 71:7963–7968
5. Boshoff C, Schulz TF, Kennedy MM, Graham AK, Fisher C, Thomas A, McGee JO, Weiss RA, O'Leary JJ (1995) Kaposi's sarcoma-associated herpesvirus infects endothelial and spindle cells. Nature Medicine 1:1274–1278
6. Braun DK, Dominguez G, Pellett PE (1997) Human Herpesvirus 6. Clin Microbiol Rev 10:521–567
7. Cesarman E, Chang Y, Moore PS, Said JW, Knowles DM (1995) Kaposi's sarcoma-associated herpesvirus-like DNA sequences in AIDS-related body-cavity-based Lymphomas. N Engl J Med 332:1186–1191

8. Cesarman E., Nador RG, Bai F, Bohenzky RA, Russo JJ, Moore PS, Chang Y, Knowles DM (1996) Kaposi's sarcoma-associated herpesvirus contains G protein-coupled receptor and cyclin D homologs which are expressed in Kaposi's sarcoma and malignant lymphoma. J Virol 70:8218–8223
9. Challoner PB, Smith KT, Parker JD, MacLeod DL, Coulter SN, Rose TM, Schultz ER, Bennett JL, Garber RL, Chang M, Schad PA, Stewart PM, Nowinski RC, Brown JP, Burmer GC (1995) Plaque-associated expression of human herpesvirus 6 in multiple sclerosis. Proc Natl Acad Sci USA 92:7440–7444
10. Chang Y, Cesarman E, Pessin MS, Lee F, Culpepper J, Knowles DM, Moore PS (1994) Identification of herpesvirus-like DNA sequences in AIDS-associated Kaposi's sarcoma. Science 266:1865–1869
11. Cheng EH-Y, Nicholas J, Bellows DS, Hayward GS, Guo H-G, Reitz MS, Hardwick JM (1997) A bcl-2 homolog encoded by Kaposi's sarcoma-associated herpesvirus, human herpesvirus 8, inhibits apoptosis but does not heterodimerize with Bax or Bak. Proc Natl Acad Sci 94:690–694
12. Cone RW, Huang ML, Ahley R, Corey L (1993) Human herpesvirus 6 DNA in peripheral blood cells and saliva from immunocompetent individuals. J Clin Microbiol 31:1262–1267
13. Davis DA, Hamphrey RW, Newcombn FM, O'Brien TR, Goedert JJ, Straus SE, Yarchoan R (1997) Detection of serum antibodies to a Kaposi's sarcoma-associated herpesvirus-specific peptide. J Infect Dis 175:1071–1079
14. Decker LL, Sahnkar P, Khan G, Freeman RB, Dezube BJ, Lieberman J, Thorley-Lawson DA (1996) The Kaposi's sarcoma associated herpesvirus (KSHV) is present as an intact latent genome in KS tissue but replicates in the peripheral blood mononuclear cells of KS patients. J Exp Med 184:283–288
15. Drago F, Ranieri E, Malaguti F, Battifoglio ML, Losi E, Rebora A (1997) Human herpesvirus 7 in patients with pityriasis rosea. Electron microscopy investigations and polymerase chain reaction in mononuclear cells, plasma and skin. Dermatology 195:374–378
16. Farr TJ, Harnett GB, Pietroboni GR, Brucens MR (1990) The distribution of antibodies to HHV-8 compared with other herpesviruses in young children. Epidemiol Infect 105:603–607
17. Frenkel N, Roffman E (1994) Human Herpesvirus 7. In: Fields BN, Knipe DM, Howley PM et al. (eds) Fields Virology, Lippincott-Raven Publishers, Philadelphia, p 2609–2622
18. Frenkel N, Schirmer EC, Lyatt LS, Katsafanas G, Roffman E, Danovich RM, June CH (1990) Isolation of a new herpesvirus from $CD4^+$ T cells. Proc Natl Acad Sci USA 87:748–752
19. Gao SJ, Kingsley L, Li M, Zheng W, Parravicini C, Ziegler J, Newton R, Rinaldo CR, Saah A, Phair J, Detels R, Chang Y, Moore PS (1996) KSHV antibodies among Americans, Italians and Ugandans with and without Kaposi's sarcoma. Nature Medicine 2: 925–928
20. Gao SJ, Kingsley L, Hoover DR, Spira TJ, Rinaldo CR, Saah A, Phair J, Detels R, Parry P, Chang Y, Moore PS (1996) Seroconversion to antibodies against Kaposi's sarcoma-associated herpesvirus-related latent nuclear antigens before the development of Kaposi's sarcoma. N Engl J Med 335:233–241
21. Gillison ML, Ambinder RF (1997) Human herpesvirus-8. Cur Opin Oncol 9:440–449
22. Giraldo G, Beth E, Huang SK (1980) Kaposi's sarcoma and its relationship to cytomegalovirus (CMV), III CMV DNA and CMV early antigens in Kaposi's sarcoma. Int J Cancer 26:23–29
23. Guo H-G, Browning P, Nicholas J, Hayward GS, Tschachler E, Jiang Y-W, Sadowska M, Raffeld M, Colombini S, Gallo RC, Reitz MS (1997) Characterization of a Chemokine Receptor-Related gene in human herpesvirus 8 and its expression in Kaposi's sarcoma. Virol 228:371–378
24. Harnett GB, Farr TJ, Pietroboni GR, Brucens MR (1990) Frequent shedding of human herpesvirus 6 in saliva. J Med Virol 30:128–130
25. Hellstrom B, Vahlquist B (1951) Experimental inoculation of roseola infantum. Acta Paediatr 40:189–197
26. Henry M, et al. (1999) KSHV/HHV-8 in Peripheral blood mononuclear cells of Kaposi's sarcoma patients: evidence for infection of circulating $CD34^+$ cells. Submitted for publication
27. Huang YQ, Li JJ, Rush MG, Poiesz BJ, Nicolaides A, Jacobson M, Zhang WG, Coutavas E, Abbott MA, Friedman-Kien AE (1992) HPV-16 related DNA sequences in Kaposi's sarcoma. Lancet 339:515–518
28. Kaposi M (1872) Idiopathisches multiples Pigmentsarkom der Haut. Arch Dermatol Syphil 4:265–273
29. Kedes DH, Operskalski E, Busch M, Kohn R, Flood J, Ganem D (1996) The seroepidemiology of human herpesvirus 8 (Kaposi's sarcoma-associated herpesvirus): Distribution of infection in KS risk groups and evidence for sexual transmission. Nature Medicine 2:918–924
30. Kempe CH, Haw EB, Jackson JR, Silver HK (1950) Studies on the etiology of exanthema subitum (roseola infantum). J Pediatr 37:561–568
31. Kimberlin DW (1998) Human herpesviruses 6 and 7: identification of newly recognized viral pathogens and their association with human disease. Pediatr Infect Dis J 17:59–68
32. Levy JA, Greenspan D, Ferro F, Lennette ET (1990) Frequent isolation of HHV-6 from saliva and high seroprevalence of the virus in the population. Lancet 335:1047–1050
33. Lin S-F, Sun R, Heston L, Gradoville L, Shedd D, Haglund K, Rigsby M, Miller G (1997) Identification, expression, and immunogenicity of Kaposi's sarcoma-associated herpesvirus-encoded small viral capsid antigen. J Virol 71:3069–3076
34. Lisitsyn N, Lisitsyn N, Wigler M (1993) Cloning the differences between two complex Genomes. Science 259:946–951
35. Luppi M, Barozzi P, Marasca R, Turelli G (1994). Human herpesvirus 6 infection in normal human brain tissue. J Infect Dis 169:943–944
36. Lusso P, De Maria A, Malnati M, Lori F, De Rocco SE, Baseler M, Gallo RC (1991) Induction of CD4 and susceptibility to HIV-1 infection in human $CD8^+$ T lymphocytes by human herpesvirus 6. Nature 349:533–535
37. Lusso P, Ensoli B, Markham PD, Ablashi DV, Salahuddin SZ, Tschachler E, Wong-Staal F, Gallo RC (1989) Produc-

tive dual infection of human $CD4^+$ T lymphocytes by HIV-1 and HHV-6. Nature 337:370–373
38. Lusso P, Markaham PD, Tschachler E, di Marzo Veronese, Salahuddin SZ, Ablashi DV, Pahwa S, Krohn K, Gallo RC (1988) In vitro cellular tropism of human B-lymphotropic virus (human herpesvirus 6). J Exp Med 167:1659–1670
39. Lusso P, Secchiero P, Crowley RW, Garzino-Demo A, Berneman ZN, Gallo RC (1994) CD4 is a critical component of the receptor for human herpesvirus 7: interference with human immunodeficiency virus. Proc Natl Acad Sci USA 91:3872–3876
40. Matin JN, Ganem DE, Osmond DH, Page-Shafer KA, Macrae D, Kedes DH (1998) Sexual transmission and the natural history of human herpesvirus 8 infection. N Engl J Med 338:948–954
41. Moore PS, Chang Y (1998) Kaposi's sarcoma-associated herpesvirus-induced oncogenes and oncogenesis. J Natl Cancer Inst 23:65–71
42. Moore PS, Gau SJ, Dominguez G, Cesarman E, Lungu O, Knowles DM, Garber R, Pellett PE, McGeoch DJ, Chang Y (1996) Primary characterization of a herpesvirus agent associated with Kaposi's sarcoma. J Virol 70:549–558
43. Murphy M, Armstrong D, Sepkowitz KA, Ahkami RN, Myskowski PL (1997) Regression of AIDS-related Kaposi's sarcoma following treatment with an HIV-1 protease inhibitor. AIDS 11(2):261–262
44. Nador RG, Cesarman E, Chadburn A, Dawson DB, Ansari MQ, Said J, Knowles DM (1996) Primary effusion lymphoma: a distinct entity associated with the Kaposi's sarcoma-associated herpes virus. Blood 88:645–656
45. Neipel F, Albrecht J-C, Fleckenstein B (1998) Human Herpesvirus 8-the First Human Rhadinovirus. J Natl Canc Inst 23:73–77
46. Nicholas J, Ruvolo V, Zong J, Ciufo D, Guo H-G, Reitz MS, Hayward GS (1997) A singl 13-kilobase divergent locus in the Kaposi's sarcoma-associated herpesvirus (Human Herpesvirus 8) genome contains nine open reading frames that are homologous to or related to cellular proteins. J Virol 71:1963–1974
47. Rady PL, Yen A, Rollefson JL, Orengo I, Bruce S, Hughes TK, Tyring SK (1995) Herpesvirus-like DNA sequences in non-Kaposi's sarcoma skin lesions of transplant patients. Lancet 345:1339–1340
48. Ranger S, Patillaud S, Denis F, Himmich A, Sangare A, M'Boup S, Itoua.N'Gaporo A, Prince-David M, Chout R, Cevallos R et al. (1991) Seroepidemiology of human herpesvirus-6 in pregnant women from different parts of the world. J Med Virol 34:194–198
49. Rappersberger K, Tschachler E, Zonzits E, Gillitzer R, Hatzakis A, Kaloterakis A, Mann DL, Papow-Kraupp T, Biggar RJ, Berger R, Statgos J, Wolff K, Stingl G (1990) Endemic Kaposi's sarcoma in human immunodeficiency virus seronegative persons: demonstration of retrovirus-like particles in cutaneous lesions. J Invest Dermatol 95:371–381
50. Renne R, Zhong W, Herndier B, McGrath M, Abbey N, Kedes D, Ganem D (1996) Lytic growth of Kaposi's sarcoma-associated herpesvirus (human herpesvirus 8) in culture. Nature Medicine 2:342–346
51. Russo JJ, Bohenzky RA, Chien M-C, Chen J, Jan M, Maddalena D, Parry JP, Peruzzi D, Edelman IS, Chang Y, Moore P (1996) Nucleotide sequence of the Kaposi's sarcoma-associated herpesvirus (HHV8). Proc Natl Acad Sci 93:14862–14867
52. Salahuddin SZ, Ablashi DV, Maarkham PD, Josephs SF, Sturzenegger S, Kaplan M, Halligan G, Biberfeld P, Wong-Staal F, Kramarsky B, Gallo RC (1986) Isolation of a new virus, HBLV, in patients with lymphoproliferative disorders. Science 234:596–601
53. Sarid R, Sato T, Bohenzky RA, Russo JJ, Chang Y (1997) Kaposi's sarcoma-associated herpesvirus encodes a functional bcl-2 homologue. Nature Medicine 3:293–298
54. Soulier J, Grollet L, Oksenhendler E, Cacoub P, Cazals-Hatem D, Babinet P, d'Agay M, Clauvel J, Raphael M, Degos L, Sigaux F (1995) Kaposi's sarcoma-associated herpesvirus-like DNA sequences in Multicentric Castleman's Disease. Blood 86:1276–1280
55. Stürzl M, Blasig C, Schreier A, Neipel F, Hohenadel C, Cornali E, Ascherl G, Esser S, Brockmeyer NH, Ekman M, Kaaya EE, Tschachler E, Biberfeld P (1997) Expression of HHV-8 latency-assocaited T0.7 RNA in spindle cells and endothelial cells of AIDS-associated, classical and African Kaposi's sarcoma. Int J Cancer 72:68–71
56. Ueada K, Kusuhara K, Hirose M, Okada K, Miyauaki C, Tokugawa K, Nakayama M, Yamanishi K (1989) Exanthema subitum and antibody to human herpesvirus-6. J Infect Dis 159:750–752
57. Uthman A, Brna C, Weninge W, Tschachler E (1996) No HHV8 in non-Kaposi's sarcoma mucocutaneous lesions from immunodefecient HIV-positive patients. Lancet 347:1700–1701
58. Wang RY-H, Shih JW, Weiss SH, Grandinetti T, Pierce PF, Lange M, Alter HJ, Wear DJ, Davies CL, Mayur RK, et al. (1993) Mycoplasma penetrans infection in male homosexuals with AIDS: high seroprevalence and association with Kaposi's sarcoma. Clin Infect Dis 17:724–729
59. Whitby D, Boshoff C (1998) Kaposi's sarcoma herpesvirus as a new paradigm for virus-induced oncogenesis. Curr Opin Oncol 10:405–412
60. Wilborn F, Schmidt CA, Lorenz F, Peng R, Gelderblom H, Huhn D, Siegert W (1995) Human herpesvirus type 7 in blood donors: detection by the polymerase chain reaction. J Med Virol 47:65–69
61. Yoshiyama H, Suzuki E, Yoshida T, Kajii T, Yamamoto N (1990) Role of human herpesvirus 6 in infection in infants with exanthema subitum. Pediatr Infect Dis J 9:71–74

Systemische Pharmakotherapie

Isotretinoin

Gerd Plewig und Thomas Jansen

Einleitung

Der Dermatologe in Praxis und Klinik sieht gelegentlich Patienten mit schweren Akneformen, die oft viel zu lange unzureichend behandelt wurden, obwohl wirksame Therapeutika zur Verfügung stehen. Das synthetische Vitamin-A-Derivat Isotretinoin (13-*cis*-Retinsäure, Roaccutan) gilt derzeit als das effektivste systemisch zu verabreichende Aknemedikament. Das Medikament ist eine Entwicklung des Pharmakonzerns Hoffmann-La Roche in Basel; dieses Haus ist auch jetzt noch weltweit der einzige Anbieter. Mittlerweile beträgt die Erfahrung mit diesem Wirkstoff mehr als fünfzehn Jahre. Isotretinoin ist weltweit in über 80 Ländern verbreitet und rund 6 Millionen Patienten verordnet worden. Die Substanz wird als Kapseln zu 10 mg und 20 mg angeboten; die Kapseln zu 2,5 mg wurden vom Markt genommen.

Bemerkenswert ist, daß hier zum ersten Mal die Möglichkeit besteht, auch mit systemischer Monotherapie schwere, ansonsten therapieresistente Akneformen wirkungsvoll zu beeinflussen und größtenteils in Remission zu bringen. Als Besonderheit halten diese Besserungen, häufig ohne weitere Therapie, über lange Zeit an. Insbesondere wegen seines Langzeiteffektes ist Isotretinoin anderen systemischen Behandlungsformen, insbesondere oraler antibiotischer Therapie, überlegen. Die bisher gesammelten Erfahrungen zeigen, daß der Wirkstoff in den Händen des Dermatologen nicht nur eine hochwirksame, sondern auch eine sichere Substanz ist [25, 27, 41, 42]. Im Hinblick auf die langfristige Ausheilung der Akne ist die Kosten-Nutzen-Relation im Vergleich zur oralen antibiotischen Therapie und auch zur Lokaltherapie als äußerst günstig zu bewerten.

Dennoch ist der Pro-Kopf-Verbrauch von Isotretinoin im internationalen Vergleich in Deutschland am geringsten (Abb. 1). Die Gründe hierfür sind nicht genau bekannt, doch dürften neben Beschränkungen des Praxisbudgets vor allem billigere Reimporte der Substanz aus dem Ausland dafür verantwortlich sein.

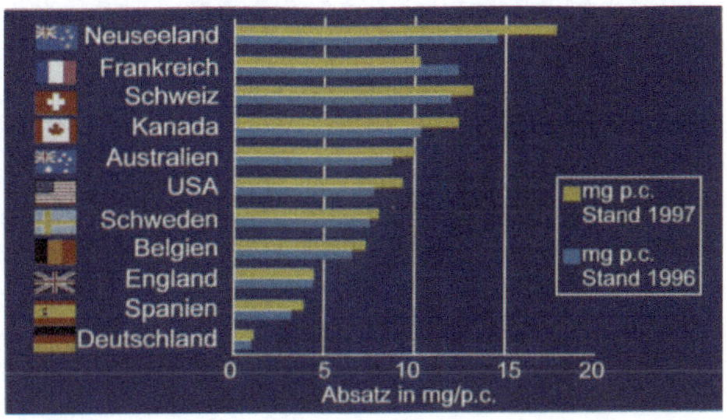

Abb. 1. Pro-Kopf-Verbrauch von Isotretinoin im internationalen Vergleich

Historische Entwicklung

Retinoide sind chemische Verbindungen, die mit dem Vitamin A (Retinol) strukturell verwandt sind und entweder in der Natur vorkommen oder synthetisch hergestellt werden. Isotretinoin (13-*cis*-Retinsäure) ist das Stereoisomer des Tretinoins (*all-trans*-Retinsäure, Vitamin-A-Säure), da es durch Isomerisierung der *trans*- in die *cis*-Form in der Position 13 von Vitamin A gebildet wurde (Abb. 2). Es handelt sich, ebenso wie bei Tretinoin, um ein synthetisches Retinoid der ersten Generation, das einen wesentlichen Teil in der Geschichte der Aknetherapie und damit gleichzeitig auch ein wichtiges Kapitel in der Geschichte der Dermatologie darstellt [6, 18, 58, 64]. Ohne Übertreibung handelt es sich um das wirksamste Medikament, das je in der Aknetherapie eingesetzt wurde.

Die außergewöhnliche Geschichte der Retinoide beginnt 1909 mit der Entdeckung von Stepp, daß sich ein fettlösliches Extrakt des Eigelbs für das Wachstum von Ratte und Maus als essentiell erwies. Die gleiche Substanz wurde auch im tierischen Fett und 1913 von McCollum und Davis im Lebertran gefunden. Drumond führte hierfür 1920 die Bezeichnung Vitamin A (Retinol) ein. Karrer bestimmte 1931 seine chemische Struktur. Straumfjord erzielte 1943 gute Ergebnisse, indem er Akne mit 100.000 bis 300.000 Einheiten von Vitamin A per os behandelte. Treti-

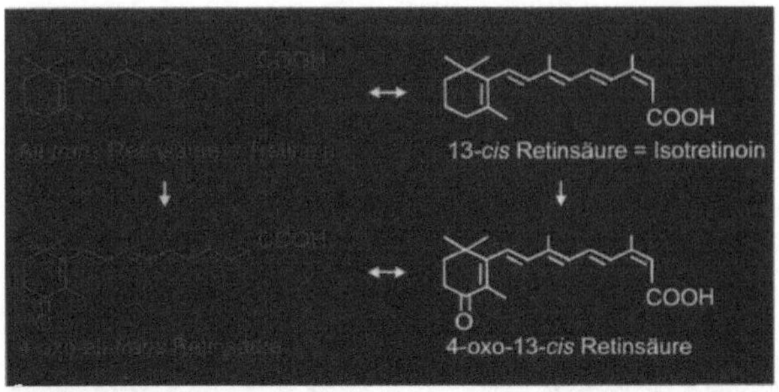

Abb. 2. Schematische Darstellung zum Metabolismus von Isotretinoin und Tretinoin

noin wurde 1946 von Arens und van Dorp gefunden. Isler gelang 1947 die Synthese von Vitamin A. Die Bestimmung der 13-*cis*-Form der Retinsäure gelang Zile 1967. 1969 entdeckten Kligman und Mitarbeiter die Wirksamkeit des Tretinoins bei Akne in topischer Anwendung. Bollag gelang 1971 die Synthese des Isotretinoins. Im gleichen Jahr begannen die ersten klinischen Versuche zur Aknebehandlung mit Isotretinoin. Acne papulopustulosa und Acne conglobata wurden mit einer Tagesdosis von 5–20 mg mit gutem Erfolg behandelt. Strauss et al. stellten 1977 bei einer Sitzung der Europäischen Gesellschaft für Dermatologische Forschung in Amsterdam Veränderungen der Hautlipide vor, die bei Patienten mit stark unterschiedlichen Isotretinoindosen (0,5–7,0 mg/kg Körpergewicht pro Tag) bewirkt wurden. Diese Untersuchungen zeigten eine deutliche Erhöhung von Cholesterol und ein Absinken der Wachsester und des Squalens. Aus diesen Befunden wurde auf eine Hemmung der aus den Talgdrüsen kommenden Lipide geschlossen. 1978 veröffentlichten Peck et al. [59] die therapeutischen Erfolge, die sie mit Isotretinoin bei verschiedenen Erkrankungen wie Morbus Darier, Ichthyosen, Pityriasis rubra pilaris, Basaliomen und Acne conglobata erzielt hatten. Aber erst mit der 1979 im „New England Journal of Medicine" erschienenen Arbeit des gleichen Autors beginnt der Siegeszug des Isotretinoins [60]. Darin zeigten Peck et al., daß sich schwere Acne conglobata bei 14 Patienten durch Monotherapie mit Isotretinoin innerhalb von vier Monaten komplett zurückbildete. In zahlreichen Einzelstudien und kooperativen Protokollen wurden Wirksamkeit, Nebenwirkungsspektrum und richtige Dosierung der Substanz herausgearbeitet. Isotretinoin wurde 1982 in den USA als AccutaneR und 1985 in Deutschland als Roaccutan für die Behandlung schwerer, ansonsten therapieresistenter Akneformen zugelassen.
Im Laufe des vergangenen Jahrzehnts ist die Retinoidforschung zu einem sich stürmisch entwickelnden Gebiet geworden. Die Arbeiten der experimentellen und klinischen Forschung haben vor allem im Bereich der Onkologie zum Entwurf und zur Prüfung neuer therapeutischer Konzepte geführt. Das lange Zeit relativ schmale therapeutische Spektrum der Retinoide, das sich auf die Dermatologie beschränkte, hat sich damit beträchtlich erweitert. Die inzwischen realen Möglichkeiten wirksamer Behandlung maligner Erkrankungen mit Retinoiden, mit Kombinationen aus Retinoiden und Zytokinen oder Retinoiden und Zytostatika, haben der onkologischen Therapie eine neue vielversprechende Dimension eröffnet.
Es ist inzwischen gelungen, nukleäre Rezeptoren für Retinsäure zu klonieren, basierend auf ihrer Verwandtschaft mit der Steroid-Thyroid-Familie von Hormonrezeptoren. Die Retinsäurerezeptoren weisen eine den anderen Hormonrezeptoren in zwei Domänen ähnliche Aminosäurensequenz auf: in der Domäne, die für die DNS-Bindung verantwortlich ist, und in der Domäne, die das Hormon bindet. Drei einander nahe verwandte Retinsäurerezeptoren, alpha, beta und gamma, wurden bisher identifiziert. Durch die Bindung von Retinsäure oder deren Derivaten an diese Rezeptoren wird die Transkription der durch Retinsäure induzierbaren Gene aktiviert. Retinsäurerezeptoren kommen in fötalen und adulten Geweben vor. Die Expression des Retinsäurerezeptors gamma ist beispielsweise besonders in der Haut von Erwachsenen ausgeprägt. Es wird angenommen, daß die Wirkung von Retinoiden auf die Embryonalentwicklung sowie auf Gewebe des Erwachsenen durch die Bindung des Retinoids an diese nukleären Rezeptoren vermittelt wird, was zur Aktivierung von entsprechenden Genen führt, die ihrerseits Proliferation und Differenzierung regulieren.

Pharmakokinetik

Die Absorption nach oraler Gabe während einer Mahlzeit erfolgt schnell und erreicht den Höhepunkt nach einer Stunde, wobei individuelle Schwankungen bestehen [8]. Nach einmaliger Gabe erreicht der Blutspiegel in Abhängigkeit von absorbierter Dosis und Resorption nach 2–4 Stunden den Höhepunkt. Der Konzentrationsverlauf im Blut ist biphasisch und läßt gelegentlich einen Verlauf mit mehreren Höhepunkten erkennen, die dem der enterohepatischen Zyklen entsprechen. Nach einer Woche hat der Titer einen waagerechten Verlauf und ist im Gleichgewicht. Zu einer An-

häufung der Substanz kommt es nicht, selbst nach einer langandauernden Einnahme. Die Substanz ist im Blut zu 99,9 % an ein Lipoprotein gebunden. Die Plasmakonzentrationen des Hauptmetaboliten 4-oxo-Isotretinoin sind 4- bis 5mal höher als die von Isotretinoin. Die Ausscheidung des Isotretinoins erfolgt schnell, wobei die Plasmahalbwertszeit 7–36 Stunden beträgt. Eine Woche nach Absetzen der Substanz findet sich nur noch eine geringe Menge und zwei Wochen nach Absetzen 1 % des 4-oxo-Isotretinoins, nicht aber Isotretinoin. Die pharmakokinetischen Daten sind für die Beurteilung der Teratogenität des Wirkstoffes von wesentlicher Bedeutung.
Isotretinoin ist eine natürlich vorkommende Substanz. Nach einer Vitamin-A-reichen Mahlzeit zirkuliert es im Blut, auch wenn nicht die Konzentrationen erreicht werden, die man bei oraler Einnahme von Isotretinoin zu therapeutischen Zwecken beobachtet [53].

Indikationen

Die langjährige, gute Erfahrung mit dem Wirkstoff hat mittlerweile zu einem Umdenken hinsichtlich der Indikationen von Isotretinoin geführt [17, 24, 61]. Für viele Dermatologen gilt heute längst nicht mehr nur der Indikationsbereich, der in der Fachinformation aufgeführt wird. Vor etwa 14 Jahren, als diese Fachinformation inhaltlich konzipiert wurde, galten schwere, therapieresistente Akneformen, insbesondere Acne conglobata und Acne fulminans, zu den wichtigsten Indikationen für Isotretinoin. Viele Dermatologen im In- und Ausland stimmen darin überein, daß diese Indikationsliste mehr und mehr ihre Gültigkeit verliert. Die weltweit gewonnenen positiven Erfahrungen mit dieser wirkungsvollen Substanz haben vielmehr dazu geführt, das Indikationsspektrum auszuweiten und auf andere Akneformen auszudehnen (Tabelle 1) [61]. Isotretinoin hat über die bisherige Indikation hinaus auch in der Therapie der mittelschweren Akneformen einen hohen Stellenwert gewonnen, die häufig auch eine psychosoziale Belastung der Betroffenen darstellen [72]. So rechtfertigt beispielsweise eine Minderung der Berufschancen eines Betroffenen oder die Entwicklung von reaktiven Depressionen bei ansonsten therapieresistenter Akne eine orale Isotretinoinbehandlung von mittelschweren Akneformen (Abb. 3). Bei mittelschweren Akneformen ist eine orale Isotretinoinbehandlung auch dann indiziert, wenn diese nur langsam auf andere, insbesondere antibiotische Behandlungen, ansprechen oder wenn es immer wieder nach Absetzen anderer Behandlungen rasch zu Rezidiven und starker Vernarbung der Haut kommt. Als Richtlinie kann gelten, daß eine orale Isotretinoinbehandlung dann indiziert ist, wenn eine orale antibiotische Therapie über einen Zeitraum von sechs Monaten nicht zum gewünschten Ergebnis geführt hat. Auch grundsätzliche Bedenken gegenüber einer oralen antibiotischen Therapie können die Entscheidung beeinflussen. Einer der wichtigsten Gründe gegen eine orale antibiotische Therapie wird von vielen Autoren in einer mikrobiologisch oder klinisch zunehmend beobachteten Resistenzentwicklung von *Propionibacterium acnes* gesehen [12].

Tabelle 1. Richtlinien für eine orale Isotretinoinbehandlung

Indikationen	Schwere Akneformen Mittelschwere Akneformen, die auf andere Therapieformen nicht ansprechen Akneformen, die nach anderen Therapieformen mehrfach rezidivieren Vernarbende Akneformen Akne mit hoher psychosozialer Belastung des Patienten Sonderformen der Akne Andere Indikationen
Dosierung	0,5–1,0 mg/kg Körpergewicht pro Tag Kumulative Dosis: 120–150 mg/kg Körpergewicht
Behandlungsdauer	4–7 Monate abhängig von Tagesdosis
Nebenwirkungen	Mukokutane Nebenwirkungen: angemessene Patientenaufklärung vor Therapiebeginn, Dosisabhängig: Reduzierung der Tagesdosis, falls erforderlich Teratogenität: Schwangerschaftstest vor Therapiebeginn, sichere Kontrazeption während und vier Wochen nach Therapieende

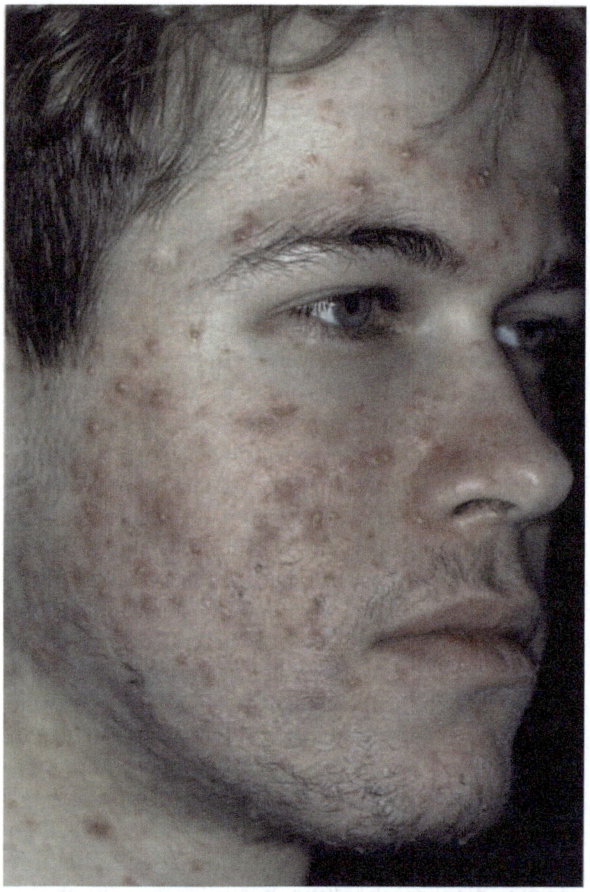

Abb. 3. Mittelschwere Acne papulopustulosa. Isotretinoin stellt eine Alternative zur oralen Antibiotikatherapie dar

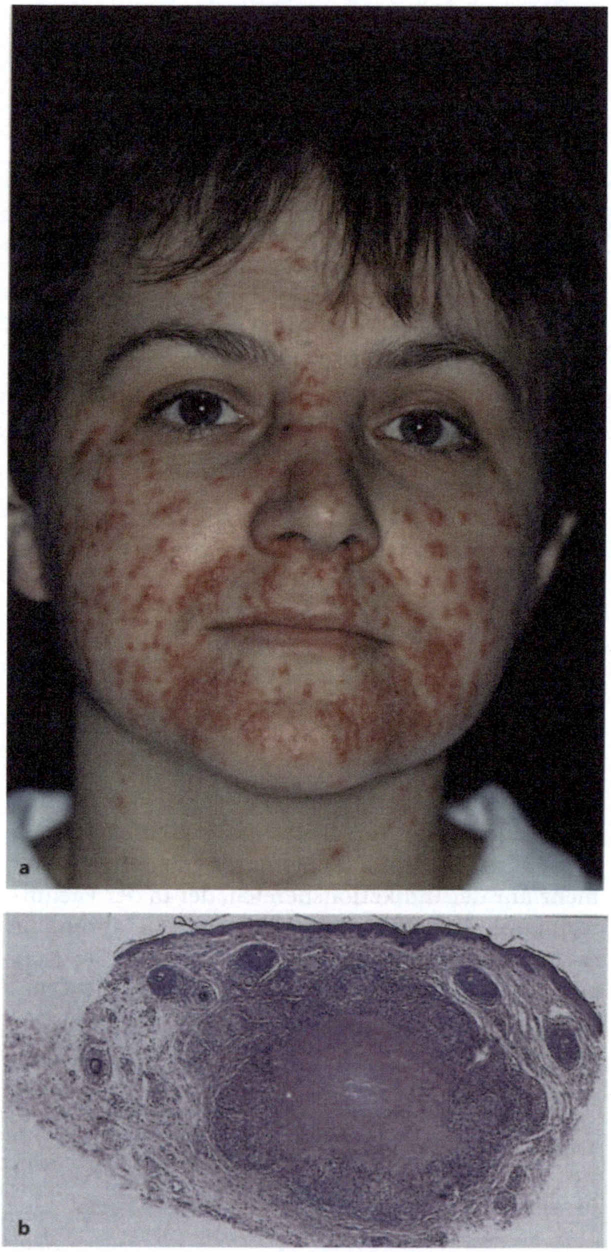

Abb. 4. a, b Lupoide Rosazea: Indikation für orale Isotretinointherapie. **a** Bräunlichrote Papeln auf erythematösem Grund, die bei der Diaskopie ein lupoides (apfelgeleeartiges) Infiltrat erkennen lassen. **b** Granulomatöse Entzündung

Bei leichten Akneformen ist eine alleinige topische Behandlung im allgemeinen ausreichend. Bei mangelndem Ansprechen auf eine Lokaltherapie sollte eine orale Isotretinoinbehandlung erwogen werden. Eine Altersbegrenzung für den Einsatz von Isotretinoin gibt es nicht. Sofern die Indikation gegeben ist, sollte auch Jugendlichen diese wirkungsvolle Substanz nicht vorenthalten werden. Nach derzeitigem Kenntnisstand ist ein vorzeitiger Epiphysenschluß unter oraler Isotretinoinbehandlung nicht zu befürchten. Selbst Kinder können bei entsprechender Indikation, insbesondere Acne conglobata infantum, mit Isotretinoin erfolgreich behandelt werden [2, 32].

Andere Indikationen für eine orale Isotretinoinbehandlung umfassen schwere, ansonsten therapieresistente Rosazeaformen wie Rosacea conglobata, Rosacea fulminans [63] oder lupoide Rosazea (Abb. 4 a, b) [31, 33, 34, 80]. Das persistierende Gesichtsödem bei Akne und Rosazea spricht gelegentlich gut auf eine orale Isotretinoinbehandlung in Kombination mit dem Mastzellstabilisator Ketotifen an [37]. Die Gram-negative Follikulitis stellt ebenfalls eine Indikation für die orale Applikation von Isotretinoin dar, wobei die Behandlung im Falle einer Simultaninfektion des Urogenitaltraktes zusätzlich durch Gabe von Antibiotika, beispielsweise Cephalosporinen, erfolgt [35, 65]. Man darf annehmen, daß die immunmodulatorischen Eigenschaften von Isotreti-

noin hier zusätzlich zu den Auswirkungen auf die Effloreszenzen eine wichtige Rolle spielen.
Dagegen stellt die Acne inversa keine geeignete Indikation für eine orale Isotretinoinbehandlung dar, da die bei dieser Erkrankung vorhandenen ausgedehnten abszedierenden Fistelgänge von Isotretinoin kaum beeinflußt werden; hier eignet sich eher die frühzeitige operative Revision der befallenen intertriginösen Areale. Eine Ausnahme bildet der vorübergehende Einsatz von Isotretinoin in der prä- und postoperativen Phase zur Konditionierung des Wundbereiches.
Isotretinoin hat zwar bei der Behandlung der Hautmanifestationen der Rosazea einen hohen Stellenwert, brachte jedoch bei der Therapie der Augenmanifestationen (Ophthalmorosazea) in Einzelfällen sogar Verschlechterungen, so daß hier die orale Gabe von Tetrazyklinen vorzuziehen ist [33, 34].
Die antiinflammatorische Wirkung des Isotretinoins bei Steatocystoma multiplex conglobatum sive suppurativum ist eindrucksvoll, wohingegen keinerlei Wirkung auf die nichtentzündlichen zystischen Läsionen festgestellt werden kann [74].
Auch über den erfolgreichen Einsatz von Isotretinoin bei der Behandlung verschiedener Formen von Talgdrüsenhyperplasie (zirkumskript, diffus) wurde berichtet [26, 36].

Dosierung

Eine Dosis von 0,5 mg/kg Körpergewicht gilt als optimale Tagesdosis. In dieser Dosierung ist oft bereits nach zwei Wochen eine Besserung der Akne erkennbar. Das Ansprechen auf die Therapie ist bei etwa 50% der Patienten mit einer Verschlechterung des Hautzustandes vergesellschaftet, die bei der Akne aus der Entleerung von Follikelfilamenten und entzündlichen Umwandlung von Komedonen resultiert. Bei einer Tagesdosis von 0,5 mg/kg Körpergewicht kann mit einer geringen Rezidivrate und vertretbaren Nebenwirkungen gerechnet werden. Eine Steigerung der Tagesdosis auf 1,0 mg/kg Körpergewicht ist bei schwerster Seborrhö, ausgeprägter Acne conglobata oder Lokalisation am Stamm indiziert. Niedrigere Dosierungen von etwa 0,2 mg/kg Körpergewicht pro Tag sind zwar ebenfalls wirksam, gehen allerdings mit einer deutlich höheren Rezidivrate einher [78].
Individuelle Besonderheiten können eine Dosisanpassung erforderlich machen. Dies gilt beispielsweise für Patienten, die erheblich vom Normgewicht abweichen.

Tabelle 2. Beziehung zwischen Tagesdosis, Behandlungsdauer und kumulativer Dosis

Tagesdosis [mg/kg]	**Kumulative Dosis [mg/kg]**			
	4 Monate (120 Tage)	5 Monate (150 Tage)	6 Monate (180 Tage)	7 Monate (210 Tage)
0,5	60	75	90	105
0,6	72	90	108	126
0,7	84	105	126	147
0,8	96	120	144	168
0,9	108	135	162	189
1,0	120	150	180	210

Wichtiger als die jeweilige Tagesdosis ist die kumulative Gesamtdosis von 120–150 mg/kg Körpergewicht, bei der die Rezidivraten signifikant niedriger liegen (Tabelle 2) [16,28].
Die Therapiedauer kann in Abhängigkeit von der Tagesdosis zum Teil erheblich variieren. Sie wird auch durch das klinische Erscheinungsbild determiniert und kann individuell gehandhabt werden. Nach 12–16 Wochen ist praktisch bei allen Patienten ein zufriedenstellender Befund erreicht.
Ein Rebound-Phänomen nach Beendigung der Isotretinoinbehandlung ist kaum zu befürchten. Die klinische Erfahrung hat gezeigt, daß verbliebene Akneeffloreszenzen sich mit der Zeit zurückbilden können.
Untersuchungen, in denen Patienten über acht Jahre hinweg nachbeobachtet wurden, ergaben, daß Rezidive nach erfolgreicher Aknetherapie zumeist in den ersten drei Jahren nach Abschluß der oralen Isotretinoinbehandlung auftreten [25, 81]. Am häufigsten sind Rezidive im ersten Jahr. Ihre Zahl reduziert sich dann zunehmend auf weniger als 5% aller Rezidive im dritten Jahr. Insgesamt waren nach diesen Untersuchungen 67% der oral mit Isotretinoin behandelten Patienten frei von Akne. 27% bedurften zur Aufrechterhaltung des Therapieerfolges einer topischen Behandlung. 40% brauchten keine weiteren Retinoide. Eine stärkere Neigung zu Rezidiven scheinen Patienten mit hormonellen Störungen und/oder Akne am Stamm zu haben.
Falls Rezidive auftreten, ist eine erneute orale Isotretinoinbehandlung ohne weiteres möglich, wobei die erforderliche Tagesdosis meist geringer und die Therapiedauer kürzer ist.
Ein günstiger prädiktiver Faktor hinsichtlich einer geringen Rezidivwahrscheinlichkeit besteht in der Verminderung der Talgproduktion bei Therapieende um mehr als 80%, verglichen mit den Ausgangswerten vor der Behandlung.

Bei schweren Rosazeaformen darf ein Ansprechen auf die orale Isotretinointherapie bei Dosierungen von 0,5–1,0 mg/kg Körpergewicht pro Tag über drei bis sechs Monate erwartet werden [31, 33, 34, 55, 56]. Innerhalb von vier bis acht Wochen kommt es zu einem deutlichen Rückgang der entzündlichen Hautveränderungen (Papeln, Pusteln, Knoten) und gleichzeitig zur Rückbildung der ödematösen Schwellung. Dagegen werden Erythem und Teleangiektasien von einer oralen Isotretinoinbehandlung nicht wesentlich beeinflußt. Liegt bei Rosazea eine Seborrhö vor, so wird diese durch Isotretinoin in gleicher Weise wie bei Akne beeinflußt. Hinsichtlich der Langzeitremission bei schweren Rosazeaformen gibt es unterschiedliche Daten. In Einzelfällen wurde über rezidivfreie Intervalle von bis zu 15 Monaten Dauer berichtet, jedoch muß eher als bei Akne mit Rezidiven gerechnet werden.

Bei Gram-negativer Follikulitis werden Dosierungen von 0,5–1,0 mg/kg Körpergewicht pro Tag (in besonderen Fällen auch bis zu 2,0 mg/kg Körpergewicht pro Tag) über 2–5 Monate verabreicht [35, 65]. Pathogene Keime wie *Klebsiella* (Typ I) und *Proteus mirabilis* (Typ II) sind dann nicht mehr nachweisbar. Selbst die Anzahl der anaeroben Kokken wird durch die orale Isotretinoinbehandlung deutlich reduziert.

Wirkungsweise

Isotretinoin beeinflußt als einziges Aknetherapeutikum die drei wesentlichen Faktoren der Aknepathogenese: Seborrhö, Verhornungsstörung und Entzündung.

Isotretinoin hat verschiedene pharmakologische Angriffspunkte (Tabelle 3) [70]. Im Vordergrund steht die selektive, androgenunabhängige Hemmung der Talgproduktion in den Sebozyten, die stärker ausgeprägt ist als bei Östrogenen oder Antiandrogenen [19]. Tierexperimentell, histologisch, planimetrisch und autoradiographisch ist eine Reduktion der basalen Sebozytenzahl und eine Verminderung der Lipidsynthese in den Sebozyten aufgrund einer verlängerten Reifungsphase der basalen Sebozyten gezeigt worden [39]. Aus den großen Talgdrüsenlobuli werden kleine Epithelknospen. Der Vorgang ist nach Absetzen des Medikaments reversibel. Die von der Hautoberfläche gravimetrisch bestimmbaren Talgdrüsenlipide werden dosisabhängig um 30–90 % reduziert, so daß sich die zuvor seborrhoische Haut in eine sebostatische Haut umwandelt. Dies geschieht unter einer Dosis von 0,5–1,0 mg/kg Körpergewicht pro Tag innerhalb von 4–8 Wochen. Da die

Tabelle 3. Pharmakodynamik von Isotretinoin

Intensive Verringerung der Talgsekretionsrate in Verbindung mit Talgdrüsenverkleinerung ohne hormonelle Eigenaktivität
Beseitigung der infrainfundibulären Retentionshyperkeratose
Antiinflammatorische Wirkung
Suppression der bakteriellen Hautflora im Rahmen des sebostatischen Effektes ohne eigene antibakterielle Wirkung
Immunmodulierende Eigenschaften

Größe der Talgdrüsenlobuli erheblich reduziert wird, läßt sich auch das Rhinophym, das bis zu 50 % aus Talgdrüsen besteht, mit Isotretinoin verkleinern; es ist jedoch letztlich eine Domäne der chirurgischen Therapie [69].

Von den oral zu verabreichenden Retinoiden, seien sie natürlicher (wie Tretinoin und 9-*cis*-Retinsäure) oder synthetischer Herkunft (wie Etretinat, Acitretin, Arotinoid), hat nur Isotretinoin einen sebosuppressiven Effekt und kann eine Akne wesentlich bessern. Die „Sebospezifität" von Isotretinoin konnte bislang nicht durch die Molekularbiologie der Retinoidrezeptoren erklärt werden, da die Substanz keine besondere Affinität zu einem der bekannten Retinoidrezeptoren aufweist. Isotretinoin ist kein Ligand für Retinsäurerezeptoren wie Tretinoin und 9-*cis*-Retinsäure oder für Retinoid-X-Rezeptoren wie 9-*cis*-Retinsäure.

Es wurde versucht, den sebosuppressiven Effekt auf einen Metaboliten von Isotretinoin zurückzuführen. In diesem Zusammenhang wurde *4-oxo*-Isotretinoin erwogen, aber eindeutige Hinweise liegen bislang nicht vor. Wahrscheinlich sind bestimmte pharmakokinetische Eigenschaften von Isotretinoin dafür verantwortlich, daß Talgdrüsen die Zielstrukturen der Substanz darstellen. Falls sich dieses Konzept bestätigen läßt, öffnet dies den Weg zur Entwicklung neuer sebospezifischer Retinoide. Daß die kumulative Dosis von oral verabreichtem Isotretinoin eine Schlüsselrolle bei der Induktion von dauerhaften therapeutischen Effekten hat, könnte ebenso mit den pharmakokinetischen Eigenschaften der Substanz in Verbindung stehen.

Die Kohäsion der Hornzellen (Korneozyten) erfolgt überwiegend durch interzelluläre Kittsubstanzen, die eine lipidreiche Domäne bilden. Ceramide sind wichtige Lipidklassen, welche die Haut des Menschen vor Exsikkation schützen und ein terrestrisches Leben ermöglichen. Bei der Akne liegen wahrscheinlich Störungen dieser interzellulären Lipide vor, so daß sich Hyperkeratosen in den Follikelinfundibula ausbilden können. Isotretinoin beeinflußt die Differenzierung des Stratum corneums. Eine Keratolyse und Komedolyse folgen. Es ist kein anderes Medikament bekannt, das nach oraler Gabe zu einer Desquamation der Haut und zu einer Elimination der sonst fest in den Follikelepithelien verhafteten Komedonen führt.

Ein weiterer therapeutisch gut ausnutzbarer Effekt ist die starke antiinflammatorische Wirkung von Isotretinoin. Der Wirkungsmechanismus ist nicht geklärt und geht wahrscheinlich nicht über die Differenzierung. Bei Anwendung eines einfachen klinischen Modells, des Kaliumjodid-Epikutantests, der unter anderem für die orientierende Beurteilung der antiinflammatorischen Wirksamkeit einer Substanz benutzt werden kann, konnte bei Akne- und Rosazeapatienten unter Isotretinoinbehandlung eine deutlich geringere Ausprägung von Erythem, Ödem, Papeln und Pusteln gezeigt werden [66]. Unter Isotretinoinbehandlung beobachtet man einen Rückgang der Entzündungsparameter, etwa der Blutkörperchensenkungsgeschwindigkeit (BKS), Leukozytose oder Akutphasenproteine (C-reaktives Protein). Zudem reduziert Isotretinoin indirekt durch Talgentzug weitgehend die Keimbesiedlung in den Talgdrüsenfollikeln, ohne eine direkte bakterizide oder bakteriostatische Wirkung zu entwickeln.

Darüber hinaus hat Isotretinoin immunmodulierende Wirkungen, die sich sowohl auf humoraler wie auch auf zellulärer Ebene zeigen. So vermag Isotretinoin die T-Zell-Proliferation *in vitro* zu fördern oder zu hemmen. Außerdem kann es eine Supprimierung der Makrophagenaktivität induzieren [68]. Auf der zellulären Ebene wirkt Isotretinoin auf verschiedene Funktionen der Granulozyten und Monozyten (Phagozytose, Peroxyd-Anionproduktion, Myeloperoxidase-abhängige Killerfunktionen und antioxidative Effekte).

Oft genügt eine Monotherapie mit Isotretinoin, wobei bei Frauen im gebärfähigen Alter die orale Kontrazeption eine wesentliche Kombinationstherapie darstellt. Lokale Aknetherapeutika können hinzugegeben werden. Bei schwerer Akne mit zahlreichen geschlossenen Komedonen empfiehlt sich eine zusätzliche Lokaltherapie mit Schälmitteln wie Tretinoin, Isotretinoin oder Adapalen. Benzoylperoxid ist sehr selten eine notwendige Ergänzung, ebenso wie lokal anwendbare Antibiotika. Kurzzeitige Behandlungen mit oralen Glukokortikosteroiden können bei schweren Akne- und Rosazeaformen in einer Tagesdosis von 40–60 mg (0,5–1,0 mg/kg Körpergewicht) Prednisolon oder Äquivalenzdosen über 1–2 Wochen zu einem krankheitsverkürzenden Effekt führen.

Nebenwirkungen

Die unerwünschten Wirkungen, die bei der Einnahme von Isotretinoin auftreten können, sind weitgehend dosisabhängig und in der Regel reversibel. Sie entsprechen weitgehend dem Hypervitaminose-A-Syndrom [51, 75]. Die Gebrauchsinformation listet sämtliche, je im Zusammenhang mit der Einnahme der Substanz beobachteten Nebenwirkungen auf, wobei diese zumeist erst bei sehr hohen Dosierungen auftreten, die in der Aknetherapie nicht angewandt werden. Ein großer Teil der Nebenwirkungen kann durch einschleichende Dosierung oder individuelle Dosisanpassung verhindert werden [5, 51, 73]. Sieht man vielleicht von praxiswirtschaftlichen Überlegungen ab, sollte kein Dermatologe Bedenken vor dem Einsatz von Isotretinoin haben. In Praxis und Klinik erlebt man aber immer wieder, daß ein minderjähriger oder erwachsener Patient seine Angst vor der Einnahme des Medikaments ausdrückt. Vielfach sind es auch die begleitenden Erziehungsberechtigten, die Angst vor Isotretinoin haben. Manchmal sind es vorgefaßte und unbegründete Meinungen, meist jedoch Unwissenheit oder falsche Informationen von dritter Seite. Ein behutsames Indikationsgespräch, anteilnehmende Diskussion aller vom Patienten und seiner Familie aufgeworfenen Fragen, aber auch eine sichere und überzeugende Stellungnahme des Dermatologen sind dann erforderlich.

Mukokutane Nebenwirkungen unter Isotretinoinbehandlung treten praktisch bei allen Patienten auf. Hilfreich ist es, die Patienten vor Therapiebeginn über diese vorhersehbaren, dosisabhängigen Nebenwirkungen zu informieren. Die mukokutanen Nebenwirkungen sind so häufig, daß sie als als Kriterien für die zuverlässige Einnahme des Medikaments betrachtet werden können. Hierzu zählen die nahezu obligatorische Retinoidcheilitis (90 %) und die Austrocknung der Nasenschleimhäute (13 %) mit gelegentlichem Nasenbluten [46, 47, 83]. Dagegen wird eine Austrocknung der genitoanalen Schleimhäute nur selten beobachtet. Bei zwei Drittel der Patienten kommt es zur retinoidinduzierten Dermatitis facialis. Die mukokutanen Nebeneffekte können meist durch rückfettende Maßnahmen, beispielsweise einen Lippenbalsam, ausreichend kontrolliert werden. Konjunktivale Reizerscheinungen und Keratokonjunktivitiden kommen vor, daher sollten möglichst

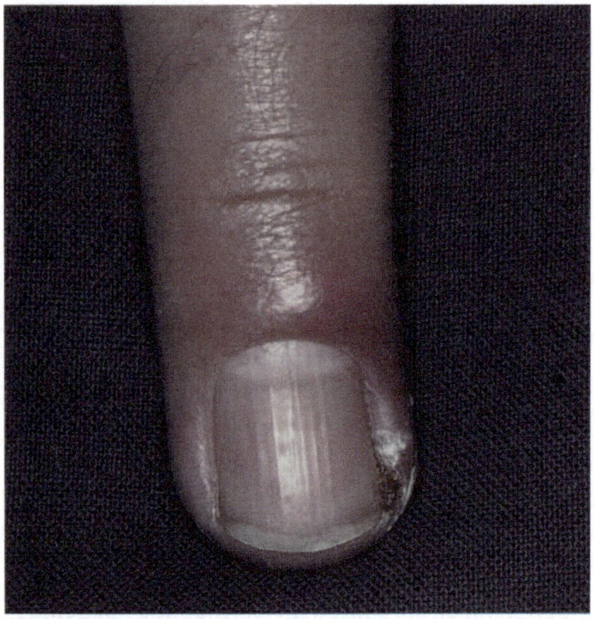

Abb. 5. Paronychie durch *Staphylococcus aureus* unter oraler Isotretinointherapie

keine Kontaktlinsen getragen werden [23]. Kontaktlinsenträger sollten angewiesen werden, für die Dauer der Isotretinoinbehandlung auf Brillen auszuweichen. Wegen der zu erwartenden Trockenheit der Augen ist die Verordnung von Tränenersatzflüssigkeit zu empfehlen. Bei 10–17% der Patienten ist mit einer eingeschränkten Dunkeladaptation zu rechnen [21]. Die Patienten sollten auf diese mögliche Nebenwirkung hingewiesen werden, da sie zu Problemen, insbesondere bei Kraftfahrern, führen können.

Gelegentlich treten während der Behandlung saltierende Muskel- und Gelenkschmerzen auf. Myalgien und Arthralgien kommen bei bis zu 15% der Patienten vor, meist in Verbindung mit starker körperlicher Betätigung, jedoch ohne Anzeichen für Arthritis oder Myositis [20, 79]. Entzündungen der Achillessehne können ebenso auftreten. Diese Symptome sprechen gut auf die Gabe von Azetylsalizylsäure, Paracetamol und anderen nichtsteroidalen Antiphlogistika an.

Selten und nur bei höheren Dosierungen treten Paronychien (Abb. 5) und Pyodermien (Abb. 6) durch Superinfektion mit *Staphylococcus aureus* auf, ebenso Granulome im Nagelfalzbereich und Granuloma-pediculatum-artige Granulationen am Rücken [5].

Während einer Isotretinoinbehandlung beobachtet man Veränderungen klinisch-chemischer Laborparameter [50]. Insbesondere bei Patienten mit Risikofaktoren (Diabetes mellitus, Adipositas, Hyperlipidämie, familiäre Belastung, Alkohol- und Nikotinabusus) kommt es relativ häufig dosisabhängig zum Anstieg der Triglyzeride (VLDL-Lipoproteine) und zu einer Erhöhung des Cholesterins im Serum [57]. Seltener tritt eine Erhöhung der Leberenzyme (SGOT, SGPT, GGT, alkalische Phosphatase) auf [70]. Barth et al. [3] sahen eine signifikante Erhöhung der Triglyzeride nach acht Wochen einer Isotretinoinbehandlung mit 0,5–1,0 mg/kg Körpergewicht pro Tag, wobei kein weiterer Anstieg im Ver-

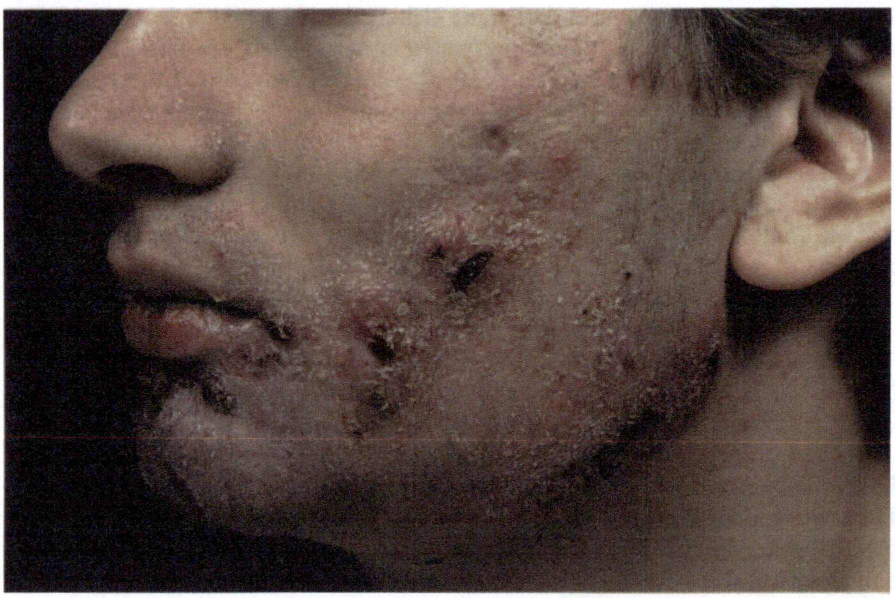

Abb. 6. Impetigo-contagiosa-artige Pyodermie durch *Staphylococcus aureus* unter oraler Isotretinointherapie

Tabelle 4. Empfohlene Laboruntersuchungen bei Isotretinoinbehandlung

Vor Therapie	Leberenzyme (SGOT, SGPT, GGT, ALP), Triglyzeride, Cholesterin
Während Therapie	Leberenzyme, Triglyzeride, Cholesterin nach 2–4 Wochen, dann alle 4 Wochen
Schwangerschaftstest	β-HCG

lauf zu verzeichnen war. Es war nicht möglich, angesichts der Ausgangswerte der Blutfette eine Aussage darüber zu treffen, bei welchen Patienten ein Anstieg unter der Isotretinoinbehandlung auftreten würde. Akute Komplikationen wie Pankreatitis infolge Hypertriglyzeridämie wurden vereinzelt berichtet [45]. Die Patienten sind dementsprechend vorher auszuwählen und durch laufende Laborkontrollen (nach zwei Wochen, dann in monatlichen Abständen) zu überwachen (Tabelle 4) [15]. Nur bei Vorliegen pathologischer Laborwerte sind engmaschige Kontrollen notwendig. Die Laborparameter können zwar in den oberen Normbereich ansteigen, überschreiten diesen aber nur selten [13, 51]. Die durch Isotretinoin induzierten Laborveränderungen sind reversibel und bilden sich gewöhnlich nach einiger Zeit spontan oder nach Dosisreduktion zurück.

Zu Mineralisationsstörungen am Knochen kommt es unter der empfohlenen Dosierung für die Aknetherapie nicht. Bei höherer und längerer Dosierung können sich in ihrer Bedeutung bislang ungeklärte Hyperostosen an den Wirbelkörperkanten und an den großen Ligamenten der Wirbelsäule manifestieren, die klinisch dem DISH-Syndrom (Diffuse idiopathische skelettale Hyperostosen) entsprechen [49]. Radiologische Untersuchungen der Hals- und Brustwirbelsäule vor und während der Isotretinointherapie werden angesichts der relativ kurzen Behandlungsdauer nicht empfohlen. In retrospektiven und prospektiven Studien wurden keine Knochenveränderungen beobachtet, wie sie bei der Langzeittherapie von anderen Verhornungsstörungen auftreten können, allerdings waren die untersuchten Kollektive nicht sehr groß [82]. Wenn auch von einem geringen Risiko zu Knochenveränderungen auszugehen ist, sollte auf diese Problematik im Gespräch mit Patienten eingegangen werden, die mehrere Zyklen einer Isotretinoinbehandlung erhalten.

Die Isotretinoinbehandlung ist nicht mit einer gesteigerten Photosensibilität im Sinne einer Photoallergie oder Phototoxizität verbunden. Aufgrund einer Verdünnung des Stratums corneums als Folge gesteigerter Epidermopoese besteht jedoch eine erhöhte UV-Empfindlichkeit, daher sind ultraviolette Bestrahlungen und intensive Sonnenexposition zu vermeiden. Allerdings zeigt die klinische Erfahrung in Ländern mit starker Sonneneinstrahlung, daß eine Isotretinoinbehandlung durchaus ganzjährig, bei entsprechender Aufklärung und Anleitung zum Lichtschutz auch in den Sommermonaten, problemlos durchgeführt werden kann.

Das männliche Fortpflanzungssystem wird durch Isotretinoin nicht beeinträchtigt. Durch Sperma können keine teratogenen Konzentrationen des Wirkstoffes übertragen werden.

Über das paradoxe Auftreten einer Acne fulminans unter Isotretinoinbehandlung wurde mehrfach berichtet [11]. Der Pathomechanismus ist unbekannt, allerdings wird eine immunologische Reaktion durch die massive Freisetzung von *Propionibacterium acnes* vermutet.

Teratogenität

Die Möglichkeit teratogener Effekte von Isotretinoin und seiner Metaboliten führt zu erheblichen Einschränkungen [4, 7, 67]. Grundsätzlich ist die orale Applikation von Isotretinoin nicht allein bei Schwangeren und Stillenden, sondern generell bei Frauen im gebärfähigen Alter kontraindiziert. Wo aufgrund der Schwere der Erkrankung eine Isotretinoingabe nicht verzichtbar erscheint, ist eine Schwangerschaft definitiv auszuschließen und ein sicherer Konzeptionsschutz zu gewährleisten [29, 52]. Die Schädigungen erfolgen bereits während des ersten Drittels des ersten Trimenons. Es bedarf nur sehr geringfügig erhöhter Isotretinoindosen und einer sehr kurzen Einnahmedauer, um die Schädigungen auszulösen. Die teratogenen Schädigungen, die von Isotretinoin induziert werden, entsprechen den durch natürliche Retinoide induzierten, allerdings ist die teratogene Potenz von Isotretinoin deutlich höher. Mit Blick auf die Teratogenität von Isotretinoin genügt es nicht, sich auf die Pharmakokinetik der applizierten Muttersubstanz zu konzentrieren. Vielmehr sind zusätzlich die Metaboliten mit zu berücksichtigen, die ein eigenes kinetisches Verhalten haben. Therapeutische Isotretinoingaben können die physiologischen Vitamin-A-Spiegel im Gewebe beeinflussen. So führt beispielsweise eine sechsmonatige Aknetherapie mit oral appliziertem Isotretinoin, wie entsprechende Untersuchungen zeigten, zu einem starken Anstieg des Vitamin-A-Gehaltes von etwa 190 auf 340 ng/g Gewebe, während der Gehalt an Dehydroretinol, einem Metaboliten, von etwa 80 auf 20 ng/g Hautgewebe sinkt. Die Veränderungen erwiesen sich als reversibel, wobei einige Wochen nach Abschluß der Behandlung die Ausgangswerte wieder erreicht wurden. Bei oraler Applikation von Isotretinoin, das eine Eliminationshalbwertszeit von 7–36 (20) Stunden hat, dauert es bei Aknepatienten drei bis fünf Tage, bis nach Abschluß einer Therapie erneut physiologische Spiegel im Serum erreicht sind. Als endogene Konzentration von Isotretinoin sind bei 30 jungen Männern 0,8–1,5 ng/ml festgestellt worden. Etwas länger ist die Halbwertszeit des Hauptmetaboliten 4-oxo-Isotretinoin, die bei 16–46 Stunden liegt. Zudem sind 8–10 Tage nach Abschluß der Behandlung anzusetzen, bis die physiologischen Konzentrationen erreicht werden, die bei 1,2–5,5 ng/ml liegen. Um einen ausreichenden Sicherheitszeitraum zu haben, muß bei oraler Gabe von Isotretinoin eine sichere Kontrazeption noch bis vier Wochen nach Ende der Therapie gewährleistet sein.

In eine multizentrischen Studie zur Ermittlung einer sicheren Kontrazeptionszeit wurden weibliche und männliche Aknepatienten unter oraler Isotretinointherapie (10–50 mg täglich für 3–5 Monate) eingeschlossen [85]. Die Plasmakonzentration von Isotretinoin und seinen Hauptmetaboliten während des letzten Monats der Therapie und nach der letzten Dosis wurden bestimmt (Abb. 7). Eine Akkumulation von Isotretinoin und seinen Metaboliten im Plasma war nicht nachweisbar. Endogene Plasmakonzentrationen wurden etwa 10 Tage nach Absetzen der Therapie erreicht. Die Untersuchung bestätigte die Schwangerschaftswarnung von 4 Wochen, die einen erheblichen Sicherheitsfaktor enthält.

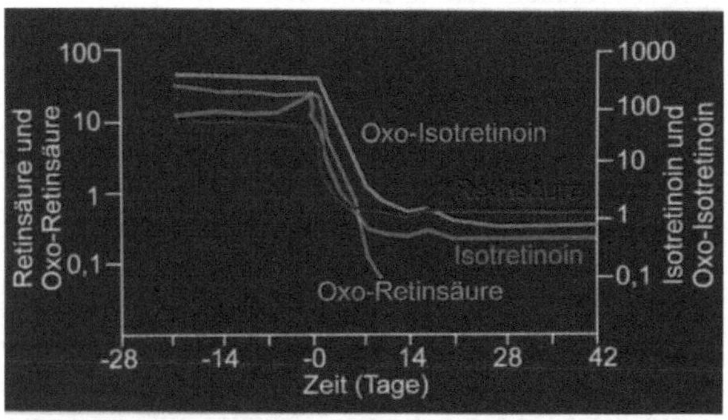

Abb. 7. Plasmakonzentrationen (ng/ml) von Isotretinoin und seinen Hauptmetaboliten in den letzten vier Wochen der Therapie (Tag –28–0) und sechs Wochen nach Absetzen der Therapie (Tag 0–42)

Bei Anwendung von Isotretinoin bei Frauen im gebärfähigen Alter ist eine sorgfältige ärztliche Aufklärung über die Teratogenität und die Notwendigkeit eines wirksamen Konzeptionsschutzes erforderlich. Bei unzureichender Compliance ist von einer Isotretinoinbehandlung abzuraten.

Um einen nicht bestimmungsgemäßen Gebrauch zu verhindern, sind die Patienten darauf hinzuweisen, daß das Medikament nicht an Dritte weitergegeben werden darf. Wenn Minderjährige behandelt werden, müssen die Erziehungsberechtigten einbezogen werden und in die Therapie einwilligen. Vor Therapiebeginn ist eine schriftliche Einverständniserklärung einzuholen. Frauen im gebärfähigen Alter müssen eine wirksame Kontrazeption während und einen Monat nach der Isotretinoinbehandlung durchführen, auch wenn die Plasmahalbwertszeit von Isotretinoin sehr kurz ist. Ein Schwangerschaftstest (β-HCG-Bestimmung) sollte vor Therapiebeginn durchgeführt und während der Behandlung alle 6–8 Wochen wiederholt werden. Die Wahl des Kontrazeptivums sollte in Absprache mit dem Gynäkologen erfolgen, wobei orale Kontrazeptiva vom Antiandrogentyp (Cyproteronazetat, Chlormadinonazetat) wegen ihrer sebosuppressiven Wirkung zu bevorzugen sind. Bei sterilisierten Frauen muß der Operationsbefund vorliegen.

Interaktionen

Arzneimittelinteraktionen sind in die Therapieplanung einzubeziehen, da sie die Sicherheit der oralen Isotretinoinbehandlung in Frage stellen können. Isotretinoin kann mit einer Vielzahl von Medikamenten problemlos kombiniert werden. In Zweifelsfällen sollte eine Konsultation der Literatur oder der Herstellerfirma erfolgen.

Bei der gleichzeitigen Einnahme von Carbamazepin sollte dessen Plasmaspiegel überwacht werden, da durch Isotretinoin der Stoffwechsel von Carbamazepin beeinflußt werden kann. Marsden [44] berichtete über orale Isotretinoinbehandlung bei einem Epilepsiepatienten, der Carbamezepin einnahm. Während der Aknetherapie fielen die Spiegel von Carbamazepin und seines Metaboliten ab. Plasmaspiegelveränderungen von Carbamazepin können sowohl aus einer verstärkten Clearance als auch aus einer verringerten Absorption resultieren. Allerdings handelt es sich um eine Einzelbeobachtung. Bei einer Reihe von Epilepsiepatienten, die Phenytoin, Sodiumvalproat oder Carbamazepin einnahmen, traten derartige Veränderungen nicht auf.

Dennoch ist es ratsam, die Carbamazepinspiegel während der Isotretinoinbehandlung zu kontrollieren. Falls erforderlich, sollte die Dosis des Antiepileptikums in Kooperation mit dem behandelnden Neurologen erhöht werden.
Es spricht vieles dafür, daß die erforderlichen Insulinmengen von Diabetikern mit Akne durch eine mehrmonatige Isotretinoinbehandlung nicht beeinflußt werden [43]. Allerdings liegen dieser Vermutung Erfahrungen an kleinen Patientenkollektiven zugrunde. Auffällige Veränderungen im Lipidmetabolismus bei Diabetikern wurden unter Isotretinoinbehandlung nicht beobachtet. Allerdings ist es ratsam, Blutzucker und Blutfette bei Aknepatienten mit insulinpflichtigem Diabetes während der Isotretinoinbehandlung regelmäßig zu kontrollieren.
Aus Tierexperimenten ist schon lange bekannt, daß Isotretinoin keinen Einfluß auf die Monooxygenasen hat, die in den Stoffwechsel der Steroidhormone involviert sind. Orme et al. [57] beobachteten keinen Effekt auf den Stoffwechsel von Ethinylestradiol bei Frauen, die gleichzeitig Isotretinoin und orale Kontrazeptiva einnahmen.
Seit Einführung des Isotretinoins wird die gleichzeitige Einnahme von Tetrazyklinen wegen des Risikos einer benignen intrakraniellen Hypertension (Pseudotumor cerebri) mit Kopfschmerzen, Benommenheit oder Sehstörungen als kontraindiziert betrachtet. Allerdings kann jede der Substanzen für sich alleine diese seltene Nebenwirkung induzieren [71, 84]. Es gibt keinen sicheren Hinweis für einen additiven Effekt [40].
Isotretinoin sollte nicht mit Vitamin-A-haltigen Präparaten kombiniert werden, da diese Substanzen ebenfalls zu einer intrakraniellen Drucksteigerung führen können und sich in dieser Nebenwirkung potenzieren. Es gibt keinen Grund, auf andere Vitamine während der Isotretinoinbehandlung zu verzichten.

Begleiterkrankungen

Bei Vorliegen von Begleiterkrankungen muß die Indikationsstellung für eine orale Isotretinoinbehandlung genau geprüft werden. Zu dieser Thematik gibt es eine Reihe von Publikationen. Darunter sind Berichte über Isotretinoinbehandlung bei Aknepatienten mit chronisch-entzündlichen Darmerkrankungen wie Morbus Crohn oder Colitis ulcerosa [22], Epilepsie, insulinpflichtigem Diabetes, multipler Sklerose und chronischer Niereninsuffizienz [43]. Mehrere Publikationen berichten über erfolgreiche Isotretinoinbehandlung bei Herz- und Nierentransplantierten mit durch Immunsuppressiva, besonders Cyclosporin A, induzierter Akne [1, 9, 38]. Die Patienten sprachen auf die Isotretinoinbehandlung gut an, obwohl die immunsuppressive Therapie fortgesetzt werden mußte. In der Mehrzahl der berichteten Fälle fanden sich keine Veränderungen der Cyclosporinspiegel. Ein Anstieg der Cyclosporinspiegel trat nur bei einem Patienten auf, so daß die Cyclosporindosis für die Dauer der Isotretinoinbehandlung um 20 % reduziert werden mußte [9].
Grundsätzlich müssen Patienten mit Begleiterkrankungen nicht von einer oralen Isotretinoinbehandlung ausgeschlossen werden. Die klinische Erfahrung hat aber gezeigt, daß in diesen Fällen Dosisanpassungen erforderlich sein können. Cunliffe und Stables [16] haben drei Behandlungsstrategien für verschiedene klinische Situationen entwickelt (Tabelle 5). Danach kann bei Patienten mit insulinpflichtigem Diabetes, chronisch-entzündlichen Darmerkrankungen oder Epilepsie die Standarddosis gewählt werden. Bei Morbus Crohn kann wegen Malabsorption von Isotretinoin eine Erhöhung der Dosis erforderlich sein. Bei Patienten mit chronischer Niereninsuffizienz und besonders bei herz- und nierentransplantierten Patienten wird die Therapie mit der halben Standarddosis eingeleitet, gefolgt von einer schrittweisen Erhöhung bei guter Toleranz des Patienten bis zur vollen Standarddosis. Das dritte Behandlungsschema beginnt sehr vorsichtig mit 20 mg einmal pro Woche mit wöchentlicher Erhöhung der Dosis, bis eine Dosis von 20 mg pro Tag erreicht ist. Bei Vorliegen von Begleiterkrankungen ist zu empfehlen, die Isotretinoinbehand-

Tabelle 5. Isotretinoinbehandlung bei Aknepatienten mit Begleiterkrankungen

Standarddosis
Diabetes mellitus
Epilepsie
Morbus Crohn
Colitis ulcerosa
Halbe Standarddosis zu Beginn, dann schrittweise Erhöhung auf Standarddosis
Chronische Niereninsuffizienz
Immunsuppression (Transplantationspatienten)
Neurologische Erkrankungen
Behandlung einmal pro Woche mit schrittweiser Erhöhung der Dosis
Morbus Behçet
Leukämie
Lebertransplantation
Retinitis pigmentosa

lung in Kooperation mit den betreuenden Fachkollegen durchzuführen. Bei eingeschränkter Nierenfunktion ist wegen der verminderten Clearance eine Dosisanpassung oder einschleichende Dosierung erforderlich. Eine Kontrolle der angepaßten Dosis ist durch Plasmaspiegelbestimmungen des Isotretinoins und seines Hauptmetaboliten 4-oxo-Isotretinoin möglich.

Behandlungskosten

Jeder Dermatologe wird für sich entscheiden, ob eine Isotretinointherapie zu teuer ist. Der zu erwartende Erfolg, der somatische und vor allem psychosomatische Gewinn für den Patienten, aber auch der verkürzte Krankheitsverlauf im Vergleich zu anderen Behandlungsstrategien werden in diese Überlegungen eingehen. Es gibt günstige Kostenberechnungen, die Arzneikosten, Laborkosten, Rezeptgebühren und Arzthonorar berücksichtigen. In England wurden die aktuellen Behandlungskosten für 364 Patienten mit leichter, mittelschwerer oder schwerer Akne, die eine orale Isotretinoinbehandlung erhielten, mit den Kosten einer antibiotischen Behandlung verglichen [14]. Es ergab sich eine Kostenersparnis von etwa 60 % gegenüber einer dreijährigen oralen Behandlung mit Antibiotika und Lokaltherapeutika. Das Ergebnis entsprach anderen Studien, die ebenfalls eine günstige Kosten-Nutzen-Relation für die orale Isotretinoinbehandlung der leichten, mittelschweren oder schweren Akne ermittelten [54, 76].

Literatur

1. Abel EA (1991) Isotretinoin treatment of severe cystic acne in heart transplant patient receiving cyclosporine: consideration of drug interactions. J Am Acad Dermatol 24:511
2. Arbegast KD, Braddock SW, Lamberty LF, Sawka AR (1991) Treatment of infantile cystic acne with oral isotretinoin: a case report. Pediatr Dermatol 8:166–168
3. Barth JH, Macdonald-Hull SP, Mark J, Jones RG, Cunliffe WJ (1993) Isotretinoin therapy for acne patients: a re-evaluation of the need for measurements of plasma lipids and liver function tests. Br J Dermatol 129:704–707
4. Benke PJ (1984) The isotretinoin teratogen syndrome. JAMA 251:3267–3269
5. Bigby M, Stern RS (1988) Adverse reactions to isotretinoin. J Am Acad Dermatol 18:543–552
6. Bollag W, Geiger JM (1983) The development of retinoids in dermatology. In: Cunliffe WJ, Miller AJ (eds) Retinoid Therapy. MTP Press, Lancaster, pp 1–7
7. Braun JT, Franciosi RA, Mastri AR, Drake RM, O'Neil BL (1984) Isotretinoin dysmorphic syndrome. Lancet I:506–507
8. Brazzell RK, Colburn WA (1982) Pharmacokinetics of the retinoids isotretinoin and etretinate. J Am Acad Dermatol 6:643–651
9. Bunker CB, Rustin MH, Dowd PM (1990) Isotretinoin treatment of severe acne in posttransplant patients taking cyclosporine. J Am Acad Dermatol 22:693–694
10. Burton CS, Sawchuk WS (1985) Premature sebaceous gland hyperplasia: successful treatment with isotretinoin. J Am Acad Dermatol 12:182–184
11. Choi EH, Bang D (1992) Acne fulminans and 13-*cis*-retinoic acid. J Dermatol 19:378–383
12. Coates P, Adams CA, Cunliffe WJ, McGinley KT, Eady EA, Leyden JJ, Ravenscroft J, Vyakrnam S, Vowels B (1997) Does oral isotretinoin prevent *Propionibacterium acnes* resistance? Dermatology 195 (Suppl 1): 4–9
13. Connor CS (1984) Isotretinoin: a reappraisal. Drug Intell Clin Pharm 18:308–309
14. Cunliffe WJ, Gray JA, Macdonald-Hull S, Hughes BR, Calvert RT, Burnside CJ, Simpson NB (1991) Cost effectiveness of isotretinoin. J Dermatol Treat 1:285–288
15. Cunliffe WJ, Layton AM (1993) Oral isotretinoin: patient selection and management. J Dermatol Treat 4 (Suppl 2):10–15
16. Cunliffe WJ, Stables A (1996) Optimum use of isotretinoin. J Cutan Med Surg 1 (Suppl):2–20
17. Cunliffe WJ, van de Kerkhof PCM, Caputo R, Cavicchini S, Cooper A, Fyrand OL, Gollnick H, Layton AM, Leyden JJ, Mascaro JM, Ortonne JP, Shalita A (1997) Roaccutane treatment guidelines: results of an international survey. Dermatology 194:351–357
18. Dicken CH (1984) Retinoids: a review. J Am Acad Dermatol 11:541–552
19. Farrell L, Strauss J, Stranieri A (1980) The treatment of severe cystic acne with 13-*cis*-retinoic acid: evaluation of sebum production and the clinical response in a multiple-dose trial. J Am Acad Dermatol 3:602–611
20. Fiallo P (1996) Severe acute myopathy induced by isotretinoin. Arch Dermatol 132:1521–1522
21. Frauenfelder FT, La Braico JM, Meyer MS (1985) Adverse ocular reactions possibly associated with isotretinoin. Am J Ophthalmol 100:534–537
22. Godfrey KM, James MP (1990) Treatment of severe acne with isotretinoin in patients with inflammatory bowel disease. Br J Dermatol 123:653–655
23. Gold JA, Shupack JL, Nemec MA (1989) Ocular side effects of the retinoids. Int J Dermatol 28:218–225
24. Goulden V, Layton AM, Cunliffe WJ (1995) Current indications for isotretinoin as a treatment for acne vulgaris. Dermatology 190:284–287
25. Goulden V, Layton AM, Cunliffe WJ (1994) Long-term safety of isotretinoin as a treatment for acne vulgaris. Br J Dermatol 131:360–363
26. Grekin RL, Ellis CN (1984) Isotretinoin for the treatment of sebaceous hyperplasia. Cutis 34:90–92
27. Harms M (1992) Aknebehandlung mit systemischem Isotretinoin: Aktuelle Literaturübersicht. Z Hautkr 67:969–972
28. Harms M, Duvanel T, Williamson C, Masoy I, Saurat JH (1989) Isotretinoin for acne: should we consider the total

cumulative dosis? In: Marks R, Plewig G (eds) Acne and Related Disorders. Dunitz, London, pp 203–206
29. Holmes SC, Bankowska U, MacKie RM (1998) The prescription of isotretinoin to women: is every precaution taken? Br J Dermatol 138:450–455
30. Hommel L, Geiger JM, Harms M, Saurat JH (1996) Sebum excretion rate in subjects treated with oral *all-trans*-retinoic acid. Dermatology 193:127–130
31. Hoting E, Paul E, Plewig G (1986) Treatment of rosacea with isotretinoin. Int J Dermatol 25:660–663
32. Jansen T, Burgdorf WHC, Plewig G (1997) Pathogenesis and treatment of acne in childhood. Pediatr Dermatol 14:17–21
33. Jansen T, Plewig G (1995) Orale Behandlung der Rosazea mit Isotretinoin. Dtsch Med Wochenschr 120:1745–1747
34. Jansen T, Plewig G (1997) Rosacea: classification and treatment. J R Soc Med 90:144–150
35. Jansen T, Neubert U, Plewig G (1994) Gramnegative Follikulitis. Münch Med Wochenschr 136:93–96
36. Jansen T, Schirren CG, Lindner A, Kind P, Plewig G (1995) Diffuse Talgdrüsenhyperplasie: Eine immunhistochemische Studie. Z Hautkr 70:707–711
37. Jungfer B, Jansen T, Przybilla B, Plewig G (1993) Solid persistent facial edema of acne: successful treatment with isotretinoin and ketotifen. Dermatology 187:34–37
38. Kiraly CL, Valkamo MH (1991) Renal transplantation and isotretinoin. Acta Derm Venereol (Stockh) 71:88–90
39. Landthaler M, Kummermehr J, Wagner A, Plewig G (1980) Inhibitory effects of 13-*cis*-retinoic acid on human sebaceous glands. Arch Dermatol Res 269:297–309
40. Langner A, Wolska H, Fraczykowska M, Jablonska S, Majewski S (1985) 13-*cis*-retinoic acid and tetracycline versus 13-*cis*-retinoic acid alone in the treatment of nodulocystic acne. Dermatologica 170:185–188
41. Layton AM, Knaggs H, Taylor J, Cunliffe WJ (1993) Isotretinoin for acne vulgaris – 10 years later: a safe and successful treatment. Br J Dermatol 129:292–296
42. Layton AM, Stainforth JM, Cunliffe WJ (1993) Ten years' experience of oral isotretinoin for the treatment of acne vulgaris. J Dermatol Treat 4:S2–S5
43. Macdonald-Hull S, Cunliffe WJ (1989) The safety of isotretinoin in patients with acne and systemic diseases. J Dermatol Treat 1:35–37
44. Marsden JR (1988) Effect of isotretinoin on carbamezipine pharmacokinetics. Br J Dermatol 119:403–407
45. McCarter TL, Chen YK (1992) Marked hyperlipidemia and pancreatitis associated with isotretinoin therapy. Am J Gastroenterol 87:1855–1858
46. Meigel W, Gollnick H, Wokalek H, Plewig G (1983) Orale Behandlung der Acne conglobata mit 13-*cis*-Retinsäure. Hautarzt 34:387–397
47. Meigel W, Mack-Hennes A (1988) Aknetherapie mit Isotretinoin in der dermatologischen Praxis. Z Hautkr 63:15–22
48. Melnik BC, Bros U, Plewig G (1987) Evaluation of the atherogenic risk of isotretinoin-induced and etretinate-induced alterations of lipoprotein cholesterol metabolism. J Invest Dermatol 88 (Suppl 3):39s–43s
49. Melnik BC, Plewig G (1987) Unerwünschte Knochenveränderungen unter systemischer Behandlung mit synthetischen Retinoiden. Hautarzt 38:193–197
50. Michaelsson G, Vahlquist A, Mobacken H, Hersle K, Landegren J, Ronnerfalt L, Nordin K, Franzen K, Pettersson U (1986) Changes in laboratory variables induced by isotretinoin treatment of acne. Acta Derm Venereol (Stockh) 66:144–148
51. Mills C, Marks R (1993) Adverse reactions to oral retinoids: an update. Drug Safety 9:280–290
52. Mitchell AA, van Bennekom CM, Louik C (1995) A pregnancy-prevention program in women of childbearing age receiving isotretinoin. N Engl J Med 333:101–106
53. Nau H, Chahoud I, Dencker L, Lammer EJ, Scott WJ (1994) Teratogenicity of vitamin A and retinoids. In: Blomhoff R (ed) Vitamin A in Health and Disease. Dekker, New York, pp 615–664
54. Newton JN (1997) How cost-effective is oral isotretinoin? Dermatology 195 (Suppl 1):10–14
55. Nikolowski J, Plewig G (1980) Rosazea. Orale Behandlung mit 13-*cis*-Retinsäure. Hautarzt 31:660–661
56. Nikolowski J, Plewig G (1981) Orale Behandlung der Rosazea mit 13-*cis*-Retinsäure. Hautarzt 32:575–584
57. Orme M, Back DJ, Cunliffe WJ, Jones DH, Alten WL, Tjia J (1984) Isotretinoin and oral contraceptive steroids. In: Cunliffe WJ, Miller A (eds) Retinoid Therapy. MTP Press: Lancaster, pp 277–283
58. Pawson BA (1982) History of retinoids. J Am Acad Dermatol 6:577–582
59. Peck GL, Yoder FW, Olsen TG, Pandya MD, Butkus D (1978) Treatment of Darier's disease, lamellar ichthyosis, pityriasis rubra pilaris, cystic acne, and basal cell carcinoma with oral 13-*cis*-retinoic acid. Dermatologica 157 (Suppl 1):11–12
60. Peck GL, Olsen TG, Yoder FW, Strauss JS, Downing DT, Pandya M, Butkus D, Arnaud-Battandier J (1979) Prolonged remissions of cystic conglobate acne with 13-*cis*-retinoic acid. N Engl J Med 300:329–333
61. Plewig G, Albrecht G, Henz BM, Meigel W, Schöpf E, Stadler R (1997) Systemische Behandlung mit Isotretinoin: Aktueller Stand. Hautarzt 48:881–885
62. Plewig G, Gollnick H, Meigel W, Wokalek H (1981) 13-*cis*-Retinsäure zur oralen Behandlung der Acne conglobata. Ergebnisse einer multizentrischen Studie. Hautarzt 32:634–646
63. Plewig G, Jansen T, Kligman AM (1992) Pyoderma faciale: a review and report of 20 additional cases: is it rosacea? Arch Dermatol 128:1611–1617
64. Plewig G, Kligman AM (1994) Akne und Rosazea. 2. Aufl. Springer, Berlin 1994
65. Plewig G, Nikolowski J, Wolff HH (1982) Action of isotretinoin in acne, rosacea and gram-negative folliculitis. J Am Acad Dermatol 6:76–85
66. Plewig G, Wagner A (1981) Anti-inflammatory effects of 13-*cis*-retinoic acid. An *in vivo* study. Arch Dermatol Res 270:89–94
67. Rappaport EB, Knapp M (1989) Isotretinoin embryopathy – a continuing problem. J Clin Pharmacol 29:463–465
68. Rhodes J, Oliver S (1980) Retinoids as regulators of macrophage function. Immunology 40:467–472
69. Rödder O, Plewig G (1989) Rhinophyma and rosacea: combined treatment with isotretinoin and dermabrasion. In: Marks R, Plewig G (eds) Acne and Related Disorders. Dunitz, London, pp 335–338

70. Roenigk HH Jr (1988) Liver toxicity of retinoid therapy. J Am Acad Dermatol 19:199–208
71. Roytman M, Frumkin A, Bohm TG (1988) Pseudotumor cerebri caused by isotretinoin. Cutis 42:399–400
72. Rubinow DR, Peck GL, Squillace KM, Gantt GG (1987) Reduced anxiety and depression in cystic acne patients after successful treatment with oral isotretinoin. J Am Acad Dermatol 17:25–32
73. Saurat HL (1992) Side effects of systemic retinoids and their clinical management. J Am Acad Dermatol 27:S23-S28
74. Schwartz JL, Goldsmith LA (1984) Steatocystoma multiplex suppurativum: treatment with isotretinoin. Cutis 34:149–150
75. Silverman AK, Ellis CN, Voorhees JJ (1987) Hypervitaminosis A syndrome: a paradigm of retinoid side effects. J Am Acad Dermatol 16:1027–1039
76. Simpson NB (1993) Social and economic aspects of acne and the cost-effectiveness of isotretinoin. J Dermatol Treat 4 (Suppl 2):6–9
77. Sporn MB, Roberts AB, Roche NS, Kagechika H, Shudo K (1986) Mechanism of action of retinoids. J Am Acad Dermatol 15:756–764
78. Strauss JS, Rapini RP, Shalita AR, Konecky E, Pochi PE, Comite H, Exner JH (1984) Isotretinoin therapy for acne: results of a multicenter dose-response study. J Am Acad Dermatol 10:490–496
79. Tillman DM, White SI, Aitchison TC (1990) Isotretinoin, creatine kinase and exercise. Br J Dermatol 123:22–23
80. Turjanmaa K, Reunala T (1987) Isotretinoin treatment of rosacea. Acta Derm Venereol (Stockh) 67:89–91
81. Vahlquist A (1992) Long-term safety of retinoid therapy. J Am Acad Dermatol 27:29–33
82. Vogt HJ, Reiser M, von Zumbusch R (1991) Knochenveränderungen unter Isotretinoin-Therapie. Dtsch Dermatol 39:782–789
83. Wagner A, Plewig G (1980) 13-*cis*-Retinsäure. Pharmakologische und toxikologische Untersuchungen bei der Behandlung schwerster Akneformen. Münch Med Wochenschr 122:1294–1300
84. Walters BNJ, Gubbay SS (1981) Tetracycline and benign intracranial hypertension: a report of five cases. Br Med J 282:19–20
85. Wiegand VW, Cunliffe WJ, Wyss R, Crevoisier C (1996) Treatment of female patients with isotretinoin: what is the safe post-therapy contraceptive period? Clin Dermatol 2000, Vancouver, May 1996, abstract 155

Antihistaminika

Brunello Wüthrich

Antihistaminika gelten als Mittel der Wahl für die symptomatische Behandlung der IgE-vermittelten Typ-I-Überempfindlichkeitsreaktionen. Ebenso wirken die Antihistaminika bei pseudo-allergischen Reaktionen, die als Folge einer unspezifischen Histaminliberation auftreten und bei welchen das Histamin eine wichtige pathogenetische Rolle spielt. Hauptindikationen für den Einsatz der Antihistaminika sind vor allem die allergische Rhinokonjunktivitis sowie die akute und die chronische Urtikaria und - als adjuvante Medikation - der anaphylaktische Schock. Bei der Behandlung des allergischen Asthma bronchiale konnten sich jedoch die Antihistaminika nicht durchsetzen. Dank der unspezifischen entzündungshemmenden Wirkungen von neueren Antihistaminika zeigt sich neuerdings die Tendenz, diese Präparate auch wieder bei milden Formen von allergischem Asthma bronchiale anzuwenden [20].

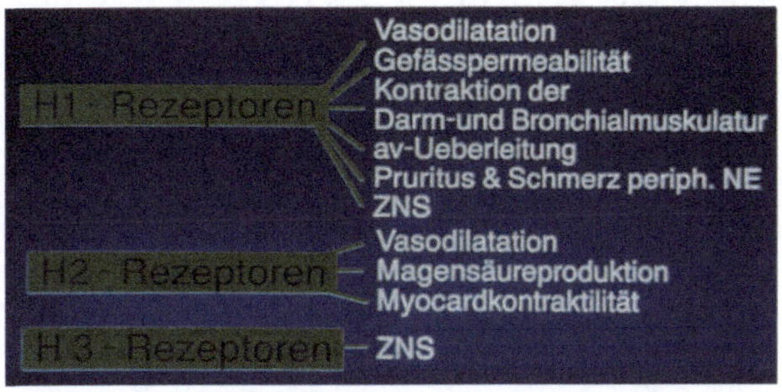

Abb. 1. Histamineffekte auf H_1-, H_2- und H_3-Rezeptoren

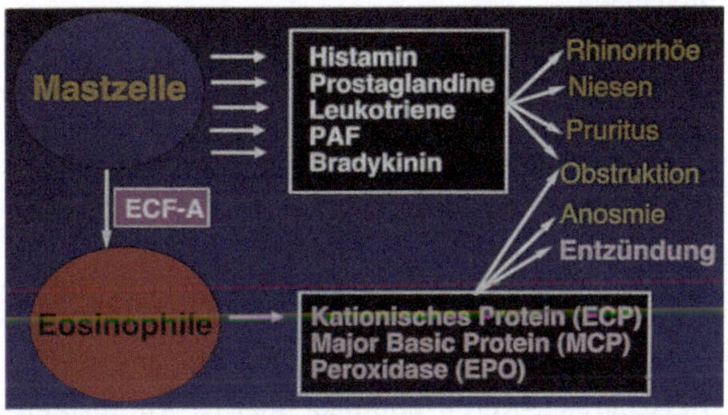

Abb. 2. Effekte der Mastzell- und Eosinophilen-abhängige Mediatoren einer IgE-vermittelten Allergie bei allergischer Rhinopathie. Histamin ist nur einer der vielen Mediatoren, so daß H_1-Antihistaminika nicht in der Lage sind, sämtliche Symptome, und insbesondere nicht die allergische Entzündung, ganz zu unterdrücken

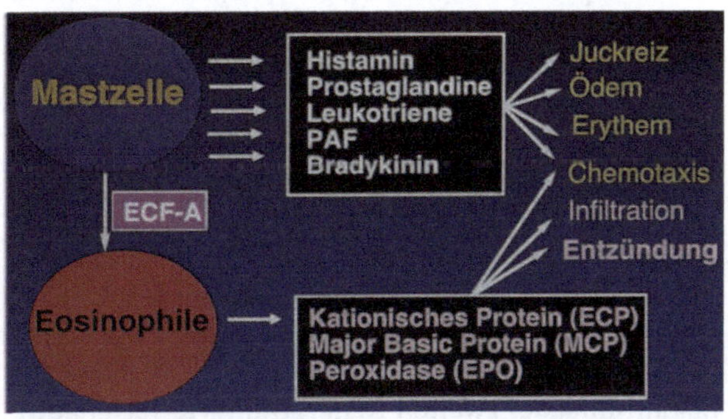

Abb. 3. Effekte der Mastzell- und Eosinophilen-abhängige Mediatoren in der Haut

Klassifikation und Einsatz von Antihistaminika

Wirkung der Antihistaminika

Die Wirkung von Antihistaminika besteht in der kompetitiven Besetzung der spezifischen Geweberezeptoren. Dadurch wird die Histaminwirkung aufgehoben. Entsprechend ihrem Wirkungsort unterscheidet man zwischen H_1-, H_2- und H_3-Rezeptorenantagonisten (Abb. 1). H_1-Antihistaminika, welche seit Jahren die Basismedikation bei der Behandlung von Allergien darstellen, sollten entsprechend ihrer Wirkungsweise besser als Histamin-H_1-Rezeptoren-Antagonisten bezeichnet und prophylaktisch, das heißt vor der Histaminfreisetzung im Gewebe, verabreicht werden. Sie reduzieren die Gefässpermeabilität und hemmen somit die Ödembildung, mildern den Juckreiz und wirken der Kontraktion der glatten Bronchial- und Darmmuskulatur entgegen. Allerdings ist das Histamin nur einer der vielen vasoaktiven und inflammatorischen Mediatoren, der IgE-vermittelten allergischen Reaktion, so daß kaum zu erwarten ist, daß mit H_1-Antihistaminika allein die ganze allergische Symptomatik in der Nasen-

Tabelle 1. Indikation für eine Pharmakotherapie mit H_2-Antihistaminika

Zusätzlich[a] (zum Beispiel Cimetidin oder Ranitidin) zu H_1-Antihistaminika bei chronischer idiopathischer Urtikaria und Urticaria factitia
Zusätzlich[a] zu H_1-Antihistaminika als Prophylaxe anaphylaktoider Reaktionen bei Lokalanästhesie, Allgemeinnarkose, Röntgenkontrastmitteluntersuchungen
Zusätzlich[a] bei anaphylaktischem Schock

[a] Nie ohne H_1-Antihistaminika.

Tabelle 2. Indikation für eine Pharmakotherapie mit H_1-Antihistaminika der älteren Generation

Akute anaphylaktische oder anaphylaktoide Reaktion (i. v.-Clemastin oder Dimentiden), zusammen mit Steroiden, eventuell Adrenalin
Urticaria factitia (zum Beispiel Hydroxyzin)
Atopisches Ekzem, pruriginöse Dermatosen (zum Beispiel Hydroxyzin, Dimentiden, Clemastin, Phenothiazin oder Dexchlorpheniramin abends), eventuell in Kombination mit einem nichtsedierenden Antihistaminikum morgens

schleimhaut (Abb. 2) oder in der Haut (Abb. 3) unterdrückt werden kann, vor allem nicht die durch die Einwanderung von aktivierten Eosinophilen verursachte chronische allergische Gewebsentzündung. H_2-Antihistaminika werden höchstens additiv zu H_1-Antihistaminika bei besonderen Indikationen eingesetzt (Tabelle 1). H_3-Antihistaminika finden ihre breite Anwendung als Tranquilizer und Psychopharmaka.

Einteilung der H_1-Antihistaminika

H_1-Antihistaminika lassen sich im wesentlichen in drei große Gruppen einteilen:

1) Klassische H_1-Antihistaminika oder H_1-Antihistaminika der ersten Generation
2) H_1-Antihistaminika der zweiten Generation
3) Neuere H_1-Antihistaminika oder H_1-Antihistaminika der dritten Generation, wobei diese Bezeichnung noch umstritten ist. Am besten spricht man hier von „neu eingeführten H_1-Antihistaminika"

Die H_1-Antihistaminika der ersten Generation (zum Beispiel Phenothiazine, Hydroxyzin, Dimentinden, Clemastin, Dexchlorpheniramin) können auch Histaminrezeptoren des Zentralnervensystems besetzen und bewirken deshalb eine ausgeprägte Sedierung, zudem verminderte Aufmerksamkeit und verzögerte Reaktionsfähigkeit. Sie besitzen zudem anticholinerge Eigenschaften, die für verschiedene unerwünschte Effekte wie Mundtrockenheit und gastrointestinale Beschwerden verantwortlich sind. Bei atopischem Ekzem, anderen pruriginösen Dermatosen und bei Urticaria factitia haben sie jedoch, besonders bei der abendlichen Verabreichung, noch immer ihren Stellenwert (Tabelle 2). Die H_1-Antihistaminika der zweiten Generation, wie Terfenadin, Astemizol, Cetirizin (das Metabolit von Hydroxyzin) und Loratadin sind kaum liquorgängig und weisen nur geringe Affinität zu cholinergen Rezeptoren auf. Eine Sedierung des Patienten wird unter dieser Medikation bei der angegebenen Tagesdosierung kaum beobachtet.

Kardiale Nebenwirkungen von H_1-Antihistaminika

In den letzen Jahren wurden, besonders nach Einnahme von Terfenadin und Astemizol, jedoch auch von anderen Antihistaminika [16, 19] lebensbedrohliche kardiale Arrhythmien, ja Todesfälle beobachtet, was zur Folge hatte, daß Terfenadin aus dem Handel gezogen wurde oder der Umsatz von Astemizol drastisch zurückging. Der Hintergrund dieser Nebenwirkungen ist, daß diese lipophilen Antihistaminika im endoplasmatischen Retikulum der Leber über das Isoenzym 3A4 aus der Familie der Cytochrom-P450-Enzyme metabolisiert werden, wobei die aktiven Metabolite entstehen. Das Cytochrom-P450-System ist jedoch auch für die Metabolisierung anderer Medikamente (Makrolide, Triazole) verantwortlich und kann durch ähnliche Substanzen in der Nahrung, wie in Grapefruit (Naringin und andere), gehemmt werden. In der durchschnittlichen Bevölkerung ist das Isoenzym 3A4 in ausreichend hoher Enzymaktivität vorhanden, so daß die gleichzeitige Gabe eines der genannten Antihistaminika mit beispielsweise Erythromycin oder Ketoconazol keinen Einfluß auf den Metabolismus haben sollte. Bei verringerter Enzymaktivität jedoch kommt es zu Interaktionen auf der Ebene dieses Isoenzyms mit nachfolgender Akkumulation des Antihistaminikums, was zu Veränderungen der QT-Zeit im EKG, „torsade de pointes" und tödlichen Arrythmien führt. Ursächlich ist eine Repolarisationsstörung der Myokardzelle durch Hemmung des Kaliumausstroms aus der Zelle. Es ist daher verständlich, daß sich die Pharma-Industrie bemühte, neuere, nebenwirkungsarme H_1-Antihistaminika auf den Markt zu bringen [17].

Auf dem Weg zum idealen Antihistaminikum

Das ideale H_1-Antihistaminikum sollte folgende Eigenschaften aufweisen:

- Keine Nebenwirkungen, insbesondere keine Sedation (Fahrtüchtigkeit, keine Potenzierung der Alkoholwirkung), keine Gewichtszunahme, keinen anticholinergen Effekt und keine kardiotoxische Risiken
- Schnellen Wirkungseintritt und einfache Dosierung (Patienten-Compliance)
- Günstiges pharmakologisches Profil: rasche Resorption und rasche Verfügbarkeit, keine Beeinträchtigung durch gleichzeitige Nahrungsaufnahme, keine Interaktion mit anderen Medikamenten, angemessene Plasmahalbwertszeit (nicht zu rasche und nicht zu lange Elimination)
- Hohe Wirksamkeit im Vergleich zu den etablierten Präparaten
- Breites Wirkungsspektrum (nicht „nur" H_1-Rezeptor-Blockade)
- Antientzündliche Aktivität (Verminderung der eosinophilen allergischen Entzündung).

Darüber hinaus sollte es für Schwangere, Stillende und Kleinkinder geeignet sein und eine günstige Kosten-Nutzen-Relation aufweisen. Zweifellos sind dies alles hohe Anforderungen an ein neues Präparat.

Tabelle 3. Fexofenadin (Telfast)

Piperidin-Derivat, pharmakologisch wirksamer Metabolit von Terfenadin
Hemmung der Histaminfreisetzung aus peritonealen Mastzellen bei der Ratte
In vitro: Hemmung der ICAM-1-Expression in humanen Epithelzellen der Konjunktiva
In-vivo-Hemmung der Ausschüttung von sICAM-1 in nasalen Epithelproben von Pollenallergikern
Dosierung: 120 (Rhinitis) oder 180 mg (Urtikaria) pro Tag
Maximale Plasmakonzentation (biexponentiell) 1–3 Stunden nach Einnahme
Mittlerer Cmax Wert 427 ng/ml nach einmaliger Gabe von 120 mg
Bindung an Plasmaproteine 60–70 %
Eliminations-HWZ 11–15 Stunden nach mehrfacher Einnahme
Metabolismus: kaum
Elimination über die biliäre Exkretion via Faeces, 10 % unverändert im Urin

Bei den neu eingeführten H_1-Antihistaminika handelt es sich um Fexofenadin, das Hauptmetabolit von Terfenadin (Tabelle 3) [13, 21], Acrivastin (Tabelle 4) [15] und Mizolastin (Tabelle 5) [1, 5, 6]. Nebst dem H_1-Antagonismus besitzen diese nicht sedierende Antihistaminika, wie auch das Cetirizin und das Loratadin, über antientzündliche Eigenschaften (siehe unten). Tabelle 6 zeigt eine Auswahl der in der Bundesrepublik Deutschland, Österreich und Schweiz zur Verfügung stehenden Antihistaminika.

Tabelle 4. Acrivastin (Semprex)

Triprolidin-Derivat, H_1-Histamin-Antagonist
Aus dem Darm resorbiert, 80 % Bioverfügbarkeit
Metabolisation durch Hydroxylierung (ein aktiver Metabolit ist ein Propiosäure-Derivat)
Eliminations-HWZ 1,7 Stunden, aktiver Metabolit etwa 3 Stunden
Ausscheidung via Nieren
Dosierung: 8 mg, 3mal täglich (gesamt 24 mg)
Wirkungseintritt bereits nach 20–30 Minuten, maximale Wirkung nach 90 Minuten
Keine Beeinträchtigung durch Nahrungsaufnahme
Vorsicht bei Alkoholeinnahme
Cave: eingeschränkte Nierenfunktion

Tabelle 5. Mizolastin (Mizollen)

Benzimidazol-Derivat (wie Astemizol)
H_1-Rezeptor-Antagonist: hohe Affinität zu H_1-, jedoch nicht zu H_2- und H_3-Rezeptoren
Keine Affinität zu serotonergen, noradrenergen und muskarinen cholinergen Rezeptoren
Hemmung der 5-Lipoxygenase: leukotrienantagonistische Eigenschaften
Dosierung: 10 mg pro Tag
Bioverfügbarkeit: 65 % ± 4 %; maximale Plasmakonzentration 1,5 Stunden
Bindung an Plasmaproteine: plasmatische HWZ 13 Stunden
Metabolismus in der Leber, vor allem durch Glukoronidkonjugierung. Metabolite haben keine pharmakologische Wirkung.
Ausscheidung via Faeces (nur 0,5 % unverändert im Urin)

Tabelle 6. Präparatenauswahl für Bundesrepublik Deutschland (D), Österreich (A) und Schweiz (CH)

Substanzen	Handelsname und Land	Applikationsform	Anmerkung
• Acrivastin	Semprex (A, CH)	Saft, Kps.	Bei Diabetes geeignet
• Alimemazin	Repeltin forte (D)	Tbl.	
• Astemizol	Hismanal (A) Hismanal (D, CH)	Tbl., orale Suspension gtt., Tbl.	Suspension enthält Zucker
• Azelastin	Allergodil (A, D, CH) Lasticom (A) Rhinolast (D)	Tbl., NS Tbl. Tbl., NS	CH nur als Nasenspray
• Bamipin	Soventol (D)	Tbl.	
• Prompheniramin	Dimegan (D)	Kps.	Retardform
• Carbinoxamin	Polistin Päd (D) Polistin T-Caps (D)	Lsg. Retardkps.	Retardform
• Cetirizin	Zyrtec (A, D, CH)	Tbl., gtt., Lsg.; Sirup (A), Saft (D)	
• Clemastin	Tavegyl, Tavegil (A, D, CH)	Amp., Tbl., Sirup	Amp. i.v., i.m.
• Cromoglycin	Colimune (D) Nalcrom (CH)	Kps.	Indikation Nahrungsmittelallergie
• Cyproheptadin	Peritol (D) Periactin (A, CH)	Tbl. Sirup (A), Tbl.	Sirup enthält Alkohol
• Dexchlorpheniramin	Polaronil (A, D) Celestamin (A, CH) Polaramine (CH)	Tbl., Drg. Tbl. Tbl.	 Kortikoidzusatz
• Dimetindenmaleat	Fenistil (retard) (A, D, CH)	Drg., Amp., gtt. (A, D, CH), Retardtbl. (D, CH), Sirup (D)	gtt. und Sirup enthalten Alkohol
• Diphenhydramin	Demoderhin (CH) Dramamine (CH)	Drg. Tbl.	
• Doxylamin	Sanalepsi N (CH) Mereprine (D)	Pillen, gtt. Sirup	Indikation: Angstzustände, Allergien
• Fexofenadin	Telfast (A, D, CH)	120 mg Tbl. 180 mg Tbl.	allergische Rhiniktis chronische Urtikaria
• Hydroxyzin	Atarax (A, D, CH) AH 3 N (D)	Tbl., gtt. (nur A), Liquid (nur D) Tbl.	Liquid enthält Alkohol
• Ketotifen	Zaditen (A, CH) Zaditen SRO (A) Ketotifen Braumapharm Ketotifen Sandoz (A) Ketotifen Dyna (A)	Kps., Sirup, Tbl. Tbl., Kps., Suspension Kps., Saft (A) Tbl. Kps., Saft	Sirup bei Diabetes geeignet Retardform Saft enthält Alkohol
• Levocabastin	Livostin (A, CH) Livocab (D)	NS, AT AT, NS	
• Loratadin	Lisino (D) Claritine (CH) Clarityn (A)	Tbl., Brausetbl., Saft Tbl. Tbl., Suspension, Sirup	 Suspension zuckerhaltig
• Mequitazin	Metaplexan (A, D) Vigigan (CH)	Tbl. (A, D), Sirup (D) Tbl., Sirup	Sirup enthält Zucker
• Mezlozin	Postafen (D)	Tbl.	
• Mizolastin	Mizollen (A, D, CH)	Tbl.	

Tabelle 6. *(Fortsetzung)*

Substanzen	Handelsname und Land	Applikationsform	Anmerkung
• Nedocromil	Tilade (A, D, CH)	Dosieraerosol	
	Tilarin (A, D, CH)	AT	
	Tilavist (A, D, CH)	NS	
	Irtan (CH)	AT, NS	
• Oxatomid	Tinset (A, D, CH)	Tbl. (A, D, CH) Suspension (CH)	
• Pheniramin	Avil (A, D)	Amp., Drg., Sirup	Sirup enthält Zucker, Amp. bei Kindern nur i.m.
	Avil retard (D)	Drg.	
• Promethazin	Phenergan (A, CH)	Drg., Amp., Sirup (A, CH)	Sirup enthält Zucker, Amp. i.m. (i.v.) enthält Sulfit
• Triprolidin	Pro-Actidil (A)	Drg.	
• Tritoqualin	Hypostamin (A)	Tbl.	Histidin-Decarboxylase-Inhibitor
	Inhibostamin (D, CH)	Tbl. (D, CH), gtt. (D)	

Ohne Gewähr; Misch- und Präparate zur lokalen Anwendung an der Haut sind aufgrund ihrer Unsinnigkeit bewußt nicht angeführt; es fehlen Präparate mit Indikationen außerhalb der Dermatologie/Allergologie (Reisekrankheit etc.).
Tbl. = *Tablette,* gtt. = *Tropfen,* NS = *Nasenspray,* AT = *Augentropfen,* Drg. = *Dragee*

Moderne Antihistaminika – Mehr als nur H_1-Rezeptor-Blocker?

Sowohl die weiterhin bewährten H_1-Antihistaminika der zweiten Generation, Cetirizin und Loratadin, als auch die neu eingeführten H_1-Antihistaminika Fexofenadin, Mizolastin und Acrivastin besitzen nicht nur H_1-Rezeptor-blockierende Wirkungen, sondern auch antientzündliche Effekte, die wahrscheinlich zur therapeutischen Wirksamkeit beitragen. In vitro und in vivo wurden folgende Wirkungen nachgewiesen:

- Hemmung der Histaminfreisetzung aus basophilen Leukozyten sowie aus Mastzellen
- Hemmung der Synthese und Freisetzung von Lipidmediatoren, wie Leukotriene
- Hemmung der Expression von Adhäsionsmolekülen, wie ICAM-1, in Gefäßendothelien
- Hemmung der Zellmigration von Eosinophilen und Neutrophilen aus dem peripheren Blut ins Gewebe
- Hemmung der Eosinophilen-Aktivierung [7, 9, 10]

Beim Mizolastin wurde eine Hemmung der 5-Lipoxygenase nachgewiesen, was dieser Substanz leukotrienantagonistische Eigenschaften attestiert [1]. Der antientzündliche Effekt von H_1-Antihistaminika ist jedoch nicht mit demjenigen von Glukokortikosteroiden zu vergleichen, was bei der Behandlung von chronischen allergischen Erkrankungen zu berücksichtigen ist.

Praxis der Antihistaminika-Therapie

H_1-Antihistaminika bei allergischer Rhinokonjunktivitis

Bei dieser Indikation, besonders bei milden Formen und im Kindesalter, ist der Einsatz von topischen H_1-Antihistaminika, wie Levocabastin [24] und Azelastin [14] zu erwägen. Es stehen Augentropfen und Nasensprays zur Verfügung. Die Akzeptanz eines topischen Präparates für die Behandlung des „Heuschnupfens" ist bei der Bevölkerung („keine Belastung für den Organismus"), aber auch beim praktischen Arzt groß, wie wir kürzlich in einer Umfrage feststellen konnten [26]. Die Applikation sollte jedoch regelmäßig morgens und abends erfolgen, was eine gute Compliance des Patienten voraussetzt. Das gleiche gilt füt die orale Behandlung mit einem H_1-Antihistaminikum. Ciprandi et al. [8] konnten bei der Behandlung von zwei Parallelgruppen von Heuschnupfenpatienten feststellen, daß eine regelmäßige Einnahme von Cetirizin (1 Tablette à 10 mg täglich, Gruppe 1) zu einer signifikanteren Besserung der allergischen Symptomatik im Vergleich zu einer bloßen Einnahme bei Bedarf (Gruppe 2) führt. Zudem zeigte Gruppe 1 eine ausgeprägtere Inhibition der allergischen Entzündung (Hemmung der Einwanderung der neutrophilen und der eosinophilen Leukozyten in die Nasalschleimhaut) als Gruppe 2. Allerdings führt eine alleinige Therapie mit H_1-Anti-

Tabelle 7. Effekte von H_1-Antihistaminika bei allergischer Rhinitis

Juckreiz	+++
Niesanfälle	++
Rhinorrhoe	++
Obstruktion	±
Geruchssinnverminderung	-

histaminika selten zu Beschwerdefreiheit: besonders die nasale Obstruktion und die damit verbundene mehr oder starke Beeinträchtigung des Geruchsinnes wird durch H_1-Antihistaminika kaum oder wenig beeinflußt (Tabelle 7) [5]. Untersuchungen von Bachert [1] zeigen, daß Mizolastin auch einen klinisch relevanten Einfluß auf die nasale Obstruktion ausübt. Allerdings waren in keiner der vielen publizierten Studien Patienten mit saisonaler oder perennialer allergischer Rhinopathie unter einer alleinigen Therapie mit H_1-Antihistaminika beschwerdefrei. Die optimale Therapie (von mittelschweren Formen) der allergischen Rhinopathie besteht in der regelmäßigen peroralen Gabe eines nicht sedierenden H_1-Antihistaminikums morgens und der nasalen Applikation eines topischen Glukokortikosteroids (Budesonid, Fluticason oder Mometason) abends [2].

H_1-Antihistaminika bei Urtikaria

H_1-Antihistaminika sind selten in der Lage, sämtliche Symptome der akuten oder chronischen Urtikaria zu unterdücken, insbesondere nicht das zentrale Erythem, das durch Prostaglandine und andere vasoaktive Mediatoren verursacht wird (Tabelle 8) [6]. Der Patient muß darüber orientiert werden. Die H_1-Antihistaminikaeinnahme muß regelmäßig erfolgen, wobei die empfohlene therapeutische Dosierung nicht überschritten werden sollte, weil dadurch die klinische Symptomatik nur selten verbessert werden kann. Die kombinierte Gabe von H_1- und H_2-Antagonisten, beispielsweise Cimetidin oder Ranitidin, ist für manche Patienten hilfreich. Als dritte Stufe kommt eine Kombinationsbehandlung mit Ketotifen, einem oral wirksamen Mastzellstabilisator, in Frage. Eine „Drei-Z-Stufen-Therapie" bei chronisch idiopathischer Urtikaria hat sich in der Züricher Klinik bewährt: in einem ersten Schritt über drei Wochen wird Zyrtec (Cetirizin) allein, in einem zweiten für weitere drei Wochen in Kombination mit Zantic (Ranitidin) und zuletzt - bei ungenügendem Ansprechen - eine Dreierkombination zusätzlich mit Zaditen (Ketotifen) vorgenommen.

Tabelle 8. Effekte von H_1-Antihistaminika bei chronischer Urtikaria

Juckreiz	+++
Ödem	++
Erythem	±

H_1-Antihistaminika zur Therapie und Prophylaxe akuter anaphylaktischer oder anaphylaktoider Reaktionen

Rasch wirkende H_1-Antihistaminika sind entscheidend für die Notfallmedikation, besonders auch für die Prophylaxe von Insektenstich- und Nahrungsmittelallergien, aber auch von anaphylaktoiden Reaktion bei Lokalanästhesie, Narkose oder Röntgenkontrastmittel-Darstellungen. Wegen des hohen Plazeboeffektes bei kontrollierten Studien von Patienten mit allergischer Rhinitis [4], kann der früheste Wirkungseintritt einer antiallergischen Medikation nur am Modell der Histamin- und der Allergen-induzierten Quaddel objektiviert werden. Eine signifikante Hemmung der Quaddel konnte frühestens 40–50 Minuten nach Cetirizineinahme (20 mg) festgestellt werden [2, 23]. Andere H_1-Antihistaminika, einschließlich des Fenoxifenadin (Telfast), haben noch einen langsameren Wirkungseintritt (60 Minuten bis 2–3 Stunden). Beim neu eingeführten Acrivastin (Semprex) scheint der Wirkungseintritt bereits 20–30 Minuten nach oraler Gabe (maximale Wirkung nach 90 Minuten) zu erfolgen [15].

Perspektive mit neuen H_1-Antihistaminika

PREVENTIA-Studien

Die weltweit stark steigende Inzidenz allergischer Erkrankungen macht neue Strategien, auch insbesondere bezüglich der sekundären und tertiären Prävention, dringend erforderlich. Insbesonders bei Kindern unter drei Jahren führen offenbar aufgrund des unreifen Immun- und Atmungssystems häufige Virusinfekte des Respirationstraktes zu einer dauerhaft veränderte Immunregulation und schaffen damit die Basis für Inhalationsallergien [11]. Auch treten Virusinfekte bei Allergikern mit Rhinitis und Asthma häufiger als bei Gesunden auf: es kommt somit zu einem *Circulus vitiosus*. Als Rezeptor für über 90% der Rhinoviren und als stark chemotaktisch wirkendes Adhäsionsmolekül spielt ICAM-1, welches bei Gesunden nicht nachweisbar ist, eine

Schlüsselrolle. ICAM-1 wird in Gefäßendothelien als Folge der IgE-vermittelten „Late-phase-Reaktion" exprimiert und erlaubt die Migration von Blutleukozyten (Neutrophilen und Eosinophilen) in das umliegende Gewebe. Die erhöhte Dichte von ICAM-1 bleibt auch nach Abklingen der klinischen allergischen Symptome und der Eosinophilen-Aktivierung bestehen, was zum Konzept der *minimalen persistierenden allergischen Entzündung* geführt hat. Mit der PREVENTIA-Studien (I–III) wird nun multinational in breit angelegten, plazebokontrollierten Langzeituntersuchungen erforscht, ob eine regelmäßige Gabe (über ein Jahr) von Loratadin – einem H_1-Antihistaminikum mit antiallergischen und antientzündlichen Eigenschaften – sowohl die Häufigkeit und Intensität von respiratorischen Infekten, von unspezifischen Atemwegserkrankungen („wheezing" und Husten) als auch der Manifestationsschweregrad der saisonalen Rhinokonjunktivitis signifikant beeinflußt [11]. Die Resultate sind abzuwarten.

ETAC-Studie

Epidemiologische und Langzeitstudien haben eine enge Korrelation zwischen der frühen Manifestation der atopischen Dermatitis und der darauffolgenden Manifestation des Asthma bronchiale bei atopischen Kindern gezeigt [25]. Das Hauptziel der multinationalen klinischen Studie ETAC („early treatment of the atopic child") ist zu sehen, ob eine frühe Cetirizin-Behandlung der Kleinkinder (12–24 Monate alt), die an atopischer Dermatitis leiden, die Progression des Asthmas verhindern könnte [12, 22]. Dabei wurden 817 Kinder in die ETAC-Studie aufgenommen und erhielten entweder Cetirizin-Tropfen oder ein Plazebo für 18 Monate plus 18 Monate anschließender Beobachtung [22]. Daten über die klinischen Folgen werden erst zur Verfügung stehen, wenn diese Studie Ende 1998 abgeschlossen ist.

Grundsätze bei der Pharmakotherapie mit H_1-Antihistaminika in der Praxis

Bei der Verordnung eines Antihistaminikums sollte der Arzt das pharmakologische Profil (Wirkungseintritt, Halbwertszeit, Metabolismus) und die Interaktionen des Präparates genau kennen und die Packungsbeilage genau studieren. Er muß sich genügend Zeit nehmen, den Patienten genau zu instruieren (Wirkungsweise: Prophylaktikum!; regelmäßige Einnahme, über die klinische Besserung erforderlich; Konzept der persistierenden minimen allergischen Entzündung) und ihn über den zu erwartenden Erfolg zu orientieren (bei Urtikaria: Rest-Erythem, bei Rhinitis behinderte Atmung kaum beeinflußbar, deshalb häufig Notwendigkeit einer zusätzlichen Medikation). Dabei muß sich der Arzt auch über den hohen, wenn auch vorübergehenden, Placeboeffekt bei Allergien (Heuschnupfen), (vermuteten) Intoleranzen (Nahrungsmittel) und Juckreiz bewußt sein und berücksichtigen, daß heute leider jedes von Schulmedizinern verordnete Arzneimittel für den Patienten mit einem hohen Nozeboeffekt („Chemie", Belastung des Organismus, starke Nebenwirkungen) behaftet ist. Der allergische Patient befürwortet heute eine „sanfte" Medizin (Phytotherapie, Homöopathie), bevorzugt eine topische, nur bei Bedarf anzuwendende Therapie und ist gegenüber einer regelmäßigen Medikamenteneinnahme negativ eingestellt (schlechte Compliance!). Diese Beratung kostet sicher viel Zeit und Geduld, doch ist sie die Voraussetzung für eine optimale und erfolgreiche Patientenbetreuung.

Literatur

1. Bachert C (1998) Mizolastin zur Behandlung von allergischer Rhinitis und Urtikaria. Allergologie 21 (Beilage): Rheinische Gespräche zur Allergologie und Umweltmedizin, S 9–16
2. Bachert C, Darlath W, Janen B (1998) Triamcinolonacetonid-Nasenspray (Nasacort) bei der Behandlung der saisonalen und perennialen allergischen Rhinitis. Allergologie 21 (Beilage): Rheinische Gespräche zur Allergologie und Umweltmedizin, S 17–26
3. Ballmer-Weber BK, Wüthrich B (1998) Inhibition of histamine or allergen induced wheals by a single dose of cetirizine or fexofenadine in respectively healthy or atopic subjects. Allergy 53, Suppl 43:78 (abstract)
4. Bedard PM et al. (1992) Onset of action of loratadine and placebo and other efficacy variables in patients with seasonal allergic rhinitis. Clin Ther 14:268–275
5. Belloni P, Catalano B, Cerveiiera G, Filiaci F, Mira E, Carraro A (1996) Comparison of mizolastine with loratadine in the treatment of perennial allergic rhinitis. Rhinology 34:101–104
6. Brostoff J, Fitzharris P, Dunmore C, Theron M, Blondin P (1996) Efficacy of mizolastine, a new antihistamine, compared with placebo in the treatment of chronic idiopathic urticaria. Allergy 51:320–325
7. Ciprandi G, Buscaglia S, Marchesi E, Danzig M, Cuss F, Canonica GW (1993) Protective effect of loratadine on late phase reaction induced by conjunctival provocation test. Int Arch Allergy Immunol 100:185–189
8. Ciprandi G, Passalacqua G, Mincarini M, Ricca V, Canonica GW (1997) Continuous versus on demand treatment with cetirzine for allergic rhinitis. Ann Allergy, Asthma & Immunol 79:507–511

9. Ciprandi G, Pronzato C, Ricca V, Passalacqua G, Danzi M, Canonica GW (1997) Loratadine treatment of rhinitis due to pollen allergy reduces epithelial ICAM-1 expression. Clin Exp Allergy 27:1175–1183
10. Ciprandi G, Tosca M, Ricca V, Passalacqua G, Riccio A, Bagnasco M (1997) Cetirizine treatment of rhinitis in children with pollen allergy: evidence of its antiallergic activity. Clin Exp Allergy 27:1160–1166
11. Davies RJ (1998) Preventia: Allergy and Infections. Allergologie 21 (Beilage): Rheinische Gespräche zur Allergologie und Umweltmedizin, S 52–57
12. ETAC Study Group (1997) Determinants of total and specific IgE in infants with atopic dermatitis. Paediatric Allergy and Immunol 8:177–184
13. Klimek L (1998) Fexofenadin. Vertreter einer neuen Antihistaminika-Generation? Allergologie 21 (Beilage): Rheinische Gespräche zur Allergologie und Umweltmedizin, S 3–8
14. Kunkel G (1998) Therapie der allergischen Rhinokonjunktivitis: topische und/oder systemische Anwendung? Allergologie 21 (Beilage): Rheinische Gespräche zur Allergologie und Umweltmedizin, S 37–45
15. Lathi A, Haapeniemi T (1993) Initiation of the effects of acrivastine and cetirizine on histamine-induced wheals and itch in human skin. Acta Derm Venereol (Stockh) 73:350–351
16. Lindquist M, Edwards IR (1997) Risks of non-sedating antihistamines. Lancet 349:1322
17. Passalacqua G, Bousquet J, Bachert C, Church MK, Bindslev-Jensen C et al. (1996) The clinical safety on H_1-receptor antagonists. Allergy 51:666–675
18. Reider N, Zloczower M, Fritsch P, Kofler H (1998) Antihistaminika. Hautarzt 49:674–681
19. Schmutzler W (1998) Kardiotoxische Nebenwirkungen der H_1-Antihistaminika. Allergologie 21:138–139
20. Schmutzler W (1998) Hemmer der Wirkung von Mediatoren der Allergie und Entzündung. Antihistaminika. In: Heppt W, Renz H, Röcken M (Hrsg) Allergologie. Springer, Berlin Heidelberg, S 166–168
21. Simons FER, Simons KJ (1997) Peripheral H_1-blockade effect of fexofenadine. Ann Allergy, Asthma & Immunol 79:530–532
22. Wahn U, Bauer C-P, stellvertretend für die ETAC-Prüfärzte (1998) Epidemiologische Daten der ETAC-Studie. Eine multinationale klinische Studie zu atopischer Dermatitis und Asthma. Allergologie 21 (Beilage): Rheinische Gespräche zur Allergologie und Umweltmedizin, S 58–67
23. Wüthrich B, Bentele D, Schmid P, Coulie PJ (1992) Inhibition of histamine or allergen induced wheals by a single dose cetirizine, clemastine or placebo in respectively healthy or atopic subjects. Eur J Dermatol 2:526–529
24. Wüthrich B, Gerber M (1995) Levocarbastine eye drops are effective and well tolerated for the treatment of allergic conjunctivitis in children. Med Inflamm 4:16–20
25. Wüthrich B (1996) Epidemiology and natural history of atopic dermatitis. ACI International 8:77–82
26. Wüthrich B, Brignoli R, Canevascini M, Gerber M (1998) Epidemiological survey in hay fever patients: symptom prevalence and severity and influence on patient management. Schweiz Med Wochenschr 128:139–143

Cyclosporin – Indikation, Dosierung und Nebenwirkungen

Klaus Wolff

Cyclosporin (Cs) ist eine immunsuppressive Substanz, deren Wirkung vorwiegend auf der Hemmung von T-Zellfunktionen beruht. Das Molekül ist ein lipophiles und sehr hydrophobes, zyklisches Undekapeptid, das bei der Suche nach antimykotischen Antibiotika aus den im Erdreich vorkommenden Pilzen *Tolypocladium inflatum gams* und *Cyclindrocarpon lucidum* isoliert wurde. Cyclosporin unterdrückt selektiv die T-Zellantwort durch die Hemmung kalziumabhängiger Signaltransduktion.

Der erste durch Cs ausgelöste pharmakodynamische Schritt ist seine Bindung an zytoplasmatische Rezeptoren, die als Immunophiline bezeichnet werden. Immunophiline haben eine Rotamase(Isomerase)-aktivität, die die Interkonversion von Peptidyl-Prolyl-Bindungen katalysieren. Der Hochaffinitätsrezeptor für Cs ist das 17-kD Immunophilin Zyklophilin A, dessen Rotamaseaktivität inhibiert wird. Im nächsten Schritt bindet der Immunophilin-Cs-Komplex an Kalzineurin und blockiert dessen Fähigkeit den NFAT („nuclear factor of activated T-cells") zu dephosphorylieren und blockiert dabei dessen Translokation in den Zellkern. Damit wird die Transkription einer Reihe von Zytokinen gehemmt, die durch T-Zellaktivierung über den T-Zellrezeptor induziert würden. Cyclosporin inhibiert demnach eine T-Zellaktivierung, die durch Antigene oder Lektine ausgelöst wird, worauf seine Wirkungen bei T-Zell-mediierten Erkrankungen, zum Beispiel Psoriasis, zurückgeführt wird. Nicht alle pharmakologischen Mechanismen von Cs können aber durch die Kalzineurinhemmung erklärt werden, und es ist auch nicht klar, ob die Wirkung von Cs bei dermatologischen Erkrankungen nicht auch partiell über seine Bindung an Zyklophiline in Keratinozyten zurückzuführen ist. Die fundiertesten experimentellen Daten weisen jedoch, zumindest derzeit, auf einen Wirkungsmechanismus über die Hemmung von T-Zellaktivierung und Zytokin- beziehungsweise Lymphokinproduktion, vor allem Interleukin 2 (IL2) hin [2, 62].

Pharmakokinetik

Die intra- und interindividuelle Variabilität bei Absorption von Cs variiert beträchtlich. Die Bioverfügbarkeit schwankt zwischen 25–35%, wobei Plasmaspitzenwerte 1,5–4 Stunden nach oraler Gabe zustande kommen. Cyclosporin wird zu einer großen Zahl zyklisierter Metaboliten durch Leberzyto-

Tabelle 1. Medikamente, die den Metabolismus von Cyclosporin über Cytochrom $P_{450}3$ A verändern

$P_{450}3$ A Inhibitoren[a]	$P_{450}3$ A Induktoren[b]
Erythromycin	Rifampicin
Triacetyloleandomycin	Phenobarbital
Doxyzyklin	Phenytoin
Midazolam	Phenylbutazone
Nifedipine	Sulfinpyrazon
Diltiazem	Carbamazepin
Verapamil	Trimethoprimsulfamethoxazol
Nicardipin	Nafcillin
Dihydroergotamin	Valporat
Ergotamin	Isoniazid
Progesteron	
Ethinylestradiol	
Danazol	
Kortisol	
Prednison	
Predinosolon	
Methylprednisolon	
Ketoconazol	
Fluconazol	
Itraconazol	
Bromocriptin	
Furosemid	
Thiazide	
Acetazolamid	
Kolchizin	
Cimetidin	
Ranitidin	
Quinolone	
Marcumar	
Amphotericin	
Acyclovir	
Cephalosporine	

[a] erhöhen Cs-Spiegel
[b] erniedrigen Cs-Spiegel

chrom $P_{450}3$ A metabolisiert, wobei angenommen wird, daß manche dieser Metaboliten biologische Aktivität beibehalten und zur immunsuppressiven und auch toxischen Wirkung von Cs beitragen. Die Eliminationshalbwertszeit ist 6–12 Stunden und über 90% der Ausscheidung erfolgt biliär. Medikamente, die kompetitiv an $P_{450}3$ A binden, erhöhen den Cyclosporinspiegel, während $P_{450}3$ A Induktoren den Cyclosporinmetabolismus beschleunigen und damit den Cyclosporinblutspiegel senken (Tabelle 1) [61]. Bestimmte Nahrungsmittel, wie Grapefruit, können die Bioverfügbarkeit von Cs erhöhen, andererseits können Medikamente, wie Ketakonazol, den therapeutischen Blutspiegel von Cs um 60–80% reduzieren [27]. Aus diesem Grund wurde eine Mikroemulsionformulierung von Cyclosporin (Neoral) entwickelt, die eine wesentlich konstantere Resorption von Cs gewährleistet als das bisherige Präparat [44]. Diese Formulierung wird weniger durch alimentäre Einflüsse beeinflußt und wird schneller, umfassender und wesentlich verläßlicher absorbiert [30].

Topische Formulierungen von Cs sind aufgrund unzulänglicher Penetration durch die Epidermis nicht wirksam, wenngleich die intraläsionale Injektion von Cs, wie bei Psoriasis [25] oder Pyoderma gangraenosum [40] Wirksamkeit entfaltet.

Dosierung

Für dermatologische Indikationen sind Dosierungen ausreichend, die weit unter den bei Organtransplantation üblichen (15 mg/kg, initial, Erhaltungsdosen im Bereich von 3–10 mg/kg) liegen. Initialdosen für dermatologische Indikationen bewegen sich im Bereich von 5 mg/kg pro Tag, ohne daß – im Gegensatz zu Organtransplantationen – eine initiale „loading dose" verabreicht werden muß. Dosiserhöhungen sollten nicht 0,5–1 mg/kg pro Tag überschreiten, Erhaltungsdosen liegen bei 2–3 mg/kg Körpergewicht pro Tag.

Dermatologische Indikationen

Die Zahl von Dermatosen, bei denen Cs mit mäßigem bis exzellentem Erfolg eingesetzt wurde, ist groß. Allerdings muß darauf hingewiesen werden, daß nur für Psoriasis und atopische Dermatitis kontrollierte Studien vorliegen. Die bisherigen Erfahrungen lassen sich so zusammenfassen, daß man drei Gruppen von Erkrankungen unterscheiden kann, die ich aufgrund eigener Erfahrungen und Berichten aus der Literatur in Dermatosen mit gutem bis exzellentem, mäßigem und variablem Ansprechen, zusammengefaßt habe (Tabelle 2).

Tabelle 2. Reihung von Dermatosen nach ihrem Ansprechen auf Cyclosporin (nur für Psoriasis und atopische Dermatitis liegen kontrollierte Studien an größeren Krankenkontingenten vor)

Gutes bis exzellentes Ansprechen	Psoriasis Atopische Dermatitis Pyoderma gangraenosum Morbus Behçet Epidermolysis bullosa acquisita Lichen ruber planus
Mäßiges Ansprechen	Alopecia areata chronisch persisitierende Lichtreaktion Pemphigoid Pemphigus
Variables Ansprechen	Lupus erythematosus Dermatomyositis Polymyositis Sklerodermie

Psoriasis

Die größte Erfahrung liegt bei Psoriasis vor, hier gibt es auch bereits Symposiumsberichte und Konsensuskonferenzen, in denen Richtlinien zur Behandlung der Psoriasis festgelegt wurden [38, 63]. Kontrollierte Studien haben Cs bei Plaquepsoriasis eine große klinische Effizienz bescheinigt (Abb. 1) [11, 15, 16, 17, 31, 41, 60], Wirksamkeit ist auch bei psoriatischer Erythrodermie, Psoriasis pustulosa und Psoriasis arthropathica nachgewiesen. Zwei Verfahren haben sich eingebürgert: entweder man beginnt mit einer hohen Dosis (5 mg/kg) und reduziert diese schrittweise, nachdem eine mehr als 75% Besserung des Hautzustandes eingetreten ist (meistens nach 4–6 Wochen) in vierwöchentlichen Intervallen bis eine Erhaltungsdosis von 3 mg/kg erreicht ist, oder man beginnt mit einer kleineren Dosis (2,5–3 mg/kg) und erhöht diese nach einem 4wöchentlichen Intervall, wobei wiederum 5 mg/kg als oberste Grenze gelten (Tabelle 3). Keines der beiden Verfahren hat sich als überlegen erwiesen, außer, daß das Anheben einer ursprünglich geringeren Dosis eine wesentlich längere Zeitspanne erfordert. Meistens läßt sich der PASI-Score um mehr als 85% nach 16 Wochen Behandlung reduzieren. Üblicherweise wird sechs Monate lang behandelt und dann

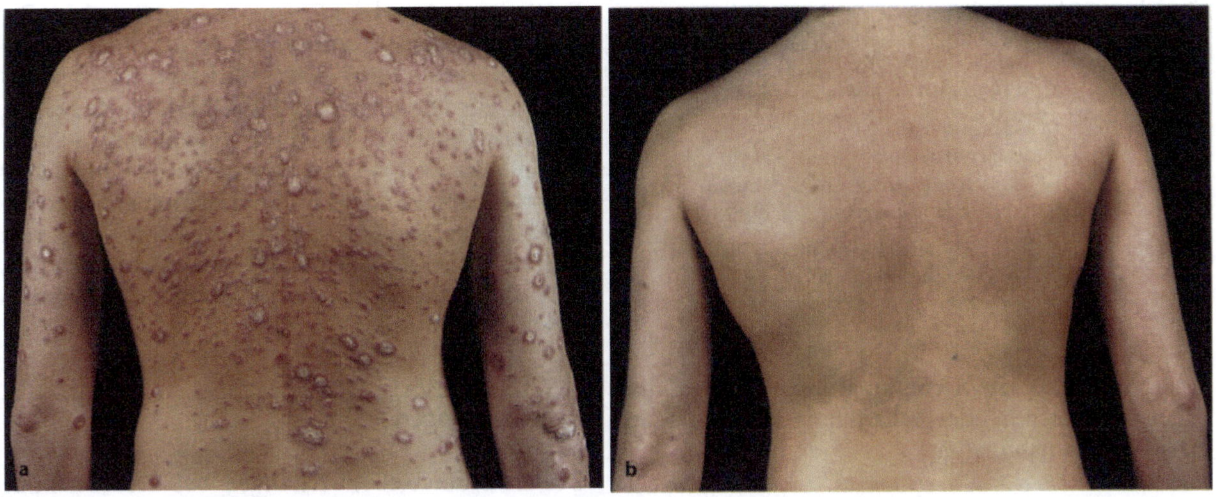

Abb. 1. Patient mit Psoriasis vor (A) und 6 Wochen nach Beginn der Cyclosporin-Therapie (B)

Tabelle 3. Cyclosporin – Psoriasis

Dosierung	initial: 3–5mg/kg KG niedrigste wirksame Initialdosis: 3 mg/kg KG Erhaltung: 2,5–3mg/kg KG
Schema	kontinuierlich zyklisch intermittierend
Rezidive	bei 50% der Patienten

eine Pause eingelegt, wobei Rezidive bei rund 50% der Patienten auftreten. Langzeitbehandlungen bis zu 30 Monaten haben sich als sicher und effizient erwiesen [20].

Ein genaues Monitoring der mit Cs behandelten Psoriasispatienten ist unerläßlich (siehe Nebenwirkungen). Kreatininspiegel sollten genauso wie der Blutdruck kontinuierlich überwacht werden. Bei Erhöhungen des Kreatininspiegels von mehr als 30% über den Ausgangswert sollte die Dosis reduziert werden, wobei bei Abfallen des Kreatininspiegels mit einer geringeren Dosis weiterbehandelt werden kann. Bleibt der Kreatininspiegel um mehr als 30% des Ausgangswertes erhöht, sollte die Cs-Behandlung solange unterbrochen werden, bis das Serumkreatinin wieder normalisiert ist. In vielen Fällen kann ein genaueres Monitoring durch die glomeruläre Filtrationsrate oder durch radioaktive Radioisotopentests durchgeführt werden, ist jedoch generell nicht nötig. Bei der Erhöhung des diastolischen Blutdrucks über 90 empfiehlt es sich, Antihypertensiva zu verabreichen. Sollten diese keine Wirkung zeigen, ist die Behandlung ebenfalls zu unterbrechen. Bei einer Anbehandlung von 5 mg/kg bis zur Erscheinungsfreiheit und nachfolgender Erhaltungstherapie mit 3 mg/kg bis zu sechs Monaten sind die bisher besten Ergebnisse erzielt worden [52].

Atopische Dermatitis

Wie bei der Psoriasis ist die Erfahrung bei der atopischen Dermatitis umfangreich [5, 42, 53, 56, 60, 65, 66]. Bei schwerer und refraktärer atopischer Dermatitis des Erwachsenen kann bereits nach kurzer Zeit eine deutliche Besserung des Hautzustandes erzielt werden. Am eindrucksvollsten wurde dies in einer plazebokontrollierten Cross-over-Studie gezeigt [53]. Da Cs den Juckreiz bei atopischer Dermatitis innerhalb weniger Tage entscheidend bessert, ergibt sich bei der atopischen Dermatitis der Erwachsenen vor allem eine entscheidende Steigerung der Lebensqualität der behandelten Patienten [50]. Ausgezeichnet ist auch das Ansprechen der atopischen Dermatitis bei Kindern, bei der sich Cs als eine sichere, sehr effiziente Kurzzeittherapie erwiesen hat.

Wie bei der Psoriasis kann auch bei der atopischen Dermatitis entweder mit einer geringen (3 mg/kg) Dosis begonnen und dann mit einer höheren Dosis weiter behandelt oder mit einer höheren Dosis (5 mg/kg) begonnen werden, die dann verringert werden kann. Ein Vergleich beider Schemata hat keinen Vorteil für eines der beiden gezeigt [66].

Rückfälle, die innerhalb weniger Wochen nach dem Sistieren der Behandlung auftreten, sind häufig [56]. Die empfohlenen Vorgangsweisen sind in Tabelle 4 zusammengefaßt.

Tabelle 4. Cyclosporin bei atopischer Dermatitis

Dosierung	initial 5 mg/kg KG Erhaltung 2–3 mg/kg KG
Schema	kontinuierlich intermittierend ansteigende Dosierung 3–5 mg/kg abfallende Dosierung 5–3 mg/kg
Rezidive	bei den meisten Patienten (70%) nach Wochen und Monaten

Ein Monitoring des Serumkreatinins und des Blutdrucks ist auch bei der Behandlung der atopischen Dermatitis unabdingbar.

Andere Erkrankungen

In einer Reihe von Einzelbeobachtungen wurde ein hervorragendes Ansprechen von *Pyoderma gangraenosum* auf Cs berichtet [9, 14, 21, 33, 36, 48, 67]. Allerdings sind in den meisten Publikationen die Fallzahlen klein und es wurde in den meisten Serien Cs A nicht allein sondern in Kombination mit Kortikosteroiden verabreicht. Nach diesen Berichten und eigenen Erfahrungen gibt es jedoch an dem Ansprechen von Pyoderma gangraenosum auf Cs A keinen Zweifel.
Über hervorragendes Ansprechen des *aktinischen Retikuloids* auf Cs A ist ebenfalls berichtet worden [12, 19, 44, 54, 57], was durch eigene Erfahrungen bestätigt werden kann. Das gleiche gilt für den *Morbus Behçet* [35, 45, 46, 55]. Sehr gute Ergebnisse fand man bei *Alopecia areata*, vor allem bei Alopecia areata totalis, doch liegen auch hier keine kontrollierten Studien vor [21, 47]. Leider kommt es in fast allen Fällen nach Absetzen der Behandlung zum Rezidiv und neuerlichem Haarausfall.
Sehr gute Ergebnisse werden bei *Lichen ruber planus* erzielt [23, 24, 49], wobei die Ergebnisse der lokalen Cs-Therapie des oralen Lichen ruber planus [13, 32] kontrovers sind. Bei dieser Behandlung wird Cs in Form von 100 mg/ml als Gurgeltherapie („swish and spit") verwendet, wobei nach zehnminütiger Einwirkung der Lösung auf die Mundschleimhaut diese wieder ausgespuckt wird. Obwohl in einer Studie gezeigt werden konnte, daß die Blutspiegel aufgrund systemischer Absorption bei dieser Form der Behandlung sehr gering oder kaum nachweisbar waren, wird heute doch eher angenommen, daß der therapeutische Effekt bei dieser Form der Behandlung eher auf eine systemische Resorption zurückzuführen ist.

Enttäuschend sind die Ergebnisse von Cs bei der Behandlung *bullöser Dermatosen*. In den meisten Fällen, bei denen über eine Wirksamkeit berichtet wurde, handelt es sich um Einzelberichte. In Serien, bei denen mehrere Patienten in semikontrollierter Weise behandelt worden waren, wurde Cs nicht als Monotherapie sondern in Kombination mit Kortikosteroiden verabreicht. Immerhin wurde über gute Ergebnisse bei Epidermolysis bullosa acquisita [22, 37] berichtet, die wir aufgrund eigener Erfahrungen bestätigen können.

Nebenwirkungen

Die Zahl der Nebenwirkungen bei Verabreichung von Cs A ist groß, im allgemeinen jedoch dosisabhängig (Tabelle 5) [25, 51].
Niere: Nephrotoxizität sowohl akut als auch chronisch, ist die hauptsächliche Gefahr der Cs-Behandlung, weswegen Patienten mit Einschränkung der Nierenfunktion nicht mit Cs behandelt werden sollten [3]. Prinzipiell wird zwischen funktioneller

Tabelle 5. Nebenwirkungen von Cyclosporin

Typ	Nebenwirkung
Niere	Erhöhung des Serumkreatinins, Abnahme der glomerulären Filtrationsrate
Blutchemie	Erhöhung des Serumkreatinin, Harnstoff, Magnesium, Kalium und Harnsäure, Hyperbilirubinämie, Erhöhung der Transamiasen, alkalische Posphatase, Hyperlipidämie
Kardiovaskulär	Hochdruck, Hyperlipidämie
Gastrointistinal	Übelkeit, Erbrechen, Durchfall, Hyperbilirubinämie, Erhöhung der Transaminasen und der alkalischen Phosphatase
Mukokutan	Hypertrichosis, Follikulitis, Akne, gingivale Hyperplasie, Talgdrüsenhyperplasie, epidermoide Zysten
Hämatologisch	milde normochrome normozytäre Anämie, selten: Thrombozytopenie, Leukopenie
Infektionen	Erhöhte Infektionen mit Epstein-Barr-Virus, Zytomegalovirus, Pneumozystis carinii
Neoplasien	Erhöhtes Risiko für Lymphome, Hautkarzinome und Kaposi-Sarkom
Allgemeinsymptome	Müdigkeit, Abgeschlagenheit, Kopfschmerzen, Gewichtsverlust, Parästhesien, Tremor

und struktureller Nierentoxizität unterschieden [51].
Akute renale Toxizität ist im allgemeinen dosisabhängig und reversibel nach Absetzen von Cs. Langzeitnierentoxizität entwickelt sich langsam progressiv und ist gewöhnlich irreversibel. Drei Arten von Nephrotoxizität sind beobachtet worden:

- Die erste erfolgt vorwiegend bei Nierentransplantierten und tritt bei Patienten auf, deren Nieren schon vorher durch Ischämie geschädigt wurden.
- Der zweite Typ entwickelt sich während der ersten zwei bis drei Wochen nach Transplantation und ist mit hohen Cs-Blutspiegel vergesellschaftet. Dieser Typ kann bei dermatologischen Patienten einige Wochen nach Beginn der Cs-Behandlung beobachtet werden, und eine Reduzierung der Dosis oder Sistieren der Cs-Behandlung führt meist zu einer kompletten Restitution einer normalen Nierenfunktion.
- Der dritte Typ ist eine chronische Nierentoxizität, die auch ohne Erhöhung von Serumkreatinin oder Blutdruck auftreten kann, und die daher, besonders bei chronischer Behandlung, von Bedeutung ist. Die Erhöhung von Serumkreatinin um 50% des Ausgangswertes ist ein eindeutiger Risikofaktor, auf den geachtet werden muß. Ein kontinuierliches Monitoring des Serumkreatinin ist daher bei allen Patienten unter Cs A unerläßlich.

Bluthochdruck ist eine weitere, sehr häufige Nebenwirkung einer Cs-Behandlung [3, 10, 18], die bei ungefähr 50% aller Patienten und bei 30% psoriatischer Patienten auftritt. Patienten mit Hypertonie sollten daher nicht mit Cs behandelt werden. Kalziumantagonisten beeinflussen den Cs induzierten Hochdruck ausgezeichnet, während ACE Inhibitoren nicht so effektiv sind. Eine Kontrolle des Blutdrucks, vor allem des diastolischen Druck ist daher indiziert, wobei eine dauernde Erhöhung des diastolischen Drucks über 95 mmHg als Indikation für das Einsetzen einer antihypertensiven Therapie angesehen wird.
Gastrointestinale Nebenwirkungen wie Übelkeit, Erbrechen, Anorexie oder Diarrhoe sind ebenfalls häufige Nebenwirkungen [21, 28]. Hyperbilirubinaemie und transiente mäßige Erhöhungen der Leberenzyme wurden beobachtet [26]. Patienten mit beträchtlicher Leberdysfunktion sollten kein Cs erhalten, und Erhöhungen der Leberenzyme um mehr als 100% über den Ausgangswert sind eine Indikation zur Dosisreduktion.

An *neurologischen* Symptomen sind Kopfschmerzen die häufigste Nebenwirkung. Sie treten meist während der ersten Wochen der Behandlung auf und bilden sich sehr häufig spontan zurück [26]. Hyperästhesien und Parästhesien der Extremitäten sind ebenfalls häufige Nebenwirkungen, transiente Lähmungen wurden beobachtet. An hämatologischen Komplikationen (Hyperkoagulabilität, niedrige Spiegel von Gewebsplasminogenaktivator und erhöhte Plasminogen-Aktivator-Inhibitor-Spiegel) sind vor allem bei Transplantationspatienten beobachtet worden.
Hypercholesterolaemie, Erhöhung der „low density lipoptoteins" (LDL) und Hypertriglyzeridämie wurden ebenfalls, aber nicht bei dermatologischen Patienten, beobachtet.
Infektionsrisiko: Bei Organtransplantierten ist ein erhöhtes Risiko von Infektionen mit Epstein-Barr-Virus, Zytomegalivirus, *Pneumocystis carinii* bekannt, bei dermatologischen Indikationen jedoch nicht gesichert [26].
Karzinomrisiko: Bei Organtransplantierten, die Cs erhalten, ist die Gefahr von Neoplasmen durch Immunsuppression erhöht [26]. Es gilt dies vor allem für das Auftreten von Lymphomen, wobei nach der bisherigen Erfahrung die Inzidenz von Lymphomen mit Cs behandelten dermatologischen Patienten weniger als 0,2% beträgt. Ebenso treten bei chronisch immunsupprimierten Organempfängern vermehrt Hautkarzinome, vor allem Plattenepithelkarzinome, Basaliome und Kaposi-Sarkome auf [29]. Die Zahl

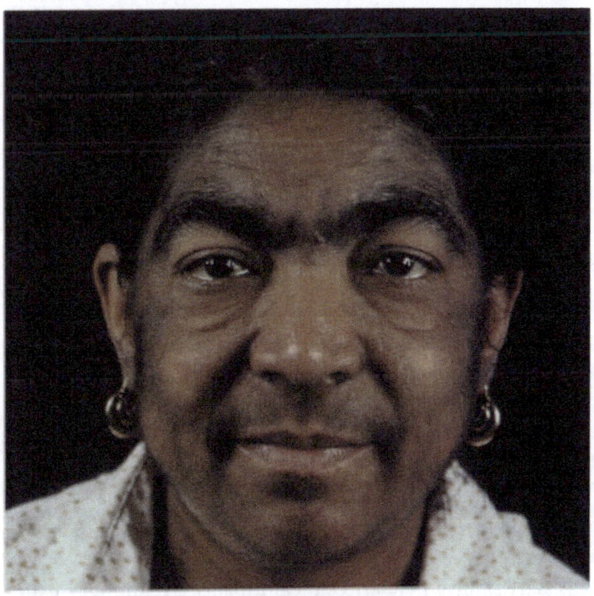

Abb. 2. Hirsutismus durch Cyclosporin-Therapie bei einer organtransplantierten Patientin.

von Plattenepithelkarzinomen bei Psoriatikern, die mit Cs behandelt wurden, ist erhöht, möglicherweise aber durch die Kombination mit vorherigen Behandlungen mit PUVA oder UVB bedingt. Psyeudolymphome sind ebenfalls eine Komplikation der Langzeitbehandlung mit Cs [8, 58].

Mukokutane Nebenwirkungen: Hypertrichose ist eine häufige Komplikation von Cs-Behandlung und tritt wahrscheinlich bei 100 % der Patienten auf, die über längere Zeit diese Substanz erhalten (Abb. 2) [2, 64]. Gingivale Hypertrophie wird bei bis zu 70 % der Patienten, die Cs erhalten, beobachtet und tritt meist während der ersten sechs Monate der Behandlung auf; sie ist häufiger bei Individuen mit schlechter Mundhygiene. Beide, Hypertrichose und gingivale Hyperplasie bilden sich nach Absetzen des Medikaments spontan zurück. Akneiforme Eruptionen, Keratosis pilaris, Talgdrüsenhyperplasie und epidermoide Zysten sind ebenfalls bei Cs-Behandlung beobachtet worden.

Zusammenfassung

Cyclosporin A (Cs A) ist eine außerordentlich wirksame immunsuppressive Substanz, die bei einer Reihe von T-Zell-mediierten Dermatosen eingesetzt werden kann und wird. Im Hinblick auf das Spektrum an Nebenwirkungen hat eine Indikationsstellung jedoch außerordentlich sorgsam zu erfolgen. Eine Cs-Behandlung sollte nur bei jenen Patienten durchgeführt werden, bei denen aufgrund einer Abwägung aller anderen zur Verfügung stehenden Behandlungsalternativen, des zu erwartenden klinischen Nutzens und der Möglichkeit durch entsprechendes Monitoring ernstere Nebenwirkungen zu vermeiden, eine Indikation gestellt werden kann.

Literatur

1. Andersen WK, Feingold DS (1995) Adverse drug interactions clinically important for the dermatologist. Arch Dermatol 131:468–473
2. Bencini PL, Montagnino G, Sala F, De VA, Crosti C, Tarantino A (1986) Cutaneous lesions in 67 cyclosporin-treated renal transplant recipients. Dermatologica 172:24–30
3. Bennett WM, Porter GA (1988) Cyclosporine-associated hypertension. Am J Med 85:131–133
4. Bennett WM (1990) Renal effects of cyclosporine. J Am Acad Dermatol 23:1280–1285
5. Berth Jones J (1996) Clinical aspects: preliminary experience with a novel oral formulation of cyclosporin (Neoral). Br J Dermatol 135 Suppl 48:5–8
6. Berth Jones J, Finlay AY, Zaki I, Tan B, Goodyear H, Lewis JS (1996) Cyclosporine in severe childhood atopic dermatitis: a multicenter study. J Am Acad Dermatol 34:1016–1021
7. Bierer BE, Hollander G, Fruman D, Burakoff SJ (1993) Cyclosporin A and FK506: molecular mechanisms of immunosuppression and probes for transplantation biology. Curr Opin Immunol 5:763–773
8. Brown MD, Ellis CN, Billings J, Cooper KD, Baadsgaard O, Headington JT (1988) Rapid occurrence of nodular cutaneous T-lymphocyte infiltrates with cyclosporine therapy. Arch Dermatol 124:1097–1100
9. Curley RK, Macfarlane AW, Vickers CF (1985) Pyoderma gangraenosum treated with cyclosporin A. Br J Dermatol 113:601–604
10. Dieterle A, Abeywickrama K, von GB (1988) Nephrotoxicity and hypertension in patients with autoimmune disease treated with cyclosporine. Transplant Proc 20:349–355
11. Dubertret L, Perussel M, Robiola O, Feutren G (1989) Cyclosporin in psoriasis. A long-term randomized study on 37 patients. Acta Derm Venereol (Stockh) Suppl 146:136
12. Duschet P, Schwarz T, Oppolzer G, Gschnait F (1988) Persistent light reaction. Successful treatment with cyclosporin A. Acta Derm Venereol 68:176–178
13. Eisen D, Ellis CN, Duell EA, Griffiths CE, Voorhees JJ (1990) Effect of topical cyclosporine rinse on oral lichen planus. A double-blind analysis. N Engl J Med 323:290–294
14. Elgart G, Stover P, Larson K, Sutter C, Scheibner S, Davis B (1991) Treatment of pyoderma gangrenosum with cyclosporine: results in seven patients. J Am Acad Dermatol 24:83–86
15. Ellis CN, Fradin MS, Messana JM, Brown MD, Siegel MT, Hartley AH (1991) Cyclosporine for plaque-type psoriasis. Results of a multidose, double-blind trial. N Engl J Med 324:277–284
16. Finzi AF, Mozzanica N, Cattaneo A, Chiappino G, Pigatto PD (1989) Effectiveness of cyclosporine treatment in severe psoriasis: a clinical and immunologic study. J Am Acad Dermatol 21:91–97
17. Finzi AF (1996) Individualized short-course cyclosporin therapy in psoriasis. Br J Dermatol 135 (Suppl 48):31–34
18. Fry L, Griffiths CE, Powles AV, Baker BS, Valdimarsson H (1988) Long-term cyclosporine in the management of psoriasis. Transplant Proc 20:23–25
19. Gardeazabal J, Arregui MA, Gil N, Landa N, Raton JA, Diaz PJ. (1992) Successful treatment of musk ketone-induced chronic actinic dermatitis with cyclosporine and PUVA. J Am Acad Dermatol 27:838–842
20. Gulliver WP, Murphy GF, Hannaford VA, Primmett DR (1996) Increased bioavailability and improved efficacy, in severe psoriasis, of a new microemulsion formulation of cyclosporin. Br J Dermatol 135 (Suppl 48):35–39
21. Gupta AK, Ellis CN, Cooper KD, Nickoloff BJ, Ho VC, Chan LS (1990) Oral cyclosporine for the treatment of alopecia areata. A clinical and immunohistochemical analysis. J Am Acad Dermatol 22:242–250
22. Gupta AK, Ellis CN, Nickoloff BJ, Goldfarb MT, Ho VC, Rocher LL (1990) Oral cyclosporine in the treatment of

inflammatory and noninflammatory dermatoses. A clinical and immunopathologic analysis. Arch Dermatol 126:339–350
23. Higgins EM, Munro CS, Friedmann PS, Marks JM (1989) Cyclosporin A in the treatment of lichen planus. Arch Dermatol 125:1436
24. Ho VC, Gupta AK, Ellis CN, Nickoloff BJ, Voorhees JJ (1990) Treatment of severe lichen planus with cyclosporine. J Am Acad Dermatol 22:64–68
25. Ho VC, Griffiths CE, Ellis CN, Gupta AK, McCuaig CC, Nickoloff BJ (1990) Intralesional cyclosporine in the treatment of psoriasis. A clinical, immunologic, and pharmacokinetic study. J Am Acad Dermatol 22:94–100
26. Hoyer PF (1995) Complications of cyclosporin therapy. Contrib Nephrol 114:111–123
27. Keogh A, Spratt P, McCosker C, Macdonald P, Mundy J, Kaan A (1995) Ketoconazole to reduce the need for cyclosporine after cardiac transplantation. N Engl J Med 333:628–633
28. Klintmalm GB, Iwatsuki S, Starzl TE (1981) Cyclosporin A hepatotoxicity in 66 renal allograft recipients. Transplantation 32:488–489
29. Korstanje MJ, Van-de-Staak SW (1990) High cumulative dose of ultraviolet radiation is a contraindication for cyclosporin therapy. Clin Exp Dermatol 15:76
30. Kovarik JM, Mueller EA, Richard F, Niese D, Halloran PF, Jeffery J (1996) Evidence for earlier stabilization of cyclosporine pharmacokinetics in de novo renal transplant patients receiving a microemulsion formulation. Transplantation 62:759–763
31. Lewis HM, Powles AV, Thomas E, Garioch JJ, Baker BS, Hulme B (1993) Cyclosporin A in the treatment of chronic plaque psoriasis: Six years experience. J Dermatol Treat 3:7
32. Lopez LJ, Rosello LX (1995) Cyclosporine A, an alternative to the oral lichen planus erosive treatment. Bull Group Int Rech Sci Stomatol Odontol 38:33–38
33. Magid ML, Gold MH (1989) Treatment of recalcitrant pyoderma gangrenosum with cyclosporine. J Am Acad Dermatol 20:293–294
34. Mahrle G, Schulze HJ, Farber L, Weidinger G, Steigleder GK (1995) Low-dose short-term cyclosporine versus etretinate in psoriasis: improvement of skin, nail, and joint involvement. J Am Acad Dermatol 32:78–88
35. Masuda K, Nakajima A, Urayama A, Nakae K, Kogure M, Inaba G (1989) Double-masked trial of cyclosporin versus colchicine and long-term open study of cyclosporin in Behçet's disease. LANCET 1:1093–1096
36. Matis WL, Ellis CN, Griffiths CE, Lazarus GS (1992) Treatment of pyoderma gangrenosum with cyclosporine. Arch Dermatol 128:1060–1064
37. Merle C, Blanc D, Zultak M, van LH, Drobacheff C, Laurent R (1990) Intractable epidermolysis bullosa acquisita: efficacy of cyclosporin A. Dermatologica 181:44–47
38. Mihatsch MJ, Wolff K (1990) Risk/benefit ratio of cyclosporin A (Sandimmun registered) in psoriasis: Foreword. Br J Dermatol 122 (Suppl 36):1912
39. Mihatsch MJ, Wolff K (1992) Consensus conference on cyclosporin A for psoriasis February 1992. Br J Dermatol 126:621–623
40. Mrowietz U, Christophers E (1991) Clearing of pyoderma gangrenosum by intralesional cyclosporin A. Br J Dermatol 125:499
41. Mrowietz U, Farber L, Henneicke von ZH, Bachmann H, Welzel D, Christophers E (1995) Long-term maintenance therapy with cyclosporine and posttreatment survey in severe psoriasis: results of a multicenter study. German Multicenter Study. J Am Acad Dermatol 33:470–475
42. Munro CS, Levell NJ, Shuster S, Friedmann PS (1994) Maintenance treatment with cyclosporin in atopic eczema. Br J Dermatol 130:376–380
43. Noble S, Markham A (1995) Cyclosporin. A review of the pharmacokinetic properties, clinical efficacy and tolerability of a microemulsion-based formulation (Neoral). Drugs 50:924–941
44. Norris PG, Camp RD, Hawk JL (1989) Actinic reticuloid: response to cyclosporine. J Am Acad Dermatol 21:307–309
45. Nussenblatt RB, Palestine AG, Chan CC, Mochizuki M, Yancey K (1985) Effectiveness of cyclosporin therapy for Behçet's disease. Arthritis Rheum 28:671–679
46. Pacor ML, Biasi D, Lunardi C, Cortina P, Caramaschi P, Girelli D (1994) Cyclosporin in Behçet's disease: results in 16 patients after 24 months of therapy. Clin Rheumatol 13:224–227
47. Parodi A, Rebora A (1987) Topical cyclosporine in alopecia areata. Arch. Dermatol 123:165–166
48. Penmetcha M, Navaratnam AE (1988) Pyoderma gangrenosum. Response to cyclosporin A. Int J Dermatol 27:253
49. Pigatto PD, Chiappino G, Bigardi A, Mozzanica N, Finzi AF (1990) Cyclosporin A for treatment of severe lichen planus. Br J Dermatol 122:121–123
50. Salek MS, Finlay AY, Luscombe DK, Allen BR, Berth JJ, Camp RD (1993) Cyclosporin greatly improves the quality of life of adults with severe atopic dermatitis. A randomized, double-blind, placebo-controlled trial. Br J Dermatol 129:422–430
51. Shihab FS (1996) Cyclosporine nephropathy: pathophysiology and clinical impact. Semin Nephrol 16:536–547
52. Shupack J, Abel E, Bauer E, Brown M, Drake L, Freinkel R (1997) Cyclosporine as maintenance therapy in patients with severe psoriasis. J Am Acad Dermatol 36:423–432
53. Sowden JM, Berth JJ, Ross JS, Motley RJ, Marks R, Finlay AY (1991) Double-blind, controlled, crossover study of cyclosporin in adults with severe refractory atopic dermatitis. Lancet 338:137–140
54. Stallmann D (1990) Aktinisches Retikuloid – Cyclosporin A Therapie. In: Braun-Falco O, Ring J (Hrsg) Fortschritt der Praktischen Dermatologie und Venerologie, Bd 12. Springer, Berlin, S 586–587
55. Suss R, al Ayoubi M, Ruzicka T (1993) Cyclosporine therapy in Behçet's disease. J Am Acad Dermatol 29:101–102
56. Taylor RS, Cooper KD, Headington JT, Ho VC, Ellis CN, Voorhees JJ (1989) Cyclosporine therapy for severe atopic dermatitis. J Am Acad Dermatol 21:580–583
57. Thestrup Pederson K, Zachariae C, Kaltoft K, Pallesen G, Sogaard H (1988) Development of cutaneous pseudolymphoma following ciclosporin therapy of actinic reticuloid. Dermatologica 177:376–381
58. Timonen P, Friend D, Abeywickrama K, Laburte C, von GB, Feutren G (1990) Efficacy of low-dose cyclosporin A in psoriasis: results of dose-finding studies. Br J Dermatol 122 Suppl 36:33–39

59. Van Joost TH, Bos JD, Heule F, Meinardi MM (1988) Low-dose cyclosporin A in severe psoriasis. A double-blind study. Br J Dermatol 118:183–190
60. Van Joost TH, Heule F, Korstanje M, van-den BM, Stenveld HJ, van Vloten WA (1994) Cyclosporin in atopic dermatitis: a multicentre placebo-controlled study. Br J Dermatol 130:634–640
61. Watkins PB (1990) The role of cytochromes P-450 in cyclosporine metabolism. J Am Acad Dermatol 23:1301–1309
62. Wiederrecht G, Lam E, Hung S, Martin M, Sigal N (1993) The mechanism of action of FK-506 and cyclosporin A. Ann NY Acad Sci 696:9–19
63. Wolff K (ed) (1992) Cyclosporin A and the Skin. International Congress and Symposium, Royal Soc Med, London
64. Wysocki GP, Daley TD (1987) Hypertrichosis in patients receiving cyclosporine therapy. Clin Exp Dermatol 12:191–196
65. Zaki I, Emerson R, Allen BR (1996) Treatment of severe atopic dermatitis in childhood with cyclosporin. Br J Dermatol 135 Suppl 48:21–24
66. Zonneveld IM, De RM, Beljaards RC, Van-Der RH, Wuite J, Zeegelaar J (1996) The long-term safety and efficacy of cyclosporin in severe refractory atopic dermatitis: a comparison of two dosage regimens. Br J Dermatol 135 Suppl 48:15–20
67. Zumdick M, Goerz G, Schuppe HC, Milde P, Ruzicka T (1995) Low dosage cyclosporin A therapy in pyoderma gangrenosum. Experiences with 6 patients. Hautarzt 46:697–701

Methotrexat

Peter Kind

Die antiproliferative Wirkung von Aminopterin wurde erstmals 1948 bei der Leukämie erkannt. 1951 wurde bei einer Untersuchung über die antiinflammatorische Wirkung von Aminopterin beobachtet, daß sich neben der Arthritis eine gleichzeitig bestehende Psoriasis vulgaris deutlich besserte. Dies war der erste Hinweis für die Wirkung von Folatantagonisten in der Psoriasis vulgaris.

Aminopterin wurde sehr bald durch das Nachfolgeprodukt Methotrexat (MTX) ersetzt. Weitere Studien konnten zeigen, daß Methotrexat eine ähnliche positive Wirkung bei der Psoriasis vulgaris hatte wie der Vorläufer Aminopterin.

Dies führte zur Einführung von Methotrexat in die Dermatologie. Neben der Behandlung der unterschiedlichen Formen der Psoriasis vulgaris kamen eine Vielzahl von weiteren Indikationen hinzu wie beispielsweise Lupus erythematodes, Dermatomyositis, blasen-bildende Erkrankungen [1], lymphomatoide Papulose [17], kutane T-Zell-Lymphome [19] und multizentrische Retikulohistiozytose [5]. Bei den genannten Indikationen wurde Methotrexat meist in Kombination mit anderen Immunsuppressiva eingesetzt.

In der Kombination mit anderen Medikamenten, wie zum Beispiel den Kortikosteroiden, können die negativen Nebenwirkungen der Einzelsubstanzen reduziert werden.

Gerade in der Kombinationstherapie mit neuen Immunsuppressiva liegt die Zukunft der Methotrexatbehandlung.

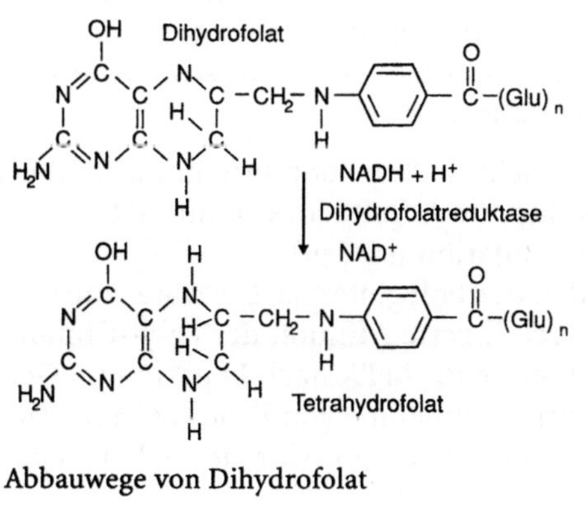

Abb. 1. Abbauwege von Dihydrofolat

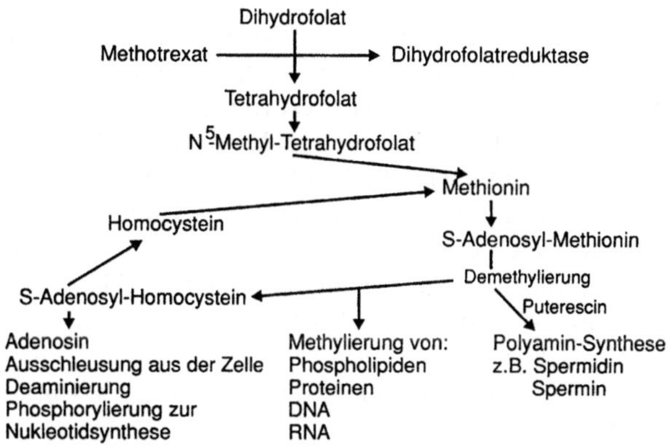

Abb. 2. Stoffwechselwege von Dihydrofolat

Methotrexat (MTX) ist ein Analogon der Folsäure, welches in der Lage ist, das Enzym Dihydrofolat-Reduktase komplett zu inhibieren und damit reduzierte Folate (Tetrahydrofolate) zu vermindern (Abb. 1).

Folate werden aus drei Komponenten aufgebaut: einem Pteridin-Kern, einem p-Amino-benzoesäure-Ring und einem Glutamat-Rest. Bereits eine leichte Reduktion der Folate bei geringen Serumkonzentrationen von MTX führt zu einer Inhibition der Pyrimidinsynthese und der DNA-Synthese. Bei etwas höheren Konzentrationen werden auch andere metabolische Abbauwege beeinflußt: Purinsynthese (RNA-Synthese), Konversion von Glycin zu Serin, Homocystein zu Methionin und damit kommt es schließlich zur Hemmung der gesamten Proteinsynthese (Abb. 2).

Neben der antiproliferativen Wirkung hat MTX auch eine antientzündliche Wirkung. Dabei geht man davon aus, daß der antientzündliche Effekt von Methotrexat durch intrazelluläre Polyglutamatderivate hervorgerufen wird. Diese rufen eine verstärkte Sekretion von Adenosin hervor, welches wiederum an Oberflächenrezeptoren verschiedener Zelltypen bindet und deren Funktion dann einschränkt. Diese Daten gehen auf Untersuchungen bei der rheumatoiden Arthritis zurück. Ob der gleiche Wirkungsmechanismus auch für die Haut zutrifft, ist nicht gesichert.

Methotrexat wird in der Dermatologie in niedriger Konzentration zwischen 2,5 und 25 mg pro Woche eingesetzt. Auch Kombinationstherapien mit Retinoiden, Cyclosporin, Gold und insbesondere Kortikosteroiden haben sich durchgesetzt. Hierdurch können die Nebenwirkungen anderer Medikamente wie beispielsweise der Kortikosteroide deutlich reduziert werden. Die orale Absorption von Methotrexat schwankt erheblich. Die Bioverfügbarkeit liegt bei etwa 70%. Über einer Dosierung von 25 mg nimmt die orale Aufnahme drastisch ab [4, 79].

Nahrungsmittel und nicht resorbierbare Antibiotika vermindern die Aufnahme von Methotrexat deutlich. Wegen der unterschiedlichen Resorption muß bei höherer Dosierung eine parenterale Zufuhr gewählt werden. Nach oraler Gabe erreichen die MTX-Blutwerte nach 1–1,5 Stunden ein Maximum und korrelieren mit der gegebenen Dosis. Methotrexat hat eine Eliminationshalbwertszeit von 4,5 Stunden, wobei zwischen 60–90% der MTX-Dosis unverändert über die Niere ausgeschieden werden. Die biliäre Ausscheidung beträgt weniger als 10%. Nach einmaliger Gabe von 25 mg MTX sind bei normaler Nierenfunktion wirksame Blutspiegel nur für einen Tag nachweisbar. Die Löslichkeit ist abhängig vom pH-Wert des Urins. Ein alkalischer Harn ionisiert das Medikament im Tubulus und führt zu einer verminderten Absorption und damit zu einer verstärkten Clearance.

Bei hoher Dosierung von MTX im Rahmen onkologischer Indikationen können durch eine Alkalisierung des Urins die Nebenwirkungen reduziert werden.

Die Ausscheidung von Methotrexat erfolgt in drei Phasen: Die initiale Halbwertszeit von 0,75 Stunden ist durch die Verteilung bedingt, die zweite Phase von 2–3,5 Stunden spiegelt die renale Clearance wider, und die dritte Phase von 10 Stunden muß auf den enterohepatischen Kreislauf zurückgeführt werden.

Bedingt durch die geringe Lipidlöslichkeit von MTX ist die Diffusion in das zentrale Nervensystem gering.

Zwei Dosierungsschemata haben sich in der Dermatologie durchgesetzt:

- Eine Dreifachdosierung, bei der MTX in Abständen von 12 Stunden dreimal hintereinander gegeben wird (Weinstein-Schema),
- eine einmalige orale oder intramuskuläre Gabe.

Die Dreifachdosierung wird gerne bei der Psoriasis vulgaris eingesetzt, da sie besser auf den Zellzyklus der psoriatrischen Keratinozyten abgestimmt sein soll. Die Einmalgabe hat den Vorteil, höhere Blutwerte zu erreichen.

Um toxische Reaktionen zu vermeiden, wird gerne eine einmalige Testdosis von 5 mg gegeben. Wenn die Laborwerte sich nicht verändern, kann die Dosierung kontinuierlich gesteigert werden.

Eine Wirkung setzt bei der Psoriasis etwa nach 6–8 Wochen ein. Bei anderen Erkrankungungen und auch bei Kombinationstherapien ist unter Umständen schon mit einem früheren Wirkungseintritt zu rechnen.

Zur Reduktion der Nebenwirkungen kann einen Tag nach MTX-Gabe 5 mg Folsäure (Leucovorin) gegeben werden. Dabei soll die eigentliche Wirkung von MTX nicht beeinträchtigt werden.

Die meisten Nebenwirkungen sind auf die verzögerte Elimination zurückzuführen. Die Polyglutaminierung und der DNA-Synthese-Block sind von der MTX-Konzentration und der Expositionszeit gegenüber der Zelle abhängig.

Bei einer Überdosierung von Methotrexat können die Nebenwirkungen durch Leucovorin gemildert werden. Dabei wird Leucovorin idealerweise den MTX-Blutwerten angepaßt. In der onkologischen Hochdosistherapie wird diese Möglichkeit genutzt.

Schwerste Nebenwirkungungen mit tödlichem Ausgang wie Knochenmarkdepression, Pneumonitis und Leberversagen sind insgesamt selten (Tabelle 1).

Tabelle 1. Systemische Nebenwirkungen

Gastrointestinaltrakt	Übelkeit, Oberbauchschmerzen, Diarrhoe (29–54%)
Knochenmark	Leukopenie, Thrombopenie (6–24%)
ZNS	Kopfschmerzen, Schwindel, kognitive Dysfunktionen
Leber	Transaminasenerhöhung, Zirrhose, Fibrose
Lunge	Pneumonitis 2–6%

Auch eine verminderte Wirkung und Resistenzbildung wird bei Methotrexat beobachtet. Der Wirkungsmechanismus hierfür ist noch nicht endgültig geklärt. Es werden jedoch verschiedene Mechanismen diskutiert.

- Ein Defekt im Transportsystem für Methotrexat (verringerte Affinität des „reduced folate carrier" nach Mutation im Gen)
- Fehlen der Polyglutamat-Derivate von Methotrexat (verringerte Affinität der Folyl-Glutamat-Synthetase für MTX nach Mutation im Gen)
- selektive Aufnahme von Folat (in Tumorzellen kann eine Überexpression des Folatrezeptors festgestellt werden)

- keine Bindung der Dihydrofolatreduktase an MTX (verringerte Affinität der Dihydrofolatreduktase für MTX durch Veränderungen am katalytischen Zentrum nach Mutation im Dihydrofolatreduktase-Gen),
- Überexpression der Dihydrofolatreduktase (bis zu 1000fache Überproduktion der Dihydrofolatreduktase nach Genamplifikation). Das Dihydrofolatreduktasegen liegt in hoher Kopienzahl intrachromosomal oder extrachromosomal auf „Double-minute-Chromosomen" vor [9].

Eine Resistenzbildung ist jedoch insgesamt selten.
Die Entscheidung für die Gabe von MTX ist gerade bei der Psoriasis von verschiedenen Faktoren abhängig, wie beispielsweise Schwere der Erkrankung, Grad der Beeinträchtigung und dem Allgemeinbefinden des Patienten.
Als Indikationen gelten: Psoriasis-Erythrodermie, Psoriasisarthritis, pustulöse Psoriasis (lokalisiert und generalisiert), ausgedehnte Psoriasis vulgaris (Plaque-Typ) und eine Psoriasis, die nicht auf eine konventionelle Therapie anspricht.
Die Gabe von MTX bei HIV-Infizierten wird noch kontrovers diskutiert. Nach Abwägung des Risikos wird die Gabe jedoch von einigen Autoren befürwortet.
Als relative Kontraindikationen (Tabelle 2) gelten Leberfunktionsstörungen, Hepatitis, Zirrhose, Nierenfunktionsstörungen, Anämie, Leukopenie, Infektionen. Schwangerschaft ist eine absolute Kontraindikation. Eine Konzeption muß unter MTX unbedingt vermieden werden, nach Absetzen von MTX mindestens für drei Monate beim Mann und für einen Zyklus bei der Frau.
Eine relativ häufige Nebenwirkung gerade bei Psoriasispatienten ist die Leberzirrhose. Typisch sind eine arachnoide Fibrose und sinusidale Kollagenablagerung, ferner eine Anisozytose und Dysplasie der Hepatozyten. Daher wurde früher vor jeder MTX-Gabe eine Leberbiopsie gefordert. Nachdem allerdings bei der rheumatoiden Arthritis gezeigt werden konnte, daß Nebenwirkungen an der Leber seltener sind und auch erst bei länger dauernder Dosierung auftreten, wurden große Untersuchungsreihen bei Psoriatikern durchgeführt. Es konnte beobachtet werden, daß bereits vor der Gabe in Abhängigkeit von der Studie, relativ häufig Leberbiopsieveränderungen gefunden wurden. Psoriatiker haben anscheinend häufiger Leberveränderungen als Patienten mit rheumatoider Arthritis. Die Ursache hierfür ist unklar. Diskutiert werden ein gesteigerter Alkoholabusus und genetische Faktoren. Um einen besseren internationalen Vergleich zu haben, hat man sich auf eine einheitliche Nomenklatur für die Gewebsveränderungen geeinigt (Tabelle 3).
Bei einer kürzlich durchgeführten Konsensus-Konferenz hat man weniger strikte Richtlinien für die Leberbiopsie empfohlen (Tabelle 4) [15].
Dabei sollte nicht vergessen werden, daß man bis zum Erreichen einer Schwellendosis von 1,5 g bei einer Wochendosis von 7,5 mg 50 Monate und bei einer Wochendosis von 22,5 mg MTX 17 Monate behandeln kann.
Neben den genannten Nebenwirkungen treten auch häufig gastrointestinale und neurologische Begleiterscheinungen auf.

Tabelle 2. Kontraindikationen

Leberfunktionsstörungen
Zirrhose
Hepatitis
Alkoholabusus
Infektionen (Tuberkulose, Pyelonephritis)
Schwangerschaft (absolute Kontraindikation)

Tabelle 3. Leberbiopsie – Veränderungen unter einer Methotrexattherapie

Grad I	Normal, leichte Fettinfiltration, leichte Kernvariabilität, leichte portale Entzündung
Grad II	Mittlere bis schwere Fettinfiltration, leichte bis schwere Variabilität der Kerne, erweiterte Gallenausführungsgänge, periportale Entzündung, mittlere bis schwere Nekrose
Grad III	a) Leichte Fibrose (fibrotische Septen, die bis in die Lobuli reichen), b) Mittlere bis schwere Fibrose
Grad IV	Zirrhose (Regeneratknoten und Brückenbildung der Gallengänge)

Tabelle 4. Empfehlungen für die Entnahme von Leberbiopsien

Leberbiopsie	Kumulative Methotrexatdosis
Patienten ohne Risikofaktoren	
Biopsie	1,0–1,5 g
Kontrollbiopsie	3,0 g
Kontrollbiopsie	4,0 g
Patienten mit Risikofaktoren[a]	
Biopsie	2–4 Monate unter Therapie
Kontrollbiopsie	1,0–1,5 g
Kontrollbiopsie	3,0 g
Kontrollbiopsie	4,0 g

[a] Hier ist aus medizinischen und rechtlichen Gründen gegebenenfalls auch eine Biopsie vor Therapie angezeigt.

Eine schwere und gefährliche Nebenwirkung von MTX ist die sogenannte Pneumonitis. Anfänglich klagen die Patienten über Husten, und später kommt es zu verstärkten Atembeschwerden mit einer röntgenologisch interstitiellen Infiltration der Lunge. Die Prävalenz bei rheumatoider Arthritis schwankt zwischen 0,3–18%. Bei der Psoriasis-Arthritis und der Psoriasis erscheint diese Nebenwirkung sehr selten zu sein.

Zugrundeliegende Lungenerkrankungen könnten einen Prädispositionsfaktor darstellen.

Daneben reagiert MTX auch mit einer Reihe von anderen Medikamenten. Hierbei sind insbesondere folgende Substanzen zu erwähnen: Salizylate, nichtsteroidale Antiphlogistika, Trimethoprim-Sulfamethoxazol, Cephalozolin, Kolchizin, Penizilline, Barbiturate, Phenytoin, Probenizid, Dypiridamol und auch Retinoide.

Eine Vielzahl dieser Medikamenteninteraktionen erfolgt durch eine verminderte renale Elimination von Methotrexat. Derartige Wechselwirkungen müssen daher bei der Gabe immer berücksichtigt werden.

Die MTX-Therapie verlangt insbesondere bei Therapiebeginn eine intensive Überwachung von Blutbild, Leber- und Nierenwerten (Tabelle 5). Später können die Abstände etwas ausgedehnt werden. Die Bestimmung der Leberwerte sollte mindestens drei Tage nach der letzten MTX-Gabe erfolgen, da erhöhte Leberwerte bis drei Tage nach MTX-Gabe normalerweise auftreten können. Sollten die Leberwerte auch nach Absetzen pathologische Werte zeigen, muß eine Leberbiopsie erwogen werden.

Natürlich werden auch an der Haut eine Vielzahl von Nebenwirkungen beobachtet. Eine der häufigsten Nebenwirkungen ist die Alopezie, die bei niedriger MTX-Dosierung in etwa 6% und bei Hochdosistherapie für maligne Erkrankungen in etwa 8% gesehen wird. Der Haarausfall ist auf die Kopfhaut begrenzt. Meistens handelt es sich um ein telogenes Effluvium, bei Hochdosistherapie kann auch ein anagenes Effluvium beobachtet werden. Häufig werden auch Ulzerationen an den Schleimhäuten gesehen.

Daneben wurden eine Vielzahl von kutanen Nebenwirkungen beobachtet (Tabelle 6) [8, 16]. Häufig handelt es sich dabei um toxische Reaktionen, die sich nach Reduktion oder Absetzen des Medikaments zurückbilden.

Tabelle 5. Laborkontrollen

Differentialblutbild	1.–2. Woche	1mal wöchentlich
	2.–6. Woche	alle 2 Wochen
	ab 7. Woche	1mal monatlich
Harnstoff, Kreatinin		alle 4 Monate
Leberwerte		alle 4–8 Wochen

Tabelle 6. Kutane Nebenwirkungen

Akne
Akrale Erytheme
Alopezie
Anaphylaktoide Reaktionen
Brennende Hände und Füße
Bullöse Reaktionen
Ecchymosen
Erosionen von psoriatrischen Plaques
Erythema multiforme
Exantheme
Follikulitis
Gingivitis
Gynäkomastie
Herpes simplex
Kapillaritis
Methothrexat-Papeln
Nagelverfärbung
Nodulose (Aufschießen weiterer Rheumaknoten)
Orale Ulzerationen
Porphyria cutanea tarda
Teleangiektasien
Ulzeration von Rheumaknoten
Urtikaria
Vaskulitis

Ein typisches Zeichen einer MTX-Überdosierung bei der Psoriasis ist das Auftreten von erodierten Psoriasisplaques [12, 14].

Lichtempfindlichkeit tritt in etwa 5% auf. Auch eine Reaktivierung eines Sonnenbrandes kann gesehen werden, sofern MTX innerhalb von sieben Tagen nach der Bestrahlung gegeben wurde [13].

In den letzten Jahren hat MTX insbesondere in der Rheumatologie durch den Einsatz bei der rheumatoiden Arthritis große Erfolge verzeichnet [11]. Außer der Psoriasis vulgaris und der Psoriasisarthritis wird MTX auch in der Dermatologie bei verschiedenen anderen Erkrankungen eingesetzt. Neben einer Monotherapie wird häufig die Kombinationstherapie mit anderen Medikamenten zur Reduktion der Nebenwirkungen genutzt. Beispielhaft sollen einige Indikationen dargestellt werden.

Beim systemischen Lupus erythematodes wurde MTX meist in einer mittleren Dosierung von etwa 10 mg eingesetzt. In allen Studien zeigte sich eine deutliche Besserung, wobei insbesondere die Haut und die Gelenkbeschwerden besonders gut auf die MTX-Therapie ansprachen. Bei dem subakut kutanen Lupus erythematodes konnten ähnliche Beobachtungen gemacht werden.

Trotz des Fehlens von gut kontrollierten klinischen

Studien sprechen Patienten mit kortikoidresistentem Lupus erythematodes gut auf die Gabe von MTX an. Der Einsatz von MTX bei eingeschränkter Nierenfunktion wird kontrovers diskutiert. Daher sollte bei einer stärkeren Nierenbeteiligung die Substanz gemieden werden.

Methotrexat wurde auch in mehreren Studien in der Behandlung der systemischen Sklerodermie untersucht. Trotz weniger positiver Einzelfallberichte sind die Erfolge bei der systemischen Sklerodermie sehr begrenzt. Methotrexat scheint somit bei der Sklerodermie keine geeignete Therapie zu sein.

Auch wenn wiederum gut angelegte große Studien bei der chronischen Sarkoidose fehlen, so sind doch die Erfolge einiger Arbeiten beeindruckend. Methotrexat stellt ein wirkungsvolles Medikament bei der Sarkoidose insbesondere für Haut, Gelenke und Lunge dar. Der Einfluß auf die Neurosarkoidose ist weniger gut untersucht. Bei den meisten Studien wurde MTX allerdings mit Kortikosteroiden kombiniert.

Auch bei der lymphomatoiden Papulose konnten gute Erfolge unter einer MTX-Therapie gesehen werden [17]. Bei der lymphomatoiden Papulose oder einem großzelligen anaplastischen Ki-1-positivem Lymphom in Assoziation mit einer Mycosis fungoides konnte auch eine Rückbildung unter Therapie beobachtet werden.

Vielversprechende Ergebnisse wurden auch bei erythrodermatischen kutanen T-Zell-Lymphomen veröffentlicht.

Bei verschiedenen blasenbildenden Erkrankungungen wie beispielsweise dem bullösen Pemphigoid [1] sowie auch anderen Autoimmunerkrankungen wie der Dermatomyositis konnten in Kombination mit Steroiden gute Erfolge gesehen werden. Gerade bei älteren Patienten war diese Kombinationstherapie nebenwirkungsarm und sehr effektiv [1, 2, 6, 18, 19].

Tabelle 7. Dermatologische Indikationen für die Methotrexattherapie

Schwere Psoriasis vulgaris
Psoriasis pustulosa (Typ von Zumbusch)
Psoriasis-Arthropathie
Lupus erythematodes
Dermatomyositis
Bullöses Pemphigoid
Pemphigoid vulgaris
Periarteriitis nodosa
Morbus Behçet
Sarkoidose
Pyoderma gangraenosum
Lymphomatoide Papulose
Kutanes T-Zell-Lymphom

Insgesamt stellt die niedrigdosierte MTX-Therapie eine sichere Behandlung einer schweren Psoriasis dar, vorausgesetzt, daß die Patienten vorher sorgfältig ausgewählt werden, und die Nebenwirkungen und die wechselseitigen Wirkungen der Medikamente während der Therapie überwacht werden [3].

Methotrexat eignet sich weiterhin für eine Vielzahl von anderen schwer zu behandelnden Dermatosen (Tabelle 7). Um die Nebenwirkungsrate der einzelnen Medikamente zu senken, wird hier oft eine Kombinationsbehandlung angewandt [17, 18].

Auch in Zukunft wird MTX gerade in Kombination mit alten und neuen Immunsuppressiva ein wichtiges Medikament für den Dermatologen bleiben.

Literatur

1. Böhm I, Bauer R (1997) Behandlung des bullösen Pemphigoids mit Low-dose-Methotrexat. Hautarzt 48:910–914
2. Brody M, Böhm I, Biwer E, Bauer R (1994) Erfolgreiche Behandlung einer Polyarteriitis nodosa mit niedrig dosiertem Methotrexat. Hautarzt 45:476–479
3. Collins P, Rogers S (1992) The efficacy of methotrexate in psoriasis – a review of 40 cases. Clin Exp Dermatol 17:257–260
4. Cronstein B (1996) Molecular therapeutics. Arthritis Rheumatism 39:1951–1960
5. Franck N, Amor B, Aryal X, Lessana-Leibowitch M, Monsarrat C, Kahan A, Escande J (1995) Multicentric reticulohistiocytosis and methotrexate. J Am Acad Dermatol 33:524–525
6. Jorizzo J, White W, Wise C, Zanolli M, Sherertz E (1991) Low dose weekly methotrexate for unusual neutrophilic vascular reactions: Cutaneous polyarteriitis nodosa and Behcets disease. J Am Acad Dermatol 24:973–978
7. Kamen B (1997) Folate and antifolate pharmacology. Semin Oncol 24 (Suppl 18):S18–39
8. Kerstens P, Boerbooms A, Jeurissen M, Fast J, Assmann K, van de Putte L (1992) Accelerated nodulosis during low dose methotrexate therapy for rheumatoid arthritis. J Rheumatol 19:867–871
9. Kinsella A, Smith D, Pickard M (1997) Resistance to chemotherapeutic antimetabolites: a function of salvage pathway involvement and cellular response to DNA damage. Br J Cancer 75:935–945
10. Kipen Y, Littlejohn G, Morand E (1997) Methotrexate use in systemic lupus erythematosus. Lupus 6:385–389
11. Kremer J (1996) Methotrexate update. Scand J Rheumatol 25:341–344
12. Lawrence C, Dahl M (1984) Two patterns of skin ulceration induced by methotrexate in patients with psoriasis. J Am Acad Dermatol 11:1059–1065
13. Okamoto H, Fukuda A, Mizuno K, Matsuyoshi, Fujii K, Imamura S (1994) Reactivation of phototoxicity test for psoralens plus ultraviolet A by low-dose methotrexate. Photodermatol Photoimmunol Photomed 10:134–136

14. Pearce H, Braunstein-Wilson B (1996) Erosion of psoriatic plaques: An early sign of methotrexate toxicity. J Am Acad Dermatol 35:835–838
15. Roenigk H, Auerbach R, Maibach H, Weinstein G (1998) Methotrexat in psoriasis: Consensus conference. J Am Acad Dermatol 38:478–485
16. Viraben R, Brousse P, Lamant L (1996) Reversible cutaneous lymphoma occuring during methotrexate therapy. Br J Dermatol 135:116–118
17. Vonderheid E, Sajjadian A, Kadin M (1996) Methotrexate is effective therapy for lymphomatoid papulosis and other primary cutaneous CD-30-positive lymphoproliferative disorders. J Am Acad Dermatol 34:470–481
18. Webster G, Raszi L, Sanchez M, Shupack J (1991) Weekly low dose methotrexate therapy for cutaneous sarcoidosis. J Am Acad Dermatol 24:451–454
19. Zackheim H, Kashani-Sabet M, Hwang S (1996) Low dose methotrexate to treat erythrodermic cutaneous T-cell lymphoma: Results in twenty-nine patients. J Am Acad Dermatol 34:626–631

Akne und akneiforme Eruptionen

Akne in der Pubertät: Abwarten, vorsichtig oder beherzt therapieren?

Wilhelm N. Meigel

Akne ist eine der häufigsten Hauterkrankungen. Selbst vorsichtige Schätzungen gehen davon aus, daß 80–90 % aller Jugendlichen in der einen oder anderen Form Akneveränderungen ausprägen. Die Schwierigkeit liegt darin, den Prozentsatz der klinisch relevanten und behandlungsbedürftigen Akne exakt zu erfassen. Hier werden Zahlen bis zu 30 % genannt. Die Höhe dieser Angabe hängt jedoch von der Definition „klinische" Akne ab. Akne ist sicherlich keine lebensbedrohende Erkrankung, sieht man von der Induktion depressiver und in Extremfällen zu Suizid führenden Situationen ab. Akne hat jedoch durch die Lokalisation akut entzündlicher Veränderungen im Gesichtsbereich und durch die Narben als Folge der Entzündungen weitreichende Konsequenzen auf das Selbstwertgefühl der Betroffenen und deren Beziehung zur Umgebung [17]. Daß 20 % aller Patientenkontakte beim Dermatologen im Zusammenhang mit Akne erfolgen, unterstreicht die Bedeutung, welche die Patienten gerade dieser Hauterkrankung beimessen [28]. Selbst im amerikanischen Gesundheitssystem, in dem mit sogenannten Gate-Keepern versucht wird, den Zustrom der Patienten zum Spezialisten zu verengen, wählen zwei Drittel den Dermatologen als Therapeuten für ihre Akneprobleme. Weniger als 20 % der Aknepatienten werden dem Dermatologen von anderen Disziplinen zugewiesen. Dermatologen verordneten überwiegend mehr als ein Aknemedikament, im Gegensatz zu Hausärzten, welche überwiegend Monotherapie betrieben [29]. Marktforschungszahlen über die Patientenstruktur in der Bundesrepublik lassen erkennen, daß etwa 38 % aller Patienten, die wegen Akne behandelt werden, aus der Altersgruppe der 12- bis 19jährigen kommen, was die Bedeutung der Aknetherapie in der Pubertät nachdrücklich unterstreicht. In der Bundesrepublik liegt die Behandlung der Aknepatienten glücklicherweise noch in dermatologischer Hand (mehr als 60 %), mit Abstand folgen praktische Ärzte (25 %), der Rest verteilt sich auf andere Fachgruppen wie Gynäkologen und Pädiater [11]. Dies verpflichtet aber auch gerade die Dermatologie, für die Akne, insbesondere auch in der Adoleszenz, durchdachte und effiziente Behandlungsstrategien anzubieten. Die Schwierigkeit liegt darin, daß ein Teil der Aknepatienten zum Ende der Pubertät die natürliche Regression der Erkrankung bis hin zur völligen Abheilung erlebt, was Kligman zu dem sarkastischen Satz veranlaßt hat: „Acne is the only disease that invariably gets better in doctor's offices" [14]. Es ist also die Frage, wie die Akne in der Pubertät am besten anzugehen ist. Kann man abwarten? Sollte die Therapie eher agressiv oder eher defensiv angelegt werden?

Wann beginnt Akne?

Landläufig gilt, daß Akne abgesehen von den Sonderfällen der Acne neonatorum und Acne infantum [12] mit dem Beginn der Pubertät gleichzusetzen ist. Beim weiblichen Geschlecht also mit der Menarche, beim männlichen Geschlecht mit der Hodenreifung. Pathogenetisch wird aber die follikuläre Hyperkeratose mit der Bildung von Komedonen als Start der Akneerkrankung angesehen, erst später folgen die entzündlichen Läsionen. Zur Klärung dieser Fragen haben epidemiologische Untersuchungen zur Akneprävalenz beigetragen, die zuerst Bloch in den 30er Jahren vorgelegt hat [2]. Bloch untersuchte 2136 Mädchen und 2055 Jungen zwischen 6 und 19 Jahren auf das Vorkommen von Akne mit Komedonen und Entzündung. Er fand, daß der Komedo als Primäreffloreszenz sehr früh und so häufig auftrat, daß man dies fast als physiologische Manifestation in der Pubertät ansehen mußte. Obwohl Bloch seine Untersuchungen nur auf das Alter und nicht auf das sexuelle Reifungsstadium bezog, erkannte er als erster, daß sich aus einem gleichsam physiologischen Zustand eine Krankheit, nämlich Akne entwickeln konnte. In den folgenden Jahrzehnten gab es eine Reihe, wenngleich nicht allzu viele epidemiologische Untersuchungen zur pubertalen Akne [3, 9, 23]. In den letzten Jahren haben Lucky und Mitarbeiter sich dieses Problems intensiv angenommen und mehrere Untersuchungen vorgelegt [19–20, 21]. Sie fanden, daß 77,8 % der untersuchten weiblichen Probanden im Schnitt 2,5 Jahre vor der Menarche bereits Akne aufwiesen, wobei Acne comedonica (48,3 %) deutlich häufiger war als Mischformen (27,3 %) oder vorwiegend entzündliche Akne (2,2 %). Bei den männlichen Jugendlichen hatten bereits 45,5 % der Zehnjährigen eine Acne comedonica, wenigstens vom Grad II. Bei Vierzehnjährigen, deren sexuelle Reifung weiter fortgeschritten war, hatten mehr als 93 % eine Acne comedonica vom Grad II und III, fast 40 % wiesen eine Acne papulopustulosa dieses Intensitätsgrades auf. In einer longitudinalen Studie über fünf Jahre an 870 Mädchen, bei denen neben Alter und sexuellem Reifungsgrad auch Hormonanalysen in Beziehung zur Entwicklung der Akne gebracht wurden, ergab sich folgendes Bild: Probandinnen mit ausgeprägter entzündlicher Akne im Jahr fünf der Beobachtung hatten signifikant mehr Komedonen bereits im zehnten Lebensjahr, also lange vor der Menarche. Es sind also die adrenalen Hormone, insbesondere das Dihydroepiandrosteron (DHEA-S) für die Initiation der Akne verantwortlich und die Acne comedonica beginnt in der Adrenarche. Dementsprechend fanden sich bei Probandinnen mit ausgeprägter Akne auch erhöhte Werte für DHEA-S schon im Beginn des Beobachtungszeitraums. Als Prognoseparameter eignet sich DHEA-S aber deshalb nicht, weil die individuellen Werte der aknebelasteten Probandinnen nicht konstant oberhalb der Normwerte lagen. Nur 29 % der Probandinnen mit schwerer entzündlicher Akne hatten DHEA-S-Werte oberhalb der 90sten Perzentile. Testosteron und freies Testosteron zeigten in der longitudinalen Analyse bei den mit schwerer Akne belasteten Probandinnen tendenziell ebenfalls höhere Werte als bei Probandinnen mit milder Akne, und waren daher als individuelle Prognosefaktoren auch ungeeignet. Insgesamt kamen Lucky et al. nach dieser sehr aufwendigen Studie zu dem etwas ernüchternden Schluß, daß der beste Prognoseparameter für die Entstehung einer schweren entzündlichen Akne in der Spätpubertät die Akne selbst ist. Die Autoren fanden, daß vor allem die zentrofazial lokalisierte ausgeprägte Komedonenakne in der Pubertät mit der Entwicklung entzündlicher Akneformen im weiteren Verlauf der Pubertät korreliert. Die Beachtung dieses klinischen Parameters und der Hinweis auf eine Aknebelastung in der Familie (Eltern, Verwandte ersten Grades) sind die zur Zeit einzigen Möglichkeiten, auf die man sich bei der Therapieplanung für Patienten in der frühen Pubertät beziehen kann.

Akne in der Pubertät: Abwarten?

Solange es keine zuverlässigen Parameter gibt, die erkennen lassen, ob eine Akne spontan ohne größere Beeinträchtigung und ohne Narbenbildung abläuft, ist Abwarten eine schlechte Lösung. Dies gilt um so mehr, als es eine große Auswahl von lokalen Aknetherapeutika gibt, die von einem Erfahrenen ohne unangenehme Begleiteffekte eingesetzt werden können.

Akne in der Pubertät: Vorsichtig behandeln?

Ein logisches Vorgehen im Beginn einer Aknetherapie ist die Beeinflussung der follikulären Hyperkeratose und der Komedonenbildung. Damit ist die Therapie der ersten Wahl der Einsatz von topischen Retinoiden. Diese reduzieren die Kohäsion der Korneozyten, vermindern die follikuläre Hyperkeratose [16, 26] und wirken somit komedolytisch. Gleichzeitig wird die Bildung neuer Komedonen unterdrückt. Die Retinoide werden trotzdem nur zögerlich eingesetzt, was sich an ihrem Marktanteil zeigt, der in der Bundesrepublik nur bei etwa 10 % liegt, verglichen mit 30 % für Benzoylperoxid-Präparate und 30 % für lokale Antibiotika. Bedingt ist dies durch die hautirritierenden Nebeneffekte der topischen Retinoide der ersten Generation. Die daraus resultierende schlechte Compliance der Patienten kann jedoch verbessert werden, wenn man sich ärztlicherseits die Mühe macht, Patienten entsprechend aufzuklären und auch in der Art der Applikation auf eine Verminderung dieser Effekte achtet, zum Beispiel durch zeitlich gestreckte Anwendung oder Einsatz niedriger Konzentrationen zu Therapiebeginn [15]. Einen wesentlichen therapeutischen Vorteil bietet das Adapalen, ein Naphtoesäure-Derivat mit Retinoid-ähnlichen Eigenschaften. Adapalen bewirkt durch selektive Bindung an spezifische Zellkernrezeptoren der Epidermis (Retinsäure-Rezeptor alpha und gamma) eine Normalisierung der gestörten Follikelverhornung. Durch die bevorzugte Aktivierung des Retinsäure-Rezeptors γ wird die Ausdifferenzierung der Keratinozyten mehr beeinflußt als die Zellproliferation, die durch den Retinsäurerezeptor α gesteuert wird [27]. Im Gegensatz zu den Retinoiden der ersten Generation bindet Adapalen nicht an die Retinoidrezeptoren im Plasma („cytosolic retinoid acid binding protein", CRABP) und hat damit eine geringer irritierende Wirkung auf die Haut [1].
Adapalen wirkt in verschiedenen In-vitro-Entzündungsmodellen hemmend und ist aufgrund seiner

Struktur stabil gegen Sauerstoff und Luft und wahrscheinlich auch gegen UV-Strahlung [27]. Eine milde keratolytische Wirkung haben auch das Benzoylperoxid und die Azelainsäure, ein Dicarbonsäurederivat. Diese beiden Substanzen wirken zudem noch antibakteriell gegen *Propionibacterium acnes* und *Staphylococcus aureus* [10, 30]. Die Domäne topischer Antibiotika sind die papulopustulösen Akneformen, insbesondere sind hier Erythromycin und Clindamycin zu nennen. Die topische antibiotische Therapie ist vor allem wegen ihrer guten Verträglichkeit sehr verbreitet. Gegenüber der systemischen Antibiose hat sie den Vorteil, nicht die Darmflora zu beeinflussen und vor allem keine resistenten Darmbakterien zu selektieren. Durch die topische Applikation erreicht man hohe Wirkspiegel [8], der Nachteil der topischen Antibiose ist die zunehmend beobachtete Resistenz der Propionibakterien gegen Erythromycin und Clindamycin [13].

Der Trend der topischen Aknetherapie geht deshalb zur Kombinationstherapie, das heißt zum Einsatz komedolytischer Medikamente wie Retinoide, Benzoylperoxid oder Azelainsäure in Kombination untereinander oder mit topischen Antibiotika. Der Sinn ist, den Follikelkanal nachhaltig zu öffnen bzw. die Antibiotikaresistenz durch Einsatz zusätzlicher antimikrobiell wirksamer Substanzen zurückzudrängen [20]. Dies sind die augenblicklichen Möglichkeiten einer vorsichtigen topischen Aknetherapie. Deren grundsätzlicher Nachteil ist aber, daß mit der Hyperseborrhoe ein wesentlicher pathogenetischer Faktor der Acne vulgaris überhaupt nicht beeinflußt wird. Ein wirksames und einsetzbares topisches Sebosuppressivum gibt es zur Zeit nicht.

Akne in der Pubertät: Beherzt behandeln?

Die wirksame Behandlung einer schweren entzündlichen Akne in der Pubertät ist nur unter Einsatz von systemischen Medikamenten möglich. Hier hatten in der Vergangenheit vor allem systemische Antibiotika wie Clindamycin, Erythromycin und vor allem Tetrazykline ihre Hauptindikation, ergänzt durch Östrogen-Antiandrogen-Kombinationen für Aknepatientinnen über 16 Jahre [23]. Eine neue Ära in der Behandlungsmöglichkeit schwerer Akneverläufe ist möglich geworden mit der Einführung der systemischen Aknetherapie durch Isotretinoin, das auch zu langdauernden Remissionen führen kann [24]. Die Therapieindikationen und die Dosisempfehlungen sind in der Zwischenzeit nach der Behandlung von mehreren Millionen Patienten verfeinert und in nationalen und internationalen Übersichten zusammengefaßt worden [7, 25].

Aber speziell für die angesprochene Altersgruppe der präpubertalen und pubertalen Aknepatienten gilt, daß diese Therapie noch weiterer kontrollierter Studien bedarf. Dies betrifft weniger die oft befürchtete negative Beeinflussung des Skelettsystems. Nach heutiger Kenntnis ist bei den in der Aknebehandlung üblichen Isotretinoindosierungen ein vorzeitiger Epiphysenschluß nicht zu befürchten. In bezug auf die Erfolgsaussichten der Isotretinointherapie sind die Ergebnisse jedoch widersprüchlich. Leyden rechnet Pre-Teens (Kinder unter 13 Jahren) und Teenager zur Gruppe der schwierigen Aknepatienten bei dieser Therapieform [18]. Er behandelte 133 Kinder zwischen 10 und 16 Jahren mit einer Dosierung von 120–150 mg/kg Körpergewicht. Trotz zunächst guter Besserung erlitten 43% der Jugendlichen einen Rückfall der Akne innerhalb eines Jahres nach Therapieende, und 73% rezidivierten innerhalb von zwei Jahren. Ein großer Teil der Patienten benötigte bis zu drei in einigen Fällen sogar vier Therapiezyklen bis zu einer dauerhaften Abheilung. Die Ergebnisse von Clark und Cunliffe [4] sind, allerdings bei weit geringerer Patientenzahl, etwas günstiger. Hier war in 23% der Fälle ein weiterer Behandlungszyklus erforderlich, 25% blieben rezidivfrei, der Rest mußte anderweitig lokal oder systemisch behandelt werden. Die Nebenwirkungsrate war mit 85% relativ hoch. Die Autoren resümieren, daß die Ergebnisse bezüglich Sicherheit und Effektivität von Isotretinoin bevorzugt aus Studien an Erwachsenen und älteren Jugendlichen stammen und deshalb kontrollierte Therapiestudien bei Patienten jüngerer Altersgruppen erforderlich sind.

Neben der Altersfrage sind Begleiterkrankungen bei jugendlichen Aknepatienten oft der Grund für eine gewisse Unsicherheit, ob diese wirksame Aknetherapie möglich ist. Dies betrifft zum Beispiel die Isotretinointherapie der Akne bei entzündlichen Darmerkrankungen, bei Epilepsie, Typ 1 Diabetes oder Nierenerkrankungen. Nicht selten ist auch die Konstellation einer pubertalen Akne bei Organtransplantationen, die sich unter Immunsuppressiva, insbesondere Zyklosporin A, verschlechtert hat. Die Notwendigkeit und Effektivität einer Isotretinointherapie sei exemplarisch am Fall eines 19jährigen Patienten erläutert, der drei Nierentransplantationen wegen terminaler Niereninsuffizienz als Folge einer obstruktiven Uropathie mit sekundärer Hypernephrose erhalten hatte. Die immunsuppressive Therapie mit Zyklosporin, Imurek, und Prednison hatte eine schwere therapierefraktäre zystische

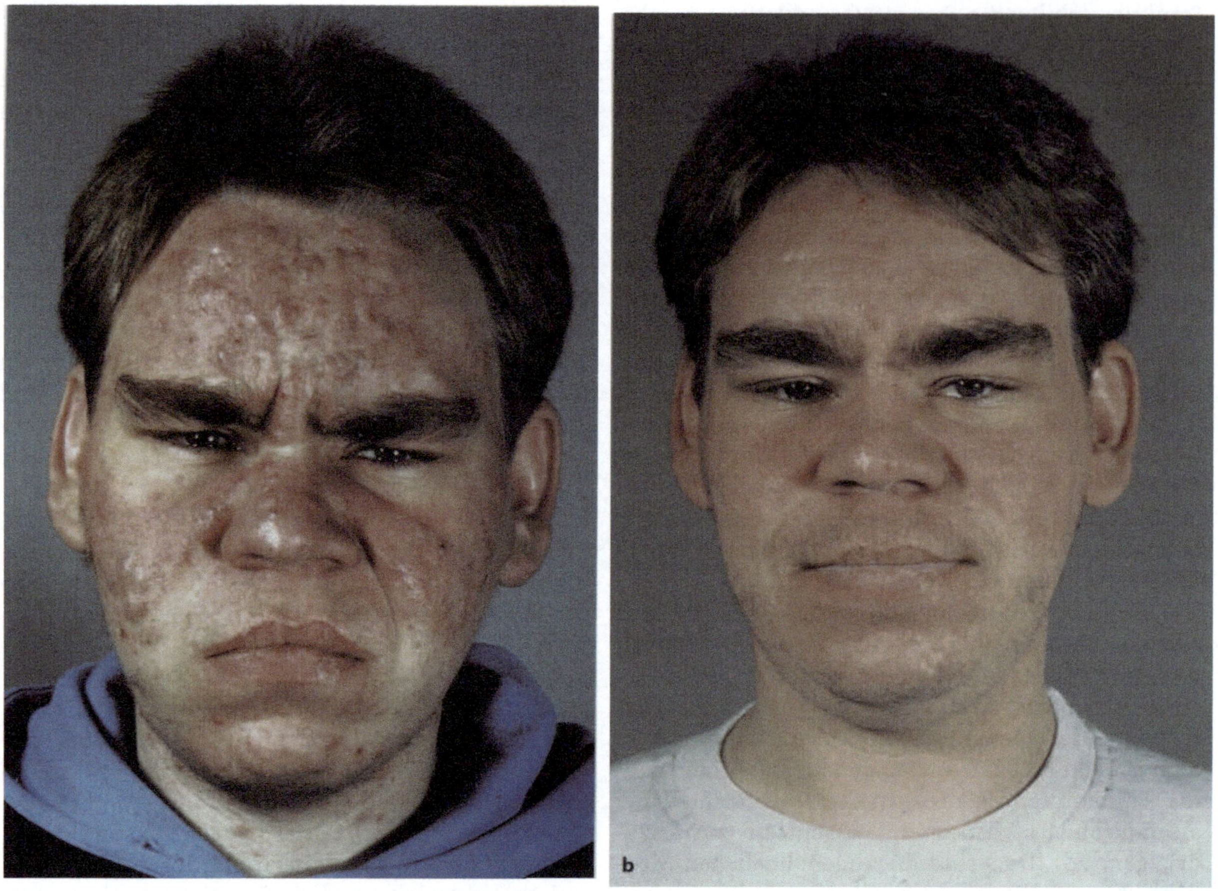

Abb. 1. a 19jähriger Patient vor der Behandlung; **b** drei Monate nach Therapie

bzw. papulopustulöse Akne provoziert, die sich trotz laufender intensiver Lokaltherapie ständig verschlechterte. Die Frage war, ob dieser Patient systemisch mit Isotretinoin behandelt werden sollte, obwohl er eine stark eingeschränkte Nierenfunktion mit Werten für Kreatinin von 4,4 mg/dl in Kombination mit einer chronischen Transplantatglumerulopathie aufwies. Der junge Patient litt jedoch emotional extrem unter seiner Akne und zeigte Zeichen einer depressiven Verstimmung. Aufgrund der zugänglichen Literatur wurde eine Isotretinointherapie mit einer täglichen Dosierung von 0,2 mg/kg über 6 Monate durchgeführt. Die Therapie wurde gut vertragen, es kam zu keiner weiteren Verschlechterung der Nierenparameter, noch kam es zu unerwarteten Nebeneffekten, die der Isotretinointherapie zugerechnet werden konnten. Der therapeutische Effekt war sehr gut (Abb. 1). Neben der unzweifelhaften klinischen Verbesserung seiner Akne konnte auch die Aufhellung der depressiven Verstimmung ganz eindeutig auf den Effekt der Isotretinointherapie zurückgeführt werden [22].

Cunliffe und Stables [6] haben kürzlich Dosisempfehlungen zur Isotretinointherapie der Akne bei einer Reihe von Begleiterkrankungen angegeben. Insgesamt läßt sich sagen, daß mit dem Isotretinoin, selbst unter Berücksichtigung der dargestellten offenen Fragen, eine hochwirksame Behandlungsmöglichkeit für ein beherztes Vorgehen zur Verfügung steht.

Zusammenfassung

Nahezu 40 % aller ärztlich behandelten Aknepatienten gehören der Altersgruppe der 12–19jährigen an. Gerade weil die natürliche Regression der Erkrankung erst zum Ende der Pubertät einzutreten pflegt, ist es wichtig, den Jugendlichen in der emotional schwierigen Zeit des Heranwachsens eine wirksame Aknetherapie anzubieten. Dabei ist Abwarten keine gute Lösung, vielmehr muß durch eine wirksame und variable topische Therapie (vorsichtig) und durch systemische Maßnahmen (beherzt) die Entstehung physischer und psychischer Narben vermieden werden.

Leider gibt es bis heute keine zuverlässigen Prognoseparameter, die es erlauben, schon in der Präpubertät diejenigen Patienten herauszufinden, deren Akne im Verlauf durch entzündliche Veränderungen mit Narbenbildung kompliziert wird.

Für schwere entzündliche Formen der Erkrankung steht mit Isotretinoin eine wirksame systemische Therapiealternative zur Verfügung. Gerade für die Altersgruppe in der Frühpubertät sind aber noch weitere kontrollierte Studien erforderlich, da hier eine erhöhte Rezidivneigung besteht.

Literatur

1. Bernard BA (1993) Adapalene, a new chemical entity with retinoid activity. Skin Pharmacol 6 (Suppl):61–69
2. Bloch B (1931) Metabolism, endocrine glands and skin diseases, with special reference to acne vulgaris and xanthoma. Br J Dermatol Syph 43:61–87
3. Burton JL, Cunliffe WJ, Stafford J, Shuster S (1971) The prevalence of acne vulgaris in adolescence. Br J Dermatol 85:119–126
4. Clark SM, Cunliffe WJ (1995) The use of isotretinoin in the treatment of acne in children. Br J Dermatol 133 (suppl 45) 39 (Abstract)
5. Cohen BA, Prose N, Schachner LA (1996) Acne. In: Schachner LA, Hansen RC (eds) Pediatric Dermatology; 2nd edn, vol 1. Churchill Livingstone, New York, pp 661–683
6. Cunliffe WJ, Stables A (1996) Optimum use of isotretinoin. J Cutan Med Surg 1 (Suppl):2–20
7. Cunliffe WJ, van de Koklof PCM, Caputo R, Cavicchini S, Cooper A, Fyrand OL, Gollnick M, Layton AM, Leyden JJ, Mascaro JM, Ortonne JP, Shalita A (1997) Roaccutane treatment guidelines: Results of an international survey. Dermatology 194:351–357
8. Eady EA, Cove JM (1990) Topical antibiotic therapy: current status and future aspects. Drugs Exp Clin Res 16:423–433
9. Fellowes HM, Billewicz WZ, Thompson AM (1981) Is acne a sign of normal puberty. J Biol Sci 18:401–407
10. Gibson JR (1996) Rationale for the development of new topical treatments of acne vulgaris. Cutis 57:13–19
11. IMS, Institut für medizinische Statistik (1998) Frankfurt am Main, 4/98
12. Jansen T, Burgdorf WHC, Plewig G (1997) Pathogenesis and treatment of acne in childhood. Pediatr Dermatol 14:17–21
13. Jones CE, Vyakrnam S, Eady EA, Cove JM, Cunliffe WJ (1997) Antibiotic resistant propionibacteria and acne crisis or commedrum. J Invest Dermatol 108:381 (Abstract)
14. Kligman AM (1997) The treatment of acne with topical retinoids: one man's opinion. J Am Acad Dermatol 36:92–95
15. Kligman AM (1995) How to use topical tretinoin in treating acne. Cutis 56:83–84
16. Kligman AM, Fulton JE Jr, Plewig G (1969) Topical vitamin A acid in acne vulgaris. Arch Dermatol 99:469–476
17. Layton AM, Seukeron D, Cunliffe WJ (1997) Scarred for life? Dermatology (Suppl 1):15–21
18. Leyden JJ (1997) Oral Isotretinoin. How can we treat difficult acne patients ? Dermatology 195 (Suppl 1):29–33
19. Lucky AW, Biro FM, Huster GA, Morrison JA, Elder NC (1991) Acne vulgaris in early adolescent boys. Arch Dermatol 127:210–216
20. Lucky AW, Biro FM, Huster GA, Leach AD, Morrison JA, Ratterman J (1994) Acne vulgaris in premenarchal girls. An early sign of puberty associated with rising levels of dehydroepiandrosterone. Arch Dermatol 130:308–314
21. Lucky AW, Biro FM, Simbarth LA, Morrison JA, Sorg NW (1997) Predictors of severity of acne vulgaris in young adolescent girls : result of a five year longitudinal study. J Pediatr 130:30–39
22. Meigel WN (1997) How safe is oral isotretinoin? Dermatology 195 (Suppl 1):22–28
23. Munro-Ashman D (1963) Acne vulgaris in a public school. Trans St John's Hosp Dermatol Soc 49:144–148
24. Peck GL, Olsen TG, Yoder FW (1989) Prolonged remissions of cystic conglobate acne with 13-cis-retinoid acid. N Engl J Med 300:329–333
25. Plewig G, Albrecht G, Henz BM, Meigel W, Schöpf E, Stadler R (1997) Systemische Behandlung der Akne mit Isotretinoin: Aktueller Stand. Hautarzt 48:881–885
26. Plewig G, Kligman AM (1994) Akne und Rosazea 2. Aufl. Springer, Berlin, pp 568–569
27. Shroot B, Michel S (1997) Pharmacology and chemistry of adapalene. J Am Acad Dermatol 36:96–103
28. Stern RS, Nelson C (1993) The diminishing role of the dermatologist in the office based care of cutaneous disease. J Am Acad Dermatol 29:773–777
29. Stern RS (1996) Acne therapy. Medication use and sources of care in office-based practice. Arch Dermatol 132:776–780
30. Weiss JS (1997) Current options for the topical treatment of acne vulgaris. Pediatr Dermatol 14:480–488

Abszedierende Fistelgänge

Gisela Albrecht

Bei der Acne vulgaris, die als sogenannter „Komedonentyp" etwa im 12. Lebensjahr einsetzt und etwa im 16. Lebensjahr in die papulopustulöse Form übergeht, beginnt die Entwicklung von Komedonen unter anderem durch die Retentionshyperkeratose am Infrainfundibulum des Talgdrüsenfollikels. Die zunächst geschlossenen Mitesser „whiteheads" werden dann zu offenen Komedonen („blackheads"), wenn sich die durch Melanin dunkelpigmentierten Hornmassen vorschieben. Diese primären Komedonen können sich im Laufe der Zeit durch permanente Rupturen, Entzündungen und erneute epitheliale Einkapselungen zu sekundären Komedonen umwandeln [7]. Darunter versteht man

- Zysten
- Fistelkomedonen
- Abszedierende Fistelgänge

Die Zyste

Zysten haben eine epitheliale Auskleidung, und die Öffnung ist oft klinisch - wenn auch schwer - erkennbar. Zysten sind charakteristisch für die Acne conglobata und finden sich besonders am Rücken, weniger häufiger im Gesicht, Hals, Nacken und hinter den Ohren. Die darin enthaltene Masse aus Korneozyten, Bakterien und Debris hat einen aufdringlich üblen Geruch. Innerhalb weniger Tage kann die darüberliegende und umgebende Haut sich röten, ödematös anschwellen und zur Ruptur einer solchen Zyste führen. Zysten bilden sich nie spontan zurück. Für ihre Behandlung gibt es nur zwei Möglichkeiten: sie entweder zu eröffnen oder chirurgisch gänzlich zu entfernen.

Der Fistelkomedo

Fistelkomedonen (vielporige Komedonen, Riesenkomedonen) sind Mitesser, die in der Tiefe miteinander verbunden sind. Die Epithelschläuche sind mit einer Masse aus Korneozyten und Debris ausgefüllt. Geringgradige Entzündungen führen immer wieder zur Bildung von schmerzhaften Abszessen. Bakteriologische Untersuchungen ergeben oft nur eine normale Hautflora. Wahrscheinlich führt freies Material wie Hornzellen, eingewachsene Haare oder Epithelreste in der Dermis zu rezidivierenden Abszessen und Fremdkörpergranulomen. Eigentlich sind Fistelkomedonen als Endzustand eines langwierigen, vor sich hinschwelenden Prozesses zu verstehen. Sie werden oft massenhaft am Rücken bei der Acne conglobata gefunden. Durch Durchtrennen der Epithelbrücken mit einer feinen Schere kann man jedes einzelne Gangsystem freilegen, so daß die Hornpfröpfe sich herauslösen und sich nicht mehr neu bilden. Die eröffneten Läsionen heilen dann sekundär ab. Diese mühsame Aufgabe ist lohnend und die einzige Möglichkeit, ausgedehnte und zahlreiche Fistelkomedonen zu beseitigen [7].

Der abszedierende Fistelgang

Ähnlich wie bei den Fistelkomedonen kommt es, insbesondere wenn die Entzündung tiefer sitzt, zu monströsen, langen Fistelgängen (Abb. 1), die bis in das Bindegewebe, subkutane Fettgewebe oder sogar in die Muskulatur reichen können. Die Entzündungszeichen sind wesentlich stärker ausgeprägt als beim Fistelkomedo. Schwallartig entleert sich Eiter, die Abheilung erfolgt durch Hinterlassen von hypertrophen Narben oder Keloiden. Diese dicken, glänzend-roten Bindegewebsstränge werden auch mit der Zeit nicht flacher, sondern können - wie zum Beispiel bei der Acne inversa - zu Einschränkungen der Bewegungen in den Gelenken führen. Abszedierende Fistelgänge finden sich einzeln vorwiegend im Gesicht, ansonsten im Rahmen einer Acne conglobata, einer Acne fulminans, einer Rosazea, bei der Acne inversa sowie auch beim Pilonidalsinus.

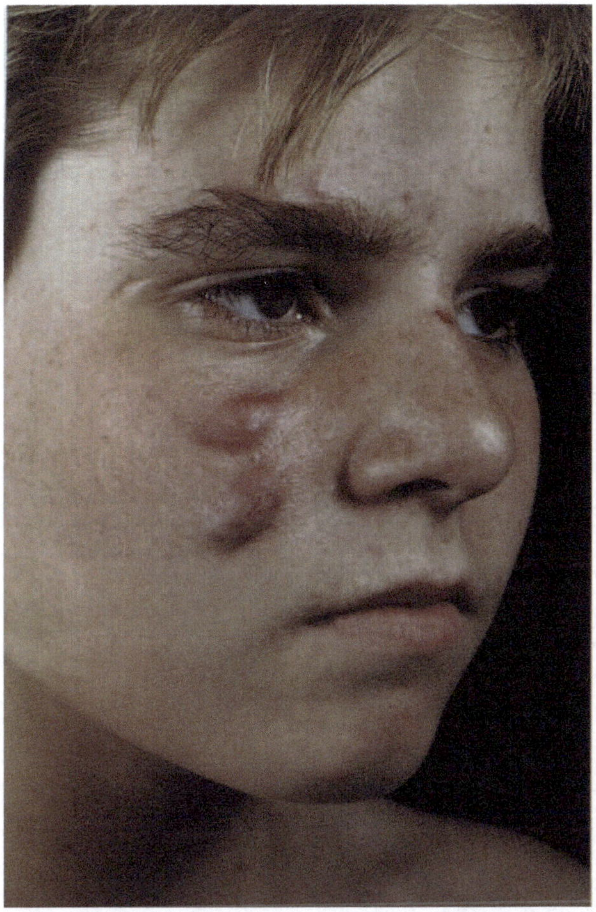

Abb. 1. Abszedierender Fistelgang

Follicular occlusion triad (FOT)

Der Begriff „follicular occlusion triad" (FOT) wurde 1956 von Kligman und Pillsbury [5] geprägt. Dazu zählen die Hidradenitis suppurativa (Acne inversa), die Acne conglobata und die Perifolliculitis capitis abscedens et suffodiens. Alle diese Erkrankungen treten wesentlich später auf als die Acne vuglaris und können bis über das 30. Lebensjahr andauern [6]. Die drei Dermatosen haben eine histologische Gemeinsamkeit, nämlich, daß die ersten frühen Veränderungen eine follikuläre Okklusion mit Perifollikulitis zeigen. Das entzündliche Infiltrat besteht aus vorwiegend T-Lymphozyten, Neutrophilen und Histiozyten [1]. Aus diesen Entzündungen entstehen Abszesse; diese führen zur Destruktion der Haartalgdrüseneinheit. Später werden auch andere kutane Hautanhangsgebilde mit einbezogen, insbesondere die apokrinen Drüsen. Die Fistelgänge sind mit verhornendem Epithel ausgekleidet und mit locker geschichtetem keratotischen Material ausgefüllt. Als Antwort auf die Entzündung mit Zerstörung des Gewebes entsteht Granulationsgewebe mit Lymphozyten, Plasmazellen und mehrkernigen Fremdkörperriesenzellen in der Nähe der Resthaarfollikel (Abb. 2, 3). Je tiefer diese Entzündungen sich in das subkutane Fettgewebe ausweiten, umso tiefer sieht man drainierende Sinustrakte. Das Resultat sind ausgedehnte Narben.
Die „follicular occlusion triad" verbindet somit unterschiedliche Erkrankungen. Während die Acne conglobata als Maximalvariante einer Acne vulgaris angesehen wird, befällt die Hidradenitis suppurativa zwar die Regionen der apokrinen Schweißdrüsen [6], geht aber vom terminalen Haarfollikel aus und muß deswegen korrekterweise als Acne inversa bezeichnet werden. Von der Perifolliculitis capitis abscedens et suffodiens, die sehr häufig mit diesen beiden Erkrankungen assoziiert ist, dachte der Erstautor Hoffmann 1907 ebenfalls und fälschlicherweise an den Ausgangspunkt von den apokrinen Schweißdrüsen. Die Perifolliculitis capitis abscedens et suffodiens findet sich nur bei Männern mit Seborrhoe und läßt Atrophien, Büschelhaare sowie Narben im behaarten Kopfbereich und Nacken zurück.
Die Triade wurde später durch das Hinzufügen der Steißbeinfistel (Pilonidalsinus) zur Acne-Tetrade. Erstmalig 1897 von Andresen beschrieben wurde sie 1889 von Hodge Sinus pilonidalis genannt. Im Gegensatz zur früheren Auffassung, bei der man das sogenannte Sakraldermoid als kongenitales Leiden ansah, wird heute eher die Meinung vertreten, daß der Pilonidalsinus durch stärkere mechanische Belastung und/oder Mazerationsvorgänge an der Haut, zum Beispiel infolge langer Autofahrten („Jeep disease") entsteht.

Therapie

Abszedierende Fistelgänge kommen somit bei allen oben genannten Erkrankungen vor. Ihre Therapie ist problematisch, zumal die übliche Aknetherapie, insbesondere langfristige Antibiotikagabe [6] versagt. Bei isolierten, im Gesicht stehenden Läsionen empfiehlt sich eine Absaugung des Sekretes und Injektion von wenigen Tropfen Triamcinolonacetonid. Damit können die ersten entzündlichen Erscheinungen behoben werden. Eine Inzision derartiger Knoten führt zu häßlichen Narben. Da bei der Hidradenitis suppurativa (Acne inversa) häufig keine Seborrhoe vorliegt, ist die Gabe von *13cis*-Retinsäure oft enttäuschend [4]. Bei der Behandlung des Pilonidalsinus, der Acne inversa und der Perifollikulitis capitis abscedens et suffodiens sind einzig und allein, je

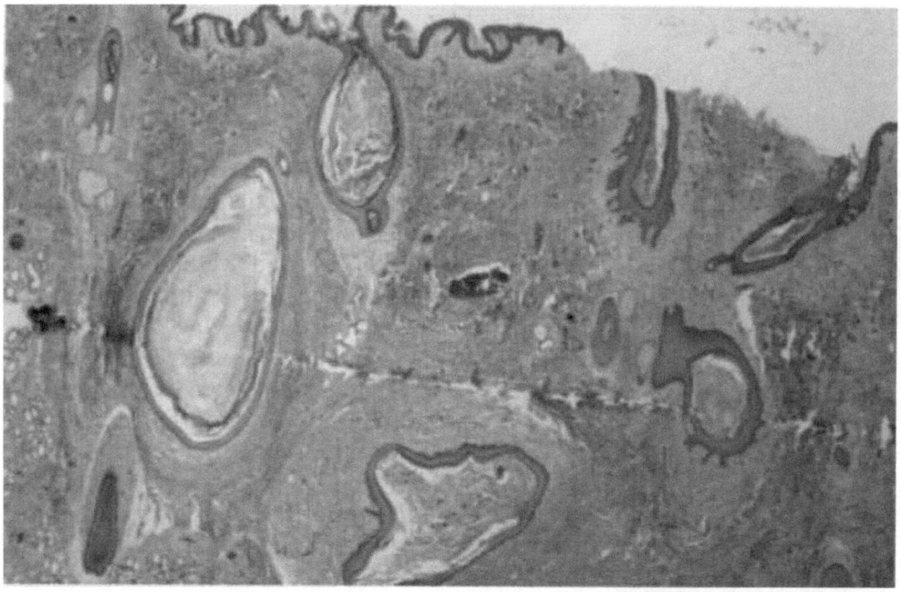

Abb. 2. Abszedierende Fistelgänge bei Akne inversa; weitgehend vernarbt (HE-Färbung)

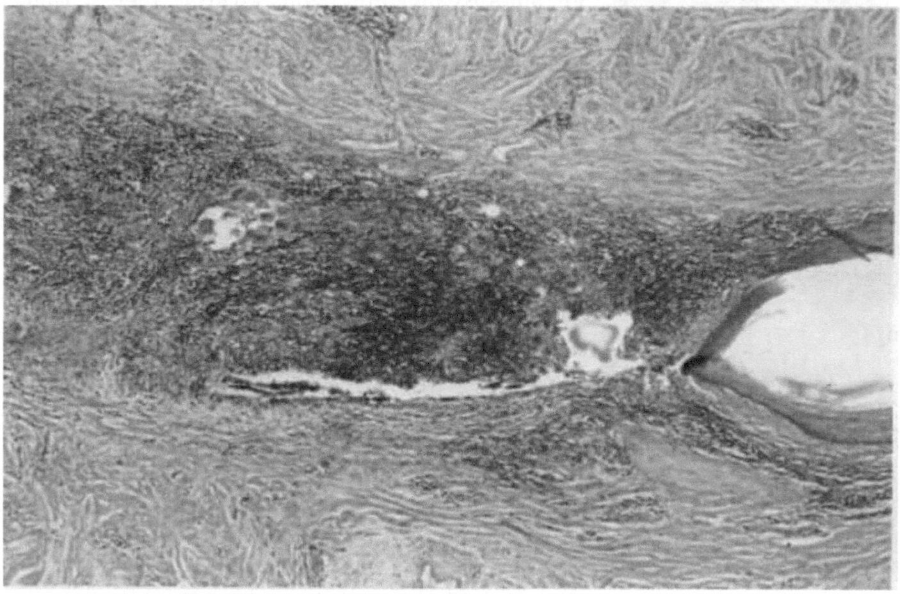

Abb. 3. FOT: Follicular occlusion triad. Perifollikuläre Entzündung (HE-Färbung)

nach Ausdehnung, chirurgische Maßnahmen sinnvoll, die dieses Geflecht aus abszedierenden Fistelgängen entfernen. Dabei sind von einfachen Exzisionen bis hin zu Schwenklappen und Hauttransplantationen alle Vorgehen sinnvoll. Neuerdings wird auch der CO_2-Laser empfohlen [2].

Literatur

1. Boer J, Weltevreden EF (1996) Hidradenitis suppurativa or acne inversa. A clinicopathological study of early lesions. J Dermatol 135:721–725
2. Finley EM, Ratz JL (1996) Treatment of hidradenitis suppurativa with carbon dioxide laser excision and second-intention healing. J Am Acad Dermatol 34:465–469
3. Jemec GB, Heidenheim M, Nielsen NH (1996) Hidradenitis suppurativa-characteristics and consequences. Clin Exp Dermatol 21:419–423
4. Jemec GB, Gniadecke M (1997) Sebum excretion in hidradenitis suppurativa. Dermatology 194:325–328
5. Lever WF, Schaumburg-Lever G (1990)(eds) Histopathology of the Skin. 7th edn. Lippincott JB, Philadelphia, p 322
6. Parks RW, Parks TG (1997) Pathogenesis, clinical features and management of hidradenitis suppurativa. Ann R Coll Surg Engl 79:83–89
7. Plewig G, Kligman AM (1994) Akne und Rosacea. Springer, Berlin, S 79–89, 306–310

SAPHO: Nur ein schlechtes Akronym?

Percy Lehmann, Christof Specker und Sherko von Schmiedeberg

Im Jahr 1987 beschrieben Chamot und Mitarbeiter unter dem Akronym SAPHO verschiedenartige Symptomenkomplexe beziehungsweise umschriebene Krankheiten der Haut und des Skelettsystems, die zusammentreffen können und dabei zu einem zusammenfassenden Konzept geführt werden sollen [4]. SAPHO steht hierbei für Syndrom, Akne, Pustulosis (palmoplantaris), Hyperostose und Osteitis. In späteren Publikationen wurde für Syndrom Synovitis eingesetzt [1, 5, 16]. Von den Autoren wurden in Folgepublikationen verschiedene Kriterien vorgeschlagen, die zur Diagnose eines SAPHO-Syndroms führen sollten (Tabelle 1).

Tabelle 1. Von Chamot und Kahn [5] vorgeschlagene diagnostische Kriterien für das SAPHO-Syndrom. Ein Kriterium ist ausreichend für die Diagnose

1. Rezidivierende, multifokale, sterile Osteomyelitis
2. Akute, subakute oder chronische Arthritis in Verbindung mit: Pustulosis palmoplantaris, Psoriasis pustulosa, Acne conglobata
3. Sterile (oder mit Nachweis von *Propionibacterium acnes*) Osteitis in Verbindung mit: Pustulosis palmoplantaris, Psoriasis pustulosa, Psoriasis vulgaris, Acne conglobata

Diese sehr weit gefaßten Kriterien waren in der Folgezeit nach der Originalpublikation Grundlage heftiger Kritik und zahlreicher Diskussionsbeiträge [12, 23, 33–34]. So ist unter anderem richtigerweise bemerkt worden, daß unter Punkt eins eine rein osteoartikuläre Manifestation ausreicht, um die Diagnose eines SAPHO-Syndroms zu stellen, während unter Punkt zwei jede pustulöse Psoriasisform mit Psoriasisarthritis subsummiert werden könnte, ohne daß hierfür das Syndrom SAPHO eine weitere Erkenntnis bringen würde.
Chamot und Kahn listeten 1994 48 Synonyme auf, die sie als Teilsymptome oder Teilaspekte des SAPHO-Syndroms ansehen [5]. Beispiele hierfür sind die pustulöse Osteoarthritis, Spondarthritis hyperostotica pustulopsoriatica, akquiriertes Hyperostose Syndrom oder chronisch rekurrierende multifokale Osteomyelitis. Da die verschiedenen Fachdisziplinen Dermatologie, Rheumatologie, Orthopädie und Radiologie sich jeweils den ihnen zugehörigen Teilsymptomen besonders gewidmet und darüber publiziert haben, kam es für den Nichtexperten zu oft verwirrenden Auseinandersetzungen über die einzelnen Entitäten und deren Zusammengehörigkeit [2, 7, 8, 13, 15, 19, 23, 32, 33, 36–39, 41, 42, 45–47, 49]. Die ursprüngliche Absicht und Vision für dieses zusammenführende Konzept war neben der Erkennung des Syndroms die Erarbeitung eines gemeinsamen pathogenetischen Zusammenhangs zwischen pustulösen Hauterkrankungen und osteoartikulären Veränderungen. Im folgenden sollen die einzelnen Teilaspekte des SAPHO-Syndroms beschrieben werden.

Dermatologische Manifestationen

Akne

Von den sehr verschiedenartigen Manifestationsformen der Akne (Acne neonatorum, Acne infantum, Acne comedonica, Acne papulopustulosa, Acne conglobata, Acne inversa, Acne fulminans, Acne mechanica, Acne venenata und andere) finden sich nur die schwersten Formen, die Acne conglobata, die Acne fulminans und die Acne inversa als Teilsymptom des SAPHO-Syndroms in der Literatur wieder [9, 13, 29, 36]. Die Acne conglobata wurde bereits in der Erstbeschreibung als wesentliche kutane pustulöse Manifestation des SAPHO-Syndroms diskutiert. Die Häufigkeit osteoartikulärer Symptome bei Patienten mit Acne conglobata ist bisher nicht geklärt. Im Gegensatz dazu gehören eine Arthritis, Polyarthralgie der großen Gelenke, schmerzhafte Gelenkschwellungen und Osteolysen, beispielsweise an Schlüsselbein oder Rippen, zu den Leitsymptomen der Acne fulminans (Tabelle 2) [27]. Vor allem in dem amerikanischen Schrifttum sind Skelettveränderungen bei Acne fulminans beschrieben worden, die sehr gut dem SAPHO-Syndrom zuzuordnen sind [14, 24, 28]. Das Akronym SAPHO als Syndrom oder als Diagnose hat allerdings in den USA kaum Beachtung gefunden.

Tabelle 2. Leitsymptome der Acne fulminans (Nach Plewig und Kligman [27])

Ausschließlich Jungen, 13–16 Jahre, asthenischer Körperbau
Akuter Beginn innerhalb von Tagen oder Wochen
Fieber
Leukozytose
Erhöhte Blutsenkungsgeschwindigkeit
Zirkulierende Immunkomplexe
Arthritis, Polyarthralgie der großen Gelenke, schmerzhafte Gelenkschwellungen, vornübergebeugte Haltung
Ulzeration bedeckt mit hämorrhagischen Krusten an Rükken, Brust, seltener im Gesicht
Granuloma-pediculatum-artiges Granulationsgewebe von ulzerierten Hautveränderungen meist an Rücken und Brust: vor Isotretinoinbehandlung, unter Isotretinoinbehandlung, induziert durch Isotretinoinbehandlung (?)
Erythema nodosum an einem oder beiden Unterschenkeln
Proteinurie: wenn ausgeprägt, wie bei Glomerulonephritis
Osteolysen, beispielsweise an Schlüsselbein oder Rippen
Splenomegalie, schmerzhaft
Acne fulminans induziert durch Isotretinoin
Acne fulminans induziert durch Testosteronbehandlung bei extrem hochwüchsigen Jungen, oder durch Doping (z. B. Body building)

Pustulosis palmoplantaris

Die Pustulosis palmaris et plantaris (PPP) ist eine von Lever eingeführte Bezeichnung für rezidivierende, sterile intraepidermale Pusteln an Palmae und Plantae mit einem chronischen Verlauf. Die PPP wurde bislang sehr unterschiedlich eingeordnet. Während einige Autoren sie der pustulösen Psoriasis palmoplantaris (Typ Barber-Königsbeck) zuordnen, halten andere Autoren sie für eine eigene Entität mit einem eigenen zugrunde liegenden Mechanismus, nämlich der „id-Reaktion". In diesem Sinne hat sie auch Andrews 1935 beschrieben, und seither ist diese Erkrankung auch als pustular bacterid Andrews in die Literatur eingegangen.
Viele Jahre vor der Beschreibung des SAPHO-Syndroms wurden bereits neben der rein kutanen Variante der PPP eine Assoziation mit Gelenkbeteiligung nach einem typischen Verteilungsmuster beobachtet. 1967 publizierte Sasaki einen Patienten mit PPP mit bilateraler Osteomyelitis der Klavikulä [32]. Ebenfalls aus Japan stammte die erste Beschreibung von vier PPP-Fällen mit gleichzeitiger abnormaler Ossifikation zwischen Schlüsselbein und erster Rippe. Diese Autoren führten damals den Begriff der pustulösen Arthroosteitis ein [45–47].
Seitdem wurden größere Fallzahlen mit dieser Assoziation aus Japan, Skandinavien, Nordamerika, Frankreich und der Schweiz publiziert [20, 21, 49, 50].

Psoriasis pustulosa

Ursprünglich nicht in dem Akronym SAPHO enthalten wurde schon in der Erarbeitung von Kriterien zur Diagnose SAPHO (Tabelle 1) die Psoriasis pustulosa mit aufgenommen. So könnte zwanglos und sogar korrekt das Akronym SAPHO mit einem weiteren P für Psoriasis (SAPPHO) versehen werden. Es gibt hierbei jedoch keine Assoziation zur griechischen Dichterin Sappho, die von 620 bis 565 v. Chr. auf der Insel Lesbos lebte. Nicht einmal die Vorliebe der Dichterin für Frauen paßt zu dem Syndrom, da dessen Manifestationen bei Frauen und Männern gleich häufig vorkommt.
Die Grundlage der Psoriasis pustulosa ist die maximal verstärkte exsudative Komponente, die zu einer makroskopisch sichtbaren Pustulation der ansonsten nur histologisch sichtbaren Munro-Mikroabszesse führt. Die Pusteln sind stets steril. Es lassen sich verschiedene Formen unterscheiden:

- Psoriasis pustulosa generalisata (Psoriasis pustulosa vom Typ von Zumbusch).
- Psoriasis pustulosa palmaris et plantaris (Psoriasis pustulosa vom Typ Barber-Königsbeck). Wenn diese Veränderungen die einzige Manifestation der Psoriasis darstellen, so sind sie kaum von der Pustulosis palmoplantaris (PPP/pustular bacterid Andrews) zu unterscheiden.
- Acrodermatitis continua suppurativa (Hallopeau). Diese Erkrankung wird heute allgemein als eine pustulöse Psoriasis an Fingern und Zehen mit starker Nagelbeteiligung aufgefaßt.
- Impetigo herpetiformis (Hebra 1872). Diese generalisierte pustulöse Erkrankung, die als Schwangerschaftsdermatose interpretiert und auch in Zusammenhang mit Hypoparathyreoidismus und erniedrigtem Plasmakalzium angesehen wurde, ist eine besondere Form von Psoriasis pustulosa generalisata vom Typ von Zumbusch.
- Erythema-anulare-centrifugum-artige Psoriasis. Diese Form der Psoriasis steht der Psoriasis pustulosa generalisata nah, verläuft jedoch wesentlich harmloser.

- Psoriasis vulgaris cum pustulatione. Bei diesen Patienten besteht seit längerer Zeit eine chronische Psoriasis vulgaris, die durch weitere Provokationsfaktoren zusätzlich mit einer verstärkten exsudativen Reaktion und entzündlichen Rötung reagiert.
- Psoriasis arthropathica. Seit langem ist die Assoziation zwischen Psoriasis und Arthritis bekannt. Die zusammenfassende Diagnose Psoriasis arthropathica ist etabliert und sollte von dem SAPHO-Syndrom unterschieden werden [10, 22, 51]. Andererseits sind einige Autoren der Meinung, daß das SAPHO-Syndrom eine neue Variante der Psoriasis arthropathica beziehungsweise einen neuen Subtyp der bislang bekannten Arthropathien bei Psoriasis darstellt [30, 31]. Hiergegen würde jedoch die Assoziation mit der Akne sprechen, die in dem Akronym SAPHO zunächst herausgestellt wurde.

Insgesamt haben fünf bis sieben Prozent der Patienten mit Psoriasis eine begleitende Arthropathie [31]. Dieser Prozentsatz erhöht sich auf dreißig bis vierzig Prozent bei Patienten mit schwerster Psoriasis. Die Psoriasis arthropathica ist eine Rheumafaktor(sero)-negative Arthritis der peripheren Gelenke und/oder einer Spondylarthritis zusammen mit einer Psoriasis der Haut oder Nägel. Die Psoriasis geht den rheumatischen Manifestationen meist voraus, selten tritt sie gleichzeitig mit ihnen auf, noch seltener folgt sie nach (Arthritis psoriatica sine psoriase). Für die Psoriasis arthropathica charakteristisch ist die Beteiligung der Endgelenke der Finger und Zehen (Transversalbefall) oder eine Arthritis hintereinander liegender Gelenke eines Fingers (Strahlbefall, Daktylitis) [51]. Röntgenologisch imponieren gleichzeitig destruierende und osteoproliferative Veränderungen [22]. Am häufigsten ist die periphere Form der Psoriasis arthropathica mit asymmetrischer Oligo- oder Polyarthritis, mit Befall der kleinen Fingergelenke (siehe oben). Seltener ist eine axiale Form (Spondylarthritis psoriatica) mit Iliosakralarthritis und Spondylitis (Parasyndesmophyten). Mischformen sind durch die gleichzeitige Manifestation an Gelenken und Wirbelsäule gekennzeichnet. Der Verlauf ist sehr variabel. Am häufigsten finden sich chronische oder chronisch-schubweise Formen, aber auch rezidivierende Verläufe mit intermittierenden Remissionen [34, 51].
Ein mono- und oligoartikulärer Beginn der Psoriasis arthropathica macht vor allem eine differentialdiagnostische Abgrenzung gegenüber den reaktiven Arthritiden und anderen Spondarthritiden notwendig. Bei palmoplantarer Pustulosis kann die Differentialdiagnose gegenüber dem SAPHO-Syndrom und der Keratodermia blenorrhagica des Reiter-Syndroms schwierig sein. Bei polyartikulärem Befall hilft für die Abgrenzung gegenüber der chronischen Polyarthritis das für die Psoriasis arthropathica charakteristische Fehlen der Rheumafaktoren (und Rheumaknoten). Die Kombination von positiven Rheumafaktoren, Polyarthritis und Psoriasis sprechen eher für eine zufällige Kombination einer chronischen Polyarthritis und Psoriasis. Nur bei charakteristischem klinischen und radiologischem Bild für eine Psoriasis arthropathica wäre diese Diagnose auch bei positiven Rheumafaktoren gerechtfertigt.
Neben diesen klassischen Manifestationen der Psoriasis arthropathica wurde in letzter Zeit auch noch die psoriatische Onycho-Pachydermo-Periostitis (POPP) der Psoriasis-Arthropathie zugerechnet [11]. Diese Entität umfaßt schmerzhafte Onychopathien, Weichteilschwellung über den terminalen Phalangen und radiologische Zeichen von Knochenerosionen und periostaler Reaktion.
Weiterhin wurden Patienten, die eigentlich dem SAPHO-Syndrom zugerechnet werden könnten, und die an einer Pustulosis palmoplantaris psoriatica in Kombination mit einer Osteoarthritis sternoclaviculare litten, der Psoriasis arthropathica zugeordnet.

Rheumatologische Manifestationen des SAPHO-Syndroms

Hyperostose und Osteitis sind ebenfalls sehr weitgefaßte Symptome verschiedener rheumatologisch-orthopädischer Erkrankungen, die jeweils einer weiteren Einordnung bedürfen. Für das SAPHO-Syndrom wurden die im folgenden aufgeführten rheumatologischen Manifestationen beschrieben.
Die wesentlichen osteoartikulären Symptome finden sich vor allem an der vorderen Thoraxwand, aber auch am Achsenskelett, seltener an den peripheren großen Gelenken (Tabelle 3, Abb. 1). Dabei handelt es sich um aseptische, entzündliche Knochen- und Gelenkveränderungen. Radiologisch sieht man eine Osteitis mit Osteolysen und Hyperostosen (Abb. 2) und im Skelettszintigramm eine vermehrte Technetium Anreicherung in den betroffenen Arealen (Abb. 3). In der rheumatologischen Literatur finden sich die Begriffe pustulöse Sternoosteitis, Spondarthritis hyperostotica pustulopsoriatica, akquiriertes Hyperostose-Syndrom oder chronisch rekurrierende multifokale Osteomyelitis. Hier muß noch einmal erwähnt werden, daß einzelne Autoren, die sich mit dem jeweiligen Krankheitsbild intensiver beschäf-

Tabelle 3. Rheumatologische Leitsymptome und Zusatzsymptome des SAPHO-Syndroms

Rheumatologische Leitsymptome des SAPHO-Syndroms
Läsionen an Knochen und Gelenken der vorderen Thoraxwand
Arthritis des Sternoklavikulargelenkes
Hyperostosen
Osteolysen
Ossifikationen der chondrokostalen Bänder
Rheumatologische Zusatzsymptome des SAPHO-Syndroms:
Sklerose platter Knochen (Darmbein, Mandibula)
chronische rezidivierende multifokale Osteomyelitis (CRMO)
Wirbelsäulenbefall
Sklerosen mit diskovertebralen Erosionen
Osteophyten
Hyperostotische Blockwirbelbildung
Befall des Sakroiliakalgelenkes in 30% (Spondylitis ankylosans)
Akute pseudoinfektiöse (reaktive) Arthritiden

tigt haben, ein zusammenfassendes Akronym als Syndrom ablehnen. Bei der am häufigsten befallenen vorderen Thoraxwand können alle Strukturen betroffen sein. Klinisch am augenfälligsten und sofort als Blickdiagnose festzustellen ist eine Arthritis am Sternoklavikulargelenk, die durch prominentes tumoröses Hervortreten der Gelenkstrukturen deutlich wird (Abb. 1). Der Befall kann einseitig sein, häufiger ist er jedoch symmetrisch. Bereits 1981 haben Sonozaki et al. die pustulöse Arthroosteitis als neue Entität beschrieben, wobei die Autoren 128 Patienten mit Pustulosis palmoplantaris untersuchten und bei etwa zehn Prozent der Patienten entsprechende rheumatologische Manifestationen fanden [46]. Diese spezielle Form der Arthroosteitis wurde den seronegativen Spondyloarthritiden zugeordnet [45–

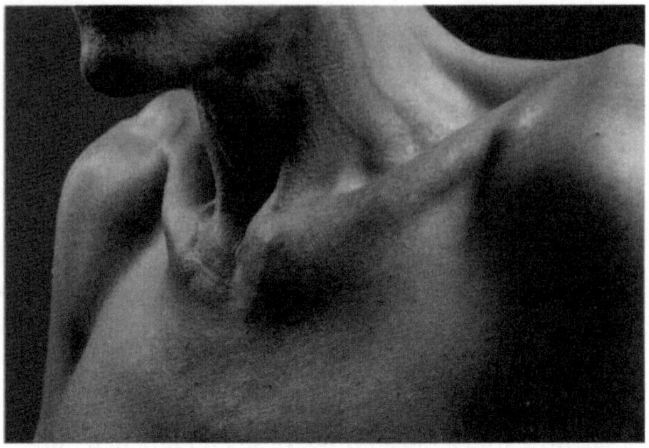

Abb. 1. Klinisch prominente sternoklavikuläre Hyperostose und Arthritis bei einem Patienten mit schwerer Psoriasis vulgaris

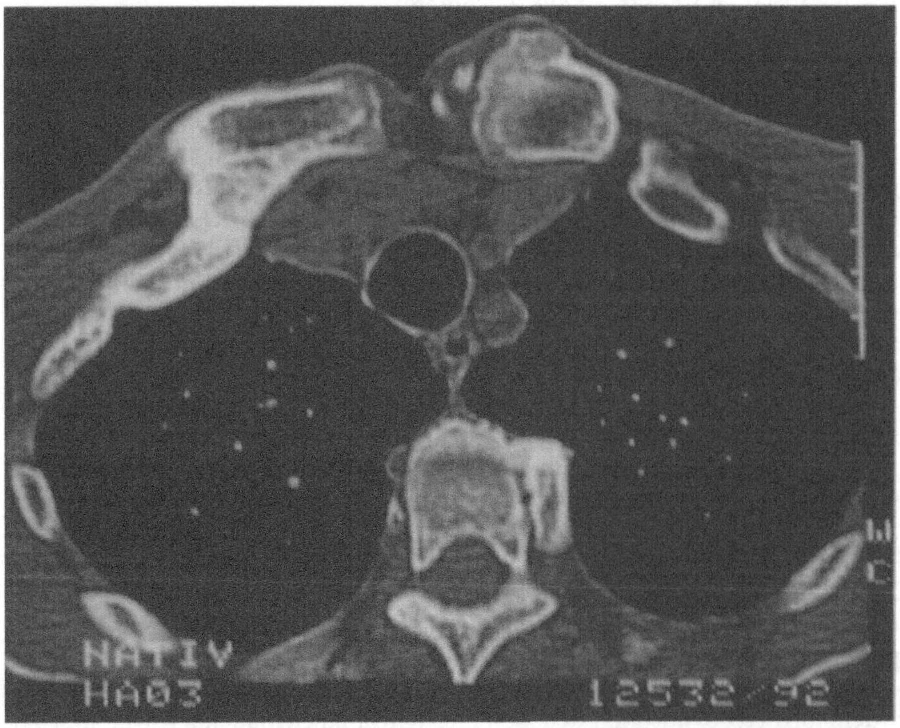

Abb. 2. Computertomogramm der oberen Thoraxapertur, gleicher Patient. Deutliche stark buckelig ausgebildete Synostosen mit Knochenneubildung zwischen Klavikula und Manubrium sterni. (Das Bild wurde freundlicherweise zur Verfügung gestellt von Prof. Dr. Dr. Jungblut, Institut für Diagnostische Radiologie, Direktor: Prof. Dr. U. Mödder, der Heinrich-Heine-Universität Düsseldorf)

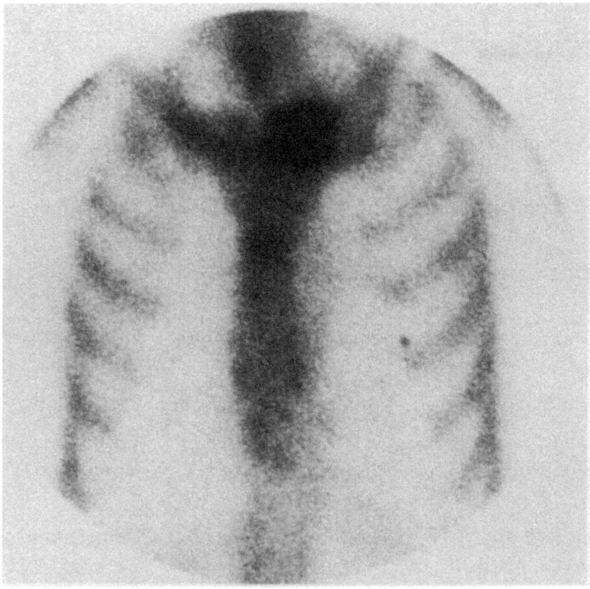

Abb. 3. Drei-Phasen-Skelettszintigraphie, gleicher Patient. Erhebliche Aktivitätsanreicherung vor allem am linken Sternoklavikulargelenk als Zeichen massiver Zunahme des Knochenstoffwechsels. (Das Bild wurde freundlicherweise zur Verfügung gestellt von Prof. Dr. H. Vosberg, Nuklearmedizinische Klinik, Direktor: Prof. Dr. Müller-Gärtner, der Heinrich-Heine-Universität Düsseldorf)

47]. Neben den Symptomen an der vorderen Brustwand fanden sich bei 35% der Patienten ebenfalls Entzündungszeichen am Achsenskelett. Weiterhin konnten auch in geringerer Anzahl eine Sakroileitis und periphere Arthritiden festgestellt werden.

Die Knochenveränderungen, die man bei Patienten mit palmoplantaren Pustulosen findet, sind (primär) steril oder entzündlich im Sinne einer (Arthro-) Osteitis mit oder ohne sternokostoklavikulärer Hyperostose. Bei Kindern und jungen Erwachsenen kommen gehäuft aseptische, lytische Läsionen vor, die mit Sklerose und Hyperostose abheilen. Die Arthroosteitis der vorderen Brustwand mit sternoklavikulärer Hyperostose wurde erstmals durch Köhler et al. 1975 beschrieben [19]. Sie stellt eine gutartige Erkrankung unbekannter Ätiologie dar, mit Hyperostose und Weichteilossifikation zwischen den Klavikulae, den vorderen Anteilen der oberen Rippen und Manubrium, mit unterschiedlichen Hyperostosen oder Ankylosen in der Wirbelsäule und sakroiliakalen Gelenken. Bei diesen Erkrankungsentitäten sind ebenfalls keine Rheumafaktoren nachweisbar, jedoch kommt bei 30% der Patienten ein HLA-B27 Muster vor.

Von einigen Autoren wird die chronisch-rekurrierende multifokale Osteomyelitis (CRMO) als Variante der sternokostoklavikulären Hyperostose angesehen [40]. Diese CRMO findet sich nicht unter den diagnostischen Kriterien für die von Sonozaki beschriebene Arthroosteitis pustulosa (Tabelle 4).

Tabelle 4. Diagnostische Kriterien der Arthroosteitis pustulosa

Obligat
Pustulosis palmoplantaris
Arthroosteitis der vorderen Thoraxwand: deutliche Schwellung und Druckschmerz der Sternoklavikular-, Sternokostal-, Manubriosternalgelenke oder kostoklavikulären Bänder mit oder ohne radiologische/szintigraphische Entzündungszeichen, oder
Druckschmerz der entsprechenden Gelenke mit szintigraphischen Aktivitätszeichen (pathologische Mehrspeicherung) oder radiologischen Entzündungszeichen (Erosionen und/oder Verkalkungen), Sternokostoklavikuläre Hyperostose (SCCH) oder knöcherne Ankylosen, oder eindeutigen radiologischen Veränderungen wie bei b)
Ausschluß einer anderen definierten rheumatischen Erkrankung
Fakultativ
Beteiligung des Achsenskeletts: Spondylitis, Spondylodiscitis oder Sakroileitis
Periphere Arthritis (erosiv oder nichterosiv, oligo- oder polyarthritisch)

Ätiologie und Pathogenese

Die Vision einer gemeinsamen zusammenführenden Ätiologie und Pathogenese für die verschiedenen Manifestationen des SAPHO-Syndroms ließ sich bislang nicht belegen. In histologischen Untersuchungen konnten Kawai et al. 1988 zeigen, daß morphologisch ähnliche entzündliche Infiltrate durch Granulozyten und Monozyten in den betroffenen Arealen von Haut, Knochen und Synovia bestehen, so daß er einen gemeinsamen pathogenetischen Mechanismus postulierte [18]. Die Histo- und Röntgenmorphologie zeigt Hinweise auf die Pathogenese der Hyperostosen: Als Primärläsion gilt eine erosive Enthesitis insbesondere der kostoklavikulären Bänder, die im weiteren Verlauf eine reaktive Hyperostose induziert (Abb. 2). Ätiologisch wurde immer wieder die Auslösung durch Erreger diskutiert, jedoch gelang den meisten Autoren kein Erregernachweis. Lediglich Edlund et al. berichtete über den Nachweis von *Propionibacterium acnes* bei 7 von 15 Patienten [8]. Andere Autoren fanden einen Zusammenhang zwischen Haut und rheumatischer Sym-

Tabelle 5. Historische Entwicklung verschiedener Symptomenkomplexe zum Akronym SAPHO

Krankheitsbild	Charakteristikum	Erstbeschreiber	Jahr	Land
Psoriasis pustulosa der Hände und Füße	Pustulosis palmoplantaris (PPP) als Variante der Psoriasis	Barber	1930	England
Bakterid Andrews	Pustulosis palmoplantaris (PPP) als parainfektiöses Bakterid	Andrews/ Machacek	1935	England
PPP und Osteomyelitis	Assoziation von PPP und unspezifischer Osteomyelitis der Claviculae	Sasaki/Kato	1967/68	Japan
Intersternokostoklavikuläre Ossifikation (ISSCO)	Ossifikationen der vorderen Thoraxwand als eigene Entität	Sonozaki	1974/78	Japan
Sternocostoklavikuläre Hyperostose (SCCH)	Hyperostosen der vorderen Thoraxwand als eigene Entität	Köhler	1975/77	Deutschland
Arthroosteitis pustulosa (AOP)	Assoziation von PPP und Arthritis/SCCH als seronegative Spondylarthritis	Sonozaki	1981	Japan
Spondarthritis hyperostotica pustulopsoriatica	Erstbeschreibung der Assoziation von PPP und Arthritis / SCCH als seronegative Spondylarthritis in Deutschland	Schilling	1985	Deutschland
Synovitis-Akne-Pustulosis-Hyperostose-Osteomyelitis-Syndrom (SAPHO)	SCCH und CRMO als rheumatische Manifestation der Hauterkrankungen PPP, Psoriasis pustulosa, Acne conglobata / fulminans, und Hidradenitis suppurativa im Sinne eines übergeordneten Syndroms	Chamot	1987	Frankreich

ptomatik mit fokalen Infekten und Klimafaktoren. Japanische Autoren beschrieben ein gutes Ansprechen auf eine Herdsanierung, wie Tonsillektomie, als weiteren Hinweis auf eine infektiöse oder parainfektiöse Genese (id-Reaktion) [6]. Insgesamt lassen jedoch diese einzelnen Beobachtungen, die auch nicht immer reproduzierbar waren, keine gemeinsame ätiopathogenetische Grundlage für die verschiedenartigen Manifestationsformen des SAPHO-Syndroms zu.

Zusammenfassende Diskussion

Ein Syndrom ist definitionsgemäß ein Muster multipler Anomalien oder Symptome, die bekannter- oder vermutetermaßen ursächlich verbunden sind. Im weiteren Sinne ist ein Syndrom auch ein Krankheitsbild, daß sich stets mit etwa den gleichen Krankheitszeichen, mit weitgehend identischem Symptomenmuster, manifestiert, und eine oft unbekannte, vieldeutige Ätiogenese hat. Stellt man diese Definitionen dem SAPHO-Syndrom gegenüber, so muß man dieses Akronym als Syndrom ablehnen. Weder ist bislang ein gemeinsamer ursächlicher Zusammenhang für die sehr verschiedenartigen Haut- und Skelettsymptome ersichtlich, noch kommen sie regelmäßig übereinstimmend gemeinsam vor. Der Verdienst von Chamot und Kahn liegt darin, auf rheumatologische Symptomenkomplexe hingewiesen zu haben, die bei verschiedenartigen Hauterkrankungen vorkommen können. Somit ist das SAPHO-Syndrom als ein symptomatologisch umfassend geprägter Überbegriff anzusehen, der möglicherweise als vorläufige Einordnung dienen kann, jedoch unbedingt einer weiteren Aufarbeitung bedarf, um zu einer Enddiagnose zu kommen. Daher ist bei klinischem Verdacht eines SAPHO-Syndroms eine interdisziplinäre Kooperation erforderlich.
Im Jahr 1998 scheinen wir noch weit entfernt zu sein von einer gemeinsamen ätiopathogenetischen Aufklärung dieser verschiedenartigen Symptomenkomplexe, die einzeln, miteinander oder nacheinander in unterschiedlicher Ausprägung vorkommen können.

Literatur

1. Benhamou CL, Chamot AM, Kahn MF (1988) Synovitis-acne-pustulosis-hyperostosis-osteomyelitis syndrome (SAPHO). A new syndrome among the spondylarthropathies? Clin Exp Rheumatol 6:109–112
2. Bookbinder SA, Fenske NA, Clement GB, Espinoza LR, Germain BF, Vasey FB (1982) Clavicular hyperostosis and acne arthritis. Ann Intern Med 97:615–616

3. Brandsen RE, Dekel S, Yaron M, Caspi D, Ophir J, Brenner S (1993) SAPHO syndrome. Dermatology 186:176–180
4. Chamot AM, Benhamou CL, Kahn MF, Beraneck L, Kaplan G, Prost A (1987) Le syndrome acné pustulose hyperostose ostéite (SAPHO). Résultats d'une enquête nationale. Rev Rhum Mal Osteoartic 54:187–196
5. Chamot AM, Kahn MF (1994) Das SAPHO-Syndrom. Z Rheumatol 53:234–242
6. Chigira M, Maehara S, Nagase M, Ogimi T, Udagawa E (1986) Sternocosto-clavicular hyperostosis: a report of nineteen cases with special reference to etiology and treatment. J Bone Joint Surg 68 A:103–112
7. Dihlmann W (1993) Akquiriertes Hyperostose-Syndrom (sogenannte pustulöse Arthroosteitis). Literaturübersicht einschließlich 73 eigener Beobachtungen. Wien Klin Wochenschr 105:127–138
8. Edlund E, Johnsson U, Lidgren L, Pettersson H, Sturfett G, Svensson B, Theander J, Willen H (1988) Palmoplantar pustulosis and sternocostoclavicular arthroosteitis. Ann Rheum Dis 47:809–815
9. Elias LM, Gómez MI, Torrelo A, Boixeda JP, Ledo A (1991) Acne fulminans and bilateral seronegative sacroiliitis triggered by isotretinoin. J Dermatol 18:366–367
10. Finzi AF, Gibelli E (1991) Psoriatic arthritis. Int J Dermatol 30:1–7
11. Fournié B, Viraben R, Durroux R, Lassoued S, Gay R, Fournié A (1989) L'onycho-pachydermopériostité psoriasique du gros orteil. Rev Rhum Mal Osteoartic 56:579–582
12. Grosshans EM (1993) SAPHO: The impossible acronym. Dermatology 186:161–162
13. Gutzmer R, Herbst RA, Kapp A, Weiß J (1997) Das SAPHO-Syndrom. Fallbeschreibung von drei Patienten mit Akne conglobata und osteoartikulären Symptomen. Hautarzt 48:186–190
14. Jemec GBE, Rasmussen I (1989) Bone lesions of acne fulminans. J Am Acad Dermatol 20:353–357
15. Jurik AG, Ternowitz T (1988) Frequency of skeletal disease, arthro-osteitis, in patients with pustulosis palmoplantaris. J Am Acad Dermatol 18:666–671
16. Kahn MF (1995) Actualité du syndrome SAPHO. Presse Méd 24:338–340
17. Kaiser H (1995) Aktuelles über das SAPHO-Syndrom. Z Rheumatol 54:254
18. Kawai K, Doita M, Tateishi H, Hirohata K (1988) Bone and joint lesions associated with pustulosis palmaris et plantaris. A clinical and histological study. J Bone Joint Surg 70B:117–122
19. Köhler H, Uehlinger E, Kutzner J, Weihrauch TR, Wilbert L, Schuster R (1975) Sterno-kosto-klavikuläre Hyperostose – ein bisher nicht beschriebenes Krankheitsbild. Dtsch Med Wochenschr 100:1519–1523
20. Le Loet X, Bonnet B, Thomine E, Mejjad O, Lucet L, Louvel JP, Lauret P, Deshayes P (1991) Manifestations ostéoarticulaires de la pustulose palmo-plantaire – Etude prospective de 15 cas. PresseMéd 20:1307–1311
21. Maugars Y, Berthelot JM, Ducloux JM, Prost A (1995) SAPHO syndrome: a follow-up study of 19 cases with special emphasis on enthesis involvement. J Rheumatol 22:2135–2141
22. Moll JMH, Wright V (1973) Psoriatic arthritis. Sem Arthr Rheum 3:55–78
23. Nagel T, Eger G, Kalden JR, Manger B (1993) Arthroosteitis pustulosa, Spondarthritis hyperostotica pustulo-psoriatica, SAPHO-Syndrom: Klinische Erfahrungen und Literaturübersicht. Z Rheumatol 52:390–397
24. Nault P, Lassonde M, St-Antoine P (1985) Acne fulminans with osteolytic lesions. Arch Dermatol 121:662–664
25. Otte P, Schiller H, Schilling F (1982) Arthritis und Spondylarthritis bei Akne fulminans. Akt Rheumatol 7:33–35
26. Pauli SL, Valkeakari T, Räsänen L, Tuomi ML, Reunala T (1989) Osteomyelitis-like bone lesions in acne fulminans. Eur J Pediatr 149:110–113
27. Plewig G, Kligman AM (1994) Akne und Rosacea. Springer, Berlin
28. Reunala T, Pauli SL, Rasanen L (1990) Musculoskeletal symptoms and bone lesions in acne fulminans. J Am Acad Dermatol 22:144–146
29. Rosner IA, Burg CG, Wisnieski JJ, Schacter BZ, Richter DE (1993) The clinical spectrum of the arthropathy associated with hidradenitis suppurativa and acne conglobata. J Rheumatol 20:684–687
30. Ruzicka T, Arenberger B, Wagner S (1993) Psoriasis arthropathique. Ann Dermatol Venereol 120:5–13
31. Ruzicka T (1996) Psoriatic arthritis. Arch Dermatol 132:215–219
32. Sasaki T (1967) A case with osteomyelitis of the bilateral clavicles associated with pustulosis palmaris et plantaris. Rinsho seikeigeka 2:333–337
33. Schilling F, Fassbender HG (1985) Sterno-kosto-klavikuläre Hyperostose – pustulotische Arthroosteitis – Pustulosis palmaris et plantaris: Eine enthesiopathische Extremform der psoriatischen Spondarthritis? Z Rheumatol 44:46
34. Schilling F (1986) Arthritis und Spondylitis psoriatica. Steinkopff, Darmstadt
35. Schilling F, Fassbender HG, Stiehler T (1986) Spondarthritis hyperostotica pustulo-psoriatica. In: Schilling F (Hrsg) Arthritis und Spondylitis psoriatica. Steinkopff, Darmstadt, S 289–296
36. Schilling F (1988) Die sog. seronegativen Spondarthritiden: Kritische Übersicht und neue Spondarthritiden (juvenile; bei Acne fulminans; bei Pustulosis palmo-plantaris und bei Dauerdialyse). Akt Rheumatol 13:8–16
37. Schilling F (1991) Pustulöse Arthroosteitis. Hautarzt 42:194–195
38. Schilling F (1996) „Aktuelles über das SAPHO-Syndrom" – Diskussionsbeitrag zu Kaiser H (Z Rheumatol 54:254). Z Rheumatol 55:71–72
39. Schilling F, Schweden F (1996) Die lumbo-sakro-iliakale Hyperostose mit retroperitonealer Fibrose bei Spondarthritis hyperostotica pustulopsoriatica – mit sterno-kosto-klavikulärer Hyperostose und mit oberem und unterem venösen Obstruktionssyndrom: Pathogenetische Hypothese einer Fibro-Osteopathia psoriatica. Z Rheumatol 55:331–347
40. Schilling F (1998) Die chronisch rekurrierende multifokale Osteomyelitis (CRMO) Röfo Fortschr Geb Röntgenstr Neuen Bildgeb Verfahr 168:115–127
41. Schlippert U, Garbe C, Bünte S, Gollnick H, Stadler R, Orfanos CE (1990) Pustulöse Arthroosteitis. Hautarzt 41:75–77
42. Schmidt KL (1994) Die pustulöse Arthro-Osteitis – Modell einer reaktiven Spondarthritis? Akt Rheumatol 19:103–111

43. Seppälä J, Forssman L, Hypen M (1987) Pustulotic arthroosteitis – A report of two cases. Scand J Rheumatol 16:135–138
44. Sofman MS, Prose NS (1990) Dermatoses associated with sterile lytic bone lesions. J Am Acad Dermatol 23:494–498
45. Sonozaki H, Azuma A, Okai K, Nakamura K, Fukuoka S, Tateishi A, Kurosawa H, Mannoji T, Kabata K, Mitsui H, Seki H, Abe I, Furusawa S, Matsuura M, Kudo A, Hoshino T (1979) Clinical features of 22 Cases with „inter-sternocosto -clavicular ossification" – a new rheumatic syndrome. Arch Orthop Traumat Surg 95:13–22
46. Sonozaki H, Kawashima M, Hongo O, Yaoita H, Ikeno M, Matsuura M, Okai K, Azuma A (1981) Incidence of arthroosteitis in patients with pustulosis palmaris et plantaris. Ann Rheum Dis 40:554–557
47. Sonozaki H, Mitsui H, Miyanaga Y, Okitsu K, Igarashi M, Hayashi Y, Matsuura M, Azuma A, Okai K, Kawashima M (1981) Clinical features of 53 cases with pustulotic arthroosteitis. Ann Rheum Dis 40:547–553
48. Sugimoto H, Tamura K, Fujii T (1998) The SAPHO syndrome: defining the radiologic spectrum of diseases comprising the syndrome. Eur Radiol 8:800–806
49. Torii H, Nakagawa H, Ishibashi Y (1994) Osteoarthritis in 84 Japanese patients with palmoplantar pustulosis. J Am Acad Dermatol 31:732–735
50. Vohradnikova O, Zaruba F, Polaskova S, Hoza J, Leiska A (1993) The SAPHO syndrome. Acta Derm Venereol (Stockh) 73:208–209
51. Zachariae E, Zachariae H (1991) Psoriasis arthritis. In: Roenigk HH Jr, Maibach H (eds) Psoriasis. Marcel Dekker Inc, New York, p 171–200

Akneiforme Eruptionen

Christian A. Sander und Thomas Jansen

Einleitung

Der Ausdruck akneiform wird für klinische Erscheinungsbilder verwandt, die der Acne vulgaris ähnlich sind, jedoch keine gemeinsame Ätiologie mit einer Acne vulgaris aufweisen [17, 31–33]. Klinisch und histologisch handelt es sich sowohl bei der Acne vulgaris als auch bei den akneiformen Eruptionen um Erkrankungen der Follikel (Tabelle 1). Als entscheidendes Kriterium zur Unterscheidung beider Erkrankungen sind unterschiedliche Reaktionsabläufe zu nennen (Abb. 1a, b). Die Acne vulgaris beginnt mit einem Komedo und kann in verschiedene entzündliche Effloreszenzen, besonders Papulopusteln, übergehen. Akneiforme Eruptionen manifestieren sich initial als entzündliche Läsionen, meist Papeln oder Pusteln. Dagegen sind Komedonen eher selten und treten gewöhnlich erst nach den Pusteln auf, entstehen also sekundär. Betroffen sind vor allem die großen Talgdrüsenfollikel, daher manifestieren sich die Efflorezenzen akneiformer Eruptionen hauptsächlich im Gesicht, an der Brust- und Rückenpartie sowie an den Oberarmen. Im Gegensatz zur Acne vulgaris ist der Beginn meist akut bis subakut und das Erscheinungsbild auffallend monomorph. Ein weiterer Unterschied ist das Alter der Patienten. Während sich die Acne vulgaris meist bei Jugendlichen manifestiert, treten akneiforme Eruptionen meist bei Erwachsenen auf.

Das Spektrum der akneiformen Eruptionen umfaßt in erster Linie arzneimittelinduzierte akneiforme Exantheme, gramnegative Follikulitis, Acne aestivalis (Mallorca-Akne) und Acne necrotica (nekrotisierende lymphozytäre Follikulitis). Die Ursachen sind Arzneimittel, bakterielle Erreger (gramnegative Follikulitis) und UV-Strahlung (Acne aestivalis), während bei anderen akneiformen Eruptionen wie der Acne necrotica die pathogenetischen Grundlagen unklar sind.

Arzneimittelinduzierte akneiforme Eruptionen

Auslöser der follikulären entzündlichen Reaktionen bei den akneiformen Eruptionen sind fast immer Arzneimittel [2, 13, 17, 31, 32]. Die differentialdiagnostische Abgrenzung akneiformer Eruptionen gelingt häufig nicht nur anhand der follikulären Läsionen, sondern vor allem auch durch eine sorgfältige Medikamentenanamnese. Klinisch treten arzneimittelinduzierte akneiforme Eruptionen an für die Acne vulgaris ungewöhnlichen Lokalisationen auf, wie beispielsweise an den distalen Extremitätenanteilen. Die Effloreszenzen zeigen häufig von Beginn an eine großflächige Ausdehnung. Gelegentlich sind Zeichen einer systemischen Arzneimittelwirkung wie Fieber und Krankheitsgefühl vorhanden.

Tabelle 1. Acne vulgaris und akneiforme Eruptionen

	Acne vulgaris	Akneiforme Eruptionen
Vorkommen	Häufig Jugendliche	Selten Erwachsene
Klinik	Langsamer Beginn Polymorph: Komedonen, Papeln, Pusteln, Narben	Rasches Auftreten Monomorph: Papulopusteln
Histologie	Primär: Verhornungsstörung Follikelhyperkeratose, Mikrokomedo, offener Komedo, symmetrische Läsion	Primär: Entzündung Follikelepithelnekrose, follikulärer Abszeß, Papulopusteln, asymmetrische Läsion
	Sekundär: Entzündung Papeln, Pusteln	Sekundär: Verhornungsstörung Komedonen

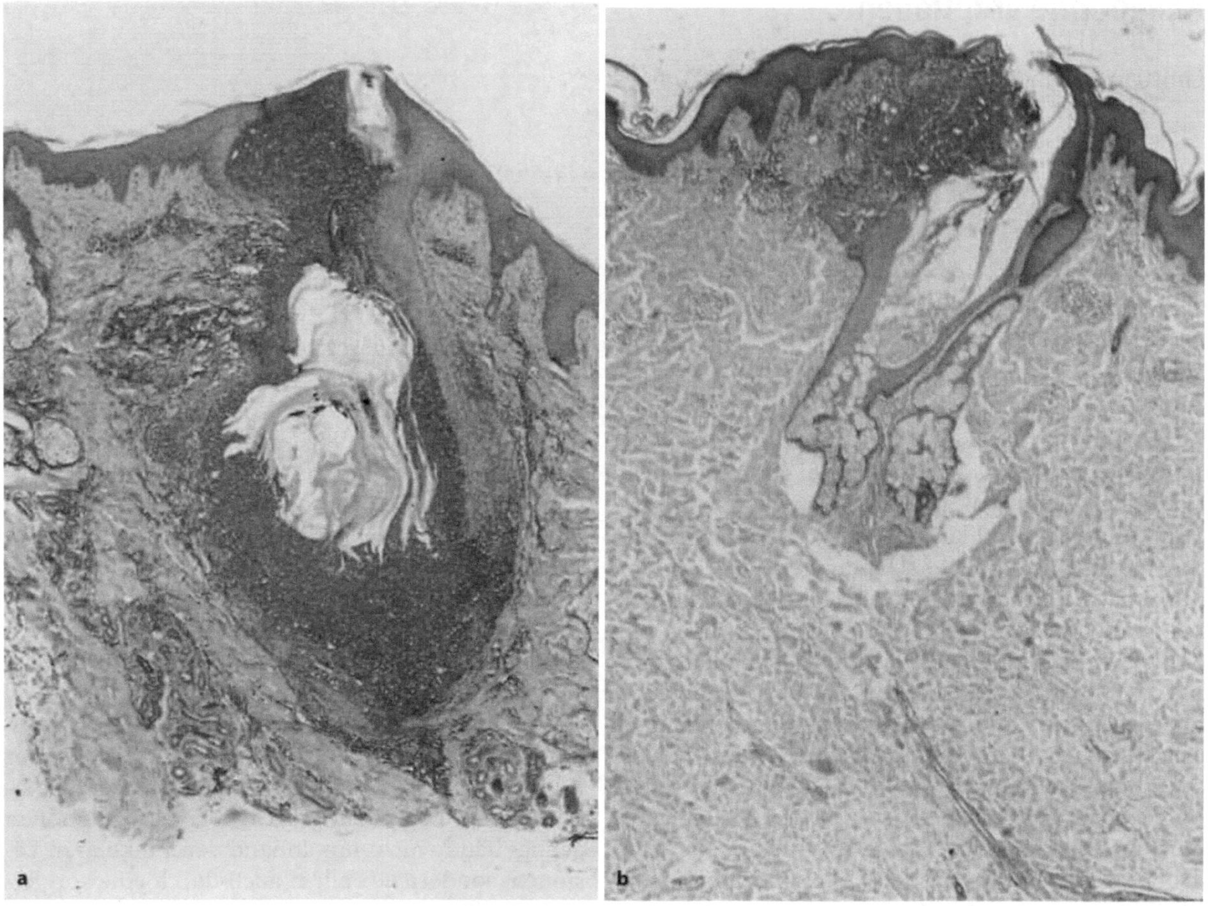

Abb. 1. a, b Akne und akneiforme Eruption, Histologie. **a** Acne vulgaris: deutliche Destruktion des Follikels mit Pfropfbildung und perivaskulärem Infiltrat. **b** Akneiforme Eruption: im Vergleich zur Acne vulgaris akutes Geschehen mit diskretem entzündlichen Infiltrat, keine Pfropfbildung. (HE-Färbung)

Bei den arzneimittelinduzierten akneiformen Eruptionen handelt es sich um nicht-allergische Reaktionsabläufe. Die Ursachen hierfür sind offenbar nicht einheitlich, wobei pathogenetisch eine Irritation des Follikelepithels (toxische Follikelnekrose) mit konsekutiver Entzündungsreaktion bei Elimination der in Betracht kommenden Substanzen vorhanden zu sein scheint.

Als Auslöser kommen folgende Arneimittelgruppen in Betracht: Hormone und Glukokortikosteroide: Androgene [12], anabole Steroide (Danazol, Testosteron) [8, 12], Kontrazeptiva (oral), Gonadotropine, ACTH [38], Glukokortikosteroide (oral, inhalativ, topisch; Abb. 2) [15]; in diesem Zusammenhang ist die Body-Building-Akne (Doping-Akne) durch Einnahme anaboler Steroide zu erwähnen [12]; Psychopharmaka: Phenothiazine, Diazepam, Chloralhydrat, Lithium [18]; Antiepileptika: Diphenylhydantoin, Phenytoin, Phenobarbital [9, 37]; Antituberkulostatika: Isoniazid [5], Ethionamid, Rifampicin; Vitamine: Vitamine B2, B6 [36], B12 [6, 36], D2; sowie Halogene: Jod [10], Brom [24]. Weitere Arzneimittel sind Azathioprin [35], Etretinat [22], Cyclosporin A [3], Streptomyzin, Chinin [4], Disulfiram, D-Penicillamin [17], 8-Methoxypsoralen plus UV-A (PUVA) [29] sowie Thiourazile (Propylthiourazil). In unklaren Fällen muß an „versteckt" eingenommene Arzneimittel gedacht werden. So kann beispielsweise die Einnahme von halogenhaltigen Sedativa oder Analgetika akneiforme Eruptionen zur Folge haben. Zu beachten ist, daß auch Aknetherapeutika selbst gelegentlich Auslöser akneiformer Eruptionen sein können. Als Reaktion auf eine orale Tetrazyklintherapie kann beispielsweise eine pustulöse Eruption auftreten, die auf den ersten Blick an eine Acne vulgaris denken läßt [1]. Besonders schwierig gestaltet sich die differentialdiagnostische Abgrenzung, wenn Acne vulgaris und akneiforme Eruption gleichzeitig vorliegen.

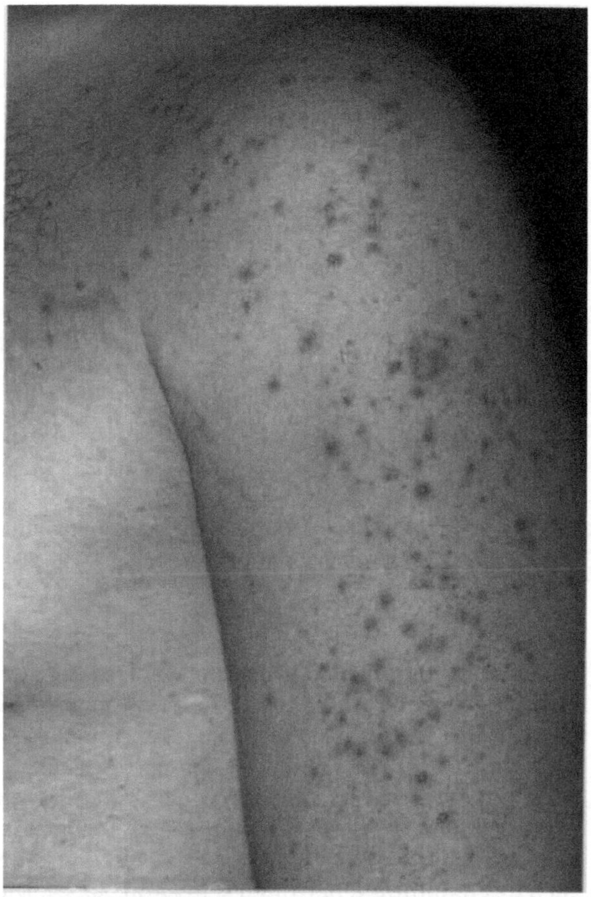

Abb. 2. Arzneimittelinduzierte akneiforme Eruption nach Einnahme von Glukokortikosteroiden (Steroidakne). Monomorphe keratotische follikuläre Papeln

Therapeutisch sollte das auslösende Agens abgesetzt werden. Nach Absetzen des auslösenden Agens bilden sich die Effloreszenzen gewöhnlich in kurzer Zeit zurück. Sekundär entstandene Komedonen können topisch mit Retinoiden oder anderen Schälmitteln angegangen werden. Falls aus medizinischen Gründen das auslösende Arzneimittel nicht abgesetzt werden kann, ist eine orale Isotretinoinbehandlung zu erwägen, um zumindest den Schweregrad der Akne zu reduzieren.

Gramnegative Follikulitis

Ein weiteres Erscheinungsbild akneiformer Eruptionen ist die gramnegative Follikulitis [7, 16, 30]. Die Erkrankung tritt überwiegend bei Männern mit starker Seborrhö auf, meist als Komplikation einer oralen Langzeittherapie einer Akne oder Rosazea mit Antibiotika. Die gramnegative Follikulitis ist häufiger als vielfach angenommen wird. In den USA wird sie bei etwa 5% der Aknepatienten beobachtet, in Deutschland dürfte die Häufigkeit niedriger, bei etwa 2%, anzusetzen sein. Nach unseren Erfahrungen wird die Erkrankung seit der Einführung von Isotretinoin in die Aknetherapie seltener gesehen. Anamnese und klinische Symptome erlauben häufig schon eine Verdachtsdiagnose. Zu Beginn gelingt mit den Antibiotika, meist Tetrazyklinen, in der Regel eine gute Kontrolle der Akne. Im weiteren Verlauf wird die antibiotische Behandlung dann nicht nur unwirksam, sondern die klinische Symptomatik verschlechtert sich sogar. Typischerweise werden solche Fälle als „therapieresistente" Akne oder Rosazea fehlgedeutet.

Zwei Varianten der gramnegativen Follikulitis werden unterschieden [21]. Gruppiert stehende, blaßgelbe, kleine follikuläre Pusteln, die sich oft von der Nase fächerförmig auf das Gesicht ausbreiten, sind typisch für den Typ I, der etwa zwei Drittel der Fälle ausmacht (Abb. 3). Aus den Pusteln lassen sich in der Regel *Klebsiella, Enterobacter, Citrobacter, Escherichia coli* und andere Enterobakteriazeen sowie *Pseudomonas aeruginosa* isolieren. Die typischen Läsionen bei der selteneren, aber um so schwerer verlaufenden gramnegativen Follikulitis vom Typ II sind fluktuierende, tiefsitzende Knoten, aus denen sich in der Regel *Proteus mirabilis* isolieren läßt. Mehrfachinfektionen mit zwei oder drei gramnegativen Bakterien kommen vor. Die Effloreszenzen finden sich meist im Gesicht, seltener auch an der Brust oder am Kapillitium.

Pathogenetisch liegt der gramnegativen Follikulitis eine Störung in der Bakterienökologie der Talgdrüsenfollikel zugrunde. Durch Veränderung des Feuchtigkeitsmilieus und durch Langzeiteinnahme von Antibiotika kommt es zur verstärkten Kolonisierung der Follikel mit gramnegativen Bakterien, dagegen werden grampositive Bakterien aus ihren ökologischen Nischen verdrängt. Es wird vermutet, daß vorbestehende genetische Wirtsfaktoren für die bakterielle Kolonisation von größerer Bedeutung sind als besondere Eigenschaften der kolonisierenden Bakterien. Es fällt auf, daß nur relativ wenige der antibiotisch behandelten Akne- und Rosazeapatienten eine gramnegative Follikulitis entwickeln, was auf die Bedeutung zusätzlicher begünstigender Faktoren hinweist. In diesem Zusammenhang könnten immunologische Störungen (α_1-Antitrypsin-Mangel und andere) für das Angehen der Infektion verantwortlich sein [27].

Diagnostisch sollte ein bakteriologischer Erregernachweis geführt werden, wobei Abstriche aus Pu-

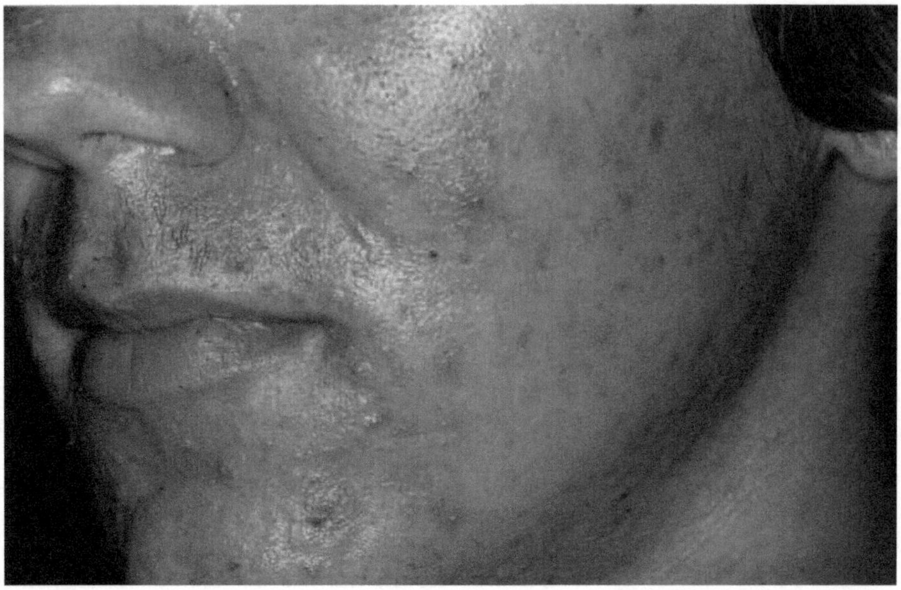

Abb. 3. Gramnegative Follikulitis, Typ I. Blaßgelbe follikuläre Pusteln

steln und Nasenschleimhaut notwendig sind. Die Nasenschleimhaut stellt das Reservoir für die gramnegativen Bakterien dar, von dem aus sie im Rahmen einer Schmierinfektion Follikel kolonisieren. Die mikrobiologische Diagnostik bereitet nicht selten Probleme. Häufig ist die Bakterienbesiedlung so spärlich, daß zu ihrem Nachweis mehrere Pusteln untersucht werden müssen. Inadäquate Probengewinnung, ausgetrocknete Abstriche und ein zu langer Zeitraum zwischen Abstrich und Ankunft im bakteriologischen Labor sind die häufigsten Ursachen für diesen Mißstand.

Da gramnegative Bakterien auf Feuchtigkeit angewiesen sind, sollte therapeutisch die Veränderung des Milieus im Vordergrund stehen. Insofern stellt eine orale Behandlung mit Isotretinoin in einer Dosierung von 0,5–1,0 mg/kg Körpergewicht über 4–6 Monate eine effektive Therapie dar [16, 28, 34]. Das Medikament wirkt dabei auf indirektem Wege, indem es den gramnegativen Bakterien durch Austrocknung der Haut und Schleimhaut die Lebensbedingungen entzieht. Um die Rezidivrate zu verringern, sollte die Isotretinoinbehandlung deutlich über die klinische Erscheinungsfreiheit hinaus fortgesetzt werden, wobei ein zweiter oder dritter Behandlungszyklus notwendig sein kann.

Acne necrotica

Die Acne necrotica (nekrotisierende lymphozytäre Follikulitis, Acne varioliformis, Acne pilaris, Acne frontalis) ist eine seltene, chronisch-rezidivierende Erkrankung unklarer Ätiologie [11, 20, 23, 25, 26, 37]. Die Bezeichnung Akne für diese Dermatose ist unzutreffend, wird aber aus historischen Gründen beibehalten. Die Acne necrotica scheint überwiegend bei Frauen vorzukommen. Neben Stirnhaargrenze, Stirn, seitlichen und hinteren Halspartien sowie Nacken kann auch das Kapillitium betroffen sein (Abb. 4a, b). Die Erkrankung beginnt mit dutzenden oder hunderten rötlichbraunen, gruppiert stehenden, 1–3 mm großen, kuppelförmig erhabenen, follikulären Papulovesikeln. Mit zunehmender Größe der Effloreszenz entsteht im Zentrum eine Eindellung mit darüberliegender Kruste. Die Abheilung erfolgt fast immer unter Zurücklassung schüsselförmiger Narben, die einen varioliformen Aspekt haben. Oft besteht ein starker Juckreiz.

Histologisch zeigt sich ein intrafollikulärer granulozytärer Prozeß mit Ausbildung einer Nekrose des Follikelepithels (Abb. 4c) [19, 25, 26]. Die Nekrose kann sich im weiteren Verlauf auch auf das perifollikuläre Bindegewebe ausbreiten, wo dann ein dichtes lymphozytäres Infiltrat besteht. Im Terminalhaarfollikel reicht die Nekrose bis zum Isthmus, jedoch niemals tiefer. Dies erklärt, warum die Erkrankung nicht zur Alopezie führt. Aufgrund der histologischen Befunde ist die Bezeichnung lymphozytäre nekrotisierende Follikulitis zutreffend [19].

Bakteriologische Untersuchungen von Papulopusteln ergeben vor allem *Staphylococcus epidermidis* oder *Staphylococcus aureus*, teilweise auch *Proprionibacterium acnes* [23]. Es ist jedoch zweifelhaft, ob

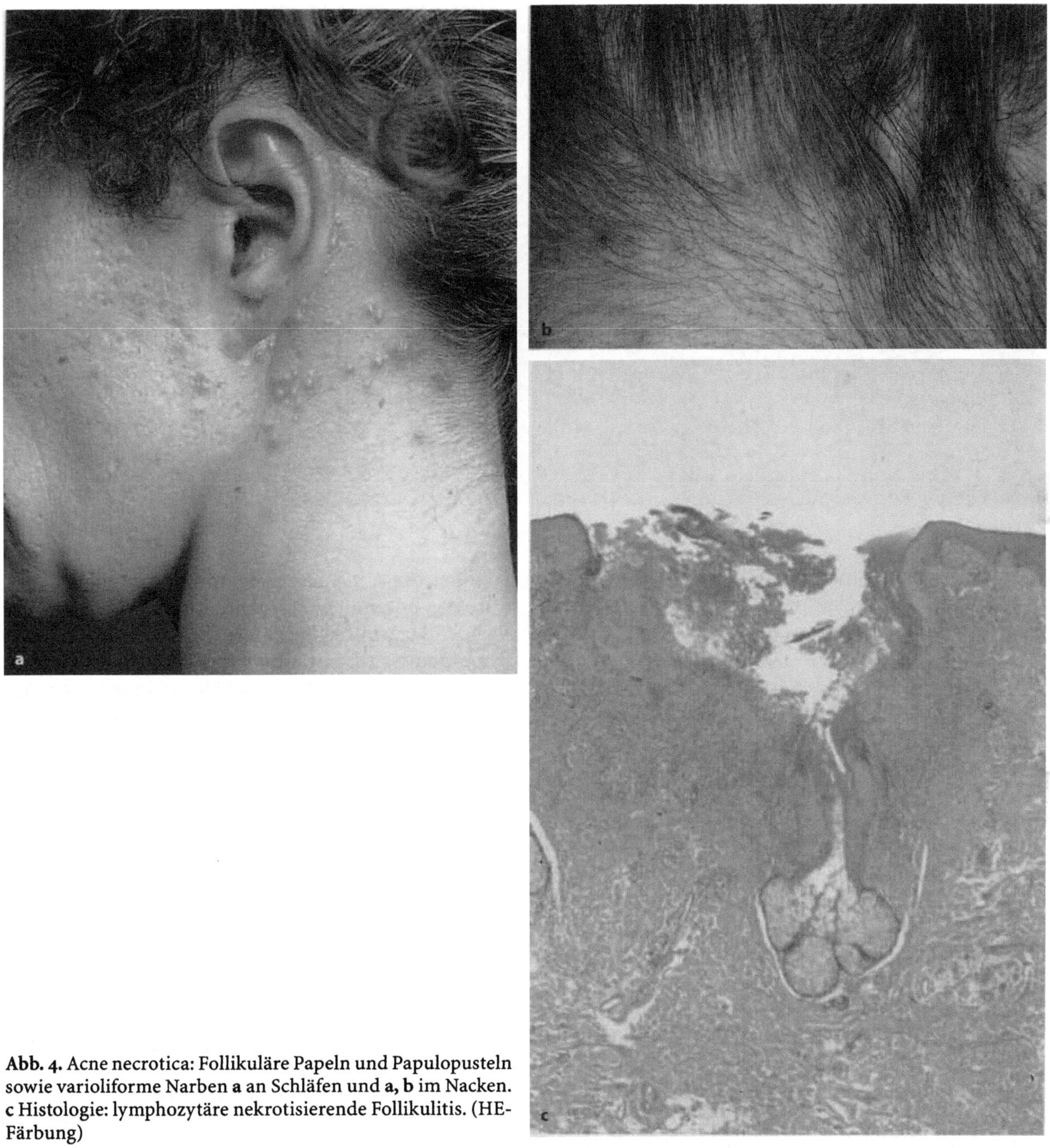

Abb. 4. Acne necrotica: Follikuläre Papeln und Papulopusteln sowie varioliforme Narben **a** an Schläfen und **a, b** im Nacken. **c** Histologie: lymphozytäre nekrotisierende Follikulitis. (HE-Färbung)

Infekten mit Staphylokokken oder einer allergischen Reaktion auf Staphylokokkentoxin oder auf Propionibakterien eine pathogenetische Bedeutung zugeschrieben werden kann. Nach unseren Erfahrungen lassen sich in den Läsionen auch keine Pilze oder Viren aus der Herpes-simplex- oder Varizellen-Zoster-Gruppe nachweisen.

Differentialdiagnostisch sind andere pustulöse Erkrankungen des Kapillitiums abzugrenzen. Dazu zählen infektiöse Follikulitiden wie Impetigo-Follikulitis und gramnegative Follikulitis, erosive pustulöse Dermatitis des Kapillitiums, eosinophile pustulöse Follikulitis Ofuji, Herpes-Follikulitis und pustulöses Syphilid.

Die Therapie ist schwierig und meist unbefriedigend. In Betracht kommt eine orale antibiotische Behandlung mit Tetrazyklinen oder dem Makrolid Erythromycin. In einigen Fällen konnte ein befriedi-

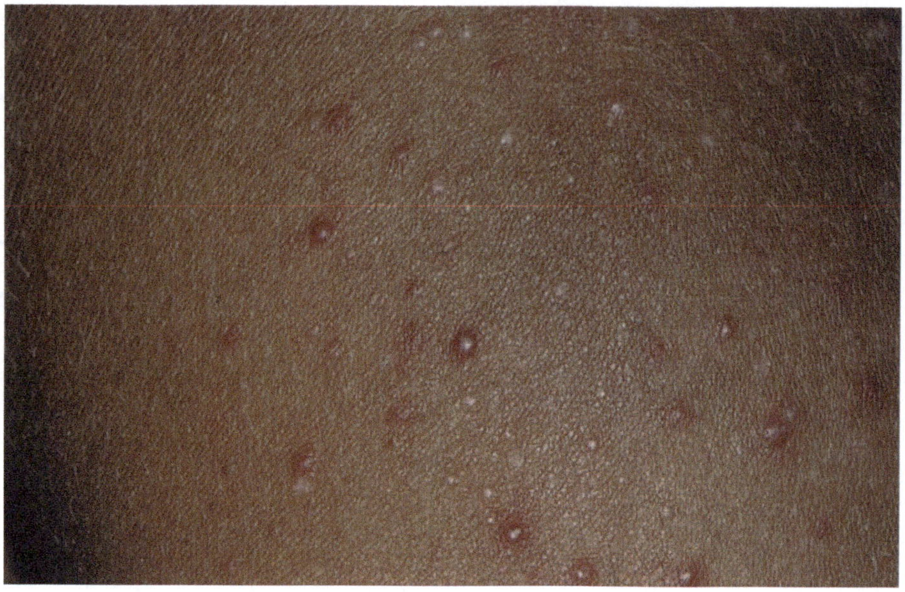

Abb. 5. Acne aestivalis: Monomorphe keratotische follikuläre Papeln auf gebräunter Haut

gendes Ergebnis mit Isotretinoin (0,5–1,0 mg/kg Körpergewicht) erzielt werden. Bei Therapieresistenz ist eine Kombination von Isotretinoin und Glukokortikosteroiden (0,5–1,0 mg/kg Körpergewicht Prednisolon oder -äquivalent) zu erwägen.

Acne aestivalis

Die Bezeichnung Mallorca-Akne geht auf eine Beobachtung von Hjorth et al. [14] zurück. Die Autoren beschrieben eine akneiforme Eruption bei Skandinaviern, die nach einem sonnenreichen Urlaub auf der Insel Mallorca monomorphe, glatte, follikuläre Papeln im Gesicht, an den Oberarmstreckseiten sowie an Brust und Rücken entwickelten (Abb. 5). Bemerkenswerterweise waren weder Komedonen noch Pusteln vorhanden. Das klinische Bild der Acne aestivalis ähnelt also dem einer Steroidakne. Die Lokalisation an den Oberarmen ist bei der Acne vulgaris selten. Ähnlich wie bei polymorpher Lichtdermatose entwickeln Patienten mit Acne aestivalis ihre Effloreszenzen jedes Jahr aufs neue.

Die genaue Ursache der Acne aestivalis ist unbekannt, doch scheint am ehesten UV-Strahlung, hauptsächlich UV-A, verantwortlich zu sein. Effloreszenzen ähnlich der Acne aestivalis wurden bei Patienten beobachtet, die eine Ganzkörper-UV-A-Bestrahlung aufgrund chronischer Dermatosen erhielten oder mit 8-Methoxypsoralen plus UV-A-Bestrahlung (PUVA-Therapie) behandelt wurden [29]. Die vorliegenden Befunde deuten darauf hin, daß es sich bei der Acne aestivalis um eine papulöse Variante der polymorphen Lichtdermatose handelt, die sich am Haarfollikel abspielt.

Therapeutisch kann eine topische Behandlung mit Retinoiden oder anderen Schälmitteln erfolgen. Topische Glukokortikosteroide sollten vermieden werden, da sie die Symptomatik verschlimmern. Prophylaktisch wirksam ist eine vor dem Urlaub oder vor der ersten Exposition zu natürlichem Sonnenlicht eingeleitete Lichttherapie mit UV-B, UV-A, UV-B plus UV-A oder sogar PUVA mit langsam steigenden Dosen.

Literatur

1. Bean SF (1971) Acneiform eruption from tetracycline. Br J Dermatol 85:385–386
2. Bedane C, Souyri N (1990) Les acnes induites. Ann Dermatol Venereol 117:53–58
3. Bencini PL, Montagnino G, Crosti C, Sala F, De Vecchi A (1986) Acne in a kidney transplant patient treated with cyclosporin A. Br J Dermatol 114:396–397
4. Burkhart CG (1981) Quinidine-induced acne. Arch Dermatol 117:603–604
5. Cohen LK, George W, Smith R (1974) Isoniazid-induced acne and pellagra: occurrence in slow inactivators of isoniazid. Arch Dermatol 109:377–381
6. Dupre A, Albarel N, Bonafe JL, Christol B, Lassere J (1979) Vitamin B-12 induced acnes. Cutis 24:210–211
7. Fulton JE Jr, McGinley K, Leyden J, Marples R (1968) Gram-negative folliculitis in acne vulgaris. Arch Dermatol 98:349–353
8. Greenberg RD (1979) Acne vulgaris associated with antigonadotropic (danazol) therapy. Cutis 24:431–432

9. Greenwood R, Fenwick PBC, Cunliffe WJ (1983) Acne and anticonvulsants. Br Med J 287:1669–1670
10. Harrell BL, Rudolph AH (1976) Kelp diet: a cause of acneiform eruption. Arch Dermatol 112:560
11. Hersle K, Mobacken H, Moller A (1979) Chronic nonscarring folliculitis of the scalp. Acta Derm Venereol (Stockh) 59:249–253
12. Heydenreich G (1989) Testosterone and anabolic steroids and acne fulminans. Arch Dermatol 125:571–572
13. Hitch JM (1967) Acneform eruptions induced by drugs and chemicals. JAMA 200:879–880
14. Hjorth N, Sjolin KE, Sylvest B, Thomsen K (1972) Acne aestivalis – Mallorca acne. Acta Derm Venereol (Stockh) 52:61–63
15. Hurwitz RM (1989) Steroid acne. J Am Acad Dermatol 21:1179–1181
16. Jansen T, Neubert U, Plewig G (1994) Gramnegative Follikulitis: Eine diagnostische und therapeutische Herausforderung. Münch Med Wochenschr 136:93–96
17. Jansen T, Plewig G (1997) Miscellaneous acne disorders. In: Demis DJ, Thiers BH, Burgdorf WHC, Raimer SS (eds) Clinical dermatology, vol 2, chpt 10–3. Lippincott-Raven, Philadelphia, pp 1–13
18. Kanzaki T (1991) Acneiform eruption induced by lithium carbonate. J Dermatol 18:481–483
19. Kossard S, Collins A, McCrossin I (1987) Necrotizing lymphocytic folliculitis: the early lesion of acne necrotica. J Am Acad Dermatol 16:1007–1014
20. Lane JE (1933) Acne necrotica miliaris of the scalp. Arch Dermatol Syph 28:10–12
21. Leyden JJ, Marples RR, Mills OH Jr, Kligman AM (1973) Gram-negative folliculitis – a complication of antibiotic therapy in acne vulgaris. Br J Dermatol 88:533–538
22. Lowe L, Herbert AA (1989) Cystic and comedonal acne: a side effect of etretinate therapy. Int J Dermatol 28:482
23. Maibach H (1967) Scalp pustules due to *Corynebacterium acnes*. Arch Dermatol 96:453–455
24. Manok M (1963) Zur Pathogenese der Bromakne. Dermatologica 127:375–380
25. Milde P, Goerz G, Plewig G (1993) Acne necrotica (varioliformis). Nekrotisierende lymphozytäre Follikulitis. Hautarzt 44:34–36
26. Montgomery H (1937) Acne necrotica miliaris of the scalp: a clinical and histological study. Arch Dermatol Syph 36:40–44
27. Neubert U (1983) Immunabweichungen bei sog. Gramnegativer Follikulitis. Hautarzt (Suppl 6) 34:277–278
28. Neubert U, Plewig G, Ruhfus A (1986) Treatment of gramnegative folliculitis with isotretinoin. Arch Dermatol Res 278:307–313
29. Nielson EB, Thorman J (1978) Acne-like eruptions induced by PUVA treatment. Acta Derm Venereol (Stockh) 58:374–375
30. Plewig G, Braun-Falco O (1974) Gramnegative Follikulitis. Hautarzt 25:541–546
31. Plewig G, Jansen T (1997) Acneiform dermatoses. Dermatology 196:102–107
32. Plewig G, Jansen T (1995) Akne und akneartige Erkrankungen. Med Welt 46:360–362
33. Plewig G, Kligman AM (1994) Akne und Rosazea. 2. Aufl. Springer, Berlin
34. Plewig G, Nikolowski J, Wolff HH (1982) Action of isotretinoin in acne, rosacea and gram-negative folliculitis. J Am Acad Dermatol 6:766–785
35. Schmoeckel C, von Liebe V (1983) Akneiformes Exanthem durch Azathioprin. Hautarzt 34:413–415
36. Sherertz EF (1991) Acneiform eruption due to „megadose" vitamins B6 and B12. Cutis 48:119–120
37. Stritzler C, Friedman R, Loveman AB (1951) Acne necrotica. Relation to acne necrotica miliaris and response to penicillin and other antibiotics. Arch Dermatol Syph 64:464–469
38. Sullivan M, Zeligman I (1956) Acneform eruption due to corticotropin. Arch Dermatol 73:133–141

Allergologie

Naturlatex: Von der Grundlagenforschung in den medizinischen Alltag

Xaver Baur, Henning Allmers, Zhiping Chen und Monika Raulf-Heimsoth

Einleitung

Aus dem Naturlatex des Gummibaums *Hevea brasiliensis* werden heute in großem Umfang medizinische Produkte und eine Reihe im alltäglichen Bereich verwendete Artikel hergestellt. Von besonderer Bedeutung sind Handschuhe. Allein in den USA wurden 1996 mehr als 20 Milliarden Paar medizinische Handschuhe verwendet; davon waren 90% aus Naturlatex, diese wiederum zu drei Viertel gepudert. In Deutschland werden pro Jahr etwa eine Milliarde medizinische Handschuhe verbraucht.

Der Kontakt mit Naturlatexartikeln, insbesondere Handschuhen, kann zur Auslösung einer IgE-vermittelten Typ-I-Allergie führen. Dabei ist in mehr als 90% der Fälle die Haut in Form einer Kontakturtikaria betroffen. Weitere Manifestationsorgane sind die Konjunktiven sowie die oberen und tieferen Atemwege. Auch systemische Überempfindlichkeitsreaktionen kommen vor. So wurden in den USA 16 Todesfälle bei Spina-bifida-Kindern nach Verwendung Naturlatex-haltiger Einlaufkatheter beschrieben. Außerdem gehen eine Reihe von Narkosezwischenfällen auf eine derartige Allergie zurück.

Die Prävalenz der Naturlatexsensibilisierung, die nach eigenen Erfahrungen in etwa der Hälfte der Fälle bereits klinisch manifest ist, beträgt unter Beschäftigten im Gesundheitswesen 5–17%, unter Spina-bifida-Kindern 45–65% und in der allgemeinen Bevölkerung weniger als 1%.

Praxisrelevante neue Forschungsergebnisse

Allergenidentifizierung und Allergencharakterisierung

Mittels zweidimensionaler Elektrophorese lassen sich etwa 250 verschiedene Proteine im Naturlatex nachweisen [14]; etwa 60 davon binden menschliche IgE-Antikörper. Diese Proteinallergene, die zumindest teilweise auch in den Fertigprodukten angetroffen werden, sind wasserlöslich. Als Hauptallergene konnten *Hevein* (Hev b 6.02) und der *Rubber elongation factor* (Hev b 1) identifiziert werden [8, 14]. Insgesamt sind knapp ein Dutzend dieser Allergene molekular definiert. Von *Hevein* liegt eine Röntgenstrukturanalyse vor.

Allergenaufnahme

Der direkte Kontakt mit den Naturlatexartikeln, insbesondere Handschuhen, bewirkt im feuchten Milieu (Schwitzen) eine Hautresorption der löslichen Proteinallergene. Hierdurch lassen sich die typischen lokalen Sofortreaktionen erklären; gelegentlich werden auch Stadien 2 bis 4 nach Krog und Maibach beobachtet. Die Verwendung von bestimmten Hautschutzcremes kann die Allergenresorption und Allergiereaktion verstärken [6].

Der Umgang mit gepuderten Naturlatexartikeln führt darüber hinaus zu einer aerogenen Belastung und inhalativer Aufnahme der Allergene. Die Proteinallergene binden sich an den Handschuhpuder. An einem einzigen Handschuh können 400 mg Puder (Maisstärke) haften. Wie eigene Untersuchungen belegen, werden durch den Umgang mit einem gepuderten Handschuh bis zu 20 mg Puder freigesetzt.

Ein intensiver Kontakt mit Allergenen aus Handschuhen, Kathetern etc. findet im Rahmen von Operationen, Wundbehandlungen und Katheterisierungen statt.

Zu einer intravenösen Allergenapplikation kann es bei Verwendung von Naturlatex-haltigen Infusionsbestecken oder Stopfen von Infusionsflaschen kommen.

Quantifizierung der Naturlatex-Allergene

Alenius et al., Beezhold et al., Yunginger et al., Heese [1, 7, 12, 22] und unsere Arbeitsgruppe haben eine Reihe von Naturlatexartikeln analysiert und einen Allergengehalt festgestellt, der um mehrere 10er Potenzen variiert. Gepuderte Handschuhe weisen einen wesentlich höheren Allergen- und Proteingehalt auf als ungepuderte (Abb. 1).

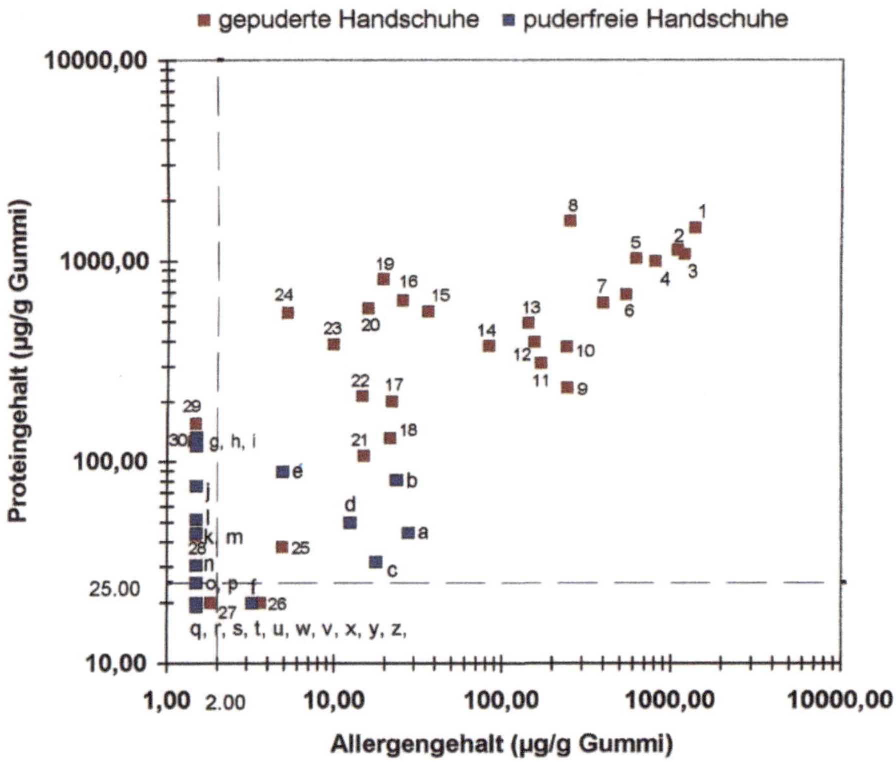

Abb. 1. Protein- und Allergengehalt in 26 puderfreien und 30 gepuderten Naturlatexhandschuhsorten

In Krankenhausräumen und Arztpraxen, in denen gepuderte Naturlatexhandschuhe verwendet werden, können Allergenkonzentrationen bis 311 µg pro m^3 Raumluft nachgewiesen werden [3, 22].

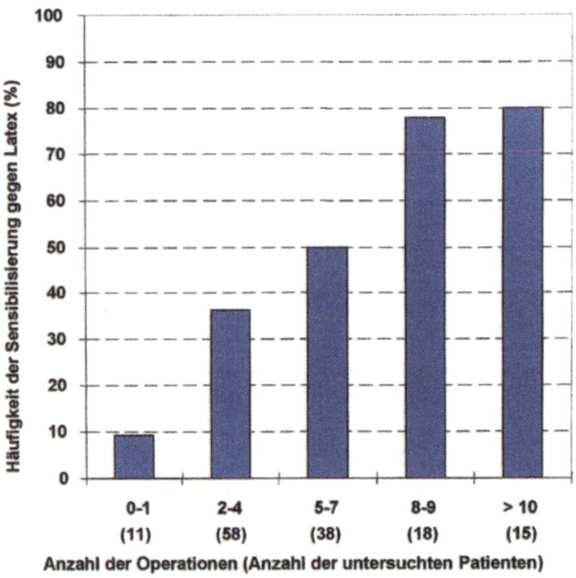

Abb. 2. Häufigkeit einer Naturlatexsensibilisierung in Zusammenhang mit der Anzahl der Operationen bei Kindern mit Spina bifida

Dosis-Wirkungs-Beziehung

Für Spina-bifida-Patienten ist belegt, daß die Häufigkeit einer Naturlatexsensibilisierung mit der Anzahl der Operationen, d. h. der Häufigkeit des intensiven Kontaktes [10, 13] korreliert ist (Abb. 2).

Interventionsstudien

Wie Cremer et al. [11] kürzlich belegen konnten, geht die Sensibilisierung gegenüber Naturlatex unter Spina-bifida-Kindern gänzlich zurück, wenn Operationen und Anästhesie in einem Naturlatex-freien Bereich durchgeführt werden.

Eine eigene Interventionsstudie ergab, daß die Umstellung von gepuderten auf ungepuderte Naturlatexhandschuhe innerhalb von 24 Stunden zu einem Verschwinden der Allergene in der Raumluft führt. Werden weiterhin gepuderte Naturlatexhandschuhe verwendet, die aber einen niedrigen Allergengehalt aufweisen, ist nur noch vereinzelt eine geringe Raumbelastung nachweisbar [2, 4].

Immunologische Kreuzreaktionen (Nahrungsmittel, *Ficus benjamina*)

Naturlatexallergiker weisen in etwa einem Drittel der Fälle Sensibilisierungen gegen Früchte auf. In eigenen Untersuchungen konnte insbesondere eine immunologische Kreuzreaktion zwischen Latexproteinen und Allergenen von Avocado, weniger häufig von Banane, Eßkastanie, Kartoffel, Tomate und eher selten von Kiwi beobachtet werden. Dabei war es uns möglich, die kreuzreagierenden Komponenten teilweise zu charakterisieren [15].
Darüber hinaus gibt es Hinweise auf eine immunologische Kreuzreaktion mit Bestandteilen der Birkenfeige (*Ficus benjamina*), die in Wohnungen und Büroräumen eine zunehmend verbreitete Zierpflanze ist [9, 18].

Rekombinante Naturlatexallergene

In den letzten Jahren wurden mehrere Naturlatexallergene rekombinant hergestellt [17, 21]. Dies eröffnet die Möglichkeit, mit reinen Allergenen molekulare Strukturforschungen, Diagnostik und Therapiestudien durchzuführen.

T-Zellstimulation durch Naturlatexallergene und deren Epitope

Unsere Untersuchungen mit Lymphozyten Naturlatex-sensibilisierter Patienten zeigen, daß sowohl der Gesamtextrakt, das Hauptallergen Hev b 1 als auch alle untersuchten 19er-Peptide von Hev b 1 eine Stimulation/Proliferation [15] bewirken (Abb. 3).

Umsetzung der Forschungsergebnisse

Die Erkenntnisse der Forschung müssen in Schutzmaßnahmen, d.h. Primär- und Sekundärprävention für Beschäftigte (Tabelle 1, 2), Patienten und die Allgemeinbevölkerung umgesetzt werden.

Tabelle 1. Primärprävention bezüglich Soforttypallergien gegen Naturlatex

Keine Verwendung allergenreicher gepuderter Naturlatexhandschuhe
Festsetzung von Allergengrenzwerten: Gummiartikel: 2 mg/g Gummi Raumluft: 0,5 ng/m^3

Tabelle 2. Sekundärprävention bei Naturlatexsoforttypallergie

Diagnose	Sekundärprävention
Latexkontakturtikaria ± Beteiligung des Respirationstrakts (Rhinitis und/oder Asthma)	synthetische Artikel für den Betroffenen, allergenarme, puderfreie Handschuhe im gesamten Arbeitsbereich
Latexkontakturtikaria + anaphylaktischer Schock	latexfreier Arbeitsbereich oder Umschulung

Verwiesen wird auf die Empfehlungen der interdisziplinären Arbeitsgruppe *Naturgummilatex-Allergie*, die sich unter anderem an Krankenhausträger, die dort Beschäftigten und auch an Risikogruppen, wie mehrfach Operierte oder Atopiker wendet und konkrete Anleitungen gibt. Im Vordergrund steht die ausschließliche Verwendung von ungepuderten, Naturlatexallergen-armen oder Naturlatexallergenfreien Produkten. Hochrisikopatienten sollten ausschließlich mit Naturlatex-freien Materialien untersucht, behandelt und operiert werden, das heißt die

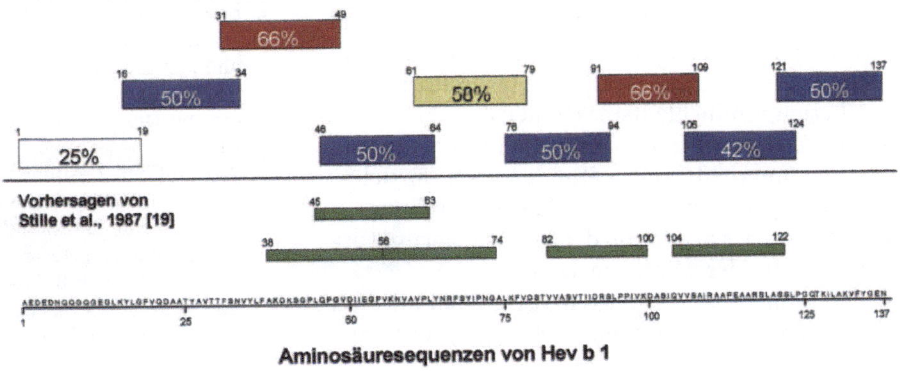

Abb. 3. T-Zellepitope von Hev b1: experimentelle Ergebnisse und Vorhersagen

Einrichtung Naturlatex-freier Operationseinheiten ist flächendeckend erforderlich.
Erfreulich ist die zunehmende Verbreitung von Naturlatexallergen-armen Produkten [3, 20].

Regularien zum Gesundheitsschutz

Trotz der erfreulichen Entwicklung hinsichtlich der Reduktion des Allergengehaltes in den meisten neueren Naturlatexprodukten sind derzeit etwa drei Viertel aller medizinischen (vor allem Handschuhe, Kondome) als auch der sonstigen Naturlatexartikel als gesundheitsgefährdend im Sinne einer Haut- und Schleimhautsensibilisierung einzustufen. Entsprechende Festlegungen erfolgten kürzlich in der MAK- und BAT-Werte-Liste sowie in den Technischen Regeln für Gefahrstoffe (TRGS) 540, 907 und 908. Die TRGS 540 schreibt vor: „Naturlatexhandschuhe müssen puderfrei und allergenarm sein".
Erforderlich ist darüber hinaus eine Kennzeichnungspflicht bezüglich der allergenhaltigen Naturlatexartikel, wie sie in den USA seit dem 30.9.1998 rechtsverbindlich besteht. Eine entsprechende Festlegung z. B. in der Gefahrstoffverordnung ist überfällig. Der Begriff „hypoallergen" soll nicht mehr verwendet werden, da er sich meist nur auf die Abwesenheit von Akzeleratoren bezieht und Allergenfreiheit vortäuscht.

Schlußfolgerungen und Konsequenzen

Die für die Praxis wesentlichen neuen Ergebnisse der Erforschung der Naturlatexallergie sind:

- die Identifizierung von etwa 60 IgE-bindenden Proteinen aus dem Gummibaum
- die molekulare Charakterisierung von knapp einem Dutzend dieser Allergene (unter anderem *Rubber elongation factor:* Hev b 1, *Hevein:* Hev b 6.02, Hev b 3, *Hevamin,* Latex-*Patatin:* Hev b 7)
- der Nachweis der Allergenbindung an den Handschuhpuder, die darauf zurückzuführende Raumkontamination und Auslösung respiratorischer Überempfindlichkeitsreaktionen
- das Verschwinden der aerogenen Allergenbelastung innerhalb von 24 Stunden nach Umstellung auf ungepuderte Naturlatexhandschuhe
- die positive Korrelation der Sensibilisierungsprävalenz mit der Allergenbelastung
- die immunologischen Kreuzreaktionen mit Nahrungsmitteln (insbesondere *Avocado*) und mit Ficus benjamina

Die wissenschaftlich abgesicherten Kenntnisse haben inzwischen zur Entwicklung modifizierter Herstellungsverfahren geführt, so daß jetzt zunehmend ungepuderte Naturlatexallergen-arme Artikel auf den Markt kommen und eingesetzt werden. Neben diesen primären Maßnahmen wurden effiziente Konzepte der Sekundärprävention entworfen und umgesetzt.
Die Verwendung einiger Hautcremes kann offensichtlich infolge einer vermehrten Allergenaufnahme Hautallergien auf Handschuhe verstärken.
Die vorgenannten experimentellen sowie epidemiologischen Untersuchungsbefunde, die eine Zunahme der Häufigkeit von Latexallergien unter Beschäftigten im Gesundheitswesen sowie mehrfach operierten Kindern aufzeigen, fanden ihren Niederschlag in der MAK- und BAT-Werte-Liste sowie in verbindlichen Regularien (Technische Regeln für Gefahrstoffe 540, 907 und 908: „Handschuhe müssen allergenarm und puderfrei sein"). Es gilt, diese Erkenntnisse und Regularien nun konsequent umzusetzen. Derzeit ist dies allerdings für etwa 70 % aller im Gesundheitswesen verwendeten Handschuhe nicht gegeben. Für die Auswahl geeigneter Produkte sind umfassende Listen mit Angabe des Allergen- und Proteingehaltes veröffentlicht worden [4, 12]. Dringlich ist eine Kennzeichnung aller allergenhaltigen Naturlatexartikel, wie sie in den USA verpflichtend ab dem 30.9.1998 besteht.

Literatur

1. Alenius H, Mäkinen-Kijunen S, Turjamaa K et al. (1994) Allergen and protein content of latex gloves. Ann Allergy 73: 315–320
2. Allmers H, Brehler R, Chen Z, Fels H, Baur X (1998) Reduktion der aerogenen Latexallergen-Belastung. Arbeitsmed Sozialmed Umweltmed 33:194–201
3. Baur X et al. (1996) Naturlatex-Allergie – Empfehlungen der interdisziplinären Arbeitsgruppe. Arbeitsmed Sozialmed Umweltmed 31:471–474
4. Baur X, Allmers H, Chen Z (im Druck) Aerogene Belastungen durch Latexallergene in Krankenhausräumen und Arztpraxen. Allergologie
5. Baur X, Chen Z (1998) Vorschlag von Luft- und Produktgrenzwerten für Naturgummilatex-Allergene. Allergo J 3:147–148
6. Baur X, Chen Z, Allmers H, Raulf-Heimsoth M, Degens P (1998) Einfluß einer Hautschutzcreme und des Allergengehaltes von Latexhandschuhen auf das Ergebnis des Handschuh-Tragetestes. Allergologie 12:583–587
7. Beezhold D, Pjgh B, Liss G, Sussmann G (1996) Correlation of protein levels with skin prick test reactions in patients allergic to latex. J Allergy Clin Immunol 98:1097–1102

8. Breiteneder H, Scheiner O (1998) Molecular and immunological characteristics of latex allergens. Int Arch Allergy Immunol 116:83–92
9. Brehler R, Abrams E, Sedlmayr S (1998) Cross-reactivity between Ficus benjamina (weeping fig) and natural rubber latex. Allergy 53:402–406
10. Chen Z, Cremer R, Baur X (1997) Latex allergy correlates with operation. Allergy 52:873
11. Cremer R, Kleine-Diepenbruck U, Hoppe A, Bläker F (1998) Latex allergy in spina bifida patients – prevention by primary prophylaxis. Allergy 53:709–711
12. Heese A (1997) Allergien gegen Latexhandschuhe – Studien zu Ursachen, Häufigkeiten und Risikofaktoren. Ecomed Verlag Landsberg
13. Michael T, Niggemann B, Moers B, Seidel U, Wahn U, Scheffner D (1995) Risk factors for latex allergy in patients with spina bifida. Clin Exp Allergy 26:934–939
14. Posch A, Chen Z, Wheeler C, Dunn MJ, Raulf-Heimsoth M, Baur X (1997) Characterization and identification of latex allergens bei two-dimensional electrophoresis and protein microsequencing. J Allergy Clin Immunol 99: 385–395
15. Raulf-Heimsoth M, Posch A, Riedel F, Tücke J, Baur X (1997) Latex Typ I-Allergie: Risikoevaluierung unter besonderer Berücksichtigung der kreuzreagierenden Proteine in Nahrungsmitteln. In: Projekt Umwelt und Gesundheit (PUG) im Forschungszentrum Karlsruhe (Hrsg) 6. Statuskolloquium des PUG am 3. und 4. März 1997 im Forschungszentrum Karlsruhe. Berichte Umweltforschung Baden-Württemberg: 343–350
16. Raulf-Heimsoth M, Chen Z, Rihs HP, Kalbacher H, Liebers V, Baur X (1998) Analysis of T-cell reactive regions and HLA-DR4 binding motifs on the latex allergen Hev b 1 (rubber elongation factor). Clin Exp Allergy 28:339–349
17. Rozynek P, Posch A, Baur X (1998) Cloning, expression and characterization of the major latex allergen prohevein. Clin Exp Allergy 28:1418–1426
18. Schenkelberger V, Freitag M, Altmeyer P (1998) Ficus benjamina – das heimliche Allergen im Haus. Hautarzt 49:2–5
19. Stille CJ, Thomas LJ; Reyes VE, Humphreys RE (1987) Hydrophobic strip-of-helix algorithm for selection of T cell-presented peptides. Cell Immunol 24:1021–1027
20. Sussman GL, Liss GM, Deal K, Brown S, Cividino M, Siu S, Beezhold DH, Smith G, Swanson MC, Yunginger J, Douglas A, Holness DL, Lebert P, Keith P, Waserman S, Turjanmaa K (1998) Incidence of latex sensitization among latex glove users. J Allergy Clin Immunol 101:171–178
21. Valenta R, Vrtala S, Laffer S, Spitzauer S, Kraft D (1998) Recombinant allergens. Allergy 53:552–561
22. Yunginger JW, Jones RT, Fransway AG, Kelso JM, Warner MA, Hunt LW (1994) Extractable latex allergen and proteins in disposable medical gloves and other rubber products. J Allergy Clin Immunol 93:836–842

Rhinoconjunctivitis allergica : Pharmakotherapie oder Hyposensibilisierung?

Werner Aberer

Einleitung

Allergien haben während der letzten Dekaden signifikant zugenommen und stellen heute weltweit die häufigste Erkrankung dar, bis zu 15% der Bevölkerung leiden an einer Rhinoconjunctivitis allergica. Die Symptome Niesen, rinnende Nase, juckende Augen, Müdigkeit und möglicherweise Fieber werden von Nicht-Betroffenen oft als Banalität abgetan, Patienten mit Rhinitis fühlen sich in ihrer Lebensqualität jedoch genauso beeinträchtigt wie Patienten mit Asthma [6]. Die täglichen Aktivitäten in Freizeit und Beruf werden negativ beeinflußt, Konzentration und Lernfähigkeit sind vermindert, der Schlaf ist beeinträchtigt, soziale Interaktionen sind gestört und das emotionelle Wohlgefühl ist drastisch eingeschränkt. Während diese Symptome jedermann von einer Erkältung her kennt, treten sie beim Allergiker oft über Jahre und Jahrzehnte auf. Überdies droht ständig die Entwicklung neuer Allergien und der Übergang in ein Asthma bronchiale. Patienten mit einer Rhinokonjunktivitis bedürfen deshalb einer adäquaten Behandlung; da die Allergenvermeidung und der Wissensstand der Patienten unabhängig voneinander die Symptome beeinflussen, ist eine kontinuierliche und optimale Zusammenarbeit zwischen Arzt und Patient unabdingbar. Wobei nicht nur Wirksamkeit und potentielle Nebenwirkungen der verschiedenen Therapeutika, sondern auch die Parameter Lebensqualität, kurz- und langfristige Kosten und therapeutische Alternativen berücksichtigt werden müssen.
Die Vielfalt der Allergene und der potentiell betroffenen Organe, das Spektrum der Symptome und der Diffentialdiagnosen sowie die vielen Möglichkeiten zu Prävention von Sensibilisierung und Exposition erfordern heute den Einsatz von Spezialisten in der Betreuung von Allergikern, wie er folgerichtig im „Consensus Report on the Diagnosis and Management of Rhinitis" von einem internationalen Expertengremium gefordert wurde [4].

Die Behandlung der Rhinoconjunctivitis allergica

Diese muß auf den vier Stützen Allergenvermeidung, symptomatische medikamentöse Therapie, kausale Immuntherapie und Patienteninformation beruhen. Für alle diese vier Stützen, selbst für die symptomatische Therapie, ist eine exakte Diagnostik Grundvoraussetzung [4].

Diagnostik

Bei Verdacht auf allergische Rhinokonjunktivitis ist die Diagnosesicherung vor und begleitend zu jeder therapeutischen Maßnahme unabdingbar. Ein Allergietest allein ohne fachgerechte Untersuchung von Nase und Auge ist nicht ausreichend, da die Symptome Rhinitis und Konjunktivitis auch andere Ursachen haben können; und Karenzmaßnahmen sind nur bei Kenntnis des auslösenden Allergens zielführend.
Auch Ursachen wie Infektion (Rhinosinusitis), Nasenpolypen, Berufssubstanzen, emotionelle und hormonelle Faktoren, Medikamente und Nahrungsmittel können eine Rhinitis entweder per se auslösen oder aggravierend bei einer allergischen Rhinitis wirken; die primär atrophische und die nicht-allergische Rhinitis mit Eosinophilie sind weitere wichtige Differentialdiagnosen, die idiopathische Rhinitis eine gar nicht so seltene Ausschlußdiagnose.
Bei gesicherter Allergie sind alle der Allergenvermeidung dienenden Maßnahmen jeder symptomatischen Therapie voranzustellen beziehungsweise in das Behandlungsmanagement einzubeziehen. Besonders wichtig ist dies zur Reduktion der Pollenbelastung in der Wohnung, dem Auto und im Freien und zur Einschränkung der Milbenexposition durch adäquate häusliche Sanierungsmaßnahmen. Tierepithelien als potente Allergene lassen sich nicht leicht aus dem Wohnbereich entfernen; Atopiker sollten behaarte oder gefiederte Tiere nicht in der Wohnung halten. Nach erfolgter Sensibilisierung sind die Tiere unbedingt zu entfernen oder zumindest regelmäßig zu waschen [4].

Pharmakologische Prinzipien

Die Selektion der Medikation muß auf die Ätiologie und die Pathophysiologie der Erkrankung abgestimmt werden. Dabei sind nicht nur der Schweregrad der Symptome, sondern auch die zu erwartende Dauer der Exposition und die Vorhersehbarkeit des Auftretens zu berücksichtigen. So ist es bei der saisonalen Rhinitis vorteilhaft, mit der Medikation schon prophylaktisch zu beginnen, um die Symptome im Idealfall völlig hintanzuhalten, zumindest aber das Vollbild der Erkrankung verhindern zu können. Besonders gilt dies für mastzellstabilisierende Substanzen und die neue Generation der oralen Antihistaminika [3]. Größte Bedeutung hat aber die Differenzierung in die ausschließlich symptomatische Therapie und die kausale Behandlung. Für erstere steht heute eine breite Palette an Produkten zur Verfügung, letztere hat den Vorteil, die Allergie ausheilen zu können. Die Immuntherapie wäre deshalb immer anzustreben, sie unterliegt aber zahlreichen Einschränkungen. Im folgenden sollen die Möglichkeiten und Grenzen dieser zwei unterschiedlichen Behandlungsansätze aufgezeigt werden.

Pharmakotherapie

Antihistaminika reduzieren Symptome wie Juckreiz, Niesen und Nasensekretion, nicht aber die Nasenblockade; prophylaktisch und kontinuierlich eingenommen entfalten sie meist eine stärkere Wirkung [3, 4]. Während Antihistaminika der ersten Generation in unterschiedlichem Ausmaß auch antibradykinin-, antiserotonin- und anticholinergische Wirkung aufwiesen, war ihr Einsatz bei der Rhinokonjunktivitis wegen der sedierenden Nebenwirkung problematisch. Antihistaminika der zweiten Generation (Astemizol, Terfenadin, Cetirizin, Loratadin, Azelastin, Fexofenadin, und andere) sedieren kaum oder gar nicht und unterscheiden sich untereinander neben der Wirkstärke und der Restsedierung in der Halbwertszeit, der Art der Metabolisierung und Ausscheidung, den kardiotoxischen Effekten und dem Einfluß auf andere Mediatorsysteme und immunologische Mechanismen. Grundsätzlich sind diese Substanzen der zweiten Generation aber als gut wirksam und bei korrekter Anwendung als sicher einzustufen. Topische Antihistaminika (Azelastin, Levocabastin) sind heute ebenfalls verfügbar zur Behandlung der akuten Symptome und zur Prophylaxe, unerwünschte Wirkungen haben diese Produkte nicht.

Kortikosteroide reduzieren die Infiltration von Entzündungszellen, insbesondere von Mastzellen und Eosinophilen, in die Nasenschleimhaut, vermindern Hyperreaktivität und Gefäßpermeabilität und behindern die Mediatorfreisetzung aus Mastzellen. Steroidmetaboliten, die einerseits lokal applizierbar sind und andererseits schnell in der Leber abgebaut werden, wie Budesonid, Triamcinolon, Mometason und andere weisen bei korrekter Anwendung nur selten und geringe Nebenwirkungen auf. Diese topischen Steroide beeinflussen aber alle Symptome der Rhinokonjunktivitis positiv, und dies nicht nur bei den allergischen, sondern auch bei den nichtallergischen Formen. Sie haben sich deshalb als wirkungsvoller erwiesen als Antihistaminika, Dinatrium cromoglicicum (DNCG) und Dekongestanzien. Eine Kombination bringt aber manchmal Vorteile, wie etwa die Vorbehandlung der verstopften Nase mit einem Dekongestans. Vom Einsatz parenteraler Kortikosteroiddepotpräparate muß heute dringend abgeraten werden, da sie schwere Nebenwirkungen auslösen und die Funktion der Nebennierenrinde über lange Zeit unterdrücken können. Eine orale Therapie darf nur kurzzeitig, in schwersten Fällen oder Ausnahmesituationen und nach dem Ausschluß von Kontraindikationen erfolgen, dies allerdings immer in Kombination mit einer konventionellen Begleitmedikation. Kinder und Schwangere sollten keine oralen Steroide erhalten.

Dinatrium cromoglicicum (DNCG) reduziert nach topischer Gabe Juck- und Niesreiz, Sekretion und Blockade. Die Nebenwirkungen sind vernachlässigbar. Die kurze Halbwertszeit, die Notwendigkeit der prophylaktischen Anwendung und die geringere Effektivität im Vergleich zu topischen Kortikosteroiden verhindern eine Compliance. Das Produkt wird heute deshalb fast ausschließlich zur Prophylaxe bei Kindern eingesetzt.

Anticholinergika führen nach topischer Applikation zu einer Reduktion der wäßrigen Sekretion unabhängig vom Auslöser. Diese Substanzen finden deshalb bei verschiedenen Formen der Rhinitis in Kombination mit anderen Präparaten Verwendung.

Dekongestanzien reduzieren als α-Adrenorezeptoragonisten die nasale Obstruktion. Topisch appliziert dürfen sie wegen der Gefahr einer Rhinitis medicamentosa nicht länger als sieben bis zehn Tage appliziert werden. Orale Formulationen wie etwa Pseudoephedrin hingegen weisen in Kombination mit Antihistaminika kaum Nebenwirkungen auf und reduzieren nasale Symptome signifikant; lediglich bei Patienten mit manifester Koronarerkrankung, Glaukom, Diabetes und Thyreotoxikose sind sie kontraindiziert.

Für die symptomatische Therapie der Rhinoconjunctivitis allergica steht heute somit eine breite Palette

Tabelle 1. Effektivität der symptomatischen Therapie der Rhinoconjunctivitis allergica. - nicht wirksam, +/- bedingt wirksam, + wirksam, ++ gut wirksam, +++ sehr wirksam. (aus [4])

	Juckreiz/ Niesen	Sekretion	Blokkade	Geruchsstörung
DNCG topisch	+	+	+/-	-
Antihistaminika	+++	++	+/-	-
Anticholinergika	-	+++	-	-
Dekongestant	-	-	+++	-
Kortikosteroide topisch	+++	+++	++	+
Kortikosteroide oral	+++	+++	+++	++

an Wirksubstanzen in adäquaten Darreichungsformen zur Verfügung (Tabelle 1), die, eventuell in Kombination, bei korrekter Anwendung meist mit gutem Erfolg und ohne signifikante Gefahren angewendet werden können.

Immuntherapie (Hyposensibilisierung, spezifische Immuntherapie/SIT)

Diese Form der Therapie wird seit 1911 zur Behandlung einer Reihe von allergischen Erkrankungen eingesetzt, die entweder durch Inhalation, Hautkontakt oder Insektenstiche verursacht werden. Das Ziel besteht darin, die Symptome bei Allergikern zu mildern oder auszuheilen. Durch die graduelle Zufuhr steigender Mengen des Impfstoffes (früherer Begriff: Allergenextrakt, heute Vakzine) soll ein Zustand der Immunität beziehungsweise Toleranz gegenüber dem auslösenden Allergen erreicht werden. Die Mechanismen der Immuntherapie sind komplex und hängen vom Allergen und der Route der Immunisierung ab. Neben der Beeinflussung der T-Zellantwort wird auch die inflammatorische Aktivität reduziert [16].

Eine Immuntherapie sollte in die Therapieplanung eingeschlossen werden, wenn:

- Eine alleinige Pharmakotherapie die Symptome nur unbefriedigend kontrolliert beziehungsweise unerwünschte Arzneimittelwirkungen verursacht
- Eine Anamnese von allergischer Rhinitis durch zumindest zwei Saisonen (saisonal) oder sechs Monate (perennial) besteht
- Der positive Hauttest und/oder das spezifische IgE im Serum mit den Rhinitissymptomen korreliert

Relative Kontraindikationen für die Immuntherapie bei Rhinitis allergica sind:

- Eine laufende Therapie mit β-Blockern und (bedingt) mit ACE-Hemmern
- Eine Kontraindikation für das Notfallpräparat Adrenalin (Epinephrin)
- Fehlende Compliance des Patienten
- Schwere Autoimmunerkrankungen und Immundefizienz
- Maligne Erkrankungen und schwerwiegende psychische Erkrankungen
- Schweres und unkontrolliertes Asthma bronchiale
- Alter unter fünf Jahren

Falls eine Immuntherapie indiziert ist, muß eine Diskussion mit dem Patienten über die potentiellen Gefahren und die optimale Dauer der Therapie vor der Einleitung der Behandlung geführt werden. Indikationsstellung und Verschreibung sollte der Spezialist tätigen. Die Durchführung sollte unter Aufsicht eines Arztes erfolgen, der ausreichende Erfahrung im Management der Schockbehandlung aufweist. Arenalin, Kortikosteroide und die Ausrüstung für eine respiratorische Reanimation müssen bereitliegen.

Die Wirksamkeit der Immuntherapie bei Rhinitis durch Pollen von Gräsern, Ragweed, Beifuß, Zedern und Parietaria sowie Hausstaubmilbe und Katzenepithelien konnte in doppelblinden, kontrollierten Untersuchungen dokumentiert werden [11]. Die begleitende symptomatische Medikamenteneinnahme kann danach verringert werden [15]. Auch das Anhalten des Therapieerfolges ist für Baumpollen-, Gräser-, Ragweed- und Milbenallergiker über einen langen Zeitraum nachgewiesen worden [16]. Überdies sprechen viele Indizien dafür, daß durch die Immuntherapie der sogenannte Etagenwechsel von der allergischen Rhinitis zum Asthma bronchiale, ebenso wie das Neuauftreten von Sensibilisierungen gegen andere Antigene in vielen Fällen unterdrückt werden kann [5, 10]. Und schließlich hat sich die Immuntherapie als sicher erwiesen, wenn die relevanten Risikofaktoren beachtet und adäquate Vorsichtsmaßnahmen eingehalten wurden [13].

Kürzlich konnte auch die Wirksamkeit und gute Verträglichkeit der sublingualen und der lokalen nasalen Immuntherapie bei Rhinokonjunktivitis im Erwachsenenalter nachgewiesen werden [12]; Voraussetzung ist allerdings ein motivierter und gut informierter Patient. Die Indikation besteht bei Patienten, die eine subkutane Behandlung ablehnen beziehungsweise bei denen die konventionelle Therapie wegen schwerer Nebenwirkungen abgebrochen werden mußte. Für Kinder fehlen derzeit schlüssige Studien. Die lange praktizierte orale Immuntherapie hat sich inzwischen als nicht empfehlenswert herausgestellt [12].

Tabelle 2. Stufenplan zur Medikation bei Rhinoconjuctivitis allergica

Mild	Ausgeprägt	Schwer
Basis für alle Patienten: Aufklärung, Allergenvermeidung und regelmäßige Kontrolle		
Keine Immuntherapie	Immuntherapie empfehlen	Immuntherapie „aufdrängen“
Topisches DNCG Topische Antihistaminika Orale Antihistaminika	Topisches DNCG Okuläre Antihistaminika Orale Antihistaminika Topische nasale Steroide	Topisches DNCG Nasale/okuläre Antihistaminika Orale Steroide Topische nasale Steroide

Pharmakotherapie oder Immuntherapie?

Mittels der Pharmakotherapie können Symptome unterdrückt, mittels der Immuntherapie eine Allergie gemildert oder ausgeheilt werden. Es kann deshalb die Frage nicht die eines entweder/oder sein, sondern es wird in vielen Fällen eine Kombinationstherapie überlegt werden müssen. Dabei hat sich ein Stufenschema mit der Einteilung in milde, ausgeprägte und schwere Rhinitis als zielführend erwiesen (Tabelle 2).

Bei der milden Form wird meist mit oralen Antihistaminika beziehungsweise alternativ mit topischen Antihistaminika und bei Kindern mit topischem DNCG eine Lösung gefunden. Bei der ausgeprägten Form wird als Basistherapeutikum meist ein topisches Steroid zusätzlich zu den bei der milden Form beschriebenen Medikamenten eingesetzt werden müssen; zusätzlich sollte der Nutzen einer Immuntherapie überlegt werden. Bei schwerer Rhinitis ist die symptomatische Therapie konsequent einzuhalten und eventuell an starken Belastungstagen der Einsatz von oralen Steroiden erforderlich; eine Immuntherapie sollte unbedingt bedacht werden.

Maßnahmen der Allergenvermeidung durch adäquate Information, basierend auf einer korrekten Diagnostik, müssen aber die Basis jedes Behandlungsschemas darstellen.

Kostenfaktor als Gegenargument

Allergische Erkrankungen des Respirationstraktes beginnen meist im Kindesalter und kehren saisonal über Jahre und Jahrzehnte wieder; überdies entwikkeln viele Rhinitispatienten im Laufe des Lebens ein Asthma. Während aber die direkten Kosten für Arzneimittel, ärztliche Leistung, Krankenhausaufenthalte und Kuren gut zu errechnen sind, sind die indirekten Folgekosten etwa für Arbeitsunfähigkeit, Invalidität und vorzeitigen Tod (bei Asthma bronchiale) schwer bestimmbar [2, 16]. Aber auch die vermehrte Inzidenz von viralen respiratorischen Erkrankungen und Sinusitiden bei unzureichend behandelter allergischer Rhinitis führt zu einer erheblichen Ausweitung der Behandlungskosten [1].

Die Immuntherapie als kausale Behandlung der Rhinoconjuncivitis allergica verursacht in der Anfangsphase hohe finanzielle Ausgaben; und diese fallen zusätzlich zu den Kosten für die symptomatische Pharmakotherapie an. Werden aber die Parameter Erfolgsquote, Symptomrückgang und Verminderung des Medikamentenkonsums in eine Kosten-Nutzen-Rechnung eingebracht, so konnte gezeigt werden, daß bezogen auf einen Zehnjahreszeitraum theoretische Einsparungen in einer Größenordnung von etwa 5000 DM pro Patient mit allergischer Rhinitis möglich sind [2]. Solche Studien belegen beeindruckend, daß eine kurzfristige Betrachtungsweise der Kosten ebensowenig sinnvoll ist wie ihre Simplifizierung durch eine ausschließliche Preisargumentation. Verblüffend ist dabei auch, daß bei einer Kosten-Nutzen-Analyse für die Hyposensibilisierung fast alle Beteiligten profitieren: Ärzte, Patienten und Krankenkassen; lediglich die Pharmaindustrie und die Anbieter von wirkungslosen Alternativtherapieformen verlieren.

Kostenfaktor und Lebensqualität

Die Rhinokonjunktivitis wurde lange Zeit als für den Betroffenen zwar lästige, aber ungefährliche und somit kaum Kosten verursachen dürfende Erkrankung abgetan. Erst das Wissen einerseits, daß diese Erkrankung auch mit schwerwiegenden und damit Kosten-steigernden Komplikationen assoziiert sein kann [1], und Studien zur Lebensqualität andererseits, welche aufzeigen, daß der Leidensdruck eines Rhinitispatienten enorm groß sein kann [6], haben ein Umdenken eingeleitet. So ist inzwischen eindeutig bewiesen, daß die Hyposensibilisierung bei einem ausgewählten Patientengut geeignet ist, die Lebensqualität in Zusammenspiel mit den bewährten Strategien Allergenkarenz und Pharmakotherapie zu bessern; daß dieser Vorteil sich auf mittlere Sicht nicht in höheren und langfristig sogar in einer Kostenreduktion niederschlägt, ist anerkannt und besonders für den Betroffenen erfreulich: Die Symptomenreduktion muß nicht durch hohe Kosten erkauft werden, die Steigerung der Lebensqualität des Einzelnen entlastet sogar die Gesundheitskosten [9].

Compliance und Aufklärung

Die Behandlung einer Rhinokonjunktivitis erfordert vom Arzt mehr als nur die Verschreibung einer geeigneten Medikation; das Verständnis des Patienten, seine Mitarbeit und die Befolgung der empfohlenen Maßnahmen sind entscheidende Kriterien für den Therapieerfolg [4, 16]. Dies gilt für die Reduktion des Allergenkontakts, den richtigen Einsatz der symptomatischen Therapie und ganz besonders für die Hyposensibilisierungsbehandlung: Letztere, deren Erfolg man nicht sofort erlebt, die einen auch während der beschwerdefreien Zeit beschäftigt und die sogar als potentiell gefährlich gilt, erfordert ein besonders hohes Maß an vorbereitender Aufklärung. So hat eine kürzlich publizierte Studie gezeigt, daß Rhinitispatienten, die mit geeigneten Medikamenten versorgt, aufgeklärt und mit schriftlichen Informationen vor Beginn der Saison versehen worden waren, ihre Symptome mit einer minimalen Einschränkung an Lebensqualität kontrollieren konnten [7]. Eine mangelhafte Aufklärung reduziert hingegen die Motivation und führt zu häufigem Therapieabbruch. Dies konnte sowohl in amerikanischen als auch in deutschen Studien gezeigt werden. In der Hausarztpraxis wurde jede zweite Hyposensibilisierung nicht zu Ende geführt, 85% der von Allergologen betreuten Patienten zeigten hingegen eine ausreichende Compliance [14].

Spezielle Situationen

- Rhinitis in verschiedenen Altersstufen: Bei Kindern sollte das Hauptaugenmerk der Prävention beziehungsweise nach erfolgter Sensibilisierung der Allergenvermeidung dienen. Die Behandlung soll so wenig aggressiv wie möglich sein. Die Hyposensibilisierung sollte im Alter unter fünf Jahren nicht gegeben werden; über 65 sind allergische Rhinitiden selten, Antihistaminika der neueren Generation aber wirksam und sicher.
- Rhinitis in der Schwangerschaft: Die Pharmakotherapie muß mit besonderer Vorsicht, insbesondere bei den Antihistaminika, eingesetzt werden. Eine Immuntherapie sollte während der Gravidität nicht begonnen, die Erhaltungstherapie darf aber fortgesetzt werden [4].
- Rhinitis bei Spitzensportlern: Die Medikation darf auf keiner Dopingliste stehen (Vasokonstriktoren, systemische Steroide, topische Steroide nur mit Begründung) und sollte keinen Einfluß auf die Leistung ausüben (frühere Antihistaminika sedieren, die Immuntherapie kann lokal irritieren). Moderne Antihistaminika und topische Steroide stellen die Mittel der Wahl in Kombination mit der Immuntherapie dar: Letztere soll drei Monate vor der Saison initiiert werden, am Injektionstag ist schwere körperliche Anstrengung zu unterlassen [4].

Zukünftige Therapie

Jedes Positionspapier schließt mit einem Kapitel über zukünftige Strategien [4, 16]; dies impliziert, daß die gegenwärtig verfügbaren Behandlungsformen nicht ausreichend wirksam beziehungsweise zu reich an unerwünschten Wirkungen sind. Beides gilt wohl nur mehr eingeschränkt für die Pharmakotherapie, beides gilt aber für die Hyposensibilisierung mehr denn je. In den vergangenen Jahren ist die Qualität der Vakzinen verbessert, das Wissen um die Möglichkeiten und Grenzen durch kontrollierte Studien vertieft und die Forschungsanstrengungen sind intensiviert worden – die Zukunft wird deshalb rosig gezeichnet: „Die Fortschritte in der immunologischen Grundlagenforschung sollten zu neuen, sichereren und weit effektiveren Methoden zur Manipulation der humanen Immunantwort führen" [16].

Standespolitischer Appell

Der *International Consensus Report on the Diagnosis and Management of Rhinitis* empfiehlt ein mehrstufiges Verfahren für die Behandlung der Rhinitis [4]. Es wird aufgezeigt, daß die simple Symptomenkombination nasale Verstopfung, laufende Nase, Niesreiz und Jucken derart vielfältige Ursachen haben und folglich auch komplexe Abklärungsschritte erfordern und therapeutische Konsequenzen bedingen kann, daß in den meisten Fällen Diagnostik und Therapie durch den Allergologen, meist in Zusammenarbeit mit dem Hals-Nasen-Ohren-Spezialisten, erfolgen sollte.
Die Realität für Patienten mit Rhinokonjunktivitis schaut aber selbst in Ländern mit einem hochwertigen Gesundheitssystem völlig anders aus (Abb. 1): Etwa die Hälfte aller allergischen Personen bleibt ohne ärztliche Behandlung; die Maßnahmen der Selbstbehandlung reichen dabei von Ignorieren der Probleme über die Verwendung frei verkäuflicher Produkte bis zu Hausmitteln. Der Großteil der Patienten, die den Allgemeinmediziner, den „gate kee-

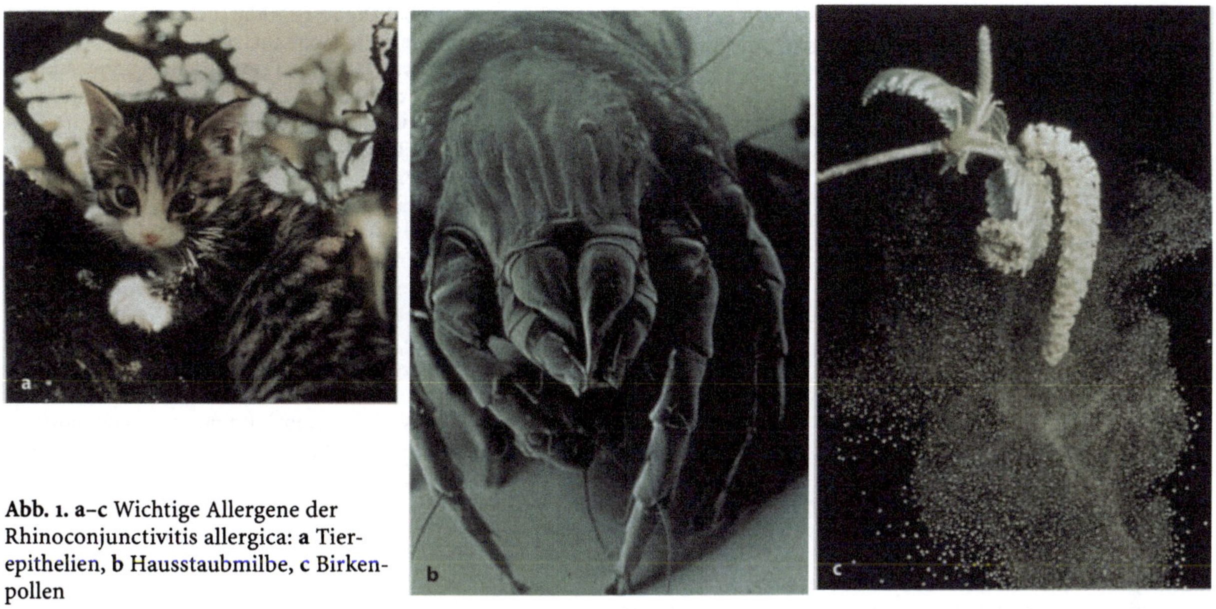

Abb. 1. a–c Wichtige Allergene der Rhinoconjunctivitis allergica: **a** Tierepithelien, **b** Hausstaubmilbe, **c** Birkenpollen

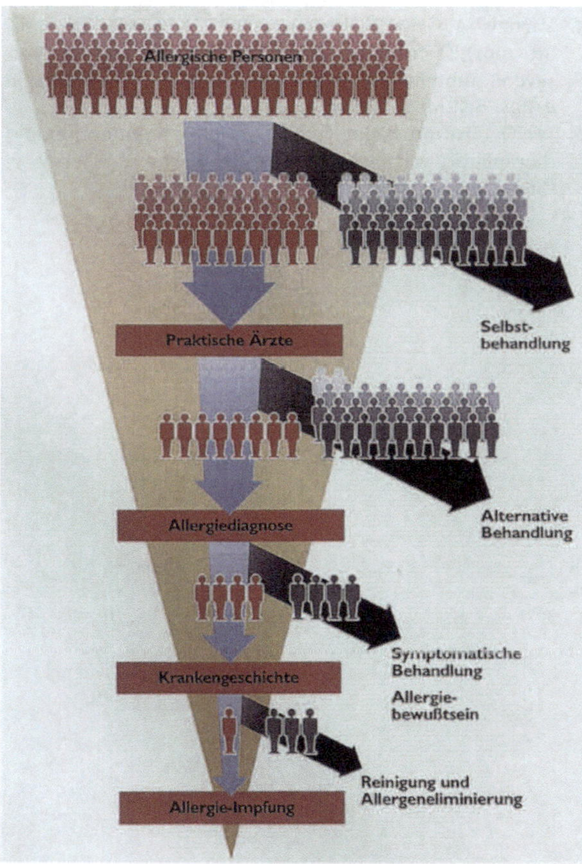

Abb. 2. Derzeitige Versorgung von Patienten mit allergologischen Problemen

per" westlicher Gesundheitssysteme, kontaktieren, erfährt keinerlei Allergiediagnostik und Allergieberatung, sondern wird einer einfachen Pharmakotherapie oder, viel häufiger, einer alternativen Behandlung unterworfen; letztere entspricht in ihrer Wirkung meist einem teuren Plazebo [8]. Nur 10% der Allergiker wird einer Allergiediagnostik unterzogen, die Konsequenz besteht häufig lediglich in symptomatischer Behandlung, nur ein Bruchteil erhält eine differenzierte Allergieberatung mit Empfehlungen zur Reinigung und Allergeneliminierung. Und nur die allerwenigsten erhalten die einzige kausale Behandlung, die Immuntherapie (Abb. 2).

Diese eklatante Diskrepanz zwischen den Empfehlungen der Experten und der täglichen Praxis geht einerseits auf Kosten der Lebensqualität der allergischen Personen; für das Gesundheitssystem erweist sich diese „Barfußmedizin" auf Dauer als teuer. Allergologisch tätige Ärzte verdienen kein Ruhmesblatt: Entweder sie verkaufen eine schlechte Leistung, die der Betroffene nicht in Anspruch nehmen will, oder sie verkaufen eine gute Leistung schlecht. Etwas ist klar: Für das alleinige Ausstellen eines Rezeptes für Antihistaminika oder andere symptomatische Therapeutika ist kein Facharzt erforderlich; daß Allergien heute aber vom Spezialisten erfolgreich behandelt werden können, müssen wir dem Patienten kundtun und dann auch beweisen.

Eine Pharmakotherapie, in Kombination mit Vermeidungsstrategien von Allergenen, ist für die leichte Rhinokonjunktivitis zweifellos meistens ausreichend. Eine Immuntherapie ist aber bei folgenden Patienten indiziert [16]:

- Wenn Antihistaminika und topische Medikamente die Symptome nicht befriedigend zu kontrollieren vermögen;
- Für jeden, der keine Pharmakotherapie wünscht
- Wenn die Pharmakotherapie unerwünschte Arzneimittelwirkungen auslöst
- Für jeden, der eine medikamentöse Langzeitsuppressiontherapie ablehnt

Die Immuntherapie muß der Spezialist einleiten, überwachen und kontrollieren [4].

Literatur

1. Bousquet J, Bullinger M, Fayol C, Marquis P, Valentin B, Burtin B (1994) Assessment of quality of life in patients with perennial rhinitis with the French version of the SF-36 Health Status Questionnaire. J Allergy Clin Immunol 94:182–188
2. Büchner K, Siepe M (1995) Nutzen der Hyposensibilisierung unter wirtschaftlichen Aspekten. Allergo J 4:156–163
3. Ciprandi G, Passalacqua G, Minarini M, Ricca V, Canonica GW (1997) Continuous versus on demand treatment with cetirizine for allergic rhinitis. Ann Allergy Asthma Immunol 79:507–511
4. International Consensus Report on the Diagnosis and Management of Rhinitis (1994) Allergy 49 (Suppl. 19): 1–34
5. Jacobsen L (1998) Die PAT-Studie (präventive Allergiebehandlung). Allergo J 5:404–406
6. Juniper EF, Guyatt GH (1991) Development and testing of a new measure of health status for clinical trials in rhinoconjunctivitis. Clin Exp Allergy 21:77–83
7. Juniper EF, Williams DG, Guyatt GH, Ferrie PJ (1992) Aqueous beclomethasone dipropionate nasal spray in treatment of seasonal (ragweed) rhinitis. Can Med Assoc 147:887–892
8. Kofler H, Ulmer H, Mechtler E, Falk M, Fritsch PO (1996) Bioresonanz bei Pollinose. Allergologie 19:114–122
9. Kumar P, Kamboj S, Rao P, Cai X, Vedere T, Gupta S (1997) The cost of care and quality of life in patients with allergic rhinitis on allergen immunotherapy. Allergy Clin Immunol 9:133–135
10. Malling H-J, Weeke B (1993) Immunotherapy. Position paper of the European Academy of Allergology and Clinical Immunology. Allergy 48 (Suppl. 14): 9–35
11. Malling H-J (1998) Immunotherapy as an effective tool in allergy treatment. Allergy 53:461–472
12. Passalacqua G, Bagnasco M, Mariani G, Falagiani P, Canonica GW (1998) Local immunotherapy: pharmacokinetics and efficacy. Allergy 53:477–484
13. Rogala B (1998) Risk and safety of immunotherapy. Allergy 53:473–476
14. Sennekamp J, Walter S (1998) Patienten-Compliance bei der Hyposensibilisierung. Allergo J 7:20–22
15. Varney VA, Gaga M, Frew AJ, Aber VR, Kab AB, Durham SR (1991) Usefulness of immunotherapy in patients with severe summer hay fever uncontrolled by anti-allergic drugs. Brit Med J 302:265–269
16. WHO Position Paper (1998) Allergen immunotherapy: therapeutic vaccines for allergic diseases. Allergy 53 (Suppl. 44): 1–42

Pathophysiologie des allergischen Kontaktekzems

Jürgen Knop

Einleitung

Das allergische Kontaktekzem ist als Krankheit, aber auch als Modell einer durch Haptene ausgelösten, T-Zell-vermittelten Immunreaktion von großem Interesse. Unsere Vorstellung vom Ablauf dieser auf die Haut und gelegentlich auf die Schleimhaut begrenzten Entzündungsreaktion ist von einigen grundlegenden historischen Experimenten sowie durch die rasante Entwicklung der biomedizinischen Forschung des vergangenen Jahrzehnts geprägt. Bereits 1936 fanden Landsteiner und Jacobs [12], daß nur solche substituierte Benzolderivate eine Sensibilisierung am Meerschweinchen auslösen konnten, die auch mit Anilin reagierten, das heißt die kontaktsensibilisierende Fähigkeit einer Substanz korrelierte mit ihrer Proteinbindungsfähigkeit. Diese grundlegenden Untersuchungen führten schließlich zu der Erkenntnis, daß Haptene nur nach Bindung an ein entsprechendes Protein (Carrier) Immunogenität erlangten. Die weitere Analyse der molekularen Vorgänge bei der Antigenpräsentation führten schließlich zu der Erkenntnis, daß die Hapten-Carrier-Verbindung durch spezialisierte Zellen prozessiert und in Form von derivatisierten Peptiden durch MHC Klasse I beziehungsweise Klasse II Moleküle den antigenerkennenden T-Zellen präsentiert werden. Eine weitere fundamentale Erkenntnis war 1942 der Nachweis durch Landsteiner und Chase [11], daß eine Kontaktsensibilisierung nicht durch Serum, sondern nur durch Zellen in Empfängertiere übertragen werden konnte. In späteren Jahrzehnten wurde klar, daß es sich um eine T-Zell-vermittelte Immunantwort handelt.

Erst kürzlich scheint mehr Klarheit über die Natur der Effektorzelle des allergischen Kontaktekzems gewonnen worden zu sein (siehe unten). Eine weitere wesentliche Erkenntnis war die, daß die Haut am Sensibilisierungsvorgang beteiligt ist (periphere Sensibilisierung, [14]). Die Exzision eines Hautdepots des Kontaktallergens innerhalb von 24 Stunden verhinderte eine Sensibilisierung, eine spätere Exzision dagegen nicht. Ein weiteres interessantes Ergebnis dieser Untersuchungen war, daß die frühzeitige Exzision nicht nur eine Sensibilisierung verhinderte, sondern eine haptenspezifische Toleranz induzierte. Die Schlußfolgerung aus diesem Versuch war, daß die Haut eine wesentliche Komponente zur aktiven Immunisierung lieferte; fehlte diese, entwickelte sich eine Toleranz. Um welche aktive Komponente es sich hierbei handelte, wurde wenige Jahre darauf zumindestens in den Grundzügen von Silberberg et al. [20] entdeckt. Dendritische Langerhans-Zellen als Hapten-tragende Zellen konnten in den drainierenden Lymphgefäßen von epikutan mit Kontaktallergen-behandelten Tieren nachgewiesen werden. Schließlich wurde die immunologische Charakterisierung der epidermalen Langerhans-Zelle als antigenpräsentierende Zelle durch Stingl et al. [24], und die Rolle der Epidermis bei der Induktion einer kontaktallergischen Reaktion eindeutig definiert.

Heute stellt sich die Pathophysiologie des allergischen Kontaktekzems als ein äußerst komplexes Zusammenspiel zellulärer und molekularer Mechanismen dar [9, 16]. Diese sollen im folgenden nicht im Detail dargestellt, sondern lediglich schwerpunktmäßig einige neuere, wichtige Erkenntnisse zur Sensibilisierungs- und Auslösephase des allergischen Kontaktekzems beschrieben werden.

Die Sensibilisierungsphase

Die Sensibilisierungsphase verläuft in der Regel klinisch unbemerkt (Abb. 1). Sie beginnt im Prinzip mit dem Eindringen eines Haptens in die Haut, wobei dieses innerhalb weniger Minuten die Epidermis durchdringt und im Blut beziehungsweise in den Lymphabflußwegen und in Lymphknoten nachweisbar ist. Ob das Eindringen eines Haptens schließlich auch zu einer Sensibilisierung führt, hängt von der Dosis, der sensibilisierenden Potenz und genetischen Faktoren ab. Die kontaktsensibilisierende Potenz einer Substanz wird von ihren physikochemischen Eigenschaften bestimmt, das heißt ihrer Fähigkeit,

- in die Haut zu penetrieren
- prozessierbare und durch das Immunsystem erkennbare Hapten-Träger-Komplexe zu bilden, und

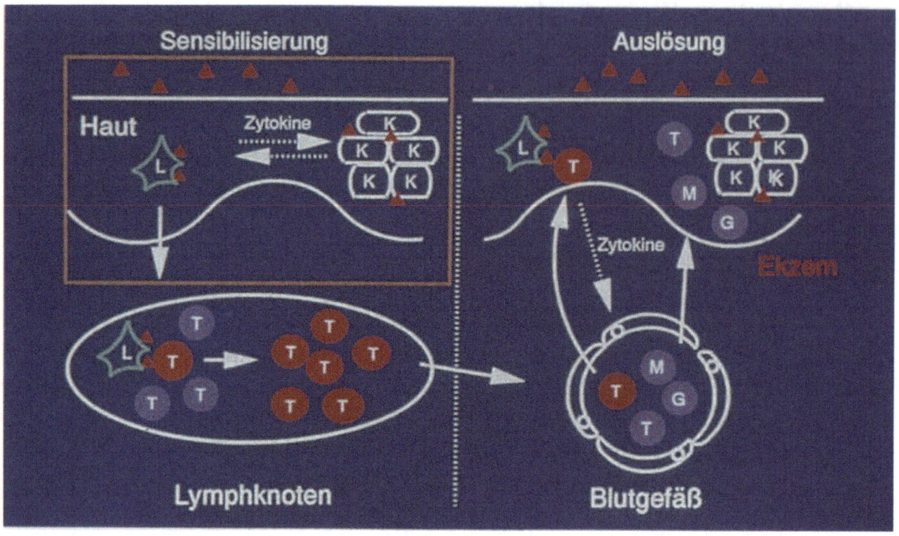

Abb. 1. Sensibilisierungs- und Auslösephase des allergischen Kontaktekzems. ▲ Kontaktallergen, *L* Langerhans-Zelle, *K* Keratinozyt, *T rot* Kontaktallergen-spezifische T-Lymphozyten, *T violett* T-Lymphozyten, nicht spezifisch für das Kontaktallergen, *M* Makrophagen, *G* Granulozyten. (Einzelheiten siehe Text)

- T-zellstimulierende akzessorische Mechanismen auf unspezifischem Wege zu induzieren (siehe unten)

Die exakte Natur der vom Hapten gebundenen Moleküle, die nach Prozessierung und Präsentation in Verbindung mit MHC Klasse I- beziehungsweise Klasse II-Molekülen schließlich zu einer Erkennung durch den T-Zellrezeptor führen, ist unbekannt. Jedoch werden verschiedene Möglichkeiten diskutiert, wie

- die Bindung an ein Protein, welches prozessiert und dann präsentiert werden muß (exogener Weg, Präsentation durch MHC Klasse II)
- die direkte Bindung des Haptens an den MHC-Komplex
- die Bindung des Haptens an ein Peptid innerhalb der MHC-Grube oder Koppelung an ein zytoplasmatisches Protein (endogener Weg, Präsentation durch MHC Klasse I, [15])

Die Aufnahme und Exposition des Haptens erfolgt durch Langerhans-Zellen, die die Epidermis verlassen und sich im Verlauf der Wanderung in den peripheren Lymphknoten von bevorzugt prozessierenden in antigenpräsentierende, T-Zell-aktivierende Zellen entwickeln. In der parakortikalen Zone des Lymphknotens interagieren die Hapten-beladenen Langerhans-Zellen mit T-Lymphozyten, wobei die mit einem Hapten-spezifischen Rezeptor ausgestattete T-Zelle durch diesen Kontakt aktiviert wird, proliferiert und in die Zirkulation gelangt (Abb. 1). Damit ist die Sensibilisierungsphase abgeschlossen. In der Auslösephase (siehe Abb. 1) werden nach erneutem Kontakt des Haptens mit der Haut die spezifisch aktivierten T-Lymphozyten in den lokalen Kapillaren arretiert, wandern aus dem Gefäßsystem in die Epidermis ein und setzen eine Anzahl von Chemo- und Zytokinen frei, die schließlich die Ansammlung eines unspezifischen entzündlichen Infiltrats induzieren. Das Ergebnis ist eine zytotoxische Schädigung der Keratinozyten und ein entzündliches Infiltrat, welches bevorzugt im Korium zu finden ist, aber auch in die Epidermis einwandert.

Eine interessante neue Erkenntnis ist, daß Haptene in der Lage sind, bestimmte Moleküle und damit Funktionen, die von wesentlicher Bedeutung für den Sensibilisierungsvorgang sind, sowohl in Langerhans-Zellen wie auch in Keratinozyten zu induzieren. So konnten Aiba und Katz 1986 [1] zeigen, daß die epikutane Applikation von Kontaktallergen in den lokalen Langerhans-Zellen eine Veränderung ihrer Morphologie und ihres Phänotyps in der Weise hervorriefen, daß diese Zellen größer wurden und verstärkt MHC Klasse II-Moleküle auf ihrer Oberfläche exprimierten. Darüber hinaus waren diese Zellen wesentlich besser geeignet, eine T-Zell-Proliferation zu induzieren als unbehandelte Zellen. Die Ursache für diese morphologischen und funktionellen Veränderungen der Langerhans-Zellen ist in einer sehr frühzeitigen Hapten-induzierten Freisetzung von Zytokinen zu suchen. Das früheste Zytokinsignal in der experimentellen Kontaktdermatitis der Maus ist das Interleukin-1β [5]. Dieses wird innerhalb von 15 Minuten in Hapten-behandelten Langerhans-Zellen gefunden. Dieses Zytokin wiederum induziert eine Kaskade weiterer Zytokine, wie TNF-α, Interferon-γ, IP10, MIP2, Interleukin-α, aber auch die Hochregulation von MHC Klasse II-Molekülen

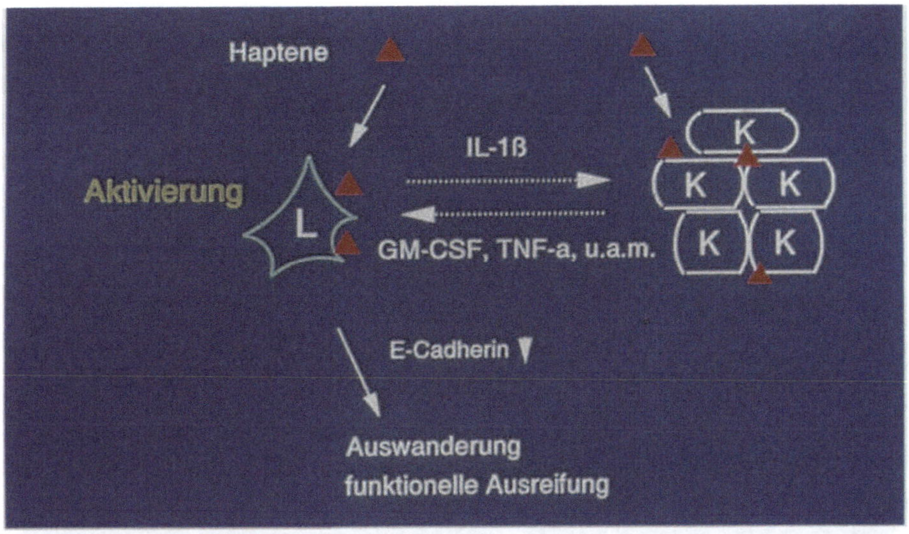

Abb. 2. Aktivierung von Langerhans-Zellen und Keratinozyten durch Kontaktallergen. *L* Langerhans-Zelle, *K* Keratinozyt. (Einzelheiten siehe Text)

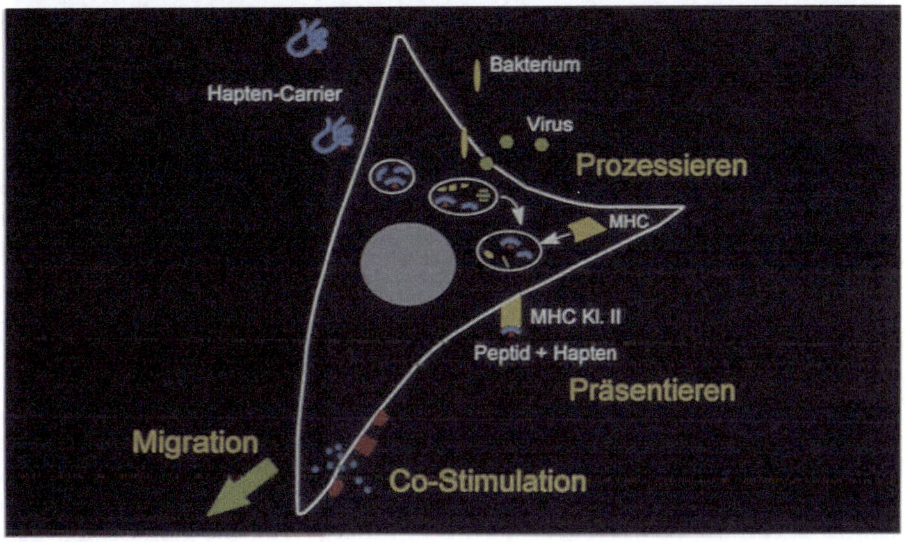

Abb. 3. Schematische Darstellung einer Langerhans-Zelle. Hapten-Träger-Komplexe werden durch die Zellen aufgenommen, zerlegt, als Hapten-derivatisiertes Peptid an MHC Klasse II Moleküle gekoppelt und auf der Membran exprimiert (Prozessierung und Präsentation). Während des Reifungsvorganges werden zudem kostimulatorische Moleküle (z. B. $B7_1$, $B7_2$) sowie Zytokine auf der Zellmembran exprimiert beziehungsweise sezerniert. Bisher nicht verstandene Mechanismen werden aktiviert, die die Auswanderung der Langerhans-Zellen aus der Epidermis und die Einwanderung über den Lymphweg in die drainierenden Lymphknoten veranlassen

(Abb. 2) [5]. Diese und auch andere Hapten-induzierten Zytokine wie Interleukin-12 [17, 18], Interleukin-15 [8] und Interleukin-18 [25] werden u. a. von Keratinozyten produziert. Dieser Zytokincocktail aktiviert die Langerhans-Zellen und ist zu einem erheblich Teil an ihrer Auswanderung und ihrer Ausreifung in effiziente T-zellaktivierende Zellen beteiligt [10]. Zweifelsfrei ist, daß epikutan appliziertes Kontaktallergen die Auswanderung der Langerhans-Zellen induziert und in diesen Zellen zu den drainierenden Lymphknoten transportiert wird. Interessant in diesem Zusammenhang ist, daß Haptene, aber auch Interleukin-1β die Expression eines bestimmten Adhäsionsmoleküls (E-Cadherin) auf Langerhans-Zellen erheblich, wenn auch nicht vollständig unterdrücken können. E-Cadherin ist ein Adhäsionsmolekül, welches sowohl auf Keratinozyten wie auch auf Langerhans-Zellen exprimiert wird und eine Verbindung zwischen diesen Zellen herstellt [21]. Die Verringerung dieses Moleküls auf der Oberfläche von Langerhans-Zellen vermag diese in die Lage zu versetzen, das epidermale Gewebe zu verlassen.

Langerhans-Zellen oder dendritische Zellen im allgemeinen (letztere findet man in vielen Geweben) sind in hervorragender Weise geeignet, Antigene, die mit Viren, Bakterien oder Tumoren assoziiert sind oder eben haptenisierte Proteine zu prozessieren und zu präsentieren sowie durch die Expression bestimmter kostimulatorischer Moleküle Kontakt

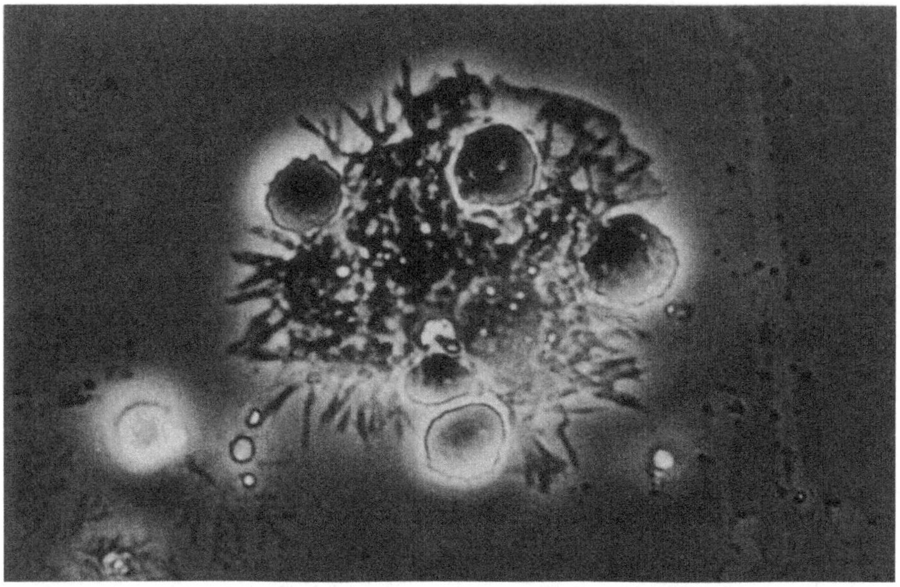

Abb. 4. Aufnahme einer mit T-Lymphozyten interagierenden dendritischen Zelle in Kultur. Die dendritische Zelle im Zentrum ist an den ausgeprägten Dendriten und an ihrer Größe zu erkennen. (Vergrößerung 1000 : 1)

mit T-Lymphozyten aufzunehmen und diese zu aktivieren (Abb. 3) [23]. Die zur Aktivierung erforderlichen Signale sind die spezifische Erkennung des Antigens in Verbindung mit MHC Klasse II-Molekülen (Signal 1) sowie die Interaktion mit bestimmten Molekülen auf der Oberfläche der Zellmembran, z. B. $B7_1$, CD28 (Signal 2). Fehlt das Signal 2, gelingt die Aktivierung der Hapten-spezifischen T-Zelle nicht, ja diese Zelle wird sogar anerg, das heißt, sie ist nicht mehr in der Lage, auf ein Hapten durch Proliferation oder Freisetzung von Zytokinen zu reagieren. Wie kann eine solche Zelle nun durch Hapten aktiviert werden? Die Interaktion eines Liganden mit seinem Rezeptor führt über die Aktivierung einer sehr komplexen Signalkaskade schließlich zu einer Aktivierung z. B. von Zytokingenen. Becker et al. [2] konnten zeigen, daß das frühste Ereignis nach Bindung des Haptens an die Zelloberfläche von Langerhans-Zellen die Induktion dieser Signalkaskade ist. Bereits 15 Minuten nach Haptenstimulation wird die Tyrosinphosphorylierung in MHC Klasse II-positive, jedoch nicht in MHC Klasse II-negative Zellpopulationen induziert. Interessant ist, daß diese Wirkung nur nach Applikation von Kontaktallergenen, nicht jedoch nach Behandlung der Zellen mit Irritanzien oder Tolerogenen auszulösen ist. Dieser Vorgang läßt sich durch spezifische Hemmer der Signalkaskade unterdrükken und damit auch die Induktion einer kontaktallergischen Reaktion.

Zentral für die Pathophysiologie des allergischen Kontaktekzems ist der Hapten-spezifische T-Lymphozyt. Dieser wird durch die Langerhanszelle aktiviert (Abb. 4), wobei zwei Aktivierungssignale erforderlich sind: die Antigenerkennung über den T-Zell-Rezeptor sowie Kostimulation über Rezeptoren, die mit Liganden auf der Oberfläche der Langerhanszelle interagieren (Abb. 5). Der so aktivierte T-Lymphozyt proliferiert und differenziert sich in Subpopulationen, deren wesentliche die T-Erinnerungszellen (T-memory), die regulativen T-Zellen (das heißt diejenigen T-Zellen, die eine Immunantwort verstärken oder auch vermindern können) und schließlich die sogenannte T-Effektorzelle sind (Abb. 5). Welche ist nun die T-Effektorzelle? Bisher galt die Auffassung, daß die T-Effektorzelle unter den CD4-positiven TH_1-Zellen (das heißt denjenigen CD4-positiven T-Zellen, die in der Lage sind, Interferon-γ und Interleukin-2 zu produzieren) zu suchen ist. Kürzlich haben jedoch Xu et al. [26] zeigen können, daß CD8-positive T-Zellen die wesentlichen Träger der T-Zell-Immunantwort beim allergischen Kontaktekzem sind, während die CD4-positiven Zellen gegenregulatorische Funktionen besitzen. Diese CD8-positiven Zellen produzierten Interferon-γ (sind also TC_1-Zellen), während die Hapten-spezifischen CD4-positiven Zellen Interleukin-2, Interleukin-4 und Interleukin-10, jedoch nur wenig Interferon-γ produzieren (Abb. 6). Diese und weitere Untersuchungen zeigten somit sehr klar, daß die Aktivierung einer TC_1-Population von T-Zellen zu einer Sensibilisierung führt, während die Aktivierung einer CD4, TH_2-positiven Zellpopulation diese unterdrückt.

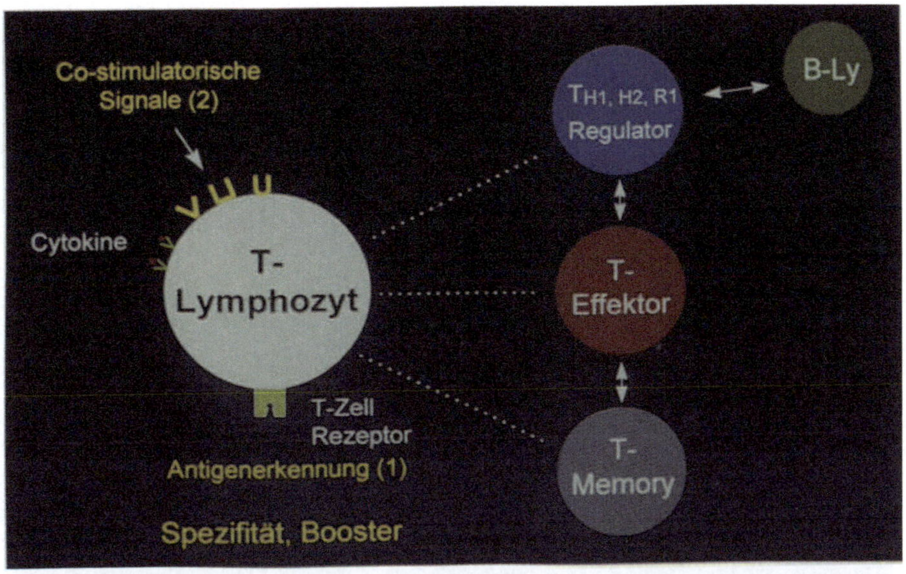

Abb. 5. Aktivierung und Differenzierung von T-Lymphozyten, die an der kontaktallergischen Reaktion beteiligt sind

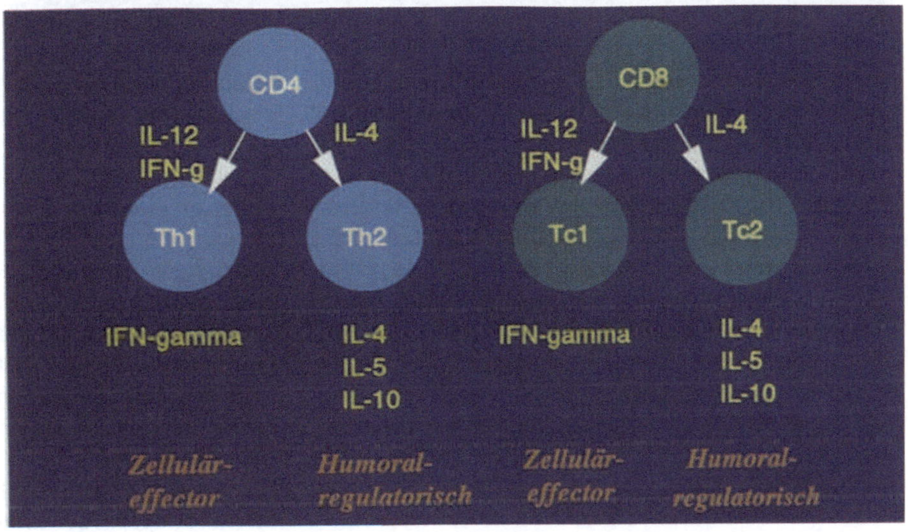

Abb. 6. Funktionelle Subpopulationen von T-Lymphozyten

Die Auslösephase

Epikutane Applikation von Haptenen auf die Haut bereits sensibilisierter Individuen führt zu einer lokalen Auslösung einer Entzündungsreaktion. Diese wird durch die Hapten-spezifischen T-Lymphozyten ausgelöst. Wie weiß nun der Hapten-spezifische T-Lymphozyt, daß an einem bestimmten Hautareal das entsprechende Kontaktallergen lokalisiert ist? Die bisherige Vorstellung ist, daß auch Hapten-spezifische T-Lymphozyten die Epidermis durchstreifen und auf diesem Wege zufällig auf das Hapten stoßen, um dort über entsprechende Signale aktiviert zu werden und über die Freisetzung von Zytokinen ein entzündliches Infiltrat aufzubauen. Wahrscheinlich wirkt hier noch ein zusätzlicher Mechanismus, der durch das Hapten unspezifisch ausgelöst wird und in der Lage ist, spezifisch sensibilisierte T-Lymphozyten anzulocken. Grabbe et al. [7] konnten zeigen, daß ein Hapten epikutan appliziert in einer Dosis, die selbst noch keine Entzündung auslöst, durch die gleichzeitige Applikation eines Irritans in subtoxischer Dosis eine spezifisch entzündliche Reaktion induzieren konnte. Weiterhin konnte gezeigt werden, daß die Applikation von Hapten zur Induktion von Adhäsionsmolekülen u. a. nicht nur auf den Keratinozyten, sondern auch auf den Endothelzellen der in diesem Bereich lokalisierten dermalen Kapillaren führt. Diese Moleküle sind für die Arretierung der haptenspezifischen-T-Zellen am Endothel sowie

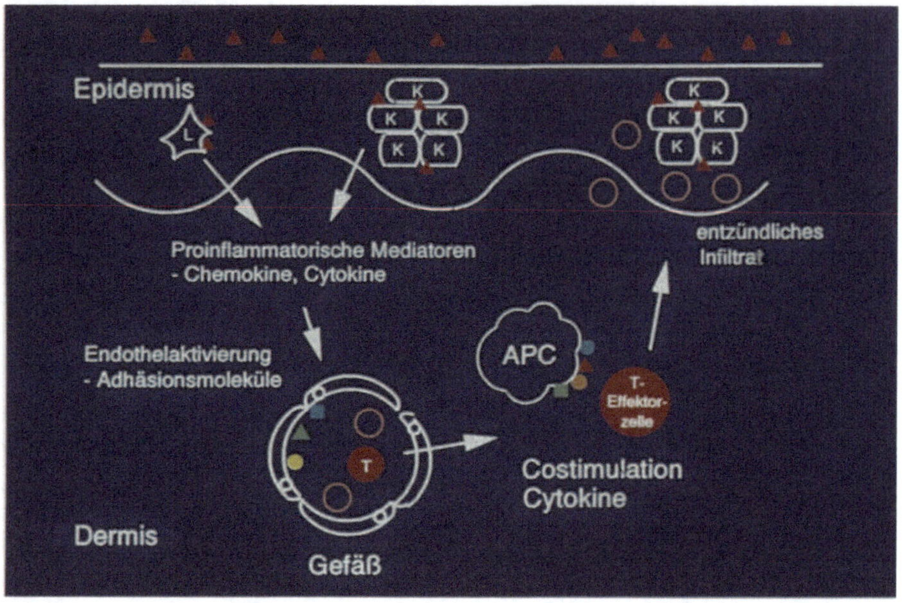

Abb. 7. Auslösephase des allergischen Kontaktekzems. ▲ Hapten, *L* Langerhans-Zelle, *K* Keratinozyt, *T rot* spezifischer T-Lymphozyt, ■▲● verschiedene, auf Endothelzellen exprimierte Adhäsionsmoleküle, *APC* antigenpräsentierende Zelle. (Nach Grabbe und Schwarz 1998)

für deren Aktivierung und Transmigration durch die Gefäßwand verantwortlich (Abb. 7). Die Wichtigkeit dieser Moleküle für die Auslösung der Entzündungsreaktion konnte unter anderem durch ihre Blockierung mit Hilfe monoklonaler Antikörper oder durch Verwendung von Mäusen, die diese Moleküle nicht exprimieren können, gesichert werden (Knock-out-Mäuse). Weiterhin spielen auch eine Anzahl proinflammatorischer und T-zellstimulierender Zytokine eine wesentliche Rolle bei der Auslösung der allergischen Kontaktdermatitis (Abb. 7), wobei wiederum die Verwendung einzelner solcher Zytokine beziehungsweise deren Antagonisten die Auslösephase verhindern konnten.

Neuere therapeutische Strategien

Das allergische Kontaktekzem ist die klassische Domäne für die lokale Anwendung oder gelegentlich auch systemische Anwendung von Kortikosteroiden. In den letzten Jahren beziehungsweise Jahrzehnten sind eine Anzahl neuerer Substanzen mit antientzündlichen und immunsuppressiven Eigenschaften entwickelt worden. Eine dieser Substanzen ist das Ciclosporin A, welches primär die Interleukin-2-Produktion durch T-Zellen blockiert. Diese Substanz wirkt allerdings nur nach systemischer Gabe und kann nicht lokal appliziert werden. Ciclosporin A ist wegen seiner Nebenwirkung zweifellos nicht das Mittel der Wahl für das unkomplizierte allergische Kontaktekzem. Andere Substanzen mit potenter antiinflammatorischer und immunsuppressiver Wirkung sind das Tacrolimus und Ascomycin beziehungsweise deren Derivate. Der Vorteil dieser Substanzen liegt darin, daß sie auch nach lokaler Applikation eine kontaktallergische Reaktion im Experiment unterdrücken können. Die therapeutische Wertigkeit dieser Substanzen muß allerdings erst noch geprüft werden. Alle anderen der in Tabelle 1 aufgeführten Substanzen, wie Pentoxifyllin, Kalziumantagonisten und Vitamin-D_3-Derivate sind geprüft worden und haben keine oder nur eine minimale antiinflammatorische Potenz beim allergischen Kontaktekzem.

Eine weitere Möglichkeit, den Immun- wie auch den Entzündungsprozeß therapeutisch zu beeinflussen, besteht in der Blockade beziehungsweise Antagonisierung einzelner Mediatoren der Immunreaktion oder der Entzündung (Tabelle 2) [3]. Der Nachteil ist, daß die meisten dieser Faktoren beziehungsweise Mediatoren auch eine physiologische Rolle spielen, ihre Blockade also keineswegs spezifisch für das all-

Tabelle 1. Verfügbare, aber nicht etablierte Therapeutika

Cyclosporin A
Makrolidabkömmlinge
Tacrolimus (FK 506)
Ascomycin-Derivate
Pentoxifyllin
Ca^{++}-Antagonisten
Vitamin D_3-Derivate
UV-Strahlung

Tabelle 2. Unterdrückung der Effektorphase des allergischen Kontaktekzems durch Zytokine oder deren Antagonisten

IL-10 systemisch
IL-10 transduzierte Keratinozyten
anti-IL-12
anti-TNF-α
anti-IL-1 Rezeptorantagonisten
IL-4?
Neuropeptide, z. B. α-MSH, CGRP

ergische Kontaktekzem ist. Praxisnäher kann die Strategie der isolierten Blockade einzelner Faktoren dann sein, wenn sie lokal auf die Haut beschränkt werden kann. Diese Möglichkeit besteht unter anderem durch Verwendung von Antisense-Oligonukleotiden. Es handelt sich hierbei um kleine RNA- oder DNA-Moleküle, die eine Sequenzhomologie mit bestimmten Abschnitten auf der mRNA des Zielmoleküls aufweisen. Wenn Antisense-Oligonukleotide Keratinozyten angeboten werden und in diese Zellen eindringen, könne sie an entsprechende mRNA-Moleküle binden und dabei die Translation der mRNA blockieren. Eine andere Möglichkeit ist die Verwendung von Antisense-Peptiden, die gegen Strukturen des T-zell-Rezeptors gerichtet sind. Auch hier konnte gezeigt werden, daß unter lokaler Verwendung eines solchen Peptids die Auslösung einer kontaktallergischen Reaktion unterdrückt werden konnte [3]. Auch die Anwendung von bestimmten Zytokinen, wie z. B. das Interleukin-10 [4] oder die Neutralisierung bestimmter Zytokine wie Interleukin-12 [19] kann zu einer Unterdrückung einer allergischen Kontaktdermatitis führen. Die Anwendung beim Menschen ist aber wegen potentieller Nebenwirkungen begrenzt. Interessant sind Arbeiten, die über eine supprimierende Wirkung von Neuropeptiden berichten. So konnten das Calcitonin-gene-related-Peptid (CGRP) und α-MSH [13] in vivo die Induktion, aber auch die Auslösephase, eines allergischen Kontaktekzems unterdrücken.

Die nach wie vor interessanteste Strategie bei einer allergenspezifisch ausgelösten Entzündungsreaktion ist die Induktion einer allergenspezifischen Toleranz. Diese kann mit gutem Erfolg bei einer Soforttypreaktion durch eine Hyposensibilisierungsbehandlung erreicht werden. Eine Hyposensibilisierungsbehandlung beim allergischen Kontaktekzem in einer akzeptablen Art und Weise ist bisher nicht durchführbar. In der Regel müssen die Dosen sehr hoch sein und über lange Zeit gegeben werden. Interessant ist die Beobachtung, daß auch mit sehr niedrigen Dosen eine Toleranz erzeugt werden kann [22] und diese möglicherweise durch eine geeignete Präsentation einer geringe Mengen des Haptens wesentlich zuverlässiger auch bei bereits sensibilisierten Individuen erzeugt werden kann. Ein, wenn auch auf den ersten Blick paradox erscheinender Weg ist die Verwendung von dendritischen Zellen (die als potente T-Zell-stimulierende Zellen bekannt sind) zur Toleranzerzeugung. Untersuchungen von Enk et al. haben zeigen können, daß die Vorbehandlung von dendritischen Zellen mit Interleukin-10 [6] diese in antigenpräsentierende Zellen verwandelt, die anstatt T-Zellen zu aktivieren diese in die Anergie führen. Anergie bedeutet, daß diese T-Lymphozyten nicht mehr proliferieren können und ebenso keine inflammatorische Zytokine freisetzen können. Darüber hinaus können auf diesem Wege auch regulative TH_2-Zellen aktiviert werden, die wiederum eine entsprechende Unterdrückung der T-Effektorzellantwort bewirken können. Zur Zeit werden Untersuchungen durchgeführt, die Wirksamkeit einer solchen Hyposensibilisierungsbehandlung überprüfen.

Literatur

1. Aiba S, Katz SI (1990) Phenotypic and functional characteristics of in vivo-activated Langerhans cells. J Immunol 145:2
2. Becker D, Willemsen J, Kuhn U, vand Brandwijk R, Knop J (1997) Increased level of phosphotyrosine in human dendritic cells under stimulation with contact sensitizers but not irritants. Adv Exp Med Biol 417:455–459
3. Enk AH (1997) Allergic contact dermatitis: understanding the immune response and potential for targeted therapy using cytokines. Molecular Med Today 10:423–428
4. Enk AH, Angeloni VL, Udey MC, Katz SI (1993) Inhibition of Langerhans cell antigen-presenting function by IL-10. A role for IL-10 in induction of tolerance. J Immunol 151:2390–2396
5. Enk AH, Katz SI (1992) Early molecular events in the induction phase of contact sensitivity. Proc Natl Acad Sci USA 89:1398–1403
6. Enk AH, Saloga J, Becker D, Mohamazadeh M, Knop J (1994) Induction of hapten-specific tolerance by IL-10 in vivo. J Exp Med 179:1397–1402
7. Grabbe S, Schwarz T (1998) Immunoregulatory mechanisms involved in elicitation of alleric contact hypersensitivity Immuno Today 19:37–44
8. Jonuleit H, Wiedemann K, Müller G, Degwert J, Hoppe U, Knop J, Enk AH (1997) Induction of IL-15 Messenger RNA and protein in Human Blood-Derived Dendritic Cells. J Immunology 158:2610–2615
9. Knop J, Enk AH (1995) Cellular and molecular mechanisms in the induction phase of contact sensitivity. Int Arch Allergy Immunol 107:231–232

10. Kripke ML, Munn CG, Jeevan A, Tang JM, Bucana C (1990) Evidence that cutaneous antigen-presenting cells migrate to regional lymph nodes during contact sensitization. J Immunol 145:2833–2838
11. Landsteiner K, Chase M (1942) Experiments on transfer of cutaneous sensitivity to simple compounds. Proc Soc Exp Biol (NY) 49:688–690
12. Landsteiner K, Jacobs J (1936) Studies on the sensitization of animals with simple chemical compounds. J Exp Med 64:625–639
13. Luger TA, Scholzen T, Grabbe S (1997) The Role of α-Melanocyte-Stimulating Hormone in Cutaneous Biology. J Invest Dermatol 2:87–93
14. Macher E, Chase MW (1969) Studies on the sensitization of animals with simple chemical compounds XII. The influence of excision of allergenic depots on onset of delayed hypersensitivity and tolerance. J Exp Med 129:103–121
15. Martin S, Weltzien HU (1994) T cell recognition of haptens, a molecular view. Int Arch Allergy Immunol 104: 10–16
16. Müller G, Knop J, Enk, AH (1996) Is cytokine expression responsible for differences between allergens and irritants? Am J Contact Dermat 7:177–184
17. Müller G, Saloga J, Germann T, Schuler G, Knop J, Enk AH (1995) IL-12 as mediator and adjuvant for the induction of contact sensitivity in vivo. J Immunol 155:4661–4668
18. Riemann H, Schwarz A, Grabbe S, Aragane Y, Luger TA (1996) Neutralization of IL-12 in vivo prevents induction of contact hypersensitivity and induces hapten-specific tolerance. J Immunol 156:1799–1803
19. Schwarz A, Grabbe S, Riemann H, Aragane Y, Simon M, Manon S, Andrade S, Luger TA, Zlotnik A, Schwarz T (1994) In vivo effects of IL-10 on contact hypersensitivity and delayed-type hypersensitivity reactions. J Invest Dermatol 103:211–216
20. Silberberg I, Baer RL, Rosenthal SA, Thorbecke GJ, Berezowsky V (1975) Dermal and intravascular Langerhans cells at sites of passively induced allergic contact sensitivity. Cell Immunol 18:435–453
21. Stanley JR (1993) Cell adhesion molecules as targets of autoantibodies in pemphigus and pemphigoid, bullosa diseases due to defective epidermal cell adhesion. Adv Immunol 53:291–325
22. Steinbrink K, Sorg C, Macher E (1996) Low zone tolerance to contact allergens in mice: a functional role for CD8+ T helper type 2 cells. J Exp Med 183:759–768
23. Steinman RM (1991) Dendritic cells and their role in immunogenicity. Annu Rev Immunol 9:271–285
24. Stingl G, Katz SI, Clement L, Green I, Shevach EM (1978) Immunological functions of Ia-bearing epidermal Langerhans cells. J Immunol 121:2005–2013
25. Stoll S, Müller, G, Kurimoto M, Saloga J, Tanimoto T, Yamauchi H, Okamura H, Knop J, Enk AH (1997) Production of IL-18 (IFN-γ-Inducing Factor) Messenger RNA and Functional Protein by Murine Keratinocytes. J Immunol 159:298–302
26. Xu H, Dilulio NA, Fairchild R (1996) T cell populations primed by hapten sensitization in contact sensitivity are distinguished by polarized patterns of cytokine production: interferon γ-producing (Tc1) effector CD8+ T cells and interleukin (IL) 4/IL-10-producing (Th2) negative regulatory CD4+ T cells. J Exp Med 183:1001–1012

Biogene Amine als Ursache von Unverträglichkeitsreaktionen

Reinhart Jarisch und Wolfgang Hemmer

Histaminintoleranz ist ein neues Krankheitsbild.
Histaminintoleranz ist kein neues Krankheitsbild.
Histaminintoleranz ist ein bisher übersehenes Krankheitsbild.

Als körpereigene Substanz hat Histamin wichtige Funktionen bei der Regulation verschiedener Körperfunktionen, etwa Magensaftsekretion, Gefäßdilatation und Uteruskontraktion, und spielt eine zentrale Rolle als Hauptmediator bei der IgE-vermittelten allergischen Reaktion.

Bei histaminintoleranten Personen können allergieähnliche Symptome auch in Folge exogener Zufuhr von Histamin auftreten, wobei die Symptomatik von Cephalea, verlegter oder rinnender Nase, Magen-Darmbeschwerden (einschließlich weichem Stuhl und Diarrhoe), chronischer Hypotonie bis hin zu bronchialer Obstruktion (bis zum Asthma bronchiale), Tachykardie, Herzrhythmusstörungen und Urtikaria reicht. Möglicherweise sind auch abnorme Schmerzen am Beginn der Regel (Dysmenorrhoe) dem Krankheitsbild der Histaminintoleranz zuzuordnen. Vornehmlich betroffen sind Frauen im Alter von 45 Jahren.

Histamin wird ständig exogen über die Nahrung zugeführt. Histamin wird auch von manchen Pflanzen gebildet. Ein bekanntes Beispiel dafür ist die Brennessel, die die stark juckenden Hautreaktionen über kleine, histaminhältige Pflanzenhaare auslöst. Manche pflanzlichen Nahrungsmittel weisen also einen natürlichen Gehalt an Histamin auf und können so bei reichlichem Verzehr allergieähnliche Symptome auslösen. Histamin ist außerdem ein Stoffwechselprodukt des Eiweißabbaues zahlreicher Mikroorganismen (Bakterien, Hefen). Lebensmittel, bei deren Erzeugung beziehungsweise Reifung Mikroorganismen direkt oder indirekt beteiligt sind, sind deshalb ebenfalls reich an Histamin. Zu letzteren Nahrungsmitteln zählen alle vergorenen Nahrungsmittel, wie Käse, Sauerkraut, Essig, Wein, Bier, sowie Fleischprodukte, die mittels Trocknung aus gesalzenem/geräuchertem rohem Fleisch hergestellt werden (wie Rohwürste, Rohschinken). Mikroorganismen sind hier wesentlich an Aromabildung und Haltbarmachung dieser Produkte beteiligt.

Mit zunehmender Lagerungsdauer (Reifezeit) steigt naturgemäß der Histamingehalt in Nahrungsmitteln an. Besonders hohe Histamingehalte können auf die Verwendung ungünstiger Bakterien- oder Hefestämme oder mangelhafte Hygiene bei der Verarbeitung hinweisen. Grundsätzlich läßt sich aber die Entstehung von Histamin in diesen Nahrungsmitteln nicht völlig vermeiden. Bei unsachgemäßer Aufbewahrung von Lebensmitteln (wie unzureichende Kühlung) oder bei zu langer Lagerung ist ebenfalls mit Histaminanstieg zu rechnen. Besonders anfällig sind in dieser Hinsicht Meeresfrüchte (Muscheln, Krebse, Tintenfische), Fisch und Fischprodukte. Die typische „Fischvergiftung" ist vielfach eine Histaminvergiftung. Überdies kann auch in frisch zubereitetem, ursprünglich histaminfreiem Essen im Zuge anschließender Lagerung Histamin gebildet werden. Wiederholt aufgewärmte Mahlzeiten können daher ebenfalls eine Quelle von starker Histaminbelastung sein.

Gesunde Menschen sind in der Lage, auch verhältnismäßig große mit der Nahrung aufgenommene Histaminmengen mittels des in der Darmwand vorkommenden Enzyms Diaminoxidase (DAO) abzubauen und so den Eintritt von Histamin in den Körper zu verhindern. Erst bei sehr großer Histaminbelastung (beispielsweise verdorbener Fisch) oder bei gleichzeitiger Behinderung des Histaminabbaus (exzessiver Alkoholgenuß, manche Medikamente) kann es auch hier zu allergieähnlichen Erscheinungen kommen.

Viele Nahrungsmittel enthalten, zum Teil zusätzlich zu Histamin, andere biogene Amine, wie Tyramin, Putrescin, Phenylethylamin, Cadaverin, Spermin und Spermidin, die entweder direkt oder über kompetitive Hemmung des Histaminabbaus physiologische Wirkungen entfalten können. Die klinische Erfahrung zeigt, daß offensichtlich auch solche Nahrungsmittel, die mutmaßlich unspezifisch Histamin aus Basophilen und/oder Mastzellen freisetzen können (Histaminliberatoren wie Erdbeeren, Zitrusfrüchte, Kiwi), bei histaminintoleranten Individuen als Auslöser oder Verstärker von Intoleranzreaktionen von Bedeutung sind.

Material und Methoden

Wir untersuchten Patienten mit anamnestischer Alkoholintoleranz (n = 59), Cephalea (n = 37), Atembeschwerden (n = 17), Diarrhoe (n = 35), Erythem/Flush-Symptomatik (n = 15) und Urtikaria (n = 43) hinsichtlich allergischer Sensibilisierung und Histaminmetabolismus.

Bei allen Patienten wurde routinemäßig eine Hauttestung (Skin-Prick-Test) mit Standardinhalationsallergenen sowie ausgewählten Nahrungsmittelallergenen (Soluprick, ALK, Dänemark) zum Ausschluß einer Allergie durchgeführt. In Einzelfällen wurde die Routineuntersuchung durch Prick-Testungen unter Verwendung nativer Nahrungsmittel ergänzt. Allergen-spezifische IgE-Antikörper wurden mittels Pharmacia CAP bestimmt. Zur Charakterisierung des Histaminmetabolismus wurde bei allen Patienten Histamin, das histamin-abbauende Enzym Diaminoxidase (DAO) sowie dessen mutmaßliches Coenzym Pyridoxalphosphat (Vitamin B_6) bestimmt.

Die Bestimmung von Histamin erfolgte im Plasma aus EDTA-Blut. Die Blutproben wurden unmittelbar nach der Abnahme für 20 Minuten in Eiswasser gekühlt, anschließend bei 4 °C zentrifugiert und die obere Hälfte des Überstandes für die Bestimmung abpipettiert. Die Histaminmessung erfolgte mittels Radioimmunassay (Immunotech, Frankreich) mit einer unteren Detektionsgrenze von $< 0{,}05$ ng/ml.

Pyridoxalphosphat (Vitamin B_6) wurde in EDTA-Plasma radioenzymatisch bestimmt (Bühlmann, Schweiz). Der Assay beruht auf der Messung des von der pyridoxalphosphatabhängigen Tyrosindekarboxylase aus ^{3}H-Tyrosin gebildeten ^{3}H-Tyramins.

Die Aktivität der Diaminoxidase (DAO) wurde im Serum gemessen in Anlehnung an die Methode von Tuvfesson und Tryding [7]. Dabei werden 250 µl Serum zusammen mit 700 µl Phosphatpuffer und 50 µl radioaktiv markiertem Putrescin (C^{14}-Putrescin) für 4 Stunden bei 37 °C im Wasserbad inkubiert. Durch die Serum-DAO wird C^{14}-Putrecin in gamma-Aminobutyraldehyd und weiter in C^{14}-D-Pyrrolin umgewandelt. Nach Stoppen der Reaktion mittels 10 mM Aminoguanidin wird das gebildete C^{14}-D-Pyrrolin selektiv extrahiert und die Radioaktivität im Betacounter gemessen. Verdünnungsreihen von DAO aus Schweineniere und humaner Plazenta sowie ausgewählte humane Serumpools dienten als interne Standards.

In einem Kontrollkollektiv von 67 gesunden Probanden wurden Referenzwerte für Histamin, DAO und Vitamin B_6 ermittelt und die 25- (DAO, Vitamin B_6) beziehungsweise 75-Perzentilen (Histamin) als Grenzwerte definiert. Mittels χ^2-Test wurde die Häufigkeit pathologischer Werte in der Kontrollgruppe und den jeweiligen Patientengruppen statistisch verglichen.

Diagnose der Histaminintoleranz

Die Diagnose der Histaminintoleranz ergibt sich primär oft aus der Anamnese. Häufige Kopfschmerzen, Unverträglichkeit von alkoholischen Getränken (insbesondere Rotwein), aber auch chronisch-rezidivierende Magen-Darm-Beschwerden (bis zu Diarrhoe) sowie niedriger Blutdruck und Herzrasen oder Herzrhythmusstörungen auch ohne Anstrengung legen, wenn mindestens zwei dieser Symptome gleichzeitig auftreten, den Verdacht auf Histaminintoleranz nahe.

Die serologischen Untersuchungen sollten die Bestimmung des Histamin- und des Diaminoxidasespiegels im Blut umfassen. Speziell bei Erythem- und Flush-Symptomatik kann die Bestimmung des Vitamin B_6-Spiegels pathologische Werte und somit eine Therapiemöglichkeit aufzeigen.

Ergebnisse

Anhand der ermittelten Histamin-, DAO- und Vitamin B_6-Werte bei 67 Kontrollen ergaben sich folgende Normalbereiche: Histamin: $\leq 0{,}3$ ng/ml, DAO: $\geq 0{,}09$ nKat/l, Vitamin B_6: ≥ 33 nmol/l.

Die Tabellen 1 bis 4 zeigen beispielhaft anamnestische, serologische sowie demographische Daten bei Patienten mit Alkoholunverträglichkeit (Tabelle 1), Cephalea (Tabelle 2), Atembeschwerden (Tabelle 3) und Urtikaria (Tabelle 4).

Der statistische Vergleich von Patienten und Kontrollen zeigte, daß bei den untersuchten alkohol-intoleranten Patienten häufiger erniedrigte DAO-Werte auftraten, wobei statistische Signifikanz knapp verfehlt wurde. Bei Patienten mit Diarrhoe waren pathologische DAO-Werte signifikant häufiger als bei Kontrollen ($p = 0{,}02$). Urtikaria-Patienten zeigten signifikant häufiger erhöhte Histamin-Spiegel ($p = 0{,}02$). Bei Erythem- und Flush-Symptomatik fanden sich vermehrt erniedrigte Vitamin B_6-Spiegel ($p = 0{,}01$; Abb. 1).

Tabelle 1. Klinik, Serologie und Demographie von Patienten mit Alkoholintoleranz und Histaminspiegel > 0,2 ng/ml (n = 38, w : m = 28 : 10, mittleres Alter 46 Jahre). *Hist* = Histamin; *DAO* = Diaminoxidase; *B6* = Vitamin B6

Patient	m/w	Alter/ Jahre	HIST ng/l	DAO n Kat/l	B6 nmol/l	Intoleranz gegen Nahrungsmittel	Alkoholika	Zusatzsymptome
1	w	56	0,2	0,13	19		Rotwein	Rhinitis
2	w	33	0,2	0,09	43		Wein	Cephalea
3	w	59	0,21	0,04	200		Wein, Bier	
4	w	36	0,22	0,05	39	Käse	Rotwein	Pruritus
5	m	38	0,23	0,15	34		Diverse	Atembeschwerden
6	w	23	0,23	0,19	46		Wein	Diarrhoe
7	w	31	0,24	0,12	138	Thunfisch	Sekt	Cephalea, Erythem
8	w	54	0,24	0,05	20	Laktose	Rotwein	Cephalea
9	w	35	0,24	0,05	200		Wein	Hypotonie
10	m	45	0,25	0,04	200	Gewürze	Bier, Rotwein	
11	w	38	0,26	0,08	19		Rotwein	Diarrhoe, Flush, Hypotonie
12	w	41	0,28	0,03	39		Wein	Urtikaria, Flush
13	w	47	0,28	0,09	24	Orangen	Sekt	Erythem
14	w	43	0,3	0,1	13	Schalentiere	Rotwein	Diarrhoe, Cephalea, Tachykardie
15	m	57	0,3	0,13	68	Fisch	Rotwein	Cephalea, Tachykardie, Rhythmusstörungen
16	w	49	0,3	0,29	91		diverse	
17	w	36	0,32	0,11	46	Ei, Erdbeeren, Orange	Rotwein	Rhinitis
18	w	56	0,32	0,31	64		Rotwein	Rhinitis
19	m	51	0,33	0,05	23		Rotwein	Pruritus
20	w	32	0,33	0,13	200	Käse, Wurst, Tomaten	Rotwein	Cephalea, Tachykardie
21	m	30	0,34	0,06	64		Bier, Wein	Diarrhoe
22	m	59	0,34	0,11	24	Apfel	Rotwein, Bier	Vorhofflimmern
23	w	53	0,36	0,19	27		Rotwein	Cephalea, Erythem, Pruritus
24	w	48	0,37	0,17	96		Sekt	Erythem
25	w	52	0,38	0,16	120	Käse	Rotwein, Bier	Magenschmerzen, Quincke Ödem
26	w	39	0,38	0,16	138		diverse	Rhinitis, Atembeschwerden
27	w	38	0,38	0,2	56		diverse	Rhinitis
28	w	69	0,38	0,07	74		Wein	Cephalea
29	w	42	0,46	0,22	22		diverse	Diarrhoe
30	w	75	0,47	0,16	144		diverse	Rhinitis
31	m	38	0,47	0,07	10	Banane	Wein	
32	w	39	0,48	0,04	171		Rotwein	Flush
33	w	57	0,51	0,33	71		Diverse	Rhinitis
34	m	54	0,53	0,01	200	Sauerkraut, Knoblauch	Rotwein	
35	m	55	0,61	0,05	90		Rotwein	Cephalea
36	w	51	0,75	0,17	145	Punchkrapfen	Wein, Sekt	Rhinitis
37	w	66	0,89	0,15	128	Käse	Rotwein	Diarrhoe
38	m	31	1,3	0,1	19		Diverse	Rhinitis

Histamin > 0,3 ng/ml: n = 22; DAO < 0,09: n = 14; B_6 < 33: n = 11

Tabelle 2. Klinik, Serologie und Demographie von Patienten mit Cephalea und Histaminspiegel > 0,2 ng/ml (n = 23, w : m = 20 : 3, mittleres Alter 47 Jahre). *Hist* = Histamin; *DAO* = Diaminoxidase; *B6* = Vitamin B6

Patient	m/w	Alter/ Jahre	HIST ng/l	DAO n Kat/l	B6 nmol/l	Intoleranz gegen Nahrungsmittel	Alkoholika	Zusatzsymptome
1	w	33	0,2	0,09	43		Wein	
2	w	48	0,2	0,22	56	Schokolade		
3	m	35	0,22	0,09	200			
4	w	58	0,22	0,13	15			
5	w	31	0,24	0,12	138	Thunfisch	Sekt	Erythem
6	w	42	0,24	0,08	63	Schokolade, Käse		Urtikaria
7	w	54	0,24	0,05	20	Laktose	Rotwein	
8	w	54	0,26	0,11	208			
9	w	38	0,27	0,06	200			
10	w	43	0,3	0,1	13	Schalentiere	Rotwein	Diarrhoe, Tachykardie
11	m	57	0,3	0,13	68	Fisch	Rotwein	Tachykardie
12	w	40	0,32	0,05	200			Hypotonie
13	w	32	0,33	0,13	200	Käse, Wurst, Tomaten	Rotwein	
14	w	16	0,34	0,09	200	Zucker, Mehl		Diarrhoe
15	w	39	0,36	0,28	11			Tachykardie, Diarrhoe
16	w	53	0,36	0,19	27		Rotwein	Erythem, Pruritus
17	w	54	0,38	0,14	87			
18	w	62	0,38	0,08	25	Kiwi		Urtikaria
19	w	69	0,38	0,07	74		Wein	
20	w	61	0,4	0,07	23	Erdbeeren		Rhinitis
21	w	42	0,41	0,08	200	Kaffee, Thunfisch		Diarrhoe, Rhinitis, Urtikaria
22	w	51	0,41	0,11	231			Rhinitis
23	m	55	0,61	0,05	90		Rotwein	

Histamin > 0,3 ng/ml: n = 12; DAO < 0,09: n = 9; B_6: < 33: n = 7

Tabelle 3. Klinik, Serologie und Demographie von Patienten mit Atembeschwerden und Histaminspiegel > 0,2 ng/ml (n = 15, w : m = 9 : 6, mittleres Alter 36 Jahre). *Hist* = Histamin; *DAO* = Diaminoxidase; *B6* = Vitamin B6

Patient	m/w	Alter/ Jahre	HIST ng/l	DAO n Kat/l	B6 nmol/l	Intoleranz gegen Nahrungsmittel	Alkoholika	Zusatzsymptome
1	m	38	0,23	0,15	34			
2	w	33	0,26	0,04	72	Aloe vera		
3	w	15	0,3	0,004	70			
4	w	59	0,35	0,1	20			
5	w	39	0,38	0,16	138			Rhinitis
6	w	24	0,39	0,16	37			Rhinitis, Urtikaria
7	m	36	0,42	0,09	19			
8	w	5	0,48	0,1	71			
9	m	42	0,49	0,06	23	ASS		
10	w	54	1,1	0,07	70			
11	m	15	1,2	0,17	41			
12	m	24	1,4	0,15	28			
13	m	60	1,4	0,19	35			
14	w	48	1,5	0,13	39	Putenfleisch, Fett		Diarrhoe
15	w	30	1,8	0,04	36	Erdbeeren, Weizen		

Histamin > 0,3 ng/ml: n = 12; DAO < 0,09: n = 5; B_6 < 33: n = 4

Tabelle 4. Klinik, Serologie und Demographie von Patienten mit Urtikaria und Histaminspiegel > 0,2 ng/ml (n = 35, w : m = 29 : 6, mittleres Alter 41 Jahre). *Hist* = Histamin; *DAO* = Diaminoxidase; *B6* = Vitamin B6

Patient	m/w	Alter/ Jahre	HIST ng/l	DAO n Kat/l	B6 nmol/l	Intoleranz gegen Nahrungsmittel	Alkoholika	Zusatzsymptome
1	w	44	0,21	0,19	18			Rhinitis
2	w	54	0,22	0,04	220	Käse, Thunfisch		Quincke-Ödem
3	m	33	0,22	0,07	42			
4	m	71	0,22	0,03	47			
5	w	26	0,22	0,15	65			
6	w	55	0,23	0,28	25	Zitrone		Pruritus
7	w	24	0,24	0,2	39			
8	w	42	0,24	0,08	63	Schokolade, Käse		Cephalea
9	w	33	0,26	0,23	30			
10	m	30	0,26	0,07	39			
11	w	12	0,26	0,05	183			
12	w	41	0,28	0,03	39		Wein	Flush
13	m	14	0,28	0,15	29			
14	w	43	0,29	0,06	32	Leberkäse, Sprite		
15	w	30	0,3	0,13	52			Kolitis
16	w	29	0,31	0,12	15			
17	w	43	0,35	0,09	40	Nüsse		
18	w	67	0,35	0,1	45			
19	w	39	0,36	0,17	27			Rhinitis, Quincke-Ödem
20	w	46	0,37	0,09	18			
21	w	62	0,38	0,08	25	Kiwi		Cephalea
22	w	24	0,39	0,16	37			Rhinitis, Atembeschwerden
23	w	42	0,41	0,08	200	Kaffee, Thunfisch		Diarrhoe, Cephalea
24	w	48	0,41	0,29	33			
25	w	30	0,44	0,22	14			
26	w	24	0,46	0,1	200			
27	m	33	0,48	0,11	91			
28	w	41	0,49	0,13	16			
29	m	64	0,5	0,11	61			Rhinitis
30	w	7	0,55	0,06	16			
31	w	69	0,58	0,11	200			
32	w	56	0,64	0,06	46			
33	w	55	0,82	0,19	81			
34	w	4	1,3	0,1	17	Ei		Atopie
35	w	18	1,3	0,08	29			

Histamin > 0,3 ng/ml: n = 20; DAO < 0,09: n = 13; B_6 < 33: n = 14

	Histamin ↑ (>0,3 ng/ml)		DAO ↓ (<0,09 nKat/l)		Vitamin B6 ↓ (<33 nmol/l)	
Alkoholintoleranz	22/59	ns	25/59	*p=0,09*	16/59	ns
Kontrollen	16/65		19/67		17/67	
Diarrhoe	12/35	ns	18/35	*p=0,02*	9/35	ns
Kontrollen	16/65		19/67		17/67	
Urtikaria	20/43	*p=0,02*	14/43	ns	16/43	ns
Kontrollen	16/65		19/67		17/67	
Erythem / Flush	6/15	ns	5/15	ns	9/15	*p=0,01*
Kontrollen	16/65		19/67		17/67	
Atembeschwerden	12/17	*p=0,001*	5/17	ns	5/17	ns
Kontrollen	16/65		19/67		17/67	

Abb. 1. Häufigkeit erhöhter Histamin- oder erniedrigter DAO- und Vitamin B_6-Werte bei Patienten mit Alkoholintoleranz (n = 59), Diarrhoe (n = 43), Erythem/Flush (n = 15) und Atembeschwerden (n = 17) im Vergleich zu gesunden Kontrollen (n = 67). χ^2-Test. DAO = Diaminoxidase

Diskussion

Das Krankheitsbild der Histaminintoleranz ist gekennzeichnet durch eine erhöhte Histaminwirkung, die auf verschiedene Weise zustande kommen kann. In manchen Fällen ist der Histaminspiegel erhöht, in manchen Fällen die DAO erniedrigt, oder auch beides. Bei anderen Patienten wiederum finden sich trotz eindeutiger klinischer Anamnese zum Zeitpunkt der Blutabnahme normale Werte. In diesen Fällen muß angenommen werden, daß entweder durch das bereits durchgeführte Einhalten einer histaminfreien Diät ein stabilisierter klinischer Zustand erreicht wurde oder aber, daß es sich bei den Patienten um Personen handelt, bei denen bei Belastung ein zusätzlicher Histaminrelease zur klinischen Symptomatik führt ähnlich wie bei der Scombroid-Vergiftung, wo die gemessenen Histaminspiegel im verdorbenen Fisch oft nicht ausreichend waren, um die schwere klinische Symptomatik zu erklären, so daß zusätzliche Histaminfreisetzung in diesen Patienten angenommen werden muß.
Bei den untersuchten alkoholintoleranten Patienten lagen häufig erniedrigte DAO-Spiegel vor, wobei statistische Signifikanz nur knapp verfehlte wurde. Da Alkohol-, und insbesondere Rotweinunverträglichkeit, fast als Paradigma für die Histaminintoleranz gelten kann, ist dieses Ergebnis überraschend. Die Aufnahme von alkoholischen Getränken bedeutet allerdings nicht nur Histaminzufuhr, sondern bedeutet gleichzeitig eine Hemmung der DAO durch Alkohol beziehungsweise sein Abbauprodukt Azetaldehyd. Histaminintoleranz infolge DAO-Insuffizienz bei Alkoholunverträglichkeit könnte daher zum Teil nicht konstitutiv sein, sondern sich sekundär bei Alkoholzufuhr einstellen und daher im Intervall nicht nachweisbar sein. Die Ergebnisse der Diarrhoepatienten deuten darauf hin, daß insbesondere bei intestinaler Symptomatik ein Mangel an enteraler DAO und damit eine stark herabgesetzte Kapazität, exogene Amine ausreichend und schnell zu inaktivieren, vorliegt. Ähnliche DAO-Verhältnisse können auch bei Colitis ulcerosa (Morbus Crohn) gefunden werden.
Untersucht man Urtikariapatienten hinsichtlich Histaminintoleranz, dann liegt diese in lediglich 10 % der Fälle vor und es zeigen sich im Gesamtkollektiv bezüglich der drei gemessenen Parameter Histamin, DAO und Vitamin B_6 keine statistischen Signifikanzen. Wählt man jedoch Patienten mit Histaminintoleranz aus, die als klinischen Befund eine Urtikaria angeben, dann findet man in diesen Fällen signifikant häufiger erhöhte Histaminspiegel. Bei Patienten mit Erythem/Flush-Symptomatik fanden wir keine auffallende Häufung pathologischer Histamin- oder DAO-Werte, jedoch signifikant häufiger erniedrigte Vitamin B_6-Spiegel. Hier drängt sich die Assoziation mit dem China-Restaurant-Syndrom auf, bei dem ähnliche Symptome auftreten und bei dem ebenfalls die Gabe von Vitamin B_6 empfohlen wurde [1].
Typisch für Patienten mit Histaminintoleranz ist der negative Hauttest und der negative RAST, wobei es sich hier um Patienten handelt, die früher entweder mit negativen Testergebnissen befundet wurden oder denen eine sogenannte Pseudo-Allergie unterstellt wurde. Dieses Wort ist unglücklich, denn „Pseudo“ vermittelt den Eindruck, daß es sich um keine echten klinischen Beschwerden handeln könnte, was absolut nicht der Fall ist, da die Histaminintoleranz im Extremfall auch zum Tode führen kann. „Allergie“ ist falsch, da es sich nicht um eine Allergie auf allergologisch/immunologischer Basis handelt, sondern die Ursache in einem Enzymdefekt, also Mangel an DAO liegt.
Die in den Tabellen 1 bis 4 angeführten Krankengeschichten zeigen, daß im Einzelfall sehr inhomogene Befunde gefunden werden, was viele Fragen aufwirft. Zum einen ist unklar, warum histaminintolerante Patienten individuelle Symptommuster aufweisen, das heißt entweder an Kopfschmerz oder Atembeschwerden oder Diarrhoe oder einer charakteristischen Kombination leiden. Das gelegentliche Vorfinden normaler Blutwerte bei klarer Anamnese deutet darauf hin, daß pathologische Laborwerte mitunter nur im Rahmen einer Provokation gefunden werden können. Allerdings führte auch intravenöse Histaminapplikation bei Kopfschmerzpatienten zu keinem einheitlichen Resultat [3], so daß möglicherweise bei einzelnen Patienten zusätzlicher endogener Histaminrelease als Folge exogener Aminbelastung pathophysiologisch von Bedeutung ist.
Darüber hinaus wird die DAO nicht nur in Lunge, Darm, Leber und Niere produziert, sondern während der Schwangerschaft auch in der Plazenta, so daß während des zweiten und dritten Trimenons 100fach oder noch stärker erhöhte DAO-Werte gefunden werden. Diese DAO-Erhöhung während der Schwangerschaft könnte auch das Verschwinden allergischer Symptome bei schwangeren Allergikerinnen erklären.
Histaminabbaustörungen sind jedoch auch bei einigen anderen pathologischen Zuständen zu erwarten. Der sogenannte Jod- oder auch Kontrastmittelaller-

gie liegt eine Histaminwirkung und vermutlich auch Histaminabbaustörung zu Grunde, die durch Prämedikation mit H_1- und H_2-Blockern unterdrückt werden kann. Wie bei der nahrungsmittelinduzierten Histaminintoleranz zeigt sich auch hier eine klare Dominanz von Frauen im Patientengut [2]. Die positive Wirkung einer Antihistaminikaprämedikation bei Allgemeinanästhesie im Verlauf von Operationen untermauert einerseits die Histaminfreisetzung perioperativ [4] und spricht andererseits auch für ein erhöhtes Operationsrisiko bei histaminintoleranten Patienten.

Migräne und Kopfschmerzen können durch Nahrungsmittel ausgelöst werden und lassen sich praktisch immer, auch bei anamnestisch beschwerdefreien Kontrollpatienten, durch Histamin auslösen, wobei nur die unterschiedliche Dosis zwischen Patienten und Kontrollen entscheidet [5]. Während Normalpersonen nach Histaminbelastung ihre klinische Symptomatik schnell wieder verlieren, zeigen histaminintolerante Personen ein langsames Abnehmen und somit protrahierten Verlauf ihrer Symptome.

Auch die Dysmenorrhoe, also Schmerzen am Beginn der Menses, scheint durch Histamin ausgelöst zu werden, da zu diesem Zeitpunkt eine Reduktion der DAO nachgewiesen werden kann und gleichzeitig H_1-Rezeptorenblocker am Beginn der Regel die üblichen Beschwerden unterdrücken oder zumindest mitigieren können (eigene Beobachtung).

Die spezifische Immuntherapie ist meistens erfolgreich, jedoch gibt es je nach Bewertungskriterien bis zu 12% Versager (Beschwerdereduktion unter 40% vom Ausgangswert). Da die spezifische Immuntherapie einerseits bereits nach vier Monaten wirksam ist, andererseits nicht nur die spezifische Histamin freisetzung nach Allergenprovokation, sondern auch die spontane Histaminliberation reduzieren kann [9], untersuchten wir retrospektiv, also nach Abschluß einer zweijährigen Immuntherapie, inwieweit eine Histaminintolenanz bei den Patienten für den Mißerfolg verantwortlich gewesen sein könnte (Abb. 2). Im Vergleich zu Personen mit 90- bis 100%igem Erfolg zeigte sich hier ein statistisch signifikanter Unterschied, so daß wir zum gegenwärtigen Zeitpunkt Patienten mit Histaminintoleranz vom Beginn einer Immuntherapie ausschließen, da einerseits erwartet werden muß, daß der Therapieerfolg gering ist, andererseits aber das Risiko systemischer Nebenwirkungen erhöht ist, beides Gründe, die Immuntherapie nicht zu beginnen.

Behandlung der Histaminintoleranz

Da Histamin das auslösende Agens der Histaminintoleranz ist, bleibt die Reduktion des Histaminspiegels vordringliches Ziel. Dies gelingt in eindrucksvoller Weise bei praktisch allen Patienten durch striktes Einhalten einer histaminfreien Diät [8]. Diese damals in der Zeitschrift *Der Hautarzt* publizierte Liste haben wir in jüngster Zeit ergänzt (Tabelle 5), da auch andere biogene Amine wie Putrescin und Cadavarin, aber auch Spermin und Spermidin in Nahrungsmitteln vorkommen können. Da DAO auch andere biogene Amine abbaut, kann dies zu einer kompetitiven Hemmung des Enzyms und so bei Zufuhr von Histamin zu Intoleranzerscheinungen führen. Darüber hinaus umfaßt die Liste auch mutmaßliche unspezifische Histaminliberatoren, wie Erdbeeren, Zitrusfrüchte, Orangensaft und Grapefruitsaft. Das Einhalten der histaminfreien Diät führt nach unseren Erfahrungen innerhalb von 14 Tagen zu einer deutlichen Reduktion des Histaminspiegels. Bei ausgeprägter klinischer Symptomatik kann es erforderlich sein, auch gleich zu Beginn zusätzlich H_1-Rezeptorenblokker zu geben. In seltenen Fällen wird die zusätzliche Gabe von H_2-Rezeptorenblockern (vornehmlich Ranititin, und nicht Cimetitin, welches selbst ein Hemmer der DAO ist) notwendig sein.

Die Ursache der Histaminintoleranz ist vorerst unklar. In-vitro-Untersuchungen belegen [6], daß eine Reihe von Medikamenten Hemmer der DAO sind, so daß in der Anamnese nach diesen gefahndet werden muß (Tabelle 6). Hier fällt auf, daß zahlreiche Medikamente, die bei Asthma bronchiale Verwendung finden, Hemmer der DAO sind, so daß aus unserem Verständnis bei Einsatz dieser Medikamente die gleichzeitige Gabe von H_1-Rezeptorenblockern und das strikte Einhalten einer histaminfreien Diät erforderlich sind. Die Diagnose des Asthma bronchiale

Subjektive Besserung durch SIT (in %)		HIT Anamnese positiv	HIT Anamnese negativ	chi^2-Test
< 10 %	(n=34)	24	10	$p < 0.0005$
> 90 %	(n=104)	94	10	

Abb. 2. Zusammenhang zwischen anamnestischer Histamonintoleranz (HIT) und Wirkungsgrad der spezifischen Immuntherapie

Tabelle 5. Histaminfreie Ernährung. Histamin ist eine körpereigene Substanz, die insbesondere beim Auftreten allergischer Reaktionen eine zentrale Rolle spielt. Histamin kommt aber auch in manchen pflanzlichen Nahrungsmitteln sowie in Lebensmitteln, bei deren Erzeugung Mikroorganismen beteiligt sind, vor. Bei überempfindlichen Personen kann die Aufnahme großer Histaminmengen mit der Nahrung allergieähnliche Symptome wie Kopfschmerz, Hitzegefühl, Gesichtsrötung, Magen-Darm-Beschwerden (einschließlich Durchfälle), Müdigkeit, Hypotonie, Herzrhythmusstörungen und Asthmaanfälle auslösen. Deshalb sollten histaminempfindliche Personen den Verzehr der angeführten Nahrungsmittel vermeiden.

Die häufigsten Auslöser von Beschwerden sind:

1. Alkoholische Getränke (insbesondere Rotwein)
2. Käse (insbesondere Hartkäse wie Emmentaler)
3. Schokolade
4. Salami, Rohwürste
5. Nüsse
6. Tomaten
7. Erdbeeren, Zitrusfrüchte und andere Histaminliberatoren
8. Sauerkraut
9. Spinat
10. Fisch

Wegen der starken Schwankungen der Histamingehalte in Lebensmitteln sind die angeführten Werte lediglich Richtwerte, die stellvertretend für bestimmte Nahrungsmittelgruppen stehen. Histamin ist hitzestabil und kann weder durch Kochen, Braten, Backen oder Mikrowellen und auch nicht durch Tiefkühlen zerstört werden.
Es ist durchaus möglich, daß einzelne der angeführten Nahrungsmittel in kleinen Mengen vertragen werden, wenn die individuelle Toleranzschwelle nicht überschritten wird. Der gleichzeitige Konsum von alkoholischen Getränken begünstigt das Auftreten von Symptomen.

Auswahl der wichtigsten histaminhaltigen Nahrungsmittel

	von bis (max)		von bis (max)
Käse	*Histamin (mg/kg)*	*Rohwürste/Rohschinken*	*Histamin (mg/kg)*
Emmentaler	< 10–500 (2500)	Salami	< 10–280
Bergkäse	< 10–1200	Cervelatwurst, Kantwurst	< 10–100
Parmesan	< 10–580	Osso collo, Westfäler Schinken	< 10–300
Gouda, Edamer, Stangenkäse	< 10–200 (900)	Frischfleisch	< 1
Tilsiter, Geheimratskäse, Butterkäse	< 10–60		
Österreichischer Blau- und Grünschimmelkäse	< 10–80	*Fisch/Fischprodukte*	*Histamin (mg/kg)*
		Fisch fangfrisch	0
Camembert, Brie	< 10–300 (600)	Frischfisch verdorben	bis 13000
Schloßkäse, Romadur	< 10–100	Tiefkühlware	0–5 (>50)
Quargel	< 10–50 (390?)	Vollkonserven	0–15 (300)
Frischkäse, Quark	0	(z. B. Thunfisch)	
Alkoholische Getränke	*Histamin (µg/kg)*	*Gemüse*	*Histamin (mg/kg)*
Rotwein Maximalwerte	bis 3800	Tomaten (Ketchup)	22
österreichische Rotweine (Eigenmessungen)	60–600 (1100)	Spinat	30–60
		Avocado	23
österreichische Weißweine	10–120	Melanzane (Auberginen)	26
Sekt	15–80	Sauerkraut	10–200
Champagner	670		
Bier	20–50	*Essig*	*Histamin (µg/kg)*
Weizenbier	120–300	Rotweinessig	4000
alkoholfreies Bier	15–40		

Zahlreiche Nahrungsmittel enthalten andere, dem Histamin ähnliche Stoffe (sogenannte biogene Amine wie Tyramin, Phenylethylamin, Putrescin, Spermin, Spermidin, Cadaverin, Serotonin), die entweder direkt oder über die Behinderung des Histaminabbaus Beschwerden auslösen können. Andere Nahrungsmittel können direkt im Körper unspezifisch Histamin freisetzen (Histaminliberatoren).

Zu diesen Nahrungsmitteln gehören:
Schokolade und Kakao, Zitrusfrüchte (Orangen, Grapefrucht), Nüsse (insbesondere Walnüsse), Erdbeeren, Bananen, Ananas, Kiwi, Papaya, Himbeeren, Birnen, Hülsenfrüchte, Weizenkeime

mittels inhalativer Histaminprovokation betont gleichzeitig die Wichtigkeit der Einhaltung einer histaminfreien Diät durch Asthmatiker. Darüber hinaus fällt auf, daß die Histaminintoleranz mehrheitlich bei Frauen um 45 Jahre auftritt, weshalb hier hormonelle Einflüsse im Sinne des Absinkens des Östrogen-Spiegels mitverantwortlich sein könnten.

Tabelle 6. Ausgewählte Medikamente mit nachgewiesenener In-vitro-Inhibition des histaminabbauendes Enzyms Diaminoxidase. (Nach [6])

Azetylcystein *(Aeromuc, Pulmovent)*
Ambroxol *(Ambrobene, Ambroxol, Broxol, Mucosolvan, Mucospas)*
Aminophyllin *(Euphyllin, Mundiphyllin, Myocardon)*
Amitriptylin *(Saroten, Tryptizol, Limbritol)*
Chloroquin *(Resochin)*
Clavulansäure *(Augmentin)*
Isoniazid *(Myambutol+INH, Rifoldin+INH, Rimactan+INH)*
Metamizol *(Buscopan comp., Inalgon, Novalgin)*
Metoclopramid *(Ceolat comp., Paspertase, Paspertin)*
Propafenon *(Rhythmocor, Rytmonorma)*
Verapamil *(Isoptin)*

Um die noch offenen Fragen zu klären, und insbesondere um „latente" histaminintolerante Personen, also solche mit positiver Anamnese bei normalen Laborbefunden, identifizieren zu können, ist die Etablierung eines In-vitro-Tests zur Untersuchung der Abbaudynamik und zum Nachweis der Histaminliberation notwendig. Darüber hinaus könnten Untersuchungen bezüglich Dysmenorrhoe auch weitere Hinweise über die Ursache der Histaminintoleranz ergeben.

Literatur

1. Bässler KH (1988) Megavitamin therapy with pyridoxine. Int J Vitam Nutr Res 58:105–118
2. Lang DM, Alpern MB, Visintainer PF, Smith ST (1995) Gender risk for anaphylactoid reaction to radiographic contrast media. J Allergy Clin Immunol 95:813–817
3. Lassen LH, Heinig JH, Oestergaard S, Olesen J (1996) Histamine inhalation is a specific but insensitive laboratory test for migraine. Cephalalgia 16:550–553
4. Lorenz W, Duda D, Dick W, Sitter H, Doenicke A, Black A, Weber D, Menke H, Stinner B, Junginger T, et al. (1994) Incidence and clinical importance of perioperative histamine release: randomised study of volume loading and antihistamines after induction of anaesthesia. Lancet 343:933–940
5. Pollock I, Murdoch RD, Lessof MH (1991) Plasma histamine and clinical tolerance to infused histamine in normal, atopic and urticarial subjects. Agents Actions 32:359–365
6. Sattler J, Lorenz W (1990) Intestinal diamine oxidases and enteral-induced histaminosis: studies on three prognostic variables in an epidemiological model. J Neural Transm 32(suppl):291–314
7. Tufvesson G, Tryding N (1969) Determination of diamine oxidase activity in normal human blood serum. Scand J Clin Lab Invest 24:163–168
8. Wantke F, Götz M, Jarisch R (1993) Die histaminfreie Diät. Hautarzt 44:512–516
9. Wantke F, Götz M, Jarisch R (1993) Spontaneous histamine release in whole blood in patients before and after 4 months of specific immunotherapy. Clin Exp Allergy 23:992–995

Fortschritte in der Diagnostik

Radiologische und nuklearmedizinische Diagnostik dermatologischer Patienten: Eine neue Ära mit Spiral-CT, MRT und PET?

Reinhold Tiling, Roland Scheck, Frank Berger und Klaus Hahn

Betrachtet man die Interessensschwerpunkte und Fragen, die von Seiten der Dermatologie häufig an die bildgebenden diagnostischen Fächer gestellt werden, so zeigt sich, daß es primär die dermatologische Onkologie ist, in der die Kliniker gezielte Informationen von diagnostischen Radiologen und Nuklearmedizinern benötigen. Im einzelnen stellen sich beispielsweise häufig folgende Fragen:

- Ermöglichen neue bildgebende Verfahren eine exakte Beurteilung der Tiefenausdehnung/Infiltration schwer abgrenzbarer Tumoren?
- Kann die Metastasendiagnostik bei malignem Melanom durch neue bzw. optimierte Techniken verbessert bzw. vereinfacht werden?
- Erwachsen hieraus neue diagnostische Strategien in der Bildgebung beim Staging des malignen Melanoms?
- Kann der erste Lymphknoten im Abflußgebiet des malignen Melanoms durch bildgebende Verfahren / Sondenmesungen mit der notwendigen Genauigkeit lokalisiert werden?
- Gibt es neue bildgebende Verfahren, die ein Monitoring maligner Tumoren unter Chemotherapie erlauben?

Bevor im folgenden unter anderem auch auf diese Fragen näher eingegangen wird, sollen zu Beginn einige technische Neuerungen und Weiterentwicklungen der bildgebenden Diagnostik vorgestellt werden. Im einzelnen sollen hier kurz Fortschritte auf dem Gebiet der Computertomographie (CT), der Magnetresonanztomographie (MRT) sowie der Nuklearmedizin mit Szintigraphie und Positronenemissionstomographie (PET) Erwähnung finden. In dem hieran anschließenden Teil werden die Ergebnisse dieser Verfahren in der klinischen Routine besprochen.

Technische Neuerungen/Weiterentwicklungen

Computertomographie (CT)

Seit der Einführung der Spiralcomputertomographie vor einigen Jahren steht ein schnelles bildgebendes Verfahren zur Verfügung, mit dem Querschnittsbilder des gesamten Körperstamms mittlerweile in wenigen Sekunden angefertigt werden können. Dies wird möglich durch einen kontinuierlichen Tischvorschub mit ununterbrochener Datenakquisition, wobei Schichten in jeder beliebigen Ebene anschließend aus dem Volumendatensatz rekonstruiert werden können. Eine schnelle Röhrenrotationszeit (0,5–1 Sekunde pro Rotation) verbunden mit einer kurzen Akquisitionszeit ermöglicht die Untersuchung eines größeren Körperbereichs in Atemstillstand, womit diagnostische Lücken zum Beispiel aufgrund von Atemexkursionen vermieden werden können (Abb. 1). Dies spielt insbesondere bei der Abbildung kleinster Lungenmetastasen (Abb. 2) und der Diagnostik von Lebermetastasen eine wesentliche Rolle. Aktuell werden Spiralcomputertomographen mit Multikollimatorsystemen eingeführt, mit denen entweder die Untersuchungszeit weiter reduziert werden kann (Faktor 4–8) oder alternativ die

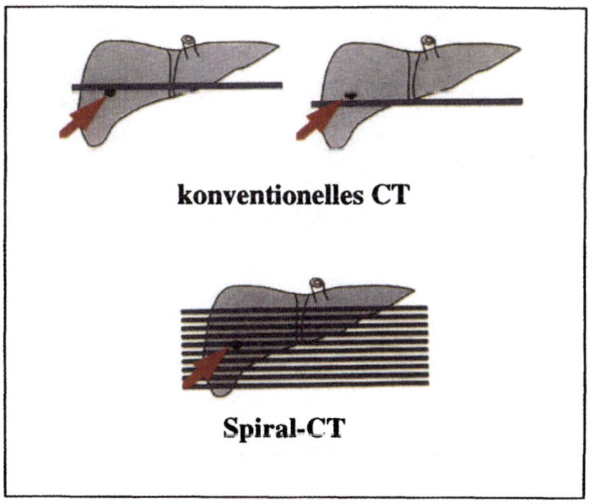

Abb. 1. Spiral-CT: Die kürzere Akquisitionszeit ermöglicht die Untersuchung eines größeren Körperbereichs in Atemstillstand. Durch die spiralförmige Abtastung (kontinuierliche Datenakquisition bei durch Gantry bewegter Patientenliege) können diagnostische Lücken, wie sie bei der konventionellen CT zum Beispiel aufgrund von unterschiedlicher Atemexkursion auftreten, vermieden werden.

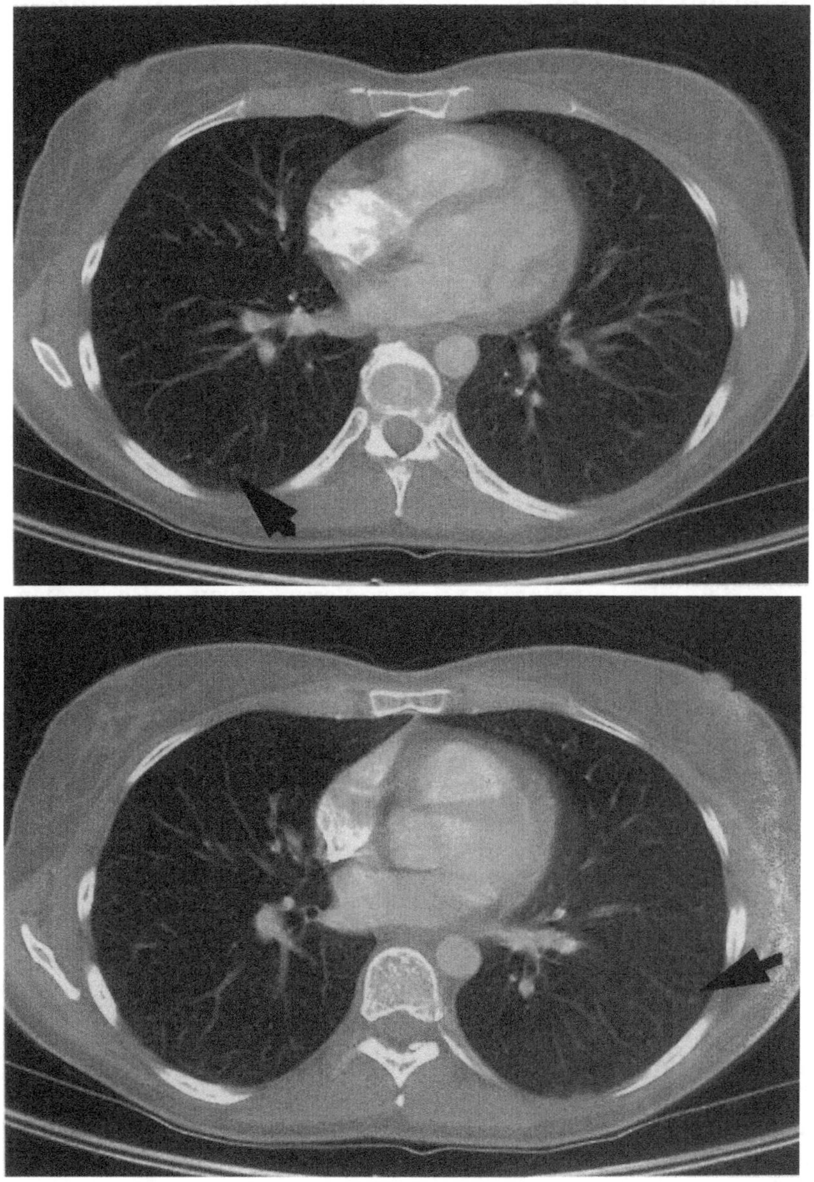

Abb. 2. Kleinste Lungenfiliae (*Pfeile*) und pleurale Auflagerungen bei Aderhautmelanom (Spiral-CT)

Schichtkollimation verkleinert und damit die Auflösung weiter verbessert werden kann.

Magnetresonanztomographie (MRT)

An neueren Entwicklungen auf dem Gebiet der Magnetresonanztomographie sollen drei Aspekte kurz erwähnt werden:

Entwicklung schneller T2-gewichteter Sequenzen
Mit der Entwicklung neuer, sehr kurzer T2-gewichteter MR-Meßsequenzen (zum Beispiel HASTE, HASTE-STIR-Sequenzen) wurden Fortschritte bei der Untersuchung unruhiger Patienten und Untersuchungen in Atemstillstand gemacht. Die Meßzeit bei HASTE pro Bild beträgt etwa 1 Sekunde. Es genügt eine einzige Anregung, um sämtliche Daten für ein Bild zu erhalten. Den meisten HASTE-Sequenzen gemeinsam ist die helle Darstellung von Fettgewebe. Abhilfe schafft das Zuschalten der Fettsättigung: Ein der Messung vorgeschalteter HF-Puls sättigt selektiv nur das Signal des Fettgewebes, so daß in den hinterher eingelesenen Echos das Fettgewebe signalreduziert ist. Mit dieser Technik sind so auch im Abdominalbereich schnell durchzuführende, orientierende Un-

tersuchungen möglich geworden. Die geringere Sensitivität auf Suszeptibilitätsänderungen erschwert jedoch unter anderem die Diagnose von Blutungen.

Entwicklung fettsupprimierender Sequenzen

Bei Wahl einer entsprechend kurzen Inversionszeit TI sind fetthaltige Gewebe aufgrund ihrer kurzen T1-Zeit bereits soweit relaxiert, daß ihre Magnetisierung bei Beginn der Spinechosequenz null ist. Dies führt zu einer Unterdrückung des Signals aus fetthaltigen Geweben. Diese Fettunterdrückung kann Vorteile bieten bei der Beurteilung von entzündlichen oder tumorösen Veränderungen sowohl im Weichgewebe als auch im Knochenmark (Abb. 3). Die fettunterdrückten Sequenzen werden heute bereits im Rahmen orientierender Ganzkörperuntersuchungen, zum Beispiel bei Metastasensuche, eingesetzt.

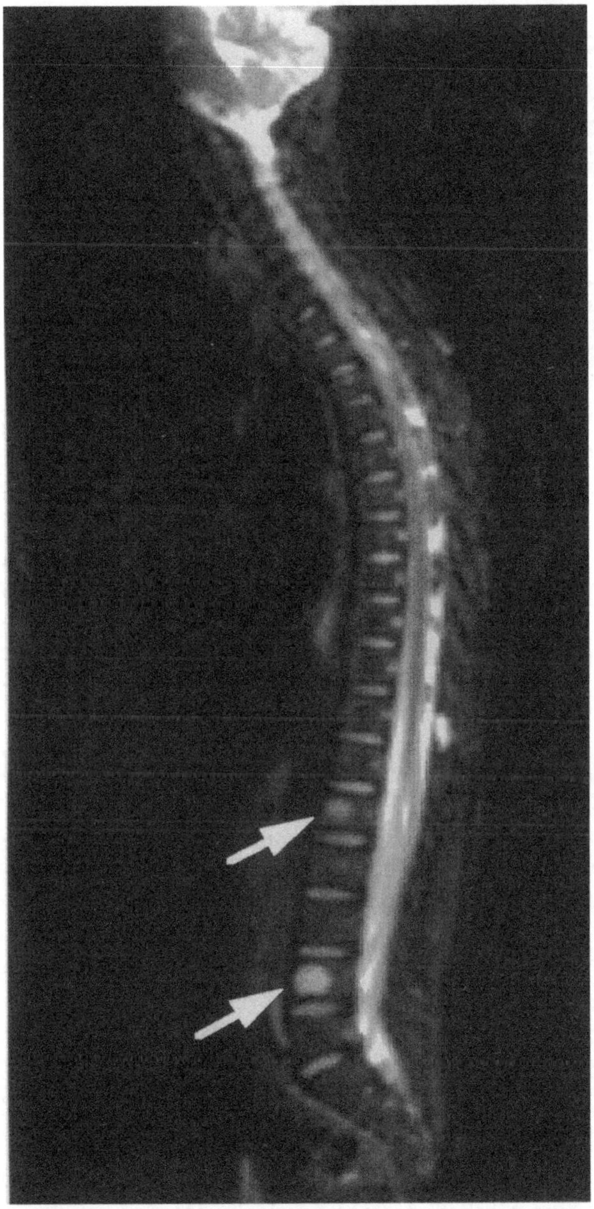

Abb. 3. Kernspintomographischer Nachweis von signalreich zur Darstellung kommenden Knochenmetastasen (*Pfeile*) mittels fettunterdrückender STIR-Sequenz (sagittale Schicht). Die Fettsuppression führt zu einem Signalverlust normaler Wirbelkörper

Entwicklung neuer organspezifischer Kontrastmittel

Bei der Entwicklung neuer Kontrastmittel ist besonders der Einsatz ferromagnetischer Stoffe in der Leberdiagnostik zu erwähnen. Die intravenös infundierten kleinen Eisenpartikel werden vom retikuloendothelialen System (RES) der Leber phagozytiert, Tumorgewebe besitzt diese Fähigkeit zur Phagozytose nicht mehr im selben Ausmaß. Die führt zu einer Signalabschwächung von physiologischem Leberparenchym in T2-gewichteten Sequenzen, während Fremdgewebsinfiltrationen, beispielsweise Lebermetastasen, signalreich bleiben und somit mit hohem Kontrast vom umgebenden Gewebe abgrenzbar sind (Abb. 4). Inzwischen wird dieser Untersuchungsmethode bei der Abklärung kleiner fokaler Leberherde noch vor der Computertomographie die höchste Sensitivität eingeräumt.

Szintigraphie

SPECT

Bei den nuklearmedizinischen Neuerungen ist neben der Positronenemissionstomographie die Entwicklung/Weiterentwicklung von digitalen Mehrkopfkameras zu nennen. Hierdurch konnte die SPECT-Technologie (SPECT, „single photon emission computed tomography") erheblich verbessert werden, die als Schnittbildverfahren beispielsweise eine weitere Abklärung von in herkömmlicher planarer Technik unklaren Befunden ermöglicht. Durch die Möglichkeit, nach Rekonstruktion eines durch Rotation des Kamerasystems um den Patienten erstellten Datensatzes Schnittbilder in verschiedenen Orientierungen (transversal, sagittal und koronar) zu erhalten, wird sowohl die Sensitivität, als auch die Spezifität der Methode verbessert. Beispielsweise ermöglicht es die SPECT-Technologie, eine in planaren Szintigrammen nachweisbare Mehrspeicherung in der Wirbelsäule exakt räumlich den verschiedenen Abschnitten der Wirbelkörper zuzuordnen und auf diese Weise näher zwischen me-

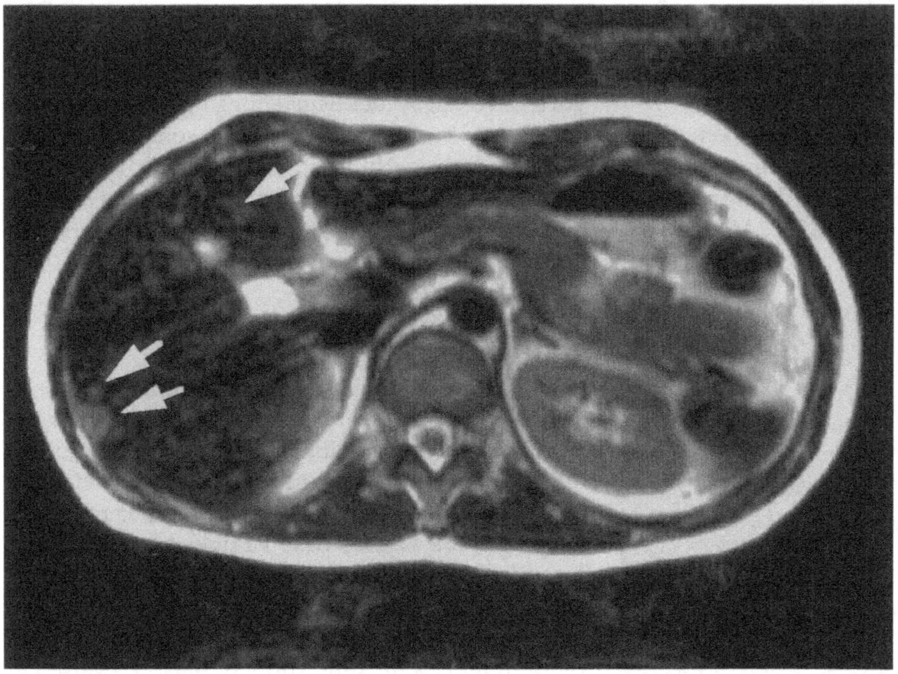

Abb. 4. Lebermetastasierung bei einem Patienten mit malignem Melanom: Das i.v. infundierte ferromagnetische Kontrastmittel bewirkt in den T2-gewichteten Sequenzen eine Signalabschwächung des physiologischen Leberparenchyms. Die Metastasen (*Pfeile*) kommen im Vergleich hierzu signalreich zur Darstellung

tastasenverdächtigen und degenerativen Prozessen zu differenzieren.

Sentinel Lymph Node (SLN) Diagnostik
Als weiteres Beispiel einer vielversprechenden Weiterentwicklung nuklearmedizinischer Techniken sei die Diagnostik des Vorpostenlymphknotens (SLN, „sentinel lymph node") bei an malignem Melanom erkrankten Patienten genannt. Bei dem SLN handelt es sich um den oder die ersten Lymphknoten im Lymphabflußgebiet eines Tumors. Da nach gegenwärtigem Kenntnisstand die Histologie der (des) ersten das Tumorareal drainierenden Lymphknoten(s) den Lymphknotenstatus zu reflektieren scheint, kommt einer sicheren Identifikation dieses Lymphknotens/dieser Lymphknoten übergeordnete Bedeutung zu. Während sowohl die klinische Untersuchung, als auch die bildgebenden Verfahren wie zum Beispiel Sonographie oder Computertomographie keine befriedigenden Ergebnisse bezüglich einer zuverlässigen Aussage über den Lymphknotenstatus geliefert haben, zeichnet sich nach ersten Literaturberichten ab, daß mit einer kombinierten Lymphszintigraphie und anschließenden Sondenmessung der SNL mit hoher Sicherheit identifiziert werden kann und somit prädiktive Aussagen über einen Lymphknotenbefall möglich sind.
Zur Lymphabflußszintigraphie werden vor der geplanten Operation ^{99m}Tc markierte Kolloide in Form von mehreren Injektionen um die Zirkumferenz des Melanoms intradermal appliziert. Anschließend werden nach Abdecken der Injektionsstelle sequenzielle planare Szintigramme unter Einschluß der in Frage kommenden Lymphknotenstationen angefertigt. Die Lage des (der) ersten das Injektionsgebiet drainierenden Lymphknoten wird auf der Haut des Patienten markiert. Prä- und intraoperativ wird mittels einer hochempfindlichen γ-Meßsonde die Lage der Lymphkoten punktgenau identifiziert und hierdurch der Chirurg mittels kontinuierlicher Messungen zu den entsprechenden Lymphknoten geführt, welche gezielt entnommen und der histopathologischen Untersuchung zugeführt werden.
Bezüglich der näheren Technik und den bereits vorliegenden Ergebissen wird an dieser Stelle an den anschließenden Beitrag verwiesen.

Positronenemissionstomographie (PET)

Die Positronenemissionstomographie birgt entscheidendes Zukunftspotential gerade beim Staging und Restaging des malignen Melanoms. Die PET stellt ein funktionsorientiertes bildgebendes Verfahren dar, welches den Glukosestoffwechsel von Gewebe bildlich darstellt und absolut quantifizieren kann. Nachdem maligne Tumoren eine erhöhte Glukoseutilisation aufweisen, ermöglicht PET eine metabolische Tumorcharakterisierung und verbunden hiermit eine Dignitätsabschätzung von Raumforde-

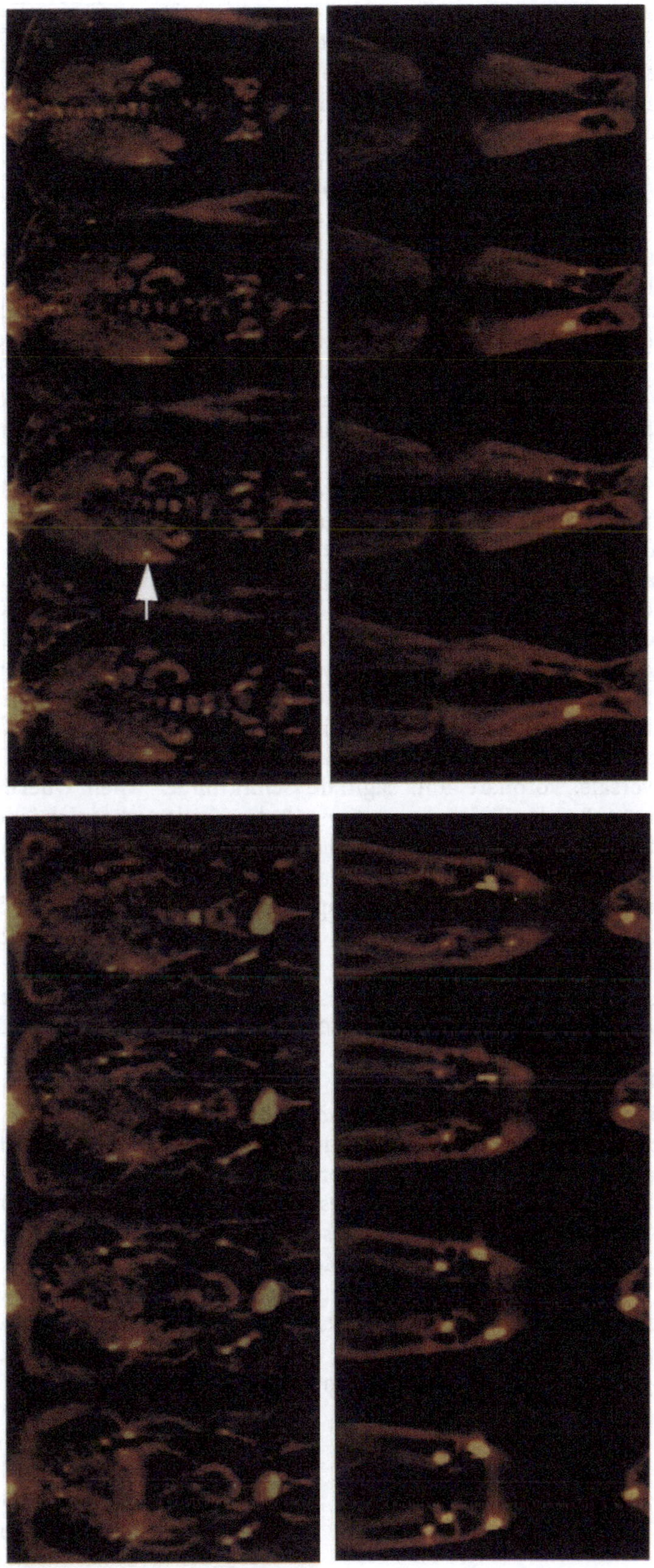

Abb. 5. Ganzkörperpositronenemissionstomographie mit ^{18}F-FDG bei einem Patienten mit malignem Melanom (koronare Schnittführung). Nachweis multipler, auch peripher gelegener Skelettmetastasen; zusätzlich Darstellung einer fokalen Erhöhung des Glukosestoffwechsels in der Leber (Pfeil), einer Lebermetastasierung entsprechend

rungen und eine Beurteilung der Tumorvitalität. Fluordeoxyglucose (FDG) wird als Pharmazeutikum verwendet. FDG wird in das Gewebe aufgenommen, dort zu FDG-6-Phosphat phosphoryliert, das im Gegensatz zu Glukose-6-Phosphat nicht weiter verstoffwechselt werden kann. Die FDG-Aufnahme stellt somit ein Maß für den Glukosemetabolismus dar. Markiert man FDG mit dem positronenemitterenden Isotop ^{18}Fluor, wird dieser Vorgang der nuklearmedizinischen Bildgebung zugänglich. Nach Injektion des Radiopharmazeutikums ^{18}F-FDG wird dies vom Körper verstoffwechselt und entsprechend dem Ausmaß des Glukosestoffwechsels in die Zelle aufgenommen. Dort kommt es zur Emission von Positronen (β+-Zerfall), welche in Materie nicht stabil sind, sich nach einer extrem kurzen Laufstrecke mit einem Elektron vereinigen und in zwei diametral emittierte 511 keV-Photonen umwandeln (Vorgang der Annihilation). Diese Photonen können durch in Koinzidenz geschaltete Detektorringsysteme zur Bildgebung genutzt werden, nach Durchführung einer Schwächungskorrektur der Daten nach einer zusätzlichen Transmissionsmessung wird schließlich eine absolute Quantifizierung des Glukoseuptakes möglich. Aus den (transmissionskorrigierten) Daten werden im Rahmen der Datennachverarbeitung transversale, koronare und sagittale Schnittbilder errechnet. Bei der Bildinterpretation gilt das Vorliegen eines fokalen Glukosehypermetabolismus -einer Mehrspeicherung des Radiopharmazeutikums- als Kriterium für einen positiven (suspekten) Befund (Abb. 5).

Klinische Anwendung und Ergebnisse

Aus der Vielzahl von diagnostischen Möglichkeiten, die sich aus den erwähnten technischen Weiterentwicklungen ergeben, können im folgenden nur exemplarisch einige Teilgebiete besprochen werden. Den Interessensschwerpunkten des Klinikers folgend sollen daher primär Ergebnisse und Beispiele aus der Diagnostik des malignen Melanoms dargestellt werden. Ergänzend und abrundend werden schließlich kurz einige Beispiele aus der radiologischen und nuklearmedizinischen Diagnostik bei Kollagenosen und HIV-assoziierten Erkrankungen gezeigt.

Malignes Melanom

Primärtumor/Rezidivdiagnostik

Die Diagnostik und Differentialdiagnostik primärer Hauttumoren wird auch weiterhin klinisch, apparatetechnisch ergänzt durch die Sonographie, erfolgen.

Spiral-CT

Für die Primärtumor- und Rezidivdiagnostik spielt die Computertomographie eine untergeordnete Rolle. Spezielle Fragestellungen, beispielsweise die Tiefenausdehnung und die Knochendestruktion großer Primär- oder Rezidivtumoren, können durch die Spiralcomputertomographie, gegebenenfalls ergänzt durch Sekundärrekonstruktionen, beantwortet werden.

MRT

Auch die Kernspintomographie kann bei der Primärtumordiagnostik kutaner maligner Melanome nur in seltenen Fällen diagnostisch wichtige Zusatzinformationen liefern. Spezielle Fragestellungen, wie die Tiefenausdehnung eines dermalen malignen Melanoms, wurden mit Hilfe des Einsatzes von kleinen Oberflächenspulen bearbeitet. Diese Technik hat sich jedoch bis zum heutigen Tag nicht durchgesetzt und konnte den hier in der Regel eingesetzten Ultraschall nicht ersetzten.

Anders ist die Situation bei nicht oberflächlich gelegenen malignen Melanomen, wenn es um die Beurteilung der Tiefenausdehnung bzw einer Organinfiltration geht. So ist in der Abklärung eines Aderhautmelanoms die Durchführung eines MRT der Orbitaregion die Methode der Wahl. Mit Hilfe des Einsatzes fettsupprimierender Sequenzen kann – insbesondere nach Kontrastmittelgabe – sehr genau die Weichteilinfiltration des Tumors in das retroorbitalen Fettgewebe dargestellt werden (Abb. 6). Auch die Möglichkeit der multiplanaren Schichtführung erweist sich in der Abklärung solcher Tumore als großer Vorteil.

In der Lokalrezidivdiagnostik spielt die Kernspintomographie eine untergeordnete Rolle. Bei oberflächlichen Tumoren ist hier der Ultraschall Methode der Wahl. Die Differenzierung postoperativer Veränderungen von einem Lokalrezidiv ist kernspintomographisch in der Regel außerordentlich schwierig. Deshalb sollte hier gegebenenfalls auf funktionelle Verfahren wie die Positronenemissionstomographie zurückgegriffen werden.

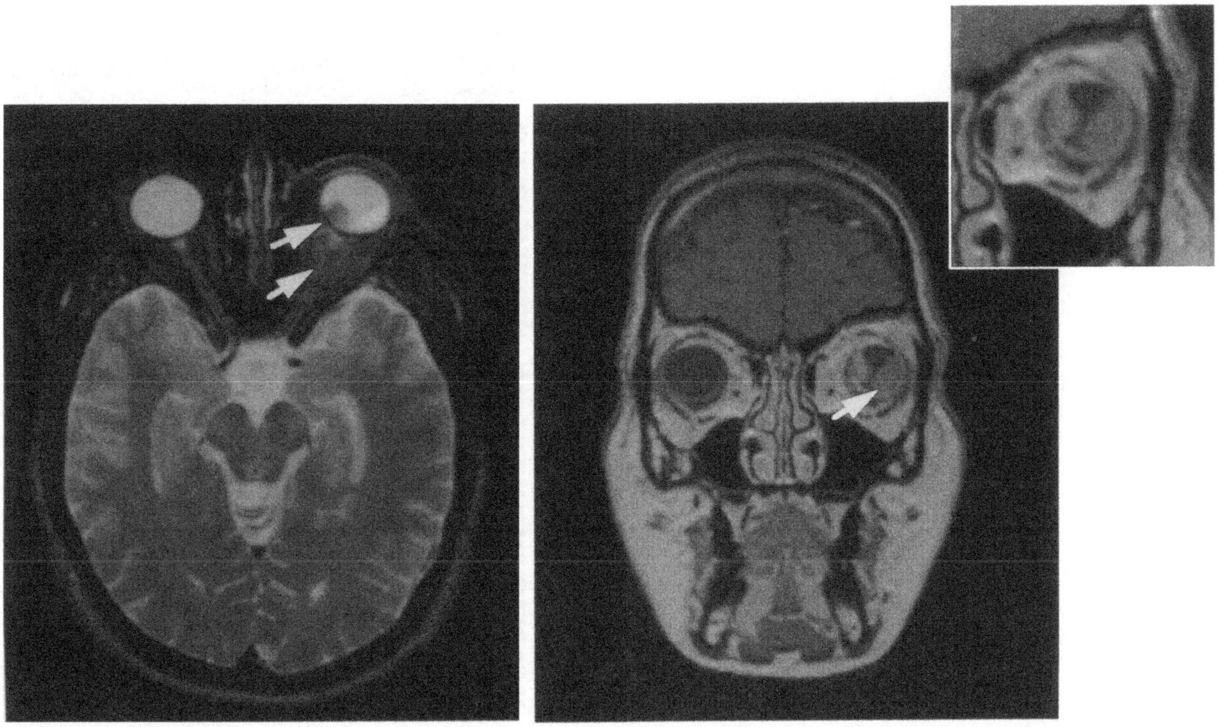

Abb. 6. Primärtumordiagnostik mittels MRT bei Aderhautmelanom (transversale und koronare Orientierung). Die Signalintensitätserhöhungen im Bereich des retroorbitalen Fettgewebes in den fettunterdrückten T2-gewichteten Sequenzen sind Hinweis auf eine hier bereits vorhandene Weichteilinfiltration

Szintigraphie

Auch nuklearmedizinische Methoden, als Beispiel sei hier die Tumorszintigraphie mit gegen melanomassoziiertes Antigen gerichteten ^{99m}Technetium markierten Antikörpern genannt, kommen nur noch selten und dann bei dezidierten Fragestellungen zum Einsatz. Eine solche Fragestellung ist beispielsweise die Differentialdiagnose zwischen primärem Melanom und einer hämatogenen Weichteilmetastase bei Patienten mit Malignomanamnese. Das Beispiel zeigt einen differentialdiagnostisch unklaren Ziliarkörpertumor bei einer Frau mit Mammakarzinom in der Anamnese, bei der durch die Immunszintigraphie die Diagnose eines malignen Melanoms gestellt werden konnte (Abb. 7).

Diagnostik lokoregionärer Lymphknoten

Spiral-CT

Normale und pathologisch veränderte Lymphknoten lassen sich bei geeigneter Technik computertomographisch als Weichgewebsverdichtung sowohl lokal als auch regionär bereits ab einem maximalen Durchmesser von 3–5 mm gut erfassen. Allerdings besteht das Problem, größenabhängig normale von pathologischen Lymphknoten zu differenzieren. Die größenabhängige Klassifizierung von Lymphknoten wurde in größerem Rahmen beim Staging des Bronchialkarzinoms untersucht. In zahlreichen Studien wurden mediastinale Lymphknoten untersucht und Sensitivitäten von 23–61 % sowie Spezifitäten von 79–93 % berichtet, wenn ein Grenzwert von 10 mm für den kleinsten Lymphknotendurchmesser verwendet wurde (Tabelle 1) [1–3]. Andere Kriterien wie Dichteunterschied, Kontrastmittelaufnahme, Quotient aus kleinstem und größtem Durchmesser, Form, Abgrenzung sowie Fetthilus tragen nur einen geringen Beitrag zur Klassifizierung bei, insbesondere wenn es sich um Lymphknoten

Tabelle 1. Ergebnisse der Computertomographie beim mediastinalen Lymphknotenstaging bei Patienten mit Bronchialkarzinom (Lymphknoten > 1 cm wurden als pathologisch gewertet)

Literatur	Sensitivität (%)	Spezifität (%)
Staples et al. [1]	61	93
McLoud et al. [2]	23^a–44^b	79^a–85^b
Primack et al. [3]	58	86

^{a} N 1, ^{b}N 2–3

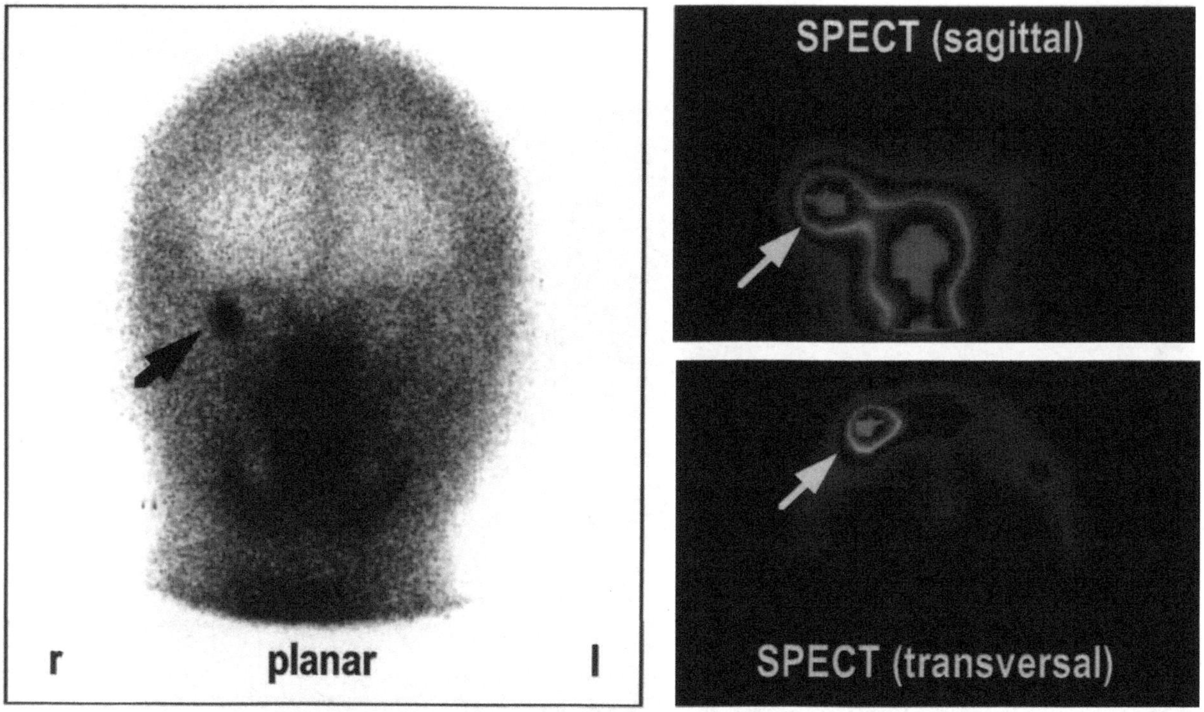

Abb. 7. Tumorszintigraphie mit gegen melanomassoziiertes Antigen gerichteten, mit ^{99m}Tc markierten Antikörpern: unklarer Ziliarkörpertumor bei einer Patientin mit anamnestisch bekanntem Mammakarzinom. Szintigraphisch Nachweis eines deutlichen Speicherung des Radiopharmazeutikums in der Raumforderung (*Pfeile*), somit spezifische Diagnose eines malignen Melanoms. Eine hier differentialdiagnostisch diskutierte Metastase des bekannten Mammakarzinoms konnte somit ausgeschlossen werden

im problematischen Größenbereich zwischen 0,5 und 2 cm handelt. Hier ist die 7,5 MHz-Sonographie wesentlich spezifischer und kostengünstiger. Durch Betrachtung der Binnenstruktur von Lymphknoten können häufig Aussagen zur Dignität gemacht werden.

MRT

Kernspintomographisch ist man in der Beurteilung von Lymphknoten ebenfalls auf die Bewertung des Lymphknotendurchmesssers (> 1 cm) als Kriterium für pathologische Veränderungen angewiesen. Sicherere andere morphologische Kriterien für den Befall eines Lymphknotens konnten bislang kernspintomographisch nicht erarbeitet werden. Bei oberflächlichen Tumoren ist der Einsatz der MRT beim lokoregionären Lymphknotenstaging zwar prinzipiell möglich, in der Regel können hier jedoch im Vergleich zur Sonographie keine besseren Ergebnisse erzielt werden. Im abdominellen Lymphknotenstaging ist die Computertomographie der MRT überlegen. Bei der Suche entfernter, tiefer lokalisierter Lymphknotenmetastasen sollte jedoch immer auch an den Einsatz der primär als Ganzkörperuntersuchung angelegten PET gedacht werden.

SLN-Diagnostik

Die lokoregionäre Lymphknotendiagnostik nach dem sentinel node Konzept mit intradermaler Injektion von ^{99m}Tc-markierten Kolloiden, anschließender Abflußszintigraphie, Markierung des/der im zeitlichen Verlauf ersten Lymphknoten auf der Haut, prä/intraoperative Sondenmessungen und gezielte Entnahme des SLN wurde bereits erwähnt, es sei an dieser Stelle nochmals auf den nachfolgenden Beitrag verwiesen, der die SLN-Diagnostik bei malignen Melanomen zum Thema hat und ausführlich auf Technik und Ergebnisse eingehen wird.

PET

Wie bereits erwähnt hat die morphologische Diagnostik der lokoregionären Lymphknoten mit CT (MRT) ihre diagnostischen Limitationen. Als Maß für Tumorbefall kann nur Größe der Lymphknoten dienen, entsprechend hoch ist die Anzahl falsch positiver und auch falsch negativer Befunde. Im Gegensatz hierzu kann die funktionsorientierte PET durch Visualisierung des Glukosstoffwechsels besser zwischen chronisch entzündlichen, reaktiv vergrößerten Lymphknoten und metastatisch befallenen

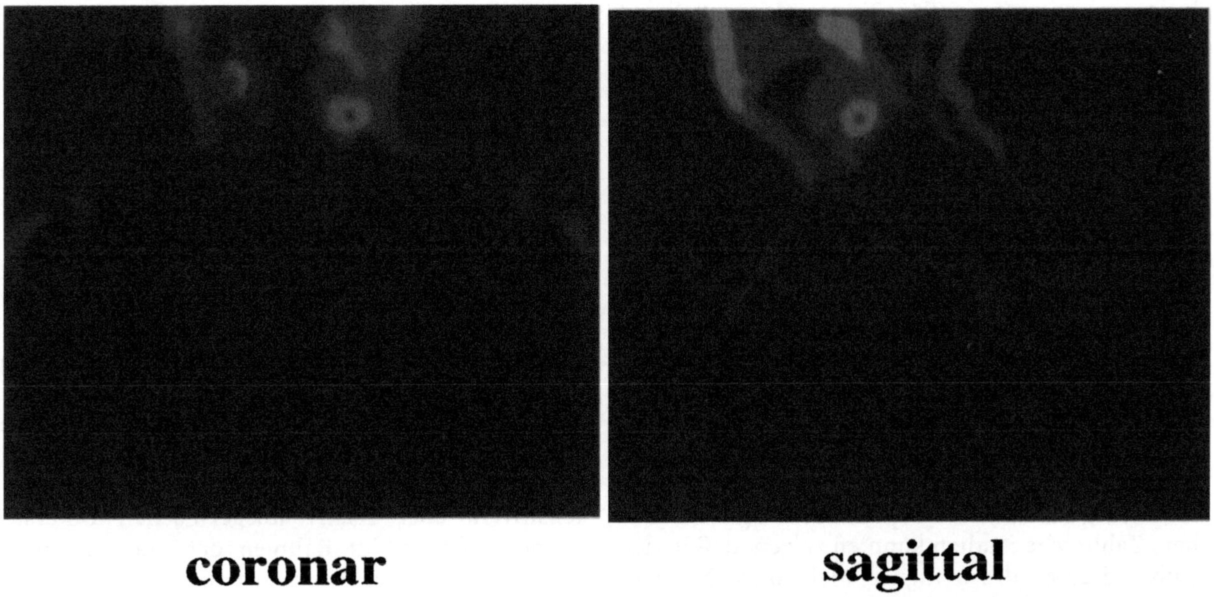

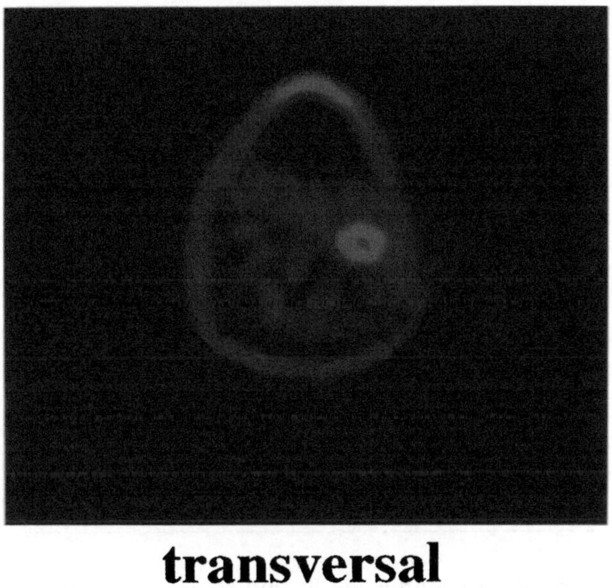

Abb. 8. Typischer Befund hochgradig metastasenverdächtiger Lymphknoten in der PET mit ^{18}F-FDG: Die zum Teil zentral nekrotischen Lymphknoten weisen eine ausgeprägte Erhöhung des Glukosemetabolismus auf

Lymphknoten unterscheiden (Abb. 8). Akut entzündlich veränderte/vergrößerte Lymphknoten weisen jedoch nicht selten ebenfalls einen erhöhten Glukosemetabolismus auf, so daß auch positronenemissionstomographisch im Einzelfall eine Unterscheidung von tumorös veränderten LK unmöglich sein kann.

Für PET werden im Vergleich zur CT deutlich bessere Ergebnisse berichtet: In einer prospektiven Studie von Macfarlane et al. wurden 23 Patienten (Primärtumordicke > 1,5 mm) präoperativ mittels FDG-PET untersucht. Die histopathologischen Ergebnisse von 24 Lymphknotenstationen konnten nach therapeutischer (n = 14) und elektiver Lymphknotendissektion (n = 10) mit den Resultaten der PET korreliert werden. Dabei ergaben sich in 11 Fällen richtig positive und in 10 Fällen richtig negative PET-Ergebnisse. Bei 2 Patienten ergab PET falsch negative Diagnosen (davon in einem Fall mikroskopischer Befall durch 7 maligne Zellen), bei einem Patienten war nach zuvor erfolgter Biopsie reaktiv eine falsch positive FDG-Speicherung vorhanden [4].

In einer weiteren Studie korrelierten Wagner et al. die histopathologischen Ergebnisse von 14 Lymphknotenregionen (10 axillär, 3 inguinal, 1 iliakal) mit 220 Lymphknoten (36 positiv) mit den zuvor durchgeführten Positronenemissionstomogrammen [5]. Es zeigte sich hierbei, daß PET in allen Fällen richtig (je 7 richtig-positiv und richtig-negativ) den Lymphknotenstatus diagnostiziert hatte.

Metastasendiagnostik (Staging)

Spiral-CT
Die Spiralcomputertomographie bietet sich als gut verfügbare, schnell und einfach durchführbare und kostengünstige Technik für das Ganzkörperstaging (Schädel, Hals, Thorax, Abdomen) bei malignen Tumoren an. Allerdings muß die Indikation immer in Zusammenschau mit dem Primärtumor und den zur Verfügung stehenden therapeutischen Optionen stehen. Zahlreiche Studien konnten zeigen, daß in den frühen Stadien des malignen Melanoms (N- oder asymptomatische Patienten mit N+) ein computertomographisches Ganzkörperstaging nur in 4–16% aller Patienten zusätzliche Metastasen nachweist und in 8–22% der Patienten falsch positive Befunde liefert (Tabelle 2) [6–8].

Tabelle 2. Ergebnisse der Computertomographie beim Staging von klinisch bezüglich M+-asymptomatischer, an malignem Melanom erkrankten Patienten

	RP [%]	(R)N [%]	FP [%]	FN [%]
Buzaid 1995 (99 Patienten, lokoregionäres Rezidiv)	7	71	22	0
Provost 1997 (127 Patienten, Stadium III, N+)	16	72	12	?
Kuvshinoff 1997 (347 Patinten, Stadium III)	4	88	8	?

Eine weitere Studie von Buzaid et al. zeigte, daß die bei 151 hinsichtlich einer Metastasierung asymptomatischen Patienten (AJC Stadium I: 63, Stadium II: 61, Stadium III: 23, andere: 4) durchgeführte Computertomographie von Thorax und Abdomen bei 29 Patienten (19%) metastasenverdächtige Befunde ergab, welche sich nur bei 2 Patienten bestätigten [9]. In 3 Fällen wurde computertomographisch ein Zweittumor entdeckt, in 24 Fällen lagen jedoch den im CT als metastasenverdächtig beschriebenen Läsionen bioptisch oder durch Nachsorge gesicherte benigne Veränderungen zugrunde.
Aus diesem Grund sollte die Computertomogaphie nur selektiv und für genau definierte Regionen eingesetzt werden und nur im Rahmen klinischer Studien zum Ganzkörperstaging Verwendung finden.

MRT
Dies gilt in gleichem Maße auch für die Durchführung der MRT im Rahmen des Stagings bei malignen Melanomen. Die MRT bietet sich in der Abklärung metastasenverdächtiger Strukturen aufgrund der hohen Weichteilkontraste und des guten anatomischen Auflösungsvermögens verbunden mit der Möglichkeit der multiplanaren Schnittführung oft als Methode der Wahl an. Mit der Entwicklung neuer, sehr kurzer T2-gewichteter Sequenzen und der fettunterdrückenden Sequenzen wurden erste Studien über MR-Ganzkörperuntersuchungen bei Metastasensuche ermöglicht. Inwieweit diese sehr sensitiven, aber relativ unspezifischen Untersuchungsverfahren im Rahmen des Stagings beim high-risk Malignen Melanom sinnvoll sein könnten, muß die Zukunft zeigen [10, 11]. Zum jetzigen Zeitpunkt sollte jedoch auch die MRT nur gezielt zur Abklärung bestimmter Organsysteme (Kopf, da geringere Strahlenbelastung als CT-Untersuchung) und nicht zum Ganzkörperstaging eingesetzt werden.

PET
Dagegen stellt die Tatsache, daß nicht nur die lokoregionären Lymphknotenstationen, sondern der gesamte Körper mit hoher Sensitivität und Spezifität in einem Untersuchungsgang untersucht werden kann, einen wichtigen Vorteil für die PET beim Ganzkörperstaging maligner Tumoren dar.
Stellvertretend für die vielen Studien, die PET mit der bislang durchgeführten bildgebenden Diagnostik verglichen, sei zum einen eine aus Frankfurt stammende, kürzlich erschienene Untersuchung angeführt [12]: 100 Melanompatienten (Tumordurchmesser > 1,5 mm, Clark Level IV) erhielten zur Primärdiagnostik (n = 52) oder zum Restaging in der Nachsorge (n = 48) bei Verdacht auf Tumorprogression neben der aus Röntgen Thorax, Abdomensonographie, Sonographie der regionären Lymphknoten, CT Thorax und Abdomen, cranielles MRT und Skelettszintigraphie bestehenden konventionellen Diagnostik zusätzlich eine PET mit ^{18}F-FDG. In beiden Gruppen wies PET im Vergleich zur konventionellen Diagnostik eine deutlich höhere diagnostische Genauigkeit auf, die, bezogen auf die Zahl der richtig/falsch untersuchten Patienten, sich in einer Sensitivität von jeweils 100% bei einer Spezifität von 94% bzw. 95,5% wiederspiegelt. Die konventionelle Diagnostik erkannte im Rahmen der Primärdiagnostik keine der 9 Lymphknotenmetastasen, in der Restaginggruppe wurden Patienten

mit Progression im Vergleich zu PET mit einer geringeren Sensitivität von 84,6% bei ebenfalls geringerer Spezifität von 68,2% erkannt. Auch gemessen an der Zahl der Metastasen war PET (Sensitivität: 91,8%, Spezifität: 94,4%) der konventionellen Diagnostik (Sensitivität: 57,5%, Spezifität: 45%) deutlich überlegen, wobei sich lediglich bei der Diagnostik kleiner Lungenmetastasen ein Vorteil für die CT ergab (Sensitivität PET: 69%, CT: 87%).
Aus diesen Ergebnissen, die auch die Resultate weiterer Studien bestätigen, ergeben sich auch Konsequenzen hinsichtlich Überlegungen zur Kosteneffektivität zugunsten der Positronenemissionstomographie als fester Bestandteil des Stagings und Restagings bei malignem Melanom [13–15].

Gezielte bildgebende Diagnostik

Leberfiliae: Bei der gezielten Abklärung hinsichtlich einer Leberfilialisierung sind Metastasen durch die Verbesserung der Techniken sowohl mit Spiral-CT als auch mit MRT sehr sensitiv und aufgrund der höheren räumlichen Auflösung eventuell auch sensitiver als mit PET nachzuweisen. An dieser Stelle sei nochmals der Einsatz ferromagnetischer Kontrastmittel in der Abklärung auch kleinerer Leberläsionen erwähnt. Nach neuen Studien besitzt dieses Verfahren eine höhere Sensitivität als die bisher bei dieser Frage als Goldstandard angesehene Computertomographie [16].

Lungenfiliae: Dagegen bleibt die gezielte Diagnostik kleiner und kleinster Lungenmetastasen weiterhin eine Domäne der Spiral-CT. Wiederum stellt jedoch die hohe Anzahl falsch positiver Diagnosen ein diagnostisches Problem der Spiral-CT dar. Die MRT wird trotz der Möglichkeit der schnellen Bildgebung in Atemanhaltetechnik nicht bei der Diagnostik von Lungenfiliae eingesetzt. PET kann Lungenfiliae selbstverständlich aufgrund des erhöhten Glukosemetabolismus als Mehrspeicherungen darstellen, wobei jedoch nach unseren Erfahrungen kleine Herde im Bereich von 5 mm oder darunter aufgrund der geringeren Auflösung dem Nachweis entgehen können. Den Hauptvorteil der PET stellt diesbezüglich die mit der morphologischen bildgebenden Diagnostik nicht mögliche Dignitätsabschätzung von intrapulmonalen Rundherden dar, sofern diese eine bestimmte Größe (> 0,5 cm) aufweisen.

Skelettfiliae: Erste Methode zur gezielten Abklärung des Skelettsystems stellt weiterhin die im Bedarfsfall durch SPECT-Aufnahmen ergänzte Skelettzintigraphie mit ^{99m}-Technetium markierten Diphosphonaten dar. Die Skelettszintigraphie kann, wird sie in 2-Phasen-Technik durchgeführt, zudem eine Aussage über Weichteildurchblutung treffen, was beispielsweise die Differentialdiagnostik zwischen Metastasen und degenerativen Veränderungen und damit die Spezifität der Methode verbessert. Die Spiral-CT sollte zum Einsatz kommen, um im Knochenszintigramm auffällige Befunde auch bezüglich einer möglicher Frakturgefährdung weiter abzuklären. Diese Technik mit Ausspielung eines Knochenfensters ist Methode der Wahl zur exakten, hochaufgelösten Beurteilung von kortikalem und auch spongiösem Knochen. Die oben erwähnte, in Ganzkörpertechnik mit fettunterdrückenden Sequenzen durchgeführte MRT ermöglicht eine weitere differentialdiagnostische Abklärung unklarer skelettszintigraphischer Befunde. Erste Studien weisen zudem darauf hin, daß die Methode Wirbelkörpermetastasen und vor allem osteolytische Prozesse sensitiver als die Skelettszintigraphie diagnostizieren kann.

Hirnfiliae: Bei Läsionen im Bereich des ZNS wird die MRT in der Regel als erstes bildgebendes Verfahren eingesetzt, da sie neben der höchsten Sensitivität auch die beste Spezifität aufweist. Der bei High-risk-Melanomen sinnvolle Ausschluß zerebraler Metastasen sollte deshalb ebenfalls in aller Regel mittels MRT erfolgen, zumal die PET hier aufgrund des physiologischerweise sehr hohen zerebralen Glukosemetabolismus Metastasen nicht mit ausreichender Sicherheit detektieren kann.

Therapiemonitoring

Bezüglich der Beurteilung des Ansprechens von Tumoren auf Chemotherapien (Therapiemonitoring) kann nach unseren Erfahrungen bei der neoadjuvanten Chemotherapie des Mammakarzinoms und nach vielen in der Literatur bereits vorliegenden Berichten über die Chemotherapie von malignen Lymphomen gesagt werden, daß durch die Positronenemissionstomographie im Gegensatz zur morphologischen Bildgebung mit CT/MRT bereits sehr frühzeitig (8. Tag nach Therapiebeginn) zuverlässige Aussagen über das Ansprechen/Nichtansprechen der Therapie getroffen werden können. Ergebnisse zum Therapiemonitoring metastasierter Melanome während Interferontherapie liegen in München bislang jedoch noch nicht vor.

Kollagenosen

Spiral-CT

Die Computertomographie ist aufgrund der hohen räumlichen Auflösung derzeit die beste nichtinvasive Technik, um feine Veränderungen des Lungengerüsts morphologisch darzustellen. Deshalb eignet sie sich bei der Primärdiagnostik und Verlaufskontrolle von an Kollagenosen erkrankten Patienten, um überlagerungsfrei frühe Stadien der Lungenfibrose abzubilden.

MRT

Bei dieser Fragestellung ist die Computertomographie auch der Kernspintomographie überlegen. Methode der Wahl stellt die MRT dagegen bei der Frage zerebraler Veränderungen, zum Beispiel im Rahmen einer zerebralen Mitbeteiligung beim Lupus erythematodes dar. Bei der seltenen zerebralen Vaskulitis im Rahmen eines systemischen Lupus kommt es typischerweise zu multiplen, nicht eindeutig den typischen Gefäßterritorien der großen zuführenden zerebralen Blutleitern zuzuordnenden Hirninfarkten (Abb. 9). Die beim ZNS-Lupus nachweisbare nicht-

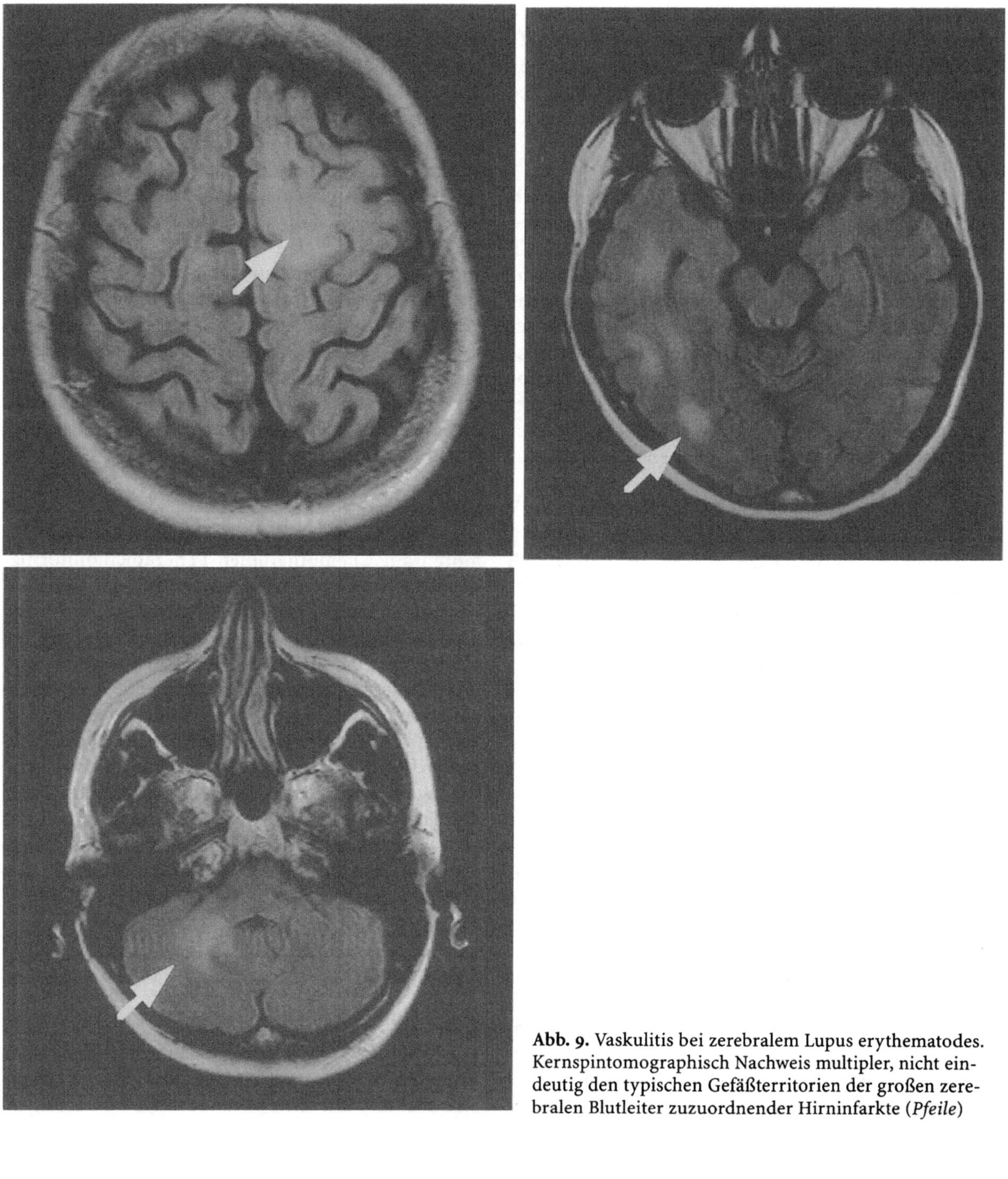

Abb. 9. Vaskulitis bei zerebralem Lupus erythematodes. Kernspintomographisch Nachweis multipler, nicht eindeutig den typischen Gefäßterritorien der großen zerebralen Blutleiter zuzuordnender Hirninfarkte (*Pfeile*)

entzündliche Small-vessel-Vaskulopathie kann jedoch auch mit den modernen kernspinangiographischen Methoden in der Regel nicht dargestellt werden [17].

Szintigraphie, PET

Nuklearmedizinische Verfahren, insbesondere die in Zweiphasentechnik durchgeführte Skelettszintigraphie, erbringen beim Formenkreis der Kollagenosen wichtige Informationen beispielsweise zur Früh- und Differentialdiagnostik eines Knochen/Gelenkbefalles bei Sklerodermie und der Psoroasisarthropathie. Die PET wurde bislang nicht bei der Diagnostik von Kollagenosen eingesetzt, Erfahrungen diesbezüglich liegen uns daher nicht vor. Die nuklearmedizinische gastrointestinale Funktionsdiagnostik ermöglicht nach Verabreichung einer radioaktiv markierten Testspeise quantitative Aussagen zu Entleerungsfunktion und Peristaltik von Magen und Ösophagus beispielsweise bei Sklerodermiepatienten. Nach Erstellung parametrischer Bilder und Durchführung einer Fourier-Analyse können Kontraktionsfrequenz und Amplitude der Magenkontraktion bestimmt werden, Zeitaktivitätskurven spiegeln die Ausscheidung/Retention der Testspeise wieder. Bei progressiver systemischer Sklerodermie zeigt sich beispielsweise im Falle einer Organbeteiligung eine Verzögerung der Ösophagusentleerung mit Akkumulation der Testspeise im mittleren und unteren Ösophagusdrittel sowie eine reduzierte Kontraktionsamplitude des Magens mit konsekutiver Entleerungsverzögerung.

HIV-assoziierte Erkrankungen

Spiral-CT

Bei akut einsetzenden Erkrankungen, wie Bewußtseinsveränderungen oder anderen neurologischen Störungen, stellt die Computertomographie des Schädels die Methode der Wahl für die Notfalldiagnostik dar. Sie ist hervorragend geeignet, intrazerebrale Veränderungen wie Blutungen, Infarkte, Abszesse oder charakteristische Befunde bei Toxoplasmose abzubilden. Bei unklaren pulmonalen Befunden trägt sie zur differentialdiagnostischen Einordnung zum Beispiel atypischer Pneumonien und zur Verlaufskontrolle unter Therapie bei. Beim Staging und bei der Verlaufskontrolle von Lymphomen und anderen HIV-assoziierten Malignomen ist die Computertomographie ausgewählter Regionen oder des gesamten Körperstamms die Methode der Wahl.

MRT

Kernspintomographische Methoden haben einen festen Stellenwert insbesondere in der Diagnostik HIV-assoziierter Erkrankungen des zentralen Nervensystems. Erwähnt werden sollen hier insbesondere die HIV-assoziierte Enzephalopathie, primäre ZNS-Lymphome, die Zytomegalie-Virus (ZMV)-Enzephalitis, die progressive, multifokale Leukenzephalopathie und die Diagnostik spinaler, infektiöser Granulome [18].

PET

Bei der Differentialdiagnose zwischen zerebraler Toxoplasmose und zerebralem Lymphombefall, die sowohl computer- als auch kernspintomographisch schwierig sein kann, kann PET als funktionelles Verfahren entscheidende Hilfen geben [19]. Chronisch entzündliche Herde bei Toxoplasmose weisen in der Regel keinen oder nur einen gering erhöhten Glukosemetabolismus auf und stellen sich im Vergleich zum physiologischerweise deutlich speichernden Hirnparenchym minderspeichernd dar, während Lymphome wie die meisten malignen Tumoren infolge ihres deutlich erhöhten Glukosemetabolismus als Mehrspeicherung imponieren.

Abschließende Bewertung der Verfahren

Spiral-CT

Die Spiralcomputertomographie ist die Methode der Wahl, wenn es um die Notfalldiagnostik im Bereich des Zerebrums, des Thorax und Abdomens geht. Für die Lungenparenchymdiagnostik (zum Beispiel bei atypischen Pneumonien oder Lungenfibrosen) und für die hochauflösende Darstellung knöcherner Veränderungen (Tumordestruktion, Fraktur) ist die Methode bestens geeignet. Sie ermöglicht ein schnelles und patientenfreundliches Ganzkörperstaging, wobei die Differenzierung von normalen und pathologischen Lymphknoten nur eingeschränkt möglich ist. Die effektive Dosis bei modernen CT-Scannern liegt bei der Untersuchung umschriebener Körperregionen zwischen 0,1 und 5 mSv, beim Ganzkörperstaging (Schädel, Hals, Thorax, Abdomen) zwischen 5 und 15 mSv.

MRT

Die MRT ist Methode der Wahl zur Abklärung von Veränderungen im Bereich des zentralen Nervensystems (Ausnahme: Notfalldiagnostik). In der Diagnostik von Raumforderungen bietet sie neben der extrem guten anatomischen Auflösung den Vorteil der multiplanaren Schichtführung, sowie die Möglichkeiten der Kernspinangiographie. An neueren Entwicklungen seien die ferromagnetischen Kontrastmittel in der Leberdiagnostik erwähnt, die die MRT in der Abklärung auch kleiner metastasenverdächtiger Herde zum neuen Goldstandard haben werden lassen. Durch die Entwicklung fettsupprimierender und schneller T2-gewichteter Sequenzen ist die Durchführung von MR-Ganzkörperuntersuchungen, beispielsweise im Rahmen des Metastasenscreenings, in vertretbarem zeitlichen Rahmen nun technisch möglich. Die Differenzierung pathologischer von unauffälligen Lymphknoten ist zwar möglich, insgesamt jedoch in der Regel mit weniger aufwendigen Methoden gleich gut oder besser durchführbar. Die zeitaufwendige, jedoch nicht strahlenbelastende Untersuchung liefert exzellente Abbildungen der anatomischen und pathomorphologischen Verhältnisse. Eine funktionelle Diagnostik ist mit dieser Methode jedoch nur eingeschränkt möglich.

SLN-Diagnostik

Die Diagnostik des oder der ersten aus dem Gebiet eines malignen Melanoms drainierenden Lymphknoten(s) mittels Lymphabflußszintigraphie und intraoperativen Sondenmessungen birgt enormes Zukunftspotential. Gelingt es, mit dieser Vorgehensweise den/die Sentinel-Lymphknoten mit der notwendigen Genauigkeit zu lokalisieren und spiegelt/spiegeln diese(r) Lymphknoten den lokoregionären Lymphknotenstatus exakt wider, kann zum einen auf einfache Weise ein die weitere Therapie und Prognose bestimmender Faktor gewonnen werden, zum anderen können ausgedehnte Lymphknotendissektionen mit entsprechender Morbidität vermieden werden.

PET

Die Methode der Wahl zum Ganzkörperstaging bei Hochrisiko-Melanomen ist nach den mittlerweile vorliegenden zahlreichen Literaturberichten die PET mit ^{18}Fluor Fluordeoxyglukose. Gerade die Lymphknoten- und hämatogenen Fernmetastasen des malignen Melanoms weisen eine ausgeprägte Erhöhung des Glukosemetabolismus auf und sind in einem Untersuchungsgang einfach als fokale Mehrspeicherungen zu differenzieren. Im Gegensatz zu den morphologischen Verfahren wie CT und MRT birgt PET die Möglichkeit der Gewebecharakterisierung und somit eine Dignitätsabschätzung von Raumforderungen. Das hierdurch ermöglichte Therapiemonitoring stellt einen weiteren Vorzug der PET dar. Als Nachteile der Methode sind die Strahlenexposition (etwa 5 bis 8 mSv), die eingeschränkte räumliche Auslösung und schließlich die vergleichsweise hohen Kosten zu nennen.

Zurückkommend auf das Thema des Beitrages kann abschließend gesagt werden, daß die bildgebende radiologische und nuklearmedizinische Diagnostik durch technische Weiterentwicklungen und Neuerungen eine Optimierung erfahren hat. Mit der Einführung der Positronenemissionstomographie und der SLN Diagnostik könnte dagegen in der Tat eine neue Ära in der Diagnostik von an malignem Melanomen erkrankten Patienten begonnen worden sein.

Literatur

1. Staples CA, Müller NL, Miller RR, Evans KG, Belems B (1988) Mediastinal nodes in bronchogenic carcinoma: comparison between CT and mediastinoscopy. Radiology 167:367–372
2. McLoud TC, Bourgouin PM, Greenberg RW, et al. (1992) Bronchogenic carcinoma: analysis of staging in the mediastinum with CT by correlative lymph node mapping and sampling. Radiology 182:319–323
3. Primack SL, Kyung SL, Logan PM, Miller RR, Müller NL (1994) Bronchogenic carcinoma: utility of CT in the evaluation of patients with suspected lesions. Radiology 193:795–800
4. Macfarlane DJ, Sondak V, Johnson T, Wahl RL (1998) Prospective evaluation of F-18 FDG Positron Emission Tomography in staging of regional lymph nodes in patients with cutaneous malignant melanoma. J Clin Oncol 16:1770–1776
5. Wagner JD, Schauwecker D, Hutchins G, Coleman III JJ (1997) Initial assessment of Positron Emission Tomography for detection of nonpalpable regional lymphatic metastases in melanoma. J Surg Oncol 64:181–189
6. Buzaid AC, Tinoco L, Ross MI, Legha SS, Benjhamin RS (1995) Role of computed tomography in the staging of patients with local-regional metastases of melanoma. J Clin Oncol 13:2104–2108
7. Provost N, Marghoob AA, Kopf AW, DeDavid M, Wasti Q, Bart RS (1997) Laboratory tests and imaging studies in patients with cutaneous malignant melanomas: a survey of experienced physicians. J Am Acad Dermatol 36:711–720
8. Kuvshinoff BW, Kurtz C, Coit DG (1997) Computed tomography in evaluation of patients with stage III melanoma. Ann Surg Oncol 4:252–258
9. Buzaid AC, Sandler AB, Mani S et al. (1993) Role of computed tomography in the staging of primary melanoma. J Clin Oncol 11:628–643
10. Eustache S, Tello R, DeCarvalho V, Carey J, Melhem E, Yucel EK (1998) Whole body turbo STIR MRI in unknown primary tumor detection. J Magn Reson Imaging 8:751–753
11. Regan F, Cavaluzzi J, Nguyen B (1998) Fast MR abdominal imaging using the HASTE sequence. Am J Roentgenol 170:1471–1476

12. Rinne D, Baum RP, Hör G, Kaufmann R (1998) Primary staging and follow-up of high risk melanoma patients with whole-body 18F-Fluordeoxyglucose positron emission tomography. Cancer 82:1664–1671
13. Holder WD, White RL, Zuger Jh, Easton EJ, Greene FL (1998) Effectiveness of positron emission tomography for the detection of malignant melanoma metastases. Ann Surg 227:764–771
14. Steinert HC, Huch Böni RA, Buck A, et al. (1995) Malignant melanoma: staging with whole-body positron emission tomography and 2-F-18-Fluoro-2-deoxy-D-glucose. Radiology 195:705–709
15. Steinert HC, Ulrich SP, Böni R, von Schulthess GK, Dummer R (1998) Kosteneffektivität beim Staging des malignen Melanoms: Vergleich Ganzkörper-PET versus konventionelles Staging. Nuklearmedizin 37:A37
16. Oudkerk M, van den Heuvel AG, Wielopolski PA, Schmitz PI, Borel Rinkes IB, Wiggers T (1997) Hepatic lesions: Detection with Ferrumoxide-enhanced T1-weighted MR Imaging. Radiology 203:449–456
17. Liehm MD, Gzesh DJ, Flanders AE (1996) MRI and angiographic diagnosis of lupus cerebral vasculitis. Neuroradiology 38:134–136
18. Arendt G (1995) Imaging Methods as a Diagnostic Tool in Neuro-AIDS. A Review. Bildgebung 62:310–319
19. Hoffmann JM, Waskin HA, Schifter T, Hanson MW, Gray L, Rosenfeld S, Coleman RE (1993) FDG-PET in differentiating lymphoma from nonmalignant central nervous system lesions in patients with AIDS. J Nucl Med 34:567–575

Entfernung von Vorpostenlymphknoten („Sentinel lymph node") bei Patienten mit malignen Melanomen

Birger Konz

In den letzten zehn Jahren hat sich ein statistisch faßbarer Wandel der epidemiologischen Daten beim malignen Melanom gezeigt. Trotz des Anstieges der Melanominzidenz kommen heute 95 % der Patienten zur Behandlung des Primärtumors zur Vorstellung. Hiermit geht die Abnahme der Tumordicke einher. Dies ist auch darauf zurückzuführen, daß die Anzahl der primär knotigen Melanome deutlich zurückgegangen ist. Bemerkenswert ist die Zunahme der malignen Melanome im Stammbereich (Tabelle 1, 2). Zugleich erfolgt eine Reduzierung des Sicherheitsabstandes bei der Primärversorgung des malignen Melanoms mit der Folge, daß hierdurch Eingriffe in Lokalanästhesie möglich wurden [16, 17]. Bei dieser günstigen Entwicklung konnte jedoch das Problem der elektiven Lymphknotendissektion im klinischen Stadium I und II der Melanomerkrankung trotz zahlreicher Studien (Tabelle 3) nicht abschließend gelöst werden [5, 6, 10, 11, 23, 25, 26, 29, 31, 35]. Die zuletzt vorgelegte Studie von Balch und Mitarbeitern [6] fand einen therapeutischen Effekt der elektiven Lymphknotendissektion lediglich bei einzelnen Subgruppen (zum Beispiel Alter < 60 Jahre, Tumordicke 1–2 mm), deren Überlebensrate gegenüber der Patientengruppe verbessert war, die einer alleinigen Nachbeobachtung zugeführt wurde. Andererseits fand sich bei Patienten ohne elektive Lymphknotendissektion, die im weiteren Verlauf eine regionale Progression entwickelt hatten, eine schlechtere Überlebensrate [8]. Aufgrund der Tatsache, daß maligne Melanome zunächst überwiegend in das regionale Lymphabflußgebiet metastasieren, ließen sich jedoch bei der histopathologischen Untersuchung der elektiv gewonnenen Lymphknotenpräparate lediglich in etwa 25–30 % Tumorzellen nachweisen. Somit wurden etwa 70 % der Patienten einer unnötigen Operation mit relativ hoher Morbidität unterzogen. Es wurde nach Methoden gesucht, um die Frühmetastasierung im regionalen Lymphabstromgebiet zu erfassen. Hier ist insbesondere die Lymphabstromszintigraphie zu nennen [36, 39]. Mit diesem Verfahren konnten die Lymphabstromwege sowie die regionale Filterstation dargestellt werden. Die therapeutische Konsequenz war jedoch die regionale Lymphknotendissektion mit oder ohne Exzision der drainierenden Lymphbahnen.

Tabelle 1. Klinisches Stadium maligner Melanome bei der Erstdiagnose. Daten des Tumorzentrums München von 8071 Patienten (1977–1997)

	1985	1998
Nur Primärtumor [%]	92,3	95,0
Regionale Lymphknotenmetastasen [%]	4,5	3,2
Fernmetastasen [%]	3,2	1,8

Tabelle 2. Epidemiologische Tendenzen bei malignen Melanomen in den letzten zehn Jahren

Anstieg der Melanominzidenz
Zunahme der Melanome im Stammbereich
Abnahme primär knotiger Melanome
Zunahme oberflächlich spreitender Melanome
Abnahme der Tumordicke

Tabelle 3. Studienergebnisse der elektiven Lymphknotendissektion: positive und negative Prognosebeeinflussung. Randomisierte, prospektive Studien

Positiv	Negativ
Balch et al. 1982	Veronesi et al. 1977
Milton et al. 1982	Elder et al. 1985
McCarthy et al. 1985	Sim et al. 1986
Drepper et al. 1993	McCarthy et al. 1995
Petres et al. 1996	Balch et al. 1996

Es ist das Verdienst von Morton und Mitarbeitern [27, 28] einen methodischen Weg gefunden zu haben, um die lymphogene Metastasierung im regionalen Lymphabstromgebiet frühzeitig zu erfassen. Das Verfahren basiert auf dem Konzept, daß sich entsprechend der Lokalisation des Primärtumors Lymphabstrombahnen sowie in der zugeordneten Lymphknotenstation ein oder mehrere Lymphknoten nachweisen lassen, in denen abgeschwemmte Melanomzellen zunächst aufgefangen werden. Diese Filterbassins werden „sentinel lymph node" oder *Wächter-* beziehungsweise *Vorpostenlymphknoten* genannt. Erst wenn diese Filterstation aufgefüllt ist, werden die nachgestalteten Lymphknoten befallen (Abb. 1). Die gezielte operative Entfernung dieses „sentinel lymph node" mit der anschließenden histopathologischen Untersuchung eröffnet die Möglichkeit, Informationen über die lymphogene Ausbreitung der Melanomerkrankung zu erhalten. Der minimal-invasiv operative Eingriff hätte somit eine wichtige Staging-Funktion für weiterführende therapeutische Maßnahmen im regionalen Lymphabflußgebiet bis zur Entscheidung über adjuvante Therapiekonzepte. Weiterhin könnte die Methode den Streit über den Nutzen der elektiven Lymphknotendissektion beenden, da nur bei denjenigen Patienten eine regionale Lymphknotenausräumung durchgeführt wird, die einen histopathologisch positiven Befund aufweisen [24]. Damit würde man einer großen Anzahl von Patienten eine unnötige Lymphknotendissektion ersparen.

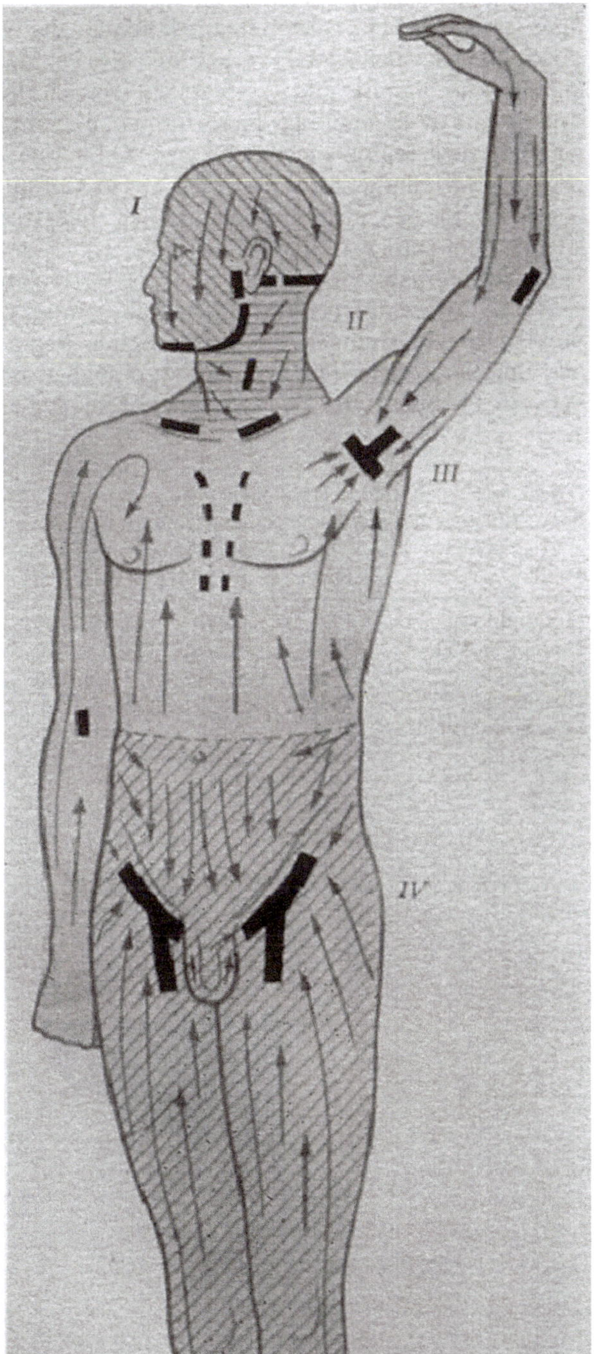

Abb. 1. Anatomische Darstellung des Lymphabstroms mit Filterstationen

Methode der Sentinel-lymph-node-Ektomie

Die erste Phase des Verfahrens wird in der nuklearmedizinischen Abteilung durchgeführt. In der Umgebung des Primärtumors oder der Narbe nach Exzisionsbiopsie wird ein radioaktiver Marker (^{99m}-Technetium-markierte Nanokolloide) streng intradermal injiziert und über eine Lymphabstromszintigraphie mit der Gammakamera der regionale Lymphabstrom dargestellt. Neben den drainierenden Lymphbahnen kommt es fast immer in der zugeordneten regionalen Lymphknotenstation zur Darstellung eines Punctum maximum der Anreicherung des radioaktiven Markers. Der sich zuerst radioaktiv markierende Lymphknoten entspricht dem *Sentinel-Lymphknoten* (Abb. 2). Die Lokalisation dieses Lymphknoten wird auf der Haut angezeichnet (Abb. 3). Die exakte Markierung des *sentinel node* ist für den weiteren Ablauf entscheidend [38]. Die szintigraphische Lokalisation des *sentinel lymph*

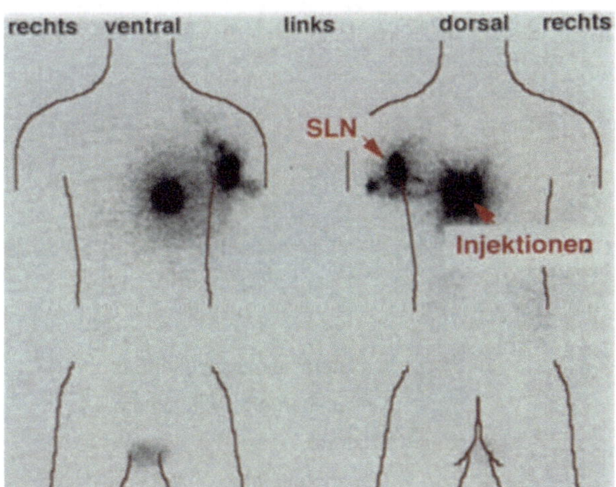

Abb. 2. Lymphabstromszintigraphie bei einem Melanom der Skapularregion. Sentinel-Lymphknoten links axillär

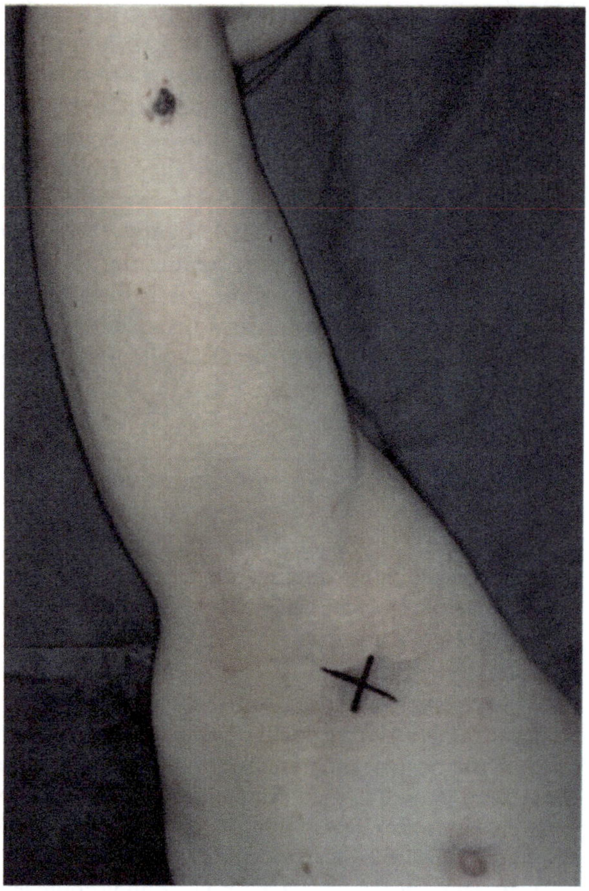

Abb. 3. Knotiges malignes Melanom am rechten Oberarm. Nuklearmedizinische Markierung des Sentinel-Lymphknotens

node gelingt in über 90 % der Untersuchungen (Tabelle 4) [1, 12, 30, 33, 34, 38]. Bei 98 % der eigenen Patienten ließen sich „sentinel lymph nodes" sicher nuklearmedizinisch darstellen. In 58,7 % markierte sich ein Lymphknoten, in 33,0 % zwei Lymphknoten und in 8,3 % mehr als drei „sentinel nodes". Die Zuordnung des Lymphabstromes zu einer regionalen Filterstation ist bei Extremitätenmelanomen anatomisch klar gegeben. Anders verhält sich dies bei Melanomen im Stamm- und Kopfbereich, wo sich die drainierenden Lymphwege nicht immer eindeutig einer Drainageregion zuordnen lassen. Abbildung 4 zeigt die Verteilung bei 46 Patienten mit Rumpfmelanomen. In der nuklearmedizinischen Literatur läßt sich eine numerisch fast gleiche Verteilung der Lymphabflußregionen finden (Abb. 5) [32]. Norman et al. [22] haben durch zahlreiche lymphoszintigraphische Untersuchungen die anatomischen Regionen definiert, die einen variablen Lymphabstrom aufweisen (Abb. 6). Der zweite Teil der Methode be-

Tabelle 4. Zahlenmäßige Häufigkeit der szintigraphischen Darstellung des *Sentinel-Lymphknotens*. Literaturübersicht

Autor	Jahr	Patienten (n)	[%]
Alex und Krag	1993	10/10	100
Thompson et al.	1995	105/120	86
Pijpers et al.	1995	41/41	100
Thelen et al.	1996	39/40	98
Gershenwald et al.	1998	344/322	93
Weiss et al.	1998	107/109	98

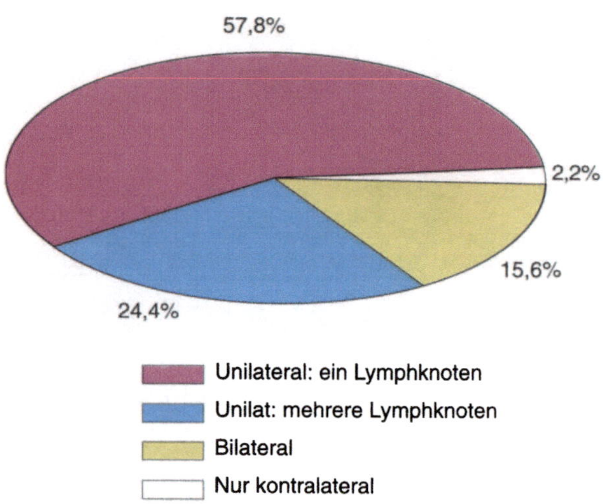

Abb. 4. Lymphabflußregionen bei malignen Melanomen am Rumpf bezüglich der drainierenden Lymphknoten (eigene Untersuchungen bei 46 Patienten)

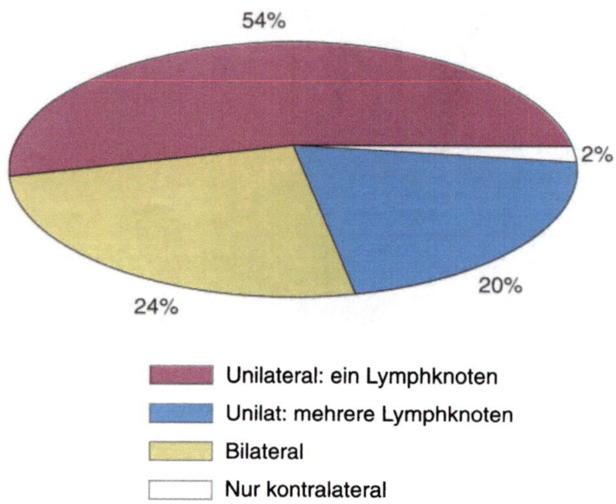

Abb. 5. Literaturangaben zu Abb. 4. (Aus Steinke 1997)

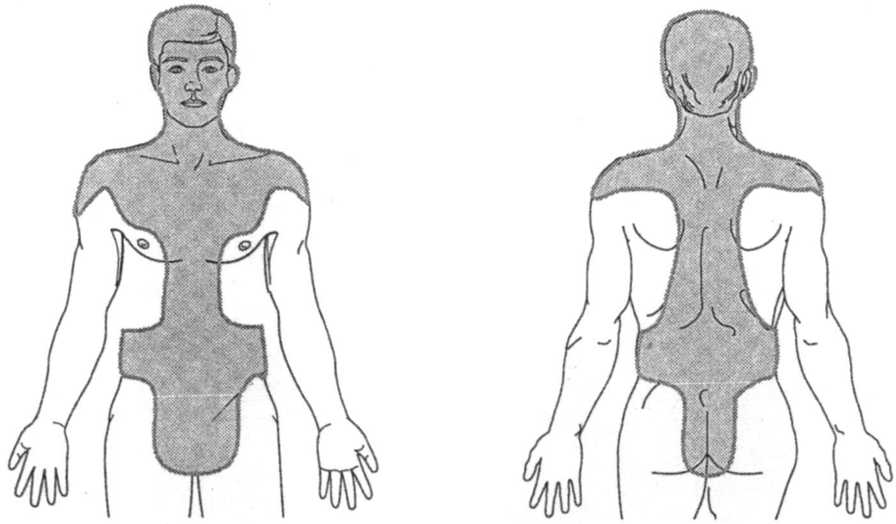

Abb. 6. Anatomische Regionen mit variablem Lymphabstrom (*schraffierte Felder*). (Norman 1991)

trifft die präoperative Phase. Im Bereich des markierten Areals wird mit einer für ^{99m}-Technetium kolomierten Meßsonde (C-Trakt-System, Firma Care Wise) die Region nachgemessen und das Punctum maximum der radioaktiven Speicherung numerisch mit einem Zählwerk festgehalten. Bei den meisten von uns behandelten Patienten stimmte der maximale Speicherungsort mit der Hautmarkierung durch die Nuklearmediziner überein.

Das Verfahren der radioaktiven Markierung und Szintillationsdetektion des *Sentinel-Lymphknotens* kann durch Farbstoffmarkierung mit Patentblau ergänzt werden (Abb. 7a, b). Hierbei wird vor der operativen Entfernung des *Sentinel-Lymphknotens* der Primärtumor mit Patentblau intrakutan umspritzt [21]. Innerhalb von etwa 20 Minuten kommt es zur Anfärbung der Lymphbahnen und des *Sentinel-Lymphknotens*, wobei das operative Aufsuchen desselben erleichtert wird. Die Anfärbung mit Patentblau hat jedoch eine gewisse Fehlerquote [27, 28], so daß heute auf die Anwendung der kollimierten Sonde nach nuklearmedizinischer Markierung nicht mehr verzichtet werden kann. Eine seltene Komplikation der Patentblaumarkierung ist das Auftreten einer generalisierten Urtikaria, die wir bei einer Patientin beobachten konnten. Gleichartige Hinweise finden sich in der Literatur [15].

Die dritte Phase des Vorgehens ist die operative Exstirpation des markierten Lymphknotens. Über eine Hautinzision an der markierten Stelle wird die subkutane Region präpariert und unter Anwendung der kollimierten Sonde der Lymphknoten aufgesucht. Nach der exakten Darstellung des Lymphknotens wird dieser entnommen und nochmals mit der Sonde nachgemessen. Die am Lymphknotenpräparat gemessenen radioaktiven Zerfallsimpulse werden mit dem präoperativen Werten verglichen. Anschließend wird der Operationssitus zur Kontrolle mit der Sonde vermessen. Ist der richtige Lymphknoten entfernt, lassen sich hier keine wesentlichen Speicherungsimpulse mehr nachweisen. Wie bereits erwähnt, finden sich bei etwa 41 % der Patienten zwei oder mehr markierte Lymphknoten. Selbstverständlich müssen auch diese exstirpiert werden. Nach sorgfältiger Blutstillung wird die Operationswunde schichtweise verschlossen. Bei den bisher von uns behandelten Patienten traten keine postoperativen Komplikationen auf.

Die vierte Phase der *Sentinel-lymph-node-Ektomie* betrifft die histopathologische Untersuchung der exstirpierten Lymphknoten. Neben der HE-Färbung sind immunhistochemische Methoden (S100, HMB45) zur Darstellung infiltrierender Melanomzellen unabdingbar. Weiterhin müssen die Lymphknoten über Stufenschnitte vollständig aufgearbeitet werden. In einigen Lymphknotenpräparaten ließen sich die Mikrometastasen erst aufgrund der immunhistochemischen Schnitte nachweisen. Hierauf hat bereits Cochran 1988 [9] in einer retrospektiven Untersuchung hingewiesen. Es wurden Präparate von 100 Patienten mit immunhistochemischen Methoden nachuntersucht, die zuvor eine negative HE-Histologie aufwiesen. In 14 % konnten im Nachhinein okkulte Mikrometastasen nachgewiesen werden. Eine weitere Verfeinerung der Diagnostik von Mikrometastasen stellt die Reverse-Transkriptase-Polymerase-Kettenreaktion zum Nachweis von Tyrosinase-mRNA dar [33, 37].

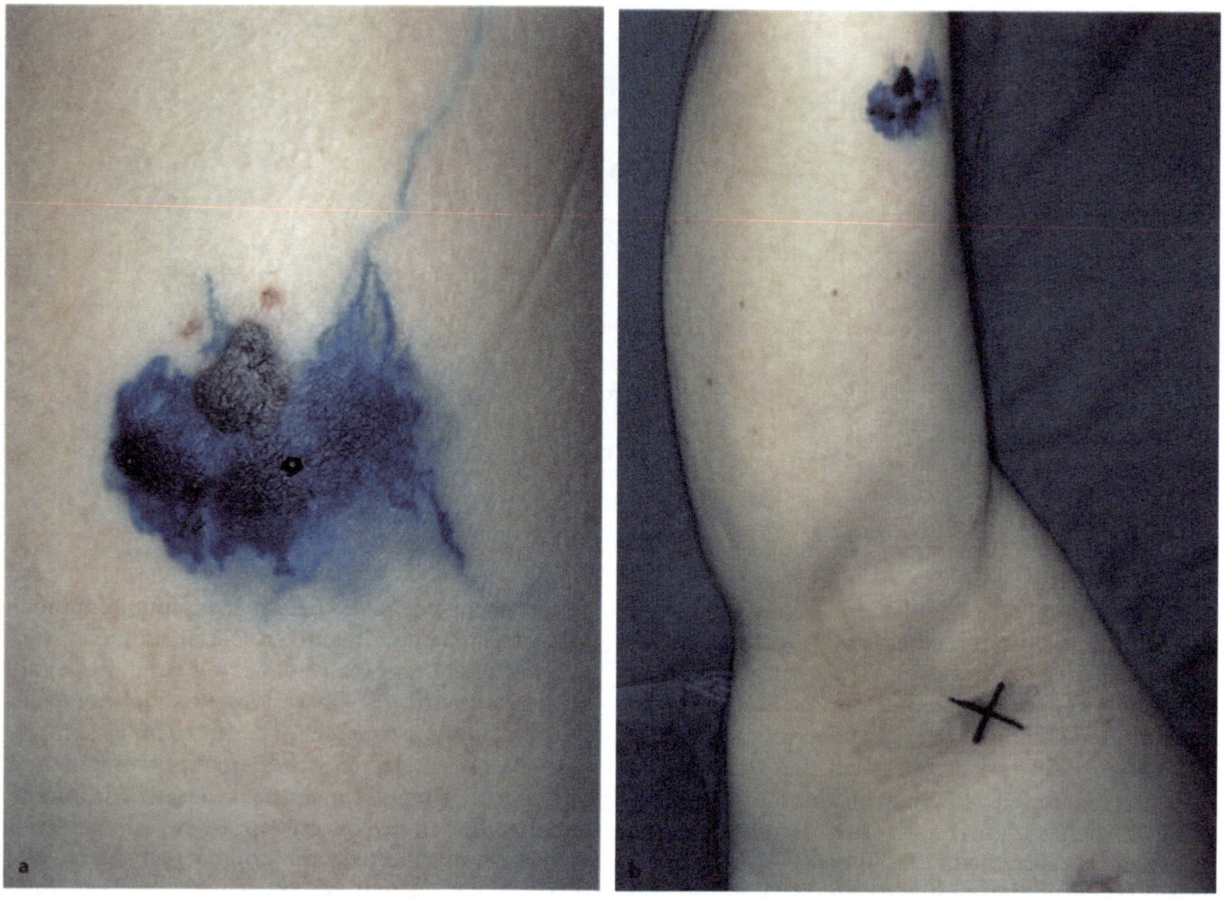

Abb. 7. a, b Umspritzung des Primärtumors mit Patentblau mit Darstellung der Lymphgefäße. Markierung des Sentinel-Lymphknotens in der rechten Axilla

Bisherige Ergebnisse der Sentinel-lymph-node-Ektomie

Die Resultate der bisher publizierten Untersuchungen erbrachten im Mittel etwa 20 % histopathologisch positive *Sentinel-Lymphknoten* (Tabelle 5) [4, 12, 13, 17, 20, 34]. Die eigenen Erfahrungen sind in Tabelle 6 aufgelistet. Die Patienten mit positiven Lymphknotenbefunden müssen einer regionalen Lymphknotendissektion zugeführt werden. Die histopathologische Untersuchung dieser entfernten Lymphknoten erbrachte in der Literatur bei etwa 8 % der Patienten den Nachweis weiterer Mikrometastasen in den nachgeschalteten Lymphknoten [27]. Bei unseren Patienten mit histologisch positiven *Sentinel-Lymphknoten* konnte bei zwei Patienten (7,6 %) ein metastatischer Befall nachgeschalteter Lymphknoten diagnostiziert werden. Es handelte sich um Patienten mit Tumordicken von 3,4 und 5,0 mm. In allen Untersuchungen zeigte sich, daß mit zunehmender Tumordicke die Anzahl der positiven *Sentinel-Lymphknoten* zunimmt. Bei neun unserer Patienten, bei denen eine *Sentinel-Lymph-Node-Ektomie* bei einem Tumordurchmesser <1 mm durchgeführt wurde, fanden sich keine histopathologisch positiven Lymphknoten.

Tabelle 5. Histopathologisch positive Lymphknotenbefunde nach *Sentinel-lymph-node-Ektomie* (Literaturübersicht)

Autor	Jahr	Patientenzahl, klinisches Stadium I und II (n)	Sentinel-Lymphknotenhistologie [%]
Morton et al.	1992	194	20,0
Glas et al.	1995	132	23,0
Krag et al.	1995	118	12,7
Thomson et al.	1995	105	21,0
Koller et al.	1997	49	24,0
Bachter et al.	1998	100	27,5
Gershenwald et al.	1998	322	16,2

Tabelle 6. Eigene Ergebnisse nach *Sentinel-Lymph-Node-Ektomie*

Tumordicke [mm]	Patientenzahl (n)	Sentinel-Lymphknoten (n) [%]
1–1,50	47	8/17,0
1,51–3,00	36	6/16,6
3,01	17	12/70,5
Gesamt	100	26/26

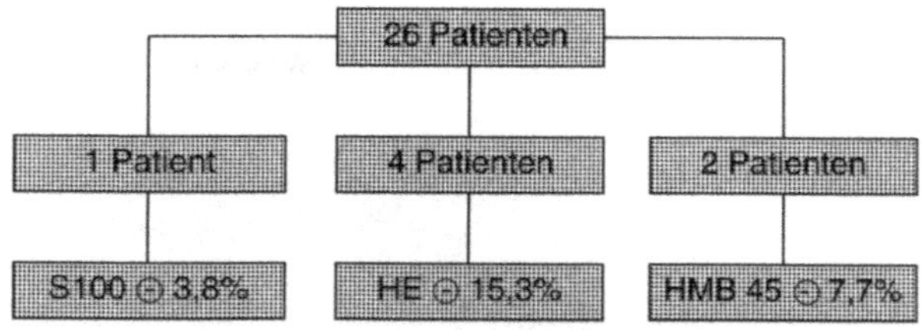

Abb. 8. Histopathologische Befunde bei 26 Patienten mit positivem Sentinel-Lymphknoten

Beurteilung der Sentinel-lymph-node-Ektomie

Die dargestellte Methode ist ein wertvolles Staging-Verfahren für Melanompatienten im Primärstadium, das heißt für Patienten ohne klinischen Nachweis einer Metastasierung. Mit dem minimal-invasiven Eingriff können die Patienten in zwei Gruppen *sentinel-positiv* beziehungsweise *sentinel-negativ* unterteilt werden, ohne daß ein größerer operativer Eingriff im regionalen Lymphabstromgebiet vorgenommen wird. Die regionale Lymphknotendissektion ist nur bei histopathologisch positivem *Sentinel-Lymphknotenbefund* notwendig und indiziert. Damit kann der weitaus größeren Patientengruppe ein ausgedehnter Eingriff im regionalen Lymphabstromgebiet erspart werden, dessen Morbidität bei bis zu 50% liegt [2, 7]. Betrachtet man die Ergebnisse der bisherigen Untersuchungen [4, 12, 13, 17, 20, 34], so fällt auf, daß die Daten über die Häufigkeit positiver *Sentinel-Lymphknoten* deutliche Unterschiede aufweisen (Tabelle 5). Insbesondere zeigt sich eine Diskrepanz zwischen den deutschsprachigen Untersuchungsgruppen [3, 4, 17, 18] und den Ergebnissen der amerikanischen Kollegen. Mögliche Erklärungen wurden diskutiert [18] und sind in zwei Punkten zusammenzufassen: Verwendung unterschiedlicher Sondensysteme und nicht einheitliche Anwendung ^{99m}-Technetium-markierter Nanokolloide. Die deutschsprachigen Autoren verwendeten gleichartige Sondensysteme sowie ^{99m}-Technetium-Humanalbuminkolloid. Hiermit könnten sich die fast gleichartigen positiven Lymphknotenbefunde erklären.

Neben der exakten nuklearmedizinischen Darstellung des *Sentinel-Lymphknotens* und der genauen operativen Präparation ist die histopathologische Untersuchung für die Aussagefähigkeit der Methode von entscheidender Bedeutung. Die Lymphknoten müssen in Stufen aufgeschnitten werden und die Routine-HE-Färbung muß durch immunhistochemische Methoden (S100, HMB45) ergänzt werden. Das Auffinden der Mikrometastasen in den HE-Schnitten gelingt nicht immer. Bei unseren Patienten mit positiven *Sentinel-Lymphknoten* waren die HE-Präparate in 15,3% negativ (Abb. 8). Die endgültige histopathologische Diagnose konnte durch die Kom-

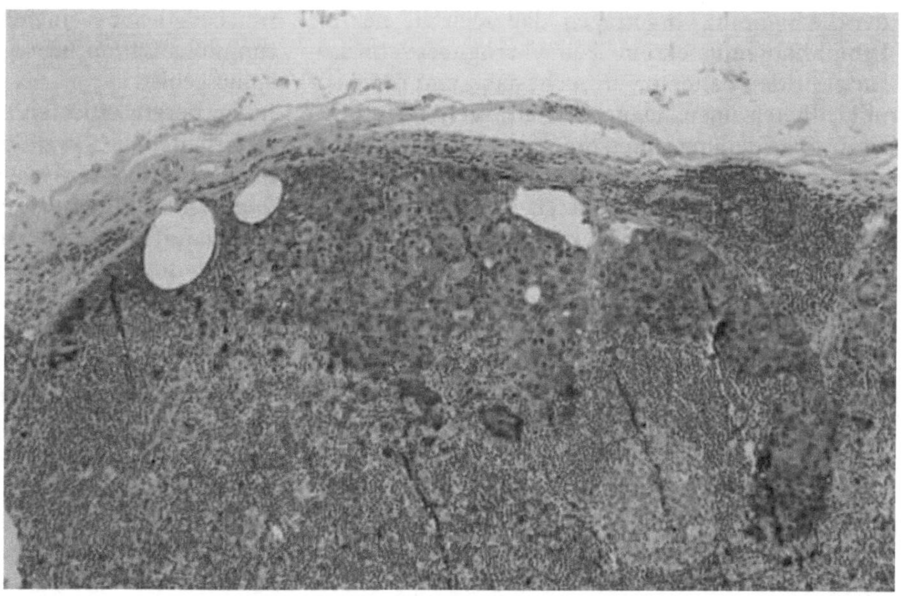

Abb. 9. S100-Färbung metastatischer Melanomzellen im Sentinel-Lymphknoten

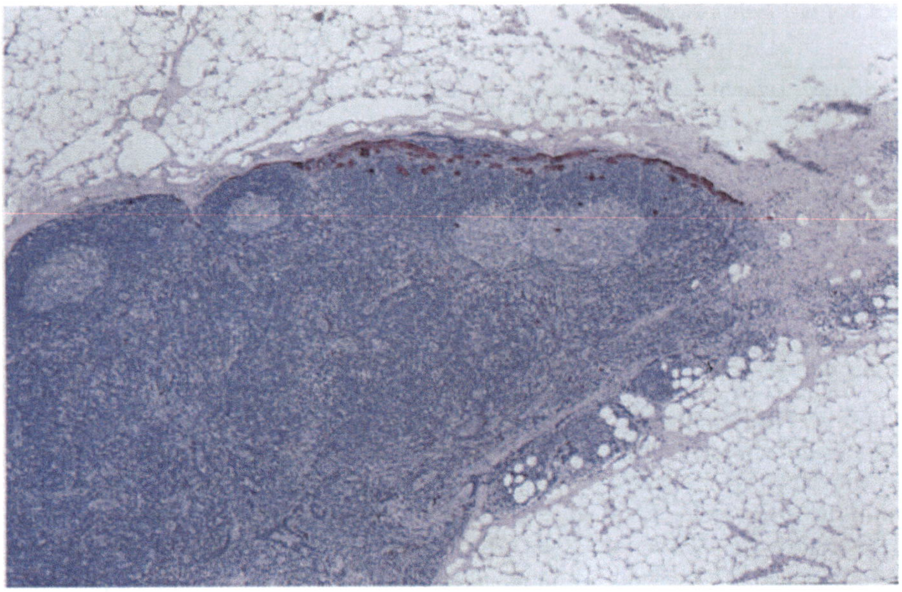

Abb. 10. HMB45-Färbung metastatischer Melanomzellen im Randsinus eines Sentinel-Lymphknotens

plettierung mit den Immunschnitten S100 (Abb. 9) und HMB45 (Abb. 10) gestellt werden.

Die *Sentinel-lymph-node-Ektomie* stellt beim malignen Melanom eine sehr sichere und sensitive Methode dar, um ein frühzeitiges Staging im Rahmen der Primärtherapie zu erhalten [14]. Während dieser diagnostische Nutzen unumstritten ist, gehen die Meinungen über die therapeutische Wertigkeit auseinander, weil bisher keine Ergebnisse aus Langzeitstudien vorliegen. Somit kann diese Frage zum gegenwärtigen Zeitpunkt weder bejahend noch ablehnend beantwortet werden. In den Diskussionen über die *Sentinel-lymph-node-Ektomie* wird immer wieder die Meinung vorgetragen, daß auch die elektive Lymphknotendissektion keine Prognoseverbesserung für den Patienten erbracht habe und diese somit lediglich einen diagnostischen Wert beziehungsweise die Stellung eines Staging-Verfahrens habe. Andererseits hat die histopathologische Untersuchung der elektiv gewonnenen Lymphknotendissektate erbracht, daß lediglich ein Drittel der Patienten einen metastatischen Befall der Lymphknoten hatten. Somit sind zwei Drittel der Patienten einer unnötigen ausgedehnten Operation mit der damit verbundenen Morbidität unterzogen worden. In dieser Hinsicht hat die *Sentinel-lymph-node-Ektomie* eine deutlich bessere Stellung, da der Eingriff wenig belastend ist, Komplikationen fast nie vorkommen und die diagnostische Aussage für die Planung des weiteren therapeutischen Vorgehens ausreichend ist.

Wir führen die Methode der selektiven regionalen Lymphadenektomie seit November 1996 durch. Bei 113 Patienten mit negativen *Sentinel-Lymphknoten* fanden wir nach einer Beobachtungszeit von 9–14 Monaten eine Progression bei drei Patienten. Die Tumordicken lagen bei 1,1 mm, 1,4 mm und 1,7 mm. Der Anteil derjenigen Patienten (2,7%), bei denen im Verlauf eine Metastasierung des malignen Melanoms auftrat, liegt in unserem Kollektiv bisher unter den Vergleichsdaten der Literatur [12]. Betrachtet man die Metastasierungslokalisation bei unseren drei Patienten, so kann festgestellt werden, daß bei zwei Patienten die Progression als Fernmetastasen (Leber, zervikale Lymphknoten) bei Melanomlokalisationen im Bereich der Arme und des Rumpfes auftrat. Lediglich bei einem Patienten war die Metastasierungslokalisation im regionären, operierten Lymphabflußgebiet.

In der bereits zitierten Arbeit von Gerchenwald und Mitarbeitern [12] wird über 618 Patienten berichtet, bei denen sich in 16% ein positiver *Sentinel-Lymphknoten* gezeigt hat. Die restlichen 518 Patienten wiesen unauffällige histopathologische Lymphknotenbefunde in der HE-Färbung auf. Bei einer mittleren Nachbeobachtungsperiode von 18 Monaten entwickelten 32 (6%) der 518 *Sentinel*-negativen Patienten eine Progression. Bei neun Patienten (1,7%) traten Rezidive in der regionalen Lymphknotenstation, wo zuvor negative *Sentinel-Lymphknoten* entfernt worden waren, auf. Ein bemerkenswerter Aspekt dieser Publikation ist, daß die Patienten mit histologisch negativen *Sentinel-Lymphknoten* ein signifikant längeres erscheinungsfreies Intervall hatten, wenn man sie mit den Patienten vergleicht, die einen positiven

Sentinel-Lymphknoten hatten. Ein weiterer Gesichtspunkt dieser Arbeit betrifft die histopathologische Untersuchung. Es wurden die Präparate der neun Patienten nachuntersucht, die im Bereich der *Sentinel-lymph-node-Ektomie* eine Progression der Erkrankung erlitten. Die vormalige negative histologische Beurteilung wurde anhand von HE-Färbungen vorgenommen. Die neuerliche serienmäßige Aufarbeitung sowie die Beurteilung mit immunhistochemischen Färbungen erbrachte bei sieben Patienten okkulte Metastasen, die bei der Erstuntersuchung nicht gesehen wurden. Bei exakter histologischer Untersuchung wäre bei diesen sieben Patienten eine regionale Lymphknotendissektion indiziert gewesen und eine andere prognostische Einordnung erfolgt.

Fazit

Die *Sentinel-lymph-node-Ektomie* stellt eine wertvolle Bereicherung für das frühzeitige Staging der Melanomerkrankung dar. Nach unserer Meinung kann in der Primärbehandlung des malignen Melanoms auf diese Methode nicht mehr verzichtet werden, so daß sie routinemäßig in den Therapieplan eingearbeitet werden muß. Da die Sensitivität der Methode entscheidend von der exakten Durchführung in allen vier Phasen des Verfahrens abhängt, sollten Patienten mit malignen Melanomen nur an Zentren mit besonderer Erfahrung in der Melanomtherapie behandelt werden. So ist auch gewährleistet, daß die Patienten im postoperativen Verlauf einer lückenlosen Nachsorge zugeführt werden können. Außerdem können den Patienten die neuen und ermutigenden Ansätze der adjuvanten medikamentösen Therapiekonzepte, zum Beispiel mit Interferon α zugute kommen. Mit aller Vorsicht läßt sich vermuten, daß besonders Patienten mit Tumordicken von 1–3 mm von diesem neuen prognostischen und möglicherweise auch therapeutischen Konzept profitieren werden.

Literatur

1. Alex JC, Krag DN (1993) Gamma-probe-guided localization of lymph nodes. Surg Oncol 2:137–144
2. Baas PC, Schrafford Koops H, Hoekstra HJ, van Bruggen JJ (1992) Groin dissection in the treatment of lower-extremity melanoma. Arch Surg 127:281–286
3. Bachter D, Balda BR, Vogt H, Büchels H (1996) Die „sentinel" Lymphnodektomie mittels Szintillationsdetektor. Hautarzt 47:754–758
4. Bachter D, Balda BR, Vogt H, Büchels H (1998) Primary therapy of malignant melanomas: sentinel lymphadenectomy. Int J Dermatol 37:278–282
5. Balch CM, Soong SJ, Milton GW, Shaw HM, McGovern VJ, McCarthy WH, Maddox WA (1982) A comparison of prognostic factors and surgical results in 1786 patients with localized (stage I) melanoma treated in Alabama, USA, and New South Wales, Australia. Ann Surg 196:577–684
6. Balch CM, Soong SJ, Bartolucci AA, Christ MM, Karakousis CP, Smith T, Temple WJ, Ross MJ, Jewell WR, Mihm MC, Barnhill RL, Wanebo HJ (1996) Efficacy of an elective regional lymph node dissection of 1 to 4 mm thick melanomas for patients 60 years of age and younger. Ann Surg 224:255–266
7. Beitsch P, Balch CM (1992) Operative morbidity and risk factor assessment in melanoma patients undergoing inguinal lymph node dissection. Ann J Surg 164: 462–466
8. Cascinelli N, Morabito A, Santinami M, MacKie RM, Belli F (1998) Immediate or delayed dissection of regional nodes in patients with melanoma of the trunk: a randomised trial. Lancet 351:793–796
9. Cochran AJ, Wen DR, Morton DL (1988) Occult tumor cells in the lymph nodes of patients with pathological stage I malignant melanoma. Am J Surg Pathol 12:612–618
10. Drepper H, Köhler CD, Bastian B, Breuninger H, Bröcker EB, Gohl J, Groth W, Hermanek P (1994) Prognosevorteil für definierte Risikogruppen durch Lymphknotendissektion. Hautarzt 45:615–622
11. Elder DE, Guerry D, van Horn N, Hurwitz S, Zehngebot I, Goldmann L (1985) The role of lymph node dissection for clinical stage I malignant melanoma of inter-mediate thickness (1.51–3.99 mm). Cancer 56:413–418
12. Gershenwald JE, Colome MJ, Lee JE, Mansfield PF, Balch CM, Ross MJ (1998) Patterns of recurrence following a negative sentinel lymph node biopsy in 243 patients with stage I or II melanoma. J Clin Oncol 16:2253–2260
13. Glass FL, Fenske NA, Messina JL, Cruse CE, Rapaport DP (1995) The role of selective lymphadenectomy in the management of patients with malignant melanoma. Dermatol Surg 21:979–983
14. Glass FL, Cottam JA, Reintgen DS, Fenske NA (1998) Lymphatic mapping and sentinel node biopsy in the management of high-risk melanoma. J Am Acad Dermatol 39:603–610
15. Horstmann J, Rompel R, Prager W, Petres J (1998) Intraoperative generalisierte Urtikaria nach Injektion von Patentblau bei Sentinel-Lymphknotendissektion. Derm 4:379–383
16. Kaufmann R, Tilgen W, Garbe C (1998) Malignes Melanom. In: Garbe C (Hrsg) Diagnostische und therapeutische Standards in der dermatologischen Onkologie. Zuckschwerdt, München, S 33–47
17. Koller J, Rettenbacher L, Gmeiner D, Dietze O (1997) Selektive regionale Lymphadenektomie. Z Hautkr 72:492–496
18. Konz B (1996) Aktueller Stand der Therapie des malignen Melanoms. In: Plewig G, Przybilla B (Hrsg) Fortschritte der praktischen Dermatologie und Venerologie, Bd 15. Springer, Berlin, S 263–270
19. Konz B, Weiss M, Sander C, Volkenandt M, Hahn K, Plewig G (1998) „Sentinel-Lymph-Node"-Exstirpation – Ein Staging-Verfahren für die Melanomtherapie. Münch Med Wochenschr 140:320–325

20. Krag DN, Meijer SJ, Weaver DL (1995) Minimal-access surgery for staging of malignant melanoma. Arch Surg 130:654–658
21. Lingam MK, MacKie RM, McKay AJ (1997) Intraoperative identification of sentinel lymph node in patients with malignant melanoma. Brit J Cancer 75:1505–1508
22. Norman J, Cruse CW, Espinosa C, Cox C, Reintgen D (1991) Redefinition of cutaneous lymphatic drainage with the use of lymphoscintigraphy for malignant melanoma. Am J Surg 162:432–437
23. McCarthy WH, Shaw HM, Milton GW (1985) Efficacy of elective lymph node dissection in 2347 patients with clinical stage I malignant melanoma. Surg Gynecol Obstet 161:575–580
24. McCarthy WH, Shaw HM, Cascinelli N, Santinami M, Belli F (1992) Elective lymph node dissection for melanoma: two perspectives. World J Surg 16:203–213
25. McCarthy WH, Thompson JF, Uren RF (1995) Minimal-access surgery for staging of malignant melanoma. Arch Surg 130:659
26. Milton GW, Shaw HW, McCarthy WH, Pearson L, Balch CM, Soong SJ (1982) Prophylactic lymph node dissection in clinical stage I cutaneous malignant melanoma: results of surgical treatment in 1.319 patients. Br J Surg 69:108–111
27. Morton DL, Wen DR, Cochran A (1992) A management of early-stage melanoma by intraoperative lymphatic mapping and selective lymphadenectomy. Surg Oncol North Am 1:247–259
28. Morton DL, Wen DR, Wong JH, Economon JS, Cagle LA, Storm FK, Foshag LJ, Cochran AJ (1992) Technical details of intraoperative lymphatic mapping for early-stage melanoma. Arch Surg 127:392–399
29. Petres J, Rompel R, Büttner P, Teichelmann K, Garbe C (1996) Elektive Lymph-knotendissektion bei primärem malignem Melanom. Hautarzt 47:39–34
30. Pijpers R, Collet GJ, Meijer S, Hoekstra OS (1995) The impact of dynamic lymphoscintigraphy and gamma probe guidance on sentinel node biopsy in melanoma. Eur J Nucl Med 22:1238–1241
31. Sim FH, Taylor WF, Pritchard DJ, Soule EH (1986) Lymphadenectomy in management of stage I malignant melanoma: a prospective study. Mayo Clin Proc 61:697–705
32. Steinke R, Schuldt S, Kühne KH, Otto HJ, Gollnick H (1997) Die Lymphabstromszintigraphie beim malignen Melanom – Stellenwert für Therapie und Prognose. Nuklearmedizin 37:A96
33. Thelen MH, Blaheta HJ, Breuninger H, Sotlar K, Koch S, Eschmann SM, Dohmen BM, Lietzenmeyer R, Bares R (1997) Lymphknotenstaging beim malignen Melanom mittels Lymphszintigraphie, intraoperativer Sentinel Node Detektion und Polymerase-Kettenreaktion. Nuklearmedizin 36:A81
34. Thompson JF, McCarthy WH, Bosch CMJ, O'Brien CJ, Quinn MJ, Paramaesvaran S, Crotty K, McCarthy SW, Uren RF, Howman-Giles R (1995) „Sentinel-lymph-node" status as an indicator of the presence of metastatic melanoma in regional lymph nodes. Melanoma Res 5:255–260
35. Veronesi U, Adamus J, Bandiera DC, Brennhovd IO, Caceres E, Cascinelli N, Claudio F, Ikonopisov RI, Javorskj VV, KirovS, Kulakowski A, Lacour J, Lejeune F, Mechl Z, Morabito A, Ropé I, Sergeev S, van Slooten E, Szczygiel K, Trapeznikow NN, Wagner RI (1977) Inefficacy of immediate node dissection in stage I melanoma of the limbs. N Engl J Med 297:627–630
36. Wanebo HJ, Harpole D, Teates D (1985) Radionuclide lymphoscintigraphy with Technetium 99m antimony sulfide colloid to identify lymphatic drainage of cutaneous melanoma at ambignous sites in the head and neck and trunk. Cancer 55:1403–1413
37. Wang X, Heller R, van Voorhis N (1994) Detection of submicroscopic lymph node metastases with polymerase chain reaction in patients with malignant melanoma. Ann Surg 220:768–774
38. Weiss M, Roßmüller R, Konz B, Dresel S, Tatsch K, Hahn K (1998) Lymphszintigraphie und intraoperative Sondenmessung zur Lokalisation des „Sentinel-Lymph-Node". Erste Erfahrungen. Lymph Forsch 2:23–28
39. Winter H, Bellmann KP, Küchler J (1996) Prognoseverbesserung in der Melanomchirurgie – Ergebnisse zehn Jahre nach Einführung der Lymphabstromszintigraphie. In: Dummer R, Panizzon R, Burg G (Hrsg) Operative und konservative Dermato-onkologie. Blackwell, Berlin, S 132–137

Blasenbildende Erkrankungen: Das Neueste

Erworbene Epidermolysen – häufig nicht erkannt

Leena Bruckner-Tuderman

Einleitung

Erworbene Epidermolysen sind bullöse Autoimmundermatosen, die durch Blasenbildung der Haut und der hautnahen Schleimhäute sowie durch Autoantikörperablagerungen an der dermoepidermalen Junktionszone charakterisiert sind [3, 4, 13]. Es wird angenommen, daß die Bindung der Antikörper an die Zielmoleküle kausal für die Erkrankungen verantwortlich ist, aber die genauen Pathomechanismen bleiben noch unklar. Die verschiedenen bullösen Autoimmundermatosen sind klinisch, histologisch und immunbiologisch unterscheidbar. Der Schweregrad der Symptome kann jedoch sehr variabel sein, von minimalen lokalisierten Manifestationen zu generalisierter Epidermolyse, großflächigen Erosionen oder invalidisierender Vernarbung. Erfahrungsgemäß entstehen diagnostische Schwierigkeiten am häufigsten bei den gering ausgeprägten Fällen oder bei den Sonderformen. Diese werden im folgenden kurz erläutert.

Die Dermoepidermale Junktion

Um die Pathogenese der Blasenbildung und der bullösen Autoimmundermatosen zu verstehen, ist eine

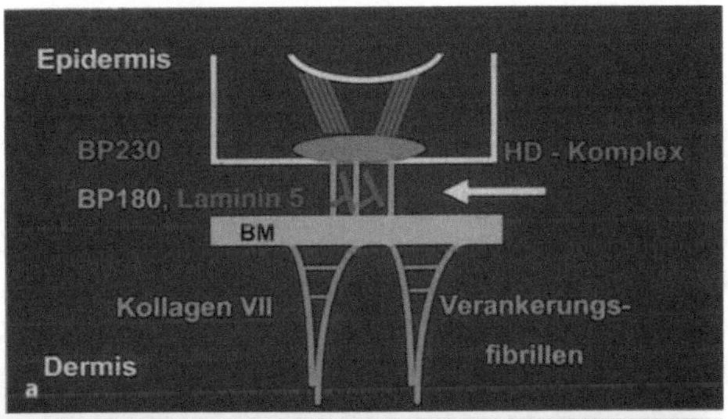

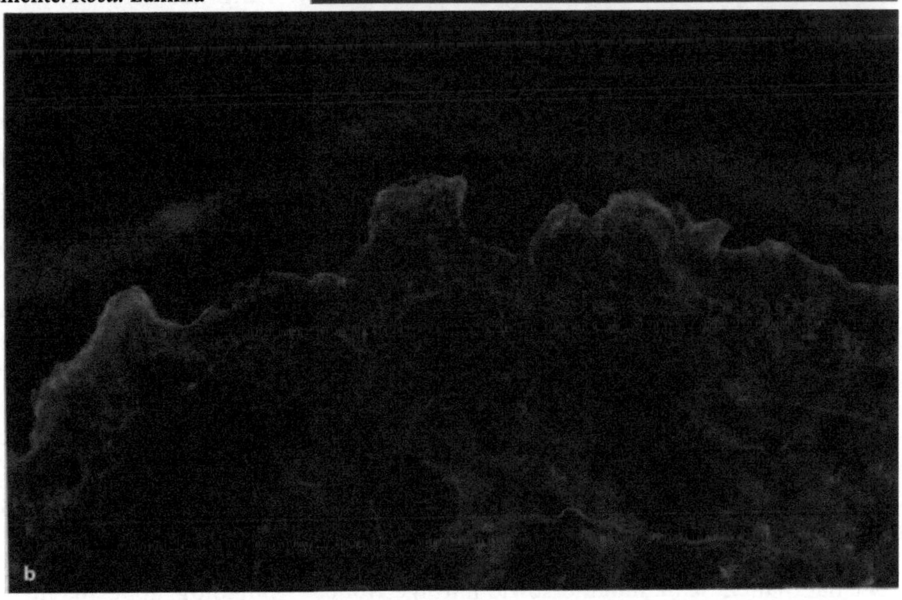

Abb. 1. a Eine schematische Darstellung der Autoantigene an der dermo-epidermalen Junktion. Die Hemidesmosomen und Verankerungsfilamente verbinden die epidermalen Keratinozyten mit der Basalmembran. Diese wiederum haftet mit den Verankerungsfibrillen in der oberen Dermis. *Weiß:* Zellmembran und Kern der Basalzelle. *Blau:* Keratinfilamente (Zytoskelett). *Grün:* Hemidesmosomen(HD-)komplex. *Hellgelb:* Verankerungsfilamente. *Rosa:* Lamina densa der Basalmembran (*BM*). *Sonnengelb:* Verankerungsfibrillen. BP230 ist eine Komponente der Hemidesmosomen, BP180 der Verankerungsfilamente. Laminin 5 findet sich in der Lamina lucida der BM, in der Nachbarschaft der Verankerungsfilamente. Die Verankerungsfibrillen bestehen aus Kollagen VII. Der Pfeil zeigt die Trennungsebene in der NaCl-Spalthaut. **b** Eine direkte Immunfluoreszenzfärbung einer EBA-Hautbiopsie zeigt Immunglobulinablagerungen auf dem Blasenboden in der NaCl-Spalthaut. Bei den Pemphigoid-Erkrankungen finden sich die Autoantikörper am Blasendach

kurze Einführung in die Struktur der dermoepidermalen Junktion notwendig. Diese Zone, die die Epidermis mit der Dermis verbindet, ist bei den Epidermolysen pathologisch verändert. Im Normalfall weist die Junktion eine hoch spezialisierte Basalmembranstruktur auf [4]. Sie besteht aus Proteinnetzwerken, die einen festen Zusammenhalt zwischen den basalen Keratinozyten und der Dermis schaffen, unter anderem der Hemidesmosomen/Verankerungsfilament-Komplex, die Basalmembran mit Lamina lucida und Lamina densa, sowie die Verankerungsfibrillen (Abb. 1a). Das erste Netzwerk verbindet die basalen Keratinozyten mit der Basalmembran, und das letzte die Basalmembran mit der Dermis. Diese Netzwerke, die im Elektronenmikroskop als charakteristische Strukturen deutlich erkennbar sind, enthalten viele Einzelkomponenten, die Zielmoleküle für die Autoantikörper sind. Als Beispiele können hier bullöses Pemphigoid-Antigen BP230, Kollagen XVII (BP180), und Laminin 5 im Hemidesmosomen-Verankerungsfilament-Komplex oder Kollagen VII in den Verankerungsfibrillen genannt werden.

Die Kenntnisse über die molekularen Strukturen und die proteinchemischen Eigenschaften der dermoepidermalen Junktion erlaubten Entwicklung moderner Immunfluoreszenzteste für die Diagnostik. Neben dem klassischen Nachweis von Immunglobulinablagerungen gehört heute die NaCl-Spalthaut-Technik („sodium chloride split skin") zum guten Standard jedes immunhistologischen Labors. Hier wird die Hautbiopsie des Patienten durch Inkubation in 1 M NaCl [6] auf der Ebene der Lamina lucida gespalten (Abb. 1a). Die Autoantikörper gegen hemidesmosomale Antigene bleiben in der Spalthaut am Blasendach und solche gegen Verankerungsfibrillenkomponenten am Blasenboden (Abb. 1b) haften und können so sehr einfach mit direkter Immunfluoreszenzfärbung (DIF) lokalisiert und differenziert werden.

Epidermolysis bullosa acquisita: Prototyp der erworbenen Epidermolysen

Der Prototyp der erworbenen seltenen Epidermolysen ist die Epidermolysis bullosa acquisita, EBA [10, 15]. Sie ist eine seltene mechanobullöse Autoimmundermatose, die durch Autoantikörper gegen Kollagen VII hervorgerufen wird. Die Erkrankung erhielt ihren Namen wegen der klinischen Ähnlichkeit mit der hereditären EB dystrophica; beide weisen traumainduzierte subepidermale Blasen der Haut und der hautnahen Schleimhäute sowie narbige Abheilung auf (Abb. 2). Die EBA beginnt zumeist im Erwachsenenalter und zeigt einen schubweisen, häufig recht therapieresistenten Verlauf mit variabler Entzündung. Zwei Subtypen sind beschrieben, der entzündliche und der nicht-entzündliche EBA-Subtyp. Der erste ist vor allem durch mechanisch induzierte Blasen geprägt, der zweite durch inflammatorische generalisierte Blasen, die dem bullösen Pemphigoid sehr ähnlich sein kann. Morphologische Merkmale beider Subtypen sind Spaltbildung unterhalb der Lamina densa, neutrophilenreiche entzündliche Infiltrate sowie Autoantikörperablagerungen an den Verankerungsfibrillen. Das Autoantigen, Kollagen VII, ist die Hauptstrukturkomponente der Verankerungsfibrillen. Mittels der direkten Immunfluoreszenz (DIF) können die Autoantikörper an der Hautbasalmembranzone nachgewiesen werden, in der NaCl-Spalthaut finden sie sich am Blasenboden (Abb. 1b). Vor kurzem wurde ein neuer EBA-Subtyp bei japanischen Kindern beschrieben [14]. Diese zeigten sowohl mechanisch induzierte als auch entzündliche Blasen, oft im Gesicht. Der Verlauf dieser EBA-Form war jedoch nicht chronisch, sondern die Patienten sprachen sehr gut auf eine Therapie mit Steroiden und Dapson an. Die Autoantikörperreaktivität wich von der klassischen EBA ab, wie mittels Immunblots gezeigt wurde [14].

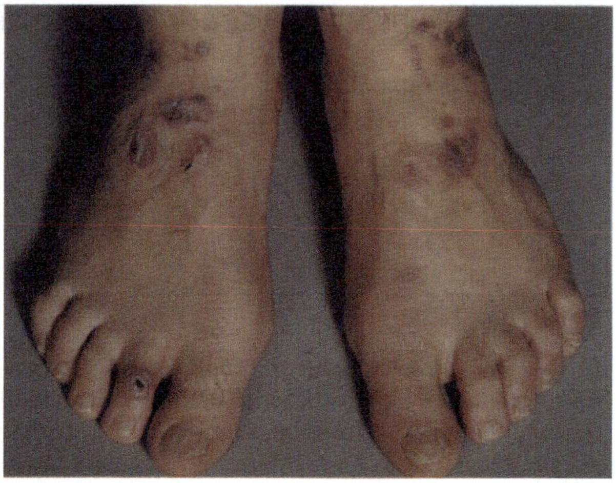

Abb. 2. Klassische Epidermolysis bullosa acquisita. Traumainduzierte akrale Blasenbildung

Differentialdiagnose der erworbenen blasenbildenden Erkrankungen

Pemphigoidgruppe: Die drei Erkrankungen der Pemphigoidgruppe [8, 11, 13], das bullöse Pemphigoid,

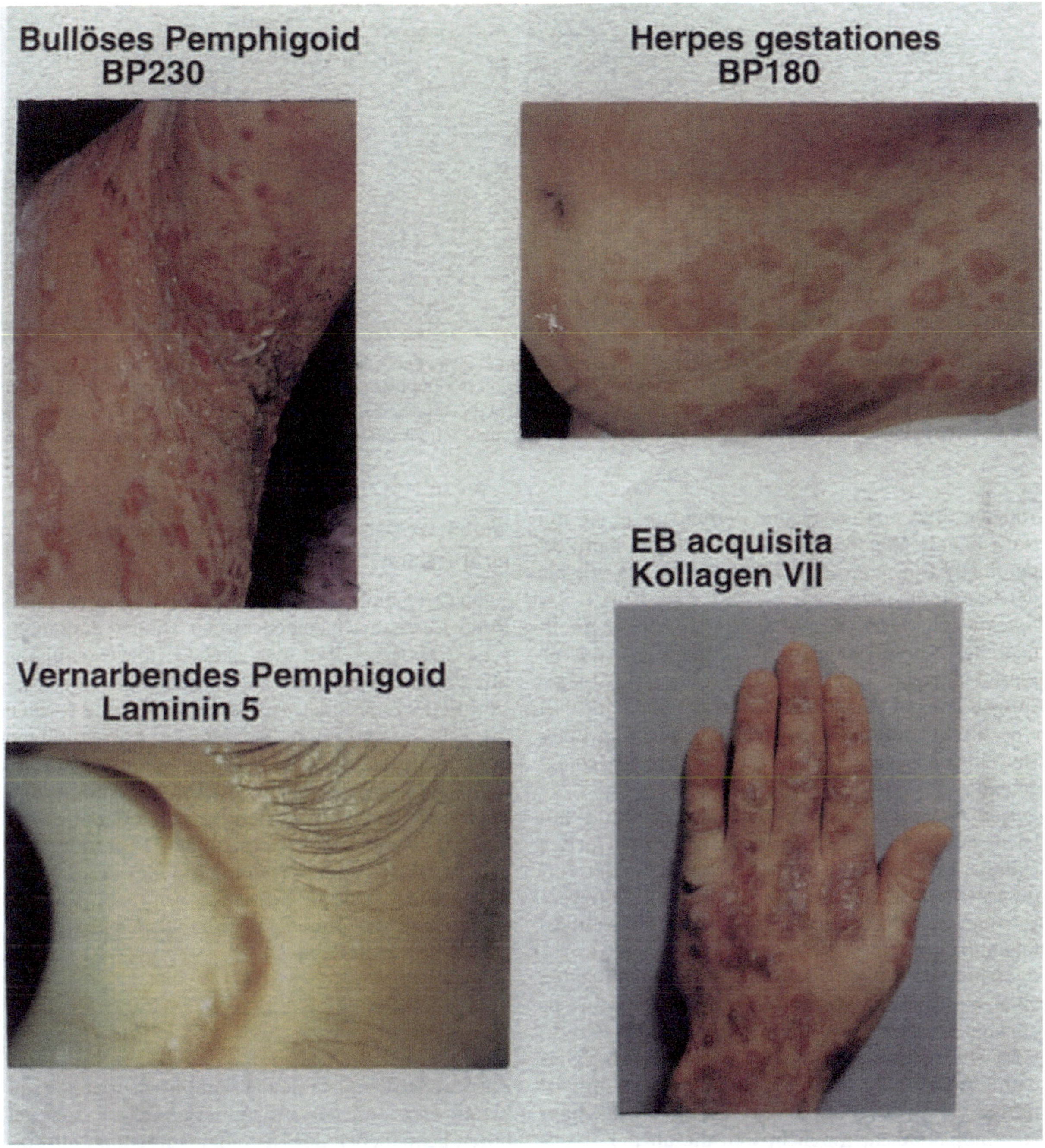

Abb. 3. Typische klinische Bilder der bullösen Autoimmundermatosen. Die am häufigsten erkannten Autoantigene sind BP230 beim bullösen Pemphigoid, BP180/Kollagen XVII beim Schwangerschaftspemphigoid und vernarbenden Schleimhautpemphigoid, wobei auch Laminin 5 das Hauptautoantigen beim Schleimhautpemphigoid darstellen kann. Kollagen VII ist das Hauptautoantigen bei der Epidemologysis bullosa acquisita

das vernarbende Schleimhautpemphigoid und das Schwangerschaftspemphigoid (Herpes gestationis) zeigen ebenfalls subepidermale Blasen (Abb. 3). Sie sind häufig stark entzündlich und von einem intensiven Juckreiz gekennzeichnet. Die Blase ist in der Regel durch mechanische Belastung oder Traumen nicht induzierbar. Die Autoantikörper reagieren mit BP230 und/oder mit Kollagen XVII (BP180), oder in seltenen Fällen mit Laminin 5 [8]. Pemphigoide können durch eine DIF-Untersuchung einer Hautbiopsie

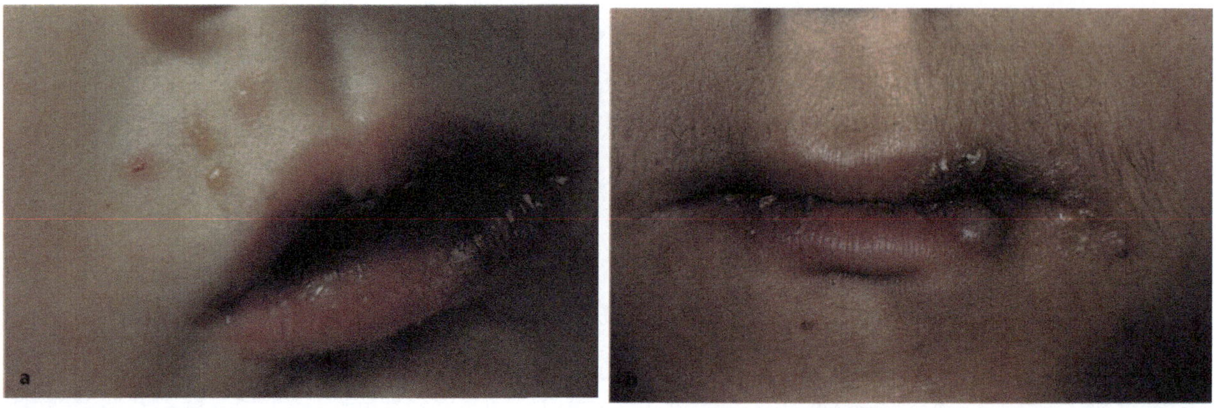

Abb. 4. a, b Genodermatosen mit einer späten Manifestation können den erworbenen bullösen Dermatosen ähnlich aussehen und differentialdiagnostische Probleme bereiten. **a** Juveniles bullöses Pemphigoid. **b** Junktionale Epidermolysis bullosa mit Pylorusatresie, bedingt durch Mutationen im Gen für das Integrin β4 [12]. Die Pylorusatresie war bei Geburt vorhanden, die Hautblasen traten erstmals im Alter von 2 Jahren auf und erscheinen seither nur sporadisch nach mechanischer Belastung

von der EBA unterschieden werden. In einer mit NaCl-behandelter Biopsie finden sich die Antikörperablagerungen am Blasendach, und nicht wie bei der EBA am Blasenboden.

Lineare IgA Dermatose: Charakteristisch für die lineare IgA Dermatose mit prallen, anulär geordneten Blasen sind IgA-, nur selten IgG- oder C3-, Ablagerungen an der Hautbasalmembran. Auch hier ist eine direkte Immunfluoreszenzuntersuchung einer Hautbiopsie für die Differentialdiagnose ausschlaggebend.

Porphyria cutanea tarda: Das klinische Bild mit leicht verletzlicher Haut, Krusten und Narben an den Händen und Füßen ist bei der EBA und bei der Porphyria cutanea tarda oft sehr ähnlich. Die Differenzierung kann durch die Porphyrinanalytik leicht erfolgen [5].

Epidemolysis bullosa hereditaria: Spätes Auftreten einer bullösen Dermatose ist kein sicherer Hinweis auf eine EBA, weil bestimmte lokalisierte EB-hereditaria-Subtypen auch erst in der Jugend manifest werden können (Abb. 4a, b). Die Differenzierung ist mittels der direkten Immunfluoreszenztechnik einer Hautbiopsie leicht möglich, weil die an der Basalmembranzone abgelagerten Autoantikörper bei der EBA oder bei einer anderen bullösen Autoimmundermatose so nachgewiesen werden können. Im Gegensatz finden sich bei den hereditären Epidermolysen keine Autoantikörper, sondern die Blasen ist durch Mutationen in den Genen für die Basalmembranproteine und durch Funktionsdefizite der entsprechenden Suprastrukturen bedingt.

Warum werden erworbene Epidermolysen häufig nicht erkannt?

Auch Dermatologen mit großer Erfahrung mit bullösen Dermatosen haben immer wieder diagnostische Schwierigkeiten und erleben Überraschungen mit Sonderformen der blasenbildenden Dermatosen. Beim Fehlen der typischen Symptome werden die Früh- und Minimalformen der Erkrankungen häufig übersehen. Zum Beispiel können während der Anfangsphase nur Erythem, Infiltration und Juckreiz ohne Blasen vorhanden sein, oder auch nur Verletzlichkeit und Erosionen der Haut oder der Schleimhäute. Andererseits können die bullösen Dermatosen häufige Erkrankungen, wie Ekzeme, Aphthen an der Mundschleimhaut oder bakterielle Ulzera imitieren (Abb. 5a–d).

Diagnostik

Zur Standarddiagnostik von Hautblasen oder von unklaren entzündlichen pruriginösen Dermatosen gehören heute neben der Histologie unbedingt eine direkte Immunfluoreszenz Untersuchung (DIF) der Haut sowie eine indirekte Immunfluoreszenz Untersuchung (IIF) des Patientenserums (Tabelle 1). In den meisten Fällen liefern diese Untersuchungen eine schnelle und eindeutige Diagnose. Zur weiteren Differenzierung können die zirkulierenden Autoantikörper im Serum mittels Immunblot charakterisiert werden (Abb. 6). Zusätzliche Laboruntersuchungen, zum Beispiel die Porphyrinanalytik helfen bei anderen differential diagnostischen Fragestellungen.

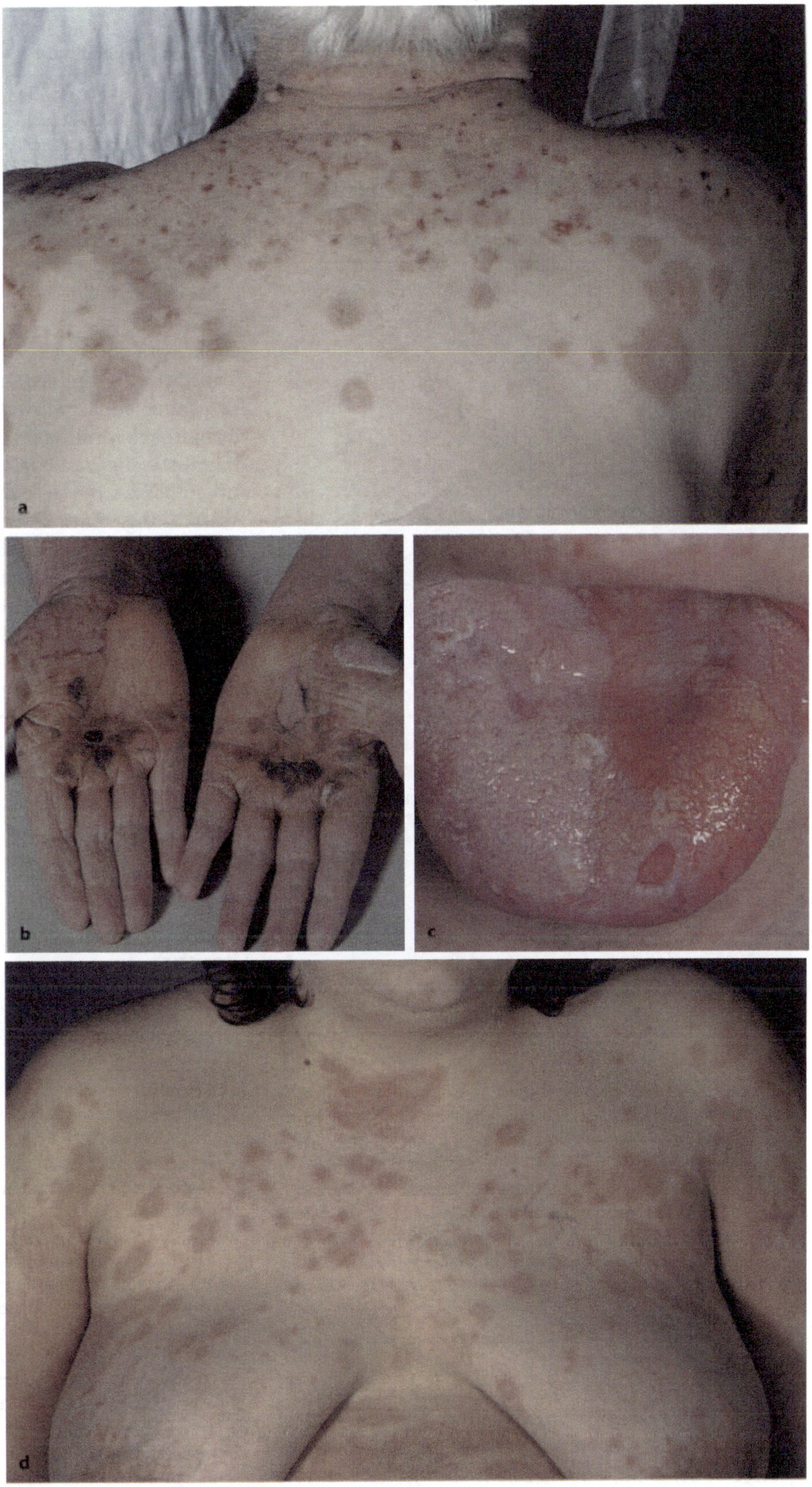

Abb. 5. a–d Sonderformen der erworbenen bullösen Erkrankungen. **a** Infiltratives pruriginöses Frühstadium des bullösen Pemphigoids mit anulären erythematös-infitrierten Herden, aber ohne Blasen. **b** Dyshidrosiformes Pemphigoid, das lange als ein stark juckendes Handekzem behandelt wurde. **c** Mundschleimhauterosionen beim Schleimhautpemphigoid. Der Patient hatte keine Hautveränderungen. **d** Erythematöse nummuläre randbetonte Läsionen ohne Vesikel und Blasen beim Schwangerschaftspemphigoid

	Histologie	DIF	IIF	IIF auf NaCl-Spalthaut
EBA	Subepidermale Blase	BM: IgG, C3	BM: IgG	Blasenboden
Pemphigoid-Gruppe	Subepidermale Blase	BM: IgG, C3	BM: IgG	Blasendach
Lineare IgA-Dermatose	Subepidermale Blase	BM: IgA	BM: IgA oder negativ	Blasendach
Porphyria cutaneatarda	Subepidermale Blase	BM: IgG Gefäße: IgG	Negativ	Negativ
EB hereditaria	Subepidermale Blase	Negativ	Negativ	Negativ

Tabelle 1. Typische diagnostische Merkmale bei Hautkrankheiten subepidermaler Blasenbildung

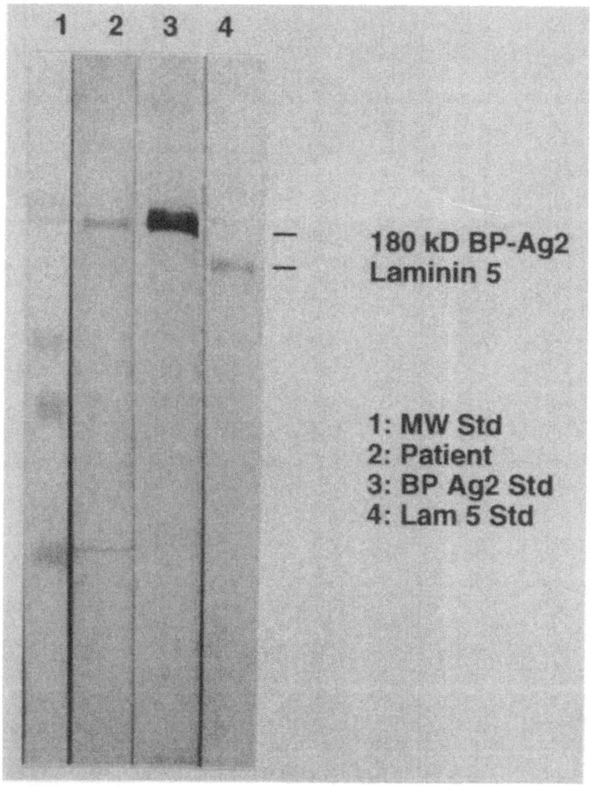

Abb. 6. Immunblotting mit Patientenserum. Auf einem Blot sind elektrophoretisch getrennte Basalmembranproteine aufgetragen, die von den Autoantikörpern im Patientenserum erkannt werden. Als Standardantikörper dienen Antikörper gegen BP180, Laminin 5 oder Kollagen VII. *Bahn 1:* Molekulargewichts-standard. *Bahn 2:* Patientenserum. *Bahn 3:* Standardantikörper gegen BP180. *Bahn 4:* Standardantikörper gegen Laminin 5. Das Patientenserum erkennt die gleiche Bande wie der Standardantikörper in der Bahn 3. Dies beweist, daß das Serum Autoantikörper gegen BP180 enthält

Hinweise auf Therapie

Eine möglichst frühe Diagnose und Therapieeinleitung sind bei bullösen Autoimmundermatosen von großer Bedeutung, um die Entwicklung einer massiven schwer therapierbaren Symptomatik zu verhindern. Spontanremissionen sind besonders bei der EBA, aber auch bei anderen bullösen Autoimmundermatosen praktisch unbekannt. Daher erlauben diagnostische Verzögerung und ungenügende Therapieeinsätze ein unbehindertes Fortschreiten der Erkrankung. Zum Zeitpunkt eines massiven und leicht erkennbaren klinischen Bildes ist die Behandlung deutlich schwieriger und bedarf außer höherer Dosierung der systemischen Medikation in der Regel auch Hospitalisation. Als eine positive Entwicklung auf dem Gebiet der Therapien dieser Erkrankungen können heute moderne Ansätze mit hochdosierten Steroid-Endoxan-Stoßtherapien [1], mit Mycophenolatmofetil [2] oder mit intravenösen Immunoglobulinen [7, 9] erwähnt werden. Zur Zeit finden sich diese neben den klassischen immunsuppressiven Therapien mit systemischen Steroiden und Azathioprin in Erprobung.

Literatur

1. Appelhans M, Bonsmann G, Örge C, Bröcker EB (1993) Dexamethason-Cyclophosphamid-Stoßtherapie bei blasenbildenden Dermatosen. Hautarzt 44:143–147
2. Böhm M, Beissert S, Schwarz T, Metze D, Luger T (1997) Bullous pemphigoid treated with mycophenolat mofetil. Lancet 349:541
3. Bruckner-Tuderman L: Die dermo-epidermale Junktionszone: neuere Aspekte der Pathophysiologie (1993) Hautarzt 44:1–4
4. Ebling FJG, Eady RAJ, Leigh IM (1992) Anatomy and organization of human skin. In: Rook/Wilkinson/Ebling Textbook of Dermatology (Champion RH, Burton JL, Ebling FJG, Hrsg) 5th edition. Blackwell, London, S 49–124
5. Fritsch C, von Schmiedeberg S, Lehmann P (1998) Porpyria cutanea tarda. Hautarzt 49:870–882
6. Gammon WR, Briggaman RA, Inman AO (1984) Differentiating anti lamina lucida and anti-sublamina densa anti-BMZ antibodies by direct immunofluorescence on 1.0 M sodium chloride separated skin. J Invest Dermatol 82:139–144

7. Jolles S, Hughes J, Whittaker S (1998) Dermatological uses of high-dose intravenous immunoglobulin. Arch Dermatol 134:80–86
8. Kirtschig G (1998) Autoantigene des vernarbenden Pemphigoids und ihre pathogenetische Bedeutung. Hautarzt 49:818–825
9. Kofler H, Wambacher-Gasser B, Topar G, Weinlich G, Schuler G, Hintner H, Romani N, Fritsch P (1997) Intravenous immunoglobulin treatment in therapy-resistant epidermolysis bullosa acquisita. J Am Acad Dermatol 36:331–335
10. Lapiere J-C, Woodley DT, Parente MG, Iwasaki T, Wynn KC, Christiano AM, Uitto J (1993) Epitope mapping of type VII collagen. Identification of discrete peptide sequences recognized by sera from patients with acqired epidermolysis bullosa. J Clin Invest 92:1831–1839
11. Pleyer U, Bruckner-Tuderman L, Friedmann A, Hartmann C, Simon J, Sterry W (1996) The immunology of bullous oculo-muco-cutaneous disorders. Immunology Today 17:111–113
12. Pulkkinen L, Rouan F, Bruckner-Tuderman L, Wallerstein R, Garzon M, Brown T, Smith L, Carter W, Uitto J (1998) Novel ITGB4 mutations in lethal and non-lethal variants of epidermolysis bullosa with pyloric atresia: missense vs. non-sense. Am J Hum Genet 63:1376–1387
13. Stanley J (1995) Autoantibodies against adhesion molecules and structures in blistering skin diseases. J Exp Med 181:1–4
14. Tanaka H, Ishida-Yamamoto A, Hashimoto T, Hiramoto K, Harada T, Kawachi Y, Shimizu H, Tanaka T, Kishiyama K, Höpfner B, Takahashi H, Iizuka H, Bruckner-Tuderman L (1997) A novel variant of acquired epidermolysis bullosa with autoantibodies against the central triple-helical domain of type VII collagen. Lab Invest 77:623–632
15. Woodley DT, Burgeson RE, Lunstrum G, Bruckner-Tuderman L, Reese MJ, Briggaman RA (1988) Epidermolysis bullosa acquisita antigen is the globular carboxylterminus of type VII procollagen. J Clin Invest 81:683–687

Schleimhautveränderungen bei blasenbildenden Dermatosen

Wolfram Sterry

Einleitung

Blasenbildende Dermatosen sind seit jeher ein Kernstück der Dermatologie. Sowohl die Diagnostik als auch die Therapie einschließlich der Pflege erfordern detaillierte Spezialkenntnisse. Dieser Herausforderung ist unser Fach ebenso gerecht geworden wie der notwendigen wissenschaftlichen Aufarbeitung dieser heterogenen Krankheitsbilder. In den letzten Jahren konnten für zahlreiche intraepidermale (Pemphigusgruppe) und subepidermale (Pemphigoidgruppe) bullöse Autoimmunerkrankungen die Autoantigene und ihre Epitope identifiziert und auf genetischer Ebene entschlüsselt werden. Hieraus werden sich neue Therapiemöglichkeiten ergeben. Allerdings fehlt für die meisten Autoimmunerkrankungen noch die Kenntnis über die auslösenden Faktoren, die den Entzündungsmechanismus in Gang setzen.

Aus klinischer Sicht bedürfen Schleimhautveränderungen bei bullösen Autoimmunkrankheiten einer besonderen Aufmerksamkeit. Einerseits können sie frühe, aber schwer zu diagnostizierende Manifestationen eines gravierenden Krankheitsbildes sein, zum anderen vermag der Schleimhautbefall das den Patienten am meisten belastende Symptom darstellen, und schließlich müssen differentiagnostisch eine Reihe weiterer Schleimhauterkrankungen abgegrenzt und ausgeschlossen werden. Für den Dermatologen ist daher zunächst wichtig, mit welcher Frequenz die einzelnen bullösen Autoimmunkrankheiten die Schleimhäute befallen (Tabelle 1).

Tabelle 1. Häufigkeit der Schleimhautbeteiligung von bullösen Dermatosen

Pemphigus-Gruppe	
Pemphigus vulgaris	100%
Pemphigus foliaceus	< 5%
Pemphigus paraneoplasticus	100%
Pemphigoid-Gruppe	
Bullöses Pemphigoid	10–35% (meist bukkal)
Zikatrisierendes Pemphigoid	100%
Epidermolysis bullosa acquisita	< 20%, gelegentlich wie zikatrisierendes Pemphigoid
Chronische bullöse Erkrankung des Kindesalters (CBDC)	< 20%
Herpes gestationis	< 1%
Dermatitis herpetiformis	100% Enteropathie

Intraepidermale bullöse Autoimmunkrankheiten

Die Autoantigene dieser Krankheitsgruppe sind alle in der Epidermis lokalisierte Adhäsionsmoleküle, die überwiegend in den Desmosomen lokalisiert sind. Im Folgenden sind nur die wichtigsten Krankheitsbilder dargestellt. Die Beteiligung der Schleimhaut tritt jedoch innerhalb dieser Krankheitsgruppe höchst unterschiedlich auf.

Die klassische intraepidermale bullöse Autoimmunkrankheit ist der Pemphigus vulgaris, dem im typischen Fall ein dreiphasiger Krankheitsverlauf eigen ist: Beginn an der Mundschleimhaut, Beteiligung eines umschriebenen Hautareals, oft der Kopfhaut, und Generalisierung über das Hautorgan. Neben der Mundschleimhaut sind oft auch die Schleimhäute der Nase, der Augen sowie des Genitalbereiches betroffen. Die Läsionen in der Mundschleimhaut imponieren als hochrote Erosionen, oftmals von spekkigen fibrinösen Belägen bedeckt (Abb. 1). Die Patienten beklagen eine ausgeprägte Schmerzhaftigkeit der Erosionen, die keinerlei spontane Heilungstendenz aufweisen. Mundschleimhautveränderungen gehören auch oft zu den letzten Manifestationen des Pemphigus vulgaris, die sich unter der Therapie zurückbilden. Klinisch unterscheidet sich der paraneoplastische Pemphigus nicht vom Pemphigus vulgaris. Die Therapie des Pemphigus vulgaris erfordert eine konsequente Immunsuppression (Tabelle 2), ergänzt durch Lokalmaßnahmen wie konsequente Mundhygiene, gegebenenfalls unter Mitbeteiligung von Spezialisten für Oralhygiene und Kontrolle einer sich entwickelnden Candidabesiedlung.

Das Autoantigen des Pemphigus vulgaris ist Desmoglein 3, das des Pemphigus foliaceus ist Desmoglein 1. Beides sind Adhäsionsmoleküle aus der Cadherinfamilie, die in den Desmosomen lokalisiert sind. Desmoglein 3 wird in den unteren Lagen,

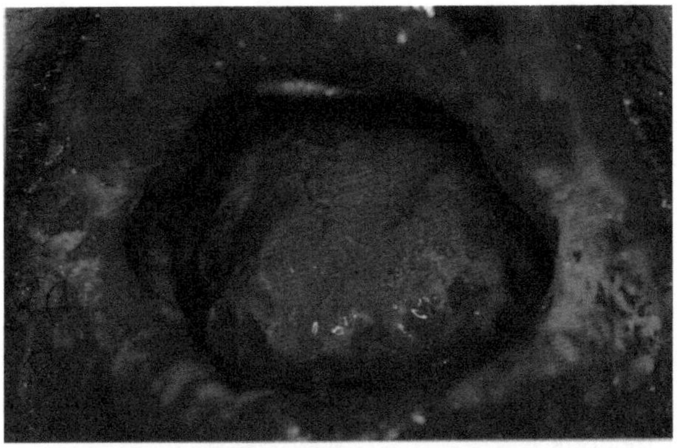

Abb. 1. Mundschleimhaut- und Lippenbeteiligung bei Pemphigus vulgaris. Hochrote Erosionen und fibrinöse Beläge.

Tabelle 2. Therapie des Pemphigus vulgaris

Glukokortikosteroide (2–3 mg/kg KG/Tag)
(leichte Formen: 1 mg/kg KG/Tag)
Azathioprin (50–100 mg/Tag)
Cyclophosphamid(0,5–1,0 mg/kg KG/Tag)
Ciclosporin A (6–8 mg/kg KG/Tag)
Plasmaaustausch plus Cyclophosphamid
Lösliche Desmoglein-Epitope ?
Konsequente Mundhygiene
Schmerzstillende Lokaltherapie

Desmoglein 1 in den oberen Lagen des stratum spinosum exprimiert. Hieraus ergibt sich die unterschiedliche Lokalisation der Blasenbildung beider Krankheitsbilder innerhalb der Epidermis. Bislang war aber immer unklar, weshalb der Pemphigus folicaeus die Mundschleimhaut fast nie, der Pemphigus vulgaris aber nahezu immer befällt. Diese Frage konnte kürzlich geklärt werden, als gezeigt wurde, daß Desmoglein 3 in der Mundschleimhaut dasselbe Expressionsmuster wie in der Epidermis aufweist, während Desmoglein 1 in der Mundschleimhaut nur sehr gering in allen Lagen exprimiert wird. Klinik, Histologie und molekulare Pathologie zeigen auf unterschiedlichen Ebenen stets dasselbe, wenn sie aufmerksam betrachtet und interpretiert werden.

Subepidermale bullöse Autoimmunkrankheiten

Erst in den 50er Jahren dieses Jahrhunderts trennte Walter Lever vom Pemphigus das Pemphigoid ab, bei dem er eine subepidermale Blase als genuines Krankheitsmerkmal erkannt hatte. Bei etwa 20% der Patienten mit bullösem Pemphigoid treten Erosionen der Mundschleimhaut auf, zumeist an der bukkalen Mundschleimhaut. Neben den Lokalmaßnahmen wie Verhinderung oder Behandlung einer Candidainfektion steht eine lokalanästhetische Therapie im Vordergrund; die Schleimhautveränderungen sind in der Regel nicht resistent und sprechen gut im Rahmen der systemischen Therapie an.

Das vernarbende (zikatrisierende) Pemphigoid zeichnet sich durch seine progressive Vernarbungstendenz an der Bindehaut des Auges aus. Das Autoantigen (Laminin 5) ist in der Lamina lucida der Basalmembran der Epidermis lokalisiert, bandförmige subepidermale Ablagerungen von IgG lassen sich in der direkten Immunfluoreszenz nachweisen. Das vernarbende Pemphigoid verläuft nahezu unerbittlich über eine Bindehautfibrose unter narbigen Verkürzungen des Fornix (Rezessus der Ober- und Unterlider) zum Symblepharon (Verklebung der Lider mit der Konjunktiva) und zur Erblindung (Abb. 2). Eine Stadieneinteilung des vernarbenden Pemphigoids ist in Tabelle 3 dargestellt. Subjektiv stehen ein Gefühl des trockenen Auges, Schmerzen, Fremdkörpergefühl, sowie zunehmende Visusbeeinträchtigung im Vordergrund. Therapeutisch müssen Lokalmaßnahmen (Tränenersatz, *Punktum*

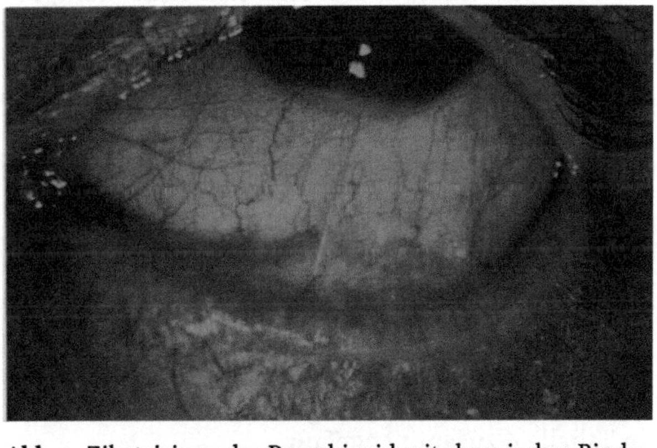

Abb. 2. Zikatrisierendes Pemphigoid mit chronischer Bindehautfibrose und Fornixverkürzung.

Tabelle 3. Stadieneinteilung des zikatrisierenden Pemphigoids

Stadium	Nach *Mondino*	Nach *Foster*
I	25% Fornixverkürzung	Chronische Bindehautfibrose
II	50% Fornixverkürzung	Fornixverkürzung
III	75% Fornixverkürzung	Symblepharon
IV	Endstadium	Endstadium

Tabelle 4. Lokaltherapeutika, die ein zikatrisierendes Pemphigoid auslösen können

Adrenalin
Benzalkoniumchlorid
Dipivefrin
Idoxuridin
Pilocarpin
Timolol

Plug, Antibiotika und gegebenenfalls weiche Kontaktlinsen) mit systemischen Maßnahmen kombiniert werden. Zu letzteren gehören DADPS (nur im Stadium I sinnvoll), Glukokortikoide und Immunsuppressiva, besonders Cyclophosphamid. Demgegenüber bleiben operative Verfahren bislang im Hintergrund, und müssen im Einzelfall sorgfältig abgewogen werden wie autologes Mukosatransplantat, Keratoprothese. Hieraus leitet sich eine enge Kooperation mit dem Ophthalmologen zwingend ab.

Besonders wichtig ist das arzneimittelinduzierte zikatrisierende Pemphigoid, welches durch Lokaltherapeutika induziert wird, die wegen anderer ophthalmologischer oder allergischer Krankheitsbilder gegeben werden (Tabelle 4). Das klinische Bild ist identisch, immunologisch fehlen allerdings zirkulierende Autoantikörper. Der entscheidende therapeutische Schritt besteht im Absetzen des auslösenden topischen Medikaments.

Differentialdiagnostische und diagnostische Maßnahmen

Die möglichen Differentialdiagnosen sind außerordentlich vielfältig, und bedürfen großer klinischer Erfahrung, um sicher klinisch zugeordnet zu werden. Einige häufige Differentialdiagnosen sind in Tabelle 5, die wichtigsten diagnostischen Maßnahmen in Tabelle 6 zusammengefaßt.

Tabelle 5. Schleimhautbeteiligung bullöser Dermatosen: Differentialdiagnosen

Aphthen
Erosiver Lichen ruber
Gingivostomatitis herpetica
Hand-Fuß-Mund-Krankheit
Erythema exsudativum multiforme
Mykosen
Lingua geographica
Traumatische Läsionen

Tabelle 6. Schleimhautbeteiligung bullöser Dermatosen: Diagnostik

Inspektion der Haut und aller Schleimhäute
Biopsie aus unbefallener Schleimhaut
Bioptat teilen, eine Hälfte für die direkte Immunfluoreszenz
Serum auf Autoantikörper untersuchen
Mykologische und bakteriologische Diagnostik

Literatur

1. Bialasiewicz AA, Förster W, Radig H, Hüttenbrink K-B, Grewe S, Busse H (1994) Syngene Nasenschleimhauttransplantation und Azathioprinmedikation zur Therapie des vernarbenden okulären Schleimhautpemphigoids. Ophthalmologe 91:244–250
2. Chan LS, Majmudar AA, Tran HH, Meier F, Schaumburg-Lever G, Chen M, Anhalt G, Woodley DT, Marinkovich P (1997) Laminin-6 and laminin-5 are recognized by autoantibodies in a subset of cicatricial pemphigoid. J Invest Dermatol 108:848–853
3. Hertl M, Amagai M, Sundaram H, Stanley J, Ishii K, Katz S (1998) Recognition of desmoglein 3 by autoreactive T-cells in pemphigus vulgaris patients and normals. J Invest Dermatol 110:62–66
4. Kim S-C, Kwon YD, Lee IJ, Chang SN, Lee TG (1997) cDNA cloning of the 210-kDa paraneoplastic pemphigus antigen reveals that envoplakin is a component of the antigen complex. J Invest Dermatol 109:365–369
5. Mahoney MG, Aho S, Uitto J, Stanley J (1998) The members of the plakin family of proteins recognized by paraneoplastic pemphigus antibodies include periplakin. J Invest Dermatol 111:308–313

Alternativen zur immunsuppressiven Therapie

Michael Meurer

Nichtonkologische Erkrankungen der Haut, die auf eine immunsuppressive Therapie ansprechen, stellen eine heterogene Gruppe mit sehr unterschiedlicher Ätiologie und klinischer Ausprägung dar [33]. Neben den Kollagenosen, verschiedenen kutanen Gefäßerkrankungen, aber auch schweren Verlaufsformen der Psoriasis oder des atopischen Ekzems gehören dazu vor allem die erworbenen blasenbildenden Erkrankungen: So werden Azathioprin [58], Methotrexat [31] und Cyclophosphamid [16] bereits seit 30 Jahren bei Pemphigus vulgaris eingesetzt – fast immer, ebenso wie die später in die Therapie blasenbildender Autoimmunkrankheiten eingeführten Immunsuppressiva Cyclosporin A [2, 51] und Mycophenolatmofetil [7, 17], in Kombination mit Glukokortikosteroiden. Im Verlauf der Behandlung blasenbildender Autoimmunkrankheiten sind Nebenwirkungen einer hochdosierten und langdauernden Steroidtherapie viel häufiger als die einer – im Vergleich zur Transplantationsmedizin – meist niedriger dosierten adjuvanten immunsuppressiven Medikation. Daher wurden therapeutische Alternativen wie die Plasmapherese [23, 39], die extrakorporale Photopherese [22, 32], die spezifische Immunapherese [50] und die bei verschiedenen blasenbildenden Autoimmunkrankheiten zunehmend erfolgreich eingesetzten hochdosiert intravenös verabreichten Immunglobuline [37] vor allem in Hinblick auf einen möglichen steroidsparenden Effekt entwickelt; sie erfordern fast immer eine gleichzeitige immunsuppressive Therapie, sowohl in der akuten Phase wie auch zur Erhaltung der klinischen Remission [38].

In der klinischen und ärztlichen Praxis gibt es immer wieder Situationen, in denen eine immunsuppressive Therapie nicht eingesetzt werden kann oder sollte: Dazu gehören blasenbildende Autoimmunkrankheiten bei Kindern, bei jüngeren Patientinnen mit Kinderwunsch, bei Patienten mit bestehenden oder früheren malignen Erkrankungen und bei alten, multimorbiden und infektionsgefährdeten Patienten, die häufig zusätzlich Complianceprobleme aufweisen [27].

Alternativen zu einer immunsuppressiven Therapie bieten sich in diesen Fällen durch die Gabe von Makrolid Antibiotika, durch Colchizin, durch Gold, und durch Dapson an. Künftige Alternativen zeichnen sich durch den Einsatz von immunmodulatorischen Antikörpern, wie sie derzeit in die Transplantationsmedizin sowie in die Rheumatologie eingeführt werden und durch die Möglichkeit der Immuntoleranzinduktion mittels rekombinanter Autoantigene, ab.

Makrolid-Antibiotika und Nicotinamid

- Präparate:
  Tetrazyklin
  Erythromycin
  Roxithromycin (Rulid)
  Nicotinamid (Nicobion, Nicotinsäureamid Jenapharm)
- Indikationen:
  Bullöses Pemphigoid, Pemphigus vulgaris
  Lineare IgA-Dermatose

Die Beobachtung, daß Makrolide eine entzündungshemmende Wirkung haben, geht auf Untersuchungen von Plewig und Schöpf [45] aus dem Jahre 1975 zurück, die unter topischer und systemischer Therapie mit Erythromycin oder Tetrazyklin die Rückbildung einer durch Auftragen von Kaliumjodidsalbe induzierten Rötung und steriler Pustelbildung beobachteten. Fox et al. [21] berichteten 1982 erstmals bei einem Kind und einer 87jährigen Patientin mit bullösem Pemphigoid über die klinische Besserung unter alleiniger Therapie mit Erythromycin (4× 250 mg/täglich) innerhalb weniger Wochen. 1986 wurden von Berk und Lorincz [4] vier Patienten mit bullösem Pemphigoid mit Tetracyclin in Kombination mit Nicotinamid behandelt, das früher vereinzelt mit Erfolg bei Dermatitis herpetiformis gegeben worden war [14].

Pharmakologische Wirkung

Makrolide, zu denen auch die neueren Immunsuppressiva FK 506 (Prograf) und Rapamycin [40] gehören, haben neben ihrer antibakteriellen Wirkung – die bei Erythromycin und Tetrazyklin im Vordergrund stehen – zusätzliche immunmodulatorische und antientzündliche Effekte: Erythromycin und Tetrazyklin hemmen in vitro die Chemotaxis und Produktion freier Sauerstoffradikale von polymorphkernigen und eosinophilen Granulozyten [20]. Roxythromycin, ein neueres Makrolid, hemmt in vitro die Antwort von T-Lymphozyten auf Mitogene und die Sekretion von IL-2 und IL-5 sowie die Fähigkeit von Langerhans-Zellen, Superantigen zu präsentieren [41].

Nicotinamid weist in vitro eine geringe Antihistaminwirkung und eine Hemmung der Eosinophilen- und Neutrophilen-Chemotaxis auf und wurde daher auch in der Asthmatherapie eingesetzt. In der Veterinärmedizin wird die antiinflammatorische Wirkung der Kombination aus Tetrazyklin und Nicotinamid bei Autoimmunkrankheiten, zum Beispiel von Hunden, genutzt [57]. Nicotinamid ist Bestandteil der Pyrimidinnukleotide NAD^+ und $NADP^+$. Nicotinamidmangel führt zu Pellagra, zu deren Behandlung Tagesdosen zwischen 300 und 500 mg Nicotinamid erforderlich sind. In hoher Dosierung bewirkt Nicotinamid als Lipidsenker eine deutliche Erhöhung von HDL-Cholesterin. Weitere, zum Teil alternative Indikationen von Nicotinamid sind der Diabetes mellitus, die Schizophrenie, der Morbus Parkinson und die Strahlentherapie von Tumoren. Vor allem als Lipidsenker wird Nicotinamid oral in hohen Dosen (bis zu 6 g/Tag) verabreicht; die Substanz hat in dieser Dosierung zusätzlich eine vasodilatorische Wirkung und kann zu ausgeprägter Flush-Symptomatik, Hitzegefühl, Herzklopfen und auch zu Leberschädigung führen [30].

Indikation und Durchführung der Therapie

Fivenson et al. [20] verglichen die Wirkung einer Kombinationstherapie aus Tetrazyklin (4× 500 mg/Tag) und Nicotinamid (3× 500 mg/Tag) mit der von Prednison (40–80 mg/Tag): 12 Patienten mit bullösem Pemphigoid erhielten die TN-Kombination, sechs Patienten Prednison. Nach achtwöchiger Therapie war die Ansprechrate von beiden Therapieformen gleich.

Im Verlauf der nachfolgenden zehnmonatigen Erhaltungsphase kam es bei je fünf Patienten der TN-Gruppe zu einer kompletten beziehungsweise teilweisen Remission, ein Patient sprach auf die Therapie nicht an; in einem Fall wurde unter der TN-Kombination eine Krankheitsprogression beobachtet. Nur in der mit Prednison behandelten Patientengruppe traten (in drei Fällen) während der Erhaltungsphase Rezidive auf. Nebenwirkungen waren in der TN-Gruppe signifikant seltener als in der Prednison-Gruppe: Die relativ häufigen Magen-Darm-Beschwerden bilden sich nach Umsetzen von Tetrazyklin auf Minozyklin zurück. Bei einem Patienten mit erhöhten Kreatininausgangswerten kam es unter Nicotinamid und Tetrazyklin zu einem Nierenversagen; daher sollte auch bei Patienten mit eingeschränkter Nierenfunktion Tetrazyklin durch das weniger nephrotoxische Minozyklin ersetzt werden.

Über die Erfolge, aber auch über das Versagen einer Therapie mit Tetrazyklin allein oder in Kombination mit Nicotinamid bei bullösem Pemphigoid und auch bei Patienten mit Pemphigus oder mit linearer IgA-Dermatose liegen zahlreiche Publikationen vor [11, 15, 19, 26, 44]. Hornschuh et al. [24] berichteten 1997 über 16 Patienten mit unbehandeltem bullösem Pemphigoid, von denen 13 im Verlauf einer vierwöchigen Therapie mit Tetrazyklin (4 × 500 mg/Tag per os) und Nicotinamid (3 × 400 mg/Tag per os) und gleichzeitiger äußerlicher Behandlung mit 0,5%iger Clobetasolpropionat-Creme vollständig abheilten. Anschließend wurden individuell zuerst Tetrazyklin, später Nicotinamid schrittweise über mehrere Wochen reduziert, und schließlich die externe Clobetasoltherapie durch rückfettende pflegende Externa ersetzt. Die rezidivfreie Erhaltungsphase betrug bei 10 der 13 Patienten etwa zehn Monate.

Kommentar

Vor allem bei alten Patienten mit bullösem Pemphigoid können Makrolidantibiotika allein oder in Kombination mit Nicotinsäureamid eingesetzt werden, auch nach vorheriger oder zeitlich überlappend durchgeführter systemischer Steroidtherapie in mittlerer und absteigender Dosierung (zum Beispiel beginnend 0,5–1,0 mg/kg Körpergewicht Prednison). Wichtig scheint die gleichzeitig und konsequent durchgeführte externe Therapie mit einem Kortikosteroidpräparat der Wirkstoffklasse III–IV zu sein [56]. Die Wirkung von Nicotinamid als immunsuppressive Alternative ist nicht eindeutig belegt; möglicherweise sind die gering sedierenden, durchblutungssteigernden und metabolischen Effekte von Nicotinamid in hoher Dosierung aber bei alten Patienten mit bullösem Pemphigoid von Nutzen. Ein Vorteil der Therapie liegt in der niedrigen Nebenwirkungsrate.

Colchizin

- Präparat:
  Colchicin-Dispert 0,5 mg
- Indikation:
  Epidermolysis bullosa acquisita
  Lineare IgA-Dermatose

Verschiedene entzündliche Dermatosen mit Beteiligung von neutrophilen Granulozyten wie die Psoriasis, die Urtikaria- oder die leukozytoklastische Vaskulitis, die palmoplantare Pustulose und der Morbus Behçet wurden mit Colchizin behandelt [53]. In der Literatur finden sich Einzelberichte über die günstige Wirkung von Colchizin bei Dermatitis herpetiformis, linearer IgA-Dermatose und/oder mit chronisch bullöser Dermatose der Kindheit in einer Dosierung von meist 1,5 mg/Tag über mehrere Tage bis Wochen [1].

Pharmakologische Wirkung

Colchizin hat in vitro, durch Beeinflussung der Freisetzung von zyklischem Adenosin-Monophosphat und von Prostaglandin E, hemmende Wirkung auf verschiedene Leukozytenfunktionen, unter anderem auf die Degranulation von lysosomalen Enzymen sowie auf die Chemotaxis und Adhäsion von neutrophilen Granulozyten. Weiterhin werden Colchizin immunmodulatorische Effekte durch Hemmung der IgG-Synthese, der IL-1- und Histaminfreisetzung sowie der HLA-DR-Expression zugeschrieben [53].

Nebenwirkungen

Die in der Gichttherapie fast obligaten gastrointestinalen Nebenwirkungen von Colchizin mit Übelkeit, abdominalen Schmerzen und Erbrechen treten bei Tagesdosen von 1–2 mg Colchizin wesentlich seltener auf. Ernsthafte Komplikationen wie Myopathien, Polyneuropathien, Panzytopenie und Nierenversagen sind meist Folge einer Überdosierung. An kutanen Nebenwirkungen wurden allergische Exantheme, Urtikaria und – sehr selten – ein Lyell-Syndrom beschrieben; nach längerer Therapiedauer kann es zu einer diffusen oder generalisierten Alopezie kommen, die nach Absetzen von Colchizin reversibel ist [53].

Indikation und Durchführung der Therapie

Megahed und Scharffetter-Kochanek [36] beschrieben die erfolgreiche Behandlung zweier Patienten mit Epidermolysis bullosa acquisita (EBA) mit Colchizin: Die tägliche Einnahme von 2 mg bewirkte bereits nach zwei Wochen Rückbildung und Abheilung von Blasen; nach sechsmonatiger Erhaltungstherapie wurde die Tagesdosis auf 1 mg halbiert, ohne daß es zu einem Rezidiv kam. Auch bei einem weiteren EBA-Patienten, der auf Steroide und Methotrexat nicht ansprach, waren 2 mg Colchizin täglich in gleicher Weise wirksam [3]. Bei einigen Patienten mit EBA tritt die Wirkung erst unter längerer Einnahme von Colchizin und gleichzeitiger systemischer Gabe von Glukokortikosteroiden in mittlerer Dosierung ein (M. Megahed, Düsseldorf, persönliche Mitteilung).

Kommentar

Über den erfolgreichen Einsatz von Colchizin bei EBA liegen nur wenige Berichte vor. Offenbar spricht vor allem der entzündliche Typ der EBA mit ausgeprägten neutrophilen und eosinophilen Infiltrationen in befallener Haut auf Colchizin allein, oder in Kombination mit systemischen Glukokortikosteroiden, an.

Gold

- Präparate:
  Aurothiomalat (Tauredon)
  Aurothioglukose (Aureotan)
  Auranofin (Ridaura)
- Indikation:
  Pemphigus vulgaris
  Pemphigus foliaceus

Seit der Erstmitteilung über die Therapie bei Pemphigus vulgaris durch Penneys et al. [43] sind eine Reihe von Publikationen über die therapeutische Wirksamkeit und den steroidsparenden Effekt von Gold bei Pemphigus erschienen [42, 46, 52].

Pharmakologische Wirkung

Die antientzündlichen Effekte von Goldpräparaten werden heute vor allem in der Behandlung der rheumatoiden Arthritis genutzt: Gold hemmt die Aktivierung und Freisetzung verschiedener lysosomaler

Enzyme, vor allem aus neutrophilen Granulozyten sowie Freisetzung von Prostaglandinen, Leukotrienen und Histaminen. Goldpräparate haben eine hemmende Wirkung auf die Komplementaktivierung und auf die Aktivierung und Chemotaxis von B-Lymphozyten, T-Lymphozyten, Makrophagen und neutrophilen Granulozyten. Das lipidlösliche und oral applizierbare Auranofin hat zusätzlich möglicherweise immunmodulatorische Effekte, vor allem auf T-Lymphozyten [52, 42].

Nebenwirkungen

Diese sind bei 30–50% aller mit Gold behandelten Patienten zu erwarten, häufiger nach intramuskulärer als nach oraler Applikation [42]. 10–20 % der Nebenwirkungen sind ausgeprägt und zwingen zum Absetzen der Goldtherapie (Tabelle 1). Schleimhautveränderungen wie Stomatitis, Gingivitis und Ulzerationen können schwierig von Mundschleimhautpemphigus zu unterscheiden sein. Lichen-ruber-artige Exantheme machen etwa 10–20 % der goldassoziierten Haut aus. Sie können klinisch dem spontanen Lichen ruber sehr ähneln, sind aber histologisch durch fokale Parakeratose der Epidermis und eher eosinophile und plasmazelluläre Infiltrate in der Dermis charakterisiert [61]. Lichenoide Goldexantheme sprechen gut auf eine äußerliche Steroidtherapie an. Die wenigen publizierten Fälle von Lyell-Syndrom unter Gold sind allerdings in Kombination mit Benaxoprofen aufgetreten [9].

Die kutanen und systemischen Nebenwirkungen der Goldtherapie sind überwiegend toxisch bedingt und dosisabhängig; sie treten meist erst nach zwei- bis dreimonatiger Anwendung und einer kumulativen Dosis von etwa 300–400 mg auf – zu einem Zeitpunkt, zu dem in der Regel auch die therapeutische Wirkung sichtbar wird. Eosinophilie, Juckreiz und geringe Proteinurie sind Frühzeichen von Nebenwirkungen. Sämtliche kutanen und und systemischen Nebenwirkungen sind nach Absetzen der Therapie reversibel. Nach Wiederansetzen der Goldtherapie kommt es in der Regel nicht zu einer erneuten Exazerbation mukokutaner Intoleranzreaktionen.

Kontraindiziert ist die Fortsetzung einer Goldtherapie allerdings nach exfoliativer Dermatitis oder generalisierten Exanthemen, nach Erythema nodosum, nach ausgeprägten Blutbildveränderungen (zum Beispiel Thrombozytopenie) und nach den seltenen renalen, okulären oder pulmonalen toxischen Nebenwirkungen.

Tabelle 1. Nebenwirkungen von Goldsalzen

Haut	Juckreiz Lichen-ruber-artige Exantheme Pityriasis-artige Exantheme Exfoliative Dermatitis Erythema nodosum Exazerbation eines Pemphigus Chrysiasis mit Pigmentierung lichtexponierter Haut
Schleimhäute	Stomatitis, Gingivitis, Glossitis, Ulzerationen, Geschmacksverlust, metallischer Geschmack
Gastrointestinaltrakt	Diarrhöen Hämorrhagische Kolitis Intrahepatische Cholestase
Nieren	Proteinurie Glomerulonephritis
Blut	Eosinophilie Leukopenie Thrombozytopenie Aplastische Anämie
Lunge	Interstitielle Pneumonie Lungenfibrose

Indikationen und Durchführung der Therapie

Sie folgt weitgehend dem Vorgehen bei rheumatoider Arthritis [10]. Nach initialer intramuskulärer Probeinjektion von 10 mg einer wasserlöslichen Goldpräparation zum Ausschluß idiosynkratischer oder allergischer Reaktionen werden nach einer Woche 25 mg und ab der dritten Behandlungswoche 50 mg einmal wöchentlich intramuskulär verabreicht. Die wöchentlichen Dosen von 50 mg i.m. werden fortgesetzt, bis ein Ansprechen – häufig erst nach vier- bis sechswöchiger Therapie – erkennbar wird. Anschließend können die Intervalle der Goldinjektionen verlängert werden. Tritt nach einer kumulativen Dosis von 1 g keine erkennbare Wirkung ein, wird die Goldtherapie abgebrochen. Bei Kindern mit Pemphigus wurden Dosen von 1 mg/kg Körpergewicht alle zwei bis vier Wochen injiziert. Die Wirksamkeit oraler Goldpräparationen ist bei Pemphigus nur vereinzelt dokumentiert und möglicherweise geringer ausgeprägt [49].

Als Monotherapie wurde Gold mit Erfolg allerdings nur bei wenigen Pemphiguspatienten eingesetzt, die Kombination mit Glukokortikosteroiden ist die Regel: In der 1998 von Pandya et al. [42] publizierten Therapiestudie war bei der Hälfte der 22 mit Prednison und Gold behandelten Pemphiguspatienten ein steroidsparender Effekt von Gold erkennbar: Durchschnittlich nach dreimonatiger Goldtherapie konnten die Steroidtagesdosen um die Hälfte reduziert und nach sechs Monaten beendet werden. Bei vier Patienten trat nach 12monatiger Goldtherapie und gleichzeitiger Gabe von durchschnittlich 10 mg Prednison täglich eine Remission ein, die im Durchschnitt über acht Monate anhielt. 40 % der mit Gold allein oder in Kombination mit Steroiden behandelten Patienten entwickelten kutane oder systemische Nebenwirkungen, die bei neun Patienten zu einer endgültigen Absetzung der Goldtherapie zwangen.

Kommentar

Die intramuskuläre Goldtherapie stellt eine Alternative zu der in Kombination mit Glukokortikosteroiden durchgeführten Langzeitadjuvanztherapie mit Immunsuppressiva dar. Der steroidsparende Effekt der Goldtherapie ist in etwa dem von Immunsuppressiva äquivalent. Ein Vorteil der Goldtherapie liegt in der wöchentlichen intramuskulären Applikation. Nachteile der Goldtherapie ergeben sich aus dem späten Wirkungsbeginn (oft erst nach drei Monaten) und aus der hohen Rate von allerdings meist reversiblen kutanen und systemischen Nebenwirkungen.

Dapson

- Präparat:
  Dapson-Fatol
- Indikation:
  Dermatitis herpetiformis
  Lineare IgA-Dermatose
  Bullöses Pemphigoid
  Juveniler Pemphigus vulgaris
  Epidermolysis bullosa acquisita

Von den hier besprochenen Medikamenten der erweiterten Wahl, die als Alternativen zu Immunsuppressiva bei erworbenen blasenbildenden Erkrankungen in Frage kommen, hat Dapson (4,4'-Diaminodiphenylsulphon) die größte Bedeutung und auch außerhalb der Dermatologie die größte Verbreitung: Als Antibiotikum in Kombination mit anderen Medikamenten in der Therapie der Malaria, der Lepra und als entzündungshemmende Substanz bei rheumatoider Arthritis, bei Asthma, leukozytoklastischer Vaskulitis, rezidivierender Polychondritis, Erythema elevatum et diutinum und anderen entzündlichen Dermatosen [5, 59]. Bei Dermatitis herpetiformis wird Dapson seit fast 50 Jahren eingesetzt [14]. Innerhalb 1–3 Tagen nach Therapiebeginn kommt es hier zu einem völligen Stillstand des brennenden Juckreizes und zu einer beginnenden Abheilung der Blasen. Die mit den Hautveränderungen assoziierte glutensensitive Enteropathie wird von Dapson nicht beeinflußt, so daß Dapson bei Dermatitis herpetiformis immer mit einer glutenfreien Diät kombiniert werden sollte. Die Diät muß konsequent und oft lebenslang durchgeführt werden, um die Dosierung und Dauer der Dapsontherapie und damit das Risiko von Nebenwirkungen limitieren zu können [18].

Pharmakologische Wirkung

Die Hauterkrankungen, die auf Dapson ansprechen, sind histologisch vorwiegend durch Infiltrate von polymorphkernigen Leukozyten charakterisiert. Die antientzündliche Wirkung von Dapson geht vor allem von dem Hauptmetaboliten Dapsonhydroxylamin (DDS-NOH), der Zytochrom 450-abhängig in der Leber entsteht, aus [59]. Dapsonhydroxylamin blockiert die Reaktion von Myeloperoxidase, die aus aktivierten Leukozyten freigesetzt wird, mit Wasserstoffperoxid und Chlorionen oder anderen Halogenen und verhindert so die Generierung bakterizider und gewebeschädigender Sauerstoffintermediärprodukte. Neben seiner ausgeprägten antioxidativen Wirkung hemmt Dapson die integrinvermittelte Adhärenz von neutrophilen Granulozyten an Endothelzellen, dagegen nicht oder nur unwesentlich die Chemotaxis [12]. In vitro haben Dapson beziehungsweise Dapsonhydroxylamin auch eine blockierende Wirkung auf die Freisetzung von Prostaglandinen PGE_2 und PGD_2 aus Mastzellen, Makrophagen und Granulozyten und auf die 5-Lipoxygenase-abhängigen Arachidonsäuremetaboliten Leukotrien B_4 beziehungsweise C_4 sowie auf die Bindung von Leukotrien B_4 an spezifische Rezeptoren. Nach neueren Untersuchungen von Wozel et al. [60] supprimiert Dapson in therapeutischen Äquivalenzdosen in vitro die Interleukin 8-Produktion in humanen Leukozyten beziehungsweise Monozyten; die antioxidative Wirkung von Dapson wird dabei als entscheidender Mechanismus angenommen. Weiterhin werden Einflüsse von Dapson auf die Aktivierung von T- und B-Lymphozyten und auf das Komplementsystem diskutiert [59].

Nebenwirkungen

Dazu gehören die Methämoglobinämie, die klinisch von Kopfschmerzen, Zyanose, Dyspnoe, Tachykardie und Übelkeit begleitet sein kann sowie die Hämolyse, die bereits ab Tagesdosen von 50 mg auftritt und bei Patienten mit einem Glukose-6-Phosphat-Dehydrogenasemangel zu lebensbedrohlicher hämolytischer Anämie führen kann (Tabelle 2) [12]. Die Methämoglobinämie ist nahezu obligat, kann sich aber bei längerer Therapiedauer zurückbilden; Methämoglobinspiegel unter 20 % bleiben in der Regel ohne Symptomatik; vor allem ältere Patienten mit kardiopulmonalen Beschwerden tolerieren allerdings häufig bereits wesentlich geringere Methämoglobinspiegel schlecht. Die Einnahme von Vitamin E (800 Einheiten täglich) hat möglicherweise eine begrenzt protektive Wirkung auf die DDS-NOH-induzierte Hämolyse und Methämoglobinbildung [47]. Auch Cimetidin kann in einer Dosierung von 3 × 400 mg täglich die Methämoglobinbildung bei gleichzeitiger Dapsoneinnahme reduzieren und dadurch bedingte klinische Symptome bessern [13]. Unterstützt wird die protektive Wirkung von Cimetidin durch eine fraktionierte, auf mehrere Tagesdosen verteilte Dapsoneinnahme.
Die toxische Dapson-induzierte Agranulozytose ist sehr selten und kann tödlich verlaufen; sie tritt in der Regel innerhalb der ersten zwei bis drei Monate nach Therapiebeginn, vorwiegend bei Patienten mit Dermatitis herpetiformis auf [12]. Neben der spezifischen myelotoxischen Wirkung von Dapsonhydroxylamin spielen möglicherweise immunologische Mechanismen eine Rolle. Cimetidin und Vitamin E haben keine protektive Wirkung; therapeutisch werden heute rekombinierte humane granulozytenstimulierende Faktoren eingesetzt.

Tabelle 2. Nebenwirkungen von Dapson

Blut	Methämoglobinbildung, hämolytische Anämie, Agranulozytose
Haut	Zyanose, exfoliative Dermatitis, makulopapulöse Exantheme, photoallergische Reaktionen, Erythema nodosum (Lyell-Syndrom)
Gastrointestinaltrakt	Appetitlosigkeit, Übelkeit, Erbrechen, Hepatotoxizität
Nerven	Motorische und sensorische Polyneuropathie
Hypersensitivitätssyndrom	Exantheme, Lymphadenopathie, Hepatitis, Splenomegalie, Fieber

Viel häufiger als die Haut- und Schleimhautveränderungen im Rahmen der Agranulozytose sind Dapson-induzierte allergische Exantheme unterschiedlichster Morphologie, die meist in den ersten Therapiewochen auftreten; photoallergische, wahrscheinlich durch UVA ausgelöste Hautreaktionen, sind relativ selten (Abb. 1). Beschrieben sind unter Dapsoneinnahme auch Erythrodermien, Erythema nodosum, Erythema exsudativum multiforme und, bei Leprapatienten, ein Lyell-Syndrom [25].
Weitere seltene organgebundene Nebenwirkungen betreffen den Magen-Darm-Trakt, das Nervensystem mit motorischer oder sensorischer Polyneuropathie und die Nieren [59].
Das Dapson-Hypersensitivitätssyndrom, dessen Pathogenese unklar ist, tritt überwiegend bei Leprapatienten mit papulösen Exanthemen, ekzemartigen oder bullösen Veränderungen an der Haut, Mundschleimhaut, Erosionen, Juckreiz, Lymphknotenschwellung und Splenomegalie auf [28, 29], begleitet

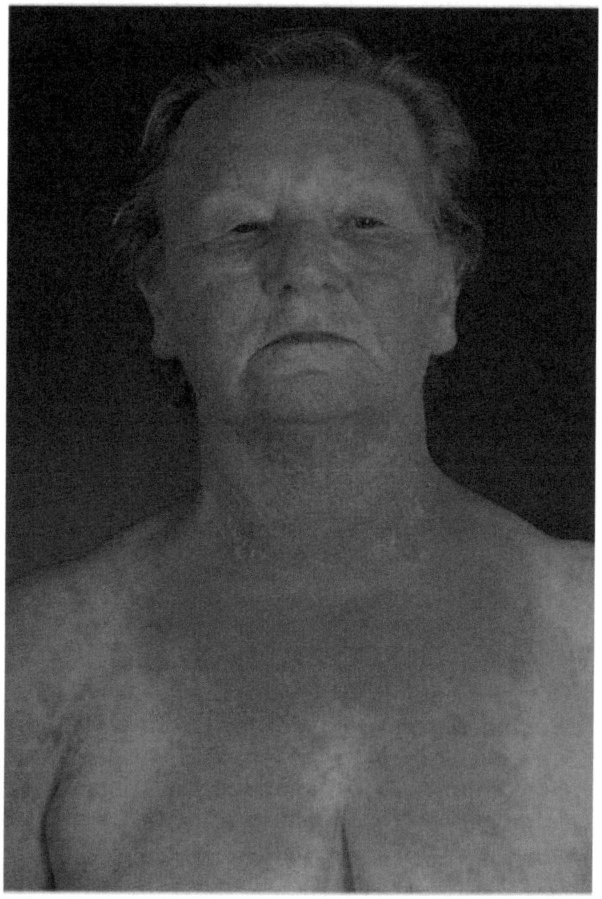

Abb. 1. 75jährige Patientin mit linearer IgA-Dermatose und photoallergischem Exanthem nach zweiwöchiger Einnahme von Dapson-Fatol (100 mg/Tag)

von Fieber, beschleunigter Blutsenkungsgeschwindigkeit und Erhöhung der Leberenzyme; häufig besteht zusätzlich eine hämolytische Anämie. Nach sofortigem Absetzen von Dapson und, bei schweren Verlaufsformen, systemischer Steroidgabe, ist klinische Besserung möglich [35].

Indikation und Durchführung der Therapie

Bei bullösem Pemphigoid wird - nach Ausschluß einer Methämoglobinämie und einer Glukose-6-Phosphat-Dehydrogenase-Defizienz - Dapson einschleichend, beginnend mit 50 mg/Tag dosiert. Die Wirkung setzt bei bullösem Pemphigoid in der Regel erst bei einer Tagesdosis von 100–150 mg und damit wesentlich langsamer als bei Dermatitis herpetiformis ein. Durch gleichzeitige topische Therapie mit stark wirksamen topischen Kortikosteroiden oder durch die Kombination mit systemischen Glukokortikosteroiden (zum Beispiel Prednisolon 0,5 mg/kg KG) kann die Wirkung von Dapson verstärkt und das Nebenwirkungsrisiko gering niedriger gehalten werden. In der von Bouscarat et al. [8] publizierten retrospektiven Studie sprach nur die Hälfte von 36 Patienten mit bullösem Pemphigoid auf Dapson allein (15 Patienten) beziehungsweise auf Dapson kombiniert mit topischer Steroidtherapie (19 Patienten) an. Der Anteil partieller oder kompletter Remission war unter den kombiniert behandelten Patienten höher. Fast 60 % der mit Dapson behandelten Patienten entwickelten Nebenwirkungen. Venning et al. [54] berichteten über 18 Patienten mit bullösem Pemphigoid, von denen acht innerhalb von zwei bis vier Wochen unter Monotherapie mit Dapson (100–150 mg täglich) abheilten. Bei den Patienten, die auf Dapson nicht oder nur partiell ansprachen, war der Zusatz von systemischen Kortikosteroiden bei Fortsetzung der Dapsontherapie erfolgreich. Die Nebenwirkungsrate von Dapson lag in dieser Untersuchung bei 40 % und zwang bei zwei Patienten zum Therapieabbruch.

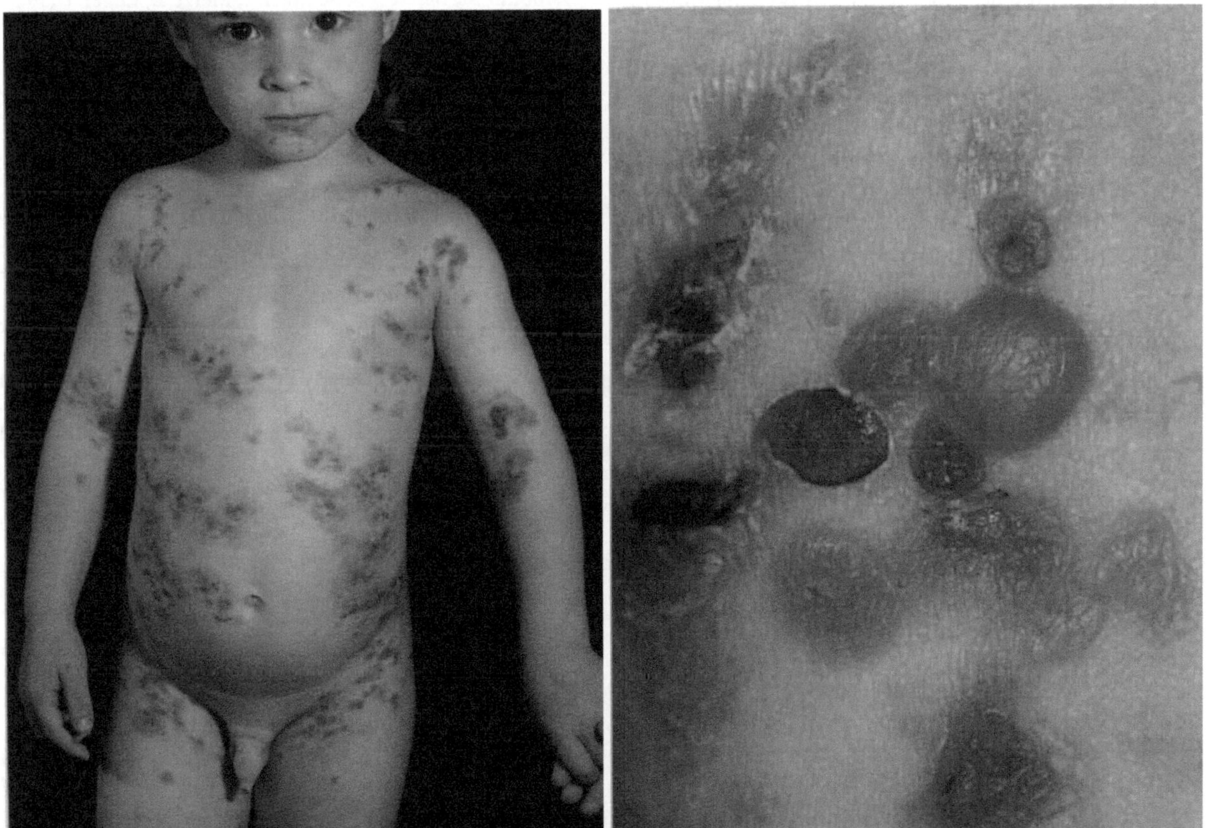

Abb. 2. a Fünfjähriger Junge mit linearer disseminierter IgA-Dermatose (LAD). **b** Detail LAD: subepidermale Blasen und verkrustete Erosionen in gruppierter Anordnung

Dapson kann, allein oder in Kombination mit systemischen Kortikosteroiden, in einer Dosierung von 100–200 mg täglich auch in entzündlichen Frühstadien des vernarbenden Pemphigoids eingesetzt werden [48]. Im narbigen Spätstadium dieser vorwiegenden Schleimhauterkrankung ist Dapson nicht mehr wirksam.

Im Gegensatz zur juvenilen Dermatitis herpetiformis spricht die lineare IgA-Dermatose bei Kindern und Jugendlichen (Abb. 2 a, b) nur selten auf eine alleinige Dapsontherapie an; meist ist die zusätzliche und wiederholte Gabe von systemischen Kortikosteroiden erforderlich, um rezidivierende Blasenschübe zu verhindern. Über die Nebenwirkungen einer langdauernden Dapsongabe bei Kindern liegen nur wenige Literaturangaben vor [18]. Aus eigener Erfahrung wird Dapson in niedriger Dosierung (25–50 mg täglich) von Kindern und Jugendlichen häufig längerfristig besser als von alten Patienten vertragen. Als Adjuvanz zu systemischen Kortikosteroiden wurde Dapson bei einigen Kindern mit Pemphigus vulgaris erfolgreich eingesetzt [6]. Unter der Therapie mit Dapson sind sowohl bei Kindern als auch bei Erwachsenen regelmäßige Kontrollen des Labors (Blutbild, Methämoglobinspiegel, LDH, Leberenzyme, Bilirubin, Urin) und der Klinik (Zyanose, Puls, Blutdruck, EKG, neurologischer Status) erforderlich. Liegt eine Unverträglichkeit von Dapson vor oder zwingen Nebenwirkungen zu Therapieabbruch, können als Alternativen zu Dapson Sulfamethoxypyrazin (Longum) per os in der Dosierung von 2 g wöchentlich (bei Kindern 30 mg/kg Körpergewicht per os), Sulfasalazin (Azulfidine) in der Dosierung von 2- bis 3mal 1 g täglich per os oder Colchizin (Colchicum dispert, 3× 0,5 mg täglich) erwogen werden [34, 55].

Kommentar

Dapson ist als Alternative zu immunsuppressiven Medikamenten bei Patienten mit bullösem Pemphigoid wirksamer als Makrolidantibiotika und kann als Monotherapie oder in Kombination mit topischen oder systemischen Kortikosteroiden eingesetzt werden. Bei der linearen IgA-Dermatose, bei Pemphigus vulgaris oder Epidermolysis bullosa acquisita im Kindesalter stellt Dapson – in Kombination mit systemischen Kortikosteroiden – ebenfalls eine echte Alternative zu Immunsuppressiva dar. Nachteile der Dapsontherapie sind die relativ häufigen Nebenwirkungen. Regelmäßige Labor- und klinische Kontrollen sind daher erforderlich; bei Patienten mit Glukose-6-Phosphat-Dehydrogenase-Mangel, mit Blutbildveränderungen oder mit ischämischen Herzerkrankungen ist Dapson kontraindiziert.

Literatur

1. Aram H (1984) Linear IgA bullous dermatosis: successful treatment with colchicine. Arch Dermatol 120:960–961
2. Barthelmy H, Thivolet J, Cambazard F, Bendelac A, Maduit G, Granier F, Trappas A (1986) Cyclosporin in the treatment of bullous pemphigoid: preliminary study. Ann Dermatol Venereol 113:309–313
3. Berbis P, Privat Y (1989) Interet de la colchicine dans le traitment de l'epidermilyse bullosa. Ann Dermatol Venerol 116:301–307
4. Berk MA, Lorincz AL (1986) The treatment of bullous pemphigoid with tetracycline and niacinamide. A preliminary report. Arch Dermatol 122:670–674
5. Bernstein JE, Lorincz A (1981) Sulfonamides and sulfones in dermatologic therapy. Int J Dermatol 20:81–88
6. Bjarnason B, Skoglud C, Flosadóttir E (1998) Childhood pemphigus vulgaris treated with dapsone: A case report. Pediatric Dermatol 15:381–383
7. Böhm M, Beissert S, Schwarz T, Metze D, Luger T (1997) Bullous pemphigoid treated with mycophenolate mofetil. Lancet 349:541
8. Bouscarat F, Chosidow O, Picard-Dahan C, Sakiz V, Crickx B, Prost C, Roujeau JC, Revuz J, Belaich S (1996) Treatment of bullous pemphigoid with dapsone: Retrospective study of thirty-six cases. J Am Acad Dermatol 34:683–684
9. Braun-Falco O, Balda BR, Korting HC, Blick U, Löschke K, Begemann F (1982) Arznei-induziertes tödliches Lyell-Syndrom unter kombinierter Benoxaprofen-Aurothioglukose-Therapie. Münch Med Wochenschr 124:757–759
10. Cash JM, Klippel JH (1994) Second-line drug therapy for rheumatoid arthritis. N Engl J Med 330:1368–1375
11. Chaffins ML, Collison D, Fivenson DP (1993) Treatment of pemphigus and linear IgA dermatosis with nicotinamide and tetracycline: A review of 13 cases. J Am Acad Dermatol 28:998–1000
12. Coleman MD (1993) Dapsone: Modes of action, toxicity and possible strategies for increasing patient tolerance. Br J Dermatol 129:507–513
13. Coleman MD, Rhodes AK, Scott JL, Verbov JL, Friedmann PS, Breckenridge AM, Park BK (1992) The use of cimetidine to reduce dapsone dependent methaemoglobinaemia in dermatitis herpetiformis patients. Br J Clin Pharmac 34:244–249
14. Cornbleet T (1951) Sulfoxone (diasone) sodium for dermatitis herpetiformis. Arch Dermatol 64:684
15. Depaire-Duclos F, Dandurand M, Basset-Seguin N (1997) Treatment of bullous pemphigoid with tetracyclines and topical corticosteroids. Eur J Dermatol 7:570–573
16. Ebringer A, MacKay IR (1969) Pemphigus vulgaris successfully treated with cyclophosphamide. Ann Intern Med 71:125–127
17. Enk AH, Knop J (1997) Treatment of pemphigus vulgaris with mycophenolate mofetil. Lancet 350:494

18. Ermacora E, Prampolini L, Tribbia G, Pezzoli G, Gelmetti C, Cucchi G, Tettamanti A, Giunta A, Gianotti F (1986) Long-term follow-up of dermatitis herpetiformis in children. J Am Acad Dermatol 15:24–30
19. Fimiani M, Rubegni P, Flori ML, De Aloe G, Andreassi L (1997) Treatment of pemphigus senilis with tetracycline plus nicotinamide: long term follow-up. J Am Geriatr Soc 45:256–258
20. Fivenson DP, Breneman DL, Rosen GB, Hersh CS, Cardone S, Mutasim D (1994) Nicotinamide and tetracycline therapy of bullous pemphigoid. Arch Dermatol 130:753–758
21. Fox BJ, Odom RB, Findlay RF (1982) Erythromycin therapy in bullous pemphigoid: possible anti-inflammatory effects. J Am Acad Dermatol 7:504–510
22. Gollnick H, Owsianowski M, Taube KM, Orfanos CE (1993) Unresponsive severe generalised pemphigus vulgaris successfully controlled by extracorporeal photopheresis. J Am Acad Dermatol 28:122–124
23. Guillaume JC, Roujeau JC, Morel P, Doutre MS, Guillot B, Lambert D, Lauret Ph, Lorette G, Prignet F, Triller R, Vaillant L (1988) Controlled study of plasma exchange in pemphigus. Arch Dermatol 124:1659–1663
24. Hornschuh B, Hamm H, Wever S, Hashimoto T, Schröder U, Bröcker E-B, Zillikens D (1997) Treatment of 16 patients with bullous pemphigoid with oral tetracycline and niacinamide and topical clobetasol. J Am Acad Dermatol 36:101–103
25. Katoch K, Ramu G, Ramanathan U (1983) Toxic epidermal necrolysis (Lyell-Syndrome). A case report. Lep India 55:133–135
26. Kolbach DN, Remme JJ, Bos WH, Jonkman MF, De Jong MC, Pas HH, van der Meer JB (1995) Bullous pemphigoid successfully controlled by tetracycline and nicotinamide. Br J Dermatol 133:88–90
27. Korman NJ (1998) Bullous pemphigoid. The latest in diagnosis, prognosis and therapy. Arch Dermatol 134:1137–1141
28. Kromann NP, Vilhelmsen R, Stahl D (1982) The dapsone syndrome. Arch Dermatol 118:531–532
29. Kumar RD, Kumar MV, Thappa DM (1998) Dapsone syndrome – a five year retrospective analysis. Indian J Lepr 70:271–276
30. Lampeter EF, Klinghammer A, Scherbaum WA, Heinze E, Haastert B, Giani G, Kolb H (1998) The Deutsche Nicotinamide Intervention Study: An attempt to prevent type 1 diabetes. Diabetes 47:980–984
31. Lever WF, Goldberg HS (1969) Treatment of pemphigus vulgaris with methotrexate. Arch Dermatol 100:70–78
32. Liang G, Nahass G, Kerdel FA (1992) Pemphigus vulgaris treated with photopheresis. J Am Acad Dermatol 26:779–780
33. McDonald CJ (1985) Use of cytotoxic drugs in dermatologic diseases. J Am Acad Dermatol 12:965–975
34. McFadden JP, Leonard JN, Powles AV, Rutman AJ, Fry L (1989) Sulphamethoxypyridazine for dermatitis herpetiformis, linear IgA disease and cicatricial pemphigoid. Br J Dermatol 121:759–762
35. McKenna KE, Robinson J (1997) The dapsone hypersensitivity syndrome occurring in a patient with dermatitis herpetiformis. Br J Dermatol 137:657–658
36. Megahed M, Scharffetter-Kochanek K (1992) Epidermolysis bullosa acquisita – successful treatment with colchicine. Arch Dermatol Res 286:35–40
37. Messer G, Meurer M (1997) High-dose intravenous immunoglobulins. In: Burg C, Dummer RG (eds) Strategies for immunointerventions in dermatology. Springer, Berlin, pp 147–159
38. Meurer M (1995) Die Therapie der bullösen Dermatosen. In: Plewig G, Korting HC (Hrsg) Fortschritte der praktischen Dermatologie und Venerologie 14. Springer Berlin, S 78–85
39. Meurer M, Braun-Falco O (1979) Plasma exchange in the treatment of pemphigus vulgaris. Br J Dermatol 100:231–232
40. Nestle FO (1997) Rapamycin. In: Burg G, Dummer RG (eds) Strategies for immunointerverentions in dermatology. Springer, Berlin, pp 43–57
41. Ohshima A, Tokura Y, Wakita H, Furukawa F, Takigawa M (1998) Roxithromycin down-modulates antigen-presenting and interleukin-1βb-producing abilities of murine Langerhans cells. J Dermatol Sci 17:214–222
42. Pandya AG, Dyke C (1998) Treatment of pemphigus with gold. Arch Dermatol 134:1104– 1107
43. Penneys NS, Eaglstein WH, Frost P (1976) Management of pemphigus with gold compounds: A long-term follow-up report. Arch Dermatol 112:185–187
44. Peoples D, Fivenson DP (1992) Linear IgA bullous dermatosis: Successful treatment with tetracycline and nicotinamide. J Am Acad Dermatol 26:498–499
45. Plewig G, Schöpf E (1975) Anti-inflammatory effects of antimicrobial agents: An in vivo study. J Invest Dermatol 65:532–536
46. Poulin Y, Perry HO, Muller SA (1984) Pemphigus vulgaris: Results of treatment with gold as a steroid-sparing agent in a series of thirteen patients. J Am Acad Dermatol 11:851–857
47. Prussick R, Ali MAM, Rosenthal D, Guyatt G (1992) The protective effect of vitamin E on the hemolysis associated with dapsone treatment in patients with dermatitis herpetiformis. Arch Dermatol 128:210–213
48. Rogers RS, Seehafer JR, Perry HO (1982) Treatment of cicatricial (benign mucous membrane) pemphigoid with dapsone. J Am Acad Dermatol 6:215–223
49. Salomon D, Saurat JH (1986) Oral gold therapy (Auranofin) in pemphigus vulgaris. Dermatologica 172:310–314
50. Schoen H, Foedinger D, Derfler K, Amann G, Rappersberger K, Stingl G, Volc-Platzer B (1998) Immunoapheresis in paraneoplastic pemphigus. Arch Dermatol 134:706–710
51. Stutz JA, Ellis CN (1995) Dermatological uses of cyclosporin. Clin Drug Invest 10(suppl 1):22–35
52. Thomas I (1987) Gold therapy and its indications in dermatology. A review. J Am Acad Dermatol 16:845–854
53. Tory PS, Lloyc EK, Alan SB (1998) Colchicine in dermatology. J Am Acad Dermatol 39:993–999
54. Venning VA, Millard PR, Wojnarowska F (1989) Dapsone as first fine therapy for bullous pemphigoid. Br J Dermatol 120:83–92
55. Wahl C, Liptay S, Adler G, Schmid RM (1998) Sulfasalazine: A potent and specific inhibitor of nuclear factor kappa B. J Clin Invest 101:1163–1174

56. Westerhof W (1989) Treatment of bullois pemphigoid with topical clobetasol propionate. J Am Acad Dermatol 20:458–461
57. White SD, Rosychuk RA, Reinke SI, Paradis M (1992) Use of tetracycline and niacinamide for treatment of autoimmune skin disease in 31 dogs. J Am Vet Med Assoc 200:1497–1500
58. Wolff K, Schreiner E (1969) Immunosuppressive therapy for pemphigus vulgaris. Arch Klin Exp Dermatol 235: 63–77
59. Wozel G (1996) Dapson. Pharmakologie, Wirkmechanismus und klinischer Einsatz. Thieme, Stuttgart
60. Wozel G, Blasum C, Winter C, Gerlach B (1997) Dapsone hydroxylamine inhibits the LTB_4-induced chemotaxis of polymorphonuclear leukocytes into human skin: Results of a pilot study. Inflammation Res 46:420–422
61. Wozel G, Rietzschel I, Heidenbluth I (1983) Lichen ruber pemphigoides durch Goldbehandlung bei Rheumatoid-Arthritis. Dermatol Monatsschr 169: 125–129

Bullöse Arzneimittelreaktionen

Klemens Rappersberger und Dagmar Födinger

Arzneimittelnebenwirkungen stellen unerwünschte klinische Reaktionen dar, die durch topisch oder systemisch verabreichte Medikamente hervorgerufen werden [7, 14]. Viele dieser Reaktionen sind unvermeidlich und daher unvorhersehbar. Sie sind durch einen typisch klinischen Verlauf charakterisiert und sollten vom Patienten und Arzt vor Beginn der Therapie besprochen werden. Dazu zählen die Nebenwirkungen einer Chemotherapie mit Zytostatika (Haarausfall, Mukositis), die Folgen einer Bestrahlungstherapie mit ionisierenden Strahlen (Radiodermitis) oder mit UVA-Strahlung (Lentigines) oder die Trockenheit der Haut und Schleimhäute bei systemischer Verabreichung synthetischer Retinoide, um nur einige zu nennen. Solche Nebenwirkungen sind durch die unmittelbare pharmakologische Wirksamkeit des verabreichten Medikamentes bedingt, die eben nicht nur das zugrundeliegende pathologische Geschehen beeinflußt, sondern auch mit physiologischen Organfunktionen interagiert. Die meisten kutanen Arzneimittelnebenwirkungen sind jedoch unvorhersehbar und vor allem auch unspezifisch. Das bedeutet, daß ein bestimmtes Arzneimittel klinisch morphologisch vollkommen unterschiedliche Hautveränderungen auslösen kann. Die zugrundeliegenden Pathomechanismen sind weitgehend ungeklärt, einige davon scheinen jedoch durch eine unmittelbare Fehlregulation des zellulären und humoralen Immunsystems vermittelt zu sein.

Etwa 14% aller erfaßten Arzneimittelreaktionen erfassen das Hautorgan; ältere Menschen sind dabei wesentlich häufiger betroffen als junge [10, 11, 14]. Zum überwiegenden Teil treten die kutanen Arzneimittelreaktionen in Form wenig charakteristischer makulopapulöser Exantheme auf, die zumeist von Juckreiz unterschiedlicher Qualität bis hin zu brennenden Schmerzen begleitet sind.

Aufgrund der oft ausgedehnten Gewebszerstörung, insbesondere der Epidermis, zählen die bullösen Arzneimittelreaktionen zu den unangenehmsten Arzneimittelnebenwirkungen am Hautorgan. Neben dem charakteristischen fixen Arzneimittelexanthem, welches nicht selten eine bullöse Komponente entwickelt, zählen zu diesem Krankheitsspektrum das Erythema exsudativum multiforme, dessen Maximalvariante das Stevens-Johnson-Syndrom und die toxisch epidermale Nekrolyse. Dazu zählen aber auch die medikamentös induzierte Porphyria cutanea tarda, die Pseudoporphyrie, das bullöse Pemphigoid und der Pemphigus-kutane Nebenwirkungen, die einerseits unmittelbar durch das Medikament initiiert werden können, deren Verlauf andererseits jedoch durch verschiedene Medikamente aggraviert werden kann. Während die Genese eines bullösen Decubitus nach Barbiturat-Intoxikationen durch die mechanische Belastung bei reduzierter Herzkreislauffunktion eine relativ einfache Erklärung findet, sind die Pathomechanismen aller anderen bullösen Arzneimittelreaktionen äußerst unbefriedigend untersucht [8, 9, 13, 15, 16]:

Im fixen Arzneimittelexanthem, beim Erythema exsudativum multiforme und Stevens-Johnson-Syndrom und bei der toxisch epidermalen Nekrolyse dominieren zytotoxische T-Zellen im entzündlichen Infiltrat in der läsionalen Haut; Entzündungszellen und Keratinozyten exprimieren ICAM-1 und HLA-DR. Außerdem scheinen bestimmte Serumfaktoren zur Pathogenese beizutragen. So wurde beim fixen Arzneimittelexanthem bereits vor Jahren ein „ther molabiles Agens" entdeckt, jedoch bis heute nicht näher identifiziert. Bei all diesen Erkrankungen, aber auch bei der Porphyria cutanea tarda wurden zirkulierende Immunkomplexe, Ablagerung von Komplement und Immunglobulinen im epidermalen Interzellularraum und entlang der dermo-epidermalen Grenzzone, wie auch um und in den papillären Blutgefäßen beschrieben. Beim bullösen Pemphigoid und beim Pemphigus foliaceus wurden spezifische, gegen die Antigene dieser Erkrankungen gerichtete Autoantikörper identifiziert. Bei Patienten, die eine toxisch epidermale Nekrolyse entwikkeln gibt es auch immunogenetische Hinweise darauf, daß HLA-A29, HLA-B12 und HLA-DR7 eine Rolle in der Pathogenese haben könnten. Darüber hinaus wurde erst kürzlich die Bedeutung der Fas-Fas-Liganden-mediierten Apoptose berichtet [17].

Wir haben uns in den zurückliegenden 6 Jahren mit einer Form bullöser Arzneimittelreaktionen beschäftigt, dem Erythema exsudativum multiforme major, und versucht, mehr Einblick in immunpathologische Phänomene dieses schweren Krankheitsbildes zu bekommen.

Erythema exsudativum multiforme major

Das Erythema exsudativum multiforme major ist klinisch durch das Auftreten von Irisläsionen, sowie uncharakteristischen, oft mit Blasenbildung einhergehenden Hautveränderungen und ausgedehnten Schleimhauterosionen an zumindest zwei von einander unabhängigen Lokalisationen charakterisiert (Abb. 1).

Immunmorphologie

Histopathologisch ist das Erythema exsudativum multiforme durch Einzelzellnekrosen, fokale Nekrosen der gesamten Epidermis und ein lymphozytär betontes gemischtzelliges Infiltrat in Dermis und Epidermis charakterisiert. Dabei überwiegen $CD8^+$-Lymphozyten in der Epidermis. In der Dermis findet man auch neutrophile Granulozyten, darüber hinaus Ödem, welches gelegentlich zu einem subepidermalen Spalt führen kann. Einzelne Patienten mit diesem Krankheitsbild entwickeln jedoch auch einen intra- und suprabasalen Spalt, wie man sie sonst nur beim paraneoplastischen Pemphigus sieht. Die klinischen und histopathologischen Ähnlichkeiten mit dem paraneoplastischen Pemphigus weisen auf humorale Immunmechanismen in der Pathogenese dieser Erkrankung hin. Tatsächlich findet man in der Haut solcher Patienten intraläsional IgG und C3 in der Interzellularsubstanz der Epidermis, fokal aber gelegentlich auch in der Basalmembranzone und nur ganz sporadisch um die papillären Blutgefäße (Abb. 2). Solche Patienten haben außerdem zirkulierende IgG-Autoantikörper, welche an die Interzellularsubstanz verschiedener humaner und muriner Epithelien (Haut, Ösophagus, Urothel), an Hepatozyten und die Glanzstreifen des Myokards binden. Besonders auffallend an diesen Immunfluoreszenzuntersuchungen ist die Tatsache eines desmosomalen Färbemusters an den Epithelien, beziehungsweise eine Darstellung von Zell-Zellkontakten an den Hepatozyten und im nicht-epithelialen Gewebe der Zell-Zellverbindungen der Myokardzellen. Diese Untersuchungen wiesen darauf hin, daß diese Autoantikörper gegen ein oder mehrere Proteine gebildet werden, welches in solchen Zell-Zell-Verbindungen lokalisiert ist, den Desmosomen [3].

Desmosomen stellen die wichtigsten Haftstrukturen zwischen den Keratinozyten in der Epidermis und an Schleimhäuten dar. Sie bestehen aus einem zytoplasmatischen Plaque und der anliegenden Zellmembran und der extrazellulären Desmoglia. Die Desmoglia wird vor allem von den extrazellulären Anteilen der desmosomalen Cadherine (Desmog-

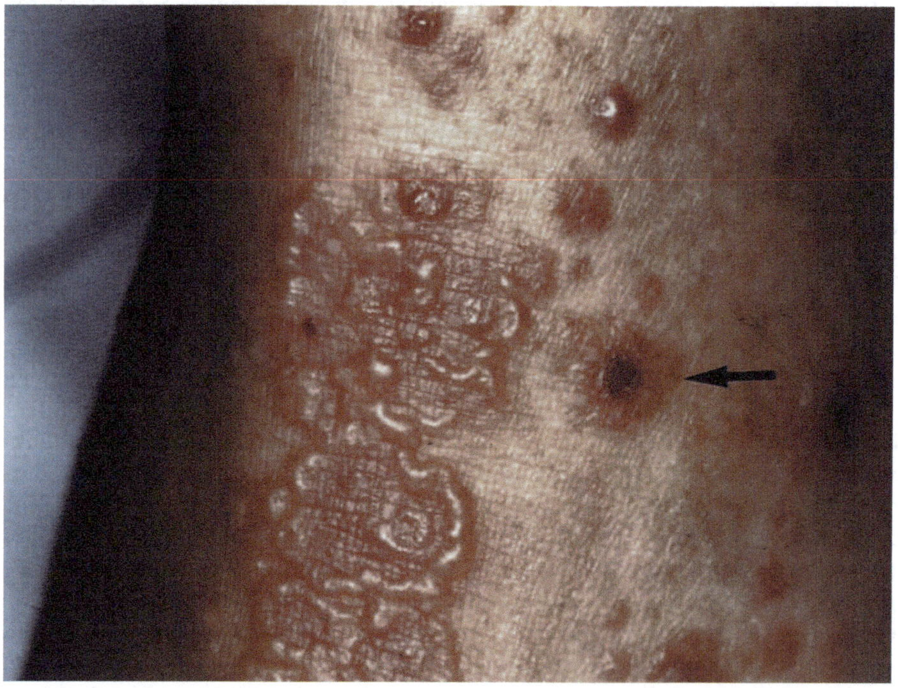

Abb. 1. Erythema exudativum multiforme major. Erytheme mit randständigen Bläschen am Unterarm; einzelnen Papeln und Papulovesikeln sowie eine zentral erosive Irisläsion (*Pfeil*)

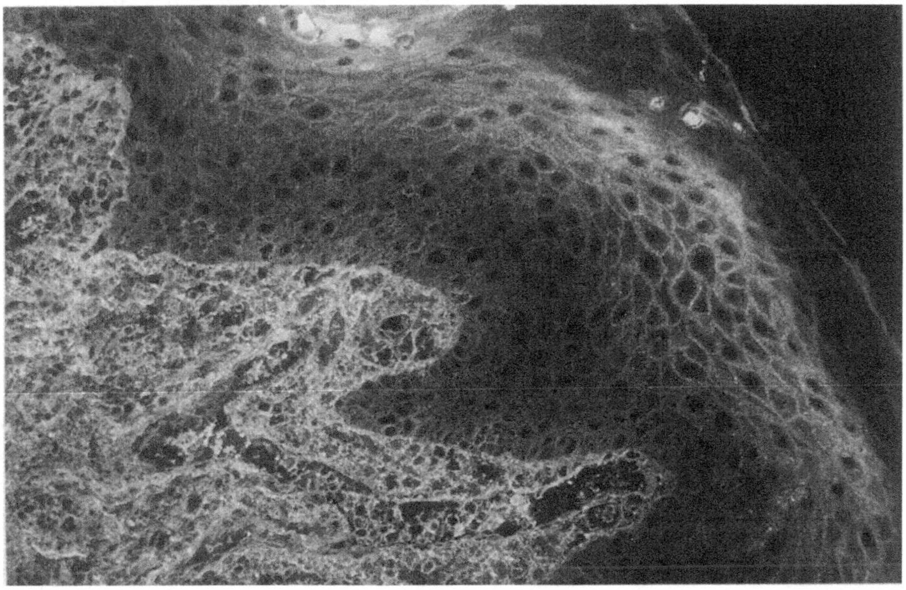

Abb. 2. In der direkten Immunfluoreszenz einer humanen Läsion findet man IgG-Ablagerungen an den Zellmembranen der Keratinozyten, oft in einem punktierten, desmosomalen Muster. Hautläsion, direkte Immunfluoreszenz

leine, Desmokolline) gebildet, deren zytoplasmatische Schwänze gemeinsam mit den charakteristischen Plaque-Proteinen Desmoplakin I/II, Plakoglobin und Plakophillin den desmosomalen Plaque aufbauen. Aus dem Zytoplasma strahlen als weitere Komponente Keratinfilamente in den desmosomalen Plaque ein und werden in diesem verankert. Damit stellen Desmosomen wichtige Organellen des Zytoskeletts dar, mehr noch, sie mediieren eine Fortsetzung des Zytoskeletts einer Zelle zur nächsten und tragen somit ganz wesentlich zur Stabilität der Epidermis als Organ bei. In immunelektronenmikroskopischen Untersuchungen konnten wir zeigen, daß die Autoantikörper von Patienten mit Erythema exsudativum multiforme major an Desmosomen binden, genauer, an den zytoplasmatischen Plaque.

Biochemische Charakterisierung des Autoantigens

Für Western-Blot-Experimente wurden Proteinextrakte von epidermalen Häutchen „epidermal sheets" hergestellt. Die Proteine wurden entsprechend ihres Molekulargewichts durch Polyacrylamidgelelektrophorese aufgetrennt, auf Nitrozellulosepapier transferiert und anschließend mit den Seren der Patienten und monoklonalen Antikörper, die gegen desmosomale Proteine gerichtet sind, inkubiert. Dabei zeigte sich, daß ein Großteil der Patienten Antikörper entwickelt, welche an eine 250 kD und 210 kD große Bande binden, welche mit Desmoplakin I und II komigrieren. Diese Ergebnisse paßten gut zu den immunelektronenmikroskopischen Untersuchungen, so daß weiterführende Immunpräzipitationen zur Beweisführung durchgeführt wurden. Dabei wurden

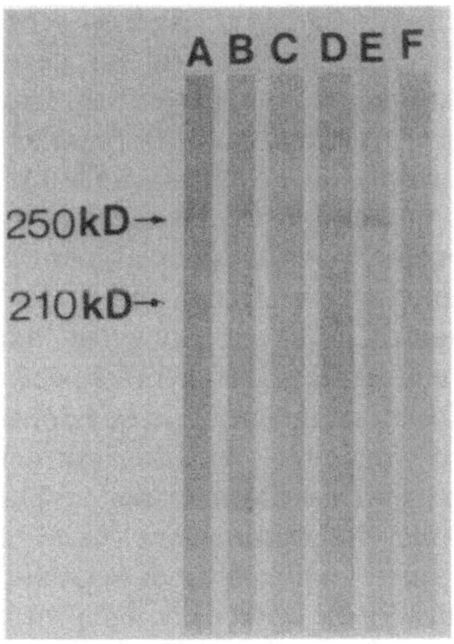

Abb. 3. Erythema exudativum multiforme major. Immun-Blot an einem Extrakt kultivierter humaner Keratinozyten: *A* Reaktivität der Serumautoantikörper eines Patienten (Pat. 1) mit zwei Proteinen, welche ein Molekulargewicht von 250 kD und 210 kD haben; *B* identische Reaktion des Peptid-spezifischen Antikörpers dieses Patienten. Identische Bande von 250 kD und 210 kD von Serumautoantikörpern eines anderen Patienten (*C*) beziehungsweise von Peptid-spezifischen Kaninchenantikörpern (*D*). Diese Bande bei 250 kD und 210 kD komigrieren mit Desmoplakin I und II, wie es in der Reaktion mit einem monoklonalen Antikörper gegen diese Moleküle, am Streifchen *E* dargestellt wird. *F* Negativkontrolle

Extrakte von Keratinozyten hergestellt, welche durch Zugabe von Kalzium zur Ausbildung von Desmosomen induziert wurden. Diese Extrakte wurden wiederum mit Patientenserum, entsprechenden Kontrollen und monoklonalen Antikörpern präzipitiert. Dabei konnten die Ergebnisse der Western-Blot-Untersuchungen bestätigt werden. Es wurden zwei Banden von 250 kD und 210 kD dargestellt, die wiederum als Desmoplakin I und II identifiziert wurden (Abb. 3). Weiterführende sequentielle Vorpräzipitierungen mit monoklonalen Antikörpern gegen Desmoplakin I und II führten dazu, daß die nachfolgende Präzipitation mit dem Patientenserum eine lineare Abnahme der Bindungskapazität zeigte, was wir als Beweis dafür interpretierten, daß diese beiden Proteine tatsächlich die aktuellen Antikörper-bindenden Proteine darstellen [3, 4].

Desmoplakine

Desmoplakin I und II sind Plaqueproteine, die von einem Gen kodiert, als sogenannte „Splice-Produkte" im desmosomalen Plaque integriert sind. Der Amino-Terminus ist im wesentlichen für die Verankerung des Proteins im desmosomalen Plaque verantwortlich, der Carboxy-Terminus scheint für die Haftung der Keratinfilamente im desmosomalen Plaque zuständig zu sein. In weiteren Experimenten versuchten wir, ein Epitop auf Desmoplakin zu identifizieren, welches die Bindungsstelle für die zirkulierenden Autoantikörper darstellen könnte. Da der Amino-Terminus von Desmoplakinen fest im desmosomalen Plaque verankert und an der Innenseite der Zellmembran der Keratinozyten lokalisiert ist, schien es uns wenig wahrscheinlich, daß dieser Teil des Proteins als Antigen fungieren könnte, wogegen der Carboxy-Terminus, lokalisiert an der zytoplasmatischen Seite des desmosomalen Plaques, aufgrund seiner Interaktion mit Keratinfilamenten durchaus eine Antikörperbindungsstelle darstellen könnte. Für weitere Untersuchungen wurden immobilisierte, überlappende, synthetische Peptide, welche die 68-endständigen Aminosäuren des Carboxy-Terminus von Desmoplakin repräsentieren, als 59 überlappende 10 merische synthetische Peptide hergestellt. Anschließend wurden die Seren gegen diese Peptide reagiert und es zeigte sich, daß zwei Seren spezifisch mit den Aminosäuren 1739 bis 1744 reagieren und das Motiv YSYSYS (Y = Tyrosin, S = Serin) erkennen [5, 6].

Anschließend wurde dieses Motiv mit den anliegenden vier Aminosäuren des Amino- beziehungsweise den zwei anliegenden Aminosäuren des Carboxy-Terminus synthetisiert und für Affinitätsreinigung der humanen Autoantikörper aus dem Serum der Patienten verwendet. Zusätzlich wurde mit diesem Peptid die Bildung von Antikörpern in Kaninchen induziert. Die so gereinigten humanen Autoantikörper und die Kaninchen-Antidesmoplakinantikörper wurden im Immunoblot-Verfahren und mittels Immunpräzipitation und immunelektronenmikroskopischer Untersuchungen auf ihre Spezifität untersucht.

Etablierung eines Tiermodells für das Erythema exsudativum multiforme

Um die pathogenetische Bedeutung der humanen Autoantikörper weiter zu untersuchen, injizierten wir neugeborenen Balb/c-Mäusen intraperitoneal und subcutan: komplettes Patientenserum oder peptidgereinigte Autoantikörper; als Kontrolle dazu die Kaninchenantikörper sowie die entsprechenden Negativkontrollen und als Positivkontrolle Serum eines Patienten mit Pemphigus vulgaris intraperitoneal und subkutan. Während die intraperitonealen Injektionen (mit Ausnahme des Pemphigusserums) zu keinerlei klinisch oder histopathologisch faßbaren Veränderungen führten, fanden wir an den Stellen der Haut über den subkutanen Injektionen nach insgesamt drei Injektionen im Abstand von 24 Stunden ein Erythem. Die direkte Immunfluoreszenz und direkte Immunelektronenmikroskopie solcher Hautareale zeigte wiederum das charakteristische desmosomale Färbemuster und eine Bindung der Antikörper an die desmosomalen Plaques. Die histopathologische Untersuchung zeigte nach zwei und drei Injektionen mäßige bis schwere Veränderungen in der Mausepidermis, welche oberhalb der Injektionsstelle lag. Dazu zählten zahlreiche Dyskeratosen sowie die Ausbildung von Kolloidkörperchen, ausgeprägte hydrope Degeneration basaler und suprabasaler Keratinozyten und eine fokale Nekrose der suprabasal und basal gelegenen Zellen. Gelegentlich beobachteten wir einen Verlust der interzellulären Adhäsion zwischen den Keratinozyten und eine Ablösung der suprabasalen von den basalen Zellen. In der Dermis fanden wir Lymphozyten und gelegentlich neutrophile Granulozyten (Abb. 4). Die ultrastrukturelle Aufarbeitung der Präparate zeigte, daß die geschädigten Keratinozyten zwar noch intakte Zellmembranen aufwiesen, daß man gelegentlich noch desmosomale Plaques entlang der Zellmembran dieser Zellen lokalisieren konnte, daß jedoch

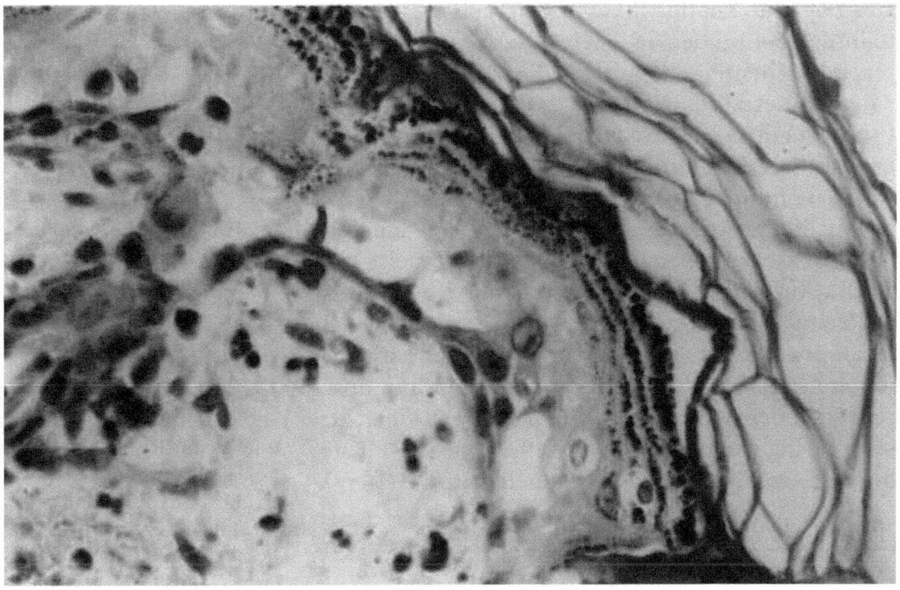

Abb. 4. Neugeborene Mäuse, in welche humane Autoantikörper gegen Desmoplakin I und II durch subkutane Injektion übertragen wurden, zeigen nach zwei und drei Injektionen eine ausgedehnte Nekrose und suprabasalen Spalt in der Epidermis. In der Dermis ein entzündliches Infiltrat aus Lymphozyten und einzelnen Neutrophilen. Diese epidermalen und dermalen Veränderungen findet man nur in der unmittelbaren Umgebung der subkutan injizierten Antikörper

die Keratinfilamente von den desmosomalen Plaques gelöst um den Zellkern in Form kondensierter Filamentbündel verklumpten. Ähnliche Veränderungen fanden wir auch nach Injektion des kompletten Serums der Patienten beziehungsweise nach Injektion der Kaninchen-Antidesmoplakinantikörper. Die Negativkontrollen zeigten keinerlei Veränderungen [5].

Bedeutung humaner Autoantikörper gegen Desmoplakin bei Patienten mit Erythema exsudativum multiforme major – eine Hypothese

Auf im Interzellularraum lokalisierte Immunglobuline bei manchen Patienten mit schweren Verlaufsformen des Erythema exsudativum multiforme hat bereits 1980 Bushkell hingewiesen [2], diese Ergebnisse wurden jedoch nahezu zwei Jahrzehnte nicht weiterverfolgt. Wir haben diese ursprüngliche Beobachtung aufgegriffen und konnten das Autoantigen dieser Antikörper intrazellulär im desmosomalen Plaque als Desmoplakin I und II identifizieren. Als ebenso hilfreich wie die Beobachtung von Jordon erwiesen sich frühere ultrastrukturelle Untersuchungen von Orfanos und Mitarbeitern, die bereits in den 70er Jahren bei Patienten mit Erythema multiforme auf das Auftreten von Keratinozyten hinwiesen, welche zwar intakt erschienen, jedoch ein von der Zellmembran losgelöstes, um den Zellkern verklumptes Keratinzytoskelett zeigten [12]. Wir glauben, daß die Pathogenese des Erythema exsudativum multiforme nicht nur aus einer zellulären Immunantwort besteht, wie es heute die allgemeine Auffassung ist, sondern daß auch eine humorale Komponente besteht, in Form der Anti-Desmoplakin-Autoantikörper. Das entzündliche Infiltrat im Epithel der Läsion besteht vor allem aus zytotoxischen T-Zellen. Durch Freisetzung von Granzym-B und Perforin aus den $CD8^+$-Lymphozyten, durch die zusätzliche Sekretion lysosomaler Enzyme aus den infiltrierenden neutrophilen Granulozyten und möglicherweise auch durch eine unmittelbare Beteiligung von Komplement (C3) ist es möglich, daß eine primäre Schädigung von verschiedenen Zellpopulationen aber auch extrazellulärer Matrix sowohl der Dermis als auch der Epidermis verursacht wird. Es ist leicht vorstellbar, daß die vorgeschädigten Keratinozyten Membrandefekte aufweisen, die die Penetration von Autoantikörpern in das Zellinnere zulassen. Alternativ könnte man auch spekulieren, daß Fc-Rezeptoren an den Keratinozyten die Internalisierung der Immunglobuline mediieren. Dort können sie an die freien C-terminalen Abschnitten der Desmoplakine binden und möglicherweise aufgrund dieser Bindung deren Interagieren mit den Keratinfilamenten verhindern. Als Folge davon können die Keratinfilamente nicht mehr im Desmosom verankert werden und es kommt konsekutiv zu deren Verklumpen und Aggregieren um den Zellkern und damit zum Zusammenbruch des Keratinzytoskeletts.

Unsere Untersuchungen zeigen, daß bestimmte Patienten mit Erythema exsudativum multiforme major durch das Auftreten von Autoantikörpern gegen

Desmoplakin I und II charakterisiert sind. Diese Autoantikörper binden an jenen Abschnitt dieses zytoplasmatischen Plaqueproteins, der für die Verankerung der Keratinfilamente im desmosomalen Plaque verantwortlich ist. Durch diese Bindung wird die Organisation des Keratinfilament-Zytoskeletts gestört und es kommt zu dessen Zusammenbruch.

Die medikamentös ausgelöste Bildung von Autoantikörpern ist ein bekanntes Phänomen; zumeist sind solche Antikörper gegen Membranproteine wie das des Pemphigus vulgaris, Desmoglein 3, gerichtet. Es bleibt abzuwarten, ob in den Seren unserer Patienten weitere Antikörper vorhanden sind, die wir mit unseren Methoden noch nicht entdecken können, oder, daß noch völlig andere Pathomechanismen zur Entstehung dieser schweren Hautkrankheit beitragen [1, 17].

Literatur

1. Amagai M, Nishikawa T, Nousari HC, Anhalt GJ, Hashimoto T (1998) Antibodies against desmoglein 3 (pemphigus vulgaris antigen) are present in sera from patients with paraneoplastic pemphigus and cause acantholysis in vivo in neonatal mice. J Invest Dermatol 102:775-782
2. Bushkell LL, Mackel SE, Jordon RE (1980) Erythema multiforme: direct immunofluorescence studies and detection of circulating immune complexes. J Invest Dermatol 74:372-374
3. Födinger D, Anhalt G, Böczkör B, et al. (1995) Autoantibodies to desmoplakin I and II in patients with erythema multiforme. J Exp Med 181:169-179, 1995
4. Födinger D, Sterniczky B, Elbe A, et al. (1996) Autoantibodies against desmoplakin I and II define a subset of patients erythema multiforme. J Invest Dermatol 106:1012-1016, 1996
5. Födinger D, Elbe-Bürger A, Sternicky B, et al. (1998) Erythema multiforme associated human autoantibodies against desmoplakin I and II: biochemical characterization and passive transfer studies into newborn mice. J Invest Dermatol 111:503-510
6. Födinger D, Rappersberger K (1999) Erythema multiforme associated human autoantibodies against desmoplakin. J Invest Dermatol 112:395–396 (letter to the editor)
7. Hintner H, Breathnach SM (eds) (1993) Unerwünschte Arzneimittelwirkungen an der Haut. Blackwell Wissenschaft, Berlin
8. Hodak B, Ben-Shetrit A, Ingber A, Sandback M (1990) Bullous pemphigoid: an adverse effect of ampicillin. Clin Exp Dermatol 15:50-52
9. Kaplan RP, Callan JP (1983) Pemphigus-associated diseases and induced pemphigus. Clin Dermatol 1:42-71
10. Kaplan RP (1984) Drug-induced skin disease. J Allergy Clin Immunol 74:573-579
11. Leape LL, Brennan TA, Laird N, et al. (1991) The nature of adverse events in hospitalized patients. The Harvard Medical Practice Study II. N Engl J Med 324:377-384
12. Orfanos CE, Schaumburg-Lever G, Lever WF (1974) Dermal and epidermal types of erythema multiforme. Arch Dermatol 109:628-688
13. Poh-Fitzpatrick, MB, Ellis DL (1989) Porphyria-like bullous dermatoses after chronic intensed tanning bed and/or sunlight exposure. Arch Dermatol 125:1236-1238
14. Rappersberger K (1998) Kutane Arzneimittelnebenwirkungen. In: Heppt W, Renz B, Röcken M (Hrsg) Allergologie. Springer-Verlag, Berlin, pp 213-222
15. Roujeau JC, Kelly JB, Naldi L, et al. (1995) Medication, use and risk of Steven Johnson syndrome or toxic epidermal necrolysis. N Engl J Med 333:1600-1607
16. Targovnick SE, Targovnick JH (1986) Cutaneous drug reactions in porphyrias. Clinical Dermatology 4:1101-1117
17. Viard I, Wehrli P, Bullani R, et al. (1998) Inhibition of toxic epidermal necrolysis by blockade of CD95 with human intravenous immunoglobulin. Science 282:490-493

Angiologie

Thromboseprophylaxe: Für wen, wann und wie?

Rainer Rompel, Stefan Scholz und Johannes Petres

Einleitung

Die zunehmenden Operationsindikationen im Rahmen der operativen Dermatologie, seien es onkologische Erkrankungen, angeborene oder erworbene Fehlbildungen oder chronisch-entzündliche fistulierende Prozesse, setzen eine genaue Kenntnis und entsprechend konsequente Anwendung der venösen Thromboembolieprophylaxe voraus. Insbesondere der Umfang des operativen Eingriffes bestimmt die Notwendigkeit der peri- und postoperativen Prophylaxe. Bei jedem operativen Eingriff werden neben dem physiologisch wichtigen lokalen Gerinnungsprozeß mehr oder minder große Mengen Akutphasenproteine aktiviert, die das Risiko einer Phlebothrombose erhöhen [1, 3]. Hinzu kommt die operativ bedingte reduzierte Mobilität des Patienten, die den Faktor Stase als zweiten Punkt der Virchow-Trias bedingt [25]. Operationen am Venensystem selbst, wie Stripping der epifaszialen Venen, Perforantenligaturen, Phlebektomie, operative Ulkustherapie, können durch Gefäßwandschädigungen die Virchow-Trias komplettieren [4]. In der Dermatologie sind jedoch nicht nur operativ behandelte Patienten für eine Thromboseprophylaxe in Betracht zu ziehen. Eine reduzierte Mobilisation aufgrund des dermatologischen Krankheitsbildes, internistische oder neurologische Grunderkrankungen sowie letztlich spezifische Risikofaktoren einzelner Krankheitsbilder beeinflussen individuell das Thromboserisiko und bestimmen die Notwendigkeit der jeweiligen Thromboembolieprophylaxe.

Im Kreislaufsystem liegt die Blutverteilung zu 85% im venösen und 15% im arteriellen Schenkel. Daher kommt dem venösen System eine besondere Bedeutung zu. Der Rückfluß aus den unteren Extremitäten erfolgt zu 75% über die tiefen Beinvenen. Ein thrombotischer Verschluß der tiefen Venen (Phlebothrombose) kann zu akuten Gefahren insbesondere der Lungenembolie und zu chronischen Komplikationen im Rahmen des postthrombotischen Syndroms führen [12]. Die Mehrzahl der tiefen Beinvenenthrombosen verläuft asymptomatisch (Abb. 1), so daß ohne prophylaktische Maßnahmen erhebliche

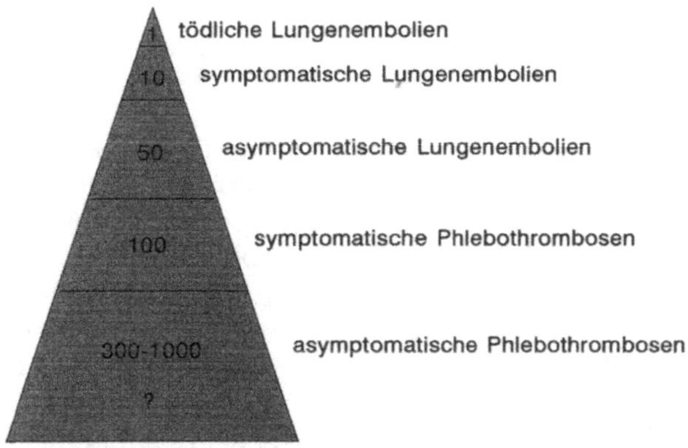

Abb. 1. Geschätzte Häufigkeitsverhältnisse thromboembolischer Ereignisse in der perioperativen Phase. (Nach [7])

Unsicherheiten bestehen würden [7, 11]. Eine differenzierte Prophylaxe ist daher indiziert und richtet sich nach allgemeinen, internistischen und operativen Risiken. Die Primärprophylaxe ist zudem kostengünstiger als ein etwaiges Routinescreening.

Risikofaktoren

Zu den allgemeinen Risikofaktoren zählt das Alter des Patienten (Tabelle 1). Ab dem 50. Lebensjahr zeigt sich ein exponentieller Anstieg des Thromboembolierisikos [23]. Hinsichtlich des Geschlechts ist das Risiko im höheren Alter ausgeglichen, hingegen besteht bei jungen Frauen ein dreifach erhöhtes Risiko. Die Einnahme von oralen Kontrazeptiva oder Östrogensubstitution in der Menopause stellt einen zusätzlichen Risikofaktor dar, der von der Höhe der Östrogendosis abhängig ist [27]. Die Immobilisation an sich ist ein Risikofaktor, der selbst bei gesunden und jungen Menschen zum Tragen kommen kann, wie bei langen Reisen (Economy-class-Syndrom) [27]. Eine frühere Phlebothrombose bedeutet ferner ein vier- bis sechsfach erhöhtes Rethromboserisiko [19, 21]. Spontane oder postoperative Thrombosen bis zum 40. Lebensjahr sollten stets den Verdacht auf eine angeborene oder erworbene Thromboseneigung ergeben. Erworbene Thrombophilien können

Tabelle 1. Thromboseprädisposition. (Nach [20])

Risikofaktor	Relatives Risiko
Alter	bis 10fach
Frühere Thrombose	3- bis 5fach
Varizen	3- bis 4fach
Herzinsuffizienz	1,5fach
Übergewicht	1,3fach
Malignom	1,4fach
Ovulationshemmer	2- bis 6fach
Thrombophilie	8- bis 22fach

durch ein Antiphospholipid-Syndrom, eine Polycythaemia vera, Polyglobulie oder erhöhte Plasminogen-Aktivator-Inhibitor-Spiegel bedingt sein [8, 15].
Zu den angeborenen Thrombophilien zählen die APC-Resistenz, AT-III-Defekte, Protein-C-Defekt, Protein-S-Defekt, Homocysteinämie und andere [30]. Am häufigsten ist die APC-Resistenz, die durch eine Punktmutation im Faktor V-Gen bedingt ist [5, 10]. Bei dieser Erkrankung steigt bei Heterozygoten das Thromboembolierisiko um das fünf- bis zehnfache, bei Homozygoten um das 50- bis 100fache. Auch ansonsten unübliche Thromboselokalisationen sind hier nicht selten (Abb. 2).
Zu den internistischen Risikofaktoren zählen insbesondere jene Erkrankungen, die einerseits durch eine akute Phase und andererseits durch eine krankheitsbedingte Immobilisation geprägt sind. Beispiele hierfür sind Herzinfarkt, Herzinsuffizienz, Apoplex, periphere arterielle Verschlußkrankheit (AVK), nephrotisches Syndrom, Leberzirrhose, Hyperviskosität oder Fieber. Bekannte oder okkulte Tumorleiden erhöhen zusätzlich das Risiko in der perioperativen Phase, während einer Chemotherapie und während der Radiatio [22, 27, 28].
Die Art und das Ausmaß der Operation bestimmen wesentlich das operative Risiko. Ein hohes Risiko besteht insbesondere bei abdominellen, orthopädischen und neurochirurgischen Eingriffen (Abb. 3) [2, 9, 13]. In bezug auf die Anästhesie beinhaltet eine Intubationsnarkose das höchste Risiko, gefolgt von

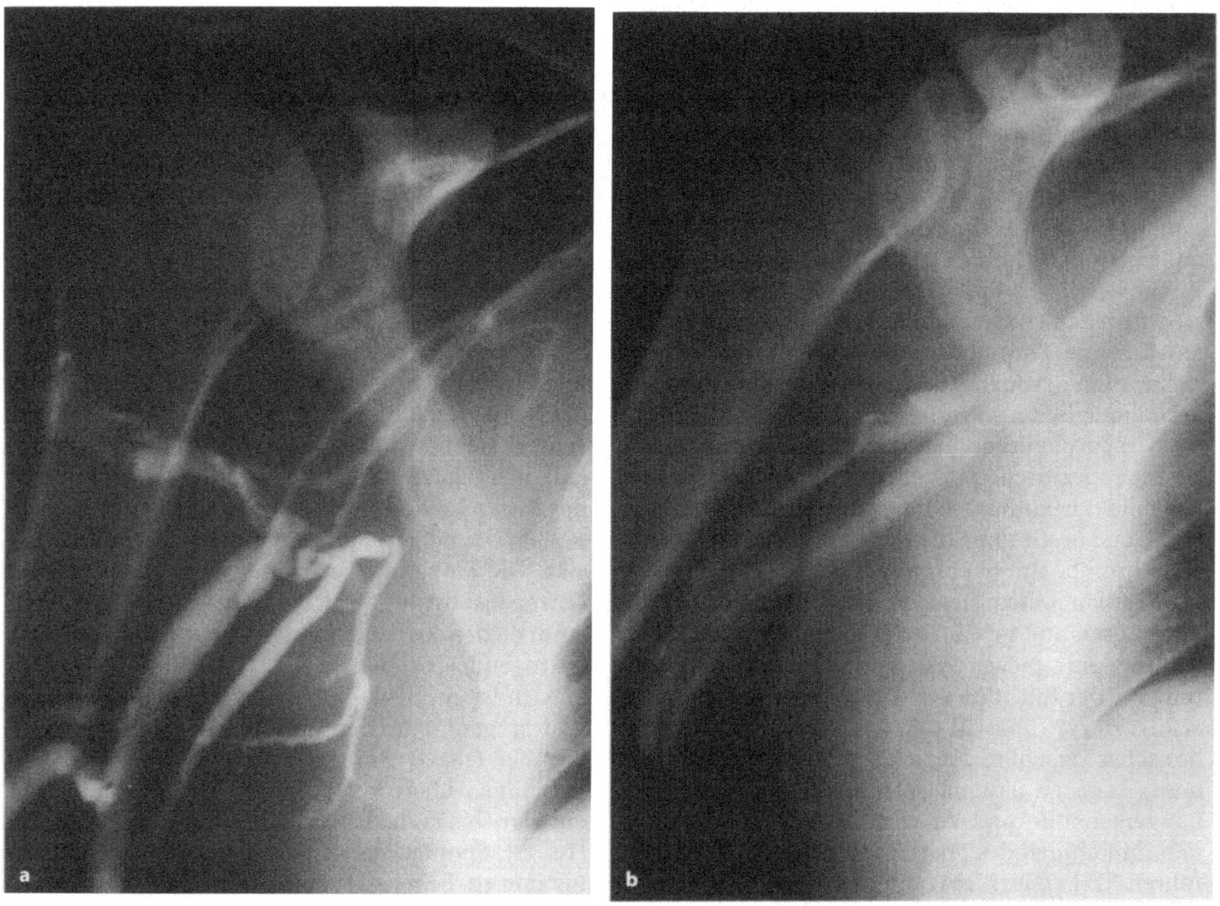

Abb. 2. a, b Thrombose der V. axillaris bei einem Patienten mit APC-Resistenz bei heterozygoter Faktor-V-Leiden-Mutation. **a** Ausgangsbefund, **b** Zustand nach Lyse und Rekanalisierung der V. axillaris

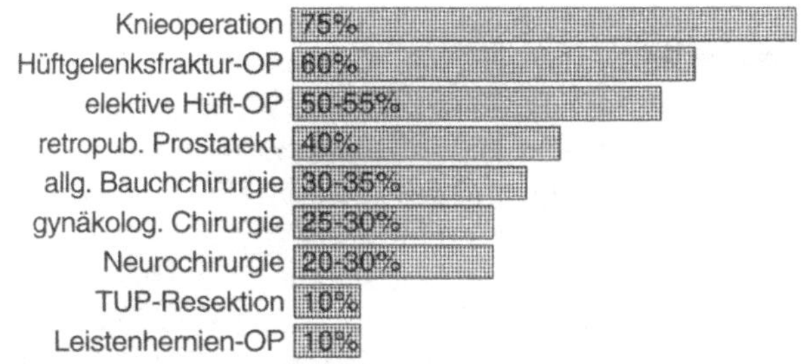

Abb. 3. Prozentuales Risiko tiefer Beinvenenthrombosen je nach Art der Operation (ohne Thromboseprophylaxe). (Nach [3])

Spinal- und Regionalanästhesien, am geringsten ist das Risiko für Lokalanästhesien [28, 31].

Risikoadaptierte Thromboseprophylaxe

In mehreren nationalen und internationalen Konsensuskonferenzen wurden Risikokategorien klassifiziert [4, 9, 13]. Die darauf beruhenden Leitlinien der Deutschen Gesellschaft für Phlebologie beschreiben drei Risikokategorien, die sich aus den chirurgischen Maßnahmen und internistischen Grunderkrankungen ergeben (Tabelle 2) [28]. Die Abstufung und Kombination der medikamentösen und physikalischen Maßnahmen wird nach dieser Risikoklassifizierung vorgenommen (Tabelle 3). Generell kann man davon ausgehen, daß kleine und mittlere Eingriffe im Rahmen der operativen Dermatologie bei mobilen Patienten und ohne Vorliegen internistischer Risikofaktoren in die niedrige Risikokategorie einzustufen sind. Große Operationen wie Varizenstripping, Sentinel-Lymphonodektomie, therapeutische Lymphknotendissektion, große Lappenplastiken oder große Transplantate sollten zur Einstufung in die mittlere Risikokategorie führen. Erst weitere internistische Risikofaktoren oder eine Thrombophilie führen dann zur Einstufung in die Hochrisikokategorie.

Die Wirksamkeit physikalischer und medikamentöser Methoden zur Thromboseprophylaxe ist nachhaltig in klinischen Studien erwiesen [14, 18, 26]. Die physikalische Thromboseprophylaxe ist ausreichend bei niedrigem Risiko und stellt zusätzlich die Basis bei mittlerem und hohem Risiko dar. Sie bestrebt eine Reduktion des venösen Pooling im Unterschenkelbereich und eine Beschleunigung der venösen Strömungsgeschwindigkeit. Hierzu gehören die

Tabelle 3. Medikamentöse Prophylaxe nach Thromboserisikokategorien. (Nach [28])

Niedriges Risiko
Physikalische Thromboembolieprophylaxe (Basis auch bei mittlerem und hohem Risiko)
Mittleres Risiko
2- bis 3mal 5.000 IE Standardheparin täglich
1mal täglich 2.000–3.000 Anti-FXa-Einheiten niedermolekulares Heparin, Beginn 2 h präoperativ
Hohes Risiko
3mal 5.000 IE Standardheparin täglich, bzw. Dosisanpassung PTT-adjustiert (oberer Normbereich)
4.000–5.000 Anti-FXa-Einheiten niedermolekulares Heparin alle 24 h, Beginn 12 h präoperativ
2.000–3.000 Anti-FXa-Einheiten niedermolekulares Heparin alle 12 h, Beginn 2 h präoperativ
Niedermolekulares Heparin plus zusätzliche Gabe von Dihydroergotamin in ausgewählten Fällen
Orale Antikoagulation (nicht-operative Patienten)

Tabelle 2. Thromboserisikokategorien. (Nach [28])

Risikokategorie	Chirurgische Patienten	Internistische Patienten
Niedriges Risiko	Große Operationen, Alter < 40, keine Risikofaktoren; Kleine Operationen ohne Risikofaktoren, Alter 40–60, kleinere Traumen	Leichtere internistische Erkrankungen
Mittleres Risiko	Große Operationen, Alter 40–60, keine weiteren Risikofaktoren Kleine Operationen[a], Alter > 60 Kleine Operationen, Alter 40–60 mit früherer Thromboembolie oder Östrogentherapie, Alter > 60	Immobilisierung, kardiale Insuffizienz
Hohes Risiko	Große Operationen[b], Alter > 60 Große Operationen, Alter 40–60, bei Malignom oder früherer Thromboembolie Fraktur, orthopädische Operationen	Schlaganfall Alter > 70 Kardiale Dekompensation, Schock Thromboembolieanamnese Thrombophilie

[a] Kleine Operationen: nichtabdominelle Operationen mit Operationszeiten unter 45 Minuten.
[b] Große Operationen: jede intraabdominelle Operation sowie alle Operationen, die länger als 45 Minuten dauern.

postoperative Sofort- oder Frühmobilisierung, Thromboseprophylaxestrümpfe, Kompressionsverbände, konsequente aktive oder passive Sprunggelenksbewegung, Hochlagern der Beine sowie bei Hochrisikopatienten gegebenenfalls zusätzlich die intermittierende pneumatische Kompression.

Zur medikamentösen Prophylaxe stehen Heparine in verschiedenen Darreichungsformen zur Verfügung. Unfraktioniertes Heparin (Standardheparin) wird als Low-dose-Prophylaxe von zwei- bis dreimal täglich 5.000 IE subkutan appliziert. Vor einer Operation wird in der Regel mit den Injektionen am Abend vorher begonnen, die weitere Verabreichung erfolgt bis zur stationären Entlassung oder bis zur sicheren Mobilisation des Patienten. Eine sichere Mobilisation wird generell bei Bewegung von mehr als sechs Stunden pro Tag angesehen [29]. Die antithrombotische Wirkung des Heparins beruht vor allem auf einer inhibierenden Wirkung von Thrombin und Faktor Xa; die aPTT wird von der Low-dose-Gabe nicht beeinflußt. Blutungskomplikationen werden in 2–5 % der operativen Patienten beschrieben. Bei Hochrisikopatienten ist die pauschalierte Gabe von 15.000 IE/Tag nicht immer ausreichend, so daß postoperativ die Dosis individuell aPTT-adjustiert gesteigert werden kann bis zum oberen Normbereich.

An niedermolekularen Heparinen stehen nach der Einführung im Jahre 1986 mittlerweile sechs Handelspräparate zur Auswahl. Dabei werden meistens zwei Dosierungen angeboten, eine für die Routineprophylaxe und eine bei bestehendem erhöhten Thromboserisiko (Tabelle 4). Ein wesentlicher Vorteil ist die geringere Neigung zu schweren Blutungen bei Operationen in der Hochrisikokategorie bei gleicher antithrombotischer Wirksamkeit gegenüber Low-dose-Standardheparin. Die gleichmäßige Dosiswirkung macht keine Gerinnungskontrollen notwendig, und aufgrund der längeren Halbwertszeit ist die einmal tägliche subkutane Injektion meist ausreichend [6]. Niedermolekulare Heparine haben eine zwei- bis vierfach höhere Anti-Faktor-Xa-Aktivität. Die verschiedenen Präparate sind in ihrer Aktivität jedoch nicht generell vergleichbar, so daß die Dosierung für die jeweilige Risikokategorie je nach Präparat vom Hersteller vorgegeben wird (Tabelle 4). Die gefürchtete heparininduzierte Thrombozytopenie vom Typ II wird bei niedermolekularen Heparinen seltener beobachtet [16]. Ferner ist das Osteoporoserisiko bei Langzeitbehandlung geringer [17, 24]. Bei Spinalanästhesien gilt derzeit das Standardheparin als Mittel der Wahl aufgrund der schlechteren Antagonisierbarkeit der niedermolekularen Heparine durch Protamin [31]. Auch in der Schwangerschaft sind Standardheparine vorzuziehen, da sie die Plazentaschranke nicht passieren.

Vitamin-K-Antagonisten sind in der Primärprophylaxe wegen der erhöhten intra- und postoperativen Blutungsgefahr nicht sinnvoll. Für Risikopatienten wurde deren Gabe für sechs Wochen im Anschluß an eine Heparinprophylaxe empfohlen, allerdings wird dies in der Praxis zunehmend durch die niedermolekularen Heparine ersetzt. Vergleichsweise geringere antithrombotische Wirksamkeit haben Dextrane und Thrombozytenfunktionshemmer (ASS, Dipyridamol, Sulfinpyrazone), so daß sie, insbesondere auch im Hinblick auf mögliche Nebenwirkungen, nicht in routinemäßiger Verwendung sind [27].

Tabelle 4. Standardheparin und niedermolekulare Heparine bei mittlerem und hohem Risiko. (arznei-telegramm 12/97:122–126)

Wirkstoff	Handelsname	Anwendungsschema	Anti-Xa-E./ Injektion
Mittleres Risiko			
Certoparin	Mono-Embolex NM	2 h vor Operation, dann 1mal/Tag	3.000
Dalteparin	Fragmin P	2 h vor Operation, dann 1mal/Tag	2.500
Enoxaparin	Clexane 20	2 h vor Operation, dann 1mal/Tag	2.000
Nadroparin	Fraxiparin 0,3	2 h vor Operation, dann 1mal/Tag	2.850
Reviparin	Clivarin 1.750	2 h vor Operation, dann 1mal/Tag	1.750
Tinzaparin	Innohep	2 h vor Operation, dann 1mal/Tag	3.500
Heparin	Heparin-Na. 5.000	2- bis 3mal 5.000 IE/Tag	
Hohes Risiko			
Certoparin	Mono-Embolex NM	2 h vor Operation, dann 1mal/Tag	3.000
Dalteparin	Fragmin P	2 h vor und 12 h nach Operation	2.500
		Fragmin P,	
		dann Fragmin P forte 1mal/Tag	5.000
Enoxaparin	Clexane 20	12 h vor Operation, dann 1mal/Tag	4.000
Nadroparin	Fraxiparin 0,3	2 h vor Operation, dann 1mal/Tag	nach KG
Heparin	Heparin-Na 5000	3mal 5.000 IE/Tag	

Bei jedem Verdacht auf eine Beinvenenthrombose muß zum objektiven Nachweis oder Ausschluß eine apparative Diagnostik eingesetzt werden. Hierzu gehören die aszendierende Phlebographie und zunehmend bei entsprechender apparativer Ausstattung und Erfahrung des Untersuchers die farbkodierte Duplexsonographie [11, 27].

Nicht nur bei operativen Patienten, sondern auch bei allen voll oder teilweise immobilisierten Patienten in der Dermatologie ist die Thromboseprophylaxe wichtiger Bestandteil ärztlichen Handelns, die individuell abgestimmt sein sollte und keineswegs einer rein routinemäßigen Standardanordnung weichen sollte.

Literatur

1. Alpert JS, Dalen JE (1994) Epidemiology and natural history of venous thromboembolism. Prog Cardiovasc Dis 36:417–422
2. Anderson DR, Lensing AW, Wells PS, Levine MN, Weitz JI, Hirsh J (1993) Efficacy and cost of low-molecular-weight heparin compared with standard heparin for the prevention of deep vein thrombosis after total hip arthroplasty. Ann Intern Med 119:1105–12
3. Bergqvist D (1983) Postoperative thromboembolism. Frequency, etiology, prophylaxis. Springer, Berlin
4. Bergqvist D, Comerota AJ, Nicolaides AN, Scurr JH (1994) Prevention of venous thromboembolism. Med Orion, London
5. Bertina RM, Koeleman BP, Koster T, Rosendaal FR, Dirven RJ, de Ronde H, van der Velden PA, Reitsma PH (1994) Mutation in blood coagulation factor V associated with resistance to activated protein C. Nature 369:46–47
6. Boneu B (1994) Low molecular weight heparin therapy: is monitoring needed? Thromb Haemost 72:330–334
7. Bounameaux H (1994) Low-molecular-weight-Heparins in prophylaxis and therapy of thromboembolic diseases. Marcel Dekker, New York
8. Cogo A, Bernardi E, Prandoni P, Girolami B, Noventa F, Simioni P, Girolami A (1994) Acquired risk factors for deep-vein thrombosis in symptomatic outpatients. Arch Intern Med 154:164–168
9. Consensus Conference NIH (1986) Prevention of venous thrombosis and pulmonary embolism. JAMA 256:744–757
10. Dahlbäck B (1994) Inherited resistance to activated protein C, a major cause of venous thrombosis, is due to a mutation in the factor V gene. Haemostasis 24:139–151
11. Diehm C, Stammler F, Amendt K (1997) Die tiefe Venenthrombose. Diagnostik und Therapie. Deutsches Ärzteblatt 94:A301–311
12. Elder DM, Greer KE (1995) Venous disease: how to heal and prevent chronic leg ulcers. Geriatrics 50:30–36
13. European Consensus Statement (1992) Prevention of venous thromboembolism. Internat Angiology 11:151–159
14. Gaylarde PM, Sarkany I, Dodd HJ (1993) The effect of compression on venous stasis. Br J Dermatol 128:255–258
15. Gibson GE, Su WP, Pittelkow MR (1997) Antiphospholipid syndrome and the skin. J Am Acad Dermatol 36:970–982
16. Gupta AK, Kovacs MJ, Sauder DN (1998) Heparin-induced thrombocytopenia. Ann Pharmacother 32:55–59
17. Hull RD, Pineo GF (1993) Therapeutic use of low-molecular-weight heparins. Haemostasis 23(Suppl 1):2–9
18. Jeffrey PC, Nicolaides AN (1990) Graduated compression stockings in the prevention of postoperative deep vein thrombosis. Br J Surg 77:380–383
19. Lagerstedt C, Olsson CG, Fagher B, Norgren L, Tengborn L (1993) Recurrence and late sequalae after first-time deep vein thrombosis: relationship to initial signs. Phlebology 8:62–67
20. Lechner K (1981) Risikofaktoren der Venenthrombose. In: Tscherne H, Deutsch E (Hrsg) Postoperative Thromboembolie-Prophylaxe aus aktueller Sicht. Thieme, Stuttgart, S 7–17
21. Milne AA, Ruckley CV (1994) The clinical course of patients following extensive deep venous thrombosis. Eur J Vasc Surg 5:56–59
22. Monreal M, Casals A, Boix J, Olazabal A, Monserrat E, Mundo MR (1993) Occult cancer in patients with deep venous thrombosis. A systematic approach. Cancer 67:541–545
23. Mostbeck A, Partsch H, Köhn H (1983) Altersverteilung und Häufigkeit venöser Thromboembolien. In: Piza F, Marosi L (Hrsg) Angiologie und Geriatrie. Robidruck, Wien, S 375–376
24. Nelson-Piercy C (1997) Hazards of heparin: allergy, heparin-induced thrombocytopenia and osteoporosis. Baillieres Clin Obstet Gynaecol 11:489–509
25. Nicolaides AN, Kakkar VV, Field ES, Fish P (1972) Venous stasis and deep vein thrombosis. Br J Surg 59:714–718
26. Partsch H (1991) Compression therapy of the legs. J Dermatol Surg Oncol 17:799–805
27. Partsch H (1996) Diagnose und Therapie der tiefen Venenthrombose. VASA Suppl 46:1–53
28. Partsch H, Blättler W (1996) Leitlinien zur Thromboembolie-Prophylaxe. Phlebologie 25:261–266
29. Scurr JH (1990) How long after surgery does the risk of thromboembolism persist? Acta Chir Scand 556:22–24
30. Walker ID (1997) Congenital thrombophilia. Baillieres Clin Obstet Gynaecol 11:431–445
31. Wulf H (1995) Thromboembolieprophylaxe und rückenmarksnahe Regionalanästhesie. Anästh Intensivmed 36: 216–217

Das Extremitätenlymphödem

Eberhard Rabe

Das Lymphsystem ist aus Lymphgefäßen, Lymphknoten und extranodulärem lymphatischem Gewebe aufgebaut. Die Aufgaben des Lymphsystems sind sehr komplex und reichen von immunologischen Funktionen bis hin zu reinen Transportaufgaben.

Eine der wesentlichen Aufgaben des Lymphsystems besteht in der Aufnahme und im Abtransport der eiweißreichen interstitiellen Flüssigkeit, die nicht im Bereich des venösen Schenkels resorbiert werden kann und auch als lymphpflichtige Last (LL) bezeichnet wird. Die lymphpflichtige Last beträgt normalerweise ca. 10 % der filtrierten Flüssigkeit im Interstitium [6, 17].

Die Lymphtransportkapazität (LTK) ist unter physiologischen Bedingungen deutlich größer als die lymphpflichtige Last, so daß eine große Reservefunktion besteht.

Übersteigt aber die lymphpflichtige Last die aktuelle Transportkapazität, so kann man von einer lymphatischen Insuffizienz sprechen.

Bei der *organischen Insuffizienz* sind die Lymphgefäße selbst entweder primär oder sekundär verändert und bedingen eine reduzierte Lymphtransportkapazität. In diesem Fall kann auch eine normale lymphpflichtige Last nicht mehr abtransportiert werden und es kommt zu manifesten Ödemen [6].

Bei der *dynamischen Insuffizienz* ist zwar die Transportkapazität normal, die lymphpflichtige Last ist aber beispielsweise durch entzündliche Prozesse massiv erhöht.

Bei der *Sicherheitsventilinsuffizienz* kommen organische Insuffizienz und dynamische Insuffizienz zusammen, so daß die erhöhte lymphpflichtige Last auf eine erniedrigte Transportkapazität stößt. Diesen Zustand finden wir beispielsweise bei der schweren chronischen venösen Insuffizienz mit rezidivierendem Ulcus cruris und Venolymphödem [16].

Das Lymphgefäßsystem besteht aus den initialen Lymphgefäßen, die keine Klappen aufweisen, den klappentragenden Präkollektoren, den Lymphkollektoren mit einem dreischichtigen Wandaufbau und den großen Lymphstämmen wie beispielsweise dem Ductus thoracicus sowie den Lymphknoten. Die funktionelle Einheit der Lymphgefäße ist das Lymphangion als ein von zwei Klappen begrenzter Gefäßabschnitt, der zur aktiven Kontraktion befähigt ist und normalerweise 6–10 Kontraktionen pro Minute aufweist. Die Eigenaktivität des Lymphgefäßsystems ist bewegungsabhängig; mehr Bewegung führt zu häufigeren Kontraktionen [8].

Definition

Unter einem Lymphödem versteht man ein eiweißreiches Ödem im Interstitium aufgrund einer angeborenen oder erworbenen Lymphtransportstörung. Dieses Ödem neigt sehr frühzeitig zur Organisation und zum bindegewebigen Umbau.

Lymphödemformen

Prinzipiell unterscheidet man primäre und sekundäre Lymphödeme. Bei primären Lymphödemen handelt es sich um eine Hypo-, Hyper- oder Aplasie der Lymphkollektoren. Auch eine Hypoplasie der Lymphknoten kommt vor [17].

Primäre Lymphödeme können in etwa 10 % hereditär und in etwa 90 % sporadisch auftreten (Tabelle 1).

Bei den hereditären Lymphödemen unterscheidet man das kongenitale Lymphödem vom Typ Nonne-Milroy, das auch mit weiteren Lymphdysplasien wie beispielsweise im Darmbereich vergesellschaftet sein kann und die nichtkongenitale Form vom Typ Meige, die in der Regel während der Pubertät manifest wird. Auch hier können weitere Fehlbildungen assoziiert sein.

Tabelle 1. Formen des Lymphödems: primäres Lymphödem

Hereditär (10 %)	kongenital (Nonne-Milroy) nicht kongenital (Meige)
Sporadisch (90 %)	angeboren praecox (vor 30. Lebensjahr) tardum (nach 30. Lebensjahr)
Bei Syndromen	zum Beispiel Turner-Syndrom

Auch die sporadischen Lymphödeme können angeboren sein oder zu einem späteren Zeitpunkt manifest werden. Bei Manifestation vor dem 30. Lebensjahr spricht man von einem Lymphoedema präcox, nach dem 30. Lebensjahr von einem Lymphoedema tardum.
Lymphödeme kommen zusätzlich im Rahmen von verschiedenen Syndromen wie beim Turner-Syndrom vor.
Sekundäre Lymphödeme können benigne oder maligne Ursachen haben (Tabelle 2). Die häufigste benigne Form ist das postinfektiöse Lymphödem. Als Ursache kommt beispielsweise das rezidivierende Erysipel in Betracht. Nicht immer ist aber bei bestehendem Lymphödem und einer bestehenden Erysipelanamnese zu entscheiden, ob es sich um ein primäres oder sekundäres Lymphödem handelt, da auch das primäre Lymphödem als Prädilektionsstelle für rezidivierende Erysipele zu gelten hat. Mit jedem erneuten Erysipel kommt es zu einer weiteren Zerstörung von Lymphgefäßen und einer Verschlechterung der klinischen Situation.

Tabelle 2. Formen des Lymphödems: sekundäres Lymphödem

Benignes Lymphödem	postinfektiös posttraumatisch iatrogen Filarien artifiziell
Malignes Lymphödem	Malignom

Posttraumatische Lymphödeme können unter anderem nach tiefgreifenden Verletzungen mit Zerstörung der Lymphbahnen beobachtet werden.
Iatrogene Lymphödeme treten auch nach operativen Eingriffen mit Durchtrennung der Lymphbahnen oder auch nach Lymphknotenexstirpation auf [10].
Lymphödeme durch Filarienbefall der Lymphbahnen spielen in Europa keine große Rolle, kommen aber in tropischen Ländern relativ häufig vor. Sie werden durch eine Nematodeninfektion, meist durch *Wucheria bancrofti*, verursacht, die die Lymphbahnen befällt und im Laufe der Zeit zu einer permanenten Obstruktion führt.
Bei atypischen Krankheitsverläufen oder entsprechend auffälligen klinischen Zeichen muß immer auch an ein artifizielles Lymphödem gedacht werden. Die häufigste Form ist das abschnürungsbedingte Extremitätenlymphödem, wobei meist deutliche Schnürfurchen im Verlauf der Extremität nachgewiesen werden können mit distal davon gelegenem Lymphödem und proximal unauffälligem Befund. Eine gestörte Persönlichkeitsstruktur oder auch ein Rentenbegehren können auslösende Ursachen sein.
Bei plötzlichen in höherem Alter auftretenden Lymphödemen muß differentialdiagnostisch immer auch an einen maligen Tumor als Auslöser gedacht werden. Hierbei kann es sowohl zu einer Mitbeteiligung der Lymphknoten als auch zu einer Obstruktion der Lymphbahnen kommen.
Extremitätenlymphödeme sind nicht selten. 1990 fand Schwarz in einer epidemiologischen Untersuchung bei 1,8% der Männer und 12,4% der Frauen ein positives Stemmer-Zeichen als Ausdruck eines ansonsten subklinischen Lymphödems [13]. Nach *Brunner* sind beim primären Lymphödem zu 87% Frauen und nur zu 13% Männer betroffen. Der Altersgipfel der Erstmanifestation liegt um das 17. Lebensjahr herum [3].

Diagnostik

Im Vordergrund der Lymphödemdiagnostik steht die Anamnese und die klinische Untersuchung (Tabelle 3). Hiermit ist in der überwiegenden Mehrzahl der Fälle die Diagnose Lymphödem zu stellen [6, 17].

Tabelle 3. Diagnostik des Lymphödems

Anamnese
Klinische Untersuchung
Isotopenlymphographie
Indirekte Lymphographie
Kernspin, Computertomographie
Obsolet: konventionelle Lymphographie

Anamnestisch imponiert der Manifestationszeitpunkt bei der Geburt, in der Kindheit oder zu einem späteren Zeitpunkt sowie die Zunahme der Symptomatik durch äußere Einflüsse wie Operationen, Bagatelltraumen, Infektionen oder ähnliches. Eine mögliche familiäre Belastung muß erfragt werden.
Bei der klinischen Untersuchung steht das seitenbetonte teigige Ödem im Vordergrund, wobei typischerweise der Fußrücken und die Zehen mitbetroffen sind (Abb. 1, Tabelle 4). Das sogenannte Stemmer-Zeichen ist positiv [14]. Hierunter versteht man die Unfähigkeit, eine schmale Hautfalte über dem Rücken der zweiten Zehe abzuheben. Mit zunehmendem Lymphödem ist neben dem Fußrückenödem auch eine tiefe Faltenbildung im Zehengrundgelenkbereich sowie die chronische Verdickung der

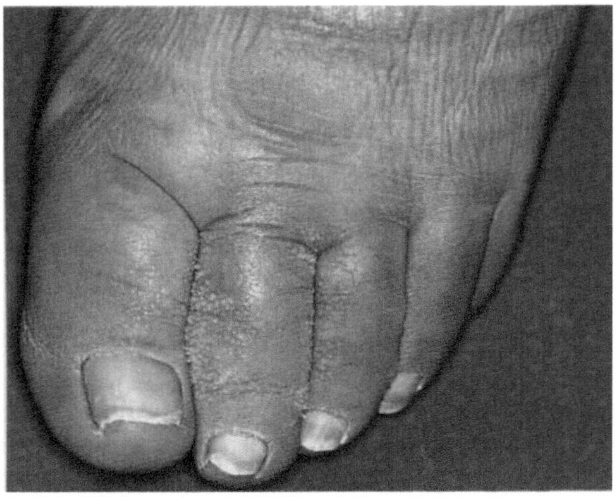

Abb. 1. Klinisches Bild eines Lymphödems mit Zehen- und Fußrückenödem, vertiefter Falte im Zehengrundgelenk und Papillomatose

Tabelle 4. Klinik des Lymphödems

Seitenbetontes teigiges Ödem
Fußrücken und Zehen mitbetroffen
Stemmer-Zeichen positiv
Papillomatose

Zehen bis hin zur Kastenform zu beobachten. Sekundäre Veränderungen wie beispielsweise eine Papillomatosis cutis lymphostatica insbesondere im Zehenbereich treten auf.

Primäre Lymphödeme haben meist einen aszendierenden Verlauf, das bedeutet, daß zunächst die Ödemmanifestation distal lokalisiert ist, also im Fuß- und Unterschenkelbereich und erst im Laufe der Zeit in den Oberschenkel- und Beckenbereich aufsteigt. Die Lymphabflußgebiete sind quadrantenartig organisiert. So fließt über die Leistenregion die Lymphe aus dem Bein, dem betreffenden Genitalbereich, dem Gesäß und dem Unterbauchbereich. Das bedeutet, daß in voller Ausprägung das Lymphödem auch ein Quadrantenlymphödem ist, in das sowohl die distale Extremität als auch der Beckenbereich und möglicherweise der Genitalbereich eingebunden ist.

Sekundäre Lymphödeme insbesondere maligne Lymphödeme bei Tumoren im Beckenbereich treten häufig deszendierend auf, so daß zunächst eine ödematöse Schwellung im Beckenbereich und vor allen Dingen im Genitalbereich imponiert. Diese Ödeme treten oft rasch auf und sind schmerzhaft.

Nach *Földi* können verschiedene Stadien des Lymphödems unterschieden werden (Tabelle 5) [6].

Tabelle 5. Stadien des Lymphödems

(Latenzstadium)
Spontan reversibles Lymphödem
Spontan irreversibles Lymphödem
Elephantiasis

Im *Latenzstadium* können zwar mit funktionellen Methoden Einschränkungen der Lymphtransportkapazität nachgewiesen werden, es ist aber noch nicht zu einem manifesten Ödem gekommen.

Das *reversible Lymphödem* tritt vorwiegend im Laufe des Tages zum Abend hin in Erscheinung, ist aber bei Hochlagerung der Extremitäten und über Nacht spontan reversivel.

Das *spontan irreversible Lymphödem* ist auch bei Hochlagerung oder über Nacht nicht voll reversibel. Hier haben meist schon bindegewebige Umbauvorgänge eingesetzt.

Im Stadium der *Elephantiasis* kommt es dann zu monströsen Umbauvorgängen in der betroffenen Extremität, die bis zur Gebrauchsunfähigkeit gehen können (Abb. 2).

Im Rahmen eines manifesten Lymphödems kann es zu zahlreichen Komplikationen kommen (Tabelle 6). In 20–30 % tritt eine Infektion durch Steptokokken im Sinne eines *Erysipels* auf, die in der Regel zu einer Verschlechterung führt. *Die Papillomatosis cutis lymphostatica* ist durch papillomatöse, hyperkeratotische Veränderungen meist im Zehenbereich charakterisiert, die erweiterte Lymphkapillaren enthalten. Diese Veränderungen sind durch konse-

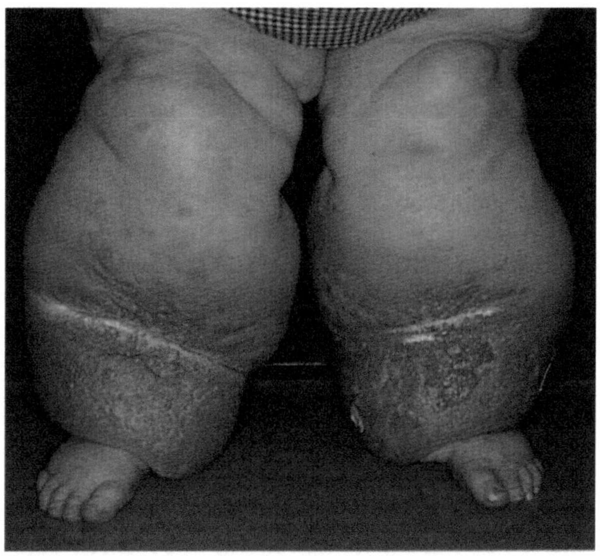

Abb. 2. Lymphödem beider Beine im Stadium der Elephantiasis.

Tabelle 6. Komplikationen des Lymphödems

Erysipel
Papillomatosis cutis lymphostatica
Fibrose
Arthropathie
Lymphfistel
Lymphangiosarkom
Mitbeteiligung innerer Organe

quente Kompressionstherapie reversibel. Bei länger bestehendem Lymphödem kommt es zu einem *fibrotischen Umbau* des Bindegewebes. Eine Folge ist unter anderem die lymphatische *Arthrophathie* mit Bewegungseinschränkungen im Gelenkbereich. Bei schlechter Kompensation können *Lymphzysten* und *Lymphfisteln* in der Haut auftreten. Bei primären Lymphödemen kommt es gelegentlich zu Lymphangiodysplasien auch im Bereich innerer Organe wie beispielsweise im Darmbereich. Die Konsequenz kann ein ausgeprägter Eiweißverlust über die Darmschleimhaut sein. Nach langjährigem Verlauf kann sich in der lymphödematösen Extremität ein hochmalignes *Lymphangiosarkom* entwickeln (Abb. 3).
Bei unklarem klinischen Bild oder auch in Gutachtenfragen können zur Sicherung der Diagnose Lymphödem zusätzliche apparative Untersuchungsverfahren eingesetzt werden. In erster Linie kommt die Isotopenlymphographie in Betracht.

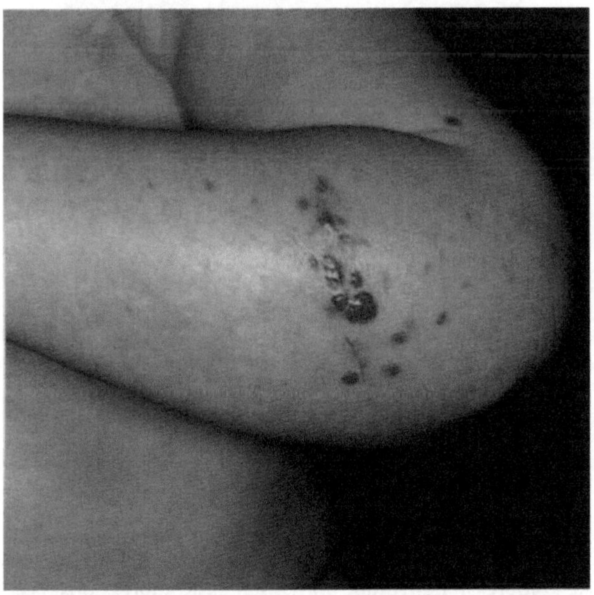

Abb. 3. Lymphangiosarkom bei sekundärem Armlymphödem nach Operation und Bestrahlung eines Mammakarzinoms

Hierbei wird ein radioaktives Kolloid subkutan appliziert, das nur durch Lymphgefäße aufgenommen und abtransportiert werden kann. Vor und nach einem standardisierten Bewegungsprogramm wird mit der Gammakamera am Injektionsort und in der Lymphknotenregion die Radioaktivität gemessen. Aus den Werten kann sowohl die radioaktive Abklingrate im Injektionsdepot als auch der Lymphknoten-Uptakewert bestimmt werden. Zusätzlich können die Lymphkollektoren dargestellt werden.
Beim Lymphödem ist der Lymphknotenaufnahmewert (Uptake) in der Leiste nach Bewegung massiv erniedrigt und es kann das Ausmaß der Lymphtransportschädigung abgeschätzt werden. Voraussetzung ist eine gute Standardisierung der Methode. Da im europäischen Raum unterschiedliche Verfahren eingesetzt werden, sind die Ergebnisse einzelner Zentren schwer vergleichbar [15].
Bei der indirekten Lymphographie wird nach subepidermaler Infusion von wasserlöslichen nichtionischen dimeren Röntgenkontrastmitteln, die lymphogen abtransportiert werden, das lokale epifasziale Lymphgefäßsystem dargestellt [9]. Im Normalfall kommt ein relativ homogenes Kontrastmitteldepot von rundlicher Form zur Darstellung, aus dem in der Regel 1–3 Lymphgefäße entspringen. Beim Lymphödem kommen netzförmige Strukturen mit Kontrastmittelreflux in periphere Stromgebiete sowie rarefizierte oder dysplastische Lymphgefäße zur Darstellung.
Zur Beurteilung der Weichteilveränderungen kann auch die Kernspintomographie oder die Computertomographie eingesetzt werden [4].
Die konventionelle Lymphographie mit öligen Kontrastmitteln ist zum Zwecke der Diagnosestellung Lymphödem obsolet, da die öligen Kontrastmittel die erkrankten Lymphgefäße zusätzlich schädigen können und es in der Folge zu einer Zunahme des Lymphödems kommen kann [6].

Therapie

Das Ziel der Therapie von Extremitätenlymphödemen ist es, einen ödemfreien Zustand zu erreichen und aufrecht zu erhalten.
Als Basisbehandlung gilt die komplexe physikalische Entstauungstherapie, bestehend aus manueller Lymphdrainage, Kompressionstherapie mit Kompressionsverbänden oder Kompressionsstrümpfen sowie gegebenenfalls krankengymnastischer Behandlung und Hautpflege (Tabelle 7) [6, 5, 12].

Tabelle 7. Initiale Therapie beim Lymphödem

Komplexe physikalische Entstauungstherapie: manuelle Lymphdrainage, Kompressionsverband
Krankengymnastik
Operation zusätzlich im Einzelfall

In der Initialbehandlung des Extremitätenlymphödems kommt es zunächst darauf an, möglichst rasch, einen ödemfreien Zustand zu erzielen und die Bindegewebeveränderungen aufzuhalten beziehungsweise zurückzudrängen. In dieser Phase sind tägliche, bei ausgeprägten Lymphödemen mehrmals tägliche Lymphdrainagen mit anschließender Anlage von Kompressionsverbänden notwendig. Bei Beteiligung der Zehen müssen auch diese extra komprimiert werden. Die Durchführung von manuellen Lymphdrainagen ohne anschließende Kompressionstherapie ist sinnlos und führt nicht zur Kompensation des Lymphödems. Wenn eine solche intensive Therapie unter ambulanten Bedingungen nicht durchführbar ist, ist in diesen Fällen auch eine stationäre Behandlung indiziert.

Zur Aufrechterhaltung des erreichten Therapieerfolges ist dann die Weiterbehandlung mit medizinischen Kompressionsstrümpfen erforderlich (Tabelle 8). Bei schweren Lymphödemen der unteren Extremitäten wird hierbei die Kompressionsstrumpfhosenversorgung in der Kompressionsklasse IV empfohlen (Tabelle 9). Für den Zehenbereich muß ein separates Kompressionsteil in der Regel für die Zehen I–IV in der Kompressionsklasse II angefertigt werden. In der letzten Zeit hat sich hierbei eine schweregradadaptierte kombinierte Kompressionsversorgung bewährt. So kombinieren wir in der Regel eine Kompressionsstrumpfhose in der Kompressionsklasse II oder III mit einem zusätzlichen Unterschenkel- oder Oberschenkelkompressionsstrumpf der Klasse I oder II und einem entsprechenden Zehenkompressionsteil (Abb. 4). Dies führt zu einem besseren Tragekomfort und zu einer besseren Akzeptanz der Therapie durch den Patienten. Sowohl beim Kompressionsverband als auch beim medizinischen Kompressionsstrumpf müssen die Kontraindikationen bei der Kompressionstherapie, wie fortgeschrittene arterielle Verschlußkrankheit oder eine schwere Herzinsuffizienz, berücksichtigt werden. Je nach Schweregrad und Kompensation des Lymphödems wird die manuelle Lymphdrainage in der Erhaltungstherapie 1- bis 2mal wöchentlich oder auch serienweise in größeren Intervallen durchgeführt. Auf eine gute Hautpflege und Fußhygiene ist zu achten, um Eintrittspforten für Infektionen zu verhindern.

Als adjuvante Maßnahme kann im Einzelfall die apparative intermittierende Kompression zusätzlich

Tabelle 8. Langfristige Therapie beim Lymphödem

Medizinischer Kompressionsstrumpf
Manuelle Lymphdrainage
Apparative intermittierende Kompression
Bewegungstherapie
Operation im Einzelfall

Tabelle 9. Kompressionsstrumpfversorgung beim Lymphödem

Bei schweren Formen Kompressionsklasse IV
Besser Kombinationsversorgung: z. B. Kompressionsstrumpfhose, Kompressionsstrumpf und Kompressionszehenteil niedrigerer Kompressionsklassen – kombiniert und individuell angepaßt
Immer Maßanfertigung

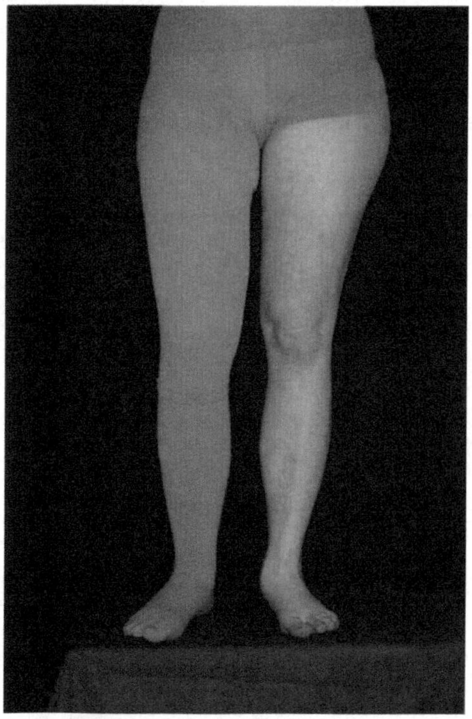

Abb. 4. Kombinierte Kompressionsstrumpfversorgung bei Lymphödem des rechten Beines bestehend aus: Oberschenkelkompressionsstrumpf mit Hosenteil Kompressionsklasse III, Unterschenkelkompressionsstrumpf Kompressionsklasse I, Zehenkompressionsteil Kompressionsklasse II, jeweils Maßanfertigung

eingesetzt werden. Hierbei wird die Extremität mit aufblasbaren Manschetten intermittierend komprimiert. Als isolierte Maßnahme in der Lymphödemtherapie ist die apparative intermittierende Kompression allerdings nicht ausreichend und außerdem ist darauf zu achten, daß keine Ödeme nach proximal in die Extremitätenwurzel und insbesondere in den Genitalbereich verschoben werden, wo dann die therapeutischen Voraussetzungen wesentlich ungünstiger sind. Daher bedarf diese Therapieform der ärztlichen Kontrolle.

Bei lokalisierten Unterbrechungen der Lymphbahnen beispielsweise nach operativen Eingriffen kann im Einzelfall eine operative Behandlung indiziert sein. Eine Möglichkeit ist die Transplantation von autogenen Lymphgefäßen zur Überbrückung der Obstruktion [1, 2]. Hierfür kommen vor allen Dingen sekundäre Lymphödeme nach Operationen in Betracht. Auch die Anlage von lymphovenösen Anastomosen ist möglich [7].

Wenn nach der Entödematisierung schlaffe Hautsäcke zurückbleiben, oder wenn beispielsweise im Zehenbereich große papillomatöse Anteile eine physikalische Therapie behindern, so können hier lokal resizierende Maßnahmen eingesetzt werden.

Bei rezidivierenden Erysipelen sollte eine mehrmonatige Antibiotikaprophylaxe mit Penizillin durchgeführt werden.

Durch eine konsequente komplexe Therapie des Extremitätenlymphödems kann oft eine weitgehende oder vollständige Kompensation des Krankheitsbildes erreicht werden. Allerdings ist nach der Kompensation eine dauerhafte Therapie in aller Regel erforderlich. Das Lymphödem ist ein chronisches Krankheitsbild, das eine regelmäßige ärztliche Kontrolle erfordert, um Verschlechterungen oder Komplikationen frühzeitig zu erkennen und diese zu behandeln. Ohne Therapie aber auch bei unzureichender Behandlung neigt das Lymphödem zur kontinuierlichen Zunahme bis hin zur Elephantiasis und zur Invalidität des Patienten.

Literatur

1. Baumeister R, Frick A, Hofman T, Tatsch K (1991) 10 years with experience with autogenous surgical lymph vessel transplantation. Europ J Lymphol 2:62–67
2. Baumeister R, Seifert J, Wiebecke B, Hahn D (1981) Experimental basis and first application of clinical lymphvessel transplantation of secondary lymphedema. World J Surg 5:401–407
3. Brunner U (1985) Klinik und Farbstofftest beim primären Lymphödem der Beine. In: Lymphologen VGD (Hrsg) 1. Kongress Gesellschaft deutschsprachiger Lymphologen, Wien. Perimed, Erlangen, 39–47
4. Duewell S, Hagspiel K, Zuber J, von Schulthess JG, Bollinger A, Fuchs WA (1992) Swollen lower extremity: Role of MRI-Imaging. Radiology 184:227–232
5. Földi E, Földi M, Weissleder H (1980) Conservative Treatment of edema of the lymphs. Angiology 36:171–180
6. Földi M, Kubik S (Hrsg) (1993) Lehrbuch der Lymphologie, 3. Aufl. G. Fischer Verlag, Stuttgart
7. Glovizki P, Fisher J, Hollier L, Pairolero PC, Schirger A, Wahner HJ (1998) Microsurgical lymphovenous anastomosis for treatment of lymphedema: A critical review. J Vasc Surg 7:647–652
8. Kubik S (1993) Anatomie des Lymphgefäßsystems. In: Földi M, Kubik S (Hrsg) Lehrbuch der Lymphologie, 3. Aufl. G. Fischer Verlag, Stuttgart, 1–184
9. Partsch H, Stöberl Ch, Urbanik A, Wenzel-Horah BL (1988) Die indirekte Lymphgraphie zur Differentialdiagnose des dicken Beines. Phlebologie und Proktologie 17:3–10
10. Roth FJ, Laubach K, Trede M (1972) Lymphogene Ursachen der Beinschwellung nach rekonstruktiven Gefäßoperationen. Fortschr Röntgenstr 117:135–140
11. Schneider W (1990) Ein Fall von heimlicher Selbstbeschädigung – artefizielles Handödem durch Selbstabschnürung. Lymphol 19:51–54
12. Schuchhardt CH, Pritschow H, Weissleder H (1993) Physikalische Lymphödemtherapie – theoretische Grundlagen und praktische Durchführung. Vasomed 5:18–22
13. Schwarz U (1990) Die Häufigkeit des primären Lymphödems. Eine epidemiologische Studie an über 1000 Probanden. Vasomed aktuell 3:29–34
14. Stemmer R (1976) Ein klinisches Zeichen zur Früh- und Differentialdiagnose des Lymphödems. VASA 5:262–266
15. Tiedjen KU, Marees AD (1990) Isotopenlymphographie: Versuch einer praxisgerechten Meßwertstandardisierung. In: Baumeister R, Clodius L, Földi E (Hrsg) Lymphologica Jahresband 1990, München. Medikon, 14–19
16. Tiedjen KU, Schultz-Ehrenburg U, Knorz S (1992) Lymphabflußstörungen bei chronischer Veneninsuffizienz. Lymphol 21:63–71
17. Weissleder H, Schuchhardt CH (1996) Erkrankungen des Lymphgefäßssystems. 2. Aufl, Kagerer Kommunikation, Bonn

Diagnostik der tiefen Thrombose in der Dermatologie

Beata Trautner

Die differentialdiagnostische Überlegung Phlebothrombose stellt sich in der dermatologischen Sprechstunde bei der anamnestischen Angabe Beinbeschwerden oder dem klinischen Befund eines dikken Beines, häufig in Verbindung mit einer am Bein lokalisierten Dermatose, nicht selten. Wegen der Möglichkeit im Rahmen einer Thrombose eine Lungenembolie mit eventuell tödlichen Folgen oder mit den Jahren ein postthrombotisches Syndrom mit entsprechenden Komplikationen zu entwickeln, kommt der Diagnose eine hohe Bedeutung zu [38].

Es sollen Möglichkeiten von Diagnoseeingrenzung, Sicherung und Dokumentation der Phlebothrombose sowie der schrittweise Einsatz der verschiedenen Untersuchungsverfahren aufgezeigt werden.

Die meisten symptomatischen Patienten weisen Thrombosen auf, die in den proximal gelegenen Venen lokalisiert sind und diese komplett verschließen. Bei inkompletter Verlegung kann die Symptomatik geringer ausgeprägt sein, da noch ein gewisses Blutvolumen das Gefäß passieren kann. Eine Korrelation zwischen der Dauer des Beschwerdebildes und der Ausdehnung konnte nicht gefunden werden. Isolierte Unterschenkelvenenthrombosen wurden in 12% der untersuchten Patienten nachgewiesen, während in 99% proximale Venen und Unterschenkelvenen betroffen waren. Zehn Prozent der Thrombosen wurden in der V. poplitea und 42% in der V. femoralis und der V. poplitea gefunden sowie 5% in der V. poplitea, der V. femoralis und der Iliakalvene. Isolierte proximale Thromben konnten nicht verifizert werden [6].

Ein nicht zu unterschätzender Faktor für die Diagnose ist eine ausführliche Anamnese. Trotzdem bewegt sich die Bandbreite der möglichen Angaben von Symptomlosigkeit bis hin zu extremen Schmerzen mit Gangrän der Extremität (Phlegmasia coerulea dolens). Häufig werden Schmerzen bei herabhängendem Bein, beim Auftreten sowie Erleichterung bei Hochlagerung der Extremität angegeben. Schweregefühl oder Schwellung können vom Patienten im Vergleich zur kontralateralen Seite bemerkt werden [27].

Die Frage nach ungewohnter Belastung (Thrombose des ersten Ferientages, „Thrombose par l'effort"), längerem Sitzen (beispielsweise Economy-class-Syndrom) oder einem sogenannten Bagatelltrauma sollte sich anschließen. Weiterhin lenkt die Angabe eines thrombotischen Ereignisses in der Vorgeschichte den Verdacht auf ein Rezidiv. Schwangerschaft oder Wochenbettphase sind ebenso zu erfragen wie das Auftreten von Thrombosen in der Familie [4, 35, 38].

Als andere disponierende Erkrankungen sind gleichzeitig vorhandene oberflächliche Thrombophlebitiden, Thrombophilien, Neoplasien, Autoimmunerkrankungen wie Anticardiolipinsyndrom, Traumen oder ausgeprägte Herzinsuffizienz zu nennen. Iatrogen sind kleine oder größere operative Eingriffe (beispielsweise Hüft- und Kniegelenkoperationen) oder relative oder vollständige Immobilisation (Gipsverband) zu bedenken. Ebenso können Östrogen-, Kortison- oder Zytostatikaapplikation, sowie extreme Diurese thrombogene Wirkung mit sich bringen [10, 12, 27, 37, 38, 49].

Wie das Beschwerdebild des Patienten so kann auch der klinische Befund von unauffällig bis hin zum Extrem, der Gangrän bei Phlegmasia coerulea dolens, variieren [27].

Als Hauptsymptome dürfen Ödem, Schmerz und Zyanose angesehen werden [27]. Diese Trias ist bei hämodynamischer Wirkung, also bei komplettem Verschluß der großen Venen, rasch nachweisbar, während kleinere nicht okkludierende Thromben oder partielle Venenverschlüsse häufig länger unerkannt bleiben. Dies betrifft insbesondere die Unterschenkelvenen, aber auch Muskelvenen oder Verschlüsse von mehrfach angelegten Oberschenkelvenen. Die meisten Thrombosen aszendieren aus der Unterschenkelregion nach proximal, daher sind gegebenenfalls auch Kontrolluntersuchungen in kurzfristigen Abständen angezeigt. Eine mögliche Progredienz läßt sich somit erfassen [14, 16].

Aufgrund des intrafaszialen und epifaszialen Ödems sind Schmerz und Druckdolenz der Extremität erklärbar. Die Venenzeichnungen an Unterbauch, Leiste oder Extremität, wie die Pratt Warnvenen über der Tibia, sind durch die Kollateralfunktion der oberflächlichen Gefäße bei Verschluß der Leitvenen bedingt [27].

Bei Bettlägerigen kann das einzige Symptom einer Thrombose oft bereits die Komplikation der Lungenembolie sein, da die übrigen klinischen Zeichen am Liegenden häufig nicht sichtbar sind.
Auch bei vorbestehendem postthrombotischen Syndrom können die genannten Befunde nicht so deutlich nachzuweisen sein.
Differentialdiagnosen zur Thrombose sind neben dem postthrombotischen Zustandsbild die Thrombophlebitis superficialis, orthopädische Krankheitsbilder wie Muskel- oder Bänderzerrung oder Bänderruptur, Myogelosen oder auch Hämatome nach Unfällen oder Operationen. Auf dermatologischem Fachgebiet seien Hypodermitis, Dermatoliposklerose, Erysipel, Acrodermatitis chronica atrophicans, Lipödem sowie Lymphödem oder internistisch bedingte Ödeme genannt [25, 38].
Insgesamt sind die Beschwerdeangaben und die klinischen Symptome nicht sehr spezifisch, sie werden mit 30–50% angegeben. Bei anamnestischem oder klinischem Thromboseverdacht muß eine weiterführende Diagnostik vorgenommen werden [16, 25].
Von den nichtinvasiven Untersuchungsmethoden wird auf die Ultraschall-Doppler-Untersuchung, die Plethysmographie, den D-Dimer-Test und die Duplexsonographie eingegangen, wobei letztere als direktes Nachweisverfahren die höchste Aussagekraft besitzt. Von den invasiven Untersuchungen wird die Phlebographie näher betrachtet.

Ultraschall-Doppler-Untersuchung

Die Dopplersonographie hat in den Praxen weite Verbreitung gefunden. Eine frisch thrombosierte Vene läßt bei komplettem Verschluß kein Strömungssignal, bei partieller Okklusion ein hochfrequentes kontinuierliches Strömungsgeräusch erkennen. Bei distaler oder proximaler manueller Muskelkompression durch den Untersucher sind über der verschlossenen Vene entweder keine oder sogenannte reduzierte „augmented sounds" auslösbar. Proximal und distal des verschlossenen Gefäßes ist die Strömung meist verstärkt nachzuweisen, die Atemabhängigkeit ist aufgehoben. Über oberflächlichen Venen oder benachbarten intrafaszialen Venen ist bei Komplettverschluß oder weitgehendem Komplettverschluß ein verstärktes atemabhängiges oder im klassischen Fall atemunabhängiges kontinuierliches Geräusch registrierbar. Dies ergibt sich durch den verstärkten Blutfluß in den Kollateralen als Kompensationsmechanismus. Zur Sicherheit ist die Atemabhängigkeit unter vertiefter Atmung zu überprüfen, da bei thorakalem Atmungstyp ein kontinuierliches Strömungsgeräusch vorgetäuscht werden kann. Weiterhin sollte immer bilateral parallel untersucht werden, um Seitendifferenzen herausarbeiten zu können. Eine bilaterale Thrombose ist relativ selten. Klassischerweise werden über der Leiste die V. femoralis, die V. saphena magna, gegebenenfalls über dem Adduktorenkanal die V. femoralis superficialis, über der Kniekehle die V. poplitea und distal davon die Vv. fibulares, proximal des Innenknöchels die Vv. tibiales posteriores und über dem Außenknöchel die Vv. tibiales anteriores, sowie die V. saphena magna und die V. saphena parva geprüft [16, 25, 38].
Die Aussagekraft der Venendoppleruntersuchung beschränkt sich auf die proximal gelegenen Venenabschnitte. Eine Thrombose der Unterschenkelregion kann nicht sicher nachgewiesen oder ausgeschlossen werden, da bei nicht komplettem Verschluß aller drei Unterschenkelvenenpaare die Nachbargefäße relativ gut kompensieren. Allerdings läßt sich über den extrafaszialen Gefäßen in diesen Fällen häufig ein verstärktes oder auch kontinuierliches Strömungsgeräusch ableiten. Ebenso stellt eine Mehrfachanlage von V. politea oder V. femoralis ein Problem dar, da hier vermeintlich normale Strömungsverhältnisse nachgewiesen werden können. Der Verschluß eines Gefäßes kann ebenfalls hämodynamisch durch die Nachbargefäße ausgeglichen werden, so daß keine thrombosetypischen Strömungen entstehen. Auch Muskelvenenverschlüsse oder nur partiell okkludierende Thromben entgehen dem Nachweis, da sie kaum hämodynamisch relevant sind.
Eine weitere diagnostische Unsicherheit ergibt sich bei vorbestehendem postthrombotischen Syndrom, da nicht sicher zwischen frischen oder alten thrombotischen Veränderungen unterschieden werden kann. Es können oft keine oder reduzierte „augmented sounds" oder kontinuierliche Strömungsgeräusche bei schlecht kompensiertem postthrombotischem Syndrom abgenommen werden.
Auch Entzündungsvorgänge der Haut oder des Unterhautgewebes führen zu erhöhten Blutflüssen und somit zu einem verstärkten Strömungsgeräusch in der Dopplersonographie, das sogar kontinuierlichen Charakter annehmen kann und eine vermeintliche Kollateralisation bei frischer Thrombose vortäuschen könnte. Auf dermatologischem Fachgebiet sind dies vorzugsweise Erysipele, gramnegative Fußinfekte oder schwere Dermatitiden [25].
Auch Tumoren, die auf Gefäße drücken wie Lymphknoten im Unterbauch oder der Leistenregion, Ba-

ker-Zysten in der Kniekehle, arterielle Aneurysmen oder ausgeprägte intrafasziale Hämatome können Verlegungen der tiefen Venen verursachen und entsprechende Strömungsmuster analog einer Thrombose in der Dopplersonographie im Sinne eines falsch positiven Befundes hervorrufen [4].
Wenn die Dopplersonographie im Hinblick auf Anamnese und Klinik unsichere Befunde ergibt, sind weiterführende Untersuchungen wie Duplexsonographie oder Röntgendiagnostik zur Klärung heranzuziehen.

Plethysmographie

Ein weiteres Screening-Verfahren für Thrombosediagnostik stellt die Plethysmographie dar. Vorzugsweise kommen die Quecksilber-Dehnungsmeßstreifen-Plethysmographie und die Impedance-Plethysmographie zur Anwendung. Gemessen werden bei der Dehnungsmeßstreifen-Plethysmographie Umfangsveränderungen der Extremität. Volumenveränderungen werden durch proximale Kompressionen der Venen induziert. Maximale venöse Kapazität und Rückstrom werden nach plötzlicher Flußfreigabe ermittelt. Bei Verlegung der Vene ergibt sich eine geringe Volumenzunahme bei Stauung des Beins und bei Ablassen des Manschettendrucks zeigt sich eine Behinderung des venösen Abstroms im Vergleich zur Gegenseite. Bei der Impedance-Plethysmographie werden Veränderungen des Blutvolumens über einen elektrischen Widerstand gemessen. Je mehr Blut in der Extremität vorhanden ist, um so niedriger ist der erzeugte Widerstand für den elektrischen Strom, da das Blut einen guten Leiter darstellt [25].
Die Treffsicherheit für proximale Thromben in Bekken- und Oberschenkelregion liegt zwischen 90 und 100 %. Die Aussagekraft für isolierte Thromben oder Unterschenkelvenenthrombosen ist sehr niedrig, so daß diese Methode hierfür nicht eingesetzt werden sollte. Die Indikation ergibt sich eher zur Verlaufsbeobachtung [3]. Wird sie aber angewandt und besteht klinischer Verdacht auf eine tiefe Thrombose, so sollte sie bei primär negativem Plethysmographiebefund am Folgetag und dann bis zu 14 Tagen in kurzen Abständen wiederholt oder gleich ein bildgebendes Untersuchungsverfahren eingesetzt werden [20, 24, 50]. Falsch-positive Ergebnisse sind bei Gefäßverlegung anderer Genese, wie bei Tumoren, die von außen die Venen komprimieren, oder auch bei alten postthrombotischen Veränderungen, zu erwarten [16].

D-Dimere

Ein weiteres Screeningverfahren, das sich in der Praxis einfach durchführen läßt, ist die Bestimmung der D-Dimere.
Durch Thrombin wird Fibrinogen durch Abspaltung der Fibrinopeptide A und B in Fibrinmonomere überführt. Zeichen für eine intravasale Gerinnung sind Fibrinmonomere beziehungsweise Fibrinopeptid A. Die reaktive Hyperfibrinolyse wird über Fibrin oder Fibrinogenspaltprodukte, die den D-Dimeren entsprechen, nachgewiesen. Bei Vorhandensein eines Thrombus sind die D-Dimere erhöht. Die Sensitivität liegt bei 98–100 %, nur die Spezifität ist deutlich geringer. Somit ist der negative Vorhersagewert sehr hoch, das heißt, ein negatives Ergebnis schließt eine klinisch relevante Thrombose nahezu aus. Bei Rezidivthrombosen kommt diesem Test eine wichtige Bedeutung zu [3]. Falsch-positive Ergebnisse zeigen sich z. B. bei disseminierter intravasaler Gerinnung, Malignomen, Schwangerschaften, Operationen, Myokardinfarkt oder Infektionen. Ältere Thrombosen und kleine Thromben (< 2 cm) können dem Nachweis entgehen [11, 34, 43, 51].
Gegenwärtig stehen ein Latex-, ein ELISA- und ein Agglutinationstest zur Verfügung [21, 34]. Der Latextest erscheint zu unzuverlässig, der ELISA-Test erfordert einen größeren labortechnischen Aufwand, so daß er Speziallabors vorbehalten bleibt. Als schnell und einfach durchzuführende Untersuchung hat sich der Bedside-Test erwiesen. Er basiert auf einer Antigen-Antikörper-Reaktion [34, 48, 51]. Da die Spezifität bei 58–75 % liegt [5, 34, 44], muß also bei einem positiven Ergebnis sofort eine weiterführende Diagnostik eingeleitet werden [21].
Ebenso ist zu verfahren, wenn bei den vorgenannten Untersuchungsmethoden ein Thromboseverdacht erhärtet werden muß oder ein negatives Ergebnis im Gegensatz zu Anamnese und Beschwerdebild oder klinischem Verdacht steht.

Bildgebende Verfahren

Als bildgebende Verfahren sind die Realtime-Sonographie, die Duplexsonographie und die Phlebographie eingeführt.
Der große Vorteil der Realtime- und der Duplexsonographie gegenüber der Phlebographie liegt in der nicht invasiven Technik. Das bedeutet, daß die Untersuchung für Patienten und Untersucher nicht mit potentiellen Risiken behaftet ist. Somit ist sie belie-

big wiederholbar, was besonders für unklare Fälle und für Verlaufskontrollen als ein wichtiges Kriterium erachtet wird [13–16, 19, 25, 28–30].

Duplex-Sonographie

Bei der Duplex-Sonographie handelt es sich um eine Verbindung von hochauflösendem B-Bild mit der Doppleranalyse der Blutströmung. Zusätzlich können bei den Farbduplexgeräten Frequenzverschiebungen der sich bewegenden Blutkörperchen durch Farbkodierung sichtbar gemacht und so ihre Strömungsgeschwindigkeit aufgezeigt werden. Dies erweist sich als Vorteil gegenüber der herkömmlichen Realtime-Sonographie. Im klassischen Fall ist im B-Bild das Gefäßlumen bei komplett verlegendem Thrombus deutlich aufgeweitet echofrei oder echoarm und im Vergleich zur gesunden Vene nicht oder nur gering durch Schallkopfdruck zu komprimieren [1, 8, 15, 17, 45]. Die Gefäßwand erscheint oft, bedingt durch die Entzündungsvorgänge, verdickt. Ein Dopplersignal ist in diesem Fall nicht abzuleiten. Kollateralgefäße können etwas erweitert sein und zeigen einen verstärkten, oft kontinuierlichen Fluß. Die Untersuchung sollte bei Realtime-Geräten wie auch Duplex-Geräten im Längs- und besonders auch im Querschnitt erfolgen, möglichst im Vergleich zur Gegenseite. Das Auffinden der Gefäße wird durch die Querschnittuntersuchung häufig erleichtert. Die Orientierung anhand der Pulsatilität und nicht komprimierbaren Gefäßstruktur der Arterien, die die Venen begleiten, hilft zusätzlich [33].
Durch die Farbduplexsonographie können Flüsse durch die Farbkodierung bei umspülten Thromben sichtbar gemacht werden und umgekehrt lassen sich Thrombusspitzen hierdurch genau von der echoarmen Thrombusstruktur abgrenzen [1, 19]. Der Thrombus selbst ist wie bei den nicht farbkodierten Gefäßen echofrei bis echoarm, treibt das Venenlumen auf und läßt sich nicht mittels Schallkopfdruck komprimieren (Abb. 1) [17]. Die Kollateralgefäße lassen in der Regel ein verstärktes kontinuierliches Flußmuster erkennen, was aus Farbkodierung und Dopplersignal ablesbar ist [13, 14]. Die Untersuchung der Beckenstrombahn läßt sich durch das Einsetzen des Dopplersignals erleichtern [28]. Es fehlt über den verschlossenen Gefäßen und zeigt kontinuierlichen hochfrequenten Charakter über teilverschlossenen Gefäßen beziehungsweise Kollateralen. Die Untersuchung der Beckengefäße kann bei Adipositas oder Überblähung Schwierigkeiten verursachen

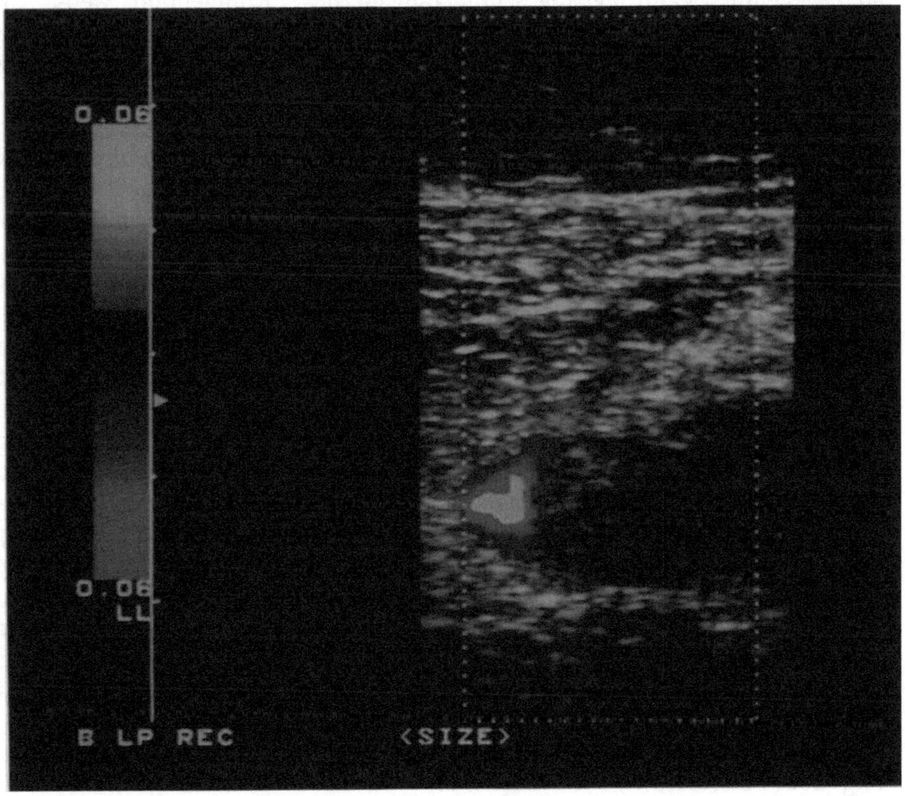

Abb. 1. Duplexbefund der Spitze eines die distale V. femoralis superficialis verschließenden Thrombus (echofreies bis echoarmes, stark erweitertes Gefäßlumen)

[28], weiter peripher an der Extremität können ein kräftiger Muskelmantel, Adipositas oder Dermatoliposklerose sowie Ödeme oder ein ausgedehntes Ulkus die Untersuchung limitieren [13, 19]. Ein weiteres Problem bildet die Differenzierung von frischen Thrombosen bei schlecht rekanalisierten, alten postthrombotischen Gefäßveränderungen bei Thromboserezidiv [14]. Häufig zeigen sich umschriebene echoarme nicht kompressible Strukturen als Residuum einer alten Thrombose mit reduzierten Flußphänomenen. Die Gefäße sind wandverdickt und häufig unregelmäßig konfiguriert. Ein neu entstandener Thrombus ist nicht immer sicher als Rezidiv erkennbar. Schwierig einsehbare anatomische Regionen sind der Adduktorenkanal und gelegentlich der Unterschenkel, wo die Leitvenen nicht immer in ihrem gesamten Verlauf dargestellt werden können. Hier bietet die farbkodierte Sonographie Vorteile [7, 13]. Mehrfach angelegte Gefäße erfordern ein sorgfältiges Aufsuchen und Verfolgen, um keine Thromben zu übersehen. Ebenso ist bei den Muskelvenen an Ober- und Unterschenkel, besonders im Gastroknemius- und Soleusbereich zu verfahren, da von ihnen eventuell Thrombosen nach proximal aszendieren können. Diese Thromben bilden sich oft als echoarme, wurmartig nach peripher gegebenenfalls sich verjüngende Struktur innerhalb der Muskeln ab. Gelegentlich kann hier die Schmerzangabe des Patienten, spontan oder auf Druck, den Untersucher leiten. In gleicher Weise verlangen die Leitvenen des Unterschenkels unbedingte Aufmerksamkeit, da auch von ihnen häufig eine aufsteigende Thrombose ausgehen kann [7, 15, 29, 39].

Allgemein können sich Schwierigkeiten bei der Sonographie ergeben, wenn die Thromben zu klein oder auch wandständig sind und so der Beobachtung entgehen, wobei diese Form der Thrombosen häufig klinisch asymptomatisch ist [8, 19, 28, 41].

Differentialdiagnostisch zu den Thromben sind Hämatome oder Infiltrate zu erwägen. Sie lassen sich im Regelfall nicht im Verlauf eines Gefäßes erkennen und können somit als Thromben ausgeschlossen werden [46]. Sollten symptomatische Patienten nicht diagnostisch abgeklärt werden können, ist ein Vorteil der Sonographie die Wiederholungsmöglichkeit [26, 28, 46]. Einen weiteren Vorteil bietet die Beurteilung der umgebenden Strukturen, was zusätzlich zur Diagnose beitragen kann. Zum Beispiel können vergrößerte Lymphknoten, Aneurysmen, Baker-Zysten oder ähnliches beurteilt werden [16, 30].

Die Dokumentation der Duplexuntersuchung erfolgt über Polaroidfotos oder Videofilm.

Der Nachteil der Sonographie liegt in den relativ kleinen Bildausschnitten. Beispielsweise läßt sich eine Gesamtausdehnung der Thrombose meistens nicht auf einem Foto darstellen. Auch lassen sich häufig topographische Anhaltspunkte nicht gleichzeitig mit abbilden. Somit ist insbesondere für invasive Eingriffe im Therapieregime für weiter behandelnde Ärzte eine gewisse Schwierigkeit gegeben, so daß insbesondere bei operativer Intervention die phlebographische Dokumentation gefordert wird [38].

Phlebographie

Liefert die Duplexsonographie keine eindeutige Diagnose, sind Lyse oder operative Therapieverfahren geplant oder stehen Anamnese und Klinik in Widerspruch zu den mit nicht invasiven Untersuchungsmethoden erhobenen Befunden [28, 38], wird die Phlebographie als invasives Untersuchungsverfahren eingesetzt, ebenso bei asymptomatischen Hochrisikopatienten zur Erkennung von proximalen Beinvenenthrombosen [9, 26, 32, 41, 46].

Das radiologische Korrelat eines Thrombus ist die Kontrastmittelaussparung innerhalb eines Gefäßes. Durchgängige Gefäßbereiche erscheinen auf dem Röntgenbild weiß, kontrastmitteldicht, während sich der Thrombus dagegen schwarz abhebt. Dies wird als Konturzeichen benannt. Ist ein Gefäß komplett verlegt und somit nicht kontrastmittelangefärbt, spricht man vom Radiergummiphänomen. Die Spitze eines Thrombus, der in das wieder kontrastmittelgefärbte freie Gefäßlumen ragt, wird als Kuppelzeichen bezeichnet (Abb. 3, 4) [18].

Es sollten bei der Untersuchung immer alle Regionen der Extremität in zwei Ebenen und gegebenenfalls in verschiedenen Füllungsphasen vom Fuß bis zur V. cava dokumentiert werden. Schwierigkeiten können sich in der Differentialdiagnose zwischen neu entstandenen Thromben bei alten postthrombotischen Veränderungen [19, 32] insbesondere dann ergeben, wenn keine Voraufnahmen zum Vergleich vorliegen. Ein weiteres Problem stellen auch hier die Mehrfachanlagen der Gefäße dar, die bei Verschluß mitunter nicht erkannt werden, da sie sich nicht immer anfärben. Auch Unterschenkelvenen können sich nicht kontrastieren und somit einen nicht thrombosebedingten Füllungsdefekt bewirken. Bei der routinemäßigen Phlebographie stellt sich bei Punktion der V. hallucis medialis die anteriore Venengruppe nicht immer dar [13, 16]. Eine unvollständige Kontrastmittelfüllung kann Aussparun-

gen vortäuschen und zur Fehldiagnose beispielsweise eines umspülten Thrombus führen. Das sogenannte Astlochphänomen, das die Einmündung einer Vene in ein größeres Gefäß bezeichnet, kann ebenfalls ein differentialdiagnostisches Problem darstellen. Es ist daher immer auf ausreichende Kontrastmittelapplikation zu achten und die mitunter langsame Füllungsgeschwindigkeit zu berücksichtigen [18, 19].
Vorteile der Phlebographie sind die übersichtliche Darstellung der Gefäße vom Fuß bis zur V. cava, wodurch die Ausdehnung der Thrombose einschließlich ihrer Kollateralisation im extra- und intrafaszialen Bereich dokumentiert wird. Auch kleine umschriebene Thromben sind viel leichter erfaßbar [19]. Der Nachteil der Phlebographie besteht in ihrer Invasivität. Vor Kontrastmittelgabe ist daher eine sorgfältige Anamnese mit klinischer Untersuchung unabdingbar. Kontrastmittelunverträglichkeiten oder andere Allergien, ebenso Schilddrüsenstörungen, Niereninsuffizienz, schwere Herzerkrankungen, schwere arterielle Verschlußkrankheiten oder Schwangerschaft, sind zu erfragen [18]. Gegebenenfalls sollte dann alternativ eine Duplexuntersuchung durchgeführt werden, oder es sollten entsprechende Vorkehrungen bezüglich der eruierten Begleiterkrankungen getroffen werden. Ein weiterer Nachteil der Phlebographie liegt in der Strahlenbelastung für Patienten und Untersucher. Die Entwicklung einer Thrombose durch die Phlebographie bei zunächst negativem Befund oder eine schwere Unverträglichkeitsreaktion sind bei den heute gebräuchlichen Kontrastmitteln als sehr gering einzuschätzen [2, 16, 19, 23].
In seltenen Fällen können die Venen der Becken- und Unterbauchregion auch konventionell phlebographisch schwer zu untersuchen sein, besonders auch bei vorbestehenden postthrombotischen Veränderungen [36]. So stehen heute als ergänzende Technik die digitale Subtraktionsangiographie der Venen zur Verfügung oder als weitere Verfahren die Computertomographie sowie die Magnetresonanztomographie [2, 19, 30].

Vergleich von Duplexsonographie und Phlebographie

Bei Vergleich der beiden gängigen bildgebenden Verfahren Duplexsonographie und Phlebographie kommt der Sonographie wegen der zunehmend technisch verbesserten Auflösungsqualität der Geräte und

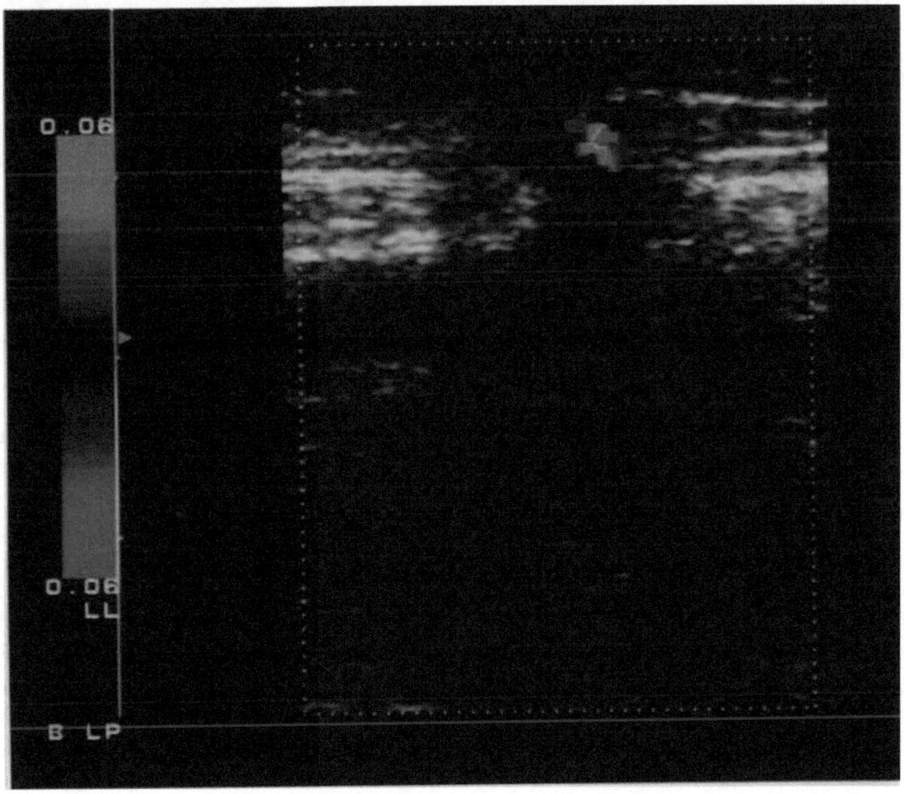

Abb. 2. Duplexbefund einer Kragenknopfthrombose der Vv. tibiales posteriores, die sich über eine V. perforans in das extrafasziale Venensystem erstreckt (echofreie bis echoarme, stark erweiterte Gefäßlumina)

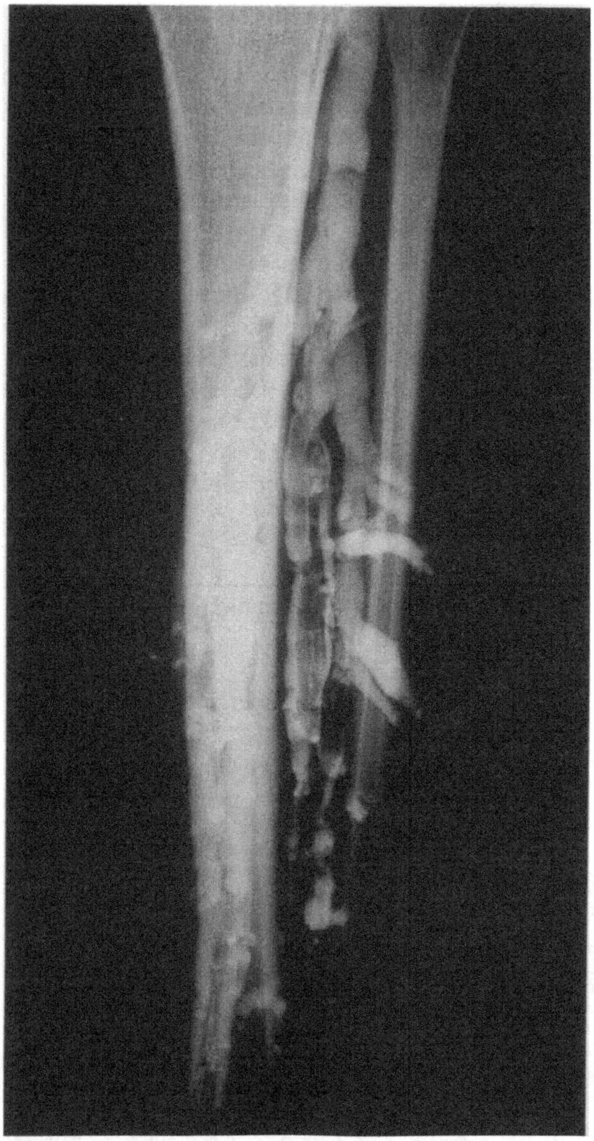

Abb. 3. Phlebographie der Thrombose eines fibularen Venenpaares (Konturzeichen, Kuppelzeichen), nicht komplett obliterierend, Klappen noch abgrenzbar

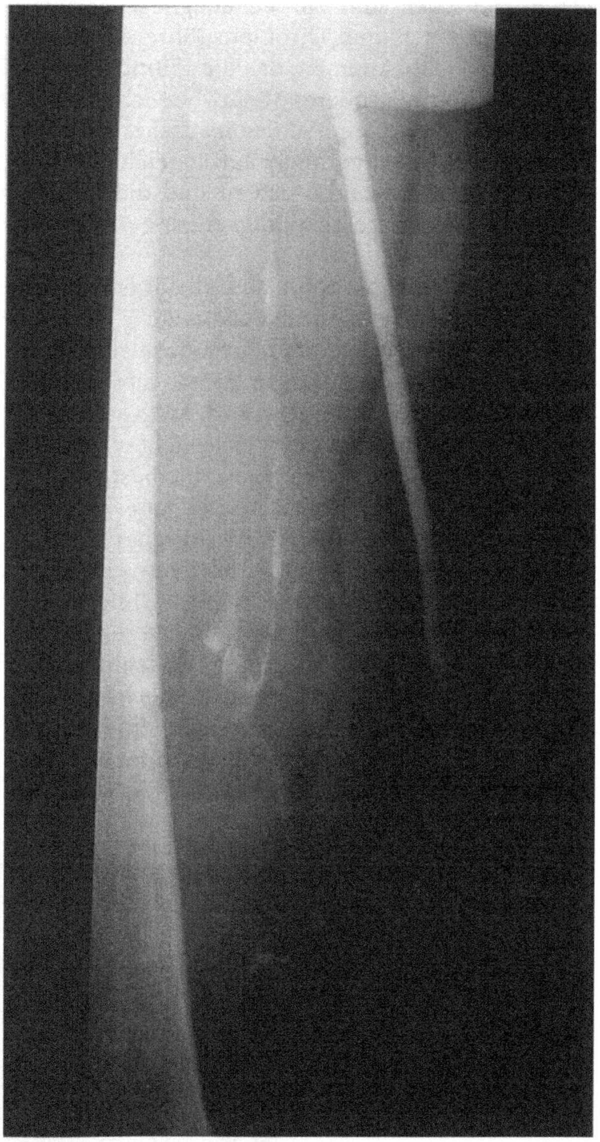

Abb. 4. Phlebographie eines die V. femoralis superficialis fast komplett obliterierenden Thrombus, Ektasie der V. saphena magna als Kollaterale

der Nichtinvasivität ein immer höherer Stellenwert zu. Bei sorgfältigem Vorgehen sollten beispielsweise doppelt angelegte Gefäße nicht mehr übersehen werden. Ebenso wird auch die Untersuchung der Unterschenkelvenen durch den technischen Fortschritt zunehmend sicherer. Bei der Diagnostik der Muskelvenenthrombosen scheint die Sonographie der Phlebographie überlegen zu sein, da sich die Muskelvenen phlebographisch nicht immer darstellen lassen. Handelt es sich um sogenannte Kragenknopfthrombosen, das heißt Thrombosen die entweder aus der Tiefe in das oberflächliche Venensystem einwachsen wie z. B. ein Muskelvenenthrombus über eine Perforansvene in das oberflächliche Venensystem, oder das Einwachsen einer Thrombophlebitis der V. saphena magna über die Krosse in die Femoralvene, so läßt sich die Diagnose sonographisch zuverlässig stellen, da die genannten Untersuchungskriterien wie Gefäßkompressibilität, Dopplersignal beziehungsweise Farbkodierung auch in diesen Fällen angewandt werden und die Thrombosierung in ihrer Ausdehnung nachgewiesen werden kann (Abb. 2) [19].

Insgesamt haben beide Untersuchungsverfahren ihren Stellenwert heute nebeneinander. Der sprichwörtliche „Goldstandard" der Phlebographie hat sich zu einer Partnerschaft gewandelt. Die jeweils andere Methode sollte immer dann eingesetzt werden, wenn die bereits angewandte noch nicht zu einer definitiven Diagnosefindung geführt hat [19, 28, 30].

Thromboseursachen

Der Diagnostik und Therapieeinleitung einer Thrombose sollte sich noch die Suche nach deren Ursache anschließen. Hier ist den bereits genannten anamnestischen Hinweisen des Patienten nachzugehen. In jüngerem Lebensalter ist eine Thrombophilie zu bedenken, besonders wenn bereits Thrombosen in der Eigen- oder Familienanamnese bekannt sind. Hierzu wird die Bestimmung des Leiden-Faktors V, der die Resistenz des aktivierten Protein C in den meisten Fällen bedingt, genannt. Etwa 30 % der Patienten mit venösen Thrombosen weisen eine APC-Resistenz auf [22, 31], Protein C-, Protein S-, Antithrombin III-Mangel sowie Hyperhomozysteinämie oder das Vorhandensein von Antiphospholipid-Antikörpern seien als weitere thrombogene Faktoren, die abgeklärt werden sollten, genannt [11, 31, 40, 47]. Ein weiterer wichtiger Punkt der Thrombosegenese ist die Hyperkoagulabilität bei Malignomen, so daß bei allen Patienten über 50 Jahren ein Screening empfohlen wird, da bei über 7% der Patienten bei primär unbekanntem Karzinom direkt oder im Verlauf von einem halben bis fünf Jahren eine Neoplasie evident werden kann. Etwa 40% der Patienten zeigen bereits Karzinome mit Metastasierung zum Zeitpunkt der Diagnose [10, 42]. Auch bei zunächst klarer Thromboseursache sollte eine Tumorsuche nicht vergessen werden, da gelegentlich zusätzlich ein Karzinom kausal vorhanden sein kann. Mehretagenthrombosen oder Thrombosen in verschiedenen Lokalisationen, schlechtes Ansprechen auf antikoagulative Therapie sowie hohe Rezidivneigung der Thrombose sprechen für ein zugrundeliegendes Malignom. Kolon-, Urethra-, Prostata-, Nieren-, Spindelzellkarzinome, Pankreas-, Lungen-, Gallen- und Gehirnmalignome werden beschrieben [10, 11, 12, 35, 37, 42]. Zur Abklärung werden Anamnese, sorgfältige klinische Untersuchung einschließlich rektaler und gynäkologischer Untersuchung sowie Routinelaborparameter mit Hämokkultbestimmung empfohlen. Abdomensonographie, Thorax-Röntgen sowie Mammographie bei Frauen und Bestimmung des Prostata-spezifischen Antigens beim Mann ergänzen das Spektrum. Bei negativem Ergebnis sollten mit Ausnahme der Mammographie alle Untersuchungen in halbjährlichem Intervall für einen Zeitraum von mindestens zwei Jahren kontrolliert werden [10].

Die Diagnostik der venösen Thrombose kann unter Berücksichtigung von Anamnese und Klinik in Stufen erfolgen. Ergeben sich in der Screening-Untersuchung Hinweise auf das Vorliegen einer Thrombose, so muß diese in Lokalisation und Ausdehnung sowie in ihrer Kollateralisation bildlich dokumentiert werden. Bestehen Diskrepanzen zwischen Anamnese, Klinik und den genannten Untersuchungen, sollte ebenfalls ein bildgebendes Verfahren zur Anwendung kommen, um den Sachverhalt zu klären. Führt auch eine bildgebende Technik nicht zu einem befriedigenden Ergebnis, so sollte eine Wiederholung der Untersuchung in ein bis zwei Tagen durchgeführt werden.

Schließlich ist eine Überprüfung der Ursache der Thrombose angezeigt, um nicht prädisponierende Grunderkrankungen wie Thrombophilie oder Malignom zu übersehen.

Literatur

1. Appelman PT, De Jong TE, Lampmann LE (1987) Deep venous thrombosis of the leg: US findings. Radiology 163:743–746
2. Bettmann MA, Robbins A, Braun SD, Wetzner S, Dunnick NR, Finkelstein J (1987) Contrast venography of the leg: diagnostic efficacy, tolerance, and complication rates with ionic and nonionic contrast media. Radiology 165:113–116
3. Blättler W, Partsch H, Hertel T (1996) Leitlinien zur Diagnostik und Therapie der tiefen Bein-/Beckenvenenthrombose. Phleb 25:199–203
4. Bollinger A (1987) Die tiefe Venenthrombose. Internist 28:283–284
5. Bounameaux H, de Moerloose P, Perrier A, Reber G (1994) Plasma measurement of D-Dimer as diagnostic aid in suspected venous thromboembolism: an overview. Thromb Hämostas 71:1–6
6. Cogo A, Lensing AWA, Prandoni P, Hirsh J (1993) Distribution of thrombosis in patients with symptomatic deep vein thrombosis. Arch Int Med 153:2777–2780
7. Cogo A, Lensing AWA, Koopman MMW, Piovella F, Siragusa S, Wells PS, Villalta S, Büller HR, Turpie AGG, Prandoni P (1998) Compression ultrasonography for diagnostic management of patients with clinically suspected deep vein thrombosis: prospective cohort study. Br Med J 316:17–20
8. Cronan JJ, Dorfman GS, Scola FH, Schepps B, Alexander J (1987) Deep venous thrombosis: US assessment using vein compression. Radiology 162:191–194
9. Davidson BL, Elliott CG, Lensing AWA, RD Heparin Arthroplasty Group (1992) Low accuracy of color doppler ultrasound in the detection of proximal leg vein thrombo-

sis in asymptomatic high-risk patients. Ann Int Med 117:735–738
10. Diehm C, Stammler F (1996) Hyperkoagulabilität als paraneoplastisches Syndrom – Thrombose und Phlebitis. Phleb 25:113–119
11. Diehm C, Stammler F, Amendt K (1997) Die tiefe Venenthrombose. Dtsch Ärztebl 94B:253–263
12. Fahrig C, Heidrich H, Penninger C (1997) Häufigkeit unbekannter maligner Erkrankungen bei tiefen Bein- und Beckenvenenthrombosen. Phleb 26:57–59
13. Fobbe F, Koennecke HC, El Bedewi M, Heidt P, Boese-Landgraf J, Wolf KJ (1989) Diagnostik der tiefen Beinvenenthrombose mit der farbkodierten Duplexsonographie. Fortschr Röntgenstr 151:569–573
14. Fürst G, Kuhn FP, Trappe RP, Mödder U (1990) Diagnostik der tiefen Beinvenenthrombose. Fortschr Röntgenstr 152:151–158
15. Habscheid W, Wilhelm Th (1988) Diagnostik der tiefen Beinvenenthrombose durch Real-time-Sonographie. Dtsch Med Wochenschr 113:586–591
16. Habscheid W, Becker W, Höhmann M (1989) Diagnostik der tiefen Beinvenenthrombose. Dtsch Med Wochenschr 114:837–844
17. Habscheid W, Stratmann A, Dämmrich J (1990) Kompressionssonographie als Screening-Methode in der Thrombosediagnostik. Dtsch Med Wochenschr 115: 1003–1008
18. Hach W (1985) Phlebographie der Bein- und Beckenvenen. Schnetztor, Konstanz
19. Hach W, Hach-Wunderle V (1998) Diagnostik der tiefen Bein- und Beckenvenenthrombose durch Phlebographie und Duplex-Sonographie. Hämostas 18:11–17
20. Heijboer H, Cogo A, Büller HR, Prandoni P, Wouter ten Cate J (1992) Detection of deep vein thrombosis with impedance plethysmography and real time compression ultrasonography in hospitalized patients. Arch Int Med 152:1901–1903
21. Heijboer H, Ginsberg JS, Büller HR, Lensing AWA, Colly LP, Wouter ten Cate J (1992) The use of the D-Dimer test in combination with non-invasive testing versus serial non-invasive testing alone for the diagnosis of deep vein thrombosis. Hämostas 67:510–513
22. Hopmeier P (1996) Aktivierte Protein C-Resistenz – eine Standortbestimmung. Wien Klin Wochenschr 108:599–606
23. Hull R, Hirsh J, Sackett DL, Wayne Taylor D, Carter C, Turpie AGG, Powers CP, Gent M (1981) Clinical validity of a negative venogram in patients with clinically suspected venous thrombosis. Circ 64:622–625
24. Hull RD, Hirsh J, Carter CJ, Jay RM, Ockelford PA, Büller HR, Turpie AG, Powers P, Kinch D, Dodd PE, Gill GJ, Leclerc JR, Gent M (1985) Diagnostic efficacy of impedance plethysmography for clinically suspected deep-vein thrombosis. Ann Int Med 102:21–28
25. Jäger K (1987) Apparative Untersuchungen zur Diagnose der tiefen Venenthrombose. Internist 28:299–307
26. Killewich LA, Bedford GR, Beach KW, Strandness DE Jr (1989) Diagnosis of deep venous thrombosis. Circ 79:810–814
27. Kriessmann A (1987) Klinik der akuten Bein- und Bekkenvenenthrombose. Internist 28:291–298
28. Krings W, Adolph J, Diederich S, Urhahne S, Vasallo P, Peters PE (1990) Diagnostik der tiefen Becken- und Beinvenenthrombose mit hochauflösender real-time und CW-Doppler-Sonographie. Radiologe 30:525–531
29. Krünes U, Holzapfel R (1998) Diagnostik der Unterschenkelvenenthrombose mit der Kompressionssonographie. Phleb 27:39–42
30. Krünes U, Holzapfel R, Knipp H (1998) Wertigkeit von Farbduplex-Sonographie und Phlebographie in einer chirurgisch-phlebologischen Praxis. Phleb 27:1–6
31. Lechner K (1996) Thrombophiliediagnostik – Cui bono? Wien Klin Wochenschr 108:595–598
32. Lensing AWA, Büller HR, Prandoni P, Batchelor D, Molenaar AHM, Cogo A, Vigo M, Huisman PM, Wouter ten Cate J (1992) Contrast venography, the gold standard for the diagnosis of deep-vein thrombosis: improvement in observer agreement. Thombos Hämostas 67:8–12
33. Marshal M (1993) Praktische Duplexsonographie. Springer, Berlin
34. Mayer W, Hirschwehr R, Hippmann G, Odpadlik H, Bayer P, Partsch H (1997) Whole-blood immunoassay (Simpli RED) versus plasma immunoassay (Nyko Card TM) for the diagnosis of clinically suspected deep vein thrombosis. VASA 26:97–101
35. Minar E, Ehringer H, Marosi L, Hirschl M, Konecny U, Pollak Ch, Czembirek H, Sommer G (1982) Akute Venenthrombose. Dtsch Med Wschr 107:1303–1309
36. Minar E (1993) Die radiologische Diagnostik von Venenerkrankungen. Radiologe 33:475–483
37. Nordström M, Lindblad B, Anderson H, Bergqvist D, Kjellström T (1994) Deep venous thrombosis and occult malignancy: an epidemiological study. Br Med J 308:891–894
38. Partsch H (1996) Diagnose und Therapie der tiefen Venenthrombose. VASA 46 (Suppl):5–53
39. Polak JF, Culter SS, O'Leary DH (1989) Deep veins of the calf: assessment with color doppler flow imaging. Radiology 171:481–485
40. Reiter W, Pohl B, Brauer P, Steinbrückner B, Keller F (1995) Hämostaseologische Diagnostik bei Thrombosepatienten. Lab Med 19:493–497
41. Rose SC, Zwiebel WJ, Nelson BD, Priest DL, Knighton RA, Brown JW, Lawrence PF, Stults M, Reading JC, Miller FJ (1990) Symptomatic lower extremity deep venous thrombosis: accuracy, limitations, and role of color duplex flow imaging in diagnosis. Radiology 175:639–644
42. Sörensen HT, Mellemkjaer L, Steffensen FH, Olsen JH, Nielson GL (1998) The risk of a diagnosis of cancer after primary deep venous thrombosis or pulmonary embolism. N Engl J Med 338:1169–1173
43. Trefzer D, Vanscheidt W (1997) Der Thromboseausschlußtest für den Niedergelassenen. Fortschr Med 115:41–42
44. Turkstra F, van Beek EJR, ten Cate JW, Büller HR (1996) Reliable rapid blood test for the exclusion of venous thromboembolism in symptomatic outpatients. Thromb Haemostas 76:9–11
45. Vaccaro JP, Cronan JJ, Dorfman G (1990) Outcome analysis of patients with normal compression US examinations. Radiology 175:645–649
46. Vogel P, Laing FC, Jeffrey RB jr, Wing VW (1987) Deep ve-

nous thrombosis of the lower extremity: US evaluation. Radiology 163:747–751
47. Wankmüller H, Schwender S, Keller F (1996) APC-Resistenz: Pathogenese, Diagnostik, Prävalenz und Bedeutung eines neuen Thromboserisikofaktors. Med Klin 91:308–312
48. Wells PS, Brill-Edwards P, Stevens P, Panju A, Patel A, Douketis J, Massicotte MP, Hirsh J, Weitz JI, Kearon C, Ginsberg JS (1995) Novel and rapid whole-blood assay for D-Dimer in patients with clinically suspected deep vein thrombosis. Circ 91:2184–2187
49. Wells PS, Lensing AWA, Davidson BL, Prins MH, Hirsh J (1995) Accuracy of ultra-sound for the diagnosis of deep venous thrombosis in asymptomatic patients after orthopedic surgery. Ann Intern Med 122:47–53
50. Wheeler HB, Hirsh J, Wells P, Anderson FA (1994) Diagnostic tests for deep vein thrombosis. Arch Int Med 154:1921–1928
51. Wildberger JE, Vorwerk D, Kilbinger M, Lentner A, Wienert V, Günther RW (1997) Diagnostik tiefer Beinvenenthrombosen mittels eines neuen Schnelltests (Simpli RED). Fortschr Röntgenstr 167:79–82

Therapie der tiefen Beinvenenthrombose in der Dermatologie

Hugo Partsch

Einleitung

Zum Hautarzt kommen nicht nur Patienten mit Varizen, chronischen Unterschenkelekzemen und Geschwüren, sondern auch mit akuten Erscheinungen im Sinne einer Phlebitis superficialis oder einer tiefen Beinvenenthrombose.

Während die oberflächliche Venenentzündung in der Regel kompetent und selbstbewußt meist schon im niedergelassenen Bereich versorgt wird, werden Patienten bei Verdacht auf eine tiefe Beinvenenthrombose eher Krankenhäusern überlassen. Dies geschieht vorwiegend aus Angst vor einer Lungenembolie und im Glauben an eine größere Fachkompetenz der internistischen Kollegen.

Im folgenden soll dargestellt werden, daß die Angst vor der Lungenembolie auf jahrzehntelang tradierten Fehlannahmen beruht, daß die konservative Therapie der tiefen Thrombose heute sehr einfach geworden ist, und daß gerade Dermatologen aufgrund Ihrer Kenntnisse und Erfahrungen mit einer guten Kompressionsbehandlung einen wesentlichen Beitrag zu einer besseren Patientenversorgung leisten können.

Konservative Therapie, Lyse oder Thrombektomie?

Bezüglich der gefürchteten Frühkomplikation einer Lungenembolie besteht kein Unterschied zwischen konservativer Therapie, Lyse und Thrombektomie. Ebenso fehlen überzeugende Beweise dafür, daß die Spätkomlikation des postthrombotischen Syndroms nach aggressiver, thrombusbeseitigender Therapie im Vergleich zur konservativen Behandlung seltener auftritt. Damit verbleibt als eindeutige Indikation für eine derartige Maßnahme die extremitäten- oder lebensgefährdende Situation [4], welche beim Kollektiv von ambulant aufgetretenen Thrombosen sehr selten ist.

Prinzipiell kann eine thrombusbeseitigende Behandlung dann diskutiert werden, wenn es sich um massive, proximale Thrombosen bei jüngeren Patienten (unter 60 Jahre) mit einer kurzen Anamnese handelt. Erfahrungsgemäß sind diese genannten Kriterien nur bei etwa 10 % von konsekutiven Patienten gegeben. Nach sachgerechter Patientenaufklärung, welche Risiken und Nutzen der Therapie miteinschließt, verweigert die Hälfte der potentiellen Kanditaten für eine aggressive Therapie ihre Zustimmung [2].

Alle genannten Argumente haben dazu geführt, daß die Indikation zu Lyse und Thrombektomie weltweit drastisch zurückgegangen ist.

Die Lungenembolie besteht oft schon bei Diagnose der Thrombose

Wie wir aufgrund lungenszintigraphischer Untersuchungen wissen, weist etwa die Hälfte der Thrombosepatienten bei Diagnosestellung Lungenembolien auf, die allerdings überwiegend klinisch stumm verlaufen. Nur bei einem Drittel dieser Patienten läßt sich, oft erst nach eingehender Befragung, eine Belastungsdyspnoe eruieren (Tabelle 1) [11].

Tabelle 1. Primäre Pulmonalembolien bei tiefer Venenthrombose (Q/V-Lungenscan), neue Embolien im Kontrollscan nach etwa zehn Tagen ohne Bettruhe (n = 916)

Proximale Thrombusausdehnung	Becken (n = 261)	Oberschenkel (n = 476)	Unterschenkel (n = 179)
Primäre Pulmonalembolien [%]	49,4	50,0	34
Davon Symptome [%]	33,3	37,0	32,8
Neue Embolien [%]	6,1	5,7	3,9

Wie oft bekommt der Patient neue Lungenembolien, wenn er nicht immobilisiert wird?

Aufgrund eines zweiten Lungenszintigramms, das bei allen unseren Patienten durchgeführt wird, die mit einer tiefen Beinvenenthrombose stationär aufgenommen und dabei mit Kompressionsverbänden

mobil gehalten werden, kann diese Frage klar beantwortet werden. Die Tabelle 1 zeigt eine diesbezügliche Übersicht über 929 konsekutive Patienten, von denen 916 zweimal mittels Lungenszintigraphie untersucht werden konnten, und die zwischen Mai 1992 und Dezember 1997 unter stationären Bedingungen mit niedermolekularem Heparin (Fragmin), Kompressionsverbänden und Gehübungen behandelt wurden.
Einer Literaturübersicht, die Angaben über eine zweimal durchgeführte Lungenszintigraphie enthält, ergibt bei insgesamt 907 konventionell behandelten Thrombosepatienten (i.v.-Heparin und Bettruhe) eine durchschnittliche Rate von neuen Lungenembolien von 12,6% [12]. Dieser Wert liegt hochsignifikant über unserer durchschnittlichen Frequenz neuer Embolien (5%).

Mobile Thrombosepatienten gehen lassen

Bei Diagnosestellung einer tiefen Beinvenenthrombose wird üblicherweise Bettruhe verordnet, auch dann, wenn der Patient bis zu diesem Zeitpunkt voll mobil war.
Dies geschieht vor allem aus folgenden Gründen:

- Angst vor einer Pulmonalembolie
- Schmerzen im Bein, besonders beim Auftreten
- Beinschwellung, die im Liegen (Hochlagerung) abklingen soll

Eine Reihe von Argumenten spricht *gegen* eine Immobilisierung:

- Bettruhe wirkt thrombogen (Stase und Gerinnung gefördert)
- Komplikationen der Bettruhe (beispielsweise Pneumonie)
- Mobilisierung nach einigen Tagen
- Bettschüssel und Bauchpressen nicht harmlos
- Pflegeaufwand
- psychologische Traumatisierung des Patienten: „Wenn Sie aufstehen, können Sie an einer Lungenembolie sterben"

Wir nehmen Patienten mit einer Beinvenenthrombose zwar stationär oder semistationär auf unserer Tagesstation auf, wobei wir sie aber dazu anhalten, mit den angelegten Kompressionsverbänden möglichst viel herumzugehen.

Kompression reduziert Ödem und Schmerz

Nach der Fischer-Technik exakt angelegte Kompressionsverbände führen in der Regel zu einer sofortigen Schmerzreduktion, so daß der Patient wieder gehen kann [3, 5]. Die rasche Rückbildung des Ödems bewirkt ein Lockerwerden des Verbandes, der deshalb in der Anfangsphase im Abstand von wenigen Tagen gewechselt werden muß [13].
Nach durchschnittlich vier Wochen wird ein medizinischer Kompressionsstrumpf der Klasse II oder III verordnet.
In einer randomisierten Studie („Amsterdam-Studie") konnte gezeigt werden, daß Häufigkeit und Schwere eines postthrombotischen Syndroms durch das konsequente Tragen des Strumpfes hochsignifikant reduziert werden können [1].
Für die Akutphase der Thrombose fehlen leider bisher klinische Studien bezüglich des Nutzens einer Kompression. Hier sind wir noch immer auf Analogieschlüsse aus experimentellen Untersuchungen und auf unsere Erfahrung angewiesen.
Es ist schwer verständlich, daß Kompression und Bewegung im Rahmen einer routinemäßigen, primären Thromboseprophylaxe heute Standard sind, jedoch nicht bei Vorliegen einer Thrombose, bei der das Therapieziel der konservativen Behandlung in der Verhinderung einer Thrombusausdehnung besteht. Es gibt klare Hinweise dafür, daß die Bekämpfung des entscheidenden Faktors der Stase in der Virchow-Trias durch Frühmobilisierung bessere Ergebnisse zeitigt als die alleinige Gerinnungshemmung mit Heparin unter Bettruhe [16].

Ohne Heparin geht es nicht!

Nach erfolgter Diagnose ist eine initiale Heparinisierung unerläßlich. Für unfraktioniertes Standardheparin ist dabei eine Verlängerung der aktivierten Prothrombinzeit (aPTT) auf das 1,5- bis 2,5fache des Ausgangswertes in den ersten 24 Stunden anzustreben, was oft nicht ganz einfach ist. Nach einer Bolusinjektion von 5.000 E Heparin i.v. kann dies entweder mit weiterer intravenöser Dauerinfusion – bei Gehbehandlung auch in Form tragbarer Motorpumpen möglich – oder durch eine subkutane Heparinisierung erfolgen.

Niedermolekulares Heparin ist klar überlegen

In mehreren randomisierten, kontrollierten Studien wurde jeweils im Vergleich zur „klassischen" intravenösen Heparintherapie klar gezeigt, daß niedermolekulare Heparine eine überlegene und komplikationsärmere Behandlungsalternative darstellen. In drei aktuellen großen Metaanalysen wurden diese Schlußfolgerungen bestätigt [7, 8, 17].

Die Überlegenheit von niedermolekularen Heparinpräparaten beruht im wesentlichen auf einem konstanteren Verhältnis zwischen Gerinnungshemmung und geringerem Blutungsrisiko, welches eine fixe, auf das Körpergewicht bezogene Dosierung erlaubt. Ohne spezielle Laborkontrollen ist somit durch ein- bis zweimal tägliche, subkutane Injektionen eine deutlich effektivere und sicherere Heparinisierung möglich.

Der antikoagulatorische Effekt kann in vitro nicht durch die aPTT-Bestimmung, sondern nur durch Messung von Anti-Faktor-Xa bzw. von Heparinspiegeln beurteilt werden, was aber nur für Studienzwecke Relevanz hat.

Eine zweimal wöchentlich durchgeführte Thrombozytenzählung ist ebenso wie bei der Therapie mit Standardheparin zu fordern, obwohl heparininduzierte Thrombopenien unter niedermolekuleren Heparinpräparaten deutlich seltener vorkommen.

Von essentieller Wichtigkeit ist die Beachtung der für die Therapie erforderlichen Dosierung, die wesentlich höher liegt als jene für die Thromboseprophylaxe (Tabelle 2).

Die Vorteile der subkutanen Applikation bei Mobilhalten von Thrombosepatienten liegen auf der Hand.

Tabelle 2. Therapeutische Dosierung von niedermolekularen Heparinpräparaten

Dalteparin (Fragmin):
1mal tägl. 200 IE Anti-Faktor Xa /kg Körpergewicht oder
2mal tägl. 100 IE Anti-Faktor Xa /kg Körpergewicht

Enoxaparin (Lovenox, Clexane):
2mal tägl. 1 mg /kg Körpergewicht (entspricht 2x 100 IE /kg)

Nadroparin (Fraxiparin):
2mal tägl. 0,4–0,9 ml nach Körpergewicht

Tinzaparin (Innohep):
1mal tägl. 175 IE /kg Körpergewicht

Certoparin (Sandoparin):
2mal tägl. 8000 IE

Überlappende orale Antikoagulation

Bereits ab dem 1. bis 2. Tag können überlappend Vitamin K-Antagonisten verabreicht werden (zum Beispiel nach Prothrombinzeitbestimmung Markumar, Beginn mit 3 Tabletten, am nächsten Tag 2, dann 1 Tablette und INR-Konrolle). Heparin sollte mindestens fünf Tagen appliziert und auch noch zwei Tage nach Erreichen einer wirksamen oralen Antikoagulation (INR 2,0–3,0) belassen werden (Tabelle 3).

Tabelle 3. Sekundärprophylaxe für 3 Monate

Vitamin K-Antagonisten (zum Beispiel Markumar):
1. Tag: 3 Tabletten (9 mg)
2. Tag: 2 Tabletten (6 mg)
3. Tag 1: Tablette (3 mg)

Weitere Dosierung nach INR-Kontrollen (Antikoagulanzienausweis!)

Alternativ bei Kontraindikation gegen orale Antikoagulation [14]:
Niedermolekulares Heparin in Prophylaxedosis:
Dalteparin (Fragmin 5000) 1mal täglich s. c.
Enoxaparin (Clexane 40) 1mal täglich s. c.

Die weitere orale Antikoagulation, welche INR-Werte zwischen 2,0 und 3,0 anstrebt (Thrombotest 9–17%), sollte bei der unkomplizierten Ersthrombose mindestens drei Monate, bei Rezidivthrombosen unter Abwägen der Risiken auch lebenslänglich durchgeführt werden [15].

Bei Vorliegen von Kontraindikationen gegen eine orale Antikoagulation ist auch die Verabreichung von niedermolekularen Heparinpräparaten in der jeweils zur Thromboseprophylaxe empfohlenen höheren Dosis möglich. Azetylsalizylsäurepräparate sind keine ausreichend wirksame Alternative.

Wie gefährlich ist es, Thrombosepatienten nicht zu immobilisieren?

Wie Tabelle 4 zeigt, ist die Zahl der an einer tödlichen Lungenembolie Verstorbenen (alle Todesfälle werden bei uns obduziert) im eigenen Krankengut, das mit verschiedenen Heparin-Schemata, mit Kompressionsverbänden und Gehübungen behandelt wurde, niedriger als jene von Daten aus der Literatur [10, 12].

Tabelle 4. Malignome, Todesfälle und Blutungskomplikationen bei insgesamt 929 konsekutiven Thrombosepatienten. Die Patienten wurden zwischen Mai 1992 und Dezember 1997 mit niedermolekularem Heparin, Kompressionsverbänden und Gehübungen behandelt

Proximale Thrombus-ausdehnung	Becken (n = 268)	Ober-schenkel (n = 480)	Unter-schenkel (n = 181)
Malignome	60 (22,4%)	76 (15,8%)	22 (12,1%)
Davon neu entdeckt	15 (25%)	34 (44,7%)	6 (27,3%)
Todesfälle	6 (2,2%)	3 (0,6%)	0
Davon tödliche Pulmonalembolien	3 (1,1%)	0	0
Schwere Blutungen	3 (1,1%)	1 (0,2%)	0

Bei den drei Todesfällen handelte es sich um eine 87jährige Frau, die bei der Autopsie neben einem 4 cm langen Embolus eine alte Myokardschwiele aufwies, um einen 98jährigen Mann, der unmittelbar nach der Aufnahme noch vor Einleitung einer Therapie verstarb sowie um einen 78 Jahre alten Mann, der drei Wochen nach Aufnahme, schon unter einer Sekundärprophylaxe mit 5.000 E Fragmin, ad exitum kam, und bei dem bei der Autopsie Lebermetastasen gefunden wurden. Die meisten übrigen Todesfälle waren durch ein Malignom verursacht.
Die Assoziation einer Thrombose mit einem Malignom, welches zum Teil erst entdeckt wird, wenn danach gesucht wird, ist eine unterschätzte Konstellation.
Größere Blutungskomplikationen, welche die Verabreichung von Blutkonserven erforderten, nahmen immer ihren Ausgang vom Gastrointestinaltrakt.

Heimtherapie der tiefen Beinvenenthrombose

In zwei großen Multizenterstudien, die voneinander unabhängig 1996 publiziert wurden, konnte gezeigt werden, daß eine Thrombosebehandlung mit niedermolekularem Heparin zu Hause ganz ohne, oder mit nur einem kurzen stationären Aufenthalt zwecks Therapieeinleitung mindestens gleich sicher und effektiv ist, wie eine konventionelle intravenöse Heparinisierung im Krankenhaus [6, 9].
Besonders bei einer Thromboselokalisation, die bis über das Leistenband nach proximal reicht sowie bei flottierenden Thromben in der Duplexsonographie ziehen wir weiterhin eine stationäre Behandlung vor, wobei allerdings jeder nicht immobilisierte Patient mit Kompressionsverbänden zu Gehübungen aufgefordert wird.
Folgende Voraussetzungen sollten bei der Heimbehandlung einer Thrombose gegeben sein:

- Diagnose klar bestätigt
- niedermolekulare Heparininjektionen in Therapiedosis gewährleistet
- exakte Kompressionstherapie
- engmaschige Kontrollen des Patienten (Verband, Thrombozyten, weiter INR unter oraler Antikoagulation)
- kooperativer, möglichst mobiler Patient

Zusammenfassend kann festgestellt werden, daß die Angst vor Lungenembolien unbegründet ist, und daß heute die konservative Therapie der tiefen Beinvenenthrombose dank niedermolekularer Heparine und konsequenter Kompressionstherapie einfach geworden ist.

Literatur

1. Brandjes DPM, Büller H, Hejboer H, Huismann MV, de Rijk M, Jagt H, ten Cate JW (1997) Incidence of the postthrombotic syndrome and the effects of compression stockings in patients with proximal venous thrombosis. Lancet 349:759–762
2. Caspary L, Creutzig A, Alexander K (1996) Wie häufig ist die Lysetherapie bei tiefer Becken-Bein-Venenthrombose indiziert? Med Klin 90:618–622
3. Fischer H (1910) Eine neue Therapie der Phlebitis. Med Klin 30:1172–1180
4. Ginsberg JSt (1996) Management of venous thromboembolism. N Engl J Med 335:1816–1828
5. Haid-Fischer F, Haid H (1985) Venenerkrankungen. 5. Aufl. Thieme, Stuttgart
6. Koopman MMW, Prandoni P, Piovella F, Ockelford PA, Brandjes DPM, van der Meer J, Gallus AS, Simmoneau G, Chesterman Ch, Prins MH, Bossuyt PMM, de Haes H, van den Belt AGM, Sagnard K, d'Azemar P, Büller HR (1996) Treatment of venous thrombosis with intravenous unfractionated heparin administered in the hospital as compared with subcutaneous low-molecular-weight heparin administered at home. N Engl J Med 334:682–687
7. Leizorovicz A, Simonneau G, Decousus H, Boissel JP (1994) Comparison of efficacy and safety of low molecular weight heparins and unfractionated heparin in initial treatment of deep venous thrombosis: a meta-analysis. Br Med J 309:229–304
8. Lensing AW, Prins MH, Davidson BL, Hirsh J (1995) Treatment of deep venous thrombosis with low-molecular-weight heparins. A meta-analysis. Arch Intern Med 155:601–607
9. Levine M, Gent M, Hirsh J, Leclerc J, Anderson D, Weitz J, Ginsberg J, Turpie AG, Demers C, Kovacs M, Geerts W, Kassis J, Desjardins L, Cusson J, Cruickshank M, Powers P, Brien W, Haley S, Willan A (1996) A comparison of low-

molecular-weight heparin administered primarily at home with unfractionated heparin administered in the hospital for proximal deep-vein thrombosis. N Engl J Med 334:677–681
10. Martin M (1993) PHLECO: a multicenter study of the fate of 1647 hospital patients treated conservatively without fibrinolysis and surgery. Clin Investig 71:471–477
11. Mostbeck A, Partsch H, Köhn H, König B (1980) Lungenembolie bei Bein-Beckenvenenthrombose: Ergebnisse einer prospektiven Studie. Diagnostik, Häufigkeit, nuklearmedizinisches und klinisches Erscheinungsbild. Wien Klin Wschr 92:464–471
12. Partsch H, Kechavarz B, Köhn H, Mostbeck A (1996) The effect of mobilisation of patients during treatment of thromboembolic disorders with low-molecular-weight heparin. Int Angiol 16:189–92
13. Partsch H (1991) Compression therapy of the legs. Dermatol Surg Oncol 17:799–805
14. Pini M, Aiello S, Manotti C, Pattacini C, Quintavalla R, Poli T, Tagliaferri A, Dettori AG (1994) Low molecular weight heparin versus warfarin in the prevention of recurrences after deep vein thrombosis. Thromb Haemost 72:191–197
15. Schulman S, Granqvist St, Holmström M, Carlsson A, Lindmarker P, Nicol P, Eklund S, Norlander S, Lärfars G, Lejd B, Linder O, Loogna E and the duration of anticoagulation trial study group (1997) The duration of oral anticoagulant therapy after a second episode of venous thromboembolism. N Engl J Med 336:393–398
16. Schulman S (1988) Studies on the medical treatment of deep vein thrombosis. Acta Med Scand: Suppl 704
17. Siragusa S, Cosmi B, Piovella F, Hirsh J, Ginsberg JS (1996) Low-molecular-weight heparins versus unfractionated heparin in the treatment of patients with acute venous thromboembolism: Results of a meta-analysis. Am J Med 100:269–277

Magistralrezeptur im Spannungsfeld

Hans Christian Korting

Auf vielen Gebieten der Therapie gelangen heute in hochindustrialisierten Ländern fast ausschließlich Fertigarzneimittel zum Einsatz, also Arzneimittel, die von pharmazeutischen Herstellern in größerer Menge zur Verfügung gestellt werden, somit nicht korrespondierend zu den Gegebenheiten bei einem individuellen Patienten. In der externen Dermatotherapie stellt sich das zumindest in Deutschland wesentlich anders dar. Spätestens seit der pharmakoepidemiologischen Studie von Altmeyer et al. [1] ist auch einer breiteren medizinischen Öffentlichkeit wieder bewußt, daß zur Behandlung von Hautkrankheiten auch in wesentlichem Umfang Mittel eingesetzt werden, die in der öffentlichen Apotheke für einen einzelnen Patienten nach Vorgabe des Arztes hergestellt und abgegeben werden.

Eine Übersicht gibt Tabelle 1. Bezüglich Unterschieden bei den hier interessierenden topischen Dermatika fanden Altmeyer et al. [1] eine deutlich höhere Menge bei der Verordnung von Mitteln der magistralen Rezeptur; der Mittelwert lag hier bei 79,4 g, denen 50,4 g bei Fertigarzneimitteln gegenüber standen. Dennoch lag der mittlere Preis der Mittel der magistralen Rezeptur mit DM 17,52 niedriger als der für Fertigarzneimittel mit DM 20,25.

Bezüglich der eingesetzten Wirkstoffe ergeben sich ebenfalls gewisse Unterschiede, wie Tabelle 2 ausweist. Die Salizylsäure als wichtigster Wirkstoff steht zwar auch bei Fertigarzneimitteln auf Platz 1, ihr relativer Anteil an Verordnungen der magistralen Rezeptur liegt aber noch wesentlich höher. Hier mag sich unter anderem auch eine gewisse stärkere Traditionsverhaftung bei magistralen Rezepturen widerspiegeln. Salizylsäure soll jedenfalls schon 2000 Jahre zur Behandlung von Dermatosen eingesetzt werden [6]. Als Beispiel für die Verbreiterung der therapeutischen Möglichkeiten durch magistrale Rezeptur sei speziell auf Metronidazol hingewiesen, dieser Wirkstoff steht nicht in in Deutschland derzeit zugelassenen Topika zur örtlichen Anwendung an der Haut zur Verfügung, wird aber offensichtlich nach Auffassung der Dermatologen sehr häufig benötigt.

Tabelle 1. Häufigkeit der Verordnung systemischer und topischer Dermatika vom Typ der Fertigarzneimittel beziehungsweise der Mittel der magistralen Rezeptur und von Medizinprodukten in einer Stichprobe von 72.615 Verschreibungen durch niedergelassene Dermatologen in Nordrhein-Westfalen im Rahmen der gesetzlichen Krankenversicherung. (Nach [1])

	Fertigarzneimittel	Mittel der magistralen Rezeptur	Sonstiges
Systemische Dermatika	9.960 (7,2 %)	23 (0,03 %)	
Topische Dermatika	31.273 (43,1 %)	28.670 (39,5 %)	
Medizinprodukte			2.662 (3,7 %)

Tabelle 2. Am häufigsten verordnete Wirkstoffe in Mitteln der magistralen Rezeptur (Einarbeitung als Arzneistoff) und bei Fertigarzneimitteln. (Nach [1])

Art des Mittels *Mittel der magistralen Rezeptur*	*Fertigarzneimittel*
Salizylsäure: 5.996 (15,7 %)	Salizylsäure: 3.168 (8,0 %)
Triamzinolon(acetonid): 5.779 (15,1 %)	Betamethason(valerat): 2.459 (6,2 %)
Harnstoff: 5.272 (11,2 %)	Clotrimazol: 2.040 (5,2 %)
Erythromycin: 3.678 (9,6 %)	Benzoylperoxid: 1.842 (4,7 %)
Clotrimazol: 3.327 (8,7 %)	Hydrocortison: 1.434 (3,6 %)
Betamethason(valerat): 1.852 (4,8 %)	Prednisolon: 1.330 (3,4 %)
Metronidazol: 1.263 (3,3 %)	Dexamethason: 1.231 (3,2 %)
Hydrocortison: 1.185 (3,1 %)	Gentamycin: 1.098 (2,8 %)
Prednisolon: 1.040 (2,7 %)	Harnstoff: 1.059 (2,7 %)
Clobetasol(propionat): 151 (2,5 %)	Erythromycin: 1.002 (2,5 %)

Jedem behandelnden Arzt steht vor Augen, daß sowohl allgemeine Regeln, wie sie etwa in Leitlinien vorgegeben werden, zu beachten sind, als auch die besonderen Gegebenheiten bei einem einzelnen Patienten. Von daher wird man sogar womöglich bereit sein, den Begriff Individualrezeptur für eine derartige Praxis zu akzeptieren. Daß man aber letztlich doch nicht von Individualrezeptur sprechen sollte, ergibt sich aus der Tatsache, daß die Wirkungen eines individuell konzipierten Medikamentes unabsehbar bleiben. Damit ist aber noch nichts Entscheidendes über die magistrale Rezeptur ausgesagt, also die Herstellung von Arzneimitteln in der öffentlichen Apotheke vor dem Hintergrund von konkretem Erkenntnismaterial unter Erweiterung der Möglichkeiten, die von pharmazeutischen Herstellern durch die Bereitstellung von Fertigarzneimitteln geboten werden, was wiederum bestimmten Einschränkungen unterliegt, wie sie durch die Regularien der Arzneimittelzulassung gegeben sind.

Magistrale Rezeptur bedeutet, für den Einzelfall Medikamente herstellen zu lassen aufgrund von in größerem Zusammenhang gewonnenen galenischen und biologischen Erfahrungen. An galenischen Untersuchungen fehlt es dabei in der Regel kaum. Unter diesem Aspekt wissenschaftlich fundierte Arzneimitteltherapie mittels der magistralen Rezeptur ist insbesondere unter Rückgriff auf bestimmte monographische Werke möglich, wie das - bis vor kurzem vom Zentrallaboratorium Deutscher Apotheker herausgegebene - Neue Rezept-Formularium, NRF.

Woran es aber bis heute weithin mangelt, sind Studien zur Charakterisierung der biologischen Wirkung von Mitteln der magistralen Rezeptur, insbesondere auch von hier weithin traditionell eingesetzten Wirkstoffen. Immerhin konnte bei einer Reihe von solchen Stoffen die Wirksamkeit bei Hautkrankheitszuständen im Grundsatz aufgezeigt werden, etwa für Harnstoff in 10%iger Konzentration [3] und Hamamelis-Destillat in 10%iger Konzentration [5]. Das hier angesprochene Erkenntnismaterial stammt freilich aus Studien zu entsprechend zusammengesetzten Fertigarzneimitteln. Eigentlich ist zu fordern, daß tatsächlich Mittel, wie sie in der magistralen Rezeptur definitiv zum Einsatz gelangen, in entsprechender Weise geprüft werden. Dies ist im Einzelfall auch bereits geschehen [4], weitere Arbeiten zu diesem Thema werden aber sicherlich dringend benötigt. Insbesondere gilt es im Rahmen der biologischen Evaluierung auch zu prüfen, ob nach identischen Vorgaben hergestellte Präparationen aus unterschiedlichen öffentlichen Apotheken im wesentlichen gleichermaßen die vorab definierten Wirkungen zu erzielen vermögen. Dies erscheint als wichtiges Erfordernis der Qualitätssicherung. Unterstellt, daß in naher Zukunft derartige Daten zur Verfügung stehen, ist davon auszugehen, daß auch längerfristig Mittel der magistralen Rezeptur einen integralen Bestandteil des therapeutischen Armamentariums des Dermatologen in Deutschland darstellen werden.

Dies wird im Grundsatz auch nicht in Frage gestellt durch einzelne Fälle unerwünschter Wirkungen, die auf Probleme der galenischen Qualität zurückgehen. Ein entsprechender Einzelfall [7] wurde kürzlich beobachtet: Durch Abgabe eines etwa 50fach zu hoch konzentrierten Präparates mit Dithranol zur Behandlung des seborrhoischen Ekzems - grundsätzlich ein wissenschaftlich begründeter Behandlungsansatz [9] - kam es zu einer schweren pustulösen Dermatitis (Abb. 1). Die Farbabweichung der Zubereitung zu hoher Stärke verglichen mit der gewünschten Zubereitung (Abb. 2) hatte weder die Abgabe verhindert noch die Anwendung. Nicht zu übersehen ist das zunehmende Interesse an Mitteln der magistralen Rezeptur in verschiedenen anderen Ländern, insbesondere auch in Zentraleuropa und Nordamerika. In den USA wurde kürzlich eine eigene Kommission Magistralrezeptur bei der Arzneimittelzulassungsbehörde gegründet.

Die magistrale Rezeptur wird grundsätzlich auch von einer Ad-hoc-Kommission der Deutschen Der-

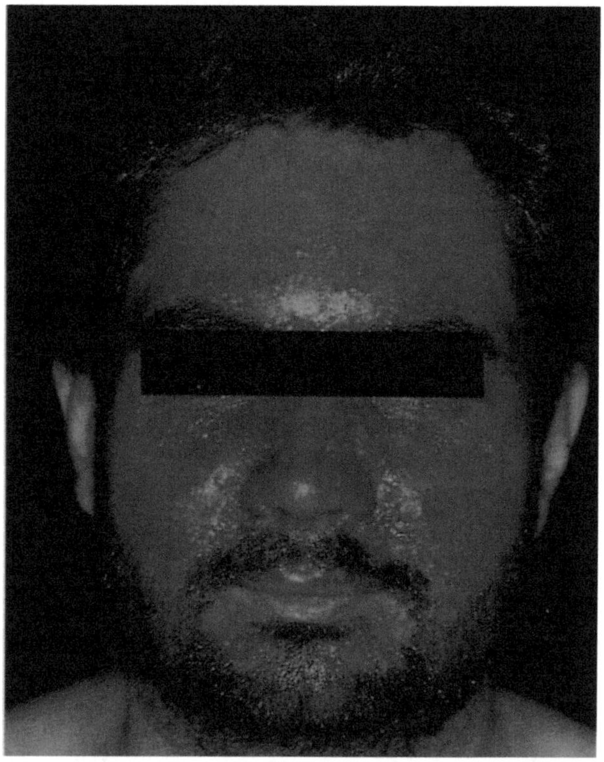

Abb. 1. Pustulöse Dermatitis auf irrtümlich in dieser Stärke abgegebene 0,5%ige Dithranol-Salbe bei seborrhoischem Ekzem. (Aus [7])

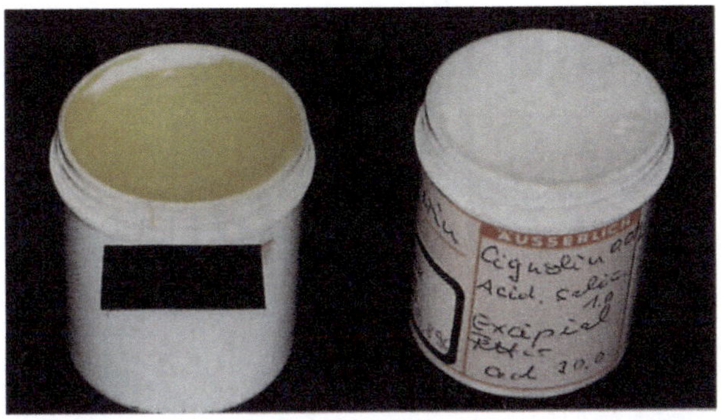

Abb. 2. Farbabweichung der zu hoch eingestellten Dithranolzubereitung verglichen mit der verordneten Zubereitung. (Aus [7])

Tabelle 3. Auswahl positiv und negativ monographierter Wirkstoffe im Rahmen der magistralen Rezeptur von Topika. (Nach [8])

Wirkstoff	Indikation
Benzoylperoxid	Acne vulgaris, superinfizierte Wunden
Cadmiumsulfid	keine
8-Chinolinol und Derivate (8-Hydroxychinolin)	mikrobiell bedingte oder mikrobiell überlagerte entzündliche Hauterkrankungen
Chlorhexidin	Desinfektion von Haut und hautnahen Schleimhäuten
Chlorquinaldol	keine
Clotrimazol	Pilzinfektionen, u. U. auch bakteriell bedingte Hauterkrankungen
Crotamiton	Skabies
Diethyltoluamid	Repellent
Dithranol	Psoriasis vulgaris
Harnstoff	trockene Haut bei Hautkrankheitszuständen, Nagelauflösung bei Onychomykose
Lindan	Epizootien
Phenol	keine
Polyvidon-Jod	Antiseptikum
Resorcin	keine
Salizylsäure	Keratolytikum
Schwefel	keine
Steinkohlenteer	atopisches Ekzem und Psoriasis vulgaris bei sorgfältiger Abwägung
synthetischer Gerbstoff	Adstringens
Undecilensäure	keine

matologischen Gesellschaft positiv beurteilt [2]. Ein wesentlicher Beitrag zu der weiteren wissenschaftlichen Fundierung in der Zukunft ist von der Arbeit einer Fachgruppe der Gesellschaft für Dermopharmazie zu erwarten. Diese Gesellschaft wird in naher Zukunft zu dem Thema eine Konsensuskonferenz abhalten. Die Glaubwürdigkeit der magistralen Rezeptur in einem kritischen Umfeld, das derzeit insbesondere von pharmazeutischen Herstellern von Fertigarzneimitteln und Kostenträgern der Gesundheitsversorgung geprägt wird, hängt insbesondere auch davon ab, daß der einzelne verordnende Arzt im wesentlichen Verordnungen vornimmt, die nicht Wirkstoffe zum Gegenstand haben, die wegen eines unzulänglichen Nutzen-Risiko-Verhältnisses negativ monographiert worden sind. Die beigefügte Tabelle 3 gibt eine Übersicht über wichtige positiv und negativ monographierte Wirkstoffe für die magistrale Rezeptur.

Literatur

1. Altmeyer P, Bergmeyer V, Wienand W (1997) Analyse magistraler Rezepturen von niedergelassenen Dermatologen. Eine Erhebung an 72615 Verordnungen der BKK-Versicherten Nordrhein-Westfalens. Hautarzt 48:12–20
2. Altmeyer P, Jahn S (1997) Empfehlungen zu „Magistralen Rezepturen" erarbeitet. Hautarzt 48:702
3. Bohnsack K, Tausch I, Gassmueller J, Rippke F (1997) Wirksamkeit auf das Symptom „trockene Haut" und Langzeitverträglichkeit von Laceran 10% Urea Spezial-Lotio bei Patienten mit atopischem Ekzem. Z Hautkr 72:34–39
4. Gassmueller J, Maas-Irslinger R, Rippke F, Tausch I (1998) Antiinflammatorische Wirksamkeit magistraler Rezepturen mit Glukokortikosteroiden in Eucerinum-Fertiggrundlagen im Vergleich zu Fertigpräparaten im UVB-Erythem-Test. Z Hautkr 73:364–370
5. Hughes-Formella BJ, Bohnsack K, Rippke F, Benner G, Rudolph M, Tausch I, Gassmueller J (1998) Anti-inflammatory effect of Hamamelis lotion in a UVB erythema test. Dermatology 196:316–322
6. Lin AN, Nakatsui T (1998) Salicylic acid revisited. Int J Dermatol 37:335–342
7. Ludolph-Hauser D, Michelsen S, Korting HC (1998) Pustulöse Dermatitis nach Anwendung einer zu hoch konzentrierten magistralen Dithranolzubereitung bei seborrhoischem Ekzem. Hautarzt 49:781–783
8. Nürnberg W, Nürnberg E, Schulz C (1998) Bewertung von Wirkstoffen für Externa unter Berücksichtigung ihrer Anwendungsgebiete. Hautarzt 49:263–269
9. Wölbling RH, Schäfer V, Milbradt R (1985) Die Behandlung der seborrhoischen Dermatitis mit niedrig konzentriertem Dithranol. Hautarzt 36:529–530

Berufspolitische Entwicklungen – Das geht uns alle an

Aktuelle Konzepte des Vorstandes des Berufsverbandes der Deutschen Dermatologen e. V.

Erich Schubert

„Eine Krankenversicherung ist für das medizinisch Notwendige da, nicht für das sozialpolitisch Wünschenswerte", hat Roman Herzog, der Bundespräsident, beim 100. Ärztetag in Eisenach unzweifelhaft definiert. Damit hat er den immer noch in den sozialistischen Köpfen steckenden Vorstellungen einer Rundumversicherung durch die gesetzliche Krankenkasse – nach Vollkaskoart – eine Absage erteilt.
In dieselbe Richtung haben jüngere gesundheitspolitische Gesetzgebungsverfahren gewiesen, die unter der Leitmaxime: „Stärkung der Eigenverantwortung und schrittweise Liberalisierung des Vertragsrechtes zwischen Krankenkassen und Leistungserbringern gestanden haben.
Die Wahlfreiheit für die Mehrheit der in gesetzlichen Krankenkassen (GKV) Versicherten war ein wesentlicher Schritt in Richtung Versicherungswettbewerb und zur Überwindung einer dirigistischen Ausgabendämpfungspolitik. Den Krankenkassen muß noch die Chance gegeben werden, ihre Angebotspalette hinsichtlich der beiden wesentlichen Parameter, Qualität und Preise der Leistungen, differenzieren zu können. Dies impliziert, daß die Krankenkassen als selbständige Versicherungsunternehmen mit ihren Leistungen um die Versicherten werben können. Voraussetzung ist die Festlegung eines Regelversorgungskatalogs, den alle Krankenkassen zu bedienen haben. Weitere Leistungen könnten die Versicherungen als optionale Zusatzleistungen in ihr Angebot aufnehmen.
Eine Festlegung dieser Regelleistungen muß im Prinzip die Begriffe des § 12 Abs. 2 SGB VON abdekken, die lauten: „Ausreichend bedarfsgerecht, zweckmäßig wirksam und human."
Leistungen, deren Wirkungen nicht nachgewiesen sind, oder die über das medizinisch Notwendige hinausgehen, oder die sich auf geringfügige Gesundheitsstörungen beziehen, oder deren Bedarf aus individuell risikoreichem Verhalten resultiert, obliegen der Eigenverantwortung oder einer Zusatzversicherung.
Die Bestimmung solcher Regelversorgungsbereiche läßt Streitigkeiten unterschiedlicher Interessengruppen erwarten, wie wir es jüngst bei der Vorstellung eines Katalogs *i*ndividueller *G*estaltungs*l*eistungen, der sogenannten IGEL-Liste, durch die Kassenärztliche Bundesvereinigung erlebt haben.
Wer auch immer die Regierung nach dem 27. September 1998 bilden wird, wird nicht darum herumkommen, die Arbeitskostenentwicklung vom Beitragssatz der gesetzlichen Krankenversicherung abzukoppeln. Damit die Lohnnebenkosten langfristig gesenkt werden können, ist eine Begrenzung – oder auch eine Auszahlung – des Arbeitgeberbeitrages zu erwarten.
Auch im angekündigten Globalbudget der SPD – bei striktem Festhalten an der Beitragssatzstabilität der GKV-Einnahmen – werden in den nächsten Jahren keine höheren Honorarvolumina für ärztliche Behandlungen zu erwarten sein.
Dem Präsidium des Berufsverbandes der Dermatologen ist es bewußt, daß eine Rückumverteilung der verlorengegangenen hautärztlichen Honorarsummen gegen die Mehrheit der Ärzte nicht durchgesetzt werden kann, und daß die noch immer zunehmenden Arztzahlen die Verteilungskämpfe eher noch verschärfen werden. Wir alle finanzieren kollegialerweise die große Zahl von Fachärzten durch kontinuierliche Quersubventionierungen mit. Jeder fragt sich, wie lange das möglich sein wird. Herr Dr. Eckart Fiedler, der Vorstandsvorsitzende der Barmer Ersatzkasse, beziffert die ärztliche Überversorgung mit 30 %, die er, im Falle der Möglichkeit von Einkaufsmodellen, radikal abbauen möchte.
Die Konzepte des neuen Berufsverbandsvorstandes müssen sich in diesen ökonomischen und sozialpolitischen Rahmen einpassen. Wir Dermatologen müssen uns Märkte neben den Regelleistungsvolumina als Einnahmequelle erschließen. Die Anwendung des IGEL-Kataloges ist zwingend notwendig, ebenso wie die Ermunterung der Versicherten zur Kostenerstattung nach § 13 SGB V. Aus dem Gesagten stellt sich die Frage, inwieweit es nicht für die Dermatologen nützlich ist, daß Leistungen wie das Hautkrebs-Screening erst gar nicht in die Regelleistungsvolumina aufgenommen werden, oder daß Leistungen wie der gepulste Farbstofflaser aus den Einschnürungen der aktuellen Gebührenordnung wieder her-

ausgenommen werden. Selbstverständlich bedeutet eine solche Strategie eine Verringerung des Anteils am ohnehin kleinen Honorarkuchen der Gesamtvergütung. Andererseits werden solche Leistungen nur einem interessierten Versichertenkreis angeboten werden können, der allerdings hohe Qualität und ein gutes Preis-/Leistungsverhältnis voraussetzt.
Die Qualitätssicherung nach § 135 SGB VON wird künftig die entscheidende Rolle spielen. Der nicht weiter- oder fortgebildete Arzt wird ebensowenig Honoraransprüche reklamieren können, wie Vergütungen für nicht qualitätsgesicherte Leistungen gewährt werden können. Über die Qualität wird letztlich auch die Zahl der Ärzte im System eine Regelung erfahren, weil unqualifizierte Ärzte in Zeiten der ärztlichen Überversorgung zur Sicherstellung nicht benötigt werden.
Die in diesen Tagen hier in München ins Leben gerufene *Deutsche Dermatologische Akademie* (DDA) soll künftig mit einem – das ganze Fach umfassenden – Angebot an Fortbildungsmaßnahmen für die notwendige Qualität der dermatologischen Leistungen sorgen und im Rahmen von Zertifizierungen diese Qualität des Arztes oder der Praxis auch sichtbar machen. Wir hoffen, daß die Landesärztekammern diese Vorarbeiten der Deutschen Dermatologischen Gesellschaft und des Berufsverbandes der Deutschen Dermatologen e. V. – für den Erwerb des vom Deutschen Ärztetag beschlossenen Ärzte-Diploms – ohne große Abstriche einbauen werden.
Es liegt nun an uns allen, diesen Weg ohne Alternative mitzugehen und mitzugestalten.

Deutsche Dermatologische Akademie

Gerd Plewig

Die *Deutsche Dermatologische Gesellschaft* e. V. (*DDG*) ist die wissenschaftliche Vereinigung deutschsprachiger Dermatologen und vertritt seit über 100 Jahren die glanzvolle Geschichte unseres Faches auf deutschsprachigem Boden für die Länder Deutschland, Österreich und Schweiz.

Herausragende Merkmale dieser Gesellschaft sind die Kongresse, die nun alle zwei Jahre stattfinden, das Publikationsorgan, die international angesehene Fachzeitschrift *Der Hautarzt,* aber auch die Persönlichkeiten, die die DDG geführt haben, insbesondere deren Präsidenten und Generalsekretäre.

Wesentlich jüngeren Datums ist die Geschichte des *Berufsverbandes Deutscher Dermatologen (BVDD).* Dieser Verband vertritt vornehmlich die Belange der praktizierenden Dermatologinnen und Dermatologen in Deutschland. In den letzten Jahren hat sich der Berufsverband zu einer sehr stark organisierten Struktur gewandelt. Herausragende Merkmale dieses Verbandes, der die Interessen der deutschen, also nicht landesübergreifend auch die der übrigen deutschsprachigen Dermatologen vertritt, sind dessen Präsidenten und Generalsekretäre, die straff organisierten Landesverbände und die monatlich erscheinende Zeitschrift *Der Deutsche Dermatologe.*

Ein Überangebot an wissenschaftlichen Veranstaltungen und Fortbildungsmaßnahmen in Deutschland, gelegentliche Terminkonflikte und Themenüberschneidungen, ein nicht verkennbarer Verschleiß der Kraft von Rednern und Zuhörern sowie eine überbeanspruchte Industrie als Partner der begleitenden technischen Ausstellungen, die in großzügiger Weise die Unterstützung des Kongresswesens ermöglicht haben, aber auch sehr unterschiedliche Qualität der Fortbildungs- und Weiterbildungsveranstaltungen sowie fehlende Qualitätssicherung und Zertifizierung dieser Fortbildungen haben den Vorstand der Deutschen Dermatologischen Gesellschaft (DDG) veranlaßt, eine Reform des deutschen dermatologischen Fortbildungssystems zu überdenken.

Die Zeit war reif dafür. Eine wichtige Voraussetzung war die Annäherung der beiden großen Verbände, der Deutschen Dermatologischen Gesellschaft (DDG) und des Berufsverbandes Deutscher Dermatologen (BVDD), und das Verständnis, in standespolitisch schwieriger werdenden Zeiten enger aneinanderzurücken.

Vorbild für die neue Struktur, die *Deutsche Dermatologische Akademie (DDA)* war die schon einige Zeit bestehende Frauenärztliche Akademie.

Die erste Anregung, an eine übergeordnete Akademie zu denken, kam vom damaligen Präsidenten der Deutschen Dermatologischen Gesellschaft (DDG), Professor Rassner aus Tübingen, die dann rasch vom engeren Vorstand der DDG und deren Präsidenten Professor Schöpf (Freiburg), dem Generalsekretär Professor Sterry (Berlin), dem Schatzmeister Professor Meigel (Hamburg) und dem stellvertretenden Schatzmeister Professor Plewig (München) aufgegriffen wurde. Rasch wurden Kontakte zum Berufsverband Deutscher Dermatologen (BVDD) und dem damaligen Präsidenten Dr. Fritz aus Dortmund und dessen Nachfolger Dr. Schubert aus Würzburg geknüpft.

Die Vorbereitungen begannen 1995. Seitdem sind viele Sitzungen, Telefonschaltungen, gutachterliche und juristische Beratungen erfolgt. Die Namen der Kollegen Rassner (Tübingen), Schöpf (Freiburg), Sterry (Berlin), Breit (München), Gollnick (Magdeburg), Plewig (München), Meigel (Hamburg), Haustein (Leipzig) und Linse (Erfurt) als Vertreter der DDG und Fritz (Dortmund), Schubert (Würzburg), Callies (Hannover), Gebhardt (Göppingen), Fuhrmans (Euskirchen), Wehrmann (Münster), Schlaeger (Oldenburg) und Reusch (Hamburg) als Vertreter des Berufsverbandes Deutscher Dermatologen müssen in diesem Zusammenhang genannt werden, weil sie alle in uneigennütziger Weise mitgeholfen haben, die Idee der *Deutschen Dermatologischen Akademie (DDA)* zu tragen und in die Realität umzusetzen.

Am 25.07.1998 wurden Satzung und Geschäftsordnung der *Deutschen Dermatologischen Akademie (DDA)* verabschiedet und in Kraft gesetzt. Dieses wichtige Ereignis konnte bereits am 26.07.1998 bei der Eröffnung der 16. Fortbildungswoche für praktische Dermatologie und Venerologie in München den über 1.300 Teilnehmerinnen und Teilnehmern aus 25 Ländern mitgeteilt werden.

Es ist verständlich, daß mancherlei Befürchtungen

und Ängste unter den deutschen Hautärztinnen und Hautärzten bestanden und teilweise auch noch bestehen. Ich möchte versuchen, diese Sorgen zu verstehen, auf Einzelheiten einzugehen und die Angesprochenen, das sind die in Deutschland in Praxen und Klinik arbeitenden Kolleginnen und Kollegen, mit der unausweichlichen Notwendigkeit einer derartigen Strukturreform vertraut zu machen.

Das Bindeglied

Die *Deutsche Dermatologische Akademie (DDA)* ist das Bindeglied zwischen dem Berufsverband Deutscher Dermatologen (BVDD), der etwa 3.450 Mitglieder hat, und der Deutschen Dermatologischen Gesellschaft e. V. (DDG), die etwa 2.200 Mitglieder hat. Doppelmitgliedschaften sind darin enthalten.

Das Kuratorium

Das Kuratorium der *Deutsche Dermatologischen Akademie (DDA)* besteht aus 10 Mitgliedern. Es sind dies die Präsidenten des Berufsverbandes Deutscher Dermatologen (BVDD) und der Deutschen Dermatologischen Gesellschaft (DDG) sowie vier vom BVDD und vier von der DDG benannte Kuratoriumsmitglieder. Das erste, 1998 gewählte Kuratorium setzt sich zusammen aus:

- *Präsident:* Professor Dr. Gerd Plewig, München (DDG)
- *Vizepräsident:* Dr. Richard Callies, Hannover (BVDD)
- *Generalsekretär:* Professor Dr. Gernot Rassner, Tübingen (DDG)
- *Schatzmeister:* Dr. Martin Schlaeger, Oldenburg (BVDD)
- *Referenten für Qualitätssicherung von Veranstaltungen:* Professor Dr. Dr. Thomas Bieber, Bonn (DDG), Dr. Martin Schlaeger, Oldenburg (BVDD)
- *Referenten für Zertifizierung von Veranstaltungen:* Dr. Richard Callies, Hannover (BVDD), Professor Ruthild Linse, Erfurt (DDG)
- *Referenten für Öffentlichkeitsarbeit:* Dr. Erich Schubert, Würzburg (BVDD), Professor Dr. Erwin Schöpf, Freiburg (DDG)
- *Kuratoriumsaufgaben:* Diese sind die Durchführung, Förderung und Betreuung von Veranstaltungen und Aktivitäten, welche der Fortbildung und Weiterbildung in der Dermatologie und ihren Teilgebieten dienen.

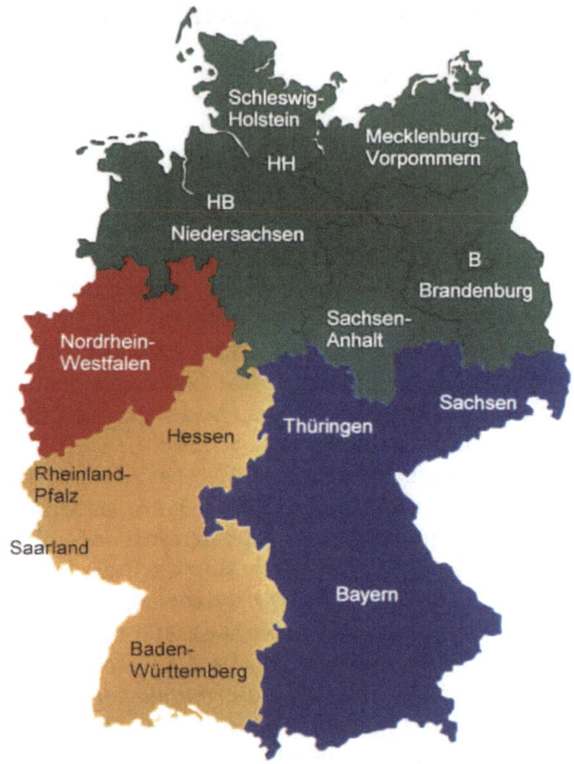

Abb. 1. Das Gebiet der Bundesrepublik Deutschland ist für Fortbildungsveranstaltungen in vier Regionen aufgeteilt

Das Fortbildungswesen

Das Gebiet der Bundesrepublik Deutschland ist für Fortbildungsveranstaltungen in vier Regionen unterteilt worden (Abb. 1).

- *Norddeutschland* mit den Bundesländern Schleswig-Holstein, Hamburg, Mecklenburg-Vorpommern, Sachsen-Anhalt, Brandenburg, Berlin, Bremen und Niedersachsen
- *Südwestdeutschland* mit den Bundesländern Hessen, Rheinland-Pfalz, Saarland und Baden-Württemberg
- *Westdeutschland* mit dem Bundesland Nordrhein-Westfalen
- *Südostdeutschland* mit den Bundesländern Bayern, Thüringen und Sachsen

Fortbildungsprogramme, Weiterbildungsveranstaltungen und Tagungen der wissenschaftlichen Gesellschaften der Deutschen Dermatologischen Gesellschaft werden folgendermaßen strukturiert:

- Die Tagungen der Deutschen Dermatologischen Gesellschaft (DDG) finden alle zwei Jahre im

Frühjahr in den ungeraden Jahren (1999 in Hamburg, 2001 in Berlin etc.) statt. Es wird angestrebt, diese zentrale deutsche und deutschsprachige Veranstaltung in der Zukunft unter dem neuen Namen *Deutscher Dermatologenkongreß* zu führen. Es ist noch nicht entschieden, ab wann dieser Name eingesetzt wird.

- Die Fortbildungswoche für praktische Dermatologie und Venerologie in München wird alle zwei Jahre in der letzten vollen Juliwoche der geraden Jahre (1998, 2000 etc.) abgehalten.
- In den vier Regionen Norddeutschland, Südwestdeutschland, Westdeutschland und Südostdeutschland findet jährlich eine überregionale Tagung statt, vorzugsweise im Herbst, in entsprechend großem Abstand zur Tagung der Deutschen Dermatologischen Gesellschaft oder der Münchener Fortbildungswoche. Die unterschiedlichen zahlreichen größeren und kleineren, oft schon sehr alten und traditionsreichen Gesellschaften und Verbände aus diesen vier Regionen einigen sich auf einen Veranstaltungsort und können den Kongreß in kooperativer Weise vorbereiten und durchführen.
- In der Region Westdeutschland ist dieses erfolgt, da die 1998 gegründete Dermatologische Wissenschafts- und Fortbildungsakademie Nordrhein-Westfalen e. V. diese Aufgaben in dem großen und bevölkerungsreichen Bundesland bereits versorgt.
- In der Region Norddeutschland, Südostdeutschland und Südwestdeutschland ist dieses anders. Abwechselnd in einem der Bundesländer dieser Region werden die Jahrestagungen abgehalten. In der Region Südostdeutschland ist die Regelung so vorgesehen, daß in den geraden Jahren, in denen die Münchener Fortbildungswoche stattfindet, die regionale Tagung dann im Raum Sachsen oder Thüringen stattfindet, und in den ungeraden Jahren (dem DDG-Jahr) die regionale Veranstaltung in Bayern abgehalten wird.
- Weitere kleinere Veranstaltungen wie Dermatologennachmittage oder eintägige Veranstaltungen finden wie bisher in der Region statt, beispielsweise Dermatologennachmittage in den Kliniken.

Die Regionalbeauftragten

Sie beraten die Veranstalter der vier Regionen bezüglich Fortbildungsveranstaltungen entsprechend den *Grundsätzen und Empfehlungen der Deutschen Dermatologischen Akademie (DDA)*. Ihre Hauptaufgabe besteht in der Koordinierung der inhaltlichen, örtlichen und zeitlichen Gestaltung und der angestrebten Zertifizierung.

Die 1998 gewählten Regionalbeauftragten sind in Tabelle 1 aufgeführt.

Die Regionalbeauftragten hatten die wichtige und im Anfang sicherlich nicht leichte Aufgabe, die Veranstaltungen ihrer Region zu koordinieren. Allerdings sind die ersten Schritte dazu 1998 bereits in den vier Regionen erfolgreich vollzogen worden.

Qualitätssicherung von Fortbildungsveranstaltungen und deren Zertifizierung

Nach der Berufsordnung sind Ärztinnen und Ärzte, die ihren Beruf ausüben, verpflichtet, sich beruflich fortzubilden. Als Beispiel kann das Modellprojekt der Bayerischen Landesärztekammer genannt werden: „Die Ärzte haben in dem Umfang von Fortbildungsmöglichkeiten Gebrauch zu machen, wie zur Erhaltung und Entwicklung der zur Ausübung des Berufes erforderlichen Fachkenntnisse notwendig ist. Die Art der Fortbildung ist dabei grundsätzlich freigestellt. Der Kammer gegenüber muß eine der obigen Forderung entsprechende Fortbildung in geeigneter Weise nachgewiesen werden. Paragraph 4 der Berufsordnung für die Ärzte Bayerns in der Form vom 12.10.1997 verpflichtet ferner die Ärztinnen und Ärzte, die von der Kammer eingeführten Maßnahmen zur Sicherung der Qualität der ärztlichen Tätigkeit durchzuführen. Ein Modellprojekt Fortbildungszertifizierung über einen Zeitraum von zwei Jahren wurde beschlossen. Für die Fortbildungsveranstaltungen werden Punkte vergeben." [1]

Analoge Regelungen gelten für alle übrigen Bundesländer. Ebenso hat die Deutsche Akademie für Gebietsärzte dazu ausführlich Stellung genommen [2],

Tabelle 1. Regionalbeauftragte, gewählt 1998

Region	BVDD-Beauftragte	DDG-Beauftragte
Norddeutschland	Dr. Heyl, Rotenburg Wümme	Professor Dr. Meigel, Hamburg
Südwestdeutschland	Dr. Datz, Tübingen	Professor Dr. Petzoldt, Heidelberg
Westdeutschland	Dr. Fuhrmans, Euskirchen	Professor Dr. Goos, Essen
Südostdeutschland	Professor Dr. Barth, Leipzig	Professor Dr. Breit, München

und schließlich hat die Bundesärztekammer Empfehlungen schon seit langer Zeit herausgeben.
Von den einzelnen Ärztekammern werden die Bemühungen der *Deutschen Dermatologischen Akademie (DDA)* ausdrücklich begrüßt. Es ist besser, die Qualitätssicherung von Fortbildungsveranstaltungen und deren Zertifizierung aus unseren eigenen Reihen heraus zu gestalten und den Vorstellungen der Landesärztekammern und der Bundesärztekammer anzupassen, als sich durch die Kammern unser Kongreßwesen vorgeben zu lassen.

Zertifzierung und Zertifizierungspunkte

Pro Jahr sollen 20 Zertifizierungspunkte von jeder Hautärztin oder jedem Hautarzt erworben werden. Auf fünf Jahre ausgedehnt ergibt dieses 100 Punkte. Die Einzelheiten, wieviele Punkte für den Besuch einer gesamten Fortbildungsveranstaltung oder von Einzelteilen derselben vergeben werden, regeln Einzelbestimmungen, die hier nicht näher dargelegt werden sollen.
Es ist aber gesichert, daß alle Veranstaltungen, die sich um die Qualitätsmerkmale bei der *Deutschen Dermatologischen Akademie (DDA)* bemühen und erfüllen, diese auch zugesprochen bekommen. Dieses gilt für viele Arten von Veranstaltungen, auch für die Qualitätszirkel, und soll auch in der Zukunft für das Zeitschriftenwesen und das Studium von Fachjournalen gelten.
Über die Teilnahme an Fortbildungsveranstaltungen wird mittels einer persönlichen Chipkarte und Barcode-Aufklebern die Bestätigung erteilt. Es ist auch erwünscht, daß die Zuhörer eine Beurteilung von Inhalt, Vortragsweise, didaktischem Geschick, Hilfsmitteln wie Bildern und Tabellen der Vorträge vornehmen, und damit die Gesamtleistung der Referenten beurteilen.
Die erworbenen Fortbildungspunkte werden zentral gesammelt; geplant ist die Geschäftsstelle des Berufsverbandes Deutscher Dermatologen. Ein Zertifikat, beispielsweise in Form einer Urkunde, wird in noch festzulegenden Zeitspannen den Dermatologinnen oder Dermatologen zugewiesen. Die Urkunde kann in Praxis oder Klinik als Zeichen der erbrachten erfolgreichen Fortbildung sichtbar plaziert werden.

Kosten der Zertifizierung

Aller Anfang ist schwer. Um die besonderen Ängste der Niedergelassenen, daß mit der *Deutschen Dermatologischen Akademie (DDA)* auch zusätzliche Kosten auftreten können, bin ich vertraut. Während der Vorstellung der Ideen der *Deutschen Dermatologischen Akademie (DDA)* anläßlich der Münchener Fortbildungswoche im Juli 1998 habe ich versichert, alles zu unternehmen, daß keine besonderen Kosten auf die Dermatologen zukommen. Es ist meine Vorstellung, daß die Tagungsleiter das finanzielle Budget ihrer Tagung so regeln, daß mit Eintrittsgeldern und Einnahmen aus der Industrieausstellung auch die Kosten der Evaluierung und Zertifizierung abgedeckt sind. Die weiteren Schritte, wie Dokumentation und Erstellung der Urkunden über die erworbenen Zertifizierungspunkte, sollen von der Geschäftsstelle beider Verbände (Berufsverband Deutscher Dermatologen und Deutsche Dermatologische Gesellschaft) erbracht werden. Auch die pharmazeutische und technische Industrie, unsere engen und unabdingbaren Partner, sind an Qualitätssicherung von Fortbildungsveranstaltungen und Zertifizierung sehr interessiert. Gut organisierte Tagungen bringen aufmerksame Teilnehmer und garantieren Kontaktgespräche zwischen Ausstellern und Ärzten.

Öffentlichkeitsarbeit

Die Innen- und Außenpolitik der Dermatologie ist eine wichtige zeitgemäße Verpflichtung. Über die Ziele der *Deutschen Dermatologischen Akademie (DDA)* werden die Vorstände der beiden integrierten Organisationen, der Deutschen Dermatologischen Gesellschaft (DDG) und des Berufsverbandes der Deutschen Dermatologen (BVDD), im gegenseitigen Einvernehmen berichten. Vorhandene Instrumente der Öffentlichkeitsarbeit in DDG und BVDD werden dafür benutzt. Die beiden Präsidenten des BVDD und der DDG werden dem Beauftragten für Öffentlichkeitsarbeit innerhalb der *Deutschen Dermatologischen Akademie (DDA)* in seinen Aufgaben zur Seite stehen.

Verwaltung

Zunächst werden die bestehenden Strukturen der beiden Organisationen benutzt: Der Verwaltungsapparat des Berufsverbandes mit Sitz in Würzburg, sowie der Deutschen Dermatologischen Gesellschaft (hierfür arbeitet seit Jahren das Congress Project Management, CPM, vertreten durch Frau und Herrn Sachs in Frankfurt/M). Die Zukunft wird zeigen, ob eine eigene Verwaltung der *Deutschen Dermatologischen Akademie (DDA)* erforderlich und finanzierbar ist. Aufgaben der Verwaltung wären die Führung einer Geschäftsstelle, die Finanzverwaltung, ein Haushaltsplan sowie die Festlegung von Gebühren für Zertifizierung und Teilnehmerzeugnisse.

Die Zukunft

Warum wollen wir nicht in die Zukunft schauen? Viele nicht-medizinische Berufe stellen sich einer ständigen Qualitätsüberprüfung und Rezertifizierung. Einige europäische und außereuropäische Länder übertragen dieses Gütesiegel bereits auf den Medizinerberuf. Es mag durchaus sein, daß es eine Rezertifizierung der Gebietsarten, eine Rezertifizierung der Zusatzbezeichnungen oder eine Rezertifizierung einer Fachkunde geben mag. Eine Rezertifizierung soll und wird niemals identisch mit dem Erwerb, also der Erstprüfung sein, sondern auf die speziellen Belange des bewährten Berufslebens Rücksicht nehmen. Eine Rezertifizierung aller, ob in Praxis oder Klinik arbeitenden Mediziner, ist Voraussetzung. Eine Rezertifizierung soll ein Gütesiegel für die Qualität des Arztes sein. Um es noch einmal hervorzuheben: An eine Verschulung der qualitätsgerichteten Fortbildung ist nicht gedacht, und es wird sie auch nicht geben.

Literatur

1. Zertifikat für ärztliche Fortbildung. Modellprojekt der Bayerischen Landesärztekammer (1998) Bayerisch Ärztebl 53:83–85
2. „Fortbildungskonzept 1993" der Bundesärztekammer (1993) Empfehlungen für „gute" ärztliche Fortbildung. Dtsch Ärztebl 90:A_1-1358–A_1-1360

Deutsche Dermatologische Akademie

Die Deutsche Dermatologische Gesellschaft, Vereinigung deutschsprachiger Dermatologen e. V. (DDG), und der Berufsverband Deutscher Dermatologen e. V. (BVDD) gründen hiermit als gemeinsame Einrichtung der beiden Verbände die Deutsche Dermatologische Akademie.

Die beiden beteiligten Verbände geben der Akademie folgende

Satzung

§ 1 Name, Sitz, Geschäftsjahr

1) Die Akademie führt den Namen: **Deutsche Dermatologische Akademie (DDA)**
2) Die Akademie hat ihren Sitz in München
3) Das Geschäftsjahr ist das Kalenderjahr.

§ 2 Zweck, Aufgaben und Gemeinnützigkeit

1) Zweck der Akademie ist die Förderung der Fortbildung und Weiterbildung in der Dermatologie und ihren Teilgebieten sowie die Qualitätssicherung und die Öffentlichkeitsarbeit.
2) Die Akademie führt Kongresse oder sonstige Veranstaltungen durch, beteiligt sich an Kongressen oder sonstigen Veranstaltungen oder spricht Empfehlungen für Kongresse und Veranstaltungen anderer Veranstalter aus.
3) Die Akademie verfolgt ausschließlich und unmittelbar gemeinnützige Zwecke im Sinne des Abschnitts „Steuerbegünstigte Zwecke" der Abgabenordnung.
4) Die Akademie ist selbstlos tätig und verfolgt nicht in erster Linie eigenwirtschaftliche Zwekke.
5) Die Mittel der Akademie dürfen nur für satzungsgemäße Zwecke verwendet werden. Mitglieder erhalten keine Zuwendungen aus Mitteln der Akademie. Ausgaben, die dem Zweck der Akademie fremd sind, oder unverhältnismäßig hohe Vergütungen dürfen nicht geleistet werden.

§ 3 Organe der Akademie

Organe der Akademie sind:

a) das Kuratorium,
b) der Beirat.

§ 4 Kuratorium

1) Das Kuratorium besteht aus 10 Mitgliedern.
2) Die Präsidenten der DDG und des BVDD sind geborene Mitglieder des Kuratoriums.

3) Die DDG und der BVDD benennen jeweils 4 Kuratoriumsmitglieder.
4) Die Grundsätze für die Ernennung sowie der Widerruf der Ernennung werden von dem jeweils benennenden Verband bestimmt. Die Ernennung ist jedoch in regelmäßigen Abständen, spätestens alle vier Jahre, zu überprüfen.
5) Der Bestand der Akademie ist unabhängig von der Anzahl der Kuratoriumsmitglieder.

§ 5 Kuratoriumssitzungen

1) Eine ordentliche Kuratoriumssitzung findet mindestens einmal jährlich statt.
2) Eine außerordentliche Kuratoriumssitzung kann durch den Präsidenten oder seinen Stellvertreter einberufen werden. Sie ist auf Verlangen von mindestens drei Kuratoriumsmitgliedern einzuberufen.
3) Die Einladung zur Kuratoriumssitzung erfolgt durch den Präsidenten oder seinen Stellvertreter schriftlich jeweils mindestens vier Wochen vor der Sitzung unter Übersendung der Tagesordnung.
4) Jedes ordentliche Mitglied hat eine Stimme. Eine Vertretung ist ausgeschlossen.
5) Das Kuratorium ist insbesondere zuständig für:
   a) die Entgegennahme des Jahresberichtes des Präsidenten, der Jahresabrechnung und die Erstellung des Haushaltsplanes und Beschlußfassung darüber,
   b) die Entlastung des Präsidenten und seines Stellvertreters,
   c) die Bestellung zweier Rechnungsprüfer, die nicht dem Kuratorium angehören dürfen,
   d) die Wahl und die Abberufung des Präsidenten und seines Stellvertreters,
   e) die Beschlußfassung über die Änderung der Satzung und über die Auflösung der Akademie,
   f) die Durchführung von Kongressen und Veranstaltungen, soweit die Akademie selbst Veranstalter ist,
   g) die Festlegung von Richtlinien der Qualitätssicherung und der Zertifizierung,
   h) die Durchführung von Öffentlichkeitsarbeit.
6) In Angelegenheiten, die in den Zuständigkeitsbereich des Präsidenten und seines Stellvertreters fallen, kann das Kuratorium Empfehlungen beschließen.
7) Das Kuratorium faßt Beschlüsse mit einfacher Mehrheit der abgegebenen Stimmen. Eine Änderung dieser Satzung, eine Änderung des Zweckes der Akademie oder die Auflösung der Akademie ist nur mit einer Mehrheit von 3/4 der abgegebenen Stimmen möglich.
8) Die Vorstände der DDG und des BVDD haben gegen Entscheidungen des Kuratoriums ein Einspruchsrecht. Entscheidungen des Kuratoriums sind den Geschäftsstellen von DDG und BVDD zuzustellen. Von dieser Zustellung an gerechnet, kann ein Einspruch innerhalb von vier Wochen bei der Akademie eingereicht werden.

§ 6 Vorsitz und Geschäftsführung

1) Die Kuratoriumsmitglieder wählen aus ihrer Mitte den Präsidenten und seinen Stellvertreter. Die Wahl erfolgt in getrennten Wahlgängen. Der stellvertretende Präsident darf nicht von dem Verband benannt sein, von dem der Präsident nach § 4 Abs. 3 in das Kuratorium berufen worden ist.
2) Die Wahl ist auf Antrag geheim durchzuführen.
3) Die Wahl erfolgt für die Dauer von zwei Jahren.
4) Nach Ablauf der Wahlperiode des bisherigen Präsidenten ist ein neuer Präsident zu wählen, der nach § 4 Abs. 3 von dem anderen Verband als Kuratoriumsmitglied benannt worden ist. Dies gilt entsprechend für den stellvertretenden Präsidenten.
5) Scheidet der Präsident oder sein Stellvertreter vorzeitig aus, so ist auf der nächsten Kuratoriumssitzung eine Ersatzwahl für die restliche Laufzeit der Wahlperiode durchzuführen.
6) Der Präsident und sein Stellvertreter haben gleiches Stimmrecht. Bei Stimmengleichheit entscheidet auf Antrag das Kuratorium mit einfacher Mehrheit. Sowohl der Präsident als auch sein Stellvertreter sind antragsberechtigt.
7) Der Präsident, bei seiner Verhinderung sein Stellvertreter, erledigen die laufenden Geschäfte.

§ 7 Beirat

1) Die Akademie hat einen Beirat. Der Beirat besteht aus den Regionalbeauftragten (§ 9 Abs. 2).
2) Das Kuratorium kann außerdem weitere Beiratsmitglieder benennen.
3) Die Berufung von Beiratsmitgliedern endet mit der Amtszeit des jeweiligen Kuratoriums beziehungsweise der Amtszeit als Regionalbeauftragter.
4) Der Beirat soll das Präsidium und das Kuratorium bei der Durchführung der satzungsgemäßen Aufgaben unterstützen. Einzelne Beiratsmitglieder können mit besonderen Aufgaben betraut werden.

§ *8* Geschäftsstelle
Die Akademie unterhält eine Geschäftsstelle. Die Geschäftsstelle erfüllt nach Weisung des Präsidenten und bei dessen Verhinderung des stellvertretenden Präsidenten (§ 6 Abs. 7) die Tagesgeschäfte.

§ *9* Regionen
1) Es werden vier Regionen gebildet:
   a) *Nord* mit den Bundesländern Niedersachsen, Schleswig-Holstein, Hamburg, Mecklenburg-Vorpommern, Sachsen-Anhalt, Brandenburg, Berlin und Bremen,
   b) *Südwest* mit den Bundesländern Hessen, Rheinland-Pfalz, Saarland und Baden-Württemberg,
   c) *West* mit dem Bundesland Nordrhein-Westfalen,
   d) *Südost* mit den Bundesländern Bayern, Thüringen und Sachsen.
2) Das Kuratorium benennt für jede der vorgenannten Regionen 2 Regionalbeauftragte, und zwar je einen Regionalbeauftragten auf Vorschlag der DDG und des BVDD. Auf die Ernennung und Abberufung ist § 4 Abs. 4 entsprechend anzuwenden.
3) Die Regionalbeauftragten sollen insbesondere Kongresse und Fortbildungsveranstaltungen in ihrer Region unter Einbeziehung der regionalen wissenschaftlichen Gesellschaften und den regionalen Vertretungen des BVDD organisieren oder die Organisation unterstützen.

§ *10* Haftung
Die Haftung des Präsidenten und des Kuratoriums ist auf das Vermögen der Akademie beschränkt. Die DDG und der BVDD verpflichten sich, Präsidium und Kuratorium von jeder Haftung freizustellen, es sei denn, es liegt eine vorsätzliche oder grob fahrlässige Schädigung vor.

§ *11* Auflösung der Akademie
1) Die Auflösung der Akademie kann nur von der sich aus § 5 Abs. 7 ergebenden Mehrheit einschließlich der Präsidenten der DDG und des BVDD beschlossen werden.
2) Eventuell vorhandenes Vermögen der Akademie fällt nach Abzug der Verbindlichkeiten den beiden Gründungsverbänden jeweils zur Hälfte zu

Diese Satzung tritt am 25.07.1998 in Kraft.

Das große onkologische Gespräch

Adjuvante Therapie des malignen Melanoms

Matthias Volkenandt, Monika Schmid-Wendtner und Axel Hauschild

Der Begriff einer adjuvanten Therapie ist in der Onkologie einer definierten klinischen Situation vorbehalten. Es geht hierbei nicht, wie das Wort zunächst vermuten lassen könnte (*adiuvare:* unterstützen), um eine unterstützende Therapie bei weit fortgeschrittener Erkrankung, wie etwa bei der supportiven oder palliativen Therapie. Vielmehr geht es um eine Behandlung zum Zeitpunkt vollkommener klinischer Tumorfreiheit, also am Beginn der Erkrankung, mit dem Ziel der Erhöhung der Chance vollständiger und bleibender Heilung. Und dies ist in der Tat ein Bereich von eminentem Interesse beim malignen Melanom, weil Patienten mit dickeren Tumoren ein erhebliches Risiko späterer Metastasierung haben. Während Patienten mit Tumoren bis zu einer Tumordicke von etwa 1,5 mm entsprechend den Daten des Registers des Tumorzentrums München eine in Relation zur Allgemeinbevölkerung vergleichbare Lebenserwartung haben, ist mit zunehmender Dicke des Primärtumors eine zunehmend schlechtere Prognose gegeben. Bei einer Tumordicke von mehr als 4 mm liegt die Fünfjahresüberlebensrate bei etwa 45 %, bei Patienten mit regionären Lymphknotenmetastasen liegt sie bei etwa 30 %. Als größter Erfolg der vergangenen Jahrzehnte im Gesamtbereich der Diagnostik und Therapie des malignen Melanoms ist die Tatsache der kontinuierlichen und deutlichen Abnahme der durchschnittlichen Tumordicke bei Erstdiagnose zu sehen. So liegt beispielsweise die mediane Tumordicke von Patienten mit malignen Melanomen in der Region des Tumorzentrums München derzeit bei etwa 0,75 mm; 50 % der Patienten haben somit eine Tumordicke von weniger als 0,75 mm und eine exzellente Prognose. In der Nachsorge sollte sehr darauf hingewirkt werden, daß sich diese Patienten nicht ungerechtfertigterweise ein Leben lang als höchstbedrohte Krebspatienten empfinden.

Bei Patienten mit Primärtumoren mit einer Dicke von mehr als 1,5 mm oder bei bereits aufgetretenen regionären Lymphknotenmetastasen besteht jedoch ein hoher Bedarf an einer wirksamen adjuvanten Therapie. Seit Jahrzehnten werden dazu verschiedene Konzepte intensiv untersucht. Grundsätzlich müssen bei einer adjuvanten Therapie immer spezifische Aspekte mitbedacht werden, die es so kaum oder gar nicht bei anderen Therapien gibt, und die besonders hohe Anforderungen an die Sicherheit und Verträglichkeit einer solchen Therapie mit sich bringen:

- Ohne Zweifel erfolgt eine Übertherapie bereits geheilter Patienten, da diese Untergruppe von Patienten nicht erkannt werden kann. Bereits geheilte Menschen erhalten weiterhin eine Therapie.
- Auch Patienten, bei denen später eine Metastasierung erfolgt, erhalten eine Therapie bereits zu einem Zeitpunkt noch bestehender vollkommener Symptomenfreiheit.

Dennoch sind adjuvante Therapien bei Patienten mit höherem Metastasierungsrisiko ohne Zweifel gerechtfertigt und bei gegebener Wirksamkeit zu fordern.

Beim malignen Melanom können insbesondere chirurgische und medikamentöse adjuvante Therapiekonzepte unterschieden werden.

Adjuvante chirurgische Therapie

Größe des Sicherheitsabstandes

Über lange Zeit hinweg wurde durch radikale chirurgische Interventionen versucht, die Prognose von Patienten mit malignen Melanomen höherer Risikogruppen günstig zu beeinflussen. Während in der ersten Hälfte unseres Jahrhunderts sogar Hemipelvektomien bei Patienten mit Melanomen der unteren Extremitäten gelegentlich durchgeführt wurden und bis in die 70er Jahre vielfach noch generell ein Sicherheitsabstand von 5 cm gewählt wurde, wird heute zu Recht zunehmend erheblich konservativer vorgegangen und somit die mit chirurgischen Eingriffen verbundene Morbidität deutlich reduziert. Entsprechend der diagnostischen und therapeutischen Standards in der dermatologischen Onkologie, die kürzlich im Auftrag der Deutschen Krebsgesellschaft und der Deutschen Dermatologischen Gesellschaft erarbeitet wurden [3], sollte eine abgestufte Exzisionsstrategie entsprechend der Tumordicke (TD) gewählt werden. Hierbei ist ein Sicherheitsabstand von 1 cm bei einer TD < 1 mm, ein Sicherheitsabstand von 2 cm bei einer TD > 1 mm bis < 4 mm und ein Sicherheitsabstand von 3 cm bei einer TD > 4 mm ausreichend. Randomisierte Studien haben gezeigt, daß größere Sicherheitsabstände bezüglich der Gesamtüberlebenszeit keine Vorteile erbringen [14].

Prophylaktische Lymphknotendissektion

Da bei der Mehrzahl der Patienten, bei denen eine Metastasierung erfolgt, die klinische Erstmanifestation eines Progresses im Bereich der regionären Lymphknoten gegeben ist, wurde in den vergangenen Jahrzehnten intensiv untersucht, ob eine prophylaktische Dissektion der regionären Lymphknoten zu einem Prognosevorteil führen könnte. In der Zusammenschau der komplexen vorliegenden Daten [1] kann jedoch gesagt werden, daß eine prophylaktische Lymphknotendissektion nicht mehr empfohlen werden kann, da sie mit keiner signifikanten Verbesserung der Überlebensrate verbunden ist, jedoch eine erhebliche operationsbedingte Morbidität mit sich bringen kann.
Vielmehr sollte heute nach Möglichkeit die moderne Technik der Darstellung und Exzision des Sentinel-Lymphknotens („Wächter-Lymphknoten") angewendet werden [10]. Hierbei erfolgt eine Darstellung des Lymphknotens, der das vom Melanom befallene Hautareal drainiert, mittels radioaktiv markierter Substanzen (Technetium 99). Dieser Lymphknoten wird dann selektiv entfernt und sorgfältig histopathologisch aufgearbeitet und begutachtet. Nur bei jenen Patienten, bei denen eine Mikrometastasierung im Sentinel-Lymphknoten nachgewiesen wird, erfolgt anschließend eine Dissektion der gesamten Region. Bereits heute kann gesagt werden, daß durch dieses Verfahren ein deutlich sensitiveres Staging der Patienten möglich geworden ist. Es gilt abzuwarten, ob durch dieses Verfahren nicht nur die Prognose genauer beschrieben wird [4], sondern auch verändert wird, ob also die Entfernung des Sentinel-Lymphknotens und gegebenenfalls der Lymphknoten der gesamten Region bei Befall des Sentinel-Lymphknotens auch prognostisch relevante Auswirkungen hat.

Adjuvante medikamentöse Therapie

Chemotherapie

Das Konzept und die Rationale einer adjuvanten medikamentösen Therapie machen Sinn: Substanzen, die bei fortgeschrittener, metastasierter Erkrankung wirksam sind, könnten bei geringer und klinisch nicht nachweisbarer Tumormasse zu einer vollständigen Elimination der Tumorzellen und somit zu einer bleibenden Heilung führen. Dieser Ansatz wurde bereits vor Jahrzehnten wissenschaftlich erarbeitet [2] und hat sich bei manchen Tumoren, wie etwa dem Kolonkarzinom und Mammakarzinom, in manchen Stadien als klinisch erfolgreich erwiesen.
Beim malignen Melanom wurden nahezu alle Substanzen, die im Stadium der Metastasierung wirksam sind, auch in der adjuvanten Situation erprobt, in fast allen Kombinationen und allen Dosierungen, bis hin zu einer Hochdosis-Chemotherapie mit nachfolgender Knochenmarktransplantation. Während einzelne, kleine, nicht randomisierte, retrospektive, monozentrische Studien gelegentlich einen Vorteil für die Behandelten erhoffen ließen, haben große, randomisierte, prospektive, multizentrische Studien keinen Überlebensvorteil für die Behandelten im Vergleich zu unbehandelten Kontrollgruppen erbracht, sondern nur zu zusätzlicher Belastung und Morbidität der Behandelten geführt [6, 15]. Es darf auch nicht übersehen werden, daß es einzelne und wenig zitierte Studien gibt [8], die sogar schlechtere Überlebensraten für adjuvant chemotherapierte Patienten erbrachten. Auch hierzu gibt es wissenschaftliche Erklärungsansätze, denkt man etwa an die Selektionierung Chemotherapie-resistenter Klone. Eine alleinige Chemotherapie sollte daher in der adjuvanten Situation außerhalb von Studien nicht durchgeführt werden.

Immuntherapie

Unspezifische immuntherapeutische Verfahren, insbesondere mit BCG (Bacille Calmette Guerin) oder *Corynebacterium parvum*, wurden intensiv und bei einer großen Anzahl von Patienten untersucht. Große prospektive Studien erbrachten jedoch übereinstimmend keine signifikanten Prognosevorteile [6, 15], so daß diese Therapien zu Recht verlassen wurden.
Spezifischere immuntherapeutische Verfahren sind derzeit Gegenstand umfangreicher Untersuchungen

und sichere Ergebnisse sind erst in Jahren zu erwarten. Eines der wichtigsten Konzepte derzeit ist die Induktion von Gangliosid-Antikörpern. Ganglioside, insbesondere das GM2, sind Lipide, die auf neuroektodermalen Tumoren, einschließlich Melanomen, exprimiert werden. Es gibt Hinweise, daß Anti-GM2-Antikörper bei Patienten mit malignen Melanomen prognostisch günstig sein können [11]. Im Rahmen einer im Herbst 1998 beginnenden Therapiestudie der EORTC (European Organization for Research and Treatment of Cancer) wird geprüft, ob eine Vakzination mit GM2 zur Induktion entsprechender Antikörper zu einer Prognoseverbesserung bei Patienten mit malignen Melanomen führen kann.

Die wichtigste derzeitige Entwicklung im Gesamtbereich der adjuvanten Therapie des malignen Melanoms ist die Therapie mit *Interferon-α*. Dies ist die erste Substanz, mit der signifikante Prognosevorteile für die Behandelten im Vergleich zu Unbehandelten erreicht werden konnten.

In einer von Kirkwood et al. geleiteten US-amerikanischen multizentrischen Therapiestudie der Eastern Cooperative Oncology Group (ECOG, 1984-Studie) wurden seit 1984 insgesamt 287 Patienten mit Hochrisikomelanomen (regionäre Lymphknotenmetastasen und/oder Tumordicke > 4 mm) mit maximal tolerablen Dosen von Interferon-α_{2b} (Intron A, 20 Millionen IE/m^2 i.v. fünfmal pro Woche über vier Wochen, gefolgt von 10 Millionen IE/m^2 s.c. dreimal pro Woche über weitere 48 Wochen) behandelt. Im Januar 1996 erfolgte nach einer medianen Nachbeobachtungszeit von 6,9 Jahren die Publikation der Ergebnisse [9]. Hierbei zeigte sich ein signifikant verbessertes rezidivfreies Fünfjahresüberleben der Behandelten (37% versus 26%) sowie ein signifikant verbessertes Fünfjahresgesamtüberleben (46% versus 37%). Ohne Zweifel ist dies ein wichtiges und sehr ermutigendes Ergebnis im Bereich der adjuvanten medikamentösen Therapie des Melanoms. Dennoch ist zu sehen, daß diese Therapie nicht nur mit erheblichen Kosten verbunden ist, sondern auch von potentiell belastenden und auch sehr gefährlichen Nebenwirkungen begleitet sein kann, die bei einem hohen Anteil der Patienten zu Dosisreduktionen und/oder Therapieabbrüchen zwingen [9] und in sehr seltenen Fällen sogar auch tödlich verlaufen können [13]. Häufige Nebenwirkungen, insbesondere am Beginn der Therapie, sind grippeähnliche Symptome (Fieber, Gelenkbeschwerden, Müdigkeit) und psychische Nebenwirkungen (Depressionen) sowie Veränderung der Leberwerte und des Blutbildes. Seltener sind kardiovaskuläre Nebenwirkungen und Exazerbationen oder Erstmanifestationen von Autoimmunerkrankungen; sehr selten ist eine Rhabdomyolyse. In jedem Fall bedarf die Therapie einer intensiven klinischen und laborchemischen Überwachung des Patienten.

Von großem Interesse ist die Frage, ob Interferon-α auch in niedrigerer Dosierung in der adjuvanten Therapie des malignen Melanoms wirksam ist. Zwei kürzlich erschienene Arbeiten weisen in diese Richtung.

Pehamberger et al. [12] behandelten in Österreich 311 Patienten mit primären Melanomen mit einer Tumordicke > 1,5 mm ohne Nachweis regionärer Lymphknotenmetastasen über ein Jahr mit niedrig dosiertem Interferon-α_{2a} (Roferon A, 3 Wochen 3 Millionen IE s.c. täglich, anschließend ein Jahr 3 Millionen IE s.c. dreimal pro Woche). Nach einer medianen Nachbeobachtungszeit von 3,4 Jahren ergab sich ein signifikant verbessertes rezidivfreies Überleben (75,9% versus 63,6%). Eine französische Arbeitsgruppe um Grob et al. [5] behandelte 499 Patienten der gleichen Risikogruppe über 18 Monate mit niedrig dosiertem Interferon-α_{2a} (Roferon A, 3 Millionen IE dreimal s.c. pro Woche). Nach einer medianen Nachbeobachtungszeit von fünf Jahren ergab sich ebenfalls ein signifikant verbessertes rezidivfreies Überleben der Behandelten (59% versus 51,4%).

Mit großem Interesse werden derzeit auch die Ergebnisse einer Nachfolgestudie der ECOG (USA) erwartet, in der Niedrigdosis-Interferon-α mit Hochdosis-Interferon-α verglichen wird. Die Ergebnisse werden 1999 erwartet.

Zusammenfassend gibt es einen erheblichen und zunehmenden Hinweis darauf, daß Interferon-α in der adjuvanten Therapie des malignen Melanoms wirksam ist. In weiteren Studien noch zu ermitteln ist die optimale Dosis und Dauer der Therapie. Innerhalb der Deutschen Dermatologischen Gesellschaft hat sich eine sehr aktive und erfolgreiche Arbeitsgemeinschaft Dermatologische Onkologie (ADO) etabliert, die für jedes klinische Stadium des malignen Melanoms ein Therapieoptimierungsprotokoll konzipiert und initiiert hat [7]. Bei Patienten mit regionären Lymphknotenmetastasen erfolgt eine Therapie in drei Behandlungsarmen (Leitung: C. Garbe, Tübingen): Zwei Jahre 3 Millionen IE Interferon-α_{2a} s.c. 3x pro Woche, versus Interferon-α in gleicher Dosierung und zusätzlich DTIC alle vier bis acht Wochen, versus Beobachtung. Bei Patienten mit primären Melanomen und einer Dicke > 1,5 mm ohne Nachweis regionärer Lymphknotenmetastasen erfolgt eine Therapie ebenfalls in drei Behandlungsarmen (Leitung: A. Hauschild, Kiel): Interferon-α_{2b} 10 Millionen IE/m^2 i.v./s.c.

fünfmal pro Woche über einen Monat, gefolgt von 3 Millionen IE Interferon-α s.c. dreimal pro Woche über zwei Jahre versus Interferon-α 3 Millionen IE s.c. dreimal pro Woche über zwei Jahre versus Beobachtung [7].

Zur optimalen Behandlung der Patienten und zugleich zur Erzielung eines Erkenntnisgewinnes ist eine Behandlung von Patienten innerhalb dieser Protokolle oder vergleichbarer Protokolle, z. B. der EORTC, dringend zu empfehlen. Patienten, die aus verschiedenen Gründen für die Teilnahme an einer randomisierten Studie nicht geeignet sind, sollten in enger Anlehnung an die etablierten Protokolle der genannten Studien behandelt werden.

Fazit

Die Entwicklung neuer sensitiver Staging-Verfahren (Technik der Darstellung des Sentinel-Lymphknotens) sowie die gleichzeitig erstmalig gegebene Möglichkeit wirksamer adjuvanter Therapie (Interferon-α) eröffnet eine neue und vielversprechende Ära in der Therapie von Patienten mit malignen Melanomen. Damit diese und andere Entwicklungen dem Patienten rasch und umfassend zugute kommen, ist mehr noch als bisher eine Vorstellung aller Patienten mit malignen Melanomen in einer spezialisierten dermatologischen Fachklinik anzuraten. Hierbei ist eine präoperative Vorstellung in der Regel erheblich günstiger als eine Vorstellung erst nach Exzision eines verdächtigen Herdes. So ist beispielsweise die Technik der Darstellung des Sentinel-Lymphknotens am Primärtumor in der Regel sehr viel besser möglich als erst nach Entfernung des Tumors.

Literatur

1. Balch CM, Cascinelli N, Sim F, Soong S et al. (1998) Elective lymph node Dissection: Results of prospective randomized surgical trials. In: Balch CM, Houghton AN, Sober AJ, Soong S (eds) Cutaneous Melanoma 3. Auflage. Quality Medical Publishing Inc, St. Louis, Missouri pp 209–225
2. Balch CM, Maddox WA (1978) The logic of adjunctive therapy in surgical patients with resectable cancer. South Med J 71:951–955
3. Garbe C (Hrsg) (1998) Diagnostische und therapeutische Standards in der Dermatologischen Onkologie. Zuckschwerdt, München
4. Gershenwald JE, Colome MI, Lee JE et al. (1998) Patterns of recurrence following a negative Sentinel Lymph Node Biopsy in 243 Patients With Stage I or II Melanoma. J Clin Oncol 16:2253–2260
5. Grob JJ, Dreno B, de la Salmonière P et al. (1998) Randomised trial of interferon α-2a as adjuvant therapy in resected primary melanoma thicker than 1,5 mm without clinically detectable node metastases. Lancet 351:1905–1910
6. Hauschild A (1997) Adjuvante Therapie des Melanoms. In: Garbe C, Dummer R, Kaufmann R et al. (Hrsg) Dermatologische Onkologie 1997. Springer, Berlin, S 352–357
7. Hauschild A, Dummer R, Garbe C et al. (1998) Adjuvante Interferon-α-Therapie beim Melanom. Hautarzt 49:167–169
8. Hill GJ, Moss SE, Golomb FM et al. (1981) DTIC and combination therapy for melanoma, III: DTIC (NSC 45388) surgical adjuvant study COG protocol 7040. Cancer 47:2556–2562
9. Kirkwood JM, Strawderman MH, Ernstoff MS et al. (1996) Interferon α-2b adjuvant therapy of high-risk resected cutaneous melanoma: The Eastern Cooperative Oncology Group Trial EST 1684. J Clin Oncol 14:7–17
10. Konz B, Weiss M, Sander C, Volkenandt M, Hahn K, Plewig G (1998) „Sentinel-Lymph-Node"-Exstirpation: Ein Staging-Verfahren für die Melanomtherapie. Münch Med Wochenschr 140:320–325
11. Livingston P, Sznol M (1998) Vaccine Therapy. In: Balch CM, Houghton AN, Sober AJ, Soong S (eds) Cutaneous Melanoma 3. Auflage. Quality Medical, St. Louis, pp 437–450
12. Pehamberger H, Soyer HP, Steiner A et al. (1998) Adjuvant interferon α-2a treatment in resected primary Stage II cutaneous melanoma. J Clin Oncol 16:1425–1429
13. Reinhold U, Hartl C, Hering R et al. (1997) Fatal rhabdomyolysis and multiple organ failure associated with adjuvant high-dose interferon α in malignant melanoma. Lancet 349:540–541
14. Ross MJ, Balch CM (1998) Surgical Treatment of primary melanoma. In: Balch CM, Houghton AN, Sober AJ, Soong S (eds) Cutaneous Melanoma 3. Auflage. Quality Medical, St. Louis, pp 141–154
15. Veronesi U, Adamus J, Aubert C et al. (1982) A randomized trial of adjuvant chemotherapy and immunotherapy in cutaneous melanoma. N Engl J Med 307:913–916

Chemoimmuntherapie des metastasierten malignen Melanoms

Jens Atzpodien und Andres Jan Schrader

Obgleich eine Vielzahl von Therapiemöglichkeiten für die Behandlung des metastasierten malignen Melanoms zur Verfügung stehen und kontinuierlich neue Ansätze entwickelt und vorgestellt werden, ist eine Heilung des Tumors im fortgeschrittenen Stadium derzeit nicht möglich. Bei systemischer Metastasierung beträgt die mittlere Überlebenszeit in Abhängigkeit von der Lokalisation und der Anzahl der Metastasen etwa sechs Monate [22]. Dennoch können in gewissem Rahmen sowohl mit Chemotherapie als auch durch den Einsatz rekombinanter Zytokine wie Interleukin-2 (IL-2) und/oder Interferon α (IFN-α) sogar im fortgeschrittenen Krankheitsstadium objektive Tumorrückbildungen erzeugt werden. Zu den zystostatisch wirksamen Substanzen beim metastasierten malignen Melanom zählen insbesondere Dacarbazin (DTIC), Cisplatin (CDDP) und Carmustin (BCNU). In Form einer Monotherapie oder in Kombination eingesetzt konnten objektive Remissionsraten zwischen 10 % und 25 % erzielt werden [6, 27, 34]. Carboplatin (CBDCA), als weiteres aktives Agens, erreichte bei Dosierungen von 400 mg/m^2 Remissionsraten von bis zu 10 % [9]. Die Remissionszeiten erwiesen sich unabhängig vom eingesetzten Chemotherapeutika mit etwa drei bis fünf Monaten als relativ kurz. Verbesserte Ergebnisse wurden durch Verwendung von Polychemotherapieschemata erzielt. Am wirksamsten erscheint gegenwärtig eine Kombination aus DTIC, CDDP, BCNU und Tamoxifen, mit der Remissionsraten von 27 bis zu 50 % bei Patienten mit fortgeschrittenem Melanom erzielt werden konnten [23, 28]. Aber auch der Einsatz von Zytokinen zeigte objektivierbare Erfolge in der Melanomtherapie. Hochdosiertes, intravenös appliziertes rekombinantes IL-2 in Kombination mit subkutan verabreichtem IFN-α ergab Gesamtansprechraten von bis zu 33 % [38]. Ambulante Therapieschemata unter Verwendung niedrig- bis mittelhoher Dosierungen von subkutanem rIL-2 in Kombination mit rIFN-α waren mit objektiven Remissionsraten von 14 % bei metastasierten Melanompatienten wirksam [2].

Chemoimmuntherapie des malignen Melanoms

Aufgrund der erwiesenen Wirksamkeit von sowohl Chemotherapeutika als auch Zytokinen in der Therapie des metastasierten Melanoms sowie auf der Basis von In-vitro-Daten, die eine synergistische und additive Wirkung von Zytokin-/Zytostatika-Kombinationen belegen, wurden in den letzen Jahren zahlreiche kombinative Behandlungskonzepte entwickelt. Die genauen Mechanismen einer potentiellen Wirkungsverstärkung sind nach wie vor nicht im Detail geklärt. Hypothetisch sind eine Änderung der Pharmakokinetik und somit der Bioverfügbarkeit der einzelnen Substanzen, eine Änderung der lokalen und systemischen Toxizität, Änderungen der Immunregulation und ein Synergismus durch Reduktion der Tumormasse und daher bessere Angreifbarkeit der verbliebenen Tumorzellen durch ein aktiviertes Immunsystem [31, 44, 46]. Auch scheint eine Kreuzresistenz gegen Biomodulatoren wie IL-2 und Chemotherapeutika unwahrscheinlich [35].

Die bis zum heutigen Tage durchgeführten Chemoimmunkombinationstherapien sind vielfältig. Getestet wurde insbesondere IL-2 und/oder IFN-α in Verbindung mit einem oder Kombinationen mehrerer Chemotherapeutika. Ein seit Jahren favorisiertes Therapieschema beinhaltet eine Kombination bestehend aus Dacarbazin (DTIC) und IFN-α [18, 29, 41]. DTIC ist das bis heute in der Monotherapie wirksamste Zytostatikum zur Behandlung des metastasierten Melanoms. Remissionsraten werden mit durchschnittlich 20 % angegeben [3, 5, 44]. Jedoch auch mit IFN-α als Monotherapeutikum konnten vereinzelt Ansprechraten von 15–20 % erreicht werden [21]. Aufgrund dieser Datenlage durchgeführte DTIC/IFN-α Kombinationsbehandlungen zeigten in zahlreichen Studien Remissionsraten von ihrerseits 17–28 % mit einer Dauer von 3–11 Monaten (Tabelle 1). Die größte mit diesem Schema behandelte Patientengruppe wurde 1994 von Bajetta et al. untersucht [3]. Sie randomisierten 242 auswertbare Patienten in drei Behandlungsarme. 82 Patienten wurden lediglich mit DTIC (800 mg/m^2 i.v.; alle drei Wochen) behandelt, 76 Patienten mit einer Kombina-

Tabelle 1. Kombinierte Behandlung des metastasierten malignen Melanoms mit Interferon α (IFN-α) und Zytostatika. *CR* komplette Remission; *PR* partielle Remission

Therapiekombination	Patienten-aufkommen (n)	Ansprechrate (CR+PR) [%]	Mittlere Remissionsdauer (Monate)	Median Gesamt (Monate)
DTIC/IFN-α	76	26	11	17
DTIC/IFN-α	87	21	8,5	7,5
DTIC/IFN-α	160	25	6,9	12
DTIC/IFN-α	53	17	9	4,5
DTIC/IFN-α	61	28	10,9	8,8
DTIC/IFN-α	60	21	3	9,3
DTIC/Tamoxifen/IFN-α	62	19	2,6	9,5
DTIC/5-FU/IFN-α	26	38	5	12
Vinblatin/IFN-α	17	12	4	n.a.
Cisplatin/IFN-α	42	24	7,5	7,4
DTIC/BCNU/Cisplatin/Tamoxifen/IFN-α	33	42	6	5
DTIC/Bleomycin/Vincristin/Lomustin/IFN-α	45	62	6,8	n.a.
DTIC/Bleomycin/Vincristin/Lomustin/IFN-α	48	33	9	15

tion bestehend aus DTIC (800 mg/m² i.v.; alle drei Wochen) und täglich 9 mIU rekombinantem Interferon (rIFN-α; i.m.) sowie 84 Patienten mit DTIC (800 mg/m² i.v.; alle drei Wochen; i.m.) plus 3 mIU rIFN-α. Das Therapieansprechen wurde für die drei Gruppen mit 20%, 28% und 23% angegeben, die Dauer der Remission mit 11, 35 und 23 Wochen. Das mediane Gesamtüberleben unterschied sich ebenfalls nicht signifikant mit 11, 13 und 11 Monaten. Eine ganz ähnliche randomisierte Studie zum Vergleich einer DTIC-Monotherapie mit einer DTIC/IFN-α Kombination führte eine australische Arbeitsgruppe durch [42]. 87 Patienten erhielten DTIC (800 mg/m² i.v.; alle drei Wochen) plus IFN-α (3–9 mU/Tag s.c.), 83 Patienten lediglich DTIC (800 mg/m² i.v.; alle drei Wochen). In den beiden Gruppen wurden Ansprechraten von 21% beziehungsweise 17% erzielt; erreichte Remissionen dauerten im Durchschnitt 37 und 41 Wochen. Das Gesamtüberleben in der mit der Chemoimmuntherapie behandelten Gruppe lag im Median bei 7,8 Monaten, unter den lediglich mit DTIC behandelten Patienten sogar bei 9,1 Monaten. Insgesamt scheint durch randomisierte Studien belegt, daß solche Chemoimmunkombinationen keinen signifikanten therapeutischen Vorteil in bezug auf Remissionsraten und Gesamtüberleben im Vergleich zur alleinigen Chemotherapie mit sich bringen. In einigen Fällen führte jedoch die zusätzliche Gabe von IFN-α zur Verlängerung der Dauer eingetretener Remissionen [3]. Kombinationen bestehend aus anderen Chemotherapeutika wie Vinblastin oder Cisplatin mit IFN-α zeigten ebenfalls keine verbesserten Ergebnisse [17, 26].

Neben der Chemoimmuntherapie mit IFN-α wird seit vielen Jahren auch beim fortgeschrittenen Melanom der kombinierte Einsatz von Zytostatika und Interleukin-2 (IL-2) erprobt. Schemata bestehend aus DTIC und IL-2 ergaben Ansprechraten von etwa 15–25% (Tabelle 2) und lagen somit ebenfalls im Bereich einer DTIC-Monotherapie. Stoter et al. behandelten beispielsweise 25 Patienten mit IL-2 (18×10^6 IU/m²/Tag) an den Tagen 1–5 und 12–17 sowie mit 850 mg/m² DTIC (i.v.) an Tag 26 und erreichten ein Therapieansprechen von 24% und ein medianes Gesamtüberleben von 13 Monaten [40]. Allerdings wurde eine erheblich gesteigerte therapieassoziierte Toxizität durch die kontinuierliche intravenöse Gabe von IL-2 gegenüber der Monotherapie mit DTIC beobachtet.

Erhöhte Nebenwirkungsraten bei jedoch vielfach verbesserten Ansprechraten werden seit geraumer Zeit auch Behandlungskonzepten zugeschrieben, die mehrere Zytostatika und/oder Zytokine kombiniert einsetzen. Remissionsraten von 23–64% von jedoch meist kurzer Dauer konnten erreicht werden (Tabelle 3). Die zur Zeit favorisierten Therapieschemata kombinieren IL-2 und IFN-α mit Cisplatin, Vinblastin und DTIC (CVD-Schema) oder mit BCNU, CDDP, DTIC und Tamoxifen (BCDT-Schema). Doch die anfängliche Begeisterung über zum Teil extrem hohe Ansprechraten mit diesen Chemoimmuntherapiekombinationen [24, 36] weicht zunehmender Ernüchterung. Auch hier weckten insbesondere randomisierte Studien, die eine alleinige Chemotherapie einer Chemoimmuntherapie gegenüberstellten, Zweifel an dem additiven Wert einer Behandlung mit

Tabelle 2. Kombinierte Behandlung des metastasierten malignen Melanoms mit Interleukin-2 (IL-2) und Zytostatika. *CR* komplette Remission; *PR* partielle Remission

Therapiekombination	Patienten-aufkommen (n)	Ansprechrate (CR+PR) [%]	Mittlere Remissionsdauer (Monate)	Median Gesamt (Monate)
DTIC/IL-2	30	22	5	n.a.
DTIC/IL-2	27	26	6	10
DTIC/IL-2	32	22	5	9
DTIC/IL-2	25	24	8,6	13,3
DTIC/IL-2	13	0	-	5,4
DTIC/IL-2	55	15,8	13,9	9,3
DTIC/Cisplatin/IL-2	32	41	8	10,2
DTIC/Cisplatin/IL-2	24	42	5	8
DTIC/Cisplatin/Tamoxifen/IL-2	38	42	5	11

Tabelle 3. Kombinierte Behandlung des metastasierten malignen Melanoms mit Interferon α (IFN-α), Interleukin-2 (IL-2) und Zytostatika. *CR* komplette Remission; *PR* partielle Remission

Therapiekombination	Patienten-aufkommen (n)	Anprechrate (CR+PR) [%]	Mittlere Remissionsdauer (Monate)	Median Gesamt (Monate)
DTIC/Cisplatin/IL-2/IFN-α	21	24	6,4	n.a.
DTIC/Carboplatin/IL-2/IFN-α	16	37	11	n.a.
DTIC/Cisplatin/Vinblastin/IL-2/IFN-α	53	64	5	11,8
BCNU/Cisplatin/DTIC/IL-2/IFN-α	42	57	7	11,5
BCNU/Cisplatin/DTIC/Tamoxifen/IL-2/IFN-α	53	42	6	12
BCNU/Cisplatin/DTIC/Tamoxifen/IL-2/IFN-α	69	39	5	11
BCNU/Cisplatin/DTIC/Tamoxifen/IL-2/IFN-α[a]	35	23	2,8	5
BCNU/Cisplatin/DTIC/Tamoxifen/IL-2/IFN-α[a]	58	33	7	11

[a] Ergebnisse prospektiv randomisierter Behandlungsreihen, die beide keinen signifikanten Vorteil zugunsten der zusätzlichen Immuntherapie zeigten.

Biomodulatoren. Johnston et al. [23] randomisierten 65 Patienten fortgeschrittenen Stadiums in zwei Gruppen: Alle Patienten erhielten ein BCDT-Chemotherapie Schema bestehend aus BCNU (100 mg/m^2 i.v.; Tag 1), CDDP (25 mg/m^2 i.v.; Tag 1–3), DTIC (220 mg/m^2 i.v.; Tag 1–3) und Tamoxifen (40 mg p.o.). 35 Patienten aus dieser Gruppe bekamen randomisiert zusätzlich subkutan IL-2 (18×10^6 IU am Tag –2; 9×10^6 IU am Tag –1 und 0) sowie IFN-α (9 MU am Tag 1–3) 30 Minuten vor Beginn der Chemotherapie. Das allgemeine Therapieansprechen für die Kombination BCDT plus IL-2 plus IFN-α betrug 23%, für das BCDT-Schema allein 27%. Die mediane Remissionsdauer wurde mit 2,8 beziehungsweise 2,5 Monaten, das mediane Gesamtüberleben mit 5 beziehungsweise 5,5 Monaten angegeben. Alle darstellbaren Unterschiede zwischen beiden Behandlungskonzepten erwiesen sich nicht als statistisch signifikant. Die Zunahme der Nebenwirkungen unter der Kombinationstherapie hingegen zeigte deutliche Signifikanz. Dazu zählten insbesondere eine schwere Thrombozytopenie (37% versus 13%), Schwächegefühl und Abgeschlagenheit (26% versus 13%), grippeähnliche Symptome (20% versus 10%) sowie schwere Übelkeit (17% versus 10%).

Schlußfolgerungen

Wenngleich eine Reihe von Behandlungsmöglichkeiten für das maligne Melanom auch im fortgeschrittenen Erkrankungsstadium zur Verfügung stehen und kontinuierlich neue Therapieansätze entwickelt werden, ist eine potente Therapieoption mit kurativem Ansatz derzeit nicht verfügbar. Bei kritischer Analyse des bisher Erreichten können einzelne Behandlungskonzepte als Standardtherapie des malignen Melanoms angesehen werden, insbesondere die chirurgische Intervention und die Chemotherapie. Alternative Therapiekonzepte, wie auch die kombinative Behandlung mit Zytostatika und Zytokinen, sollten im Rahmen von Studienprotokollen in prospektiv-randomisierter Weise untersucht werden. Bis heute ist und bleibt der additive Wert einer Immuntherapie umstritten. Jüngste Veröffentlichungen kontrollierter Untersuchungen sprechen gegen einen therapeutischen Vorteil durch Kombination von Chemotherapie und Immuntherapie. So muß auch für die nähere Zukunft die Chemotherapie als einzige etablierte Therapiemodalität bei der Behandlung vor Patienten mit metastasiertem Melanom angesehen werden.

Literatur

1. Atkins MB, O'Boyle KR, Sosman JA, Wels GR, Margolin KA, Ernest ML, Kappler K, Mier JW, Sparano JA, Fisher RI (1994) Multiinstitutional phase II trial of intensive combination chemoimmunotherapy for metastatic melanoma. J Clin Oncol 12:1553–1560
2. Atzpodien J, Körfer A, Franks CR, Poliwoda H, Kirchner H (1990) Home therapy with recombinant interleukin-2 and interferon-α2b in advanced human malignancies. Lancet 335:1509–1512
3. Bajetta E, Di Leo A, Zampino MG, Sertoli MR, Comella G, Barduangni M, Giannotti B, Queirolo P, Tribbia G, Bernengo MG, Menichetti ET, Palmeri S, Russo A, Cristofolini M, Erbazzi A, Fowst C, Criscuolo D, Bufalino R, Zilembo N, Cascinelli N (1994) Multicenter randomized trial of dacarbazine alone or in combination with two different doses and schedules of interferon α-2a in the treatment of advanced melanoma. J Clin Oncol 12:806–811
4. Betticher DC, Lee SM, Morris C, Clemons M, Thatcher N (1995) Dacarbacine and interferon-α2a in advanced malignant melanoma: high response rate and prolongation of response duration occur in different patient subpopulations. Melanoma Res 5:277–282
5. Comis RL (1976) DTIC (NSC 45388) in malignant melanoma: A perspective. Cancer Treat Rep 60:165–176
6. Costanza ME, Nathanson L, Schoenfeld D (1977) Results with methyl-CCNU and DTIC in metastatic melanoma. Cancer 40:1010–1015
7. Dillman RO, Oldham RK, Barth NM, Birch R, Arnold J, West WH (1990) Recombinant interleukin-2 and adoptive immunotherapy alternated with dacarbazine therapy in melanoma a National Biotherapy Study Group trial. J Natl Cancer Inst 82:1345–1349
8. Dummer R, Gore ME, Hancock BW, Guillou PJ, Grobben HC, Becker JC, Oskam R, Dielman JP, Burg G (1995) A multicenter phase II clinical trial using dacarbazine and continuous infusion interleukin-2 for metastatic melanoma. Clinical data and immunomonitoring. Cancer 75:1038–1044
9. Evans LM, Casper ES, Rosenbluth R (1987) Phase II trial of carboplatin in advanced malignant melanoma. Cancer Treatm Rep 71:171–172
10. Falkson CI, Falkson G, Falson HC (1991) Improved results with the addition of interferon α2b to dacarbazine in the treatment of patients with metastatic malignant melanoma. J Clin Oncol 9:1403–1408
11. Falkson CI, Ibrahim J, Kirkwood JM, Coates AS, Atkins MB, Blum RH (1998) Phase III trial of dacarbazine versus dacarbazine with tamoxifen versus dacarbazine with interferon α-2b and tamoxifen in patients with metastatic malignant melanoma. An Eastern Cooperative Oncology Group study. J Clin Oncol 16:1743–1751
12. Feun LG, Savaraj N, Moffat F, Robinson D, Liebmann A, Hurley J, Raub WA, Richman SP (1995) Phase II trial of recombinant interferon-α with BCNU, cisplatin, DTIC and tamoxifen in advanced malignant melanoma. Melanoma Res 5:273–276
13. Flaherty LE, Redman BG, Chabot GG, Martino S, Gualdoni SM, Heilbrun LK, Valdivieso M, Bradley EL (1990) A phase I–II study of dacarbazine in combination with outpatient interleukin-2 in metastatic malignant melanoma. Cancer 65:2471–2477
14. Flaherty LE, Liu PY, Fletcher WS, Goodwin JW, Balcerzak SP, Daniels D, Stephens RL, Sondak VK (1992) Dacarbazine and outpatient interleukin-2 in treatment of metastatic malignant melanoma: phase II Southwestern Oncology Group trial. J Natl Cancer Inst 84:893–894
15. Flaherty LE, Robinson W, Redman BG, Gonzalez R, Martino S, Kraut M, Valdivieso M, Rudolph AR (1993) A phase II study of dacarbazine and cisplatin in combination with outpatient administered interleukin-2 in metastatic malignant melanoma. Cancer 71:3520–3525
16. Guida M, Latorre A, Mastria A, De Lena M (1996) Subcutaneous recombinant interleukin-2 plus chemotherapy with cisplatin and dacarbazine in metastatic melanoma. Eur J Cancer 32A:730–733
17. Gunderson S, Flokkmann A (1989) Interferon in combination with vinblastine in advanced malignant melanoma. A phase I–II study. Cancer 64:1617–1619
18. Hersey P, McLeod RC, Thomson DB (1989) Phase I/II study of tolerability and efficacy of recombinant interferon with dacarbazine (DTIC) in advanced malignant melanoma. J Interferon Res 9 (suppl 2):118–122
19. Hersey P, McLeod GRC, Thomson DB (1991) Treatment of advanced malignant melanoma with recombinant interferon α-2a in combination with DTIC: long term follow-up of two phase II studies. Br J Haematol 79 (suppl 1):60–66
20. Hoffmann R, Müller I, Neuber K, Lassmann S, Buer J, Probst M, Oevermann K, Franzke A, Kirchner H, Ganser A, Atzpodien J (1998) Risk and outcome in metastatic malignant melanoma patients receiving DTIC, cisplatin, BCNU and tamoxifen followed by immunotherapy with interleukin-2 and interferon-α2a. Br J Cancer 78:1076–1080
21. Kirkwood JM (1998) Adjuvant IFN-α2 therapy of melanoma. Lancet 351:1901–1903
22. Koh HK (1991) Cutaneous melanoma. New Engl J Med 325:171–182
23. Johnston SR, Constenla DO, Moore J, Atkinson H, A'Hern RP, Dadian G, Riches PG, Gore ME (1998) Randomized phase II trial of BCDT [carmustine (BCNU), cisplatin, dacarbazine (DTIC) and tamoxifen] with or without interferon α (IFN-α) and interleukin-2 (IL-2) in patients with metastatic melanoma. Br J Cancer 77:1280–1286
24. Legha SS (1997) Durable complete responses in metastatic melanoma treated with interleukin-2 in combination

with interferon alpha and chemotherapy. Semin Oncol (suppl 4):39–43
25. Legha SS, Ring S, Eton O, Bedikian A, Buzaid AC, Plager C, Papadopoulos N (1998) Development of a biochemotherapy regimen with concurrent administration of cisplatin, vinblastine, dacarbazine, interferon alpha, and interleukin-2 for patients with metastatic melanoma. J Clin Oncol 16:1752–1759
26. Margolin KA, Doroshow JH, Akman SA, Leong LA, Morgan RJ, Somlo G, Raschko J, Pereira C, Yonemoto L, Ahn C (1992) Phase II trial of cisplatin and α-interferon in advanced malignant melanoma. J Clin Oncol 10:1574–1578
27. Margolin KA, Liu PY, Flaherty LE, Sosman JA, Walker MJ, Smith JW, Fletcher WS, Weiss GR, Unger JM, Sondak VK (1998) Phase II study of carmustine, dacarbazine, cisplatin, and tamoxifen in advanced melanoma: a southwest oncology group study. J Clin Oncol 16:664–669
28. McClay EF, Mastrangelo MJ, Berd D, Bellet RE (1992) Effective combination chemo/hormonal therapy for malignant melanoma: experience with three consecutive trials. Int J Cancer 50:553–556
29. McLeod GRC, Thomson DB, Hersey P (1987) Recombinant interferon α-2a in advanced malignant melanoma. A phase I–II study in combination with DTIC. Int J Cancer (suppl 1) 31–35
30. Mulder NH, de Vries EGE, Sleijfer DT, Schraffordt H, Willemse PHB (1992) Dacarbazine (DTIC), human recombinant interferon α2a (Roferon) and 5-fluorouracil for disseminated malignant melanoma. Br J Cancer 65:303–304
31. 31. Parmiani G, Rivoltini L (1991) Biologic agents as modifiers of chemotherapeutic effects. Curr Opin Oncol 3:1078–1086
32. Proebstle TM, Scheibenbogen C, Sterry W, Keilholz U (1996) A phase II study of dacarbazine, cisplatin, interferon-α and high-dose interleukin-2 in poor risk metastatic melanoma. Eur J Cancer 32 A:1530–1533
33. Pyrhönen S, Hahka-Kemppinen M, Muhonen T (1992) A promising interferon plus four-drug chemotherapy regimen for metastatic melanoma. J Clin Oncol 10: 1919–1926
34. Ramirez G, Wilson W, Grage T, Hill G (1972) Phase II evaluation of 1,3-bis(2chloroethyl-nitrosurea) (BCNU; NSC-409962) in patients with solid tumors. Cancer Chemother Rep 56:787–790
35. Richards JM, Gilewski TA, Ramming K, Mitchel B, Doane LL, Vogelzang NJ (1992a) Effective chemotherapy for melanoma after treatment with interleukin-2. Cancer 69:427–429
36. Richards JM, Mehta N, Ramming K, Skosey P (1992) Sequential chemoimmunotherapy in treatment of metastatic melanoma. J Clin Oncol 10:1338–1343
37. Ron IG, Mordish Y, Eisenthal A, Skornick Y, Inbar MJ, Chaitchik S (1994) A phase II study of combined administration of dacarbazine and carboplatin with home therapy of recombinant interleukin-2 and interferon-α2a in patients with advanced malignant melanoma. Cancer Immunol Immunother 38:379–384
38. Rosenberg SA, Yang CA, Topalian SL, Schwarztentruber DJ, Weber JS, Parkinson DR, Seipp CA, Einhorn JH, White DE (1994) Treatment of 283 consecutive patients with metastatic melanoma or renal cell carcinoma using high-dose bolus interleukin-2. J Amer Med Ass 271:907–913
39. Shiloni E, Pouillart P, Janssens J, Splinter T, Di Peri T, Symann M, Roest GJ, Palmer PA, Franks CR (1989) Sequential dacarbazine chemotherapy followed by recombinant interleukin-2 in metastatic melanoma. A pilot multicentre phase I–II study. Eur J Cancer Clin Oncol 25 (suppl 3) 45–49
40. Stoter G, Aamdal S, Rodenhuis S, Cleton FJ, Iacobelli S, Franks S, Oskam R, Shiloni L (1991) Sequential administration of recombinant human interleukin-2 and dacarbacine in metastatic melanoma: a multicenter phase II study. J Clin Oncol 9:1687–1691
41. Strojan P, Rudolf Z (1997) Immunochemotherapy with recombinant interferon-α2b plus dacarbazine in the treatment of advanced malignant melanoma. Melanoma Res 7:420–427
42. Thomson DB, Adena M, McLead GR, Hersey P, Gill PG, Coates AS, Olver IN, Kefford RF, Lowenthal RM, Beadle GF (1993) Interferon-α2a does not improve response or survival when combined with dacarbazine in metastatic malignant melanoma: results of a multi-institutional Australian randomized trial. Melanoma Res 3:133–138
43. Thompson JA, Gold PJ, Markowitz DR, Byrd DR, Lindgren CG, Fefer A (1997) Updated analyses of an outpatient chemoimmunotherapy regimen for treating metastatic melanoma. Cancer J Sci Am 3 (suppl 1) 29–34
44. Tilgen W (1994) Adjuvante und palliative Therapie des Melanoms. Der Chirurg 65:153–163
45. Vuoristo MS, Grohn P, Kellokumpu-Lehtinen P, Kumpulainen E, Turunen M, Korpela M, Joensuu H, Tiusanen K, Nevantaus A (1995) Intermittent interferon and polychemotherapy in metastatic melanoma. J Cancer Res Clin Oncol 121:175–180
46. Wadler S, Schwartz EL (1992) Principles in the biomodulation of cytotoxic drugs by interferons. Semin Oncol 19 (suppl 3) 45–48

Neue Möglichkeiten der Therapie von Hirnmetastasen des malignen Melanoms: Strahlenchirurgie

Berndt Wowra

Einleitung

Die Inzidenz des malignen Melanoms nimmt weltweit zu [8]. Hirnmetastasen treten am dritthäufigsten beim malignem Melanom auf [5]. In Autopsiestudien wurden bei etwa 50 % der Patienten mit malignem Melanom Hirnmetastasen nachgewiesen, die eine wesentliche Todesursache sind [1, 5, 11]. Nur wenige, in der Regel singuläre Hirnmetastasen, können reseziert werden [1]; für die Mehrzahl der Patienten mit multiplen Metastasen kommt die konventionelle Strahlenbehandlung in Frage [3]. Hirnmetastasen des malignen Melanoms sind jedoch relativ strahlenresistent [5]. In der vergangenen Dekade hat sich die Strahlenchirurgie als eigenständige Methode zur Behandlung von wenig strahlenempfindlichen Hirnmetastasen etabliert [9, 12]. In der Strahlenchirurgie werden zerebrale Metastasen gezielt durch eine hohe, nekrotisierende Einzeldosis ionisierender Strahlen ausgeschaltet. Die meisten Publikationen berichten über Kollektive mit unterschiedlichen Primärtumoren. Hier soll über ein homogenes Kollektiv von Patienten mit zerebraler Manifestation eines Melanoms berichtet werden, die in drei Jahren nacheinander mit der *Gamma-Knife-Methode* („knife": Messer) behandelt wurden.

Patientenkollektiv

Es wird über eine fortlaufende Serie von 44 Patienten mit zerebralen Manifestationen eines malignen Melanoms berichtet, die seit Oktober 1994 in einem Zeitraum von drei Jahren mit dem Gamma-Knife-System in München strahlenchirurgisch behandelt wurden. 42 Patienten hatten Metastasen extrakranieller Melanome, zwei Patienten hatten primär zerebrale Melanome, 21 Patienten waren weiblich, 23 männlich. Der Altersmedian betrug 55 Jahre (27 bis 80 Jahre). Die Hirnmetastasen waren überwiegend asymptomatisch und wurden mit Magnetresonanztomographie (MRT) nachgewiesen. Bei 18 Patienten ging der Gamma-Knife-Behandlung ein neurochirurgischer Eingriff (Resektion oder Biopsie) voraus. Naturgemäß lag bei allen Patienten ein gesichertes Melanom im fortgeschrittenen Tumorstadium vor. Eine konventionelle Schädelbestrahlung (30–55 Gy Herddosis) hatten drei Patienten vor und vier nach der Gamma-Knife-Behandlung erhalten. Zwölf Patienten wurden im Beobachtungszeitraum chemotherapeutisch behandelt.

Behandlungstechnik

Das Gamma-Knife ist ein Präzisionsbestrahlungsgerät (Abb. 1), welches ausschließlich für die Strahlenchirurgie im Bereich des Neurokraniums benutzt werden kann. Es besteht aus einem Kontainer, welcher 201 Kobalt-60 Strahlenquellen enthält, einer Liege für den Patienten und einer Halterung, an welcher der Kopf des Patienten fixiert wird. Dazu wird zuvor der stereotaktische Rahmen am Kopf des Patienten befestigt. Dies erfolgt in Lokalanästhesie (Abb. 2). Der nach dem Erfinder des Gamma-Knife, Lars Leksell, benannte Rahmen ist mit einer Millimeterskala kalibriert und repräsentiert ein Koordinatensystem mit festem Bezug zum Gehirn des Patienten. Er erlaubt die stereotaktische Bildgebung, das heißt, die Erfassung der Neuroanatomie und der Hirnmetastasen mit der Magnetresonanztomographie im Bezug auf das Koordinatensystem, so daß jeder beliebige Punkt und jede Struktur mit Koordinatenwerten (x, y, z) erfaßt und lokalisiert werden kann. Die Strahlenquellen sind im Gamma-Knife so angeordnet, daß sie alle auf einem sphärischen Fokus ausgerichtet sind, an dem die Strahlung konzentriert ist. Bei der Behandlung wird das Tumorgewebe der Strahlung im Fokus ausgesetzt. Der Durchmesser dieses Strahlungsfokus kann durch Ausblendung variiert und so der Größe einer Metastase angepaßt werden. Da nicht alle Metastasen sphärisch sind, werden bei unregelmäßig konfigurierten Tumoren einzelne Tumorabschnitte nacheinander mit dem Fokus behandelt. Die notwendigen Berechnungen erfolgen mit Hilfe einer speziellen Software, die der Hersteller liefert (ELEKTA Instrument AB, Stockholm). Der Fokus des Gamma-Knife wird auch als

Abb. 1. Leksell-Gamma-Knife

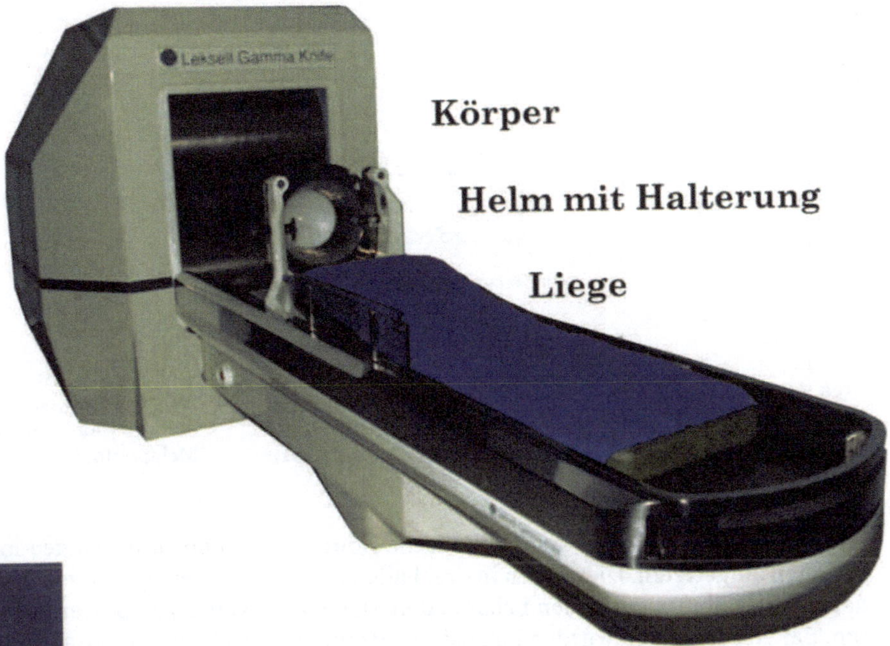

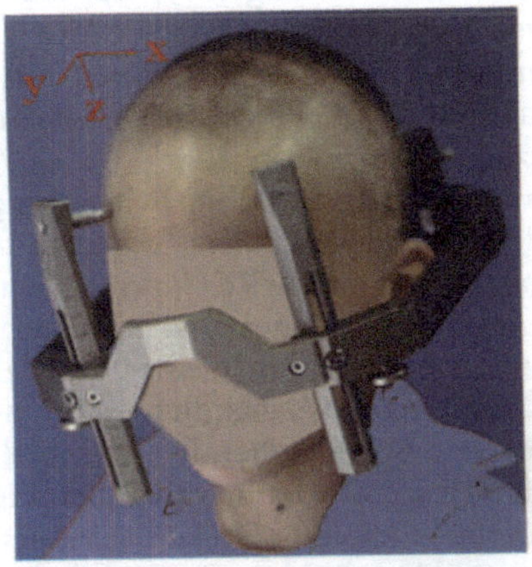

Abb. 2. Stereotaktischer Rahmen mit dem Ursprung des stereotaktischen Koordinatensystems

Isozentrum bezeichnet und die beschriebene Methode, Tumoren mit mehreren Isozentrumseinstellungen zu behandeln, als multizentrisches Bestrahlungskonzept. Es hat den großen Vorteil, daß die zur Nekrotisierung von Hirnmetastasen erforderlichen hohen Einzeldosen, sicher im Tumorgewebe konzentriert werden können, wodurch das umgebende funktionelle Hirngewebe geschont wird. Außerdem ist mit dem multizentrischen Bestrahlungskonzept eine sehr gute Konformation des Strahlenfeldes (das heißt Anpassung an die Form des Tumors) gewährleistet. Der Zeitbedarf einer Gamma-Knife-Behandlung beträgt bei Hirnmetastasen einschließlich aller Qualitätssicherungsmaßnahmen (auf die hier nicht eingegangen werden kann) drei bis vier Stunden; er ist allerdings abhängig von der Zahl der zu behandelnden Hirnmetastasen. Die Gamma-Knife-Behandlungen in München erfolgen ambulant.

Klinische Ergebnisse

Bei den 44 Patienten wurden 148 Metastasen strahlenchirurgisch behandelt. Im Median waren dies 1,5 Hirnmetastasen (zwischen 1 und 12) je Patient, wozu 1 bis 5 Gamma-Knife-Behandlungen (Median 1) erforderlich waren. Das Dosisniveau (minimale Dosis im Zielvolumen, D_{min}) betrug 23 Gy (zwischen 16 und 28); dies entspricht einer Referenzdosis (D_{max}) von 41,9 (zwischen 23,3 und 50 Gy). 5 der 148 Metastasen sind rezidiviert, was einer kumulativen Kontrollrate von über 95% entspricht (Abb. 3). Bei

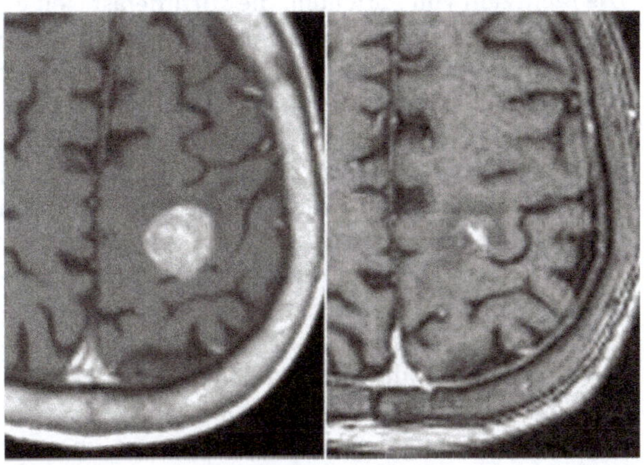

Abb. 3. Melanommetastase der linken Zentralregion. Vor und ein Jahr nach Gamma-Knife-Behandlung

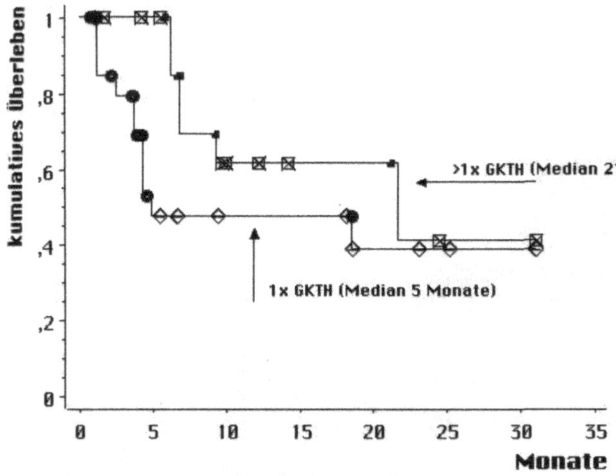

Abb. 4. Überlebenskurve nach einmaliger bzw. mehrmaliger Gamma-Knife-Behandlung von zerebralen Melanommetastasen

fünf Patienten (12%) sind symptomatische Komplikationen aufgetreten. Dies waren in drei Fällen (zwei davon letal) Blutungen in den behandelten Metastasen. Bei vier Patienten wurden lokalisierte Strahlenreaktionen beobachtet, die zur Hälfte symptomatisch und asymptomatisch waren. Bei neun von 44 Patienten wurde final eine intrakranielle Progression des Melanoms nachgewiesen, die zumindest partielle Todesursache war. Die mediane Überlebenszeit der Patienten betrug 13,2 ± 1,5 (Standardfehler) Monate. Die 27 Patienten mit einer einmaligen Gamma-Knife-Behandlung hatten eine mediane Überlebenszeit von 4,7 ± 1,9 Monaten, 17 Patienten (39%) mit mehrfacher Gamma-Knife-Behandlung überlebten im Median 21,4 ± 0,9 Monate und damit deutlich länger ($p = 0{,}14$; Mantel-Cox-Test; Abb. 4).

Diskussion

Die Mehrzahl von Patienten, die Hirnmetastasen eines malignen Melanoms entwickeln, sterben durch diese mit höherer Wahrscheinlichkeit als durch die extrakranielle Metastasierung [4]. Die zerebrale Manifestation eines Melanoms ist damit ein sehr ungünstiger prognostischer Faktor [10]. Die besten konventionellen Behandlungsergebnisse wurden nach Metastasenexstirpation mit nachfolgender fraktionierter Schädelbestrahlung erzielt [5, 6], wobei die mediane Überlebenszeit bis zu 19 Monate betrug, wenn extrakraniell keine Metastasen nachweisbar waren. Die Zahl intrakranieller Metastasen ist ebenfalls ein prognostischer Faktor, da nur eine begrenzte Zahl von Metastasen pro Patient operativ entfernt werden kann, und die konventionelle Strahlenbehandlung allein die Überlebenszeit der Patienten nur um wenige Monate verlängert [5]. Die Grenzen der operativen Möglichkeiten können heute [2] weiter gefaßt werden als früher [7]. Das wesentliche Ziel, die zerebrale Tumormanifestation als vitalen Risikofaktor auszuschalten, ist geblieben.

Die Methode der Strahlenchirurgie zur Behandlung von wenig strahlensensiblen Hirnmetastasen wurde von Sturm [12] inauguriert und zwischenzeitlich von vielen anderen Autoren mit Linearbeschleunigern oder Gamma-Knife bestätigt [9]. Gegenüber der konventionellen Kombinationsbehandlung (Operation plus fraktionierte Strahlentherapie, eventuell mit Chemotherapie) ist die Strahlenchirurgie eine wenig invasive Methode, die einen relativ geringen Zeitbedarf von nur wenigen Stunden hat und ambulant durchgeführt werden kann. Kontrovers wird noch die Frage diskutiert, ob die Strahlenchirurgie allein oder in Kombination mit der konventionellen Strahlentherapie erfolgen soll. Von Somaza et al. wurde die erste radiochirurgische Behandlungsserie publiziert, die sich ausschließlich mit zerebralen Melanommetastasen befaßt [11]. In dieser Serie wurden 23 Patienten (mit 32 Metastasen) radiochirurgisch mit dem Gamma-Knife behandelt und anschließend konventionell nachbestrahlt. Die Tumorkontrollrate betrug 97% und die mediane Überlebenszeit betrug 9 Monate nach Diagnosestellung. Demgegenüber wurde in unserem Kollektiv eine Überlebenszeit von 13 Monaten nach der Gamma-Knife-Behandlung erzielt und nur sieben (16%) Patienten erhielten zusätzlich eine konventionelle Schädelbestrahlung. Allerdings lag das radiochirurgische Dosisniveau hier deutlich höher als bei Somaza et al. (D_{min} =23 Gy vs. D_{min} = 16 Gy). Die Tumorkontrollrate war in beiden Kollektiven ähnlich hoch (≥ 95%). Diese Befunde sprechen gegen eine zusätzlich fraktionierte Strahlentherapie nach der radiochirurgischen Behandlung von zerebralen Melanomen, zumal die Strahlenchirurgie beim Auftreten neuer Hirnmetastasen wiederholt werden kann. Welche positive Wirkung dieses Konzept auf eine Subpopulation von Patienten hat, zeigt die Überlebensanalyse in Abb. 3, wo bei wiederholt strahlenchirurgisch behandelten Melanompatienten mit multiplen Hirnmetastasen eine Überlebenszeit erzielt werden konnte, die sogar etwas über der in der besten Untergruppe von Hagen et al. [6] liegt, die ausschließlich singuläre Melanommetastasen mit konventioneller Technik behandelt haben. Diese Erfahrungen zeigen, daß es für die Lebensperspektive dieser Patienten sehr wichtig ist, die Tumorbesiedelung des Neurokraniums möglichst auszuschalten; die Strahlenchirurgie bietet sich aufgrund ihres günstigen therapeutischen Profils für geeignete Patienten an. Radiochirurgisch können Patienten nicht behandelt werden, wenn die intrakranielle Tumormasse zu groß ist oder wenn liquorgene Metastasen beziehungsweise eine meningeale Karzinose vorliegt. Das Verfahren der Radiochirurgie ist wenig invasiv, dennoch kann die den Melanommetastasen eigene Blutungsneigung zum Morbiditätsprofil beitragen [5]. Final muß dann häufig doch eine disseminierte intrakranielle Tumoraussaat parallel zur extrakraniellen Exazerbation des Tumors akzeptiert werden. Dies schmälert jedoch nicht die positive Rolle der Strahlenchirurgie im therapeutischen Repertoire für zerebrale Melanommanifestationen.

Literatur

1. Amer MH, Al-Sarraf M, Baker LH, Vaitkevicius VK (1978) Malignant melanoma and central nervous system metastases. Cancer 42:660–668
2. Bindal RK, Sawaya R, Leavens ME, Lee JJ (1993) Surgical treatment of multiple brain metastases. J Neurosurg 79:210–216
3. Byrne TN, Cascino TL, Posner JB (1983) Brain metastasis from melanoma. J Neurooncol 1:313–317
4. Davey P, O'Brien P (1991) Disposition of cerebral metastases from malignant melanoma: implications for radiosurgery. Neurosurgery 28:8–14; discussion 14–15
5. Ewend MG, Carey LA, Brem H (1996) Treatment of melanoma metastases in the brain. Semin Surg Oncol 12:429–435
6. Hagen NA, Cirrincione C, Thaler HT, DeAngelis LM (1990) The role of radiation therapy following resection of single brain metastasis from melanoma. Neurology 40:158–160
7. Jonsson PE, Hafstrom L, Stromblad LG (1994) Surgical management of brain metastases. In: Lejeune FJ, Chaudhuri PK, Gupta TK (eds). McGraw-Hill, New York, 253–258
8. Kölmel KF (1996) Prävention des malignen Melanoms. Onkologe 2:428–440
9. Mehta MP, Boyd TS, Sinha P (1998) The status of stereotactic radiosurgery for cerebral metastases in 1998. J Radiosurg 1:17–30
10. Retsas S, Gershuny AR (1988) Central nervous system involvement in malignant melanoma. Cancer 61:1926–1934
11. Somaza S, Kondziolka D, Lunsford LD, Kirkwood JM, Flickinger JC (1993) Stereotactic radiosurgery for cerebral metastatic melanoma. J Neurosurg 79:661–666
12. Sturm V, Kober B, Höver K-H, Schlegel W, Boesecke R, Pastyr O, Hartmann GH, Schabbert S, zum Winkel K, Kunze S, Lorenz WJ (1987) Stereotactic percutaneous single dose irradiation of brain metastases with a linear accelerator. Int J Radiat Oncol Biol Phys 13:279–282

Therapie dermatologischer Symptome bei Tumorpatienten

Eva-Bettina Bröcker

Dermatologische Symptome bei Tumorpatienten lassen sich in folgende Gruppen einteilen:

- Direkte Tumormanifestation an der Haut: Hautmetastasen, spezifische Infiltrate
- Hautsymptome durch Tumor- und therapiebedingte Immunsuppression
- Hautsymptome durch Tumor- oder therapiebedingte Stoffwechselveränderungen
- therapiebedingte Symptome an der Haut, den Schleimhäuten, Haaren und Nägeln
- paraneoplastische Hautsymptome
- Arzneimittelreaktionen bei Tumorpatienten

Im Rahmen dieses auf die Therapie solcher Veränderungen ausgerichteten Themas soll anhand einiger Beispiele aus den verschiedenen Problemgruppen auf Therapiemöglichkeiten eingegangen werden.

Spezifische Hautinfiltrate und Hautmetastasen

Spezifische Hautinfiltrate bei hämatologischen Tumorerkrankungen sind für das dermatologische Fachgebiet weniger eine Aufgabe der Therapie als eine Aufgabe der Diagnostik. Als Frühsymptome kommen spezifische Hautinfiltrate bei Leukämien der myelomonozytären Reihe, vor allem bei monozytären Leukämien vor. Es handelt sich dabei um asymptomatische Papeln und Knoten, die regellos, manchmal auch symmetrisch, exanthemartig aufschießen. Eine ausreichend große Biopsie mit anschließender histologischer und immunhistologischer Diagnostik sowie eine Knochenmarksuntersuchung führen meist rasch zur richtigen Diagnose. Die Therapie liegt in den Händen der internistischen Onkologen. Auch bei Hautmetastasen obliegt den Dermatologen in den meisten Fällen nicht die Therapie, sondern deren Diagnostik. Im Nabel lokalisierte Metastasen von Karzinomen des Magen-Darm-Trakts werden als „Sister Mary Joseph's nodules" bezeichnet [17]. Sie sind ebenso wie die nicht selten am Kapillitium lokalisierten Metastasen des Bronchialkarzinoms ein Zeichen schlechter Prognose, während dies nicht unbedingt bei den häufigen, leider sehr schwer behandelbaren lokoregionalen Hautmetastasen des Mammakarzinoms der Fall ist. Dabei kann bei Befall der dermalen Lymphgefäße klinisch ein Erysipel imitiert werden (Erysipelas carcinomatosum), so daß in jedem Fall einer Persistenz der Symptome unter adäquater antibiotischer Therapie eine Biopsie indiziert ist. Beim *malignen Melanom* treten Hautmetastasen bei etwa 50 % aller Fälle mit Metastasierung auf. Auch hier gilt wie bei anderen Tumoren das Prinzip der Behandlung der Grundkrankheit. Da beim Melanom gelegentlich Haut- und subkutane Metastasen die vorwiegenden Manifestationen darstellen, gibt es hier therapeutische Besonderheiten. Bei Lokalisation multipler, operativ nicht beherrschbarer Metastasen im Bereich einer Extremität sollte eine regionale hypertherme Extremitätenperfusion mit Melphalan oder noch besser einer Kombination von Melphalan mit Interferon γ (IFNγ) und Tumornekrosefaktor α (TNFα) angestrebt werden [12]. Eine Perfusion ist allerdings nur dann erfolgversprechend, wenn sich die Metastasierung distal des oberen Drittels des Armes oder des Beines befindet. Für die Zytostatikaperfusion stehen zahlreiche chirurgische Kliniken in Deutschland zur Verfügung, während die hypertherme TNFα-Perfusion mit oder ohne IFNγ – dieses steigert die Wirksamkeit – nur in einigen spezialisierten Zentren in Europa durchgeführt wird (unter anderem in Rotterdam, Groningen, Lausanne und Berlin-Buch). Für die Primärtherapie disseminierter kutaner Metastasen, diese können auch mit Metastasen viszeraler Organe kombiniert vorkommen, bietet sich die in vielen Fällen erfolgreiche Kombinationstherapie mit einem epifokal angewandten obligaten Kontaktallergen, zum Beispiel Dinatriumchlorbenzol (DNCB), mit einem Zytostatikum, vor allem Dacarbazin, an [15, 16, 18]. Bei einem Patienten mit multiplen Haut- und Hirnmetastasen eines Melanoms konnten wir durch eine Kombination aus DNCB und dem liquorgängigen Zytostatikum Fotemustin eine Vollremission induzieren [9]. Eine Kontaktallergentherapie ist auch bei multiplen Manifestationen eines klassischen Kaposi-Sarkoms in vielen Fällen erfolgreich (E. Azizi, Tel Hashomer, Israel, nicht publizierte Beobachtung).

Hautsymptome aufgrund Tumor- und therapiebedingter Immunsuppression

Bei Tumorpatienen, insbesondere solchen mit malignen Lymphomen, kommen ungewöhnlich verlaufende Herpes-Virus-Infektionen vor, die zunächst diagnostisches Geschick erfordern. Der Herpes vegetans, eine Infektion mit Herpes-simplex-Viren, kann lange Zeit unerkannt persistieren, wenn er nicht adäquat behandelt wird. Abb. 1 zeigt einen Patienten, bei dem die Effloreszenzen etwa $1^{1}/_{2}$ Jahre, unter anderem auch von Hautärzten behandelt wurden, bevor die Diagnose gestellt werden konnte. Eine 14tägige Therapie mit Aciclovir, zunächst intravenös, später oral, brachte die Läsion zur Abheilung (Abb. 1b). Der Herpes zoster kann bei Tumorpatienten disseminiert verlaufen oder persistieren (Abb. 2) [8] und erfordert eine ausreichend lange und intensive antivirale Chemotherapie, gegebenenfalls kombiniert mit intravenösen Immunglobulininfusionen in einer Dosis von etwa 10 g pro Tag über unterschiedliche Zeitverläufe. Auch bakterielle Hautinfektionen und Haut- und Schleimhautmykosen sind ein häufiges Problem bei tumorbedingter Immunsuppression und erfordern eine sorgfältige Diagnostik und eine ausreichend intensive Therapie, weil sie die Lebensquali-

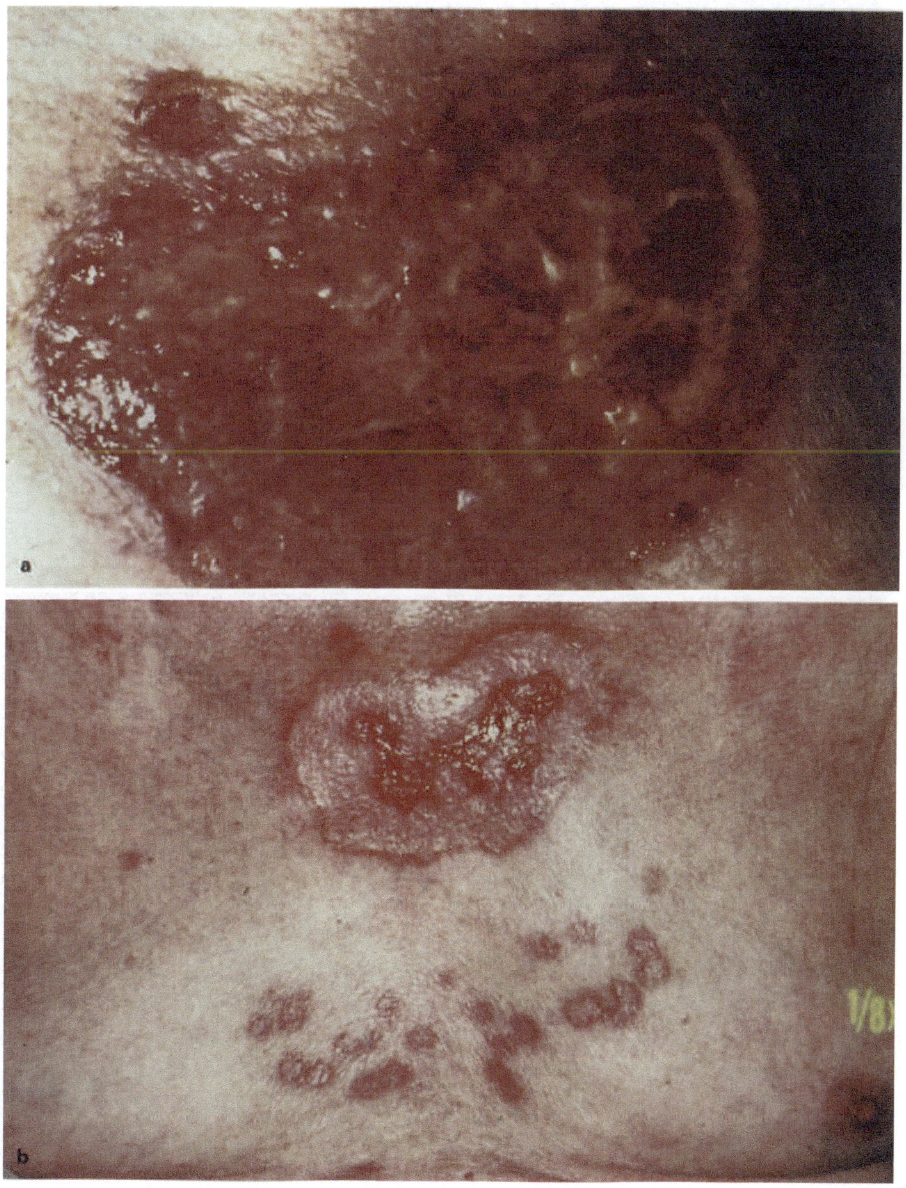

Abb. 1. a Herpes vegetans bei chronisch-lymphatischer Leukämie. **b** Herpes vegetans bei CML. 14 Tage nach Therapiebeginn (Aciclovir)

tät der Patienten stark beeinträchtigen können. Dabei müssen auch *opportunistische Infektionen* mit sonst apathogenen Keimen erkannt und behandelt werden.

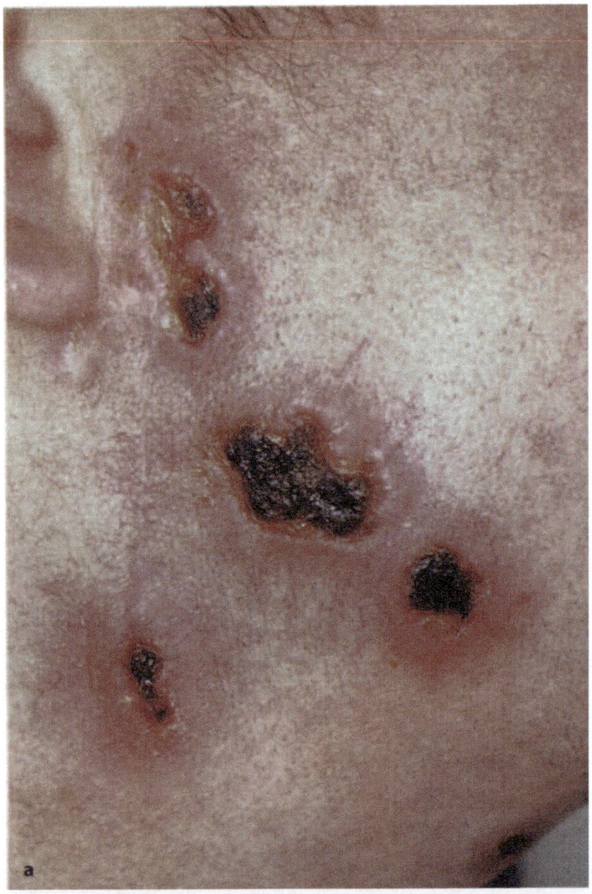

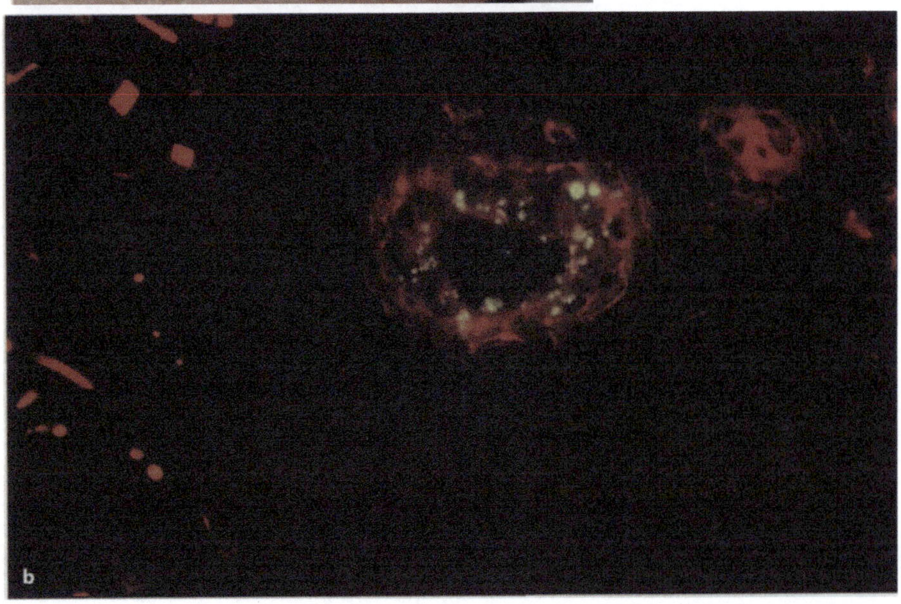

Abb. 2. a Über Monate persistierender nekrotisierender Zoster V3 bei kutanem T-Zell-Lymphom. **b** Persistierender Zoster: VZV-Antigennachweis in dermalen Kapillaren mittels Immunfluoreszenz

Eine Sonderform eines Hautproblems bei Immunsuppression stellt die Graft-versus-host-Krankheit dar. Diese ist eine bekannte, häufige Komplikation nach allogener Knochenmarktransplantation, kann aber auch bei besonders schlechter Abwehrlage eines Patienten nach Transfusion unbestrahlter Blutprodukte auftreten [5]. Da die Graft-versus-host-Krankheit in über 80% der Fälle klinisch und vor allem histologisch charakteristische Hautveränderungen zeigt, ist eine Biopsie zur Diagnosesicherung erforderlich, insbesondere zur Abgrenzung von den bei Leukämie-Patienten sehr häufig auftretenden Arzneimittelexanthemen. Die Therapie der akuten Graft-versus-host-Reaktion wird in Kooperation mit den Pädiatern und Internisten mit Immunsuppressiva wie Cyclosporin A und Kortikosteroiden durchgeführt oder mit Antikörpern gegen T-Lymphozyten oder Aktivierungsantigene dieser Zellen [1]. Die Therapie der chronischen Graft-versus-host-Krankheit, die sich in Lichen-ruber-ähnlichen und Sklerodermie-artigen Hautveränderungen äußert, ist eine Domäne der Dermatologie. Dabei kommen die PUVA-Therapie [20] sowie die extrakorporale Photopherese [4] zum Einsatz. Das klinische Bild einer akuten und einer chronischen Graft-versus-host-Krankheit ist in den Abb. 3 und 4 dargestellt.

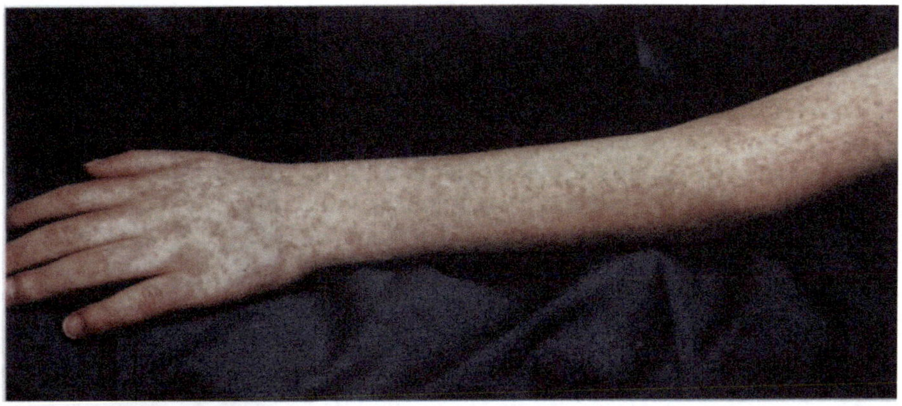

Abb. 3. Akute, transfusionsinduzierte Graft-versus-host-Krankheit bei akuter myeloischer Leukämie

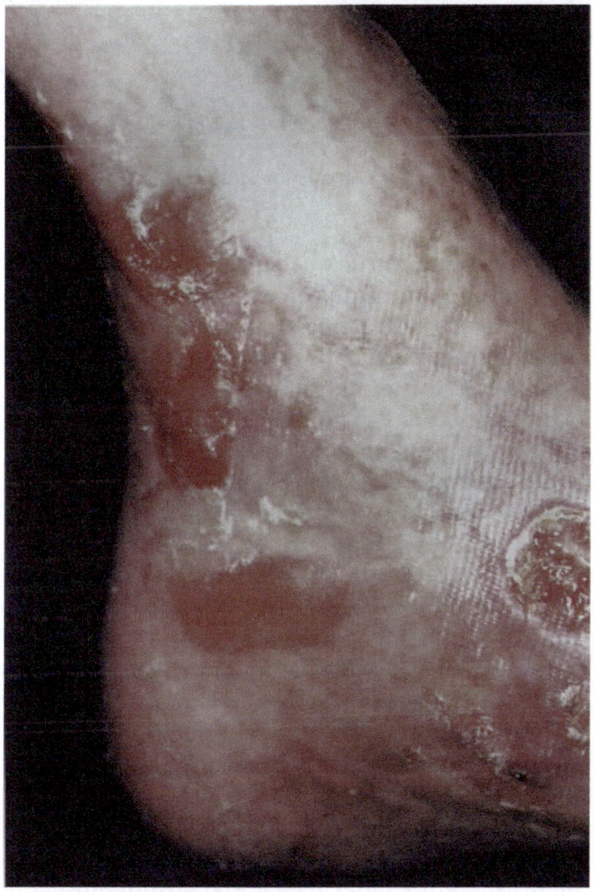

Abb. 4. Blasen und Ulzera bei chronischer Graft-versus-host-Krankheit nach allogener Knochenmarkstransplantation

Hautsymptome durch tumor- oder therapiebedingte Stoffwechselveränderungen

Folsäuremangel mit nachfolgender Zytopenie ist eine Folge der Therapie mit Folsäure-Antagonisten wie Fluorouracil. Deshalb wird in der internistischen Onkologie Folsäure gleichzeitig mit dem Zytostatikum gegeben. Da Fluorouracil auch von Dermatologen vor allem topisch bei aktinischen Keratosen oder Verrucae vulgares angewandt wird, sollte an die Möglichkeit eines therapiebedingten Folsäuremangels gedacht werden und bei ausgedehnter Anwendung eine Folsäurebestimmung im Plasma durchgeführt werden. Die dankbarste therapeutische Aufgabe ist die Behandlung eines tumorbedingten oder therapiebedingten Zinkmangels, der sich in typischen Zinkmangeldermatitis-Symptomen äußert, nämlich in perioralen und perigenitoanalen Ekzemen. Diese sind, was die Diagnose erschwert, häufig mit Candida besiedelt. Eine orale Zinkzufuhr, zum Beispiel mit Zinksulfat oder Zinkorotat, behebt die Symptome innerhalb weniger Tage. Zinkmangel ist nach langstreckigen Darmresektionen, Durchfall erzeugenden Therapien, sowie nach längerer parenteraler Ernährung möglich. Metastasen, auch Melanommetastasen im Pankreas sowie primäre Pankreastumoren, können einen Diabetes induzieren, während erstaunlicherweise die nicht seltenen Nebennierenmetastasen des Melanoms meist nicht mit hormonellen Ausfallserscheinungen assoziiert sind. Die katabole Stoffwechsellage bei Tumorpatienten mit Kachexie sowie der ernährungsbedingte Mangel an fettlöslichen Vitaminen kann zur Xerosis cutis führen, welche durch intensive Hautpflege, vor allem mit harnstoffhaltigen Externa, gemildert werden kann.

Therapiebedingte Haut-, Schleimhaut-, Haar- und Nagelprobleme

Viele Zytostatika induzieren subjektiv unangenehme Mukositiden, insbesondere der Mundschleimhaut [6]. Wir empfehlen Mundspülungen mit Bepanthen-Lösung, Salbeitee oder Kamillentee, gegebenenfalls in Kombination mit Oberflächenanästhetika. Auch die therapiebedingte Alopezie schränkt, insbesondere bei Frauen, die Lebensqualität erheblich ein. In vielen Fällen ist die zu erwartende Alopezie ein Grund dafür, daß Patientinnen einer zytostatischen oder Strahlen-Therapie nicht zustimmen wollen. Trotz zahlreicher Versuche, dieser zu begegnen - zum Beispiel durch Kühlkappen während einer Zytostatikagabe - und durch Forschungen auf dem Gebiet der zytostatikainduzierten Alopezie [13], gibt es noch keinen therapeutischen Durchbruch, so daß sich die rechtzeitige Verordnung einer Perücke empfiehlt. Eine Strahlentherapie des gesamten Kopfes bei zerebraler Metastasierung führt zu einer nur partiell reversiblen Alopezie, während dieses Problem bei der stereotaktischen Hochdosis-Einzeitbestrahlung nicht in Erwägung gezogen werden muß. Nagelwachstumsstörungen in Form querverlaufender Bänder treten bei verschiedenen Zytostatika auf, Nagelpigmentierungen insbesondere nach Bleomycin. Für diese Veränderungen gibt es keine spezifische dermatologische Therapie. Problematisch sind akute und vor allem chronische Strahlenreaktionen der Haut. Eine interessante Therapieoption bei Strahlenfibrosen stellt die Kombination von Vitamin E und Pentoxifyllin dar [10].

Paraneoplastische Hautsymptome

Es gibt zahlreiche paraneoplastische Symptome am Hautorgan, von denen nur sehr wenige einer dermatologischen Therapie zugänglich sind. Die Aufgabe des Dermatologen besteht vielmehr darin, anhand der Hautsymptome die Grundkrankheit aufzudekken und einer spezifischen Behandlung zuzuführen. Beispiele sind die Acanthosis nigricans maligna bei Karzinomen, die Dermatomyositis bei Karzinomen und Lymphomen, die Akrokeratosis Bazex bei Tumoren im Brust-Hals-Raum, das Skleromyxödem bei Plasmozytom und andere plasmozytomassoziierte Hautkrankheiten wie das Pyoderma gangraenosum, und die Thrombophlebitis saltans bei Pankreaskarzinom. Die Therapie einer tumorbedingten Dermatomyositis liegt ebenso in der Hand der Dermatologen wie der krankheitsbedingte Pruritus, vor allem bei Lymphomen und der Polycythaemia vera. Bei einer paraneoplastischen Dermatomyositis kann zur Einsparung immunsuppressiver Medikamente (Kortikosteroide und Azathioprin) eine Hochdosis-Immunglobulintherapie erfolgreich durchgeführt werden [7]. Die Symptome der paraneoplastischen Dermatomyositis gehen definitionsgemäß nach Tumorentfernung zurück, allerdings manchmal nur zögernd, d. h. im Laufe von ein bis zwei Jahren. Deshalb ist häufig eine längere Therapie erforderlich. Eine dankbare dermatologische Aufgabe ist die Therapie des Pruritus bei hämatologischen Tumorerkrankungen. Der Pruritus bei Polycythaemia vera ist äußerst unangenehm und schränkt die Lebensqualität der Patienten erheblich ein. Es handelt sich in den meisten Fällen um einen aquagenen Pruritus. Dieser spricht außer auf Interferon α [14] auf eine PUVA-Therapie an [11]. Die UV-Therapie, sei es mit UVA oder UVB, hilft auch bei Pruritus anderer Genese, zum Beispiel beim Morbus Hodgkin. In jedem Fall ist darauf zu achten, daß die Patienten eventuell lichtsensibilisierende Medikamente einnehmen, so daß die Therapie unter stetiger hautärztlicher Kontrolle erfolgen muß. Das Pyoderma gangraenosum kann sowohl als paraneoplastisches Symptom bei Lymphomen als auch im Rahmen von Therapiemaßnahmen auftreten. So beobachteten wir eine Patientin, bei der ein Pyoderma gangraenosum durch die regelmäßige Injektion von G-CSF (Neupogen) induziert wurde (Abb. 5). Die Behandlung des paraneoplastischen Pemphigus ist außerordentlich schwierig. Wir konnten kürzlich bei einem Patienten mit paraneoplastischem Pemphigus bei M. Waldenström mit einer Dexamethason/Cyclophosphamid-Stoßtherapie eine Remission der Hautveränderungen induzieren [3].

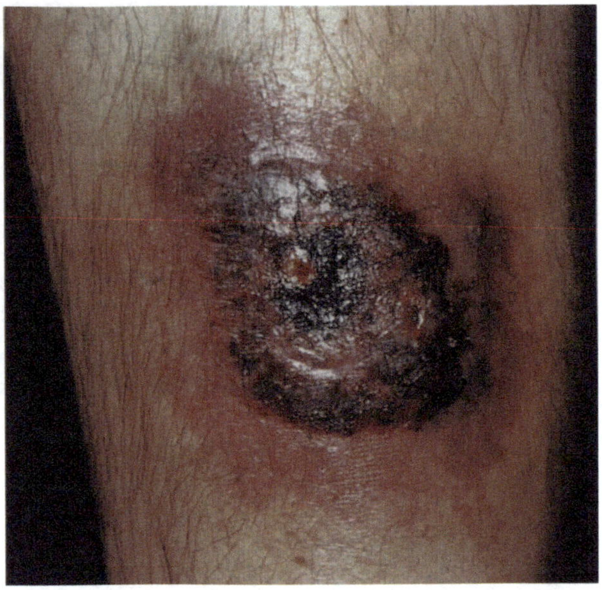

Abb. 5. Pyoderma gangraenosum unter G-CSF-Therapie

Arzneimittelreaktionen bei Tumorpatienten

Die Fülle der möglichen Arzneimittelreaktionen in der Tumortherapie ist nicht eigentlicher Inhalt dieses Beitrags. Es soll in diesem Zusammenhang nur erwähnt werden, daß auch die modernen Zytokine, die in der Tumortherapie eingesetzt werden, ebenso wie Zytostatika Arzneimittelreaktionen hervorrufen können. Zytokininduzierte Hautveränderungen sind unter anderem Vaskulitiden, Pyoderma gangraenosum (siehe oben), Exantheme, Erythrodermien und Alopezie [2]. Histologisch können ungewöhnliche Bilder auftreten, zum Beispiel Infitrate aus riesigen Makrophagen [19]. Selten zwingen die Hautsymptome zum Absetzen der Therapie. Bei Arzneimittelreaktionen ist generell ein sorgfältiges Abwägen der Therapieindikation und der Schwere der dermatologischen Nebenwirkungen notwendig.

Literatur

1. Aractingi S, Chosidow O (1998) Cutaneous Graft-versus-Host Disease. Arch Dermatol 134:602–612
2. Asnis LA, Gaspari AA (1995) Cutaneous reactions to recombinant cytokine therapy. J Am Acad Dermatol 33:393–410
3. Becker LR, Bastian BC, Wesselmann U, Karl S, Hamm H, Bröcker EB (1998) Paraneoplastic pemphigus treated with dexamethasone / cyclophosphamide pulse therapy. Eur J Dermatol, 8:551–553
4. Besnier DP, Chabannes D, Mahe B, Mussini JM, Baranger TA, Muller JY, Milpied N, Esnault VL (1997) Treatment of Graft-versus-Host disease by extracorporeal photo-chemotherapy: a pilot study. Transplantation 64:49–54
5. Bröcker EB, Hamm H, Kolde G (1992) Transfusionsinduzierte akute Graft-versus-Host-Reaktion – Drei typische Fälle aus der Pädiatrie. Z Hautkr 67:417–420
6. Bronner AK, Hood AF (1983) Cutaneous complications of chemotherapeutic agents. J Am Acad Dermatol 9:645–663
7. Dalakas MC, Illa I, Dambrosia JM, Soueidan SA, Stein DP, Otero C, Dinsmore ST, McCrosky S (1993) A controlled trial of high-dose intravenous immune globulin infusions as treatment for dermatomyositis. N Engl J Med 329:1993–2000
8. Erhard H, Rünger T, Kreienkamp M, Müller J, Müller-Hermelink HK, Bröcker EB (1995) Atypical varicella-zoster virus infection in an immuno-compromised patient – result of a virus induced vasculitis. J Am Acad Dermatol 32:908–911
9. Göring HD, Ziemer A, Kröning Y, Trebing D, Kämpgen E, Bröcker EB (1998) Immunochemotherapie mit epifokaler DNCB- und systemischer Fotemustin-Therapie bei kutanen und zerebralen Melanommetastasen. Akt Dermatol 24:251–255
10. Gottlöber P, Krähn G, Korting HC, Stock W, Peter RU (1996) Behandlung der kutanen Strahlenfibrose mit Pentoxifyllin und Vitamin E. Strahlenther Onkol 172:34–38
11. Jeanmougin M, Rain JD, Najean Y (1996) Efficacy of photochemotherapy on severe pruritus in polycythemia vera. Ann Haematol 73:91–93
12. Lienard D, Eggermont AM, Kroon BB, Schraffordt-Koops H, Lejeune FJ (1998) Isolated limb perfusion in primary and recurrent melanoma:indications and results. Semin Surg Oncol 14:202–209
13. Maurer M, Handjiski B, Paus R (1997) Hair growth modulation by topical immunophilin ligands: induction of anagen, inhibition of massive catagen development, and relative protection from chemotherapy-induced alopecia. Am J Pathol 150:1433–1441
14. Öztürk A, Gunay A, Uskent N (1998) Therapeutic efficacy of recombinant interferon α in polycythaemia vera. Acta Haematol 99:89–91
15. Rümke P (1992) Melanoma treatment: a key role for immunotherapy with chemo-therapy. Medicographia 14:47–49
16. Strobbe LJA, Hart AAM, Rümke P, Isreals SP, Nieweg OE, Kroon BB (1997) Topical dinitrochlorobenzene combined with systemic dacarbazine in the treatment of recurrent melanoma. Melanoma Res 7:507–512
17. Sunderkötter C, Nashan D, Bonsmann G, Hamm H (1993) Umbilical metastasis (Sister Joseph's nodule) as the presenting sign of a pancreatic carcinoma. Eur J Dermatol 3:561–563
18. Trcka J, Kämpgen E, Becker JC, Schwaaf A, Bröcker, EB (1998) Immunchemotherapie des malignen Melanoms. Epifokale Applikation von Dinitrochlorbenzol (DNCB) kombiniert mit systemischer Chemotherapie mit Dacarbacin (DTIC). Hautarzt 49:17–22
19. Valks R, Vargas E, Munoz E, Fernández-Herrera J, Garcia-Diéz A, Fraga J (1998) Dermal infiltrate of enlarged macrophages in patients receiving chemotherapy. J Cutan Pathol 25:259–264
20. Vogelsang GB, Wolff D, Altomonte V, Farmer E, Morison WL, Corio R, Horn T (1996) Treatment of chronic Graft-versus-Host disease with ultraviolet irradiation and psoralen (PUVA). Bone Marrow Transplant 17:1061–1067

Phototherapie

Standortbestimmung der UVA1-Therapie

Jean Krutmann

Einleitung

In den letzten Jahren ist es durch die Einführung selektiver Spektren in die dermatologische Phototherapie zu einer Verbesserung der therapeutischen Effektivität bei gleichzeitiger Ausweitung des Indikationsspektrums gekommen [15]. Ein Paradebeispiel für diese Entwicklung stellt die UVA1-Phototherapie dar. Dieses neuartige phototherapeutische Verfahren hat zu einer Verbesserung der Phototherapie der atopischen Dermatitis geführt [13] und zudem mit der Möglichkeit, erfolgreich Bindegewebserkrankungen wie die zirkumskripte Sklerodermie zu behandeln, Indikationen erschlossen, für die zuvor keine effektiven Behandlungsmöglichkeiten zur Verfügung standen [14]. Ermöglicht wurden diese Fortschritte durch die Entwicklung von Bestrahlungsgeräten, die es erlauben, die Haut der Patienten mit langwelliger ultravioletter Strahlung im Wellenlängenbereich von 340–400 nm, das heißt UVA1 zu behandeln. Entscheidend ist hierbei, daß durch eine adäquate Filterung erreicht wird, daß ein möglichst geringer Anteil der emittierten Strahlung kleiner als 340 nm ist. So empfiehlt die Subkommission „Qualitätssicherung in der Photo(chemo)therapie und -diagnostik" innerhalb der Kommission „Qualitätssicherung in der Dermatologie" der Deutschen Dermatologischen Gesellschaft (DDG) in ihrer Stellungnahme zur Qualitätssicherung für die UVA1-Phototherapie nur Emissionsspektren zu verwenden, bei denen nicht mehr als 5% der erythemwirksamen Strahlung unterhalb von 340 nm abgegeben werden. In ähnlicher Weise haben wir kürzlich vorgeschlagen, daß nicht mehr als 1% der totalen Strahlung im Wellenlängenbereich unter 340 nm emittiert werden [25]. Durch die konsequente Umsetzung dieser Empfehlungen und die daraus resultierende Reduktion der UVA2-Strahlung und das nahezu vollständige Fehlen kontaminierender UVB-Strahlung wird es möglich, die Patienten mit relativ hohen Einzeldosen von bis zu 130 J/cm² UVA1 zu behandeln. Das bei diesen Dosierungen auftretende Soforterythem, das je nach Hauttyp für Stunden persistieren kann, ist qualitativ von einem UVB-Erythem zu unterscheiden und stellt keine Kontraindikation zur Durchführung der UVA1-Phototherapie dar [25]. Inwieweit kontaminierende Strahlung im Wellenlängenbereich über 400 nm (sichtbares Licht, Infrarot) therapeutisch von Vor- oder Nachteil ist, kann z. Z. nicht eindeutig entschieden werden und ist daher Gegenstand aktueller Forschung [24].

UVA1-Bestrahlungsgeräte wurden erstmals in den 70er Jahren von Mutzhas und Plewig zur Durchführung von Photoprovokationstestungen bei Patienten mit polymorpher Lichtdermatose in der dermatologischen Photodiagnostik benutzt [19]. Der erste therapeutische Einsatz einer UVA1-Bestrahlung erfolgte 1981 in der Universitäts-Hautklinik Freiburg durch Krutmann und Schöpf bei Patienten mit atopischer Dermatitis, und zwar in Form eines Hochdosisregimes (High-dose-UVA1, [10]). Neuere klinische Studien weisen daraufhin, daß die zirkumskripte Sklerodermie, die Urtikaria pigmentosa und das disseminierte Granuloma anulare weitere Indikationen darstellen, bei denen eine hochdosierte UVA1-Therapie erfolgreich eingesetzt werden kann [14]. Auf diese Indikationen soll daher im folgenden näher eingegangen werden. Kürzlich wurden zudem große Fortschritte bei der Aufklärung der Wirkmechanismen der UVA1-Phototherapie gemacht, aus denen sich in den nächsten Jahren vermutlich weitere Indikationen ableiten lassen werden [11]. In der jüngeren Vergangenheit sind darüber hinaus eine Reihe von Studien initiiert worden, deren Ziel es ist, die mit einer UVA1-Phototherapie potentiell einhergehenden Risiken frühzeitig und systematisch zu erfassen und so dieses neuartige und außerordentlich effiziente phototherapeutische Verfahren sicherer und effektiver zu machen.

UVA1-Phototherapie der atopischen Dermatitis

In einer offenen, monozentrischen Pilotstudie wurde die therapeutische Effektivität einer hochdosierten UVA1-Phototherapie (15 × 130 J/cm² UVA1) mit der einer konventionellen UVA/UVB-Therapie bei der Behandlung der schweren, akut exazerbierten atopischen Dermatitis verglichen [9]. Beide Bestrahlungsarten wurden monotherapeutisch durchgeführt. Es zeigte sich, daß die hochdosierte UVA1-Phototherapie zu einer signifikanten und rasch einsetzenden Besserung der klinischen Symptomatik führte (Abb. 1). Dies ging mit einer deutlichen Reduktion von Laborparametern, die den Schweregrad der atopischen Dermatitis reflektieren, einher [2]. Im Vergleich zur UVA/UVB Therapie ergaben sich zudem signfikante Unterschiede zugunsten der hochdosierten UVA1-Phototherapie [6, 9]. Diese Ergebnisse fanden kürzlich durch eine kontrollierte, randomisierte, dreiarmige Multicenter-Studie eine Bestätigung [12]. Im Rahmen dieser Untersuchung zeigte sich auch, daß die hochdosierte UVA1-Phototherapie in ihrer Wirksamkeit einer topischen Glukokortikosteroidtherapie mindestens gleichwertig ist. Basierend auf diesen Ergebnissen wird daher davon ausgegangen, daß die hochdosierte UVA1-Phototherapie ein neuartiges, potentes phototherapeutisches Verfahren zur Behandlung der schweren, akut exazerbierten atopischen Dermatitis ist, das konventionellen phototherapeutischen Verfahren überlegen ist. Dieses Ergebnis läßt sich bei dieser Indikation mit 10–15 Bestrahlungen und einer Dosis von 130 J/cm^2 UVA1 pro Einzelbestrahlung erzielen. Die UVA1-Phototherapie stellt somit eine wesentliche Erweiterung des therapeutischen Spektrums zur monotherapeutischen Behandlung von Patienten mit schwerer, akut exazerbierter atopischer Dermatitis dar [13]. Es sei an dieser Stelle ausdrücklich darauf hingewiesen, daß die Überlegenheit der UVA1-Phototherapie gegenüber konventionellen Phototherapieformen bislang nur für das Hochdosisregime nachgewiesen wurde. Auf der anderen Seite kann zum jetzigen Zeitpunkt nicht mit Sicherheit ausgeschlossen werden, daß auch UVA1-Dosen unter 130 J/cm^2 einer konventionellen Phototherapie überlegen sind. Diese Problematik ist eng mit der Frage nach der therapeutischen Sicherheit der UVA1-Phototherapie verknüpft und daher Gegenstand neuerer, zum Teil noch in der Planung befindlicher Studien, auf die noch gesondert eingegangen werden wird.

UVA1-Phototherapie der zirkumskripten Sklerodermie

Bei der zirkumskripten Sklerodermie kommt es zur Ausbildung fibrotischer Hautveränderungen, die je nach Ausdehnung und Lokalisation zu einer erheblichen Beeinträchtigung der Patienten führen können und in schweren Fällen mit Muskelatrophien, Beugekontrakturen und Deformierungen einhergehen [3, 20]. Wirksame kurative oder symptomatische Behandlungsmöglichkeiten existierten bisher nicht. Es ist daher von allergrößtem Interesse, daß in den letzten Jahren in einer Reihe von Einzelfallberichten und offenen Studien gezeigt wurde, daß photochemotherapeutische Verfahren (systemische PUVA, topische PUVA) sowie die UVA1-Phototherapie in der Lage sind, zu einer vollständigen oder teilweisen Rückbildung der sklerotischen Hautveränderungen bei Patienten mit zirkumskripter oder systemischer Sklerodermie beizutragen [16]. Im Rahmen einer Pilotstudie wurden zehn Patienten mit histologisch gesicherter und zum Teil seit mehreren Jahren

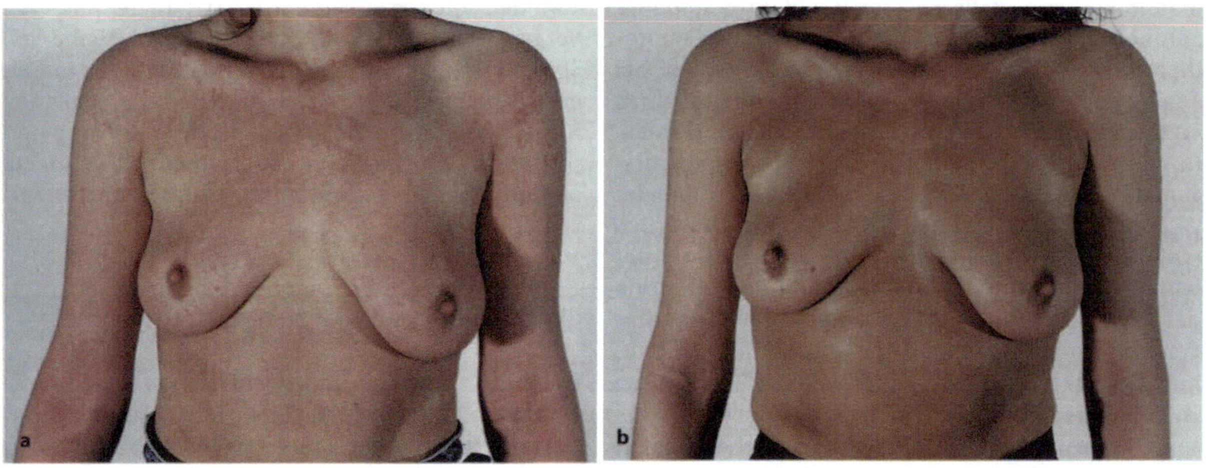

Abb. 1. a, b Eine Patientin mit akuter, schwer exazerbierter atopischer Dermatitis **a** vor und **b** nach 15 Bestrahlungen mit jeweils 130 J/cm^2 UVA1. Die hochdosierte UVA1 Phototherapie wurde monotherapeutisch durchgeführt

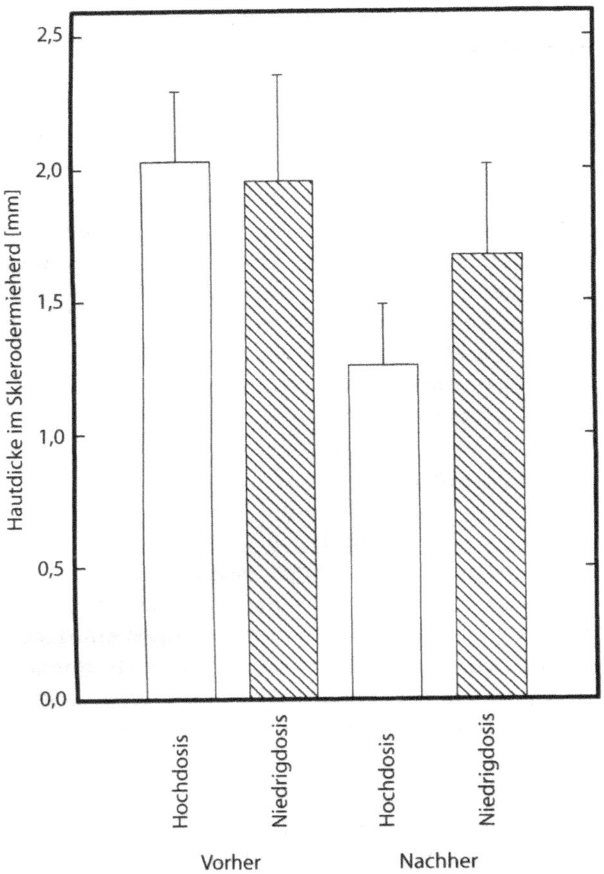

Abb. 2. Dosisabhängigkeit der UVA1-Phototherapie bei zirkumskripter Sklerodermie. Die Plaquedicke wurde mittels 20-MHZ-Sonographie vor und nach einer Phototherapie mit 130 J/cm² (n = 10) oder 20 J/cm² UVA1 (n = 7) gemessen. In beiden Gruppen kam es nach der Phototherapie zu einer signifikanten Reduktion der Plaquedicke. Der Vergleich der Behandlungsprotokolle ergab zudem signifikante Unterschiede zugunsten der hochdosierten UVA1-Therapie (p = 0,001; [23])

bestehender zirkumskripter Sklerodermie einer hochdosierten UVA1-Phototherapie unterzogen [23]. Es wurde beobachtet, daß es nach Durchführung von 30 Bestrahlungen mit je 130 J/cm² UVA1 bei allen Patienten zu einer Reduktion der Dicke und Größe sklerotischer Plaques kam. Bei vier Patienten ließ sich eine vollständige Rückbildung der Hautveränderungen dokumentieren. Diese Effekte waren nicht die Folge einer Spontanremission, da sie bei denselben Patienten nur in UVA1-bestrahlten, nicht aber in unbestrahlten Kontrollplaques beobachtet wurden. Therapeutisch wirksam scheint bei dieser Indikation neben einem Hochdosisregime auch eine niedrigdosierte UVA1-Phototherapie zu sein [7, 8]. Ein bei insgesamt sieben Patienten durchgeführter intraindividueller Vergleich einer niedrigdosierten versus einer hochdosierten UVA1-Phototherapie ergab jedoch, daß eine Hochdosis- einer Niedrigdosistherapie bei dieser Indikation signifikant überlegen ist [23]. Somit ist die therapeutische Effektivität der UVA1-Therapie bei der zirkumskripten Sklerodermie dosisabhängig (Abb. 2). Die hochdosierte UVA1-Therapie wurde von allen Patienten gut toleriert. Eine Dickenabnahme gesunder Hautareale wurde weder klinisch noch mittels 20-MHZ-Sonographie beobachtet.

Die Rückbildung der sklerotischen Hautveränderungen bei UVA-1-bestrahlten Patienten ist vermutlich auf eine Induktion der Matrixmetalloproteinase(MMP)1-Expression zurückzuführen. Dieses proteolytische Enzym ist in der Lage, im Überschuß gebildete Kollagenfasern [17] abzubauen und wird in Fibroblasten, die aus sklerotischen Hautveränderungen gewonnen wurden, vermindert exprimiert [26]. Stege et al. konnten erstmals zeigen, daß die erfolgreiche Durchführung einer hochdosierten UVA1-Phototherapie bei Patienten mit zirkumskripter Sklerodermie mit einer bis zu 20fachen Induktion der MMP1-Expression in den sklerotischen Hautveränderungen einhergeht [23]. Ähnliche Effekte lassen sich auch durch eine Infrarotbestrahlung erzielen [24]. Da Infrarotstrahlung aufgrund des langwelligeren Charakters im Vergleich zur UVA1-Strahlung tiefer in die menschliche Haut einzudringen vermag, könnte sich hier eine weitere phototherapeutische Option bieten, die vor allem zur Behandlung tiefergelegener sklerotischer Prozesse geeignet ist.

UVA1-Phototherapie der Urticaria pigmentosa

Die therapeutische Effektivität der UVA1-Phototherapie bei der Behandlung von Patienten mit Urticaria pigmentosa wurde zuerst im Rahmen einer Pilotstudie untersucht, bei der wiederum ein Hochdosisregime (130 J/cm² UVA1) eingesetzt wurde [22]. Wichtig ist bei dieser Indikation, daß es unter der Bestrahlung zu einer überschießenden Mastzelldegranulation und daraus resultierenden systemischen Nebenwirkungen (Schockgefahr) kommen kann. Wir empfehlen daher, die hochdosierte UVA1-Therapie bei liegendem i.v.-Zugang einschleichend zu beginnen und initial Dosen im Bereich von 30–60 J/cm² UVA1 zu verwenden [14]. Im weiteren Verlauf kann dann eine Steigerung der Einzeldosis auf maximal 130 J/cm² UVA1 erfolgen. Insgesamt sollten zehn

Bestrahlungen mit der Maximaldosis durchgeführt werden. Bereits nach vier Bestrahlungen ist in der Regel der Pruritus verschwunden und das Darier-Zeichen nicht mehr auslösbar. Die Besserung der kutanen Symptomatik geht fast immer mit einer vollständigen Rückbildung systemischer Beschwerden wie Migräne oder Durchfälle sowie einer Reduktion der vor Therapie erhöhten Histaminspiegel im Urin und der Serotoninspiegel im Serum der Patienten einher. Die Erfolgsquote der UVA1-Phototherapie bei dieser Indikation liegt bei 90 %. So haben wir bei insgesamt 17 mit UVA1-Phototherapie behandelten Patienten mit Urticaria pigmentosa bisher nur zwei Therapieversager feststellen können (Stege H, Budde M, Krutmann J, Manuskript in Vorbereitung). Bemerkenswert ist darüber hinaus, daß die Mehrzahl der Patienten nach Durchführung der UVA1-Therapie über einen vergleichsweise langen Zeitraum (alle Patienten > 9 Monate; einige Patienten > 2,5 Jahre) rezidivfrei bleibt. Neben der einfacheren Durchführbarkeit könnte die lange Remissionsdauer einen entscheidenden Vorteil darstellen, den die hochdosierte UVA1-Phototherapie gegenüber der PUVA-Therapie der Urticaria pigmentosa zu bieten hat [1].

Weitere Indikationen

Weitere vielversprechende Indikationen für die UVA1-Phototherapie stellen nach unseren klinischen Erfahrungen das kutane T-Zelllymphom (Mycosis fungoides), die lichenoide und sklerodermiforme Graft-versus-host-Erkrankung, die Psoriasis, sowie die Hardening-Therapie bei UVA-sensitiver polymorpher Lichtdermatose dar. Am interessantesten erscheint uns in diesem Zusammenhang die Mycosis fungoides (Plettenberg H, Stege H, Megahed M, Ruzicka T, Husotsawa Y, Tsuji T, Morita A, Krutmann J (1999) Ultraviolet A_1 (340–400 nm) phototherapy for cutaneous T cell lymphoma. J Am Acad Dermatol: in press). Wir führen daher zur Zeit wissenschaftliche Untersuchungen durch, in denen die Wirksamkeit einer hochdosierten UVA1-Phototherapie und einer systemischen PUVA bei dieser Indikation miteinander verglichen werden. Eine kürzlich publizierte Pilotstudie aus der Freiburger Universitäts-Hautklinik weist zudem darauf hin, daß auch Patienten mit einem disseminierten Grauloma anulare von einer hochdosierten UVA1-Phototherapie profitieren können. Im Gegensatz dazu ist die UVA1-Phototherapie bei der Alopecia areata, Lichen ruber sowie als Hardening-Therapie bei der Lichturtikaria unserer Erfahrung nach völlig unwirksam [14]. In der Literatur finden sich zudem Hinweise, daß Patienten mit Lupus erythematodes (SCLE und SLE) von einer UVA1-Phototherapie profitieren [16]. Es sei an dieser Stelle ausdrücklich darauf hingewiesen, daß in diesen Untersuchungen UVA1-Strahlung in einem sehr geringen Dosisbereich (bis zu 8 J/cm² UVA1) und mit einer vergleichsweise geringen Bestrahlungsintensität eingesetzt wird. Da der Lupus erythematodes eine UV-sensitive Autoimmunerkrankung darstellt und es zum jetzigen Zeitpunkt nicht vollständig ausgeschlossen werden kann, daß durch eine UVA1-Phototherapie eine primär kutane in eine sytemische Manifestationsform des Lupus erythematodes überführt werden könnte, betrachten wir die UVA1-Phototherapie beim Lupus erythematodes als kontraindiziert.

Wirkmechanismen der UVA1-Phototherapie

Kürzlich konnte von Morita et al. der zentrale Wirkmechanismus der UVA1-Phototherapie bei der Behandlung von Patienten mit atopischer Dermatitis aufgeklärt werden [18]. Basierend auf diesen Arbeiten ist davon auszugehen, daß die Effektivität der UVA1-Phototherapie bei der Behandlung der atopischen Dermatitis auf der Fähigkeit der UVA-1-Bestrahlung beruht, in hautinfiltrierenden Helfer-T-Lymphozyten den programmierten Zelltod (Apoptose) auszulösen. Es ist schon seit längerem bekannt, daß die durch UVA1-Bestrahlung hervorgerufene Besserung ekzematöser Hautveränderungen bei Patienten mit atopischem Ekzem mit einer deutlichen Reduktion der In-situ-Expression des proinflammatorischen, von T-Helfer-1-Zellen gebildeten Zytokins Interferon-γ einhergeht [5]. Diese verminderte Interferon-γ-Expression ist vermutlich Folge einer Reduktion des T-Zellinfiltrates im atopischen Ekzem. Morita et al. konnten erstmals den Mechanismus aufklären, durch den UVA1-Strahlung hautinfiltrierende T-Helfer-Zellen aus den Ekzemherden zu depletieren vermag. So kommt es durch die UVA-1-Bestrahlung zu einer Generation von Singulettsauerstoff und hierdurch im weiteren Verlauf zu einer verstärkten Expression des FAS-Liganden Moleküls auf der Oberfläche von T-Helfer-Zellen. Hierdurch ist es nun möglich, daß die bestrahlten T-Helfer-Zellen entweder im Sinne eines Selbst- oder aber eines Brudermordes bei sich oder benachbarten T-Helfer-Zellen den programmierten Zelltod auslösen. In der Tat finden sich vor der ersten UVA1-Bestrahlung in der Dermis der ekzematösen Hautveränderungen zahlreiche T-Helfer-Zellen, die jedoch keinerlei Anzeichen von Apoptose aufweisen. Bereits nach der ersten Bestrahlung treten jedoch die ersten apoptotischen T-Helfer-Zellen auf. Im weiteren Therapieverlauf nimmt ihre Zahl zu und schließlich die Gesamtzahl hautinfiltrierender T-Helfer-Zellen ab [18]. Eine Besonderheit der UVA1-Phototherapie ist darin zu sehen, daß die Singulettsauerstoff-vermittelte T-Zell-Apoptose bereits unmittelbar nach der Bestrahlung durch einen von der Proteinsynthese unabhängigen Mechanismus vermittelt wird, der für die UVA1-Strahlung hochspezifisch ist und sie grundlegend von einer UVB-Strahlung oder einer PUVA-Behandlung unterscheidet. Dieser wichtige qualitative Unterschied könnte neben den unterschiedlichen strahlenphysikalischen Eigenschaften wie größere Eindringtiefe der UVA1- gegenüber der UVB-Strahlung die therapeutische Überlegenheit der UVA1-Phototherapie gegenüber konventionellen photo(-chemo)therapeutischen Verfahren erklären. Diese experimentellen Beobachtungen stehen in Einklang mit der klinischen Erfahrung, daß insbesondere T-Zell-vermittelte Hauterkrankungen durch eine UVA1-Phototherapie effektiv behandelt werden können. Inwieweit UVA1-induzierte Apoptose auch bei der Behandlung der Mastzell-vermittelten Urticaria pigmentosa von Bedeutung ist, wird in aktuellen Studien z. Z. untersucht.

Sicherheit der UVA1-Phototherapie

Die hochdosierte UVA1-Phototherapie sollte nicht bei Patienten mit UVA-sensitiven Hauterkrankungen (photoallergische und phototoxische Reaktionen, UVA-sensitive atopische Dermatitis, polymorphe Lichtdermatose, Lupus erythematodes, Lichturtikaria, chronisch aktinische Dermatitis) durchgeführt werden. Wir empfehlen daher zum Ausschluß dieser Kontraindikationen vor Einleitung der Ganzkörper-UVA1-Therapie die routinemäßige Durchführung einer Lichttreppe sowie von Photoprovokationstestungen unter Verwendung eines UVA-1-Teilkörpergerätes zur Applikation der maximalen UVA1-Einzeldosis [16]. Weitere akute Nebenwirkungen sind die Exazerbation vorbestehender bakterieller oder viraler Superinfektionen, die jedoch in der Regel sehr gut therapeutisch beherrschbar sind. Über die mit einer UVA1-Phototherapie einhergehenden Langzeitnebenwirkungen läßt sich aufgrund der kurzen Erfahrungszeit mit der UVA1-Therapie nur spekulieren. Zumindest theoretisch ist vorstellbar, daß es durch die langfristige Anwendung der UVA1-Phototherapie zu einer Erhöhung des Photokarzinogeneserisikos kommen könnte. So ist die UVA1-Strahlung in der Lage, in haarlosen Albinomäusen epitheliale Tumoren zu induzieren [26]. Zudem kann z. Z. nicht ausgeschlossen werden, daß UVA-Strahlung zur Entstehung des malignen Melanoms beitragen könnte [21]. Da diese theoretischen Befürchtungen nicht mit Sicherheit ausgeräumt werden können, halten wir es für unabdingbar, die Indikation zur Durchführung einer UVA1-Phototherapie streng zu stellen und die Patienten über den experimentellen Charakter der UVA1-Therapie und mögliche Nebenwirkungen aufzuklären. Konkret bedeutet dies neben der Einhaltung der korrekten Indikation insbesondere bei Patienten mit atopischer Dermatitis, daß Kinder grundsätzlich nicht UVA1 bestrahlt werden sollten [13]. Bei erwachsenen Patienten empfehlen wir, nicht mehr als zwei Behandlungszyklen mit maximal 15 Einzelbestrahlungen pro Jahr durchzuführen. Um das potentielle Hautkrebsrisiko der UVA1-Phototherapie systematisch und frühzeitig zu erfassen, wurde zudem kürzlich eine prospektive Longitudinalstudie initiiert (Leitung: Prof. Dr. J. Krutmann, Düsseldorf; Prof. Dr. T. Diepgen, Heidelberg), auf die im folgenden noch näher eingegangen werden wird.

Aktuelle Studien zur UVA1-Phototherapie

In der dermatologischen Praxis stellt die atopische Dermatitis zumindest z. Z. die wichtigste Indikation für die UVA1-Phototherapie dar. Diesem Umstand trägt auch die aktuelle Stellungnahme zur UVA1-Phototherapie der DDG-Subkommission „Qualitätssicherung in der dermatologischen Photo(chemo)-therapie und -diagnostik" Rechnung. Allerdings wird von den Verfassern dieser Stellungnahme auch explizit darauf hingewiesen, daß eine Reihe wichtiger Fragen noch unbeantwortet sind. Es ist nicht bekannt, ab welchem UVA1-Dosisbereich die UVA1-Therapie einer konventionellen Phototherapie mit UVA/B oder 311-nm-UVB überlegen ist [4, 6]. Nachgewiesen wurde dies bislang für die hochdosierte UVA-1-Therapie (130 J/cm^2 UVA1, [12]), in der Praxis angewandt werden jedoch auch Mitteldosis- (50 J/cm^2 UVA1) und sogar Niedrigdosisregime (20 J/cm^2). Der fehlende Wirksamkeits- und Überlegenheitsnachweis der letztgenannten Dosierungsregime ist im übrigen der Grund dafür, daß die in den Vorjahren von den Primärversicherern praktizierte Einzelfallkostenerstattung der UVA1 Phototherapie mittlerweile nur noch für die hochdosierte UVA1-Phototherapie erfolgen kann. Ein direkter Vergleich einer Bestrahlung mit 30 J/cm² versus 50 J/cm² ergab signifikante Unterschiede zugunsten der höheren Dosierung [13], und es muß daher davon ausgegangen werden, daß die Wirksamkeit der UVA1-Therapie für die Indikation atopische Dermatitis dosisabhängig ist. Ein direkter Vergleich einer Mitteldosis- oder Niedrigdosis-UVA1-Therapie mit einer konventionellen Phototherapie fehlt. Indirekte Hinweise deuten jedoch daraufhin, daß sich zumindest im Niedrigdosisbereich keine signifikanten Unterschiede zu einer UVA/UVB oder einer 311-nm-UVB-Therapie nachweisen lassen werden [4, 6]. Anläßlich eines unter der Schirmherrschaft der Arbeitsgemeinschaft Photodermatologie der Deutschen Dermatologischen Gesellschaft stattfindenden UVA1-Phototherapie Anwendertreffens wurde daher am 15.05.1998 in Berlin eine randomisierte, prospektive, multizentrische Studie zur UVA1-Phototherapie der schweren, akut exzerbierten atopischen Dermatitis veranlaßt. Im Rahmen dieser Untersuchung werden eine hochdosierte (130 J/cm² UVA-1), eine mitteldosierte (50 J/cm² UVA1), eine niedrigdosierte (20 J/cm² UVA1) und eine konventionelle Phototherapie mit UVA/UVB bezüglich ihrer therapeutischen Effektivität miteinander verglichen werden. Randomisierung und statistische Auswertung der Studie erfolgen zentral in Heidelberg durch Prof. Diepgen. Wissenschaftlich betreut wird die Studie durch einen Beirat, dem sowohl niedergelassene als auch in den Kliniken tätige Dermatologen angehören. Zugleich wird zur Diskussion mit den Krankenkassen ein Vorschlag zu einem Erprobungsmodell „UVA1-Phototherapie der atopischen Dermatitis" erarbeitet werden. Um unerwünschte Langzeitnebenwirkungen der UVA1-Phototherapie möglichst frühzeitig und systematisch zu erfassen, ist außerdem kürzlich von uns mit einer prospektiven Longitudinalstudie zur Erfassung des Hautkrebsrisikos bei UVA1bestrahlten Patienten begonnen worden. Im Rahmen dieser Studie werden künftig alle UVA1-behandelten Patienten zentral im Institut für Epidemiologie und Präventivmedizin der Universität Heidelberg (Leiter: Prof. Dr. T. Diepgen) zentral gemeldet werden, so daß in den Folgejahren durch regelmäßige und kontrollierte Abfragen Informationen über die kumulative UVA1-Dosis dieser Patienten und das eventuelle Auftreten von Hautkrebs gewonnen werden können. Zusammengenommen sollten die hier skizzierten Initiativen und Studien mit dazu beitragen, daß die UVA1-Phototherapie sicher und eventuell noch effektiver in Zukunft durchgeführt werden kann.

Literatur

1. Christophers E, Hönigsmann H, Wolff K, Langner A (1978) PUVA treatment of urticaria pigmentosa. Br J Dermatol 98:701–702
2. Czech W, Krutmann J, Schöpf E, Kapp A (1992) Serum eosinophil cationic protein is a sensitive measure for disease activity in atopic dermatitis. Br J Dermatol 126:351–355
3. Fleischmajer R (1993) Localized and systemic scleroderma. In: Lapiere CM, Krieg T (eds) Connective tissue diseases of the skin. Marcel Dekker Inc, New York, pp 295–313
4. George SA, Bilsland DJ, Johnson BE, Fergusson J (1993) Narrow-band (TL01) UVB air-conditioned phototherapy for chronic severe adult atopic dermatitis. Br J Dermatol 128:49–56
5. Grewe M, Gyufko K, Schöpf E, Krutmann J (1994) Lesional expression of interferon-γ in atopic eczema. Lancet 343:25–26
6. Jekler J, Larkö O (1990) Combined UV-A-UV-B versus UVB phototherapy for atopic dermatitis. J Am Acad Dermatol 22:49–53
7. Kerscher M, Dirschka T, Volkenandt M (1995) Treatment of localized scleroderma by UVA_1 phototherapy. Lancet 346:1166
8. Kerscher M, Volkenandt M, Gruss C, Reuther T, Kobyletzki G, Freitag M, Dirschka T, Altmeyer P (1998) Low-dose UVA1 phototherapy for treatment of localized scleroderma. J Am Acad Dermatol 38:21–26
9. Krutmann J, Czech W, Diepgen T, Niedner R, Kapp A, Schöpf E (1992) High-dose UVA1 therapy in the treatment of patients with atopic dermatitis. J Am Acad Dermatol 26:225–230
10. Krutmann J, Schöpf E (1992) High-dose UVA1 therapy: a novel and highly effective approach for the treatment of patients with acute exacerbation of atopic dermatitis. Acta Derm Venereol (Stockh) 176:120–122
11. Krutmann J (1995) UVA1-induced immunomodulation. In: Krutmann J, Elmets CA (eds) Photoimmunology. Blackwell Science Oxford, pp 246–256
12. Krutmann J, Diepgen TL, Luger TA, Grabbe S, Meffert H, Sönnichsen N, Czech W, Kapp A, Stege H, Grewe M, Schöpf E (1998) High-dose UVA1 therapy for atopic dermatitis: Results of a multicenter trial. J Am Acad Dermatol 38:589–593
13. Krutmann J (1996) Phototherapy for atopic dermatitis. Dermatol Therapy 1:24–31
14. Krutmann J (1997) High-dose ultraviolet A1 phototherapy for inflammatory skin diseases. Dermatol Therapy 4:123–128
15. Krutmann J, Hönigsmann H (Hrsg) (1997) Handbuch der dermatologischen Phototherapie und Photodiagnostik. Springer, Berlin
16. Krutmann J (1998) Therapeutic photomedicine: Phototherapy. In: Freedberg IM, Eisen AZ, Wolff K, Austen KF, Goldsmith LA, Katz SI, Fitzpatrick TB (eds) Fitzpatrick's Dermatology in General Medicine. 5th edition, pp 2870–2879
17. LeRoy EC (1979) Increased collagen synthesis by scleroderma skin fibroblasts in vitro. J Clin Invest 54:880–889

18. Morita A, Werfel T, Stege H, Ahrens C, Karmann K, Grewe M, Grether-Beck S, Ruzicka T, Kapp A, Klot LO, Sies H, Krutmann J (1997) Evidence that singlet oxygen-induced human T helper cell apoptosis is the basic mechanism of ultraviolet-A radiation phototherapy. J Exp Med 186:1763–1768
19. Mutzhas MF, Hölzle E, Hofmann C, Plewig G (1981) A new apparatus with high radiation energy between 320–460 nm: Physical description and dermatological applications. J Invest Dermatol 76:42–47
20. Rosenwasser TA, Eisen AZ (1993) Scleroderma. In: Fitzpatrick TB, Eisen AZ, Wolff K, Freedberg IM, Austen KF (eds) Dermatology in General Medicine, 4th ed. McGraw-Hill Book Company, New York, pp 2156–67
21. Setlow RB, Grist E, Thompson K, Woodhead AD (1993) Wavelengths effective in induction of malignant melanoma. Proc Natl Acad Sci USA 90:6666–6670
22. Stege H, Schöpf E, Ruzicka T, Krutmann J (1996) High-dose-UVA1 for urticaria pigmentosa. Lancet 347:64
23. Stege H, Humke S, Berneburg M, Klammer M, Grewe M, Grether-Beck S, Dierks K, Goerz G, Ruzicka T, Krutmann J (1997) High-dose ultraviolet A1 radiation therapy for localized scleroderma. J Am Acad Dermatol 36:938–944
24. Stege H, Kürten V, Grether-Beck S, Ruzicka T, Grewe M, Krutmann J (1998) Infrared radiation induces matrix metalloproteinase-1 expression in human dermal fibroblasts. Abstract. J Invest Dermatol 110:693
25. Sterenbroigh HCJM, van der Leun JC (1990) Tumorigenesis by a long wavelength UV-A source. Photochem Photobiol 51:325–330
26. Takeda K, Hahamochi A, Ueki H, Nakata M, Oishi Y (1994) Decreased collagenase expression in cultured systemic sclerosis fibroblasts. J Invest Dermatol 103:359–363

Schmalspektrum UVB 311 nm, Breitspektrum UVB und UVB-Kombinationstherapien

Martin Röcken

Phototherapie bedeutet im engeren Sinne die Ganz- oder Teilkörperbestrahlung mit ultravioletter (UV-)Strahlung zur Therapie von Psoriasis und anderen Hauterkrankungen. Erfolgt die Bestrahlung nach Anwendung eines Photosensibilisators, spricht man von Photochemotherapie. Wird die Phototherapie dagegen mit einem nicht photosensibilisierenden Medikament kombiniert, spricht man von UV-Kombinationstherapien.

Die UVB-Therapie der Psoriasis ist die älteste und am besten etablierte Phototherapie. Mit der Entwicklung neuer, starker UV-Bestrahlungsgeräte zu Beginn der siebziger Jahre traten eine Reihe wichtiger Entwicklungen ein (Abb. 1). Zu den letzten zählen die Einführung des monochromatischen Schmalspektrum UVB 311 nm und neuer Kombinationstherapien, die die Behandlung der Psoriasis und anderer entzündlicher Hautkrankheiten tiefgreifend beeinflußt haben. Hier werden besondere photobiologische und therapeutische Aspekte der Schmalspektrum UVB 311 nm Therapien sowie wichtiger Kombinationstherapien besprochen, da sie die Möglichkeiten der Phototherapie in den letzten Jahren deutlich erweitert haben.

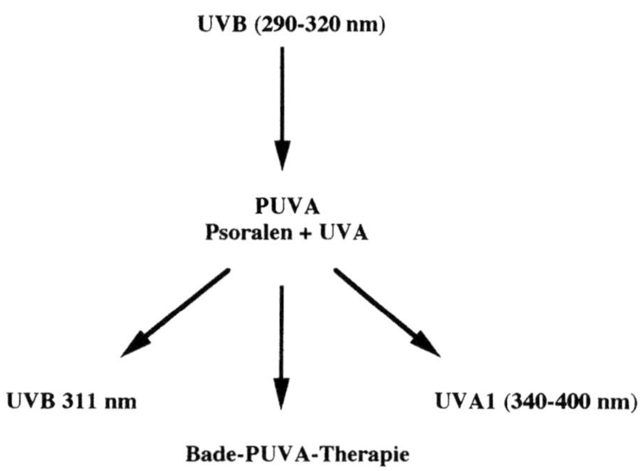

Abb. 1. Entwicklung der Phototherapie

Entwicklung

Seit der Antike ist bekannt, daß Hautkrankheiten wie Psoriasis und Ekzem durch die Heliotherapie, die Sonnenbestrahlung, behandelt werden können. Zu Beginn dieses Jahrhunderts begann man auf diesen Erfahrungen aufbauend, Kohlenbogenlampen zur Behandlung der Psoriasis einzusetzen. Gleichzeitig war die Assoziation von Sonnenexposition und Hauttumoren hergestellt worden, so daß große Bedenken auftraten, die UV-Strahlung bei der Psoriasisbehandlung einzusetzen. Vielerorts wurde damals die Röntgenbestrahlung der Psoriasis aus Sicherheitsgründen der UV-Therapie vorgezogen [1]. Einer der wichtigsten Fortschritte war die Entwicklung der Kombinationstherapie von Dithranol und UVB durch Ingram [7, 18]. Bis heute ist diese Kombinationstherapie neben PUVA die wirksamste Form der Phototherapie bei schwerer Psoriasis. In den letzten dreißig Jahren wurden einerseits neue UVB-Bestrahlungseinheiten mit Änderung des Wellenlängenspektrums und andererseits neue Kombinationstherapien entwickelt, die das Indikationsspektrum der UVB-Therapie erweitert haben und effizienter gestalten.

Wissenschaftliche Vorarbeiten von Fischer (1976) sowie von Parrish und Jaenicke (1981) veranlaßten die Firma Philips, die TL01 Leuchtstoffröhre zu entwickeln, die nahezu monochromatisch UVB der Wellenlänge 311 nm emittiert (Abb. 2). Studien mit der TL01-Leuchtstoffröhre belegen, daß Schmalspektrum UVB 311 nm bei Psoriasis, atopischem Ekzem, polymorpher Lichtdermatose und anderen Erkrankungen besonders günstige therapeutische Eigenschaften besitzt [5]. Als Kombinationstherapien haben sich insbesondere die Kombination mit Dithranol (Cignolin) örtlich, Retinoiden systemisch sowie den Vitamin D3-Derivaten lokal bewährt.

Photobiologische Grundlagen

Die UV-Strahlung repräsentiert die elektromagnetischen Wellen zwischen 200 und 400 nm. Zusammen

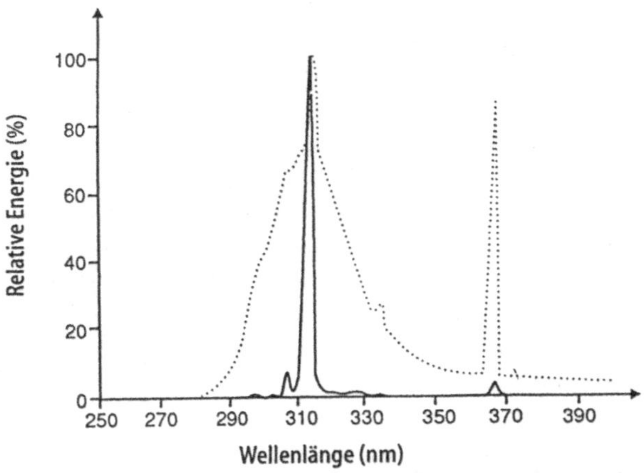

Abb. 2. Emissionsspektren der TL01 UVB 311 nm Röhre und einer UVB-Breitspektrumröhre. (Nach Parrish und Jaenicke 1981)

mit dem sichtbaren Licht und der Infrarotstrahlung gehört die UVB- und UVA-Strahlung zum Spektralbereich der Sonnenstrahlung, die die Erdoberfläche erreicht. Konventionell wird die UV-Strahlung in vier Bereiche unterteilt, mit deutlich unterschiedlichen biologischen Wirkungen: UVC, UVB, UVA_2 und UVA1.

UVA-Strahlung (320–400 nm) erreicht die Erdoberfläche, bewirkt durch Melaninoxidation eine Sofortpigmentierung und erzeugt wie UVB eine dosisabhängige Spätpigmentierung. Je nach Wellenlänge hat UVA eine 1.000- bis 10.000fach geringere erythematogene Potenz als Wellenlängen des UVB-Bereichs. Trotz der geringeren Energie der UVA-Strahlen tragen sie aufgrund ihrer 500- bis 1.000fach höheren Intensität in den Sonnenstrahlen nicht unwesentlich zur Pigmentierung bei. UVA kann weiter differenziert werden in stärker erythematogen wirkendes UVA_2 (320–340 nm) und ein weniger erythematogen wirkendes UVA1 (340–400 nm). UVA ist für die meisten phototoxischen und photoallergischen Reaktionen verantwortlich.

UVB-Strahlung (280–320 nm) ab 290 nm gelangt an die Erdoberfläche und wird von einer Reihe therapeutisch genutzter künstlicher Strahlenquellen emittiert. Quecksilberdampflampen zeigen kräftige Emissionslinien bei 297, 303 und 313 nm. UVB kann an der menschlichen Haut nach 12–24 Stunden ein Erythem erzeugen, führt bei hohen Energiedosen zur Dermatitis solaris und nach 48–72 Stunden zur Spätpigmentierung durch Anregung der Melaninproduktion.

UVC-Strahlung (200–280 nm) wird vom Ozon der Atmosphäre absorbiert und erreicht die Erde nicht. UVC wird von einigen künstlichen Strahlern wie Quecksilberdampflampen emittiert, ist aber in modernen, therapeutisch genutzten Strahlern nicht enthalten. Am Auge führt UVC zu einer Keratokonjunktivitis, an der Haut zu Erythem, ohne dabei einen therapeutischen Effekt auf die Psoriais auszuüben.

Photokarzinogenese

Epidemiologische Studien zeigen eindeutig den karzinogenen Effekt der Sonnenstrahlung. Tierexperimentelle Daten belegen eine karzinogene Wirkung der UV-Strahlung, deren Wirksamkeit im UVB-Bereich in etwa der Erythemschwelle folgt. Beim Menschen liegen allerdings zur karzinogenen Wirkung der UVB-Therapie keine gesicherten epidemiologischen Daten vor. In retrospektiven Untersuchungen ist bisher nur ein sehr geringer kokarzinogener Effekt der UVB-Therapie nachgewiesen worden. Während für die orale PUVA-Therapie ein karzinogenes Risiko sicher belegt ist, wurde selbst bei Patienten mit einer Methotrexattherapie bei gleichzeitiger UVB-Therapie nur eine geringe Erhöhung des Karzinomrisikos errechnet [12, 17]. In Anbetracht der jahrzehntelangen Erfahrung mit vielen tausend Patienten muß beim heutigem Wissensstand die Psoriasistherapie mit UVB als relativ sicher eingestuft werden, insbesondere im Vergleich mit der konkurrierenden PUVA-Therapie [3, 12, 20]. Ob die Psoriasistherapie mit UVB 311 nm mehr oder weniger karzinogen wirkt als Breitspektrum UVB, wird kontrovers diskutiert. Tiermodelle führten zu unterschiedlichen Ergebnissen. Für die Behandlung von Psoriasis und anderen Hautkrankheiten scheinen die Unterschiede jedoch nicht bedeutungsvoll zu sein, wie auch durch eine Konsensuskonferenz der Britischen Gesellschaft für Dermatologie aufgrund theoretischer Berechnungen dargelegt wurde [3].

Therapieplanung

Erythem und Entzündung der nichtbefallenen Haut werden vielfach als limitierende Faktoren der Phototherapie angesehen. Gerade bei sehr kurzwelligen UVB-Strahlen scheint eine ungünstige Relation zwischen einer hohen erythematogenen und einer geringen therapeutischen Wirkung zu bestehen. Ob ein Erythem jedoch wirklich die Wirksamkeit der Phototherapie limitiert, bleibt offen, da der therapeutische Effekt eng mit der phototoxischen Wirkung verbunden ist. Bereits 1923 empfahl Alderson

bei einer UVB-Therapie ein leichtes Erythem zu verursachen, da sie dann am wirksamsten ist. Zumindest bei der Psoralen-UVA-Therapie gilt dies bis heute [1].
Da eine derartige Therapieplanung für Patienten nicht sehr angenehm ist und auch das Risiko schwerer Verbrennungen in sich trägt, wird nach neuen Phototherapien gesucht, die eine maximale therapeutische und eine minimale erythematogene Wirkung besitzen. Im UVB Bereich scheint bei Wellenlängen um 313 nm eine besonders günstige Beziehung zwischen der antipsoriatischen und der erythematogenen Wirksamkeit der UVB Strahlung zu bestehen. Zwischen 295 nm und 320 nm stimmt die geringste antipsoriatisch effektive Dosis gut mit der minimalen Erythemdosis (MED) überein. Oberhalb 320 nm fallen die therapeutische und erythematogene Effektivität rasch um gut drei Zehnerpotenzen. Nach bisherigen Daten ist UVA allein nur schwach antipsoriatisch wirksam (Reinhard Breit, persönliche Mitteilung 1998).

Breitspektrum UVB, SUP, Schmalspektrum UVB oder UVB 311 nm

Die heute bei der UVB-Phototherapie verwendeten Fluoreszenzröhren sind weitgehend frei von UVC und besitzen einen geringeren Anteil an kurzwelligem UVB [4]. Da ihr Emissionsspektrum das ganze oder weite Teile des UVB-Spektrums umfaßt, spricht man von Breitspektrum UVB. Eine Selektion von Wellenlängen > 300 nm stellt die von Saalmann entwickelte selektive UV-Phototherapie (SUP) dar, die bei der Behandlung der Psoriasis jedoch nicht den theoretisch erhofften therapeutischen Vorteil erbrachte [15]. Allerdings scheint SUP bei der Behandlung des atopischen Ekzems dem Breitspektrum UVB überlegen zu sein [15]. Mit der TL01-Fluoreszenzlampe, die ihre Energie in einem sehr engen Wellenlängenbereich um 311 nm emittiert (Abb. 2), wird die UVB 311 nm oder 311 nm Schmalspektrum UVB-Therapie durchgeführt.

Therapeutische Konsequenzen

Die enge Assoziation zwischen dem erythematogenen und antipsoriatischen Effekt führt dazu, daß die Behandlung der Psoriasis mit Breitspektrum UVB dynamisch gestaltet werden muß. Die UVB Dosis muß der aktuellen Pigmentierung und Verträglichkeit ständig angepaßt werden und sollte immer nur knapp unter der erythematogenen Dosis liegen. Eine starke Unterdosierung führt zu einer ausgeprägten Bräunung, ohne die Psoriasis zum Abklingen zu bringen [4].
Eigene Untersuchungen lassen annehmen, daß dies für die Therapie mit UVB 311 nm nicht im gleichen Maße gilt. Zumindest bei einem Großteil der Patienten konnte mit deutlich suberythematogenen Dosen an UVB 311 nm ein ebenso guter Therapieerfolg erzielt werden wie mit erythematogenen Dosen UVB 311 nm (unveröffentlichte Daten). Dies galt für alle Patienten mit kleinfleckiger Psoriasis.

Praktische Durchführung

Die bisher beschriebenen Phototherapien sind in der Regel dynamische Behandlungsverfahren, die mit steigenden UV-Dosen durchgeführt werden. Dosis und Dosissteigerung werden durch vier Faktoren bestimmt.

- Individuelle Empfindlichkeit des Patienten gegenüber UVB
- Therapiedauer
- Zugrundeliegende Krankheit (Tabelle 1, Abb. 3)
- spektrale Zusammensetzung des emittierten UVB

Bei Bestrahlung mit Breitspektrum UVB wird die Behandlung der Psoriasis mit etwa 50–80 % der vor Therapiebeginn bestimmten minimalen Eythemdosis (MED) begonnen. Kann sie vor Behandlungsbeginn nicht bestimmt werden, wird die UVB-Dosis entsprechend der Hauttypenbestimmung nach Fitzpatrick festgelegt [2, 10, 15]. Da eine starke Überdosierung gefährlich ist und innerhalb dieser Hauttypen die Empfindlichkeit gegenüber UVB sehr stark schwankt, beginnt bei dieser Art der Therapieplanung die Psoriasisbehandlung bei den meisten Patienten unterdosiert. Dies ist nicht sehr günstig, da die UVB-Dosis bei der Psoriasistherapie nahe der Erythemschwelle liegen sollte, um eine möglichst schnelle Abheilung zu erzielen (Abb. 3 A).
Für Breitspektrum UVB liegt die Anfangsdosis bei Hauttyp II–III in der Regel zwischen 20 und 50 mJ/cm², bei UVB 311 nm zwischen 200 und 500 mJ/cm². Zu Beginn wird die UVB Dosis an jedem Behandlungstag um 25–40 % gesteigert. Mit zunehmender Dauer nimmt die prozentuale Steigerung ab. Entscheidender als Zahlenwerte ist die Therapieeinstellung anhand des klinischen Befundes.
Ein leichtes Erythem 24 Stunden nach Bestrahlung ist therapeutisch erwünscht und beschleunigt die

Tabelle 1. Vergleich der in der Literatur beschriebenen Wirksamkeit von Breitspektrum-UVB und Schmalspektrum-UVB 311 nm bei verschiedenen Krankheiten. (Modifiziert nach Degitz et al. 1998)

	Breit-spektrum-UVB	Schmal-spektrum-UVB 311 nm
Psoriasis vulgaris:		
Exanthematischer Typ	++	++
Plaque-Typ	−/+	++
Atopisches Ekzem	+	++
Parapsoriasis en plaques	−/+	+
Pityriasis lichenoides chronica	+	++
Prurigo simplex subacuta	++	++
Pruritus	++	++
Pityriasis rosea	++	++
Polymorphe Lichtreaktion	−/+	++

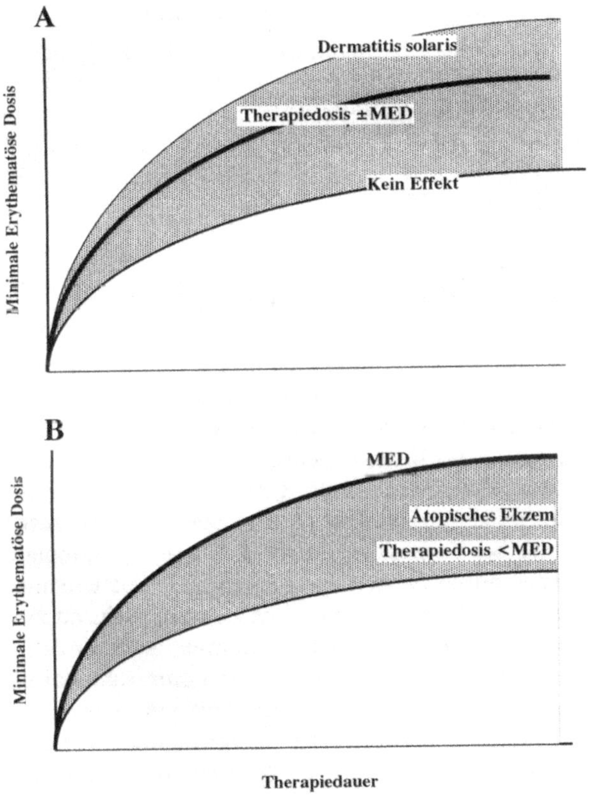

Abb. 3. A, B Schematische Darstellung der Steigerung der UVB-Dosis **A** bei Psoriasis und **B** anderen entzündlichen Hautkrankheiten. Der hervorgehobene Bereich entspricht der therapeutischen Dosis, die starke schwarze Linie entspricht der minimalen Erythemdosis (MED). (Modifiziert nach Degitz et al. 1998)

Abheilung. Bei UVB 311 nm scheint diese Regel nicht immer gültig zu sein. Ein stärkeres Erythem 24 Stunden nach der letzten Bestrahlung sollte, je nach Ausprägung, zum Beibehalten der UVB-Dosis oder, bei starker Ausprägung, zur Dosisreduktion bis zu 50 % beziehungsweise zum vorübergehenden Aussetzen der Therapie Anlaß geben. In diesem Fall sollte die Behandlung mit der letzten noch gut tolerierten UVB-Dosis wiederaufgenommen werden. Bei der Psoriasistherapie mit Breitspektrum UVB können so Bestrahlungsdosen erreicht werden, die dem zehnfachen der initialen MED entsprechen. Erstaunlich ist, daß bei Therapie mit UVB 311 nm die MED im Verlauf der Behandlung deutlich weniger steigt und maximal das Doppelte oder Dreifache erreicht (unveröffentlichte Daten).
Eine derartige Therapieplanung wurde für die Behandlung der Psoriasis entwickelt und gilt nicht in der gleichen Weise für andere Krankheiten wie Ekzeme, die mit suberythematogenen UVB-Dosen behandelt werden können (Abb. 3B).
Eine UVB-Therapie sollte drei- bis fünfmal pro Woche bis zur weitgehenden Rückbildung durchgeführt werden. Bei Psoriasis wird mit dieser Behandlungsfrequenz bis zur Remission die geringste Anzahl an Bestrahlungen benötigt. Ist ein zufriedenstellendes Ergebnis erreicht, kann die Therapie auf eine Frequenz von etwa ein- bis zweimal/Woche reduziert werden, bis die Remission stabilisiert ist. Eine längere Erhaltungstherapie zählt nicht zu den Standardverfahren, obgleich bei Patienten, die schnell zu schweren Rezidiven tendieren, abgewogen werden muß, ob eine Erhaltungstherapie oder schnell aufeinander folgende Therapiezyklen zu stärkerer Strahlenbelastung führt.

Interferenzen äußerlicher Behandlungen mit der UVB-Bestrahlung

Externa, die auch in Kombination mit UVB-Phototherapie zur Anwendung kommen, können mit der Phototherapie interferieren. Lotionen und fettarme Cremes lassen die UVB-Erythemschwelle weitgehend unbeeinflußt. Sehr fetthaltige Externa können dagegen die biologisch wirksame UV-Dosis beeinflussen. Bei sehr dünnem Auftragen kann durch Änderung der optischen Eigenschaften der Haut die Penetration des UVB verbessert, bei dickerem Auftragen dagegen abgeschwächt werden. Einige Arzneistoffe wie Salizylsäure oder Vitamin D_3-Derivate können durch die Filterwirkung die Erythemschwelle anheben. In den Stunden vor der UV-Therapie werden deshalb nur rückfettende Lotiones und Cremes angewendet und die Haut von Externa gereinigt. Bei Kombinationsbehandlungen mit Dithranol, Vitamin A- und Vitamin D3-Analoga werden diese nach der UVB-Bestrahlung angewendet.

Nebenwirkungen

Frühe Nebenwirkungen

Phototoxische Reaktionen sind am häufigsten. Behandlungseinstellungen, bei denen eine leichte Dermatitis solaris auftritt, beschleunigen die Remission (Abb. 3A). Eine stärkere Dermatitis solaris ist jedoch unerwünscht und unter Umständen sogar lebensgefährlich. Die wichtigste und gefährlichste frühe Nebenwirkung ist die großflächige Verbrennung $\geq$ 2. Grades. Selten kann auch ein Herpes simplex exazerbieren oder ein Zoster auftreten; sie lassen sich mit den heute zur Verfügung stehenden Virustatika gut kontrollieren.

Späte Nebenwirkungen

Bei wiederholter, regelmäßiger UVB-Therapie ist mit vorzeitiger Hautalterung zu rechnen. Die wichtigste Nebenwirkung ist die mögliche Induktion maligner Tumoren der Haut; das Risiko kann zwar experimentell errechnet werden, doch bestehen bis heute keine sicheren Daten dazu ob regelmäßige UVB-Therapien wirklich das Entstehen epidermaler Tumoren steigern. Trotz der großen Patientenzahl, die oft eine jahrelange UVB-Therapie erhielten, wurde kein eindeutiger Zusammenhang zwischen therapeutisch applizierter UVB-Strahlung und Karzinomen der Haut nachgewiesen [3, 5, 7, 13, 17, 20]. Wegen der Latenz, mit der UV-induzierte Tumoren auftreten, wird von einer UVB-Therapie bei Kindern abgeraten, sofern gute, weniger risikoreiche Alternativen zur Verfügung stehen.
Eine Beurteilung des Schmalspektrum UVB hinsichtlich der Karzinogenität ist noch nicht möglich, da es erst seit Ende der 70er Jahre zur Verfügung steht. Es ist wenig wahrscheinlich, daß UVB 311 nm mit einem deutlich vom Breitspektrum UVB abweichenden Karzinomrisiko einhergeht. Da bei Behandlung mit Schmalspektrum UVB 311 nm eine Psoriasis meist schneller abheilt als bei Behandlung mit Breitspektrum UVB, hat sich die Auffassung entwickelt, daß gegen den Einsatz des therapeutisch vorteilhaften Schmalspektrum UVB keine Bedenken bestehen [3, 5, 7, 13, 17, 20].

UVB-Therapie der Psoriasis

Monotherapie mit Breitspektrum UVB

Die UVB-Bestrahlungseinheiten wurden für die Behandlung der Psoriasis entwickelt. Die Psoriasis stellt die wichtigste und häufigste Indikation dar. Nicht alle Formen der Psoriasis können gleich gut mit UVB behandelt werden. Die wenig infiltrierten kleinfleckigen und die exanthematischen Psoriasisformen sprechen gut auf Breitspektrum UVB an. Ein weitgehendes Abklingen der Psoriasis ist nach etwa 15 bis 25 Behandlungen zu erwarten. Die Plaquepsoriasis wird durch Breitspektrum UVB oft nur wenig beeinflußt. Die UVB-Therapie wurde durch Einführung des UVB 311 nm und die Einführung der UVB-Kombinationstherapien optimiert.

Monotherapie mit Schmalspektrum UVB 311 nm

Eine Reihe von Untersuchungen dokumentieren, daß UVB 311 nm bei Psoriasis wirksam ist. Halbseitenvergleiche zeigen, daß UVB 311 nm dem Breitspektrum UVB therapeutisch überlegen ist (Tabelle 2). Bei der Behandlung mit UVB 311 nm werden 5- bis 15fach höhere Einzel- und Gesamtdosen benötigt als bei Breitspektrum UVB. Diese Unterschiede werden durch die geringere Energie des UVB 311 nm erklärt. UVB 311 nm ist nicht nur zur Behandlung der kleinfleckigen Psoriasis, sondern auch der Plaquepsoriasis geeignet. Dies könnte dadurch bedingt sein, daß das längerwellige UVB 311 nm tiefer in die Haut eindringt [5, 19]. UVB 311 nm ist nicht nur dem Breitspektrum UVB bei Plaquepsoriasis überlegen;

	Patienten (n)	Breitspektrum besser	Kein Unterschied	UVB311 nm besser
Van Weelden et al. 1988	10	0	1	9
Karvonen et al. 1989	20	0	12	8
Storbeck et al. 1991	22	0	3	19

Tabelle 2. Vergleich verschiedener UVB-Photoptherapien bei Psoriasis. Vergleich zwischen Breitspektrum-UVB und Schmalspektrum-UVB 311 nm anhand von drei ausgewählten klinischen Studien. (Modifiziert nach Degitz et al. 1998)

Halbseitenvergleiche haben gezeigt, daß bei manchen Patienten UVB 311 nm einer oralen PUVA-Therapie gleichwertig ist [17].

UVB-Kombinationstherapien

Da UVB eine einfache und gut ambulant durchführbare Therapie ist, wurden verschiedene UVB-Kombinationstherapien entwickelt, um die Therapie zu verkürzen und effizienter zu gestalten. UVB läßt sich sowohl mit äußerlich anwendbaren Medikamenten als auch mit Systemtherapeutika kombinieren (Tabelle 3). Allerdings haben sich nur wenige Kombinationen als vorteilhaft erwiesen.

Tabelle 3. UVB-Kombinationstherapien und ihre Wertung. +: Kombination verbessert die Wirkung der UVB-Therapie bei Psoriasis, 0: Kombination nicht wirksamer als UVB alleine oder wegen möglicher Gefahren nicht empfohlen (Ciclosporin A). (Modifiziert nach Degitz et al. 1998)

Kombination	Effekt
Äußerliche Behandlungen	
Teere	0
Kortikosteroide	0
Cignolin	+
Vitamin-D3-Derivate	+
Systemtherapeutika	
UVA	0
PUVA	I
Retinoide	+
Methotrexat	+
Ciclosporin A	0

Kombination von UVB mit äußerlichen Behandlungsverfahren

UVB plus Teer (Goeckerman-Therapie)
Bei diesen Behandlungsverfahren wird die topische Applikation von Teeren mit UVB-Bestrahlungen kombiniert. In kontrollierten Studien war die Kombination von UVB mit Teeren einer Monotherapie mit UVB nicht überlegen.

UVB plus Dithranol (Ingram-Therapie)
Eine Abwandlung der in den fünfziger Jahren von Ingram entwickelten UVB-Kombinationstherapie, stellt die UVB-Bestrahlung in Kombination mit anschließender Applikation von Dithranol dar. Sie ist in der Behandlung der Psoriasis sehr wirksam; diese Kombinationstherapie verringert die für die Heilung benötigte kumulative UVB-Dosis und erhält die Wirksamkeit der UVB-Bestrahlung bei der Plaquepsoriasis. Dies wurde für Breitspektrum UVB und für Schmalspektrum UVB 311 nm gezeigt. Selbst ausgeprägte Formen einer stationären Plaquepsoriasis lassen sich mit 20–30 Bestrahlungen erfolgreich behandeln [8, 18]. Wegen der schwierigen Handhabung von Dithranol ist die Ingram-Therapie überwiegend der stationären Behandlung vorbehalten. Bei einzelnen Patienten kann die Kombination mit Dithranol auch ambulant durchgeführt werden, besonders wenn nur einzelne Plaques behandelt werden müssen. Dies erfordert aber in der Regel eine sehr aufwändige Aufklärung und Anleitung.

UVB plus Glukokortikoide
Das Ergebnis zahlreicher Studien zeigte, daß die Kombination von Glukokortikoiden mit einer Phototherapie die Abheilung einer Psoriasis eher verzögert als beschleunigt. Allerdings blassen die Psoriasisherde zu Beginn zwar schneller ab, so daß höchstens in der Anfangsphase der UVB-Therapie eine zusätzliche äußerliche Steroidbehandlung empfohlen werden kann [2, 15].

UVB plus Vitamin D3-Analoga
Antipsoriatisch wirksame Vitamin D3-Derivate wie Calcipotriol und Tacalcitol können vorteilhaft mit UVB und Schmalspektrum UVB 311 nm kombiniert werden. Die Kombination der Vitamin D3-Derivate mit UVB führt schneller zur Rückbildung einer Psoriasis als eine Monotherapie mit Vitamin D3 Derivaten alleine (Abb. 4). Vitamin D3-Derivate sollen erst nach der UVB-Bestrahlung auf die Psoriasisherde aufgetragen werden, da sie als UV Filter wirken können, durch UVB zerstört werden und Calcipotriol zu Hyperpigmentierungen führen kann [9, 16].
Die Kombination von UVB mit Vitamin D3 Derivaten ist als weniger wirksam einzustufen als PUVA oder die Kombination von UVB mit Dithranol. Da bei ambulanten Patienten eine Dithranoltherapie in der Regel nicht möglich und UVB alleine nicht ausreichend wirksam ist, wird die Kombination von UVB mit Vitamin D3-Derivaten besonders in der ambulanten Behandlung der Schuppenflechte empfohlen. Wegen möglicher Nebenwirkungen der Vitamin D3-Derivate auf den Kalziumhaushalt unterliegt die zu behandelnde Körperoberfläche Begrenzungen.

Sole und UVB
Aufgrund der positiven Erfahrungen mit der kombinierten Sole UVB Behandlung am Toten Meer, wird in Deutschland die Sole UVB Behandlung im Rah-

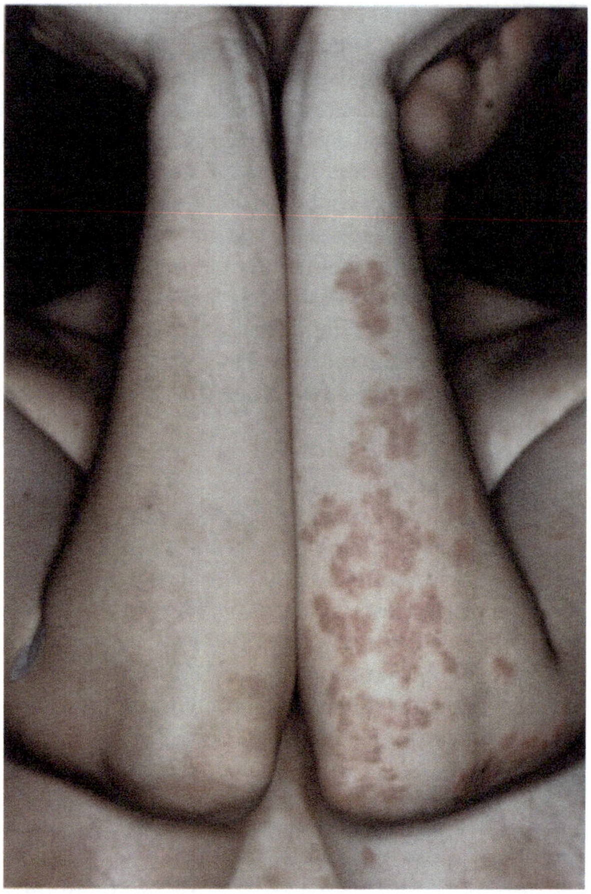

Abb. 4. Schnelle Regression der Psoriasis unter Kombinationstherapie mit Tacalcitol und UVB 311 nm. *Links:* Kombinationstherapie; *rechts:* Monotherapie 21 Tage nach Therapiebeginn

men eines Erprobungsmodells geprüft. Psoriasispatienten werden dabei vor der UVB Bestrahlung für 20 Minuten in einer warmen Salzsole gebadet, die zwischen 10 und 30 % Salz enthält. Die bisherigen Auswertungen haben gezeigt, daß diese Kombinationstherapie bei etwa 80–90 % der ambulant behandelten Patienten zu einer guten bis sehr guten Rückbildung der Psoriasis führt, wobei die individuelle Salzzusammensetzung für den Therapieerfolg wenig bedeutungsvoll erscheint. Beide UVB-Quellen, Breitspektrum UVB und Schmalspektrum UVB 311 nm, können verwendet werden. Die Problematik dieser Therapie ist, daß die UV-Bestrahlungsgeräte vor Korrosion geschützt werden müssen und Badewannen und metallische Installationen ebenfalls korrosionsgefährdet sind. Die Salzbelastung kann durch das Baden in Folien reduziert werden. Vor Ableiten mit einer hochkonzentrierten Sole in das allgemeine Abwassersystem sollte das Problem mit den Eigentümern von Praxisräumen oder den Krankenhausträgern besprochen werden.

Kombination von UVB mit Systemtherapeutika
Da die UVB-Therapie ein sicheres und leicht durchführbares Behandlungsverfahren ist, wird sie auch mit Systemtherapeutika kombiniert.

UVB plus Retinoide
Verschiedene Studien haben belegt, daß eine Kombination von Breitspektrum UVB oder Schmalspektrum UVB 311 nm mit systemisch applizierten Retinoiden wirksamer ist als eine UVB-Monotherapie. Etretinat, Isotretinoin und Acitretin haben sich bewährt. Das Hauptproblem der Retinoide ist in ihrer Teratogenität zu sehen. Insbesondere muß bei jungen Frauen vor einer Therapieplanung daran gedacht werden, daß je nach Retinoid eine Schwangerschaft bis zu zwei Jahren nach Therapieende ausgeschlossen werden muß. Aus diesem Grunde besteht bei Frauen im gebärfähigen Alter eine relative Kontraindikation; wenn an Retinoide gedacht wird, sollte bei jungen Frauen wegen der kürzeren Gewebehalbwertzeit möglichst dem Acitretin der Vorzug gegeben werden. Bei schwerkranken jungen Patienten und bei Patienten mit einer sehr großen Anzahl an vorangegangenen PUVA-Behandlungen ist die UVB-Retinoid-Kombination eine wichtige therapeutische Ergänzung [15].

Psoralen plus UVB (PUVB)
Hönigsmann et al. haben als Alternative zur PUVA-Therapie die Kombination von 8-Methoxypsoralen und UVB 311 nm entwickelt, da UVB 311 nm näher am Absorptionsmaximum des 8-MOP liegt als langwelliges UVA1. Das Psoralen kann dabei sowohl oral als auch extern im Rahmen eines Warmwasserbades verabreicht werden. Diese Therapie ist noch im experimentellen Stadium und wird nur in speziellen Zentren durchgeführt [7].

UVB plus Methotrexat
Bei einigen wenigen Patienten ist die Psoriasis so schwer, daß sie nicht durch Methotrexat alleine kontrolliert wird. Bei diesen Patienten kann eine Kombinationstherapie mit UVB erwogen werden. Hierdurch wird die für die Behandlung der Psoriasis nötige UVB-Dosis deutlich gesenkt. Wegen der möglichen Erhöhung des karzinogenen Risikos muß die Indikation sehr sorgfältig gestellt werden [2, 15].

UVB plus Ciclosporin A
Ciclosporin A ist ein Alternativtherapeutikum bei schweren Formen der Psoriasis. Da nach Absetzen von Ciclosporin A eine Psoriasis sehr schnell wieder auftreten kann und unter der Kombination von Ciclosporin A und PUVA relativ schnell spinozelluläre Karzinome beobachtet werden, wird von einer Ciclosporin A-UVB-Kombinationstherapie abgeraten [12].

Weitere Indikationen für eine UVB-Therapie

Außer der Psoriasis lassen sich mit UVB auch andere entzündliche Hauterkrankungen bessern (Tabelle 1). Viele dieser Krankheiten können auch durch UVB verschlechtert werden. Deshalb ist die Dosissteigerung eher unterhalb der Erythemschwelle anzusetzen. Durch wiederholte Bestrahlung und behutsame Steigerung der Dosis wird eine Toleranz (englisch: hardening) gegenüber UVB und UVA erreicht. Bisher wurden Pruritus, atopisches Ekzem und die polymorphe Lichtdermatose genauer untersucht.

Atopisches Ekzem

Das atopische Ekzem kann durch Sonnenlicht gebessert werden. Vier Formen der UVB-Therapie sind als wirksam dokumentiert: Breitspektrum UVB, SUP, Breitspektrum UVB in Kombination mit niedrig dosiertem UVA (2–5 J/cm^2) und Schmalspektrum UVB 311 nm. SUP und die UVB-UVA-Kombinationstherapie scheinen einer Monotherapie mit UVB überlegen. Die Gründe für diese Wirkungssteigerung sind nicht bekannt. Als besonders wirksam wird die Therapie mit Schmalspektrum UVB 311 nm dargestellt. Bei der Dokumentation der Wirksamkeit wurde sowohl die klinische Besserung als auch die Steroideinsparung einbezogen, da beim atopischen Ekzem Kombinationstherapien von UVB mit Kortikosteroiden durchaus günstig sind. Eine weitere Kombination, die sehr gute Ergebnisse brachte, ist die Sole-UVB-Therapie. Die technische Durchführung ist identisch mit jener bei Psoriasis; der wichtigste Unterschied besteht in der Solekonzentration. Bei Behandlung des atopischen Ekzems enthalten die Bäder nur 1%–5% Salz [4, 5].

Pruritus

Eine wichtige Indikation für die UVB-Therapie stellt der Pruritus dar. Die Wirksamkeit ist bei Pruritus verschiedener Genese dokumentiert. Am längsten benutzt wird die UVB-Therapie bei urämischem Pruritus. Weniger wirksam ist die Therapie bei cholestatischem Pruritus. Allerdings kann die Cholestyraminmedikation herabgesetzt werden. Auch bei Pruritus nach Infusion von Hydroxyäthylstärke, bei Polycythaemia vera und einigen Patienten mit chronischer Urtikaria kann eine UVB-Therapie den Juckreiz bessern. Eine objektive Messung des Pruritus ist nicht möglich. Daher liegt kein exakter Vergleich zwischen den verschiedenen UVB Strahlern vor. Eigene Daten zeigen, daß auch UVB 311 nm bei der Pruritustherapie wirksam sein kann.

Polymorphe Lichtdermatose

Die polymorphe Lichtdermatose wird durch UVA und seltener auch durch UVB ausgelöst. Bei vielen Menschen ist die polymorphe Lichtdermatose nur mild ausgeprägt. Die natürliche Abhärtung durch das Sonnenlicht reicht aus, um vor neuen Schüben zu schützen. Bei Patienten mit schweren Formen der polymorphen Lichtdermatose kann PUVA oder Schmalspektrum UVB 311 nm einen wirksamen Schutz erzielen. Breitband-UVB ist dagegen oftmals nicht ausreichend wirksam.

Weitere Krankheiten

Breitband-UVB und Schmalspektrum-UVB 311 nm können den Krankheitsverlauf der *Pityriasis rosea* abkürzen und den Juckreiz mindern. Auch bei *Pityriasis lichenoides chronica, Parapsoriasis* und frühen Formen der *Mycosis fungoides* ist die Wirksamkeit von Breitspektrum-UVB oder Schmalspektrum-UVB 311 nm beschrieben und von uns beobachtet worden. Fortgeschrittene Formen der *Mycosis fungoides* müssen mit PUVA behandelt werden.

Literatur

1. Alderson H (1923) Heliotherapy in dermatology. Arch Dermatol 8:79–80
2. Braun-Falco O, Plewig G, Wolff HH (1995) Dermatologie und Venerologie. 4. Aufl. Springer, Berlin

3. British photodermatology group (1997) An appraisal of narrowband (TL-01) UVB phototherapy. British photodermatology group workshop report (April 1996). Br J Dermatol 137:327–330
4. Degitz K, Messr G, Plewig G, Röcken M (1998) Schmalspektrum-UVB 311 nm versus Breitspektrum-UVB. Hautarzt 49:795–806
5. El-Ghorr AA, Norval M (1997) Biological effects of narrow-band (311 nm TL01) UVB irradiation: a review. Photochem Photobiol 38:99–106
6. Fischer T (1976) UV-light treatment of psoriasis. Acta Derm Venereol (Stockh) 56:473–479
7. Hönigsmann H, Ortel B (1995) Neue Entwicklungen der Phototherapie. In: Plewig G, Korting HC (Hrsg) Fortschritte der praktischen Dermatologie und Venerologie. Band 14. Springer, Berlin, S 168–172
8. Karvonen J, Kokkonen E-L, Ruotsalainen E (1989) 311 nm UVB lamps in the treatment of psoriasis with the Ingram regimen. Acta Derm Venereol (Stockh) 69:82–85
9. Koo J (1997) Calcipotriol/calcipotriene (Dovonex/Daivonex) in combination with phototherapy: A review. J Am Acad Dermatol 37:59–61
10. Kueger JG, Wolfe JT, Nabeya RT et al. (1995) Successful ultraviolet B treatment of psoriasis is accompanied by a reversal of keratinocyte pathology and by a selective depletion of intraepidermal T cells. J Exp Med 182:2057–2068
11. Lebwohl M, Martinez J, Weber P, DeLuca R (1995) Effects of topical preparations on the erythemogenicity of UVB: implications for psoriasis phototherapy. J Am Acad Dermatol 32:469–471
12. Morison WL, Baughman RD, Day RM et al. (1998) Consensus workshop on the toxic effects of long-term PUVA therapy. Arch Dermatol 134:595–598
13. Parrish J, Anderson R, Urbach F, Pitts D (1978) UV-A. Biological effects of ultraviolet radiation with emphasis on human responses to longwave ultraviolet. Plenum Press, New York
14. Parrish JA, Jaenicke KF (1981) Action spectrum for phototherapy of psoriasis. J Invest Dermatol 76:359–362
15. Paul BS, Larkö O, Swanbeck G, Parrish JA (1993) Therapeutic photomedicine: phototherapy. In: Fitzpatrick TB, Eisen AZ, Wolff K, Freedberg IM, Austen KF (eds) Dermatology in general medicine. 4th ed. McGraw Hill, New York, 1717–1727
16. Röcken M, Messer G, Plewig G (1998) Treatment of psoriasis with vitamin D3 derivatives and 311-nm UVB. J Dermatol Treat 9: 37–40
17. Stern RS, Laird N (1994) The carcinogenic risk of treatment for severe psoriasis. Photochemotherapy follow-up study. Cancer 73:2759–2764
18. Storbeck K, Hölzle E, Lehmann P, Schürer N, Plewig G (1991) Die Wirksamkeit eines neuen Schmalspektrum-UV-B-Strahlers (Philips TL 01/100 W, 311 nm) im Vergleich zur konventionellen UV-B-Phototherapie der Psoriasis. Z Hautkr 66:708–712
19. Van Weelden H, De la Faille HB, Young E, Van der Leun JC (1988) A new development in UVB phototherapy of psoriasis. Br J Dermatol 119:11–19
20. Young AR (1994) Carcinogenicity of UVB phototherapy assessed. Lancet 345:1431–1432

PUVA-Bad- und PUVA-Cremetherapie

Martina Kerscher und Stefanie Behrens

Einleitung

Die Photochemotherapie mit Kombination eines Photosensibilisators und nachfolgender UV-Bestrahlung zählt zu den ältesten dokumentierten Formen der Phototherapie und wurde bereits vor mehr als 3.000 Jahren in Ägypten und Indien zur Therapie der Vitiligo eingesetzt. Grundsätzlich kann die Gabe des Photosensibilisators peroral oder topisch erfolgen. Nachdem in den Anfängen der Photochemotherapie erkrankte Hautareale mit Furocoumarin-haltigen Extrakten der Pflanze *Ammi maius* eingerieben und anschließend dem natürlichen Sonnenlicht exponiert wurden, nahm seit den 70er Jahren die perorale PUVA-Therapie, also die systemische Gabe von 8-Methoxypsoralen (8-MOP) mit nachfolgender dosimetrisch kontrollierter UVA-Bestrahlung einen hohen Stellenwert ein. Bei außerordentlich hoher Wirksamkeit ist der Einsatz der peroralen PUVA-Therapie jedoch mit einer Reihe von Nebenwirkungen und Problemen verbunden, die alle auf der systemischen Resorption des Psoralens beruhen: Übelkeit und Erbrechen, eine über viele Stunden andauernde Photosensibilisierung sowie erhöhte Kataraktgefahr. Daher wurde in den letzten Jahren die perorale Photochemotherapie zunehmend zugunsten der topischen Anwendung des 8-MOP in Form der PUVA-Bad- und PUVA-Cremetherapie verlassen [4, 6, 8, 12, 14, 17]. Dies bestätigen die Ergebnisse einer von uns bundesweit durchgeführten Umfrage.

Ergebnisse einer Umfrage

Die von der dermatologischen Universitätsklinik Ulm initiierte Umfrage zum Thema Photo- und Photochemotherapie wurde Mitte des Jahres 1998 an allen dermatologischen Hautkliniken Deutschlands sowie nahezu 400 dermatologischen Praxen durchgeführt. Von den angeschriebenen Hautkliniken antworteten 68 %, die Antwortquote bei den niedergelassenen Hautärzte betrug 47 %. Die Umfrage zeigte, daß die beiden neuen topischen Photochemotherapiemodaliäten PUVA-Bad- und PUVA-Cremetherapie schon heute eine außerordentlich weite Verbreitung sowohl in dermatologischen Kliniken als auch Praxen erlangt haben. So gaben von den in der Phototherapie aktiven Institutionen etwa 83 % an, eine PUVA-Badtherapie durchzuführen und 45 % gaben an, eine PUVA-Cremetherapie in ihrer Praxis beziehungsweise Klinik durchzuführen. Diese prozentualen Angaben unterteilen sich im einzelnen wie folgt: etwa 88 % der Kliniken sowie 81 % der phototherapeutisch tätigen Hautarztpraxen führen eine PUVA-Badtherapie durch. Etwa 62 % der dermatologischen Kliniken sowie 39 % der phototherapeutisch aktiven Praxen führen die PUVA-Cremetherapie durch (Abb. 1).

Bezüglich einer Beurteilung der klinischen Wirksamkeit und Akzeptanz beim Patienten konnte unsere bundesweit durchgeführte Umfrage eine deutliche Tendenz zugunsten der PUVA-Badtherapie zei-

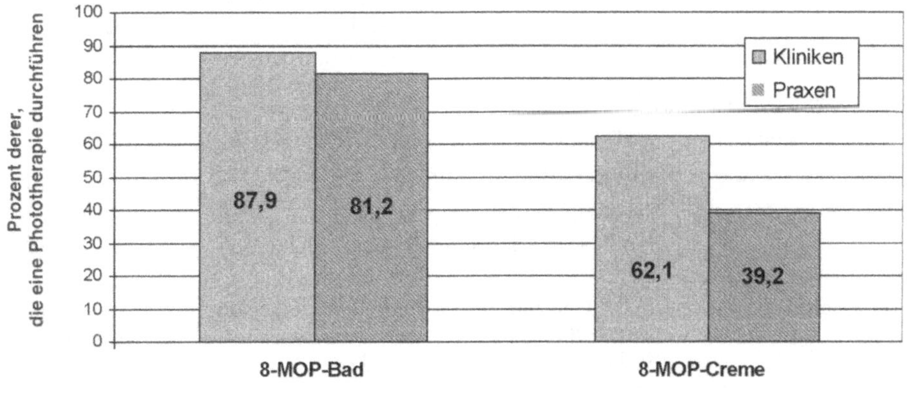

Abb. 1. Verbreitung der PUVA-Bad- und PUVA-Cremetherapie in deutschen Hautkliniken und Hautarztpraxen laut bundesweiter Umfrage

gen. Diese subjektiven Einschätzungen bedürfen jedoch einer Validierung mittels kontrolliert durchgeführter Studien zur vergleichenden Wirksamkeit der PUVA-Bad- und PUVA-Cremetherapie an qualitativ und quantitativ adäquaten Patientenkollektiven.

Praktische Durchführung der topischen Photochemotherapiemodalitäten

PUVA-Badtherapie

Die praktische Durchführung der PUVA-Bad-Photochemotherapie unterscheidet sich von der PUVA-Cremetherapie (Tabelle 1). Bei der PUVA-Badtherapie wird der Photosensibilisator, meist 8-Methoxypsoralen (8-MOP), in Form eines 37 °C warmen Medikamentenbades, welches ausschließlich in der dermatologischen Praxis oder Klinik durchgeführt werden sollte, von außen der Haut zugeführt [8]. Die UVA-Bestrahlung erfolgt unmittelbar im Anschluß an das 20minütige Voll- oder Teilkörperbad mit einer Psoralenkonzentration von 0,5–1,0 mg 8-MOP pro Liter Wasser. Vor Beginn der Therapie sollte die individuelle Minimale Phototoxische UVA-Dosis (MPD) des Patienten bestimmt werden. Die initiale UVA-Dosis beträgt etwa 30 % dieses Schwellenwertes. Steigerungen der UVA-Dosis sollten aufgrund des im Vergleich zur UVB-Bestrahlung verzögert eintretenden PUVA-Erythems frühestens nach 72–96 Stunden, individuell an den Patienten und das therapeutisch erwünschte Erythem angepaßt, erfolgen. Die Bestrahlungsfrequenz beträgt in der Initial phase bis zu viermal wöchentlich mit jeweils einem Tag Behandlungspause nach zwei Therapietagen, so daß Montag, Dienstag, Donnerstag und Freitag bestrahlt werden kann.

Um die Verträglichkeit der PUVA-Badtherapie zu optimieren und eine nicht selten zu beobachtende therapiebedingte Exsikkation zu minimieren, kann dem Psoralenbad ein medizinisches Badeöl in therapeutischer Konzentration zugegeben werden [3]. Im Grundsatz entspricht die praktische Durchführung dieser PUVA-Ölbadtherapie der herkömmlichen Balneophotochemotherapie mit 8-MOP (Tabelle 1), jedoch sollte der behandelnde Arzt vor Beginn der Therapie als auch nach Umstellen einer konventionellen PUVA-Badtherapie auf PUVA-Ölbad-Therapie eine erneute Bestimmung der MPD mit nachfolgender Adjustierung der UVA-Dosen vornehmen und beachten, ob ein mineralisches oder pflanzliches Ölbadprodukt zugegeben wird. Nach unseren Untersuchungen mit unterschiedlichen Badeölzusätzen ist bei Zusatz eines pflanzlichen Produktes zu beachten, daß die ungesättigten Fettsäuren des häufig in pflanzlichen Ölen enthaltenen Sojabohnenöls einen UV-Filtereffekt im langwelligen UVB- bis hin zum therapeutisch relevanten UVA-Bereich bewirken können und so eine Erhöhung der kumulativen als auch der UVA-Einzeldosis zur Folge haben können [3].

Erkrankungen des Kapillitiums wie Alopecia areata und Psoriasis capillitii, die bisher einer Balneopho-

Tabelle 1. Praktische Durchführung topischer PUVA-Therapiemodalitäten. *MPD* minimale phototoxische Dosis, *8-MOP* 8-Methoxypsoralen, *Mo* Montag, *Di* Dienstag, *Do* Donnerstag, *Fr* Freitag

	PUVA-Badtherapie	PUVA-Ölbad-Therapie	PUVA-Turbantherapie	PUVA-Cremetherapie
Psoralenapplikation	20minütiges Warmwasserbad mit 8-MOP	20minütiges Warmwasserbad mit 8-MOP und mineralischem Badeöl	20minütige Applikation von 8-MOP-Lösung mit Hilfe von getränkten Tüchern	60minütige Applikation der 8-MOP-Creme
8-MOP-Konzentration	0,5–1,0 mg/l	0,5–1,0 mg/l	1,0 mg/l	0,0006 %
Wassertemperatur	37 °C	37 °C	37 °C	–
Voruntersuchung	MPD UVA	MPD UVA	MPD UVA	MPD UVA
Initiale UVA-Dosis	30 % der MPD	30 % der MPD	30–50 % der MPD	30–50 % der MPD
Behandlungsfrequenz	Maximal viermal pro Woche (Mo, Di, Do, Fr)	Maximal viermal pro Woche (Mo, Di, Do, Fr)	Maximal viermal pro Woche (Mo, Di, Do, Fr)	Maximal viermal pro Woche (Mo, Di, Do, Fr)
Dosissteigerung	Individuell angepaßt, nach frühestens 72–96 Stunden	Individuell angepaßt, nach frühestens 72–96 Stunden	Individuell angepaßt, nach frühestens 72–96 Stunden	Individuell angepaßt, nach frühestens 72–96 Stunden

tochemotherapie nicht zugänglich waren, können mit Hilfe der PUVA-Turbantherapie einer modifizierten PUVA-Badtherapie zugeführt und so frei von systemischen Nebenwirkungen behandelt werden [1, 2]. Bei der PUVA-Turbantherapie werden Baumwolltücher in einer dem PUVA-Teilkörperbad entsprechenden 8-MOP-Lösung (8-MOP-Konzentration: 1,0 mg/l) eingeweicht, leicht ausgewrungen und in Form eines Turbans um den Kopf des Patienten gewickelt (Abb. 3). Der Turban sollte während der insgesamt 20minütigen Einwirkzeit mehrfach erneuert werden. Die UVA-Dosimetrie sowie die Behandlungsfrequenz entspricht der herkömmlichen PUVA-Badtherapie (Tabelle 1).

PUVA-Cremetherapie

Bei der PUVA-Cremetherapie wird die 8-Methoxypsoralen-haltige 0,0006% Creme (Rp. siehe Tabelle 4) über 60 Minuten vom Patienten bereits zu Hause auf die betroffenen Hautareale aufgetragen, direkt nach Entfernen des photosensibilisierenden Externums wird mit UVA bestrahlt [14]. Auch hier sollte vor der ersten Behandlung die individuelle MPD eines jeden Patienten bestimmt werden, in deren Abhängigkeit die initiale UVA-Dosis gewählt wird, welche 30–50% der MPD betragen kann. Steigerungen der UVA-Dosis erfolgen nach frühestens 72–96 Stunden, individuell an den Patienten und das therapeutische Erythem angepaßt. Auch hier wird maximal viermal pro Woche therapiert mit einer Behandlungspause nach jeweils zwei aufeinanderfolgenden Behandlungen. Da es bisher keine zugelassene 8-MOP-haltige Creme gibt, wird im allgemeinen eine 8-MOP-haltige alkoholische Lösung unter Zugabe von Wasser in z. B. Unguentum Cordes eingearbeitet (Tabelle 3) [14].

Vor- und Nachteile topischer Photochemotherapiemodalitäten

Grundsätzlich haben die genannten topischen PUVA-Therapiemodalitäten den Vorteil, daß bei korrekter Anwendung keine systemische Resorption stattfindet und so alle auf systemischer Resorption beruhenden Nebenwirkungen der peroralen PUVA-Therapie wie Übelkeit, Erbrechen, Kopfschmerzen und Kataraktogenese entfallen (Tabelle 2) [15]. Obwohl bei allen topischen Modalitäten eine selektive Photosensibilisierung umschriebener Hautareale möglich ist, bietet die PUVA-Cremetherapie im Gegensatz zur PUVA-Badtherapie die zusätzliche Möglichkeit, auch isolierte Hautveränderungen zu sensibilisieren, beispielsweise eine einzelne psoriatische Plaque oder einen solitären Herd eines Lichen ruber planus. Demgegenüber bietet jedoch die PUVA-Badtherapie bei großflächigem Befall, insbesondere bei Befall des gesamten Integumentes, durch die Möglichkeit eines psoralenhaltigen Medikamentenvollbades deutliche Vorteile.
Eine gerade im niedergelassenen Bereich entscheidende Überlegenheit der PUVA-Cremetherapie stellt der geringe organisatorische Aufwand der Behandlung dar, der vom ausführlichen anfänglichen Beratungsgespräch abgesehen, nicht größer ist als

Tabelle 3. Rezeptur einer 0,0006% 8-Methoxypsoralen-haltigen Creme

Rp. 0,0006% 8-Methoxypsoralen-haltige Creme	
Ethanolische 8-MOP-Lösung (0,06%)	1,0
Aqua dest.	30,0
Unguentum Cordes ad	100,0
M.D.S. 0,0006% 8-MOP-haltige Creme zur äußerlichen Anwendung nach ärztlicher Verordnung und Anweisung	

Tabelle 2. Vor- und Nachteile von PUVA-Bad- und PUVA-Cremetherapie

	PUVA-Badtherapie/PUVA-Ölbadtherapie	PUVA-Cremetherapie
Vorteile	Keine systemische Resorption Selektive Photosensibilisierung umschriebener Hautareale Nur kurz andauernde Photosensibilisierung Niedrige kumulative UVA-Dosen Geringere Anzahl an Behandlungen	Keine systemische Resorption Selektive Photosensibilisierung umschriebener Hautareale Auch Behandlung isolierter Hautveränderungen Geringer organisatorischer Aufwand Bis 3 Stunden andauernde Photosensibilisierung
Nachteile	Hoher organisatorischer Aufwand Therapiebedingte Exsikkation (nicht bei PUVA-Ölbadtherapie)	Patientencompliance Bis 3 Stunden andauernde Photosensibilisierung Höhere Anzahl an Behandlungen Höhere kumulative UVA-Dosen

Tabelle 4. Therapiestudien zu topischer PUVA-Photochemotherapie mit PUVA-Bad- und PUVA-Cremetherapie. (Aus [13, 14])

	PUVA-Badtherapie [13]	PUVA-Cremetherapie [14]
Anzahl der Behandlungen[a]	12,4–14,5[b]	30,3
Kumulative UVA-Dosis[a]	21,4–27,9 J/cm²[b]	38,3 J/cm²
Maximale UVA-Einzeldosis[a]	2,4–3,0 J/cm²[b]	nicht angegeben

[a] Mittelwerte, [b] je nach Dermatose

bei einer peroralen PUVA-Therapie oder einer UVB-Phototherapie. Da der Patient das photosensibilisierende Externum im ambulanten Bereich selbstständig zu Hause aufträgt, ist bei der PUVA-Cremetherapie eine erhöhte Mitarbeit des Patienten erforderlich; fehlende Compliance kann zu ausbleibendem Therapieerfolg oder erhöhtem Risiko unerwünschter phototoxischer Reaktionen führen. Aus diesem Grunde sollten nur Patienten, bei denen eine korrekte Applikation der Creme gewährleistet zu sein scheint, in diese Therapieform aufgenommen werden, andernfalls ist einem kontrolliert durchgeführten Medikamentenbad in der dermatologischen Praxis oder Klinik der Vorzug zu geben. Bei fehlender therapiebedingter Exsikkation, die gerade auch in der Behandlung von hyperkeratotisch-rhagadiformen Palmoplantarekzemen vermieden werden sollte, hält die Photosensibilisierung nach Applikation der 0,0006% 8-MOP-Creme etwa drei Stunden an [14]. Dies ist zum einem als Vorteil zu werten, da das therapeutische Fenster durch eine länger andauernde Photosensibilisierung breiter wird, auf der anderen Seite kann jedoch das Risiko akzidenteller, vor allem in der Freizeit erworbener phototoxischer Reaktionen erhöht sein. Bei der PUVA-Badtherapie normalisiert sich die Photosensibilisierung der Haut innerhalb von etwa ein bis zwei Stunden nach erfolgter Therapie, so daß der Patient schon kurze Zeit nach der Behandlung seinen gewohnten Lebensaktivitäten ohne ein erhöhtes Risiko der Entwicklung unerwünschter phototoxischer Reaktionen nachgehen kann [5]. So konnte in klinischen Untersuchungen eine maximale Photosensibilisierung der Haut nach 8-MOP-Bad direkt im Anschluß an das Medikamentenbad gezeigt werden [5]. Innerhalb der ersten halben Stunde nach dem Bad sinkt die Photosensibilisierung deutlich, und bereits nach 2 Stunden ist keine erhöhte Photosensibilisierung in der dem Bad exponierten Haut mehr festzustellen.

Ein entscheidender Vorteil der PUVA-Badtherapie ist die niedrigere kumulative UVA-Dosis aufgrund der stärkeren photosensibilisierenden Potenz des Medikamentenbades im Vergleich zur derzeit verwendeten 8-MOP-haltigen Creme. So konnte in klinischen Studien zur topischen Photochemotherapie von Palmoplantardermatosen gezeigt werden, daß neben den kumulativen UVA-Dosen auch die maximalen UVA-Einzeldosen und die zum Erzielen eines vergleichbaren therapeutischen Erfolges benötigten Behandlungssitzungen in der Regel bei PUVA-Badtherapie deutlich geringer als bei Applikation der PUVA-Creme sind (Tabelle 4) [13, 14].

In einem an unserer Klinik durchgeführten Halbseitenversuch an 20 Patienten mit chronisch-rezidivierenden therapieresistenten Palmoplantardermatosen wie Psoriasis palmoplantaris und pustulosa, hyperkeratotisch-rhagadiformen sowie dyshidrotischen Hand- und Fußekzemen konnten auch wir in Übereinstimmung mit den genannten Literaturangaben bei vergleichbarem Behandlungserfolg der beiden topischen Photochemotherapiemodalitäten (Abb. 2) und geringerem zeitlichen Aufwand für die Patienten bei der PUVA-Cremetherapie, höhere kumulative UVA-Dosen, höhere maximale UVA-Einzeldosen sowie eine erhöhte Anzahl an Behandlungen bei der PUVA-Cremetherapie im Vergleich zur Balneophotochemotherapie beobachten. Ob dies auch auf andere Hauterkrankungen zutrifft, kann derzeit nicht abschließend geklärt werden und bedarf weiterer direkt vergleichender kontrollierter Therapiestudien.

Der entscheidende Nachteil der PUVA-Badtherapie ist der hohe organisatorische Aufwand, das heißt zunächst sanitärtechnische Voraussetzungen wie Badewanneninstallation sowie im Verlaufe der Therapie zeitintensiver personeller Aufwand mit Vorbereitung des Medikamentenbades, Überwachung der Patienten und nicht zuletzt Reinigung der Badewannen.

Da bei verschiedenen entzündlichen Hauterkrankungen eine ausgeprägte Xerosis cutis als krankheitseigenes Symptom bestehen kann und es zudem auch physiologisch mit steigendem Lebensalter zu einer Verstärkung der kutanen Xerose kommt, kann ein weiterer Nachteil der PUVA-Badtherapie in der therapiebedingten Exsikkation bestehen, die gerade bei Patienten mit atopischer Dermatitis oder Psoriasis vulgaris nicht unbedeutend ist und den Therapieerfolg limitieren kann. Diesem Nachteil der PUVA-Badtherapie kann man jedoch mit Hilfe der PUVA-Ölbad-Therapie Abhilfe schaffen, die durch den rehydrierenden Effekt zusätzlich der Prävention sowie

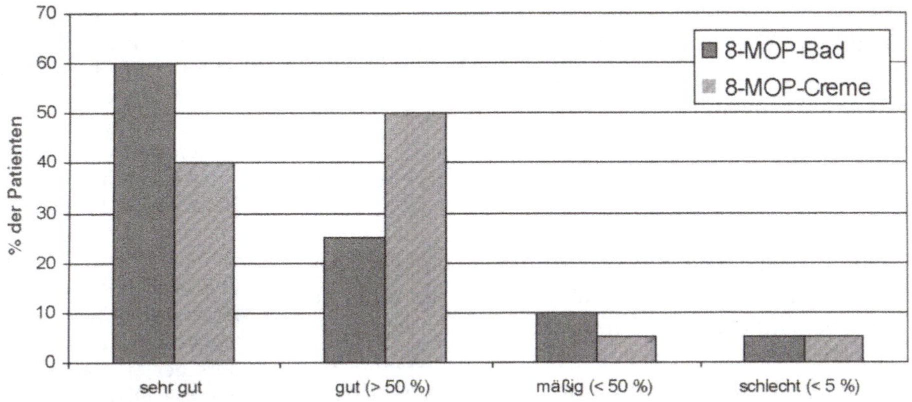

Abb. 2. Behandlungserfolg mit PUVA-Bad- und PUVA-Cremetherapie bei Patienten mit therapieresistenten Palmoplantardermatosen

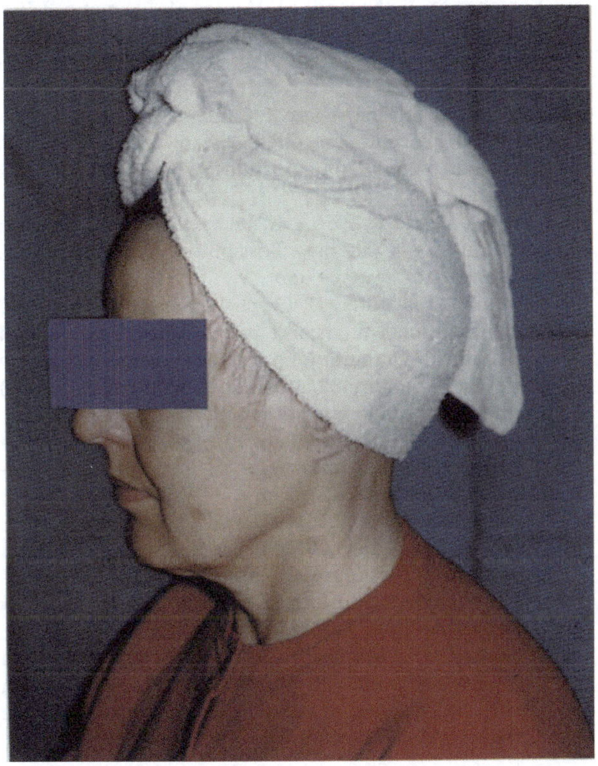

Abb. 3. Topische Applikation von 8-Methoxypsoralen mittels PUVA-Turban

Reduktion des Schweregrades chronischer entzündlicher Hauterkrankungen dienen kann [3]. So ist die Kombination von Ölbad und Externum schon seit vielen Jahren ein in der Psoriasisbehandlung etabliertes Therapieregime, in Form des Ingram- oder Goeckermann-Schemas. Gerade Patienten mit Psoriasis palmoplantaris, die unter einer konventionellen PUVA-Badtherapie über eine verstärkte Xerosis sowie Brennen der 8-MOP-Lösung klagen, empfinden den additiven Einsatz von medizinischem Badeöl als eine Verbesserung der Verträglichkeit im Vergleich zur herkömmlichen PUVA-Badtherapie [3].

Indikationen

Grundsätzlich sind sowohl die PUVA-Bad- wie auch die PUVA-Cremetherapie für all diejenigen Indikationen geeignet, für die sich auch die perorale PUVA-Therapie als wirksam erwiesen hat [7, 11, 13, 16].

Veröffentlichungen zeigen eine Wirksamkeit der PUVA-Badtherapie bei entzündlichen Hauterkrankungen wie Psoriasis vulgaris [16], atopischer Dermatitis und Lichen ruber planus, bei lymphoproliferativen Erkrankungen, Palmoplantardermtatosen [7, 11, 13] und bei sklerosierenden Erkrankungen wie zirkumskripter Sklerodermie [9, 10] und Graft-versus-host-Erkrankung der Haut.

Die Wirksamkeit der PUVA-Cremetherapie wurde in der Literatur bisher nur bei schweren Palmoplantardermatosen [14] sowie der kutanen Graft-versus-host-Erkrankung bei einem Kind beschrieben, wird aber, wie auch die PUVA-Badtherapie, in der Praxis von Hautfachärzten bei einer Reihe weiterer Dermatosen wie Psoriasis vulgaris, zirkumskripter Sklero-

Tabelle 5. Häufigste Indikationen der PUVA-Bad- und PUVA-Cremetherapie in Praxis und Klinik laut bundesweiter Umfrage

PUVA-Badtherapie	PUVA-Cremetherapie
Psoriasis vulgaris	Psoriasis vulgaris
Lichen ruber	Zirkumskripte Sklerodermie
Lymphome	Granuloma anulare
Zirkumskripte Sklerodermie	Lichen ruber
Granuloma anulare	Lymphome

dermie, Granuloma anulare, Lichen ruber und kutanen Lymphomen erfolgreich eingesetzt, wie die Ergebnisse unserer bundesweiten Umfrage zeigen konnten (Tabelle 5).

Schlußbetrachtung

Zusammenfassend läßt sich festhalten, daß eine der ältesten Formen der Dermatotherapie, die topische Photochemotherapie, durch ein besseres Verständnis der wissenschaftlichen Grundlagen dieser Therapie und durch optimierte Applikationsformen auch in der modernen Dermatotherapie einen hohen Stellenwert einnimmt. Die PUVA-Bad- und die PUVA-Cremetherapie realisieren den alten Wunsch der Medizin, ein heilendes Medikament von außen dem Körper zuzuführen und stellen sehr wirksame, bei sachgemäßer Durchführung nebenwirkungsarme und gut verträgliche, kostengünstige und von den Patienten akzeptierte Behandlungsmodalitäten dar, die das differentialtherapeutische Spektrum des Dermatologen bereichern und abrunden.

Literatur

1. Behrens S, Reuther T, von Kobyletzki G, Altmeyer P, Kerscher M (1997) Die PUVA-Turbantherapie. Hautarzt 48:842–843
2. Behrens S, Reuther T, von Kobyletzki G, Gruss C, Altmeyer P, Kerscher M (1997) Die PUVA-Turbantherapie bei Alopecia areata totalis. Akt Dermatol 23:300–302
3. Behrens S, Leiter U, Grundmann-Kollmann M, Gruss C, Peter RU, Kerscher M (1998) PUVA-Ölbad-Therapie mit einem pflanzlich-mineralischen Mischpräparat. Akt Dermatol 24:336–340
4. De Rie MA, Van Eendenburg JP, Versnick AC, Stolk LM, Bos JD, Westerhof W (1995) A new psoralen-containing gel for topical PUVA therapy: development, and treatment results in patients with palmoplantar and plaque-type psoriasis, and hyperkeratotic eczema. Br J Dermatol 132:964–969
5. Gruss C, Behrens S, Reuther T, Husebo L, Neumann N, Altmeyer P, Lehmann P, Kerscher M (1998) Kinetics of photosensitivity in bath-PUVA photochemotherapy. J Am Acad Dermatol 39:443–446
6. Kammerau B, Klebe U, Zesch A, Schaefer H (1976) Penetration, Permeation and Resorption of 8-Methoxypsoralen. Arch Dermatol Res 255:31–42
7. Kerscher M, Plewig G, Lehmann P (1994) PUVA-Bad-Therapie mit 8-Methoxypsoralen zur Behandlung von palmoplantaren Dermatosen. Zschr Hautkr 69:110–112
8. Kerscher M, Volkenandt M, Plewig G (1996) PUVA-Bad-Photochemotherapie: Prinzip und Indikationen. Dt Ärztebl 93:1203–1206
9. Kerscher M, Meurer M, Sander C, Volkenandt M, Lehmann P, Plewig G, Röcken M (1996) PUVA Bath Photochemotherapy for Localized Scleroderma. Arch Dermatol 132:1280–1282
10. Kerscher M, Volkenandt M, Meurer M, Lehmann P, Plewig G, Röcken M (1994) Treatment of localised scleroderma with PUVA bath photochemotherapy. Lancet 343:1233
11. Layton AM, Sheehan-Dare R, Cuncliffe WJ (1991) A double-blind, placebo-controlled trial of topical PUVA in persistent palmoplantar pustulosis. Br J Dermatol 124: 581–584
12. Lüftl M, Degitz K, Plewig G, Röcken M (1997) Psoralen Bath Plus UV-A Therapy. Possibilities and Limitations. Arch Dermatol 133:1597–1603
13. Schempp CM, Müller H, Czech W, Schöpf E, Simon JC (1997) Treatment of chronic palmoplantar eczema with local bath-PUVA therapy. J Am Acad Dermatol 36:733–737
14. Stege H, Berneburg M, Ruzicka T, Krutmann J (1997) Creme-PUVA-Photochemotherapie. Hautarzt 48:89–93
15. Thomas SE, O'Sullivan J, Balac N (1991) Plasma levels of 8-methoxypsoralen following oral or bath-water treatment. Br J Dermatol 125:56–58
16. Vallat P, Gilleaudeau P, Battat L, Wolfe J, Nabeya R, Heftler N, Hodak E, Gottlieb AB, Krueger JG (1994) PUVA Bath therapy strongly suppresses immunological and epidermal activation in Psoriasis: A possible cellular basis for remittive therapy. J Exp Med 180:283–296
17. Wainwright NJ, Mac Leod TM, Ferguson J (1997) Bath PUVA – an investigation of the distribution of trioxalen (TMP) and 8-methoxypsoralen (8-MOP) in bathwater. Photodermatol Photoimmunol Photomed 13:17–20

Therapeutische Anlagen zur UV-Therapie: Kritische Wertung

Erhard Hölzle

Noch vor wenigen Jahrzehnten waren die Indikationen zur Phototherapie sehr begrenzt und es stand als einzige Strahlenquelle die Quecksilberhochdrucklampe zur Verfügung. Dieser Lampentyp wurde in den 30er Jahren von Jesionek in die Dermatotherapie eingeführt. Mehrere in einem Raum installierte Strahler erlaubten eine Ganzkörperbehandlung der Patienten [4]. Ein zeitgenössisches Lehrbuch der Dermatologie von Arzt und Zieler listete 1934 für die Phototherapie lediglich die Indikationen Lupus vulgaris, Ekzem, Psoriasis, Pruritus und Akne [3].

Bis Anfang 1970 dominierten Quecksilber-Hochdruckstrahler die dermatologische Phototherapie. Dann begann eine stürmische Entwicklung von Fluoreszenzstrahlern, UVB-Strahler dienten als „sunlamps" der Psoriasis-Phototherapie und UVA-Lampen ermöglichten die systemische Phototherapie. Schnell folgten weitere Entwicklungen, so die selektive ultraviolette Phototherapie durch Salmann, hochintensive UVA1-Strahler durch Mutzhas [9] und der 311 nm-Schmalspektrum-Strahler durch van Weelden in Kooperation mit der Firma Philips in den Niederlanden [14]. Mittlerweile besteht eine schwer zu überschauende Vielfalt von UV-Bestrahlungsgeräten zur dermatologischen Phototherapie mit unterschiedlichen und zum Teil sehr differenzierten Spektren. Das Ziel der jüngsten Entwicklung ist es, durch Anpassung von Emmissionsspektren an das therapeutische Aktionsspektrum von unterschiedlichen Dermatosen, eine Optimierung des Behandlungsergebnisses bei maximaler therapeutischer Wirkung und Minimierung der Bestrahlungsrisiken zu erreichen. So stehen mittlerweile zur Phototherapie Breitband-UVB-Strahler, 311 nm-Schmalspektrumstrahler, Breitband-UVA-Strahler und schließlich hochintensive Geräte zur UVA1-Therapie zur Verfügung [7]. Ergänzt wird diese Möglichkeiten der Phototherapie durch Balneophototherapeutische Verfahren, die Solbäder mit UVB-Strahlungen verbinden. Auch die Photochemotherapie wurde neben der ursprünglichen systemischen Anwendung durch die PUVA-Badebehandlung und in jüngster Zeit durch die PUVA-Cremetherapie ergänzt. Schließlich erlaubt die extrakorporale Photopherese eine Photoimmunmodulation, welche zur Behandlung von kutanen T-Zell-Lymphomen, schwersten Formen der atopischen Dermatitis, Autoimmunerkrankungen und zur Bremsung von Abstoßungsreaktionen nach Organtransplantationen eingesetzt werden kann [2].

Auch der Indikationskatalog der konventionellen Photo- und Photochemotherapie wurde wesentlich erweitert und umfaßt heute, neben Psoriasis und atopischem Ekzem, Prurigo, Pruritus, Parapsoriasis, Morphea, Granuloma anulare, Lichen ruber exanthematicus und eine Reihe von Photodermatosen.

In dieser verwirrenden Vielfalt ist es für den praktisch tätigen Dermatologen wünschenswert und notwendig, eine wertende Übersicht über die technischen Möglichkeiten der unterschiedlichen Behandlungsverfahren zu erhalten.

Fluoreszenzstrahler versus Hochdruckstrahler

Grundsätzlich finden beide Typen in der Phototherapie Verwendung; sie besitzen aber unterschiedliche Vor- und Nachteile.

Fluoreszenzstrahler

Vorteilhaft erweist sich bei ihnen die große Bestrahlungsfläche bei einer geringen Hitzebelastung, so daß Ganzkörperbestrahlungen für den Patienten ohne große Belastung durchgeführt werden können. Die Strahler besitzen keine Aufwärmphase und können ohne Zeitverzögerung geschaltet werden. Durch die Bauart der Strahler sind variable Spektren möglich, die Breitband-UVB, Breitband UVA und Schmalband-UVB (311 nm) umfassen. Eine zusätzliche Filterung ist nicht notwendig. Die Nachteile des Fluoreszenzstrahlers sind seine relativ niedrige Leistung, so daß hohe Bestrahlungsdosen, wie sie bei der UVA1-Phototherapie Anwendung finden, nicht appliziert werden können. Ferner sind die Strahler temperaturabhängig mit einem Leistungsabfall bei hohen Temperaturen und weisen einen Abfall der

Intensität zu den Enden des Strahlers hin, so daß z. B. in einer Stehkabine Kopf und Beine des Patienten eine geringere Dosis erhalten. Modifikationen in der Bauart der Bestrahlungskabine können diesem Effekt jedoch entgegenwirken.

Hochdruckstrahler

Sie weisen demgegenüber als Vorteil eine sehr hohe Leistung und ein breites Emmissionsspektrum auf. Nachteilig sind ein relativ kleines Bestrahlungsfeld wodurch die gleichmäßige Ausleuchtung größerer Flächen nur durch Kombination mehrerer Strahler gelingt. Weiterhin ist die Hitzeentwicklung und die daraus resultierende Hitzebelastung des Patienten erheblich, wenn nicht spezielle und aufwendige technische Vorkehrungen zur Reduzierung der Hitzebelastung getroffen werden. Hochdruckstrahler erreichen ihre volle Leistung erst nach einer Aufwärmphase von mehreren Minuten und es muß vor einer neuen Zündung der Strahler eine Abkühlphase von einigen Minuten eingehalten werden, so daß wiederholte Schaltungen und kurze Schaltzeiten nicht möglich sind und die Strahler daher häufig in einem kontinuierlichen Betrieb gehalten werden müssen. Zur Eingrenzung der Emmissionsspektren sind Filter und Filterkombinationen notwendig. Werden auswechselbare Filter zum Beispiel zur Erzeugung von einerseits UVA- und andererseits UVB-Strahlung verwendet, so sind Bedienungsfehler mit häufig schwerwiegenden Folgen möglich. Entsprechende Sicherheitseinrichtungen können jedoch auch dieses Risiko minimieren.
Grundsätzlich ist das 311 nm-Schmalspektrum nur mit einem speziellen Fluoreszenzstrahler zu erzeugen, wogegen hohe Dosen von UVA1 nur mit Hochdruckstrahlern möglich sind. Niedrige und mittlere Dosen von Breitband-UVB- und Breitband-UVA-Strahlung können sowohl durch Fluoreszenzstrahler als auch durch Hochdruckstrahler erzeugt werden.

UVA- und UVB-Phototherapie

Die wichtigsten Indikationen für die konventionelle Phototherapie und die dabei wirksamen Spektralbereiche sind in der Tabelle 1 dargestellt. Es ergibt sich, daß Psoriasis und Pityriasis lichenoides alleine auf UVB-Behandlung ansprechen. Die Indikationen atopisches Ekzem, Pruritus und Prurigo sowie polymorphe Lichtdermatose sind sowohl einer UVA- sowie auch UVB-Phototherapie zugänglich. Für diese

Tabelle 1. Phototherapie

Indikation	UV-A	UV-B	311 nm
Psoriasis	–	+	+
Atopisches Ekzem	+	+	+
Pruritus, Prurigo	+	+	+
Polymorbe Lichtdermatose	+	+	+
Pityriasis lichenoides	–	+	+

Indikation wäre auch eine sonnenähnliche Mischstrahlung, welche UVA und UVB umfaßt, therapeutisch möglich. Die Domäne der Behandlung einer schweren und ausgedehnten atopischen Dermatitis ist die UVA1-Phototherapie vor allem im mittleren und höheren Dosisbereich [6,7]. Aus der Tabelle wird ebenfalls ersichtlich, daß alle genannten Erkrankungen für eine UVBehandlung auch auf 311 nm-Schmalspektrumphototherapie ansprechen. Für die Behandlung der Psoriasis gilt dieses Schmalspektrum sogar als Therapie der Wahl. Es ist also ein eindeutiger Trend zur Schmalspektrumbehandlung zu verzeichnen und dieser Strahler kann mittlerweile auch bei anderen Indikationenen als Ersatz für die konventionelle Breitband-UVB-Phototherapie betrachtet werden.

Balneo-Phototherapie

Dem Badewasser werden Mineralsalze in unterschiedlichen Konzentrationen oder photosensibilisierende Substanzen, vorwiegend 8-Methoxypsoralen, zugesetzt. Die Bestrahlung kann entweder synchron während des Badevorganges oder – meist – asynchron unmittelbar nach dem Bad erfolgen. Solebäder und UVB-Strahlung, bevorzugt 311 nm-Strahlung, bilden eine bewährte Kombination in der Psoriasisbehandlung; Solebäder in Kombination mit UVA- oder UVB-Bestrahlung eignen sich auch zur Behandlung der atopischen Dermatitis. Der Akuität des Ekzems ist jedoch durch entsprechende Wahl der Salzkonzentration Rechnung zu tragen. Hohe Konzentrationen wirken bei akuter Dermatitis irritierend und sind schmerzhaft. Bei der Balneophotochemotherapie werden photosensibilisierende Bäder vorzugsweise mit UVA-Bestrahlung kombiniert. Zur Behandlung der Psoriasis ist auch die Kombination mit 311 nm-Schmalspektrum-UVB möglich [10]. Die einfachsten technischen Voraussetzungen zur Durchführung aller Varianten der Balneophototherapie ist eine Badewanne kombiniert mit einer Polyäthylenfolie [3]. Die Sole oder photosensibilisie-

rende Lösung wird in der gewünschten Konzentration mit Hilfe der, den Patienten völlig umschliessenden Folie, oder ersatzweise auch mit Hilfe eines entsprechenden Anzuges, an die Haut gebracht. Da bei dem im Vollbad liegenden Patienten durch Wasserdruck ein schmaler Spaltraum entsteht, genügen etwa 5 Liter therapeutische Lösung. Hierdurch lassen sich Medikamentenkosten bei Anwendung von Psoralenen senken und Entsorgungsprobleme durch große Mengen von Sole lösen.
Neben dieser einfachen Methode stehen auch spezialisierte Geräte zur Balneophototherapie zur Verfügung. Neben einer Wanne, die eine Umwälzung des Wassers mit Konstanthaltung der Temperatur ermöglicht, kann auch eine Aufbereitung des Badewassers mit Regeneration des Salzes, das dann für weitere 30 Behandlungen zur Verfügung steht, erfolgen. Solche Systeme sind sicherlich bequem in der Anwendung, jedoch wenn nur die Konstanthaltung der Temperatur erzielt wird, eigentlich entbehrlich. Sie bieten, bei Regeneration der Sole, schwierige Hygieneprobleme, die nur durch aufwendige und damit kostspielige technische Einrichtungen gelöst werden können. Weiterhin existieren Teilbestrahlungsgeräte zur Behandlung von Handflächen oder Fußsohlen, die eine im Wasser befindliche Lichtquelle enthalten und eine mit dem Bad synchrone Bestrahlung durch das Wasser ermöglichen. Solche Systeme erschweren eine exakte Dosemetrie und erlauben häufig keine gleichmäßige Ausleuchtung des behandelten Hautareals. Der Vorteil gegenüber einer asynchronen Balneophototherapie ist bisher durch Studien nicht belegt. Eine weitere Entwicklung sind Systeme, die eine Ganzkörperbestrahlung mit 311 nm-UVB bei synchroner Balneophototherapie in Sole ermöglichen. Auch hier ist der therapeutische Vorteil der synchronen Bestrahlung durch wissenschaftliche Untersuchungen noch nicht ausreichend belegt.
Eine Neuentwicklung, die vor allem in engen Behandlungsräumen platzsparend eingesetzt werden kann, ist eine Dusche mit Umwälzung der Duschlösung, der entweder Salze oder auch Psoralene zugesetzt werden können. Neben dem unbestreitbaren Vorteil des geringen Platzbedarfes sind Probleme der Dosierung des Photosensibilisators und Hygienevorkehrungen zu beachten.

Photochemotherapie

Der Gerätestandard muß bei Durchführung einer Photochemotherapie – mehr noch als bei der reinen Phototherapie – Mindestanforderungen erfüllen. Grundvoraussetzungen sind Breitspektrum UVA-Bestrahlung zwischen 320 und 400 nm sowie eine exakte Dosimetrie in physikalischen Einheiten (J/cm^2). Es muß eine gleichmäßige Ganzkörperbestrahlung gewährleistet sein, die in Stehkabinen oder in Bestrahlungsliegen durchgeführt werden kann. Bei Verwendung einer Liege verdoppeln sich die Bestrahlungszeiten, wenn nur von einer Seite bestrahlt werden kann. Moderne Bestrahlungsanlagen besitzen eine integrierte Dosismessung und eine computergesteuerte Dosisanpassung, so daß auch bei Schwankungen der Strahlungsintensität stets die vorgegebene Dosis auf die Haut des Patienten eingestrahlt wird.
Optional, aber wünschenswert, sind Teilbestrahlungsgeräte, welche die selektive Behandlung von Handflächen und Fußsohlen ermöglichen. Sie werden bevorzugt zur Balneo-Phototherapie bei palmoplantaren Dermatosen eingesetzt.

UVA1-Phototherapie

Die Domäne der UVA1-Phototherapie ist die Behandlung der akut exzazerbierten schweren ausgedehnten atopischen Dermatitis durch mittlere (40 bis 60 J/cm^2) [6] und hohe (100 bis 130 J/cm^2) Dosen [8]. Aber auch als adjuvante unterstützende Maßnahme bei leichteren Formen des atopischen Ekzems eignet sich UVA1 vorzugsweise im niedrigen Dosisbereich (10 bis 20 J/cm^2) [1]. Teilbestrahlungen der Handflächen oder Fußsohlen bei dyshidrosiformen Ekzemen, vorwiegend im mittleren Dosisbereich, haben sich ebenso als wirksam erwiesen [11]. Weitere Indikationen umfassen disseminierte zirkumskripte Sklerodermie, Urticaria pigmentosa und disseminiertes Granuloma anulare. Obwohl bei der Behandlung der Morphea eine Dosisabhängigkeit mit besserer Wirksamkeit höherer Dosen dargestellt werden konnte [12], zeigen andere Untersuchungen auch eine gute Wirkung im Niedrigdosisbereich [5]. Urticaria pigmentosa und Granuloma anulare sind bisher nur mit hohen Dosen behandelt worden. Eine Übersicht über die vorliegenden Studien zur UVA1-Phototherapie ist in Tabelle 2 gegeben.
Die Kommission Qualitätssicherung der Deutschen Dermatologischen Gesellschaft und des Berufsverbandes der Deutschen Dermatologen legt Qualitätsstandards für die technische Ausstattung und den Betrieb von UVA1-Phototherapie-Geräten fest. Der Leistungserbringer muß ein Facharzt für Dermatologie sein und die Behandlung muß unter ständiger Aufsicht eines Dermatologen durchgeführt werden.

Tabelle 2. UV-A1-Phototherapie: Studienergebnisse. *AB* Anwendungsbeobachtung, *KS* klinische Studie, *KV* kontrollierter Vergleich gegen UV-A/B

Indikation	Dosisbereich [J/cm²]		
	10–20	40–60	100–130
Atopische Dermatitis	AB	KS, KV	KV
Morphea	KS	–	KS
Urticaria pigmentosa	–	–	AB
Granuloma anulare	–	–	AB
Dyshidrosis	–	KS	–

Da es sich um eine bisher nicht allgemein anerkannte Therapieform handelt, ist eine dementsprechende Aufklärung der Patienten erforderlich. Die Therapiegeräte sollen, insbesondere für den Hochdosisbereich, eine Leistung von etwa 70 mW/cm^2 erbringen, um Dosen von 100 bis 130 J/cm^2 in einer für den Patienten erträglichen Bestrahlungszeit von etwa 30 Minuten anwenden zu können. Das Emmissionsspektrum muß so gestaltet sein, daß bei Hauttyp II (MED 25 mJ/cm^2) auch nach Anwendung von 130 J/cm^2 kein verzögertes (24 Stunden) Erythem auftritt. Dies wird beispielsweise bei einem Strahler mit weitgehend kontunierlichem Spektrum dann erreicht, wenn Wellenlängen < 320 nm vollständig eliminiert sind und zwischen 320 und 340 nm weniger als 5% der gesamten erythemwirksamen Strahlung abgestrahlt werden. Auch ist der Infrarotanteil der Strahlung so zu begrenzen, daß eine nennenswerte Erwärmung der Haut des Patienten während der Bestrahlung nicht entstehen kann. Weiterhin müssen alle gängigen Vorschriften zur Gerätsicherheit auf nationalem und europäischem Niveau erfüllt sein.

Teilbestrahlungsgeräte, Phototestgeräte und Meßgeräte

Neben Ganzkörperbestrahlungsanlagen werden auf dem Markt zahlreiche Teilbestrahlungsgeräte angeboten. Sinnvoll ist, insbesondere für die Balneo-Phototherapie palmoplantarer Dermatosen, eine Teilbestrahlungseinrichtung, welche die UVA-Bestrahlung der Handflächen und der Fußsohlen ermöglicht. Daneben existieren sogenannte UV-Kämme zur Bestrahlung des behaarten Kapillitiums. Ebenso sind Lichtleitergeräte zur punktuellen Bestrahlung von Verrucae oder Finger- und Zehnägeln erhältlich. Letztere Kleingeräte besitzen häufig ein nicht exakt definiertes Spektrum, welches neben UVA und UVB gelegentlich auch Anteile von UV-C enthält. Da sie auch nur einen geringfügigen therapeutischen Effekt ausüben, sind sie insgesamt entbehrlich.
Automatisierte oder halbautomatisierte Vorrichtungen zur Durchführung einer Lichttreppe werden von einigen Herstellern angeboten. Sie haben sich in der Praxis der herkömmlichen Methode unter Verwendung von Schablonen, Abdecktüchern und konventionellen Teilbestrahlungsgeräten als unterlegen erwiesen.
Unerläßlich sind jedoch für die jeweilige Bestrahlungsanlage kalibrierte Meßgeräte, die eine Kontrolle der Strahlungsintensität ermöglichen. Solche Messungen sind regelmäßig erforderlich, um bei einem Leistungsabfall der Strahler eine entsprechende Dosisanpassung durch Verlängerung der Bestrahlungszeit vornehmen zu können. Meist werden solche kalibrierte Meßgeräte von den jeweiligen Herstellern der Bestrahlungsanlagen vorgehalten.

Geräteausstattung einer photodermatologischen Einheit

Eine essentielle Grundausstattung beinhaltet Bestrahlungsanlagen, die eine Ganzkörperbehandlung mit UVA und mit UVB ermöglichen. Bei einer überwiegenden Behandlung von Psoriatikern ist dem 311 nm-Schmalspektrumstrahler der Vorzug zu geben. Eine sinnvolle Erweiterung dieser Geräteausstattung sind Strahler, die eine Teilbestrahlung von Handflächen und Fußsohlen erlauben.
In der nächsten Stufe wäre die Ergänzung durch eine UVA1-Ganzkörperbestrahlungsanlage sinnvoll. Beim derzeitigen Wissensstand soll bei Einhaltung der gegebenen Qualitätsrichtlinien mindestens eine mittlere Dosis (50 J/cm^2), optional jedoch auch eine hohe Dosis (100–130 J/cm^2), möglich sein. weitert durch eine Badeeinrichtung, erlauben die genannten Geräte alle wesentlichen phototherapeutischen Verfahren.

Tabelle 3. Geräteausstattung einer Phototherapieeinheit

Ganzkörperbestrahlung	UV-A UV-B (311 nm)
Hand-Fuß-Geräte	UV-A
Ganzkörperbestrahlung	UV-A1
Teilbestrahlung (Testung)	UV-B UV-A UV-A1
Spezielle Testgeräte	Solarsimulator Monochromator

Weitere Geräte sind dann notwendig, wenn auch Phototestungen zur Untersuchung auf pathologische Lichtempfindlichkeit und zur Diagnostik von Photodermatosen durchgeführt werden sollen. Hierzu sind Teilbestrahlungsgeräte mit UVB-, UVA- und UVA1-Strahlern notwendig. Spezielle Testgeräte, wie Solarsimulator und Monochromator, sind anspruchsvollen wissenschaftlichen Fragestellungen vorbehalten (Tabelle 3).

Literatur

1. Agathos M, Breit R (1993) Intervalltherapie der Dermatitis atopica mit UVA-1. Zbl Haut 162:91
2. Edelson R, Berger C, Gasparro F, et al. (1987) Treatment of cutaneous T-cell-lymphoma by extracorporeal photophoreses. Preliminary results. N Engl J Med 316:297–303
3. Fuhs H, Konrad J (1934) Lichtheilverfahren. In: Arzt L, Zieler K (Hrsg) Die Haut- und Geschlechtskrankheiten. Band I. Urban u. Schwarzenberg, Berlin, S 597–624
4. Jesionek A (1916) Richtlinien der modernen Lichtbehandlung. Strahlentherapie 7:41–65
5. Kerscher M, Volkenandt M, Gruss C, Reuther T, von Kobyletzki G, Freitag M, Dirschka T, Altmeyer P (1998) Low-dose UVA1 phototherapy for treatment of localized scleroderma. J Am Acad Dermatol 38:21–26
6. Kobyletzki von G, Herde M, Freitag M, Höxtermann S, Stücker M, Hoffmann K, Altmeyer P (1999) Phototherapie bei schwerer atopischer Dermatitis: Vergleich zwischen herkömmlicher UVA1-Therapie, UVA1-Kaltlicht- und kombinierter UVA-UVB-Therapie. Hautarzt, im Druck
7. Krutmann J, Czech W, Diepgen TL, Niedner R, Kapp A, Schöpf E (1992) High-dose UVA1 therapy in the treatment of patients with atopic dermatitis. J Am Acad Dermatol 26:225–230
8. Krutmann J, Diepgen TL, Luger TA, Grabbe S, Meffert H, Sönnichsen N, Czech W, Kapp A, Stege H, Grewe M, Schöpf E (1998) High-dose UVA1 therapy for atopic dermatitis: Results of a multicenter trial. J Am Acad Dermatol 38:589–593
9. Mutzhas MF, Hölzle E, Hofmann C, Plewig G (1981) A new apparatus with high radiation energy between 320–460 nm: Physical description and dermatological applications. J Invest Dermatol 76:42–47
10. Ortel B, Perl S, Kinaciyan T et al. (1993) Comparison of narrow-band (311 nm) UVB and broad-band UVA after oral or bath-water-8-methoxypsoralen in the treatment of psoriasis. J Am Acad Dermatol 29:736–740
11. Schmidt T, Abeck D, Boeck K, Mempel M, Ring J (1998) UVA1 irradiation is effective in treatment of chronic versicular dyshidrotic hand exema. Acta Dermato Venereol (Stockh): im Druck
12. Stege H, Berneburg M, Humke S, Klammer M, Grewe M, Grether-Beck S, Boedeker R, Diepgen T, Dierks K, Goerz G, Ruzicka T, Krutmann J (1997) High-dose UVA1 radiation therapy for localized scleroderma. J Am Dermatol 36:938–944
13. Streit V, Wiedow O, Christophers E (1996) Treatment of psoriasis with polyethylene sheet bath PUVA. J Am Acad Dermatol 35:208–210
14. van Veelden H, Baart de la Faille H, Young E, van der Leun JC (1988) A new development in UVB phototherapy of psoriasis. Br J Dermatol 119:11–19

Die häufigsten Fehler der Phototherapie und Photochemotherapie

Herbert Hönigsmann

In diesem Beitrag werden zunächst die häufigsten Fehler bei der Anwendung der verschiedenen phototherapeutischen Maßnahmen besprochen und im Anschluß Empfehlungen für eine sichere und effektive Anwendung dieser Therapieformen vorgestellt. Der Sinn der Definition dieser Fehler liegt vornehmlich in der Prävention möglicher therapiebedingter Kurzzeitnebenwirkungen und Langzeitschäden. Aber auch andere Aspekte, wie unnötiger Zeitaufwand von Arzt und Patient und überflüssige Kosten, sollen eine Rolle spielen. Berücksichtigt sind die UVB-Therapie mit Breitband-UVB und 311 nm UVB und die Photochemotherapie (PUVA). Nicht abgehandelt wird die derzeit noch experimentelle UVA1-Monotherapie, für die noch keine allgemeingültigen Richtlinien vorliegen.

Die Fehler

Pragmatisch gesehen, können verschiedene, sich teilweise überlappende Kategorien von Fehlern bei phototherapeutischen Maßnahmen definiert werden: Die Überbehandlung, die Unterbehandlung, ungünstige Kombinationstherapien und die falsche Indikation. Als Untergruppen gehören dazu die fehlerhafte Dosierung der UV-Strahlung, die fehlerhafte Dosierung des Photosensibilisators und schließlich die unzureichende Patienteninformation. Genaue Richtlinien sind für die Behandlung der Psoriasis, der Vitiligo und der atopischen Dermatitis erarbeitet worden. Daher soll vorwiegend auf Behandlungsfehler bei diesen Dermatosen eingegangen werden.

Überbehandlung

Bei der Überbehandlung wird zu lange und zu viel, und bisweilen auch überflüssig behandelt. Patienten, die mit einer Lokaltherapie versorgt werden können, bedürfen keiner Phototherapie. Für Psoriasispatienten sollte erst bei disseminiertem Befall, und wenn eine Lokaltherapie nicht praktikabel ist, eine Phototherapie erwogen werden. Nicht angezeigt ist die Anwendung komplizierter Methoden, wie der PUVA-Therapie bei Dermatosen, die auf die einfachere Methode wie zum Beispiel UVB ausreichend ansprechen. Es ist hinlänglich gezeigt worden, daß viele Psoriasisformen, besonders wenig infiltrierte oder seborrhoische Typen, auf eine Bestrahlung mit schmalbandigem UVB (311 nm) ausgezeichnet ansprechen und daß auch bei manchen schweren Plaqueformen ein zufriedenstellendes Ergebnis erzielt werden kann. Da das Risiko der Karzinogenität bei Langzeit-PUVA nach gegenwärtigen Annahmen höher zu sein scheint als bei der Therapie mit 311 nm-UVB, sollte PUVA den schweren, intraktablen Formen vorbehalten sein – eine Forderung, die übrigens schon bei der Einführung von PUVA vor 25 Jahren erhoben wurde. Ein häufiger Fehler besteht auch in einer übertrieben langen Erhaltungsbehandlung nach Abheilen einer Psoriasis. Eine zusätzliche UV-Belastung besteht manchmal in der Solariumbestrahlung (UVA-Monotherapie) bei Psoriasis. Diese weitgehend unwirksame Behandlung sollte vermieden werden.

Für die Behandlung der Vitiligo stellt PUVA die am besten wirksame Methode dar. Allerdings ist auf die prognostischen Merkmale der Krankheit zu achten. Der Mißerfolg ist vorprogrammiert, wenn versucht wird, rein segmentale Formen oder Areale mit gleichzeitig bestehender Poliose zu behandeln. Dies gilt auch für den akralen Befall oder bei Herden an den Lippen.

Schließlich fällt in die Gruppe der Überbehandlung auch der Einsatz der Phototherapie bei Dermatosen, für die bessere therapeutische Möglichkeiten bestehen. Von wesentlicher Bedeutung ist die Frage, ob andere Behandlungsweisen wirksamer oder sinnvoller erscheinen oder ob die Dermatose vielleicht überhaupt keiner Behandlung bedarf.

Eine Variante der Überbehandlung ist weniger ein medizinisches, sondern ein technisches Problem, nämlich die *Überdosierung*. Eine Überdosierung der UV-Strahlung kann vielfältige Gründe haben.

Die Anfangsdosis ist falsch
Dieser Fehler tritt auf, wenn die minimale Erythemdosis (MED) oder Phototoxizitätsdosis (MPD) nicht oder unkorrekt bestimmt wurde, wenn ohne Test eine falsche Hauttypisierung erfolgt ist, oder wenn bei PUVA ein Wechsel von 5-MOP auf 8-MOP oder von oralem auf Bade-PUVA ohne Neueinstellung der UVA-Dosis stattgefunden hat.

Die Überdosierung erfolgt nach mehreren problemlos verlaufenen Behandlungen
Oft tritt dies auf, wenn das Gerät nicht korrekt eingestellt wurde, die Bestrahlungsstärke nicht korrekt gemessen wurde, ein Irrtum bei der Zeiteinstellung aufgetreten ist oder der Selbstabschaltmechnismus des Geräts defekt ist. Eine wichtige Fehlerquelle besteht auch in der Weitergabe von Dosisinformationen bei Arztwechsel, zum Beispiel wenn die Dosisangabe in Minuten statt in mJ/cm^2 oder J/cm^2 erfolgt. Dabei ist zu beachten, daß bei Verwendung unterschiedlicher Meßgeräte auch UV-Dosisfehler entstehen können.

Überdosierung des Photosensibilisators
Natürlich kann der Patient auch irrtümlich eine zu hohe Dosis an Psoralen eingenommen haben und daher empfindlicher als zuvor sein. Dies kann nur durch gezielte Instruktion des Patienten vermieden werden. An dieser Stelle sei auch vor einer zu raschen Dosissteigerung, besonders bei Bade-PUVA, gewarnt, da in der Anfangsphase nicht selten ein Anstieg der Sensibilisierung über das Maß der ursprünglichen MPD hinaus auftreten kann.

Unterbehandlung

Ursachen der Unterbehandlung sind meist in zu niedriger UV- oder Psoralendosierung zu suchen. Eine zaghafte Anfangsdosis und eine nicht ausreichende Steigerung der UV-Dosis während der Behandlung sind oft für den therapeutischen Mißerfolg verantwortlich. Patienten mit starker Urlaubsbräune benötigen höhere UV-Dosen als die ursprünglich durch die MED- oder MPD-Bestimmung vor Sonnenexposition ermittelten. Desgleichen schafft eine zu starke Dosisreduktion nach Behandlungspausen Probleme. Die Behandlungsfrequenz darf nicht zu niedrig oder wegen häufiger Abwesenheit zu unregelmäßig sein. Dies muß dem Patienten vor Therapiebeginn klar gemacht werden. Bei PUVA muß überdies auf eine dem Körpergewicht angepaßte Psoralendosis geachtet werden.

Wie bei der Überbehandlung gibt es bei der Unterbehandlung eher technische Probleme, die zur *Unterdosierung* führen können:

Die Anfangsdosis ist falsch
Die Ursachen sind dieselben, wie sie bereits für die Überdosierung oben angeführt wurden: falsche MED oder MPD, unkorrekte Gerätemessung oder Einstellung.

Die Unterdosierung erfolgt im Verlaufe der Behandlung
Neben dem Gerätewechsel (vor allem, wenn die Dosis nur in Zeiteinheiten angegeben wird) kann die zusätzliche Anwendung bestimmter Lokaltherapeutika die UV-Transmission beeinflussen. Zahlreiche Externa besitzen UV-Filtereigenschaften. Eine Liste ist bei Hudson-Peacock et al. [2] zu finden. Als modernes Antipsoriatikum sei Calcipotriol erwähnt, eine Substanz, die relativ häufig mit Phototherapie kombiniert wird. Es besitzt Filtereigenschaften im UVB-Bereich und erniedrigt daher die therapeutische Wirksamkeit [3]. Die Vermutung, daß Calcipotriol durch UVA inaktiviert wird, muß fragwürdig bleiben, da sein Absorptionsspektrum im UVB- und UVC-Bereich liegt. In jedem Falle ist es empfehlenswert, Calcipotriol, falls eine Kombinationsbehandlung erwünscht ist, jeweils nach der Bestrahlung anzuwenden.

Unterdosierung des Photosensibilisators
Mangelhafte Information des Patienten über den Mechanismus von PUVA kann dazu führen, daß der Patient eine zu geringe Psoralendosis einnimmt oder wegen Übelkeit überhaupt das Medikament absetzt ohne dem Arzt Bescheid zu geben. Bisweilen ist kriminalistischer Spürsinn angesagt um den „PUVA-non-responder" abzuklären. Starke Bräunung ohne Therapieerfolg bedeutet oft zu geringe Steigerung der UVA-Dosis. Fehlendes Erythem und Pigmentierung weisen auf einen zu niedrigen oder nicht vorhandenen Psoralenspiegel hin. Dabei sollte beachtet werden, daß nicht nur falsches Patientenverhalten (Nichteinnahme) sondern oft auch Resorptionsstörungen die Ursache sind. Aufschluß bringt die Spiegelbestimmung von Psoralen im Serum. Bei Resorptionsstörung ist Bade-PUVA angezeigt.

Kombinationstherapien

Auf eine besondere Problematik bei der Kombination von Cyclosporin und Photo(chemo)therapie bei

Psoriasis soll hingewiesen werden. Abgesehen von der relativ häufigen Rezidivneigung nach PUVA in Kombination mit Cyclosporin scheint Cyclosporin als Adjuvans bei PUVA oder als eigene Therapie nach Langzeit-PUVA die Häufigkeit von PUVA-induzierten Plattenepithelkarzinomen zu steigern [4]. Eine derartige Kombinationstherapie oder spätere Nachbehandlung sollte daher nach gegenwärtigem Wissenstand vermieden werden. Die Kombination mit Retinoiden und, bei besonders gelagerten Fällen, mit Methotrexat kann weiterhin empfohlen werden.

Falsche Indikation

Eine weitere Fehlerkategorie betrifft die falsche Indikationsstellung, mit der eine Krankheit behandelt wird, die nicht oder schlecht anspricht oder sich sogar verschlechtert. Ein typisches Beispiel stellen nicht nur jene Fälle von segmentaler Vitiligo mit Poliose, sondern auch Fälle mit therapieresistenter klassischer Vitiligo dar, die nach etwa sechs Monaten PUVA-Therapie keine Repigmentierung zeigen. Bei diesen Patienten sollte die Therapie abgebrochen werden, da erfahrungsgemäß auch bei Weiterführung der Behandlung kein kosmetisch befriedigendes Resultat erzielt wird und eine langfristige Strahlenbelastung nicht gerechtfertigt ist.
Die meisten Patienten mit Pityriasis rubra pilaris zeigen keine Besserung mit Photo(chemo)therapie und sollten daher nicht behandelt werden. Entgegen mancher anekdotischer Berichte hält die Empfehlung der Photo(chemo)therapie bei Alopecia areata keiner kritischen Untersuchung stand. Massiv verschlechtern kann sich auf jede Form der Phototherapie der manchmal psoriasiforme subakut kutane Lupus erythematosus. auch der Morbus Darier, der bisweilen mit ekzematösen Veränderungen verwechselt werden mag, stellt als „photoaggravierte" Dermatose ein Beispiel für eine Kontraindikation dar.

Empfehlungen zur Vermeidung von Fehlern

Zur Vermeidung der dargelegten Fehler werden folgende Empfehlungen zur Durchführung einer sicheren und wirksamen Anwendung der Photo- und Photochemotherapie gegeben. Diese Empfehlungen haben sich bei einer großen Patientenzahl im Laufe der Jahre bewährt [1].

UVB-Phototherapie

Allgemeine Voraussetzungen
Strenge Indikationsstellung, Aufklärung des Patienten über Wirkung, Nebenwirkungen und mögliche Gefahren einer UVB-Therapie (Formblatt), Kenntnis der Kinetik des UVB-Erythems, regelmäßige und exakte Messung und Dokumentation der Energieemission des UVB-Strahlers (in mW/cm^2), Bestimmung der individuellen UVB-Empfindlichkeit des Patienten durch Ermittlung der minimalen Erythemdosis (MED, in mJ/cm^2), engmaschige ärztliche Überwachung des Patienten während der Phototherapie.

Spezielle Hinweise
Phototest
Die Dosimetrie richtet sich nicht allein nach dem Hauttyp, sondern nach der individuellen UVB-Empfindlichkeit (MED). Der Phototest wird mit dem zur Therapie verwendeten Gerät oder den zur Therapie verwendeten Brennern durchgeführt. Nach sechs Stunden läßt sich die erste Erythemreaktion erkennen, nach 24 Stunden wird die minimale Erythemdosis (MED) bestimmt. Die Beurteilung erfolgt nach folgendem Schema: kein Erythem (0), gerade noch erkennbares Erythem mit scharfen Rändern (+/–), hellrosa Erythem (+), deutliches Erythem, kein Ödem, keine Schmerzhaftigkeit (++), feuerrotes Erythem, leichtes Ödem, geringe Schmerzhaftigkeit (+++), livides Erythem, starkes Ödem, starke Schmerzhaftigkeit, zum Teil Blasen (++++). Jenes Feld, das eine gerade noch erkennbare Rötung (+/–) mit scharf begrenzten Rändern aufweist, stellt den Endpunkt dar. Die in diesem Testfeld eingesetzte Lichtdosis wird als MED bezeichnet. Der Phototest soll nach Möglichkeit an den am meisten lichtempfindlichen, das heißt an den am wenigsten der Sonne ausgesetzten Körperarealen wie Gesäß oder Leistenregion durchgeführt werden. Diese Stellen sind empfindlicher als sonnenexponierte Körperstellen. Die Dosisbestimmung an einer pigmentierten Körperstelle kann, bedingt durch die Schutzwirkung des Melanin, einen zu hohen MED-Wert ergeben. Überdosierungserscheinungen wie starke Erytheme oder Blasen an nicht sonnenexponierten Arealen wären die Folge. Am besten eignet sich die Gesäßregion für den Phototest. Sonnenbäder oder Solariengebrauch sind 24 Stunden vor dem Test zu vermeiden, da ein Sonnenbrand und/oder eine Bräunung das Testergebnis verfälscht. Die MED wird auch vom emittierten Spektrum des Strahlers beeinflußt. Deshalb ist

die MED nicht von einem auf den anderen Strahlertyp übertragbar, zum Beispiel Breitband- versus 311 nm-Lampen.

Behandlungsschema für Breitband-UVB
Initialphase (Behandlung bis zur klinischen Erscheinungsfreiheit)
Das UVB-Erythem wird 24 Stunden nach dem Phototest abgelesen. Daher kann mit der UVB-Therapie erst 24 Stunden nach dem Test begonnen werden. Die erste therapeutische Dosis soll etwa 75% der MED betragen.
Die UVB-Behandlung sollte drei- bis fünfmal wöchentlich durchgeführt werden. Je niedriger die wöchentliche Bestrahlungsfrequenz, desto länger die Gesamtbehandlungsdauer. Vor jeder Dosissteigerung sollte die bisherige UVB-Dosis mindestens einmal wiederholt werden. Um etwa 30%Gesteigert wird nach Erythem und Ansprechen. Bei starkem Erythem ist die Bestrahlung auszusetzen. Nach Rückbildung des Erythems wird mit der letzten nichterythematogenen Dosis weiter bestrahlt. Diese Bestrahlungsdosis ist vor einer weiteren Steigerung mindestens zweimal zu verabreichen.

Erhaltungsphase
Während der Erhaltungsphase wird die letzte wirksame UVB-Dosis meist beibehalten. Der Patient wird für ein bis zwei Monate ein- bis zweimal wöchentlich mit dieser konstanten Dosis behandelt Bleibt der Patient während dieser Phase erscheinungsfrei, wird die Bestrahlungstherapie beendet.

Vorgehen bei Rezidiven
Bei Rezidiven während der Erhaltungsphase kann die Bestrahlungsfrequenz bis zum Erreichen der Erscheinungsfreiheit wieder gesteigert werden. Dabei muß oft auch die UVB-Dosis gesteigert werden. Nach Erreichen der Erscheinungsfreiheit wird wieder die Erhaltungstherapie mit der letzten UVB-Dosis fortgesetzt.

Behandlungsschema für UVA-UVB-Kombinationstherapie
Das Schema entspricht im wesentlichen dem der Breitband-UVB-Therapie. Der dosislimitierende Faktor einer UVA-UVB-Kombinationstherapie ist die erythematogene Wirksamkeit der UVB-Strahlung. Die Initialdosis beträgt etwa 75% der ermittelten UV-Schwellenwerte, die UVA-Dosis bleibt konstant bei etwa 3,0–5,0 J/cm^2.

Behandlungsschema für 311-nm-UVB
Initialphase (Behandlung bis zur klinischen Erscheinungsfreiheit)
Die 311-nm-UVB-Strahlung hat eine, auf die physikalische Dosis bezogen, geringere Erythemwirksamkeit als die Breitband-UVB-Strahlung. Vor Therapiebeginn muß daher die MED mit dieser Wellenlänge bestimmt werden. Auch bei der 311 nm-UVB-Bestrahlung tritt das UVB-Erythem innerhalb der ersten 24 Stunden nach dem Phototest auf, daher kann mit der UVB-Therapie kann 24 Stunden nach dem Test begonnen werden. Die erste therapeutische Dosis soll etwa 70% der MED betragen.
Die 311nm-UVB-Behandlung wird drei- bis fünfmal wöchentlich durchgeführt. Vor jeder Dosissteigerung sollte die bisherige UVB-Dosis mindestens einmal wiederholt werden. Gesteigert wird nach Erythem und Ansprechen um etwa 30%. Grundsätzlich sollte nur suberythemal bestrahlt werden. Wie bei Breitband-UVB ist bei starker Erythembildung die Bestrahlung auszusetzen, und nach Rückbildung des Erythems wird mit der letzten nichterythematogenen Dosis weiter bestrahlt. Diese Bestrahlungsdosis ist vor einer weiteren Steigerung mindestens zweimal zu geben.

Erhaltungsphase
Bei der Erhaltungsbehandlung wird wie bei Breitband-UVB vorgegangen. Viele Therapeuten geben keine Erhaltungsbehandlung.

Wechsel der Bestrahlungstherapie
Einleitung und Fortführung der Phototherapie liegen in der Praxis nicht immer beim selben Therapeuten. Zur sicheren und wirksamen Fortführung der Therapie kommt der genauen Dokumentation, der im Rahmen der Therapieeinleitung erhobenen Bestrahlungsparameter – initiale MED, effektive letzte UVB-Dosis, Lampentyp und Therapiefrequenz – eine bedeutende Rolle zu. Der weiter behandelnde Dermatologe kann bei Übereinstimmung dieser Werte die Therapie übergangslos fortsetzen. Sollte der Lampentyp nicht übereinstimmen, zum Beispiel Breitband-UVB versus 311 nm UVB, ist die Bestimmung der momentanen MED erforderlich. Die Weiterbehandlung erfolgt mit einer Dosis von 75% des ermittelten Wertes.

Photochemotherapie

Allgemeine Voraussetzungen
Strenge Indikationsstellung. Aufklärung des Patienten über Wirkung, Nebenwirkungen und mögliche

Gefahren (Formblatt). Vertrautheit mit den Prinzipien der phototoxischen Reaktion. Kenntnis der Pharmakokinetik der beiden gebräuchlichen Psoralene (8-Methoxypsoralen; 8-MOP und 5-MOP; 5-MOP). Regelmäßige, exakte Messung und Dokumentation der Energieemission (in mW/cm^2) der UVA-Strahler. Bestimmung der individuellen Photosensibilität des Patienten durch Bestimmung der minimalen Phototoxizitätsdosis (MPD, in J/cm^2). Engmaschige, ärztliche Überwachung des Patienten während der Photochemotherapie.

Spezielle Hinweise
Photosensibilisator
Die Psoralendosis richtet sich nach dem Körpergewicht. 8-MOP (0,6 mg/kg Körpergewicht) muß eine Stunde, 5-MOP (1,2 mg/kg Körpergewicht) zwei Stunden vor der UVA-Bestrahlung eingenommen werden, da zu diesen Zeiten aufgrund der Pharmakokinetik, die höchsten Hautgewebespiegel zu erwarten sind.

Phototest
Die Dosimetrie richtet sich nicht nach dem Hauttyp, da dieser nicht immer mit der Empfindlichkeit übereinstimmt, sondern mit der individuellen UVA-Empfindlichkeit, die durch die minimale Phototoxizitätsdosis (MPD) charakterisiert ist. Der Phototest (MPD-Bestimmung) sollte mit jenem Gerät, das auch zur Therapie verwendet wird oder mit einem Gerät, das dieselbe spektrale Verteilung aufweist, vorgenommen werden. Natürlich muß beim Test jener Photosensibilisator verwendet werden, mit dem die Behandlung durchgeführt werden soll. Die Ablesung der Testareale erfolgt nach 72 Stunden. Die Beurteilung erfolgt nach dem folgenden Schema: kein Erythem (0), gerade noch erkennbares Erythem mit scharfen Rändern (+/–), hellrosa Erythem (+), deutliches Erythem, kein Ödem, keine Schmerzhaftigkeit (++), feuerrotes Erythem, leichtes Ödem, geringe Schmerzhaftigkeit (+++), livides Erythem, starkes Ödem, starke Schmerzhaftigkeit, eventuell Blasenbildung (++++). Jenes Feld, das eine gerade noch erkennbare Rötung (+/–) mit scharf begrenzten Rändern aufweist, stellt die phototoxische Schwellendosis dar. Die in diesem Testfeld eingesetzte Lichtdosis wird als MPD bezeichnet. Wie bei der UVB-Therapie soll der Phototest nach Möglichkeit an den am meisten lichtempfindlichen, das heißt an den am wenigsten der Sonne ausgesetzten Körperarealen wie Gesäß oder Leistenregion durchgeführt werden.

Behandlungsschema (Europäisches PUVA-Protokoll)
Initialphase (Behandlung bis zur klinischen Erscheinungsfreiheit)
Das maximale PUVA-Erythem tritt frühestens 48 Stunden, meistens erst 72 Stunden nach Bestrahlung auf. Daher sollte nie vor dem Ablaufen von 72 Stunden nach dem Phototest die Therapie begonnen werden. Die erste therapeutische UVA-Dosis soll 75% der MPD nicht überschreiten. Wegen der möglichen Kumulation der phototoxischen Reaktion von aufeinanderfolgender PUVA-Behandlungen, ist nach zwei Bestrahlungstagen ein bestrahlungsfreier Tag vorgesehen. Am praktikabelsten erscheint es, Patienten am Montag, Dienstag, Donnerstag und Freitag zu behandeln. Mittwoch, Samstag und Sonntag stehen dann als Ruhe- beziehungsweise Beobachtungstage zur Verfügung.

Dosiskorrektur
Das Europäische PUVA-Protokoll gibt kein starres Steigerungsschema vor. Die Indikation zur Dosiskorrektur ergibt sich aus dem Vorhandensein oder Fehlen eines Erythems während der Therapie und dem Ansprechen der Dermatose auf PUVA. Die Stärke des PUVA-Erythems ist einer der beiden Parameter, die zur Orientierung für eine Dosiskorrektur nach unten oder oben dienen. Während der Behandlung tritt als Folge der zunehmenden Pigmentierung und Verdickung der Epidermis UV-Toleranz auf. Das Ausmaß der Toleranzentwicklung hängt vom Hauttyp ab. Bei Patienten mit Hauttyp I oder II geht sie langsam vor sich, so daß Dosissteigerungen nur sehr vorsichtig vorgenommen werden dürfen. Bei Patienten mit Hauttyp III, IV, V und VI entwikkelt sich die Toleranz rasch, und daher muß die UVA-Dosis rasch erhöht werden. Um eine Überdosierung durch Kumulation zu vermeiden, muß bei der Dosisanpassung wiederum berücksichtigt werden, daß die maximale Erythemreaktion erst 48 bis 72 Stunden nach der Bestrahlung auftritt. Die erste Dosissteigerung darf daher erst in der zweiten Behandlungswoche erfolgen. Im weiteren Verlauf kann nach jeweils zwei aufeinanderfolgenden Behandlungen mit gleicher UVA-Dosis 20–30% der Vordosis gesteigert werden.
Bisweilen benötigen Patienten wegen Erythembildung und gutem Ansprechen der Dermatose über längere Zeit keine Steigerung der UVA-Dosis.

Erhaltungsphase
Während der Erhaltungsphase bleibt die UVA-Dosis, meist die letzte Dosis bei Erreichen der Erscheinungsfreiheit, konstant. Der Patient erhält einen

Monat lang zwei Behandlungen pro Woche und einen weiteren Monat lang eine Behandlung pro Woche. Bleibt der Patient während dieser zweimonatlichen Erhaltungsbehandlung erscheinungsfrei wird die Therapie beendet.

Vorgehen bei Rezidiven
Bei leichten Rezidiven kann während der Erhaltungsphase die Bestrahlungsfrequenz vorübergehend gesteigert werden. Bei schweren Rezidiven muß wieder das Schema der Initialphase bis zur völligen Erscheinungsfreiheit eingesetzt werden.

Literatur

1. Hönigsmann H, Krutmann J (1997) Vorschlag für Standardrichtlinien zur praktischen Durchführung der PUVA, Breitband-UVB, 311 nm-UVB und UVA1-Phototherapie. In: Krutmann J, Hönigsmann H (Hrsg) Handbuch der dermatologischen Phototherapie und Photodiagnostik. Springer, Berlin, S 359–367
2. Hudson-Peacock MJ, Diffey BL, Farr PM (1994) Protective action of emollients in ultraviolet therapy of psoriasis. Br J Dermatol 130:361–365
3. Lebwohl M, Hecker D, Martinez J et al. (1997) Interaction between calcipotriene und ultraviolet light. J Am Acad Dermatol 37:93–95
4. Van de Kerkhof, PC, De Rooij, MJ (1997) Multiple squamous cell carcinomas in a psoriatic patient following high-dose photochemotherapy and cyclosporin treatment: response to long-term acitretin maintenance. Br J Dermatol 136:275–278

Sole-UV-Therapie

Oliver Wiedow und Volker Streit

Psoriasis und Neurodermitis gehören zu den häufig vorkommenden Hauterkrankungen, die in der dermatologischen Praxis behandelt werden. Es liegen gut dokumentierte praktische Erfahrungen der Behandlung beider Erkrankungen durch die Anwendung von Salzbädern in Kombination mit UV-Bestrahlung vor. Zum einen stammen diese Erfahrungen aus Behandlungszentren am Toten Meer [1], zum anderen aus spezialisierten klinischen Einrichtungen in Deutschland [2]. Aufgrund der insgesamt guten Behandlungserfolge, insbesondere bei der Behandlung der Psoriasis, erschien es zweckmäßig diese Behandlungsmodalität auch im Bereich der ambulanten Heilfürsorge zu etablieren. Hierzu wurde das Erprobungsmodell „Ambulante Balneophototherapie" ins Leben gerufen. An diesem Modell nahmen im April 1997 483 Behandlungszentren teil (89 % niedergelassene Dermatologen, 11 % Kliniken). In diesem Erprobungsmodell wurden Patienten mit Psoriasis und Neurodermitis mit balneophototherapeutischen Maßnahmen behandelt. Die Patienten mit Psoriasis wurden in einer 15- bis 27 %igen Salzlösung gebadet und nachfolgend mit UV-B bestrahlt. Das Baden in der Salzlösung konnte entweder in Form eines Vollbades oder in Form der Folienbadmethode [3, 4] mit etwa 4 l Salzlösung vorgenommen werden. Zunächst wurde eine Initialtherapie bis zum Erreichen eines befriedigenden Therapieerfolges mit drei bis fünf Anwendungen pro Woche durchgeführt. Daran schloß sich eine Intervalltherapie mit ein bis zwei Behandlungen pro Woche für einen Zeitraum von sechs Monaten an. Zur Behandlung der Neurodermitis war das Baden in 1–5 %iger Salzlösung mit nachfolgender UV-Bestrahlung vorgesehen. Die niedrigeren Salzkonzentrationen waren erforderlich, da hohe Salzkonzentrationen zu schmerzhaftem Brennen an Exkoriationen und Rhagaden führen. Bei beiden Erkrankungen war es in Ausnahmefällen zugelassen, weitere topische Therapiemaßnahmen wie die externe Anwendung von Glukokortikosteroiden anzuwenden. Das Erprobungsmodell „Ambulante Balneophototherapie" wurde von einer wissenschaftlichen Auswertung des Therapieerfolges begleitet. Der Auswertungszeitraum erstreckte sich vom April 1994 bis zum Dezember 1996. Zusätzlich wurde zur Qualitätssicherung eine Befragung der behandelten Patienten durch den Medizinischen Dienst der Krankenkassen vorgenommen.

Patientenkollektive

Im Rahmen des Projektes wurden die Behandlungsdaten für die Anwendung der Balneophototherapie bei 3499 Patienten mit Psoriasis und 1652 Patienten mit Neurodermitis ausgewertet.

Die Patienten mit Psoriasis (48 % männlich, 52 % weiblich) waren im Mittel 44 Jahre alt und litten durchschnittlich seit 22 Jahren an ihrer Erkrankung. 85 % der behandelten Patienten waren zwischen 20 und 65 Jahre alt. 35 % der Patienten waren zuvor zur Behandlung ihrer Psoriasis stationär behandelt worden (19 % in Fachkliniken, 16 % in Universitätskliniken). Im Rahmen des Erprobungsmodells wurden 26 % der Patienten mit Salzvollbädern und 74 % mit der Folienbadmethode behandelt.

Die Patienten mit Neurodermitis (37 % männlich, 63 % weiblich) waren im Mittel 33 Jahre alt und waren im Mittel seit 13 Jahren erkrankt. 43 % der Patienten waren zuvor zur Behandlung ihrer Psoriasis stationär (23 % in Fachkliniken, 20 % in Universitätskliniken) behandelt worden. 26 % der Patienten wurden mit Salzvollbädern und 74 % mit der Folienbadmethode behandelt.

Therapie der Psoriasis

Von den 3499 Patienten mit Psoriasis, die mit Sole-Bädern und UV-B-Bestrahlung behandelt wurden, erhielten 33 % eine zusätzliche topische Therapie, vor allem mit Glukokortikosteroiden oder Vitamin D-Derivaten.

Dreißig Prozent der Patienten hatten die Therapie vorzeitig abgebrochen (Abb. 1). Hierbei lagen die Gründe für den Abbruch in 7,3 % der Patienten in Nebenwirkungen und mangelndem Therapieerfolg.

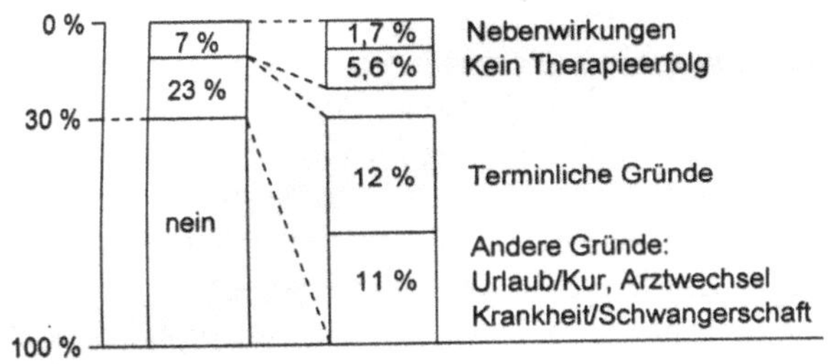

Abb. 1. Balneophototherapie der Psoriasis: Therapieabbruch während der Initialtherapie

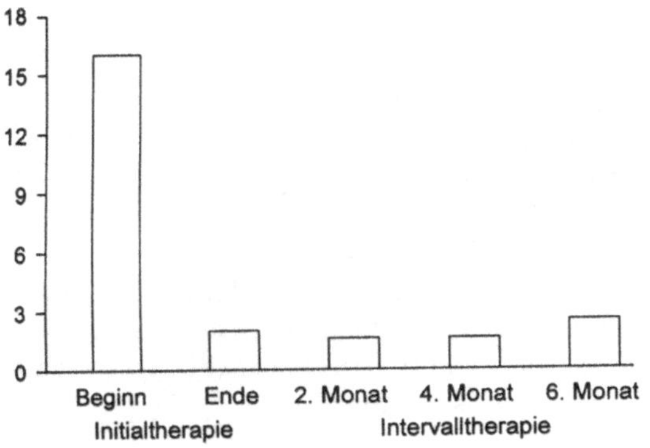

Abb. 2. Therapieerfolg der Balneophototherapie bei Psoriasis

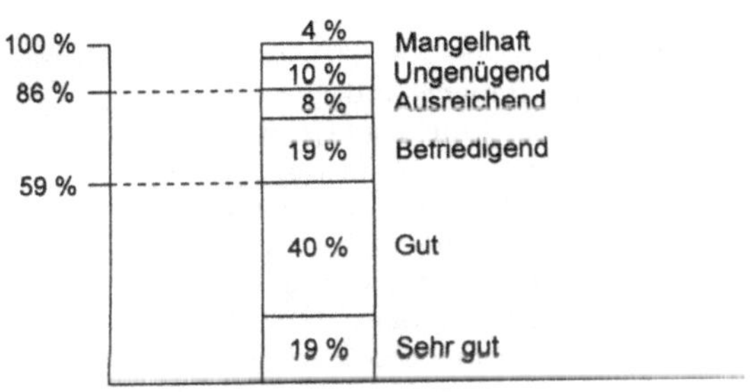

Abb. 3. Psoriasis: Beurteilung des Therapieerfolges durch die Patienten

Die restlichen 22,7 % der Patienten brachen die Therapie aus Gründen ab, die nicht mit der Therapiewirkung oder -nebenwirkung in Zusammenhang standen, insbesondere aus terminlichen Gründen.
Der Therapieerfolg, dokumentiert anhand des Psoriasis-Schweregrad-Index (PASI, [5]), bestand bei den Patienten ohne zusätzliche Lokaltherapie in einer 89 %igen Reduktion der sichtbaren Hauterscheinungen nach Beendigung der Intitialtherapie (Abb. 2), für die im Mittel 27 Behandlungen im Zeitraum von 63 Tagen erforderlich waren. Ein Rezidiv der Erkrankung konnte durch die Intervalltherapie über einen Zeitraum von sechs Monaten verhindert werden.
Die von dem Medizinischen Dienst der Krankenkassen erfolgte Befragung der Patienten ergab eine hohe Zufriedenheit mit dem Therapieverfahren (Abb. 3): insgesamt beurteilten 59 % der Patienten den Therapieerfolg als gut bis sehr gut und 86 % den Therapieerfolg mindestens als ausreichend; 84 % der Patienten würden das Therapieverfahren gegebenenfalls erneut in Anspruch nehmen.

Therapie der Neurodermitis

Von den 1652 Patienten mit Neurodermitis, die balneophototherapeutisch behandelt wurden, wandten 30 % zusätzlich topische überwiegend glukokortikosteroidhaltige Therapeutika an.
Vorzeitige Therapieabbrüche gab es bei dieser Patientengruppe in 34 % der Patienten (Abb. 4), wobei bei 12 % der Patienten aufgrund von Nebenwirkungen oder mangelndem Therapieerfolg die Behandlung abgebrochen wurde. Die verbleibenden 22 % brachen die Therapie vorwiegend aus terminlichen Gründen ab.
Der Therapieerfolg wurde anhand des SCORAD [6] dokumentiert. Er zeigte bei den Patienten ohne zusätzliche Lokaltherapie eine 66 %ige Reduktion der objektiven und subjektiven Krankheitserscheinungen nach Beendigung der Initialtherapie. Bei den Patienten mit Neurodermitis konnte eine deutliche weitere Abheilung der Krankheitserscheinungen durch die anschließende Intervalltherapie beobachtet werden, die am Ende der sechsmonatigen Intervalltherapie zu einer 87,5 %igen Rückbildung der Neurodermitis führte (Abb. 5).
Die Befragung der Patienten durch den Medizinischen Dienst der Krankenkassen ergab ebenfalls eine sehr hohe Zufriedenheit mit diesem Behandlungsprinzip: 64 % der Patienten beurteilten dieses Behandlungsverfahren als gut bis sehr gut und 88 % der Patienten beurteilten dieses Behandlungsverfahren als mindestens ausreichend, 85 % der Patienten würden diese Behandlung wiederholen (Abb. 6).

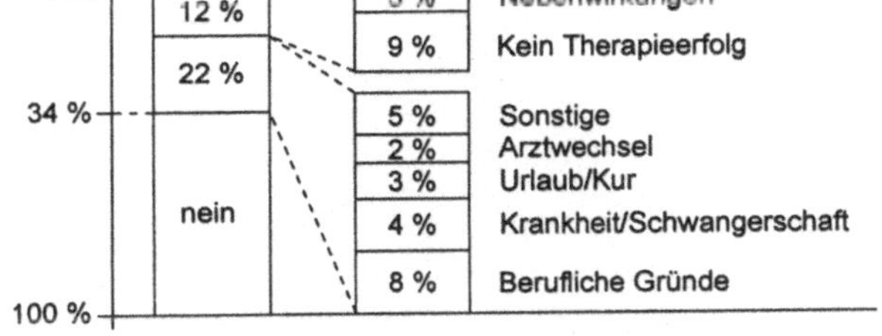

Abb. 4. Balneophototherapie der Neurodermitis: Therapieabbruch in der Initialtherapie

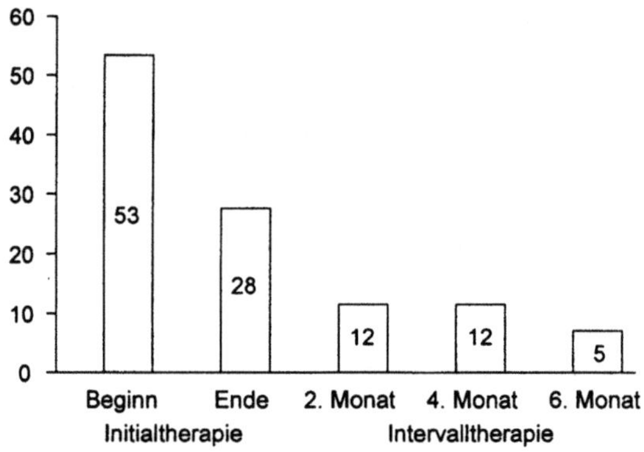

Abb. 5. Therapieerfolg der Balneophototherapie bei Neurodermitis

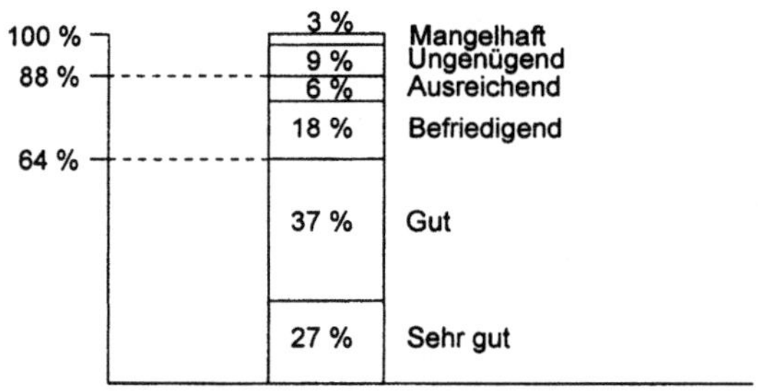

Abb. 6. Neurodermitis: Beurteilung des Therapieerfolges durch die Patienten

Stellenwert der Balneophototherapie

Das Angebot einer ambulanten Balneophototherapie erweist sich als besonders geeignet zur Behandlung der ausgedehnten Psoriasis vom Plaquetyp im Erwachsenenalter. Das Therapiekonzept mit einer intensiven Initialtherapie, gefolgt von einer Intervalltherapie mit reduzierter Anwendungshäufigkeit wurde insbesondere von Patienten im arbeitsfähigen Alter in Anspruch genommen. Die Balneophototherapie erscheint besonders geeignet für Patienten mit Lichttyp II–IV nach Fitzpatrick. Das Therapieverfahren kann als Basistherapieverfahren für die ausgedehnte unkomplizierte Psoriasis angesehen werden. Für die Zukunft dieses Therapieverfahrens erscheint eine Optimierung der Kombination mit antipsoriatisch wirksamen Externa sinnvoll. Dies gilt vor allem, wenn die zu behandelnden Effloreszenzen schon sehr lange (> 3 Jahre) bestehen.

Die therapeutische Wirkung der Balneophototherapie der Neurodermitis setzt im Vergleich zur Psoriasis relativ langsam ein. Daher erscheint dieses Therapieverfahren als Monotherapie vor allem für die ambulante Versorgung geeignet. Ein großes Entwicklungspotential für dieses Therapieverfahren liegt in einer geeigneten Kombination mit zusätzlichen topischen Therapieverfahren. Diese werden häufig benötigt, um zu Beginn der Behandlung die Exkoriationen und Rhagaden zur Abheilung zu bringen und eine relativ schnelle Dosissteigerung der UV-Therapie zu ermöglichen.

Zusammenfassend zeigen die Ergebnisse des Erprobungsmodells, daß sich die ambulante Balneophototherapie als Basistherapie für Patienten mit Psoriasis und Neurodermitis bewährt hat.

Literatur

1. Abel EA, Barnes S, Le Vine MJ, Seidman DR, Wallk S (1986) Psoriasis treatment at the dead sea: second international study tour. J Am Acad Dermatol 15:1298–1299
2. Ständer M (1983) Die Thermalsole-Phototherapie bei Psoriasis vulgaris. Fortschr Med 101:933–936
3. Wiedow O, Streit V, Christophers E, Ständer M (1989) Freisetzung von humaner Leukozytenelastase durch hypertone Salzbäder bei Psoriasis. Hautarzt 40:518–522
4. Streit V, Wiedow O, Christophers E (1994) Innovative Balneophototherapie mit reduzierten Badevolumina: Folienbäder. Hautarzt 45:140–144
5. Fredriksson T, Pettersson U (1978) Severe psoriasis – oral therapy with a new retinoid. Dermatologica 157:238–244
6. Stalder JF et al. (1993) Severity scoring of atopic dermatitis: The SCORAD index. Clin Lab Invest 186:23–31

Fortschritte in der Diagnostik und Therapie

Hämatopoetische Stammzelltherapie

Gerold Schuler

Grundlage und etablierte Strategie

Die Transplantation hämatopoetischer Stammzellen beziehungsweise die Stammzelltransplantation (SCT) ist zu einem festen Bestandteil der modernen Medizin geworden, wobei sich die Stammzelltransplantation in der letzten Zeit hinsichtlich der Verfahrensweisen stark weiterentwickelt hat [9]. Es zeichnen sich auch neue Indikationen ab, die das Fachgebiet Dermatologie berühren. Hämatopoetische Stammzellen im engeren Sinne wären Zellen, von denen eine einzelne ausreichen würde, bei Transfer in einen letal bestrahlten Körper das gesamte hämatopoetische System zu rekonstituieren. Anders als bei der Maus sind die wahren hämatopoetischen Stammzellen beim Menschen noch nicht definitiv identifiziert. Bekannt sind allerdings die sogenannten CD34+-Zellen. Diese tragen an der Oberfläche das Molekül CD34. Durch Bindung spezifischer Antikörper gegen CD34 ist die Identifikation und auch Anreicherung dieser Zellen möglich. CD34+-Zellen stellen eine sehr heterogene Gruppe dar. Nur etwa 10 % sind CD38- und stellen in sich auch wieder heterogene primitive Vorläufer dar, über 90 % sind CD38+ und beinhalten sogenannte „committed precursors“ (Abb. 1). Diese „committed precursors“ sind bereits in eine bestimmte hämatopoetische Linie (z. B. myeloide Reihe) determiniert und können durch weitere Teilung und Differenzierung ausschließlich Blutzellen der entsprechenden Reihe generieren. Die durch das Molekül CD34 ausgezeichneten Zellen sind zwar nicht die Stammzellen im engeren Sinne. Eine Transplantation von CD34+-Zellen, die unter Verwendung von Anti-CD34-Antikörpern mittels kommerzieller Kits isoliert wurden, kann allerdings das gesamte hämatopoetische System und Immunsystem rekonstituieren. Nach der Beziehung zwischen Spender und Empfänger kann man die Stammzelltransplantation in eine syngene (Spender ist ein eineiiger Zwilling), allogene (Spender sind möglichst HLA idente Geschwister, andere „matched“ oder in einem oder mehreren Loci „mismatched“ Familienmitglieder oder „HLA-matched“ Nichtverwandte) oder autologe unterteilen (Tabelle 1). Die Quelle der Stammzellen ist entweder das Knochenmark oder das Nabelschnurblut oder aber auch das periphere Blut Erwachsener (Tabelle 1) [6, 9]. CD34+-Zellen sind allerdings im peripheren Blut des Erwachsenen nur in so verschwindend geringer Menge vorhanden, daß eine Mobilisation mittels Applikation von Zytokinen („granulocyte colony stimulating factor“, G-CSF als Standard, experimentell in Kombination mit verschiedenen anderen wie „stem cell factor“, SCF) durchgeführt werden muß. Es wird dann eine Leukapherese durchgeführt und so eine große Zahl mononukleärer Zellen ($\geq 10^{10}$), die CD34+-Zellen enthalten, gewonnen. Die In-vitro-Generation großer Mengen von Stammzellen durch Zytokin-vermittelte Expansion von CD34+-Zellen, die aus wenigen Milliliter Blut isoliert wurden, wird vielleicht in Zukunft möglich sein und dann die Leukapherese überflüssig machen.

Bei allogenen Transplantationen wird Knochenmark oder peripheres Blut bzw. die daraus mittels Leukapherese isolierten mononukleären Zellen direkt verabreicht. In diesem Fall sind im Transplantat neben den CD34+-Zellen auch andere Zellen enthalten, insbesondere auch die bereits erwähnten schon weiter

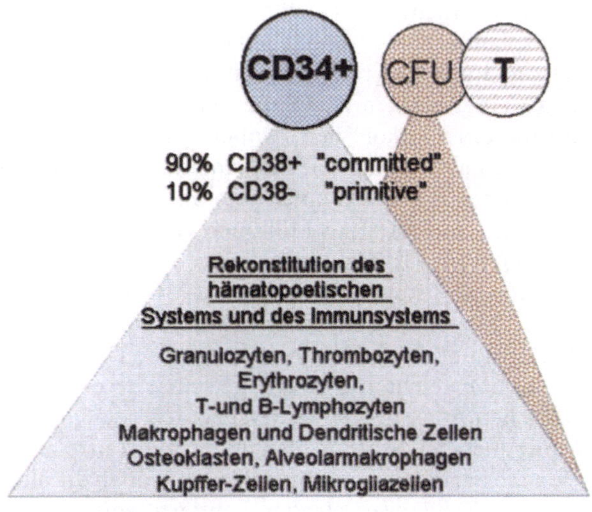

Abb. 1. Hämatopoietische Stammzelltransplantation

Tabelle 1. Hämatopoietische Stammzelltherapie

Beziehung Spender/Empfänger	Syngen		
	Allogen	Knochenmark oder periphere mononukleäre Zellen, CD34+-Selektion nur bei Mismatch	
	Autolog	fast nur periphere Stammzellen, CD34+-Selektion als Standard, > 5× 10^6/kg	
Quelle der Stammzellen		CD34+-Gehalt	
		normal [%]	mobilisiert [%]
	Knochenmark	1–5	–
	peripheres Blut	0,001	0,3
	Nabelschnurblut	1–5	–

fortgeschrittenen Vorläufer („committed precursors"), die In-vitro-Kolonien bilden und Zellen der entsprechenden Reihe hervorrufen können (CFU, „colony forming units"; Abb. 1). Daneben werden natürlich auch fertige Blutzellen mittransplantiert. Von besonderer Bedeutung sind hierbei die T-Zellen (Abb. 1), welche im peripheren Blut etwa zehnmal häufiger als im Knochenmark vorkommen. Das Vorhandensein von T-Zellen in unaufgereinigten Transplantaten erhöht bei allogener Stammzelltransplantation das Risiko einer Graft-versus-host-Erkrankung (GVHD), damit aber auch den als positiv anzusehenden Graft-versus-leucemia/tumor-Effekt (siehe unten). Bei einer allogenen Transplantation wird daher in der Regel eine ungereinigte Fraktion transplantiert und eine CD34+-Selektion nur bei einem „mismatch" durchgeführt.

Bei autologen Transplantationen verwendet man hingegen fast ausschließlich periphere Stammzellen, wobei die Anreicherung von CD34+-Zellen Standard ist. Der Vorteil ist hier, daß bei einer CD34+-Selektion eine Kontamination mit Tumorzellen verringert wird. Bei mehr als 5 Millionen/kg Körpergewicht transplantierten CD34+-Zellen ist mit einer sicheren Rekonstitution zu rechnen. Seit den 80er Jahren ist es zu einer starken Zunahme der Stammzelltransplantationen gekommen, wobei zuletzt insbesondere die Zahl autologer Transplantationen rapide zugenommen hat. Nach einer autologen Transplantation mit zumindest 2,5 Millionen CD34+-Zellen/kg Körpergewicht kommt es zu einer viel schnelleren myeloiden Rekonstitution als bei Transplantation von autologem Knochenmark. Zwölf Tage nach einer Transplantation werden in der Regel 500 Granulozyten/mm^3 erreicht und zwei Tage später 20.000 Blutplättchen/mm^3. Es ist wahrscheinlich, daß in Zukunft auch bei der allogenen Stammzelltransplantation die peripheren Stammzellen, aus denen die allogenen T-Zellen weitestgehend entfernt wurden, das Knochenmark als die bevorzugte Quelle von Stammzellen nach myeloablativer Therapie ersetzen werden.

Im Falle der allogenen Stammzelltransplantation kann ebenso wie bei Transplantation solider fremder Organe eine Host-versus-graft-Reaktion (HVG) auftreten (Abb. 2). Es ist daher schon aus diesem Grunde vor Gabe allogener Donorzellen (des hämatopoetischen Grafts) eine Konditionierung notwendig, um eine Annahme des Transplantats zu garantieren. Neben der ausreichenden Unterdrückung des Immunsystems zur Verhinderung der Graft-Abstoßung hat eine Konditionierung auch den Zweck, abnorme oder maligne Zellen des Patienten zu eliminieren. Nur bei der seltenen Indikation der „severe combined immmunodeficiency" (SCID) ist bei Transplantation mit Stammzellen eines HLA-identen Geschwisters keinerlei Konditionierung notwendig, da keine abnormen Zellen eliminiert, sondern nur fehlende ersetzt werden müssen und die Patienten wegen des Fehlens von T-Zellen bereits genügend immunsupprimiert sind. Die bei anderen Indikationen bei allogener Stammzelltransplantation notwendige Konditionierung ist in der Regel myeloablativ und wird je nach Indikation unterschiedlich durchgeführt. Ein Standardschema ist Cyclophos-

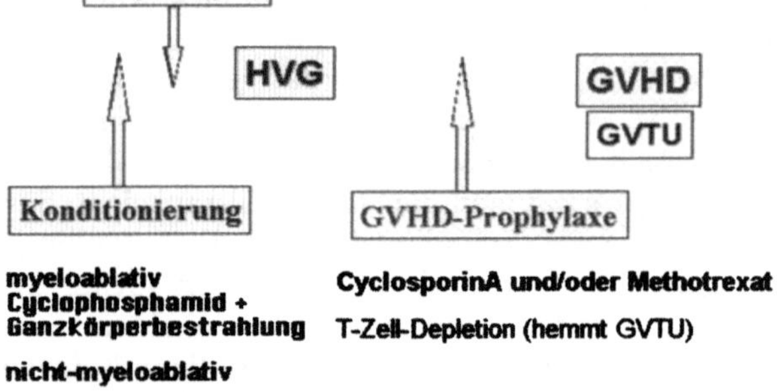

Abb. 2. Allogene hämatopoietische Stammzelltherapie

phamid plus Gesamtkörperbestrahlung. In letzter Zeit zeichnen sich auch nichtmyeloablative Strategien für bestimmte Indikationen ab (siehe unten). Anders als bei der Transplantation allogener solider Organe besteht bei der Transplantation von allogenen Stammzellen aber auch die Gefahr einer Graft-versus-host-Erkrankung (GVHD). Es wird daher routinemäßig eine Graft-versus-host-disease-Prophylaxe mit Cyclosporin-A und/oder Methotrexat durchgeführt (Abb. 2). Die Entfernung von T-Zellen aus dem Stammzelltransplantat wirkt auch prophylaktisch im Hinblick auf eine GVHD, hemmt allerdings auch den erwünschten Graft-versus-leucemia (GVL) bzw. Graft-versus-tumor-Effekt (GVTU, Abb. 2).

Stammzelltherapie zur Behandlung maligner Erkrankungen

Etablierte beziehungsweise gängige Indikationen der hämatopoetischen Stammzelltransplantation mit Angabe des Fünf-Jahres-erkrankungsfreien Intervalls sind in der Tabelle 2 aufgeführt. Es handelt sich hier einerseits um seltene Indikationen (Immundefizienzen und nicht maligne Erkrankungen unter anderem des hämatopoetischen Systems), andererseits um die Behandlung der viel häufigeren malignen Erkrankungen, und hier in erster Linie hämatopoetischer Systemerkrankungen. Eine Hochdosischemotherapie gefolgt von autologer Stammzelltransplantation wird beim Neuroblastom, Hodenkarzinom sowie Mammakarzinom eingesetzt. Bei Patientinnen, die am Mammakarzinom im Stadium IV leiden, resultiert eine Hochdosischemotherapie mit Stammzelltransplantation in einer höheren Rate kompletter Remissionen und verlängertem erkrankungsfreien Intervall im Vergleich zu Standarddosischemotherapien. Es sind allerdings noch längere Nachbeobachtungszeiten und randomisierte Studien notwendig, um festzustellen, ob die komplett ansprechenden Patienten auch wirklich in einem höheren Maße geheilt sind als bei konventioneller Chemotherapie. Derzeit werden im Rahmen von Studien auch Hochdosischemotherapien gefolgt von autologer Stammzelltransplantation bei Patientinnen durchgeführt, die ein außerordentlich hohes Rezidivrisiko des Mammakarzinoms nach konventioneller adjuvanter Therapie haben (wie z. B. Patientinnen mit mehr als 10 positiven Lymphknoten). Neuere Ergebnisse zur adjuvanten Hochdosischemotherapie sind enttäuschend [5].

Bei dem Problemtumor der Dermatologie, dem Melanom, hat die Hochdosischemotherapie gefolgt von autologer Stammzelltransplantation enttäuscht und kann derzeit nicht empfohlen werden, da diese hochtoxische Therapie zwar in bis zu 80 % zu einem Ansprechen führt, dieses aber nur kurz anhält [1].

Bei einigen Patientinnen mit Mammakarzinom wurde eine konventionelle myeloablative Chemotherapie gefolgt von allogener Knochenmarks- oder allogener peripherer Blutstammzelltransplantation durchgeführt. Es wurden passagere Effekte im Sinne einer Rückbildung von Lebermetastasen bei einem Teil der Patientinnen beobachtet, die mit dem Auftreten einer Graft-versus-Host-Disease einherging und in einem Fall auch mit dem Auftreten tumorspezifischer zytotoxischer T-Zellen korrelierte. Diese Beobachtungen deuten darauf hin, daß ähnlich wie bei der Leukämie (Graft-versus-leucemia-Effekt) auch bei soliden Tumoren Graft-versus-tumor-Effekte auftreten können [2, 12]. Auf Basis dieser Daten wurde eine jetzt bereits in Auswertung begriffene Pilotstudie der European Group for Blood and Marrow Transplantation (EBMT) zur allogenen Stammzelltherapie verschiedener therapieresistenter solider

Tabelle 2. Etablierte Indikationen der hämatopoetischen Stammzelltherapie (SCT; Auswahl). *Fünfjahres-DFI* (Fünfjahres-disease-free-Intervall)

Erkrankungen	Fünfjahres-DFI [%]
Nichtmaligne Erkrankungen	
„severe combined immunodeficiency" (SCID)	90
Schwere aplastische Anämie	90
Thalassaemia major	70–90
Sichelzellanämie	50–90
Fanconi-Anämie	50–70
Maligne Erkrankungen	
Chronisch myeloische Leukämie (CML)	
Chronische Phase	60–70
Akzelerierte Phase	30–40
Blastenkrise	15–20
Akute myeloische Leukämie (AML)	
Erste Remission	40–70
Zweite Remission	30
Chronisch lymphatische Leukämie (CLL)	50
Akute lymphatische Leukämie (ALL)	30–50
Multiples Myelom	35
Non-Hodgkin-Lymphom (NHL), disseminiert, „intermediate/high grade"	
Nach erstem Rückfall, aber Tumor bleibt chemosensitiv	40–50
Morbus Hodgkin	
Nach erstem Rückfall, chemosensitiver Tumor	40–70
Fortgeschrittene Erkrankung	15–30
Myelodysplastische Syndrome (MDS)	45
Mammakarzinom (Stadium IV)	10–30

Tumore wie dem Melanom oder dem Mammakarzinom durchgeführt. Die EBMT und auch das amerikanische National Institute of Health (NIH) haben inzwischen auch eine Studie gestartet, bei der nach nichtmyeloablativer Konditionierung eine allogene Transplantation mit Stammzellen HLA-typisierter Geschwister durchgeführt wird mit nachfolgender Gabe allogener Donorleukozyten zur Verstärkung des Graft-versus-tumor-Effekts. Das Konzept einer nichtmyeloablativen Konditionierung, gefolgt von allogener Stammzelltransplantation wird auch als *Minitransplantation* (Tabelle 3) bezeichnet, da es hierbei zu einer Chimärisierung kommt, das heißt, die Blutzellen des allogenen HLA-identen Spenders existieren auch nach längerer Zeit neben den ursprünglichen Blutzellen des Empfängers. Die Idee hinter dem Einsatz der Minitransplantation zur Tumortherapie besteht darin, daß allogene T-Zellen wahrscheinlich einen stärkeren Graft-versus-Tumor beziehungsweise Graft-versus-leucemia-Effekt ausüben als autologe T-Zellen, andererseits die Toxizität einer myeloablativen Therapie vermieden wird. Diese Minitransplantation ermöglicht die Induktion einer Toleranz gegen das Graft beziehungsweise die Donorzellen, so daß Donor-T-Zellen – bei für nur kurze Zeit zur GVHD Prophylaxe notwendiger immunsuppressiver Therapie – die Chance haben, Tumorzellen des Empfängers durch Immunattacke zu eliminieren. Die Minitransplantation ist daher keine Spielart einer Hochdosis-(Radio-)Chemotherapie, sondern letztlich eine adoptive Immuntherapie durch allogene Lymphozyten in einem durch die Minitransplantation gegen Spenderzellen tolerant gewordenen Patienten. Erste Erfahrungen mit einer nichtmyeloablativen Konditionierung unter anderem mit Purinanalogen gefolgt von einer Minitransplantation zur Behandlung fortgeschrittener hämatologischer maligner (wie Leukämien oder myelodysplastische Syndrome) und nicht maligner Erkrankungen liegen bereits vor [3, 8].

Vor kurzem wurde auch ein „proof of principle" im Sinne des Nachweises einer stabilen Chimärisierung bei Hunden erbracht [10]. Zur nichtmyeloablativen Konditionierung wurde hierbei eine subletale Gesamtkörperbestrahlung als alleinige Methode eingesetzt, gefolgt von Cyclosporin-A und Mycophenolatmofetil als Immunsuppression nach der Transplantation. Es kam zu einer stabilen Chimärisierung ohne Auftreten einer akuten oder chronischen Graft-versus-host-Erkrankung und es konnte eine immunologische Kompetenz (als allogene „mixed lymphocyte reaction") in vitro nachgewiesen werden. Bei erfolgreicher Umsetzung auf die Situation beim Menschen würde dies bedeuten, daß mit sehr geringer Toxizität eine stabile Chimärisierung mit allogenen Zellen erreicht werden könnte. Neben der Tumortherapie würden sich auch andere potentielle Therapieapplikationen eröffnen, wie nicht maligne hämatologische Erkrankungen wie die aplastische Anämie, genetisch bedingte metabolische Erkrankungen, Autoimmunerkrankungen und auch die Induktion von Toleranz für die Transplantation solider Organe. Es erscheint durchaus möglich, daß eine allogene nichtmyeloablative Stammzelltransplantation beziehungsweise Minitransplantation in Zukunft bei Einsatz in früheren Erkrankungsstadien eine weitgehend ambulante Therapie werden könnte.

Tabelle 3. Allogene „Ministammzelltherapie"

Nichtmyeloablative Chemotherapie
Allogene HLA-idente Spender
Stabile Chimärisierung
Graft-versus-tumor- bzw. -leucemia-Effekt ohne die Toxizität einer myeloablativen Therapie

Stammzelltherapie zur Behandlung von Autoimmunerkrankungen

Im Rahmen allogener Stammzelltransplantationen wegen anderer Indikationen wie der aplastischen Anämie wurde beobachtet, daß sich gleichzeitig bestehende Autoimmunerkrankungen, wie eine rheumatoide Arthritis, zurückbildeten. Daraus entwickelte sich der therapeutische Ansatz, durch entsprechende Konditionierung mit hochdosiertem Cyclophosphamid (50 mg/kg Körpergewicht täglich über 4 Tage) eine Ablation des abnormen lymphoiden Systems herbeizuführen, gefolgt von einer Stammzelltransplantation zur Rekonstitution und dem hoffentlich erfolgenden Aufbau eines normal funktionierenden hämatopoetischen beziehungsweise Immunsystems.

Im Rahmen einer Konsensus-Konferenz [11] wird derzeit wegen der bei weitem geringeren Mortalität für diese Indikation nur die autologe Stammzelltransplantation empfohlen, wobei der peripheren Blutstammzelltransplantation gegenüber der Knochenmarkstransplantation der Vorzug gegeben wird. Eine T-Zelldepletion der Stammzellpopulation wird dringend empfohlen, um abnorm funktionierende T-Zellen möglichst vollständig zu entfernen. Angesichts der ermutigenden Ergebnisse der ersten Pilotstudien (bereits über 90 Patienten) erscheint es durchaus möglich, daß sich der neue Ansatz als Therapiemöglichkeit etablieren wird. Die Entwicklung von Medikamenten, die selektiv auf Lymphozyten toxisch wirken, könnte einen wichtigen Beitrag liefern. Wichtig wird es auch sein, zu untersuchen, ob die Patienten nach Stammzelltransplantation letztlich wirklich ein intaktes, aber nicht autoreaktives Immunsystem entwickeln. Der Sinn des Ansatzes ist ja keineswegs, nur eine besonders intensive und lang anhaltende Hochdosisimmunsuppression durchzuführen. Es gibt durchaus Bedenken in diese Richtung, da nach Gabe von T-Zell-depletierten Stammzellen mehr als ein Jahr persistierende T-Lymphopenien resultieren können.

Indikationen sind schwere, anders nicht beherrschbare Autoimmunerkrankungen, insbesondere multiple Sklerose, systemischer Lupus erythematodes, diffuse systemische Sklerodermie, rheumatoide Arthritis, aber auch schwere therapieresistente Vaskulitis, Kryoglobulinämie und Antiphospholipidsyndrom. Ein Einsatz einer Stammzelltherapie kommt allerdings sinnvollerweise nur dann in Frage, wenn eine schwere Verlaufsform, aber noch keine irreversiblen Schäden vorliegen. Es ist zumindest bei bestimmten Erkrankungen durchaus denkbar, daß nur bei Transplantation mit allogenen Zellen, die keinen genetischen Defekt aufweisen, eine normale Rekonstitution des hämatopoetischen beziehungsweise immunologischen Systems erreicht werden kann. Sollte sich bei bestimmten Indikationen daher die autologe Stammzelltransplantation nach Hochdosis-Immunsuppression als nicht effektiv herausstellen, könnte die allogene Ministammzell-Transplantation der nächste Schritt sein, da die konventionelle allogene Stammzelltransplantation mit relativ hoher Mortalität behaftet ist.

Zusammenfassung

Als besonders attraktives neues und aussichtsreiches Konzept stellt sich so die allogene Stammzelltransplantation nach nichtmyeloablativer Konditionierung, auch als sogenannte *Minitransplantation* bezeichnet, dar. Es ist möglich, daß dieser neue Ansatz in Zukunft eine wichtige Stellung in der Behandlung sowohl maligner hämatologischer Erkrankungen als auch solider Tumoren erhalten wird. Es ist hierbei durchaus denkbar, daß die Minitransplantation kombiniert wird mit neuen Verfahren zur Induktion tumorspezifischer zytotoxischer T-Zellen wie einer Vakzination durch Tumorantigen-beladene dendritische Zellen [4, 7]. Die Hochdosisimmunsuppression gefolgt von autologer peripherer Stammzelltransplantation könnte sich in der Behandlung schwerster Autoimmunerkrankungen als wesentlicher Ansatz etablieren, bei einzelnen Indikationen könnte auch die allogene Minitransplantation zum Einsatz kommen. Auch bei der Behandlung von Autoimmunerkrankungen ist es denkbar, daß die Stammzelltransplantation mit anderen Kombinationen, die eine Tolerisierung autoreaktiver T-Zellen begünstigen oder bewirken, kombiniert werden könnte. Etliche der Erkrankungen, die für diese neuen Indikationsgebiete der Stammzelltransplantation in Frage kommen, fallen in den Bereich der Dermatologie.

Literatur

1. Balch CM, Reintgen DS, Kirkwood JM, Houghton A, Peters L, Ang KK (1997) Cutaneous melanoma. In: DeVita VTJ, Hellman S, Rosenberg SA (eds) Cancer: principles and practice of oncology. Lippincott-Raven Publishers, Philadelphia, pp 1947–1994
2. Eibl B, Schwaighofer H, Nachbaur D, Marth C, Gächter A, Knapp R, Böck G, Gassner C, Schiller L, Petersen F, Niederwieser D (1996) Evidence for a graft-versus-tumor effect in a patient treated with marrow ablative chemotherapy and allogeneic bone marrow transplantation for breast cancer. Blood 88:1501–1506
3. Giralt S, Estey E, Albitar M, Van Besien K, Rondón G, Anderlini P, O'Brien S, Khouri I, Gajewski J, Mehra R, Claxton D, Andersson B, Beran M, Przepiorka D, Koller C, Kornblau S, Körbling M, Keating M, Kantarjian H, Champlin R (1997) Engraftment of allogeneic hematopoietic progenitor cells with purine analog-containing chemotherapy: harnessing graft-versus-leukemia without myeloablative therapy. Blood 89:4531–4536
4. Nestle FO, Alijagic S, Gilliet M, Sun Y, Grabbe S, Dummer R, Burg G, Schadendorf D (1998) Vaccination of melanoma patients with peptide- or tumor lysate-pulsed dendritic cells. Nature Medicine 4:328–332
5. Pusztai L, Hortobagyi GN (1998) Discouraging news for high-dose chemotherapy in high-risk breast cancer. Lancet 352:501–502
6. Repka T, Weisdorf D (1998) Peripheral blood versus bone marrow for hematopoietic cell transplantation. Curr Opin Oncol 10:112–117
7. Schuler G, Steinman RM (1997) Dendritic cells as adjuvants for immune-mediated resistance to tumors. J Exp Med 186:1183–1187
8. Slavin S, Nagler A, Naparstek E, Kapelushnik Y, Aker M, Cividalli G, Varadi G, Kirschbaum M, Ackerstein A, Samuel S, Amar A, Brautbar C, Ben-Tal O, Eldor A, Or R (1998) Nonmyeloablative stem cell transplantation and cell therapy as an alternative to conventional bone marrow transplantation with lethal cytoreduction for the treatment of malignant and nonmalignant hematologic diseases. Blood 91:756–763

9. Smith BR: Stem cell transplantation. In: DeVita VTJ, Hellman S, Rosenberg SA (eds) Cancer: principles and practice of oncology. Lippincott-Raven Publishers, Philadelphia, pp 2621
10. Storb R, Yu C, Wagner JL, Deeg HJ, Nash RA, Kiem H-P, Leisenring W, Shulman H (1997) Stable mixed hematopoietic chimerism in DLA-identical littermate dogs given sublethal total body irradiation before and pharmacological immunosuppression after bone marrow transplantation. Blood 89:3048–3054
11. Tyndall A, Gratwohl A (1997) Blood and marrow stem cell transplants in autoimmune disease. A consensus report written on behalf of the European League against rheumatism (EULAR) and the European Group for Blood and Marrow Transplantation (EBMT). Br J Rheumatol 36:390–392
12. Ueno NT, Randon G, Mirza NQ, Geisler DK, Anderlini P, Giralt SA, Andersson BS, Claxton DF, Gajewski JL, Khouri IF, Körbling M, Mehra RC, Przepiorka D, Rahman Z, Samuels BI, Van Besien K, Hortobagyi GN, Champlin RE (1998) Allogeneic peripheral-blood progenitor-cell transplantation for poor-risk patients with metastatic breast cancer. J Clin Oncol 16:986–993

Falten, Furchen, feuchte Hände: Anwendungen von Botulinum-Toxin-A in der Dermatologie

Marc Heckmann

Im Jahre 1817 beschrieb der Weinsberger Arzt Justinus Kerner im *Tübinger Blatt für Naturwissenschaften und Arzneykunde* ein Gift, welches er in verdorbenen Würsten wähnte und welches nach unvorsichtigem Genuß derselben, zu einer Erschlaffung des Gedärms und zu einem völligen Versiegen aller Drüsensekrete führte. Damit beschrieb Kerner nicht nur die typischen Symptome des Botulismus, einer durch *Clostridium botulinum* hervorgerufenen Lebensmittelvergiftung, sondern spekulierte auch über den möglichen Einsatz des gereinigten Giftes als Medikament zur Entkrampfung von Muskeln und zur Verringerung übermäßiger (Schweiß)drüsensekretion. Es sollte jedoch noch mehr als eineinhalb Jahrhunderte dauern bis seine damals verwegene Vision Wirklichkeit werden konnte. Seit 1989 ist Botulinumtoxin-A als Medikament zur Behandlung dystoner Muskelerkrankungen zugelassen (Tabelle 1). In den letzten Jahren allerdings ist die Liste der darüber hinaus gehenden ‚off-label' Anwendungsmöglichkeiten ständig erweitert worden, wozu namentlich auch die ausgezeichneten Behandlungsergebnisse auf dermatologischem Gebiet beigetragen haben.

Pharmakologische Grundlagen

Botulinumtoxine sind bakterielle Exotoxine von *Clostridium botulinum*, einem grampositiven, anaeroben sporenbildenden Bakterium. Sie werden nur unter bestimmten Wachstumsbedingungen (pH > 4,5, proteinreiches Nährmedium, Temperatur < 40 °C) gebildet und durch Hitze zerstört. Immunologisch lassen sich sieben Typen (A, B, C1, C2, D, E, F) unterscheiden, klinische und pharmakologische Bedeutung besitzt in erster Linie das Botulinumtoxin-A (BT-A). Es ist ein etwa 150 kD schweres Protein, dessen zwei Untereinheiten lediglich durch eine Disulfidbrücke verbunden sind. Die schwere Kette bindet mit hoher Affinität an präsynaptisch lokalisierte Ganglioside, sogenannte Akzeptoren, wodurch die pinozytotische Aufnahme des gesamten Moleküls in die motorischen Nervenendigungen induziert wird [21]. Die leichte Kette wird intrazellulär abgespalten und wirkt als spezifische Metalloprotease, die synapsenspezifische Proteine inaktiviert und dadurch die Ausschüttung von Azetylcholin aus den Speichervesikeln der präsynaptischen Nervenendigungen hemmt [12, 21]. So kommt es zur Lähmung der azetylcholinabhängigen neuromuskulären Überleitung in der quergestreiften Muskulatur und in den sympathisch innervierten cholinergen Ganglien des vegetativen Nervensystems [7]. Die Wirkung kann nur durch das intakte Molekül hervorgerufen werden, welches aufgrund seiner Größe und seiner Thermolabilität nicht für äußerliche Anwendungen in Form von Cremes oder Lösungen geeignet ist, sondern stets injiziert werden muß.

Verminderung mimisch bedingter Gesichtsfalten

Ungeachtet der Fragestellung, ob und für wen das Auftreten von alterungsbedingten Falten einen behandlungsbedürftigen Zustand darstellt, haben sich Dermatologen immer wieder mit den Phänomenen der Hautalterung beschäftigt. Während sich zahlreiche experimentelle Untersuchungen der Bedeutung UV-induzierter Bindegewebsveränderungen gewid-

Tabelle 1. Pharmazeutische Präparationen von Botulinumtoxin-A[a]

Handelsname	Hersteller/Vertrieb	1 Ampulle	Lagerung	Preis[c] (DM)
Botox	Allergan/Merz & Co.	100 U[b]	unter −2 °C	732,–
Dysport	Ipsen Pharma	500 U[b]	unter +8 °C	763,–

[a] Zugelassene Indikationen: Blepharospasmus, Torticollis spasmodicus
[b] Aktivitätseinheiten (U) von Botox und Dysport sind *nicht* identisch
[c] Angaben zu Preisen laut Roter Liste 1998

met haben [15, 26], ist die Bedeutung mechanisch bedingter Texturveränderungen des Bindegewebes, weit weniger erforscht, wenngleich schon seit langem postuliert worden.
Durch die neurologische Anwendung von BT-A, etwa beim Blepharospasmus oder bei der Korrektur von Gesichtsasymmetrien nach Fazialislähmung, hat sich inzwischen auf eindrucksvolle Weise gezeigt, wie stark die Aktivität der Gesichtsmuskulatur an der Ausbildung von Falten beteiligt sein kann und wie nach Paralyse der entsprechenden Muskeln eine Verstreichung dieser Falten auftritt. Sogenannte Zorn- oder Sorgenfalten in Stirnmitte verdanken ihre Namen ebenso wie ihre Entstehung in erster Linie dem freien Spiel ausdrucksbetonender Gesichtsmuskeln. Auf diesen Beobachtungen aufbauend und die bereits vorhandenen neurologischen Erfahrungen nutzend wurde BT-A auch für ästhetisch-korrektive Zwecke eingesetzt [6]. Dabei zeigten sich die überzeugendsten Ergebnisse bei der Faltenbehandlung im Glabellabereich. Hier kann durch intramuskuläre Injektion von BT-A in die Corrugator-, Procerus- und Orbicularismuskeln das Zusammenziehen der Augenbrauen und der dadurch verursachte Faltenwurf in Stirnmitte beseitigt werden [5, 18]. Zur Optimierung der Injektionsstellen kann eine elektromyographische Darstellung der lokalen Muskelaktivität hilfreich sein [18]. Auch im lateralen Bereich der Orbita (Krähenfüße) wurde BT-A erfolgreich eingesetzt, während nasolabiale und periorale Falten dieser Behandlungsform weniger zugänglich sind [4, 5]. Hier birgt der Einsatz von BT-A die Gefahr einer ungewollten Paralyse im Lippenbereich, welche ein sogenanntes ‚drooling', zu deutsch Sabbern, nach sich ziehen könnte.
Zu den möglichen Nebenwirkungen im oberen Gesichtsbereich gehören insbesondere ein seitenungleiches, jedoch meist korrigierbares Behandlungsergebnis und das Auftreten einer Ptosis [5]. Da aber nach BT-A-induzierter Lähmung regelmäßig neue Nervenendigungen aus den angrenzenden Regionen einsprossen (polyneuronale Reinnervation) gewinnen die betroffenen Muskeln innerhalb von einigen Monaten ihre Funktionstüchtigkeit graduell wieder zurück [31]. Wirkung und Nebenwirkungen der Behandlung haben also im allgemeinen nur einen passageren Charakter. Dementsprechend wurde in einer placebokontrollierten Studie durchschnittlich nach 17 Wochen auch wieder eine erneute Faltenbildung beobachtet [18]. Durch mehrfache Injektionen konnte ein kosmetisch gewünschtes Ergebnis für die Dauer eines Jahres erzielt werden [10].

Behandlung der fokalen Hyperhidrose

Die Definition des Krankheitsbildes der Hyperhidrose ist unscharf, in dem sie ein ‚über das natürliche weit hinausgehendes Schwitzen' bezeichnet. Dennoch haben Patienten mit entsprechend stark ausgeprägten Symptomen einen derart starken Leidensdruck, daß eine effektive Behandlung der Beschwerden erforderlich und medizinsch indiziert ist. Neben einer Reihe von organischen Störungen, die sekundär zur Hyperhidrose führen können, ist die häufigste Ursache eine vegetative Dysregulation bedingt durch überschießende Sympathikusaktivität an den Schweißdrüsen, die sich meist als prmäre Hyperhidrose mit fokalem Auftreten an Händen, Füßen oder in den Axillen manifestiert. Da Schweißdrüsen als einzige Zielstrukturen des sympathischen Nervensystems nicht adrenerg, sondern cholinerg innerviert sind [24], kann der Sekretionsreiz durch BT-A selektiv blockiert werden.
Erste klinische Hinweise hierfür fanden sich durch die zufällige Beobachtung von Anhidrose eines mit BT-A behandelten Patienten [1] sowie die erfolgreiche Behandlung des gustatorischen Schwitzens (Frey-Syndrom) mit BT-A [8]. Es folgten kasuistische Anwendungsbeobachtungen bei axillärer [2], palmarer [19, 27] sowie kompensatorischer [14] Hyperhidrose. Bei quantitativer Beurteilung im direkten Halbseitenvergleich konnte die Schweißsekretion der behandelten Axilla auf weniger als 10 % der nicht behandelten Axilla reduziert werden [13]. Hierfür wurde zunächst eine Dosierung von 500 U Dysport pro Axilla gewählt; im weiteren zeigte sich jedoch, daß vergleichbare Resultate auch mit niedrigeren Dosen von 200–250 U pro Axilla erzielt werden können. Im Rahmen einer multizentrischen Untersuchung werden aktuell noch niedrigere Dosen geprüft. Beim jeweiligen Patienten kann allerdings nur mit einer vorgewählten Dosis behandelt werden. Ist diese nicht ausreichend sollte auf eine schrittweise Titration verzichtet werden, da wiederholte Injektionen in kurzen Zeitabständen die Entwicklung von Antikörpern begünstigen können, wodurch das Medikament für den Betroffenen unwirksam wird.

Patientenaufklärung und Beachtung von Kontraindikationen

Es muß zunächst darauf hingewiesen werden, daß gegenwärtig die Anwendung von BT-A durch Dermatologen außerhalb zugelassener Indikationen erfolgt und damit nur im Rahmen ärztlich zu verantwortender Behandlungsversuche erfolgen kann. Nebenwirkungen bei intramuskulärer Injektion zu kosmetisch-korrektiven Zwecken wurden bereits erörtert; Nebenwirkungen bei intradermaler Injektion zur Behandlung der Hyperhidrose können bei einzelnen Patienten in Form eines leichten Brennens der Haut auftreten. Selten werden auch flüchtige grippeartige Symptome angegeben, welche jedoch stets innerhalb von Tagen ohne weitere Therapie abklingen. Bei Behandlung der Handflächen kann darüber hinaus durch die anatomische Nähe zur Handmuskulatur eine leichte Parese auftreten, auf die explizit hingewiesen werden muß. Insbesondere Patienten, die auf ihre Feinmotorik angewiesen sind, können selbst durch eine leichte Verminderung der Kraft in der Ausübung Ihres Berufes eingeschränkt sein. Diese Nebenwirkung tritt aber, wenn überhaupt, nur temporär auf und ist vollständig reversibel, da kompensatorisch neue Nervenendigungen an der neuromuskulären Endplatte gebildet werden. In der Axilla und an den Fußsohlen sind muskuläre Veränderungen theoretisch zwar nicht auszuschließen, praktisch jedoch ohne Bedeutung.

Vor jeder geplanten BT-A-Therapie müssen Kontraindikationen ausgeschlossen werden (Tabelle 2). Eine Anwendung in der Schwangerschaft oder Stillzeit sowie bei Verabreichung anderer muskelrelaxierender Medikamente oder Antibiotika der Aminoglykosid Gruppe (beispielsweise Streptomycin, Neomycin, Gentamycin, Kanamycin) sollte aufgrund fehlender Erfahrung zu möglichen Interferenzen nicht erfolgen. Bei Vorliegen bzw. auch schon beim Verdacht auf neuromuskuläre Erkrankungen wie beispielsweise Myasthenia gravis darf BT-A nicht verabreicht werden. Organische Ursachen der Hyperhidrose, wie beispielsweise eine hyperthyreote Stoffwechsellage, Diabetes mellitus, Malignome mit B-Symptomatik, sollten zuvor ausgeschlossen werden.

Tabelle 2. Kontraindikationen für Botulinumtoxin-A Injektionen

Neuromuskuläre Erkrankungen wie Myasthenia gravis, Lambert-Eaton-Syndrom
Schwere chronische Atem- oder Schluckbeschwerden
Schwangerschaft und Stillperiode
Marcumar-Therapie, schwere Koagulopathien
Einnahme von Aminoglykosidantibiotika

Ist die Anwendung von BT-A lebensgefährlich?

Obwohl BT-A aufgrund seiner Wirksamkeit in Relation zur Menge als das potenteste Toxin schlechthin bezeichnet werden kann, bietet es dennoch eine ausgesprochen große therapeutische Breite [30]. Die letale Dosis (LD50) für den Menschen wird aufgrund extrapolierter Daten aus Versuchen an Affen bei einer 50- bis 100fachen Dosis der handelsüblichen Packungseinheiten angenommen [25]. Mit zentralnervösen Nebenwirkungen muß nicht gerechnet werden, da BT-A nicht die Blut-Hirn-Schranke passiert [7].

Abwägung von Aufwand, Risiko und Nutzen

Die Anwendung von BT-A zur Beseitigung von Gesichtsfalten fällt in einen primär ästhetisch motivierten Bereich, der unabhängig von der jeweiligen Methode zunächst grundsätzliche Fragen aufwirft. Diese sind an andererer Stelle ausführlich behandelt [23]. Demgegenüber erwarten viele Patienten gar keine grundsätzliche Erörterung der Sinnhaftigkeit von Faltenkorrekturen, sondern vielmehr konkrete Informationen zu praktischen Möglichkeiten und Risiken eines entsprechenden Eingriffs. Hier unterscheidet sich die Anwendung von BT-A in zwei wesentlichen Gesichtspunkten von den meisten anderen Behandlungsformen auf diesem Sektor, wie etwa „laser resurfacing“, „chemical peeling“ oder „face lifting“. Sowohl Wirkung als auch mögliche Nebenwirkungen sind lediglich passager. Das bedeutet, daß ein im ungünstigen Fall nicht zufriedenstellen-

Tabelle 3. Aufklärung vor Anwendung von Botulinumtoxin-A bei Hyperhidrose

Die Behandlung erfolgt als Heilversuch (derzeit noch keine Zulassung bei Hyperhidrose)
Die Behandlung kann schmerzhaft sein und eine lokalanaesthetische Vorbehandlung erfordern
Vorübergehende Hautirritationen können auftreten
Bei Palmarinjektionen kann eine Muskelschwäche mit mehrwöchiger Einschränkung der manuellen Fertigkeiten und der Fahrtüchtigkeit auftreten
Derzeit liegen noch keine Langzeitergebnisse (> 5 Jahre) vor
Der zu erwartende Behandlungserfolg dauert etwa 4–12 Monate an
Wiederholungsbehandlungen sind in der Regel erforderlich

des oder gar unerwünschtes Ergebnis keinen bleibenden Nachteil für den Patienten darstellt. Die Behandlung hat daher nicht den Charakter einer Einbahnstraße, bei der es kein Zurück mehr zum Ausgangsbefund gibt; dieser stellt sich vielmehr von selbst wieder her.

Anders als bei der Faltenkorrektur handelt es sich bei der Behandlung ausgeprägter Formen der Hyperhidrose um die Beseitigung eines unwidersprochen krankhaften Zustands. Da hierfür bereits verschiedene anerkannte Behandlungsformen zur Verfügung stehen, sollte vor dem Einsatz von BT-A für Arzt und Patient gleichermaßen verständlich sein, in welchen Situationen diese neue Therapie den bisherigen überlegen ist (Tabelle 3). Hierbei sind axilläre und palmoplantare Behandlungen getrennt zu betrachten. Palmoplantare Hyperhidroseformen können initial meist effektiv und schmerzfrei durch Leitungswasser-Iontophorese behandelt werden [22]. Dies erfordert die Anschaffung eines geeigneten Gerätes und die konsequente Fortsetzung der Behandlung mehrmals wöchentlich. Bei manchen Patienten stellt sich allerdings nach Monaten bis Jahren eine Therapieresistenz ein, die selbst durch tägliche Anwendungen nicht durchbrochen werden kann. Andere Patienten dagegen lehnen die Behandlung aufgrund des Zeitaufwands von vornherein ab. In diesen Situationen bietet die Injektion von BT-A eine wertvolle Alternative zu operativen Behandlungsansätzen wie der Sympathektomie. Dieser Eingriff, bei dem intrathorakale Grenzstrangganglien endoskopisch aufgesucht und zerstört werden [3], birgt nicht nur seltene Gefahren wie Pneumothorax oder Horner-Syndrom, sondern führt bei 60–90 % der Fälle zu einem lästigen kompensatorischen Schwitzen an anderen Körperstellen [16], eine Nebenwirkung, die übrigens ebenfalls schon erfolgreich mit BT-A behandelt werden konnte [14].

Bei axillärer Hyperhidrose ist eine iontophoretische Behandlung mit Hilfe von Schwammelektroden theoretisch möglich, erweist sich aber als wenig praktikabel und findet daher bei den betroffenen Patienten keine Akzeptanz. In der Regel wird Aluminiumchloridhexahydrat zur äußerlichen Behandlung eingesetzt, da es sich als wirksame und preiswerte Therapie bewährt hat [11, 28]. Allerdings muß auch diese Behandlung mehrmals wöchentlich wiederholt werden. Nicht selten entwickelt sich hierdurch eine kumulativ-toxische Dermatitis, die als häufigste Ursache für den Therapieabbruch genannt werden muß. Alternativ können neurotrope Pharmaka wie beispielsweise Bornaprin (Sormodren) per os verabreicht werden. Nachteilig sind hierbei jedoch unerwünschte Nebenwirkungen, wie Obstipation, Übelkeit, Schwindel oder Schlafstörungen, die ebenfalls einer erfolgreichen Dauerbehandlung im Wege stehen. Operative Maßnahmen umfassen die Resektion [9], Liposuktion [17] oder Kurrettage [29] des betroffenen Hautareals in der Axilla. In der Regel ist hierfür jedoch eine Hospitalisation sowie eine postoperative Nachbehandlung erforderlich und auch Rezidive können nicht ausgeschlossen werden.

Auch und gerade hier bietet sich die Injektion von BT-A als überzeugende Alternativtherapie an, da sie ambulant ohne zusätzlichen Aufwand innerhalb weniger Minuten durchgeführt werden kann und mehrere Monate bis hin zu einem Jahr Beschwerde- bzw. Therapiefreiheit bietet (Heckmann 1999; im Druck).

Praktische Hinweise

Derzeit stehen zwei kommerzielle Präparationen von BT-A zur Verfügung (Tabelle 1), deren Aktivität in biologischen Einheiten („units“) angegeben wird. Obwohl sich beide Produkte bei der Definition dieser Einheiten auf die Letaldosis (LD50) von Mäusen beziehen [20], sind diese Einheiten nicht identisch: 500 Einheiten Dysport entsprechen etwa 100–150 Einheiten Botox. Bei Dosierungshinweisen muß daher stets kontrolliert werden, auf welches Präparat sich diese Angaben beziehen.

Die Haltbarkeit und Lagerung von BT-A kann ein gewisses organisatorisches Problem aufwerfen, wenn pro Patient nur ein Teil einer Orginalpackung benötigt wird. Beide Präparate werden nur in lyophilisierter Form vertrieben und sollten entsprechend den Angaben der Hersteller nach Auflösung zur Injektion innerhalb von Stunden verbraucht werden. Ein Bericht über die fortgesetzte Wirksamkeit nach Einfrieren der gelösten Präparation [10], konnte bislang nicht wirklich wissenschaftlich bestätigt werden. Zur Auflösung in 0,9 % NaCl sollte eine großkalibriger Kanüle (1 Gauge) verwendet werden, um Schaumbildung oder anderweitige mechanische Malträtierung zu vermeiden, für die intradermale Injektion sollte jedoch dann eine möglichst feine Nadel (30 Gauge) verwendet werden. Die Injektionen sollten streng intradermal gesetzt und gleichmäßig über das hyperhidrotische Areal verteilt werden, um eine flächige Diffusion des Toxins zu ermöglichen (Tabelle 4).

Tabelle 4. Anwendungsschemata bei Hyperhidrose[a]

Axillär
Rekonstitution von 1 Ampulle BT-A-Lyophilisat in 5 ml NaCl (1-G-Kanüle)
Endkonzentration: 100 U/ml BT-A (Dysport)
Pro Axilla 10 bis 12 Injektionspunkte
Pro Injektionspunkt ca. 0,2 ml intradermal (30-G-Kanüle)
Gesamtdosis pro Axilla: ca. 200 U
Palmar
Analgesie der Hand (Vereisung, Handwurzelblock)
Schmierseifen- oder Rei-Bad zur Aufweichung des Stratum corneums
Rekonstitution von 1 Amp. BT-A-Lyophilisat in 5 ml NaCl (1-G-Kanüle)
Endkonzentration: 100 U/ml BT-A (Dysport)
Pro Handfläche 20 bis 25 Injektionspunkte
Pro Injektionspunkt ca. 0,1 ml intradermal (30-G-Kanüle)
Gesamtdosis pro Handfläche: ca. 200 U

[a] Die Angaben basieren auf persönlichen Erfahrungswerten des Autors und stellen keine verbindliche Therapieempfehlung dar. Botulinumtoxin ist bislang nicht zur Behandlung der Hyperhidrose zugelassen, sondern kann nur im Rahmen eines begründeten Heilversuchs erfolgen. Die Verantwortung liegt hierbei vollständig beim behandelnden Arzt.

Ausblick

BT-A ist eine neue Bereicherung des therapeutischen Instrumentariums mit faszinierenden Möglichkeiten in den verschiedensten Anwendungsbereichen. Es liegt nun an den Dermatologen, den nutzbringenden Einsatz dieses Medikamentes und die Qualität seiner Anwendung in ihrem Bereich zu sichern.

Literatur

1. Bushara KO, Park DM (1994) Botulinum toxin and sweating [letter]. J Neurol Neurosurg Psychiatry 57:1437–1438
2. Bushara KO, Park DM, Jones JC, Schutta HS (1996) Botulinum toxin – a possible new treatment for axillary hyperhidrosis. Clin Exp Dermatol 21:276–278
3. Byrne J, Walsh TN, Hederman WP (1990) Endoscopic transthoracic electrocautery of the sympathetic chain for palmar and axillary hyperhidrosis. Br J Surg 77:1046–1049
4. Carruthers A, Carruthers J (1997) Cosmetic uses of botulinum A exotoxin. Adv Dermatol 12:325–347
5. Carruthers A, Kiene K, Carruthers J (1996) Botulinum A exotoxin use in clinical dermatology. J Am Acad Dermatol 34:788–797
6. Carruthers JD, Carruthers JA (1992) Treatment of glabellar frown lines with C. botulinum-A exotoxin. J Dermatol Surg Oncol 18:17–21
7. Coffield JA, Considine RV, Simpson LL (1994) The site and mechanisms of actions of botulinum neurotoxin. In: Jankovic J, Hallet M (eds) Therapy with botulinum toxin. Marcel Dekker, New York, pp 3–13
8. Drobik C, Laskawi R (1995) Frey's syndrome: treatment with botulinum toxin. Acta Otolaryngol Stockh 115:459–461
9. Freeman R, Waldorf HA, Dover JS (1992) Autonomic neurodermatology (part II): Disorders of sweating and flushing. Semin Neurol 12:394–407
10. Garcia A, Fulton J (1996) Cosmetic denervation of the muscles of facial expression with botulinum toxin. A dose-response study. Dermatol Surg 22:39–43
11. Glent ML, Dahl JC (1988) Axillary hyperhidrosis. Local treatment with aluminium-chloride hexahydrate 25% in absolute ethanol with and without supplementary treatment with triethanolamine. Acta Derm Venereol (Stockh) 68:87–89
12. Hambleton P (1992) Clostridium botulinum toxins: a general review of involvement in disease, structure, mode of action and preparation for clinical use. J Neurol 239:16–20
13. Heckmann M, Breit S, Ceballos-Baumann A, Schaller M (1998) Axilläre Hyperhidrose: Erfolgreiche Behandlung mit Botulinum-Toxin-A. Hautarzt 49:101–103
14. Heckmann M, Ceballos-Baumann A, Schaller M, Plewig G (1997) Botulinum beyond wrinkles. Dermatol Surgery 23:1221–1222
15. Kligman LH, Akin FJ, Kligman AM (1985) The contribution of UVA and UVB to connective tissue damage in hairless mice. J Invest Dermatol 84:272–276
16. Lai YT, Yang LH, Chio CC, Chen HH (1997) Complications in patients with palmar hyperhidrosis treated with transthoracic endoscopic sympathectomy. Neurosurgery 41:110–113
17. Lillis PJ, Coleman W (1990) Liposuction for treatment of axillary hyperhidrosis. Dermatol Clin 8:479–482
18. Lowe NJ, Maxwell A, Harper H (1996) Botulinum A exotoxin for glabellar folds: a double blind, placebo controlled study with an electromyographic injection technique. J Am Acad Dermatol 35:569–572
19. Naumann M, Flachenecker P, Bröcker EB, Toyka KV, Reiners K (1997) Botulinum toxin for palmar hyperhidrosis [letter]. Lancet 349:252
20. Pearce LB, Borodic GE, First ER, MacCallum RD (1994) Measurement of botulinum toxin activity: evaluation of the lethality assay. Toxicol Appl Pharmacol 128:69–77
21. Poulain B, Tauc L, Maisey EA, Wadsworth JD, Mohan PM, Dolly JO (1988) Neurotransmitter release is blocked intracellularly by botulinum neurotoxin, and this requires uptake of both toxin polypeptides by a process mediated by the larger chain. Proc Natl Acad Sci USA 85:4090–4094
22. Reinauer S, Neusser A, Schauf G, Hölzle E (1995) Die gepulste Gleichstrom-Iontophorese als neue Behandlungsmöglichkeit der Hyperhidrose. Hautarzt 46:543–547
23. Ringel EW (1998) The morality of cosmetic surgery for aging. Arch Dermatol 134:427–431
24. Sato K, Kang WH, Saga K, Stao KT (1989) Biology of sweat glands and their disorders. J Am Acad Dermatol 20:713–726
25. Schantz EJ, Johnson EA (1992) Properties and use of bo-

tulinum toxin and other microbial neurotoxins in medicine. Microbiol Rev 56:80–99
26. Scharffetter K, Wlaschek M, Hogg A, Bolsen K, Schothorst A, Goerz G, Krieg T, Plewig G (1991) UV-A irradiation induces collagenase in human dermal fibroblasts in vitro and in vivo. Arch Dermatol Res 283:506–511
27. Schnider P, Binder M, Berger T, Auff E (1996) Botulinum A toxin injection in focal hyperhidrosis [letter]. Br J Dermatol 134:1160–1161
28. Shelley WB, Hurley HJ (1975) Studies on topical antiperspirant control of axillary hyperhidrosis. Acta Derm Venereol 55:241–260
29. Shenaq SM, Spira M, Christ J (1987) Treatment of bilateral axillary hyperhidrosis by suction-assisted lipolysis technique. Ann Plast Surg 19:548–551
30. Tsui JK (1996) Botulinum toxin as a therapeutic agent. Pharmacol Ther 72:13–24
31. Yee WC, Pestronk A (1987) Mechanisms of postsynaptic plasticity: remodeling of the junctional acetylcholine receptor cluster induced by motor nerve terminal outgrowth. J Neurosci 7:2019–2024

Aktualisierte Konzepte

Epidermale Nävi: 16 Typen, 6 Syndrome

Rudolf Happle

Die Gruppe der epidermalen Nävi ist vielgestaltig. Die meisten folgen dem System der Blaschko-Linien, aber einige wie zum Beispiel CHILD-Nävus oder Becker-Nävus halten sich nicht an diese Regel und zeigen andere Verteilungsmuster. In diesem Beitrag wird den Fragen nachgegangen, wie sich die Epidermalnävi klassifizieren lassen, welche von ihnen syndromassoziiert auftreten, und warum das Konzept des Epidermalnävus-Syndroms als einer Krankheitseinheit überholt ist.

Unterscheidung zwischen eigentlichen und organoiden Epidermalnävi

Aufgrund feingeweblicher Kriterien lassen sich die Epidermalnävi in zwei Hauptgruppen einteilen (Abb. 1).

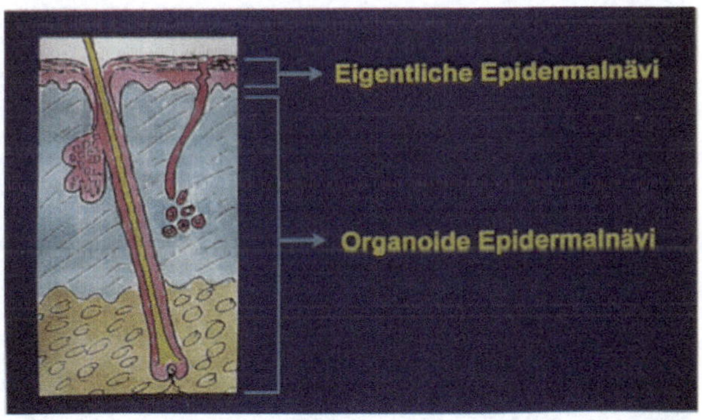

Abb. 1. Unterscheidung zwischen eigentlichen und organoiden Epidermalnävi

Eigentliche Epidermalnävi

Jene epidermalen Nävi, bei denen einzig und allein die Epidermis verändert ist, können wir als *eigentliche Epidermalnävi* bezeichnen. Ein Synonym ist der Begriff „nichtorganoide Epidermalnävi". Mit dem Begriff des „organoiden Nävus" ist allerdings soviel Mißbrauch getrieben worden, daß man auf diese Bezeichnung am liebsten ganz verzichten würde. Wenn in diesem Beitrag von organoiden oder nichtorganoiden Epidermalnävi gesprochen wird, dann liegt dieser Unterscheidung jene Definition zugrunde, wie sie von Josef Jadassohn [17] und Hermann Pinkus [20] ausgearbeitet worden ist. Nach Jadassohns Definition kann man die nichtorganoiden Nävi auch als „Gewebenävi" bezeichnen; in Jadassohns Nachfolge spricht Hermann Pinkus von „histioiden Nävi". Niemals wäre es diesen beiden Autoren eingefallen, einen eigentlichen Epidermalnävus als organoiden Nävus zu bezeichnen, wie dies heute mitunter geschieht [22].

Organoide Epidermalnävi

Im Gegensatz zu den eigentlichen Epidermalnävi besteht das Charakteristische der *organoiden Epidermalnävi* nicht in einer Veränderung der Oberhaut, sondern der Adnexe. Ein Schulbeispiel ist der Talgdrüsennävus, über den Jadassohn vor mehr als 100 Jahren geschrieben hat: „Die Talgdrüsen treten damit in die Reihe derjenigen *Organe* ein, deren abnorme Lagerung, Vermehrung, Vergrößerung das Wesentlichste im Aufbau mancher Naevi ausmacht und die man als *Organ-Naevi* im Gegensatz zu den sich aus einfachen Gewebsbestandtheilen zusammensetzenden *Gewebs-Naevi* bezeichnen könnte" [17]. Da bei diesen Nävi die Epidermis nur nebenbei betroffen ist, sollte man sie eigentlich besser als epitheliale Nävi bezeichnen. In der internationalen und deutschsprachigen Literatur hat sich aber die Bezeichnung Epidermalnävus als Oberbegriff durchgesetzt, wobei wir eine leichte begriffliche Unschärfe in Kauf nehmen. Bei den meisten organoiden Epidermalnävi leitet sich der Name von der betroffenen Organstruktur ab; wir sprechen zum Beispiel von einem ekkrinen Nävus oder einem Haarfollikelnävus.

Können Epidermalnävi ineinander übergehen?

Die Vorstellung, ein Epidermalnävus könne in verschiedenen Hautregionen und in verschiedenen Lebensaltern ganz unterschiedliche histologische Veränderungen aufweisen [22, 24], ist immer noch weit verbreitet, aber falsch. Beispielsweise kann ein nichtepidermolytischer Nävus niemals in einen epidermolytischen übergehen, ein ILVEN nicht in einen CHILD-Nävus, und ein Becker-Nävus nicht in einen Naevus comedonicus. Das Problem ist nicht allein von akademischer Bedeutung, denn die Vorstellung, es gäbe fließende Übergänge zwischen den verschiedenen Erscheinungsformen, hat bis in unsere Tage hinein in der Praxis viel Verwirrung gestiftet und uns die Chimäre eines einheitlichen „Epidermalnävus-Syndroms" vorgegaukelt [24].

Gibt es einen Naevus unius lateris?

Das Konzept des einseitigen Epidermalnävus spiegelt ein durchaus einseitiges Denken wider. Da alle Epidermalnävi, ganz gleich welchen Typs, stets Mosaike darstellen, ist es für die nosologische Klassifikation vollkommen gleichgültig, ob der Nävus unilateral oder bilateral auftritt. Aus einer strikt einseitigen Manifestation können wir lediglich schließen, daß die zugrundeliegende postzygotische Mutation relativ spät aufgetreten ist, denn ein sehr frühes Mutationsereignis müßte sich eher auf beiden Seiten manifestieren. Diese Überlegung gilt nicht für den CHILD-Nävus, in dem ein funktionelles X-chromosomales Mosaik zutage tritt; aber auch hier kann ausnahmsweise ein nahezu symmetrischer Befall auftreten [4].

Klassifikation der eigentlichen Epidermalnävi: 8 verschiedene Typen

Tabelle 1 gibt eine Übersicht über die eigentlichen Epidermalnävi. Dabei können wir nichtentzündliche von entzündlichen Typen unterscheiden. Mit einer Ausnahme folgen alle eigentlichen Epidermalnävi den Blaschko-Linien. Nur der CHILD-Nävus zeigt außer streifenförmigen Veränderungen auch ein eigenartiges Lateralisierungsmuster.

Tabelle 1. Eigentliche Epidermalnävi

Gewöhnlicher Epidermalnävus, weicher Typ
Gewöhnlicher Epidermalnävus, harter Typ
Epidermolytischer Epidermalnävus
ILVEN
CHILD-Nävus
Naevus corniculatus
Segmentaler Morbus Darier
Segmentaler Morbus Hailey-Hailey

Gewöhnlicher Epidermalnävus, weicher Typ
Der gewöhnliche Epidermalnävus vom weichen Typ hebt sich von der umgebenden Haut oft durch stärkere oder schwächere Pigmentierung ab (Abb. 2). Die feingewebliche Untersuchung zeigt nichts besonders Eindrucksvolles oder Charakteristisches. Es besteht eine Orthohyperkeratose und Akanthose mit verlängerten Reteleisten. Papillomatöse Veränderungen verleihen dem Nävus eine samtartige Oberfläche. Dieser Nävustyp spricht auf Argonlaserbehandlung gut an [16].

Gewöhnlicher Epidermalnävus, harter Typ
Beim gewöhnlichen Epidermalnävus vom harten Typ ist die Hyperkeratose stärker ausgeprägt (Abb. 3). Bei der feingeweblichen Untersuchung finden wir Pseudozysten, ähnlich wie bei einer seborrhoischen Warze. Dieser Nävustyp widersteht der Laserbehandlung [16].

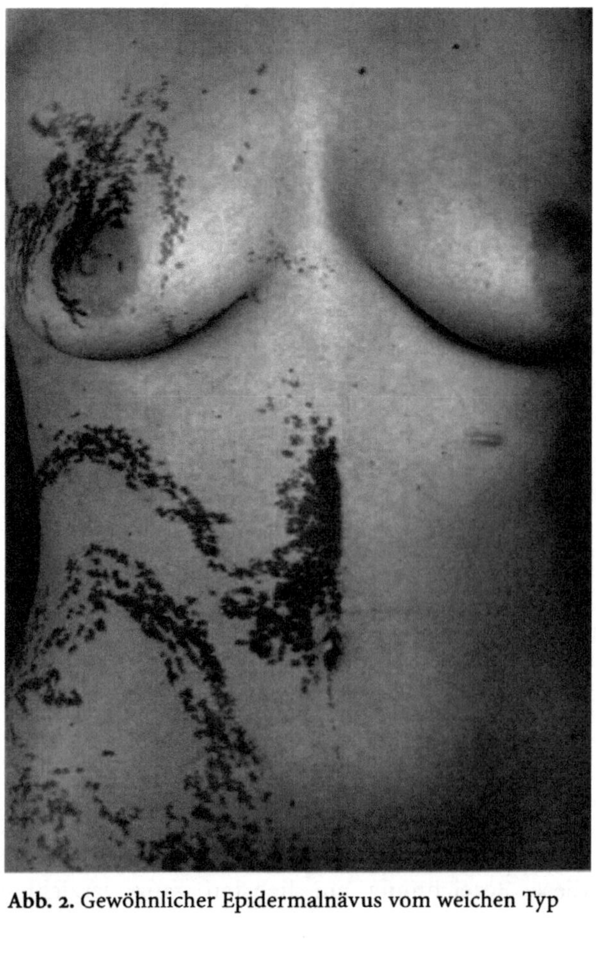

Abb. 2. Gewöhnlicher Epidermalnävus vom weichen Typ

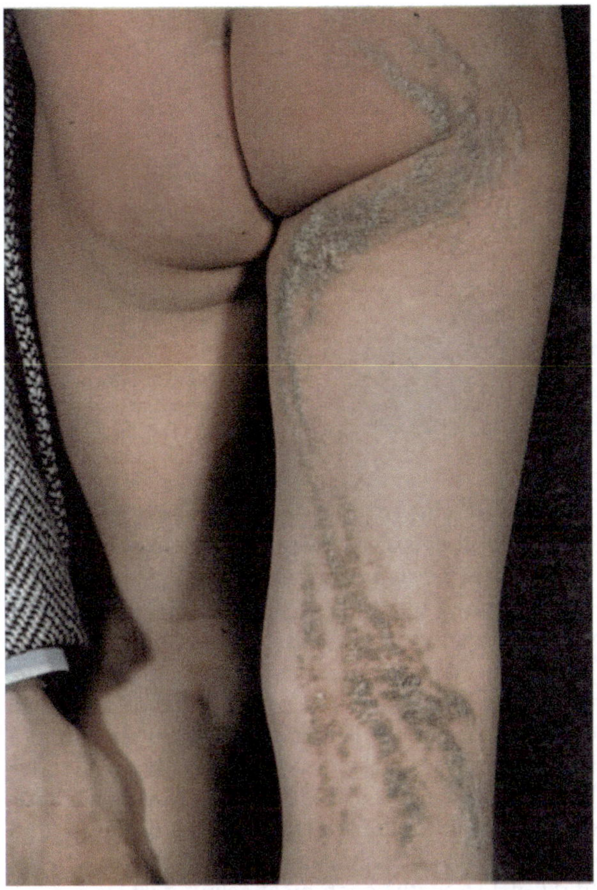

Abb. 3. Gewöhnlicher Epidermalnävus vom harten Typ

Epidermolytischer Epidermalnävus

Der epidermolytische Epidermalnävus ist durch das histopathologische Phänomen der Akanthokeratolyse gekennzeichnet (Abb. 4). Dieser Veränderung, auch granuläre Degeneration genannt, liegt ein molekularer Defekt der Keratine 1 oder 10 zugrunde. In jedem Falle handelt es sich um eine Mosaikmanifestation der epidermolytischen Hyperkeratose Brocq (Synonym: bullöse kongenitale ichthyosiforme Erythrodermie, [19]). Beim Auftreten eines solchen Nävus muß an die Möglichkeit eines gonadalen Mosaiks gedacht werden; für die nächste Generation besteht ein erhöhtes Risiko für das Auftreten der epidermolytischen Hyperkeratose Brocq.

Inflammatorischer linearer verruköser epidermaler Nävus (ILVEN)

Dieser Epidermalnävus ist durch Rötung, Schuppung und Juckreiz gekennzeichnet (Abb. 5) [2], aber nicht definiert; denn wenn man ihn vom CHILD-Nävus unterscheiden will, muß man andere Kriterien anwenden.

Über den ILVEN steht in unseren Lehrbüchern viel Falsches. Es wird noch eine Weile dauern, bis sich herumgesprochen hat, daß man ihn nicht mit dem CHILD-Nävus verwechseln darf. So wird zum Beispiel behauptet, es gebe eine Assoziation mit Anomalien des ZNS oder der Knochen. In Wirklichkeit tritt der ILVEN niemals im Rahmen eines Syndroms auf.

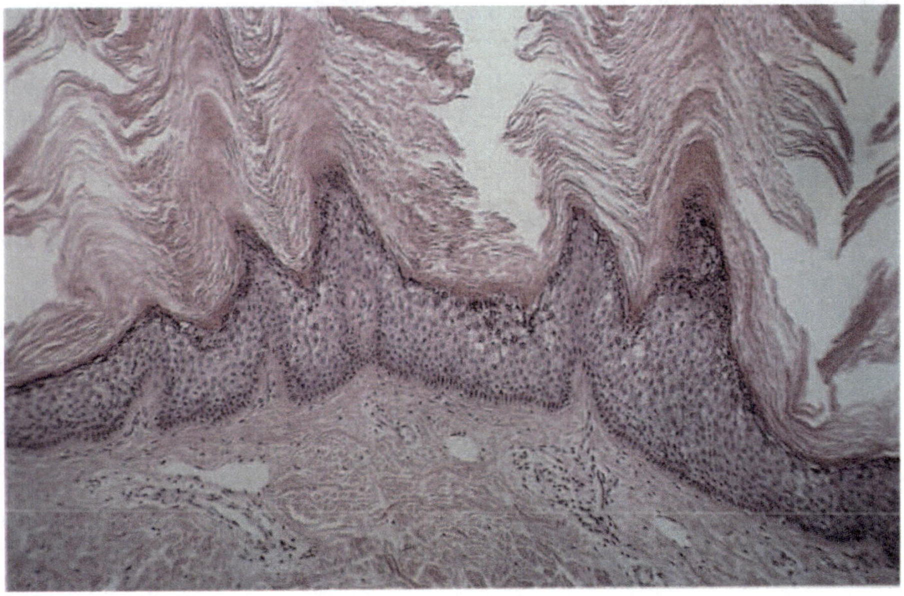

Abb. 4. Akanthokeratolyse als Charakteristikum des epidermolytischen Epidermalnävus

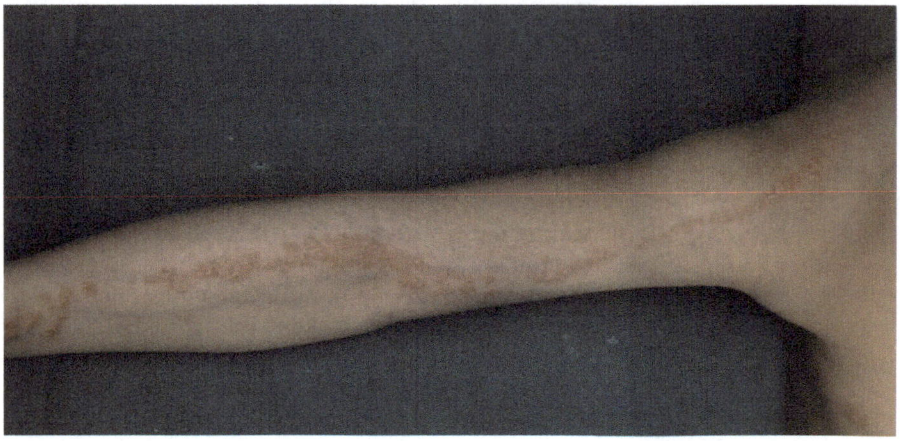

Abb. 5. Inflammatorischer linearer verruköser Epidermalnävus (ILVEN)

CHILD-Nävus

Wie unterscheidet man diesen Nävus vom ILVEN? Wesentliche Merkmale des CHILD-Nävus sind, daß er zumeist schon bei Geburt vorhanden ist; daß es sich nahezu ausschließlich um Mädchen handelt; daß die entzündlichen Hautveränderungen von großen, wachsartigen gelblichen Schuppen bedeckt sind (Abb. 6); daß er ptychotrop ist [5]; daß er keineswegs nur den Blaschko-Linien folgt, sondern auch ein charakteristisches Lateralisierungsmuster aufweisen kann; daß er als Teilsymptom eines besonderen Epidermalnävus-Syndroms („congenital hemidysplasia with ichthyosiform nevus and limb defects") auftritt; und daß er von einer Generation auf die andere vererbt werden kann [14]. Bei der histologischen Untersuchung bietet der CHILD-Nävus in den meisten Biopsien ein psoriasisähnliches Bild. In Hautproben aus den Körperfalten zeigt sich jedoch mitunter das Phänomen des verruzifomen Xanthoms; die Papillen sind angefüllt mit Histiozyten, die ein schaumiges Zytoplasma aufweisen (Abb. 7). In der Literatur finden wir dieses Merkmal bislang auch für den ILVEN angegeben, aber das liegt nur daran, daß den Autoren die Unterscheidung zwischen ILVEN und CHILD-Nävus noch nicht geläufig ist.

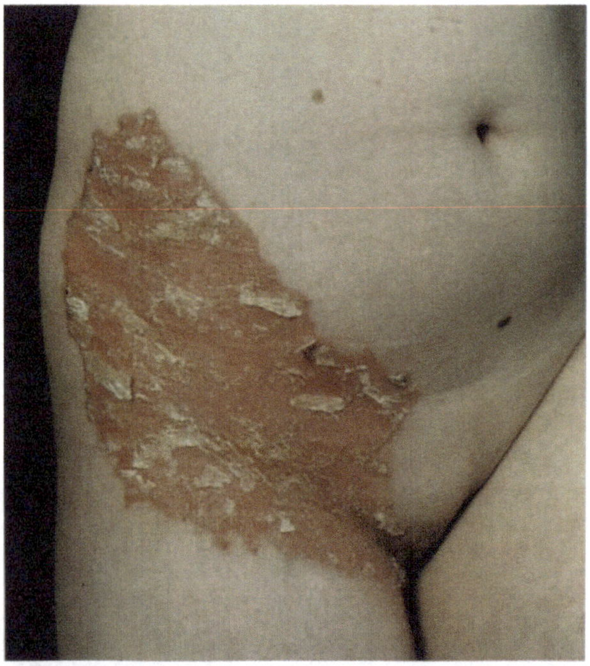

Abb. 6. CHILD-Nävus. Kennzeichnend sind die wachsartigen gelblichen Schuppen und die Ptychotropie

Naevus corniculatus

Das Adjektiv corniculatus bedeutet „mit Hörnern besetzt", und dies ist das klinische Hauptmerkmal eines eigenartigen Epidermalnävus (Abb. 8), der durch das histopathologische Phänomen der Akantholyse gekennzeichnet ist [15]. Wohlgemerkt handelt es sich hierbei nicht etwa um Akanthokeratolyse. Auch hat der Naevus corniculatus weder klinisch noch histopathologisch etwas mit einem segmentalen Morbus Darier gemein, zumal sich keinerlei Zeichen einer Dyskeratose finden lassen. Dieser Nävus ist bisher nur ein einziges Mal beschrieben worden.

Segmentaler Morbus Darier

Gar nicht so selten anzutreffen ist der segmentale Morbus Darier, bei dem man in der Vergangenheit diskutiert hat, ob es sich um einen Nävus oder einen umschriebenen Morbus Darier handelt [25]. Dieser Streit ist müßig, denn der segmentale Morbus Darier erfüllt alle Kriterien eines Epidermalnävus. Zumeist wird es sich um einen segmentalen Typ-1-Befall handeln, wobei der Nävus Heterozygotie widerspiegelt

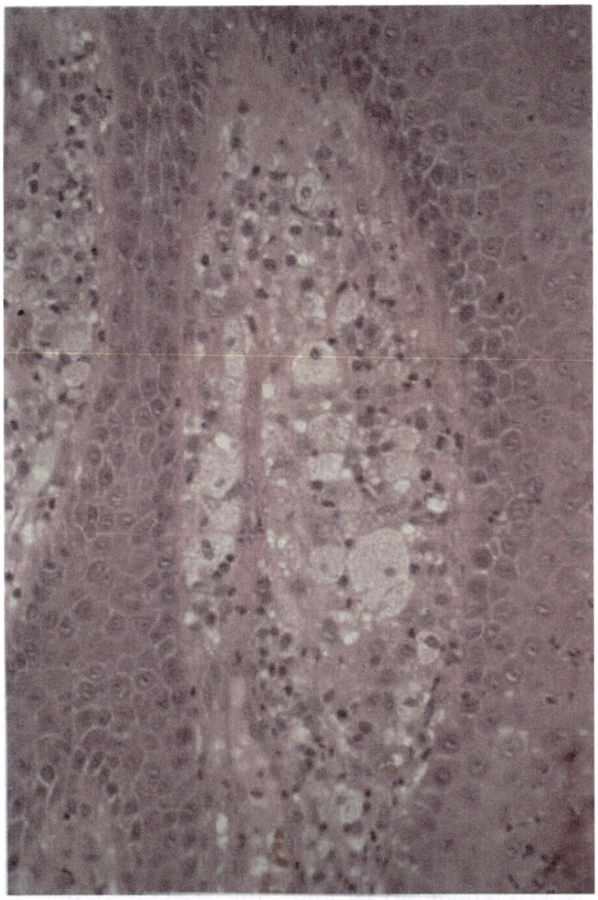

Abb. 7. Von allen anderen Epidermalnävi unterscheidet sich der CHILD-Nävus durch das histologische Phänomen des verruziformen Xanthoms: In den Papillen versammeln sich Histiozyten mit schaumigem Zytoplasma

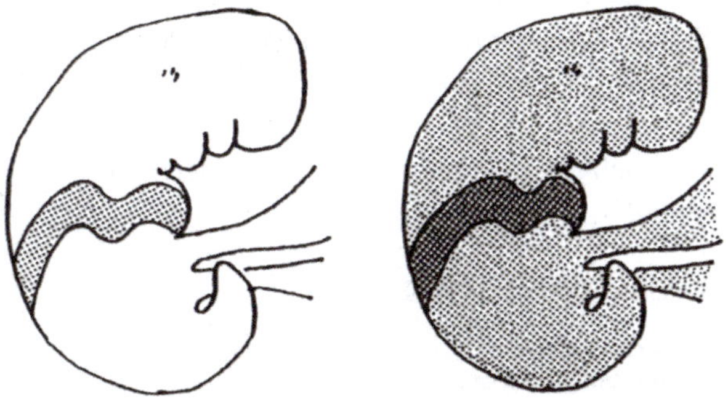

Abb. 9. Zwei unterschiedliche Typen des segmentalen Morbus Darier: Der segmentale Typ 1 spiegelt Heterozygotie wider, während der segmentale Typ 2 in einem heterozygoten Embryo durch Verlust der Heterozygotie entsteht

[11]. Mitunter kann jedoch auch ein segmentaler Typ-2-Befall vorliegen, wobei die umgebende Haut heterozygot ist, während in den Zellen des Nävus Verlust der Heterozygotie eingetreten ist (Abb. 9) [11].

Segmentaler Morbus Hailey-Hailey

Für den segmentalen Morbus Hailey-Hailey gelten dieselben Überlegungen wie für den segmentalen Morbus Darier, aber mit dem Unterschied, daß es sich hier ganz überwiegend um einen segmentalen Typ-2-Befall handeln wird, da es schwierig ist, den Typ-1-Befall zu erkennen [11]. Der segmentale Morbus Hailey-Hailey wird somit zumeist dadurch zu erklären sein, daß bei einem heterozygoten Embryo im frühen Entwicklungsstadium ein Zellklon entsteht, in dem das normale Allel verlorengegangen ist.

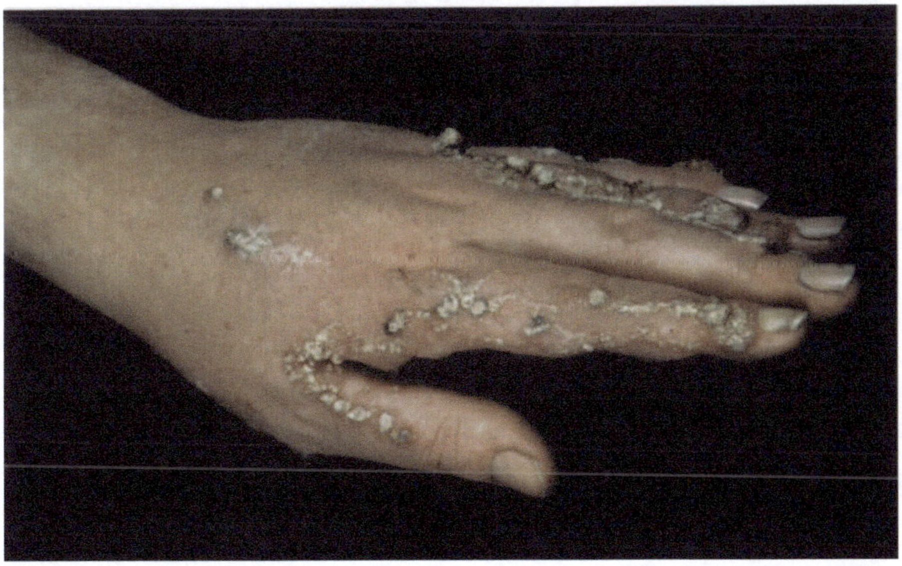

Abb. 8. Naevus corniculatus

Klassifikation der organoiden Epidermalnävi: 8 verschiedene Typen

In Tabelle 2 sind die organoiden Epidermalnävi aufgeführt.

Tabelle 2. Organoide Epidermalnävi

Naevus sebaceus
Naevus comedonicus
Becker-Nävus
Haarfollikelnävus
Ekkriner Nävus
Porokeratotischer ekkriner Nävus
Apokriner Nävus
Munro-Nävus

Naevus sebaceus
Der Naevus sebaceus, der stets den Blaschko-Linien folgt, ist so bekannt, daß er nicht näher beschrieben zu werden braucht (Abb. 10). Erinnert sei daran, daß bei kleinen Kindern die Hyperplasie der Talgdrüsen noch weitgehend fehlen kann, denn es handelt sich um einen androgenabhängigen Nävus [26].
Was die Therapie betrifft, so besteht ein diametraler Gegensatz zwischen der üblichen Lehrbuchmeinung und der vom Autor vertretenen Sichtweise, die hier in Kursivschrift wiedergegeben sei: *Der Talgdrüsennävus braucht nicht entfernt zu werden im Sinne einer Tumorprophylaxe. Wenn sich in späteren Jahren ein oder mehrere Basaliome darauf entwickeln sollten, lassen sich diese problemlos entfernen.* Da dieser Rat einstweilen nur von wenigen beherzigt wird, kann man immer wieder erleben, daß der ärztliche Umgang mit dem Naevus sebaceus eine absurde Dramatik in Familien hineinbringt.

Naevus comedonicus
Im Naevus comedonicus sind die Infundibula ausgefüllt von kleineren und größeren Hornpfröpfen (Abb. 11) [9]. Der Nävus folgt immer den Blaschko-Linien und weist zusätzlich oft Epithelzysten auf.

Becker-Nävus
Diese Dermatose manifestiert sich als umschriebene Hyperpigmentierung und ist dennoch kein melanozytärer Nävus, sondern ein organoider Epidermalnävus [7]. Wegen seiner Androgen-Abhängigkeit wird der Becker-Nävus in der Pubertät dunkler, und bei Männern entwickelt sich in dieser Zeit die charakteristische Hypertrichose (Abb. 12) [9]. Aus diesem Grunde vertrat kein Geringerer als Hermann Werner Siemens mit Verve die irrtümliche Ansicht, es handle sich gar nicht um einen Nävus, sondern nur um eine nävusähnliche Melanose [21]. Selbstverständlich erfüllt diese Anomalie jedoch alle Kriterien eines Nävus [10]. Immer noch kann man auch die unsinnige Behauptung lesen, der Becker-Nävus komme bei Männern häufiger vor als bei Frauen, aber das liegt nur daran, daß der Nävus bei Frauen heller pigmentiert ist und zumeist keine Hypertrichose aufweist. Weiterhin ist zu bedenken, daß bei diesem komplexen organoiden Nävus auch mesodermale Anteile in Form der Mm. arrectores pilo-

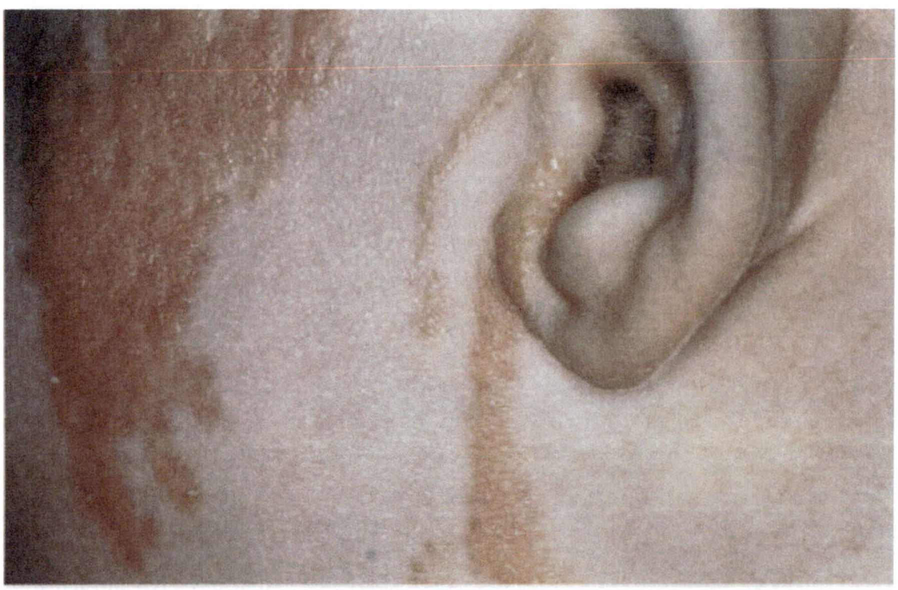

Abb. 10. Naevus sebaceus

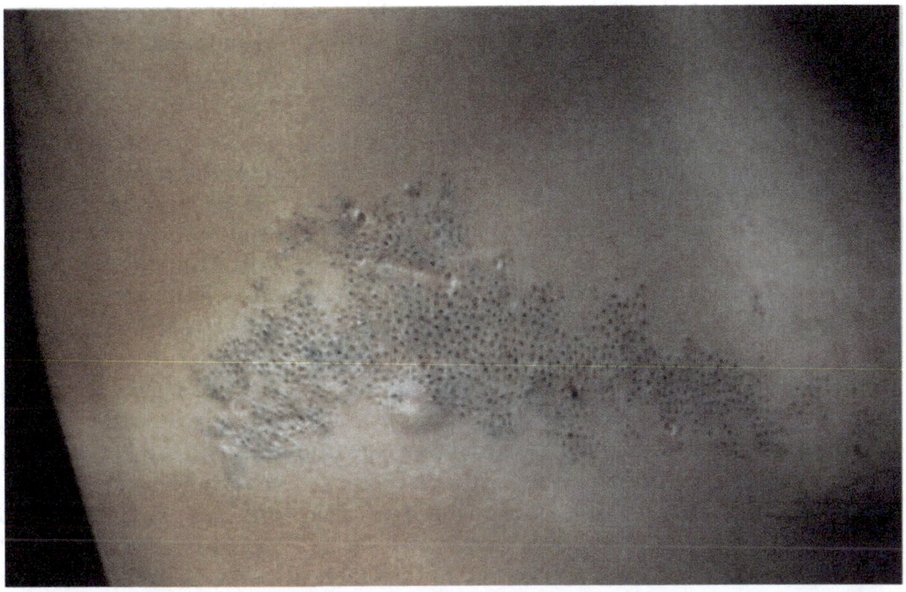

Abb. 11. Naevus comedonicus

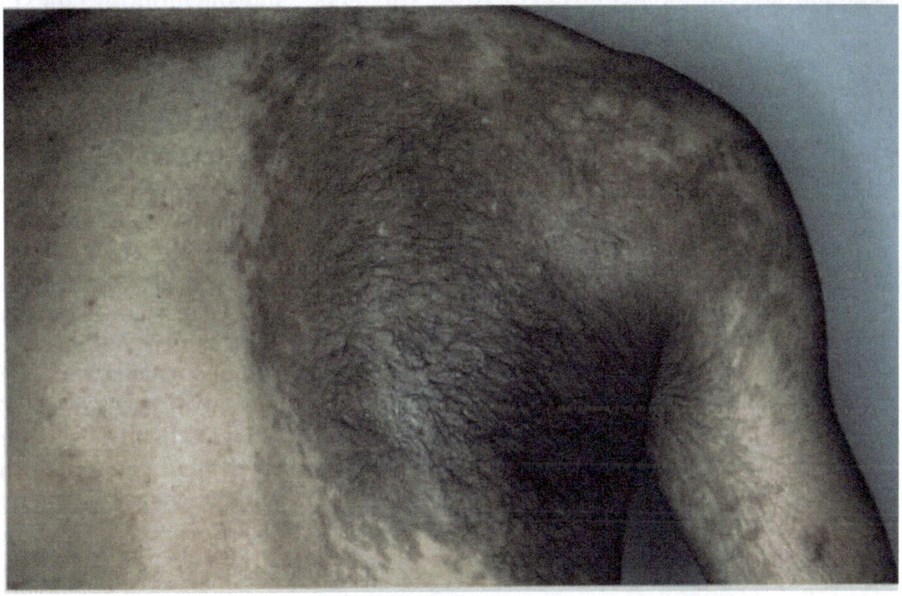

Abb. 12. Becker-Nävus

rum vermehrt sind. Der Becker-Nävus folgt nicht den Blaschko-Linien, sondern bildet ein Schachbrettmuster [8].

Haarfollikelnävus
Dieser organoide Epidermalnävus ist durch Vermehrung der Haarfollikel gekennzeichnet. Er ist selten und spielt in der Praxis kaum eine Rolle.

Ekkriner Nävus
Der ekkrine Nävus ist in genuiner Form sehr selten. Viel häufiger trifft man eine Vermehrung der ekkrinen Schweißdrüsen in Form des porokeratotischen ekkrinen Nävus an.

Porokokeratotischer ekkriner Nävus
Dieser Nävus kann in manchen Teilbereichen einem gewöhnlichen Epidermalnävus zum Verwechseln ähnlich sehen, zeigt aber in anderen Arealen, zumal an Händen und Füßen, multiple kleine Hornpfröpfe und filiforme Hyperkeratosen. Feingeweblich handelt es sich hierbei um parakeratotische Hornsäulen im Bereich der Schweißdrüsenostien.
Die bisher übliche englische Bezeichnung „poroke-

ratotic eccrine ostial and dermal duct nevus" [1] ist viel zu umständlich. Der Hinweis auf die Drüsenschläuche ist bei einem ekkrinen Nävus überflüssig; und wo soll bei einem ekkrinen Nävus die Porokeratose wohl auftreten, wenn nicht in den Ostien?

Apokriner Nävus
Diese Anomalie besteht in einer umschriebenen Vermehrung der apokrinen Drüsen. Der überaus seltene apokrine Nävus ist auch im Rahmen des Goltz-Syndroms beschrieben worden [28].

Munro-Nävus
Im Jahre 1998 hat der Glasgower Dermatologe Colin Munro unter der Bezeichnung „akneiformer Nävus" einen neuen streifenförmigen Epidermalnävus beschrieben [18]. Bei einem 14jährigen Jungen mit leichter Akne des Gesichtes fand er am linken Oberarm eine schwere Akne mit zahlreichen Komedonen, begrenzt auf ein streifenförmiges Areal (Abb. 13).

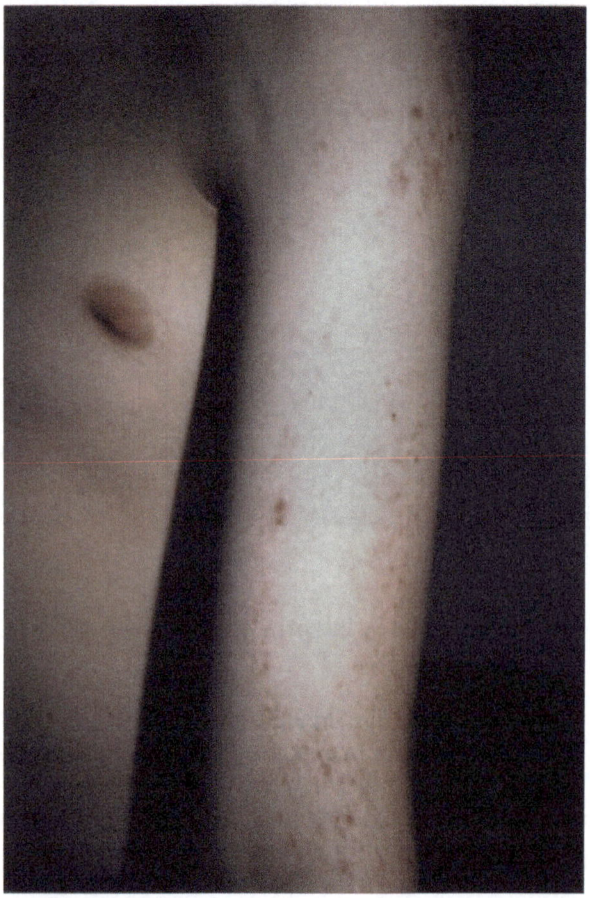

Abb. 13. Munro-Nävus: epidermales Mosaik in Form einer Akne. (Abdruck mit freundlicher Genehmigung der Zeitschrift Lancet [18])

Wegen des ungewöhnlichen Erscheinungsbildes hatte Munro die Idee, es könne sich um eine Mosaikmanifestation des Apert-Syndroms handeln. Diese Krankheit, die durch ausgeprägte Skelettfehlbildungen charakterisiert ist und deshalb auch Akrozephalosyndaktylie Typ 1 genannt wird, geht mit einer hartnäckigen und ausgedehnten Akne einher, wobei ungewöhnlicherweise auch die Unterarme befallen sein können [23]. Dem Apert-Syndrom liegt eine spezifische Mutation im Gen des Fibroblast growth factor receptor 2 (FGFR 2) zugrunde [29]. Überraschenderweise bestätigte die molekulare Analyse, daß der streifenförmige Epidermalnävus des Patienten durch eine postzygotische Mutation im Apert-Gen entstanden war. Für diese ungewöhnliche Dermatose bietet sich die Kurzbezeichnung „Munro-Nävus" an. Vielleicht werden sich aus diesem Nävus neue Einsichten in die Ätiologie der Akne gewinnen lassen. Dies ist ein überzeugendes Beispiel dafür, daß die Intuition eines praktisch tätigen Dermatologen zu wichtigen molekularbiologischen Erkenntnissen führen kann.

Die Epidermalnävus-Syndrome: Von der Einzahl zur Mehrzahl
Vor 30 Jahren haben Solomon et al. den Begriff „Epidermalnävus-Syndrom" geprägt, wobei sie von der irrtümlichen Annahme ausgingen, daß dies eine einzige Krankheitseinheit wäre [24]. Dieses Konzept hat viel Verwirrung gestiftet und wird noch immer in Lehrbüchern kolportiert. In Wirklichkeit lassen sich heute 6 eigenständige Epidermalnävus-Syndrome sowohl klinisch als auch formalgenetisch klar unterscheiden [6, 9]. Vieles spricht dafür, daß die Liste der eigenständigen Epidermalnävus-Syndrome in Zukunft sogar noch länger wird (Tabelle 3).

Tabelle 3. Epidermalnävus-Syndrome

Name des Syndroms	Assoziierter Nävus
Proteus-Syndrom	Gewöhnlicher Epidermalnävus, weicher Typ
CHILD-Syndrom	CHILD-Nävus
Schimmelpenning-Syndrom	Naevus sebaceus
Phacomatosis pigmentokeratotica	Naevus sebaceus
Naevus-comedonicus-Syndrom	Naevus comedonicus
Becker-Nävus-Syndrom	Becker-Nävus

Proteus-Syndrom
Das Proteus-Syndrom ist gekennzeichnet durch einen gewöhnlichen Epidermalnävus vom weichen Typ [9]; noch niemals ist bei diesem Syndrom eine

Hyperplasie der epithelialen Adnexstrukturen beobachtet worden. Weitere Merkmale des Proteus-Syndroms sind dysproportionierter Riesenwuchs mit Megadaktylie oder asymmetrischer Makrozephalie sowie verschiedene kutane und subkutane mesodermale Hamartome. Plantare Bindegewebsnävi manifestieren sich in charakteristischen zerebriformen Veränderungen. Zugrunde liegt dem Syndrom ein autosomales Letalgen, das nur im Mosaikverband zusammen mit einer normalen Zellpopulation überleben kann [6].

CHILD-Syndrom

Das CHILD-Syndrom ist eine weitere Krankheit, die durch das Auftreten eines eigentlichen Epidermalnävus charakterisiert ist (Abb. 14) [9]. Die Krankheit wird X-chromosomal dominant mit Letalwirkung für männliche Embryonen vererbt; mit ganz wenigen Ausnahmen kommt sie deshalb nur bei Mädchen vor. Ipsilaterale Defekte betreffen Arm oder Bein sowie Hirn, Lunge, Niere oder Herz, wobei wir jedoch bedenken müssen, daß das Herz in der Embryogenese eine Drehung vollzieht. Der CHILD-Nävus kann sich im Laufe des Lebens partiell zurückbilden, wobei jedoch die Körperfalten zumeist betroffen bleiben [5]. Sofern in der Literatur bisher über einen syndromassoziierten „ILVEN" berichtet worden ist, hat es sich ausschließlich um einen CHILD-Nävus gehandelt.

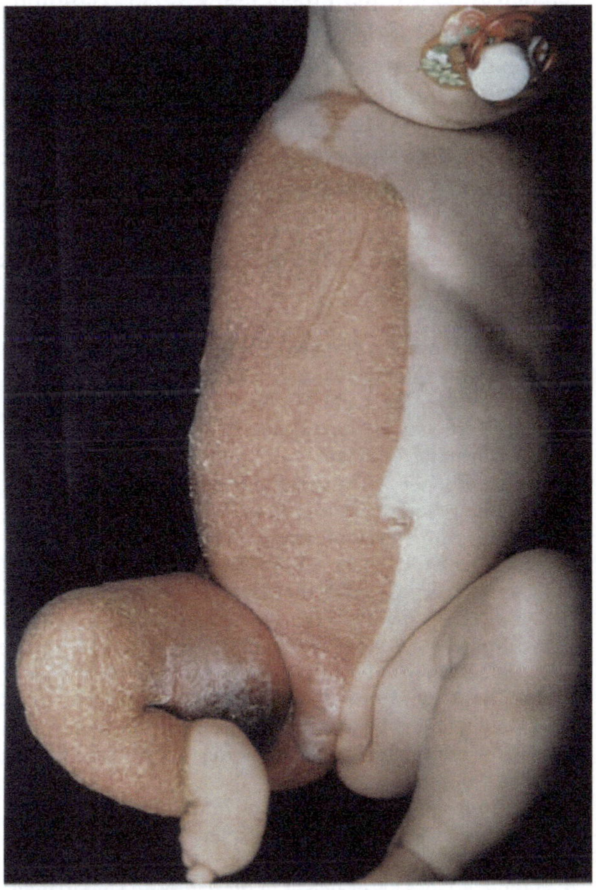

Abb. 14. CHILD-Syndrom („congenital hemidysplasia with ichthyosiform nevus and limb defects")

Schimmelpenning-Syndrom

Unter den Syndromen, die durch einen organoiden Epidermalnävus gekennzeichnet sind, ist das Schimmelpenning-Syndrom am bekanntesten [6]. Es ist definiert durch die Kombination eines Talgdrüsennävus mit Defekten des Hirnes, der Augen oder der Knochen. Man findet geistige Entwicklungsverzögerung und Epilepsie, Kolobome oder ein Lipodermoid der Konjunktiva. Der Hirnschädel ist oft asymmetrisch konfiguriert. Zugrunde liegt dem Syndrom eine Letalmutation, die nur im Mosaik überleben kann [9].

Bei Kindern mit Schimmelpenning-Syndrom findet man oft ausgedehnte systematisierte Hautveränderungen. Gerade in solchen Fällen sollten die Eltern darüber aufgeklärt werden, daß es nicht notwendig ist, den Nävus im Sinne einer Krebsprophylaxe zu entfernen.

Bei Verdacht auf Schimmelpenning-Syndrom sollte eine neurologische und ophthalmologische Untersuchung des Kindes erfolgen. Aus der Sicht des Autors reicht jedoch das Vorhandensein eines kleinen Naevus sebaceus nicht aus, um eine solche umfangreiche Diagnostik zu rechtfertigen.

Phacomatosis pigmentokeratotica

Es handelt sich um ein Zwillingsflecken-Syndrom, bei dem ein systematisierter Naevus sebaceus mit einem zumeist kontralateral lokalisierten Naevus spilus vom papulösen Typ auftritt (Abb. 15) [12]. Weitere typische Anomalien sind Hemiatrophie mit Muskelschwäche, segmentale Dysästhesie oder Hyperhidrosis sowie Epilepsie, Taubheit, Ptosis oder Strabismus [27]. Das Konzept der Zwillingsflecken bedeutet, daß die beiden verschiedenen Nävi keinen heterozygoten Zustand, sondern vielmehr den Verlust der Heterozygotie widerspiegeln. Dieses Konzept hat wahrscheinlich weitreichende Bedeutung für das Verständnis des Naevus sebaceus und des Naevus spilus.

Naevus-comedonicus-Syndrom

Dieses Syndrom ist charakterisiert durch das gemeinsame Auftreten eines Naevus comedonicus und

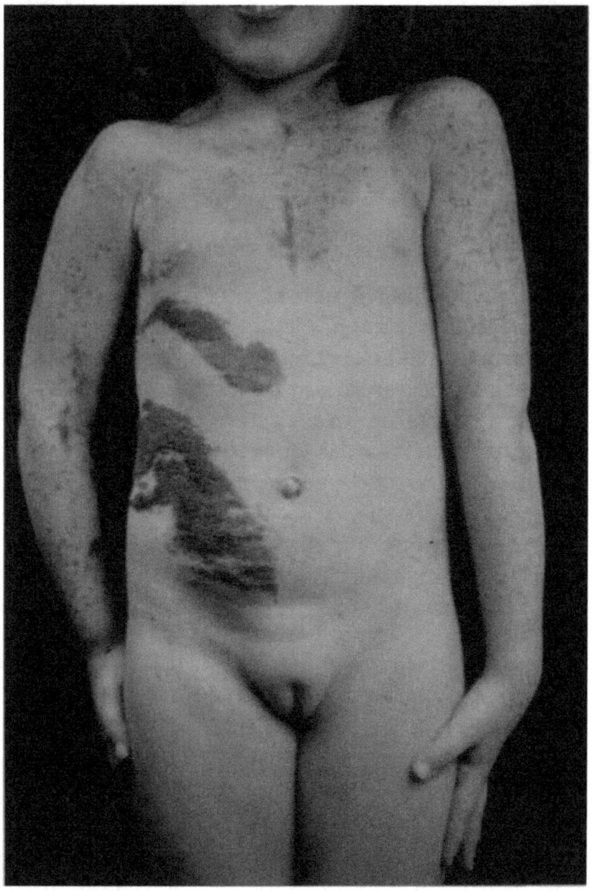

Abb. 15. Phacomatosis pigmentokeratotica

ipsilateraler Knochendefekte oder einer ipsilateralen Katarakt [3, 9]. Ausnahmsweise können die extrakutanen Anomalien auch kontralateral lokalisiert sein. Weiterhin können alle diese Anomalien auch einmal bilateral auftreten, wie es bei einem Mosaikphänotyp nicht anders zu erwarten ist.

Becker-Nävus-Syndrom

Das Becker-Nävus-Syndrom ist bei Frauen durch ipsilaterale Mammahypoplasie und bei beiden Geschlechtern durch Knochenanomalien einschließlich Skoliose, Spina bifida occulta oder Hypoplasie einer ipsilateralen Gliedmaße gekennzeichnet [13]. Da die ipsilaterale Mammahypoplasie bei der Untersuchung eher auffällt, ist das Becker-Nävus-Syndrom bisher häufiger bei Frauen als bei Männern beobachtet worden.

Sowohl der isolierte Becker-Nävus als auch das Becker-Nävus-Syndrom werden offenbar paradominant vererbt. Heterozygote Genträger sind phänotypisch unauffällig, und deshalb kann die zugrundeliegende Mutation durch viele Generationen unbemerkt weitergegeben werden. Nur in dem seltenen Fall, daß während der frühen Embryogenese ein postzygotischer Verlust der Heterozygotie stattfindet, treten Becker-Nävus oder Becker-Nävus-Syndrom als Mosaikphänotypen zutage [7, 13].

Schlußbetrachtung

Wenn wir bedenken, daß es mindestens 16 verschiedene Epidermalnävi gibt, dann ist es nicht verwunderlich, daß wir in diesem Kapitel 6 verschiedene Epidermalnävus-Syndrome kennengelernt haben. Wahrscheinlich wird sich die Liste dieser Syndrome in den kommenden Jahren noch erweitern. Eine korrekte Klassifikation ist von nicht zu unterschätzender praktischer Bedeutung, insbesondere für die genetische Beratung. Denn den verschiedenen Phänotypen liegen unterschiedliche genetische Mechanismen zugrunde, wobei wir an autosomale Letalmutationen, X-chromosomal dominante Vererbung mit Letalwirkung für männliche Embryonen, Zwillingsflecken und paradominante Vererbung denken müssen. Bei der interdisziplinären Betreuung solcher Patienten fällt dem Dermatologen deshalb die wichtige Aufgabe zu, nicht etwa die Allerweltsdiagnose „Epidermalnävus-Syndrom", sondern die jeweils richtige Diagnose zu stellen.

Literatur

1. Aloi FG, Pippione M (1986) Porokeratotic eccrine ostial and dermal duct nevus. Arch Dermatol 122:892–895
2. Cheesbrough MJ, Kilby PE (1973) The inflammatory linear verrucous epidermal naevus – A case report. Clin Exp Dermatol 3:293–298
3. Engber PB (1987) The nevus comedonicus syndrome: A case report with emphasis on associated internal manifestations. Int J Dermatol 17:745–749
4. Fink-Puches R, Soyer HP, Pierer G, Kerl H, Happle R (1997) Systematized inflammatory epidermal nevus with symmetrical involvement: An unusual case of CHILD syndrome? J Am Acad Dermatol 36:823–826
5. Happle R (1990) Ptychotropism as a cutaneous feature of the CHILD syndrome. J Am Acad Dermatol 23:763–766
6. Happle R (1991) How many epidermal nevus syndromes exist? A clinicogenetic classification. J Am Acad Dermatol 25:550–556
7. Happle R (1992) Paradominant inheritance: A possible explanation for Becker's pigmented hairy nevus. Eur J Dermatol 2:39–40
8. Happle R (1993) Mosaicism in human skin: Understanding the patterns and mechanisms. Arch Dermatol 129:1460–1470

9. Happle R (1995) Epidermal nevus syndromes. Sem Dermatol 14:111–121
10. Happle R (1995) What is a nevus? A proposed definition of a common medical term. Dermatology 191:1–5
11. Happle R (1997) A rule concerning the segmental manifestation of autosomal dominant skin disorders: Review of clinical examples providing evidence for dichotomous types of severity. Arch Dermatol 133:1505–1509
12. Happle R, Hoffmann R, Restano L, Caputo R, Tadini G (1996) Phacomatosis pigmentokeratotica: A melanocytic-epidermal twin nevus syndrome. Am J Med Genet 65:363–365
13. Happle R, Koopman RJJ (1996) Becker nevus syndrome. Am J Med Genet 68:357–361
14. Happle R, Mittag H, Küster W (1995) The CHILD nevus: A distinct skin disorder. Dermatology 191:210–216
15. Happle R, Steijlen PM, Kolde G (1990) Naevus corniculatus: A new acantholytic disorder. Br J Dermatol 122:107–112
16. Hohenleutner U, Landthaler M (1993) Laser therapy of verrucous epidermal naevi. Clin Exp Dermatol 18:124–127
17. Jadassohn J (1895) Bemerkungen zur Histologie der systematisirten Naevi und über „Talgdrüsen-Naevi". Arch Dermatol Syph 32:355–372
18. Munro CS, Wilkie AOM (1998) Epidermal mosaicism producing localised acne: Somatic mutation in FGFR2. Lancet 352:704–705
19. Paller AS, Syder AJ, Chan YM, Yu QC, Hutton E, Tadini G, Fuchs E (1994) Genetic and clinical mosaicism in a type of epidermal nevus. N Engl J Med 331:1408–1415
20. Pinkus H (1965) Zur Begriffsbestimmung der Naevi, Organnaevi und naevoiden Tumoren. Hautarzt 16:184–190
21. Siemens HW (1967) Die naevusähnliche Melanose (Melanosis naeviformis, alias Naevus pigmentosus tardus). Hautarzt 18:299–303
22. Solomon LM, Esterly NB (1975) Epidermal and other congenital organoid nevi. Curr Probl Pediatr 6:1–56
23. Solomon LM, Fretzin D, Pruzansky S (1970) Pilosebaceous abnormalities in Apert's syndrome. Arch Dermatol 102:381–385
24. Solomon LM, Fretzin DF, Dewald RL (1968) The epidermal nevus syndrome. Arch Dermatol 97:273–285
25. Starink TM, Woerdeman MJ (1981) Unilateral systematized keratosis follicularis: A variant of Darier's disease or an epidermal naevus (acantholytic dyskeratotic epidermal naevus)? Br J Dermatol 105:207–214
26. Steigleder GK, Cortes AC (1970) Verhalten der Talgdrüsen im Talgdrüsennaevus während des Kindesalters. Arch Klin Exp Dermatol 239:323–328
27. Tadini G, Restano L, Gonzáles-Pérez R, Gonzáles-Enseñat MA, Vincente-Villa MA, Cambiaghi S, Marchettini P, Mastrangelo M, Happle R (1998) Phacomatosis pigmentokeratotica: Report of new cases and further delineation of the syndrome. Arch Dermatol 134:333–337
28. Vakilzadeh F, Happle R, Peters P, Macher E (1976) Fokale dermale Hypoplasie mit apokrinen Naevi und streifenförmiger Anomalie der Knochen. Arch Dermatol Res 256:189–195
29. Wilkie AOM, Slaney SF, Oldridge M, Poole MD, Ashworth GJ, Hockley AD, Hayward RD, David DJ, Pulleyn LJ, Rutland P, Malcolm S, Winter RM, Reardon W (1995) Apert syndrome results from localized mutations of FGFR2 and is allelic with Crouzon syndrome. Nature Genet 9:165–172

Mastozytosen

Peter Fritsch, Gerda Topar und Norbert Sepp

Mastozytosen sind eine heterogene Gruppe von Krankheiten, die durch Proliferation und/oder (fokale) Anhäufung von Mastzellen gekennzeichnet sind. Die Haut ist eines der am häufigsten betroffenen Organe; sie kann alleine oder im Rahmen systemischer Mastozytosen befallen sein. Mastozytosen der Haut sind in der überwiegenden Mehrzahl ein Ausdruck benignen Verlaufs und oft auch spontan rückbildungsfähig. Hinsichtlich der Ursachen, Klassifikation, Klinik, Bedeutung sowie Management der Mastozytosen in Diagnostik und Therapie bestehen auch heute noch reichlich Wissenslücken. Im Folgenden wird versucht, den aktuellen Stand zusammenzufassen.

Mastzellen

Diese sind (fast) ubiquitäre Bindegewebszellen, die von CD34+ myeloischen Progenitorzellen des Knochenmarks abstammen, über die Blutbahn in die Gewebe gelangen und dort unter dem Einfluß von Mediatoren reifen. Deren wichtigste sind der Stammzellfaktor, IL-6 und andere. Der Stammzellfaktor ist ein Zytokin, das von zahlreichen Zellarten, darunter den Stromazellen des Knochenmarks, aber auch Keratinozyten, Darmepithelzellen, Fibroblasten, Endothelzellen und anderen mehr gebildet wird. Sein spezifischer Membranrezeptor wird durch das c-kit-Protoonkogen kodiert; auch dieser Rezeptor wird an mehreren Zelltypen gefunden: neben den Mastzellen auch an Melanoblasten/Melanozyten, hämopoetischen Stammzellen unter anderem SCF wirkt auf Mastzellen chemotaktisch, induziert Mitose und verhindert Apoptose [22].

Durch das jeweils verschiedene Milieu bilden sich gewebsspezifisch verschiedene Mastzellpopulationen heraus: man unterscheidet zwei Haupttypen, den TC-Typ (enthält Tryptase und Chymase - vorwiegend in Haut und Submukosa) und den T-Typ (enthält nur Tryptase - in Lunge, intestinaler Mukosa etc). Die Mastzellen sind eine relativ langlebige Zellpopulation, die vorwiegend durch Zustrom aus dem Knochenmark und nur zum geringen Teil durch Mitose ergänzt wird. Sie liegen in Gefäßnähe; in der Haut ist ihr Gehalt variabel (7–20.000/mm^2). Ihre Funktionen sind zahlreich und mit Gefäßregulation, Immun- und Entzündungsvorgängen sowie Gewebshomöostase verbunden; sie werden durch ein Spektrum von Mediatoren vollzogen.

Mastzellmediatoren

Man unterscheidet präformierte, in Granula gespeicherte (Histamin, Heparin, TNFα und die Proteasen Chymase und Tryptase) und de novo gebildete Mediatoren. Zu letzteren zählen zahlreiche Lipidmediatoren (Hauptvertreter Leukotriene B4 und C4, Prostaglandin D2, Platelet activating factor und andere) sowie eine Reihe von Zytokinen (IL-1, -3, -4, -5, -6).

Klassifikation der Mastozytosen

Die derzeit gebräuchlichen Einteilungen [1, 5, 7, 21] beruhen auf der sogenannten NIH-Klassifikation von Metcalfe [17]. Letztere unterscheidet folgende fünf Untergruppen:

- *Kutane Mastozytosen:* Diese sind durch Befall ausschließlich der Haut charakterisiert und können in folgenden Varianten auftreten: Urticaria pigmentosa (die häufigste), diffuse kutane Mastozytose, Mastozytom und Teleangiectasia eruptiva macularis perstans.
- *Benigne systemische Mastozytose*
- *aggressive systemische Mastozytose*
- *Mastozytosen mit hämatologischen Begleitkrankheiten* (myelodysplastische, myeloproliferative Syndrome, Lymphome)
- *Mastzelleukämie*

Epidemiologie und Verlauf der Mastozytosen

Inzidenz beziehungsweise Prävalenz der Mastozytosen sind nicht genau bekannt. Nach Sagher und Even-Paz [18] machen Mastozytosen mit cutaner Symptomatik zwischen 1/1.000–8.000 der dermatologischen Klientel aus. Nach Schätzungen [1, 5, 7, 21] entfallen 80–90% der Fälle auf kutane und 15–20% auf benigne systemische Mastozytosen; die drei restlichen Erscheinungsformen sind Raritäten. Etwa zwei Drittel der Mastozytosen treten im Kindesalter auf (*infantile* beziehungsweise *juvenile Mastozytosen*); der Anteil der rein kutanen Formen liegt dabei knapp unter 100%. Beim verbleibenden Drittel, das auf Erwachsene entfällt (*adulte Mastozytosen*), liegt der Anteil rein kutaner Formen lediglich bei 25%. Die hauptsächlichen Mastozytoseuntertypen sind somit auch nach ihrer Inzidenz in verschiedenen Lebensaltern darstellbar (Abb. 1). Sie repräsentieren wahrscheinlich nicht, wie früher oft angenommen, die Stadien eines Entwicklungsprozesses, sondern weitgehend eigenständige Entitäten, zwischen denen ein Übergang möglich, aber nicht die Regel ist. Die Progression kutaner Mastozytosen zu systemischen ist selten; über ihre Häufigkeit liegen keine verläßlichen Zahlen vor. Kutane Mastozytosen sind generell von chronischem Verlauf; kindliche kutane Mastozytosen bilden sich zu etwa 50 % innerhalb einiger Jahre zurück, bei der adulten Form ist die spontane Rückbildung selten. Auch die benigne systemische Mastozytose ist von chronisch-indolentem Verlauf, eine spontane Rückbildung kommt wahrscheinlich nicht vor; über die Häufigkeit der Progression zur aggressiven systemischen Mastozytose und zur Mastzelleukämie sind keine sicheren Aussagen möglich. Die Inzidenz von mit systemischer Mastozytose assoziierten hämatologischen Krankheiten wird von Metcalfe mit bis 60 % angegeben [17], doch scheint dies nach eigenen Erfahrungen zu hoch gegriffen. Das gehäufte Auftreten solcher Neoplasien ist möglicherweise Ausdruck der bei systemischen Mastozytosen beobachteten chromosomalen Instabilität [11].
Die mittlere Überlebenszeit von Patienten mit aggressiver systemischer Mastozytose liegt unter zwei Jahren, von Patienten mit Mastzelleukämie unter einem Jahr.

Reaktive versus klonale Genese der Mastozytosen

Es war eine alte Streitfrage, ob die Vermehrung der Mastzellen bei Mastozytosen neoplastischer oder sekundärer Natur ist. Eindeutig ist die neoplastische Natur lediglich bei der extrem seltenen Mastzelleukämie. Untersuchungen aus neuester Zeit lassen vermuten, daß Mastzellinfiltrate sowohl das Resultat *polyklonaler Hyperplasien* als auch *klonaler Proliferationen* darstellen können, wobei als Faustregel die kutanen Mastozytosen ersteren, die systemischen hingegen letzteren entsprechen.

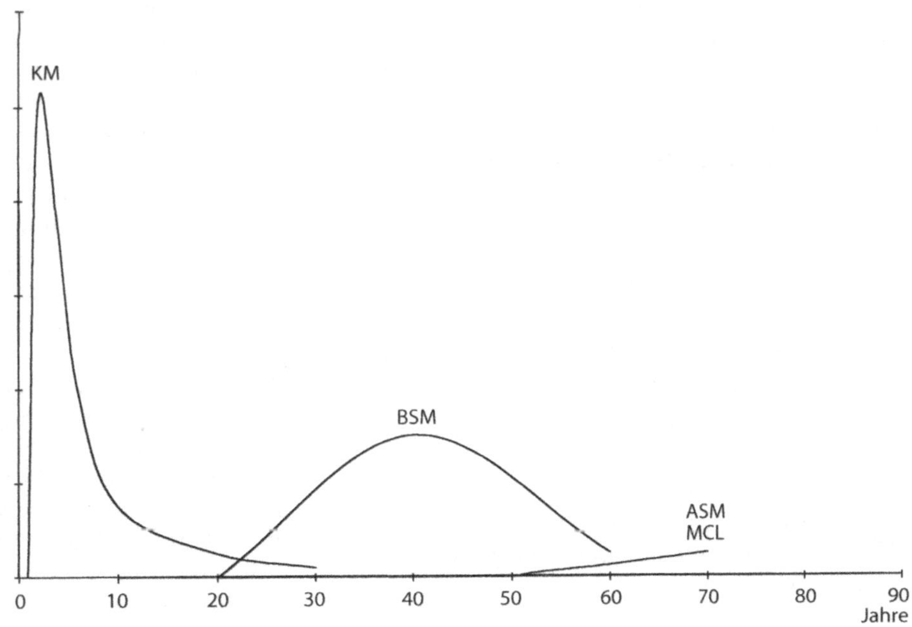

Abb. 1. Idealisierte Darstellung der Inzidenz der verschiedenen Mastozytosetypen. *KM* kutane Mastozytose; *BSM* benigne systemische Mastozytose; *ASM* aggressive systemische Mastozytose; *MCL* Mastzelleukämie. (Nach [21])

Polyklonale Hyperplasie
Schon 1993 wurde von Longley gezeigt, daß bei kutanen Mastozytosen die Keratinozyten vermehrt Stammzellfaktor exprimieren [12], ein Befund, der nicht nur die Mastzellvermehrung, sondern auch die Hyperpigmentierung bei Urticaria pigmentosa erklärt. In eleganten Experimenten an transgenen Mäusen wies er ferner nach, daß die Überexpression von löslichem SCF zu mastozytoseähnlichen Bildern, eine solche von membrangebundenem SCF hingegen zu einer interfollikulären Melanose führt; die interfollikuläre Epidermis ist bei Mäusen sonst frei von Melanozyten [16]. Ein Regelkreis in dem Sinn, daß Mastzell-Chymase löslichen SCF abspaltet und damit zur Autostimulation der Mastzellen führt, wird diskutiert [15]. Ein möglicher Einfluß zirkulierender, apoptosehemmender Faktoren wurde aus Experimenten an SCID-Mäusen postuliert, bei denen nach Transplantation menschlicher Haut mastozytoseähnliche Bilder entstehen [4].

Klonale Proliferation
Bei systemischen Mastozytosen wurden Punktmutationen im c-kit Protoonkogen aufgedeckt [13, 16], die zur ligandenunabhängigen spontanen Aktivierung der Mastzellen führen.

Die Heterogenität der Pathogenese entspricht der funktionellen Verschiedenheit der Mastzellen bei Mastozytosen. Während diese bei kutanen Mastozytosen weitgehend normalen gleichen, werden bei aggressiven Mastozytosen Differenzierungsdefizite verschiedenen Ausmaßes (zum Beispiel teilweiser Verlust der Mediatorproduktion) beobachtet. Es muß jedoch betont werden, daß das klinische Verhalten der Mastozytosen nicht genau mit den genannten Wegen der Pathogenese korreliert, und daß sehr wahrscheinlich weitere, noch unaufgedeckte Aktivierungspfade der Mastzellen existieren [8, 14, 18, 22].

Krankheitsrelevanz von Mastozytosen

Grundsätzlich kann der Organismus bei Mastozytosen auf verschiedene Weise Schaden nehmen:

- Akute Mediatorfreisetzung (akutes Mediatorsyndrom)
- Chronische Mediatorwirkung
- Organschäden durch Mastzellinfiltrate
- Begleitende hämatologische Malignitäten
- Mastzelleukämie

Akute Mediatorfreisetzung
Die Symptome sind bekannt: Flush, Juckreiz, Angioödem, Dermographismus, Übelkeit, Erbrechen, Diarrhoen, Kopfschmerz, Rhinorrhoe, Tachykardie, Blutdruckabfall, Schock. Die Mastzelldegranulation kann durch verschiedene Stimuli ausgelöst werden: Temperatur- und mechanische Reize, Insektengifte, bakterielle Toxine und Inhaltsstoffe von Lebensmitteln (insbesondere Histaminliberatoren), Alkohol, Medikamente (NSAID, Aspirin, Curare-Derivate, Kontrastmittel, Opiate, Codein, Dextran und andere).

Chronische Mediatorwirkung
Hypotonie, Osteopenie, Knochen- und Gelenksschmerzen, Kopfschmerzen, Benommenheit, Persönlichkeitsveränderungen, Verschlechterung kognitiver Funktionen, Gastritis, Ulcus ventriculi, Duodenitis, Malabsorption.

Das akute Mediatorsyndrom kann bei allen Mastozytoseformen auftreten, spielt jedoch bei der Mastzelleukämie keine Rolle. Die chronische Mediatorwirkung wird bei kutanen Mastozytosen kaum beobachtet, wohl aber bei den systemischen. Wichtig ist, daß alle Symptome, die durch Mediatorfreisetzung bedingt sind, individuell nach Qualität und Intensität ungemein verschieden sind und auch fehlen können. Die Intensität ist grob mit der Mastzellast korreliert.

Organbefall bei systemischen Mastozytosen
Sämtliche Organe können bei systemischer Mastozytose Mastzellinfiltrate aufweisen, doch sind einzelne davon Prädilektionsorgane (Tabelle 1). Den bei weitem häufigsten Befall zeigen die Haut und das Knochenmark. Auffallend ist, daß auch bei der benignen systemischen Mastozytose der Organbefall ausgedehnt ist, und daß mit zunehmender Aggressivität des Mastozytosetyps die Häufigkeit des Befalls aller inneren Organe ansteigt, der Haut jedoch absinkt. Klinisch manifeste Organschäden, wie auch Systemzeichen im Sinn der B-Symptomatik, finden sich fast nur bei der aggressiven systemischen Mastozytose und der Mastzelleukämie; letztere verhält sich als rapide progrediente Systemkrankheit.

Warnzeichen ungünstiger prognostischer Entwicklung bei systemischen Mastozytosen
Solche sind höheres Alter bei Beginn der Erkrankung, Hyperzellularität des Knochenmarks, Hepatosplenomegalie, zirkulierende Mastzellen, Anstieg von alkalischer Phosphatase und LDH, Auftreten zirkulierender Mastzellen, Fehlen oder Rückbildung von Hautläsionen.

Tabelle 1. Häufigkeit des Befalls innerer Organe bei verschiedenen Mastozytosetypen, basierend auf vier Patientenserien. (Nach [21])

	Kutane Mastozyten [%]	Benigne systemische Mastozyten [%]	Aggressive systemische Mastozyten [%]	Mastzell-leukämie [%]
Haut	100	> 90	< 50	10
Knochenmark	–	> 90	> 90	100
Milz	–	50	> 90	100
Leber	–	50	> 50	> 90
Lymphknoten	–	10	> 50	> 80
Nieren	–	ca. 0	ca. 5	> 50
Gastrointestinaltrakt	–	< 10	> 50	> 70

Relevanz von Hautläsionen bei systemischen Mastozytosen

Hautläsionen finden sich bei sämtlichen Formen der Mastozytosen inklusive der Mastzelleukämie, in ihrer Häufigkeit allerdings in reziprokem Verhältnis zur Aggressivität. Die weitaus dominierende Manifestation ist hiebei die Urticaria pigmentosa. Aus der Existenz einer Urticaria pigmentosa kann daher keinesfalls auf Vorhandensein oder Fehlen einer Systembeteiligung geschlossen und keinerlei prognostisches Indiz abgeleitet werden.

Sorge des Dermatologen: welches Risiko bedeutet die adulte Urticaria pigmentosa?

In einer retrospektiven Studie an 31 Erwachsenen mit Urticaria pigmentosa mit einer Bestandsdauer von 2–38 (Mittelwert 9,7) Jahren wurde die Häufigkeit von Knochenmarksbefall, Befall anderer innerer Organe, assoziierte hämatologische Krankheiten, anamnestische Symptome der Mediatorfreisetzung, sowie die Korrelation der genannten Zeichen mit dem Knochenmarksbefall untersucht [20]. Bei zwei Dritteln war Knochenmarksbefall nachweisbar, davon je zur Hälfte vom diffusen und vom nodulären Typ. Sichere Hinweise auf Befall anderer innerer Organe fanden sich nur bei drei Patienten, anamnestische Zeichen von akuter Mediatorausschüttung bei etwa der Hälfte (häufigstes Symptom: Flushsymptomatik), Osteoporose als Zeichen chronischer Mediatorausschüttung bei einem Drittel, Progredienz des Grundleidens bei keinem Patienten, assoziierte hämatologische Krankheiten nur bei einem einzigen. Es zeigte sich, daß bei keinem dieser Symptome eine Korrelation weder mit dem Vorhandensein noch mit der Art des Knochenmarksbefalls gegeben war. Diese Befunde bestätigen, daß die Mehrzahl der Fälle adulter Urticaria pigmentosa der benignen systemischen Mastozytose zuzurechnen und eine Progredienz zu bedrohlichen Formen der Mastozytosen kaum zu erwarten ist [16]; Knochenmarksbefall ist *kein* prognostischer Parameter.

Management Erwachsener mit Urticaria pigmentosa

Die klinische Diagnose bereitet wohl selten Schwierigkeiten, sollte jedoch histologisch verifiziert werden. Als zweiter Schritt sollte abgeklärt werden, ob es sich um die (wahrscheinlichere) benigne systemische oder die (seltenere) adulte kutane Mastozytose handelt. Diesem Zweck dient die Knochenmarksbiopsie sowie bildgebende Untersuchungen des Gastrointestinaltrakts und der Röhrenknochen, Sonographie der Lymphknoten und des Oberbauchs, sowie die Bestimmung von Mastzellmediatoren im 24 Stunden-Harn (Prostaglandin D_2, Histamin, N-Methyl-Histamin). Als letzter Schritt erfolgt die Suche nach Hinweisen auf eine begleitende hämatologische, insbesondere myelodysplastische Krankheit (Thrombozytose und -penie, Leukozytose und -penie, makrozytäre Anämie) sowie auf Warnzeichen bevorstehender Progression. Therapeutisch ergeben sich außer der wichtigen Beratung hinsichtlich des Vermeidens akuter Mediatorfreisetzung zugleich mit Ausstellung einer Notfallmedikation, und der Gabe von Antihistaminika wenig Optionen; orale Photochemotherapie kann eine langfristige Suppression der Hautherde, nicht aber des Befalls innerer Organe induzieren [9]. Systemische Mastozytosen mit manifesten klinischen Symptomen können, in Abwägung von Krankheitsdruck und Nebenwirkungen der Therapie, mit Interferon α gebessert werden [3]. Aggressive Verlaufsformen systemischer Mastozytosen sind ein schwieriges therapeutisches Problem, das der Kooperation mit den Hämatologen bedarf.

Literatur

1. Allison MA, Schmidt CP (1997) Urticaria pigmentosa. Int J Dermatol 36:321–326
2. Avila NA, Ling A, Metcalfe DD, Worobec AS (1998) Mastocytosis: magnetic resonance imaging patterns of marrow disease. Skeletal Radiol 27:119–126
3. Butterfield JH (1998) Response of severe systemic mastocytosis to interferon alpha. Br J Dermatol 138:489–495
4. Christofidou-Solomidou M, Longley BJ, Whitaker-Menezes D, Abelda SM, Murphy GF (1997) Human skin/SCID mouse chimeras as an in vivo model for human cutaneous mast cell hyperplasia. J Invest Dermatol 109:102–107
5. Golkar L, Bernhard JD (1997) Mastocytosis. Lancet 349:1379–1385
6. Godt O, Proksch E, Streit V, Christophers E (1996) Short- and long-term effectiveness of oral and bath PUVA therapy in urticaria pigmentosa and systemic mastocytosis. Dermatology 195:35–39
7. Haase I, Grabbe J, Henz BM (1998) Urticaria pigmentosa und Mastozytose. Dtsch Med Wochenschr 123:296–303
8. Henz, B (1998) SCF and c-kit in mastocytosis – a Pandora's box holding more theories than proven facts. J Invest Dermatol 110:186
9. Kors JW, Van Doormaal JJ, Breukelman H, Van Voorst Vader PC, De Monchy JGR (1996) Long-term follow-up of indoloent mastocytosis in adults. J Internal Med 239:157–164
10. Kunisada T, Lu S-Z, Yoshida H, Nishikawa S, Nishikawa S-I, Mizoguchi M, Hayashi S-I, Tyrrell L, Williams DA, Wang X, Longley BJ (1998) Murine cutaneous mastocytosis and epidermal melan ocytosis induced by keratinocyte expression of transgenic stem cell factor. J Exp Med 187:1565–1573
11. Lishner M, Confino-Cohen F, Mekori A (1996) Trisomies 9 and 8 detected by fluorescence in situ hybridization in patients with systemic mastocytosis. J Allergy Clin Immunol 98:199–204
12. Longley BJ, Morganroth GS, Tyrrell L, Ding T-G, Anderson KM, Williams DE, Halaban R (1993) Altered metabolism of mast-cell growth factor (c-kit ligand) in cutaneous mastocytosis. N Engl J Med 328:1302–1307
13. Longley BJ, Tyrrell L, Lu SZ (1996) Somatic c-kit activating mutation in urticaria pigmentosa and aggressive mastocytosis; establishment of clonality in a human mast cell neoplasma. Nature Gen 12:312–314
14. Longley BJ, Tyrrell L, Shuzuang L, Yongsheng M, Klump V, Murphy GF (1997) Chronically KIT-stimulated clonally derived human mast cells show heterogeneity in different tissue environments. J Invest Dermatol 108:792–796
15. Longley BJ (1998) Reply. J Invest Dermatol 110:186–187
16. Nagata H, Worobec AS, Oh CK, Chowdbury BA, Tannenbaum S, Suzuki Y, Metcalfe DD (1995) Identification of a point mutation in the catalytic domain of the protooncogene c-kit in peripheral blood mononuclear cells of patients who have mastocytosis with an associated hematologic disorder. Proc Natl Acad Sci USA 92:10560–10564
17. Metcalfe D (1991) Classification and diagnosis of mastocytosis: current status. J Invest Dermatol 96:25–45
18. Sagher F, Even-Paz Z (1997) Mastocytosis and the mast cell. Year Book Medical Publishers, Chicago
19. Tharp MD (1997) Understanding mast cells and mastocytosis. J Invest Dermatol 108:698–699
20. Topar G, Staudacher C, Geisen F, Gabl C, Fend F, Herold M, Greil R, Fritsch P, Sepp N (1998) Urticaria pigmentosa: a clinical, hematologic, and serologic study of 30 adults. Am J Clin Pathol 109:279–285
21. Valent P (1996) Biology, classification and treatment of human mastocytosis. Wien Klin Wochenschr 108:385–397
22. Vliagoftis H, Worobec A, Metcalfe D (1979) The protooncogene c-kit and c-kit ligand in human disease. J Allergy Clin Immunol 100:435–440
23. Welker P, Grabbe J, Czarnetzki BM (1995) Human keratinocytes release mast cell differentiation factors other than stem cell factor. Int Arch Allergy Immunol 107:139–141

Protein-C-Defekte und andere neue Ursachen von Ulcera crurum

Thomas Ruzicka

Hinter dem klinisch monomorphen Erscheinungsbild des Ulcus cruris versteckt sich eine Vielzahl komplexer Krankheitsbilder. Die Ursachen und die Differentialdiagnose sind für die Dermatologen von entscheidender Bedeutung, um neben einer symptomatischen Therapie auch gezielte Behandlungsmaßnahmen vornehmen zu können [4, 24].
In dieser Übersicht sollen die möglichen Ursachen des Ulcus cruris dargestellt werden, wobei der Schwerpunkt auf Ulzera liegt, die infolge einer Thrombophilie entstehen. Gerade auf diesem Gebiet konnten in letzten Jahren wichtige neue Erkenntnisse der Grundlagenforschung in die klinische Praxis umgesetzt werden.

Differentialdiagnose von Ulcera crurum

Vaskuläre Ulcera crurum

Die vaskulären Ulcera crurum stellen die Mehrzahl von Beingeschwüren dar. Arterielle, venöse [9], gemischte und lymphathische Störungen können einem Ulcus cruris zugrunde liegen.

Vaskulitiden

Kutane und systemische Vaskulitiden, denen häufig zirkulierende Immunkomplexe zugrunde liegen, können sich als Ulcera crurum manifestieren. Als Beispiel seien die verschiedenen Formen von Kryoglobulinämien genannt [3], ANCA-assoziierte Krankheiten [8] wie die Wegener-Granulomatose, Periarteritis nodosa, die Livedovaskulitis sowie Begleitvaskulitiden bei Kollagenosen [19]. Relativ häufig, aber wenig bekannt, sind schwere Hautulzerationen bei systemischer Vaskulitis im Rahmen einer rheumatoiden Arthritis [23]. Sie sind oft assoziiert mit einer Progression der Grunderkrankung, Befall der inneren Organe, erhöhtem Rheumafaktor sowie Komplementverbrauch und können Hinweis auf ein Felty- beziehungsweise Sjögren-Syndrom sein.
Systemische Therapie mit Glukokortikosteroiden, Immunsuppressiva, Dapson, Kolchizin oder Plasmapherese kann erforderlich sein. In letzter Zeit wurden auch Erfolge mit lokaler Immunsuppressivatherapie (Cyclosporin, Tacrolimus) berichtet.
Verschlüsse kleiner arterieller und venöser Gefäße ohne vaskulitische Veränderungen liegen dem Antiphospholipid-Syndrom zugrunde [2]. Dieses Syndrom geht mit Cardiolipin-Antikörpern, Lupusantikoagulans, venösen und arteriellen Thrombosen, Livedo racemosa, rezidivierenden Aborten und Thrombozytopenie einher.
Pyoderma gangraenosum (Abb. 1) ist in etwa 30% idiopathisch, bei den übrigen 70% mit Systemerkrankungen, insbesondere entzündlichen Darmkrankheiten, vergesellschaftet [7, 17]. Neben der Glukokortikosteroidtherapie ist die immunsuppressive Therapie mit Cyclosporin [26], und bei milden Verläufen die topische immunsuppressive Therapie mit Tacrolimus eine neue therapeutische Alternative.

Hämostaseologische Ursachen der Ulcera crurum

Auf dem Gebiet der hämostaseologischen Forschung wurden in den letzten Jahren die größten Fortschritte registriert. Störungen können in der Homöostase zwischen Gefäßendothel und plasmatischer Gerinnung auftreten. Bei allen ungewöhnlichen Fällen von Ulcera crurum bei jungen Patienten sowie bei positiver Familienanamnese sollte eine detaillierte Thrombophiliesuche erfolgen.

Protein-C-Defekt

Aktiviertes Protein C hemmt die Gerinnungsfaktoren Va und VIIIa sowie die gerinnungsfördernde Wirkung von Thrombin. Ein Wegfall der Hemmwirkung von Protein C bei Protein-C-Defekt führt zu arteriellen Embolien und venösen Thrombosen. Der Defekt ist autosomal dominant vererbt oder akquiriert. Die Ulzera bei Protein-C-Defekt sind überwiegend venöser Genese im Rahmen postthrombotischer Veränderungen.

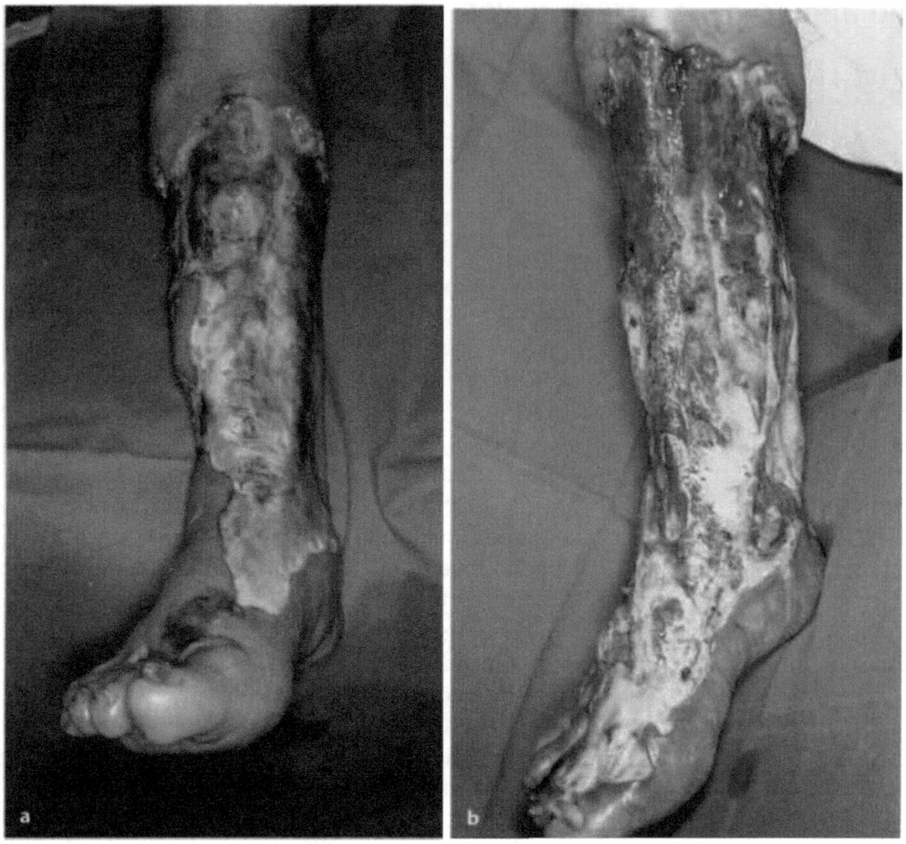

Abb. 1. a, b Pyoderma gangraenosum

Protein-S-Mangel

Protein-S fungiert als Cofaktor von Protein C. Die Komplexierung von Protein C und Protein S führt zur beschleunigten Inaktivierung von Faktor Va. Der Protein-S-Defekt wird autosomal-dominant vererbt und führt ebenfalls zu gesteigerter Thromboseneigung.

Resistenz gegen aktiviertes Protein C (APCR)

Der aktivierte Faktor V (Va) wird durch aktiviertes Protein C (APC) und den Cofaktor Protein S gehemmt. Eine Mutation des Faktors V (am häufigsten als sogenannter Faktor V-Leiden) führt zur Resistenz gegenüber aktiviertem Protein C und damit einer Thrombophilie (Abb. 2) [5, 12, 13, 15, 16].
Der Faktor-V-Leiden wird bei 2–15 % der Allgemeinbevölkerung angetroffen. Das Thromboserisiko bei heterozygoten Mutationsträgern ist 7fach, bei Homozygoten 80fach erhöht. Bei Patienten mit rezidivierenden Thrombosen sowie Thrombosen, die im frühen Alter auftreten, ist die APC-Resistenz die häufigste bekannte Ursache der Thrombophilie. Im Rahmen der APC-Resistenz auftretende Ulzera sind eine Folge postthrombotischer Veränderungen (Abb. 3).

Antithrombin III (ATIII)-Mangel

ATIII inhibiert mehrere aktivierte Faktoren der Gerinnungskaskade. Bei einem ATIII-Mangel besteht somit eine gesteigerte Thromboseneigung.

Hyperhomocysteinämien

Eine Erhöhung des Serum-Homocysteins wurde in den letzten Jahren als wichtige Ursache arterieller und venöser Verschlüsse erkannt [6]. Ein besonderes Risiko ergibt sich bei Kombination mit APC-Resistenz [11]. Die Hyperhomocysteinämie wurde nicht nur als Risikofaktor kardiovaskulärer Erkrankungen, sondern auch als Grundlage tiefer Beinvenenthrombosen erkannt. Als Mechanismus der Atherothrombose wird eine Endotheldysfunktion, Proli-

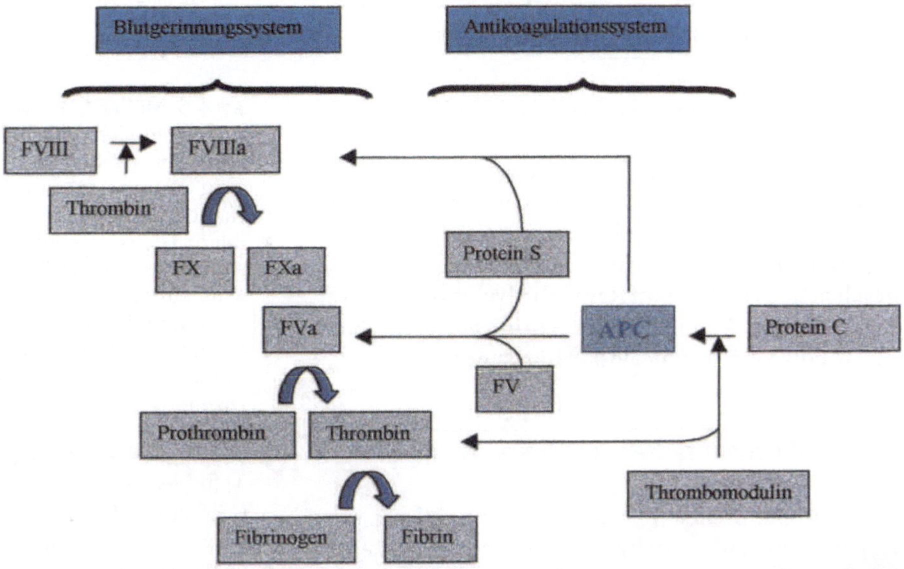

Abb. 2. Schema der Gerinnungsfaktoren und des Antikoagulationssystems, welche bei verschiedenen Formen der Thrombophilie, insbesondere der APCR, eine Rolle spielen

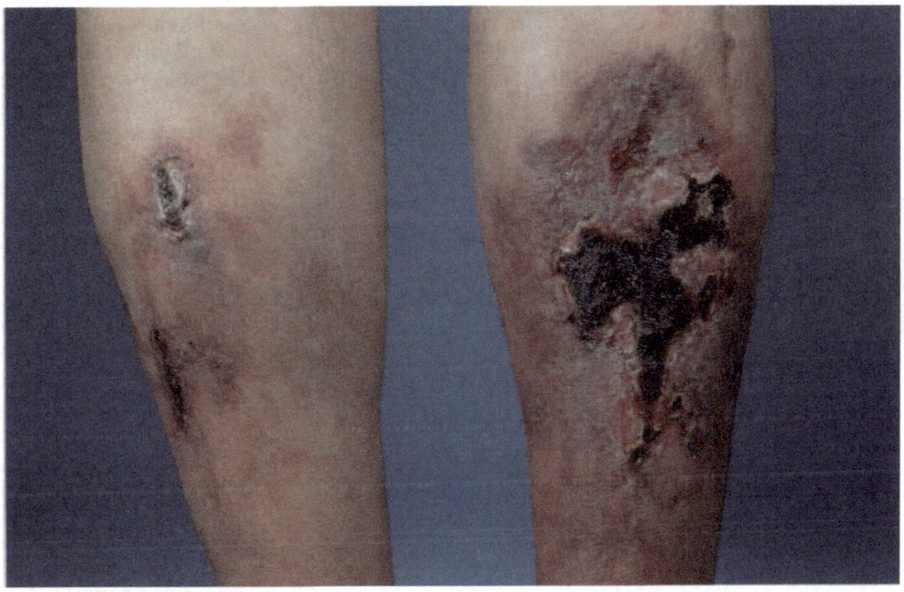

Abb. 3. Ulcus cruris bei heterozygotem Faktor-V-Leiden, Protein-S-Defekt sowie insulinpflichtigem Diabetes mellitus mit dialysepflichtiger diabetischer Niereninsuffizienz

feration der glatten Gefäßmuskulatur, Lipidperoxidation und Oxidation von LDL durch reaktive Sauerstoffspezies vermutet.

Plasminogen-Aktivator-Inhibitor-1-Erhöhung

Die PAI-1-Erhöhung wurde als Thromboseursache, insbesondere auch bei Patienten mit einem Klinefelter-Syndrom und begleitenden Ulcera crurum gefunden. Die erhöhte PAI-1-Aktivität soll auch der Lipodermatosklerose im Rahmen einer chronisch venösen Insuffizienz zugrunde liegen [14, 25].

Kongenitale Afinibrinogenämie

Die kongenitale Afibrinogenämie stellt eine sehr seltene Ursache eines Ulcus cruris dar, ihre Bedeutung liegt jedoch in schwersten thrombotischen und Blutungskomplikationen, die einerseits durch die Grundkrankheit, andererseits durch die Substitutionstherapie entstehen können [18].

Hämatologische Ursachen des Ulcus cruris

Die Sichelzellanämie und die Thalassämie spielen in Mitteleuropa im Gegensatz zu den USA und Südeuropa eine unbedeutende Rolle, ebenso wie andere Hämoglobinopathien [20, 21]. Vor kurzem wurde von uns auch ein Fall einer sideroachrestischen (sideroblastischen) Anämie als Grundlage eines Ulcus cruris beschrieben [1]. Auch im Rahmen myeloproliferativer Erkrankungen können Ulcera crurum auftreten, häufig als Folge eines Hyperviskositätssyndroms.

Neuropathische Ursachen von Ulcera crurum

Die neuropathischen Veränderungen mit Ulcera crurum werden in unseren Breiten vor allem infolge eines lang bestehenden Diabetes mellitus beobachtet. Lepra und Thiaminmangel sind in unseren Breiten nur selten anzutreffende Ursachen von Beingeschwüren.

Der diabetische Fuß stellt eine Sonderform des Bureau-Barière-Syndroms dar. Dieses ist von der Symptomtrias schmerzlose Ulzera, ausgeprägte Sensibilitätsstörungen und Osteolysen definiert [22].

Zahlreiche weitere Ursachen können mehr oder minder häufig einem Ulcus cruris zugrunde liegen. Während oberflächliche und tiefe Mykosen eher in tropischen Regionen anzutreffen sind, sind ulzerierende Pyodermien in unseren Breiten eine häufige Ulcusursache. Infolge der erhöhten Mobilität großer Bevölkerungsschichten wird die Leishmaniose zunehmend häufig beobachtet. Arzneimittelinduzierte Ulzera, Geschwüre bei Amyloidose und Gicht sowie durch kutane Malignome induzierte Beingeschwüre stellen weitere mögliche Ursachen dar. Physikalische Faktoren wie Verbrennungen, Erfrierungen, ionisierende Strahlen, Verätzungen, Druck runden neben Artefakten das Spektrum möglicher Ursachen eines Ulcus cruris ab [10].

Schlußfolgerungen

Mit der Diagnose „Ulcus cruris" und seiner symptomatischen Therapie kann sich der Dermatologe heute nicht mehr zufrieden geben. Vielmehr impliziert die Diagnose eine intensive Ursachensuche mit dem Versuch einer kausalen Therapie. Neben der phlebologischen und angiologischen Abklärung stellt heute die erweiterte Gerinnungsdiagnostik im Sinne der Suche nach einer Thrombophilie die Grundlage einer sorgfältigen Diagnostik dar.

Literatur

1. Artik S, Müller A, Ruzicka T (1999) Leg ulcers associated with sideroblastic anemie. Dermatology, in Druck
2. Bühler-Singer S, Von Hitzenstern J, Fartasch M, Hornstein OP (1994), Anticardiolipin-Syndrom mit alleinigem Hautbefall. Hautarzt 45:394–397
3. Buezo GF, Garcia-Buey M, Rios-Buceta L, Borque MJ, Aragues M, Dauden E (1996) Cryoglobulinemia and cutaneus leukocytoclastic vasculitis with hepatitis C virus infection. Int J Dermatol 25:112–115
4. Castanet J, Ortonne JP (1993) Miscellaneus causes of ulceration of the lower legs. In: Westerhof W (ed) Leg ulcers. Diagnosis and treatment. Elsevier, Amsterdam, pp 276–280
5. Desmarais S, de Moerloose P, Reber G, Minazio P, Perrier A, Bounameaux H (1996) Resistance to activated Protein C in an unselected population of patients with pulmonary embolism. Lancet 347:1374–1375
6. denHeijer M, Koster T, Blom HJ, Bos GMJ, Briet E, Reitsma PH, Vandenbroucke JP, Rosendaal FR (1996) Hyperhomocysteinemia as a risk factor for deep-vein thrombosis. N Engl J Med 334, 12:759–762
7. Höpfl R, Hefel R, Fritsch P (1994) Pyoderma gangraenosum: Differentialdiagnose bei Ulcus cruris und postoperative exazerbierenden Prozessen. Wien Med Wochenschr 144:279–80
8. Irvine AD, Bruce IN, Burrows D, Handley J (1996) Dermatological presentation of disease associated with antineutrophil cytoplasmatic antibodies: a report of two contrasting cases and a review of the literature. Br J Dermatol 134:924–928
9. Leu HJ (1994) Mikromorphologische Veränderungen in der Haut bei der primären und sekundären (postthrombotischen) chronisch-venösen Insuffizienz. Wien Med Wochenschr 144:201–204
10. Mancini S, Caldarone R, Mariani F, Lasseur F, Ruggieri C, Massi S, Mancini St (1993) Ulcers caused by physical or chemical injury. In: Westerhof W (ed) Leg ulcers. Diagnosis and treatment. Elsevier, Amsterdam, pp 213–238
11. Mandel H, Brenner B, Beranet M, Rosenberg N, Lanir N, Jakobs C, Fowler B, Seligsohn U (1996) Coesistence of hereditary homocystinuria and factor V Leiden-effect on thrombosis. N Engl J Med 334, 12:763–768
12. Munkvard S, Jorgensen M (1996) Resistance to activated Protein C. A common anticoagulant deficiency in patients with venous leg ulceration. Br J Dermatol 134:296–298
13. Nichols WL, Heitt JA (1996) Activated Protein C resistance and thrombosis. Mayo Clin Proc 71:897–898
14. Pernod G, Villemur B, Bosson JL, Truche H, Franco A, Polack B (1996) Leg ulcers and Klinefelter' syndrome: role of PAI-1. Br J Dermatol 134:593–606
15. Peus D, von Schmiedeberg S, Pier A, Scharf RE, Wehmeier A, Ruzicka T, Krutmann J (1996) Coagulation factor V gene mutation associated with activated protein C resistance leading to recurrent thrombosis, leg ulcers, and lymphedema: successful treatment with intermittent compression. J Am Acad Dermatol 35:306–309

16. Peus D, Scharf RE, Witt I, Ruzicka T (1997) Resistenz gegen aktiviertes Protein C (APCR) durch Mutation des FactorV-Gens. Hautarzt 48:84–88
17. Powell FC, Su WPD, Perry HO (1996) Pyoderma gangraenosum. Classification and management. J Am Acad Dermatol 34 3:395–409
18. Rupec RA, Kind P, Ruzicka T (1996) Cutaneus manifestations of congenital afribrinogenaemia. Br J Dermatol 134:548–550
19. Selva A, Ordi J, Roca M, Huguet P, Castells-Rodellas A, Vilardell M (1994) Pyoderma-gangraenosum-like ulcers associated with lupus anticoagulant. Dermatology 189: 182–184
20. Sergeant GR (1993) The clinical features of sickle cell disease. Baillieres Clin Haematol 6:93–115
21. Stevens DM, Shupack JL, Javid J, Silber R (1977) Ulcers of the leg in thalassemia. Arch Dermatol 113:1558–1560
22. Thoma E, Ruzicka T, Donhauser G, Albrecht T, Braun-Falco O (1993) Klinik und Therapie des Bureau-Barière-Syndroms. Hautarzt 44:5–13
23. Walchner M, Messer G, Meurer M, Konze B, Kind P, Plewig C (1995) Hautulzerationen bei rheumatoider Arthritis. Hautarzt 46:406–12
24. Westerhof W, Mekkes JR, van Ginkel CJW (1993) Differential diagnosis of leg ulcers. In: Westerhof W (ed) Leg ulcers. Diagnosis and treatment. Elsevier, Amsterdam, pp 51–64
25. Zollner TM, Podda M, Wolter M, Boehncke WH, Kaufmann R (1997) Leg ulcers in Klinefelter's syndrome – further evidence for an involvement of plasminogen activator inhibitor-1. Br J Dermatol 136:341–344
26. Zumdick MI, Goerz G, Schuppe HC, Milde P, Ruzicka T (1995) Niedrig dosierte Cyclosporin-A-Therapie bei Pyoderma gangraenosum. Hautarzt 46:467–701

Pannikulitiden: Moderne Behandlung

Stefan Hödl und Helmut Kerl

Pannikulitiden sind entzündliche Krankheitsprozesse im Fett- und Bindegewebe der Subkutis. Angrenzende Strukturen wie tiefe Dermis und Faszien sind häufig mitbeteiligt (Fasziitis-Pannikulitis-Syndrome, [11]). Die meisten Pannikulitisentitäten manifestieren sich bevorzugt an den Beinen, insbesonders Unterschenkeln, und im Gesäßbereich. Sie präsentieren sich im wesentlichen als wenige bis mehrere Zentimeter durchmessende, rundliche, mehr oder weniger prominente und schmerzhafte, gerötete, tiefsitzende palpable Knoten oder flächenhafte plattenartige Indurationen [5].

Tabelle 1 zeigt eine Klassifikation der Pannikulitiden. Der klinischen Monotonie dieser Erkrankungen steht eine große Anzahl heterogener Auslöser gegenüber. Deshalb ist für die Behandlung eine definitive Diagnose unbedingt erforderlich. Für therapeutische Belange ist darüber hinaus von Bedeutung zu wissen, ob die Pannikulitis das Symptom einer systemischen Grundkrankheit ist, durch Übergreifen entzündlicher Prozesse im Umfeld der Subkutis entsteht, durch direkte Einwirkung von äußerlichen Noxen auf die Subkutis zustande kommt oder eine idiopathische noduläre Pannikulitis vorliegt.

Die Bezeichnung *Pfeifer-Weber-Christian-Erkrankung* ist nicht besonders nützlich und sollte vermieden werden. Diesem Syndrom werden heute einige klinisch und histologisch gut definierte Pannikulitiden wie enzymatische, faktitielle und mit Autoimmunkrankheiten assoziierte Pannikulitiden sowie bestimmte Varianten subkutaner T-Zell-Lymphome zugeordnet.

Auch die *eosinophile Pannikulitis* ist keine Krankheit sui generis, sondern ein bei einigen subkutanen Prozessen (Erythema nodosum, Infektionen, Well's Syndrom, Arthropodenreaktionen, parasitäre Infektionen, Lupus-erythematodes-Pannikulitis, Morphaea profunda, Lymphome) vorkommendes histologisches Reaktionsmuster, bei dem überwiegend Eosinophile im Infiltrat zu finden sind.

Das diagnostische Vorgehen bei Pannikulitiden ist in Tabelle 2 zusammengefaßt. Erweichung von Knoten, Durchbruch zur Oberfläche und Absonderung ölig-breiigen Materials lassen auf Untergang der Fettzellen beziehungsweise Liquefaktion des Fettes und auf eine *lobuläre Pannikulitis* schließen. Damit ist immer eine Defektheilung unter Hinterlassung schüssel- oder kahnförmiger Einziehungen verbun-

Tabelle 1. Klassifikation der Pannikulitiden

Ätiologie	Pannikulitisform
Polyätiologisch	Erythema nodosum
Physikalisch	traumatische und Kältepannikulitis
Medikamente	medikamentöse Pannikulitis, Post-steroid-Pannikulitis
Unbekannt	Adiponecrosis subcutanea neonatorum Sclerema adiposum neonatorum
Enzymatisch	α_1-Antitrypsinmangelpannikulitis, Pankreaspannikulitis
Psychogen	Pannikulitis factitia
Mikrobiell	infektiöse Pannikulitis durch Bakterien, Pilze und anderes, Erythema induratum
Immunologisch	Pannikulitiden bei Kollagenosen und Autoimmunerkrankungen: Lupus-Pannikulitis, Sklerodermiepannikulitis, eosinophile Fasziitis, Morphaea profunda, Dermatomyositis, Connective-tissue-Pannikulitis, rheumatoide Arthritis; Graft-versus-host-Krankheit
Metabolisch	Gichtpannikulitis, kalzifizierende Pannikulitis
Granulomatös	subkutane Sarkoidose (Darier-Roussy), Granuloma anulare, Necrobiosis lipoidica
Vaskulitis	Nodular-Vaskulitis, Polyarteriitis nodosa, sklerosierende Pannikulitis
Neoplastisch	subkutanes T-Zell-Lymphom

Tabelle 2. Diagnostik von Pannikulitiden

Anamnese
Morphe, Anzahl und Lokalisation der Knoten
Ulzeration oder Lipoatrophie
Große und tiefe Skalpellbiopsie
Histologische Befundung frischer Läsionen
Spezielle (immun)histologische Methoden
Gewebekultur und/oder PCR
Systemische Krankheitssymptome
Physikalische und laborchemische Untersuchungen
Gewinnung erregeradäquaten Materials
Immunserologische Methoden (ANA und Subsets)

den. Grundsätzlich sind primär im Fettgewebe stattfindende entzündliche Prozesse von schwerwiegendem Verlauf und eher ungünstiger Prognose gekennzeichnet. Bleibt die Haut über dem Knoten intakt und bildet sich die Läsion residuenlos zurück, liegt der Schwerpunkt der Entzündung im septalen Bindegewebe (*septale Pannikulitis*). Bei Fortbestand der entzündlichen Reaktion in den Septen kann eine ausgeprägte Fibrosierung beziehungsweise Sklerosierung der dann exzessiv verbreiterten Retinakula erfolgen, was klinisch durch brettharte Induration und Unverschieblichkeit der Haut zum Ausdruck kommt.
Wird die histologische Untersuchung von Skalpellbiopsiematerial im vollentwickelten Läsionsstadium durchgeführt, sind die Unterschiede des Schwerpunktes der Entzündung – ob septal oder lobulär – gut erkennbar. Da mit Ausnahme des Erythema nodosum und der profunden Sklerodermie (septale Pannikulitis) die meisten Pannikulitiden jedoch lobuläre Entzündungen zeigen, ist die Klassifikation nach den beiden Mustern diagnostisch nicht immer hilfreich. In späteren Stadien liegt meist überhaupt eine *gemischte septolobuläre* Entzündung vor. Die histologische Begutachtung kann Rückschlüsse auf ätiopathogenetische Mechanismen liefern, was differenzierte Therapiemodalitäten zur Folge hat. Erwähnt seien hier, ob eine Vaskulitis vorliegt, ob sich Erreger feststellen lassen, ob sich krankheitstypische Strukturen finden (Geisterzellen mit Kalkseifenablagerung bei pankreatischer Pannikulitis), oder welche Zellinfiltrate das entzündliche Geschehen bilden. In den letzten Jahren hat die Untersuchung durch Polymerasekettenreakion (PCR) von Läsionsmaterial wichtige Aufschlüsse über die Pathogenese von Pannikulitiden gebracht. Der Nachweis beispielsweise von Mycobacterium-tuberculosis-DNS in Knoten beim Erythema induratum läßt die Entstehung dieser Pannikulitis eher direkt erregerbedingt und nicht als allergische Id-Fernreaktion, ausgehend von einem extrakutanen Fokus, interpretieren [2]. Die Genese vieler anderer Pannikulitiden kann vorerst nur indirekt durch empirische Zuordnung einer Befundsynopsis zum subkutanen Entzündungsprozeß erklärt werden. Die Ausnahme bilden die infektiösen Pannikulitiden mit dem direkten Erregernachweis.
Im folgenden werden allgemeine Behandlungsmaßnahmen der Pannikulitis und spezielle Therapierichtlinien einiger wichtiger Pannikulitisformen besprochen.

Allgemeine Behandlungsmaßnahmen bei Pannikulitis

Diese betreffen Sofort- oder Begleitmaßnahmen zur Behandlung akuter Schmerzzustände und zur Mitigierung entzündlicher Zustände beziehungsweise (peri)läsionaler Ödeme oder zur Prophylaxe einer Superinfektion perforierter Knoten. Das symptomatisch ausgerichtete Vorgehen besteht in Verordnung von Bettruhe oder körperlicher Schonung und Hochlagern der betroffenen Extremitäten, in der Anwendung schmerzadäquater Analgetika, von Salizylaten oder nichtsteroidalen Antiphlogistika (NSAR), topischer beziehungsweise okklusiver Applikation von kortikosteroidhaltigen Kühlsalben oder -cremes, topischer Anwendung von NSAR-Gels, antiseptischer oder antibiotischer Lokaltherapie bei ulzerierten oder perforierten Knoten. Bandagen mit anfangs nicht zu starker Kompressionswirkung können Schmerzzustände lindern (Tabelle 3).

Tabelle 3. Therapie der Pannikulitis. Allgemeine Maßnahmen

Bettruhe und körperliche Schonung
Hochlagern der Extremität(en)
Adäquate Schmerzbekämpfung
Antiphlogistische Therapie mit NSAR
Antiödematöse Therapie mit NSAR
Kortikosteroide topisch
Antiseptische und antibiotische Lokalmaßnahmen
Kompressionsverband

Spezielle Behandlungsmaßnahmen bei Pannikulitiden

Diese richten sich nach der jeweiligen Ätiologie der Pannikulitis. Im Vordergrund steht die *gezielte Elimination* des auslösenden Agens.

Erythema nodosum

Das Erythema nodosum ist die häufigste Pannikulitis und eine exquisit gynäkotrope Erkrankung. Klinisch charakteristisch ist ein akuter Verlauf mit schmerzhaften, teigig ödematösen, entzündlichen, hochroten, mehrere Zentimeter durchmessenden subkutanen Knoten. Die krankheitstypischen Lokalisationen sind die periartikuläre Knie- und Sprunggelenksregion und die Unterschenkelstreckseiten. Gleichzeitig bestehen Fieber, allgemeines

Tabelle 4. Auslöser der Erythema nodosum

Streptokokkeninfekte
Mykoplasmeninfekte
Tuberkulose
Yersiniosen
Salmonellosen
Hepatitis B
Toxoplasmose
Katzenkratzkrankheit
Borreliose
Lepra
Tiefe Mykosen
Medikamente (Penizillin, Analgetika, Antipyretica, Kontrazeptiva, Halogenide)
Sarkoidose (Loefgren-Syndrom)
Sweet-Syndrom
Morbus Crohn, Colitis ulcerosa
Morbus Behçet
Leukämien, Morbus Hodgkin
Nach Strahlenbehandlungen
Gravidität

Krankheitsgefühl und Gelenkschmerzen. Die Assoziation mit einer Sarkoidose (Löfgren-Syndrom) muß in Betracht gezogen werden. Das Erythema nodosum ist paradigmatisch für das klinisch monotone Erscheinungsbild („réaction cutanée") und eine Vielzahl unterschiedlicher Auslöser (Tabelle 4).

Therapie
Wegen der Schmerzhaftigkeit der Knoten und Gelenke soll mit den *allgemeinen Behandlungsmaßnahmen* bei Pannikulitis begonnen werden (Tabelle 3). Gleichzeitig ist ein symptomorientierter Untersuchungsgang durchzuführen, um eine adäquate Therapie für die auslösende Grundkrankheit der Pannikulitis zu veranlassen (Tabelle 4). Wird ein Infekt als Ursache angenommen, ist eine antibiotische Therapie zu beginnen. Das zeitversetzte Auftreten der Pannikulitis etwa zwei Wochen nach Manifestation der Grundkrankheit gestattet zur Beschleunigung der Rückbildung der Knoten die Anwendung von Glukokortikosteroiden in einer Dosierung von 25–50 mg Prednisolonäquivalenten pro Tag. Eine Lungentuberkulose muß vorher ausgeschlossen sein. Bei chronischem Verlauf und fehlendem therapeutischen Ansprechen kann die Gabe von Kaliumjodid (300 mg per os dreimal täglich [6] oder Rp. Kaliumjodatum 10,0, Aqua dest. ad 150,0, 3 × 1 Teelöffel/Tag [13]) versucht werden. Vorher Ausschluß einer Tuberkulose oder Schwangerschaft (wegen Induktion einer fötalen Struma) und genaue Abklärung der Schilddrüse. Kommen Medikamente oder z. B. künstliche Süßstoffe (Aspartam) als Auslöser in Betracht, sind diese abzusetzen.

Physikalisch bedingte Pannikulitis

Traumatische Pannikulitis
Stumpfe Traumen und Druck auf das subkutane Fettgewebe können die traumatische Pannikulitis verursachen. Vorzugslokalisationen sind Körperstellen, wo Knochen oder straffe Faszien ein Widerlager bei mechanischen Einwirkungen bilden. Die Knoten finden sich daher hauptsächlich prätibial, über den Trochanteren sowie im Ellbogen- und Kniegelenksbereich. Oft bleibt das Trauma unbemerkt oder es wird geleugnet, wenn es in selbstbeschädigender Absicht erfolgt ist.
Eine besondere Reaktionsform auf Traumen ist die *eingekapselte nodulär-zystische Fettnekrose*, die wabig strukturierte, von einer fibrösen Kapsel eingefaßte nekrotische Fettzellen zeigt. Diese können von einer zeroidhaltigen kutikulaähnlichen pseudopapillären Membran ausgekleidet sein (*membranös-zystische Fettnekrose*). Die membranös-zystische oder lipomembranöse Fettnekrose findet man auch bei anderen Pannikulitiden wie z. B. der sklerosierenden Pannikulitis, beim Erythema nodosum, bei Bindegewebspannikulitiden (Morphaea, Dermatomyositis) und nach Chemotherapie [16, 17].

Therapie
Diese erübrigt sich wegen der Spontanresorption der Knoten. Unterstützung durch allgemeine Therapiemaßnahmen (Tabelle 3). Eingekapselte Knoten können exzidiert werden. Bei Selbstbeschädigung ist eine psychiatrische Therapie zu veranlassen.

Kältepannikulitis
Sie kommt bei Säuglingen und Kleinkindern, seltener bei Jugendlichen und Erwachsenen vor. Dabei bilden sich nach stärkerer Kälteexposition und einer wenige Stunden bis Tage dauernden Latenzzeit rötlich-livide Hautareale, in welchen wenig schmerzhafte knotige oder plattenförmige Indurationen tastbar sind. Beobachtet wird die Kältepannikulitis nach Kontakt mit Eis oder mit ödem-protektiven Eisbeuteln, bei Eislutschern an den Wangen von Kindern und beim Reiten (*Reiterpannikulitis*) sowie kühlem Fahrtwind (Abb. 1). Adipöse Frauen sind in der Gesäß- und Oberschenkelregion, Männer bei übermäßiger Fettentwicklung im Bauchdeckenbereich disponiert.

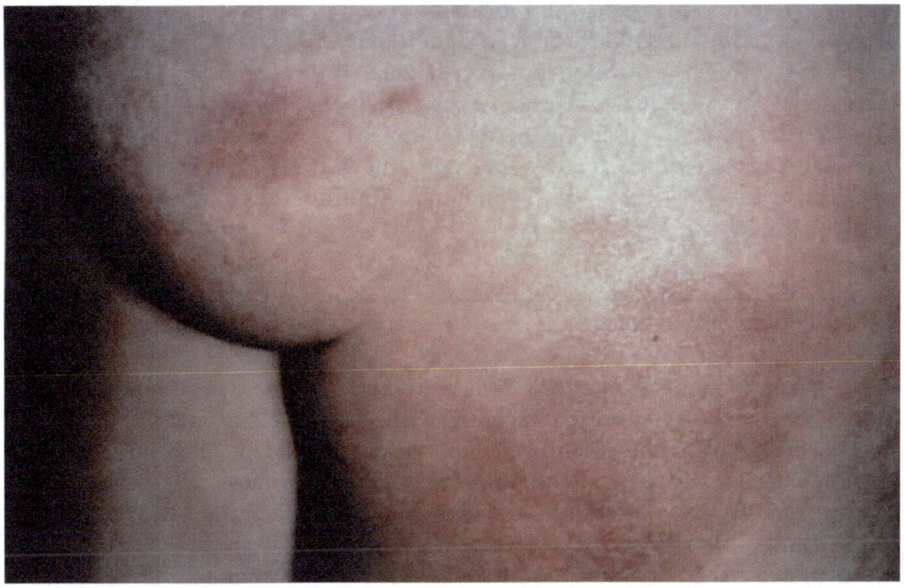

Abb. 1. Kältepannikulitis

Therapie
Nicht notwendig, die Knoten bilden sich innerhalb von zwei bis drei Wochen von selbst zurück. Auf Kälteschutz ist hinzuweisen.

Medikamentös oder faktitiell ausgelöste Pannikulitis

Medikamentöse Pannikulitis
Medikamente können indirekt, per os oder parenteral zugeführt, oder direkt bei nicht ausreichend tief verabreichten „intramuskulären" Injektionen, oder artifiziell ins subkutane Fettgewebe eingebracht, pannikulitische Reaktionen hervorrufen.
Penizillin, Sulfonamide, Salizylate, Analgetika, Antipyretika, Halogenide, Kontrazeptiva und künstlicher Süßstoff (Aspartam) sind die hauptsächlichen Auslöser für *nodöse Erytheme.* Es ist noch nicht geklärt, ob die Medikamente oder die Krankheiten, weswegen die Medikamente verabreicht wurden, die Erythema-nodosum-artigen Pannikulitiden verursachen.
Direkt ins Fettgewebe gelangte Medikamente (iatrogen oder bei Abusus) oder andere Fremdsubstanzen (faktitiell) können zu einer *akuten lobulären neutrophilen Pannikulitis* führen. Hauptsächlich sind es Pethidin, Pentazocin und Morphium; andere Substanzen sind Terpentin, Enzyme, Milch, Körpersekrete und -exkrete (artifizielle oder faktitielle Pannikulitis, Botryomykose).
Das *Silikonom, Paraffinom* (sklerosierendes Lipogranulom, [18]) und *Oleosklerom* entsteht durch Injektion dieser öligen, schlecht resorbierbaren Substanzen, wobei sich oft erst nach jahrelanger Latenz große entzündliche Knoten (gelegentlich mit Ulzeration) entwickeln.
Die *Poststeroidpannikulitis* tritt nach abruptem Absetzen einer relativ hochdosierten Glukokortikosteroidbehandlung auf. Sie betrifft hauptsächlich Kinder, die wegen Erkrankungen des rheumatischen Formenkreises behandelt werden.

Therapie
Bei *medikamentös* induzierten nodösen Erythemen ist die auslösende Substanz sofort abzusetzen oder, wenn die Grundkrankheit weiter behandelt werden muß, gegen ein Präparat einer anderen Substanzgruppe auszutauschen. Die Therapie der Pannikulitis erfolgt nach den allgemeinen Behandlungsmaßnahmen (Tabelle 3). Bei *artifiziellen* Pannikulitiden ist, um eine psychosomatische Intervention einleiten zu können, zuerst eine vertrauensvolle Arzt-Patient-Beziehung herzustellen und erst danach eine dosierte Konfrontation in Abhängigkeit vom Bewußtseinsgrad der Selbstmißhandlung vorzunehmen. Bei Medikamentenabusus oder Sucht ist der Patient entsprechenden Einrichtungen zuzuführen.
Infektiöse Pannikulitiden (kontaminiertes Injektionsmaterial, Injektion von bakteriell kontaminierten Substanzen) müssen innerlich antibiotisch behandelt werden.
Pannikulitiden durch *ölige* Substanzen können durch tiefreichende Exzision saniert werden.
Zur Vermeidung der *Poststeroidpannikulitis* empfiehlt es sich, vor allem bei Kindern, die wegen Er-

krankungen des rheumatischen Formenkreises höherdosierte Glukokortikosteroide erhalten haben, diese - wie üblich - nicht abrupt abzusetzen, sondern langsam zu reduzieren und auszuschleichen. Die Wiederaufnahme der Glukokortikoidmedikation kann auftretende Knoten wieder zur Rückbildung bringen. Meist tritt jedoch spontanes Abklingen der Knoten ein.

Pannikulitis des Neugeborenen

Die *subkutane Fettnekrose des Neugeborenen* ist durch Tage bis Wochen postpartal auftretende symmetrische Indurationen gekennzeichnet, welche an traumatisierten Körperstellen während des Geburtsvorganges vorkommen. Bei Zeichen einer Hyperkalzämie können Kortikosteroide verabreicht werden. Die Kalzium- und Vitamin D-Zufuhr sollte reduziert werden.
Das *Fettsklerem der Neugeborenen* ist sehr selten. Es entwickelt sich in den ersten Lebenstagen eine progrediente, diffuse lederartige Verhärtung der Haut und Unterhaut. Die Säuglinge sind schwer krank und weisen eine hohe Sterblichkeitsrate auf. Die Ätiopathogenese ist unbekannt, häufig assoziiert sind hypotherme Episoden, Asphyxie, Zyanose, Infekte, Diarrhoe und Exsikkation. Die Hypothermie könnte eine Erhöhung der gesättigten Fettsäuren und damit eine Erstarrung des Fettes bis zur Kristallisierung zur Folge haben.

Therapie
Die Therapie muß in perinatalogischen Intensivzentren erfolgen. Im Vordergrund stehen Normalisierung der Körperwärme im Inkubator, Behandlung von Grundkrankheiten, Sondenernährung, Antibiotika. Ob Glukokortikosteroide wirksam sind, ist noch nicht sicher erwiesen.

Enzymatische Pannikulitis

Pannikulitis bei α_1-Antitrypsinmangel
Beim genetisch bedingten Mangel dieses Proteasehemmers werden Trypsin, aber auch Chymotrypsin, Granulozytenelastase oder Kollagenase nicht neutralisiert. Die Folge ist Selbstverdauung von Gewebe. Die Pannikulitis ist häufig mit dem homozygoten Genotyp assoziiert. Die Realisationsfaktoren dieser Pannikulitis sind nicht bekannt. Vorangehende geringe mechanische Traumen werden berichtet. Vorwiegend am Stamm und an den proximalen Extremitätenabschnitten entstehen schmerzhafte, rötliche, einschmelzende und perforierende Knoten, die eine gelbliche ölige Flüssigkeit absondern. Bestätigt wird die Diagnose durch den histologischen Befund, die Messung erniedrigter Plasmaspiegel des α_1-Antitrypsins und ein oft schon im Jugendalter auftretendes progressives Emphysem.

Therapie
Die effektivste Maßnahme ist die Substitution von rekombinanten α_1-Antitrypsinkonzentraten (60 mg/kg KG pro Woche, [1]). Sehr gute Therapieresultate können mit Dapson (DADPS) 50–100 mg/Tag über die Hemmung der Neutrophilenchemotaxis erreicht werden. Auch mit Doxyzyklin (200 mg/Tag) wurden Remissionen beschrieben (Antikollagenaseeigenschaften der Tetrazykline [7]). Kortikosteroide können die Krankheit aggravieren und sind daher ebenso wie traumatisierende Maßnahmen (Liposuction, Kryotherapie) kontraindiziert. Sofortiges Einstellen von Tabakrauchen wegen des Lungenemphysems wird empfohlen.

Pankreaspannikulitis
Diese Pannikulitis findet man bei Pankreatitis, Pankreaskarzinom oder Pankreaspseudozysten. Vermehrt freigesetzte und erhöhte zirkulierende Mengen an Lipase und Amylase führen zur Fettzellnekrose im peripankreatischen, aber auch subkutanen Fett. Die Pankreatitis kommt bei Alkoholabusus und Verschlüssen der ableitenden Pankreas- und Gallenwege durch Gallensteine oder Tumoren vor. Manchmal werden diese Krankheiten erst durch die Pannikulitis aufgedeckt. Überwiegend sind Männer betroffen. Klinisch zeigen sich intensiv gerötete, einschmelzende und nach Perforation eine ölige Substanz absondernde Knoten am Stamm, Gesäß und an den unteren Extremitäten mit Bevorzugung der Knöchelregion (Abb. 2). Zusätzlich findet man nicht selten Polyarthritis, Pleuraergüsse und Aszites.

Therapie
Die Behandlung der Grundkrankheit erfordert ein intensives internistisches und fallweise chirurgisches Vorgehen. Nach Abklingen der Pankreatitis bildet sich auch die Pannikulitis, oft mit Dellen als Defektheilung zurück. Ulzerierte beziehungsweise perforierte eingeschmolzene Knoten können mit desinfizierenden Lösungen gespült und lokal antibiotisch versorgt werden.

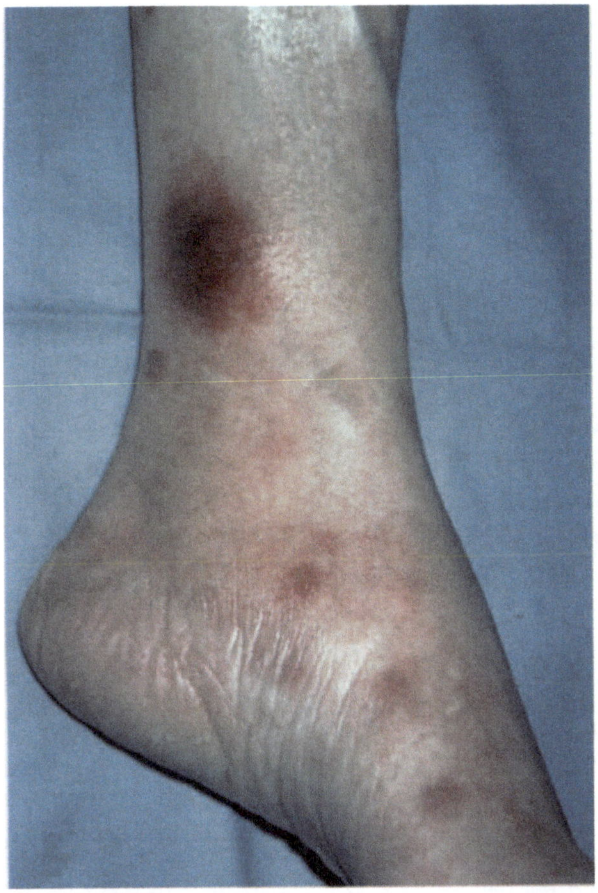

Abb. 2. Pankreaspannikulitis

Infektiöse Pannikulitis

Infektionen der Subkutis können durch direkte Inokulation oder hämatogen verschleppte und absiedelnde Erreger verursacht werden. Bei diesen Patienten kann ein immunsuppressiver Zustand (HIV-Infektion), oder eine medikamentöse Immunsuppression vorliegen.
Als bakterielle Erreger kommen unter anderem Staphylokokken und Streptokokken, Nokardia, gramnegative Keime, Yersinien, Borrelien, (atypische) Mykobakterien, Aktinomyzeten in Betracht [14].
Mykotische Erreger sind Candida-Spezies [3] und Pilze der tiefen tropischen Mykosen.
Klinisch finden sich meist fluktuierende subkutane Knoten und manchmal Ulzerationen.
Die Erreger werden durch spezielle Färbe- und Kulturverfahren aus Biopsiematerial nachgewiesen.

Therapie
Die Therapie erfolgt mit Antibiotika oder Antimykotika entsprechend dem Erregernachweis und Antibiogramm. Die Behandlung der Grundkrankheit ist unumgänglich, um ein dauerhaftes Therapieergebnis zu erzielen.

Erythema induratum (Nodular-Vaskulitis)
Bei dieser hauptsächlich an den Waden jüngerer adipöser Frauen lokalisierten, chronischen und häufig ulzerierenden Pannikulitis wird zwischen Tuberkulose-assoziiertem Erythema induratum Bazin und nichttuberkulöser Nodular-Vaskulitis unterschieden. Für eine tuberkulöse Genese des Erythema induratum – ob als Tuberkulid oder eine sich im Fettgewebe selbst etablierte tuberkulöse Infektion (Tuberculosis cutis indurativa) – sprechen positive Tuberkulinhauttests (Mantoux-Test), die In-vitro-T-Zellhyperreagibilität auf gereinigtes Tuberkulin und der PCR-Nachweis von Mycobacterium tuberculosis DNS in den knotigen Läsionen [2]. Klinische Hinweise sind vermehrtes Auftreten in Zeiten erhöhter Tuberkulosemorbidität, die Koinzidenz mit papulonekrotischem Tuberkulid und Lichen scrofulosorum sowie das therapeutische Ansprechen auf antituberkulöse Behandlung.

Therapie
Bei tuberkulöser Genese wird eine antituberkulöse Dreifachtherapie mit Rifampicin, Isoniazid und Ethambutol über etwa neun Monate empfohlen [12]. Die Lokaltherapie erfolgt entsprechend den allgemeinen Behandlungsmaßnahmen bei Pannikulitis. Zur Behandlung der Nodular-Vaskulitis sind NSAR und Kortikosteroide indiziert. Wenn kein Erfolg eintritt, kann ein Versuch mit Kaliumjodid eingeleitet werden.

Immunologisch bedingte Pannikulitis

Pannikulitiden können das Erst- und/oder Hauptsymptom von Krankheiten des Autoimmunkrankheiten-Kollagenosespektrums sein [19, 15].

Lupus-erythematodes-Pannikulitis (Lupus erythematodes profundus)
Diese Pannikulitisform kommt bei 2–5 % der Patienten mit systemischem Lupus erythematodes vor, ist aber häufiger mit dem chronisch-diskoiden Lupus erythematodes assoziiert. Klinisch finden sich rezidivierende subkutane Knoten oder Platten, die sich vorwiegend im Gesicht, an den unteren Extremitä-

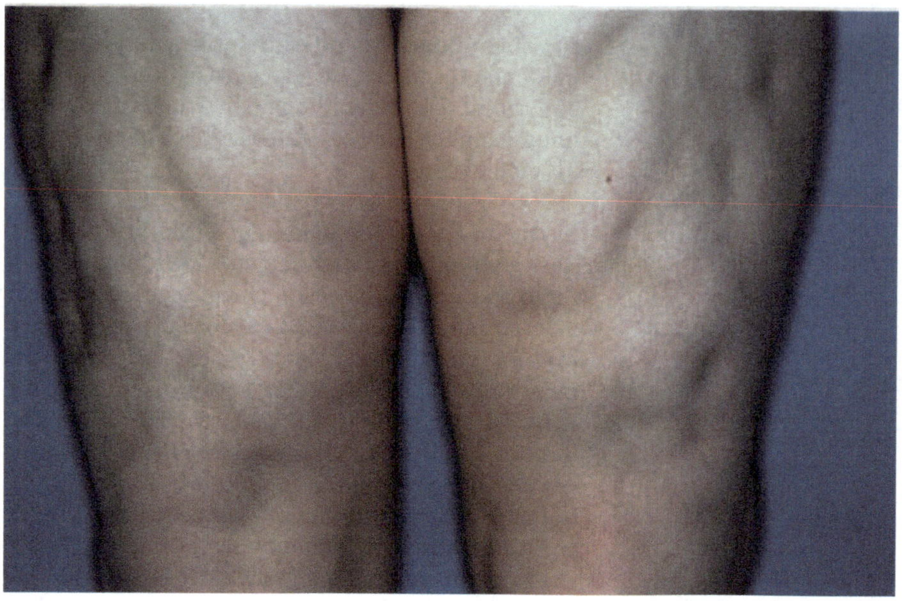

Abb. 3. Lupus-erythematodes-Pannikulitis (Lupus erythematodes profundus)

ten, insbesonders Oberschenkeln und Gesäß manifestieren (Abb. 3). Sie tendieren zum Einschmelzen und fistulierendem Durchbruch beziehungsweise zur lipoatrophischen Defektheilung mit schüssel- oder kahnförmigen Einziehungen (lipoatrophische Pannikulitis).
Die klinisch-histologische Diagnose wird durch den Nachweis von antinukleären Antikörpern (ANA), dsDNS-Antikörpern und Subsets bestätigt.

Therapie
Glukokortikosteroide sollten nur bei systemischer Manifestation des Lupus erythematodes verabfolgt werden. Erfolgreiche Behandlungsmaßnahmen betreffen vor allem Antimalariamittel wie Chloroquin und Hydroxychloroquin. Auch Dapson kann versucht werden. Die Lokaltherapie erfolgt entsprechend den allgemeinen Behandlungsmaßnahmen bei Pannikulitis.

Metabolisch induzierte Pannikulitis

Kalzifizierende Pannikulitis
Hyperkalzämien durch übermäßige Zufuhr von Kalzium und Vitamin D oder durch Resorption aus dem Knochensystem bei chronischer Niereninsuffizienz, Hyperparathyreoidismus und terminaler diabetischer Nephropathie können die Ablagerung von Kalzium in der Dermis, Subkutis und in Arteriolenwänden zur Folge haben (Kalziphylaxis). Gefäßverschlüsse führen zu ausgedehnten Fettzellnekrosen und Ulzerationen.

Therapie
Die Behandlung richtet sich nach den Grundkrankheiten wie chronische Pyelonephritis, nephrotisches Syndrom oder diabetische Nephropathie.

Pannikulitis bei Vaskulitis

Primär vaskulitische Prozesse der Subkutis beginnen in den gefäßführenden Retinacula (septale Pannikulitis) und können von diesen auf die Fettgewebslobuli übergreifen (septolobuläre Pannikulitis). Oft ist es schwierig, im histologischen Präparat festzulegen, welches Kompartment der Subkutis zuerst betroffen ist. Zur Unterscheidung benötigt man großzügiges Biopsiematerial einer möglichst frischen Läsion.

Nodular-Vaskulitis
Das klinische Bild ist durch meist bilateral an den Beugeseiten der Waden jüngerer adipöser Frauen lokalisierte, prallelastische, livid-bräunliche, rezidivierende Knoten mit Neigung zur Ulzeration, charakterisiert. Der Verlauf ist meist chronisch. Histologisch findet man eine Vaskulitis größerer Gefäße (Venen, Venolen) mit einer überwiegend lobulären Pannikulitis. Die Abheilung erfolgt oft mit Narben.

Therapie
Die Behandlung wird meist mit nichtsteroidalen Antiphlogistika und Kompressionsverbänden begonnen. Wenn keine Besserung eintritt, sollte eine mit-

telhoch dosierte Therapie mit Glukokortikosteroiden eingeleitet werden. Schließlich kann als Alternative Methotrexat (10–25 mg/Woche) versucht werden. Auch Kaliumjodid wurde empfohlen. Beim Erythema induratum Bazin ist mit einer tuberkulostatischen Dreifachtherapie ein gutes therapeutisches Ansprechen erzielbar.

Sklerosierende Pannikulitis (Lipodermatosklerose)
An den Unterschenkeln adipöser Frauen meist unilateral lokalisierte subkutane Knoten und auffällig derb-palpable gerötete plattenartige Plaques (Abb. 4), vor allem entlang variköser Venen und bei Stasisdermatitis im Knöchelbereich, ergeben das klinische Bild einer sklerosierenden Pannikulitis [8, 9] beziehungsweise Liposklerose. Manchmal findet man die charakteristischen Veränderungen der membranösen Fettnekrose. Varikose, chronische venöse Insuffizienz, postphlebitische und thrombotische Zustände sind bei dieser sklerosierenden Pannikulitis häufig zu beobachten (*postphlebitische Pannikulitis*). Biopsien zur Diagnose sollten wegen der extrem schlechten Heilungstendenz nur ausnahmsweise durchgeführt werden.

Therapie
Wichtig ist die kontinuierliche Kompressionsbehandlung und das Hochlagern der Extremitäten während der Nacht. Stanozolol, Beginn mit 2 mg/Tag, dann steigern bis 5 mg/Tag für sechs Monate bewirkt wegen seiner fibrinolytischen Aktivität rasche therapeutische Effekte [4]. Allerdings sind mögliche Nebenwirkungen zu beachten, wie Gewichtszunahme und Androgenisierungserscheinungen. Versucht werden können auch systemische Glukokortikosteroide, Acetylsalicylsäure (ASS), Pentoxifyllin (Trental) sowie Hydroxychloroquin oder Dapson.

Pannikulitis – Maligne Lymphome

In der Subkutis lokalisierte neoplastische Zellen bei lymphoproliferativen Krankheiten können eine Pannikulitis imitieren. Eine besondere Neigung zur Absiedelung in das Fettgewebe zeigt das zytotoxische subkutane T-Zell-Lymphom.

Subkutanes (pannikulitisches) T-Zell-Lymphom
Neben rötlichen und rötlich-braunen subkutanen Knoten sowie Plaques mit Neigung zur Ulzeration am Stamm und an den Extremitäten (Abb. 5), entwickeln die Patienten verschiedene Allgemeinsymptome. Im Vordergrund stehen Fieber, Müdigkeit und Veränderungen Blutbildes (Hämophagozytose-Syndrom). Der Verlauf ist foudroyant und die Prognose sehr ungünstig. Für die korrekte Diagnose sind histologische und immunhistologische (CD8+, zytotoxischer Phänotyp) Untersuchungen sowie molekulare Analysen mit Nachweis einer klonalen T-Zellproliferation wichtig [10].
Fälle der Pfeifer-Weber-Christian-Erkrankung, die zytophagische Pannikulitis und die maligne Histiozytose werden heute den „pannikulitischen" T-Zell-Lymphomen zugeordnet.

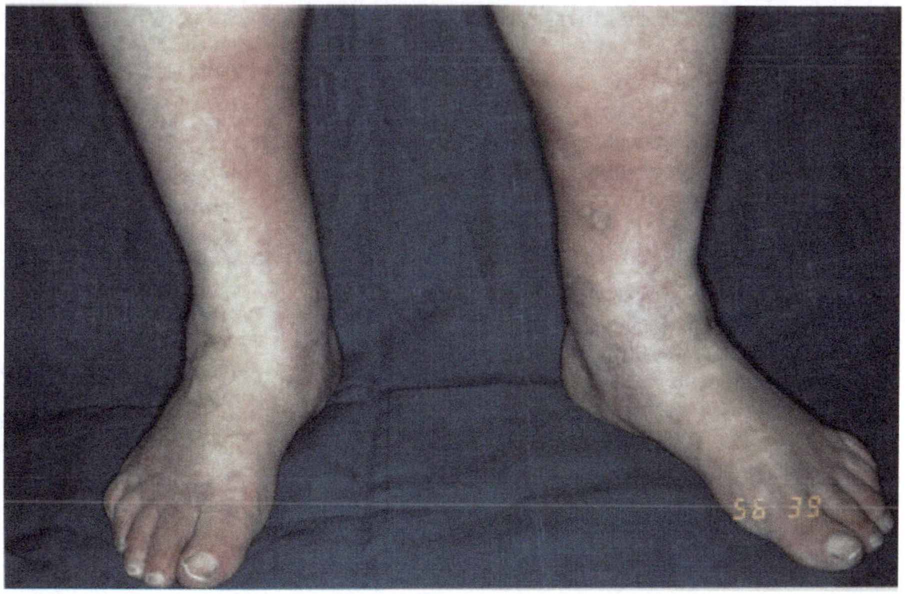

Abb. 4. Sklerosierende Pannikulitis

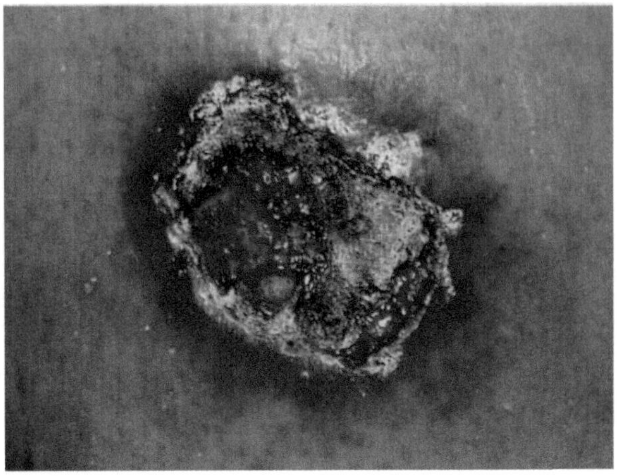

Abb. 5. Subkutanes T-Zell-Lymphom

Therapie

Eine Chemotherapie in Zusammenarbeit mit den Hämatologen ist notwendig. Auch die Knochenmarkstransplantation ist in Betracht zu ziehen.

Schlußfolgerung

Die Klassifikation und Therapie der verschiedenen Pannikulitiden gehört zu den schwierigsten Gebieten in der Dermatologie und nicht immer gelingt eine exakte Diagnose und ätiopathogenetische Einordnung. Unklare Fälle bezeichnen wir - nach Ausschluß aller in Tabelle 1 angeführten Pannikulitisformen - als *idiopathische noduläre Pannikulitis.* Die Behandlung der idiopathischen, ohne faßbaren Krankheitshintergrund einhergehenden Formen, illustriert Tabelle 5.

Tabelle 5. Idiopathische noduläre Pannikulitis. Therapievorschläge (Allgemeine Maßnahmen Tabelle 3)

Kortikosteroide (50–100 mg Prednisolon/Tag)
Antimalaria-Mittel (Chloroquin 125–250 mg/Tag)
Dapson (50–150 mg/Tag)
Methotrexat (7,5–25 mg/Woche)
Cyclophosphamid (50–150 mg/Tag)
Andere: Cyclosporin A; Colchicin; Kaliumjodid
Cimetidin; Thalidomid

Literatur

1. Cohen LM (1996) Panniculitis: diagnosis and management. Dermatol Nursing 8:405–416
2. Degitz K, Messer G, Schirren H et al. (1993) Successful treatment of erythema induratum of Bazin following rapid detection of mycobacterial DNA by polymerase chain reaction. Arch Dermatol 129:1619–1620
3. Ginter G, Rieger E, Soyer HP, Hoedl S (1993) Granulomatous panniculitis caused by Candida albicans: a case presenting with multiple leg ulcers. J Am Acad Dermatol 28:315–317
4. Helfman T, Falanga V (1995) Stanozolol as a novel therapeutic agent in dermatology. J Am Acad Dermatol 33:254–258
5. Hödl S (1998) Erkrankungen des subkutanen Fettgewebes. In: Henz BM, Kerl H, Rosenbach T, Sterry W (Hrsg) Dermatologie und Venerologie. Walter de Gruyter, Berlin New York, S 264–267
6. Horio T, Imamura S, Danno K, Ofuji S (1981) Potassium iodide in the treatment of erythema nodosum and nodular vasculitis. Arch Dermatol 117:29–31
7. Humbert P, Faivre B, Gibey R, Agache P (1991) Use of anti-collagenase properties of doxycycline in treatment of alpha 1-antitrypsin deficiency panniculitis. Acta Derm Venereol (Stockh) 71:189–194
8. Jorizzo JL, White WL, Zanolli MD et al. (1991) Sclerosing panniculitis. Arch Dermatol 127:554–558
9. Kirsner RS, Pardes JB, Eaglstein WH, Falanga V (1993) The clinical spectrum of lipodermatosclerosis. J Am Acad Dermatol 28:623–627
10. Kumar S, Krenacs L, Medeiros J et al. (1998) Subcutaneous panniculitic T-cell lymphoma is a tumor of cytotoxic T lymphocytes. Human Pathol 29:397–403
11. Naschitz JE, Boss JH, Misselevich I et al. (1996) The fasciitis-panniculitis syndromes. Medicine 75:6–16
12. Ollert MW, Thomas P, Korting HC et al. (1993) Erythema induratum of Bazin. Arch Dermatol 129:469–473
13. Orfanos CE, Garbe C (1995) Therapie der Hautkrankheiten. Springer, Berlin
14. Patterson JW, Brown PC, Broecker AH (1989) Infection-induced panniculitis. J Cutan Pathol 16:183–193
15. Peters MS, Su WPD (1992) Panniculitis. Dermatol Clinics 10:37–57
16. Pincemaille B, Besançon C, Balme B (1998) Membranous lipodystrophy caused by chemotherapy. Ann Dermatol Venereol 125:425–428
17. Snow JL, Su WPD (1996) Lipomembranous (membranocystic) fat necrosis. Am J Dermatopathol 18:151–155
18. Soyer HP, Petritsch P, Glavanovitz P, Kerl H (1988) Sklerosierendes Lipogranulom (Paraffingranulom) des Penis unter dem klinischen Bild eines Karzinoms. Hautarzt 39:174–176
19. Winkelmann RK, Frigas E (1986) Eosinophilic panniculitis: a clinicopathologic study. J Cutan Pathol 13:1–12

Die schwierige Situation

Der umweltbelastete Patient: Praktisches Vorgehen beim „Öko-Syndrom" („multiple chemical sensitivity", MCS)

Johannes Ring, Bernadette Eberlein-König und Heidrun Behrendt

Die Zunahme allergischer Reaktionen in den letzten Jahrzehnten ist unter den Experten unstrittig und stellt ein weltweites Phänomen dar, ohne daß die Ursachen hierfür geklärt wären [2, 5, 7, 15, 22, 27, 31, 32, 33]. Unter zahlreichen Hypothesen wird die Rolle von Umweltschadstoffen sowie der Einfluß des sogenannten „westlichen Lebensstiles" der modernen Industriegesellschaft immer mehr betont [3, 21]. Parallel zu dem Anstieg klassischer und eindeutig diagnostizierbarer allergischer Erkrankungen (beispielsweise allergische Rhinokonjunktivitis: Heuschnupfen, allergisches Asthma bronchiale, atopisches Ekzem: Neurodermitis) beobachten niedergelassene Ärzte und Ärzte in Kliniken, daß immer häufiger Patienten mit vermuteten „Umweltkrankheiten" Hilfe suchen. Das Problem findet großen Widerhall in den Medien. Die Patienten werden unter ganz unterschiedlichen Namen und Diagnosen geführt (Tabelle 1). In letzter Zeit ist der Begriff „multiple chemical sensitivity" modern geworden [8]. Der Begriff ist jedoch falsch, da es sich um eine „vermutete" multiple Chemikalienüberempfindlichkeit handelt, die bislang nicht durch ärztliche Diagnostik bewiesen ist, sondern meist als Selbstdiagnose durch den Patienten gestellt wird. Andere Autoren bevorzugen den Begriff *Multiorgandysästhesie.* Auf dem WHO-Expertentreffen wurde die Bezeichnung „idiopathic environmental intolerances" (IEI), zu deutsch *idiopathische umweltbezogene Unverträglichkeiten* (IUU) vorgeschlagen. Wir haben Mitte der 80er Jahre den Begriff *Öko-Syndrom* für diese Patientengruppe geprägt, den wir als Arbeitsdiagnose betrachten, damit die richtigen Untersuchungen in die Wege geleitet werden können, und am Ende für die heterogene Gruppe der Patienten jeweils individuell das richtige Vorgehen gewählt werden kann.

Tabelle 1. Bezeichnungen für „Öko-Syndrom" oder „multiple chemical sensitivity", MCS

Allergische Toxämie
Zerebrale Allergie
„chemical hypersensitivity syndrome"
„ecological illness"
„idiopathic environmental intolerances" (IEI)
„total allergy syndrome"
„toxicant induced loss of tolerance" (TILT)
„toxic response syndrome"
„20th century disease"
Multiorgandysästhesie
Allergie auf das 20. Jahrhundert
Assoziierte Begriffe, die jedoch nicht das gleiche Krankheitsbild beschreiben:
  „chronic fatigue syndrome"
  Fibromyalgiesyndrom
  Golfkriegs-Syndrom
  „sick building syndrome"

Klassifikation von „Umweltkrankheiten"

Krankheitsbilder, die durch Umwelteinflüsse verursacht oder ausgelöst werden, sind vielfältig und seit Jahrtausenden bekannt. Dabei können die schädigenden Umweltnoxen qualitativ je nach ihrer Herkunft in physikalische, chemische, biologische Faktoren unterschieden werden (Tabelle 2). Auch die

Tabelle 2. Häufige echte „Umweltkrankheiten"

Auslöser	Zustandsbild
Physik	Sonnenbrand/UV-Schäden
Elektromagnetische Strahlung	Radiodermitis Knochenmarksstörungen Lärmschwerhörigkeit Streßfolgen durch Lärm?
Chemie	Intoxikation (bei Unfallsituation) (zum Beispiel Dioxin) Irritativ-toxisches Asthma Irritativ-toxisches Ekzem Allergisches Kontaktekzem ZNS-Störungen (zum Beispiel Blei)
Biologie	Infektionskrankheiten Allergien – Alveolitis – Asthma – Rhinokonjunktivitis – Atopisches Ekzem

psychosoziale Interaktion kann zumindest zum Teil als Umwelteinfluß eingeordnet werden und spielt bei der oben genannten Gruppe der Patienten sicher eine nicht unerhebliche Rolle.

In diesem Zusammenhang muß zwischen Umweltmedizin und Arbeitsmedizin unterschieden werden, wobei die klassischen Berufskrankheiten die Domäne der Arbeitsmedizin beziehungsweise der entsprechenden Fachdisziplinen Dermatologie, Pneumologie, Hals-Nasen-Ohrenheilkunde etc. sind. Diese Krankheiten treten nur bei einer speziellen Gruppe von Patienten unter ganz spezifischen Arbeitsbedingungen auf. Demgegenüber betreffen durch Umwelteinflüsse verursachte Krankheitsbilder prinzipiell die gesamte Bevölkerung, bei besonderer Bevorzugung bestimmter suszeptibler Risikogruppen. Die hierbei eine Rolle spielenden Umwelteinflüsse liegen meist nicht im toxischen Konzentrationsbereich und beschreiben häufig kumulative Effekte sowie Kombinationswirkungen. Deshalb verstehen wir Umweltmedizin nicht als kurative Disziplin zur Behandlung individueller Patienten; dies kann nur interdisziplinär durch Zusammenarbeit der verschiedenen betroffenen Spezialisten erfolgen [12]. Vielmehr stellt Umweltmedizin eine präventiv orientierte theoretische Wissenschaftsrichtung dar, die die Einflüsse von Umweltfaktoren auf die Entstehung menschlicher Erkrankungen und deren Veränderungen zum Thema hat. Allergien sind die bestuntersuchten und wahrscheinlich häufigsten Umweltkrankheiten, da wie bei wenig anderen Krankheiten sowohl die Auslöser (Allergene) genau bekannt und zum Teil molekular charakterisiert sind, als auch die Pathomechanismen der verschiedenen Zustandsbilder (wie allergisches Asthma, allergische Rhinokonjunktivitis) relativ gut aufgeklärt sind [23].

Die Rolle von anthropogenen Umweltschadstoffen in der Allergieentstehung wird kontrovers diskutiert. Es gibt allergische Erkrankungen, auch IgE-vermittelte Krankheitsbilder, durch kleine Chemikalien, zum Beispiel Isozyanate und Platinsalze. Die Mehrzahl der für Atopiker relevanten Allergene ist jedoch natürlich-biologischen Ursprungs und hat Proteincharakter. Anthropogene Schadstoffe können jedoch weniger als Allergene, sondern als Adjuvantien oder Modulatoren der allergischen Reaktion betrachtet werden. Das Forschungsgebiet, das sich mit dem Einfluß von Schadstoffen auf die Entstehung, Auslösung und Unterhaltung allergischer Reaktionen befaßt, findet als Allergotoxikologie (Behrendt, 1979) immer mehr internationale Beachtung [3].

Klinische Symptomatik

Die klinische Symptomatik der Patienten, die sich mit Befindlichkeitsstörungen oder Krankheiten durch vermutete Umwelteinflüsse vorstellen, ist vielfältig und häufig überwiegend subjektiver Natur (Tabelle 3). Bezeichnend ist die Tatsache, daß meist unterschiedliche Beschwerden angegeben werden, die häufig mehrere Organsysteme umfassen. Die geschilderten Befindensstörungen entsprechen nicht den bekannten Symptomen der Vergiftung. Die klassischen Methoden der Toxikologie können die Beschwerdesymptomatik meist nicht erklären. Aber auch die routinemäßig durchgeführte Allergiediagnostik bleibt bei vielen Patienten negativ. Dementsprechend haben die meisten dieser Patienten bereits eine Odyssee von Besuchen bei zahlreichen Fachärzten, einschließlich Psychiatern, Aufenthalten in mehr oder weniger seriösen „Spezialkliniken" sowie paramedizinische Verfahren mit immer neuer Namensgebung und Provenienz hinter sich.

Tabelle 3. Klinische Symptomatik von Patienten mit „Öko-Syndrom" („multiple chemical sensitivity" – MCS)

Augenbrennen
Atemnot
Juckreiz
Nesselsucht
Rhinitis
Husten
Kopfschmerzen
Müdigkeit
Schlafstörungen
Schwäche
Herzrasen
Übelkeit
Konzentrationsstörungen
Durchfall
Angstgefühle
Bauchschmerzen
Sensibilitätsstörungen

Ätiopathophysiologische Konzepte

Die Unsicherheiten der Namensgebung spiegeln die Defizite im Erkenntnisstand zur Ätiopathophysiologie und dementsprechend zu Diagnostik und Therapie wider. Einig sind sich die Experten, daß bei den Patienten ein immenser Leidensdruck besteht. Nach den Definitionen beziehungsweise Kriterien zur Klassifikation von MCS [8] muß für das Vorliegen von MCS folgendes erfüllt sein:

- Entstehung der Symptome im Zusammenhang mit einer dokumentierten Umweltbelastung, die anfangs einen nachweisbar toxischen Effekt bewirkte
- Die Symptome betreffen mehr als nur ein Organsystem
- Die auslösenden Dosen der Chemikalien sind im niedrigen beziehungsweise nicht nachweisbaren Bereich
- Die klinischen Symptome klingen nach dem Verschwinden der Belastungssituation wieder ab
- Die klinischen Symptome von MCS sind subjektiv. Kein herkömmlicher diagnostischer Test kann derzeit die Symptome erklären

In der Klassifikation von umweltbedingten Unverträglichkeitsreaktionen hat sich das in Abb. 1 dargestellte Schema [20] bewährt, das zwischen Verursachung durch toxikologische Effekte des Umweltstoffes einerseits (Intoxikation, Organtoxizität) und Überempfindlichkeitsreaktionen des Individuums unterscheidet, die wiederum über unterschiedliche Mechanismen zu klinischen Symptomen führen.

- Wird die krankmachende Überempfindlichkeitsreaktion durch eine spezifische immunologische Reaktion vermittelt, sprechen wir von „Allergie" [20]
- Fehlt der Nachweis einer immunologischen Sensibilisierung bei klinisch ähnlichen Zustandsbildern, hat sich der Begriff „Pseudo-Allergie" eingeführt [26]. Entsprechen die beobachteten Symptome dem toxikologischen Effekt des Auslösers, treten jedoch bei signifikant niedrigeren Konzentrationen auf, spricht man von „Intoleranz"

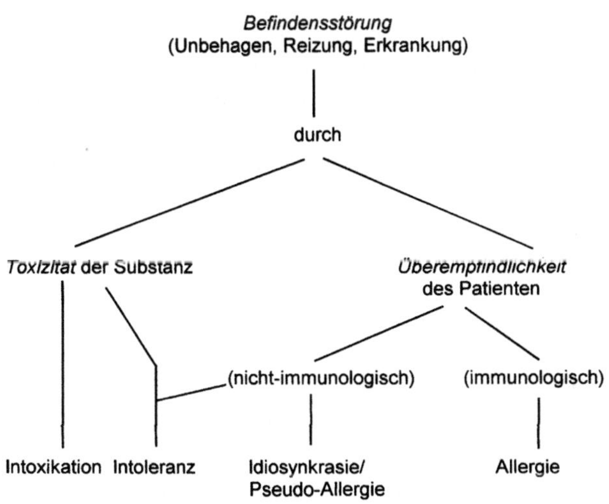

Abb. 1. Klassifikation Umwelt-induzierter Unverträglichkeitsreaktionen [20]

- Handelt es sich um qualitativ abnorme Zustandsbilder, die nicht auf herkömmliche Weise mit den toxischen Effekten in Verbindung gebracht werden (z. B. Auftreten einer Urtikaria durch Sulfithaltige Verbindungen), wird „Idiosynkrasie" als Überbegriff verwendet

Wenn man das „Öko-Syndrom" in diese ätiopathophysiologischen Überlegungen eingliedern will, gibt es verschiedene Hypothesen.

- Von Vertretern der „*klinischen Ökologie*", einer alternativen Form der praktischen Medizin, die sich aus der amerikanischen Allergologie heraus entwickelt hat, werden die Symptome als Überempfindlichkeiten gegen kleinste Mengen von Umweltchemikalien aufgefaßt, die bei individueller Empfindlichkeit im Sinne einer spezifischen Adaptation durch Exposition gegenüber Schadstoffen erworben wird [17–19]. Allerdings sind die Vertreter dieser Hypothese den Beweis für die Auslösung von Symptomen durch spezifische Substanzen in doppelblinden Provokationstestungen bislang schuldig geblieben [1]
- *Erhöhte Geruchsempfindlichkeit*: Von einigen Autoren wird eine erhöhte Geruchsempfindlichkeit im Sinne der Wahrnehmungsschwelle für bestimmte Geruchsstoffe bei derartigen Patienten beschrieben, die neben der quantitativ erhöhten Wahrnehmung auch eine qualitative Wahrnehmungsänderung im Sinne von „unangenehm" beschreiben [9]. Allerdings konnten verschiedene andere Autoren keine Unterschiede in der Geruchswahrnehmung zwischen MCS-Patienten und Kontrollpersonen feststellen [11]
- *Neurophysiologische Alterationen*: Neurophysiologische Untersuchungen unter Einschluß von EEG zeigten bei einigen derartigen Patienten mit vermuteten Umweltkrankheiten Änderungen der Ruhe-EEG-Aktivität [29]. In Doppelblinduntersuchungen wurden veränderte Muster olfaktorisch evozierter Potentiale beobachtet [13]
- *Psychiatrische Erkrankung*: Entsprechend werden die beobachteten Symptome auf entweder Effekte einer klassischen Konditionierung oder neurogene Entzündungsmechanismen zurückgeführt [14, 28]. Von verschiedenen Autoren werden psychiatrische Erkrankungszustände aus den Formenkreisen Angst, Depression sowie Somatisierungsstörungen angeführt [16, 25].
- *Psychosomatische Erkrankungen*: Von Bell stammt der Begriff „cerebral allergy", wobei neuroanatomische Verbindungen zwischen olfakto-

rischem und limbischem System als Basis der erhöhten Empfindlichkeit gesehen werden [4].

Verschiedene Autoren fanden in den von ihnen untersuchten Patientengruppen eine höhere Rate an Patienten mit körperlichem oder sexuellem Mißbrauch in der frühen Kindheit [29].
In unseren Erfahrungen tendieren die Patienten eher dazu, das Böse in die Umwelt zu projizieren als über konkrete Änderungen des eigenen Lebens nachzudenken. Zusammen mit der gesteigerten Beachtung, die Umweltverschmutzung und Umweltgifte in der Öffentlichkeit und in Medien finden, empfinden viele der Patienten Abgase, Pestizide, Konservierungsmittel, Strahlung, elektromagnetische Felder etc. als Bedrohung ihres Wohlbefindens.
Tatsächlich konnte gezeigt werden, daß Luftverschmutzung die psychologische Verfassung von Menschen ernsthaft beeinflußt im Sinne einer Beeinträchtigung kognitiver Funktionen [6]. Es wird dies als Folge eines chronischen Streßgeschehens betrachtet.
In eigenen Untersuchungen an einer großen Anzahl von Patienten mit „Öko-Syndrom" konnten wir feststellen, daß neben psychosomatischen Faktoren auch objektivierbare somatische Überempfindlichkeiten - zum Teil durch Doppelblindprovokationen überprüft - faßbar sind. Es handelt sich dabei sowohl um allergische als auch pseudo-allergische Überempfindlichkeitsreaktionen sowie Erkrankungen anderer Organe im Sinne eines chronischen Fokus-Geschehens. Bei einigen Patienten mit diesen Beschwerden konnten eindeutige IgE-vermittelte allergische Sensibilisierungen gegenüber bislang unbekannten oder seltenen Allergenen als Auslöser der „Umwelt-Symptomatik" erkannt werden [24].
In einer groß angelegten Studie mit insgesamt 71 Patienten, die sich durch Innenraumchemikalien als erkrankt fühlten, wurden interdisziplinäre somatische, allergologische und psychologische Diagnoseverfahren durchgeführt. Dabei wurden bei sechs Patienten schon bald klassische andere Erkrankungen als ursächlich diagnostiziert. Diese gingen in die weiteren Untersuchungen nicht mehr ein. In der Gesamtbewertung ließen sich die Patienten in vier große Gruppen grob einteilen:

- Patienten mit geläufigen allergischen oder pseudoallergischen Erkrankungen ohne auffällige psychosomatische Überlagerung (n = 17)
- Patienten mit geläufigen allergischen oder pseudo-allergischen Erkrankungen und deutlicher psychosomatischer Überlagerung (n = 19)
- Patienten ohne nachweisbare Überempfindlichkeitsreaktionen, jedoch auffälligen psychosomatischen beziehungsweise psychiatrischen Störungen (n = 19)
- Patienten mit geläufigen allergischen oder pseudo-allergischen Erkrankungen und Hinweisen auf Überempfindlichkeitsreaktionen gegenüber anthropogenen Auslösern (n = 10)

Bei fünf dieser zehn Patienten wurden in den Innenräumen intensive umweltanalytische Untersuchungen durchgeführt. In allen Fällen konnten erhöhte Werte von volatilen organischen Substanzen oder Bioziden in Luft- oder Staubproben nachgewiesen werden, wobei im Einzelfall die beobachtete Beschwerdesymptomatik nicht immer klar zuzuordnen war.
Aus den Ergebnissen folgt, daß Patienten mit „Öko-Syndrom" oder „MCS" eine heterogene Gruppe darstellen, die unbedingt einer sorgfältigen und interdisziplinär angelegten Diagnostik unter Einschluß allergologischer Testverfahren bedarf. Es besteht erheblicher Forschungsbedarf im Hinblick auf die Rolle von Innenraumchemikalien bei der Entstehung derartiger Beschwerdebilder.
In einer Gruppe von Patienten mit atopischem Ekzem wurden in einer Klima-kontrollierten Kammer Expositionsuntersuchungen mit Prüfung der Hautfunktionen durchgeführt. Dabei zeigte sich, daß geringgradige Mengen von Innenraumnoxen, wie beispielsweise Formaldehyd, zu einer meßbaren Veränderung im Sinne einer gestörten Barrierefunktion des Hautorganes bei Patienten mit atopischem Ekzem führten, im Gegensatz zu Kontrollpersonen [10]. Während dieser Untersuchungen wurden von keinem Probanden subjektive Mißempfindungen beklagt. Diese Ergebnisse zeigen, daß subklinische Veränderungen relevanter Organsysteme, in diesem Fall des Hautorgans, durch geringgradige nicht toxische Konzentrationen von Innenraumluftschadstoffen induziert werden können, die bei einer Risikogruppe (Atopiker) möglicherweise Wegbereiterfunktion für die Auslösung allergischer oder anderer Überempfindlichkeitsreaktionen besitzen.

Praktisches Vorgehen

Zum praktischen Vorgehen bei Patienten mit fraglich Umwelt-induzierten Erkrankungen hat sich ein Vier-Stufen-Plan bewährt [30], bei dem die sorgfältige und gezielte Anamnese das Fundament der Diagnostik darstellt. Hier müssen neben den organischen auch psychosomatische Beschwerdebilder, verdächtige Auslöser, Persönlichkeitsmerkmale sowie mögliche Umwelteinflußfaktoren berücksichtigt werden.

Wesentlich ist beim Umgang mit umweltmedizinischen Patienten, daß der behandelnde Arzt die Aussagekraft von Schadstoffmessungen entweder in der Umwelt oder in Körperflüssigkeiten (Biomonitoring) nicht überschätzt. Die richtige und qualitätskontrollierte Messung ist eine Grundvoraussetzung, die jedoch erst durch ihre Überprüfung im Hinblick auf das klinische Symptomenbild im Hinblick auf ihre Relevanz beurteilbar wird. Die alleinige Messung eines erhöhten Schadstoffwertes besagt nichts über die kausale Beziehung zur Befindensstörung des Patienten! Das gleiche gilt für den alleinigen Nachweis einer immunologischen Sensibilisierung im Hauttest oder Radio-Allergo-Sorbent-Test (RAST), welche ebenfalls erst im Hinblick auf die klinische Relevanz überprüft werden muß. Diese Interpretation von Meß- und Testergebnissen erfordert ein hohes Maß an allergologischer und toxikologisch-umwelthygienischer Erfahrung, das in der Regel nur in der interdisziplinären Kooperation gewährleistet ist.

Die Therapie richtet sich ganz nach den Ergebnissen der Diagnostik. Im Vordergrund steht die Elimination als relevant erkannter Auslösefaktoren, bedeutet dies nun die Behandlung anderer Grunderkrankungen, die Allergenkarenz, spezielle Diäten im Hinblick auf Nahrungsmittelzusatzstoffe, eine Wohnraumsanierung oder eine psychosomatische beziehungsweise psychiatrische Behandlung.

Nach unserer Erfahrung gelingt erst auf dem Boden einer vertrauensvollen Arbeit zwischen Arzt und Patient, bei der sich der Patient ernst und angenommen fühlt, die Beiziehung eines psychosomatisch erfahrenen Arztes.

Grundsätzlich präventiv wirksame Empfehlungen beinhalten [30]:

- Verzicht auf Rauchen und Passivrauchen
- Sicherung ausreichender Frischluftzufuhr in Innenräumen
- Erzeugung einer „behaglichen" Luftfeuchtigkeit und Temperatur
- regelmäßige Reinigung, Wartung von Klimaanlagen, Luftbefeuchtern
- Auswahl emissionsarmer Bau- und Arbeitsmaterialien
- Einhalten von Verbrauchervorschriften und Schutzmaßnahmen im Umgang mit Chemikalien

In einer Langzeituntersuchung von 23 Patienten mit „Öko-Syndrom" über zwei bis vier Jahre war es erfreulich, daß zwei Drittel der Patienten über eine deutliche Besserung beziehungsweise Abheilung der Beschwerden berichteten. Es ist nicht ausgeschlossen, daß bei bestimmten Patienten Überempfindlichkeitsreaktionen gegen bislang unbekannte oder nicht meßbare Auslöser oder über derzeit nicht erfaßbare Mechanismen (nicht IgE-abhängig) ablaufen. Es besteht erheblicher Forschungsbedarf, damit bessere und allgemein akzeptierte Konzepte zum Vorgehen bei dieser schwierigen und unter starkem Leidensdruck stehenden Patientengruppe erarbeitet werden.

Eine Kooperation zwischen Allergologen, Toxikologen, Fachkollegen aus spezifischen relevanten Disziplinen und psychosomatisch orientierten Ärzten beziehungsweise Psychiatern stellt die Grundlage für das erfolgreiche „Management" dieser Patienten dar.

Zusammenfassung

In den letzten Jahrzehnten suchte eine zunehmende Anzahl von Patienten den Arzt auf in dem Bewußtsein, durch Umwelteinflüsse erkrankt zu sein. Die Patienten wurden unter verschiedensten Diagnosen geführt, deren häufigste „Öko-Syndrom" oder „multiple chemical sensitivity" (MCS), „Multiorgandysästhesie" oder „idiopathic environmental intolerances" (IEI) sind. Die Unsicherheiten in der Namensgebung spiegeln die Defizite im Erkenntnisstand zur Ätiopathophysiologie und dementsprechend zu Diagnostik und Therapie wider. Die meisten Patienten haben eine Odyssee von Besuchen bei zahlreichen Fachärzten einschließlich Psychiatern, Aufenthalten in zum Teil selbsternannten „Spezialkliniken" und paramedizinischen Verfahren hinter sich. Wir untersuchten derartige Patienten seit Anfang der 80er Jahre und fanden in sorgfältigen interdisziplinären und allergologischen Untersuchungen bei etwa zwei Drittel der Patienten psychosomatische Störungen, bei einem Drittel jedoch eindeutige organische Ursachen als objektiv manifestierbare Überempfindlichkeitsreaktionen im Sinne von allergischen oder pseudoallergischen Überempfindlichkeiten.

Die meisten Patienten wiesen mehrere Diagnosen auf und litten unter polysomatischen Beschwerden an verschiedenen Organsystemen. Auch bei objektiv nachweisbaren somatischen Krankheiten bestanden zum Teil erhebliche psychosomatische Überlagerungen. In intensiven umweltanalytischen Untersuchungen wurden in Luft- und Staubproben Innenraumchemikalien gemessen; dabei fanden sich bei einigen Patienten beispielsweise erhöhte Werte von aromatischen Kohlenwasserstoffen, Terpenen, die im Einzelfall jedoch die Beschwerden der Patienten nicht eindeutig erklären konnten. Wir folgern aus unseren Untersuchungen, daß Patienten mit vermuteten „Umweltkrankheiten“, insbesondere durch Innenraumschadstoffbelastungen, eine heterogene Gruppe darstellen. Es gibt bislang keinen Beweis, daß die Entität „MCS“ als solche existiert; es handelt sich hier häufig um eine Selbstdiagnose. Der Begriff „Öko-Syndrom“ beschreibt eine Arbeitsdiagnose, die der Heterogenität des Patientenkollektivs gerecht wird und Anlaß zu notwendigen sorgfältigen interdisziplinären Untersuchungen geben soll. Dabei muß das vertrauensvolle Arzt-Patienten-Verhältnis im Vordergrund stehen; der Patient muß ernst genommen werden. Zur Klärung der Rolle von Innenraumschadstoffen in der Auslösung unspezifischer Beschwerdebilder jenseits des rein toxikologischen Bereiches besteht dringender Forschungsbedarf.

Literatur

1. American Academy of Allergy (1981) Position statement – controversial techniques. J Allergy Clin Immunol 67:333–338
2. Behrendt H, Krämer U, Dolgner R, Hinrichs J, Willer H, Hagenbeck H, Schlipköter W (1993) Elevated levels of total IgE in East German children: Atopy, parasites or pollutants? Allergo J 2:31–40
3. Behrendt H, Ring J (1997) Allergotoxicology: A research strategy for the investigation of the influence of environmental pollutants on the development of allergic sensitization and disesase. In: Ring J, Behrendt H, Vieluf D (eds) New trends in Allergy IV. Springer, Berlin, pp 51–60
4. Bell IR, Miller CS, Schwartz GE (1992) An olfactory-limbic model of multiple chemical sensitivity syndrome: possible relationships to kindling and affective spectrum disorders. Biol Psychiatry 32:218–242
5. Braun-Fahrländer C, Ackermann-Liebrich K, Schwartz J, Gnehm HP, Rutishauser M, Wanner KH (1992) Air pollution and respiratory symptoms in preschool children. Am Rev Respir Dis 145:42–47
6. Bullinger M (1989) Psychological effects of air pollution on healthy residents – a time-series approach. J Environ Psych 9:103–118
7. Burr ML (1993) Epidemiology of Allergic Diseases. Basel, Karger
8. Cullen MR (1987) The worker with multiple chemical hypersensitivities: an overview. Occup Med State Art Rev 2:655–661
9. Doty RL, Deems, DA, Frye RE, Pelberg R, Shapiro A (1988) Olfactory sensitivity, nasal resistance, and autonomic function in patients with multiple chemical sensitivities. Arch Otolaryngol Head Neck Surg 114:1422–142
10. Eberlein-König B, Przybilla B, Kühnl P, Pechak J, Gebefügi I, Kleinschmidt J, Ring J (1998) Influence of airborne nitrogen dioxide or formaldehyde on parameters of skin function and cellular activation in patients with atopic eczema and control subjects. J Allergy Clin Immunol 101:141–143
11. Fiedler N, Kipen HM, Deluca J, Kelly-McNeal K, Natelson B (1996) A controlled comparison of multiple chemical sensitivity and chronic fatigue syndrome. Psychosom Med 58:38–49
12. Herr C, Eikmann T (1998) Interdisziplinäre Diagnostik im Bereich der Umweltmedizin. Derm 4:10–16
13. Hummel T, Roscher S, Jaumann M, Kobal G (1996) Intranasal chemoreception in patients with multiple chemical sensitivities: a double-blind investigation. Regul Toxicol Pharmacol 24:79–86
14. Kobal G, Hummel T (1989) Brain responses to chemical stimulation of trigeminal nerve in man. In: Breen BG, Mason RJ (eds) Irritation, chemical senses. Marcel Dekker, New York, pp 123–139
15. Krämer U, Altus C, Behrendt H, Dolgner R, Gutsmuths FJ, Hille J, Hinrichs J, Mangold M, Paetz B, Ranft U, Röpke H, Teichmann S, Wilder HJ, Schlipköter HW (1993) Epidemiologische Untersuchungen zu Auswirkungen der Luftverschmutzung auf die Gesundheit von Schulanfängern (Epidemiological investigations of health effects of ambient air in school beginners). Forum Städt Hyg 43:82–87
16. Kraus T, Anders M, Weber A, Hermer P, Zschiesche W (1995) Zur Häufigkeit umweltbezogener Somatisierungsstörungen. Ergebnisse einer interdisziplinären Querschnittsstudie. Arbeitsmed Sozialmed Umweltmed 30: 147–150
17. Randolph TG (1945) Fatigue and weakness of allergic origin (allergic toxemia) to be differentiated from „nervous fatigue“ or neurasthenia. Ann Allergy 3:418–430
18. Randolph TG (1959) Ecologic mental illness – psychiatry exteriorized. J Lab Clin Med 54:936
19. Randolph TG, Moss RW (1980) An alternative approach to allergies. The new field of clinical ecology unravels the environmental causes of mental and physical ills. Lippincott and Cromwell, New York
20. Ring J (1988) Angewandte Allergologie. 2. Aufl. MMV-Medizin, München
21. Ring J (1997) Allergy and modern society: does „Western life style“ promote the development of allergies? Int Arch Allergy Immunol 113:7–10
22. Ring J (ed) (1991) Epidemiologie allergischer Erkrankungen. MMV-Medizin, München
23. Ring J, Behrendt H, Vieluf D (eds) (1997) New trends in allergy IV. Springer, Berlin
24. Ring J, Gabriel G, Vieluf D, Przybilla B (1991) „Das klinische Ökologie Syndrom“ („Öko-Syndrom“): Polysomatische Beschwerden bei vermuteter Allergie gegen Umweltschadstoffe. Münch Med Wochenschr 133:50–55
25. Ring J, Vieluf D, Przybilla B, Gabriel G, von Rad M, Braun-Falco O (1991) The „clinical ecology syndrome“ („Eco-syndrome“): Psychology or allergy ? In: Ring J, Przybilla B (eds) New trends in allergy III, Springer, Berlin, pp 500–513
26. Ring J (1987) Mechanisms of pseudo-allergic reactions to drugs. In: Estabrook RW, Lindenlaub E, Oesch F, de Weck

AL (eds) Toxicological and immunological aspects of drug metabolism and environmental chemicals, pp 569–595
27. Schäfer T, Vieluf D, Behrendt H, Krämer U, Ring J (1996) Atopic eczema and other manifestations of atopy: Results of an East-West-German comparison. Allergy 51:532–539
28. Siegel S, Kreutzer R (1977) Pavlovian conditioning and multiple chemical sensitivity. Environ Health Persp 105 (suppl 2) 521–526
29. Staudenmayer H, Selner ME, Selner JC (1993) Adult sequelae of childhood abuse presenting as environmental illness. Ann Allergy 71:538–546
30. Voack C, Borelli S, Ring J (1997) Der umweltmedizinische 4-Stufen-Plan. Münch Med Wochenschr 139:41–44
31. Von Mutius E, Weiland SK, Fritzsch C, Duhme H, Keil U (1998) Increasing prevalences of hay fever and atopy among children in Leipzig, East Germany. Lancet 351:862–866
32. Wichmann HE, Heinrich J (1995) Health effects of high level exposure to traditional pollutants in East Germany – Review and ongoing research. Environ Health Perspect 103 (suppl) 29–35
33. Wüthrich B (1989) Epidemiology of the allergic diseases; are they really on the increase? Int Arch Allergy Appl Immunol 90:3–10

Rechtsstreit zwischen Patient und Arzt: Richtige Aufklärung und richtige Aufzeichnung

Gerd Krieger

Wirtschaftliche Aufklärung

Der Kassenpatient

Geht die ärztliche Leistung über den vertragsärztlichen Rahmen hinaus, dann ist der Patient vor Beginn der Behandlung darauf hinzuweisen, daß eventuell eine Zuzahlungspflicht besteht. Wählt der Patient die Erstattung nach § 13, Abs. 2 Sozialgesetzbuch (SGB) V, dann ist er darauf aufmerksam zu machen, daß der Arzt nach der Gebührenordnung für Ärzte (GOÄ) abrechnet und nicht gewährleistet werden kann, daß die bei der Kasse einzureichende Rechnung in vollem Umfang vergütet wird.

Der Privatpatient

Die meisten Privatpatienten haben den Rückhalt einer privaten Versicherung, einer Versorgungskasse oder ähnlichem. Ist zu erwarten, daß insoweit keine vollständige Erstattung des privatärztlich abgerechneten Honorars erfolgt, muß der Patient auch hierauf aufmerksam gemacht werden.

Wahlleistungen

Besondere Schwierigkeiten gibt es bei Wahlleistungspatienten. § 22 Abs. 2.1 Bundespflegesatzverordnung (BPFlV) [1] schreibt vor:
Wahlleistungen sind vor der Erbringung schriftlich zu vereinbaren: Der Patient ist vor Abschluß der Vereinbarung über die Entgelte der Wahlleistungen und deren Inhalt im einzelnen zu unterrichten.
Danach reicht es nicht aus, wenn der liquidationsberechtigte Arzt darauf hinweist, daß dem Patienten die Leistungen gesondert in Rechnung gestellt werden, und zwar ohne Rücksicht auf eine Kostenübernahme durch seine Krankenversicherung. Der Patient muß vielmehr bei Abschluß des Behandlungsvertrages mit dem Preisverzeichnis für Wahlleistungen wie zum Beispiel Telefon oder Fernseher vertraut gemacht werden. Ihm muß auch die Gebührenordnung für Ärzte, nach der die ärztlichen Wahlleistungen abgerechnet werden, vorgelegt werden [2]. Das Amtsgericht Reutlingen [3] geht sogar noch weiter und verlangt, daß dem Patienten die Berechnungssystematik der GOÄ erläutert wird. Dabei muß auch zu den Steigerungsfaktoren und zum Unterschiedsbetrag nach den Pflegesätzen Stellung genommen werden. Das Verlangen des Gesetzgebers ist unsinnig, insbesondere, wenn man berücksichtigt, daß bei ausländischen Patienten eventuell eine GOÄ in ausländischer Sprache vorgelegt werden müßte.

Befundaufklärung

Der Arzt ist verpflichtet, aufgrund des Behandlungsvertrages den Patienten über seinen gesundheitlichen Zustand und die medizinischen Erkenntnisse zu unterrichten. Dies hat nichts mit der Frage eines Risikos oder auch zukünftiger therapeutischer Maßnahmen zu tun. Der Patient hat vielmehr das Recht auf regelmäßige umfassende Information darüber, was der Arzt durch diagnostische Maßnahmen bei ihm festgestellt hat.

Sicherungsaufklärung

In engem Zusammenhang mit der Befundaufklärung steht die sogenannte Sicherungsaufklärung. Hierunter versteht man zunächst die Pflicht des Arztes, den Patienten aufgrund der erhobenen Diagnose auf die Notwendigkeit und Dringlichkeit einer eventuellen weiteren diagnostischen Untersuchung oder einer notwendigen Therapie hinzuweisen. Diese Aufklärung dient der Gefahrenabwehr und der Gewährleistung eines Behandlungserfolges [4].
Zur Sicherungsaufklärung gehört auch, daß dem Patienten Hinweise, Anweisungen, Empfehlungen und Verhaltensmaßregeln für die postoperative Phase erteilt werden. Hierdurch sollen ein ungestörter Therapieverlauf gesichert und Komplikationen vermieden werden. Meist wird dies mit erhöhten Anforderungen an die Selbstkontrolle des Patienten einher-

gehen. Hierzu gehört die Aufforderung, daß sich der Patient sofort mit dem bisher behandelnden Arzt in Verbindung setzen soll, wenn sich nach der Hautoperation eine Entzündung bildet. Hat die Diagnose eine HIV-Infektion ergeben, dann ist ein therapeutischer Rat des Arztes, verbunden mit erhöhten Anforderungen an die Selbstkontrolle des Patienten, geboten.

Eingriffs- und Risikoaufklärung

Aufklärung: vertragliche und berufsrechtliche Pflicht

Während es sich bei den vorgenannten Informationspflichten des Arztes um allgemeine, sich aus dem Behandlungsvertrag ergebende Pflichten des Arztes handelt, hat die Eingriffs- und Risikoaufklärung weitergehende Bedeutung.

Vor jedem ärztlichen Eingriff ist der Patient unter anderem über bestehende Risiken und Alternativen aufzuklären. Diese ärztliche Aufklärungspflicht ergibt sich aus dem Behandlungsvertrag und ist auch in der Musterberufsordnung (MBO) als Standespflicht enthalten [5].

Selbstbestimmungsrecht des Patienten

Wenn auch die zu erörternden Inhalte der Aufklärung zu einer kaum zu übersehenden Judikatur geführt haben, ist der Grundsatz der Aufklärungsverpflichtung unbestritten. Der Patient ist mündiger Mensch mit dem Recht auf körperliche Unversehrtheit. Das hieraus abgeleitete Selbstbestimmungsrecht des Patienten auferlegt dem behandelnden Arzt die Verpflichtung, ihn über alles zu informieren, damit er die Art, die Bedeutung und die Tragweite des vorgesehenen Eingriffs erkennen und verstehen kann [6].

Nur eine in richtiger Weise, inhaltlich richtige und in gebotenem Umfang zur richtigen Zeit erfolgte Aufklärung ist ordnungsgemäß und führt zu der notwendigen Einwilligung des Patienten in die vorgesehene Operation. Eine ohne rechtfertigende Einwilligung vorgenommene Operation stellt eine Körperverletzung dar und kann als Anspruchsgrundlage für Ersatzansprüche des Patienten dienen, selbst wenn die Operation *lege artis* ausgeführt worden ist.

Umfang und Inhalt der Risikoaufklärung

Der Umfang und der Inhalt der Risikoaufklärung ist umstritten. Eine Vielzahl von Literatur und Rechtsprechung rankt sich um dieses Problem, ohne es jedoch durchgreifend abzuklären. Ausgangspunkt ist der Grundsatz, daß der Patient „im großen und ganzen" über seinen Zustand, den geplanten Eingriff und die damit verbundenen Risiken aufgeklärt werden soll [7].

Zu unterscheiden ist zwischen allgemeinen, typischen und speziellen Risiken des Eingriffs.

Allgemein sind die Risiken, die regelmäßig bei einer Operation bestehen, wie das Auftreten einer Embolie, einer Wundinfektion und eine Narbenbildung. Man kann in aller Regel davon ausgehen, daß diese Risiken bekannt sind und keiner Aufklärung bedürfen.

Anders ist dies bei den typischen, gerade mit dem konkreten Eingriff einhergehenden Risiken, so beispielsweise beim Shaving die Gefahr einer Entzündung, beim Laser die Gefahr einer Verbrennung.

Auch wenn konkrete Besonderheiten, Auffälligkeiten, Allergien oder ähnliches beim Patienten vorliegen, handelt es sich um spezielle Risiken, über welche aufzuklären ist.

Bei der Frage, wie wahrscheinlich sich ein Risiko realisieren kann, das heißt welche Risikohäufigkeit bestehen muß, damit hierüber aufzuklären ist, kann nicht nur auf die Statistik abgehoben werden. Je gravierender die Folgen sein können, um so mehr muß aufgeklärt werden. Bei ästhetischen Eingriffen, das heißt Schönheitsoperationen, muß auch über ganz seltene Risiken aufgeklärt werden, während bei vital indizierten Eingriffen, zum Beispiel der Operation eines Malignoms, die Aufklärungsintensität geringer sein kann.

Sofern unterschiedliche Risiken bei stationärer oder ambulanter Operation bestehen, muß auch über diese Risikoabstufung informiert werden.

Gibt es mehrere Standardbehandlungsmethoden mit unterschiedlichen Chancen und Risiken, so beispielsweise konservativ, mit Laser oder mit dem Messer, muß dem Patienten die Entscheidung überlassen bleiben, welche Behandlungsmethode er nach vorangegangener Aufklärung wählen will. Die Wahrung des Selbstbestimmungsrechtes des Patienten erfordert es, daß der Patient nicht nur über größere oder geringere Risiken, sondern vor allem auch über alternative Behandlungsmethoden unterrichtet wird.

Entsprechen alle Behandlungsmethoden dem Standard und haben keine unterschiedlichen Risiken und

Erfolgschancen, dann entspricht es der Therapiefreiheit des Arztes, daß er die Methode wählt, die er für richtig hält, ohne den Patienten über die anderen Standardbehandlungsmethoden aufklären zu müssen.
Als echte Alternative, die zur Aufklärung führen muß, wird die Eigenblutspende zur risikobehafteten Infusion von Fremdblut angesehen [8].

Wer muß aufklären?

Die Verpflichtung zur Aufklärung liegt immer beim behandelnden Arzt. So darf die Aufklärung für die eventuell notwendige Anästhesie nicht durch den Operateur und die Operationsaufklärung nicht durch den Anästhesisten vorgenommen werden. Beide müssen mit dem Patienten sprechen [9].

Neuland-Medizin

Eine medizinisch noch nicht abgesicherte Methode mit noch ungeklärten Risiken erfordert eine besonders detaillierte und umfassende Aufklärung, insbesondere auch über Alternativmethoden [10] und die bisherige Methode der Wahl.

Wie ist aufzuklären?

Die Aufklärung hat grundsätzlich in einem Gespräch zu erfolgen. Aufklärungsbögen können das Aufklärungsgespräch unterstützen, aber nicht ersetzen.
Beim Aufklärungsgespräch, das der Arzt mit dem Patienten führt, darf sich der Arzt auch nicht nur darauf verlassen, daß der Patient Rückfragen stellt, sondern er hat von sich aus im notwendigen Umfang zu informieren.

Zeitpunkt der Aufklärung

Der Zeitpunkt der Aufklärung ist umstritten. Die Rechtsprechung ist schwankend. Im Grundsatz gilt, daß das Aufklärungsgespräch so rechtzeitig stattfinden muß, daß der Patient nicht unter dem Eindruck steht, sich nicht mehr aus einem bereits in Gang gesetzten Geschehensablauf lösen zu können [11].
Bei schwierigen und risikoreichen Eingriffen soll daher die Aufklärung bereits dann erfolgen, wenn die Operationsentscheidung getroffen wird, oder spätestens dann, wenn der Operationstermin festgelegt wird [12].

Bei normalen dermatologischen Eingriffen, die, Gutartigkeit unterstellt, häufig nicht lange geplant werden, reicht es m. E., wenn am Tage des Eingriffs selbst aufgeklärt wird, jedoch zeitlich abgesetzt von der Operationsvorbereitung. Dem Patienten muß die Möglichkeit eingeräumt werden, sich den Eingriff noch einmal zu überlegen oder mit anderen, sei es Familienangehörigen oder einem anderen Arzt zu besprechen.
Im übrigen sollte die Aufklärung spätestens am Vortag durchgeführt werden, was vor allem bei stationärem Aufenthalt möglich ist.
Ein Problem der zeitlichen Aufklärung ergibt sich dann, wenn eine Probeexzision durchgeführt wird und von dem Ergebnis der sofortigen histologischen Untersuchung die weitere Entscheidung abhängig gemacht werden soll. Der Patient ist dann darüber aufzuklären, welche Operationsplanung vorgesehen ist, wenn die histologische Untersuchung eine benigne oder maligne Erkrankung ergibt. Meist wird aber vergessen, mit dem Patienten bei einem präkanzerösen Befund die dann möglichen Alternativen zu besprechen, und zwar den sofortigen vorsorglichen, eventuell nicht erforderlichen chirurgischen Eingriff oder aber die regelmäßige Kontrolle mit regelmäßigen Gewebsentnahmen [13]. Wurde hierüber nicht rechtzeitig aufgeklärt, dann muß die Operation unterbrochen werden, es sei denn, die Operationsunterbrechung ist mit zusätzlichen erheblichen Risiken belastet.

Sprache

Die Aufklärung muß so erfolgen, daß der Patient diese auch versteht und verarbeiten kann. Bei ausländischen Patienten ist es daher erforderlich, gegebenenfalls einen Dolmetscher beizuziehen.

Zusammenfassung des Bundesgerichtshofes

Der Bundesgerichtshof (BGH) faßt die Grundregeln der Aufklärung wie folgt zusammen [14]:
Hiernach ist für die ärztliche Hinweispflicht nicht entscheidend auf einen bestimmten Grad der Komplikationsdichte, sondern maßgeblich darauf abzustellen, ob das in Frage stehende Risiko dem Eingriff spezifisch anhaftet und bei seiner Verwirklichung die Lebensführung des Patienten besonders belastet. Ist dies der Fall, dann sind zwar Art und Umfang der Aufklärung danach auszurichten, wie dringlich die beabsichtigte Operation ist; es ist jedoch regelmäßig nicht

Sache des Arztes, sondern des Patienten, darüber zu entscheiden, ob das mit dem Eingriff verbundene Risiko eingegangen werden soll.

Einwilligung

Einwilligungserklärung

Häufig wird übersehen, daß die Aufklärung über die Operation und die Einwilligung in die Operation zwei unterschiedliche rechtliche Vorgänge sind. Die Einwilligung ist die Erklärung des Patienten, daß er sich dieser Operation unterzieht. Diese Einwilligung setzt jedoch voraus, daß der Patient darüber informiert ist, wozu er seine Einwilligung gibt. Insoweit muß die Aufklärung vorausgehen.
Eine Operation ohne die erforderliche Einwilligung des Patienten ist rechtswidrig und kann zu Schadenersatzansprüchen führen.

Beweislast

Der Arzt hat den Nachweis zu erbringen, daß er die erforderliche Aufklärung durchgeführt hat, damit es zur rechtswirksamen Einwilligung des Patienten kam.

Entscheidungsfreiheit

Die Einwilligung des Patienten muß auch ohne Zwang und Einschüchterung erfolgen. In einem vom Bundesgerichtshof im Februar 1998 entschiedenen Fall [15] war die Einwilligung unwirksam, wobei das Gericht wörtlich ausführt:
Zutreffend macht die Revision geltend, daß eine Einwilligungserklärung unter derartigen Umständen, nämlich auf dem Weg zum Operationssaal und unter dem Einfluß einer Beruhigungsspritze, nicht für wirksam erachtet werden könne, zumal die Klägerin (Patientin) durch das auf Unterzeichnung der Einwilligungserklärung gerichtete Drängen des Arztes, man könne andernfalls die Operation auch unterlassen, massiv eingeschüchtert und in ihrer Entscheidungsfreiheit beeinträchtigt worden sei. Bei einem solchen Vorgehen wird das Selbstbestimmungsrecht des Patienten als Grundlage einer wirksamen Einwilligung nicht ausreichend gewahrt.

Form der Einwilligungserklärung

Die Einwilligungserklärung bedarf keiner besonderen Form. Einerseits kann eine schriftlich erteilte Einwilligungserklärung, wenn ihr keine ordnungsgemäße Aufklärung vorausging oder die Entscheidungsfreiheit des Patienten nicht gewahrt wurde, rechtlich unbeachtlich sein, so wie andererseits eine mündliche Einwilligungserklärung nach ordnungsgemäßer Aufklärung wirksam ist.

Verweigerung der Einwilligung

Verweigert der Patient die Einwilligung, dann ist diese Verweigerung beachtlich, wenn der Arzt den Patienten auf die Notwendigkeit und Dringlichkeit der Untersuchung oder Behandlung hingewiesen hat [16].

Dokumentation

Rechtliche Grundlagen

Die Dokumentation ist zunächst Standespflicht nach § 10 MBO (Musterberufsordnung). Die Dokumentationspflicht ist auch in den Bundesmantelverträgen für Ärzte und Zahnärzte enthalten (§ 57 BMV-Ä). Im übrigen wird die Rechtsgrundlage im Behandlungsvertrag und teilweise auch unter dem Gesichtspunkt des Persönlichkeitsrechts gesehen [17].
Die Dokumentation soll eine sachgerechte Behandlung und Weiterbehandlung des Patienten ermöglichen und wird daher vom Bundesgerichtshof [18] als selbstverständliche therapeutische Pflicht angesehen.

Inhalt der Dokumentation

Die ärztliche Dokumentationspflicht bezieht sich auf Anamnese, Diagnose und Therapie. Zu dokumentieren sind die diagnostischen Bemühungen, Funktionsbefunde, Art und Dosierung einer Medikation, ärztliche Hinweise und Anweisungen an die Funktions- und Behandlungspflege, eine Abweichung von Standardbehandlungen, Verlaufsdaten, insbesondere auch die ärztliche Aufklärung und deren Inhalt, der Verlauf einer Operation oder Narkose. Wichtig ist die Aufnahme von unerwarteten Zwischenfällen, der Wechsel des Operateurs während der Operation,

Anfängerkontrolle, Intensivpflege, Verlassen des Krankenhauses gegen ärztlichen Rat und getroffene Sicherungsvorkehrungen gegen eine Selbstschädigung des Patienten [17].
Die Dokumentation hat in unmittelbarem Zusammenhang mit der Behandlung oder dem Eingriff zu erfolgen.

Form der Dokumentation

Der Arzt soll möglichst umfänglich dokumentieren und hat sich dabei, anders als dies früher vorgetragen wurde, verständlich auszudrücken. Seine Aufzeichnungen müssen jederzeit nachvollziehbar sein. Zwar geht die bisherige Judikatur noch grundsätzlich von handschriftlichen Aufzeichnungen aus, doch hat in die ärztliche Praxis inzwischen die moderne Datenverarbeitung Einzug gehalten. Dies gilt sowohl für Krankenhäuser als auch für Privatpraxen [19]. Der Beweiswert einer solchen Dokumentation sinkt mit der Möglichkeit späterer Veränderung oder Ergänzung. Es ist daher sinnvoll, die Dokumentation in bestimmten Zeitabständen auf eine nur einmal beschreibbare CD zu übertragen.
Werden wesentliche Daten der Behandlung nicht dokumentiert, kann dies für den Patienten ein Hindernis auf dem Weg zur Realisierung eventueller Ansprüche wegen fehlerhafter Behandlung darstellen. Dies betrifft vor allem auch die Frage der Aufklärung. Aus diesem Grunde werden prozessual beweisrechtliche Konsequenzen gezogen.

Beweislast und Dokumentation

Wegen der ausufernden Inanspruchnahme der Ärzte auf Schadenersatz wegen angeblich fehlender Aufklärung hat die Rechtsprechung inzwischen für den Arzt wesentliche Beweiserleichterungen geschaffen. Im Prozeß wird, wenn keine abweichenden Anhaltspunkte vorliegen, grundsätzlich davon ausgegangen, daß die Dokumentation inhaltlich richtig ist und zeitnah erstellt wurde. Ist ein Aufklärungsgespräch nicht dokumentiert und sagt ein an der Operation beteiligter Arzt als Zeuge aus, daß er sich zwar an den Fall nicht mehr erinnert, daß aber üblicherweise immer ein Aufklärungsgespräch mit einem bestimmten Inhalt geführt werde, dann kann das Gericht davon ausgehen, daß auch in diesem konkreten Fall ordnungsgemäß aufgeklärt wurde [20].
Wie wichtig es ist, auch den Inhalt von Beratungsgesprächen genau zu dokumentieren, zeigte sich in einem Fall, in dem sich der Patient geweigert hatte, eine medizinisch notwendige Infusionstherapie durchführen zu lassen. Der Bundesgerichtshof [16] stellte fest, daß die Weigerung des Patienten, eine Untersuchung vornehmen zu lassen, die zur Abklärung einer Verdachtsdiagnose erforderlich ist, in einem späteren Haftpflichtprozeß nur dann rechtlich beachtlich ist, wenn der Arzt den Patienten auf die Notwendigkeit und Dringlichkeit der Untersuchung hingewiesen hat und er dies auch beweisen kann.

Zusammenfassung

Aus dem Behandlungsvertrag des Arztes mit dem Patienten ergeben sich zahlreiche Informations- und Aufklärungspflichten. Zunächst hat der Arzt den Patienten über eventuelle finanzielle Belastungen zu unterrichten, soweit die Kosten nicht von einem Kostenträger übernommen werden. Er hat den Patienten weiterhin beratend zu begleiten, und zwar von therapeutischen Anweisungen bis zu Empfehlungen, welche die Lebensführung betreffen. Auch ungefragt hat der Arzt dem Patienten gewonnene Diagnosen und beabsichtigte Therapien mitzuteilen. Bei Ein griffen, insbesondere Operationen, muß der Arzt den Patienten über Chancen, Risiken und Alternativen aufklären. Bei einer unterlassenen Aufklärung fehlt es an der notwendigen Einwilligung des Patienten in den Eingriff mit der Folge, daß der Arzt haftet. Die Aufklärung muß dokumentiert werden, wobei der Arzt je doch nicht nur aus haftungsrechtlichen Gründen zur Aufzeichnung der Anamnese, Diagnose und Therapie verpflichtet ist.

Literatur

1. BPFlV vom 26.9.1994 BGBl 1, 2750
2. BGH, NJW 1996, 781
3. Urt. v. 5.12.1996 – 14 C 1345/96
4. Laufs, NJW 1998, 1755; BGH, NJW 1997, 3090 = MedR 1998, 26
5. § 8 MBO, DÄBl vom 12.9.1997, Heft 37
6. BVerfG, NJW 1979, 1925; BGHZ 29, 46
7. RGZ 78, 432
8. OLG Köln, VersR 1997, 1534
9. BGH, NJW 1998, 1784
10. OLG Oldenburg, NJW-RR 1997, 533 u. Laufs, Arztrecht, 5. Aufl. Rdn. 487
11. Hoppe, Der Zeitpunkt der Aufklärung des Patienten, NJW 1998, 782
12. BGH, NJW 1992, 2351 u. NJW 1994, 3009
13. Dettmeyer/Madea, Zur Aufklärungsproblematik bei geplanten intraoperativen Schnellschnitt-Untersuchungen

und intraoperativen Zufallsbefunden mit Operationserweiterung, MedR 1998, 247 (250)
14. BGH, MedR 1994, 277
15. BGH, NJW 1998, 1784
16. BGH MedR 1998, 26
17. Laufs/Uhlenbruck, Handb. d. Arztrechts, § 59
18. BGH, NJW 1987, 1482
19. Deutsch, Die Beweiskraft der EDV-Dokumentation bei zahnärztlicher Behandlung, MedR 1998, 206
20. OLG Karlsruhe, NJW 1998, 1800

Simulant, Münchhausen-Patient und Artefaktpatient

Helmut H. Wolff und Ilka Vollrath

Artifizielle Störungen in der Dermatologie stellen ein unscharf definiertes Grenzgebiet zur Psychiatrie beziehungsweise Psychosomatik dar. In Tabelle 1 wird versucht, verschiedene in diesen Bereich fallende Diagnosen oder Phänomene in ein Koordinatensystem einzuordnen. Sie sollen im folgenden genauer definiert und durch Beispiele veranschaulicht werden.

Der dermatologische Diagnosenkatalog (ICD 10) ist in diesem Bereich wenig ergiebig, er zählt lediglich pragmatisch bestimmte Entitäten auf, ist daher für die gesetzlich vorgeschriebene Verschlüsselung brauchbar, aber nicht als Ergebnis wissenschaftlich-systematischer Überlegungen zu sehen [8]. Man findet die einzelnen Erkrankungen unter Punkt V. „Psychiatrische Erkrankungen mit Hautbeteiligung" und Punkt XII. „Krankheiten der Haut und des Unterhautzellgewebes". In der Internationalen Klassifikation psychischer Störungen, ICD 10 Kapitel V (F), findet sich unter F 68.1 „artifizielle Störung: absichtliches Erzeugen oder Vortäuschen von körperlichen oder psychischen Symptomen oder Behinderungen" [6]. Die zugehörigen Forschungskriterien [5] besagen, daß es sich um „anhaltende Verhaltensweisen ohne Hinweise für äußere Motivation (finanzielle Entschädigung, Flucht vor Gefahren etc.)" handelt; Ausschlußkriterium ist „das Fehlen einer gesicherten körperlichen und psychischen Störung, die die Symptome erklären könnte." Das Münchhausen-Syndrom wird in den klinisch-diagnostischen Leitlinien ausdrücklich als hier zugehörig erwähnt. Nicht eingeschlossen sind die „Dermatitis factitia (unbeabsichtigt)", „Münchhausen by proxy" (Münchhausen-Stellvertreter-Syndrom) sowie die Simulation.

Tabelle 1. Artifizielle Störungen

Bewußt		**Bewußtseinsfern**
Wird zugegeben	Simulant: Symptom Artefakte Pathomimikry neue Erkrankung Paraartefakte	
Wird nicht zugegeben	Münchhausen-Syndrom Münchhausen-Stellvertreter-Syndrom	Artefaktpatient (im engeren Sinn)

Simulant

Definition

Es handelt sich um Patienten, die Krankheitssymptome vortäuschen oder bewußt erzeugen, um materielle oder subjektive Vorteile zu erlangen. Dabei lassen sich vier Varianten unterscheiden, die nicht immer streng zu trennen sind.

Vorgetäuschte Symptome

Als Lübecker kann ich nicht umhin, an einen der berühmtesten Simulanten der Weltliteratur zu erinnern: Thomas Manns Felix Krull beschreibt in seinen Bekenntnissen in köstlicher literarischer Form und daneben auch für den medizinisch Gebildeten lesenswert, wie er schon als Schüler Eltern und Hausarzt mit erfundenen Krankheitssymptomen täuscht, um lästige Schultage zu vermeiden. Der Hausarzt Sanitätsrat Düsing wird dabei als dumm und onkelhaft geschildert, doch legt Thomas Mann seinem Felix Krull die Bemerkung in den Mund: „Gerade der bedeutende Arzt, welcher der Wissenschaft mit Ernst und Geist um ihrer selbst willen und als Gelehrter dient, ist sogar am leichtesten zu täuschen." Noch köstlicher ist in diesem Roman natürlich die bekannte Musterungszene, in der seitenlang von anamnestisch vorgebrachten Zuckungen, Migräne, Würgekrämpfen und Ohrensausen die Rede ist, und in der der Musterungsarzt zusammen mit der ganzen Kommission nach allen Regeln der Kunst getäuscht wird, wobei der Simulant sich mit komödiantischem Vergnügen zunehmend immer unwahrscheinlichere und übertriebenere Darstellungen leistet.

Die Symptome von Simulation können naturgemäß allen medizinischen Fachgebieten entstammen. Vermeintliche Sehschwäche oder Hörstörungen sind meist objektivierbar, behauptete schwere Schmerzen entziehen sich aber oft einer sicheren Bewertung.

Artifiziell erzeugte Krankheiten

Subjektiv behauptete Beschwerden werden bei Simulanten häufig durch objektive Krankheitssymptome, die vom Patienten bewußt erzeugt werden, untermauert: Fieber kann durch Manipulation des Thermometers vorgetäuscht, aber auch durch Injektion von Pyrogenen wirklich erzeugt werden; Hämaturie kann eine nachträgliche Blutbeimengung in den Urin bedeuten, aber auch eine absichtlich durch Instillation von Irritanzien in die Blase induzierte hämorrhagische Zystitis. Die Liste von Symptomen und von Methoden ihrer absichtlichen Auslösung ist uferlos.
Die Haut als leicht zugängliches und demonstrativ darzubietendes Organ ist besonders häufig Schauplatz artifizieller Schädigungen. Der Verdacht auf Simulation kommt auf, wenn sich erkennbare materielle Vorteile aus der Dermatose ergeben: dies gilt heutzutage vor allem im Hinblick auf Rentenbegehren, wenn zum Beispiel Epikutantestungen anläßlich einer Begutachtung manipuliert werden [13, 14, 19]. In einer älteren Angabe findet sich immerhin eine Inzidenz von etwa 2% Simulanten bei Begutachtungen, im Gegensatz zu 0,05% in der allgemeinen Ambulanz [14].
Wundheilungsstörungen können absichtlich im Zusammenhang mit in Frage stehenden Kunstfehlerprozessen, insbesondere nach plastischen Operationen, absichtlich erzeugt werden. Simulanten können ungeheuer erfindungsreich sein, die Literatur ist hier voller Kuriositäten.
Klinisch kommt eine große Variationsbreite an artifiziell erzeugten Hautveränderungen in Frage: Ödem, Hämorrhagie, Dermatitis, Blasen, Erosionen, Exkoriationen, Nekrosen, Ulzera, Kontusionen, subkutane Knoten, Abszesse und generalisierte Exantheme.
Die Methoden der artifiziellen Hautschädigung [3, 10, 11, 16, 17] reichen von mechanischen Traumen wie Druck, Kratzen, Reiben, Schmirgeln, Klopfen und Abschnüren über Schnitt- und Quetschverletzungen zu Verbrennungen, Verbrühungen, Erfrierungen, aktinischen Schädigungen bis hin zu Laugen- und Säureverätzungen. Raffinierte Manipulationen kommen selbst unter festen Verbänden vor oder bestehen in der Injektion von toxischen oder infektiösen Substanzen.
Der Verdacht auf Artefakt ergibt sich aus der oft nicht zum Befund passenden „leeren" Anamnese, die bei verschiedenen Befragungen auch variieren kann, aus dem oft bizarren klinischen Bild, das ohne Primäreffloreszenzen auftritt und keiner „gewachsenen" Dermatose zuzuordnen ist, der Lokalisation an „handgerecht" erreichbaren Körperstellen und der unerklärlichen Therapieresistenz beziehungsweise dem chronischen Verlauf mit ständig neuen Läsionen. So wird über einen Patienten mit Porphyria cutanea tarda berichtet, der auch unter adäquater Behandlung mit Normalisierung der Porphyrinwerte ständig neue Hautläsionen bekam, die den ursprünglichen täuschend ähnlich waren, sich aber schließlich als mechanisch ausgelöste Artefakte erwiesen. Der Patient strebte eine Rente an [19].

Pathomimikry

Besonders schwer ist der Nachweis einer artifiziellen Manipulation, wenn ein Betroffener bewußt die Exazerbation einer in Remission befindlichen oder das Wiederauftreten einer früheren Erkrankung auslöst. Dies kann durch Nichtbefolgung von Therapievorschriften oder durch Reproduktion der originalen Pathogenese bewerkstelligt werden. Man bezeichnet dieses Phänomen als Pathomimikry [15]. Beispielsweise wird ein Pemphigus vulgaris exazerbieren, wenn der Patient bewußt und unter Täuschung des Arztes die immunsuppressive Therapie abbricht; der Gutachtenpatient mit Kontaktallergie braucht nur seinen Allergiepaß zu befragen, um Möglichkeiten für die Auslösung seiner Hautkrankheit zu finden. Ein Allergiker kann leicht durch Einnahme des ihm bekannten Medikamentes sein Exanthem auslösen, und es wird dem Arzt kaum möglich sein, die Ursache ohne Mithilfe des Patienten aufzuklären. Nicht in der Krankheit besteht für den Arzt die Täuschung, sondern in der gewollten Auslösung.

Erzeugung einer neuen Krankheit

Letzteres gilt auch für Fälle, in denen ein Gesunder eine neue „echte" Krankheit bei sich selbst erzeugt. Als kuriose Beispiele für Selbstbeschädigung zur Erlangung von Vorteilen finden sich in der Literatur das endemieartige Auftreten von Favus bei jungen Männern in einem russischen Dorf nach gegenseitiger bewußter Infektion zur Umgehung des Kriegsdienstes [11] und aus dem Bereich der Venerologie die Selbstinfektion von Soldaten im Lazarett mit Gonorrhoe durch das Einbringen von infektiösem Eiter mittels Holzstäbchen in die Harnröhre [11].

Umgang mit Simulanten

Nach beweiskräftiger Aufdeckung der Simulation wird der Betreffende nicht umhin können, die Manipulation zuzugeben. Eine klare Konfrontation ist sinnvoll. Welche medizinischen und eventuell juristischen Konsequenzen gezogen werden müssen, kann eine im Einzelfall schwierige Entscheidung bedeuten und im übrigen auch im Hinblick auf die Schweigepflicht problematisch sein.

Artefaktpatient

Der Simulant täuscht, wie dargelegt, bewußt Krankheiten vor, um einen materiellen oder subjektiven Vorteil zu erlangen. Der Artefaktpatient sensu strictiori dagegen handelt bewußtseinsfern, er kann die selbstschädigende Manipulation, anders als der Simulant, auch nach „Aufdeckung" niemals zugeben. Diese Patienten erscheinen vordergründig sozial angepaßt, kooperativ und lassen willig und wiederholt diagnostische oder therapeutische Maßnahmen mit sich durchführen. Materielle Vorteile, die diese Patienten aus ihrer Handlung ziehen könnten, sind nicht zu erkennen. Es handelt sich um psychisch schwerkranke Patienten, die den Arzt oft vor große diagnostische, therapeutische und manchmal juristische Probleme stellen. Aus psychiatrischer Sicht erfüllen ihre autodestruktiven Handlungen wichtige psychodynamische Funktionen [9]: der masochistische Lustgewinn soll dazu dienen, unerträgliche Spannungen, Einsamkeit und innere Leere zu beherrschen; sie sind aber auch eine Aufforderung an den Arzt, nach verborgenen Traumen zu fahnden und dem Patienten Zuwendung zu geben [2, 16].

Unter den klinischen Erscheinungsbildern waren in dem relativ großen Kollektiv eines psychiatrischen Konsiliardienstes [9] unter 93 Patienten mit gesicherten artifiziellen Störungen 21 Fälle mit Wundheilungsstörungen, das heißt Hauterscheinungen. Außer unerklärtem Fieber (ebenfalls 21 Fälle) waren die sonstigen klinischen Erscheinungsbilder (Anämie, dramatische Schmerzen, Lähmungen und anderes) deutlich seltener vertreten.

Sichere Angaben zur *Häufigkeit von Artefakten* in der dermatologischen oder psychiatrischen Klientel fehlen, zumal ein Großteil nicht erkannt oder bewiesen wird. Stets findet sich ein starkes Überwiegen des weiblichen Geschlechts. In dem oben erwähnten psychiatrischen Konsiliardienst fand sich bei den etwa 15.000 Patienten [9] eine Inzidienz von artifiziellen Störungen (nicht nur der dermatologischen!) von etwa 0,6 %, davon 76 weibliche und 17 männliche Patienten. In einer anderen Publikation findet sich ein Verhältnis von 116 : 14 [10]. Das jüngere Lebensalter (Mitte 20 bis Mitte 30) überwiegt. Lange bekannt ist die Tatsache, daß Artefaktpatientinnen häufig aus medizinischen, pflegerischen oder sonstigen sozial engagierten Berufen stammen, in dem oben genannten Kollektiv der Psychiatrie etwa 50 %, in der Klientel einer medizinischen Klinik sogar 94 % [2]. Auffällig ist auch, daß Ärztinnen oder Ärzte selbst nicht darunter sind. Bei insgesamt wesentlich geringerer Inzidenz von männlichen Artefaktpatienten ist der Anteil aus medizinischen Berufen bei Männern niedrig.

Zum biographischen Hintergrund wird bei Artefaktpatienten von psychiatrischer Seite auf zahlreiche ungünstige Einflußfaktoren hingewiesen, die überzufällig häufig sind: Im Elternhaus Alkoholabhängigkeit, sonstige psychische Störungen, hohes Konfliktpotential; ferner frühe Trennungen beziehungsweise Verluste, Aufenthalt im Heim oder bei Pflegeeltern, körperlicher oder sexueller Mißbrauch wie auch schwere Erkrankungen in der Kindheit [6].

Nicht selten bestehen neben den artifiziellen Störungen auch somatische (Diabetes, Bluthochdruck), psychosomatische (Eßstörungen, Colitis ulcerosa, Morbus Crohn, Asthma bronchiale) Erkrankungen oder psychische Probleme wie Depressionen, Angststörungen, Suchtsymptome, Störungen der Sexualität, anamnestisch Suizidversuche [9].

Methoden und klinische Bilder der Erkrankungen, insbesondere der Artefakte an der Haut, entsprechen im übrigen der Vielfalt, wie sie bei den Simulanten bereits dargelegt wurden. Die Manipulationen sind aber bewußtseinsfern, werden oft nicht als real erlebt und können dann nicht zugegeben werden. Sowohl die Manipulation als auch die Morphologie sind aber entsprechend den psychischen Störungen oft wesentlich bizarrer als bei den „echten" Simulanten (Abb. 1a–c) und mit manchmal hohem Risiko verbunden, das sicherlich nicht realistisch eingeschätzt werden kann. So kann die Injektion von ekelerregenden und infizierten Lösungen in die Subkutis außer lokalen Abszessen durchaus lebensbedrohliche Sepsis erzeugen, die Auslösung von allergischen Reaktionen einen anaphylaktischen Schock. Sicherlich ist die Dunkelziffer beachtlich, bleiben Wundheilungsstörungen, Ulzera und Abszesse in ihrer Genese

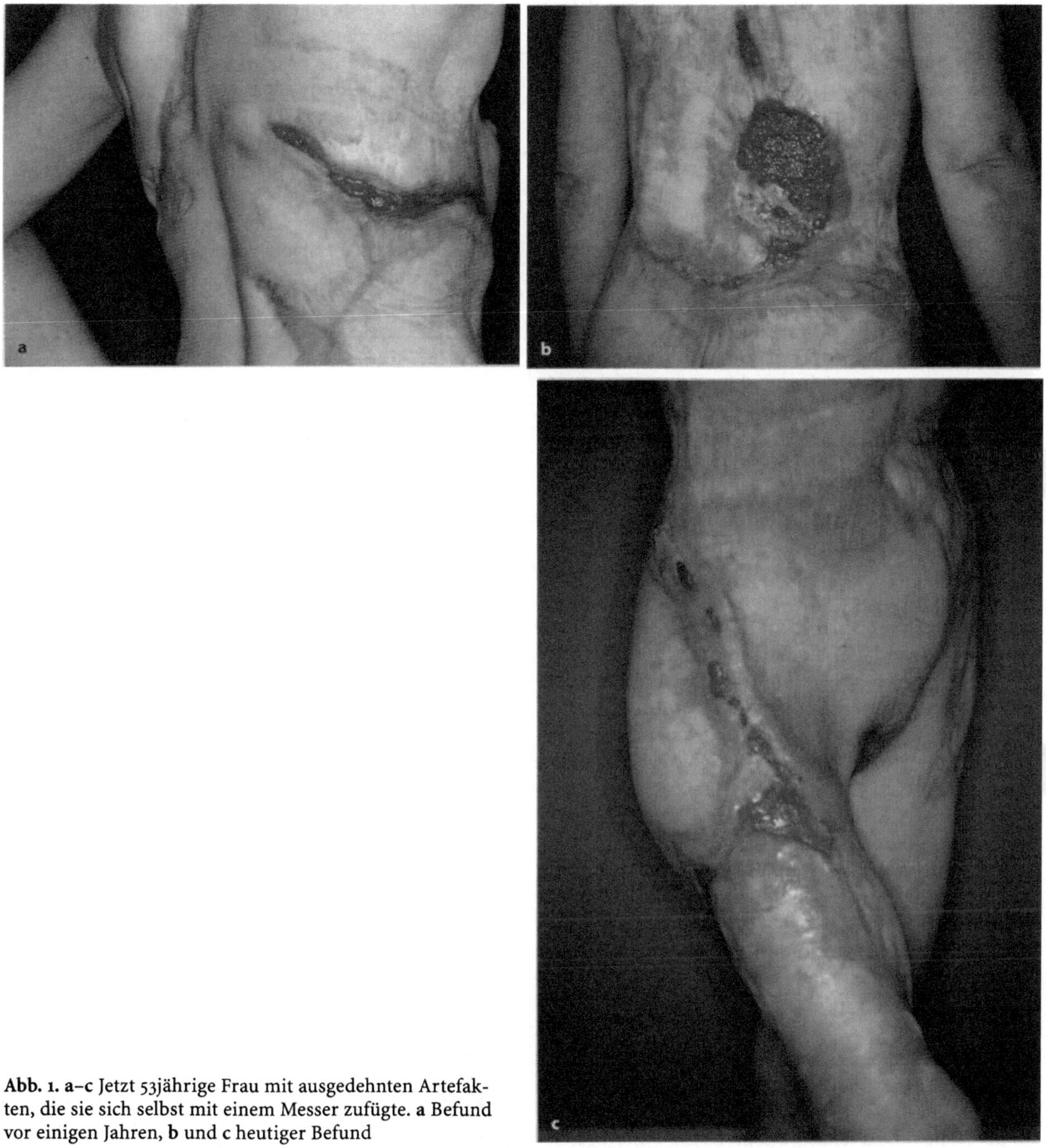

Abb. 1. a–c Jetzt 53jährige Frau mit ausgedehnten Artefakten, die sie sich selbst mit einem Messer zufügte. **a** Befund vor einigen Jahren, **b** und **c** heutiger Befund

manchmal jahrelang unerkannt, differentialdiagnostisch als Pyoderma gangraenosum, Formen von Pannikulitis oder nodöse Vaskulitis eingestuft.

Umgang mit Artefaktpatienten

Die Aufdeckung der Manipulation zur Erzeugung von Artefakten ist im Einzelfall schwierig, mangels nachvollziehbarer Motive noch schwieriger als bei Simulanten. Zuwendung, Hilfsbereitschaft und Vertrauen auf die Richtigkeit der anamnestischen Angaben des Patienten sind für den Arzt wie für das Pflegepersonal zunächst die vorgegebene Haltung und Verpflichtung, nicht Mißtrauen. Kommt es zum Verdacht auf Artefakt, spürt der sensible Patient dies oft schnell, er wird aggressiv und entzieht sich der weiteren Behandlung.

Die Konfrontation des Patienten mit seiner Selbstmanipulation sollte nicht zu einer bodenlos beschämenden Entlarvung werden [9]. Sie muß anders als beim Simulanten behutsam und schrittweise erfolgen. Dies kann für Ärzte und Pflegepersonal emotionale Probleme hervorrufen, arbeitet der Patient doch mit Manipulation und Verschleierung gegen seine Helfer. Als Therapeut für die zugrundeliegende psychische Störung ist der Dermatologe sicher überfordert, andererseits ist nur durch die Aufrechterhaltung einer guten Patienten-Arzt-Beziehung die Überführung des Patienten in die erforderliche psychiatrische Behandlung möglich, die meist zunächst abgelehnt wird. Es ist eine ethische und juristische Frage, wieweit im wohlverstandenen Interesse des Patienten auch ohne seine klare Zustimmung zum Beispiel das Konsil eines „Nervenarztes" angestrebt werden darf. Gleiches gilt für die Durchsuchung des Nachttisches und persönlicher Gegenstände auf verdächtige Hilfsmittel in Abwesenheit des Patienten, die, wenn überhaupt, nur in Anwesenheit eines Zeugen erfolgen darf. Streng genommen dürften dann allerdings auch keine Laboruntersuchungen (zum Beispiel Insulin- und C-Peptidspiegel im Blut bei Verdacht auf Insulininjektionen zur Erzeugung einer Hypoglykämie oder manipulierte Allergietestungen mit Plazebo ohne Zustimmung erfolgen. Ein weiteres ethisches und juristisches Dilemma entsteht bei der Frage, wieweit gesicherte oder vermutete Diagnosen bei Artefaktpatienten an weitere Ärzte, Krankenhäuser oder Versicherungen weitergegeben werden dürfen.

Die *Prognose* wird bei Artefaktpatienten als ungünstig angesehen, sofern sie nicht motiviert sind, die Hilfe eines Psychiaters zu akzeptieren; doch auch die Psychiater schwanken in der Beurteilung „zwischen therapeutischem Nihilismus und vorsichtigem Optimismus" [9].

Wahnhafte Störungen

In die Nähe der Artefaktpatienten sind Patienten mit Dermatozoenwahn, Venerophobie, Aids-Wahn, Karzinophobie und Eigengeruchswahn zu stellen. Die subjektiv empfundenen Wahrnehmungen dieser Patienten sind bewußtseinsfern, Symptome echter paranoider Psychosen. Artefakte an der Haut werden sekundär insbesondere bei Dermatozoenwahn dadurch erzeugt, daß die Patienten versuchen, Parasiten mit Instrumenten aus der Haut herauszuholen; sie glauben Hornpartikel und anderes Material unter der Lupe als Parasiten zu erkennen. Eine sich über Jahre hinziehende eigene Beobachtung betrifft einen älteren Mann, der sein Wahnsystem in einer vielseitigen Monographie beschrieben und durch mikroskopische Abbildungen angeblich neu entdeckter Parasiten des Menschen illustriert hatte. Die Prognose dieser Patienten ist ungünstig, da sie keinen Argumenten zugänglich sind, von Arzt zu Arzt ziehen und die Vorstellung beim Psychiater vehement ablehnen. Sogar eine Übertragung der Wahnideen auf Familienangehörige wird häufiger beobachtet („Folie à deux/trois").

Paraartefakte

Diese sind allen Dermatologen geläufig. Es handelt sich um den zwanghaften, unkontrollierbaren Drang, an der Haut „zu arbeiten", ohne Täuschungsabsicht [10]. Der Patient ist sich seines Handelns bewußt und gibt dies zu. Hierzu gehören „neurotische" Exkoriationen, insbesondere die Acne excoriée (Abb. 2), aber auch die Trichotillomanie, Trichotemnomanie, Onychophagie, Onychotillomanie und die Cheilitis factitia (Leckekzem). Hintergrund sind Streßsituationen, larvierte Depressionen, Überempfindlichkeit, Mangel an Selbstvertrauen, insbesondere bei jungen Menschen. Genauere Zahlen fehlen, aber jedem praktisch tätigen Dermatologen ist die Altersverteilung geläufig: bei älteren Menschen sieht man diese Erscheinungen selten – dies bedeutet, daß die Prognose im allgemeinen günstig ist. Das Spektrum reicht allerdings von harmlosen „Angewohnheiten", die sich im Laufe der Zeit verlieren, bis zu den schweren psychischen Störungen der echten Artefaktpatienten [4, 19].

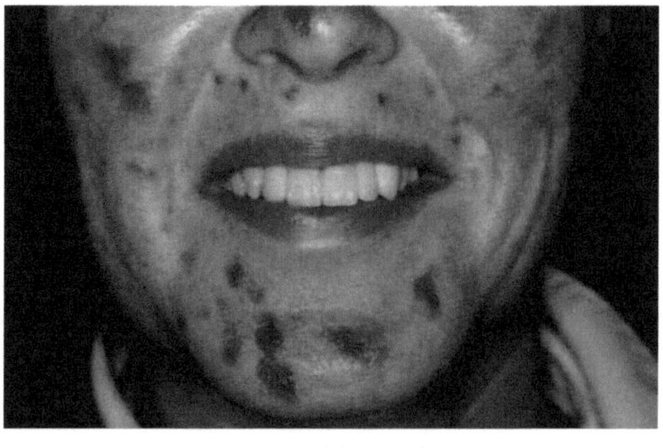

Abb. 2. Ausgeprägte Acne excoriée

Münchhausen-Syndrom

Das Krankheitsbild wurde von dem englischen Chirurgen Asher 1951 zuerst beschrieben [1]. Es ist selten, aber die oft eindrucksvolle, gelegentlich sensationell aufgemachte Publikation von Einzelfällen wie auch die eingängige Bezeichnung nach dem populären „Lügenbaron“ haben es weithin bekannt gemacht. Es handelt sich um Patienten mit phantasierter oder manipulierter Symptomatik, die als vorgetäuschte dramatische Notfälle Krankenhäuser aufsuchen und sich immer wieder Operationen, dabei auch durchaus lebensbedrohlichen diagnostischen und therapeutischen Eingriffen, unterziehen. Sie sind sozial entwurzelt, haben keine Bezugspersonen, keinen festen Wohnsitz, sind oft vorbestraft, erfinden immer neue medizinische Probleme, gebrauchen unterschiedliche Falschnamen (Pseudologia phantastica), wandern zu immer neuen Behandlungen von Klinik zu Klinik, die sie dann, oft unter Beschuldigung von Ärzten und Schwestern, heimlich verlassen. Ähnlich Hochstaplern, verstehen sie es durch eloquentes und sicheres Auftreten immer wieder, Ärzte und Krankenhauspersonal in ihre Sphäre einzubeziehen. Der Arzt wird damit zum Stellvertreter für den Patienten bei der Selbstbeschädigung. Im Interesse des Patienten selbst (Operationsrisiken!) und der Allgemeinheit (Kosten) ist es gerechtfertigt, bei dieser kleinen Gruppe allzu große Bedenken bezüglich der Schweigepflicht zurückzustellen und – wie dies zum Beispiel über Mitteilungen der Ärztekammern geschieht – Warnungen zu verbreiten.

Münchhausen-Stellvertretersyndrom

Der Begriff „Münchhausen by proxy“ wurde 1977 durch den englischen Pädiater Meadow geprägt [12]. Es handelt sich um eine subtile Sonderform von Kindesmißhandlung, sozusagen die pädiatrische Variante des Münchhausen-Syndroms. Gesunde Kinder werden unter Vorspiegelung von Krankheitssymptomen oder nach artifizieller Induktion pathologischer Befunde, meist durch die Mütter, wiederholt ärztlicher Behandlung zugeführt. Berichtet wird zum Beispiel über die Verunreinigung des Urins mit Blut, oder die orale Zufuhr großer Kochsalzmengen, die schließlich zum Tod eines Kleinkindes führte. Sicherlich ist es schon bei Verdacht gerechtfertigt, im Interesse des Kindes jede Möglichkeit des Aufdeckens und sofortigen Abbruches der Manipulation auszuschöpfen.

Fazit

Das eingangs dargestellte Schema der verschiedenen Krankheiten unter dem Oberbegriff „artifizielle Störungen“ stellt ein künstliches Gerüst dar, in das man ein mehrdimensionales gleitendes Spektrum zwischen den Polen Simulation und artifizielle Manipulation einerseits und körperlicher Erkrankung andererseits, sowie unbewußte gegenüber bewußten ätiologischen Motiven, unwillentliche gegenüber willentlicher Produktion von Krankheitserscheinungen und schließlich überwiegend körperliche gegenüber überwiegend psychischen Symptome anordnen kann.
Andererseits ist es für den Arzt hilfreich, unterschiedliche Entitäten in diesem Spektrum differentialdiagnostisch voneinander zu trennen [20]; hierfür sind detektivisches Gespür für die Aufdeckung von Manipulationen, Erfahrungen in der klassischen dermatologischen Morphologie und Grundkenntnisse über psychopathologische Reaktionen erforderlich. Nur so ist ein adäquates Vorgehen diesen Patienten gegenüber möglich, das sich zwischen harter Konfrontation und einer dem Arzt und dem Pflegepersonal nicht immer leichtfallenden verständnisvollen Begleitung des Patienten bewegen muß.

Literatur

1. Asher R (1951) Münchhausen's syndrome. Lancet 10:339–341
2. Bock KD, Overkamp F (1986) Vorgetäuschte Krankheit. Klin Wochenschr 64:149–164
3. Braun-Falco O, Plewig G, Wolff HH (1995) Dermatologie und Venerologie, 4. Aufl. Springer, Berlin, S 903–905
4. Braun-Falco O, Vogel P (1968) Trichotemnomanie. Eine besondere Hautmanifestation eines hirnorganischen Psychosyndroms. Hautarzt 9:551–553
5. Dilling H, Mombour W, Schmidt MH, Schulte-Markwort E (Hrsg) (1994) Internationale Klassifikation psychischer Störungen. ICD-10 Kapitel V (F) Forschungskriterien. Huber, Bern, S 168–169
6. Dilling H, Mombour W, Schmidt MH, Schulte-Markwort E (Hrsg) (1991) Internationale Klassifikation psychischer Störungen. ICD-10 Kapitel V (F) Klinisch-diagnostische Leitlinien. Verlag Hans Huber, Bern, S 250–251
7. Eggers B, Goerz G (1990) Artefakte bei Porphyria cutanea tarda (PCT). Ztschr Hautkr 65:592–596
8. Henseler T, Kreusch J, Tausch I (1994) Dermatologischer Diagnosenkatalog. Thieme, Stuttgart
9. Kapfhammer HP, Rothenhäusler HB, Dietrich E, Dobmeier P, Mayer C (1998) Artifizielle Störungen – Zwischen Täuschung und Selbstschädigung. Nervenarzt 69:401–409

10. Lindemayr W (1980) Artefakte. In: Korting GW (Hrsg) Dermatologie in Praxis und Klinik. Thieme, Stuttgart, S 15.50–15.60
11. Mayer J (1959) Artefakte. In: Gottron HA, Schönfeld W (Hrsg) Dermatologie und Venerologie. Thieme, Stuttgart, S 92–105
12. Meadow R (1977) Munchausen syndrome by proxy. Lancet 13:343–344
13. Meigel WN, Koops DH (1976) Skarifikationsartefakte der Testreaktion bei einer berufsdermatologischen Begutachtung. Hautarzt 27:349–351
14. Memmesheimer AM (1957) Vorkommen, Erkennung und Behandlung von Artefakten bei Berufsdermatosen. Arch Klin Exp Dermatol 206:47–52
15. Millard LG (1984) Dermatological pathomimicry: a form of patient maladjustment. Lancet 27:969–971
16. Rauchfleisch U, Schuppli R, Haenel Th (1983) Zur Persönlichkeit von Patienten mit dermatologischen Artefakten. Zschr Psychosom Med 29:76–84
17. Savin JA, Cotterill JA (1992) Psychocutaneous disorders. In: Champion RH, Burton JL, Ebling FJG, Rook GAW, Wilkinson DS (eds) Textbook of dermatology. Blackwell Scientific Publications, Oxford, pp 2486–2489
18. Shelley WB, Shelley ED (1992) Advanced dermatological diagnosis. WB Saunders Company, Philadelphia, pp 575–580
19. Teichmann AT, Bosse K, Ahrens F (1974) Acne excoriée und Artefakt. Über die Bedeutung der Selbstbeschädigung. Hautarzt 25:494–497
20. Willenberg H, Eckhardt A, Freyberger H, Sachsse U, Gast U (1997) Selbstschädigende Handlungen. Psychotherapeut 42:211–217

Allergie und Pseudoallergie

Hans F. Merk

Allergische und pseudoallergische Reaktionen manifestieren sich mit dem gleichen klinischen Bild, unterscheiden sich aber in der Pathogenese. Ebenfalls wie allergische Reaktionen lassen sich pseudoallergische Reaktionen auf bestimmte Substanzen zurückführen und nicht bei jedem Patienten solche Reaktionen auslösen, sondern nur bei einigen (Tabelle 1). Im Gegensatz zu allergischen Reaktionen kann die Wirkung zwar mit der qualitativen pharmakologischen Charaktakteristik der Substanz übereinstimmen, tritt aber beim Patienten schon bei geringerer Konzentration auf und entspricht somit nicht der pharakokinetischen Charakteristik. Entsprechend stellte Schlumberger folgende Charakterististika der pseudoallergischen Reaktionen heraus [31].

- Unspezifität bezüglich der chemischen Struktur des Auslösers
- unerwartetes Auftreten ohne Bezug zur pharmakologischen beziehungsweise pharmakokinetischen Charakteristik
- Befunde nicht übertragbar auf andere Angehörige derselben Spezies
- Auftreten bei Erstexposition
- genetische Disposition

Während eine allergische Reaktion stets durch eine vom Immunsystem spezifisch erkannte, identische chemische Verbindung ausgelöst wird und dadurch eine spezifische, immunologisch erklärbare Sensibilisierung gegen diese Substanz voraussetzt, fehlt diese spezifische immunologische Reaktion bei pseudoallergischen Reaktionen [8]. Alle diese Reaktionen resultieren in klinischen Krankheitsbildern wie Urtikaria, Angioödem, Asthma oder Schock, die nicht von solchen unterschieden werden können, die durch zur spezifischen IgE-Bildung führenden Sensibilisierung verursacht sind. Entsprechend stehen die Mastzelle und basophile Granulozyten sowie die von ihnen freigesetzten Entzündungsmediatoren wie Histamin, Derivate der Arachidonsäure einschließlich Prostaglandin D2 und Leukotriene, aber auch Zytokine wie zum Beispiel Interleukin 3–5 oder Interferon γ im Zentrum der Pathogenese der allergischen beziehungsweise pseudoallergischen anaphylaktischen Reaktionen. Pseudoallergische Reaktionen sind in der Vergangenheit häufig in Zusammenhang mit der idiopathischen, chronischen Urtikaria diskutiert worden. Jedoch sind diese Beobachtungen relativiert worden durch die Entdeckung von Autoantikörpern gegen hochaffine IgE-Rezeptoren, die nach Bindung an diese Rezeptoren eine Histaminfreisetzung auslösen und diese Form einer Urtikaria als Autoimmunurtikaria auffassen lassen. So spielen bei einer gleichzeitig bestehenden chronischen Urtikaria pseudoallergische Reaktionen auf Aspirin, andere nicht-steroidalen Antiphlogistika (NSAID) oder Nahrungsmitteladditiva eine Rolle als Intoleranzprovokation, die zu einer Aggravation der Urtikaria führen, ohne das die Urtikaria sistiert,

Tabelle 1. Substanzen, die pseudoallergische Reaktionen auslösen können

Freisetzung von Histamin	Vancomycin Protamin Somatostatin Substanz P Muskelrelaxantien Codein, Morphin Deferoxamin Pentamidin Kontrastmittel Thiopental Compound 48/80 Polymyxin B
Aktivierung des Komplementsystems	Immunglobuline Endotoxine Fremdproteine Kontrastmittel
Andere Arzneimittel, die Pseudoallergien auslösen können	β-Blocker ACE-Hemmer Anticholinesterasen Aspirin und andere nichtsteroidale antientzündliche Medikamente
Zusatzstoffe (Auswahl)	Tartrazin Sulfite Glutamat

wenn sie gemieden werden. Davon zu unterscheiden ist die Intoleranzreaktion, die ohne eine gleichzeitige chronische Urtikaria eine solche oder andere Symptome allergischer Soforttypreaktionenen imitieren kann [38].
In der Differentialdiagnose unerwünschter Arzneimittelreaktionen diskutiert man pseudoallergische Intoleranzreaktionen vor allem bei Unverträglichkeiten auf Azetylsalizylsäure (ASS) und anderen nichtsteroidalen Antiphlogistika (NSAID), Muskelrelaxantien, Kontrastmitteln und Lokalanästhetika. Sowohl bei Arzneimittel- und Nahrungsmittelreaktionen spielen Unverträglichkeiten auf Additiva wie Benzoate, Parabene, Sulfite, Azofarbstoffe einschließlich Tartrazin, Salizylate und Propinate eine wichtige Rolle während Glutamat als Geschmacksverstärker zum Chinese-Restaurant-Syndrom führt. Zwischen diesen Intoleranzreaktionen und Intoxikationen stehen pseudoallergische Reaktionen auf Histamin und andere biogene Amine wie Tyramin oder Serotonin, die als Histaminintoleranz oder Histaminose diskutiert werden. Klinisch bedeutsam ist die Unterscheidung für notwendige Konsequenzen zur Prävention erneuter, gleicher Reaktionen bei einem von diesen Reaktionen betroffenen Patienten. Ein gutes Beispiel ist die allergische, anaphylaktische Reaktion auf Pyrazolone im Unterschied zur pseudoallergischen Analgetikaintoleranz. Während im ersten Fall nur Medikamente mit einer Pyrazolonstruktur zu meiden sind, ist ein Patient mit Analgetikaintoleranz bei Einnahme eines jeden Präparates, das durch Hemmung der Zyklooxygenase wirkt, gefährdet.

Intoleranz gegenüber nichtsteroidalen Antiphlogistika (NSAID)

Die Prävalenz dieser Reaktionen wird sehr unterschiedlich angegeben. In der Gesamtbevölkerung geht man von einer Häufigkeit von 0,3–0,9 % aus. Patienten mit Polyposis nasi reagieren auf NSAID in 3–35 %, Asthmatiker in 10–40 %, steroidabhängige Asthmatiker in 40 % auf ASS. Gelegentlich werden über familiäre Häufungen mit einem autosomal rezessiven Erbgang beschrieben. Auch Assoziationen zwischen Analgetikaintoleranz und HLA-DQw2 wurden beschrieben, konnten aber bislang nicht bestätigt werden [3, 20].
Patienten mit pseudoallergischen Reaktionen auf nichtsteroidale Antiphlogistika reagieren potentiell auf alle Medikamente dieser Gruppe mit Urtikaria, Angioödem, Asthma oder sogar anaphylaktoidem Schock. Ein wesentliches Argument gegen die allergische Verursachung dieser Reaktion ist, daß zu dieser Pharmakagruppe chemisch unterschiedliche Substanzen gehören (Tabelle 2) [11].

Tabelle 2. Nichtsteroidale Antiphlogistika (NSAID)

Chemische Familie	Beispiele
Salizylsäurederivate	Azetylsalizylsäure, Natriumsalizylat
Propionsäurederivate	Ibuprofen, Ketoprofen
Anilinderivate	Phenacetin, Paracetamol
Essigsäurederivate	Diclofenac, Indometacin
Oxicame	Proxicam, Tenoxicam
Fenaminsäurederivate	Mefanamsäure, Meclofenamsäure
Pyrazolone	Phenylbutazon, Oxyphenbutazon, Propyphenazon

Schon lange wird vermutet, daß die Hemmung des Stoffwechselweges der Arachidonsäure zu Prostaglandinen über die Zyklooxygenase (COX1/COX2) durch diese Arzneimittelgruppen eine Schlüsselstellung in der Pathophysiologie dieser Reaktionen einnimmt [8]. Ältere Vorstellungen, die davon ausgingen, daß alleine ein Wechsel von der Prostaglandinsynthese zur vermehrten Synthese von Leukotrienen besteht, konnten nicht erklären, warum nur einige Patienten eine Intoleranz-Reaktion auf NSAIDs haben, da das ein generelles pharmakologisches Prinzip dieser Medikamente ist. Neuere Untersuchungen haben nun gezeigt, daß Patienten mit einer Analgetikaintoleranz

- Eine erhöhte basale Leukotrien-E_4-Ausscheidung im Urin haben
- Sie bei oraler, nasaler und bronchialer Provokation mit Azetylsalizylsäure beziehungsweise Lysin-Aspirin
- Bei Inkubation ihrer Basophilen mit Interleukin 3, der aktivierten Komplementkomponente C5a in vitro vermehrt Leukotrienderivaten bilden
- Die Vorbehandlung mit spezifischen Leukotrienrezeptorantagonisten zu einer Unterdrückung der Asthmareaktion auf Azetylsalizylsäure führt [4, 22, 28]

Diese Befunde zusammen führen zu der Annahme, daß normalerweise die Bildung von Prostaglandin E2 neben den Leukotrienen einen Schutzmechanismus darstellt, der bei Einnahme von NSAIDs in einer Situation erhöhter Leukotrienbildung wegfällt und dadurch die Manifestation der Analgetikaintoleranz begünstigt [4, 5]. Während bei Asthmareaktionen

Leukotrienrezeptorantagonisten einen hemmenden Einfluß auf diese Reaktionen zeigten, bestehen widersprüchliche Mitteilungen bei der Urtikaria [21].

Diagnostik

Bislang erfordert die Diagnostik dieses Krankheitsbildes die nicht immer risikolose orale Exposition des Patienten mit den verdächtigten Substanzen. Kürzlich wurde beschrieben, daß bei den von diesem Krankheitsbild betroffenen Patienten eine erhöhte Reaktionsbereitschaft verschiedener Effektormechanismen des Immunsystems wie eine vermehrte Bildung von Sauerstoffradikalen der Eosinophilen oder Freisetzung von Leukotrienen aus Basophilen nach Stimulation mit Interleukin 3 und C5a vorliegt [36]. Es besteht die Hoffnung, daß diese Beobachtung neben einem verbesserten Verständnis der Pathophysiologie dieser Reaktionen auch neue In-vitro-Testsysteme zum objektiven Nachweis dieses Krankheitsbildes ermöglicht.
Kriterien für eine optimale Durchführung oraler Provokationen sind in Tabelle 3 zusammengefaßt. Bei einer oralen Provokationstestung wird der Patient mit dem Allergen, Pseudoallergen oder einem möglichen Ausweichpräparat in vivo exponiert. Diese Testung kann offen, einfachblind oder doppelblind durchgeführt werden und findet Anwendung bei allergischen und pseudoallergischen Nahrungs- und Arzneimittelreaktionen sowie als Screening-Test bei der chronischen Urtikaria.
Einerseits gilt die so durchgeführte orale Provokation als Standard der Allergiediagnostik, andererseits kann dieser Test eine potentielle nicht unerhebliche Gefährdung des Patienten darstellen. Deshalb muß im Einzelfall die Indikation zu diesen Tests kritisch gestellt werden und in jedem Fall müssen alle weniger gefährlichen Testungen einschließlich möglicher In-vitro-Tests und Hauttests zuvor keine sichere Diagnose erbracht haben. Das Testergebnis muß für den Patienten einen deutlichen Gewinn erbringen, zum Beispiel daß er danach eine gezielte Karenz betreiben kann oder der Allergologe dem weiterbehandelnden Arzt oder Apotheker sichere Angaben über die Ursache einer allergischen oder pseudoallergischen Reaktion geben kann. In jedem Fall muß eine schriftliche Einverständniserklärung des Patienten vorliegen und er über mögliche Risiken aufgeklärt sein. Da gerade bei allergischen beziehungsweise pseudoallergischen Sofortreaktionen mit Spätreaktionen vorkommen können, sollten orale Provokationstestungen im Rahmen der Allergiediagnostik stets unter stationären Bedingungen mit einer entsprechenden Nachbeobachtung durchgeführt werden. Neben der kontinuierlichen Beobachtung des Patienten ist die Verfügbarkeit von Geräten und Medikamenten zur Behandlung akuter Reaktionen erforderlich [18].
Als Ausweichpräparate werden Paracetamol und Triclopidin empfohlen [39]. Aber gerade Paracetamol kann als schwacher Hemmer der Zyklooxygenase in etwa 5 % Kreuzreaktionen bei NSAID-Intoleranz verursachen [33].

Tabelle 3. Kriterien für eine orale Provokation

Plazebo-kontrollierte Exposition
Additiva-freie Diät
Absetzen antiallergischer Medikamente
Möglichst symptomfreies Intervall zum Zeitpunkt der Provokationstestung

β-Rezeptorenblocker

β-Rezeptorenblocker können allergische Soforttypreaktionen verstärken, da normalerweise durch β-Rezeptorenaktivierung die Freisetzung von Entzündungsmediatoren aus den Mastzellen gehemmt wird. Durch Hemmung dieser Rezeptoren werden umgekehrt anaphylaktische Reaktionen potenziert. Hinzu kommt, daß bei der Manifestation eines anaphylaktischen Schocks die Behandlung mit Adrenalin erschwert ist, da durch die Besetzung der β-Rezeptoren paradoxe Effekte des Adrenalins auftreten können. Daran sollte man insbesondere bei Patienten mit bekannten Sensibilisierungen zum Beispiel gegenüber Nahrungsmitteln, Gewürzmitteln oder Bienen- und Wespengift denken, weiterhin bei Patienten, die wegen Rhinitis allergica oder Asthma bronchiale mit einer spezifischen Hyposensibilisierung behandelt werden.

Angiotensin-converting-enzyme(ACE)-Hemmer

Ebenfalls über nichtallergische Mechanismen lösen in etwa 1 von 3000 Fällen die ACE-Hemmer wie Captopril und Enalapril pseudoallergische Angioödeme aus. Sie hemmen nicht nur das Angiotensinsystem, sondern auch die Inaktivierung des für Entzündungsreaktionen bedeutungsvollen Bradykinins und der Substanz P. Weil auch diese Reaktionen an die pharmakologische Eigenwirkung der Substanz gebunden sind, läßt sich hier nicht ein ACE-Hemmer gegen einen anderen austauschen, man muß in diesem Falle auf eine andere pharmakologische Substanzgruppe ausweichen [11]. Allerdings sind nicht alle Captopril-bedingten Hautreaktionen an diesen angiotensinhemmenden Mechanismus gebunden. Ein Beispiel dafür sind die Pemphigus-artigen Reaktionen auf Captopril [11]. Bislang sind vorwiegend Arzneimittel mit freier SH-Gruppe bekannt geworden, die Pemphigus-artige Krankheitsbilder bei einzelnen Patienten auslösen können. Aus diesem Grunde kann man bei diesen Hautsymptomen auf ACE-Hemmer wie Enalapril als Alternative ausweichen, ohne mit einer Kreuzreaktion rechnen zu müssen. Dieses Beispiel zeigt, daß eine genaue Kenntnis des zugrundeliegenden Pathomechanismus wünschenswert ist, um die für den Patienten richtige Schlußfolgerung bereits aufgrund des klinisch-dermatologischen Symptoms für die weitere Applikation von Medikamenten nach unerwarteten Reaktionen zu ziehen.

Kontrastmittel

Das Beispiel der Kontrastmittelintoleranz in den Bereichen der interventionellen Medizin bei der Entstehung solcher Reaktionen zeigt die Notwendigkeit der rechtzeitigen Prophylaxe [13]. Reaktionen werden in bis zu 18 % aller Anwendungen dieser Präparate beobachtet. Entsprechend wichtig ist die Prävention dieser Ereignisse durch Erkennen der Risikopatienten und entsprechende Vorbereitung des Patienten auf medizinische Maßnahmen. Bei medizinischen Eingriffen, die zum Beispiel eine Kontrastmittelgabe erfordern, ist die Patientenaufklärung und Befragung zur Ermittlung von sogenannten Risikopatienten sinnvoll. Hat ein Patient bereits bei einer Kontrastmitteluntersuchung in der Vergangenheit eine möglicherweise anaphylaktoide Reaktion gezeigt, ist die prophylaktische Gabe von H_1- und H_2-Antihistaminika und Glukokortikoiden vor einer erneuten Untersuchung sinnvoll, und es sollten nach Möglichkeit niedrigosmolare Kontrastmittel verwendet werden [5]. So ging man bislang von der hohen hypertonen wie auch hyperosmolaren Eigenschaft dieser Mittel als Ursache für diese Reaktionen aus. Jedoch hat die Einführung sowohl von nichtionischen und isotonischen, dimeren Kontrastmittel zwar zur Reduktion dieser unerwünschten Reaktionen geführt, aber auch mit diesen Lösungen wurden sie beobachtet, vor allem sah man auch besonders gefürchtete späte Reaktionen erst Stunden nach der Anwendung [23, 26]. Bei einigen Patienten mit solchen Spätreaktionen konnten im Epikutantest und Intrakutantest Reaktionen auf diese Substanzen nachgewiesen werden [26].

Lokalanästhetikaunverträglichkeit

Unverträglichkeitsreaktionen auf Lokalanästhetika können durch allergische Reaktionen zumeist auf Estercaine nach Sensibilisierung auf in Para-Stellung zu NH_2-Gruppen substituierten Substanzen entstehen, sind jedoch in aller Regel in ihrem Pathomechanismus wenig bekannte Intoleranzreaktionen, bei denen auch psychische Überlagerungen eine Rolle spielen können [1, 7]. Nur gelegentlich werden allergische Reaktionen auf Amidcaine berichtet [2], dabei müssen auch in der Differentialdiagnose Reaktionen auf Konservierungsmittel aus der Gruppe der Para-Benzoesäurederivate und Sulfitintoleranzen bedacht werden [7]. Schließlich sind toxische Wirkungen auf das Reizleitungssystem im Herz und Gehirn (Epileptiker) zu bedenken. Die Testung erfolgt mittels Epikutantest (bei Sensibilisierungen gegen in Para-Stellung zu NH_2-Gruppen substituierten Substanzen), oder Prick- und Intrakutantestung (Verdünnung 1 : 100). Abschließend läßt sich ein Provokationstest in der Regel durch subkutane Applikation des Lokalanästhetikums bis 0,3 ml durchführen. Zur Objektivierung des Resultats wurden Plazebo-kontrollierte Testmethoden wie zum Beispiel die Reverse-Plazeboprovokation vorgeschlagen [7, 27, 29, 30]. Bei letzterem Verfahren werden Verumpräparate, die für den Patienten als Plazebopräparate ausgegeben werden (und vice versum), verwendet. Nach Aufklärung des Patienten wird am nächsten Tag eine offene Testung wiederholt [27].

Volumenersatzmittel und Allgemeinanästhesie

Über eine Immunkomplexanaphylaxie durch Bindung von IgG an Dextran kann dieses Volumenersatzmittel zu Anaphylaxien führen. Reduziert werden kann die Gefahr durch das Immunglobulin-bindende Monomer Promit [11]. Auch Immunglobulin- und Gelatinelösungen können neben allergischen Reaktionen gleichartige pseudoallergische Reaktionen auslösen.

Protamin
Sehr komplex sind Reaktionen auf Muskelrelaxantien und Protamin, bei denen verschiedene konkurrierende Pathomechanismen auftreten. hierzu zäh-

len eine echte Senibilisierung mit Bildung von IgE-Antikörpern, Komplementaktivierungen zum Beispiel durch Protamin-IgG-Komplexe beziehungsweise Protamin-Heparin-Komplexe oder direkte, pharmakologisch erklärbare Histaminfreisetzungen [37].
Diabetiker und Patienten nach einer Vasektomie haben ein erhöhtes Risiko nach Gabe größerer Mengen von Protamin anaphylaktoide Reaktionen zu entwickeln. Das ist vor allem ein Problem bei operativen Eingriffen, wenn Protamin zur Bindung von Heparin gegeben wird. Ausführliche Untersuchungen haben verschiedenste Mechanismen aufgewiesen, die hier eine Rolle spielen [35]:

- Allergische Reaktionen, die mit der Bildung von IgE-Antikörpern einhergehen
- Bildung von spezifischen IgG-Antikörpern, die durch Komplexbildung eine Komplementaktivierung bewirken können
- Direkte Histaminfreisetzung durch Protamin
- Verstärkung einer Histaminfreisetzung, die durch andere Mechanismen ausgelöst wurde
- Komplementaktivierung

Welcher dieser Faktoren im Einzelfall die Hauptrolle bei einer allergischen Reaktion spielt, ist durch In-vitro-Testungen kaum auszumachen. Gerade dieses im Einzelfall schwer vorhersehbares Zusammenspiel diverser zu anaphylaktoiden Reaktionen führenden Mechanismen deutet die Schwierigkeit an, geeignete In-vitro-Tests zu entwickeln, die das individuelle Risiko des Patienten angeben.

Pseudoallergie auf Nahrungsmitteladditiva, Histamin, Histaminose

Nach Unterlagen der Europäischen Kommission werden 0,03–0,15% aller Nahrungsmittelunverträglichkeiten auf Zusatzstoffe zurückgeführt [32, 38]. Additiva wie Benzoate, Parabene, Sulfite, Azofarbstoffe einschließlich Tartrazin, Salizylate, Propinate spielen hierbei eine Rolle, während Glutamat als Geschmacksverstärker zum Chinese-Restaurant-Syndrom führt. Bei den vielen häufig nicht deklarierungspflichtigen Additiva ist die Diagnostik nicht einfach [6].
Nahrungsmittelunverträglichkeit in Form einer pseudoallergischen Reaktion kann direkt auftreten als Folge einer Intoxikation mit Histamin. So können zu lang oder ungünstig gelagerte Fische aus der Gruppe des *Scombroidea* wie etwa Thunfisch oder Makrelen aus der Aminosäure Histidin so hohe Konzentrationen Histamin bilden, daß der Verzehr mit einer entsprechenden Intoxikation einhergeht [19]. Jedoch kann diese Reaktion auch im Sinne einer Intoleranz durch unterschiedliche Metabolisierungskapazität des Histamins begünstigt werden. Ein Mangel an Diaminoxidase, einem Enzym, das Histamin zu unwirksamen Metaboliten verstoffwechseln kann und vor allem in der Darmwand nachgewiesen wird, könnte dafür die Ursache sein [10]. Patienten mit solchen als Histaminintoleranz aufzufassenden Krankheitsbilder reagieren vornehmlich auf Käse, Rotwein, Fisch und geräucherten Produkten, da hier vergleichsweise hohe Histaminkonzentrationen vorkommen können. Tyramin und Serotonin als weitere biogene Amine können durch Hemmung der Diamonooxidase (DAO) entstehen und solche Histaminintoleranzreaktionen begünstigen. Auch verschiedene Medikamente wie Dihydralazin, Aminoglykoside, Pentamidin, Prometazin, Isoniazit, Clavulansäure, Methoclobramit, Ambroxol oder Chloroquin können zumindest unter In-vitro-Bedingungen die Aktivtität der DAO hemmen [10]. Diagnostiziert wird dieses Krankheitsbild durch orale Exposition des Patienten mit 1,5 mg/kg Körpergewicht Histamin unter stationären Bedingungen. Normalerweise treten bei diesen Histaminmengen keine Urtikariareaktionen auf, wohl aber bei diesen Patienten [9, 10].

Ausblick

Gerade das zuletzt aufgeführte Beispiel, aber auch die Erkenntnisse bei Aspirin-induziertem Asthma deuten auf unterschiedliche Expressionen von Enzymen hin, welche eine Rolle im Wirkmechanismus der zur Pseudoallergie führenden Substanzen oder deren Metabolisierung spielen. Zunehmend lassen sich Polymorphismen solcher Enzyme auf molekularer Ebene erklären, indem bestimmte Mutationen des Gens solcher Enzyme mit einer unterschiedlichen Enzymaktivität korrelieren. Dieses gilt für einige Cytochrom P450(CYP)-Isoenzyme wie CYP2C9, 2C19, 2D6 und 2E1, die in der Folge auch einzelne unerwünschten Arzneimittelreaktionen erklären können [9]. Noch besser charakterisiert ist inzwischen der Polymophismus für ein Isoenzym der Azetyltransferase – NAT2 [34]. Inzwischen lassen sich bei diesen Beispielen rasch und vergleichsweise einfach diese Polymorphismen nachweisen. Es ist zu hoffen, daß weitere Klärungen solcher Polymorphismen etwa im Rahmen des gegenwärtigen Projekts zur Aufklärung des menschlichen Genoms so individuell unterschiedliche Risiken für pseudoallergische Reaktionen auf Arzneimittel und andere Fremdstoffe besser diagnostizierbar werden.

Literatur

1. Chandler MJ, Grammer L, Patterson R (1987) Provocative challenge with local anesthetics in patients with a prior history of reactions. J Allergy Clin Immunol 79:883–886
2. Cuesta-Herranz J, Heras de las M, Fernandes M, Lluch M, Figueredo E, Umpierrez A, Lahoz C (1997) Allergic reaction caused by local anesthetic agents belonging to the amide group. J Allergy Clin Immunol 99:427–428
3. Czech W, Busse A, Wedi B, Kapp A (1996) Nahrungsmitteladditiva und nicht-steroidale Antiphlogistika – Auslöser von pseudoallergischen Reaktionen. Allergologie 19:442–448
4. Dahlen B, Dahlen SE (1995) Intolerance reactions to NSAID's. In: Basomba A, Sastre J (eds) Proceedings of XVI. European Congress of Allergology and clinical immunology, Monduzzi Editore, Bologna, pp 821–828
5. DeSwarte RD, Patterson R (1997) Drug allergy. In: Patterson R, Grammer LC, Greenberger PA (eds) Allergic diseases, 5. Aufl. Lippincott-Raven Publishers, Philadelphia, 317–412
6. Ehlers I, Henz B, Zuberbier T (1996) Diagnose und Therapie pseudo-allergischer Reaktionen der Haut durch Nahrungsmittel. Allergologie 19:270–276
7. Goerz G, Merk H (1981) Nicht allergische Arzneimittel-Reaktionen an der Haut. Dermatosen 29:65–74
8. Götz M, Wantke F, Focke M, Wolf-Abdolvahab S, Jarisch R (1996) Histaminintoleranz und Diaminoxidasemangel. Allergologie 19:394–398
9. Griem P, Wulferink M, Sachs B, González JB, Gleichmann E (1998) Allergic and autoimmune reactions to xenobiotics: how do they arise? Immunoogy Today 19:133–141
10. Hugo T, Gall H (1998) Nahrungsmittelinduzierte Histaminose (Histaminintoleranz). Allergo-Journal 7:139–142
11. Jäger L, Merk HF (1996) Arzneimittel-Allergie. G. Fischer Verlag, Stuttgart
12. Kowalski ML (1996) Aspirin-sensitive rhinosinusitis/ Asthma syndrome – pathophysiology and management. ACI 8:49–56
13. Lasser EC (1991) Pseudoallergic drug reactions: Radiographic contrast media. Immunol Allergy Clin North America 11:645–658
14. Manning ME, Stevenson DD (1991) Pseudoallergic drug reactions: Aspirin, nonsteroidal antiinflammatory drugs, dyes, additives, and preservaties. Immunol Allergy Clin North America 11:659–678
15. Melnik B, Szliska C, Nöhle M, Schwanitz HJ (1997) Nahrungsmittelunverträglichkeiten. Allergologie 19:163–167
16. Merk H (1993) Allergische Arzneimittelreaktionen der Haut. In: Merk H (Hrsg) Allergische und pseudoallergische Arzneimittelreaktionen. Blackwell, Berlin, S 2–18
17. Merk H, Goerz G (1983) Analgetikaintoleranz. Z Hautkr 58:535–542
18. Merk HF, Eichler G (1995) Anaphylaktoide Reaktionen. In: Plewig G, Korting HC (Hrsg) Fortschritte der Dermatologie Band 14. Springer, Heidelberg S 108–115
19. Morrow JD (1991) Evidence that histamine is the causative toxin of scombroidfish poisoning. N Engl J Med 324716–720
20. Mullarkey MF, Thomas PC, Hansen JA (1986) Association of aspirin-sensitive asthma with HLA-DQw2. Am Rev Respir Dis 133:261–264
21. Ohnishi-Inoue Y, Mitsuya K, Horio T (1998) Aspirin-sensitive urticaria: provocation with a leukotriene receptor antagonist. Brit J Dermatol 138:483–485
22. O'Sullivan S, Dahlen B, Dahlen SE, Kumlin M (1996) Increased urinary excretion of the prostaglandin D2 metabolite 9α,11β-prostaglandin F2 after aspirin challenge supports mast cell activation in aspirin-induced airway obstruction. J Allergy Clin Immunol 98:421–432
23. Panto PN, Davies P (1986) Delayed reactions to urographic contrast media. Br J Radiol 59:41–44
24. Pleskow WW, Stevenson DD, Mathison DA (1982) Aspirin desensitization in aspirin-sensitive asthmatic patients: clinical manifestations and characterisation of the refractory period. J Allergy Clin Immunol 69:11–19
25. Przybilla B, Ring J (1987) Pseudo-allergische Arzneimittelreaktionen: Pathophysiologie und Diagnostik. Z Hautkr 62:430–443
26. Ring J, Brockow K (1996) Mechanisms of pseudoallergic reactions due to radiographic contrast media. ACI 8:123–125
27. Ruzicka T, Gerstmeier M, Przybilla B, Ring J (1987) Allergy to local anesthetics: comparison of patch test with prick and intradermal test results. J Am Acad Derm 16:1202–1208
28. Sampson AP, Cowburn AS, Sladek K, Adamek L, Nizankowska E, Szczeklik A, Lam BK, Penrose JF, Austen KF, Holgate ST (1997) Profound overexpression of leukotriene C4 synthase in bronchial biopsies from aspirin-intolerant asthmatic patients. Int Arch Allergy Immunol 113:355–357
29. Schatz M (1984) Skin testing and incremental challenge in the evaluation of adverse reactions to local anesthetics. J Allergy Clin Immunol 74:606–645
30. Schatz M, Fung DL (1986) Anaphylactic and anaphylactoid reactions due to anesthetic agents. Clin Rev Allergy 4:215–227
31. Schlumberger HD (1993) Pseudoallergische Reaktionen gegen Arzneimittel. In: Merk H (Hrsg) Allergische und pseudoallergische Arzneimittelreaktionen. Blackwell, Berlin, S 77–86
32. Schmutzler W (1997) Wie sicher ist Fisch? Allergo J 6:118–119
33. Settipane RA, Schrank PJ, Simon RA, Mathison DA, Christiansen SC, Stevenson DD. (1995) Prevalence of cross-sensitivity with acetaminophen in aspirin-sensitive asthmatic subjects. J Allergy Clin Immunol 96:480–485
34. Spielberg SP (1996) *N*-Acetyltransferases: Pharmacogenetics and clinical consequences of polymorphic drug metabolism. J Pharmacokin Biopharm 24:509–519
35. van Arsdel PP (1991) Pseudoallergic drug reactions. Immunol Allergy Clin North America 11:635–644
36. Wedi B, Elsner J, Kapp A (1996) In vitro diagnosis of pseudoallergic reactions – new aspects. ACI 8:113–115
37. Weiss ME (1992) Drug allergy. Med Clin North America 76:857–882
38. Wüthrich B (1993) Adverse reactions to food additives. Ann Allergy 71:379–384
39. Zuberbier T, Henz BM (1997) Urtikarielle Hautreaktion auf Aspirin. Allergologie 20:620–625

Therapeutische Perlen

Augmentation mit Hyaluronsäure

Birger Konz

In den letzten 20 Jahren wurden zahlreiche Substanzen entwickelt, die über eine dermale oder subkutane Injektion eine Hautaugmentation herbeiführen. Allgemein handelt es sich hierbei um Füllsubstanzen, die dort zum Einsatz kommen, wo Reliefunregelmäßigkeiten im Hautniveau bestehen. Prinzipiell kann man drei Arten von Füllmaterialien unterscheiden: Eigenfett, Biomaterialien xenogener Herkunft (Kollagen, Hyaluronsäure) und allogene Implantate (Silikonmikropartikel, Acrylperlen). Die Biomaterialien (Eigenfett, Kollagen, Hyaluronsäure) werden im menschlichen Körper langsam abgebaut, wohingegen es sich bei den allogenen Materialien um permanente Implantate handelt. Hyaluronsäure wird erst seit etwa drei Jahren für die Hautaugmentation angewendet.

Hyaluronsäure

Hyaluronsäure ist ein ubiquitär vorhandenes Polysaccharid und ein wesentlicher Baustein der interzellulären Matrix. Reine Hyaluronsäure ist in den Geweben aller Spezies chemisch identisch und stabilisiert mit ihren elastisch-viskösen, hydrierenden und gleitfähig machenden Eigenschaften den Interzellulärraum. Die natürliche Hyaluronsäure ist für eine medizinische Anwendung ungeeignet. Erst durch chemische Quervernetzung der Polysaccharidpolymere konnten Hyaluronsäureketten entwikkelt werden, die als stabile Matrixbausteine im interzellulären Bindegewebsraum verwendet werden können [1, 2].

Zur chemischen Quervernetzung der Polysaccharidketten der natürlichen Hyaluronsäure kann Aldehyd oder Vinylsulfon verwendet werden. Das Resultat der Aldehydquervernetzung wird Hylan A genannt und ist ein wasserlösliches Polysaccharid mit hohem Molekulargewicht (8–23 Millionen). Wegen seiner Wasserlöslichkeit ist Hylan A für eine Hautaugmentation nicht geeignet. Durch die Quervernetzung mit Vinylsulfongruppen entsteht Hylan B. Dieses wasserunlösliche Netzwerk von Polysaccharidketten ist in seiner Größe variabel und kann unendlich fortgesetzt werden, durch den immer neuen Aufbau von Sulfonbrücken. Aufgrund seines hohen Wassergehaltes, der guten Fixierung am Injektionsort und bisher nicht bekannten immunologischen Nebenwirkungen ist Hylan-B-Gel für die Augmentation der Dermis geeignet.

Heute sind zwei Hylan-B-Präparationen (Hylaform, Restylane) im Handel erhältlich. Sie unterscheiden sich nicht in ihrem chemischen Aufbau, sondern durch die Herkunft der Polysaccharidketten. Hylaform wird aus Hahnenkämmen aufbereitet, während Restylane aus der Hyaluronsäure von Streptokokkenkulturen gentechnisch gewonnen wird. Beide Hylan-B-Präparationen werden in Fertigspritzen geliefert, liegen jedoch in unterschiedlichen Konzentrationen vor (Hylaform: 0,55% Hyaluronsäure, Restylane: 2,0%). Die höhere Konzentration der Hyaluronsäure bei Restylane ist durch die unterschiedliche Wasserbindungskapazität der quervernetzten Hyaluronsäure bedingt. Die Lagerung der Hylan-B-Präparationen ist, im Gegensatz zu injizierbarem Kollagen, bei Raumtemperatur möglich. Da es sich bei Hylan B nicht um ein Protein handelt, sondern um ein Polysaccharidgel, und bis heute keine immunologischen Nebenwirkungen bekannt sind, ist eine Präparattestung vor der Korrekturbehandlung nicht erforderlich. Daher kann Hylan B auch als Ausweichpräparat bei bestehender Allergie gegenüber injizierbarem Kollagen verwendet werden.

Indikation

Die Indikationen für Hylan-B-Gel sind ähnlich wie für die anderen injizierbare Füllsubstanzen. Da das Material in die mittlere Dermis appliziert wird, sind oberflächliche Korrekturdefekte des Hautreliefs bei narbigen Zuständen und altersbedingten Falten der Perioral-, Nasolabial-, Periorbital- und Glabellaregion behandelbar. Bei tieferen Defekten im Hautrelief ist auch die Kombination mit anderen Injektionssubstanzen möglich. Eine solche Behandlung sollte jedoch zeitlich versetzt durchgeführt werden. Insgesamt ist es immer empfehlenswert bei einem bestimmten Korrekturwunsch des Patienten, die Vor- und Nachteile der einzelnen Füllmaterialien zu bedenken und einen Therapieplan zu erstellen, der der jeweiligen Korrektursituation angepaßt ist [5].

Injektionstechnik

Hylan B wird mit einer dünnen Nadel (30 Gauge) in die oberflächliche oder mittlere Dermis implantiert. Injektionen in das darunter liegende subkutane Fettgewebe sind zu vermeiden, da hierbei kein Hebeeffekt erzielt werden kann. Bei richtiger Injektionstechnik ist die fließende Verteilung des Injektionsmaterials zu beobachten, so daß der Korrektureffekt beurteilt werden kann. Überkorrekturen, wie dies bei injizierbarem Kollagen notwendig ist, sind zu vermeiden. Die einzelnen Injektionsschritte können sowohl in einer punktuellen als auch in einer linearen Technik ausgeführt werden. Die Auswahl des Injektionsmodus muß abhängig gemacht werden vom jeweils vorhandenen Hauttyp, das heißt bei der etwas dickeren Haut kann die lineare Technik verwendet werden, wohingegen bei einem dünneren Hauttyp die punktuelle Injektion vorzuziehen ist. Bei der Injektion selbst ist ein deutlich stärkerer Druck auf den Spritzenkolben notwendig, als man dies z. B. von injizierbarem Kollagen gewöhnt ist. Nach der Applikation des Materials kann durch leichtes massieren der Haut die Verteilung von Hylan-B-Gel im Gewebe gefördert werden. Für eine befriedigende Korrektur sind meist zwei Injektionssitzungen notwendig.

Ergebnis bisheriger Studien

Sowohl tierexperimentelle Studien als auch Untersuchungen bei Patienten haben ergeben, daß Hylan-B-Gel eine gute Biokompatibilität aufweist und wenig entzündliche, keine toxischen sowie immunologische Reaktionen hervorruft. Histologische Untersuchungen an der Schweinehaut konnten zeigen, daß Hylan B für relativ lange Zeit (neun Monate) stabil in der Dermis nachweisbar ist. Untersuchungen bei Patienten liegen für die Augmentation von Narben und Falten vor. Die Nachkontrolle des Korrekturergebnisses ein Jahr später zeigte, daß zu diesem Zeitpunkt noch ein 50- bis 70%iger Korrektureffekt vorhanden war. Somit ist Hylan-B-Gel ein effektives und sicheres Material für die dermale Augmentation. Bis heute sind über einen längeren Beobachtungszeitraum keine wesentlichen Komplikationen aufgetreten [3, 4].

Nebenwirkungen

In weniger als 2% der behandelten Patienten fanden sich unerwünschte Nebenwirkungen, die jedoch alle reversibel waren. Diese bestanden in vorübergehenden Erythemen, akneiformen Papeln, Ekchymosen, Schwellung und Juckreiz. Im Vergleich zu injizierbarem Kollagen sollten die Patienten darauf aufmerksam gemacht werden, daß die Injektion von Hylan B schmerzhaft ist. In speziellen Arealen (Lippen und Periokulärregion) ist eine Vorbehandlung mit Emla Creme zu empfehlen, gelegentlich kann auch eine regionale Leitungsanästhesie zur Schmerzausschaltung in Frage kommen.

Diskussion

Nach den bisherigen eigenen Erfahrungen und den Mitteilungen aus der Literatur kann festgestellt werden, daß die Augmentation mit Hylan-B-Gel bei flachen Narben, feinen und mittelgradig ausgebildeten Falten gute und auch längerfristig haltbare Ergebnisse zeigt. Durch die gleichmäßige Verteilung des Gels in der Dermis ist das Korrekturergebnis unmittelbar nach der Injektion feststellbar. Auch die Anzahl der Nachinjektionen zur Stabilisierung des Korrekturergebnisses ist deutlich geringer als dies bei injizierbarem Kollagen der Fall ist. Ein besonderer Vorteil von Hylan-B-Gel ist die Tatsache, daß aufgrund der chemischen Zusammensetzung der quervernetzten Polysaccharidketten immunologische beziehungsweise allergische Reaktionen nicht vorkommen. Aus diesem Grund ist Hylan B eine gute Ausweichsubstanz bei Patienten, die auf injizierbares Kollagen in der Testreaktion oder im weiteren Verlauf allergisch reagiert haben. Im Gegensatz zu injizierbarem Kollagen, welches eine opalweißliche Färbung hat, ist Hylan-B-Gel eine klare, farblose

Tabelle 1. Eigenschaften von injizierbarem Kollagen und Hylan-B-Gel im Vergleich

	Kollagen	Hylan B
Wirkungsart	Füllsubstanz Stimulation der Kollagensynthese	Füllsubstanz Stabilisierung durch Wasseraufnahme
Immunologische Reaktionen	Vorhanden	Nicht bekannt
Resorptionen	6–10 Monate	> 1 Jahr

Tabelle 2. Eigenschaften von injizierbarem Kollagen und Hylan-B-Gel im Vergleich

	Kollagen	Hylan B
Farbe	Weiß	Klar
Testung	Erforderlich	Keine
Injektionsart	Punktuell, linear	Punktuell, linear
Injektionsort	Dermal	Dermal
Überkorrektur	Je nach Präparat	Keine

Flüssigkeit und scheint nach der dermalen Applikation nicht durch die Haut durch. Dies ist besonders bei epidermisnaher Implantation von Vorteil. In Tabelle 1 und 2 sind die wesentlichen Merkmale von injizierbarem Kollagen und Hylan-B-Gel gegenübergestellt. Aus den dargestellten Gründen ist Hylan-B-Gel eine wertvolle Bereicherung der bisher zur Verfügung stehenden Substanzen zur Hautaugmentation und kann besonders in den Fällen empfohlen werden, in denen auf andere Substanzen Nebenwirkungen auftraten und besonders auch dann, wenn ein unmittelbarer Korrektureffekt vom Patienten gewünscht wird.

Literatur

1. Balazs EA, Denlinger JL (1989) Clinical uses of hyaluronan. In: Evered D, Whelan J (eds) The biology of hyaluronan. Wiley Sons, New York, pp 265–280
2. Larsen NE, Pollak CT, Reiner K, Leschiner E, Balazs EA (1993) Hylan gel biomaterial: dermal and immunologic compatibility. J Biomed Mater Res 27:1129–1134
3. Piacquadio D (1995) Crosslinked hyaluranic acid (Hylan gel) as a soft tissue augmentation material: a preliminary assessment. In: Elson ML (ed) Evaluation and treatment of the aging face. Springer, Berlin, pp 304–308
4. Piacquadio D, Jarcho M, Goltz R (1997) Evaluation of hylan B gel as a soft-tissue augmentation implant material. J Am Acad Dermatol 36:544–549
5. Piacquadio D, Larsen NE, Denlinger JL, Balasz E (1998) Hylan B gel (Hylaform) as a soft tissue augmentation material. In: Klein AW (ed) Tissue augmentation in clinical practice. Marcel Dekker, New York, pp 269–291

Skin Resurfacing – CO_2-Lasertechniken versus Er:YAG-Laser

Ulrich Hohenleutner, Silvia Hohenleutner und Michael Landthaler

Die Behandlung der chronisch aktinisch geschädigten Haut einhergehend mit solarer Elastose und Faltenbildung hat in den letzten Jahren zunehmend Interesse gefunden. Laserverfahren, die eine oberflächliche Abtragung der Haut mit definierter Abtragungs- und Nekrosetiefe ermöglichen (Skin resurfacing) und auch in Problemlokalisationen wie periorbital gut anwendbar sind, haben sich bei dieser Indikation als wesentliche Bereicherung erwiesen.

Lasersysteme

Prinzipiell ist zwischen gepulsten CO_2-Lasern, gepulsten Er:YAG-Lasern und den CO_2-Lasern mit Scannerautomatik zu unterscheiden. Allen Systemen ist gemeinsam, daß die Puls- beziehungsweise Gewebeinteraktionszeit deutlich unter 1 ms liegt, so daß die thermische Relaxationszeit für das Gewebevolumen, das die eingestrahlte Energie absorbiert, unterschritten wird. Dies führt zu einer fast explosionsartigen Vaporisation von Gewebe mit minimaler thermischer Nekrosezone.
Die *gepulsten Laser* besitzen Pulszeiten zwischen 60 und unter 1.000 µs. Die Effektivität der Abtragung und auch die thermische Restnekrose werden durch die Energie pro Puls (bis zu 500 mJ) und bei den Geräten mit Scanner auch durch den Grad der Überlappung, mit der die Pulse gesetzt werden, bestimmt. Computergesteuerte Scanner ermöglichen eine schnelle und präzise Behandlung verschieden großer und verschieden geformter Areale, die bei Behandlung größerer Flächen möglichst überlappungsfrei aneinandergesetzt werden [2].
Bei den *Geräten mit Scannerautomatik* wird ein maximal fokussierter Strahl mit einem Durchmesser von etwa 200 µm mit hoher Leistungsdichte rasch über die Haut geführt, so daß die Gewebeinteraktionszeit an den einzelnen Stellen unter 1 ms liegt. Bei Kreis- und Spiralscannern [12] wird ein kreisförmiges oder ovaläres Areal innerhalb von 0,2 s spiralförmig abgefahren. Die feste Laufzeit von 0,2 s bewirkt, daß wesentliche Variationen der Größe des Behandlungsareals nur durch Vergrößerung des Brennfleckdurchmessers möglich sind. Entsprechend muß die Ausgangsleistung erhöht werden, um die Energiedichte im Strahl aufrechtzuerhalten.
Bei *Scannerautomatik mit variabler Gewebeinteraktionszeit* werden vorwählbare Areale unterschiedlicher Größe und Form linienartig abgefahren, wobei der Brennfleckdurchmesser gleich bleibt. Der Grad der Ablation und die thermische Restnekrose können durch Variation der Abfahrgeschwindigkeit und der Ausgangsleistung flexibel gestaltet werden.
Die Er:YAG-Laser besitzen aufgrund ihrer sehr hohen Wasserabsorption eine minimale Eindringtiefe und damit von allen Lasergeräten, die zum Skin Resurfacing eingesetzt werden können, die geringste thermische Restnekrose [9, 11]. Typische Parameter sind Pulsdauern um 250 µs, Fleckdurchmesser von 3–5 mm, Energiedichten von 1–2 J pro Puls und Pulsrepetitionsraten von bis zu 20 Hz. Damit ist eine rasche und effektive Ablation der Haut möglich. Neuerdings stehen auch Er:YAG-Laser mit Scanner zur Verfügung [20].
Mit den CO_2-Lasern sind Abtragungsraten etwa zwischen 50 und 100 µm und Nekrosezonen um 50–70 µm möglich, wobei die Nekrosezonen bei mehrmaligen Passagen zunehmen. Beim Er:YAG-Laser dagegen bleibt die Nekrosezone auch bei mehreren Durchgängen mit 20–50 µm gering [1, 3, 17, 19].

Wirkmechanismen

Nach dem heutigen Kenntnisstand sind drei Mechanismen an der klinischen Effektivität beteiligt:

- Ein mechanischer Planierungseffekt bei den Falten und aktinischer Elastose, vergleichbar einer Dermabrasion. Da die Faltentiefe periorbital beispielsweise aber bis zu 300 µm beträgt, wären bis zu acht Durchgänge notwendig, wenn ein rein mechanischer Effekt vorläge
- Eine Straffung der Haut durch die bereits unmittelbar intraoperativ sichtbare, thermisch induzierte Schrumpfung des Kollagens
- Die Entstehung einer subepidermal gelegenen Fibrose, welche die aktinische Elastose in die Tiefe drängt (Remodellierung, [5, 16–20])

Indikationen

Die aktinisch geschädigte Altershaut in all ihren Ausprägungen zählt zu den guten Indikationen für das Skin resurfacing. Besonders gut sprechen feine, mimische Falten im Perioral- und Periorbitalbereich an. Auch zählt die ausgeprägt aktinisch geschädigte Haut mit De- und Hyperpigmentierungen und flachen aktinischen Keratosen zu den guten Indikationen für das Skin resurfacing [6, 10, 14, 15].

Behandlungstechnik

Grundsätzlich sollten nur kosmetische Einheiten des Gesichtes jeweils vollständig behandelt werden. Die Behandlung einzelner Fältchen oder Narben führt eher zu einer Akzentuierung durch Erytheme und/oder Hyperpigmentierung [7, 12, 14]. Nach dem ersten Behandlungsdurchgang wird mit einer Kompresse mit physiologischer Kochsalzlösung der aufgelagerte Debris vorsichtig entfernt. Je nach Indikation, Lokalisation und Ausmaß der Schädigung werden weitere Durchgänge durchgeführt.
Für eine oberflächliche Abtragung mit dem Er:YAG-Laser oder für umschriebene Behandlungsareale kann bei einzelnen Patienten eine topische Anästhesie mit EMLA Creme ausreichend sein. Meist ist jedoch eine Lokalanästhesie, zum Beispiel als Infiltrationsanästhesie oder als Leitungsblock notwendig. Bei der Behandlung des gesamten Gesichtes werden eine Analgesedierung oder eine Allgemeinanästhesie notwendig.

Vor- und Nachbehandlung

Die Bedeutung einer Vorbehandlung, insbesondere jedoch einer korrekten Nachbehandlung wird von allen Autoren betont. Präoperativ werden tretinoinhaltige Externa, Sonnenschutz und hydrochinonhaltige Externa empfohlen. Prä- und perioperativ wird von den meisten Autoren Acyclovir empfohlen, die Gabe eines Antibiotikums ist umstritten. Die postoperative Behandlung kann offen oder okklusiv erfolgen. Hier sind die persönlichen Erfahrungen des Anwenders entscheidend.

Ergebnisse

Überwiegend werden deutliche Befundbesserungen berichtet. Vergleichende Untersuchungen von Ross et al. [17] ergaben keinen Unterschied zwischen gepulsten CO_2-Lasern und Lasern mit Scannerautomatik.
Bei einem Vergleich zwischen CO_2-Lasern mit Scannerautomatik und Er:YAG-Laser zeigte sich uns der CO_2-Laser mit Scanner klinisch effektiver als der Er:YAG-Laser (Abb. 1, 2). Allerdings war die Rate der Nebenwirkungen nach Anwendung des CO_2-Lasers mit Scannerautomatik deutlich höher [8].

Nebenwirkungen

In der unmittelbar postoperativen Phase sind die Patienten durch Rötungen, Ödeme, Brennen, Juckreiz, Exsudation und Spannungsgefühl oft stark belastet. Langzeituntersuchungen ergaben, daß alle Patienten monatelang an persistierenden Erythemen leiden.

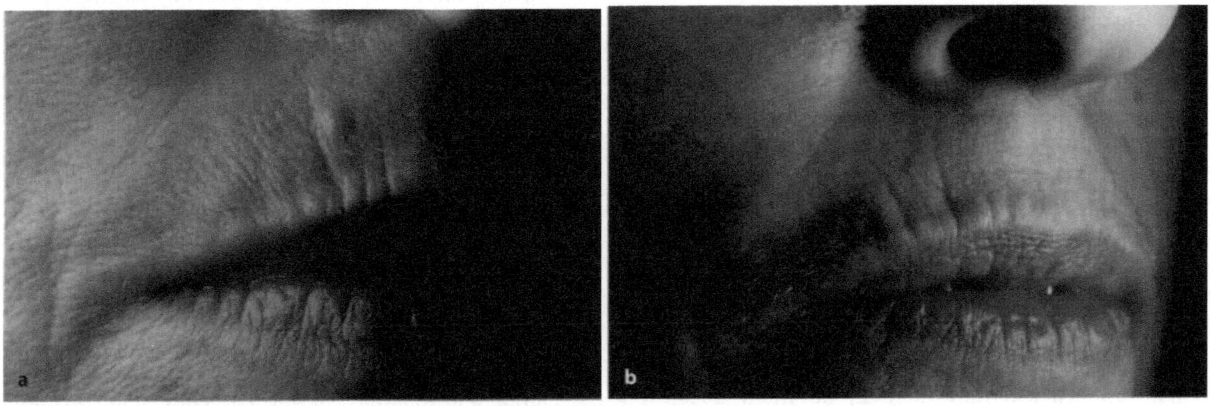

Abb. 1. a, b Patientin vor Therapie **a** mit Silk-touch-Laser beziehungsweise **b** Er:YAG-Laser. (Aus [8])

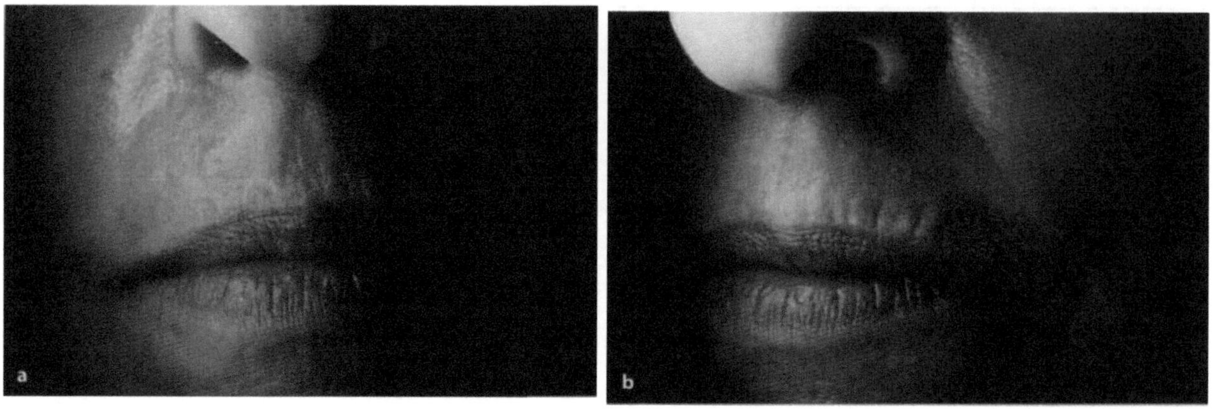

Abb. 2. a, b Therapieergebnis **a** mit Silk-touch-Laser beziehungsweise **b** Er:YAG-Laser. (Aus [8])

Nanni und Alster [13] berichten über Hyperpigmentierungen bei 37% der Patienten, Akne, Milien und Dermatitis bei 15% und bei 7,4% über eine Herpes-simplex-Infektion. Hypopigmentierungen oder Narben wurden bei weniger als 1% der Patienten festgestellt. Bernstein et al. [4] fanden bei 100% ihrer Patienten für 2–4 Monate ein Erythem, bei 2,8% der Patienten 1–3 Monate andauernde Hyperpigmentierungen und bei 16,3% persistierende Hypopigmentierungen, die oft erst Monate nach der Behandlung auftraten.

Schlußbemerkung

Eigene Erfahrungen und die Daten der Literatur zeigen, daß es sich beim Skin resurfacing mit Laser um ein effektives, aber auch nebenwirkungsreiches Verfahren handelt. Entscheidend für gute Ergebnisse und wenig Komplikationen ist nicht die Art des verwendeten Gerätes, wenn auch die Werbeaussagen der Industrie dieses glauben machen wollen, sondern die exakte Indikationsstellung, die genaue Durchführung der Therapie und die operative Erfahrung des Anwenders. Vor dem Eingriff empfehlen wir eine exakte Dokumentation des Befundes und die Abarbeitung einer Checkliste, die die Indikation (aktinischer Hautschaden, Falten), die Ausdehnung und Lokalisation der Veränderung, den Hauttyp, die Pigmentierung zum Zeitpunkt des Eingriffes, Hinweise auf Pigmentierungsstörung bei den Patienten, die Herpes-Anamnese, frühere Eingriffe (Liften, Fremdmaterial), Narbenbildung des Patienten, die Einnahme von Medikamenten (Retinoide), die Erwartungen und die Mitarbeit des Patienten miteinbezieht. Auch sollten die ethischen Aspekte der Behandlung nicht unberücksichtigt bleiben, da nicht alles, was machbar ist, dem Patienten wirklich hilfreich ist.

Literatur

1. Alster TS (1996) Comparison of two high-energy, pulsed carbon dioxide lasers in the treatment of periorbital rhytides. Dermatol Surg 22:541–545
2. Apfelberg DB (1997) Ultrapulse carbon dioxide laser with CPG scanner for full-face resurfacing for rhytids, photoaging, and acne scars. Plast Reconstr Surg 99:1817–1825
3. Bernstein LJ, Kauvar AN, Grossman MC, Geronemus R (1998) Scar resurfacing with high-energy, short-pulsed and flashscanning carbon dioxide lasers. Dermatol Surg 24:101–107
4. Bernstein LJ, Kauvar AN, Grossman MC, Geronemus RG (1997) The short- and long-term side effects of carbon dioxide laser resurfacing. Dermatol Surg 23:519–525
5. Cotton J, Hood AF, Gonin R, Beeson WH, Hanke CW (1996) Histologic Evaluation of Preauricular and Postauricular Human Skin after High-Energy, Short-Pulse Carbon Dioxide Laser. Arch Dermatol 132:425–428
6. Dover JS, Hruza GJ (1996) Laser skin resurfacing. Semin Cutan Med Surg 15:177–188
7. Fulton JE (1998) Complications of laser resurfacing. Methods of prevention and management. Dermatol Surg 24:91–99
8. Hohenleutner S, Hohenleutner U, Bäumler W, Landthaler M (1998) Laser skin resurfacing – Er:YAG-Laser und cw-CO_2-Laser mit Scannersystem im Seitenvergleich. Hautarzt 49:367–371
9. Hohenleutner U, Hohenleutner S, Bäumler W, Landthaler M (1997) Fast and effective skin ablation with an Er:YAG Laser: determination of ablation rates and thermal damage zones. Lasers Surg Med 20:242–247
10. Hruza GJ, Dover JS (1996) Laser skin resurfacing. Arch Dermatol 132:451–455
11. Kaufmann R, Hibst R (1996) Pulsed Erbium:YAG laser ablation in cutaneous surgery. Lasers Surg Med 19:324–330
12. Lask G, Keller G, Lowe N, Gormley D (1995) Laser skin resurfacing with the SilkTouch flashscanner for facial rhytides. Dermatol Surg 21:1021–1024
13. Nanni CA, Alster TS (1997) Optimizing treatment parameters for hair removal using a topical carbon-based solution and 1064-nm Q-switched neodymium:YAG laser energy. Arch Dermatol 133:1546–1549

14. Nanni CA, Alster TS (1998) Complications of cutaneous laser surgery. Dermatol Surg 24:209–219
15. Perez MI, Bank DE, Silvers D (1998) Skin resurfacing of the face with the Erbium:YAG laser. Dermatol Surg 24:653–659
16. Ratner D, Viron A, Puvion-Dutilleul F, Puvion E (1998) Pilot ultrastructural evaluation of human preauricular skin before and after high-energy pulsed carbon dioxide laser treatment. Arch Dermatol 134:582–587
17. Ross EV, Grossman MC, Duke D, Grevelink JM (1997) Long-term results after CO_2 laser skin resurfacing: a comparison of scanned and pulsed systems. J Am Acad Dermatol 37:709–718
18. Shim E, Tse Y, Velazquez E, Kamino H, Levine V, Ashinoff R (1998) Short-pulse carbon dioxide laser resurfacing in the treatment of rhytides and scars. Dermatol Surg 24:113–117
19. Trelles MA, Rigau J, Mellor TK, Garcia L (1998) A clinical and histological comparison of flashscanning versus pulsed technology in carbon dioxide laser facial skin resurfacing. Dermatol Surg 24:43–49
20. Weinstein C (1998) Computerized scanning Erbium:YAG laser for skin resurfacing. Dermatol Surg 24:83–89

Zu viele Haare: Laserepilation?

Gabriele Teikemeier

Verfahren der Haarentfernung

Diese Übersicht befaßt sich mit der Anwendbarkeit neu entwickelter Laser- und Lichtsysteme zur Entfernung von unerwünschter Behaarung. Diese Systeme haben eine weite Verbreitung gefunden, da die damit durchgeführten Enthaarungen als deutlich einfacher und risikoärmer angesehen werden. Persönlichen Erfahrungen mit den verschiedensten klassischen Methoden der Haarentfernung und den heute standardmäßig verwendeten Behandlungssystemen Rubinlaser, Alexandritlaser und gepulsten Lichtblitzlampen (Epilight) haben gezeigt, daß man wichtige Faktoren beim Einsatz dieser Systeme berücksichtigen muß.

Zur Entfernung unerwünschten Haarwuchses werden unterschiedlichste Verfahren angewendet. Zur Bewertung der Wirksamkeit dieser Methoden muß man sich folgende Fragen stellen [1, 2, 7].

- Welches Behandlungsprinzip liegt zugrunde?
- Ist die Reaktion mit dem Zielorgan Haar spezifisch oder unspezifisch?
- Was ist das Zielorgan: die Haarwurzel, die Stammzellen oder die umgebende Matrix?
- Welches sind die Indikationen?
- Wie lang ist die Behandlungsdauer?
- Welche Nebenwirkungen treten auf?
- Was ist das Behandlungsziel: permanente Enthaarung?

Bei der Beurteilung der Methoden ist in Betracht zu ziehen, daß menschliches Haarwachstum ein komplex regulierter Prozeß ist. Ein einzelner Haarfollikel ist ein kompliziertes Gebilde aus mehr als 20 verschiedenen Zellpopulationen und unterliegt zyklischen, unsynchronisierten Wachstumsphasen. Diese Phasen sind gekennzeichnet durch den dauernden Wechsel zwischen Wachstum, Regression und Ruhe. Eine Verstärkung des Haarwachstums kann genetisch, familiär oder altersbedingt sein, ethnisch variieren sowie hormonelle Ursachen haben. Bei bestimmten Patientengruppen führt die verstärkte Behaarung, zum Beispiel im Gesicht, zu einer starken kosmetischen Beeinträchtigung und einer gesteigerten psychosozialen Problematik.

Klassische Methoden der Haarentfernung beinhalten Verfahren wie Rasieren, Zupfen, Blondieren, Wachsen, chemische und mechanische Epilation, Elektro- und Thermolyse sowie Kombinationen dieser Verfahren. Nebenwirkungen von Methoden wie der Elektroepilation sind Schmerzhaftigkeit, Entzündungsreaktionen, Narbenbildungen und vor allem die meist mehrjährige Dauer dieser Behandlungen [3].

Prinzipien der Laserepilation

Bei der als einfach angesehenen Haarentfernung mittels Lasern oder gepulsten Blitzlampen sind die folgenden Punkte bedeutsam: Worauf basiert die Behandlung? Gibt es Vorteile gegenüber den klassischen Methoden? Welche Systeme werden sinnvollerweise eingesetzt? Dabei sind die folgenden Gerätemerkmale zu beurteilen:

- Wellenlänge
- Pulsdauer
- Behandlungsareal
- Kühlsysteme

Parameter wie Wellenlänge und Pulsdauer bestimmen die Eindringtiefe ins Gewebe, die gewebewirksame Energie, die Schädigung der Zielstrukturen sowie die Beeinflussung darüberliegender oder umgebender Gewebestrukturen. Sie werden beeinflußt durch Absorption (Melanin) und Streuung (Dermis) und limitieren die Größe des zu behandelnden Areals. Kühlsysteme vermeiden die unspezifische Schädigung der Epidermis und erlauben höhere zielstrukturschädigende Energien.

Bei dem Einsatz dieser Systeme zur Enthaarung müssen wirksame Energiedichten zur Follikelschädigung erreicht werden, ohne daß die darüberliegenden oder umgebenden Strukturen geschädigt werden (Kühlsystem). Die Behandlung größerer Areale wie Rücken oder Beine muß mit einem vertretbaren Zeitaufwand (Behandlungsareal/Impulsfrequenz) möglich sein.

Kriterien der Behandlung

Vor der Behandlung muß eine sorgfältige Beurteilung erfolgen: Hauttyp, Pigmentgehalt des Haares, Medikamentenbehandlung, Herpesanamnese, Sonnenexposition und die Patientenerwartung der dauerhaften Epilation sollen berücksichtigt werden. Notwendig ist der Hinweis, daß die Behandlungszeit nicht sicher abgeschätzt werden kann. Im zu behandelnden Areal sind Ansprechrate und Dauer der Behandlung abhängig vom Pigmentierungsgrad des Haa-

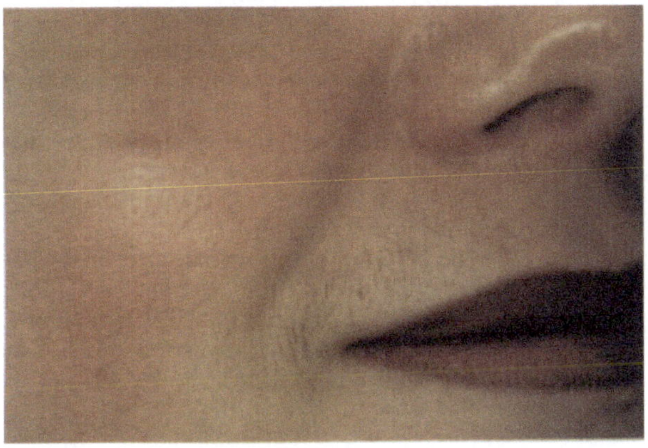

Abb. 1. Oberlippe vor Behandlung

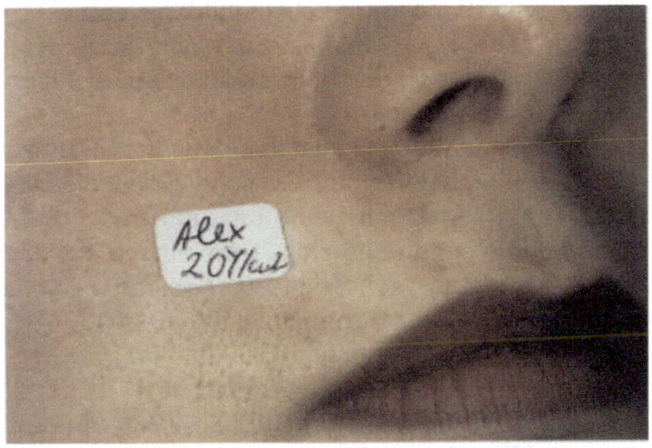

Abb. 2. Oberlippe, Erythem direkt nach Behandlung

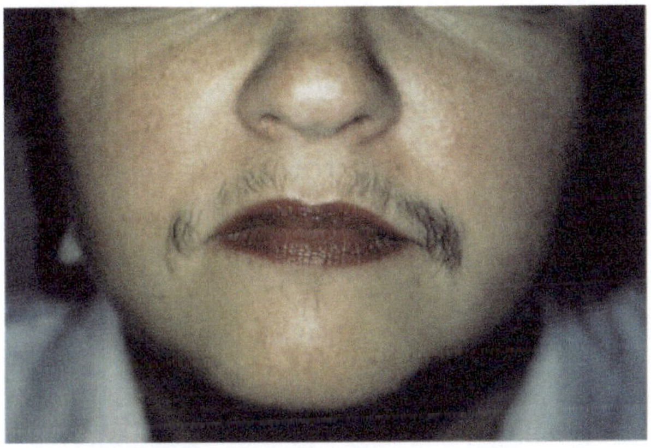

Abb. 3. Oberlippe vor Behandlung

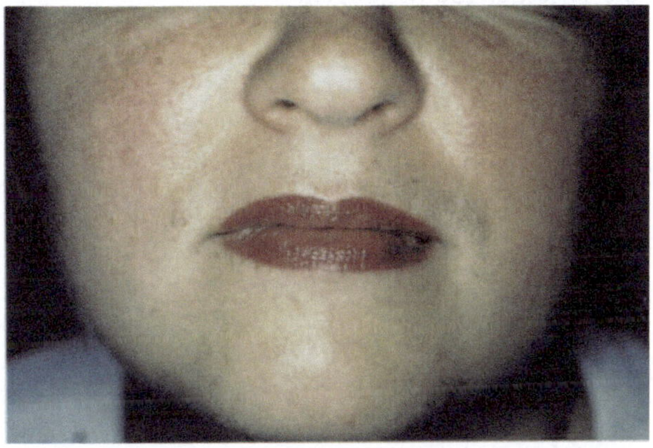

Abb. 4. Oberlippe, nach sechs Behandlungen (Rubinlaser/Epilight)

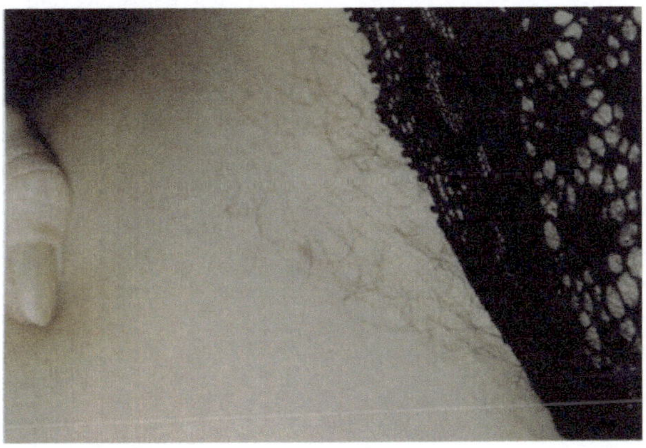

Abb. 5. Bikinizone vor Behandlung

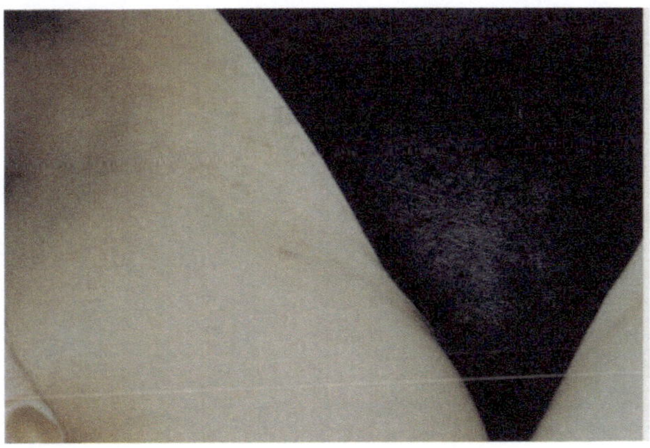

Abb. 6. Bikinizone nach drei Behandlungen

res. Die Tiefe der Papillenlage und die Länge des jeweiligen Haarwachstumszyklus sind wahrscheinlich weitere entscheidende Faktoren [4]. Bedauerlicherweise gibt es nur wenige standardisierte Daten über die Dauer der Zykluslängen an bestimmten Körperregionen [5, 6].

Es muß über kurzfristige Nebenwirkungen wie Erythem, Schwellung und Krustenbildung aufgeklärt werden (Abb. 1, 2). Langfristig können Weiß- oder Braunverfärbungen der Haut und in seltenen Fällen auch Narben auftreten.

Diese Nebenwirkungen sind abhängig vom Hauttyp (Grad der Pigmentierung), Lasertyp (Wellenlänge), Dosierung (gewebewirksame Energie) und Lokalisation des Behandlungsareals. Nach entsprechender Berücksichtigung von Hauttyp, Haarfarbe, Areal und Vorbehandlungen kann man durch Auswahl des entsprechenden Lasers für die Patienten gute Behandlungsergebnisse (Abb. 3–6) erzielen.

Entscheidend für einen Behandlungserfolg sind neben der klinischen Erfahrung Kenntnisse der physikalischen Eigenschaften der Geräte und Wissen um die Lasergewebewirkungen.

Literatur

1. Cotsarelis G, Sun T-T, Lavker RM (1990) Label-retaining cells reside in the bulge area of pilosebaceous units: implications for follicular stem cells, hair cycle, and skin carcinogenesis. Cell 61:1329–1337
2. Kligman AM (1959) The human hair cycle. J Invest Dermatol 33:307–316
3. Köhler LD, Sinz S, Worret W-I (1997) Elektroepilation – Das Problem des Haarwiederwachstums. Kosmet Med 18:104–109
4. Drosner M, Worret W-I (1998) Überlegungen zur permanenten Enthaarung. Kosmet Med 4:214–218
5. Saitoh M, Uzuka M, Sakomoto M (1970) Human hair cycle. J Invest Dermatol 54:65–81
6. Seago SV, Ebling FJG (1970) Human hair cycle on the human thigh and upper arm. British J Dermatol 113:9–16
7. Werner S, Schroeter C, Drosner M, Thiel H, Raulin C (1997) Neue Möglichkeiten der Epilation durch eine hochenergetische Blitzlampe. Derm 3:66–73

Chemical Peeling

Luitgard G. Wiest

Auf die Haut aufgebrachte Substanzen induzieren eine Schälung der Haut in unterschiedlichem Ausmaß mit einer nachfolgenden und kalkulierbaren dermoepidermalen Regeneration. Je nach Eindringtiefe der Substanzen haben die Peelings unterschiedliche Wirkungen (Abb. 1). Ein ganz oberflächliches Peeling (Eindringtiefe 0,06 mm) vermindert die Keratinozytenkohäsion [15] in der Epidermis und kann bis ins Stratum papillare der Dermis wirken. Mitteltiefe Peelings (Eindringtiefe 0,45 mm) wirken bis ins obere Stratum reticulare, tiefe Peelings (Eindringtiefe 0,6 mm) bis ins mittlere Stratum reticulare und induzieren eine Neubildung von Kollagen und elastischen Fasern [12, 14], wodurch das Volumen der Dermis wieder aufgebaut wird. Diese Veränderungen hat Kligman [7] 1985 noch 20 Jahre nach dem Peeling histologisch nachweisen können.

Das Ergebnis eines Chemical Peels ist abhängig von der Beachtung wesentlicher Prinzipien:

- Indikation
- Patientenauswahl
- Auswahl des Peelverfahrens
- Vor- und Nachbehandlung

Erst nach Erfüllung dieser Voraussetzungen kann ein Chemical Peel durchgeführt werden.

Zunächst muß eine exakte *Indikation* gestellt (Tabelle 1) und abgeklärt werden, ob andere operative Verfahren ein besseres Ergebnis erwarten lassen.

Tabelle 1. Indikationen für Chemical Peeling

Oberflächliches Peel	Fältchen Hyperpigmentierungen, Lentigines Acne vulgaris, Rosazea Hyperkeratosen
Mitteltiefes Peel	Falten Hyperpigmentierungen, Lentigines Flache Aknenarben Lichtschäden
Tiefes Peel	Tiefere Falten Aknenarben Lichtschäden

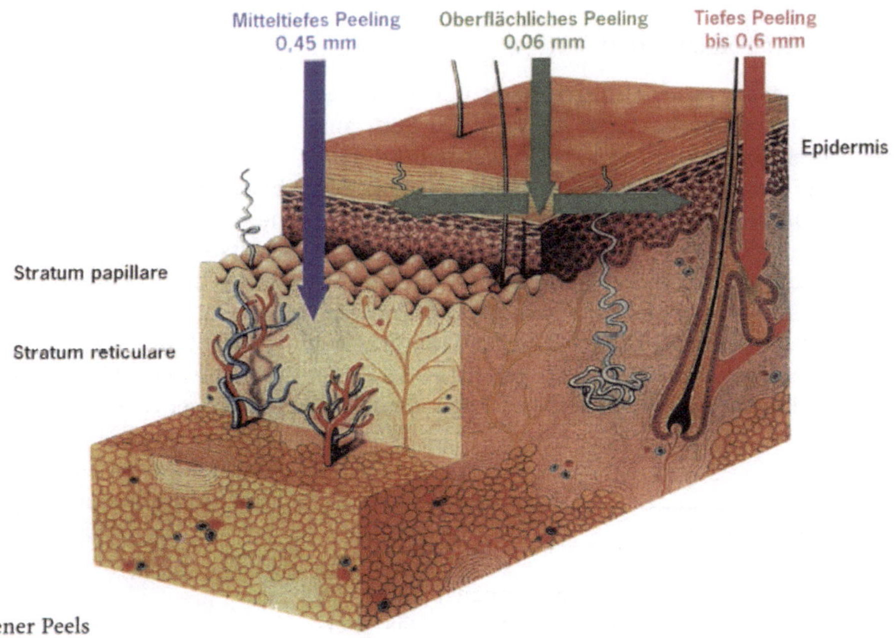

Abb. 1. Eindringtiefe verschiedener Peels

Patientenauswahl: Nach der Klassifikation von Fitzpatrick [5] sind Hauttyp I–III ideale Kandidaten für alle Kategorien von Chemical Peels. Für mittlere und tiefe Peels muß in der Anamnese nach vorausgegangenen Gesichtsoperationen, Isotretinoinbehandlungen, Herpesinfektionen und nach bestehender Schwangerschaft, Keloidbildungen gefragt werden. Es muß eine ausführliche Aufklärung über sämtliche Nebenwirkungen und eine Fotodokumentation des aktuellen Befundes stattfinden.

Die Patientenpersönlichkeit muß erkannt und hierbei muß abgeklärt werden, ob der Patient die Technik des Eingriffs und dessen Folgen verstanden hat, ob er kooperationsbereit ist und ob er gewillt ist bis zu 14 Tagen ein gestörtes äußeres Erscheinungsbild in Kauf zu nehmen. Eine überzogene Erwartungshaltung kann das Peelergebnis zunichte machen. In den seltensten Fällen können alle Falten beseitigt werden!

Abzuklären ist, ob von gesellschaftlichen und von sportlichen Tätigkeiten her die Möglichkeit besteht, Sonnenexposition über mindestens 6–12 Monate zu meiden.

Vor- und Nachbehandlung für alle Peelverfahren:

- Hydrochinon- und tretinoinhaltige Cremes.

Nachbehandlung für mittlere und tiefe Peels:

- Herpesprophylaxe
- Antibiotikaprophylaxe
- Hydrochinon
- Lichtschutz
- Vitamin-A-Säure-Cremes (frühestens vier Wochen „postpeel“)
- Absolutes Sonnenverbot

Das Peelverfahren richtet sich nach der Tiefe des Defekts und kann durch die Auswahl der Substanz und deren Konzentration variiert werden. Es muß in jedem Fall dem Befund angepaßt werden. Die Technik muß mit dem gewünschten Resultat korrelieren.

Zwei Wochen vor dem Peel wird die Haut mit Glykolsäure- oder Vitamin-A-Säure-haltigen Cremes (Tretinoin) vorbehandelt. Die dadurch erzielte erhöhte Mitoserate der Keratinozyten gewährleistet eine kürzere Reepithelialisierungsphase nach dem Peel [9].

Oberflächliche Peels

Für oberflächliche Peels stehen eine ganze Reihe von Substanzen zur Verfügung (Tabelle 2, 3). Das oberflächlichste Peel, das nur auf die Epidermis wirkt, wird am häufigsten mit Fruchtsäuren („α hydroxy acids“, AHAs) durchgeführt. Die Wirkung der Fruchtsäurepeels wird von der Konzentration, dem pH-Wert und der Verweildauer auf der Haut beeinflußt. Je höher die Konzentration, je niedriger der pH-Wert und je länger die Verweildauer desto stärker die Wirkung. Im allgemeinen werden bei diesen, auch „lunch time peels“ genannten, Behandlungen keine Nebenwirkungen gesehen.

Behandlungsmethode: Nach gründlicher Reinigung mit Seife und Entfettung mit Azeton wird die Lösung gleichmäßig mit einem Pinsel im Uhrzeigersinn auf die Gesichtshaut aufgetragen. Beim Auftreten von Erythem und Brennen wird die Glykolsäure mit Natriumbikarbonat neutralisiert und anschließend gründlich mit Wasser abgewaschen.

Oberflächliche Peels können in Abständen von zwei bis vier Wochen wiederholt werden. Die Wirkung der Fruchtsäuren spiegelt sich in einer verbesserten Hautstruktur, Reduzierung der Anzahl von Komedonen und vor allem in der Aufhellung von Melasma (Abb. 2, 3) [10] wider, sofern die Hyperpigmentierung auf die Epidermis beschränkt ist.

Auch bei oberflächlichen Peelings kann es zu Nebenwirkungen wie Krusten, persistierendem Erythem, Hyperpigmentierungen und sogar Narbenbildung kommen, wenn die Konzentration zu hoch oder die Einwirkungsdauer zu lange gewählt wurde.

Tabelle 2. Substanzen für oberflächliche Peels

α-Hydroxysäuren (AHAs), beispielsweise Glukolsäure 70 %
Jessner-Lösung
5-Fluorouracil
Azelainsäure
Retinsäure
β-Hydroxysäure, Salicylsäure
Trichloressigsäure 10–35 %
CO_2
Resorcin-Paste (Unna)

Tabelle 3. Rezept für Jessner-Lösung

	Dosierung
Resorcin	4,2 g
Acid. salicyl.	4,2 g
Acid. lact. 85 %	4,2 ml
Ethanol 96 %	30,0 ml

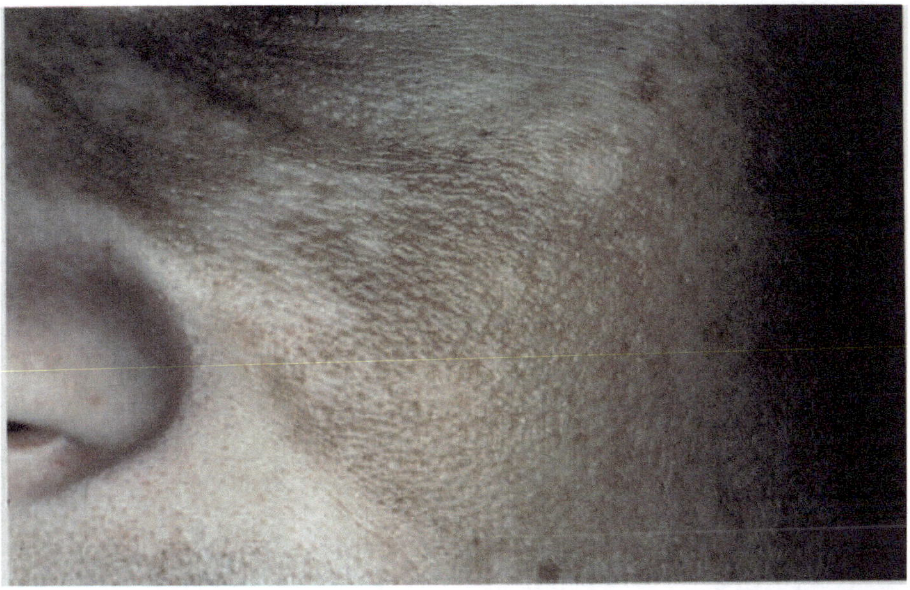

Abb. 2. Melasma

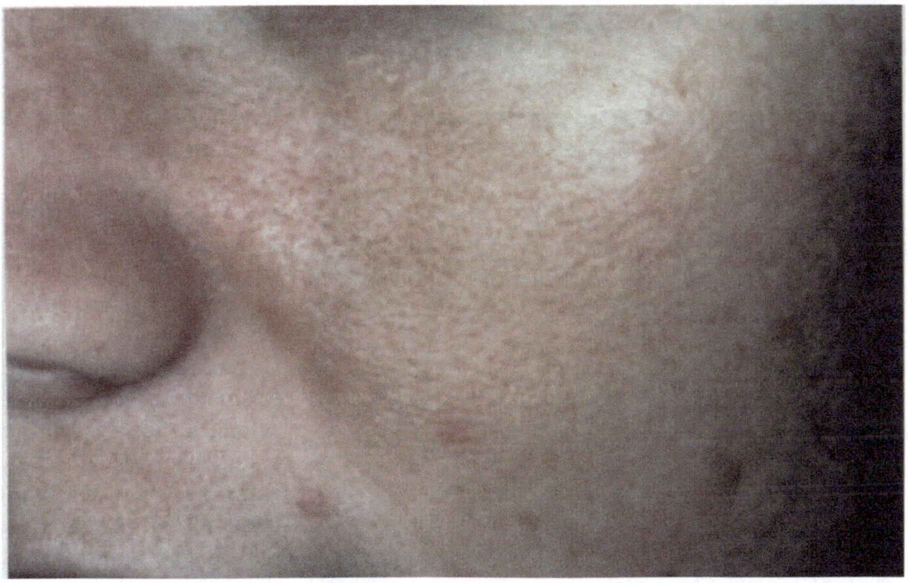

Abb. 3. Melasma: Nach sechsmaliger Glykolsäurebehandlung mit steigender Konzentration, zuletzt 70 %

Mitteltiefe Peels

Die klassisches Peelsubstanz für ein mitteltiefes Peel ist Trichloressigsäure (TCA) in einer Konzentration von 35–50 %. TCA wirkt bis ins obere Stratum reticulare und ist bis zu einer Konzentration von 35 % eine sehr zuverlässige Substanz mit geringem Nebenwirkungsrisiko; höhere Konzentrationen von TCA können jedoch zu Narben führen. Durch die Kombination einer oberflächlichen Peellösung wie zum Beispiel Jessner-Lösung oder 70 % Glykolsäurelösung wird eine Keratolyse zwischen Stratum corneum und Stratum granulosum bewirkt, die die Wirkung der nachfolgend applizierten 35 % TCA-Lösung verstärkt ohne das Risiko der Narbenbildung zu erhöhen (Tabelle 4) [11].

Tabelle 4. Mitteltiefes Peel – häufig verwendete Lösung

Trichloressigsäure 35–50 % ($CHCl_3COOH$)
Kombinationen:
Jessner-Lösung und Trichloressigsäure 35 %,
CO_2 und Trichloressigsäure 25–35 %

Technik

Nach der üblichen zweiwöchigen Vorbehandlung mit Tretinoin- und hydrochinonhaltigen Cremes, Reinigung und Entfettung des Gesichts, wird unter Sedierung (ein mitteltiefes Peel ist schmerzhaft) TCA mit Watteträgern aufgetragen bis eine gleichmäßige Weißfärbung, das sogenannte „frosting", auftritt (Abb. 4). Bei aktinisch geschädigter Haut ist das Frosting nicht immer gleichförmig. Die Lösung muß bis in die Haargrenze und über die Ohrläppchen appliziert werden, um die Übergänge zu unbehandelten Arealen zu kaschieren. Im Lidbereich ist besondere Vorsicht geboten. Am Oberlid kann distal bis zur Umschlagfalte und am Unterlid 2–3 mm bis zum Lidrand behandelt werden.
Eine Okklusion ist nicht notwendig und verstärkt die Wirkung des TCA-Peels nicht [14]. Das Frosting wird nach wenigen Minuten von Erythem und Ödem abgelöst, das nach 48 Stunden seinen Höhepunkt überschritten hat. Nach 48 Stunden wird mit dem täglichen Debridement in der Praxis begonnen. Die bräunliche Kruste löst sich zwischen dem 7. bis 12. Tag vollständig.
Postoperativ werden Antibiotika, Antiphlogistika und orale Herpesprophylaxe gegeben. Der Patient behandelt zu Hause mehrmals täglich mit NaCl-Kompressen im Wechsel mit zunächst antibiotikahaltigen Wasser-in-Öl-Emulsionen, ab dem vierten/fünften Tag mit Öl-in-Wasser-Emulsionen. Bei persistierendem Brennen oder Juckreiz wird zwischendurch eine steroidhaltige Creme appliziert. Ein leichtes Ödem und Erythem kann 30–60 Tage persistieren.

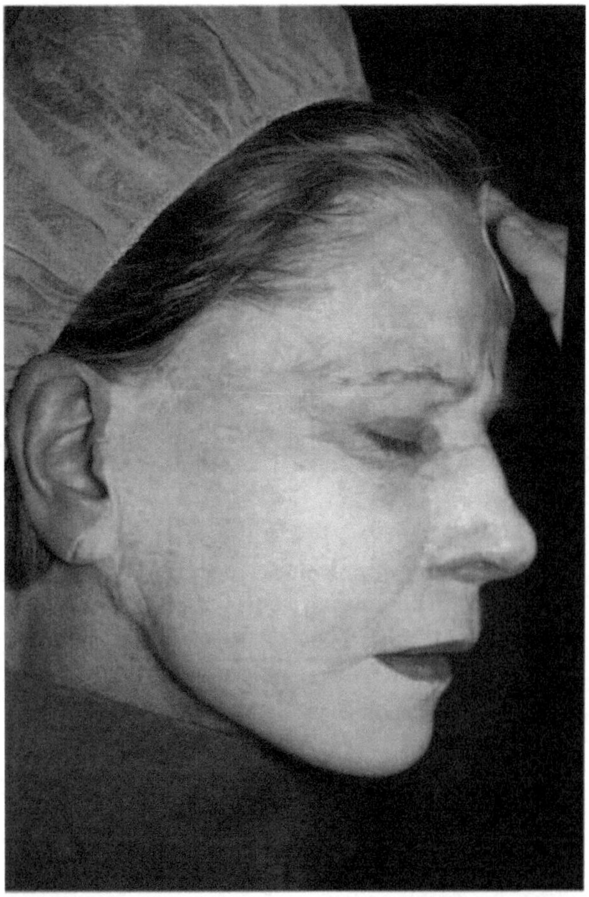

Abb. 4. TCA-Frosting

Tiefe Peels

Die besten kosmetischen Resultate für Faltenbehandlung und Narben (Abb. 5, 6) werden mit einem tiefen Peel erreicht. Es gibt verschiedene phenolhaltige Rezepturen. Am populärsten ist die schon 1961 von Baker und Gordon (Tabelle 5) [1] beschriebene Rezeptur für eine Peel-Lösung, die bis ins mittlere Stratum reticulare wirkt. Phenol ist in höherer Konzentration ein Gift, dessen hepatorenale Toxizität bei großflächiger Exposition bekannt ist, und das toxisch auf das Myokard wirken kann [6]. Phenol wird perkutan sehr schnell absorbiert und renal ausgeschieden.
Für den toxischen Bereich werden 8–15 g kalkuliert. Bei vorschriftsmäßiger Anwendung von 2–3 ml bei Gesichtpeels sind keine hepatorenalen oder ZNS-Probleme zu erwarten. Wenn ein Full-Face-Peel zu schnell in weniger als 30 Minuten behandelt wurde, traten bei 23% der Patienten Arrythmien auf [8], wenn das Phenol-Peeling auf über 60 Minuten ausgedehnt wurde, traten keine Arrythmien auf. Vor einem Barker-Gordon-Peel muß ein Labor-Screening von Leber und Niere und ein EKG durchgeführt werden. Das Peel selbst wird unter EKG-Überwachung in Sedoanalgesie und bei intravenöser Flüssigkeitszufuhr durchgeführt. Das Gesicht wird in mehrere Areale aufgeteilt (Abb. 7) und nach entsprechender Vorbereitung wie beim mitteltiefen Peel wird die Phenollösung Areal um Areal einzeln mit zwischen-

Tabelle 5. Tiefes Peel. Häufig verwendete Lösung: Baker-Gordon-Lösung, Rezeptur

3 g Phenol 88%
2 g Aqua dest.
8 Tropfen Hexachlorophen 0,23% in Propylenglykol
3 Tropfen Crotonöl

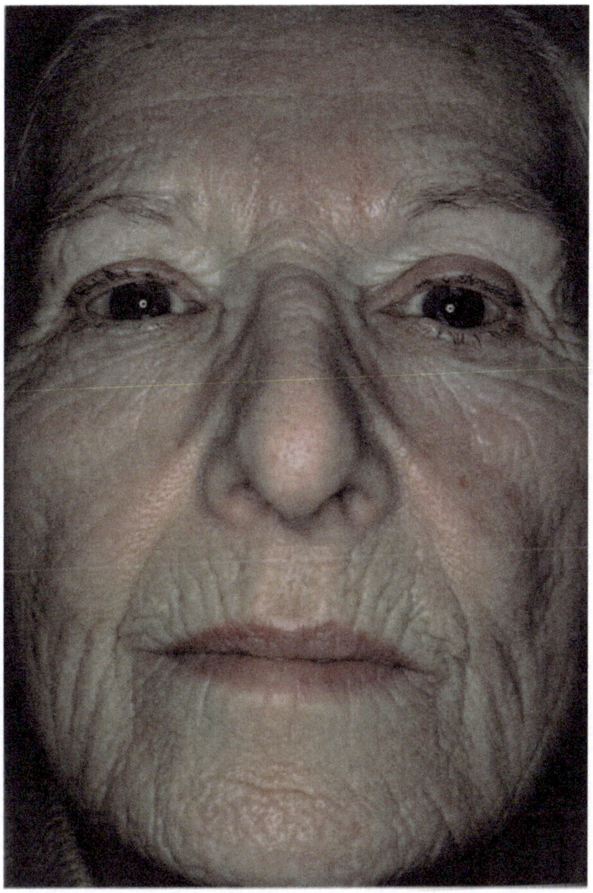

Abb. 5. Vor Baker-Gordon-Peel

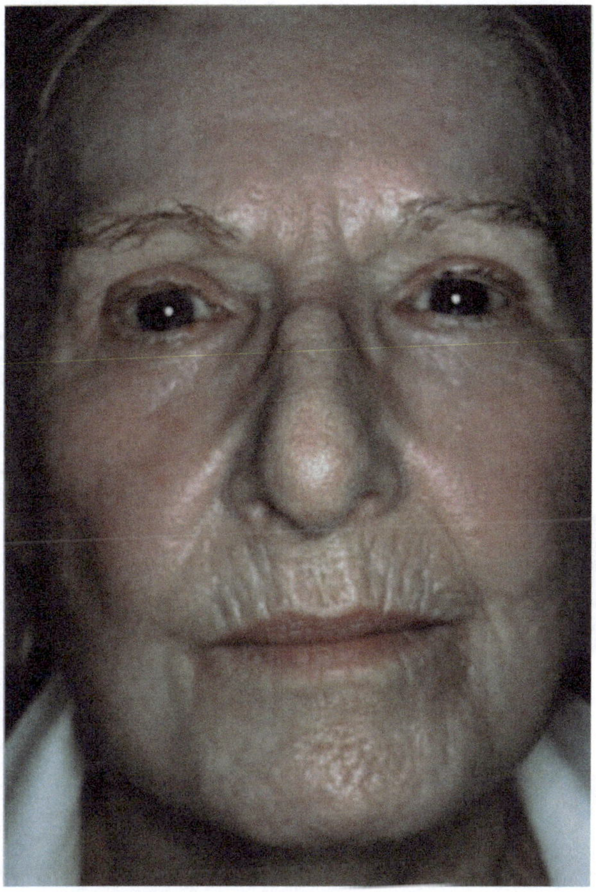

Abb. 6. Acht Monate nach Baker-Gordon-Peel

zeitlicher Wartezeit aufgetragen. Unter dem Kinn sollte ein Übergangsareal mit TCA geschaffen werden, um die Demarkierungslinie zu kaschieren. Besondere Vorsicht ist im Lidbereich geboten, entlang tieferen Falten kann die Lösung mit feinen Wattestäbchen mit besonderem Druck eingerieben werden. Das Frosting der Phenollösung ist eher grau im Gegensatz zu dem strahlend weißen TCA-Frosting. Die Schmerzen persistieren für 6–10 Stunden. Nach Beendigung der Prozedur wird eine Verbandsmaske auf das Gesicht aufgebracht. Unter Okklusion wird beim Phenolpeel die Eindringtiefe nachgewiesenermaßen verstärkt [14, 13].
Nach der Behandlung tritt ein massives Ödem mit Exsudation auf (Abb. 8). Nach 48 Stunden wird der Verband abgenommen und mit dem täglichen Debridement der sich ablösenden Hautpartien und mit der Wundbehandlung begonnen. Die Wundheilung beträgt 10–14 Tage und erfolgt unter Herpesprophylaxe und antibiotischem Schutz, sowie lokal mit feuchten NaCl-Kompressen im Wechsel mit Salben oder Cremes, deren Grundlage sich dem Reepithelialisierungsprozeß individuell anpassen muß. Nach vollständiger Reepithelisierung, meist ab dem 10. Tag, kann das Erythem, das bis zu 12 Wochen persistiert, abgedeckt werden.
Mögliche Nebenwirkungen und Komplikationen bei mitteltiefen und tiefen Peels:

- Infektion
- Milien (transistorisch)
- Hyperpigmentierungen (meistens transitorisch)
- Teleangiektasien
- persitierendes Erythem
- Narben

Ein Chemical Peel unterscheidet sich weniger durch das kosmetische Ergebnis vom Laserpeel als mehr durch die extrem niedrigen Investitionskosten. Im Gegensatz zu einem Laserpeel, das technologieabhängig ist, ist ein Chemical Peel abhängig von der Technik und der Erfahrung des Operateurs. Chemical Peeling ist eine Kunst, bei der eine ganze Reihe

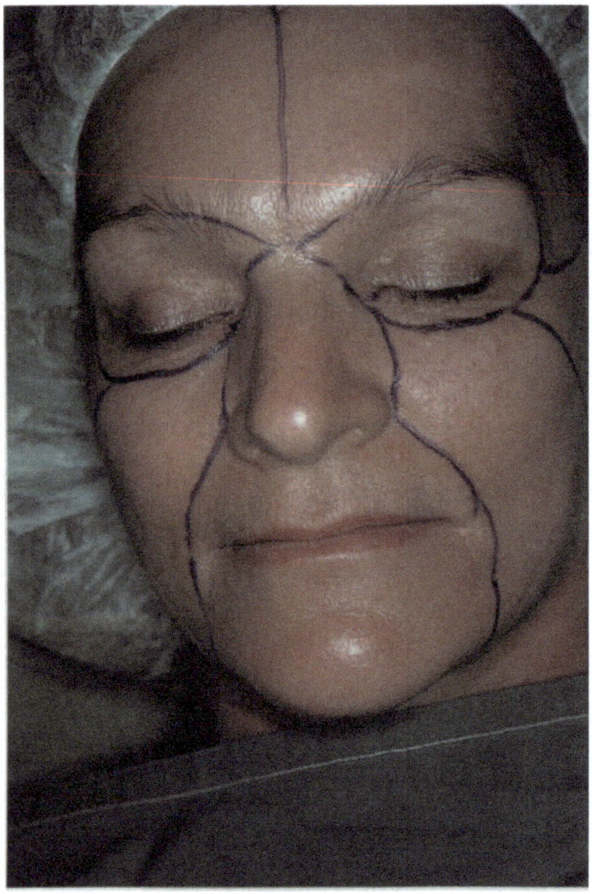

Abb. 7. Einteilung der Gesichtsareale für ein Baker-Gordon-Peel

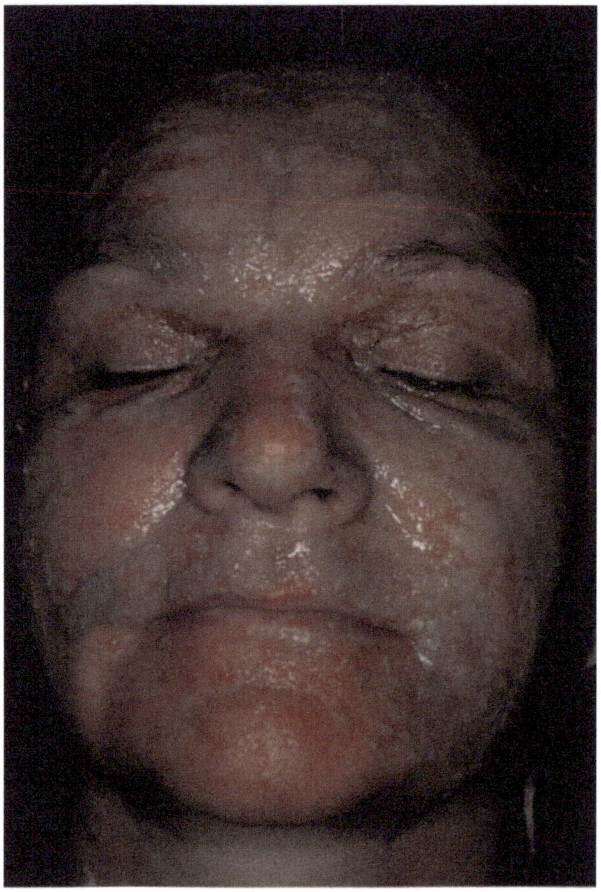

Abb. 8. Patientin am vierten Tag nach Baker-Gordon-Peel

von sich gegenseitig beeinflussende Faktoren berücksichtigt werden müssen [4]. Zunächst müssen Hauttyp, Alter und UV-Schädigung und ein Befund des zu behandelnden Areals erhoben werden. Hierbei spielt die Dicke der Epidermis und Dermis eine große Rolle (Tabelle 6), ebenso wie die Verteilung der Adnexstrukturen, von denen die Regeneration der Epidermis ausgeht. Die Peelingsubstanz und deren Konzentration bestimmen die Eindringtiefe, die wiederum durch die Frequenz der Applikation und durch Variation im Applikationsdruck verstärkt werden kann. Die Vorbehandlung mit retinoid- oder glykolsäurehaltigen Cremes, das Maß der Entfettung, sowie eine Okklusion bei tiefen Peels verstärken die Eindringtiefe. Nicht zuletzt ist die Nachbehandlung für das kosmetische Ergebnis mitbestimmend, das optimal ausfällt, wenn all diese Variablen berücksichtigt werden.

Tabelle 6. Durchschnittswerte der Epidermis und Dermis

	Epidermis [mm]	Dermis [mm]
Kinn	149	1375
Unterlippe	156	1061
Oberlippe	113	973
Stirn	202	969
Nasenspitze	111	918
Wangen	141	909
Glabella	144	324
Oberlider	130	215
Hals	115	138

Literatur

1. Baker TJ, Gordon HL (1961) The ablation of rhytides by chemical means; a preliminary report. J Fla Med Assoc 48:541
2. Brody HJ (1992) Chemical peeling. Mosby Year Book, St. Louis
3. Coleman WP, Lawrence N (1998) Skin resurfacing. Williams & Wilkins, Baltimore

4. Duffy D (1998) Alpha hydroxy acids/trichloroacetic acids, risk benefit strategies. J Dermatol Surg 24:181–189
5. Fitzpatrick TB (1988) The validity and practicality of sun-reactive skin types I through VI. Arch Dermatol 124:869–871
6. Gleason MD, Gosselin RF, Hodge HC et al. (1969) In: Clinical toxicology of commercial products. Williams & Wilkins, Baltimore, pp 189–192
7. Kligman AM, Baker TJ, Gordon HJ (1985) Longterm histologic follow-up of phenol face peels. Plast Reconsr Surg 75:652–659
8. Litton C, Trinidat G (1981) Complications of chemical face peeling as evaluated by a questionnaire. Plast Recontr Surg 67:738–744
9. Mandy S (1986) Tretinoin in the preoperative and postoperative management of dermabrasion. J Am Acad Dermatol 15:878–879
10. Monheit GD (1995) Chemical peeling for pigmentary dyschromias. Cosm Dermatol 8:10–15
11. Monheit GD (1996) Combination medium-depth peeling: The Jessner's and TCA peel. Facial Plast Surg 12:117–124
12. Nelson BR et al. (1995) Pilot histologic and ultrastructural study of medium-depth chemical facial peels on dermal collagen in patients with actinically damaged skin. J Am Acad Dermatol 32:472–478
13. Spira M, Dahl C, Freeman R et al. (1970) Chemosurgery: A histologic study. Plast Reconstr Surg 45:247
14. Stegman SJ (1982) A comparative histologic study of the effects of three peeling agents and dermabrasion on normal and sun-damaged skin. Aesth Plast Surg 6:123–135
15. Van Scott EJ, Yu RU (1984) Hyperkeratinization corneocyte cohesion and alpha hydroxy acids. J Am Acad Dermatol 11:867–879

Das Allerneueste

Der eosinophile Granulozyt

Jörn Elsner und Alexander Kapp

Pathophysiologie eosinophiler Granulozyten

Historische Bedeutung der eosinophilen Granulozyten

Paul Ehrlich zeigte 1879 erstmals, daß die Granula bestimmter Blutzellen eine besonders hohe Affinität zu dem sauren Farbstoff Eosin besitzen [7]. Aus dieser Beobachtung entstand schließlich der Begriff eosinophile Granulozyten. Die normale Anzahl eosinophiler Granulozyten im peripheren Blut liegt üblicherweise unter $0{,}4\times10^{9}$/l und variiert nach einer Studie an 765 amerikanischen Medizinstudenten zwischen 0,015 bis $0{,}65\times10^{9}$/l. Außerdem unterliegt die Anzahl eosinophiler Granulozyten einer zirkadianen, auf die Ausschüttung von Steroidhormonen zurückzuführenden, reziproken Regulation mit einem Maximum in der Nacht und einem Minimum am Morgen. Die Bedeutung dieser Zellen für den Organismus änderte sich im Laufe der Zeit. Über Jahrzehnte wurden eosinophile Granulozyten als Zeichen der Genesung nach einer überstandenen Erkrankung angesehen und mit dem Begriff der „Morgenröte" bezeichnet. Ferner schrieb man ihnen eine antiallergische Funktion bei der Deaktivierung von Mastzellprodukten zu. Heute geht man davon aus, daß eosinophile Granulozyten sowohl bei atopischen als auch entzündlichen Erkrankungen eine wichtige Rolle spielen. Durch die Aktivierung unterschiedlicher Mediatoren wandern eosinophile Granulozyten in den Entzündungsherd ein, um dort mit anderen Zellen über Signalstoffe zu interagieren oder eine Gewebsschädigung hervorzurufen (Abb. 1).

Apoptose eosinophiler Granulozyten

Ein gemeinsames Charakteristikum von Erkrankungen mit Hypereosinophilie ist die erhöhte Anzahl eosinophiler Granulozyten im peripheren Blut oder im Gewebe, die möglicherweise durch eine verlängerte Überlebenszeit der Zellen erklärt werden kann. In-vitro Untersuchungen an eosinophilen Granulozyten zeigten, daß die Zytokine Interleukin-3 (IL-3),

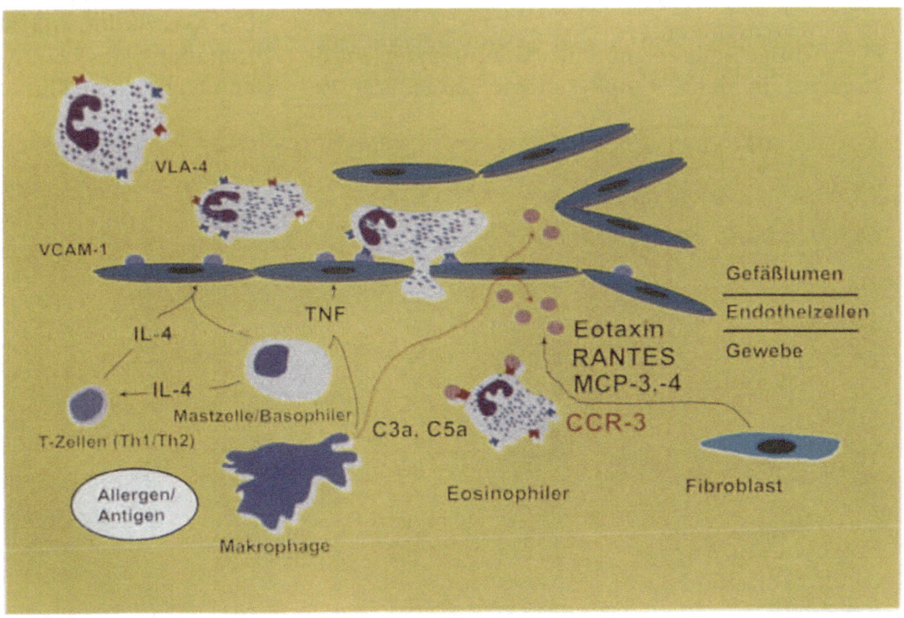

Abb. 1. Entzündungsmodell für eosinophile Granulozyten. Eosinophile Granulozyten werden durch Anaphylatoxine (C3a, C5a), Chemokine (Eotaxin; RANTES; „monocyte chemotactic protein 3", MCP-3; MCP-4) und Zytokine (Tumornekrose faktor, TNF) in das Gewebe angelockt und aktiviert. Am Ort der Entzündung treten sie mit anderen Zellen über Oberflächenrezeptoren („very late antigen 4", VLA4; CC Chemokinrezeptor 3, CCR3) in Wechselwirkung und führen zur Gewebsschädigung

IL-5 und Granulozyten-Makrophagen-Kolonie-stimulierender Faktor (GM-CSF) über die Hemmung der Apoptose oder des programmierten Zelltods zu einer verlängerten Überlebenszeit führten. Die Apoptose stellt dabei einen wichtigen biologischen Prozeß dar, bei dem es zu morphologischen Veränderungen, DNS-Fragmentierungen und Verlust der Nukleoli kommt. Apoptotische Zellen werden dann von Makrophagen erkannt und schließlich als noch intakte Zellen phagozytiert. Experimentelle Hinweise über die Hemmung der Apoptose durch IL-3, IL-5 und GM-CSF wurden in einer neueren Arbeit beschrieben. Darüber hinaus konnte in weiteren Studien durch die Kreuzvernetzung bestimmter Antigene eine Induktion der Apoptose eosinophiler Granulozyten demonstriert werden. Außerdem induzierte das Steroidhormon Dexamethason die Apoptose in eosinophilen Granulozyten, während es die Apoptose in neutrophilen Granulozyten inhibierte. Somit scheint die Regulation der Apoptose eine bedeutende Rolle in der Entzündungsreaktion zu spielen, in der es zu einer Akkumulation eosinophiler Granulozyten kommt. In diesem Zusammenhang konnte in einer neueren Arbeit gezeigt werden, daß eosinophile Granulozyten von Patienten mit atopischer Diathese eine deutlich verlängerte Überlebenszeit haben, die möglicherweise auf die autokrine Produktion von Wachstumsfaktoren eosinophiler Granulozyten zurückzuführen ist [32, 44].

Erkrankungen mit Hypereosinophilie

Parasitäre Erkrankungen

Die wichtige Rolle eosinophiler Granulozyten wurde zunächst in der Pathophysiologie parasitärer Erkrankungen demonstriert (Abb. 2). Insbesondere die Entdeckung, daß eosinophile Granulozyten helminthotoxische Proteine sezernieren und es bei Wurmerkrankungen zu einer massiven Blut- und Gewebseosinophilie kommt, unterstützten die Bedeutung dieser Zellen [26].

Hypereosinophiliesyndrom

Das Hypereosinophiliesyndrom im engeren Sinn geht mit einer Schädigung des Herzens und des Nervensystems einher (Abb. 2). Aus bisher ungeklärten Gründen kommt es neben der Bluteosinophilie zur massiven Infiltration eosinophiler Granulozyten in das Gewebe mit konsekutiver Gewebsschädigung durch die degranulierten Substanzen. Als weitere seltene Erkrankungen sind das durch L-Tryptophan-induzierte Eosinophilie-Myalgie-Syndrom und das auf verunreinigtes Olivenöl zurückzuführende toxische Ölsyndrom zu nennen, die wie das Hypereosinophiliesyndrom zum Tode führen können [40].

Shulman-Syndrom und Wells-Syndrom

Als weniger lebensbedrohlich gilt die mit sklerodermiformen Symptomen einhergehende eosinophile Fasziitis (Shulman-Syndrom). Bei der eosinophilen Zellulitis (Wells-Syndrom) handelt es sich am ehesten um die gutartige, auf die Haut beschränkte Verlaufsform des Hypereosinophiliesyndroms (Abb. 2). Eine Assoziation mit bakteriellen Infektionen, Arthropodenstich-Reaktionen, Leukämien und Lymphomen läßt hier, ähnlich wie bei der akuten febrilen

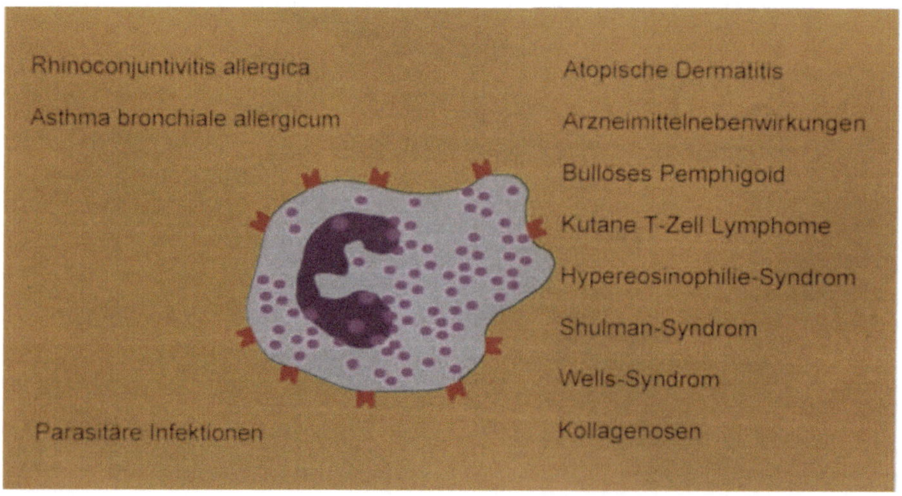

Abb. 2. Erkrankungen mit Hypereosinophilie

neutrophilen Dermatose [9], an eine Hypersensitivitätsreaktion gegenüber viralen, bakteriellen oder Tumorantigenen denken [8, 45].

Autoimmunerkrankungen und kutane T-Zell-Lymphome

Eine weitere pathopysiologische Bedeutung spielen eosinophile Granulozyten bei bullösen Autoimmundermatosen insbesondere beim bullösen Pemphigoid (Abb. 2). Durch die autoantikörperinduzierte Komplementaktivierung und Generierung von Anaphylatoxinen kommt es hier zu einer Invasion von eosinophilen Granulozyten [6, 39]. Schließlich findet man bei bestimmten malignen Erkrankungen, wie dem kutanen T-Zell-Lymphom, eine Hypereosinophilie, die möglicherweise durch die vermehrte Zytokinsekretion eines malignen T-Zellklons hervorgerufen wird. Als weitere Systemerkrankung sollten zum Schluß noch pulmonale Eosinophilie-Syndrome erwähnt werden, zu denen unter anderem das Churg-Strauss-Syndrom zählt.

Asthma bronchiale allergicum und Rhinoconjunctivitis allergica

Eosinophile Granulozyten spielen nach neueren Erkenntnissen eine herausragende Rolle als Effektorzelle bei allergologischen respektive atopischen Erkrankungen, zu denen das Asthma bronchiale allergicum, die Rhinoconjunctivitis [1, 22, 23] und die atopische Dermatitis zählen (Abb. 2). Das Asthma bronchiale allergicum ist dabei durch eine Infiltration eosinophiler Granulozyten in die Bronchialschleimhaut charakterisiert [22]. Durch die lokale Aktivierung eosinophiler Granulozyten kommt es zur Freisetzung zytotoxischer Proteine und reaktiver Sauerstoffspezies, die zur Schädigung des Brochialepithels mit konsekutiver Aktivierung sogenannter sensorischer C-Fasern und der Generierung pro-inflammatorischer Mediatoren führt. $CD4^+$ T-Zellen vom Typ Th2, aber möglicherweise auch $CD8^+$ T-Zellen, haben eine wesentliche Bedeutung, weil sie durch ihre Zytokine und Chemokine, insbesondere IL-5 und RANTES, zur Akkumulation eosinophiler Granulozyten beitragen und über die IL-4-Freisetzung B-Lymphozyten zum Antikörper-Switch nach IgE initiieren. Die IgE-abhängige Mastzellaktivierung über den hochaffinen Fcε-Rezeptor hat durch die Freisetzung von Histamin und anderen Mediatoren, die zur Bronchokonstriktion führen, eine zentrale Bedeutung.

Atopische Dermatitis

Obwohl die atopische Dermatitis als entzündliche Hauterkrankung seit Jahrzehnten bekannt ist, brachte erst die jüngste Forschung mehr Einblicke in die Pathogenese dieses komplexen Krankheitsbildes. Neuere Befunde weisen verstärkt auf eine immunologische Basis der Erkrankung hin, wobei spezifische Störungen der T-Lymphozytenfunktion als pathogenetische Ursache im Vordergrund stehen. Möglicherweise als Folge dieser Dysregulation, ist ein Ungleichgewicht im Zytokinnetzwerk Ursache der bislang berichteten Veränderungen der Immunantwort [19, 24, 47]. Auf der Ebene der Effektorzellen sind eosinophile Granulozyten für die pathogenetisch bedeutsame Spätphasereaktion, die mit einer signifikanten Gewebsschädigung einhergeht, im Rahmen der allergischen Entzündung von entscheidender Bedeutung. Bei der atopischen Dermatitis ist eine Präaktivierung der eosinophilen Granulozyten des peripheren Blutes nachzuweisen, die mit einer signifikant gesteigerten Empfindlichkeit der Zellen für bestimmte Stimuli, wie z. B. IL-5, verbunden ist [43]. Eine große Bedeutung kommt dem Granulainhalt der eosinophilen Granulozyten zu. Im Kern und in der Matrix der kristalloiden Granula der eosinophilen Granulozyten sind verschiedene hoch-toxische Proteine gespeichert, wie zum Beispiel das Eosinophil Cationic Protein (ECP), die darüber hinaus noch zahlreiche immunmodulierende Effekte ausüben [43]. Die pathogenetische Bedeutung der eosinophilen Granulozyten wird insbesondere durch den Nachweis von Ablagerungen dieser Proteine, als Zeichen der vorangegangenen Zellaktivierung, in der ekzematösen Haut von Patienten mit atopischer Dermatitis untermauert. Neuere Befunde weisen auf einen Zusammenhang zwischen Krankheitsaktivität und Aktivierung der eosinophilen Granulozyten hin: Im Serum der Patienten finden sich signifikant erhöhte Konzentrationen von ECP, wobei die Serumwerte dieses Proteins signifikant mit der Krankheitsaktivität korrelieren [23, 25]. Darüber hinaus ist eine klinische Besserung mit einem Abfall der Serum-ECP-Werte assoziiert [4]. Neben ihrer Effektorfunktion spielen eosinophile Granulozyten durch die Freisetzung zahlreicher Zytokine und anderer Mediatoren auch eine wichtige Rolle in der Propagation der Entzündungsreaktion.

Oberflächenstrukturen auf eosinophilen Granulozyten

Die meisten Interaktionen zwischen Entzündungszellen und ihrer Umgebung werden über Oberflächenantigene vermittelt. Nach der Bindung des Liganden erfolgt eine Übertragung des Signals durch die Zellmembran. Die Zelle kann damit zu morphologischen Veränderungen des Zytoskeletts, zur Genexpression, Zelldifferenzierung und Sekretion angeregt werden. Eosinophile Granulozyten exprimieren zahlreiche Antigene, die auch von anderen Leukozyten exprimiert werden. Hierzu zählen neben Komplementrezeptoren und Adhäsionsmolekülen [3], auf die an anderer Stelle eingegangen wird, Fc-Rezeptoren, Zytokin- und Chemokinrezeptoren [33]. Daneben gibt es noch weitere Oberflächenantigene auf eosinophilen Granulozyten, auf die im folgenden eingegangen werden soll (Abb. 3).

CD69 auf eosinophilen Granulozyten

Ein wichtiges Aktivierungsmolekül auf eosinophilen Granulozyten stellt CD69 dar, das aber auch auf aktivierten neutrophilen Granulozyten und NK-Zellen vorkommt (Abb. 3). CD69 wird dabei nicht konstitutiv von eosinophilen Granulozyten exprimiert, die Stimulation mit GM-CSF, IL-3, IL-5 und IL-13 induziert jedoch die Expression von CD69 [32]. Außerdem führt die Bindung von CD69 mAk auf GM-CSF-vorbehandelten eosinophilen Granulozyten zur Apoptose [41]. Somit könnte das CD69-Antigen bei der Regulation der Lebensdauer eosinophiler Granulozyten *in vivo* eine wichtige Rolle spielen.

Weitere Oberflächenmoleküle auf eosinophilen Granulozyten

Zur Unterscheidung eosinophiler von neutrophilen Granulozyten ist die Definition von Oberflächenstrukturen von Bedeutung, die Aufschluß über unterschiedliche Funktionen dieser Zellen geben könnte. Diese Unterscheidung ist beispielsweise dann wichtig, wenn man eosinophile Granulozyten von neutrophilen Granulozyten auftrennt. Hierbei kann man mit Hilfe eines mAk gegen den CD16 Rezeptor eine sogenannte Negativselektion vornehmen, da dieses Antigen nicht von nativen eosinophilen Granulozyten exprimiert wird. Allerdings kann IFN-γ in hohen Konzentrationen die Expression von CD16 auf eosinophilen Granulozyten induzieren [21].

Eine adäquate Strategie in der Therapie entzündlicher Erkrankungen wäre ein immunologischer Ansatzpunkt, der selektiv über definierte Oberflächenantigene das gewebstoxische Potential entweder nur von eosinophilen oder nur von neutrophilen Granulozyten inhibieren würde. Die meisten solcher Überlegungen scheiterten in der Vergangenheit daran, daß es keine Oberflächenantigene gibt, die spezifisch die Aktivierung nur einer der beiden Granulozyten-

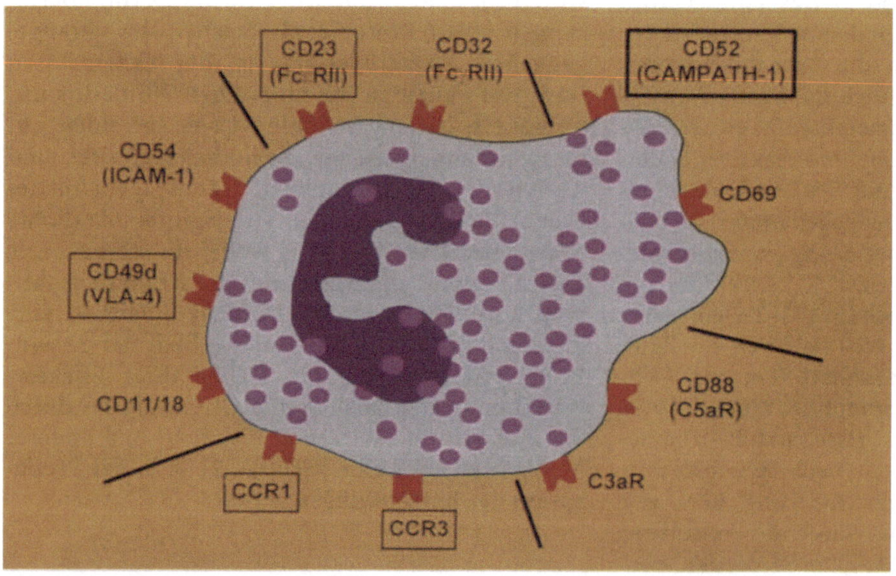

Abb. 3. Oberflächenstrukturen auf eosinophilen Granulozyten. Die wichtigsten Oberflächenstrukturen – ein Teil dieser ist nach der CD-Nomenklatur („cluster of differentiation") klassifiziert – sind hier zusammengefaßt. Der Rahmen um einige Antigene sagt aus, daß diese Strukturen nur auf eosinophilen, nicht aber neutrophilen Granulozyten vorkommen. Hinter einigen Oberflächenstrukturen steht noch der Zweitname. R steht für Rezeptor, VLA-4 für „very late antigen 4", ICAM-1 für „intercellular adhesion molecule 1", FcR für den Rezeptor, der das konstante Fragment eines Antikörpers vom Typ Immunglobulin E oder G bindet, CCR für CC Chemokinrezeptor 1 oder 3

Subpopulationen inhibieren. Aus diesem Grund wäre es wichtig, Oberflächenantigene zu finden, die nur von einer der Granulozyten-Subpopulationen exprimiert werden würden. Durchaus interessante Kandidaten aus dieser Sicht sind die erst kürzlich auf eosinophilen Granulozyten beschriebenen Oberflächenantigene CD49d (Very late antigen 4, VLA-4) und CD52 (Abb. 3).

Dabei konnte gezeigt werden, daß CD52 konstitutiv auf der Oberfläche eosinophiler, nicht aber neutrophiler Granulozyten über ein GPI-verankertes Molekül exprimiert wird (Abb. 3). Außerdem wurde mRNA für das CD52-Antigen nur in eosinophilen, nicht aber neutrophilen Granulozyten nachgewiesen [13]. Das CD52-Antigen kann daher als einfaches Markermolekül zur Differenzierung eosinophiler von neutrophilen Granulozyten in der Durchflußzytometrie genutzt werden (Abb. 3). Daneben sind anti-CD52 Ak zur Anreicherung neutrophiler Granulozyten aus einer gemischten Granulozyten-Population einsetzbar. Der inhibitorische Effekt auf die Freisetzung reaktiver Sauerstoffspezies (ROS) eosinophiler Granulozyten zeigt außerdem erste Hinweise auf die Funktion des CD52-Antigens [13]. Die Ergebnisse dieser Studie lassen vermuten, daß die Kreuzvernetzung eosinophiler Granulozyten von gesunden, nichtatopischen Spendern aber auch von Patienten mit Hypereosinophilie und Atopie durch anti-CD52 mAk in ihrer ROS-Freisetzung inhibiert werden [13]. In diesem Zusammenhang scheint von besonderem Interesse, daß der humanisierte anti-CD52 mAk bereits zur systemischen Therapie in zahlreichen kontrollierten Studien bei der rheumatoiden Arthritis und chronisch-lymphatischen Leukämie eingesetzt wird [20]. Somit würde durch den humanisierten anti-CD52 mAk eine über ein definiertes Oberflächenantigen vermittelte, selektive Inhibition des Gewebs-toxischen Potentials eosinophiler Granulozyten, nicht aber neutrophiler Granulozyten zur Verfügung stehen und möglicherweise einen ersten immunologischen Therapieansatz bei Erkrankungen mit Blut- oder Gewebseosinophilie bedeuten (Abb. 5).

Eosinophile Granulozyten und das Komplementsystem

Aktivierung von Granulozyten durch C3a

Bei der Aktivierung des Komplementsystems scheinen neben den üblichen Aktivierungsmechanismen (klassisch oder alternativ) noch weitere zu bestehen, die vor allem bei allergologischen Erkrankungen eine Rolle spielen könnten. Im Mittelpunkt stehen hier möglicherweise die Mastzellen, die über die freigesetzte Tryptase zur Aktivierung der Komplementkaskade mit konsekutiver Generierung der Anaphylatoxine C3a und C5a führen (Abb. 1). Auf der anderen Seite sezernieren Mastzellen Carboxypeptidasen, die die Abspaltung des terminalen Arginin-Rests von C3a und C5a bewirken und sie in Arg-Produkte überführen. Diese sind biologisch schwächer oder gar nicht wirksam. Darüber hinaus könnte auch die Interaktion zwischen eosinophilen Granulozyten und Mastzellen von großer Bedeutung sein, da Major Basic Protein (MBP) einerseits über einen alternativen Weg zur Komplementaktivierung führt, andererseits Mastzellen zur Degranulation von Histamin und Tryptase induziert. Darüber hinaus aktivieren C3a und C5a selbst Mastzellen, so daß der ganze Prozeß eine Verstärkung erfährt [35, 48].

Die Anaphylatoxine C3a und C5a scheinen auch bei der Aktivierung eosinophiler und neutrophiler Granulozyten eine wichtige Rolle zu spielen (Abb. 1). In neueren Arbeiten konnte gezeigt werden, daß C3a die Freisetzung toxischer reaktiver Sauerstoffmetabolite aus eosinophilen und neutrophilen Granulozyten induziert [14, 15]. Damit ist C3a ein wichtiger Mediator für eosinophile und neutrophile Granulozyten im Hinblick auf die Aktivierung toxischer Zellreaktionen, die beispielsweise zur Gewebsschädigung beitragen. Der Unterschied von C3a zu C5a bestand dabei lediglich in der schwächeren Potenz sowie in der fehlenden Stimulation, die Chemotaxis induziert [14, 15]. Die Ergebnisse könnten somit ein neues Verständnis in der Pathophysiologie von Erkrankungen geben, die mit Komplementaktivierung, erhöhten C3a-Spiegeln und Granulozytenaktivierung einhergehen.

Der C5a-Rezeptor auf eosinophilen Granulozyten

Wie der C5a-Rezeptor auf eosinophilen Granulozyten, insbesondere von Patienten mit atopischer Dermatitis, reguliert wird, wurde bisher in keiner Studie gezeigt. In einer Studie konnte gezeigt werden, daß eosinophile Granulozyten nach Anfärbung mit dem anti-CD88 mAk S5/1 eine homogene Expression des C5a-Rezeptors zeigen [16] (Abb. 1). Unterschiede in der Expression des C5a-Rezeptors zwischen aktivierten (hypodensen oder zytokinstimulierten Zellen) und normalen eosinophilen Granulozyten bestehen nach diesen Untersuchungen nicht [16]. Der inhibitorische Effekt des anti-CD88 mAk S5/1 auf C5a-induzierte Effektorfunktionen eosinophiler Granulozyten zeigte weiterhin, daß der mAk spezifisch den C5a-Rezeptor erkennt und blockiert [16]. Somit wäre ein experimenteller Therapieansatz bei Erkrankungen denkbar, die mit einer Invasion eosinophiler Granulozyten und einer Komplementaktivierung einhergehen (Abb. 5).

Effektormechanismen eosinophiler Granulozyten

Chemotaxis und Zytoskelett

Unter dem Einfluß lokaler chemotaktischer Mediatoren wie C5a, MCP-3, RANTES und Eotaxin kommt es nach der Transmigration zur gerichteten Migration eosinophiler Granulozyten zum Ort der allergischen Entzündung (Chemotaxis) (Abb. 1). Unter Chemotaxis versteht man die Bewegung von Zellen in Richtung des Konzentrationsgefälles einer chemischen Verbindung (Chemotaxine), die von der Zelle wahrgenommen wird. Schon ein Konzentrationsunterschied der Chemotaxine von nur 1% zwischen den beiden Seiten der Zelle reicht aus, um Zellen zu ihrem Ziel zu dirigieren [5].
Die Migration von Zellen beruht dabei auf einem Zusammenspiel zwischen Aktin und Aktin-bindenden Proteinen. Aktinfilamente (F-Aktin) sind ein aus Aktinmolekülen zusammengesetztes Polymer, das an seinem Plusende Aktinmonomere anlagern (Aktinpolymerisation) und am Minusende abgeben (Aktindepolymerisation) kann. Das permanente Wechselspiel zwischen Aktin-bindenden Proteinen und Aktinfilamenten ist vermutlich nicht nur für die Fortbewegung der Zellen sondern auch für die Phagozytose, Membran- und Proteintransportvorgänge, beispielsweise der NADPH-Oxidase, in den Zellen verantwortlich [28, 34].

Mechanismen der Gewebsschädigung

Der Einfluß lokal gebildeter Mediatoren und Zytokine veranlaßt eosinophile Granulozyten zur Freisetzung reaktiver Sauerstoffspezies und basischer Proteine, die im Gewebe zu einer Entzündungsreaktion mit lokaler Gewebszerstörung führen (Abb. 4).

Reaktive Sauerstoffspezies
Die Stimulation eosinophiler Granulozyten führt zu einem vermehrten Sauerstoffmetabolismus, ein Prozeß der als „respiratory burst" bezeichnet wird. Hierdurch kommt es schließlich über mehrere Zwischenstufen zur Produktion und Freisetzung reaktiver Sauerstoffspezies (ROS), deren oxidative Wirkung nicht nur Mikroorganismen, sondern auch körpereigene organische Moleküle und Gewebsstrukturen zerstören kann. Im ersten Schritt kommt es nach Stimulation der Zellen mit verschiedenen Mediatoren zur Aktivierung der membranständigen

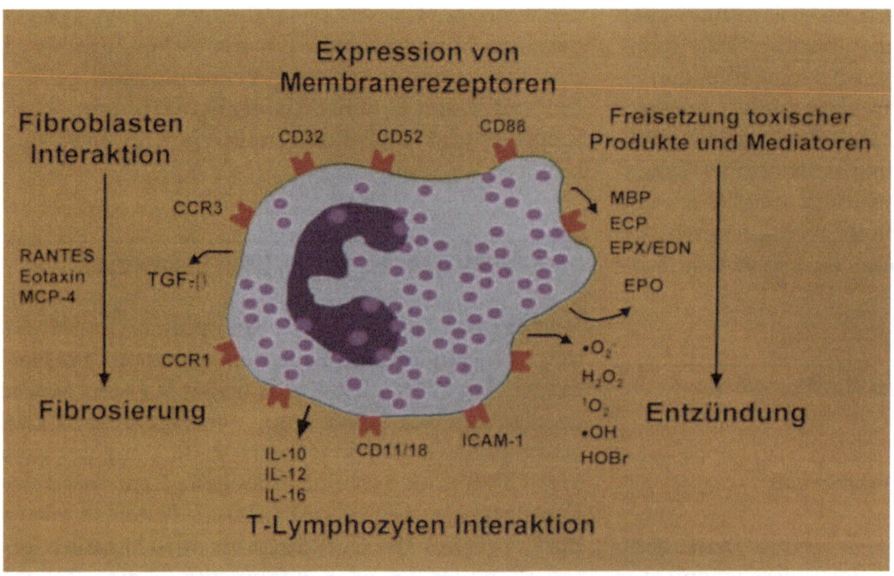

Abb. 4. Eosinophile in der Interaktion mit anderen Zellen. Hier werden die unterschiedlichen Funktionen eosinophiler Granulozyten und die Interaktion mit anderen Zellen zusammengefaßt. Neben der toxischen Rolle (*rechte Seite*) treten eosinophile Granulozyten mit Fibroblasten und T-Lymphozyten in Wechselwirkung. *MBP* steht für „major basic protein", *ECP* für Eosinophil-cationic-Protein, *EPX* für Eosinophilprotein X, *EDN* für Eosinophil-derived-Neurotoxin, *ICAM-1* für Intercellular-adhesion-Molekül, *IL* für Interleukin, *CCR* für CC Chemokinrezeptor 1 oder 3, *CD* für „cluster of differentiation", *TGF* für „transforming growth factor", *MCP-4* für „monocyte chemotactic protein 4"

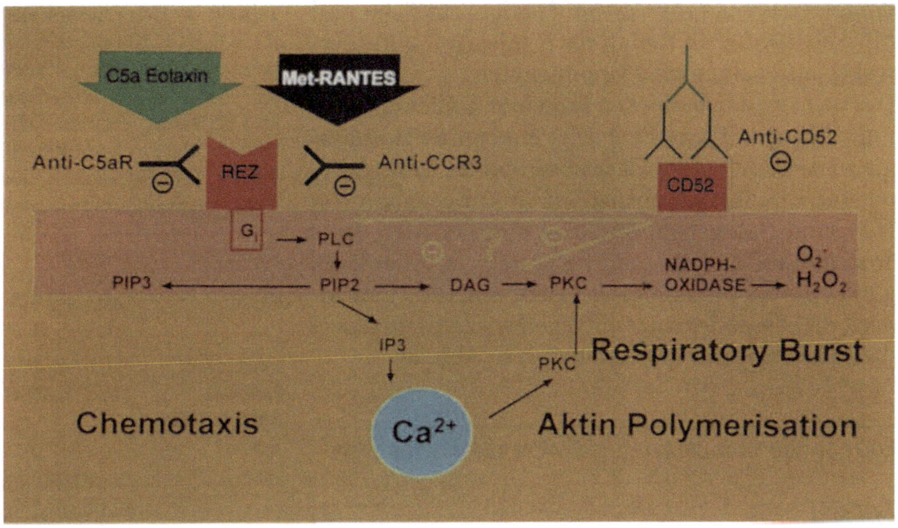

Abb. 5. Modulation der Effektorfunktionen eosinophiler Granulozyten. Es gibt mehrere Möglichkeiten, die toxischen Effektormechanismen eosinophiler Granulozyten pharmakologisch oder immunologisch zu beeinflussen: 1. Hemmung der intrazellulären Kalziumflüsse (Ca^{2+}). 2. Inhibierende monoklonale Antikörper gegen die Oberflächenstrukturen CD52 (Anti-CD52), C5a-Rezeptor (Anti-C5aR) und CC Chemokinrezeptors 3 (Anti-CCR3). 3. Chemokinrezeptorantagonisten wie Met-RANTES. G_i steht für G_i-Protein, *PLC* für Phospholipase C, *PIP2* für Phosphatidylinositolbisphosphat, *PIP3* für Phosphatidylinositoltriphosphat, *DAG* für Diacyglycerol, *IP3* für Inositol-3-Phosphat, *PKC* für Proteinkinase C

NADPH-Oxidase, die das Schlüsselenzym des „respiratory burst" darstellt und als Multienzymkomplex vorliegt. Hierbei katalysiert es in Anwesenheit von Cytochrom b_{558}, das als Elektronenakzeptor dient, die Reduktion von molekularem Sauerstoff zu Superoxidanionen (O_2^-). Durch die spontane oder Superoxiddismutase-katalysierte Reaktion entsteht daraus Hydrogenperoxid (H_2O_2). Außerdem können in einem weitaus geringeren Maß noch Hydroxyradikale (OH•) und Singlett-Sauerstoff ($^1O_2$) generiert werden. Darüber hinaus können in Anwesenheit von H_2O_2 und dem Enzym Eosinophilen Peroxidase (EPO) hochtoxische Halogenidionen entstehen [26, 50]. Neben dem toxischen Potential führen ROS, insbesondere H_2O_2, auch über die Aktivierung von Transkriptionsfaktoren zur Induktion der IL-2- und α-Ketten-IL2-Rezeptor-Genexpression in T-Lymphozyten [30].

Basische Proteine

Zu den nichtoxidativen Effektorsubstanzen eosinophiler Granulozyten zählen die für diese Zellart einzigartige Ausstattung an basischen Proteinen wie „major basic protein" (MBP), „eosinophil cationic protein" (ECP) und „eosinophil-derived neurotoxin" (EDN), das auch als „eosinophil-protein X" (EPX) bezeichnet wird (Abb. 4). Diese Proteine haben eine Größe zwischen 14 und 21 kD und weisen dabei einen hohen Gehalt an kationischen Arginin- respektive Lysinresten auf. Ihre biologischen Eigenschaften fielen zuerst durch die zytotoxische Wirkung auf Parasiten auf. In neueren Untersuchungen erkannte man dann ihre Toxizität auf ein großes Spektrum von Zellen, das Bronchial-, Nerven- und Herzmuskelzellen bis hin zu Tumorzellen umfaßt [23, 43].

Das MBP stellt außerdem einen Stimulus für Herzmastzellen, basophile und neutrophile Granulozyten dar, die mit der Sekretion von Histamin und Tryptase, respcktive reaktiven Sauerstoffspezies, reagieren. Darüber hinaus liegen Hinweise vor, daß MBP über den alternativen Weg zur Komplementaktivierung und zur Bradykinin-induzierten Hyperreagibilität des Bronchialsystems führt.

Das freigesetzte ECP, das in zwei Isoformen vorliegt und wie EDN eine Ribonukleaseaktivität aufweist, läßt sich besonders gut durch immunhistochemische Methoden mittels EG1 und EG2 mAk im Gewebe nachweisen. Der EG1 mAk erkennt außerdem das ECP in nicht-aktivierten, der EG2 mAk in aktivierten eosinophilen Granulozyten [43]. Das ECP im Gewebe und im Blut von Patienten mit atopischer Dermatitis und Asthma bronchiale allergicum werden darüber hinaus mit der Krankheitsintensität und der Gewebsschädigung in Verbindung gebracht [23].

Während MBP und ECP nur von eosinophilen Granulozyten exprimiert wird, gibt es Hinweise darauf, daß EDN oder EPX auch in neutrophilen Granulozyten und Monozyten vorkommen. Außerdem scheint die geringere gewebstoxische Eigenschaft fast nur auf ihre Ribonukleaseaktivität zu beruhen. Der neurotoxische Effekt von EDN geht auf das sogenannte Gordon-Phänomen zurück, das ein Symptomen-

komplex ist aus progressiver Ataxie, Schwäche und Muskelschwund in Ratten nach Injektion eines Extrakts aus eosinophilen Granulozyten.
Das nicht zu den basischen Proteinen zählende Eosinophilen-spezifische EPO zeigt eine große Homologie zu der Myeloperoxidase neutrophiler Granulozyten und ist selbst gewebstoxisch. In Anwesenheit von H_2O_2 und Halogenen, meistens Bromid, wird diese Toxizität auf das 10.000fache gesteigert. Allerdings gibt es *in vivo* physiologische Faktoren, die Thiocyanate, die dieser Toxizität entgegen wirken und damit die Bedeutung der EPO relativieren (Abb. 4).

Eosinophile Granulozyten-aktivierende Mediatoren

Zytokine

Eosinophile Granulozyten werden im Knochenmark unter dem Einfluß zahlreicher Differenzierungsfaktoren wie IL-3, IL-5 und GM-CSF gebildet. Diese Zytokine führen auch zu einer verlängerten Lebenszeit eosinophiler Granulozyten. Darüber hinaus stimulieren sie und TNF-α zahlreiche Effektorfunktionen wie die Freisetzung reaktiver Sauerstoffspezies und führen zu einem Priming eosinophiler Granulozyten, die daraufhin beispielsweise eine verstärkte Chemotaxis nach Stimulation mit Chemokinen zeigen [26, 51].

Chemokine

In den letzten 10 Jahren rückte eine neue Gruppe chemotaktischer Zytokine in den Mittelpunkt des Interesses, die eine spezifischere Eigenschaft bezüglich der Aktivierung der Zielzellen aufwiesen als die oben aufgeführten Mediatoren. Diese Familie der Proteine wird aufgrund ihrer chemotaktischen Eigenschaft Chemokine genannt [2, 31]. Man unterscheidet dabei vier Unterfamilien, die sich in der Zusammensetzung im Bereich ihrer konservierten Cysteine im N-amino-terminalen Ende unterscheiden (Tabelle 1 und 2). Die sogenannten CXC-Chemokine (α-Subfamilie) weisen zwischen diesen Cysteinen noch eine weitere Aminosäure auf. Diese fehlt hingegen bei den CC-Chemokinen (β-Subfamilie). Darüber hinaus gibt es noch die C-Chemokine (γ-Subfamilie) und CXXXC-Chemokine (δ-Subfamilie). Der Unterschied dieser Chemokin-Subfamilien liegt in ihrer biologischen Aktivität, die zur Aktivierung verschiedener Effektorzellen führt. Zu den CXC-Chemokinen zählen unter anderem IL-8, ENA-78, GRO-α und

Tabelle 1. CC Chemokine und CC Chemokinrezeptoren (CCR). *MCP* Monocyte chemotactic protein; *RANTES* Regulated upon activation, normal T-cell expressed and secreted; *MIP* Macrophage inflammatory protein-1α; *TARC* Thymus and activation-regulated chemokine; *LARC* liver and activation-regulated chemokine (Exodus-1); *EBI*, Epstein Barr-induced; *ELC* EBI1-ligand chemokine (Exodus-2); *SLC* secondary lymphoid-tissue chemokine (Exodus-3)

Rezeptor	Ligand	Expression
CCR1	MIP-1α, RANTES, MCP-3, MCP-4	Monozyten, Eosinophile, T-Zellen
CCR2a/2b (mRNA-Spleißvarianten)	MCP-1, MCP-2, MCP-3, MCP-4	Monozyten, Basophile, T-Zellen, B- Zellen
CCR3	RANTES, Eotaxin, Eotaxin-2, MCP-2, MCP-3, MCP-4	Eosinophile, Th2-Zellen, Basophile,
CCR4	MIP-1α, RANTES, MCP-1,TARC, Exodus-1	Basophile, T-Zellen (Th2)
CCR5	MIP-1α, MIP-1β, RANTES	Monozyten, T-Zellen (Th1, Th2)
CCR6	MIP-1α, MIP-1β, RANTES, MCP-3, MCP-1, LARC (Exodus-1)	Monozyten, T-Zellen
CCR7 (EBI1, BLR-2)	ELC (Exodus-2), SLC (Exodus-3)	aktivierte B-Zellen, T-Zellen
CCR8 (TER1)	I-309, TCA-3, MIP-1β	aktivierte T-Zellen
CCR9 oder CCR10 oder D6	MIP-1α, MIP-1β, RANTES, MCP-1,2,3,4, Eotaxin	Plazenta, fötale Leber, Milz

Tabelle 2. CXC Chemokine und CXC Chemokinrezeptoren (CXCR). *IL* Interleukin; *GCP* Granulocyte chemotactic protein; *GRO* Growth-related oncogene; *NAP* Neutrophil activating protein-2; *ENA-78* Epithelial neutrophil activating protein-78; *IP-10* Interferon-γ-inducible protein; *MIG* Monokine induced by INF-γ; *SDF* Stromal cell-derived factor; *BCA-1* B cell-attracting chemokine 1

Rezeptor	Ligand	Expression
CXCR1 (IL-8RA)	IL-8, GCP-2	Neutrophile, NK-Zellen, T-Zellen
CXCR2 (IL-8RB)	IL-8, (CTAP-III), NAP-2, GRO-α, ENA-78, GCP-2	Neutrophile, NK-Zellen
CXCR3 (IP-10/MIG)	IP-10, MIG	Gedächtnis-aktivierte T-Zellen, Th1, Th0
CXCR4 (LESTR/fusin)	SDF-1α, -β,	T-Zellen, weitläufig exprimiert
CXCR5 (BLR1)	BCA-1	B-Zellen, Burkitt Lymphom Zellen

GCP-2, die alle neutrophile, nicht aber eosinophile Granulozyten aktivieren. CC-Chemokine hingegen, zu denen beispielsweise Eotaxin, Eotaxin-2, RANTES, MIP-1α, MCP-2, MCP-3, MCP-4 und MCP-5 zählen, aktivieren überwiegend eosinophile, nicht aber neutrophile Granulozyten [2, 31, 42].

Neuere Studien haben neben dem chemotaktischen Effekt der Chemokine zeigen können, daß sie auch in der Lage sind, toxische Zellfunktionen wie die Freisetzung reaktiver Sauerstoffspezies aus eosinophilen Granulozyten zu induzieren [12, 18, 26, 36]. Darüber hinaus aktivieren sie die Aktinpolymerisation und regulieren damit die Migration sowie intrazelluläre Transportvorgänge [12, 18, 36]. Die potentesten CC-Chemokine für eosinophile Granulozyten Eotaxin, Eotaxin-2, MCP-3, MCP-4 und RANTES zeigen darüber hinaus ein ganz unterschiedliches Profil in der Aktivierung verschiedener Effektorfunktionen [12, 18, 36]. Von herausragender Bedeutung scheinen dabei Eotaxin und Eotaxin-2 zu sein, weil sie nicht nur die stärksten Aktivatoren für eosinophile Granulozyten sind, sondern im Gegensatz zu MCP-3 und MCP-4 ausschließlich auf eosinophile Granulozyten wirken.

Chemokinrezeptoren

Die Chemokine binden dabei über definierte Chemokinrezeptoren, von denen bisher viele bekannt, kloniert und in einer neuen Nomenklatur festgeschrieben sind (Tabelle 1 und 2). Als CC-Chemokinrezeptoren (CCR) sind CCR1 bis CCR10 beschrieben. Als CXC-Chemokinrezeptoren (CXCR) sind CXCR1 (früher IL-8RA oder IL-8R1), CXCR2 (früher IL-8 RB oder IL-8 R2), CXCR3 und CXCR4 (früher Fusin/Humstr/LESTR) bekannt [2, 31, 42].

Aufgrund von Desensibilisierungsexperimenten, Bindungsstudien und mRNA-Nachweis konnte gezeigt werden, daß eosinophile Granulozyten zwei Chemokinrezeptoren, CCR1 und CCR3, exprimieren. MIP-1α, RANTES und MCP-3 gelten dabei als Liganden für CCR1, and RANTES, MCP-3, MCP-4, Eotaxin und Eotaxin-2 für CCR3 [18]. Der Einsatz monoklonaler Antikörper gegen menschliches Eotaxin zeigte in ersten Studien, daß bestimmte Leukozyten, aber auch Epithelien des Respirationstraktes, immunreaktiv sind. Ferner demonstrierten diese Autoren, daß im Gewebe mit starker Infiltration eosinophiler Granulozyten, vermehrt Eotaxin nachgewiesen werden kann. Außerdem konnte in anderen Studien gezeigt werden, daß vermehrte Eotaxin mRNA im Gewebe von Dünn- und Dickdarm gesunder Kontrollen und im Gewebe anderer Organe vorkommt. Darüber hinaus fand man in einer anderen Studie, daß der CCR3 im Brochialgewebe von Patienten mit Asthma bronchiale allergicum deutlich vermehrt exprimiert wird [49]. Somit scheint die Interaktion zwischen Eotaxin, Eotaxin-2 und dem CCR3 bei eosinophilen Granulozyten von Atopikern von besonderer Bedeutung zu sein.

Eosinophile Granulozyten produzieren selbst Zytokine

Neben der Freisetzung toxischer Proteine und reaktiver Sauerstoffspezies sollen eosinophile Granulozyten auch in der Lage sein, selbst Zytokine und Chemokine zu synthetisieren und freizusetzen (Abb. 4). So konnte in neueren Arbeiten gezeigt werden, daß eosinophile Granulozyten unter anderem IL-2, IL-5, IL-8, RANTES und das Lymphozyten-chemotaktische Protein IL-16 produzieren [27]. Durch diese Quelle von Substanzen tragen sie vermutlich spezifisch zur Propagation der Entzündung bei, indem sie autokrin ihren eigenen Nachschub und parakrin andere Entzündungszellen wie neutrophile Granulozyten, Lymphozyten und Monozyten rekrutieren. Ein weiteres wichtiges Zytokin aus eosinophilen Granulozyten stellt TGF-β dar, da es nach neueren Untersuchungen bei der Interaktion mit Fibroblasten im Rahmen der Wundheilung und Kollagenosen wie beispielsweise Sklerodermie eine wichtige Rolle spielen könnte [29]. IL-10 and IL-12 aus eosinophilen Granulozyten sind für die Interaktion mit T-Zellen von Bedeutung. Damit sind eosinophile Granulozyten nicht nur potente Effektorzellen, sondern auch für die Propagation der Entzündungsreaktion verantwortlich.

Modulation von Effektormechanismen eosinophiler Granulozyten

Chemokinrezeptorantagonisten und gegen Chemokinrezeptoren gerichtete Antikörper

Da Chemokine für die Rekrutierung und Aktivierung eosinophiler Granulozyten von besonderer Bedeutung sind, würden Substanzen, die diesen Prozeß antagonisieren oder blockieren von besonderem Interesse hinsichtlich eines neuen Therapiekonzeptes bei Erkrankungen mit Hypereosinophilie sein. Von Chemokinen ist bekannt, daß sie ihre biologische Aktivität über das NH_2-terminale Ende ausüben und Modifikationen in diesem Bereich zu einer Änderung der biologischen Aktivität führen [46]. Unter diesem Gesichtspunkt konnten in den letzten Jahren die ersten Chemokinrezeptorantagonisten wie Met-RANTES, AOP-RANTES, RANTES(*3–68*), MCP-2(*6–76*) durch An- oder Ablagerung von Aminosäuren und chemischer Modifikation im NH_2-terminalen Ende der CC-Chemokine entwickelt werden [37, 38]. Besonders interessant ist dabei, daß das Leukozytenaktivierungsantigen CD26 eine Peptidasefunktion ausübt und so das natürlich vorkommende RANTES in das antagonistisch wirkende RANTES(*3–68*) verkürzt.

In weiteren Studien konnte durch die Anlagerung der Aminosäure Methionin an RANTES ein wirksamer RANTES-Antagonist (Met-RANTES) synthetisiert werden. Dieser antagonisierte die Wirkung von RANTES in einer THP-1-Zellinie und in T-Lymphozyten [38, 46]. In einer weiteren Arbeit führte die Abspaltung verschiedener Aminosäuren an den CC-Chemokinen RANTES und MCP-3 zur Generierung wirkungsvoller Antagonisten, die die Aktivierung von THP-1-Zellinien und Monozyten nach Stimulation mit RANTES, MCP-1 und MCP-3 inhibierten. Außerdem konnte gezeigt werden, daß das auf basophile Granulozyten selektiv wirkende MCP-1 durch Abspaltung nur einer einzigen Aminosäure am NH_2-terminalen Ende zur einer völligen Wirkungsspektrum-Umkehr mit Aktivierung eosinophiler Granulozyten führte. Die In-vitro-Modifikation von Chemokinen könnte somit für eine spezifische Chemokin-Antagonistentherapie Verwendung finden. Andererseits könnte man sich vorstellen, daß die im Gewebe freigesetzten Proteinasen Modifikationen der Chemokine *in vivo* bewirken, die eine andere Spezifität als die *in vitro* gemessene haben, und damit das Chemokinnetzwerk regulieren.

In einer weiteren Studie konnte gezeigt werden, daß der Chemokinrezeptor-Antagonist, Met-RANTES, einen spezifisch hemmenden Einfluß auf eosinophile Granulozyten, nicht aber auf neutrophile Granulozyten ausübt (Abb. 5). Dabei inhibierte Met-RANTES die Chemotaxis, Kalziummobilisation, Aktinpolymerisation und Freisetzung toxischer reaktiver Sauerstoffspezies eosinophiler Granulozyten nach Stimulation mit RANTES, MCP-3 und Eotaxin (Abb. 5) [17]. Darüber hinaus scheint Met-RANTES seine antagonistische Wirkung bei niedrigen Konzentrationen über den CCR1 und bei höheren Konzentrationen über den CCR3 zu entfalten [17].

In einer anderen Studie wurde ein gegen den CCR3 gerichteter monoklonaler Antikörper, 7B11, charakterisiert, der einen hemmenden Einfluß auf eosinophile Granulozyten hinsichtlich der Kalziummobilisation nach Stimulation mit RANTES, MCP-3 und Eotaxin aufweist (Abb. 5). Der gleiche Antikörper inhibierte auch die Chemotaxis und Adhärenz eosinophiler Granulozyten. Schließlich konnten wir zeigen, daß der anti-CCR3 Antikörper die Freisetzung reaktiver Sauerstoffspezies nach Stimulation mit Eotaxin und Eotaxin-2 inhibiert [18]. Da sowohl Met-RANTES als auch der anti-CCR3 Antikörper spezifisch nur die Effektormechanismen eosinophiler Granulozyten, nicht aber neutrophiler Granulozyten, inhibieren, sind sie wesentlich zielgerichteter einzusetzen als andere Pharmaka wie beispielsweise Antihistaminika oder Steroide. Somit könnten diese, sich noch im experimentellen Stadium befindlichen, Substanzen als mögliche Kandidaten neuer Therapiekonzepte bei allergischen und entzündlichen Erkrankungen in Betracht kommen, um das gewebstoxische Potential eosinophiler Granulozyten zu unterdrücken (Abb. 5).

Regulation intrazellulärer und extrazellulärer Kalziumströme

Neuere Arbeiten an eosinophilen Granulozyten konnten die Bedeutung intrazellulärer Ca^{2+}-Ströme ($[Ca^{2+}]_i$) auf ihre Effektorfunktionen aufzeigen. Intrazelluläre Ca^{2+}-Ströme sind dabei für zahlreiche Effektorfunktionen insbesondere für die Chemotaxis, Adhärenz, Aktinpolymerisation und Freisetzung reaktiver Sauerstoffspezies eosinophiler Granulozyten nach Stimulation mit Chemotaxinen erforderlich [10,11] (Abb. 5). Des weiteren unterscheidet sich die Aktin-Polymerisation, die nicht nur Voraussetzung für die Migration, sondern auch für die Regulation des „respiratory burst" verantwortlich ist, in eosinophilen Granulozyten von neutrophilen Granulozyten in bezug auf die Abhängigkeit der $[Ca^{2+}]_2$ [10]. Aus diesen Gründen scheinen intrazelluläre Ca^{2+}-Ströme eine zentrale Rolle in der Aktivierung und Modulation von Effektorfunktionen eosinophiler Granulozyten zu spielen [10, 11]. Somit könnten Pharmaka, die in die Kalziumhomöostase eosinophiler Granulozyten eingreifen, eine interessante Strategie sein, um die Einwanderung dieser Zellen zum Entzündungsort und damit die Freisetzung ihrer gewebstoxischen Produkte zu verhindern (Abb. 5).

Literatur

1. Bachert C, Wagenmann M, Holtappels G (1998) Cytokines and adhesion molecules in allergic rhinitis. Am J Rhinol 12:3–8

2. Baggiolini M (1998) Chemokines and leukocyte traffic. Nature 392:565–568
3. Czech W, Krutmann J, Budnik A, Schöpf E, Kapp A (1993) Induction of intercellular adhesion molecule 1 (ICAM-1) expression in normal human eosinophils by inflammatory cytokine. J Invest Dermatol 100:417–423
4. Czech W, Krutmann J, Schöpf E, Kapp A (1992) Serum eosinophil cationic protein (ECP) is a sensitive measure for disease activity in atopic dermatitis. Br J Dermatol 126: 351–355
5. Devreotes PN, Zigmond SH (1988) Chemotaxis in eukaryontic cells: A focus on leukocytes and dictyostelium. Ann Rev Cell Biol 4:649–686
6. Dhami D, Shutte JK (1994) Mechanisms of epithelial damage: are there parallels between bullous skin diseases and asthma? Clin Exp Allergy 24:1005
7. Ehrlich P (1879) Beiträge zur Kenntnis der granulierenden Bindegewebszellen und der eosinophilen Leukozyten. Arch Anat Physiol 166–177
8. Elsner J (1997) Eosinophile Zellulitis (Wells-Syndrom). In: J Weiss, A Kapp (eds) Systemische Kortikoide in der dermatologischen Therapie. Aktuelles Wissen Höchst, Frankfurt, pp 20–23
9. Elsner J (1997) Akute febrile neutrophile Dermatose (Sweet-Syndrom). In: Weiss J, Kapp A (eds) Sytemische Kortikoide in der dermatologischen Therapie. Aktuelles Wissen Höchst, Frankfurt, pp 12–15
10. Elsner J, Dichmann S, Dobos GJ, Kapp A (1996) Actin polymerization in human eosinophils, unlike human neutrophils, depends on intracellular calcium mobilization. J Cell Physiol 167:548–555
11. Elsner J, Dichmann S, Kapp A (1995) Activation of the respiratory burst in human eosinophils by chemotaxins requires intracellular calcium fluxes. J Invest Dermatol 105:231–236
12. Elsner J, Hochstetter R, Kimmig D, Kapp A (1996) Human eotaxin represents a potent activator of the respiratory burst of human eosinophils. Eur J Immunol 26:1919–1925
13. Elsner J, Hochstetter R, Spiekermann K, Kapp A (1996) Surface and mRNA expression of the CD52 antigen by human eosinophils but not by neutrophils. Blood 88:4684–4693
14. Elsner J, Oppermann M, Czech W, Dobos G, Schöpf E, Norgauer J, Kapp A (1994) C3a activates reactive oxygen radical species production and intracellular calcium transients in human eosinophils. Eur J Immunol 24:518–522
15. Elsner J, Oppermann M, Czech W, Kapp A (1994) C3a activates the respiratory burst in human polymorphonuclear neutrophilic leukocytes via pertussis toxin-sensitive G-proteins. Blood 83:3324–3331
16. Elsner J, Oppermann M, Kapp A (1996) Detection of C5a receptors on human eosinophils and inhibition of eosinophil effector functions by anti-C5a receptor (CD88) antibodies. Eur J Immunol 26:1560–1564
17. Elsner J, Petering H, Hochstetter R, Kimmig D, Wells TN, Kapp A, Proudfoot AE (1997) The CC chemokine antagonist Met-RANTES inhibits eosinophil effector functions through the chemokine receptors CCR1 and CCR3. Eur J Immunol 27:2892–2898
18. Elsner J, Petering H, Kluthe C, Kimmig D, Smolarski R, Ponath P, Kapp A (1998) Eotaxin-2 activates chemotaxis-related events and release of reactive oxygen species via pertussis toxin-sensitive G proteins in human eosinophils. Eur J Immunol 28:2152–2158
19. Grewe M, Bruijnzeel-Koomen CAFM, Schöpf E, Thepen T, Langeveld-Wildschut AG, Ruzicka T, Krutmann J (1998) A role for Th1 and Th2 cells in the immunopathogenesis of atopic dermatitis. Immunol Today 19:359–361
20. Hale G, Xia MQ, Tighe HP, Dyer MJS, Waldmann H (1990) The CAMPATH-1 antigen (CDw52). Tissue Antigens 35:118–127
21. Hartnell A, Kay AB, Wardlaw AJ (1992) IFN-γ induces expression of Fc-gamma RIII (CD16) on human eosinophils. J Immunol 148:1471–1478
22. Hogg JC (1997) The pathology of asthma. APMIS 105:735–745
23. Kapp A (1993) The role of eosinophils in the pathogenesis of atopic dermatitis – eosinophil granule proteins as markers of disease activity. Allergy 48:1–5
24. Kapp A (1995) Atopic dermatitis-the skin manifestation of atopy. Clin Exp Allergy 25:210–219
25. Kapp A, Czech W, Krutmann J, Schöpf E (1991) Eosinophil cationic protein (ECP) in sera of patients with atopic dermatitis. J Am Acad Dermatol 24:555–558
26. Kapp A, Zeck Kapp G, Czech W, Schöpf E (1994) The chemokine RANTES is more than a chemoattractant: Characterization of its effect on human eosinophil oxidative metabolism and morphology in comparison with IL-5 and GM-CSF. J Invest Dermatol 102:906–914
27. Lacy P, Levi-Schaffer F, Mahmudi-Azer S, Bablitz B, Hagen SC, Velazquez J, Kay AB, Moqbel R (1998) Intracellular localization of interleukin-6 in eosinophils from atopic asthmatics and effects of interferon gamma. Blood 91:2508–2516
28. Lauffenburger DA, Horwitz AF (1996) Cell migration: a physically integrated molecular process. Cell 84:359–369
29. Levi-Schaffer F, Weg VB (1997) Mast cells, eosinophils and fibrosis. Clin Exp Allergy 27 (suppl 1): 64–70
30. Los M, Schenk H, Hexel K, Baeuerle PA, Droge W, Schulze Osthoff K (1995) IL-2 gene expression and NF-kappa B activation through CD28 requires reactive oxygen production by 5-lipoxygenase. EMBO J 14:3731–3740
31. Luster AD (1998) Chemokines – chemotactic cytokines that mediate inflammation. N Engl J Med 338:436–445
32. Luttmann W, Knoechel B, Foerster M, Matthys H, Virchow JC Jr, Kroegel C (1996) Activation of human eosinophils by IL-13. Induction of CD69 surface antigen, its relationship to messenger RNA exression, and promotion of cellular viability. J Immunol 157:1678–1683
33. Mackay CR (1996) Chemokine receptors and T cell chemotaxis. J Exp Med 184:799–802
34. Mitchison TJ, Cramer LP (1996) Actin-based cell motility and cell locomotion. Cell 84:371–379
35. Patella V, de Crescenzo G, Marino I, Genovese A, Adt M, Gleich GJ, Marone G (1996) Eosinophil granule proteins activate human heart mast cells. J Immunol 157:1219–1225
36. Petering H, Hochstetter R, Kimmig D, Smolarski R, Kapp A, Elsner J (1998) Detection of MCP-4 in dermal fibroblasts and its activation of the respiratory burst in human eosinophils. J Immunol 160:555–558
37. Proost P, Struyf S, Couvreur M, Lenaerts JP, Conings R, Menten P, Verhaert P, Wuyts A, Van Damme J (1998) Post-

translational modifications affect the activity of the human monocyte chemotactic proteins MCP-1 and MCP-2: identification of MCP-2(6–76) as a natural chemokine inhibitor. J Immunol 160:4034–4041
38. Proudfoot AE, Power CA, Hoogewerf AJ, Montjovent MO, Borlat F, Offord RE, Wells TN (1996) Extension of recombinant human RANTES by the retention of the initiating methionine produces a potent antagonist. J Biol Chem 271:2599–2603
39. Tagami H (1992) The role of complement-derived mediators in inflammatory skin diseases. Arch Dermatol Res 284 (suppl 1) S2-S4
40. Varga J, Kahari VM (1997) Eosinophilia-myalgia syndrome, eosinophilic fasciitis, and related fibrosing disorders. Curr Opin Rheumatol 9:562–570
41. Walsh GM, Williamson ML, Symon FA, Willars GB, Wardlaw AJ (1996) Ligation of CD69 induces apoptosis and cell death in human eosinophils cultured with granulocyte-macrophage colony-stimulating factor. Blood 87:2815–2821
42. Ward SG, Westwick J (1998) Chemokines: understanding their role in T-lymphocyte biology. Biochem J 333:457–470
43. Wardlaw AJ, Moqbel R, Kay AB (1995) Eosinophils: Biology and role in disease. Adv Immunol 60:151–266
44. Wedi B, Raap U, Lewrick H, Kapp A (1997) Delayed eosinophil programmed cell death in vitro: a common feature of inhalant allergy and extrinsic and intrinsic atopic dermatitis. J Allergy Clin Immunol 100:536–543
45. Wells GC, Smith NP (1979) Eosinophilic cellulitis. Brit J Dermatol 100:101–109
46. Wells TNC, Power CA, Lusti-Narasimhan M, Hoogewerf AJ, Cooke RM, Chung C, Peitsch MC, Proudfoot AEI (1996) Selectivity and antagonism of chemokine receptors. J Leukoc Biol 59:53–60
47. Werfel T, Morita A, Grewe M, Renz H, Wahn U, Krutmann J, Kapp A (1996) Allergen specificity of skin-infiltrating T cells is not restricted to a type-2 cytokine pattern in chronic skin lesions of atopic dermatitis. J Invest Dermatol 107:871–876
48. Werfel T, Zwirner J, Oppermann M, Sieber A, Begemann G, Drommer W, Kapp A, Götze O (1996) CD88 antibodies specifically bind to C5aR on dermal CD117+ and CD14+ cells and react with a desmosomal antigen in human skin. J Immunol 157:1729–1735
49. Ying S, Robinson DS, Meng Q, Rottman J, Kennedy R, Ringler DJ, Mackay CR, Daugherty BL, Springer MS, Durham SR, Williams TJ, Kay AB (1997) Enhanced expression of eotaxin and CCR3 mRNA and protein in atopic asthma. Association with airway hyperresponsiveness and predominant co-localization of eotaxin mRNA to bronchial epithelial and endothelial cells. Eur J Immunol 27:3507–3516
50. Zeck Kapp G, Czech W, Kapp A (1994) TNF α-induced activation of eosinophil oxidative metabolism and morphology – comparison with IL-5. Exp Dermatol 3:176–188
51. Zeck Kapp G, Kapp A (1995) Subcellular mechanisms of eosinophil degranulation: The role of RANTES, interleukin-5 and tumor necrosis factor-alpha. Int Arch Allergy Immunol 107:345

Dendritische Zellen: Vom Labor zum Patienten

Thomas Bieber und Jörg Haberstok

Der Mensch hat im Rahmen seiner Entwicklung zwei Formen von Abwehrmechanismen erworben. Zunächst hat er zahlreiche, bislang noch nicht ausreichend untersuchte Mechanismen von seinen entwicklungsbiologischen Vorfahren übernommen. Diese angeborene Abwehrmechanismen sind in der Regel bei anderen Säugetieren aber auch bei Amphibien (zum Beispiel Fröschen) oder bei Pflanzen vorhanden. Diese Mechanismen sind also über die gesamte Entwicklungszeit aufgrund ihrer wesentlichen Bedeutung für das Überleben einer Spezies erhalten geblieben, verfügen jedoch nicht über die Möglichkeit, sich den verschiedenen Umweltgegebenheiten anzupassen. Zu diesen Mechanismen zählen unter anderem das Komplementsystem und die sogenannte Defensine [6], sowie auf zellulärer Ebene die Fähigkeit von polynukleären Neutrophilen, Bakterien zu beseitigen. Auf der anderen Seite hat der Mensch, ebenso wie Tiere, parallel hierzu ein zweites Abwehrsystem in seiner Entwicklung aufgebaut, die erworbenen Abwehrmechanismen, die im wesentlichen auf immunologische Grundlagen und Reaktionen basieren. Diese erworbenen Mechanismen bedürfen jedoch bestimmter Erkennungsvorgänge, die für das Einleiten einer Immunität unabdingbar erscheinen. Im Laufe der Entwicklung haben sich bestimmte Zellen auf solche Tätigkeiten spezialisiert. Diese als antigenpräsentierende Zellen bezeichnete Leukozyten haben daher in der Regulation der Immunabwehr eine ganz zentrale Stelle übernommen. Zu den wichtigsten antigenpräsentierenden Zellen gehören die dendritischen Zellen, die vor nun mehr über 25 Jahre von Steinmann als hochspezialisierte professionelle antigenpräsentierende Zellen definiert wurden [17]. Seitdem sind diese Zellen näher untersucht und charakterisiert worden, so daß man eine Familie von dendritischen Zellen definieren konnte, die nun Gegenstand intensivster biomedizinischer Forschung geworden sind.

Lebenslauf einer dendritischen Zelle.

Die Immunbiologie der klassischen dendritischen Zellen wird im wesentlichen in vier große Abschnitte eingeteilt. Im folgenden soll versucht werden, diese Phasen und ihre physiologische Bedeutung sehr schematisch darzustellen (Abb. 1).

Ontogenese der dendritischen Zellen

Dendritische Zellen wachsen von CD34-positive Stammzellen im Knochenmark aus. Die Fortschritte in der Gewinnung der CD34+-Zellen und deren Kulturbedingungen zur Ex-vivo-Erstellung von Knochenmarkssystemen ermöglichten rasche Fortschritte in der Erforschung der Ontogenese vieler Leukozyten. Die erste In-vitro-Generierung von humanen dendritischen Zellen aus CD34-positive Stammzellen gelang 1992 Caux et al. [3]. Durch den Einsatz der Zytokine GM-CSF und TNF-α war es möglich, hochpotente stimulatorische dendritische Zellen zu generieren. Durch die Zugabe anderer Faktoren sind diese Kulturbedingungen seitdem erheblich verbessert worden, so daß es mittlerweile möglich ist, unterschiedliche Typen von dendritischen Zellen aus Stammzellen herzustellen, insbesondere auch epidermale Langerhans-Zellen.

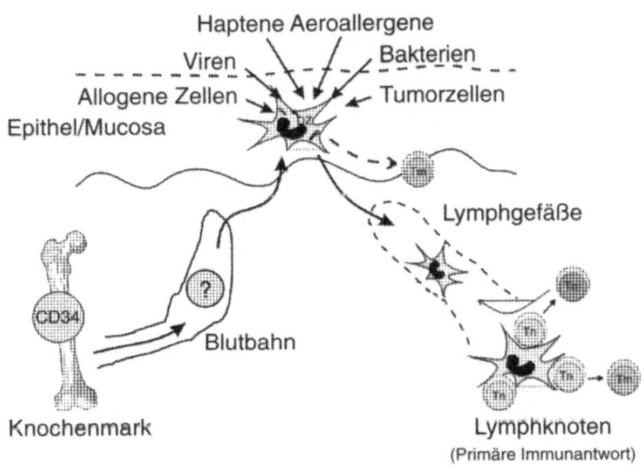

Abb. 1. Lebenslauf einer dendritischen Zelle

Auf der anderen Seite können dendritische Zellen ebenfalls über den Weg der monozytären Ausreifung generiert werden. Es ist daher klar geworden, daß zirkulierende Monozyten sehr wahrscheinlich als Vorläuferzellen für einerseits Makrophagen oder andererseits dendritische Zellen fungieren [2]. Dies wird im Gewebe je nach Typ der Entzündungsreaktion entsprechend gesteuert. Monozyten können nahezu routinemäßig in Anwesenheit von GM-CSF und Interleukin 4 zur Differenzierung in dendritische Zellen induziert werden [12].

Diese neuen Möglichkeiten, größere Mengen an dendritischen Zellen in vitro zu generieren, eröffnen nun auch die Türen für die Gestaltung und Erprobung neuartiger therapeutischer Strategien mit dem Einsatz solcher Zellen.

Dendritische Zellen im Gewebe

Nach Transmigration durch die Gefäßwände migrieren die dendritischen Zellen in das Gewebe, in dem sie eine mehr oder minder lange Zeit verweilen. Dort haben sie im wesentlichen eine primäre Aufgabe zu erfüllen: Die Aufnahme von Antigenen. Diese Funktion kann von den dendritischen Zellen im wesentlichen nur in ihrer „unreifen" Phase, das heißt im Gewebe, vollzogen werden. Als unreife dendritische Zellen werden sie deshalb bezeichnet, weil sie funktionell noch nicht hochpotente stimulierende Zellen darstellen, sondern zunächst auf die Antigenaufnahme programmiert sind. Als Gewebszellen exprimieren die dendritischen Zellen noch Rezeptoren (Manoserezeptor, Fc-Rezeptoren für Immunglobuline), die es ihnen ermöglichen, spezifisch Antigene zu internalisieren. Auch kleinere Moleküle wie zum Beispiel Haptene (DNCB, Nickelsulfat und andere) werden eher unspezifisch aber in größeren Mengen über Mikropinozytose in dendritischen Zellen aufgenommen. Diese Antigenaufnahme löst offensichtlich bei den dendritischen Zellen spezifische Mechanismen aus [8], die dazu führen, daß die Zellen nun das Gewebe in Richtung regionale Lymphknoten verlassen. Dies konnte insbesondere am Beispiel der epidermalen dendritischen Zellen gezeigt werden, die alle zelluläre Verbindungen mit den Keratinozyten auflösen und den Epithelverband verlassen [7, 10]. Über die molekularen Mechanismen, die zu dieser beginnenden Migration und Differenzierung führen, ist bislang nur wenig bekannt.

Migration der dendritischen Zellen in die regionalen Lymphknoten

Während dendritische Zellen im peripheren Gewebe noch als unreif bezeichnet werden, erfahren sie während ihrer Migration in den Lymphgefäßen eine tiefgreifende phenotypische und funktionelle Reprogrammierung. Dabei werden viele der Oberflächenstrukturen herunterreguliert, die für die Antigenaufnahme zuständig waren (zum Beispiel Fc-Rezeptoren) während andere, für die weitere Funktion dieser Zellen bedeutsame Strukturen wie kostimulatorische Moleküle, heraufreguliert werden [11, 13, 18]. Diese Reprogrammierung ist offensichtlich ein irreversibler Vorgang, der die Zelle für ihre wichtige Aufgabe im Lymphknoten vorbereiten soll.

Antigenpräsentation und Initiierung einer primären Immunantwort im Lymphknoten

Die aus dem Gewebe kommenden dendritischen Zellen migrieren in den parakortikalen Bereich der Lymphknoten, um dort mit den sich in Transit befindlichen T-Zellen zusammenzutreffen. Hier kommt die ganze Bedeutung der immunbiologischen Funktion der dendritischen Zellen zum Tragen. In den Lymphknoten werden sogenannte naive T-Lymphozyten, das heißt T-Lymphozyten, die zuvor noch nie ein Antigen gesehen haben, erstmals stimuliert. Diese Stimulation wird ausschließlich von dendritischen Zellen erzeugt, wobei nun bekannt wurde, daß diese Zellen mit bereits wenig Antigenmaterial an ihrer Oberfläche mit höchster Effizienz naive T-Lymphozyten stimulieren und zur Proliferation bringen können [4]. Diese als primäre Immunantwort wichtigste Phase in der Immunisierung ist der Start für jegliche Art von erworbener spezifischer Abwehrreaktion. Daher wurden die dendritischen Zellen als natürliche Adjuvantien der Immunreaktion bezeichnet [16].

Eine Rezirkulation der dendritischen Zellen aus dem Lymphknoten in die Blutbahn wurde bislang nie nachgewiesen. Es ist daher davon auszugehen, daß die dendritischen Zellen in den Lymphknoten durch apoptotischen Zelltod enden. Vermutlich geben die erfolgreich stimulierten T-Zellen den antigenpräsentierenden Zellen bestimmte Signale, die zur Apoptose führen. Es sei hier noch vermerkt, daß ein Großteil aller dieser Ereignisse in vitro reproduziert werden kann und die bedeutsame Rolle bestimmter Zytokine wie GM-CSF bei diesen Mechanismen herausgestellt wurde.

Die Rolle der dendritischen Zellen bei der Immunantwort

Die aus dem Knochenmark stammenden T-Zellen erfahren zunächst im Thymus eine erste Selektion, die dazu führt, daß nahezu 95 % der durchlaufenden T-Zellen eliminiert werden [14]. Die komplexen Selektionsvorgänge im Thymus werden zum Teil durch besondere Epithelzellen aber auch durch dendritische Zellen gesteuert.
Die aus dem Thymus in die Blutbahn freigesetzten T-Lymphozyten haben noch nie ein Antigen gesehen. Die erste Antigenpräsentation findet im Lymphknoten durch antigenpräsentierende dendritische Zellen statt. Hier werden naive T-Zellen in Gedächtniszellen (Memory-Zellen) umgewandelt. Die hier den T-Zellen präsentierten Peptide, das heißt Proteinfragmente, können von sehr unterschiedlicher Herkunft sein. Nicht nur Bakterien, Viren oder Fremdproteine werden von den dendritischen Zellen im Gewebe aufgenommen, sondern auch Proteine, die von allogenen Zellen (im Rahmen einer Transplantation) oder von Tumorzellen stammen. Die Fortschritte in der Tumorimmunologie haben in den letzten Jahren die zentrale Bedeutung der dendritischen Zellen bei der tumorspezifischen Abwehr herausgestellt [5].
Bei der Auslösung einer sekundären Immunantwort, das heißt bei dem zweiten Kontakt eines Antigens mit dem Immunsystem, können nicht nur dendritische Zellen die Antigenpräsentation für zuvor aktivierte Gedächtniszellen vollbringen, sondern auch andere antigenpräsentierende Zellen wie B-Zellen, Monozyten, Makrophagen oder in manchen Situationen auch Keratinozyten oder Endothelzellen. Das Ergebnis dieser zweiten Antigenpräsentation stellt in der Regel eine Entzündungsreaktion dar, die als wesentliches Ziel die Beseitigung der Noxe hat.

Dendritische Zellen als Ziel oder Vektor neuartiger therapeutischer Ansätze

Aufgrund der herausragenden Bedeutung dendritischer Zellen im Rahmen der Immunantwort und der zunehmenden Erkenntnisse über die Steuerung dieser Reaktion soll nun versucht werden, diese Zellen in neuen Strategien zur Kontrolle der Immunreaktion einzusetzen (Abb. 2).

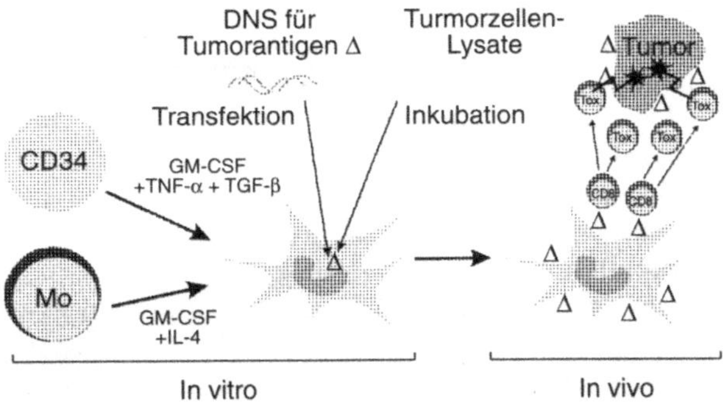

Abb. 2. Dendritische Zellen als Vektor für eine spezifische Tumortherapie. CD34+-Stammzellen oder Monozyten werden aus dem peripheren Blut eines Tumorpatienten gewonnen. Dendritische Zellen werden in vitro aus diesen Zellen generiert und entweder mit Tumorlysaten (die vermeintliche tumorspezifische Antigene tragen) inkubiert oder mit einer DNS transfiziert, die für solche Antigene kodiert. Somit tragen die dendritische Zellen anschließend die Peptide dieser Tumorantigene und können dem Patienten wieder zurückgegeben werden, um eine verstärkte, gegen den Tumor gerichtete Immunantwort auszulösen

Dendritische Zellen als Ziel neuer Therapien

Insbesondere im dermatologischen Bereich, in dem die Rolle epidermaler Langerhans-Zellen und anderer kutaner dendritischer Zellen beim allergischen Kontaktekzem oder bei atopischen Ekzemen sehr früh erkannt wurde, ist es durchaus denkbar, Strategien zu entwickeln, um diese Zellen mehr oder minder spezifisch in ihrer Funktion zu beeinflussen. Als ein Beispiel für derartige Ansätze soll hier die Anwendung neuartiger topischer Immunsuppressiva erwähnt werden [1]. Es konnte gezeigt werden, daß immunsuppressive Makrolide wie Ascomycin oder Tacrolimus durchaus in der Lage sind, auf Ebene der kutanen dendritischen Zellen ganz erhebliche Wirkungen auszuüben. Die Expression funktionell wichtiger Oberflächenmoleküle wie zum Beispiel kostimulatorische Strukturen wird durch die topische Applikation solcher Immunsuppressiva entsprechend beeinflußt. Darüber hinaus werden dendritische Zellen der Haut durch den Kontakt mit immunsuppressiven Makroliden in ihren stimulatorischen Eigenschaften ganz erheblich beeinträchtigt (Wollenberg et al., persönliche Mitteilung 1998).

Toleranzinduktion über dendritische Zellen

Neuere Forschungsergebnisse haben gezeigt, daß bestimmte Zytokine wie insbesondere Interleukin 10 in der Lage sind, die normale stimulierende Aktivität dendritischer Zellen zu hemmen. Darüber hinaus scheinen die mit Interleukin 10 behandelten dendritischen Zellen nicht eine Immunstimulation, sondern im Gegenteil, eine Toleranz zu induzieren [15]. Es ist durchaus vorstellbar, dendritische Zellen aus dem Blut von Patienten zu isolieren und sie so zu manipulieren, daß sie nach Rückgabe in den Körper eine antigenspezifische Toleranz induzieren und somit eine spezifische Immuntherapie ermöglichen. Diese Toleranzinduktion könnte im Rahmen allergischer oder autoimmuner Erkrankungen eine besondere Bedeutung erlangen.

Dendritische Zellen in der spezifischen Tumortherapie

Die Rolle von dendritischen Zellen bei der Überwachung der Entstehung von Tumorzellen im Gewebe wurde bereits hervorgehoben. Auf der anderen Seite wird seit langem vermutet, daß die Entstehung eines Tumors wie zum Beispiel eines Melanoms durch eine verminderte Immunabwehr begünstigt wird. Es wurde daher postuliert, daß die Gabe von dendritischen Zellen, die mit Tumorantigenen beladen sind, möglicherweise eine verstärkte tumorspezifische Immunantwort hervorrufen könnte. Da es nun möglich ist, in vitro solche Zellen zu erzeugen und sie mit entsprechenden Lysaten von Tumorzellen im Labor zu beladen, stehen derartige Strategien seit kurzem im Vordergrund der experimentellen Therapie von soliden Tumoren wie dem malignen Melanom [9].

Literatur

1. Bieber T (1998) Topical tacrolimus (FK 506): A new milestone in the management of atopic dermatitis. J Allergy Clin Immunol 102:555–557
2. Caux C (1998) Pathways of development of human dendritic cells. Eur J Dermatol 8:375–384
3. Caux C, Dezutter-Dambuyant C, Schmitt D, Banchereau J (1992) Gm-csf and tnf-alpha cooperate in the generation of dendritic langerhans cells. Nature 360:258–261
4. Delon J, Bercovici N, Raposo G, Liblau R, Trautmann A (1998) Antigen-dependent and -independent Ca2+ responses triggered in T cells by dendritic cells compared with B cells. J Exp Med 188:1473–1484
5. Grabbe S, Beissert S, Schwarz T, Granstein RD (1995) Dendritic cells as initiators of tumor immune responses: a possible strategy for tumor immunotherapy? Immunol Today 16:117–121
6. Harder J, Bartels J, Christophers E, Schröder JM (1997) A peptide antibiotic from human skin. Nature 387:861
7. Hill S, Griffiths S, Kimber I, Knight SC (1993) Migration of dendritic cells during contact sensitization. Adv Exp Med Biol 329:315–320
8. Kuhn U, Brand P, Willemsen J, Jonuleit H, Enk AH, van Brandwijk-Petershans R, Saloga J, Knop J, Becker D (1998) Induction of tyrosine phosphorylation in human MHC class II-positive antigen-presenting cells by stimulation with contact sensitizers. J Immunol 160:667–673
9. Nestle FO, Alijagic S, Gilliet M, Sun Y, Grabbe S, Dummer R, Burg G, Schadendorf D (1998) Vaccination of melanoma patients with peptide- or tumor lysate-pulsed dendritic cells. Nat Med 4:328–332
10. Price AA, Cumberbatch M, Kimber I, Ager A (1997) Alpha 6 Integrins are required for Langerhans cell migration from the epidermis. J Exp Med 186:1725–1735
11. Romani N, Lenz A, Glassel H, Stossel H, Stanzl U, Majdic O, Fritsch P, Schuler G (1989) Cultured human Langerhans cells resemble lymphoid dendritic cells in phenotype and function. J Invest Dermatol 93:600–609
12. Sallusto F, Lanzavecchia A (1994) Efficient presentation of soluble antigen by cultured human dendritic cells is maintained by granulocyte/macrophage colony-stimulating factor plus interleukin 4 and downregulated by tumor necrosis factor alpha. J Exp Med 179:1109–1118
13. Schuler G, Steinman RM (1985) Murine epidermal langerhans cells mature into potent immunostimulatory dendritic cells in vitro. J Exp Med 161:526–546
14. Sprent J (1993) Fundamental Immunology. In: Paul W (ed) Lymphocytes and the Thymus, 3rd ed. Raven Press, 4:75–109
15. Steinbrink K, Wolfl M, Jonuleit H, Knop J, Enk AH (1997) Induction of tolerance by IL-10-treated dendritic cells. J Immunol 159:4772–4780
16. Steinman RM (1991) The dendritic cell system and its role in immunogenicity. Annu Rev Immunol 9:271–296
17. Steinman RM, Cohn ZA (1973) Identification of a novel cell type in peripheral lymphoid organs of mice. I. Morphology, quantitation, tissue distribution. J Exp Med 137:1142–1162
18. Teunissen MB, Wormmeester J, Krieg SR, Peters PJ, Vogels IM, Kapsenberg ML, Bos JD (1990) Human epidermal langerhans cells undergo profound morphologic and phenotypical changes during in vitro culture. J Invest Dermatol 94:166–173

Infektionskrankheiten interdisziplinär

Frühsommermeningoenzephalitis: Fakten für den Dermatologen

Melanie Fiedler

Der Erreger der Frühsommermeningoenzephalitis (FSME) oder im Englischen „tick-borne encephalitis" (TBE) genannt, ist ein neurotropes RNA-Virus aus der Familie der *Flaviviridae,* dessen natürliches Reservoir vorwiegend kleine Nager und Wildtiere sind. Mit ihnen bleiben die Naturherde begrenzt. Endemiegebiete sind besonders feuchte Flußniederungen und unterholzreiche Laub- und Mischwälder.

Überträger ist die Zecke *Ixodes ricinus,* der Gemeine Holzbock, der beim Saugakt mit dem Speichel das FSME-Virus überträgt. Die während der virämischen Phase von Mäusen blutsaugenden Zecken bleiben wahrscheinlich lebenslang Virusträger. Der Anteil infizierter Zecken beträgt in den Naturherden, in denen also auf kleinen oder größeren begrenzten Gebieten FSME-Viren in Zecken nachgewiesen wurden, 1 : 200 bis 1 : 500 untersuchte Zekken.

Epidemiologie

Die FSME wird in Europa in mittel- und osteuropäischen Ländern beobachtet. In Deutschland sind besonders im süddeutschen Raum [6] und in einigen Fällen in Sachsen, Thüringen, Mecklenburg-Vorpommern [13] Erkrankungen serologisch oder virologisch nachgewiesen worden. Vereinzelte Fälle wurden auch in Hessen und im Saarland [14] nachgewiesen. Für die Beratung, beziehungsweise Indikationsstellung für eine Impfung sind die häufigsten Endemiegebiete in Abb. 1 angegeben. Die Zahlenangaben zu FSME-Fällen aus dem Jahr 1994 verdeutlichen das Infektionsrisiko in den einzelnen Ländern. Dieses ist in vielen osteuropäischen Ländern als hoch einzustufen. In Italien, Griechenland und Frankreich sind die Endemiegebiete eng umschrieben und haben keine Bedeutung für prophylaktische Maßnahmen (Tabelle 1, 2). Die Erkrankungen in den Endemiegebieten treten der Vektorenaktivität entsprechend saisonal begrenzt zwischen April und November auf.

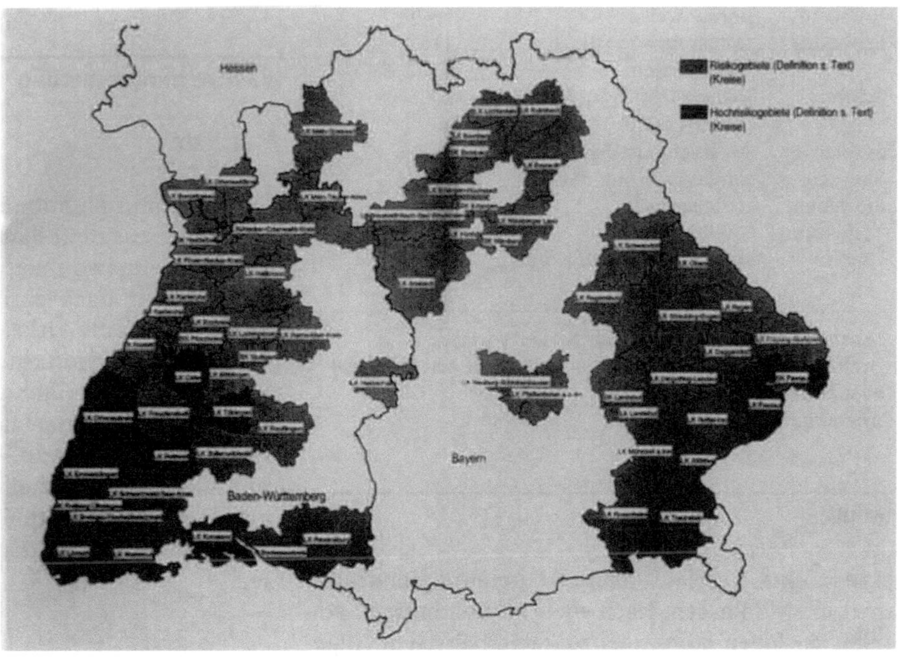

Abb. 1. Frühsommermeningoenzephalitis(FSME-)-Risikogebiete in Deutschland (auf der Basis von 1981–1997 erhobenen Daten)

Tabelle 1. Vorkommen der Frühsommermeningoenzephalitis (FSME) in Europa I. *k. E.* keine systematische Erfassung; *E.* Einzelfälle. (Kunz, persönliche Mitteilung; [15])

Land	Infektionsgebiete	Fallzahl (1994)
Albanien	landesweit	k. E.
Bosnien-Herzegowina	landesweit	k. E.
Bulgarien	genaue Daten fehlen	k. E.
Estland	landesweit	163
Finnland	einige eng umschriebenen Gebiete	k. E.
Frankreich	Elsaß	E.
Griechenland	ein kleiner Naturherd	E.
GUS-Staaten (ohne Russland)	Weißrussland, Moldawien, Ukraine, keine weiteren Daten	k. E.
Italien	zwei kleine Naturherde in der Toskana	E.
Kroatien	landesweit	780
Lettland	landesweit	1.366[a]
Litauen	landesweit	284

[a]Anstieg der Fälle im Vergleich zu den Vorjahren.

Tabelle 2. Vorkommen der Frühsommermeningoenzephalitis (FSME) in Europa II. *k. E.* keine systematische Erfassung, *E.* Einzelfälle. (Kunz, persönliche Mitteilung; [15])

Land	Infektionsgebiete	Fallzahl (1994)
Norwegen	kleines Epidemiegebiet, küstennah	E.
Österreich	landesweit	178[b]
Polen	landesweit	176
Rumänien	keine Angaben	k. E.
Russland	landesweit	5.940[c]
Schweden	Mälaren, Südostküste, Ostseeinseln	116
Schweiz	hauptsächlich im Norden, unter 1.000 m	100[a]
Serbien	westlich von Belgrad	k. E.
Slowakei	landesweit unter 600 m	k. E.
Slowenien	landesweit	492[a]
Tschechien	Südböhmen	619
Ungarn	hauptsächlich im Norden und Westen	258

[a]Anstieg der Fälle im Vergleich zu den Vorjahren.
[b]Impfbedingt deutlicher Rückgang der Fälle seit Mitte der 80er Jahre.
[c]Daten nur bis 10/1994.

Klinik

Die Infektion verläuft häufig inapparent, die Krankheit in zwei Phasen: Nach einer Inkubationszeit von 7 bis 28 Tagen kommt es zu katarrhalischen Allgemeinerscheinungen mit Fieber, Kopf- und Gliederschmerzen. Nach deren Abklingen folgt ein fieberfreies Intervall von etwa einer Woche, nach dem bei rund 10% der Infizierten die zweite Phase mit schwerer hochfieberhafter Erkrankung und zerebraler Symptomatik eintritt.
Die klinische Symptomatik der Infektion des ZNS ist in 56% der Fälle eine Meningitis mit Lymphozytose und Eiweißvermehrung im Liquor. 34% der Fälle verlaufen als schwere Meningoenzephalitis mit Bewußtseinstrübung, Zeichen der Pyramidenbahnschädigung, Lähmungen, Tremor, Unruhe der Fazialismuskulatur und ein- oder doppelseitiger Fazialisparese. Selten verläuft die Infektion schubförmig, so daß nach Abklingen primärer neuromuskulärer Ausfallserscheinungen erneut Paresen mit Sensibilitätsstörungen auftreten können [11]. Die schweren Krankheitsverläufe mit myeloradikuloneuritischem Syndrom machen 10% der Erkrankungen mit Lähmungen und sensiblen Ausfällen aus. Bei Kindern werden in erster Linie meningitische Verlaufsformen beobachtet. Meistens ist die Prognose günstig, und innerhalb von wenigen Monaten bilden sich Lähmungen und Sensibilitätsstörungen zurück. Dennoch kommen zerebrale Restschäden vor, und mit einer Letalität ist bei 1 von 100 Erkrankungen zu rechnen [8, 9]. Wenig Beachtung hat bisher das postenzephalitische Syndrom nach FSME gefunden. Kognitive Störungen, Gleichgewichts- und Koordinationsbeschwerden, Kopfschmerzen und Beeinträchtigung des Hörvermögens werden beschrieben [3].

Passive Immunisierung

Präparate

FSME-Immunglobuline werden nach Angabe der Hersteller aus dem Plasma regelmäßig kontrollierter Spender gewonnen, die einen hohen FSME-Antikörpertiter nach aktiver Impfung besitzen. Das Präparat ist auf Wirksamkeit, Sterilität und Pyrogenfreiheit kontrolliert. Der FSME-Antikörpertiter wird mit dem Hämagglutinationshemmungstest gegen ein Referenzplasma auf einen Mindesttiter von 1 : 640 eingestellt. Weiter sind in 1 ml FSME-Immunglobulin enthalten: 100–170 mg Protein mit mindestens 90% Anteil von humanem IgG, Glycin, NaCl, Na-Zitrat, Na-Hydrogenphosphat und Wasser.

Durchführung und Wirksamkeit

Die Schutzrate der postexpositionellen Gabe von FSME-Immunglobulin ist von Kunz et al. [9] mit 60 % angegeben. Die passive präexpositionelle Immunisierung ist im Prinzip möglich. Sie wurde aber fast vollständig von der aktiven Immunisierung verdrängt. Die postexpositionelle Prophylaxe sollte möglichst schnell nach Zeckenbiß vorgenommen werden. Die Dosis beträgt bis zu 48 Stunden nach Zeckenbiß 0,1 ml/kg. Wird erst am dritten oder gar am vierten Tag FSME-Immunglobulin injiziert, so soll die Dosis verdoppelt werden. Nach dem vierten Tag ist keine Schutzwirkung der passiven Immunisierung gegen FSME mehr zu erwarten.
Wegen vereinzelter Berichte über besonders schwere Krankheitsverläufe der FSME nach postexpositioneller Immunglobulingabe bei Kindern ruht die Zulassung für die Anwendung des Immunglobulins für Personen bis 14 Jahren [1].

Aktive Immunisierung

Impfstoffe

Die Impfstoffe enthalten eine Suspension von formalininaktivierten FSME-Viren (1–1,5 μg) aus Zellkulturen mit Aluminiumhydroxid als Adjuvans (1 mg). Bei einem Hersteller ist Thiomersal als Konservierungsstoff und Humanalbumin als Stabilisator beigegeben. Das zur Virusinaktivierung benutzte Formaldehyd und Antibiotika wie Neomycin, Gentamycin oder Chlortetrazyklin sind in Spuren enthalten.

Durchführung

Die Durchführung der Impfung erfolgt durch zwei i.m.-Injektionen mit je 0,5 ml Impfstoff im Abstand von zwei Wochen bis drei Monaten und eine dritte Impfung 9–12 Monate später. Der frühest mögliche Impfschutz ist 14 Tage nach der zweiten Impfung gegeben. Auffrischimpfungen werden vom Hersteller nach jeweils drei bis fünf Jahren empfohlen. Da es sich um die Injektion eines Totimpfstoffes handelt, sind Abstände zu anderen Impfungen nicht vorgeschrieben, und die Impfung kann auch während der Schwangerschaft durchgeführt werden. Neuere Untersuchungen zeigen, daß auch ein Kurzzeitimmunisierungsschema Tag 0, 7, 21 eine ausreichende Immunantwort ergibt [4]. Dieses Kurzzeitimmunisierungsschema sollte in Ausnahmefällen nur dann angewendet werden, wenn der Zeitraum bis zur Exposition, etwa bei kurzfristigen Reisen in Endemiegebiete, das übliche Immunisierungsschema nicht zuläßt.

Wirksamkeit

Der Impfschutz wird – gemessen an der Antikörperkonversion – von den Herstellern nach der zweiten Teilimpfung mit 95 % und nach der dritten Impfung mit nahezu 100 % angegeben.

Nebenwirkungen

Nebenwirkungen werden als lokale Entzündung im Bereich der Injektionsstelle mit Reaktion der regionalen Lymphknoten angegeben. Diese entspricht nach Kunz et al. [8, 9] etwa jenen Lokalreaktionen, die auch durch andere Adsorbatimpfstoffe hervorgerufen werden. Allgemeinreaktionen treten in der Regel nur nach der ersten Impfung auf und wurden von den bisher verwendeten Vakzinechargen unterschiedlich häufig hervorgerufen. Sie bestehen in Fieber, Kopf-, Kreuz-, Gliederschmerzen, Abgeschlagenheit, gelegentlich auch Übelkeit. Kinder sollen davon öfters betroffen sein als Erwachsene. Neuritiden und Neuralgien können in seltenen Fällen durch FSME-Impfung auftreten [2, 5, 12].

Impfindikation

Die dreimalige FSME-Impfung ist in der genannten Dosierung für Menschen indiziert, die sich längere Zeit oder dauernd in den bekannten Endemiegebieten aufhalten.
Nach serologischen Untersuchungen sind Jäger kaum häufiger infiziert als die Durchschnittsbevölkerung der betreffenden Region. Auch vor länger dauernden Urlaubsaufenthalten in solchen Infektionsgebieten mit ständiger Exposition ist die mindestens zweimalige Impfung in mindestens vierwöchigem Abstand empfehlenswert. Die teure passive Immunisierung ist nur für nicht aktiv immunisierte Personen, die älter als 14 Jahre sind, nach stattgehabtem Zeckenbiß in Endemiegebieten in der genannten Dosierung anzuraten. Man bedenke, daß höchstens jede 100. Zecke in den bekannten begrenzten Naturreservaten infiziert ist und daß nur in 10 % von einer solchen Zecke infizierte Personen erkranken.

Nach Empfehlung der Ständigen Impfkommission ist die FSME-Schutzimpfung eine Reiseimpfung und eine Impfung in Sonderfällen. Sie ist Waldarbeitern und Jägern in Naturherdgebieten zu empfehlen. Naturherde gibt es in Österreich, Südosteuropa und in Süddeutschland, zum Beispiel im südlichen Bayerischen Wald in der Gegend um Passau, in den Auen der Donauseitentäler in Bayern, im südlichen Schwarzwald [7] und im Odenwald (Fiedler, unveröffentlichte Daten).

Kontraindikation

Bei akuten fieberhaften Infekten darf die FSME-Impfung nicht verabreicht werden. Bekannte Allergien gegen Bestandteile des Impfstoffes, zum Beispiel Hühnereiweiß und Thiomersal, stellen eine relative Kontraindikation dar.

Literatur

1. Arzneimittelkommission der deutschen Ärzteschaft (1996) Einschränkung des Anwendungsgebietes (Indikation) bei FSME-Immunglobulin. Dtsch. Ärzteblatt 93:B-2080
2. Gold R, Wietholter H, Rihs I, Lower J, Kappos L (1992) Frühsommer-Meningoenzephalitis-Impfung. Indikationen und kritische Beurteilung der Impfkomplikationen. Deutsch Med Wochenschr 117:112–116
3. Haglund M, Günther G Do TBE (tick-borne encephalitis) patients develop a post-encephalitic syndrome – a review of the literature. ellipse, in press
4. Harabacz I, Bock H, Jungst C, Klockmann U, Praus M, Weber R (1992) A randomized phase II study of a new tick-borne encephalitis vaccine using three different doses and two immunization regimens. Vaccine 10:145–50
5. Hofmann H (1995) Muß nach FSME-Impfung mit dem Auftreten neurologischer Störungen gerechnet werden? Wien Klin Wochenschr 107/17:509–515
6. Jäger G, Roggendorf M (1991) Die Frühsommer-Meningo-Enzephalitis in Deutschland. Die gelben Hefte 31:8–13
7. Kaiser R, Kern A, Steinbrecher A, Ornran H, Malzacher V, Kügler D, Kampa D, Batsford S (1996) Zeckenvermittelte Erkrankungen in Baden-Würrtemberg. Münch Med Wochenschr 138:647–652
8. Kunz C, Hofmann H, Heinz F-X, Dippe H (1980) Die Wirksamkeit der Schutzimpfung gegen die Frühsommermeningoenzephalitis. Wien Klin Wochenschr: 92
9. Kunz C, Hofmann H, Knudi M, Mayer K (1981) Zur Wirksamkeit von FSME-Immunglobulin. Wien Klin Wochenschr 93:665–667
10. Roggendorf M, Lenz P, Kaiser R, Jäger G (1995) Epidemiologische Situation der FSME in Bayern und Baden-Württemberg. In: Süss J (Hrsg) Durch Zecken übertragbare Erkrankungen; 3. Potsdamer Symposium. Weller, Schriesheim, 7–19
11. Scheid W (1983) Lehrbuch der Neurologie, 5. Aufl. Thieme, Stuttgart
12. Scholz E, Wiethölter H (1987) Postvakzinale Schwerpunktsneuritis nach prophylaktischer FSME-Impfung. Deutsch Med Wochenschr 112:544–546
13. Süss J, Sinnecker H, Sinnecker R, Berndt D, Zilske E, Dedek G, Apitzsch L (1992) Epidemiology and ecology of tick-borne encephalitis in the eastern part of Germany between 1960 und 1990 and studies on the dynamics of a natural focus of tick-borne encephalitis. Zbl Bakt 277:224–235
14. Treib J, Haass A, Müller-Lantzsch N, Ehrfeld H, Müller-Rheiland D, Woessner R, Holzer G, Schimrigk K (1996) Tick borne encephalitis in the Saarland and the Rhineland-Palatinate. Infection 24:242–245
15. Übersicht (1997) Risikogebiete der Frühsommer-Meningoenzephalitis (FSME) in Europa. Epidemiol Bull 13:87

Borreliosen – Therapie 1998

Uwe Neubert

In Anbetracht der sichtbaren Wirkung von Penizillin und anderen Antibiotika erschien die Behandlung von Erythema migrans (EM) und Acrodermatitis chronica atrophicans (ACA) jahrzehntelang als unproblematisch. Seit der Beschreibung der Lyme-Erkrankung und der Entdeckung ihres Erregers hat sich dies geändert. Wir betrachten die genannten Dermatosen heute nicht mehr als eigenständige Entitäten, sondern verstehen sie als augenfälligste Kennzeichen einer den gesamten Organismus erfassenden Infektionskrankheit. Von dem Dermatologen Walter Hauser war die ACA schon in den fünfziger Jahren als Hautmanifestation einer grundsätzlich systemischen Erkrankung erkannt worden. In seiner 1966 erschienenen Monographie „Acrodermatitis chronica atrophicans (Herxheimer) und Nervensystem" hob Hanns Christian Hopf periphere, im Gegensatz zu den Hautveränderungen manchmal therapieresistente Neuropathien als häufige Begleiterscheinungen einer ACA hervor. Einen grundlegenden Wandel des diagnostischen und therapeutischen Vorgehens hatten diese Erkenntnisse jedoch nicht bewirken können. Angesichts gleichzeitiger oder später folgender Erkrankungen anderer Organe, das heißt eines möglichen „Symptomwechsels" [13], müssen wir heute versuchen, durch unsere Behandlung nicht nur die sichtbaren Hautveränderungen, sondern das systemische Krankheitsgeschehen insgesamt zu beenden [18]. Daß dies nicht immer gelingt und nach jeder Art von antibiotischer Behandlung sogenannte Therapieversager beobachtet werden, zeigen pro- und retrospektiv ausgewertete Therapiestudien ebenso wie zahlreiche Einzelkasuistiken [1, 4, 14, 18, 20, 23, 27, 30, 32, 33].
Als Beispiel sei hier eine 1994 in den USA veröffentlichte retrospektive Verlaufsstudie an antibiotisch behandelten Lyme-Patienten zitiert [27]. Die Autoren verglichen die aktuellen Krankheitssymptome einer Gruppe von 38 durchschnittlich sechs Jahre zuvor wegen einer Lyme-Borreliose behandelter Patienten mit einer hinsichtlich Wohnort, Alter und Geschlecht entsprechenden Kontrollgruppe. Sie fanden eine signifikante Häufung von Arthralgien (61% versus 16%; $p < 0{,}001$), distalen Parästhesien (16% versus 2%, $p = 0{,}03$), Konzentrationsschwächen (16% versus 2%, $p = 0{,}03$), verbalen Gedächtnisstörungen ($p = 0{,}01$) und chronischen Erschöpfungszuständen (26% versus 9%; $p = 0{,}04$) bei den vorbehandelten Lyme-Patienten. Solche von mehr als einem Drittel der Patienten registrierten Folgebeschwerden waren signifikant häufiger, wenn erst nach einer längeren Krankheitsdauer antibiotisch behandelt worden war [27].
Obwohl diese und andere Studien belegen, daß etwa zwei Drittel der mit prinzipiell wirksamen Antibiotika und nach gängigen Richtlinien [10, 13, 18, 26, 33] behandelten Patienten klinische Heilung oder zumindest eine wesentliche und anhaltende Besserung ihrer Beschwerden erfährt, ist die hohe Zahl unzureichend beeinflußter und zu wiederholten Rückfällen neigender Erkrankungen beunruhigend. Hemmend auf therapeutische Fortschritte wirkt sich vor allem aus, daß wir zwar das Ansprechen der entzündlichen *Hautveränderungen* sowohl klinisch-morphologisch als auch histologisch und labordiagnostisch (Kultur, PCR) recht gut verfolgen können, darüber hinaus jedoch keine verläßlichen Kriterien für die Beseitigung oder das Fortbestehen einer Infektion im Gesamtorganismus besitzen. Die wesentliche Information, ob sich noch vermehrungsfähige Erreger in schwer zugänglichem Gewebe wie der Gelenkssynovia oder dem Zentralnervensystem befinden, war bis heute weder mit den wenig sensitiven Methoden des direkten Erregernachweises noch über serologische Parameter zu erlangen. Damit fehlte allen Therapiestudien bislang eine sichere Grundlage für die abschließende Beurteilung. Behandlungsempfehlungen müssen deshalb immer noch als vorläufig und verbesserungsbedürftig betrachtet werden.
Angesichts einer vielgestaltigen und vieldeutigen klinischen Symptomatik besonders in der Spätphase der Lyme-Borreliose und erheblichen diagnostischen Schwierigkeiten haben sich in den letzten Jahren zunächst in den USA, zunehmend aber auch in Europa grundlegende Kontroversen hinsichtlich des therapeutischen Vorgehens bei anhaltenden oder rezidivierenden Beschwerden nach antibiotischen Behandlungen entwickelt. Diese oft nur unzulänglich objektivierbaren Langzeitfolgen einer Lyme-Erkrankung beunruhigen natürlich in erster Linie die

betroffenen Patienten selbst. Häufig werden diese über Selbsthilfegruppen und Veröffentlichungen in verschiedenen Medien auf mögliche Zusammenhänge zwischen ihren Beschwerden und einer unerkannten oder unzulänglich behandelten Lyme-Borreliose aufmerksam gemacht. Damit müssen aber auch wir uns als um Rat und Behandlung gebetene Ärzte in wachsendem Maße mit schwierigen, unser Fachgebiet oft überschreitenden Fragestellungen auseinandersetzen. Unterschiedliche pathogenetische Vorstellungen verdeutlichen die Termini, mit denen nach Behandlung einer Lyme-Borreliose verbleibende chronisch-rezidivierende Beschwerden belegt werden. Die derzeit noch vorherrschende Ansicht ist, daß hier lediglich ein postinfektiöses, vermutlich auf irreversiblen Gewebsschädigungen oder auch auf Autoimmunprozessen beruhendes *Post-Lyme-Syndrom* vorliege. Im Hinblick auf die jeweils vorherrschende Symptomatik werden für dieses auch die unzulänglich definierten und in pathogenetischer Hinsicht ungeklärten Begriffe *Chronisches Erschöpfungssyndrom* („chronic fatigue syndrome") und *Fibromyalgie-Syndrom* verwendet. In einem bisher unentschiedenen Glaubensstreit nehmen andere Kollegen an, daß bei solchen Patienten eine persistierende Borrelieninfektion (angloamerikanisches Synonym: „chronic lyme borreliosis") bestehe und die Patienten langdauernder, gegebenenfalls auch mehrfach wiederholter Behandlungen bis zum endgültigen Verschwinden der Symptomatik bedürften. Im Bewußtsein, daß zahlreiche Fragen zum pathogenetischen Verlauf der Lyme-Borreliose heute noch ungeklärt sind, möchte ich im folgenden die durch experimentelle und therapeutische Studien bislang erarbeiteten Grundlagen für eine rationale antibiotische Behandlung der Lyme-Borreliose erörtern.

Hauptteil

Testungen von Antibiotika *in vitro* und *in vivo*

Die Isolierung und Kultivierung des später als *Borrelia burgdorferi* (sensu stricto) bezeichneten Erregers in einer speziellen Nährlösung (*Barbour-Stoenner-Kelly, BSK* - Medium) machte es seit Anfang der 80er Jahre möglich, die Antibiotikaempfindlichkeit dieser durch Schildzecken übertragenen Spirochäten *in vitro* (in der Kultur) und *in vivo* (in Tierversuchen) zu untersuchen. Wenn man die Ergebnisse solcher Prüfungen vergleicht, ist jedoch zu berücksichtigen, daß allgemein verbindliche Standardmethoden für Testungen an Borrelien bisher nicht vorliegen. Abgesehen von der begrenzten Anzahl überhaupt verfügbarer Isolate humanpathogener Borrelien erschweren vor allem deren lange, zwischen etwa 8 und 33 Stunden variierende Generationszeiten verläßliche Interpretationen der Testresultate. Durch mehrtägige Inkubationen in den antibiotikahaltigen Medien kann es zu Konzentrationsverlusten der Antibiotika kommen. Manche Wirkstoffe, so z. B. Cotrimoxazol, werden auch durch Bestandteile des komplex zusammengesetzten BSK-Mediums inaktiviert und daher hinsichtlich ihrer Wirksamkeit falsch beurteilt [24]. In ersten Untersuchungen wurde auch die Stabilität und damit Aktivität des Penizillins im Verlauf mehrtägiger Inkubationszeiten überschätzt. Irrtümlich wurden deshalb sowohl Penizillin als auch Cotrimoxazol von einigen Untersuchern als schlecht oder gar vollkommen unwirksam gegen *Borrelia burgdorferi* bezeichnet. Daß Penizillin in therapeutisch erreichbaren Konzentrationen bakterizid auf *Borrelia burgdorferi* wirkt, läßt sich jedoch ultramorphologisch eindrucksvoll demonstrieren. Bei Penizillin-G-Konzentrationen ab 1 mg/l zeigt *Borrelia burgdorferi* eine irreversible Zytolyse (Abb. 1) [28].

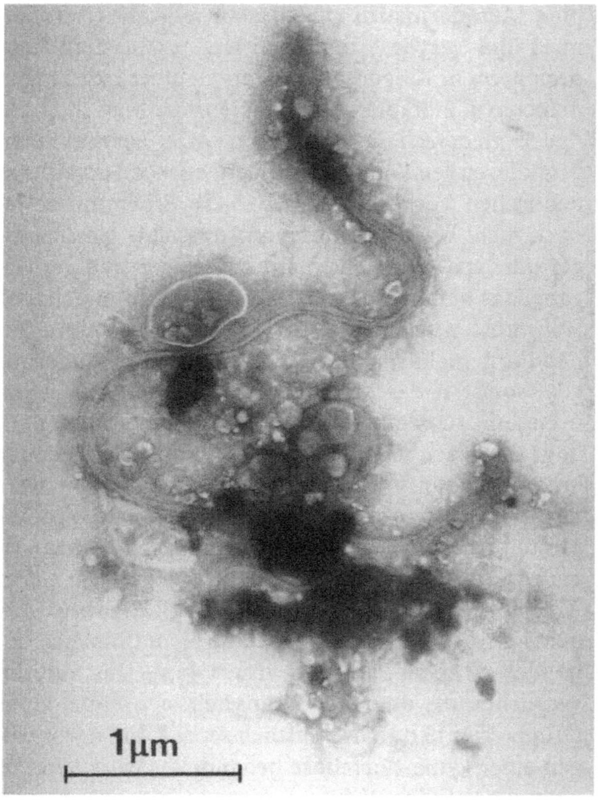

Abb. 1. Ultramorphologische Veränderungen von *Borrelia burgdorferi* nach Einwirkung von Penizillin G (1 mg/l). Ausgeprägte Zytolyse mit Fragmentierung des Protoplasmazylinders bei erhaltener Flagellenstruktur. Negativkontrastfärbung mit Phosphorwolframsäure. (Vergrößerung 24.000 : 1; aus [28])

Erhebliche Unterschiede in der Empfindlichkeit gegenüber antibiotischen Standardtherapeutika, wie wir sie auch von anderen humanpathogenen Bakterien kennen, können wir nicht nur zwischen einzelnen Borrelienisolaten, sondern auch generell zwischen den drei Subspezies *Borrelia burgdorferi* sensu stricto, *Borrelia afzelii* und *Borrelia garinii* feststellen [9, 22]. Dies mag für den Erfolg oder Mißerfolg einer Therapie wesentlicher sein als bisher angenommen wurde. Da die Interaktionen zwischen Erreger und Antibiotikum in lebenden Organismen wesentlich komplexeren Einflüssen unterliegen als in einem vergleichsweise simplen Testmedium, hat man die Testungen *in vitro* bald durch Tierversuche ergänzt. Bei solchen Versuchen sollten sinnvollerweise Dosierung und Applikationsweise der Antibiotika ihren pharmakokinetischen Eigenschaften und dem bei Patienten üblichen Vorgehen entsprechen. Nicht immer wurde dies beachtet. So konnte beispielsweise bei Versuchstieren durch nur eine einzige tägliche Injektion von Penizillin G kein kontinuierlicher Wirkspiegel des Antibiotikums erreicht werden. Dies beeinträchtigte die therapeutische Wirksamkeit und führte zu der klinischen Erfahrungen widersprechenden Auffassung, Penizillin sei gegenüber *Borrelia burgdorferi* nahezu unwirksam. Auch bei den *in vivo* prinzipiell effektiven Antibiotika fällt auf, daß bei 100% der behandelten Versuchstiere kurativ wirksame Dosen, bezogen auf das Körpergewicht, meist deutlich höher liegen als zur Therapie beim Menschen empfohlene Dosierungen. Hinzu kommt, daß nahezu alle Studien an kurz zuvor infizierten Versuchstieren, also in der therapeutisch problemloseren Frühphase vorgenommen wurden.

Man muß sich daher fragen, ob die bislang zur Behandlung der Lyme-Borreliose verwendeten Antibiotikadosen zur Beseitigung der Erreger in allen Stadien der Lyme-Borreliose ausreichen oder ob gegebenenfalls eine Dosissteigerung notwendig und vertretbar ist. Hierfür sprechen auch experimentelle Studien. Sie zeigen, daß niedrige Antibiotikakonzentrationen die Bildung resistenter Dauerformen von *Borrelia burgdorferi* induzieren und damit höchstwahrscheinlich die Entwicklung persistierender Infektionen begünstigen können [11, 21, 22, 28, 29] (Abb. 2). Da wir mit einer frühzeitigen Aussaat des Erregers in das Zentralnervensystem rechnen müssen [4] und die meisten Antibiotika hier nur einen Bruchteil ihrer Serumkonzentrationen erreichen, erscheint es schon bei der Behandlung des Erythema migrans oder des Borrelienlymphozytoms, mithin in der Frühphase der Lyme-Borreliose, als wesentlich, hohe Antibiotikakonzentrationen in kritischen Zielorganen wie Hirngewebe und der Gelenksynovia zu erreichen. Es ist anzunehmen, daß Entzündungen und thrombotische Verschlüsse der kapillaren Gefäße in den chronisch infizierten Geweben die Antibiotikaspiegel zusätzlich herabsetzen können. Dies wird sich vor allem in bradytrophem Gewebe mit geringen Kapillarreserven auswirken [13]. Umstritten ist, inwieweit neben den *Gewebekonzentrationen* eines Antibiotikums auch seine *Zellgängigkeit* für die Wirksamkeit entscheidend ist. Nicht eindeutig konnte geklärt werden, ob *Borrelia burgdorferi* über längere Zeit intrazellulär, z. B. in Makrophagen, Endothelzellen [15] oder Fibroblasten [7] persistieren und vermehrungsfähig bleiben kann. Geht man von dieser Möglichkeit aus, so wäre eine Behandlung mit lipophilen und damit auch zellgängigen Antibiotika, insbesondere also Tetrazyklinen und Makroliden der Anwendung lipidunlöslicher, vorzüglich in der interstitiellen Flüssigkeit angereicherter Antibiotika (Penizilline, Cepha-

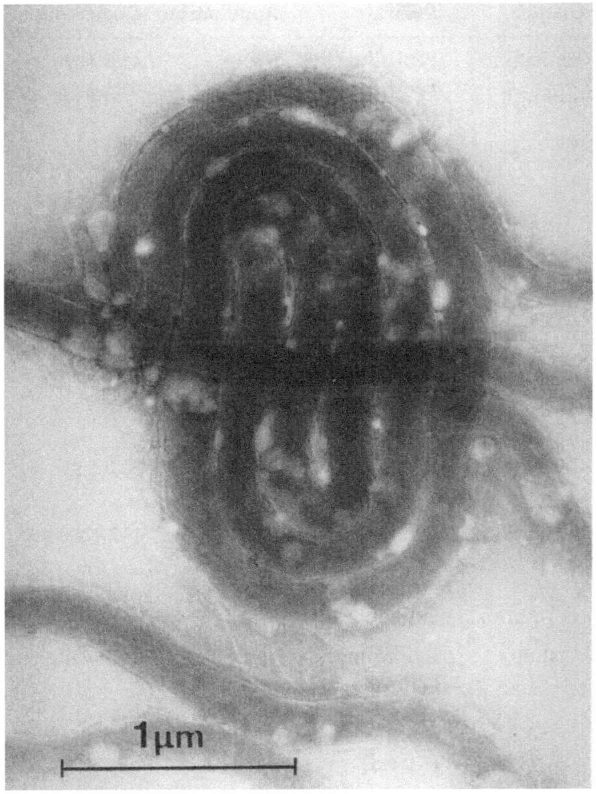

Abb. 2. Formwandel von *Borrelia burgdorferi* unter Einwirkung einer niedrigen Penizillinkonzentration (0,125 mg/l). Eingerollte Spirochäte als Ausgangsform einer Sphäroplastenstruktur. Negativkontrastfärbung mit Phosphorwolframsäure. (Vergrößerung 31.900 : 1; aus [28])

losporine) vorzuziehen. Andererseits deuteten weder Tierversuche noch Therapiestudien am Menschen auf eine grundsätzliche Überlegenheit der erwähnten intrazellulär wirksamen Substanzgruppen im Vergleich zu Betalaktamantibiotika hin.

Therapeutisch verwendete Antibiotika, Dosierung, Wirksamkeit und Nebenwirkungen

Ausgehend von den Ergebnissen aus Testungen *in vitro*, Tierversuchen und Therapiestudien an menschlichen Probanden kann *Borrelia burgdorferi* (sensu lato) als prinzipiell empfindlich gegenüber drei Hauptgruppen von Antibiotika angesehen werden: Den Betalaktamantibiotika einschließlich Penizillinen und Cephalosporinen, den Tetrazyklinen einschließlich Minozyklin und Doxyzyklin und, mit Einschränkungen, den Makroliden (Tabelle 1). Resistent ist *Borrelia burgdorferi* sensu lato gegen Aminoglykoside und Rifampicin. Unzureichend wirksam in vertretbaren Dosierungen sind die Quinolone (Gyrasehemmer) und die Wirkstoffkombination Trimethoprim – Sulfamethoxazol (Cotrimoxazol).

Tabelle 1. Prinzipiell wirksame Antibiotika

Gruppe	Derivate	Applikation	Dosierung
Penizilline	Penizillin G	i. v.	4×5 MioE
	PenizillinV (Megacillin)	p. o.	3×1 g
	Propicillin (Baycillin)	p. o.	3×1 g
	Amoxicillin (Amoxypen)	p. o.	3×0,5–1 g
Cephalosporine	Cefuroxim (Elobact, Zinnat)	p. o.	2×0,5 g
	Cefotaxim (Claforan)	i. v.	2×3 g
	Ceftriaxon (Rocephin)	i. v.	1×2 g
Carbapeneme	Imipenem (Zienam)	i. v.	3×0,5 g
Tetrazykline	Doxyzyklin (Vibramycin)	p. o.	1–2×200 mg
	Minozyklin (Klinomycin)	p. o.	2×100 mg
Azalide	Azithromycin (Zithromax)	p. o. Intervalltherapie	1×500 mg
	Clarithromycin (Klacid)	p. o.	2×250 mg

Ungenügend oder unzuverlässig wirkende Antibiotika
- Erythromycin
- Roxithromycin
- Quinolone
- Cotrimoxazol

Bevorzugtes *Penizillin* bei oraler Medikation ist heute das *Amoxicillin.* Dieses Aminobenzyl- penizillin wird nach oraler Gabe auch bei gleichzeitiger Nahrungsaufnahme fast vollständig resorbiert. Intestinale Störungen (Brechreiz, Übelkeit, Durchfälle) treten deshalb auch seltener als bei dem älteren Ampicillin auf. Die Dosierung sollte in Abhängigkeit vom Körpergewicht 1,5–3 g, bei Kleinkindern 50 mg/kg Körpergewicht täglich verteilt auf drei Einzelgaben betragen. Als Kontraindikationen für die Amoxicillingabe gelten Penizillinallergie, infektiöse Mononukleose und chronische lymphatische Leukämie. Bei diesen Erkrankungen muß bei über 50 % der behandelten Patienten mit dem Auftreten von Exanthemen gerechnet werden. Phenoxypenizilline (Propizillin, Penizillin V) sind zur oralen Medikation weniger geeignet, da die Resorptionsrate nur etwa 50 % beträgt und durch gleichzeitige Nahrungsaufnahme zusätzlich beeinträchtigt wird. Penizillin G (Benzylpenizillin) wird wegen seiner Säureinstabilität nur parenteral verabfolgt. Bei guter Penetration in die Haut und die Synovialflüssigkeit ist die Diffusion in Muskulatur, Knochen, Nerven- und Hirngewebe sowie das Kammerwasser des Auges jedoch gering. Dies gilt ebenso für die Liquorgängigkeit bei nichtentzündeten Hirnhäuten, also z. B. bei chronischer Lyme-Enzephalopathie. Wegen rasch abfallender Blutspiegel müssen intravenöse Infusionen von je 3 bis 10 Millionen I.E. mindestens viermal in 24 Stunden erfolgen [26].

Als Alternativen zu den erwähnten Penizillinen, z. B. bei Penizillinallergie, kommen die *Cephalosporine Cefuroxim-Axetil* (2×0,5 g täglich p.o.), *Cefotaxim* (2×3 g täglich i.v.) und *Ceftriaxon* (1×2 g täglich i.v.) in Betracht. Ceftriaxon ist wegen seiner langen Halbwertzeit auch zur ambulanten parenteralen Therapie (intravenöse Kurzinfusion von 2 g einmal täglich) geeignet. Es erreicht bei annähernd gleicher Wirksamkeit signifikant höhere Serum- und Liquorkonzentrationen als Cefotaxim. Beide Cephalosporine sollten nicht im ersten Trimenon der Schwangerschaft gegeben werden.

Eine mögliche Nebenwirkung bei langdauernder Ceftriaxontherapie ist die Ansammlung von Ceftriaxon-Kalksalzen in der Gallenblase (*Pseudocholelithiasis*). Eine Operationsindikation stellt dies nicht dar, da sich die Konkremente zwischen 10 und 60 Tagen nach Therapieende spontan auflösen. Neben meist durch symptomatische Behandlung beherrschbaren Durchfällen können unter einer Cephalosporintherapie in etwa 1–4% allergische Reaktionen (Fieber, Exantheme, selten anaphylaktischer Schock) auftreten. Wiederholt haben wir auch bei Blutbildkontrollen während einer Ceftriaxontherapie Neutropenien beobachtet, die sich jedoch nach Absetzen der Medikation zurückbildeten.

Die *Tetrazykline* wirken durch Hemmung der Proteinsynthese in der Bakterienzelle bakteriostatisch sowohl auf extra- als auch auf intrazellulär gelagerte Keime. Sie haben damit den Vorteil, auch auf den intrazellulären bakteriellen Erreger der *humanen granulozytären Ehrlichiose* zu wirken. Wie häufig diese ebenfalls durch Schildzecken übertragene Infektionskrankheit bei uns auftritt, ist noch Gegenstand epidemiologischer Untersuchungen. Die *humane granulozytäre Ehrlichiose* manifestiert sich gewöhnlich mit akuten Fieberzuständen, Kopf- und Muskelschmerzen. Kennzeichnende Laborparameter sind Leuko- und Thrombozytopenie sowie ein Anstieg der Serumtransaminasen. Die Diagnose kann durch färberischen Nachweis intragranulozytär gelagerter Einschlußkörperchen und serologisch gesichert werden [34].

Abgesehen von ihrer antibakteriellen Wirkung werden Tetrazyklinen, insbesondere Minozyklin und Doxyzyklin, immunmodulierende und antiinflammatorische Eigenschaften zugeschrieben.

Zur Behandlung der Lyme-Borreliose könnten grundsätzlich alle Tetrazykline eingesetzt werden. Die älteren Derivate Tetrazyklin und Oxytetrazyklin kommen aber wegen zu geringer Resorptionsraten (30–40%) kaum mehr in Betracht. Doxyzyklin wird zu 75%, Minozyklin nahezu vollständig resorbiert. Bei grundsätzlich guter Lipidlöslichkeit und Gewebediffusion beider Tetrazykline ist die Liquorgängigkeit von Minozyklin mit 20–40% der Serumkonzentrationen deutlich besser als die von Doxyzyklin (1% bis maximal 10% der Serumwerte; [26]).

Mit höheren Liquorkonzentrationen ist bei akuter Meningitis, das heißt hier im Falle einer akuten Neuroborreliose (Bannwarth-Syndrom) zu rechnen.

Unter den möglichen Nebenwirkungen einer Tetrazyklintherapie ist vor allem eine Photosensibilisierung (Ödeme und Erytheme an den UV-exponierten Hautpartien) zu beachten. Sehr selten tritt eine reversible intrakranielle Drucksteigerung mit starken Kopfschmerzen und Sehstörungen auf. Zentrale Schwindelerscheinungen, gelegentlich verbunden mit Übelkeit und Benommenheit, können besonders zu Beginn einer Minozyklinbehandlung auftreten und zu einer Unterbrechung der Therapie zwingen.

Zu beachten ist außerdem, daß mehrfach über das Auftreten schwerer Nebenwirkungen (serumkrankheitsartige Reaktionen, Hypersensitivitätssyndrome, medikamentös ausgelöster Lupus erythematodes) unter Langzeitbehandlungen mit Minozyklin berichtet wurde [12].

Die Resorption von Tetrazyklinen wird durch die gleichzeitige Einnahme von Milchprodukten, Kalzium oder Magnesium beeinträchtigt. Kontraindiziert sind Tetrazykline bei Gravidität und wegen möglicher Gelbfärbung der Zähne bei Kindern bis zum Alter von sieben Jahren. Interaktionen (Wirkungssteigerungen) sind bei gleichzeitiger Gabe von Digoxin, Antikoagulantien, oralen Antidiabetika und Cyclosporin A zu berücksichtigen. Richtwerte für die Dosierung sind 200 bis maximal 400 mg p.o. täglich bei Doxyzyklin und 2×100 mg täglich bei einer Initialdosis von 200 mg (entsprechend 4 mg/kg KG) bei Minozyklin.

Der Einsatz von *Makroliden*, insbesondere der von *Erythromycin* und *Roxithromycin* kann wegen unzuverlässiger Wirkung (in Tierversuchen und Therapiestudien) nur in Ausnahmefällen, wie Penizillin- und Cephalosporinallergie bei Kindern oder in der Schwangerschaft, als Alternative empfohlen werden. Inwieweit diese Einschränkung auch für die Azalide Clarithromycin und Azithromycin gilt, läßt sich aus den widersprüchlichen Ergebnissen von Therapiestudien mit kleinen Fallzahlen noch nicht endgültig beurteilen.

Therapiestudien

Weber faßte 1994 die Behandlungsergebnisse aus acht randomisierten Behandlungsstudien an insgesamt 786 Patienten mit früher Lyme-Borreliose zusammen [33]. Nach Abschluß der Behandlungen waren schwerwiegende Erkrankungen des Nervensystems bei durchschnittlich 1,2%, Gelenkentzündungen bei 1% aller Patienten registriert worden. Am häufigsten, nämlich bei 14% der Patienten, registrierten Steere et al. [30] anhaltende oder auch neu auftretende Krankheitserscheinungen nach 10tägiger oraler Behandlung mit Erythromycin. Wesentlich häufiger jedoch blieben als weniger gravierend betrachtete Beschwerden wie rezidivierende Gelenk- oder Kopfschmerzen, Konzentrations- und Merkfähigkeitsstörungen zurück, meist verbunden mit chronischer Abgeschlagenheit und rascher Erschöpfbarkeit. Derartige Folgesymptome traten nach oralen Behandlungen mit Penizillin V (25% der Patienten), Azithromycin (23%), Ceftriaxon

(15%), Cefuroxim-Axetil (14%), Amoxicillin (11%) und Doxyzyklin (10%) auf [33]. Es wäre allerdings nicht korrekt, aus der prozentualen Häufigkeit solcher fraglichen Therapieversager eine generelle Rangordnung der Wirksamkeit abzuleiten. Dies ist insofern unzulässig, als sich die Behandlungen nicht nur in ihrer Dauer, sondern auch im Hinblick auf Dosierung und Applikationsweise der Antibiotika deutlich unterscheiden.

Wir müssen uns jedoch fragen, welche Gründe es haben kann, daß 10–25% der antibiotisch behandelten Patienten über Beschwerden klagen, die sie vor ihrer Lyme-Erkrankung nicht kannten und durch die sie sich in ihrer Lebensqualität und Arbeitsfähigkeit mehr oder weniger stark beeinträchtigt fühlen. Auf einen unzureichenden Behandlungserfolg bei Erythema migrans oder Acrodermatitis chronica atrophicans können die in Tabelle 3 aufgeführten Kriterien hindeuten. Entsprechendes gilt für das seltenere, vor allem nach Zeckenstichen an Ohrmuscheln, Brustwarzen und Skrotalhaut auftretende Borrelienlymphozytom.

Kontroversen

Behandlungsdauer

Nach wie vor ungeklärt und strittig ist die für eine Ausheilung der Lyme-Borreliose notwendige Dauer einer antibiotischen Behandlung. Grundsätzlich sollte sie Symptomfreiheit anstreben und sich an den für andere humanpathogene Erreger mit langen Generationszeiten wie *Treponema pallidum* oder Mykobakterien üblichen Zeiträumen orientieren (Tabelle 2). Allgemein wird angenommen, daß späte Manifestationen der Lyme-Borreliose länger behandelt werden müssen. Begründet wird dies mit klinischen Erfahrungen und den wahrscheinlich bei zunehmender Krankheitsdauer verlängerten Generationszeiten der Borrelien. Ein weiteres verbreitetes Postulat lautet, gravierende Spätmanifestationen an inneren Organen wie Herz, Gelenken und zentralem Nervensystem seien vorzugsweise parenteral zu behandeln. Man hofft, auf diese Weise zuverlässiger als durch orale Therapie anhaltend hohe Gewebespiegel des Antibiotikums erzielen zu können. Unklar bleibt bei diesem Konzept, weshalb dieses Ziel in der Frühphase der Erkrankung weniger wesentlich sein sollte. Wegen der in den Spätstadien besonders unsicher erscheinenden Heilungskriterien wurden bisher nur wenige prospektive Studien der Behandlung später Manifestationen wie Lyme-Arthritis, Acrodermatitis chronica atrophicans, Lyme-Enzephalopathie und chronische periphere Neuropathien gewidmet. Die Autoren einiger jüngst erschienener Therapiestudien gelangen übereinstimmend zu dem Resümee, daß für die antibiotische Behandlung sowohl in der Früh- als auch in der Spätphase der Lyme-Borreliose die Behandlungsdauer wesentlicher sei als Art und Applikationsweise des jeweiligen Antibiotikums.

Tabelle 2. Behandlungsdauer

Frühphase	≥ 3 Wochen
Spätphase	≥ 4 Wochen

Tabelle 3. Hinweise auf ein Therapieversagen

Erythema migrans
(≥ 3 Monate nach Therapieende)
- Persistenz oder Rezidiv des Erythema migrans
- Andauern oder Entwicklung extrakutaner Symptomatik
- Nachweis von *Borrelia burgdorferi* (Kultur oder PCR)
- Signifikanter und anhaltender Anstieg der Antikörpertiter

Acrodermatitis chronica atrophicans
(≥ 6 Monate nach Therapieende)
- Anhaltende Rötung und Schwellung
- Persistierende zelluläre Infiltrate
- Andauern extrakutaner Symptomatik
- Nachweis von *Borrelia burgdorferi* (Kultur oder PCR)
- Persistenz oder Anstieg eines hohen Antikörpertiters

Dattwyler et al. verglichen in einer randomisierten multizentrischen Studie an 140 Patienten mit akuter disseminierter Lyme-Borreliose eine 14tägige parenterale Behandlung mit Ceftriaxon (2 g i.v. täglich) mit einer dreiwöchigen peroralen Behandlung mit Doxyzyklin 2×100 mg peroral täglich [4]. Anhand von Kontrollen 3, 6 und 9 Monate nach Therapie verzeichneten die Autoren zunächst zwar hohe klinische Heilungsraten sowohl mit Ceftriaxon (85%) als auch mit Doxyzyklin (88%), registrierten aber anläßlich der letzten Nachuntersuchungen verbleibende Restsymptome, vorwiegend Arthralgien, signifikant häufiger bei den mit Ceftriaxon als bei den mit Doxyzyklin behandelten Patienten (27% versus 14%; $p \leq 0{,}05$). Obwohl die Autoren unter den möglichen Ursachen der als „minor residual symptoms" bezeichneten Beschwerden auch eine fortbestehende Infektion erwägen, attestieren sie dennoch auch diesen Patienten eine klinische Heilung („clinical cure"). Da sie jedoch die Kriterien für die von ihnen postulierte klinische Heilung nicht definieren, fällt es mir schwer, dieser offensichtlich widersprüchlichen Argumentation zu folgen.

Ebenfalls der Behandlung des Erythema migrans, also der Frühphase der Lyme-Borreliose, gewidmet

ist eine multizentrische, randomisierte Doppelblindstudie von Luft et al. [14]. Verglichen wurde eine 20tägige Behandlung mit 3×500 mg Amoxicilin peroral täglich gegenüber einer siebentägigen Behandlung mit Azithromycin 1×500 mg täglich und Gabe eines Plazebopräparates bis zum 20. Tag. Von dem 246 Patienten umfassenden Ausgangskollektiv waren unmittelbar nach Therapieende 88% der mit Amoxicillin behandelten, aber nur 76% der mit Azithromycin behandelten Patienten symptomfrei ($p = 0{,}024$). Bei den letztgenannten Patienten wurden auch anläßlich einer letzten Kontrolluntersuchung sechs Monate später Rückfälle der Erkrankung häufiger als bei den 20 Tage mit Amoxicillin behandelten Patienten festgestellt (16% versus 4%; $p = 0{,}005$).
Einige in den letzten Jahren veröffentlichte vergleichende Untersuchungen zur Behandlung der Spätmanifestationen der Lyme-Borreliose (Lyme-Arthritis, Acrodermatitis chronica atrophicans) lassen ebenfalls den Schluß zu, daß eine orale oder parenterale dreiwöchige, bei Spätmanifestationen mindestens vierwöchige Langzeitbehandlung auch mit herkömmlichen Standardantibiotika wie Doxyzyklin oder Amoxicillin zu besseren Gesamtergebnissen führt als kurzdauernde, also nur 7- bis 14tägige Behandlungen mit den in vitro hochwirksamen Alternativen Ceftriaxon oder Azithromycin [1, 30]. Steere et al. weisen darauf hin, daß Arthritispatienten nach 30tägiger Behandlung einer Lyme-Arthritis mit 4×500 mg Amoxicillin und Probenecid peroral häufiger eine spätere Neuroborreliose entwickelten als die ebenfalls 30 Tage mit 2×100 mg Doxyzyklin peroral täglich behandelten Patienten. Sechzehn an Lyme-Arthritis leidende Patienten, bei denen eine Behandlung mit oralen Antibiotika oder eine parenterale Penizillinbehandlung versagt hatte, sprachen auch auf eine 14tägige Ceftriaxonbehandlung nicht an. Bei den therapieresistenten Arthritispatienten fanden die Autoren gehäuft eine Seroreaktivität gegen das äußere Membranprotein A (OspA) sowie das Histokompatibilitätsantigen HLA-DR4 [30].
Wahlberg et al. erzielten einen Behandlungserfolg mit einer 14tägigen Ceftriaxontherapie bei nur 4 von 13 Patienten mit später Lyme-Borreliose. Wenn dagegen die Patienten im Anschluß an die zweiwöchige Ceftriaxonbehandlung eine 100tägige orale Behandlung mit Amoxicillin oder Cefadroxil erhielten, wurden ihren Angaben zufolge Ansprechraten zwischen 80–90% erreicht. Die Autoren beobachteten einen signifikanten Abfall der IgG-Antikörpertiter gegen *Borrelia burgdorferi* auf 30% oder weniger der Ausgangswerte 6 bis 12 Monate nach klinisch erfolgreicher Behandlung [32].

Therapieversager und Erregerpersistenz

Falls sich die antibiotische Behandlung einer vermuteten Lyme-Borreliose als wirkungslos erweist, sollten als mögliche Gründe auch eine primäre Fehldiagnose sowie bei oraler Medikation eine mangelnde „Compliance" des Patienten erwogen werden. Daß, abgesehen von diesen naheliegenden Fehlerquellen, die pathogenetischen Hintergründe unzulänglicher Behandlungserfolge höchst unterschiedlich interpretiert werden, wurde bereits angesprochen. Die Schwierigkeiten, verbesserte Richtlinien zur Behandlung der Lyme-Borreliose zu entwickeln, hängen mit der eklatanten diagnostischen Unsicherheit zusammen. Bisher stand uns keine absolut verläßliche Methode zur Verfügung, eine floride Infektion durch virulente vermehrungsfähige Borrelien nachzuweisen, geschweige denn deren Ausheilung nach Antibiose durch klinische oder mikrobiologische Parameter zu sichern. Zahlreiche experimentelle Studien deuten auf eine bemerkenswerte Wandlungs- und Überlebensfähigkeit der Borrelien in einem für sie ungünstigen Milieu hin. Die extreme Anpassungsfähigkeit dieser auch in der freien Natur sehr wechselnden Bedingungen unterworfenen Umweltkeime läßt sich eindrucksvoll durch die Entwicklung zystischer und anderer Dauerformen in einem für die Entwicklung beweglicher Spirochäten ungünstigen Milieu demonstrieren, so z. B. auch bei Einwirkung unzureichender Konzentrationen von Penizillin oder anderen Antibiotika [2, 11, 17, 20, 21, 28, 29] (Abb. 2).
Auf vielfältige Abwehr- und Überlebensstrategien von *Borrelia burgdorferi* deuten etliche experimentelle Arbeiten hin. Einige der möglichen Abwehrmechanismen des Erregers werden in Tabelle 4 aufgeführt. Daß spezifische Bindungen der Bakterien an extrazelluläre Matrixproteine wie Kollagen, Fibrinogen und Fibronektin [19] die Antibiotikaempfindlichkeit drastisch reduzieren können, wurde am Bei-

Tabelle 4. Abwehrstrategien von *Borrelia burgdorferi* sensu lato

- Bindung an extrazelluläre Matrixproteine [19]
- Bindung an eukaryote Zellen [7]
- Intrazelluläre Lokalisation [15]
- Entwicklung von atypischen Dauerformen [unbewegliche Spindel- und Zystenformen sowie zellwanddefekte Sphäroplast-L-Formen; [2, 11, 17, 20, 21, 28, 29]
- Antigendrift?
- Resistenzentwicklung?

spiel von *Staphylococcus aureus* bereits überzeugend nachgewiesen [3].
Georgilis et al. zeigten, daß Borrelien in einer Fibroblastenkultur die Einwirkung von Ceftriaxon überleben können. Wie bereits erwähnt, sind auch in Endothelzellen verborgene Borrelien [15] für Betalaktamantibiotika nicht erreichbar. Kürzlich veröffentlichte Studien zeigen, daß aus unbeweglichen, vermutlich energiesparenden Überlebensformen des Erregers, die aufgrund ihrer atypischen Morphe auch in eigenen frühen Untersuchungen nicht als Borrelien identifiziert wurden (Abb. 3 in [17]), unter optimalen Kulturbedingungen wieder typische, spiralig gewundene, bewegliche, in kurzen Generationszeiten lebhaft sich teilende Borrelien hervorgehen können [2, 20]. Falls die kürzlich veröffentlichten überraschenden und zunächst fast unglaubhaft erscheinenden Anzüchtungserfolge aus dem Blut chronisch erkrankter und massiv antibiotisch vorbehandelter Lyme-Patienten, wie sie von Phillips et al. vorgelegt wurden [20], von anderen Untersuchern bestätigt werden können, hätten wir damit erstmals eine solide Grundlage nicht nur für unsere Diagnostik, sondern gleichzeitig auch für Indikationsstellung und Erfolgskontrollen unserer Behandlung gewonnen.

Therapieempfehlungen

Eine „*therapia magna sterilisans*" für die Lyme-Borreliose wurde noch nicht gefunden. Obwohl wir optimale Therapeutika auch für andere Krankheiten noch nicht besitzen, erscheint es besonders unbefriedigend, daß wir trotz eines immer reichhaltigeren Angebots antibakterieller Wirkstoffe noch kein einfaches Rezept gefunden haben, Mikroben zu eliminieren, die das Gleichgewicht unseres Organismus stören. Leichter fällt es uns zu verstehen, daß genetisch angelegte Erkrankungen schwer zu beeinflussen sind. Daß angelegte Fehlregulationen des Immunsystems auch die Entwicklung und den Verlauf von Infektionen wesentlich beeinflussen, ist zwar immer deutlicher geworden, wirkt sich aber erst allmählich auf unser therapeutisches Vorgehen aus.
Abgesehen von den hier wiedergegebenen Behandlungshinweisen können derzeit als verbindlich geltende Therapierichtlinien [10, 13, 18, 26] sowie umfassende und detaillierte Recherchen zu Therapiestudien dem Literaturverzeichnis entnommen werden [1, 4, 5, 14, 30, 32, 33].
Ratschläge zur Verhinderung von Zeckenstichen vermittelt die Tabelle 5 [18].
Neue Daten zum Risiko einer Erregerübertragung

Tabelle 5. Prävention von Zeckenstichen

Aufenthalt in Unterholz und hohem Gras vermeiden
Kein Körperkontakt mit Hunden und Katzen
Helle Schutzkleidung im Freien
Auftragen von Repellentien: Diethyltoluamid (Autan, Systralin)
Absuchen von Schuhen, Kleidung und Haut nach Zecken

durch Zeckenstich liefert eine jüngst erschienene epidemiologische Studie aus Südwestdeutschland [16]. Sorgfältige Nachuntersuchungen an 730 von Zecken gestochenen Personen ließen auf eine Übertragung von *Borrelia burgdorferi* sensu lato auf insgesamt 19 Patienten (2,6%) schließen. Der Erreger wurde durch Polymerasekettenreaktion in 84 (11,3%) der Zecken nachgewiesen. Die Übertragung erfolgte auf 16 (26,7%) von 60 Personen, die zuvor seronegativ waren und nach dem Stich einer infizierten Zecke nachbeobachtet wurden. Die Autoren empfehlen, in Endemiegebieten alle von gestochenen Personen entfernten Zecken auf das Vorhandensein des Erregers zu prüfen und gegebenenfalls eine prophylaktische antibiotische Behandlung durchzuführen.
Vakzinen auf der Basis von rekombinanten äußerem Membranprotein A (OspA) wurden in den USA bereits erfolgreich erprobt [25, 31]. In Europa muß wegen der Heterogenität der bei uns verbreiteten Erreger noch einige Zeit auf einen Impfstoff gewartet werden.
Wegen der unerwartet häufigen Fehlschläge jeder Art von antibiotischer Therapie sind zahlreiche alternative Behandlungsmethoden beschrieben worden. Sie reichen von dem verzweifelten Versuch eines Patienten, sich durch eine Infektion mit Malariaerregern von seiner chronischen Lyme-Borreliose zu befreien, einer riskanten Therapie, wie sie der Nobelpreisträger Wagner von Jauregg einst bei Patienten mit syphilitischer progressiver Paralyse durchführte, über homöopathische Behandlungsversuche, Photochemotherapie [23] „gepulste" Intervallbehandlungen mit Betalaktamen [8] und kombinierte Antibiose [6] bis zu immunmodulierenden Therapieansätzen mit hochdosiertem polyvalentem Immunglobulin G.
Basis künftiger Therapieerfolge wird eine grundlegend verbesserte Diagnostik sein.

Literatur

1. Aberer E, Breier F, Stanek G, Schmidt B (1996) Success and failure in the treatment of acrodermatitis chronica atrophicans. Infection 24:87–89
2. Brorson Ø, Brorson FH (1998) *In vitro* conversion of *Borrelia burgdorferi* to cystic forms in spinal fluid and trans-

formation to mobile spirochetes by incubation in BSK-H medium. Infection 26:144–150
3. Chuard C, Vaudaux P, Waldvogel FA, Lew LP (1993) Susceptibility of *Staphylococcus aureus* growing on fibronectin-coated surfaces to bactericidal antibiotics. Antimicrob Ag Chemother 37:625–632
4. Dattwyler KI, Luft BI, Kunkel HI, Finkel MF, Wormser GP, Rush TJ, Grunwaldt E, Agger WA, Franklin M, Oswald D, Cockey L, Maladorno D (1997) Ceftriaxone compared with doxycycline for the treatment of acute disseminated Lyme disease. N Engl J Med 337:289–294
5. Dotevall L, Hagberg L (1989) Penetration of doxycycline into cerebrospinal fluid in patients treated for suspected Lyme neuroborreliosis. Antimicrob Ag Chemother 33:1078–1080
6. Gasser R, Dusleag J (1990) Oral treatment of late borreliosis with roxithromycin plus cotrimoxazole. Lancet 336:1189–1190
7. Georgilis K, Peacocke M, Klempner MS (1992) Fibroblasts protect the Lyme disease spirochete, *Borrelia burgdorferi*, from ceftriaxone in vitro. J Infect Dis 166:440–444
8. Hassler D, Riedel K, Zorn J, Preac-Mursic V (1991) Pulsed high-dose cefotaxime therapy in refractory Lyme borreliosis (letter). Lancet 338:193
9. Henneberg IP, Wienecke R, Neubert U (1998) Vergleichende Untersuchungen zur Antiobiotikaempfindlichkeit von *Borrelia (B.) burgdorferi* sensu stricto, *B. afzelii* und *B. garinii*. (Abstrakt). In: Demant T, Seidel D (Hrsg) Research Festival '98. MMV Medien und Medizin Verlag, München 1998, S 375
10. Kaiser R und Teilnehmer einer Expertenkonferenz (1998) Frühsommermeningoenzephalitis und Lyme Borreliose – Prävention vor und nach Zeckenstich. Dtsch Med Wochenschr 123:847–853
11. Kersten A, Poitschek C, Rauch S, Aberer E (1995) Effects of penicillin, ceftriaxone and doxycycline on morphology of *Borrelia burgdorferi*. Antimicrob Ag Chemother 39:1127–1133
12. Knowles SR, Shapiro L, Shear NH (1996) Serious adverse reactions induced by minocycline. Arch Dermatol 132:934–939
13. Kramer MD, Hassler D, Hofmann H, Wallich R, Schaible UE, Simon MM (1993) Therapie der Lyme-Borreliose. Dtsch Med Wochenschr 118:469–473
14. Luft BI, Dattwyler RJ, Johnson RC, Luger SW, Bosler EM, Rahn DW, Masters EJ, Grunwaldt E, Gadgil SD (1996) Azithromycin compared with amoxicillin in the treatment of erythema migrans. Ann Intern Med 124:785–791
15. Ma Y, Sturrock A, Weiss II (1991) Intracellular localization of *Borrelia burgdorferi* within human endothelial cells. Infect Immun 59:671–678
16. Maiwald M, Oehme R, March O, Petney TN, Kimmig P, Naser K, Zappe HA, Hassler D, von Knebel Doeberitz M (1998) Transmission risk of *Borrelia burgdorferi* sensu lato from *Ixodes ricinus* ticks to humans in southwest Germany. Epidemiol Infect 121:103–108
17. Neubert U, Krampitz HE, Engl H (1986) Microbiological findings in erythema (chronicum) migrans and related disorders. Zbl Bakt Hyg A 263:209–220
18. Neubert U (1995) Lyme disease – focus on antibacterial therapy. Consultant Series in Infectious Disease 3. Gardiner-Caldwell, Macclesfield, UK, pp 21–33
19. Neubert U, Baum A, Wienecke R, Abeck D (1997) Specific attachment of *Borrelia burgdorferi* sensu stricto, *B. afzelii* and *B. garinii* to extracellular matrix proteins (Abstrakt) In: Demant T, Klein HG, Seidel D (Hrsg) Research Festival '97. MMV Medien und Medizin Verlag, München 1997, pp 158–159
20. Phillips SE, Mattman LH, Hulinská D, Moayacl H (1998) A proposal for the reliable culture of *Borrelia burgdorferi* from patients with chronic Lyme disease, even from those previously aggressively treated. Infection 26:364–367
21. Preac-Mursic V, Wanner G, Reinhardt S (1996) Formation and cultivation of *Borrelia burgdorferi* spheroplast-L-form variants. Infection 24:218–226
22. Preac-Mursic V, Marget W, Busch U, Pleterski Rigler D, Hagl S (1996) Kill kinetics of *Borrelia burgdorferi* and bacterial findings in relation to the treatment of Lyme borreliosis. Infection 24:9–16
23. Randazzo IP, Di Spaltro FX, Cottrill C, Klainer AS, Steere AC, Bisaccia E (1994) Successful treatment of a patient with chronic Lyme arthritis with extracorporeal photochemotherapy. J Am Acad Dermatol 30:908–910
24. Reisinger EC, Wendelin I, Gasser R (1997) In vitro activity of trimethoprim against *Borrelia burgdorferi*. Eur J Clin Microbiol Infect Dis 16:458–460
25. Sigal LH, Zahradnik JM, Lavin P, Patella SJ, Bryant G, Haselby R, Hilton E, Kunkel M, Adler-Klein D, Doherty T, Evans J, Malawista SE and the Recombinant Outer-Surface Protein A Lyme Disease Vaccine Study Consortium (1998) A vaccine consisting of recombinant *Borrelia burgdorferi* outer surface protein A to prevent Lyme disease. N Engl J Med 339:216–22
26. Simon C, Stille W (1997) Antibiotika-Therapie in Klinik und Praxis. Schattauer, Stuttgart
27. Shadick NA, Philipps CB, Logigian EL, Steere AC, Kaplan RF, Berardi VP, Duray PH, Larson MG, Wright EA, Ginsburg KS, Katz JN, Liang MH (1994) The long-term clinical outcomes of Lyme disease. Ann Intern Med 121:560–567
28. Schaller M, Neubert U (1994) Ultrastructure of *Borrelia burgdorferi* after exposure to benzylpenicillin. Infection 22:401–406
29. Schaller M, Neubert U (1994) Bacteriophages and ultrastructural alterations of *Borrelia burgdorferi* incluced by ciprofloxacin. J Spirochet Tick-Borne Dis 1:37–40
30. Steere AC, Levin KE, Molloy PJ, Kalish RA, Abraham JH, Liu NY, Schmid CH (1994) Treatment of Lyme arthritis. Arthr Rheum 37:878–888
31. Steere AC, Sikand VK, Meurice F, Parenti DL, Fikrig E, Schoen RT, Nowakowski J, Schmid CH, Laukamp S, Bussarino C, Krause DS and the Lyme Disease Study Group (1998) Vaccination against Lyme disease with recombinant *Borrelia burgdorferi* outer-surface lipoprotein A with adjuvant. N Engl J Med 339: 209–215
32. Wahlberg T, Granlund H, Nyman D, Panelius J, Seppälä I (1994) Treatment of late Lyme borreliosis. J Infect 29: 255–261
33. Weber K (1994) Borreliosen. In: Plewig G, Korting HC (Hrsg) Fortschritte der praktischen Dermatologie und Venerologie. Springer, Berlin, S 139–144
34. Wilske B, Fingerle V (1996) Ehrlichiose. Münch Med Wochenschr 138:202–204

Die Hepatitis-C-Virusinfektion und ihre Beziehung zur Dermatologie

Gerd R. Pape

Das Hepatitis-C-Virus ist bei uns das bedeutendste Hepatitisvirus. Es hat in den westlichen Ländern eine Prävalenz von etwa 1 %, in manchen Ländern ist diese sehr viel höher, zum Beispiel in Ägypten circa 20 %. Das HCV ist ein RNA Virus, das in verschiedenen Genotypen vorkommt und sogenannte Quasispezies aufweist. Derzeit werden in der Klassifikation nach Simmonds sechs verschiedene Genotypen eingeteilt, Typ 1–6, und weitere Subtypen. In Deutschland tritt der Genotyp 1, insbesondere 1 b, am häufigsten auf. Quasispezies sind Mutationsvarianten eines Virusstammes innerhalb eines Individuums. Die genetische Vielfalt des Virus einerseits und eine defekte virusspezifische immunologische Abwehr andererseits tragen zur Persistenz des HCV bei. Die Hepatitis-C-Virusinfektion verläuft in der Mehrzahl der Fälle chronisch, wobei in der ersten Dekade der Chronizität meist sehr wenig Schäden in der Leber gesetzt werden. Allerdings ist der natürliche Verlauf der chronischen Infektion und Hepatitis im Einzelfall nicht vorauszusagen. Die Übertragung des Virus erfolgt parenteral durch Blut und Blutbestandteile, insbesondere in Risikogruppen wie zum Beispiel Drogenabhängigen sowie zum Beispiel beim Piercing und Tätowieren. Bei einem hohen Prozentsatz von Infizierten können Infektionsquelle und Infektionsweg nicht eruiert werden, man bezeichnet diese Infektionen als sogenannte sporadische HCV Infektionen.

In der Behandlung der Hepatitis C ist bisher nur rekombinantes Interferon-α (IFN-α) etabliert und zugelassen. Die Therapie sieht zunächst die Gabe von 3×5–6 Millionen I.E./Woche für drei Monate vor. Bei Ansprechen wird die Behandlung weitere neun Monate, also insgesamt zwölf Monate, durchgeführt, bei Nichtansprechen wird sie abgesetzt. Allerdings kommt es nach Absetzen des Interferons bei den Patienten die primär auf das Medikament angesprochen haben, in einem hohen Prozentsatz zu einem Rezidiv der Erkrankung, so daß insgesamt nur von einem dauerhaften Therapieerfolg bei etwa 20 % der Patienten ausgegangen werden kann, beim Genotyp 1 b sogar nur von 10 % und weniger. Bei diesen völlig unbefriedigenden Therapieergebnissen werden intensive wissenschaftliche Anstrengungen unternommen die Behandlung zu optimieren. Neuere Ansätze, wie die Kombination von IFN mit Ribavirin zeigen in ersten kontrollierten Studien sehr vielversprechende Erfolge mit Dauerheilungen zwischen 40–50 %. Es ist anzunehmen, daß mit dem Erscheinen dieses Artikels die Kombinationstherapie aus rekombinantem Interferon-α und Ribavirin die Monotherapie mit rekombinantem Interferon-α als Standardtherapie bereits abgelöst hat.

Die Hepatitis-C-Virusinfektion ist nicht auf die Leber beschränkt. Das Virus infiziert nicht nur Hepatozyten. Weitere Zellen des Organismus können befallen sein. Die Erkrankung kann sich an anderen Organen und Organsystemen manifestieren. Dabei ist ein ursächlicher Zusammenhang mit dem HCV nicht immer erwiesen und man unterscheidet daher etablierte, wahrscheinliche und mutmaßliche Zusammenhänge (Tabelle 1).

Für den Arzt, und dies gilt insbesondere auch für den Dermatologen, sind die Kenntnisse der extrahepatischen Manifestationen des HCV von herausragender Bedeutung: Sie geben neue Einblicke in die Zusammenhänge zwischen Virusinfektionen und Autoimmunität, sie haben wichtige differentialdia-

Tabelle 1. Extrahepatische Manifestationen bei Hepatitis C

Etablierter Zusammenhang	Essentielle Gemischte Kryoglobulinämie Typ II und III Membranoproliferative Glomerulonephritis Porphyria cutanea tarda
Wahrscheinlicher Zusammenhang	Immunthyreopathien Lichen ruber planus Sjögren Syndrom Mooren Kornea Ulkus
Weitere beschriebene, aber unklare Assoziationen	Arthritis Polyarteritis nodosa Erythema nodosum Psoriasis vulgaris Urtikaria Non-Hodgkin-Lymphome Myokarditis

gnostische Konsequenzen bei der Erfassung zahlreicher Erkrankungen, vor allem aber erfordern sie den Einsatz von neuen therapeutischen Strategien, die den bisherigen Behandlungen zum Teil diametral entgegengesetzt sind.

Essentielle Gemischte Kyroglobulinämie

Eine HCV-Infektion ist häufig die Ursache der essentiellen gemischten Kryoglobulinämie. Wir verstehen darunter eine Multisystemerkrankung, deren pathogenetisches Charakteristikum in der Ablagerung von zirkulierenden Immunkomplexen in kleinen und mittleren Blutgefäßen besteht. Dies führt zu Symptomen wie Arthralgien, Raynaud-Syndrom, Purpura, gelegentlich auch zu systemischer Vaskulitis, peripherer Neuropathie und Glomerulonephritis. Viele Patienten zeigen die klinische Trias von Purpura, starker Schwäche und Arthralgien. Die Diagnose beruht auf dem Nachweis von sogenannten Kryoglobulinen, das sind Immunglobuline vom Isotyp IgG, IgM oder beiden, die bei niedrigen Temperaturen präzipitieren. Nach der Zusammensetzung der Kryoglobuline unterscheidet man bei der Kyroglobulinämie einen Typ I (monoklonales IgM), einen Typ II (gemischte monoklonale IgG und IgM sowie polyklonale IgG-Antikörper) und einen Typ III (polyklonales IgG) [1]. In zahlreichen Studien von Patienten mit Kryoglobulinämie Typ II und III wurde eine positive HCV RNA in bis zu 90% gefunden [2]. Diese hohe Prävalenz von HCV läßt eine bedeutende Rolle des Virus in der Ätiopathogenese vermuten. HCV-Antikörper und HCV RNA wurden in den Immunkomplexen nachgewiesen. Allerdings sind zahlreiche Einzelheiten der Pathogenese der HCV-induzierten gemischten Kryoglobulinämie noch ungeklärt.
Eine mögliche ätiologische und pathogenetische Relevanz des HCV wird auch durch das Ansprechen der essentiellen gemischten Kryoglobulinämie auf Interferon-α unterstützt. Mehrere Behandlungsstudien haben gezeigt, daß es unter Interferon-α zu einer signifikanten Verbesserung der klinischen (Abnahme oder Verschwinden von Vaskulitis und Gelenkbeschwerden), der virologischen (HCV RNA im Serum negativ) und der biochemischen Parameter (Abnahme von Kryoglobulinen, Rheumafaktor, Leber- und Nierenwerten) kommt. Leider hält der therapeutische Erfolg nach Absetzen des Interferons in den meisten Fällen nicht an, es kommt zu einem Rezidiv der Erkrankung [3]. Die ideale Therapie muß noch gefunden werden.

Porphyria cutanea tarda

Die Porphyria cutanea tarda (PCT) ist eine Hauterkrankung, für deren Pathogenese die Aktivitätsverminderung eines Enzyms der Hämbiosynthese, der Uroporphyrinogen Decarboxylase (UROD) in der Leber, von entscheidender Bedeutung ist. Sie ist die häufigste der Porphyrien (Prävalenz 1 : 25.000 in Nordamerika bis 1 : 50.000 in der ehemaligen Tschechoslowakei [4]). Die PCT wird in zwei Typen eingeteilt. Typ I oder sporadische PCT: Die verminderte Aktivität der UROD ist auf die Leber beschränkt.
Typ II oder familiäre PCT: Kommt in Familien vor, wird autosomal-dominant vererbt und weist eine Verminderung der UROD-Akivität in allen Geweben auf [4]. Sie macht 20% der PCT aus. Manche Autoren teilen noch eine PCT Typ III ein, die biochemisch dem Typ I ähnelt, das heißt UROD-Aktivitätsverminderung, vor allem aber auf die Leber beschränkt ist und familiär auftritt.
Klinisch charakteristisch sind insbesondere an den lichtexponierten Hautarealen wie Handrücken und Gesicht eine leichte Verletzbarkeit der Haut, Blutungen, Blasenbildung sowie Hyper- und Depigmentierungen. Die Diagnose erfolgt klinisch und durch den Nachweis eines charakteristischen Porphyrinmusters im Urin und im Stuhl.
Das Interessante an dieser Erkrankung ist, daß für die klinische Manifestation der Enzymdefekt die Verminderung der UROD nicht ausreichend ist, sondern daß weitere Faktoren hinzukommen müssen, wie insbesondere Alkohol, Hepatitis-C-Virusinfektion, Östrogene und bestimmte Medikamente, damit die Krankheit manifest wird. Die ätiologische Rolle von hepatotropen Viren wird seit 1992, als die erste Beschreibung über eine starke Assoziation zwischen PCT und HCV Infektion publiziert wurde [5], diskutiert. Die Prävalenz der HCV Infektion gemessen an Anti-HCV-Antikörpern im Serum, reicht von 8% in Deutschland bis fast 80% in Italien (Tabelle 2) [4–17].
Dabei ist die HCV-RNA bei den meisten Patienten mit Anti-HCV Antikörpern im Serum positiv, einige PCT Patienten zeigen eine positive HCV-RNA bei negativem Anti-HCV-Antikörpertiter. Typische Risikofaktoren für eine HCV Infektion haben weniger als 25% der PCT Patienten. Es besteht keine Assoziation mit einem bestimmten Genotyp des Hepatitis-C-Virus. Außerdem ist die HCV-Prävalenz bei PCT Typ I und Typ II etwa gleich. PCT stellt keine häufige Komplikation der HCV-Infektion dar. Die anderen Hepatitisviren sind weniger stark mit der PCT asso-

Tabelle 2. Assoziation von Porphyria cutanea tarda und HCV-Infektion

Land	**Zahl der Patienten (n)**	**anti-HCV-Ak-positiv [%]**	**Autor**
Deutschland	106	8	Stolzel et al. 1995
Irland	20	10	Murphy et al. 1993
UK	74	12	Elder et al. 1998
Niederlande	33	18	Siersema et al. 1992
Tschechische Republik	92	22	Malina et al. 1994
Australien	112	23	Gibson et al. 1995
Argentinien	73	33	Sawicki et al. 1996
USA	39	64	Bonkovski et al. 1996
Frankreich	26	65	Lacour et al. 1993
Spanien	263	72	Herrero 1993 Navas 1995 Quecedo 1996
Italien	97	79	Fargion 1992 Ferri 1993

ziiert. Grundsätzlich ist auch ein Zusammenhang mit der Hepatitis B [15] und Hepatitis A [18] beschrieben.

Die Leberhistologie von Patienten mit PCT zeigt in der Regel pathologische Veränderungen. Ein zentrales Problem in der Pathogenese der PCT ist die Schwierigkeit, zu begründen, warum nur wenige Individuen mit einer Leberzellschädigung, zum Beispiel durch Alkohol und durch HCV eine klinisch manifeste PCT entwickeln. Eine Eisenüberlagerung, die häufig bei PCT auftritt, ist möglicherweise ein wichtiger pathogenetischer Faktor, obwohl der pathogenetische Mechanismus nicht verstanden ist. Eine verstärkte Eisenablagerung findet man auch bei der Hepatitis C. Wie die genetische Suszeptibilität des Patienten genau aussieht, die in Verbindung mit einer Hepatitis C zur Enzymaktivitätsverminderung und zur Manifestation der PCT führt, ist nicht bekannt. Es sei erwähnt, daß es neben HCV, Alkohol und Östrogenen eine ganze Reihe von Konstellationen gibt, die über eine Leberschädigung oder Veränderung des Eisenmetabolismus zur PCT-Manifestation führen: Chronische Hämodialyse, systemischer Lupus erythematodes (SLE), bösartige hämatologische Erkrankungen, sideroblastische Anämie, Thalassämie und insulinabhängiger Diabetes mellitus. Elder 1998 [4], nimmt an, daß das HCV gespeichertes Eisen in einer Form einsetzt, die zur Bildung von reaktiven Sauerstoffspezies führt, welche die Uroporphyrinogen-Decarboxylase irreversibel inaktivieren.

Therapie der ersten Wahl ist auch bei der HCV assoziierten PCT die Verminderung der Eisenspeicherung durch Phlebotomie. Ob eine antivirale Therapie mit Interferon oder Interferon in Kombination mit Ribavirin die PCT beeinflußt, ist nicht bekannt.

Lichen ruber planus

Aus der Sicht des Hepatologen ist die Hepatitis C Virusinfektion nicht häufig mit einem Lichen ruber planus assoziiert. In unserem Patientengut, das nicht vom Dermatologen überwiesen, die hepatologische Sprechstunde aufsucht, sehen wir bei mehreren hundert Hepatitis-C-Patienten eine Lichen ruber planus unter 5%. Die meisten HCV assoziierten Lichen-ruber-Patienten werden primär vom Dermatologen gesehen.

Der Lichen ruber planus ist eine entzündliche Erkrankung, die Haut, Schleimhäute, Haare und Nägel betreffen kann. Das klinische Bild zeichnet sich durch rötliche, polygonale, flache Papeln auf der Haut und weiße, retikuläre Läsionen in der Mundschleimhaut aus. Histologisch findet man eine dichtes, vorwiegend lymphozytäres Infiltrat, in dem T-Zellen vorherrschen. Die pathogenetischen Hypothesen gehen dahin, daß die Hautschädigungen, in die Langerhanszellen und Keratinozyten involviert sind, T-Zell vermittelt werden. Der Lichen ruber planus ist mit zahlreichen Erkrankungen assoziiert wie Colitis ulcerosa, Alopecia areata, Vitiligo, Myasthenia gravis, multipler Sklerose, pulmonaler Fibrose, aber auch insbesondere mit chronischen Lebererkrankungen. Beschrieben sind chronische Virushepatitis B und C, autoimmune Hepatitiden, primäre biliäre Zirrhose, primär sklerosierende Cholangitis, Morbus Wilson (Kupferspeicherkrankheit), Hämochromatose und α_1-Antitrypsinmangel. In den letzten Jahren wurde insbesondere auf die Assoziation mit der HCV-Infektion hingewiesen.

Wie Tabelle 3 zeigt, liegt die berichtete Prävalenz von HCV und Lichen ruber zwischen 0% (Frankreich) und 38% (Japan). In Deutschland, wo die generelle Prävalenz von Lichen ruber unter 1% und die von HCV Markern bei freiwilligen Blutspendern mit 0,4–0,7% angegeben wird, wurde eine HCV Infektion bei 16% der Lichen ruber Patienten (Kontrollen 1,1%) gefunden. Klinisch erscheint der HCV assoziierte Lichen ruber vor allem an der oralen Mund-

Tabelle 3. HCV-Antikörper bei Lichen-ruber-Patienten

HCV-Ak-Prävalenz [%] Lichen ruber	Kontrolle	Land	Autor
3,8	2,6	Frankreich	Cribier et al. 1994
4,9	4,5	Frankreich	Dupin et al. 1997
8	–	Italien	Rebora et al. 1994
8,5	–	Italien	Gandolfo et al. 1994
16	1,1	Deutschland	Imhof et al. 1997
20	2,4	Spanien	Sanchez-Perez et al. 1995
23	4,8	FL, USA	Bellman et al. 1995
37,8	–	Japan	Tanei et al. 1995

schleimhaut. Darüber hinaus wird aber auch eine generalisierte exanthemartige Form mit und ohne Mundbeteiligung beschrieben sowie seltene Ausprägungen des Lichen ruber. Ob eine bestimmter Genotyp des HCV mit dem Auftreten eines Lichen ruber verbunden ist, kann aufgrund widersprüchlicher Berichte noch nicht beurteilt werden, ist jedoch eher unwahrscheinlich. Einige Autoren beschreiben eine Tendenz des Auftretens eines Lichen ruber bei älteren Patienten mit längerer Dauer der chronischen HCV Infektion.
Aufgrund der bisher veröffentlichten Untersuchungen zur pathogenetischen Assoziation zwischen HCV und Lichen ruber kann ein spezifischer gemeinsamer Mechanismus nicht postuliert werden, etwa im Sinne eines molekularen Mimikries zwischen HCV Antigenen und Antigenen auf den geschädigten Zellen in der Haut. Auch eine Infektion der betroffenen Hautzellen mit dem Hepatitis-C-Virus konnte nicht überzeugend gezeigt werden.
Interferon-alpha ist die Standardtherapie der chronischen Hepatitis C. Unter dieser Behandlung sind die verschiedensten Verläufe des Lichen ruber beschrieben worden. Rekombinantes Interferon-α kann eine heilende [27], iniziierende [28], exarzerbierende [29] oder auch gar keine Wirkung [30] auf den Lichen ruber haben. In Einzelfällen wurde die Behandlung eines Interferon-induzierten Lichen ruber bei Hepatitis C mit Steroiden und Cyclosporin A beschrieben. Allerdings muß vor einer längerdauernden immunsuppressiven Therapie bei HCV-Infektion aufgrund der gegenwärtigen pathogenetischen Vorstellungen gewarnt werden.

Urtikaria

Es wird spekuliert, daß die mit der HCV Infektion assoziierte Urtikaria eine Sonderform der chronischen Urtikaria darstellt, die durch zirkulierende Immunkomplexe hervorgerufen wird (Vaskulitis) [1]. Bei einer Genotypanalyse des HCV konnte gezeigt werden, daß die Mehrzahl der Patienten mit HCV assoziierter Urtikaria mit dem Genotyp 1 b infiziert war (71 %). Allerdings ist dieser Genotyp in Japan der häufigste.
Weitere dermatologische Erkrankungen sind im Zusammenhang mit einer HCV Infektion beschrieben worden, zum Beispiel die autoimmune thrombozytopenische Purpura (AIP) [32], Erythema multiforme [33], Erythema nodosum [34], Psoriasis [35].

Zusammenfassung

Diese Zusammenfassung zeigt Hauterkrankungen auf, die eine gesicherte oder mutmaßliche Verbindung zur Hepatitis-C-Infektion haben. Für einige Erkrankungen muß noch geklärt werden, ob der Zusammenhang mit dem Hepatitis-C-Virus einem wirklichen Syndrom oder einem zufälligem Auftreten entspricht, immerhin beträgt die Prävalenz des Hepatitis-C-Virus etwa 1 %. Es ist sehr wichtig, daß der Dermatologe immer an die Möglichkeit einer zugrunde liegenden HCV Infektion denkt, denn die Hautbefunde können der einzige, klinisch sichtbare Hinweis sein, daß bei einem Patienten eine Hepatitis C besteht. In Zusammenarbeit mit dem Hepatologen werden neue Therapiewege beschritten werden müssen, um sowohl die Grunderkrankung als auch die dermatologische Manifestation erfolgreich zu behandeln.

Literatur

1. Brouet J-C, Clauvel J-P, Danon F, Klein M, Seligmann M (1974) Biologic and clinical significance of cryoglobulins: a report of 86 cases. Am J Med 57:775–788
2. Agnello V, Chung RT, Kaplan LM (1992) A role for hepatitis C virus infection in type II cryoglobulinemia. N Engl J Med 327:1490 –1495
3. Misiani R, Bellavita P, Fenili D, Vicari O, Marchesi D, Sironi PL, Zilio P, Vernocchi A, Massazza M, Vendramin G, Tanzi E, Zanetti A (1994) Interferon alfa-2a therapy in cryoglobulinemia associated with hepatitis C virus. N Engl J Med 330:751–756
4. Elder GH (1998) Porphyria Cutanea Tarda. In: Berk PO, Schmid R (eds) The Porphyrias. Sem Liv Dis 18:67–75. Thieme, New York

5. Fargion S, Piperno A, Cappellini MD, et al. (1992) Hepatitis C virus and porphyria cutanea tarda: evidence of a strong association. Hepatology 16:1322–1326
6. Stolzel U, Kostler E, Koszka C, et al. (1995) Low prevalence of hepatitis C virus infection in porphyria cutanea tarda in Germany. Hepatology 21:1500–1503
7. Murphy A, Dooley S, Hillary IB, Murphy GM (1993) HCV infection in porphyria cutanea tarda. Lancet 341:1534–1535
8. Siersema PD, ten Kate FJW, Mulder PGH, Wilson JHP (1992) Hepatocellular carcinoma in porphyria cutanea tarda: frequency and factors related to its occurrence. Liver 12:56–61
9. Malina L, Arenberger P, Kracikova J (1994) Frekvence virove hepatitidy C u nemocnych pozdni kozni porfyrii (PCT). Cas Lek Cesk 133:599–601
10. Gibson PR, Ratnaike S, Blake D, Sinickas V (1995) Porphyria cutanea tarda and hepatitis C. Med J Aust 162:54
11. Sawicki M, Parera V, Mendez M, et al. (1996) Prevalence of hepatitis C viral infection in patients suffering from porphyria cutanea tarda in Argentina. Hepatology 23:1–94
12. Bonkovsky HL, Poh-Fitzpatrick M, Tattrie C, DiBisceglie A (1996) Porphyria cutanea tarda and hepatitis C in the USA. Hepatology 24:1440
13. Lacour JP, Bodokh I, Castanet J, Bekri S, et al. (1993) Porphyria cutanea tarda and antibodies to hepatitis C Virus. Br J Dermatol 128:121–123
14. Herrero C, Vicente A, Bruguera M, et al. (1993) Is hepatitis C virus infection a trigger of porphyria cutanea tarda? Lancet 341:788–789
15. Navas S, Bosch O, Castillo I, et al. (1995) Porphyria cutanea tarda and hepatitis C virus and B viruses infection: a retrospective study. Hepatology 21:279–284
16. Quecedo L, Costa J, DeSalamanca RE (1996) The role of the hepatitis C virus in the liver disease of porphyria cutanea tarda. Medicina Clinica 106:321–324
17. Ferri C, Baicchi U, CivitaLa L, et al. (1993) Hepatitis C virus-related autoimmunity in patients with porphyria cutanea tarda. Eur J Clin Invest 23:851–855
18. Coburn PR, Coleman JC, Cream JJ, et al. (1985) Porphyria cutanea tarda and porphyria variegata unmasked by viral hepatitis. Clin Exp Dermatol 10:169–173
19. Cribier B, Garnier C, Laustriat D, Heid E (1994) Lichen planus and hepatitis C virus infection: an epidemiologic study. J Am Acad Dermatol 31:1070–1072
20. Dupin N, et al. (1997) Oral lichen planus and hepatitis C virus infection: a fortuitous association? Arch Dermatol 133:1052–1053
21. Rebora A (1994) Hepatitis viruses and lichen planus. Arch Dermatol 130:1328–1329
22. Gandolfo S, Carbone M, Carrozzo M, Gallo V (1994) Oral lichen planus and hepatitis C virus (HCV) infection: is there a relationship? J Oral Pathol Med 23:119–122
23. Imhof M, Popal H, Lee J-H, Zeuzem S, Milbradt R (1997) Prevalence of hepatitis C virus antibodies and evaluation of hepatitis C virus genotypes in patients with lichen planus. Dermatol 195:1–5
24. Sánchez-Pérez J, DeCastro M, Buezo GF, Fernandez-Herrera J, Borque MJ, García-Díez A (1996) Lichen planus and hepatitis C virus: prevalence and clinical presentation of patients with lichen planus and hepatitis C virus infection. Br J Dermatol 134:715–719
25. Bellman B, Reddy RK, Falanga V (1995) Lichen planus associated with hepatitis C. Lancet 346:1234
26. Tanei R, Watanabe K, Nishiyama S (1995) Clinical and histopathologic analysis of the relationship between lichen planus and chronic hepatitis C. J Dermatol 22:316–323
27. Doutre MS, Beylot C, Couzigou P, et al. (1992) Lichen planus and C virus hepatitis: disappearance of the lichen under interferon alpha therapy. Dermatol 184:229
28. Boccia S, Gamberini S, DallaLibera M, et al. (1993) Lichen planus and interferon therapy for hepatitis C. Gastroenterology 105:1921–1922
29. D'Agay-Abensour L, Benamouzig R, DeBelilovsky C, et al. (1992) Lichen plan au cours d'une hépatite virale chronique C traitée par interféron alpha. Gastroenterol Clin Biol 16:610–611
30. Daoud M, Gibson L, Daoud S, et al. (1995) Chronic hepatitis C and skin diseases. Mayo Clin Proc 70:559–564
31. Kanazawa K, Yaoita H, Tsuda F, Okamoto H (1996) Hepatitis C virus infection in patients with urticaria. J Am Acad Dermatol 35:195–198
32. Silva M, Li X, Cheinquer H, et al. (1992) HCV-associated idiopathic thrombocytopenic purpura (ITP). Gastroenterology 102:A889. Abstract
33. Antinori S, Esposito R, Aliprandi CA, Tadini G (1991) Erythema multiforme and hepatitis C. Lancet 337:428
34. Domingo P, Ris J, Martinez E, et al. (1990) Erythema nodo and hepatitis C. Lancet 336:1377
35. Yamamoto T, Katayama I, Nishioka K (1995) Psoriasis and hepatitis C virus. Acta Derm Venereol (Stockh) 75:482–483

Besonderheiten der Skabiestherapie Schwangerschaft, Ivermectin, Resistenzprobleme

Bodo Melnik

Ziel dieses Beitrags ist die Vermittlung aktueller Informationen über die gegenwärtig verfügbaren topischen und oralen Therapiemöglichkeiten der Skabies bei immunkompetenten Patienten und von Skabiessonderformen, insbesondere bei Immunsupprimierten.

Skabies bei HIV-Erkrankten weist mit Fortschreiten der Immundefizienz oft atypische klinische Verlaufsformen auf und stellt häufig ein erhebliches therapeutisches Problem dar, da die Entwicklung einer hochkontagiösen *Scabies norvegica (Scabies crustosa)* wesentlich wahrscheinlicher ist [52]. *HIV* und Aids werden derzeit als die häufigsten zu Scabies norvegica disponierenden Grunderkrankungen aufgefaßt [49, 50]. Infektion mit dem humanen T-Zell-lymphotropen Virus Typ I (HTLV-I), vor allem die *HTLV-I-assoziierte infektiöse Dermatitis* und das *HTLV-I-assoziierte adulte T-Zell-Lymphom (ATLL)* begünstigen wie die HIV-Infektion das Auftreten einer Scabies crustosa, die ebenfalls als Indikatorerkrankung einer HTLV-I-Infektion betrachtet wird [17, 18, 21, 34]. *Scabies crustosa* wird auch im Rahmen immunsuppressiver Behandlungen nach Organtransplantation, bei Graft-versus-host-Krankheit sowie bei innerlicher und äußerlicher Therapie mit Kortikosteroiden beobachtet und häufig erst spät erkannt [30, 33, 38, 70].

Atypische Skabiesverläufe mit Befall der gesamten Rückenregion werden bei älteren Menschen, dementen und immobilisierten Patienten, vor allem bei Bettlägerigen angetroffen [2]. Differentialdiagnostische Schwierigkeiten bereiten auch Skabiesverläufe, die dem klinischen Bild eines bullösen Pemphigoids [58], einer Dermatitis herpetiformis [1], eines Morbus Darier [4], einer Kontaktdermatitis [68] oder einer Urtikaria [13] entsprechen. Die 1979 von Kahn und Rywlin [31] beschriebene *infantile Akropustulose* bei Säuglingen und Kleinkindern mit rezidivierenden, juckenden Vesikeln und Pusteln an Palmae und Plantae könnte dagegen eine unspezifische Hypersensitivitätsreaktion nach einer Infektion mit *Sarcoptes scabiei* darstellen [29].

Die topische Skabiestherapie stellt auf Grund des häufigeren Auftretens komplizierter Verläufe bei Immunsupprimierten, bei älteren Menschen in Pflegeeinrichtungen und größeren Lebensgemeinschaften eine besondere Herausforderung an den Therapeuten. In zahlreichen Ländern wurden zudem Fälle Lindan-resistenter Skabies beobachtet. Andererseits wurden die synthetischen Pyrethroide als sehr wirksame und wenig toxische Skabizide mit Erfolg zur topischen Skabiestherapie eingeführt. Große Aufmerksamkeit erweckten kürzlich mehrere klinische Studien, die die Effektivität einer einmaligen oralen Behandlung der Skabies mit Ivermectin, insbesondere bei den aufgezeigten komplizierten Verläufen, dokumentieren.

Unter besonderer Berücksichtigung der Vorsichtsmaßnahmen und Kontraindikationen der antiskabiösen Therapie in der Schwangerschaft, Stillzeit, bei Säuglingen und Kleinkindern werden die wichtigsten *topischen Antiscabiosa* und mögliche Perspektiven der oralen Skabiestherapie mit *Ivermectin* vorgestellt (Tabelle 1). Über die typischen klinischen Erscheinungsformen der Skabies, Histologie, Immunologie und Nachweismethoden informieren aktuelle Übersichtsarbeiten [2, 5, 47].

Tabelle 1. Übersicht derzeit klinisch relevanter Antiscabiosa. Ivermectin als hervorragend wirksames orales Antiscabiosum ist für die Indikation Skabies bisher nicht offiziell zugelassen

Topische und orale Antiscabiosa *Wirkstoff*	**Auswahl** *Handelsname*
Topisch	
Allethrin I/Piperonylbutoxid	Spregal
Permethrin	Elimite cream (USA)
Lindan (γ-Hexachlorcyclohexan)	Jacutin Emulsion und Gel
Benzylbenzoat	Antiscabiosum 10 % und 25 %
Crotamiton	Euraxil Creme und Lotio
Sulfur praecip. in Vasel. flavum	2 % bei Säuglingen, bis 6 % bei Kindern, bis 10 % bei Erwachsenen
Oral	
Ivermectin	Stromectol Tabletten

Prinzipien der topischen Skabiesbehandlung

Der topischen Behandlung sollte ein Bad oder ein Duschbad mit gründlichem Abtrocknen der Haut, vor allem der Intertrigines vorausgehen, gegebenenfalls auch eine mehrtägige topische Kortikosteroidbehandlung, um Exkoriationen und Kratzeffekte, die eine erhöhte perkutane Absorption des Antiscabiosums bedingen können, zu minimieren. Ringe, Armbänder und ähnliches sollten vor der topischen Therapie abgelegt werden. Das Antiscabiosum wird dünn, aber gründlich vom Nacken, dem retroaurikulären Bereich sowie den Kieferwinkeln unter Aussparung des Gesichtes über das gesamte Integument verteilt. Zur lückenlosen Applikation am Rücken interscapulär ist meist eine Hilfsperson erforderlich. Besondere Sorgfalt gilt den intertriginösen Zonen, den Prädilektionsstellen der Skabies. Dies sind die Interdigitalräume der Hände und Füße, die Bauchnabelregion, Leisten- und Glutäalfalten und die subungualen Zonen. Von letzteren können häufig Rezidive ausgehen. Es empfiehlt sich daher das Kurzschneiden sämtlicher Nägel und die subunguale Applikation des Antiscabiosums, zum Beispiel mit einer weichen Zahnbürste. Innerhalb der vorgeschriebenen Kontaktzeit sollte nach dem Händewaschen oder Wechseln der Windel bei Säuglingen der Wirkstoff erneut aufgetragen werden. Bei Säuglingen und Kleinkindern, bei Patienten mit *Scabies crustosa* sowie bei HIV-Patienten sollte auch die Gesichts- und Kopfhaut unter Aussparung der unmittelbaren perioralen, perinasalen und periorbitalen Regionen mitbehandelt werden [22, 50]. Sexualpartner des Patienten sowie asymptomatische Personen mit erhöhtem Infektionsrisiko durch Kontakt zum Erkrankten sollten grundsätzlich mitbehandelt werden.

Topische Antiscabiosa

Lindan

Lindan (γ-1,2,3,4,5,6-Hexachlorcyclohexan) wurde 1948 als 1%ige Lindan-Creme zur Skabiesbehandlung beim Menschen von Woolridge erstmals eingesetzt [69]. In einer umfassenden Übersichtsarbeit präsentierten Surber und Rufli [59] kürzlich die wichtigsten Aspekte zur Pharmakologie, Pharmakokinetik und Toxikologie des Lindans. Im deutschsprachigen Europa, wo Lindan im Gegensatz zu den USA (1%ige Konzentration) in einer Konzentration von 0,3% (Jacutin Emulsion und Gel) angewendet wird, sind bisher keine Intoxikationen nach sachgerecht durchgeführter medizinischer Anwendung in der Literatur dokumentiert worden [59]. Nicht die pharmakologische Sicherheit der Substanz bleibt problematisch, sondern die Vermeidung von Fehlanwendungen durch den Patienten, insbesondere bei noch länger persistierendem Juckreiz. Lindan darf nicht während der Schwangerschaft und Stillzeit angewendet werden. Patienten mit neurologischen Grunderkrankungen wie Epilepsie sollten auf Grund des neurotoxischen Potentials von einer Lindantherapie ausgeschlossen werden. Für Säuglinge und Kleinkinder gelten besondere Anwendungsvorschriften in bezug auf Kontaktzeit und zu behandelnde Körperoberfläche, wobei die Therapie unter ärztlicher Aufsicht entsprechend der Richtlinien der Fachinformation empfohlen wird. Schwangere, stillende Mütter und Kinder unter drei Jahren sollten jedoch möglichst nicht mit Lindan behandelt werden [2, 36, 42].

Eine Resistenzentwicklung der Skabies gegenüber Lindan wurde erstmals 1980 in El Salvador beobachtet [28]. 1983 berichteten Taplin und Meinking [62] über Lindantoleranz in Panama. Weitere Lindan-resistente Skabiesfälle wurden in anderen Teilen Zentral- und Südamerikas, Haiti, Ägypten und den USA beobachtet [50]. Purvis und Tyring [53] berichteten über Lindan-Resistenz bei sieben von zehn US-Amerikanern, die sich bei einem Patienten mit Lindan-resistenter *Scabies crustosa* infiziert hatten. In den letzten Jahren wurden weitere Fälle Lindan-resistenter Skabies bekannt [56]. Qadripur und Schauder berichteten kürzlich über eine 76jährige Patientin der Universitätshautklinik Göttingen, bei der eine Lindan-resistente *Scabies crustosa* erfolgreich mit Ivermectin behandelt wurde [54]. Taplin et al. schätzen in Panama die Quote der Therapieversager mit Lindan auf 25% [60]. Exakte Angaben zur Lindanresistenz in Deutschland sind nicht bekannt. Erwähnenswert ist jedoch, daß zahlreiche Fälle Lindan-resistenter Skabies erfolgreich mit dem Pyrethroid Permethrin 5% Creme (Elimite) behandelt wurden [53, 56].

Synthetische Pyrethroide

Permethrin

In den USA gilt das 1989 eingeführte synthetische Pyrethroid *Permethrin* als 5%ige Creme (Elimite) als Mittel der ersten Wahl bei unkomplizierter Skabies

[22, 50]. Es ist in der skabiziden Wirkung gleichwertig zu 1%igem Lindan. Das Risiko für toxische Effekte des 5%igen Permethrins wird 40- bis 400fach geringer als das des 1%igen Lindans eingeschätzt [23]. Es konnte gezeigt werden, daß die Haut des Menschen eine 20fach höhere Permeabilität für Lindan im Vergleich zu Permethrin aufweist [23]. Auch Meinking und Taplin bewerten die Sicherheit von Permethrin höher als die des Lindans [45]. Weniger als 1% des Permethrins wird absorbiert. Es wird schnell durch Esterspaltung zu inaktiven Metaboliten abgebaut und fast komplett mit dem Urin ausgeschieden. Ein intaktes Stratum corneum spielt die wesentliche Rolle für die Begrenzung und das Ausmaß der perkutanen Absorption.
Permethrin braucht nur einmal appliziert zu werden und wird nach zehn Stunden Kontaktzeit abgewaschen. Orkin und Maibach empfehlen eine zweite Behandlung nach einer Woche, wenn mikroskopische und morphologische Befunde für ein Weiterbestehen der Skabies sprechen [50]. Permethrin sollte nicht bei Schwangerschaft und Stillzeit sowie bei Säuglingen unter zwei Lebensmonaten angewendet werden [50]. Bisher ist keine Resistenz der Skabies auf Permethrin bekannt. Eine multizentrische Studie konnte zeigen, daß eine 5%ige Permethrin-Creme bei der Skabiesbehandlung die gleiche skabizide Wirksamkeit besitzt wie eine 1%ige Lindan-Lotion [57]. Eine einmalige Skabiestherapie mit 5% Permethrin-Creme (Elimite) zeigte nach vier Wochen bei Kindern im Alter von zwei Monaten bis zu fünf Jahren eine Heilungsrate von 89% im Vergleich zu einer 10%igen Crotamiton Creme (Eurax) von nur 60% [63]. In der ehemaligen DDR war Permethrin 2,5%ig für Kinder und 5%ig für Erwachsene zur Therapie der Skabies zugelassen und stellte nach Haustein [27] eine echte Alternative zum Lindan dar. Permethrin wurde bei Säuglingen, Schwangeren und Stillenden angewendet [27].

Allethrin I

Eine neue Therapiemöglichkeit mit einem synthetischen Pyrethroid eröffnet das in Deutschland 1990 zur Skabiestherapie zugelassene *Allethrin I-haltige* Spregal, dem zur Wirkungsverstärkung Piperonylbutoxid zugesetzt ist. Die klinischen Prüfungen mit Spregal erfolgten an über 2000 Skabiespatienten. Die therapeutische Wirksamkeit liegt bei 86,5%. In 87% der Fälle reicht eine einmalige Spraybehandlung aus [48]. Spregal sollte nicht im ersten Trimenon der Schwangerschaft, bei Stillenden und Säuglingen angewendet werden. Weitere Kontraindikationen sind großflächig stark gereizte Haut, Anwendung im Bereich des Gesichtes, in Schleimhautnähe und in schlecht durchlüfteten Räumen. Die Anwendung sollte abends erfolgen. Eine direkte Sonnenbestrahlung ist nach der Anwendung zu vermeiden. Spregal sollte mindestens zwölf Stunden auf der Haut belassen bleiben. Resistenzen sind bisher nicht bekannt.

Benzylbenzoat

Benzylbenzoat, die im Perubalsam enthaltene skabizide Komponente, liegt in 10%iger Konzentration (Antiscabiosum 10% für Kinder) und in 25%iger Konzentration (Antiscabiosum 25% für Erwachsene) vor. Es bewirkt eine Übererregung des Zentralnervensystems der Parasiten mit Krämpfen und tötet die Skabiesmilben und deren Entwicklungsstadien einschließlich der Eier ab. In vivo wird Benzylbenzoat zu Benzoesäure und Benzylalkohol metabolisiert. Der Benzylalkohol wird zu Benzoesäure oxidiert und nach Konjugation mit Glycin zu Hippursäure ausgeschieden. Es gibt bisher keine Hinweise auf embryotoxische, teratogene oder mutagene Wirkungen von Benzylbenzoat. Daher kann Benzylbenzoat als Antiscabiosum 25% in der Schwangerschaft und Stillzeit unter ärztlicher Kontrolle und sorgfältiger Risiko-/Nutzenabwägung eingesetzt werden. Eine Anwendung im Brustbereich bei Stillenden sollte vermieden werden. Antiscabiosum 10% für Kinder darf bei Säuglingen und Kindern, nicht aber bei Neugeborenen und Frühgeborenen angewendet werden. Nachteilig ist, daß die Substanz an drei aufeinanderfolgenden Tag appliziert werden muß. Es konnte gezeigt werden, daß über drei Tage angewandtes Benzylbenzoat 10%ig oder 20%ig genau so effektiv war wie einmal appliziertes 5%iges Permethrin [26]. Erwähnenswert ist die im Vergleich zu Permethrin deutlich erhöhte Irritation von Haut und Schleimhäuten [26]. Augen- und Schleimhautkontakt sollte unbedingt vermieden werden. Benzylbenzoat stellt jedoch auf Grund seiner geringen akuten und subakuten Toxizität eine therapeutische Alternative in der Schwangerschaft und Stillzeit dar. Resistenzen sind bisher nicht bekannt geworden.

Crotamiton

Crotamiton 10% (Euraxil Creme und Lotio) ist ein älteres Antipruriginosum und Antiscabiosum, dessen Heilungsrate bei Kindern vier Wochen nach Therapie mit 60% im Vergleich zu 89% nach einer einmaligen 5%igen Permethrin-Creme ermittelt wurde [63]. Somit zählt Cortamiton zu den weniger wirksamen Antiscabiosa. Im Vergleich zu Lindan gilt es auch als weniger effektiv [43, 61]. Crotamiton darf in der Schwangerschaft nur mit äußerster Zurückhaltung angewendet werden. Da nicht bekannt ist, ob Crotamiton in die Muttermilch übertritt, verbietet sich die Anwendung in der Stillzeit. Weitere Einschränkungen sind die schleimhautirritierende Wirkung. Ferner darf bei Kleinkindern keine großflächige Anwendung erfolgen. Eine einmal tägliche Applikation über drei bis fünf Tage wird bei Skabies empfohlen. Bei exzessiver topischer Anwendung besteht das Risiko einer Methämoglobinämie. Es liegen keine Erkenntnisse zum Metabolismus von Crotamiton vor. In Einzelfällen wurde über Skabies berichtet, die gegenüber 10%igem Crotamiton resistent war [15, 56].

Präzipitierter Schwefel

Sulfur praecipitatis in Vaselinum flavum in Konzentrationen von 2% für Säuglinge, 6% für Kinder und bis zu 10% für Erwachsene wird auf Grund empirischer Erfahrungen zur Skabiesbehandlung eingesetzt. In einer aktuellen Therapieanweisung zur Skabies empfehlen Orkin und Maibach [50] 6%igen Sulfur praecipitatis in Vaseline über drei Nächte als Mittel der Wahl bei Säuglingen bis zum zweiten Lebensmonat, bei Schwangeren und Stillenden. Vor jeder neuen Applikation und am Ende der Behandlung sind die Salbenrückstände gründlich abzuwaschen. Nachteilig ist der unangenehme Geruch des freigesetzten Schwefelwasserstoffes, der an faule Eier erinnert. Obwohl empirisch sicher, gibt es keine überzeugenden Arbeiten zur Pharmakologie, Toxikologie und Wirkungsweise des Schwefels bei Skabies [22]. Nach Applikation des Schwefels auf die Haut bilden sich Pentathionsäure und Schwefelwasserstoff [35]. Es wird vermutet, daß diese Substanzen zur Abtötung der Skabiesmilbe beitragen [41]. Es sollte unbedingt darauf geachtet werden, daß die Schwefelkonzentration bei Kindern 6% nicht überschreitet und die Schwefelvaseline nicht okklusiv angewendet wird, da nicht sicher zu beurteilende Intoxikationen zur Jahrhundertwende aus der deutschen Literatur mitgeteilt wurden [8]. Maibach, Surber und Orkin [39] wiesen auf Grund fehlender moderner Studien zur Humantoxizität des Schwefels auf ihre guten klinischen Erfahrungen mit 6%igem Sulfur praecipitatis in Vaseline bei Säuglingen, Kleinkindern, Schwangeren, Stillenden und Personen mit neurologischen Erkrankungen hin. Sie beobachteten keine systemische Toxizität und nur selten Hautirritationen bei der 6%igen Konzentration. Die Heilungsrate der Skabies bei Kindern nach Applikation von 5%igem Sulfur praecipitatis über vier Nächte wurde mit 81,8% angegeben [3]. Im deutschsprachigen Raum gilt unter Beachtung der Vorsichtsmaßnahmen 2- bis 6%iger Sulfur praecipitatis in Vaselinum flavum als Mittel der Wahl bei Säuglingen, Schwangeren und Stillenden [9].

2,7-Dimethylthianthren

Die schwefelhaltige aromatische Verbindung *2,7-Dimethylthianthren* ist in 10%iger Konzentration als Salbe (Citemul DAS Salbe) neben zahlreichen anderen Indikationen wie Herpes simplex, Rosazea, Ekzemen auch zur Skabiesbehandlung zugelassen. Die Substanz wird durch die Haut schnell und gut resorbiert. Bei großflächiger Anwendung können systemische Intoxikationen (Atemstörungen, Durchfall, Fieber) auftreten. Das Präparat darf nicht bei Kleinkindern, Säuglingen, Schwangerschaft und Stillzeit sowie nicht langfristig und nicht großflächig aufgetragen werden. Das Präparat kann daher nicht als sicheres und zeitgemäßes Antiscabiosum empfohlen werden.

Orale Skabiestherapie

Ivermectin

Vor zehn Jahren charakterisierte van Neste [66] die Eigenschaften, die das ideale Antiscabiosum aufweisen sollte: Penetration in die tieferen Schichten der Epidermis und Adnexe, Fehlen systemischer Toxizität, Verabreichung als orale Medikation, schneller Wirkungseintritt bei einmaliger Gabe und Aufrechterhaltung eines effektiven Wirkspiegels über mindestens zehn Tage. Das optimale orale Antiscabiosum, das diesen Anforderungen entspricht, scheint Ivermectin zu sein [11, 64].

Ivermectin (Stromectol) gilt als Mittel der ersten Wahl zur Behandlung der Onchozerkose (Flußblindheit) und der intestinalen Strongyloidose [25, 65]. Ivermectin ist ein semisynthetisches Avermectin, welches von Fermentationsprodukten des Bakteriums *Streptomyces avermitilis* gewonnen wird (Abb. 1). Es bindet mit hoher Affinität und selektiv

Fermentationsprodukt von *Streptomyces avermitilis*
↓
Avermectine
↓
Ivermectin (semisynthetisch)

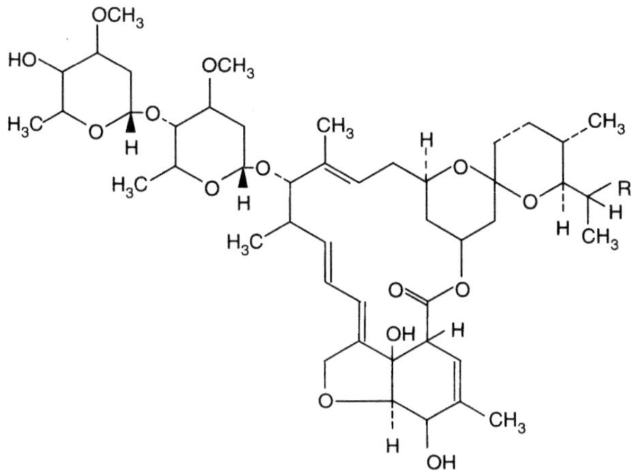

Komponente B1a: R = C_2H_5 Komponente B1b: R = CH_3

Abb. 1. Herkunft und Strukturformel von Ivermectin mit den Komponenten B1a und B1b. Ivermectin enthält zu 90 % die Komponente B1a und zu 10 % die Komponente B1b

an glutamatabhängige Chloridionenkanäle der Nerven- und Muskelzellen von Invertebraten. So führt es zu einem zellulären Chloridioneneinstrom in die Nerven- und Muskelzellen der Parasiten, verbunden mit einer Hyperpolarisation der Zellen und resultierender Paralyse und Tod der Skabiesmilben. Die selektive antiparasitäre Wirkung von Ivermectin beruht auf der Abwesenheit glutamatabhängiger Chloridionenkanäle bei Säugetieren und der niedrigen Affinität zu Chloridionenkanälen der Säugetiere [11, 44, 46]. Ein schneller Übertritt durch die Blut-Hirn-Schranke beim Menschen ist nicht bekannt.

Ivermectin wurde 1996 von der Food and Drug Administration (FDA) der USA für die genannten Indikationen zugelassen. Gute klinische Erfahrungen ohne bedeutsame Nebenwirkungen liegen bei mehr als 6 Millionen Patienten mit Onchozerkose vor. Eine offizielle Zulassung von Ivermectin zur Behandlung der Skabies besteht bisher nicht. Eine zunehmende Zahl klinischer Arbeiten demonstriert jedoch die hervorragende Wirkung von Ivermectin als hoch effektives orales Antiscabiosum, wobei besonders gute Erfahrungen bei Scabies crustosa vorliegen [6, 14, 20, 24, 30, 32, 37, 40, 44, 51, 54]. Besondere Aufmerksamkeit erhielt Ivermectin durch die Publikation von Meinking et al. [44]. Sie behandelten elf ansonsten gesunde Patienten und elf HIV-Patienten mit Skabies mit einer oralen Einmaldosis von 200 µg Ivermectin/kg Körpergewicht. Vier Wochen nach der Einmalbehandlung waren die elf Patienten mit normaler Skabies geheilt (100 %). Acht der elf HIV-Patienten mit Skabies waren nach der Einmaltherapie mit Ivermectin skabiesfrei. Bei zwei HIV-Patienten war nach zwei Wochen eine zweite Verabreichung von Ivermectin erforderlich. Nach vier Wochen waren zehn von elf HIV-Patienten (91 %) skabiesfrei [44]. Erwähnenswerte Nebenwirkungen wurden nicht berichtet. Dagegen beobachteten Barkwell und Shields [7] sechs Monate nach Gabe von 200 µg Ivermectin/kg Körpergewicht an 47 überwiegend demente Patienten (mittleres Alter 73,4 Jahre bei Aufnahme in die Pflegeeinrichtung), die auf Grund einer Skabiesepidemie mit Lindan und Permethrin erfolglos vorbehandelt waren, eine erhöhte Todesrate von 15 Todesfällen in den sechs Monaten nach Ivermectin-Einnahme im Vergleich zu einer alters- und geschlechtskorrigierten Kontrollgruppe von fünf Todesfällen pro 47 Kontrollpersonen in sechs Monaten. Die Frage, ob die erhöhte Todesrate in der mit Ivermectin behandelten Gruppe mit der Therapie im kausalen Zusammenhang stand, wird von anderen Autoren, die bei geriatrischen Patienten nach Ivermectin keine Auffälligkeiten beobachteten, bezweifelt [19, 55]. Coyne von der *Food and Drug Administration* und Addiss vom *Center for Disease Control and Prevention* der USA sehen auf Grund einer Betrachtung aller verfügbaren Daten keine Hinweise für eine kausale Beziehung zwischen Ivermectin-Behandlung und erhöhter Todesrate [16]. Auch die in Deutschland von Qadripur und Schauder [54] behandelte 76jährige Patientin mit Scabies crustosa hat die Ivermectin-Behandlung ohne Nebenwirkungen bestens vertragen.

Auf Grund nachgewiesener teratogener Effekte im Tierexperiment ist Ivermectin in der Schwangerschaft kontraindiziert. Da Ivermectin in geringer Konzentration in der Brustmilch nachgewiesen wurde, ist es auch in der Stillzeit kontraindiziert. Ferner liegen keine Erfahrungen bei Kindern unter 15 kg Körpergewicht vor. Sie sollten daher nicht mit Ivermectin behandelt werden [46]. Die meisten Studien mit Ivermectin bei Skabies berichten keine Nebenwirkungen. Etwa 1 % der Patienten klagten über Übelkeit, Juckreiz und leichte Benommenheit. Bei drei eigenen erwachsenen Patienten mit Skabies wurden ebenfalls bei Einnahme von 200 µg Ivermectin/kg Körpergewicht keine unerwünschten Wirkungen beobachtet. Erwähnenswert ist, daß Ivermectin in einer Einmalgabe von 200 µg/kg Körpergewicht sich auch als wirksam bei der Therapie der Larva migrans cutanea erwiesen hat [12, 67].

Zusammenfassung und Ausblick

Durch die Einführung der in der Einmalanwendung sehr gut wirksamen synthetischen Pyrethroide (Permethrin in den USA und Allethrin I in Deutschland) hat sich der Stellenwert des Lindans in der topischen Skabiestherapie verändert. In den USA gilt Permethrin derzeit als Mittel der ersten Wahl bei der topischen Behandlung unkomplizierter Skabies. Die Zunahme von Lindan-Resistenz birgt die Gefahr einer unsachgemäßen exzessiven Anwendung mit dem Risiko neurotoxischer Nebenwirkungen. Aus ökologischer Sicht ist Lindan ebenfalls als Chlorkohlenwasserstoff bedenklich. Die zwar empirisch gesicherte Anwendung des präzipitierten Schwefels, gerade als alternative Skabiestherapie in der Schwangerschaft, Stillzeit und bei Neugeborenen bedarf der Bestätigung durch moderne pharmakologische und toxikologische Studien. Die aufwendigen Prozeduren der topischen Skabiestherapie, die erhöhte Anforderung an die Compliance des Patienten und die Mitwirkung des Pflegepersonals sowie die Erschwernisse bei der synchronen Mitbehandlung aller Kontaktpersonen lassen durch die Möglichkeit der oralen Einmaltherapie der Skabies und ihrer komplizierten Verläufe wie Scabies crustosa bei Immunsupprimierten mit 200 µg/kg KG Ivermectin die verfügbaren topischen Behandlungsmodalitäten archaisch erscheinen. Schon jetzt darf erwartet werden, daß durch Einsatz von Ivermectin die Epidemiologie der Skabies grundlegend beeinflußt wird [10].

Literatur

1. Ackerman AB, Stewart R, Stillman M (1975) Scabies mascerading as dermatitis herpetiformis. JAMA 233:53–54
2. Agathos M (1994) Skabies. Hautarzt 45:889–903
3. Amer M, El Bayoumie M, Rizk MK (1981) Treatment of scabies: preliminary report. Int J Dermatol 20:289–290
4. Anolik MA, Rudolf RI (1976) Scabies simulating Darier disease in an immunosuppressed host. Arch Dermatol 112:73–74
5. Argenziano G, Fabbrocini G, Delfino M (1997) Epiluminescence microscopy. Arch Dermatol 133:751–753
6. Aubin F, Humbert P (1995) Ivermectin for crusted (Norwegian) scabies. N Engl J Med 132:612
7. Barkwell R, Shields S (1997) Deaths associated with ivermectin treatment of scabies. Lancet 349:1144–1145
8. Basch F (1926) Über Schwefelwasserstoffvergiftung bei äußerlicher Applikation von elementarem Schwefel in Salbenform. Naunyn Schmiedebergs Arch Exp Pathol Pharmacol 111:126–128
9. Braun-Falco O, Plewig G, Wolff HH (1997) Dermatologie und Venerologie, 4. Aufl, Kapitel 8, Epizoonosen. Springer, Berlin, S 328–331
10. Burkhart KM, Burkhart CN, Burkhart CG (1997) Comparing topical scabietic treatments will soon become extinct. Arch Dermatol 133:1314
11. Burkhart KM, Burkhart CN, Burkhart CG (1998) Our scabies treatment is archaic, but ivermectin has arrived. Int J Dermatol 37:76–79
12. Caumes E, Datry A, Paris L et al. (1992) Efficacy of ivermectin in the therapy of cutaneous larva migrans. Arch Dermatol 28:994–995
13. Chapel TA, Krugel KL, Chapel J, Segal A (1981) Scabies presenting as urticaria. J Am Med Assoc 246:440
14. Cordoliani F, Vasseur E, Baccard M et al. (1996) Ivermectin-responsive crusted scabies in HTLV1 carrier. Dermatology 192:351–352
15. Coskey RJ (1979) Scabies-resistance to treatment with crotamiton. Arch Dermatol 115:109
16. Coyne PE, Addiss D (1997) Deaths associated with ivermectin for scabies. Lancet 350:215–216
17. Daisley H, Charles W, Suite M (1993) Crusted (Norwegian) scabies as a pre-diagnostic indicator for HTVL-I infection. Trans R Soc Trop Med Hyg 87:295
18. Del Giudice P (1997) Scabies in HTLV-I seropositive patients. J Am Acad Dermatol 36:134–135
19. Diazgranados JA, Costa JL (1997) Deaths after ivermectin treatment. Lancet 349:1698
20. Dunne CL, Malone CJ, Whitworth JAG (1991) A field study of the effects of ivermectin on ectoparasites of man. Trans R Soc Trop Med Hyg 85:550–551
21. Egawa K, Johno M, Hayashibara T et al. (1992) Familial occurrence of crusted (Norwegian) scabies with adult T-cell leukaemia. Br J Dermatol 127:57–59
22. Elgart ML (1996) A risk-benefit assessment of agents used in the treatment of scabies. Drug Safety 14:386–393
23. Franz TJ, Lehman PA, Franz SF (1996) Comparative percutaneous absorption of lindane and permethrin. Arch Dermatol 132:901–905
24. Glaziou P, Cartel JL, Alzieu P et al. (1993) Comparison of ivermectin and benzyl benzoate for treatment of scabies. Trop Med Parasitol 44:331–332
25. Greene BM, Dukuly ZD, Munoz B et al. (1991) A comparison of 6-, 12-, and 24-monthly dosing with ivermectin for treatment of onchocerciasis. J Infectious Dis 163:376–380
26. Haustein UF, Hlawa B (1989) Treatment of scabies with permethrin versus lindane and benzylbenzoate. Acta Derm Venereol (Stockh) 69:348–351
27. Haustein U-F (1991) Pyrethrine und Pyrethroide (Permethrin) bei der Behandlung von Skabies und Pediculosis. Hautarzt 42:9–15
28. Hernandez-Perez E (1983) Resistence to antiscabietic drugs. J Am Acad Dermatol 8:121–122
29. Humeau S, Bureau B, Litoux P et al. (1995) Infantile acropustulosis in six immigrant children. Pediatric Dermatology 12:211–214
30. Jaramillo-Ayerbe F, Berrio-Munoz J (1998) Ivermectin for crusted Norwegian scabies induced by use of topical steroids. Arch Dermatol 134:143–145
31. Kahn G, Rywlin AM (1979) Acropustulosis of infancy. Arch Dermatol 115:831–833

32. Kar SK, Mania J, Patnaik S (1994) The use of ivermectin for scabies. Nat Med J India 7:15–16
33. Karrer S, Szeimies RM, Wlotzke U et al. (1997) Steroidinduzierte Scabies norvegica. Hautarzt 48:343–346
34. La Grenade L (1996) HTLV-I-associated infective dermatitis: past, present, and future. J Acquir Immune Defic Syndr Hum Retrovirol 13 (suppl 1) S46–S49
35. Lin AN, Reimer RJ, Carter DM (1988) Sufur revisited. J Am Acad Dermatol 18:553–558
36. Luderschmidt C (1979) Behandlung der Skabies während der Schwangerschaft. Hautarzt 30:114–115
37. Macotela-Ruiz E, Pena-Gonzalez G (1993) Tratamiento de la escabiasis con ivermectina por via oral. Gaceta Medica de Mexico 129:201–205
38. Magee DL, Herbert AA, Rapini RP (1991) Crusted scabies in a patient with chronic graft-versus-host disease. J Am Acad Dermatol 25:889–891
39. Maibach HI, Surber C, Orkin M (1990) Correspondence to the editor: Sulfur revisited. J Am Acad Dermatol 23:154–155
40. Marty P, Gari-Toussaint M, LeFichoux Y et al. (1994) Efficacy of ivermectin in the treatment of an epidemic of sarcoptes scabiei. Ann Trop Med Parasitol 88:453
41. McMurtry CW (1913) Dermatologic therapeutics: sulfur. J Cutan Dis 322:399–408
42. Meigel W (1983) Skabies bei Kindern: Klinik und Therapie. Fortschr Dermatol Venerol 10:364–370
43. Meinking TL, Taplin D (1990) Advances in pediculosis, scabies, and other mite infestations. Arch Dermatol 5:131–150
44. Meinking TL, Taplin D, Hermida JL et al. (1995) The treatment of scabies with ivermectin. N Engl J Med 333:26–30
45. Meinking TL, Taplin D (1996) Safety of permethrin vs lindane for the treatment of scabies. Arch Dermatol 132:959–962
46. Merck & Co, Inc West Point, PA 19486, USA (1996) Stromectol (ivermectin) Drug report No 9032300, 39612/101296
47. Molinaro MJ, Schwartz RA, Janniger CK (1995) Scabies. Ped Dermatol 56:317–321
48. Monographie Spregal (1995) – Scabiestherapeutikum – Wolff-Arzneimittel, Bielefeld
49. Orkin M (1993) Scabies in AIDS. Semin Dermatol 12:9–14
50. Orkin M, Maibach HI (1996) Scabies treatment: current considerations. In: Elsner P, Eichmann A (eds) Sexually transmitted diseases. Advances in diagnosis and treatment. Karger, Basel: Current Probl Dermatol vol 24, pp 151–156
51. Pellizzer G, Betto P, Manfrin V et al. (1996) Ivermectin treatment of AIDS-related, crusted scabies. Eur J Dermatol 6:396
52. Portu JJ, Santamaria JM, Zubero Z, Almeida-Llamas MV, San Sebastia MA-E, Gutiérrez (1996) Atypical scabies in HIV-positive patients. J Am Acad Dermatol 34:915–917
53. Purvis RS, Tyring SK (1991) An outbreak of lindane-resistant scabies treated successfully with permethrin 5% cream. J Am Acad Dermatol 25:1015–1016
54. Qadripur SA, Schauder S (1997) Orale Therapie einer lindanresistenten Scabies crustosa mit Ivermectin. Z Hautkrankh H+G 72:121–126
55. Reintjes R, Hoek C (1997) Deaths associated with ivermectin for scabies. Lancet 350:215
56. Roth WI (1991) Scabies resistant to lindane 1% lotion and crotamiton 10% cream. J Am Acad Dermatol 24:502–503
57. Schultz MW, Gomez M, Hansen RC et al. (1990) Comparative study of 5% permethrin cream and 1% lindane lotion for the treatment of scabies. Arch Dermatol 126:167–170
58. Slawsky LD, Maroon M, Tyler WB, Miller III OF (1996) Association of scabies with a bullous pemphigoid-like eruption. J Am Acad Dermatol 34:878–879
59. Surber C, Rufli T (1995) Lindan. Hautarzt 46:528–536
60. Taplin D, Meinking TL, Porcelain SL et al. (1986) Permethrin 5% dermal cream: a new treatment for scabies. J Am Acad Dermatol 15:995–1001
61. Taplin D, Meinking TL (1989) Scabies, lice, and fungal infections. Prim Care 16:551
62. Taplin D, Meinking DL (1990) Pyrethrins and pyrethroids in dermatology. Arch Dermatol 126:213–221
63. Taplin D, Meinking TL, Cen JA, Sanchez R (1990) Comparison of Crotamiton 10% cream (Eurax) and permethrin 5% cream (Elimite) for the treatment of scabies in children. Ped Dermatol 7: 67–73
64. Tzenow I, Wehmeier M, Melnik B (1997) Orale Behandlung der Scabies mit Ivermectin. Hautarzt 48:2–4
65. Van Laethem Y, Lopes C (1996) Treatment of onchocerciasis. Drugs 52:861–869
66. van Neste DJJ (1988) Human scabies in perspective. Int J Dermatol 27:10– 15
67. Wolf P, Ochsendorf FR, Milbradt R (1993) Aktuelle Therapiemöglichkeiten bei Larva migrans cutanea. Hautarzt 44:462–465
68. Wolf R, Wolf D, Viskoper RJ, Sandbank M (1985) Norwegian type scabies mimicking contact dermatitis in an immunosuppressed patient. Postgrad Med 78:228–230
69. Woolridge WE (1948) The gamma isomer of hexachlorcyclohexane in the treatment of scabies. J Invest Dermatol 10:363–366
70. Youshock E, Glazer SD (1981) Norwegian scabies in a renal transplant patient. JAMA 246:2608–2609

Papulopustulöse Erkrankungen an Gesicht und Kopfhaut

Die vielen Gesichter der Rosazea

Jörg-Christoph Prinz

Die Bedeutung einer Hauterkrankung liegt neben dem gestörten gesundheitlichen Befinden nicht zuletzt auch in ihrer Sichtbarkeit für die Mitmenschen und der hierdurch bedingten Einschränkung im sozialen Umfeld. Gerade diese Einschränkung geht oft weit über das hinaus, was man als kosmetische Störung bezeichnet. Hierbei ist es einerseits das Unwissen der Mitmenschen, welche Hauterkrankungen stigmatisieren und damit den seelischen Leidensdruck der Betroffenen erhöhen. Hinzu kommt das Gefühl des Unästhetischen in einer von zumeist unerreichbaren Schönheitsidealen geprägten Gesellschaft, in der soziale Akzeptanz und beruflicher Erfolg nicht unwesentlich vom äußeren Erscheinungsbild abhängen.

Wie groß die Bedeutung einer Hauterkrankung gerade unter dem Kriterium der Sichtbarkeit ist, kann man nicht zuletzt auch daran erkennen, wie sie in der Malerei repräsentiert ist. Hier waren es nicht zuletzt die flämischen Maler des 16. und 17. Jahrhunderts, welche in ihren Sujets auch medizinisch genau beobachteten und Hauterkrankungen dokumentierten, ohne vor der eigenen Person halt zu machen.

Beispielhaft hierfür ist das Selbstbildnis von Rembrandt van Rijn aus dem Jahr 1659 [4]. Hier finden wir neben dem schwermütig reflektierenden Gesichtsausdruck verschiedene dermatologische Symptome. Die lichtgeschädigte Altershaut eines 53jährigen im 17. Jahrhundert, mit ausgeprägten Falten und Blepharochalase. Hervorstechend aus dermatologischer Sicht sind aber auch die polsterartig-knotigen Wangen sowie die knollig verdickte Nase, die nach heutiger Auffassung einem Rhinophym entspricht. Dieses Selbstbildnis, das in schonungsloser Selbstbeobachtung gemalt wurde, ist eines der vielen Gesichter der Rosazea.

Diese Gesichter finden sich in zahlreichen anderen Darstellungen seiner Epoche: Menschen mit geröteten, manchmal polsterartig geschwollenen Wangen oder knollig verdickten Nasen. Oft sind es deftige Charaktere, Bauern mittleren Alters, die ihr Arbeitsleben hauptsächlich im Freien verbracht haben, oder Menschen, die in der Schenke oder bei Festen beim Genuß von alkoholischen Getränken beobachtet wurden. Herausragende Maler wie Rembrandt, Hals oder Pieter Bruegel der Ältere, haben diese Rosazeagesichter in ihre Bilder aufgenommen. Dabei sind nicht nur die Darstellungen eindrucksvoll, auch die Umgebungsbedingungen für das Auftreten der Rosazea sind oft wahrheitsgetreu getroffen: aktinische Belastung und Alkohol sowie der hellhäutige, keltische Menschenschlag gelten auch heute noch als wesentliche prädisponierende oder aggravierende Faktoren der Rosazea [2, 6, 8].

Wollen wir die Rosazea aus heutiger Sicht definieren, so sprechen wir von einer chronischen Hauterkrankung, welche vornehmlich die konvexen Gesichtspartien, aber auch die Augen und einige extrafaziale Regionen mit einer stadienhaften Reihe von Veränderungen befällt. Die zunehmende Schwere der Hautveränderungen bedingt die Klassifikation der Rosazea in drei Stadien, die ineinander übergehen, aber auch für sich alleine bestehen bleiben können.

Das erste, vaskuläre Stadium der Rosazea ist vor allem durch Gefäßveränderungen charakterisiert. Oft kommt es bereits in der Jugend zu flushartigen, rasch aufschießenden, zunächst aber noch reversiblen Erythemen über den Wangen, ein Zustand, deren Träger auch als „flusher and blusher" bezeichnet werden [5]. Diese gehen dann in persistierende, von Teleangiektasien durchsetzte Erytheme über, die sich über beide Wangen und den Nasenrücken ziehen und hierbei typischerweise eine Zone unterhalb der Augen freilassen. In dem Brueghel-Bild „Die Bauernhochzeit" (um das Jahr 1568) sehen wir diese Gefäßveränderungen als Rötungen über den Wangen und der Nase der jungen Braut gegenüber den anderen dargestellten Gesichtern deutlich herausgearbeitet. Diese Veränderungen können sich akzentuieren, und wie in dem Gemälde von George Grosz mit dem Titel „Sonnenfinsternis" (1926) anhand der Figur eines hohen Militärs dargestellt, zu persistierenden, polsterartig geschwollenen Erythemen von tief düsterroter Farbe werden. Die symbolistische Verwendung der Rosazea für die gesellschaftskritische Aussage von kapitalistischer und imperialistischer Häßlichkeit unterstreicht hierbei auch nochmals, was anfangs über die Stigmatisierung von

Hauterkrankungen erwähnt wurde. Wie realistisch der Maler die Farbe der Rosazea in seinem Gemälde wiedergegeben hat, ist im Vergleich mit Gesichtern von Rosazeapatienten gut nachvollziehbar.

Im entzündlichen zweiten Stadium der Rosazea, von George Grosz in seinem Gemälde „Die Stützen der Gesellschaft" (Abb. 1) in verschiedenen Gesichtern dargestellt, kommt es neben der zunehmenden Ausbildung von Teleangiektasien zu einer hochchronischen Entzündung mit Papeln, Pusteln und Ödemen. Diese Teleangiektasien und entzündliche Papeln können in entstellender Weise große Teile des Gesichts überziehen, oder mit ausgeprägter Pustelbildung einhergehen.

Bei einem Teil der Betroffenen entwickelt sich das hyperplastische dritte Stadium, das durch große, entzündliche Knoten und furunkuloide Infiltrationen sowie durch eine Gewebehyperplasie gekennzeichnet ist. Die Gesichtshaut verdickt sich und wird ödematös, und das Gesichtsprofil wird irregulär. Dieses Stadium kann dann zu knotigen Hyperplasien der Talgdrüsen führen, von denen das Rhinophym am häufigsten ist. Das Vollbild der Rosazea ist in einer Farbtafel in dem dreibändigen Atlas der Hautkrankheiten von Hebra aus dem Jahr 1869 (Abb. 2) in eindrucksvoller Weise herausgearbeitet [7]. Hier finden sich die kupferfarbenen Erytheme, die der Rosazea den Namen Kuperose oder Kupferfinne, eingetragen haben, an den Wangen des dargestellten Patienten. Die Stirne trägt multiple Papulopusteln, während die Form der Nase einem grotesk anmutenden Rhinophym gewichen ist. Die Ausmaße unbehandelter Rhinophyme können erheblich werden, in einer der frühesten medizinhistorischen Schilderungen aus dem Jahr 1732 von Civadier wurden etwa fünf Pfund Gewebe operativ abgetragen, die dem betroffenen Patienten über Mund und Kinn hinab hingen und ihm Atmen und Essen nahezu unmöglich gemacht hatten [1]. Ein Rhinophym ist auch zentraler Blickfang in einem Gemälde des Renaissance-Malers Ghirlandaio, „Der Greis und das Kind". Auch wenn die Rosazea aufgrund ihrer bevorzugten ethnischen Verteilung als „Fluch der Kelten" bezeichnet wird, reflektiert dieses Bild, daß gerade das Rhinophym häufig auch bei Menschen italienischer Herkunft vorkommt. Das hyperplastische Stadium kann aber auch als Gnatophym das Kinn, als Metophym die Glabella, als Blepharophym die Augenlider, oder als Otophym die Ohren mit knotigen Talgdrüsenhyperplasien betreffen [10].

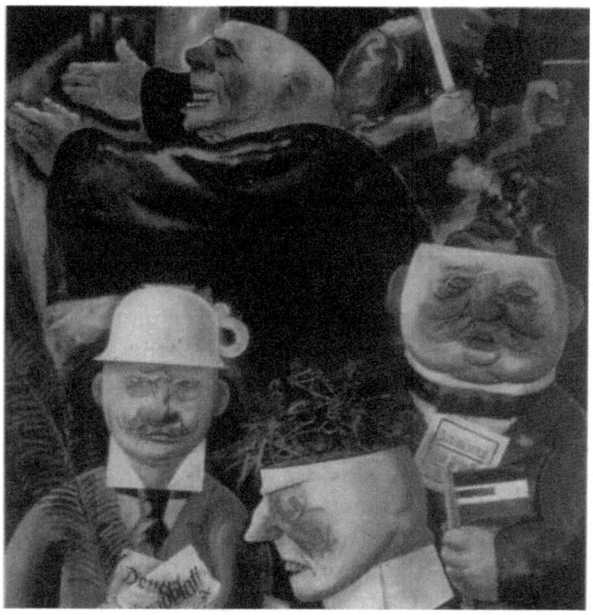

Abb. 1. Ausschnitt aus dem Gemälde „Stützen der Gesellschaft" von George Grosz (1926). Düsterrote Erytheme, Teleangiektasien und Gewebehyperplasie mit entzündlichen Papeln in den dargestellten Gesichtern reflektieren alle drei Stadien der Rosazea. (Öl auf Leinwand, Staatliche Museen Preußischer Kulturbesitz, Nationalgalerie Berlin © Bildarchiv Preußischer Kulturbesitz, Berlin, 1999)

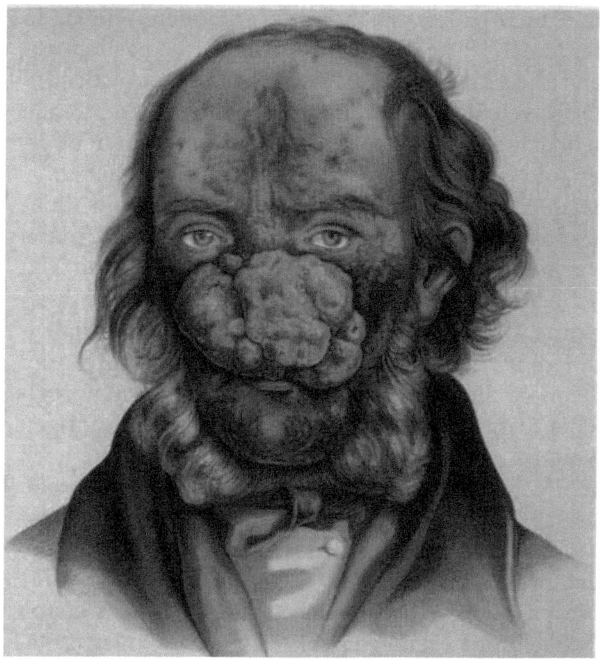

Abb. 2. Vollbild der Rosazea. Nach der Natur gemalt und lithographiert von D.C. Heitzmann und Dr. A. Elfinger, Atlas der Hautkrankheiten, Band II, Tafel VI, Wien 1869; Druck der Kaiserlich-Königlichen Hof- und Staatsdruckerei in Comission bei C. Gerold's Sohn, Buchhändler der Kaiserlichen Akademie der Wissenschaften

Auch wenn das Gesicht der zentrale Manifestationsort der Rosazea ist, können die Veränderungen als extrafaziale Rosazea auf andere Regionen übergreifen [3, 22]. Typische Manifestationen der extrafazialen Rosazea mit Auftreten von entzündlichen Papeln und Papulopusteln finden sich am Haarboden, am Nacken, retroaurikulär, V-förmig im Brustbereich (Abb. 3) oder an den Streckseiten der Oberarme. Die Diagnose der extrafazialen Rosazea stützt sich hierbei neben der Art der Einzeleffloreszenz eben auf das gleichzeitige Vorliegen im Gesicht.

Das klinische Spektrum der vielen Gesichter der Rosazea wird durch eine Reihe von Sonderformen erweitert.

Die Steroidrosazea (Abb. 4) entwickelt sich mit Atrophie, düsterroten Erythemen und Papulopusteln durch die bei Rosazea eigentlich kontraindizierte, längerfristige Behandlung einer Rosazea mit glukokortikosteroidhaltigen Externa [15, 18].

Bei dem persistierenden Gesichtsödem wird die Rosazea durch chronische, ödematöse und entstellende Schwellungen der Gesichtshaut kompliziert. Hier ist ein Therapieversuch mit Ketotifen angezeigt [9, 23].

Die lupoide oder granulomatöse Rosazea, in ihrer alten Bezeichnung Lupus miliaris disseminatus faciei genannt, zeichnet sich durch dicht disseminierte bräunlich-rote Papeln aus, die in der Diaskopie ein lupoides Infiltrat aufweisen. Diese Veränderungen können das gesamte Gesicht überziehen und müssen etwa von einer kleinknotigen Sarkoidose abgegrenzt werden [17, 25].

Das Auftreten von hämorrhagischen, knotigen Abszessen und Fistelgängen, wie sie auch bei der Akne beobachtet werden, gehört zu den komplizierenden Erscheinungen der Rosacea conglobata. Sie wird vor allem durch Halogene wie Jod oder Brom provoziert [13].

Als Maximalvariante, und vor allem durch Arbeiten aus der Dermatologischen Universitätsklinik Mün-

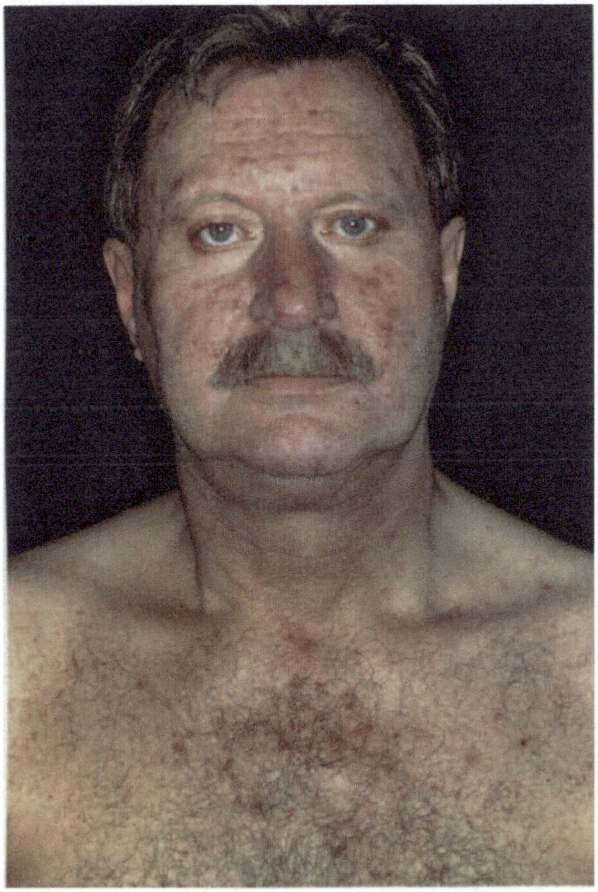

Abb. 3. Extrafaziale Rosazea mit entzündlichen Papeln und Papulopusteln an der Brust bei gleichzeitiger Rosazea im Gesicht im zweiten, entzündlichen Stadium mit Augenbeteiligung

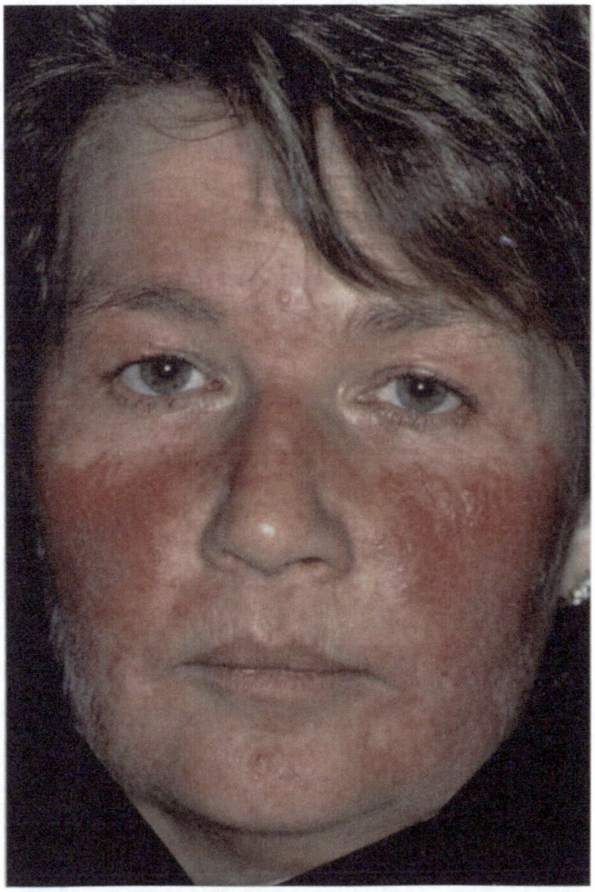

Abb. 4. Steroidrosazea

chen als besondere Manifestation der Rosazea erkannt, wird heute die Rosacea fulminans gesehen [14, 27]. Diese Bezeichnung beschreibt sehr treffend den perakuten Verlauf, mit dem es vor allem bei jungen Frauen zum Auftreten von schwersten, konfluierenden und fistulierenden pyodermieartigen Entzündungen kommt, die für die synonyme Bezeichnung Pyoderma faciale verantwortlich sind.
Besonders hervorzuheben ist zum Schluß der klinischen Formen noch die Beteiligung der Augen in Form der Ophthalmorosazea. Typische Manifestationen sind Blepharokeratokonjunktivitis mit entzündlich geröteten Lidrändern und deutlicher Korneainjektion, Iritis oder Iridozyklitis und Hypopyoniritis, die bis zur Erblindung führen können. Hier sind Retinoide therapeutisch ausnahmsweise nicht indiziert, da sie durch die Trockenheit der Augen die Ophthalmorosazea verschlechtern können [16, 24].
Den vielseitigen klinischen Gesichtern der Rosazea liegt eine Kombination verschiedener histologischer Veränderungen zugrunde, ohne daß es aber ein einzelnes pathognomonisches histologisches Zeichen gäbe; die Diagnose Rosazea wird vornehmlich klinisch gestellt. Die unterschiedlichen Rosazeaformen werden von einer besonderen Betonung der einen oder anderen histologischen Veränderung begleitet [21]. Aktinische Elastose, Auflockerung des Bindegewebes, unterschiedlich ausgeprägte Infiltrate aus polymorphnukleären Granulozyten, Plasmazellen und Riesenzellen ohne einheitliches Verteilungsmuster finden sich ebenso wie perivaskuläre lymphozytäre Infiltrate oder Demodex-Milben in erweiterten und vergrößerten Taldrüsenfollikeln. Das vermehrte Vorkommen von Demodex-Milben bei Rosazea wurde oft genug beschrieben [29]. Demodex-Milben werden heute aber vorwiegend als Begleiterscheinung, nicht als Ursache der Rosazea gesehen, auch wenn eine übermäßige Infestation mit Demodex das klinische Bild durchaus verschlechtern kann. Rosazea ist somit nach vorherrschender Meinung keine Demodikose.
Das Fehlen von pathognomenischen histologischen Kriterien erschwert die Versuche einer pathogenetischen Einordnung der Rosazea. Diskutiert werden unter anderem Störung der Gefäßinnervation oder -reagibilität, Degeneration des Bindegewebes und solare Elastose, Magen-Darm-Beschwerden mit Fehlbesiedelungen durch *Helicobacter pylori* sowie eine genetische Prädisposition, der Beweis ist hier aber bisher in keinem Fall gelungen [19]. So sind es heute vor allem exogene Faktoren wie Hitze, UV-Strahlen und Alkohol, die als Auslöser der Rosazea bei einer noch nicht näher definierten individuellen Disposition anerkannt sind [2, 6, 8, 33]. Diese sind in einem Gemälde aus dem Jahr 1559 von Pieter Brueghel dem Älteren mit dem Titel „Der Kampf zwischen Fasching und Fasten" (Abb. 5) gut nachzuvollziehen. Rechts vor dem Hintergrund einer Kirche ist Frau Faste dargestellt, sie tritt im Turnier gegen Prinz Fasching an, der mit seinem Gefolge von einem links im Bild gelegenen Wirtshaus heranzieht. Die hagere, asketische Frau Faste ist blaß, ohne jegliche Zeichen von Rosazea. Im Gegensatz hierzu weist der schwelgende Prinz Fasching, symbolisch auf dem Weinfaß sitzend, mit zentrofazialen Erythemen die typischen Zeichen einer Rosazea auf.

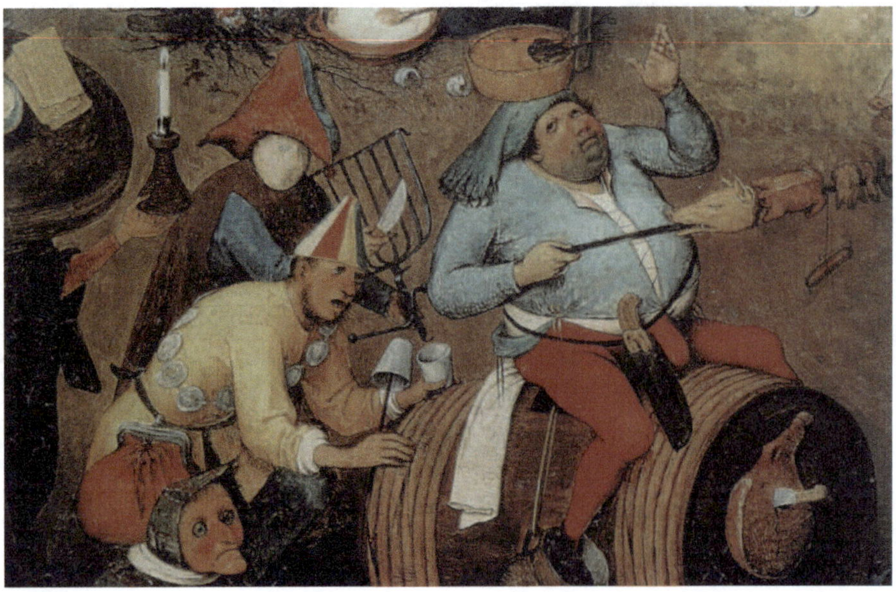

Abb. 5. Pieter Brueghel der Ältere: „Der Kampf zwischen Fasching und Fasten" (1559). Bildausschnitt mit Darstellung des Prinz Fasching auf dem Weinfaß sitzend; zentrofaziale Erytheme im Sinne einer äthylisch verschlechterten Rosazea, welche eine Zone unterhalb der Augen freilassen. (Öl auf Eichenholz; Kunsthistorisches Museum Wien)

Lassen Sie uns zuletzt noch die Frage stellen: Müssen die Patienten mit ihren Gesichtern leben? Diese Frage kann man heute mit Nein beantworten, denn die Rosazea ist durchaus behandelbar. Die Möglichkeiten der topischen Therapie mit Metronidazol, Erythromyzin, Isotretinoin oder Ketokonazol beinhalten eine Reihe von Ansätzen, die hier aber nicht näher erläutert werden sollen. Erwähnt werden soll aber die systemische Behandlung mit Antibiotika oder Isotretinoin.

Systemisch verabreichte Tetrazykline, aber auch Makrolidantibiotika, sind besonders wirksam auf die Papulopusteln, aber auch auf die Erytheme und besonders bei Ophthalmorosazea [20, 31]. Nachdem mit einer höheren Initialdosis eine Remission eingeleitet wurde, sollte der Verlauf dann durch die Gabe einer geringeren Erhaltungsdosis stabilisiert werden.

Besonders wirksam bei Rosazea ist weiterhin 13-*cis* Retinsäure (Isiotreinoin, Roaccutan, [11, 26, 28]). Hier reicht bereits eine Dosis von 2,5–5 mg/Tag aus, um Entzündung und Talgdrüsenhyperplasie des Stadiums II und III der Rosazea zu unterdrücken, entsprechend der verfügbaren Kapselgröße beträgt die verabreichbare minimale Einzeldosis jedoch 10 mg. Bei gutem therapeutischen Ansprechen können die Einnahmeintervalle auf jeden zweiten, dritten oder vierten Tag verlängert werden. Nur schwere Verlaufsformen wie Pyoderma faciale oder Rosacea fulminans benötigen initial 0,5 mg pro Kilogramm Körpergewicht Isotretinoin, um die Dosis später zu reduzieren. Die Behandlungsdauer beträgt etwa sechs Monate. Entsprechend der Teratogenität des Medikamentes ist bei der Einnahme durch Frauen im gebärfähigen Alter auf die strenge Einhaltung sicherer antikonzeptiver Maßnahmen zu achten. Weiterhin muß die gleichzeitige Einnahme von Isotretinoin und Tetrazyklinen wegen der möglichen resultierenden Hirndrucksteigerung vermieden werden.

Die Wirksamkeit der Therapie mit Isotretinoin kann am Beispiel einer Rosazea im Stadium III vor (Abb. 6a) und zwei Monate nach Beginn der Einnahme von Roaccutan (Abb. 6b) gut nachvollzogen

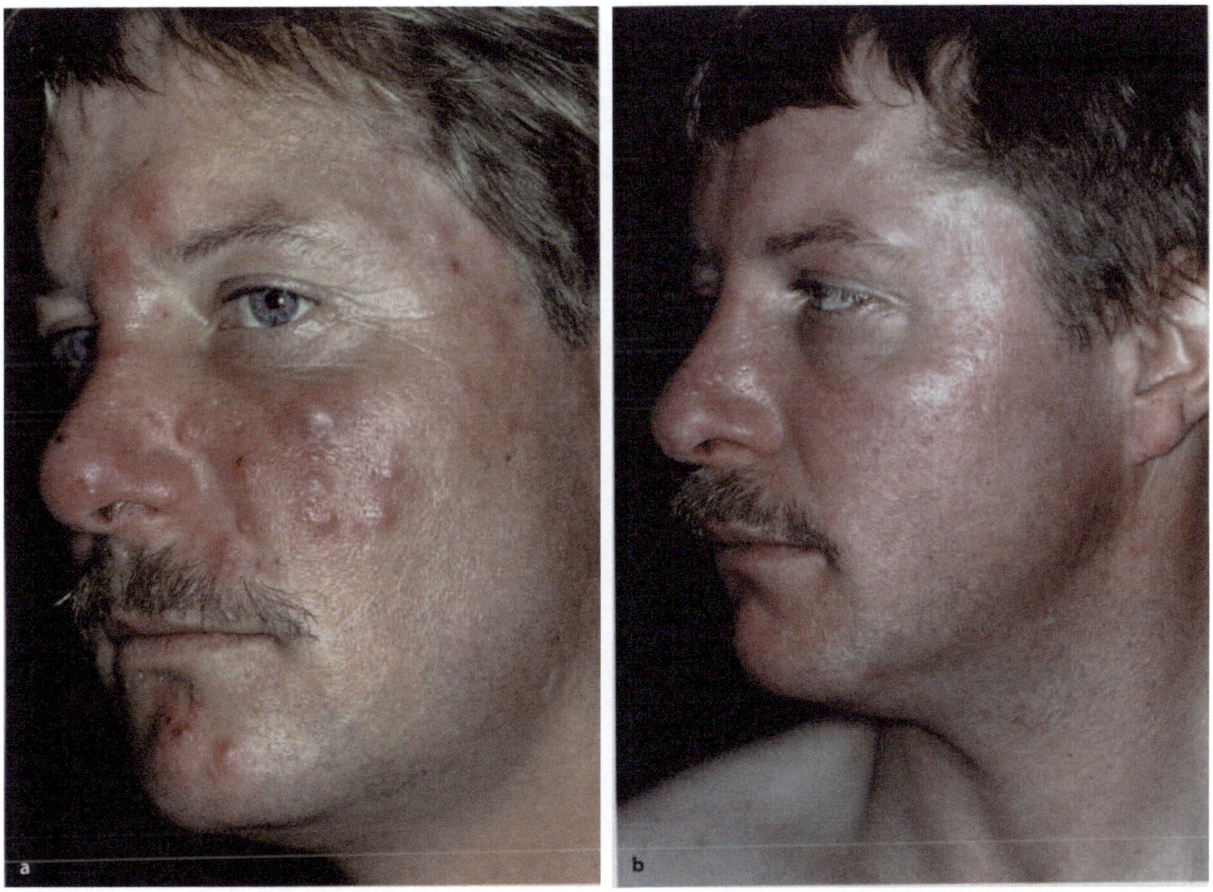

Abb. 6. a, b Rosazea im hyperplastischen dritten Stadium **a** vor und **b** zwei Monate nach Beginn einer Therapie mit Isotretinoin, initial 20 mg, dann 10 mg täglich

werden. Die entzündlichen Veränderungen sind weitgehend verschwunden, die Gesichtshaut ist wieder glatt geworden, und aus dem Rosazeagesicht ist wieder ein normales Gesicht geworden.
Bereits die alleinige Gabe von Isotretinoin kann durch seinen Einfluß auf die Talgdrüsenhyperplasie auch eine deutliche Verkleinerung von Rhinophymen bewirken [12], dennoch ist die chirurgische Intervention beim Rhinophym die wirksamste und auch die älteste etablierte Form der Rosazeatherapie [1, 12, 30, 32]. Heute kann der Erfolg dieser Behandlung durch eine niedrigdosierte Roaccutantherapie auch langfristig stabilisiert werden [30].

Literatur

1. Dieckmann F (1931) Rosacea und Rhinophym in Literatur und Kunst. Dermatol Zeitschr 62:20–31
2. Dupont C (1986) The role of sunshine in rosacea. J Am Acad Dermatol 15:713–714
3. Dupont C (1986) How common is extrafacial rosacea? J Am Acad Dermatol 14:839–841
4. Espinel CH (1997) A medical evaluation of Rembrandt. His self-portrait: ageing, disease, and the language of the skin. Lancet 350:1835–1837
5. Garver JH, Wilkin JK (1992) Flushing and rosacea: overview and nursing interventions. Dermatol Nurs 4:271–277
6. Haxthausen H (1972) Changes in the skin vessels from protracted action of climatic factors and their significance in various diseases. Br J Dermatol 42:105–125
7. Hebra F (1869) Atlas der Hauterkrankungen. Wien, Kaiserliche Akademie der Wissenschaften, Tafel VI
8. Higgins EM, du Vivier AW (1994) Cutaneous disease and alcohol misuse. Br Med Bull 50:85–98
9. Hölzle E, Jansen T, Plewig G (1995) Morbihan disease-chronic persistent erythema and edema of the face. Hautarzt 46:796–798
10. Hook B, Adam W (1980) Otophym and Blepharophym – zwei seltene Formen von Talgdrüsenhyperplasie. Z Hautkr 55:1009–1020
11. Hoting E, Paul E, Plewig G (1986) Treatment of rosacea with isotretinoin. Int J Dermatol 25:660–663
12. Irvine C, Kumar P, Marks R (1989) Isotretinoin in the treatment of rosacea and rhinophyma. In: Marks R, Plewig G (eds) Acne and related disorders. Dunitz, London, pp 301–305
13. Jansen T, Plewig G (1997) Rosacea: classification and treatment. J R Soc Med 90:144–150
14. Jansen T, Plewig G, Kligman AM (1994) Diagnosis and treatment of rosacea fulminans. Dermatology 188:251–254
15. Jansen T, Schirren CG, Plewig G (1995) Steroidrosazea. Akt Dermatol 21:129–132
16. Knight AG, Vickers CF (1975) A follow-up of tetracycline-treated rosacea. With special reference to rosacea keratitis. Br J Dermatol 93:577–580
17. Laymon CW (1951) Lupoid rosacea. Arch Dermatol 63:409–418
18. Leyden JJ, Thew M, Kligman AM (1974) Steroid rosacea. Arch Dermatol 110:619–622
19. Marks R (1989) Rosacea: hopeless hypotheses, marvellous myths and dermal disorganization. In: Marks R, Plewig G (eds) Acne and related disorders. Dunitz, London, pp 293–300
20. Marks R, Ellis J (1971) Comparative effectiveness of tetracycline and ampicillin in rosacea. A controlled trial. Lancet 2:1049–1052
21. Marks R, Harcourt Webster JN (1969) Histopathology of rosacea. Arch Dermatol 100:683–691
22. Marks R, Jones EW (1969) Disseminated rosacea. Br J Dermatol 81:16–28
23. Mazzatenta C, Giorgino G, Rubegni P, de Aloe G, Fimiani M (1997) Solid persistent facial oedema (Morbihan's disease) following rosacea, successfully treated with isotretinoin and ketotifen. Br J Dermatol 137:1020–1021
24. Meschig R, Melnik B, Plewig G (1989) Ophthalmological complications of rosacea. In: Marks R, Plewig G (eds) Acne and related disorders. Dunitz, London, pp 321–325
25. Mullanax MG, Kierland RR (1970) Granulomatous rosacea. Arch Dermatol 101:206–211
26. Nikolowski J, Plewig G (1980) Rosacea. Oral therapy with 13-cis retinoic acid. Hautarzt 31:660–661
27. Plewig G, Jansen T, Kligman AM (1992) Pyoderma faciale. A review and report of 20 additional cases: is it rosacea? Arch Dermatol 128:1611–1617
28. Plewig G, Nikolowski J, Wolff HH (1982) Action of isotretinoin in acne rosacea and gram-negative folliculitis. J Am Acad Dermatol 6:766–785
29. Robinson TW (1965) Demodex folliculorum and rosacea. A clinical and histological study. Arch Dermatol 92:542–544
30. Rödder O, Plewig G (1989) Rhinophyma and rosacea: combined treatment with isotretinoin and dermabrasion. In: Marks R, Plewig G (eds) Acne and related disorders. Dunitz, London, pp 335–338
31. Sneddon IB (1966) A clinical trial of tetracycline in rosacea. Br J Dermatol 78:649–652
32. Wiemer DR (1987) Rhinophyma. Clin Plast Surg 14:357–365
33. Wilkin JK (1981) Oral thermal-induced flushing in erythematotelangiectatic rosacea. J Invest Dermatol 76:15–18

Pustulöse Erkrankungen der behaarten Kopfhaut

Klaus Degitz

Pusteln an der behaarten Kopfhaut kommen bei vielen unterschiedlichen Erkrankungen vor. Sie haben häufig mikrobielle Ursachen (Tabelle 1) oder entstehen im Rahmen generalisierter pustulöser Erkrankungen (Tabelle 2). Im Kleinkindalter gelten spezielle differentialdiagnostische Erwägungen (Tabelle 3). Darüberhinaus kennt man auch einige charakteristische und primär das Kapillitium betreffende pustulöse Krankheitsbilder (Tabelle 4), die im folgenden näher dargestellt werden sollen.

Tabelle 1. Mikrobiell bedingte pustulöse Erkrankungen der behaarten Kopfhaut

Bakterielle Follikulitis
Tinea capitis
Kandidose
Pityrosporum-Follikulitis
Herpes-simplex-Virusinfektionen
Varicella-Zoster-Virusinfektionen
Skabies

Tabelle 2. Generalisierte pustulöse Erkrankungen, bei denen an der behaarten Kopfhaut Pusteln auftreten können

Behaarte Kopfhaut regelmäßig befallen
Histiocytosis X
Pustulöses Arzneiexanthem
Behaarte Kopfhaut gelegentlich mitbefallen
Akute generalisierte Pustulose
Eosinophile Pustulose Ofuji
Pustulöse Psoriasis
Subkorneale Pustulose Sneddon-Wilkinson

Tabelle 3. Pustulöse Erkrankungen der behaarten Kopfhaut im Kleinkindalter

Mikrobiell bedingte Pusteln
Erythema (toxicum) neonatorum
Transiente neonatale pustulöse Melanose
Histiozytosen
Infantile Akropustulose (Infantile eosinophile Pustulose der Kopfhaut)

Tabelle 4. Primär die behaarte Kopfhaut betreffende pustulöse Dermatosen

Folliculitis decalvans
Perifolliculitis capitis abscedens et suffodiens
Folliculitis sclerotisans nuchae
Acne necrotica (Nekrotisierende lymphozytäre Follikulitis)
Erosive pustulöse Dermatose der Kopfhaut

Folliculitis decalvans

Die Folliculitis decalvans (Abb. 1) ist eine chronische und in Schüben verlaufende pustulöse Erkrankung der behaarten Kopfhaut, bei der sich herdförmig Follikulitiden ausbilden. Durch peripheres Wachstum der betroffenen Areale entstehen immer neue abszedierende Entzündungen an benachbarten Follikeln. Durch zentrale narbige Abheilung kommt es zu einer atrophischen Alopezie. Die Folliculitis decalvans kann symptomlos und für den Patienten weitgehend unbemerkt verlaufen. Sie nimmt aber oft einen exsudativen Charakter an, zeigt dann Erosionen und Krusten (Abb. 1) und ist von einem starken Juckreiz begleitet. Die Erkrankung verläuft uni- oder multilokulär. Gelegentlich sieht man ein ophiasisartiges, also „nach Art einer Schlange um den Kopf gewundenes" Befallsmuster [11]. Außer am Kapillitium wird die Erkrankung selten auch im Bartbereich [33] und in anderen Körperregionen [21] beobachtet. Histopathologisch zeigen sich abszedierende Follikulitiden und perifollikuläre entzündliche Infiltrate aus variablen Anteilen von Lymphozyten, Mastzellen und Plasmazellen. Die direkte Immunfluoreszenz ist unauffällig. Der feingewebliche Befund ist somit zwar unspezifisch, er ermöglicht aber die Abgrenzung von anderen follikulär orientierten und zu narbiger Alopezie führende Erkrankungen wie dem Lichen ruber follicularis capillitii oder dem chronisch-diskoiden Lupus erythematodes.

Die Folliculitis decalvans wurde Ende des 18. Jahrhunderts vorwiegend durch französische Dermatologen als Entität herausgearbeitet [11]. Es wurden an-

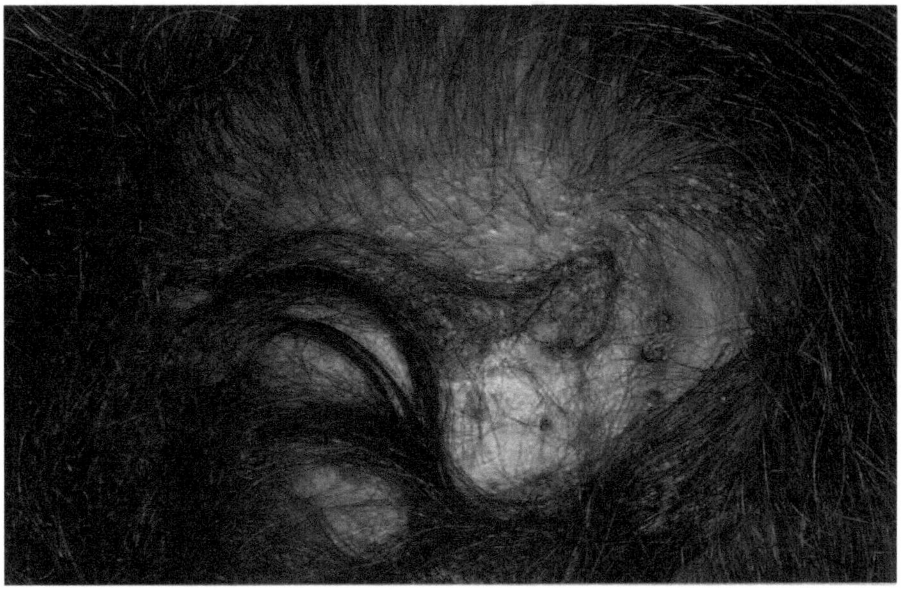

Abb. 1. Folliculitis decalvans

fangs sehr heterogene Bezeichnungen verwendet, unter anderem Folliculite épilante et déstructive (Quinaund), Folliculite décalvante (Brocq) oder Acné décalvante (Lailler und Robert). Zusätzliche Namen wurden den seltenen Krankheitverläufen am übrigen Integument gegeben: im Bartbereich Sycosis lupoide (Brocq) oder Ulerythema sycosiforme (Unna), am freien Integument Folliculite dépilante des parties glabres (Arnozan und Dubreuilh) oder Folliculitis sycosiformis atrophicans corporis (Hoffmann).

Obwohl die Folliculitis decalvans schon so lange bekannt ist, konnte ihre Ätiopathogenese bis heute nicht sicher geklärt werden. Es wird allgemein angenommen, daß *Staphylococcus aureus* eine Rolle spielt. Der Erreger kann regelmäßig aus Pusteln angezüchtet werden, und staphylokokkenwirksame Antibiotika wirken morbostatisch [1, 4, 5, 29, 30]. Eine Begünstigung der Erkrankung durch immunologische Defekte wurde vermutet. In der Literatur finden sich aber kaum auf Immundefekte hinweisende anamnestische Angaben oder Laborbefunde. Der therapeutische Erfolg oraler Zinkzufuhr [1] könnte darauf hindeuten, daß Zinkmangel, möglicherweise über Beeinträchtigung des Immunsystems, zur Entstehung der Folliculitis decalvans beiträgt. Leider fehlen Angaben zu Serumzinkspiegeln betroffener Patienten, die diese Sichtweise weiter stützen könnten.

Die Behandlung der Folliculitis decalvans beansprucht aufgrund des chronisch-rezidivierenden Verlaufs die Geduld des Patienten und des Therapeuten. Die Patienten sind häufig durch den exudativ-entzündlichen Charakter der Haarbodenentzündung und die ausgedehnten oder grotesk figurierten Alopezieherde seelisch erheblich belastet. Eine intensive Behandlung und Betreuung der Patienten ist daher erforderlich. Für die Therapieplanung stehen keine Ergebnisse aus kontrollierten Studien zur Verfügung, sondern lediglich aus der Behandlung weniger Patienten gewonnene Empfehlungen [1, 4, 5, 29, 30]. Die Behandlung der Folliculitis decalvans ist daher empirisch und polypragmatisch. Initial empfiehlt sich die Kombination aus einem oralen Antibiotikum, oral verabreichten Glukokortikoiden und topischen antiseptischen Maßnahmen. Das Antibiotikum sollte staphylokokkenwirksam sein und kann später an das Resistenzprofil der aus Läsionen kultivierten Erreger angepaßt werden. Orale Glukokortikoide können zu Beginn in einer täglichen Dosierung von 0,5 mg Prednisolonäquivalent pro kg Körpergewicht gegeben werden. Nach dem Eintreten klinischer Besserung kann die Dosis allmählich reduziert werden. Bakterienreiche Krustenauflagerungen, die beträchtliche Flächen der Kopfhaut bedecken können, müssen mechanisch entfernt werden. Das beschriebene antimikrobiell-entzündungshemmend orientierte therapeutische Vorgehen führt zwar meist zu einer raschen Besserung der Beschwerden, ist aber nur morbostatisch. Zur Verhinderung der häufig beobachteten Rezidive kann eine mehrmonatige orale Zinkgabe insbesondere bei niedernormalen oder erniedrigten Serum-Zinkspiegeln erwogen werden. Unter täglich 2mal 200 mg Zinksulphat ließ sich bei mehreren Patienten ein Wiederaufflammen der Follikulitiden verhindern [1].

Perifolliculitis capitis abscedens et suffodiens

Bei der Perifolliculitis capitis abscedens et suffodiens, die im angelsächsischen Sprachraum auch als „dissecting cellulitis of the scalp" bezeichnet wird, handelt es sich um eine überwiegend Männer betreffende, chronisch-rezidivierende pustulöse Kopfhauterkrankung, bei der aus Follikulitiden ausgedehnte, die Kopfhaut unterminierende Abszesse und Fistelgänge entstehen (Abb. 2). Der Terminus Perifolliculitis capitis abscedens et suffodiens wurde von Erich Hoffmann bei einer Fallvorstellung auf einer 1907 abgehaltenen Sitzung der Berliner Dermatologischen Gesellschaft geprägt. Hoffmann präsentierte einen 25jährigen Patienten mit am Kapillitium lokalisierten „halbkugeligen Vorwölbungen, aus denen sich auf Druck Eiter entleerte und in deren fistulöse Öffnungen die Sonde stellenweise bis zu 4,5 cm vorzudringen vermochte". Er bestanden weiterhin „zahlreiche disseminierte, von Haaren durchbohrte Pusteln oder Krusten und vereinzelte bis groschengroße glatte Narben" [13]. Die narbige Alopezie ist eine unausweichliche Folge der schweren und subjektiv stark beeinträchtigenden abszedierenden Erkrankung. Als Folge des chronisch-rezidivierenden Entzündungsgeschehens glaubt man auch die Entwicklung eines spinozellulären Karzinoms beobachtet zu haben [8]. Die Isolierung von *Staphylococcus aureus* ist ein häufig [3, 27], aber nicht durchgehend [28] erhobener Befund. Der Erreger gilt nicht als entscheidender pathogenetischer Faktor. Vielmehr wird die Perifolliculitis capitis abscedens et suffodiens von vielen Autoren als Spielart der Acne conglobata angesehen. Sie kommt auch kombiniert mit Acne conglobata oder Acne inversa vor [8].

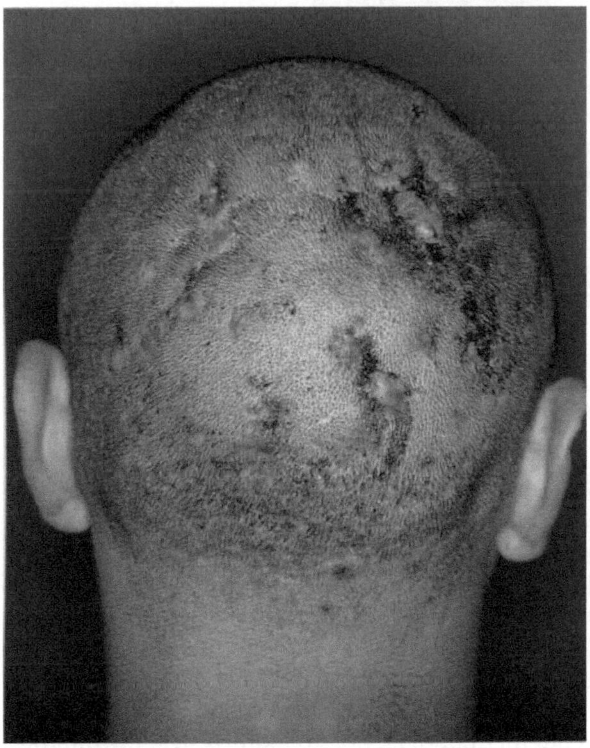

Abb. 2. Perifolliculitis capitis abscedens et suffodiens

Wie bei der Folliculitis decalvans gibt es bei der Perifolliculitis capitis abscedens et suffodiens keine größeren therapeutischen Studien, sondern lediglich kasuistische Berichte über erfolgreiche Behandlungen [3, 27, 28]. Bei allen therapeutischen Bemühungen müssen Patient und Arzt angesichts der Hartnäckigkeit der Erkrankung viel Geduld aufbringen. In der Vergangenheit führte die geringe therapeutische Beeinflußbarkeit zu verwegenen und heute verlassenen Behandlungsansätzen wie Röntgenepilation oder Totalexzision des Kapillitiums mit plastischer Deckung. Die besten Behandlungserfolge erzielt man durch den systemische Einsatz von Isotretinoin in höheren Dosierungen (0,75 bis 1,5 mg pro kg Körpergewicht) und nach mehrmonatiger Anwendung [27, 28]. Von systemischen Antibiotika und systemischen Glukokortikoiden sind lediglich kurz fristige Besserungen zu erwarten. Da sie ihre Wirkung aber rascher als Isotretinoin entfalten, empfiehlt sich ihr initialer Einsatz bei den durch die Krankheit oft schwer beeinträchtigten Patienten. Flankierend kommen äußerliche antiseptische und chirurgische Maßnahmen (insbesondere Abszeßdrainage) zur Anwendung. Über eine erfolgreiche Kombinationbehandlung aus systemischer Isotretinoingabe und regelmäßig durchgeführten Triamcinolon-Kristallsuspension-Unterspritzungen wurde berichtet [28]. Das Ansprechen der Perifolliculitis capitis abscedens et suffodiens auf orale Zinksubstitution wurde einmalig mitgeteilt [3], seither jedoch nicht mehr bestätigt.

Folliculitis sclerotisans nuchae

Die Folliculitis sclerotisans nuchae ist eine initial pustulöse, später fibrosierende Follikulitis und Perifollikulitis der Nackenregion (Abb. 3), die zu ausge-

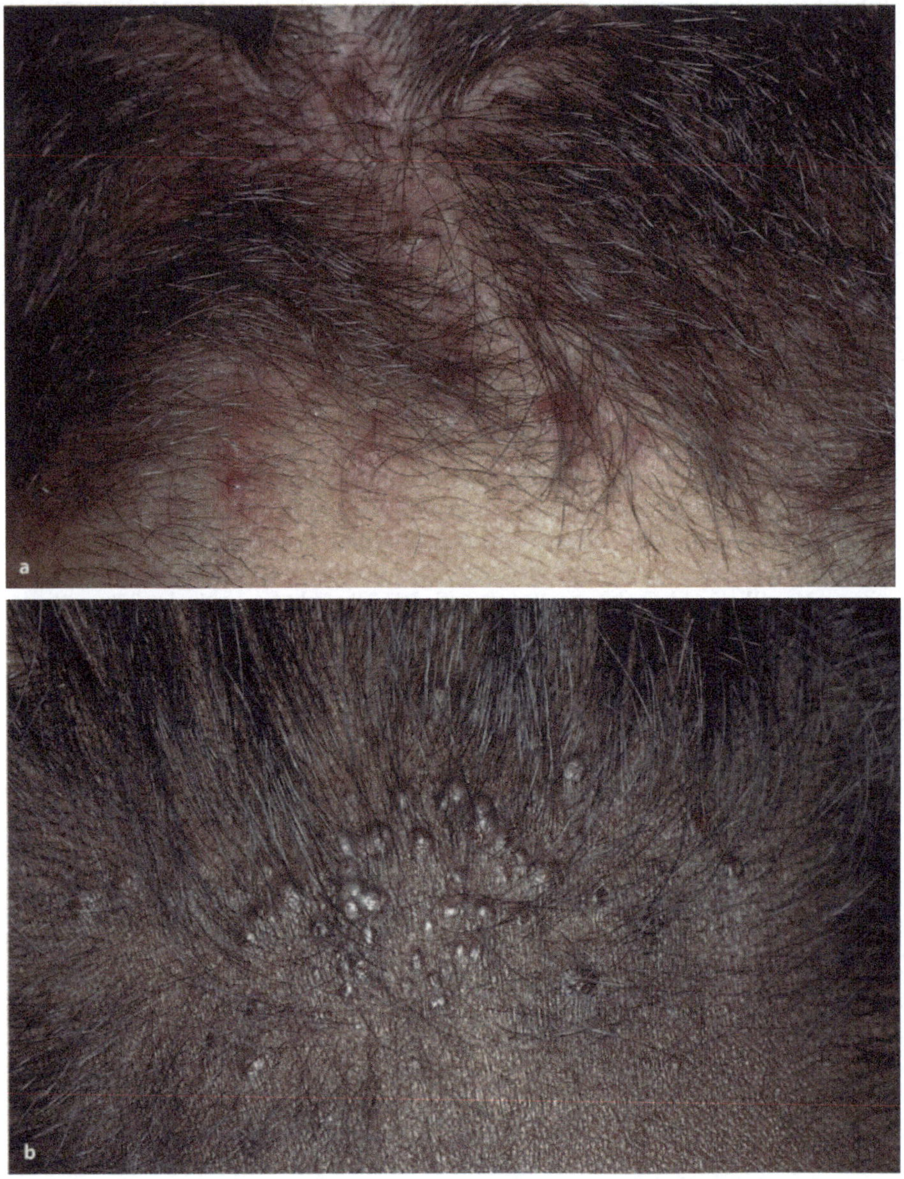

Abb. 3 a, b. Folliculitis sclerotisans nuchae, **a** pustulöses Stadium, **b** fibrosiertes Stadium

dehnten hypertrophen Narben führen kann. Das Synonym Acne keloidalis nuchae läßt fälschlicherweise einen Bezug zu Akneerkrankungen vermuten [17]. Ursächlich werden traumiterative Vorgänge, insbesondere mechanische Irritationen durch zurückgebogene Haare oder scheuernde Hemdenkragen angeschuldigt. Die Erkrankung tritt bei Afrikanern besonders häufig auf. Konservative antientzündliche und antibiotische therapeutische Strategien sind allenfalls in Initialstadien aussichtsreich. Im fibrotischen Stadium sind nur noch chirurgische Vorgehensweisen erfolgversprechend [17, 34].

Acne necrotica

Acne necrotica (varioliformis) ist eine seltene chronisch-rezidivierende Follikulitis an den Haargrenzen (vorzugsweise Schläfen und Nacken) und an der behaarten Kopfhaut. Das klinische Bild ist von Papulopusteln und exkoriierten Papeln geprägt. Im Verlauf bilden sich varioliforme Narben [19]. Die Erkrankung hat trotz gewisser klinischer Ähnlichkeiten keinen Bezug zur Acne vulgaris. Diagnostisch hinweisend ist das histologische Bild der nekrotisierenden lymphozytären Follikulitis. Die Erkrankung scheint ihren Ausgang von bakteriellen Follikulitiden zu nehmen, für die unterschiedliche Erreger, insbesondere *Staphylococcus aureus* verantwortlich sein können. Dann wird die Acne necrotica aber wohl durch eine artifizielle Komponente unterhalten. Die Erkrankung betrifft häufig Patienten in psychisch angespannten Situationen [10], in denen ein als störend empfundener läsionaler Juckreiz mit intensivem Kratzen beantwortet wird. Es resultieren Exkoriationen und anschließend Vernarbungen. Therapeutisch wird deshalb bei der Acne necrotica neben der Gabe eines erregergerechten systemischen Antibiotikums und äußerlichen antiseptischen Maßnahmen auch eine psychologische Exploration empfohlen. Gegebenenfalls kann eine begleitende psychotherapeutische Behandlung und/oder der vorübergehender Einsatz von anxiolytischen oder antidepressiven Medikamenten versucht werden [10]. Es darf aber nicht übersehen werden, daß auch für die Acne necrotica keine durch Studien abgesicherte therapeutischen Richtlinien existieren.

Erosive pustulöse Dermatose der Kopfhaut

Das Krankheitsbild wurde vor 20 Jahren von britischen Dermatologen herausgestellt [6, 25]. Klinisch kennzeichnend sind chronisch-entzündliche pustulierende Areale an der behaarten Kopfhaut mit ausgedehnte Erosionen. Die zu narbiger Alopezie führende Erkrankung bietet ein uncharakteristisches histologisches Bild mit Zeichen der chronischen Entzündung. Die direkte Immunfluoreszenz zeigt keine Immunglobulin- oder Komplementablagerungen. Erreger können aus Pustelmaterial nicht reproduzierbar isoliert werden, ihr Nachweis korreliert nicht mit der Schwere der Erkrankung [9, 35]. Die erosive pustulöse Dermatose der Kopfhaut betrifft bevorzugt ältere Frauen und scheint durch Traumatisierungen begünstigt zu werden [12], beispielsweise durch mitunter viele Jahre zurückliegende Operationen, Skalpierungsverletzungen oder auch durch einen nekrotisierenden Zoster [9, 12, 25, 35]. Die einzelnen Symptome der erosiven pustulösen Dermatose der Kopfhaut sind zwar unspezifisch, aber in ihrer Kombination und zusammen mit der Trauma-Anamnese recht charakteristisch. Andere pustulöse Prozesse müssen allerdings vor Diagnosestellung mikrobiologisch, histologisch, immunhistologisch und serologisch ausgeschlossen werden. Bei einigen der über 40 bisher mitgeteilten Erkrankungsfälle (kürzlich zusammengestellt in [9]) sind Zweifel an der korrekten Diagnose angebracht, da beispielsweise läsional vaskulitische Veränderungen nachgewiesen wurden oder gleichzeitig Autoimmunerkrankungen bestanden, so daß die Entstehung der Hautveränderungen auch im Rahmen dieser Erkrankungen denkbar ist. Zur Therapie werden hochpotente extern applizierte Glukokortikoide und unterstützende antiseptische Maßnahmen empfohlen. Eine kurzfristige Gabe von systemischen Glukokortikoiden kann erwogen werden [7, 35]. Über die erfolgreiche Anwendung von Zink wurde berichtet [14].

Bündelhaare

Bei chronisch-vernarbenden Follikulitiden wird öfter beobachtet, daß in den entzündlich veränderten Arealen zahlreiche Haare ein einziges dilatiertes Ostium zum gemeinsamen Austritt aus der Haut nutzen (Abb. 4). Man spricht von Bündelhaaren („tufted hair"). Über die Bedeutung der Bündelhaare wird häufig debattiert. Während einige Autoren die Vorstellung vertreten, daß anlagebedingte Bündelhaare Follikulitiden begünstigen, glauben im Gegenteil andere, daß Follikulitiden erst zur Entstehung von Bündelhaaren führen. Zur Klärung der pathogenetischen Zusammenhänge sollen zunächst einige Anmerkungen zur Anatomie des Kapillitiums folgen und anschließend gezeigt werden, daß beide Standpunkte ihre Berechtigung haben und nur scheinbar gegensätzlich sind.

Bündelhaare sind nicht der einzige Grund, warum mehrere Haare aus einer Follikelöffnung austreten (Tabelle 5) [22]. Telogenhaare können beim physiologischen Haarwechsel im Follikel retiniert werden und mit dem aktuellen Anagenhaar austreten. Als Maximalvariante dieses Phänomens gilt die Trichostasis spinulosa, bei der es über viele Jahre zur Retention mehrerer Telogenhaare gekommen ist. Bei den seltenen Pili multigemini befinden sich mehrere Haarschäfte in einer gemeinsamen Wurzelscheide. Im Gegensatz hierzu handelt es sich bei den Bündelhaaren um mehrere vollständig angelegte, voneinander unabhängige Follikel, deren Haare lediglich

Tabelle 5. Ursachen für das Austreten mehrerer Haare aus einer Follikelöffnung. (Nach Pinkus [22])

Physiologischer Haarwechsel (retiniertes Telogenhaar)
Trichostasis spinulosa (multiple retinierte Telogenhaare)
Bündelhaare (Compound follicles)
Pili multigemini
Angeborere Sinus oder Zysten
Gespaltene Haare

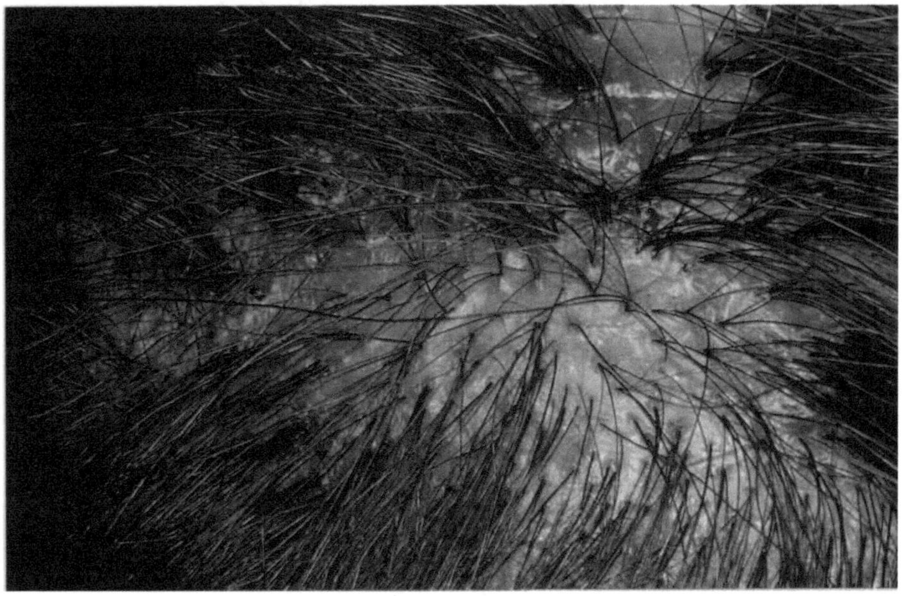

Abb. 4. Bündelhaare

durch ein gemeinsames Ostium gebündelt an die Oberfläche treten. Schließlich beobachtet man auch gespaltene Haare als einen Zustand der scheinbaren Mehrhaarigkeit.

Anatomische Untersuchungen des 18. Jahrhunderts ergaben, daß in der menschlichen Kopfhaut Haare nicht gleichmäßig verteilt, sondern in *follikulären Einheiten* zusammengefaßt sind [22]. Follikuläre Einheiten bestehen aus etwa zwei bis fünf Haaren. Sie sind ein phylogenetisch fest verankertes Konzept und wurden auch bei vielen Säugetieren beschrieben [20]. Follikuläre Einheiten lassen sich histologisch am besten bei transversaler Schnittführung erkennen (Abb. 5). Die transversale histopathologische Untersuchung erbringt im übrigen bei vielen Haarerkrankungen gegenüber der herkömmlichen longitudinalen histologischen Schnittführung wertvolle zusätzliche Informationen, so daß man bei Haarerkrankungen nicht nur eine Stanzbiopsie für die herkömmliche longitudinale Schnittführung, sondern auch eine zweite Probe für die ergänzende transversale Aufarbeitung entnehmen sollte.

Die Haare einer follikulären Einheit treten nicht immer individuell aus der Haut, sondern in einem gewissen Prozentsatz als Bündelhaare durch ein gemeinsames Ostium. Loewenthal [15] untersuchte die Häufigkeit solcher *physiologischen Bündelhaare* und fand sie bei allen 35 von ihm untersuchten haar- und kopfhautgesunden Probanden. In derselben Studie beobachtete er bei 12 Patienten mit Follikulitiden der behaarten Kopfhaut einen deutlich höheren Prozentsatz an Bündelhaaren als bei den gesunden Probanden. Dies kann als Anhalt dafür gewertet werden, daß Bündelhaare Follikulitiden begünstigen. Es wurde weiterhin vermutet, daß bei einigen Menschen Bündelhaare in nävoiden Arealen der Kopfhaut gehäuft anzutreffen sind und dort Follikulitiden fördern [18, 31].

In narbig-atrophischen Arealen anzutreffende Bündelhaare bestehen häufig aus 10 bis 15 oder gar mehr Einzelhaaren (Abb. 4). Das sind deutlich mehr Haare als in einer follikulären Einheiten enthalten sind, so daß es sich hier nicht um physiologische Bündelhaare handeln kann. Pujol et al. [23] beobachteten bei einem Patienten, daß größere, aus mehr als 10 Haaren bestehenden Bündel ausschließlich innerhalb entzündeter Kopfhautbezirke vorkamen. In einem Beobachtungszeitraum von zwei Jahren bildeten sich weitere Bündelhaare, aber ausschließlich in neuerlich entstandenen Entzündungsarealen, niemals jedoch in unbefallenen Bereichen des Kapillitiums. Diese Beobachtungen passen zu der Annahme, daß Follikulitiden Bündelhaare begünstigen (*entzündungsbedingte Bündelhaare*), und nicht nur umgekehrt Bündelhaare Follikulitiden. Gemäß einem von Smith und Sanderson erstmals vertretenen Konzept [29] führen periodisch wiederkehrende Follikulitiden zur Entzündung oberflächlicher Follikelanteile. Aus persistierenden Haarwurzeln suchen sich Haare im Granulationsgewebe einen gemeinsamen Weg an die Oberfläche und führen so zu Bündelhaaren, die sich nach Abklingen der Entzündung in einer narbig-atrophisch veränderten Umgebung befinden (Abb. 6). Scheinbare Bündelhaare könnten

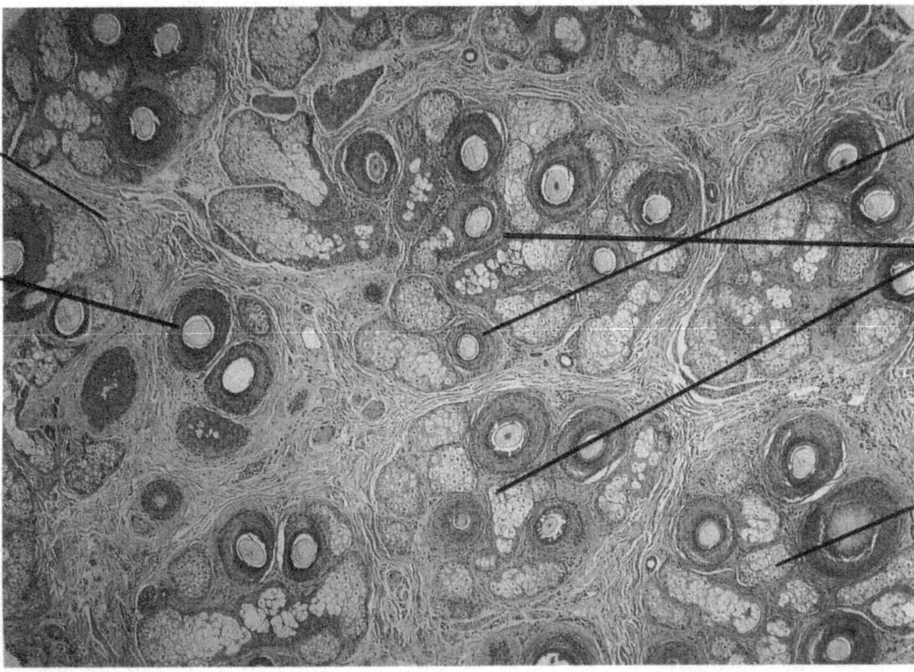

Abb. 5. Histologie normaler behaarter Kopfhaut des Menschen. Transversale Schnittführung etwas unterhalb der Einmündung der Talgdrüsenausführungsgänge in die Follikel. Follikuläre Einheiten sind durch Brücken retikulärer Dermis voneinander abgegrenzt und enthalten neben zwei bis fünf Terminalhaarfollikeln gelegentlich auch Vellushaarfollikel

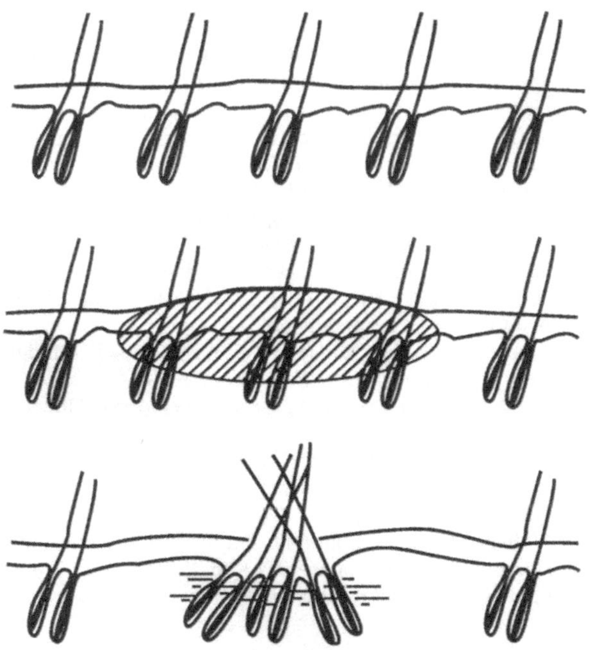

Abb. 6. Postinflammatorische Bündelhaare. Nach entzündlich bedingter Zerstörung oberflächlicher Follikelanteile suchen sich Haare im Granulationsgewebe einen gemeinsamen Weg an die Oberfläche. Die so entstandenen Bündelhaare befinden sich nach vollständigem Abklingen der Entzündung in einer narbig-atrophisch veränderten Umgebung

auch im Bereich kraterförmiger narbiger Einziehungen der Kopfhaut entstehen, indem die im Kraterbereich befindlichen Haare sich zur Kratermitte hin neigen und so über der Hautoberfläche eine Bündelung vollziehen [2].

Entzündungsbedingte Bündelhaare können die Folge vielfältiger entzündlicher oder infektiöser Dermatosen sein [32]. Neben Folliculitis decalvans, Perifolliculitis capitis abscedens et suffodiens oder Folliculitis sclerotisans nuchae sind Pemphigus vulgaris und möglicherweise auch exogenen Traumen als Ursache erkannt worden (Tabelle 6). Entzündungsbedingte Bündelhaare lassen deshalb per se keine sicheren nosologischen Rückschlüsse zu. Der Versuch die Bündelhaarfollikulitis als eigenständi-

Tabelle 6. Einige Ursachen für postinflammatorische Bündelhaare

Auslösende Erkrankung	Literatur
Folliculitis decalvans	2, 24, 29
Perifolliculitis capitis abscedens et suffodiens	24
Folliculitis sclerotisans nuchae	24
Pemphigus vulgaris	26
Exogene Traumen?	16

ges Krankheitsbild zu etablieren erscheint daher problematisch [24]. Es empfiehlt sich vielmehr von Bündelhaaren bei Folliculitis decalvans oder Bündelhaaren nach Pemphigus vulgaris zu sprechen.

Danksagung
Ich danke Herrn Prof. Alvin Solomon, Department of Dermatology, Emory University Medical School, Atlanta, USA für die freundliche Überlassung der Histologie (Abb. 5).

Literatur

1. Abeck D, Korting HC, Braun-Falco O (1992) Folliculitis decalvans. Long-lasting response to combined therapy with fusidic acid and zinc. Acta Derm Venereol 72:143–145
2. Annessi G (1998) Tufted folliculitis of the scalp: a distinctive clinicohistological variant of folliculitis decalvans. Br J Dermatol 138:799–805
3. Berne B, Venge P, Ohman S (1985) Perifolliculitis capitis abscedens et suffodiens (Hoffman). Complete healing associated with oral zinc therapy. Arch Dermatol 121:1028–1030
4. Bogg A (1963) Folliculitis decalvans. Acta Dermatol Venereol 43:14–24
5. Brozena SJ, Cohen LE, Fenske NA (1988) Folliculitis decalvans – response to rifampin. Cutis 42:512–515
6. Burton JL (1977) Case for diagnosis. Pustular dermatosis of scalp. Br J Dermatol 97 (suppl 15):67–69
7. Caputo R, Veraldi S (1993) Erosive pustular dermatosis of the scalp. J Am Acad Dermatol 28:96–98
8. Curry SS, Gaither DH, King LE (1981) Squamous cell carcinoma arising in dissecting perifolliculitis of the scalp. A case report and review of secondary squamous cell carcinomas. J Am Acad Dermatol 4:673–678
9. Ena P, Lissia M, Doneddu GME, Campus GV (1997) Erosive pustular dermatosis of the scalp in skin grafts: report of three cases. Dermatol 194:80–84
10. Fisher DA (1988) Acne necroticans (varioliformis) and *Staphylococcus aureus.* J Am Acad Dermatol 18:1136–1137
11. Galewsky E (1932) Folliculitis decalvans. In: Jadassohn J (Hrsg) Handbuch der Haut- und Geschlechtskrankheiten. Springer, Berlin, Band 13/1:354–360
12. Grattan CEH, Peachey RD, Boon A (1988) Evidence for a role of local trauma in the pathogenesis of erosive pustular dermatosis of the scalp. Clin Exp Dermatol 13:7–10
13. Hoffmann E (1908) Perifolliculitis capitis abscedens et suffodiens. Dermatol Ztschr 15:122–123
14. Ikeda M, Arata J, Isaka H (1982) Erosive pustular dermatosis of the scalp successfully treated with oral zinc sulphate. Br J Dermatol 106:742–743
15. Loewenthal LJA (1947) „Compound" and grouped hairs of the human scalp: their possible connection with follicular infections. J Invest Dermatol 8:263–273
16. Luelmo-Aguilar J, Gonzalez-Castro U, Castells-Rodellas A (1993) Tufted hair folliculitis. A study of four cases. Br J Dermatol 128:454–457
17. Luz Ramos M, Muñoz-Pérez MA, Pons A, Ortega M, Camacho F (1997) Acne keloidalis nuchae and tufted hair folliculitis. Dermatology 194:71–73
18. Metz J, Metz G (1985) Nävoide Bündelhaare beim Menschen. Hautarzt 29:586–589
19. Milde P, Goerz G, Plewig G (1993) Acne necrotica (varioliformis). Nekrotisierende lymphozytäre Follikulitis. Hautarzt 44:34–36
20. Oberste-Lehn H (1957) Die Bedeutung der Bündelhaare im menschlichen Haarkleid für die chronischen Follikulitiden. Arch Klin Exp Derm 206:506–512
21. Photinos PB (1931) Folliculitis sycosiformis atrophicans corporis. Dermatol Ztschr 61:321–360
22. Pinkus H (1951) Multiple hairs (Flemming-Giovanni) – Report of two cases of Pili multigemini and discussion of some other anomalies of the pilary complex. J Invest Dermatol 17:291–301
23. Pujol RM, Matias-Guiu X, Garcia-Patos V, de Moragas JM (1991) Tufted-hair folliculitis. Clin Exp Dermatol 16:199–201
24. Pujol RM, Garcia-Patos V, Ravella-Mateu A, Casanova JM, de Moragas JM (1994) Tufted hair folliculitis: a specific disease? Br J Dermatol 130:259–260
25. Pye RJ, Peachey RDG, Burton JL (1979) Erosive pustular dermatosis of the scalp. Br J Dermatol 100:559–566
26. Saijyo S, Tagami H (1998) Tufted hair folliculitis developing in a recalcitrant lesion of pemphigus vulgaris. J Am Acad Dermatol 39:857–859
27. Schewach-Millet M, Ziv R, Shapira D (1986) Perifolliculitis capitis abscedens et suffodiens treated with isotretinoin (13-cis-retinoic acid). J Am Acad Dermatol 15:1291–1292
28. Shaffer N, Billick RC, Srolovitz H (1992) Perifolliculitis capitis abscedens et suffodiens. Resolution with combination therapy. Arch Dermatol 128:1329–1331
29. Smith NP, Sanderson KV (1978) Tufted folliculitis of the scalp. J R Soc Med 71:606–608
30. Suter L (1981) Folliculitis decalvans. Hautarzt 32:429–431
31. Tong AK, Baden HP (1989) Tufted hair folliculitis. J Am Acad Dermatol 21:1096–1099
32. Trüeb RM, Pericin M, Hafner J, Burg G (1997) Bündelhaar-Follikulitis. Hautarzt 48:266–269
33. Unna PG (1889) Über Ulerythema sykosiforme. Monatsh Prakt Dermatol 9:134–140
34. Vasily DB, Breen PC, Miller OF (1979) Acne keloidalis nuchae: report and treatment of a severe case. J Dermatol Surg Oncol 5:228–230
35. Wollenberg A, Heckmann M, Braun Falco O (1992) Erosive pustulöse Dermatose des Kapillitiums nach Zoster ophthalmicus und nach Trauma. Hautarzt 43:576–579

Demodex-Follikulitis

Theo Rufli

Definition

Follikulitis als klinischer Begriff umschreibt ein entzündliches Erythem mit zentraler follikulärer Papel mit Vesikel oder häufiger Pustel. Histologisch findet sich ein perifollikuläres Infiltrat, spongiotische Veränderungen des Follikelepithels und eine intraluminale Zellansammlung von Neutrophilen, Keratin und Zelldetritus sowie gelegentlich Mikroorganismen.

Die Demodex-Folikulitis wird als Follikulitis mit Nachweis von *Demodex folliculorum* im Follikelinfundibulum und *Demodex brevis* in den Ausführgängen der Talgdrüse definiert. Experimentelle Untersuchungen zur Demodex-Ätiologie, zur Pathogenese und zur Therapie fehlen. *Demodex folliculorum* und *Demodex brevis* können weder in Zucht gehalten noch vermehrt werden. Noch steht der Parasit für Experimente nicht zur Verfügung.

Die Demodex-Follikulitis, eine Talgdrüsenerkrankung hervorgerufen durch Demodex, wird unter verschiedensten Krankheitsbildern gesehen. Das Konzept beruht einzig auf der Beobachtung klinischer, histologischer, immunhistologischer und therapeutischer Phänomene. Die Ableitungen sind hypothetisch und nicht bewiesen.

Biologische Systematik

Demodex folliculorum und *Demodex brevis* sind die beiden humanpathogenen Spezies der Familie Demodicidae innerhalb der Überfamilie *Cheyletoidea* der Ordnung *Acariformes* in der Klasse der *Arachnida* (Spinnentiere) im Reich der Arthropoden (Gliedertiere). Zusammen mit *Sarcoptes scabiei var. hominis* sind es die einzigen permanent parasitären Milben des Menschen.

Morphologie und Lebensweise

Die Weibchen von *Demodex folliculorum* sind im Mittel 295 ± 58 μm lang, die Männchen mit 279 ± 52 μm etwas kleiner. Die Breite variiert zwischen 30–50 μm. Das Opisthosoma, der lange pseudosegmentierte, quergeriffelte Hinterteil, mißt $^{7}/_{10}$ der Gesamtlänge. Die Eier sind zipflig ausgezogen, messen 100 × 40 μm. *Demodex brevis* ist kürzer und zeigt ein spitz zulaufendes Ende seines Opisthosomas (Abb. 1). Die Eier sind oval, 60 × 34 μm groß. Die Populationen von *Demodex folliculorum* bestehen aus 65,7 % Adulttieren (davon $^{4}/_{5}$ Weibchen), 7,5 % Nymphen, 4,5 % Protonymphen, 6,7 % Larven und 15,7 % Eiern [23].

Diese beiden Spezies sind die einzigen humanpathogenen Vertreter innerhalb der etwa 65 Arten, von de-

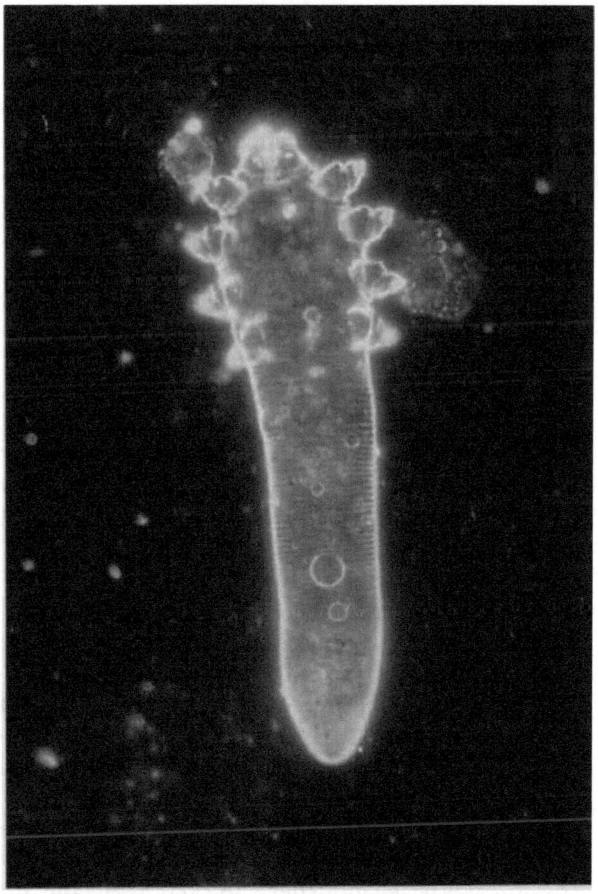

Abb. 1. *Demodex brevis* (Talgdrüsenmilbe), nativ

nen zehn als pathogene Parasiten speziesspezifisch in den Talgdrüsenfollikeln höherer Säuger vorkommen. Die Erstbeschreibung im letzten Jahrhundertgeht auf Henle [37] und Simon [74] zurück, *Demodex brevis* wurde 1963 durch Akbulatova als eigenständige Spezies erkannt [1]. Die genaue Beschreibung geht auf Spickett [77] zurück, dem die In-vitro-Untersuchung des Lebenszyklus in mit Talg angereicherten Nährmedien gelang: 12 Stunden nach Kopulation erfolgt die Eiablage. Die noch sechsbeinigen Larven schlüpfen nach etwa 60 Stunden und entwikkeln sich nach weiteren 40 Stunden zu Protonymphen mit vier Beinpaaren. Nach weiteren 42 Stunden entwickeln sich die Deutonymphen, die nach 60 Stunden zum Adulttier (Imago) auswachsen, welches etwa fünf Tage am Leben bleibt. Der gesamte Lebenszyklus beträgt demnach in vitro etwa 15 Tage; In-vivo-Daten in der menschlichen Haut sind nicht bekannt, bei tierpathogenen Demodices wurden wesentlich längere Lebenszyklen gefunden.

Pathogenität

Die pathogene Bedeutung von *Demodices* wird in der Veterinärmedizin nicht angezweifelt, obwohl auch bei gesunden Tieren ohne Hauterscheinungen Demodex-Spezies gefunden werden. Lokalisierte und generalisierte Formen der caninen und felinen Demodicose sind gut umschriebene Krankheitsbilder. *Demodex cati* (Katze), *Demodex canis* (Hund), *Demodex equi* (Pferd), *Demodex bovis* (Rind), *Demodex phylloides* (Schwein), *Demodex ovis* (Schaf) und *Demodex caprae* (Ziege) sind gut bekannte Parasiten der Haustiere.

Kommensale sind Organismen, die auf oder in einem Wirtsorganismus leben, ohne diesem Schaden zuzufügen. Parasiten führen zu umschriebener Schädigung der besiedelten Gewebe. Demodex lebt als komplexer vielzelliger Organismus sicher nicht allein vom Sebum, sondern wird auch auf Aminosäuren des Wirtsorganimus angewiesen sein. Daß die Demodex-Milbe Zellen des Follikelepithels aussaugt, konnte morphologisch mehrfach aufgezeigt werden (Abb. 2). Die Rolle von Demodex in gesunder Haut mit subklinischen Veränderungen und kranker Haut wird zu untersuchen sein. Sekundäre histologische Veränderungen weisen auf den Parasiten hin.

Demodex als Überträger anderer pathogener Keime wurde diskutiert. Norn [54] fand die Milbenoberfläche mit Bakterien besiedelt, Spickett [57] fand im Darmlumen der Milben säurefeste Stäbchen, ebenso

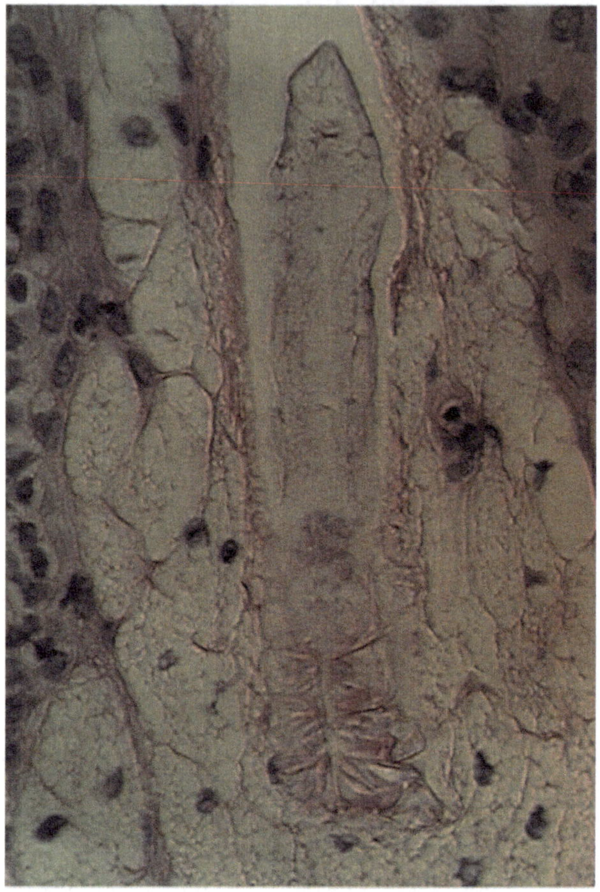

Abb. 2. *Demodex folliculorum* im Talgdrüsenausführgang

wurden Sporen von *Microsporum canis* nachgewiesen [81].

Die unterschiedlichen und deskriptiven Bezeichnungen der mit Demodex in Zusammenhang gebrachten Krankheitsbilder sind Ausdruck der Unsicherheit über die wahre pathogenetische Bedeutung. Letztlich sind es immer Erkrankungen des Talgdrüsenfollikels in den Regionen ihrer höchsten Dichte, die neben Rosazea und perioralen Dermatitiden auch spezifische Bezeichnungen erhalten:

- Pityriasis folliculorum: Ayres 1930 [6]
- „pustular scalp eruption“: Miskjian [52]
- „demodectic eruption“: Ayres und Ayres 1961 [7]
- „rosacea-like“ Demodicidosis: Ayres und Mihan 1967 [8]
- Perioral granulomatous dermatitis: Ecker und Winkelmann 1979 [27]
- Demodicidosis gravis, „Rosacé lupoide“: DeDulanto und Camacho-Martinez 1979 [22]

Die neuere Literatur zeichnet sich durch genauere „ätiologische" Bezeichnungen aus:

- „pustular folliculitis associated with demodex folliculorum": Purcell et al. 1986 [62]
- Demodikose, eine rosazeaartige Dermatose: Wätzig und Zollmann 1987 [80]
- Pityriasis folliculorum: Dominey et al. 1989 [25]
- „unilateral demodectic rosacea": Shelley et al. 1989 [71]
- „demodex associated folliculitis": Vollmer 1996 [79]
- Demodicidosis: Lindmaier et al. 1978 [45], Sevinsky et al. 1992 [72], Hoekzema et al. 1995 [38], Patrizi et al. 1997 [59]
- „unilateral Demodicidosis": Pallotta et al. 1998 [58]

Die ätiologische Bedeutung von Demodex wird aufgrund der hohen Nachweisrate und der hohen Milbenzahl und -dichte angenommen.

Demodex kommt beim Menschen in der Gesichtshaut ohne klinische Erscheinungen regelmäßig vor. In den Altersklassen nach dem 50. Lebensjahr läßt sich bei 80–100 % der Untersuchten *Demodex folliculorum* nachweisen. Der Nachweis kann im ausgestrichenen Talgdrüsenexprimat auf dem Objektträger erfolgen. Eine neuere quantifizierbare Methode, die „skin surface biopsy", bedient sich eines Akrylatklebers [49]. Entsprechend der hohen Talgdrüsendichte ist die größte Besiedelungsdichte durch *Demodex folliculorum und Demodex brevis* auch in der Gesichtshaut, vornehmlich im Wangenbereich, in den Nasolabialfalten, am Kinn und im Stirnbereich zu finden. Aber auch in den Areola mammae, am Hals, über der Brust, der oberen Rückenregion und im Genitalbereich kann Demodex nachgewiesen werden [12]. Selbst in Glandulae sebaceae der Mundschleimhaut wurde Demodex gefunden [32].

Der Befall der Follikelinfundibula mit *Demodex folliculorum* und der Talgdrüsengänge mit *Demodex brevis* ist so häufig, daß bei der Beurteilung von Biopsaten aus der Gesichtshaut in 20–30 % die zufällige Beobachtung möglich ist [54].

Die histologischen Veränderungen im und am Follikel klinisch unveränderter Hautareale liefern wichtige Hinweise auf das vom Wirt nicht unbeantwortete parasitäre Verhalten der Milbe (Abb. 3). Schon Aylesworth und Vance [5] wiesen darauf hin, daß 29 % der Follikel mit Demodex ein Infiltrat zeigen, das bei nicht infestierten Follikeln selten gefunden wird. Forton [29] konnte die Korrelation von Demodex-Befall und Infiltrat statistisch absichern. In 56 % der Follikel mit perifollikulärer Entzündung fanden sich im Mittel 3,7 Milben, während nur 29 % der Follikel ohne umgebende Entzündung im Mittel 2,8 Milben aufwiesen. Zudem zeigte sich in der Hälfte der Follikel mit perifollikulärer Infiltration ein aggressives epitheliotropes Verhalten dieses Infiltrates, ein Befund der nur in 30 % der nicht mit Demodex befallenen aber perifollikulär infiltrierten Follikel vorlag. Die statistische Signifikanz für eine positive Korrelation von Milbenzahl, perifollikulärem Infiltrat und Aggressivität des Infiltrates mit Demodex-Befall war hoch ($p < 0{,}001$). Als Methode wurde die „skin surface biopsy" auf definierten identischen Hautarealen eingesetzt. Die Entzündungsreaktion wurde als follikelnahe Infiltration ausgeprägter als im interfollikulären Raum definiert. Das Infiltrat wurde als aggressiv gewertet, wenn die irreguläre Basalmembran rupturiert war und die Infiltratzellen ins Stratum germinativum der Follikel eindrangen. In seltenen, ausgeprägten Fällen kam es zur Perforation des Follikelepithels durch Ödem und

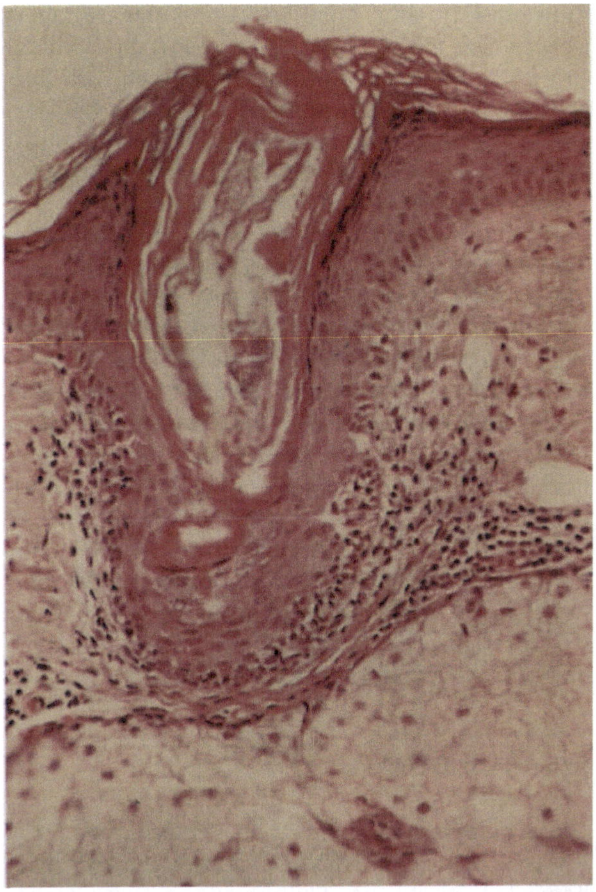

Abb. 3. Mit *Demodices* infestierter Follikel. Aggressives perifollikuläres lymphozytäres Infiltrat

Infiltrat. Demodex kann extrafollikulär verlagert werden. Das Infiltrat hatte die Tendenz, das Follikelepithel zu attackieren, wenn die Milben sich vermehrten. Die Penetration von Demodex in die Dermis schien aber nicht vom Infiltrattyp abhängig zu sein, sondern vielmehr einem ungewöhnlichen Tropismus der Milbe zu entsprechen.
Vollmer [79] analysierte 388 Follikel in 24 Biopsien: 42% der Follikel mit histologischer Entzündung enthielten Demodices gegenüber nur 10% ohne entzündliche Veränderung. Demodex-befallene Follikel zeigten in 84% eine Entzündung. Die Signifikanz erreichte $p < 0{,}0009$. Diese Resultate sind somit „nicht vereinbar mit einem zufälligen Phänomen". Demodex-Befall und perifollikuläres Infiltrat sind hoch assoziiert, womit allerdings nicht bewiesen ist, daß *Demodex folliculorum* zu einer klinischen oder histologischen Follikulitis führen kann. Demodex könnte entzündlich veränderte Follikel bevorzugt befallen, die höhere Demodex-Dichte und Demodex-Häufigkeit bei Rosazea könnte allein durch die Talgdrüsenhypertrophie bedingt sein.

Demodex und Rosazea

Die histologisch entzündlichen Veränderungen bei Rosazea können als Maximalvariante der beschriebenen feingeweblichen Phänomene bei Demodexbefall [29, 79] angesehen werden. Eine überwiegende Zahl von Untersuchungen zur Demodex-Pathologie beschäftigt sich mit der Nachweishäufigkeit und der Milbendichte bei dieser Erkrankung und mit der Frage, ob eine Form der Rosazea existiert, die durch Demodex hervorgerufen wird [9]. Versuche zur Definition der Demodicosis des Gesichtes lassen Demodicosis und Rosazea als sehr viel weniger unterschiedliche Erkrankungen als bisher angenommen erscheinen [38]. Die Differenzierung ist schwierig, zumal bei Rosazea regelmäßig hohe Demodex-Dichten gefunden werden [17, 30].
Die Rosazea wird heute als eine primär vaskuläre Störung der Gesichtshaut aufgefaßt [36]. Eine polyätiologische Flush-Symptomatik besteht während Jahren, bis sich die ersten faßbaren organischen Veränderungen, die teleangiektatischen Erytheme im Einzugsbereich der V. angularis, manifestieren. Auf diesem Boden entwickeln sich die follikulären Papeln und Pusteln sowie lokalisationsspezifische Talgdrüsenhyperplasien wie Rhinophym, Gnathophym, Metaphym und Zygophym. Die Frage nach dem Stellenwert von *Demodex folliculorum* und *Demodex brevis* in der Pathogenese des Stadiums III der Rosazea auf dem Boden der Flush-Symptomatik mit den Besonderheiten der Durchblutung im Bereiche der V. angularis [36] konnte bis heute nicht beantwortet werden. Es fehlt das experimentelle Modell. Die Zucht von *Demodex folliculorum* und *Demodex brevis* ist bis heute nicht gelungen. Auch wenn Demodex-Spezies in genügender Menge zur Verfügung stehen würden, müßten die Experimente in vivo am Menschen durchgeführt werden, da beide Demodex-Spezies streng wirtsspezifisch sind und nur auf der menschlichen Haut lebensfähig bleiben.
Als Argument für eine pathogenetisch bedeutsame Rolle von *Demodices* in der Pathogenese von Papulopusteln der Rosazea sind neben klinischen und histologischen Beobachtungen epidemiologische Fakten sowie die Resultate der akariziden Therapie ex juvantibus anzuführen.

Klinische und histologische Argumente

In Einzelfallbeobachtungen wurden extrafollikulär verlagerte Demodices im Zentrum von Granulomen nachgewiesen [27, 34], ebenso bei Rosazea in den granulomatösen Infiltraten [2, 65]. De Dulanto und Camacho-Martinez [22] prägten den Begriff *Demodicidose gravis* und stellten dieser mit intensivem Pruritus und histologisch tuberkuloiden Granulomen mit zentraler Nekrose um Demodex-Teile einhergehenden Dermatose die klinisch praktisch identische Rosazea luposa gegenüber, bei der weniger Juckreiz und keine Nekrosen der tuberkuloiden Granulome beobachtet werden. Wie einseitige Rosazea [43] sind auch einseitige Demodikosen als pustulöse Follikulitiden beschrieben worden. Aus den entsprechenden Fallberichten wird leider nicht ersichtlich, ob Flush und teleangiektatische Erytheme vorbestehend waren [58, 62, 71, 80]. Shelley et al. [71] fanden bei einseitiger Rosazea Demodex nur in der befallenen Gesichtshälfte und leiteten daraus ein weiteres Argument für die pathogenetische Evidenz ab.

Epidemiologische Argumente

Ein wichtiges Argument für die pathogenetische Rolle von *Demodices* bei Rosazea ist der häufige Nachweis der Milben in den erkrankten Hautarealen und in den papulopustulösen Läsionen. Silbenge und Gawkrodger [72] fanden bei 20 ihrer 25 Rosazeapatienten Demodex, jedoch nur bei 2 der 20 Kontrollpatienten.
Bonnar et al. [17] weisen eine statistisch hoch signifikant größere Zahl von Milben in der Haut von Rosa-

zeapatienten nach (49,8 versus 10,8/10 cm^2 bei Kontrollpatienten). Vor allem bei steroidinduzierter Rosazea wurde eine hohe Milbendichte gefunden. Tetrazykline besserten die Rosazea, reduzierten jedoch nicht die Milbenzahl, die von Diaz-Perez [24] aber erst nach zweimonatiger Therapie vermindert gefunden wurde.

Erbagzy und Özgöztasi [28] fanden mittels der „skin surface biopsy" von drei verschiedenen Gesichtsarealen (Wange, Stirn, Nase) bei 38 Rosazeapatienten in 65,8 % *Demodices* gegenüber 47,4 % bei alters- und geschlechtszugeordneten gesunden Kontrollprobanden. Die Milbenzahl betrug 6,7 versus 2,9. Vor allem die Wangenregion war bei Rosazeapatienten infestiert. Die mittlere Dichte betrug dort 4,9/cm^2 gegenüber 2,1/cm^2 bei Kontrollprobanden; alle Vergleiche sind signifikant.

Therapeutische Wirksamkeit von Antiparasitica bei Rosazea

Auch die Untersuchungen zur therapeutischen Wirksamkeit von Antiparasitica zeigen letztlich Resultate, die ebenfalls keine sichere Antwort zulassen.

Therapieerfolge mit Antiparasitica wurden in vielen Einzelfällen und kleineren meist unkontrollierten Serien bei Rosazea und perioralen Dermatitiden nachgewiesen. Klinisch sehr gute Resultate ergaben die lokale Therapie mit Lindan [65], Crotamiton [54, 62, 65, 71], Benzoylbenzoat [22], sublimierter Schwefel, Pagenstecher Salbe (2 % Hydrargyrum oxycyanatum) und auch Permethrin 1 % [25]. Therapie der Wahl bei Rosazea ist heute Metronidazol systemisch oder als Lokaltherapeutikum (1–2 %). Die In-vitro-Versuche von Persi und Rebora [60] zeigen zwar keine direkte akarizide Wirkung gemessen an der Milbenbewegungsfähigkeit. Milben sind jedoch komplexe Organismen mit einem Lebenszyklus, der über verschiedene Stadien der Entwicklung reicht. Sexuelle und asexuelle Vermehrung ist möglich. Ein eigener Karbohydratstoffwechsel ist bekannt [44], um nur einige bekannte Fakten zu nennen, so daß eine Wirkung von Metronidazol an ganz anderer Stelle als der Bewegungsfähigkeit von Adulttieren zumindest nicht auszuschliessen ist. Diese Versuche entkräften eine mögliche pathogenetische Rolle von Demodices bei Rosazea jedenfalls nicht.

Forton et al. [31] untersuchten die Wirkung von lokal appliziertem Metronidazol 2 %, Permethrin 1 %, Schwefel 2 %, Lindan 1 %, Crotamiton 10 % und Benzoylbenzoat 10 % auf die Milbendichte und die Anzahl der Milben. Nur für Benzoylbenzoat wurde die akarizide Wirkung in vivo durch eine erhebliche Abnahme der Milbenzahl nachgewiesen; Crotamiton führte zu einer erheblichen Reduktion. Auch in dieser Studie konnte jedoch nicht unterschieden werden zwischen direkter und indirekter akarizider Wirkung.

Vorstellungen zur Pathogenese der Papulopusteln bei Rosazea durch Demodex Species

Die Pathogenität von *Demodex folliculorum* wird in der Vermehrung, einer massiven Erhöhung der Milbenzahl gesehen [9, 30]. Die häufige Infestation führt zur histologisch faßbaren perifollikulären und follikulären Entzündung, die aber subklinisch bleibt und nicht zur klinisch erkennbaren Follikulitis führt. Unter besonderen Bedingungen, z. B. einer lokalen Steroidtherapie [16, 69] oder bei systemischer Immunsuppression, kann sich die Milbenzahl erhöhen, die infiltrative Entzündungsreaktion nimmt zu und wird klinisch als Papel erkennbar. Vor allem nach Absetzen der Steroidtherapie tritt die Rosazea auf. Die Steroidtherapie unterdrückt die entzündliche follikuläre Reaktion und erlaubt die ungehemmte Vermehrung von Demodex. Eine mit Steroiden unsachgemäß behandelte Rosazea spricht zwar sehr gut an, rezidiviert aber sofort und dramatisch nach Therapieabbruch. Aufgrund der histologischen Befunde bei Rosazea darf eine zelluläre Immunreaktion angenommen werden, besteht doch das follikuläre Infiltrat vornehmlich aus CD4-positiven T-Zellen [19]. Der Nachweis einer spezifischen Immunität, auf welchem Wege auch immer vermittelt, steht allerdings aus. Spezifische IgG-Antikörper gegen *Demodex caprae* wurden nachgewiesen [35].

Die histologischen Veränderungen, von jenen bei subklinischer Demodexinfestation über kleinpapulöse Läsionen ähnlich oder identisch mit perioraler Dermatitis bis hin zur Papulopustel der Rosazea, können als graduelle Steigerung bei zunehmender Sensibilisierung des Wirtes durch Zunahme der Milbenzahl aufgefaßt werden. Die extrafollikuläre Verlagerung führt zur Granulombildung. Viele Untersuchungen haben eine höhere Infestationsrate und eine höhere Dichte pro Flächeneinheit bei Rosazeapatienten nachgewiesen, welche eine pathogenetische Rolle von Demodices bei papulopustulöser Rosazea nahelegen, jedoch nicht beweisen. Negative Resultate jedoch sind ebenfalls mitgeteilt worden [48, 62]. Die hohe Demodex-Zahl könnte auch nur durch bessere Wachstumsbedingungen im entzündeten Follikel bedingt sein. Andererseits ist durch die veränderten Durchblutungs- und Temperaturverhältnisse der Gesichtshaut beim Rosazeapatienten [18], die Vermehrung der Milbenpopulation denkbar, welche zur follikulären Entzündung führen könnte. Therapieerfolge mit den Antiparasitica wie Crotamiton, Lindan und anderen stellen sich ebenso wie mit Metronidazol ein, dessen Wirkungsmechanismus ungeklärt bleibt.

Burns [20] kommt zum Schluß, daß keine sichere Evidenz für eine signifikante Rolle von Demodex in der Pathogenese der Rosazea besteht. Auch Plewig und Kligman [61] sehen eine ursächliche Rolle weder von Demodices noch aller anderen diskutierten pathogenetischen Faktoren als bewiesen an.

Die ursächliche Rolle von *Demodex folliculorum* und *Demodex brevis* in der Pathogenese der follikulären Manifestationen der Rosazea ist denkbar, die Hinweise sind vielfältig, in einigen Punkten allerdings auch widersprüchlich. Sie ist heute weder bewiesen noch widerlegt.

Die künftige Forschung wird ein Modell zu erarbeiten haben, das den Lebenszyklus von Demodices über Generationen in vitro aufrechterhalten kann. Klinische, histologische und immunologische Methoden benötigen eine kritische Menge des biologischen Materials als antigenes Substrat, als Inokulum im klinischen Versuch, als Objekt zum Studium von wachstumsfördernden mikroklimatischen Faktoren und als Ausgangsmaterial für In-vitro-Studien der Wirksamkeit von Therapeutika.

Demodex bei Immunsupprimierten

Die Diskussion um die pathogenetische Bedeutung von *Demodex folliculorum* und *Demodex brevis* hat eine weitere Belebung erfahren durch Krankheitsbilder, die unter Immunsuppression und im Verlaufe der HIV-Infektion auftreten.

Die Rosazea und ihr ähnliche Dermatosen sind im Kindesalter selten (Übersicht bei [11]). Nur wenige Untersuchungen zur Rolle von Demodex bei Kindern sind durchgeführt worden, bestätigen aber das Vorkommen von demodexreichen rosazeiformen Gesichtsdermatosen auch bei immunkompetenten Kindern [59]. Über Demodicosen bei immunsupprimierten Kindern wurde mehrfach berichtet: Bei einem einzelnen Kind [66], bei 11 Kindern [41] und bei einem weiteren Kind mit akuter lymphatischer Leukämie [21].

Bei einem immunsupprimierten Erwachsenen mit Mycosis fungoides wurde eine Demodex-Follikulitis des Stamms beobachtet [53]. Bei iatrogen immunsupprimierten Nierentransplantierten dagegen fanden sich keine Hinweise auf eine Vermehrung von *Demodices* [4]. Auch bei immunkompetenten Erwachsenen wurden Demodex-Follikulitiden des Stammes beschrieben [14, 45].

HIV-Infektion

Mitteilungen über rosazeaartige Dermatosen und Follikulitiden des Gesichts- und Halsbereiches, oft mit Ausdehnung auf den oberen Stammbereich und die proximalen oberen Extremitäten sind unter verschiedenen Benennungen bei Aids-Kranken seit 1987 in der Literatur beschrieben worden.

- „papular rash of Aids“: Duvic 1987 [26]
- „papular eruption of Demodex folliculits in patients with Aids“: Ashack et al. 1989 [3]
- „papulonodular demodicidosis associated with Aids“: Dominey et al. 1989 [25]
- „papular pruritic eruption with HIV“: Banuls et al. 1991 [10]
- „Eruption papulonodulaire: Démodicie au cours du syndrom d'IDA“: Girault et al. 1991 [33]
- „granulomatous rosacea in a child infected with the HIV“: Sanchez-Viera et al. 1992 [62]
- „demodex-attributed rosace-like lesions in Aids“: Redondo Mateo et al. 1993 [64]
- „papular eruption in Aids“: Bodokh et al. 1994 [15]
- „rosacea like demodicosis in a HIV-positive child“: Barrio et al. 1996 [11]
- „an unusual demodicidosis manifestation in a patient with Aids“: Sarro et al. 1998 [68]
- Exazerbation einer Rosazea (ohne Hinweis auf Demodex): Vocks et al. 89 [78]

In der Metaanalyse dieser Einzelfälle sind die klinischen Bilder weitgehend identisch bei acht der elf erwachsenen Patienten: Papulopustulöse, stark juckende Eruptionen in Bereiche des Gesichts, des Halses, des oberen Stammbereichs und der oberen Extremität. Bei zwei Patienten war nur der Gesichts- und Halsbereich betroffen, bei einem Patienten fand sich ein induriertes umschriebenes Areal temporal. Beide Kinder waren an einer Rosazea der Wangen erkrankt. Auffällig bei all diesen Patienten ist die anfängliche Therapieresistenz auf Antibiotika und Itraconazol, die jeweilige dramatische Abheilung erfolgte erst auf Antiparasitika wie Crotamiton, Lindan und Permethrin.

Diese Demodex-Follikulitis gehört in die Differentialdiagnose der *Papular pruritic eruptions of Aids*, ei-

nes offensichtlich polyätiologischen Reaktionsmusters des Aids-Patienten.
Von Soeprono und Schinella [75] wurde erstmals über eine eosinophile pustulöse Follikulitis berichtet, die bei drei Aids-Patienten aufgetreten war. Diese Dermatose wurde als analog der von Ise und Ofuji [40] bei Japanern beschrieben subkornealen pustulösen Dermatose klassifiziert, die später als eosinophile pustulöse Follikulitis bezeichnet wurde [56]. Bis dahin war die Krankheit in Europa und USA nur in wenigen Fällen beobachtet worden [39, 58]. Sie wurde auch bei Kindern beschrieben [46].
Eine Hypersensitivitätsreaktion der Haut auf eine unbekannte Ursache, möglicherweise *Demodex folliculorum* oder Dermatophyten, wurde als wahrscheinlichste Ätiologie betrachtet, assoziiert mit immunologischen Aberrationen bedingt durch die HIV-Infektion.
Duvic bezog *Demodex folliculorum* als Ursache des häufigen Pruritus generalisatus bei symptomatischer HIV-Infektion in das Ursachenspektrum ein und schätzte, daß 5% der Fälle mit „papular rash of Aids" durch Demodex bedingt von einer lange dauernden Crotamiton-Therapie profitieren könnten [26].
Von Smith et al. [74] wird die „papular pruritic eruption with HIV-infection" mit follikulärer Beteiligung als eine Reaktion auf ein breites Spektrum von Antigenen vermutet, während Banuls et al. [10] bei zwei Patienten mit diesem Krankheitsbild zahlreiche Demodices fanden, diese aber als schwer zu akzeptierende Ursache bewerteten.
Magro und Crowson beschrieben bei zwei ihrer 10 Patienten mit „eosinophilic pustulous follicular reaction" Befall mit Demodex, bezeichnen dieses Krankheitsbild aber als ein Paradigma einer immunologischen Dysregulation: Nicht ein distinktes Krankheitsbild sondern eine generelle Gewebsreaktion als Ausdruck der verschobenen Th1/Th2 -Balance im Verlaufe der HIV-Infektion läge vor [47].
McCalmont et al. [51] fanden in 9 von 52 Biopsien Demodex-Fragmente, denen aber keine Bedeutung zugemessen wurde, auch sie betrachten die eosinophile pustulöse Follikulitis als einen bei der HIV-Infektion neu auftretenden Typ von entzündlichen Dermatosen wie die Psoriasis vulgaris und die Interface-Dermatitis, papulöse Dermatosen und die *papular eruption of HIV-infection* [42].
Die Diskussion über Eigenständigkeit, Ursachen und Therapiemodalitäten der eosinophilen pustulösen Follikulitis ist nicht abgeschlossen. Ein Expertengremium kommt zur Feststellung, daß die HIV-assoziierte eosinophile pustulöse Follikulitis eine Entität innerhalb der heterogenen Gruppe der „papular pruritic eruption of HIV" darstellt [50]. Klinisch ist die eosinophile pustulöse Follikulitis durch follikuläre urtikarielle Papeln und Plaques im Gesichts- und Halsbereich sowie am oberen Stamm oberhalb der Mamillenlinie verteilt ausgezeichnet. Der Pruritus ist meist intensiv, der Verlauf chronisch wellenförmig. Frühe Läsionen zeigen ein zentrales Bläschen oder eine Pustel. Die eosinophile pustulöse Follikulitis ist eine Manifestation spät im Verlauf der HIV-Infektionen bei einer CD4-Zellzahl von < 200/cm³. Die Histologie zeigt eine follikulozentrische Infiltration, vorwiegend aus eosinophilen Granulozyten bestehend, Bakterien und Pilzelemente sind nicht nachweisbar. Auf die Präsenz von *Demodex folliculorum* in fast allen Follikeln der frühen Läsionen wird hingewiesen, wobei nur Serienschnitte die Suche erfolgreich werden lassen. In älteren Läsionen sind keine Demodices mehr nachweisbar. Das Expertengremium versteht unter *pruritic papular eruption* keine spezifische Diagnose, ebenso kann nicht immer eine spezifische Ursache gefunden werden. Unterschiedliche Prädispositionen zu Hypersensitivitätsreaktionen, unter anderem auch auf Medikamente und Mikroorganismen, oder bei HIV-Patienten mehrfach nachgewiesen bei Stichen durch parasitäre Insekten, komplizieren die Abklärung. Alle diese Reaktionen können unter dem Bild einer eosinophile pustulöse Follikulitis verlaufen.
Differentialdiagnostisch nur schwer abgrenzbar sind bei gleicher Verteilung und manchmal gleichzeitigem Auftreten die Pityrosporum-Follikulitis, die Prurigo nodularis der Extremitäten – bedingt durch Insektenstichreaktionen – die staphylogene Follikulitis und auch die Skabies.
Die eosinophile pustulöse Follikulitis kann als eine dem Aids-Spätstadium zugehörige immunologisch bedingte Entzündung, gerichtet gegen ein follikuläres Antigen, betrachtet werden. Eine Infektion liegt nicht vor, nie entsteht eine Sepsis, Gewebekulturen bleiben negativ. *Demodex folliculorum* und *Pityrosporum ovale* als normale Hautflora und Hautfauna könnten die aberrante Th2-Antwort induzieren. Die lokale Permethrintherapie über mehrere Monate ist wirksam, sie beeinflußt aktuelle Läsionen aber nicht [13]. Nur die Langzeittherapie reduziert die Milbenpopulation so weit, daß neue Läsionen verhindert werden. Die Prädilektionsstellen der eosinophilen pustulösen Follikulitis im seborrhoischen Areal, wo auch Demodex am häufigsten zu finden ist, deren hohe Nachweisrate in den frühen Läsionen der eosinophilen pustulösen Follikulitis und die erfolgreiche Behandlung mit Antiparasitika wie Permethrin un-

terstützen dieses Konzept. Die lokale tägliche Permethrinapplikation muß über mindestens vier Wochen durchgeführt werden. Bereits bestehende ältere Läsionen werden mit potenten Steroiden, kombiniert mit peroralen Antihistaminika angegangen. Bei schwereren Formen oder nach Versagen der initialen Therapie wird mit Itraconazol, Isotretinoin oder Phototherapie (UVB) weiterbehandelt.
Die polypragmatische Mehrschritttherapie, im ungesicherten Wissen über Ätiologie und Pathogenese begründet, erscheint aber beim schweren Leidensdruck der betroffenen Patienten gerechtfertigt (Odom 1998, persönliche Mitteilung).

Schlußfolgerung

Die letzten Jahre haben eine Reihe von methodologisch verbesserten klinischen, morphologischen und epidemiologischen Daten geliefert, ohne daß ein endgültiger experimenteller Beweis für die Rolle der Demodex-Milben hätte erarbeitet werden können. Die Demodex-Infestation führt zu histologisch faßbaren Reaktionen, ihre Rolle in der Entstehung von Talgdrüsenerkrankungen wie periorale Dermatitis oder Rosazea bleibt aber umstritten. Eine Unterscheidung von Rosazea und Demodikose ist heute weder klinisch noch mittels anderer Methoden möglich. Ebenso bleiben die möglicherweise durch Demodex verursachten oder mitverursachten Krankheitsbilder im Verlaufe der HIV-Infektion ungeklärt. Nutting stellte 1976 fest: „In the present state of our efforts to resolve the problem of human demodicosis (and despite of 134 years of research) one cannot, obviously, pose all of the critical problems requiring answers" [55]. Dasselbe gilt auch heute nach mittlerweile 158 Jahren.

Literatur

1. Akbulatova LK (1963) The pathogenetic role of Demodex mite and the clinical form of demodicosis in man. (Russisch). Vest Derm Vener (Moscow) 40:57–61
2. Amichay B, Grunwald MH, Avinoach I, Halevy S (1991) Granulomatous rosacea associated with Demodex folliculorum. Int J Dermatol 30:718–719
3. Ashack RJ, Frost ML, Norins AL (1989) Papular pruritic eruption of Demodex folliculitis in patients with acquired immunodeficiency syndrome. J Am Acad Dermatol 21:306–307
4. Aydingöz IE, Mansur T, Dervent B (1997) Demodex folliculorum in renal transplant patient. Dermatology 195: 232–234
5. Aylesworth R, Vance JC (1982) Demodex folliculorum and Demodex brevis in cutaneous biopsies. J Am Acad Dermatol 7:583–589
6. Ayres S (1930) Pityriasis folliculorum (Demodex). Arch Dermatol 21:19–24
7. Ayres S, Jr, Ayres S III (1961) Demodectic eruptions (demodicidosis). Arch Dermatol 83:816–827
8. Ayres S, Mihan R (1967) Rosacea-like Demodicidosis involving the eyelids. Arch Dermatol 95:63–66
9. Ayres S (1987) Rosacea and Rosacea-like Demodicidosis. J Am Acad Dermatol 26:198–199
10. Banuls J, Ramon D, Aniz E, Jorda E, Torres V (1991) Papular pruritic eruption with human immunodeficiency virus infection. Int J Dermatol 30:801–803
11. Barrio J, Lecona M, Hernanz JM, Sanchez M, Gurbindo MD, Lazaro P, Barrio JL (1996) Rosacea-like demodicosis in an HIV-positive child. Dermatology 192:143–145
12. Beckenridge RL (1953) Infestation of the skin with Demodex folliculoum. Am J Clin Pathol 23:348
13. Blauvelt A, Plott RT, Spooner K, Stearn B, Davey RT, Turner ML (1995) Eosinophilic folliculitis associated with the acquired immunodeficiency syndrome responds well to Permethrin. Arch Dermatol 131:360–361
14. Blondell RD (1986) Truncal rashes associated with Demodex. J Fam Practice 23:373–374
15. Bodokh I, Lacour Jph, Perrin C, Bourdet JF, Ortonne JP (1994) Papular eruption in Aids: Role of demodectic mites? Acta Derm Venereol (Stockh) 74:320–322
16. Boge-Rasmussen T, Christensen JD, Gluud B, Kristensen G, Norn MS (1982) Demodex folliculorum hominis (Simon): Incidence in a normomaterial and in patients under systemic treatment with erythromycin or glucocorticoid. Acta Derm Venereol (Stockh) 62:454–456
17. Bonnar E, Eustace P, Powell FC (1993) The Demodex mite population in rosacea. J Am Acad Dermatol 28:443–448
18. Brinnel HJ, Friedel M, Caputa M, Cabanac M, Grosshans E (1989) Rosacea: disturbed defense against brain overheating. Arch Dermatol Res 281:66–72
19. Büchner SA, Rufli T (1984) T-cell subsets in acne rosacea lesions and the possible role of Demodex folliculorum. Dermatologica 169:1–5
20. Burns DA (1992) Follicle mites and their role in disease. Clin Exp Dermatol 17:152–155
21. Castanet J, Monpoux F, Mariani R, Ortonne JP, Lacour JPH (1997) Demodicidosis in an Immunodeficient child. Pediatric Dermatology 14:219–220
22. De Dulanto F, Camacho-Martinez F (1979) Demodicidose „gravis". Ann Dermatol Vénéréol 106:699–704
23. Desch C, Nutting WB (1972) Demodex folliculorum (Simon) and D. brevis Akbulatova of man: Redescription and reevaluation. J Parasitology 58:169–177
24. Diaz-Perez JL (1994) Demodex mites in rosacea. J Am Acad Dermatol 30:812–813
25. Dominey A, Rosen T, Tschen J (1989) Papulonodular demodicidosis associated with acquired immunodeficiency syndrome. J Am Acad Dermatol 20:197–201
26. Duvic M (1987) Staphylococcal infections and the pruritus of Aids-related complex. Arch Dermatol 123:1599
27. Ecker RI, Winkelmann RK (1979) Demodex granuloma. Arch Dermatol 115:343–344
28. Erbagcy Z, Özgöztasi O (1998) The significance of Demodex folliculorum density in rosacea. Int J Dermatol 37:421–425

29. Forton F (1986) Démodex et inflammation périfolliculaire chez l'homme: Revue et observation de 69 biopsies. Ann Dermatol Vénéréol 113:1047–1058
30. Forton F, Seys B (1993) Density of Demodex folliculorum in rosacea: A case-control study using standardized skin-surface biopsy. Brit J Dermatol 128:650–659
31. Forton F, Seys B, Marchal J-L, Song M (1998) Demodex folliculorum ant topical treatment: Acaricidal action evaluated by standardized skin surface biopsy. Brit J Dermatol 138:461–466
32. Franklin CD, Underwood JCE (1986) Demodex infestation of oral mucosal sebaceous glands. Oral Surg Oral Med Oral Pathol 61:80–82
33. Girault C, Borsa-Lebas F, Lecomte F, Humbert G (1991) Eruption papulo-nodulaire. Démodécie au cours du syndrome d'immuno-déficience acquise. La Presse Médicale 20:177
34. Grosshans EM, Kremer M, Maleville J (1974) Demodex folliculorum und die Histogenese der granulomatösen Rosacea. Hautarzt 25:166–167
35. Grosshans E, Dungler T, Kien TT, Kremer M (1980) Demodex folliculorum und Rosacea: Experimentelle und immunologische Studien. Zeitschr Hautkrh 55:1211–1218
36. Grosshans E (1993) Gesichtsdurchblutung und Pathogenese der Gesichtsdermatosen. Akt Dermatol 19:342–346
37. Henle FGJ (1841) Demodex folliculorum. Ber Verh Naturf Ges Zürich
38. Hoekzema R, Hulsebosch HJ, Bos JD (1995) Demodicidosis or rosacea: what did we treat? Br J Dermatol 133:294–299
39. Holst R (1976) Eosinophilic pustular folliculitis: Report of a European case. Br J Dermatol 95:661–66
40. Ise S, Ofuji S (1965) Subcorneal pustular dermatosis. A follicular variant? Arch Dermatol 92:169–171
41. Ivy SP, Mackall CL, Gore L, Gress RE, Hartley AH (1995) Demodicidosis in childhood acute lymphoblastic leukemia: An opportunistic infection occuring with immunosuppression. J Pediatr 127:751–754
42. James WD, Redfield RR, Lupton GP, Meltzer MS, Berger TG, Rodman OG, Markham PD, Sarngadharan MG, Sal huddin SZ, Gallo RC (1985) A papular eruption associated with human T cell lymphotropic virus type III disease. J Am Acad Dermatol 13:563–566
43. Jansen Th, Plewig G (1997) Einseitige Rosazea. Akt Dermatol 32:114–116
44. Jimenez-Acosta F, Planas L, Penneys N (1989) Demodex mites contain immunoreactive lipase. Arch Dermatol 125: 1436–1437
45. Lindmaier A, Jurecka W, Lindemayr H (1987) Demodicidosis mimicking granulomatous rosacea and transient acantholytic dermatosis (Grover's disease) Dermatologica 175:200–204
46. Lucky AW, Esterly NB, Heskel W (1984) Eosinophilic pustular folliculitis in infancy. Pediatr Dermatol 1:202–206
47. Magro CMJ, Crowson AN (1994) Eosinophilic pustular follicular reaction: A paradigm of immune dysregulation. Int J Dermatol 33:172–178
48. Marks R, Harcourt-Webster JN (1969) Histopathology of rosacea. Arch Dermatol 100:683–691
49. Marks R, Dawber RPR (1971) Skin surface biopsy: an improved technique for the examination of the horny layer. Br J Dermatol 84:117–123
50. Mayors MJ, Berger TG, Blauvelt A, Smith KJ, Turner ML, Cruz PD (1997) HIV-related eosinophilic folliculitis: a panel discussion. Semin Cutan Med Surg 16:219–223
51. McCalmont TH, Altemus D, Maurer T, Berger TG (1995) Eosinophilic folliculitis, the histologic spectrum. Am J Dermatopathol 17:439–446
52. Miskijan HG (1951) Demodicosis (Demodex infestation of the scalp) Arch Dermatol 63:282–283
53. Nakagawa T, Sasaki M, Fujita K, Nishimoto M, Takaiawa T (1996) Demodex folliculitis on the trunk of a patient with mycosis fungoides. Clin Exp Dermatol 21:148–150
54. Norn MS (1970) Demodex folliculorum. Incidence and possible pathogenetic role in the human eyelid. Acta Ophthalmol suppl 108:1–85
55. Nutting WB (1976) Hair follicle mites (Acari: Demodicidae) of man. Int J Dermatol 15:79–97
56. Ofuji S, Ogino A, Horio T, Ohseko T, Uehara M (1970) Eosinophilic pustular folliculitis. Acta Derm Venereol (Stockh) 50:195–203
57. Orfanos CE, Sterry W (1978) Sterile eosinophile Pustulose. Dermatologica 157:193–205
58. Pallotta S, Cianchini G, Martelloni E, Ferranti G, Girardelli CR, Di Lella G, Puddu P (1998) Unilateral demodicidosis. Eur J Dermatol 8:191–1922
59. Patrizi A, Neri I, Chieregato C, Misciali M (1997) Demodicidosis in immunocompetent young children: Report of eight cases. Dermatology 195:239–242
60. Persi A, Rebora A (1981) Metronidazole and Demodex folliculorum. Acta Derm Venereol (Stockh) 61:182–183
61. Plewig G, Kligman AM (1993) Acne and Rosacea. 2nd, completely revised and enlarged edition, Springer, New York
62. Purcell SM, Hayes TJ, Dixon SL (1986) Pustular folliculitis associated with Demodex folliculorum. J Am Acad Dermatol 15:1159–1162
63. Ramelet AA, Perroulaz G (1988) Rosacée: ötude histopathologique de 75 cas. Ann Dermatol Vénéréol 115:801–806
64. Redondo Mateo J, Soto Guzman O, Rubio Fernandez E, Dominguez Franjo F (1993) Demodex-attributed Rosacea-like lesions in Aids. Acta Derm Venereol (Stockh) 73:437
65. Rufli T, Mumcuoglu Y, Cajacob A, Büchner S (1981) Demodex folliculorum: Zur Ätiopathogenese und Therapie der Rosazea und der perioralen Dermatitis. Dermatologica 162:12–26
66. Sahn EE, Sheridan DM (1992) Demodicidosis in a child with leukemia. J Am Acad Dermatol 27:799–801
67. Sanchez-Viera M, Hernanz JM, Sampelayo T, Gurbindo MD, Lecona M, Soto-Melo J (1992) Granulomatous rosacea in a child infected with the human immunodeficiency virus. J Am Acad Dermatol 27:1010–1011
68. Sarro RA, Hong JJ, Elgart ML (1998) An unusual demodicidosis manifestation in a patient with Aids. J Am Acad Dermatol 38:120–121
69. Sato Y, Higuchi H, Saito Y (1965) Demodectic eczematoid eruption on the face of a boy receiving a long-term corticosteroid treatment. Jpn J Dermatol 75:331–337
70. Sevinsky L, Hoyo OE, Santos P, Pierini AM (1992) Demodicidosis: a case report. Eur J Dermatol 2:246–253
71. Shelley WB, Shelley ED, Burmeister V (1989) Unilateral demodectic rosacea. J Am Acad Dermatol 20:915–9177

72. Silbenge S, Gawkrodger DJ (1992) Rosacea: A study of clinical patterns, blood flow, and the role of Demodex folliculorum. J Am Acad Dermatol 26:590–593
73. Simon C (1842) Über eine in den kranken und normalen Haarsäcken des Menschen lebende Milbe. Arch Anat Physiol Wissensch Med 1842:218–237
74. Smith KJ, Skelton HG, James WD, Frissman DM, Barrett TL, Angritt P, Lupton GP (1991) Papular eruption of human immunodeficiency virus disease. A review of the clinical, histologic, and immunohistochemical findings in 48 cases. Am J Dermatopathol 13:445–451
75. Soeprono FF, Schinella RA (1986) Eosinophilic pustular folliculitis in patients with acquired immunodeficiency syndrome: report of three cases. J Am Acad Dermatol 14:1020–1022
76. Spickett SG (1961a) Studies on Demodex folliculorum Simon (1842). I. Life history. Parasitology 51:181–192
77. Spickett SG (1961b) A preliminary note on Demodex folliculorum Simon (1842) as possible vector of leprosy. Lepr Rev 32:263–268
78. Vocks E, Engst R, Worret W-I (1989) Exazerbation einer Rosacea bei HIV-Infektion. Zeitschr Hautkrh 64:452–454
79. Vollmer RT (1996) Demodex-associated folliculitis. Am J Dermatopathol 18:589–591
80. Wätzig V, Zollmann C (1987) Demodicose – eine rosacea-artige Dermatose. Dermatol Monatsschr 173:158–162
81. Wolf R, Ophir J, Avigad J, Lengy J, Krakowski A (1988) The hair follicle mite (Demodex spp.). Acta Derm Venereol (Stockh) 68:535–537

Die periorale Dermatitis: Eine therapeutische Herausforderung

Reinhard Breit

Vor nun 35 Jahren veröffentlichten Mihan und Ayres jr. in der führenden amerikanischen klinischen Zeitschrift der Dermatologie, dem Archives of Dermatology, eine Arbeit über 21 Patienten, die sie in den vergangenen zehn Jahren beobachtet hatten [9]. Immer um den Mund herum, mit einem erscheinungsfreien Areal von 2–5 mm Breite von den Lippen getrennt, manchmal auch in den Nasolabialfalten, wiesen die vorwiegend weiblichen Patienten kleine rötliche oder fleischfarbene, stecknadelkopfgroße Papeln oder Papulovesikeln auf, die sich innerhalb zwei bis drei Wochen unter Auftreten einer gelblich-rötlichen Schuppung, wie bei einer seborrhoischen Dermatitis, in ein rötliches Resterythem umwandelten. Mihan und Ayres jr. nannten diese Erkrankung periorale Dermatitis, da sie zwar der Ansicht waren, daß 1957 Frumess und Lewis [5] die gleiche Entität bereits beschrieben hatten, sie jedoch fälschlicherweise unter dem Namen „light-sensitive seborrheid" der Gruppe lichtempfindlicher Dermatosen zugeordnet hatten. Zur Behandlung eigneten sich noch am besten antibiotikahaltige Steroidcremes, auch Grenzstrahlen, insgesamt war jedoch die Behandlung eher ein frustrierendes Erlebnis, die periorale Dermatitis bereits in der Erstbeschreibung eine therapeutische Herausforderung.

Periorale Dermatitis oder rosazeaartige Dermatitis

Immer wieder, so auch in der neuesten Ausgabe des Lehrbuches Dermatologie und Venerologie von Braun-Falco et al. im von Melnik mitverfaßten 28. Kapitel, wird als Synonym für die periorale Dermatitis auch die Bezeichnung „rosazeaartige Dermatitis" gebraucht [2]. Milbradt hat der Erkrankung 1972 unter diesem Namen bereits eine Monographie gewidmet [10]. Ein Vergleich der klinischen Erscheinungen zeigt jedoch klar die Verschiedenartigkeit von perioraler Dermatitis und Rosazea (Tabelle 1). So zeigt bereits der Vergleich im Lehrbuch [3], daß die periorale Dermatitis nie Teleangiektasien und Papulopusteln aufweist, kaum die Wangen und nie die Stirne befällt und wesentlich eindeutiger das weibliche Geschlecht bevorzugt. Auch die Altersverteilung beider Erkrankungen ist weitgehend verschieden (Abb. 1). Die periorale Dermatitis wird zudem auch bei Kindern jeden Alters und Geschlechtes und auch in weiteren Lokalisationen beobachtet [2, 8]. Wenn auch Marghescu [8] zu Recht betont, daß die Wahl der Bezeichnung periorale Dermatitis unglücklich sei, da die Erkrankung nur schwerpunktmäßig, aber nicht ausschließlich die Perioralregion betreffe und keine Dermatitis im engeren Sinne darstelle, sondern eine Follikulitis mit Perifollikulitis, so ist doch das Zeitalter der Umbenennungen von Erkrankungen je nach dermatologischer Schule, morphologischer Genauigkeit und ätiopathogenetischer Vermutung spätestens mit Einführung der Literaturdatenbanken zu Ende gegangen. Unter dem Schlagwort „perioral dermatitis" finden sich in Medline Dermatology bereits 145 der insgesamt 160 relevanten Literaturzitate zwischen 1966 und 5/1998, natürlich mit der leider üblichen Bevorzugung englischer Veröffentlichungen. Die „Fieberkurve" der Veröffentlichungen (Abb. 2) zeigt jedoch ganz gut das nachlassende wissenschaftliche Interesse an der perioralen Dermatitis.

Tabelle 1. Vergleich der Klinik von perioraler Dermatitis und Rosazea, nach [3]

	Periorale Dermatitis	Rosazea
Klinik	Erythem, spitzkegelige kleinste Papeln	Erythem, Teleangiektasien, Papeln, Papulopusteln
Lokalisation	Nasolabialfalte, Perioralregion, Kinn, Unterlider	Nase, Wangen, Stirn, Kinn
Geschlecht	weiblich ++++	weiblich +
Altersgipfel	20.–30. Lebensjahr, auch Kinder	40.–50. Lebensjahr

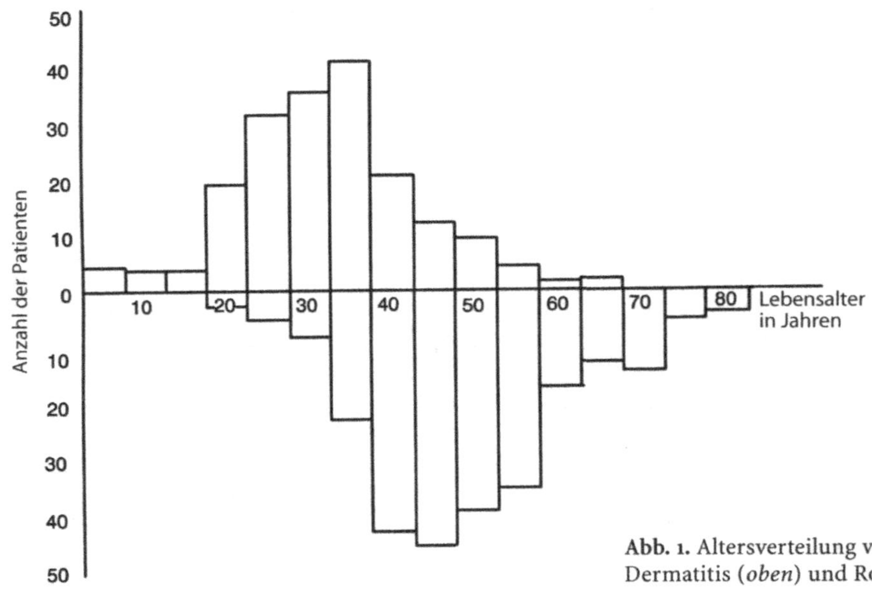

Abb. 1. Altersverteilung von Patientinnen mit perioraler Dermatitis (*oben*) und Rosazea (*unten*). (Nach [19])

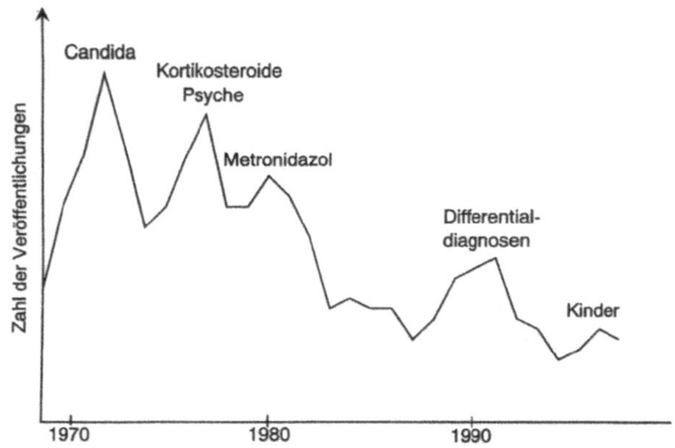

Abb. 2. „Fieberkurve" der wissenschaftlichen Veröffentlichungen über die periorale Dermatitis. „Fieberzacken" durch die angegebenen thematischen Aspekte bedingt. (Aus: Medline Dermatology 5/98)

Tabelle 2. In der Literatur diskutierte ätiopathogenetische Faktoren der perioralen Dermatitis

UV-Provokation
Orale Kontrazeptiva
Fluorierte Kortikosteroide
Mikrobiell
Feuchtigkeitscreme

Ätiopathogenese

UV-Provokation

Trotz des Widerspruches in der namengebenden Erstbeschreibung der perioralen Dermatitis [9] schleppt sich in der Liste der ätiopathogenetischen Faktoren (Tabelle 2) immer noch die UV-Provokation der Erkrankung weiter, wie sie seinerzeit von Frumess und Lewis [5] anamnestisch erfragt und anscheinend auch durch Behandlungserfolge ihrer Patienten durch UV-Schutz und die Einnahme von Chloroquin dokumentiert worden war.

Hormonelle Situation

Auch einem Zusammenhang mit der Einnahme von hormonalen Kontrazeptiva wurde nachgegangen, ein Zusammenhang, der wegen des etwa zeitgleichen Auffälligwerden der perioralen Dermatitis bei jungen Frauen und der weiteren Verbreitung der „Pille" scheinbar auf der Hand lag [16].

Fluorierte Kortikosteroide

Von großer Bedeutung wurde eine Veröffentlichung von Sneddon [15], in der dargelegt wurde, daß 71 von 73 beobachteten Patienten, wovon 68 Frauen waren und deren Durchschnittsalter bei 28 Jahren lag, vor Auftreten der perioralen Dermatitis mit fluorierten Kortikosteroiden lokal vorbehandelt waren. In vielen Fällen seien topische Steroide wegen trivialer Hautveränderungen wie Herpes simplex oder trokkener, durch kaltes Wetter verursachter Hautstellen, vielfach auf Rat von wohlmeinenden Freunden oder Verwandten, zur Anwendung gekommen. Beim Versuch des Verzichtes auf Kortikosteroide komme es prompt zum Rückfall, der eine erneute Anwendung wünschenswert mache, so daß manche Patienten bereits jahrelang 2- bis 3mal täglich potente Kortikosteroide im Gesicht verwendeten. Ohne Verzicht auf diese Praktik war keine Heilung zu erzielen. In einer Zwölfjahresübersicht bestätigten dies Wilkinson et al. [19]. Von 203 ihrer Patienten waren 194 mit potenten Kortikosteroiden vorbehandelt. Kontaktallergien gegenüber Externa inklusive Zahnpasten waren ohne Bedeutung. Diesem engen ätiopathogenetischen Zusammenhang zwischen der Anwendung von fluorierten Kortikosteroiden und der perioralen Dermatitis widersprach unter anderen Farkas [4] mit dem Hinweis, daß die periorale Dermatitis in der Tschechoslowakei sehr wohl aufgetreten sei, obwohl bei vielen dieser Fälle fluorierte Kortikosteroide, da schwer erhältlich, als Ursache gar nicht in Frage kommen könnten. Wären Kortikoide die Ursache schlechthin, so argumentierten Kalkoff und Buck [7], dann sei es nicht einzusehen, warum die periorale Dermatitis am übrigen Körper im Bereich kortikoidgeschädigter Haut kaum jemals auftrete.

Erreger

Kalkoff und Buck sahen Fusobakterien, opportunistische Keime in der Mundhöhle, als Conditio sine qua non an, und betrachteten fluorierte Kortikosteroide als zwar weitaus häufigste und besonders potente, aber eben doch nur Hilfsursache [7]. Bei der Einordnung der perioralen Dermatitis als direkt oder indirekt erregerbedingte Erkrankung blieb diese Erklärung jedoch nicht allein. So hatten Oehlschlaegel et al. [12] auf positive Testreaktionen im Intrakutantest sofort in 21 von 24 und verzögert in 19 von 24 Fällen gegenüber Candidaextrakten hingewiesen und auffallend günstige Behandlungserfolge nach lokaler antimykotischer Behandlung beschrieben. Rufli et al. [14] wiesen später in 15 von 29 Patienten einer perioralen Dermatitis *Demodex folliculorum* nach und betonten, daß bei den 14 Patienten, bei denen dies nicht gelang, viele waren, bei denen fast kein Material zur Untersuchung gewonnen werden konnte. Die Anwendung einer γ-Hexachlorzyklohexan-haltigen Creme führte in durchschnittlich fünf Wochen zu einer weitgehenden Abheilung.

Feuchtigkeitscremes

Aufgrund eigener Untersuchungen, die zeigten, daß 50 von 50 ihrer Patientinnen regelmäßig Feuchtigkeitscremes meist schon über 5 Jahre lang im Gesicht anwandten und 42 von 50 Patientinnen dabei über eine trockene, spannende Haut klagten, legten Fritsch et al. [6] ein vereinigendes Konzept zur Genese der perioralen Dermatitis vor. Sie sahen in der perioralen Dermatitis eine Intoleranzreaktion der Haut, die weit überwiegend bei Personen mit trockenem Hauttyp, häufig bei milder atopischer Disposition, auftritt und durch gewohnheitsmäßigen und häufig wechselnden Feuchtigkeitscremegebrauch ausgelöst wird. Der wahrscheinliche Pathomechanismus sind dann ein permanenter Quellungszustand der Hornschicht, eine Beeinträchtigung der Barrierefunktion und eine Proliferation der Keimflora der Haut. Wenn man in diesem Konzept die Anwendung von lokalen potenten Kortikosteroiden etwas stärker gewichtet, kommt man zu einem pathogenetischen Räderwerk, das von der Anwendung von Feuchtigkeitscremes oder potenten Kortikosteroiden angetrieben wird und in das der Einstieg über eine Pflege einer zu trocken empfundenen Haut oder über die Kortikosteroidbehandlung einer Vorläufererkrankung, die natürlich auch in jedem Falle als Differentialdiagnose (Tabelle 3) in Frage kommen kann, erfolgt (Abb. 3).

Tabelle 3. Differentialdiagnose der perioralen Dermatitis

Kontaktdermatitis
Dermatitis atopica
Rosazea
Acne vulgaris
Seborrhoische Dermatitis
Erythema necrolyticum migrans
Mycosis fungoides
Granulomatöse periorale Dermatitis

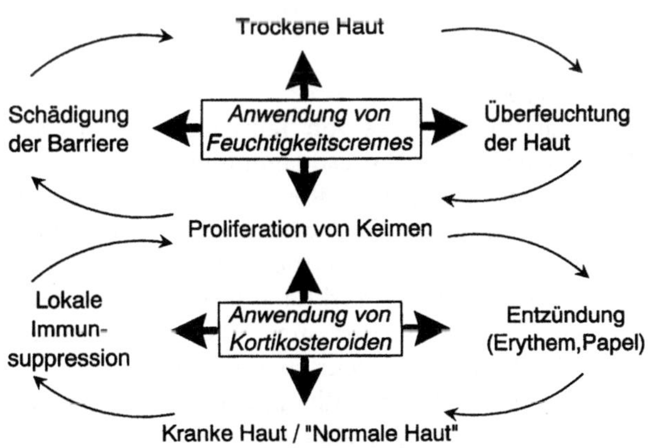

Abb. 3. Modell einer Ätiopathogenese der perioralen Dermatitis

Therapie

Empirische Ergebnisse

Externa

Voraussetzung für eine erfolgreiche Therapie ist damit zunächst das Absetzen aller Externa. Ob dies abrupt geschehen soll und kann, oder ob Feuchtigkeitscremes bei unabweisbarem Bedürfnis [6] erlaubt bleiben und übergangsweise eine Hydrokortison-haltige Lotion verordnet werden darf, ist mehr eine Frage der ärztlichen Persönlichkeit und der Führung der meist weiblichen Patienten (Tabelle 4). Möglicherweise sind die Therapieerfolge mit einer ärztlich verordneten Emulsion, ob sie nun Erythromycin [18], Metronidazol [2, 8, 11, 17] oder γ-Hexachlorzyklohexan [14] enthält, vorwiegend darauf zurückzuführen, daß an die Stelle unkontrollierter Benützung von Feuchtigkeitscremes oder sogar fluorierter Kortikosteroide nun eine begrenzte Anwendung tritt.

Tabelle 4. Therapie der perioralen Dermatitis

Der harte Weg
Viel Zeit für Patient(in): Zuhören, überzeugen
Absetzen aller Externa
Systemisch niedrigdosierte Tetrazykline
Der sanfte Weg
Viel Zeit für Patient(in): Zuhören, überzeugen
Absetzen potenter Kortikosteroide
kurzzeitig Hydrocortisonlotio
Feuchtigkeitscreme nur bei dringendem Bedarf, alternativ Metronidazolcreme
Systemisch niedrigdosierte Tetrazykline

Tetrazykline

Die systemische Gabe von Tetrazyklinen wird seit langem als äußerst wirksam empfohlen [4, 8, 15, 19], sie ist heute weitgehend Routine. Ihr Erfolg würde für eine entscheidende Bedeutung von Bakterien in der Ätiopathogenese der perioralen Dermatitis sprechen, wenn nicht Tetrazyklinen über ihre keimmindernde Wirkung hinaus auch eine antileukotaktische Eigenschaft zugeschrieben werden könnte. Allerdings scheint eine alleinige entzündungshemmende Therapie mit systemischen Kortikosteroiden nicht wirksam zu sein [13].

Kontrollierte Untersuchungen

Kontrollierte Studien zur Therapie der perioralen Dermatitis sind allerdings rar. Veien et al. [17] zeigten in einer prospektiven, doppelblinden, randomisierten, multizentrischen Studie, die allerdings unter einem irreführenden Titel veröffentlicht wurde, daß acht Wochen lang 250 mg Tetrazyklin zweimal täglich in 51 von 51 Patienten zu einer Besserung führten, während die lokale Anwendung von 1% Metronidazol ein vergleichbares Ergebnis nur in 42 von 47 Patienten erzielte. Weber et al. [18] fanden in einer prospektiven, randomisierten Untersuchung, daß Tetrazyklin zehn Tage lang 2mal 500 mg und dann zehn Tage lang 2mal 250 mg tendenziell besser als 1% Erythromycin Emulsion und beide Behandlungsformen signifikant besser als Plazebokapseln waren.

Die Herausforderung

Die therapeutische Herausforderung der perioralen Dermatitis besteht heute weitgehend darin, die erforderliche Zeit aufzubringen, um der Patientin oder seltener dem Patienten die ätiopathogenetischen Zusammenhänge zu erläutern. Bandmanns „Traumtherapie“ [1], die Patientin einfach sechs Wochen in eine „geschlossene Station“ ohne jede Therapie aufzunehmen, kam und kommt heute mehr denn je nicht in Frage. Nur durch Verständnis von beiden Seiten ist es möglich, zu einer erfolgreichen Zusammenarbeit zu kommen. Je nach Temperament und Vorbildung hilft der Hinweis: „*Per aspera ad astra*“ oder „In einer Woche werden Sie mich verfluchen, in 3 Wochen sind wir dort, wo wir jetzt anfangen und in sechs Wochen ist alles vorbei“ [11]. Dies ist eine Herausforderung, die zu bestehen es der Autorität und Qualifikation eines Facharztes bedarf.

Anmerkungen

(1) Die Fülle der Literatur, die von einer großen Zahl sehr bekannter Dermatologen veröffentlicht wurde, erlaubte nur ein Zitieren notwendigerweise subjektiv ausgewählter Arbeiten.
(2) Auf die Variante oder eigenständige Krankheit der sarkoiden granulomatösen periorifiziellen Dermatitis im Kindesalter wurde nicht eingegangen.

Literatur

1. Bandmann HJ (1975) persönliche Mitteilung
2. Boeck K, Abeck D, Werfel S, Ring J (1997) Perioral dermatitis in children – clinical presentation, pathogenesis-related factors and response to topical metronidazole. Dermatology 195:235–238
3. Braun-Falco O, Plewig G, Wolff HH (1996) Dermatologie und Venerologie. Springer, Heidelberg, Kapitel 28 (unter Mitwirkung von Melnik B)

4. Farkas J (1978) Anmerkungen zur perioralen Dermatitis. Hautarzt 29:163–164
5. Frumess GM, Lewis HM (1957) Light-sensitive seborrheid. Arch Dermatol 75:245–248
6. Fritsch P, Pichler E, Linser I (1989) Periorale Dermatitis. Hautarzt 40:475–479
7. Kalkoff KW, Buck A (1977) Zur Pathogenese der perioralen Dermatitis. Hautarzt 28:74–77
8. Marghescu S (1990) Rosaceaartige Dermatitis des Kindes. Z Hautkr 66:240–242
9. Mihan R, Ayres jr S (1964) Periorale Dermatitis. Arch Dermatol 89:803–805
10. Milbradt R (1972) Die rosazeaartige Dermatitis des Gesichts. Klinik, Histologie und Pathogenese. Lehmanns, München
11. Milbradt R (1998) persönliche Mitteilung
12. Oehlschlaegel G, Düngemann H, Schnabel P, Lagally G (1971) Zur Bedeutung von Hefeinfektionen in der Ätiopathogenese der perioralen Dermatitis. Hautarzt 22:489–491
13. Plewig G (1998) persönliche Mitteilung
14. Rufli T, Mumcuoglu Y, Cajacob A, Büchner S (1981) Demodex folliculorum: Zur Ätiopathogenese und Therapie der Rosazea und der perioralen Dermatitis. Dermatologica 162:12–26
15. Sneddon I (1972) Perioral Dermatitis. Br J Dermatol 87:430–434
16. Steigleder GK, Strempel A (1969) Rosaceaartige Dermatitis des Gesichtes. „Periorale Dermatitis". Hautarzt 20:288
17. Veien NK, Munkvad JM, Nielsen AO, Niordson AM, Stahl D, Thormann J (1991) Topical metronidazole in the treatment of perioral dermatitis. J Am Acad Dermatol 24:258–260
18. Weber K, Thurmayr R, Meisinger A (1993) A topical erythromycin preparation and oral teracycline for the treatment of perioral dermatitis: a placebo-controlled trial. J Derm Treat 4:57–59
19. Wilkinson DS, Kirton V, Wilkinson JD (1979) Perioral dermatitis. A 12 year review. Br J Dermatol 101:245–257

Therapeutische Herausforderungen

Melasma

Sanja Schuller-Petrovic

Melasma (Synonym: Chloasma) ist eine meist symmetrische Hyperpigmentierung im Gesichtsbereich, die durch Sonnenexposition verstärkt wird. Es handelt sich um scharf begrenzte Flecken, an Wangen, Stirne und Schläfen vorkommend (Abb. 1). Diese harmlosen Hyperpigmentierungen sind gelblich bis bräunlich, können zu größeren Flächen konfluiren und stören aus kosmetischen Gründen. Histologisch findet man eine Vermehrung von Melanin im Stratum basale oder in den Melanophagen der Dermis, die höchstwahrscheinlich durch eine erhöhte Melaninsynthese bedingt ist. Meistens kommt diese Störung bei Frauen vor, nur 10% der Patienten sind männlich. Dunkle Hauttypen (Typ IV-VI) neigen stärker zu dieser Art von Pigmentstörung als hellhäutige Menschen. Die Ursache für diese Störung kann sowohl exogener als auch endogener Natur sein. Hormonelle Einflüsse und UV-Bestrahlung scheinen eine wichtige Rolle in der Entstehung des Melasma zu spielen [11]. Eine genetische Prädisposition wird auch diskutiert [10].

Einteilung des Melasma

Chloasma hormonale

Bei Einnahme von Hormonen (zum Beispiel Kontrazeptiva) oder auch bei Hormon produzierenden Tumoren (beispielsweise Ovarialtumore) und Erkrankungen der Schilddrüse.

Chloasma gravidarum

Meist nur während der Schwangerschaft zusammen mit anderen Pigmentveränderungen, wie im Genitalbereich und an den Mamillen, vorkommend. Wird als physiologische Veränderung angesehen, die nach der Schwangerschaft von selbst verschwindet.

Chloasma medicamentosum

Nach längerer Einnahme von Präparaten, die Hydantoin oder Chlorpromazin enthalten, kann es zu melasmaartigen Pigmentierungen kommen.

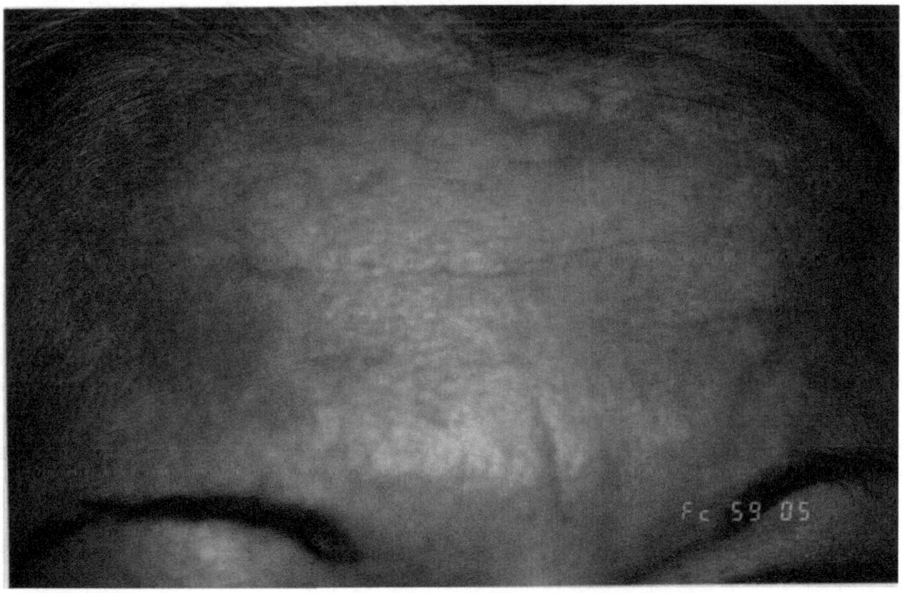

Abb. 1. Bizarr geformte Pigmentierungen an der Stirne beim Melasma hormonale

Chloasma cosmeticum

Photosensibilisierende Zusätze in kosmetischen Präparaten können in Zusammenhang mit UV-Bestrahlung Melasma hervorrufen. Vor allem durch ätherische Öle, die in Cremen, Parfums und anderen Kosmetika enthalten sind, kommt es zu Photodermatitis und darauffolgender Hyperpigmentierung. Charakteristisch ist die periorale Hypermelanose.
Man unterscheidet den zentrofazialen, malaren und mandibularen Verteilungstyp. Mit einem Wood-Licht kann man den epidermalen Melasmatyp durch dunkler werden des in der Epidermis gelegenen Melanins erkennen. Beim dermalen Melasmatyp liegt das Pigment in den Melanophagen der oberen oder tieferen Dermis und kann nicht mit einem Wood-Licht intensiviert werden. Ist das Pigment sowohl in der Epidermis als auch in der Dermis verteilt, liegt ein Mischtyp des Melasma vor.

Behandlung

Die Behandlung des Melasma stellt eine therapeutische Herausforderung dar. Zur Anwendung kommen meistens Sonnenschutzmittel, Bleichmittel, Hydrochinone, Tretinoin, Salizylsäure, Milchsäure, Fruchtsäuren, chemische Peelings und Lasertherapie. Der Erfolg der Behandlung wird oft durch hormonelle Einflüsse erschwert und es kommt sehr oft zu Rezidiven. Nach einem chemischen Peeling kann es nach der Reepithelisation zu noch stärkerer Pigmentierung aus den Haarfollikeln kommen [2]. Ziel der Behandlung ist es einerseits durch Exfoliation der Epidermis die Pigmentierungen zu entfernen, andererseits durch Tyrosinaseinhibitoren die Bildung von neuem Melanin zu verhindern. Die Exfoliation wird durch Behandlunden der Haut mit Fruchtsäure, Salizyl- und Harnsäure, Tretinoin, Jessner-Lösung, Kojic-Säure und Trichloressigsäure erreicht. Die Entfernung oberflächlich gelegener Pigmentierungen kann auch mit Kryotherapie und Laservaporisation erfolgen. Die sogenannten Bleichmittel sind depigmentierende Arzneimittel, die mit der Melaninsynthese interferieren. Dies geschieht entweder durch Tyrosinaseanaloga oder durch Störung von Enzymen der Melaninsynthese. Man unterscheidet phenolische (Hydrochinone) und nicht phenolische (Tretinoin, Isotretinoin, Azelainsäure, Kojic-Säure) Bleichmittel. Monobenzon und Quecksilbersalze haben ebenfalls gute bleichende Wirkung und sind oft in kosmetischen Bleichcremen enthalten.

Prinzipiell kann die Therapie konservativ oder agressiv gestaltet werden.

Konservative Therapie

Exfoliativ oder bleichend wirkende Cremen, Gele oder Lotionen werden ein- bis zweimal täglich, über mehrere Wochen, auf die befallenen Stellen aufgetragen. Gleichzeitig sollte ein Sunblocker verwendet und UV-Bestrahlung vermieden werden. Der Behandlungserfolg stellt sich nach vier bis sechs Wochen ein. Es werden entweder Einzelsubstanzen oder Wirkstoffkombinationen verwendet.

Hydrochinon
Es hemmt das Enzym Tyrosinase und damit die Melaninbildung. Meistens wird eine 2- bis 5%ige Creme verwendet [5]. Bei höheren Konzentrationen kommt es leicht zu entzündlichen Irritationen der Haut, weswegen oft ein Glukokortikosteroid zur Rezeptur beigemischt wird. Die Wirksamkeit kann durch Zugabe von Tretinoin (8) oder Fruchtsäure erhöht werden [9]. Eine Kombinationstherapie mit 2% Hydrochinon und 0,1% Tretinoin unter Zusatz von Kortison wurde von Pathak et al. [10] als am meisten effektiv gefunden.

Tretinoin
In einer Konzentration von 0,05–0,1% als Creme oder Lotion angewendet, kommt es zur Abblassung der Pigmentierungen. Die Therapie muß über einen längeren Zeitraum durchgeführt werden und kann zu leichten Rötungen und Schuppung der Haut führen [7]. Die Wirkung kann auch hier durch Zusatz von anderen Wirkstoffen wie Hydrochinon oder Fruchtsäuren erhöht werden.

Azelainsäure
Der zytotoxische und antiproliferative Effekt der Azelainsäure wird zur Therapie der Akne und bei Hyperpigmentiereungen genutzt. Die Azelainsäure scheint einen selektiven Effekt auf hyperaktive und dysplastische Melanozyten zu haben, während normale Pigmentzellen relativ unbeeinflußt bleiben [4]. Behandlung mit 20%iger Azelainsäure scheint ebenso gut wirksam zu sein wie mit 4%igem Hydrochinon [1]. Die Nebenwirkungen sind sehr gering und beschränken sich auf leichte Rötung oder milden Juckreiz.

Fruchtsäuren
Die Glykolsäure, eine Alphahydroxysäure, scheint durch das kleine Molekül am besten von allen

Fruchtsäuren in die Haut zu penetrieren. Sie wirkt keratolytisch, exfoliativ, hydratisierend, antioxidativ und normalisierend auf dysplastische Melanozyten [13]. Es werden 5- bis 15%ige Cremen oder Lotionen verwendet. Der Behandlungserfolg ist erst nach sechs bis acht Wochen zu erwarten. Die Nebenwirkungen sind gering, es kann zu leichter Rötung oder Schuppung am Anfang der Therapie kommen. Wöchentliche Glykolsäure-Peelings, sechs- bis achtmal durchgeführt, verstärken den Effekt. Es werden 30- bis 70%ige, schwach gepufferte Säuren in steigender Konzentration verwendet, die nach einigen Minuten Einwirkungszeit neutralisiert werden. Dabei kommt es zu keiner sichtbaren Exfoliation der Haut. Sehr gute Erfolge werden auch mit 10%iger Fruchtsäure unter Zusatz von 2% Hydrochinon erzielt [9]. Schon nach sechs Wochen Behandlung mit einem 10%igen Fruchtsäuregel und 2–4% Hydrochinon kommt es zu einem deutlichen Abblassen der Hyperpigmentierungen (Abb. 2, 3). Wichtig ist die konsequente Anwendung von Sunblockern und die Vermeidung einer UV Exposition.

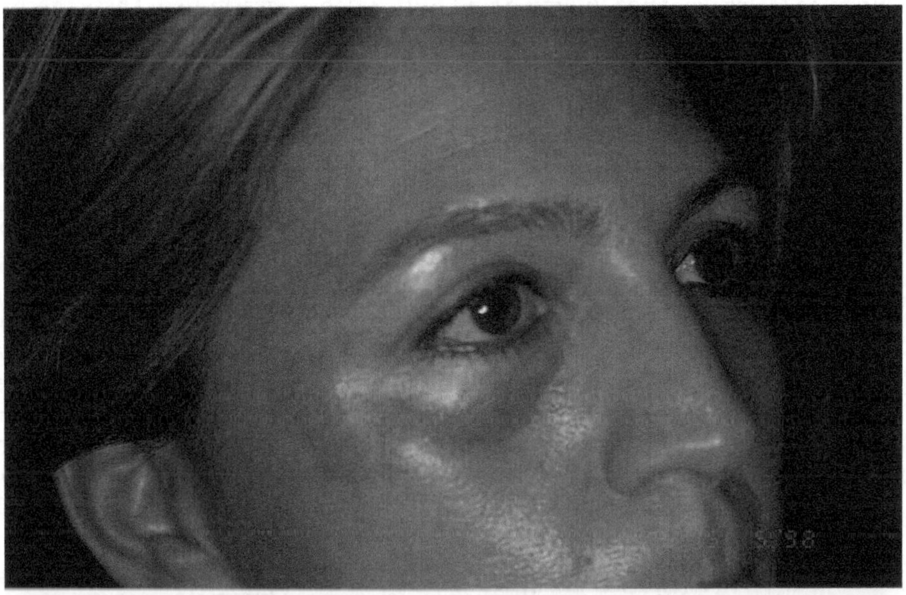

Abb. 2. Chloasma cosmeticum periorbital vor Therapie

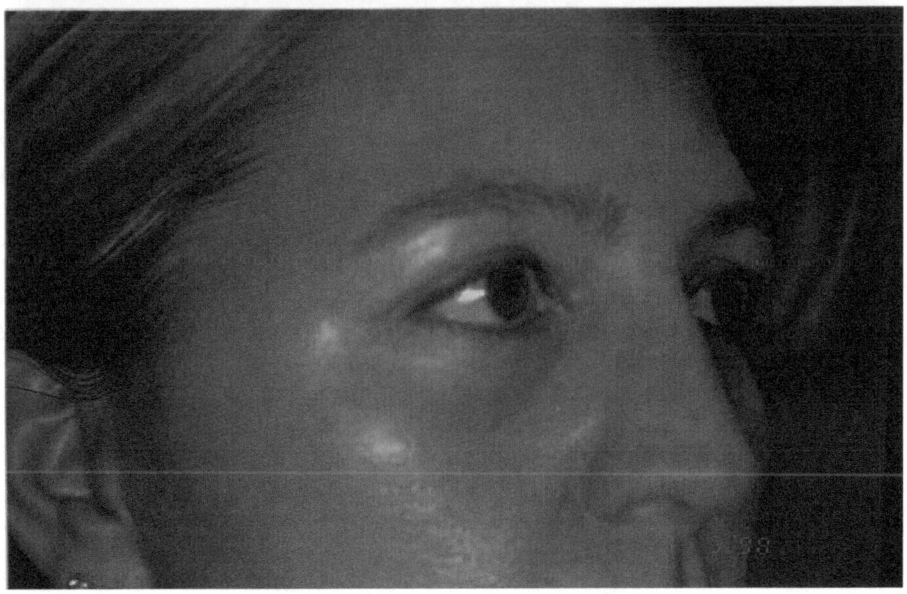

Abb. 3. Deutliche Besserung nach 6 Wochen Therapie mit Fruchtsäure und Hydrochinon

Kojic-Säure

Sie wird aus dem *Aspergillus oryzae* gewonnen und ist ein Tyrosinase-Inhibitor. Zusätzlich besteht eine antibakterielle und entzündungshemmende Wirkung. In einer vergleichenden Studie konnte gezeigt werden, daß eine 2%ige Kojic-Säure eine ebenso gute Wirkung hat wie eine Behandlung mit Fruchtsäure und 2% Hydrochinon [6]. Die Nebenwirkungen sind gering, die Substanz kann auch mit Fruchtsäure kombiniert werden. Entdeckt wurde der Wirkstoff in Japan, nur in den USA ist er kommerziell erhältlich.

Vitamin C und E

Sie haben unterstützende Wirkung bei der Behandlung von Melasma. Beide Vitamine sind Antioxidanzien, wirken entzündungshemmend und haben lichtschutzfördernde Wirkung [3]. Sie werden oft auch Bleichrezepturen beigegeben.

Aggressive Therapie

Es werden Therapien durchgeführt, die zu einer oberflächlichen oder tieferen Exfoliation oder Ablation der Haut führen. Dazu eignen sich chemische Peelings, Laserbehandlungen, Dermabrasion oder Kryotherapie. Bei allen agressiven Behandlungen ist eine Vorbereitung der Haut mit Tretinoin oder Fruchtsäure unter Zusatz von Hydrochinon oder Kojic Säure über sechs bis acht Wochen notwendig. Dadurch wird die Behandlung erleichtert, es kommt zu schnellerem Abheilen und die Repigmentierung erfolgt gleichmäßiger. Nach der Epithelisation sollten diese Substanzen für mehrere Wochen weiter verwendet werden, um Hyperpigmentierungen zu vermeiden. Sonnenschutz ist für mindestens 4–6 Monate obligat.

Chemisches Peeling

Bei Anwendung von 70%iger Fruchtsäure kommt es zur Rötung und nach einigen Tagen zu fokaler Epidermolyse. Ein Peeling mit Jessner-Lösung oder 20–35%iger Trichloressigsäure (TCA) führt nach vier bis fünf Tagen zur Exfoliation der Epidermis. Die Haut ist für mehrere Wochen gerötet und sehr empfindlich. Peelings mit höher konzentrierten Säuren oder Phenol werden für die Melasmatherapie nicht empfohlen, da es zu Narben oder bleibenden Pigmentstörungen kommen kann. Ohne Sonnenschutz kann es nach jedem Peeling rasch zu einem Rezidiv kommen, beziehungsweise zu einer postinflammatorischen Hyperpigmentierung.

Laserablation

Ultragepulste CO_2-Laser oder Erbium-Laser vaporisieren die oberflächlichen Hautschichten. Die Epithelisation erfolgt nach sieben bis zehn Tagen, danach sollte eine Nachbehandlung mit Fruchtsäuren unter Zusatz von Bleichmitteln erfolgen. Ein absoluter Sonnenschutz ist für mindestens sechs Monate notwendig. Der Rubinlaser zerstört selektiv das Pigment ohne die Epidermis zu schädigen, die Erfolge beim Melasma sind jedoch wechselhaft [12].

Dermabrasion

Mit einer hochtourigen Fräse und Diamantschleifköpfen wird die Haut bis in die papilläre Dermis abgeschliffen. Diese mechanische Abtragung der Haut verheilt nach einer Woche unter Zurückbleiben einer mehrere Wochen dauernden Rötung.

Kryotherapie

Mit flüssigem Stickstoff, Kohlensäureschnee oder Kältemaschienen kann eine Erfrierung der oberflächlichen Hautschichten erreicht werden. Nach einigen Tagen wird die geschädigte Epidermis abgestoßen. Pigmentzellen sind sehr empfindlich gegenüber Kälteeinwirkung und reagieren sehr gut auf diese Therapieform. Bei zu tiefen Temperaturen (unter −32 °C) kann es zu einer Dauerschädigung der Melanozyten kommen und zu störenden Hypopigmentierungen. Die Therapie mit Kälte ist eher bei kleinen Läsionen zu empfehlen und eignet sich nicht für die Behandlung des dermalen Melasmatyps.

Zusammenfassung

Die Behandlung des Melasma ist oft eine Herausforderung für den Behandler. Prinzipiell kann man eine konservative oder eine aggressive Therapie wählen. Da es sich aber beim Melasma um eine harmlose Pigmentierung handelt und die aggressiven Therapieformen eine Reihe von möglichen Komplikationen aufweisen, ist eher der konservativen Therapie der Vorzug zu geben. Man kann mit Bleichmitteln (Tyrosinaseinhibitoren) oder mit Exfoliativa behandeln; oft werden Wirkstoffkombinationen bevorzugt.

Beispiel für die Therapie des Melasma

Fruchtsäure 10%ig, als Creme oder Gel + Hydrochinon 2–4%. Oder als Alternative Fruchtsäure 6%ig, Kojic-Säure 2% + Hydrochinon 2% Es soll minden-

stens sechs Wochen zweimal täglich behandelt werden. Sunblocker sind während der Therapie und einige Monate danach obligat.
Bei hartnäckigen Fällen kann abends zusätzlich noch Tretinoin-Creme (0,1%ig) aufgetragen werden. Wenn noch immer keine deutliche Besserung erzielt wurde, dann können alle zwei Wochen Fruchtsäure Peelings (30- bis 70%ig) oder Peelings mit Jessner-Lösung durchgeführt werden.
Topisch oder auch systemisch können als unterstützende Maßnahme Vitamin C und E verwendet werden. Hydrokortison wird zur Milderung der Irritationen oft beigesetzt.
Sehr empfohlen wird die Bleichcreme nach Kligman:

- Tretinoin 0,015
- Hydrochinon 0,6
- Hydrocortisonacetat 0,07
- Aethanolun 1,5 ml
- Vitamin C 0,025
- Kaliumdisulfit 0,025
- Cremegrundlage ad 15,0

Solche Präparationen müssen unbedingt im Kühlschrank aufbewahrt werden, da sie sehr instabil sind. Die Haltbarkeit ist ein bis zwei Monate, oft kommt es zur bräunlichen Verfärbung durch das Hydrochinon. Sonnenschutzmittel sollen gleichzeitig angewendet werden. Bei starker Irritation oder entzündlicher Reaktion sollte eine Therapiepause gemacht werden und ein anderes, milderes Mittel gewählt werden (beispielsweise Fruchtsäure). Starke Irritationen können zu noch stärkeren postinflammatorischen Hyperpigmentierungen führen. Trotz erfolgreicher Therapie kann es bei neuerlicher Sonnenexposition und Einnahme von Hormonen zu Melasmarezidiven kommen. Deswegen müssen Patienten mit Neigung zu Melasma einen ständigen Sonnenschutz mit Sunblockern anwenden.

Literatur

1. Balina LM, Graupe K (1991) The treatment of melasma 20% azelaic acid versus 4% hydroquinone cream. Int J Dermatol 30:893–895
2. Collins PS (1987) The chemical peel. Clin Dermatol 5:57–74
3. Eberlein-König B, Placzek M, Przybilla B (1998) Protective effect against sunburn of combined systemic ascorbic acid (vitamin C) and d-alpha-tocopherol (vitamin E). J Am Acad Dermatol 38:45–48
4. Fitton A, Goa KL (1991) Azelaic acid. Drugs 41:780–798
5. Fitzpatrick TB, Arndt KA, el Mofty AM, Pathak MA (1966) Hydroquinone and psoralens in the therapy of hypermelanosis and vitiligo. Arch Dermatol 93:589–600
6. Garcia A, Fulton JE (1996) The combination of glycolic acid and hydroquinone or Kojic acid for the treatment of melasma and related conditions. Dermatol Surg 22:443–447
7. Griffiths CE, Finkel LT, Ditre CM, Hamilton TA, Ellis CN, Voorhees JJ (1993) Topical tretinoin (retinoic acid) improves melasma: a vehicle-controlled, clinical trial. Br J Dermatol 129:415–421
8. Klingman AM, Willis I (1975) A new formula for depigmenting human skin. Arch Dermatol 111:40–48
9. Moy LS, Murad H, Moy RL (1993) Glycolic acid peels for the treatment of wrinkles and photoaging. J Dermatol Surg Oncol 19:243–250
10. Pathak MA, Fitzpatrick TB, Kraus EW (1986) Usefullness of retinoic acid in the treatment of melasma. J Am Acad Dermatol 15:894–899
11. Perez M, Sanchez JL, Aquilo F (1983) Endocrinologic profile of patients with idiopathic melasma. J Invest Dermatol 81:543–545
12. Taylor CR, Anderson RR (1994) Ineffective treatment of refractory melasma and postinflammatory hyperpigmentation by Q-switched ruby laser. J Dermatol Surg Oncol 20:592–597
13. Yu RJ, Van Scott EJ (1994) Alpha hydroxy acids: science and therapeutic use. Cosmet Dermatol (suppl 1) 12–20

Besondere Indikationen der Lasertherapie

Christian Raulin und Bärbel Greve

Die dermatologische Lasertherapie hat in den letzten Jahren eine rasante und beeindruckende Entwicklung erfahren. Eingesetzt wird sie mittlerweile bei den unterschiedlichsten Hauterscheinungen wie Naevi flammei und Hämangiomen, Tätowierungen, Falten- und Aknenarbenbehandlungen sowie definierten benignen pigmentierten Hautveränderungen. Darüber hinaus gibt es noch Indikationen für eine Lasertherapie, die lediglich Einzelfällen oder kleinen Gruppen vorbehalten sind. So ist beispielsweise die Behandlung des Lupus erythematodes mit dem gepulsten Farbstofflaser oder die Behandlung der Acne inversa mit dem ultragepulsten CO_2-Laser bisher noch wenig bekannt.

Technik und Wirkungsweise von Lasern

Für die Wirkung des Laserlichts in der Haut ist dessen Absorption durch die Chromophoren Melanin und Hämoglobin sowie Wasser entscheidend. Jedes Chromophor kann dabei nur Licht einer bestimmten Wellenlängen absorbieren. Das Absorptionsmaximum von Melanin liegt im Bereich des ultravioletten Lichts und nimmt zu längeren Wellenlängen hin kontinuierlich ab, von Hämoglobin liegt es bei 415 nm, 540 nm und 585 nm. Wasser absorbiert Photonenenergie im langwelligen Infrarotbereich.

Durch die Absorption des Laserlichts im Gewebe entsteht Wärme, die jedoch nicht auf die Zielstruktur beschränkt bleibt, sondern sich gemäß dem Temperaturgradienten in die umgebenden Strukturen ausbreitet und diese schädigen kann. Ziel der dermatologischen Laserbehandlung ist es daher, einzelne Strukturen im Gewebe durch Wahl der geeigneten Wellenlänge selektiv zu behandeln und gleichzeitig das umgebende Gewebe so wenig wie möglich zu schädigen (selektive Photothermolyse, [2]).

Während man bislang Laser mit immer kürzeren Impulszeiten entwickelt hat, um thermisch bedingte Schädigungen insbesondere der Epidermis auf ein Minimum zu reduzieren, werden heute zunehmend Laser entwickelt und mittlerweile auch angewendet, deren Impulszeiten bei mehreren Millisekunden liegen. Aufgrund zusätzlich entwickelter Kühlvorrichtungen, die die Epidermiszellen während des Laservorganges schützen, ist es somit möglich größere und tiefergelegene Strukturen zu erreichen.

Gepulster Farbstofflaser (577, 585, 590, 595, 600 nm)

Der blitzlampengepumpte gepulste Farbstofflaser (Impulsdauer 0,3–1,5 ms) hat sich in der Behandlung vaskulärer Hautveränderungen (beispielsweise Feuermale, Hämangiome, Teleangiektasien, Spidernävi) durchgesetzt [10]. In der Behandlung von zartroten Feuermalen gilt er als Therapie der Wahl. Aufgrund seiner maximalen Eindringtiefe von 1,2 mm ist er nur zur Behandlung sehr oberflächlicher Läsionen geeignet.

Im Laufe der Jahre konnte das Indikationsspektrum des gepulsten Farbstofflaser aufgrund guter bis sehr guter Ergebnisse auf eine Reihe unterschiedlicher Hautveränderungen erweitert werden. Dazu zählen zum Beispiel oberflächliche Xanthelasmata palpebrarum, Keloide, Verrucae juveniles planae und Talgdrüsenhyperplasien sowie rote und flache Angiofibrome bei tuberöser Hirnsklerose (Morbus Pringle) [10, 23, 24]. Meist sind mehrere Lasersitzungen erforderlich. Erreicht werden können ästhetisch sehr ansprechende Ergebnisse ohne Narbenbildung und Pigmentverschiebungen.

Kutane Läsionen des Lupus erythematodes konnten von uns ebenfalls in mehreren Sitzungen vollständig mit dem Farbstofflaser entfernt werden [15]. Sehr erfolgreich war ebenfalls die Entfernung eines extragenitalen Lichen sclerosus et atrophicus bei einem 17jährigen Mädchen nach insgesamt vier Lasersitzungen (Abb. 1, 2) [5]. Zeitlich begrenzte Therapieerfolge sind auch beim initialen Kaposi-Sarkom und experimentell bei den Plaqueformen der Psoriasis erreicht worden [12, 25], wobei hier Rezidive in der Natur der Erkrankungen liegen. Im „long-pulse mode" (1,5 ms) wird der Farbstofflaser jetzt auch in der Therapie der Besenreiservarikosis angewendet [11].

Das Granuloma faciale stellt ebenfalls eine Besonderheit in der Lasertherapie dar. Erste Therapieversuche mit dem gepulsten Farbstofflaser und dem CO_2-Laser [28] lassen die Lasertherapie zu einer hoffnungsvollen Behandlungsalternative werden (Abb. 1, 2).

Eine Weiterentwicklung stellt ein gepulster Multifrequenzfarbstofflaser dar, der über vier verschiedene Wellenlängen (585, 590, 595, 600 nm) und eine Impulszeit von 0,45 beziehungsweise 1,5 ms verfügt. Möglicherweise können in der Zukunft mit diesem Laser Erfolge bei bislang therapieresistenten Naevi flammei erzielt werden.

Rubinlaser (694 nm)

Durch den gütegeschalteten Rubinlaser (Impulsdauer 25–40 ns) werden Hautpigmente natürlichen und artefiziellen Ursprungs selektiv zerstört. Anwendungsgebiete sind die Entfernung von Laientätowierungen und von professionellen Tätowierungen sowie von unfallbedingten Schmutzeinsprengungen [16, 17]. In der Behandlung benigner pigmentierter Hautveränderungen wie Lentigo benigna, benigne Lippenmelanosis, Epheliden und Café-au-lait-Flecken hat sich der gütegeschaltete Rubinlaser als gute Methode erwiesen [16].

Herauszustreichen ist auch die erfolgreiche Therapie des Naevus Ota [20] und postinflammatorischer Hyperpigmentierungen zum Beispiel in Folge von Verbrennungen [18]. Neben Dermabrasio, Kryotherapie und chirurgischer Exzision ist die Rubinlasertherapie des Naevus Ota wirkungsvoll und nebenwirkungsarm.

Für Patienten mit Schmutzeinsprengungen, die nicht oder nur unzureichend nach dem Unfall ausgebürstet wurden, bedeutet der gütegeschaltete Rubinlaser eine effektive und mit einem minimalen Narbenrisiko verbundene fortführende Behandlungsmöglichkeit [17]. Auch eine unfallbedingte Farbtätowierung bei einem neunjährigen Mädchen nach

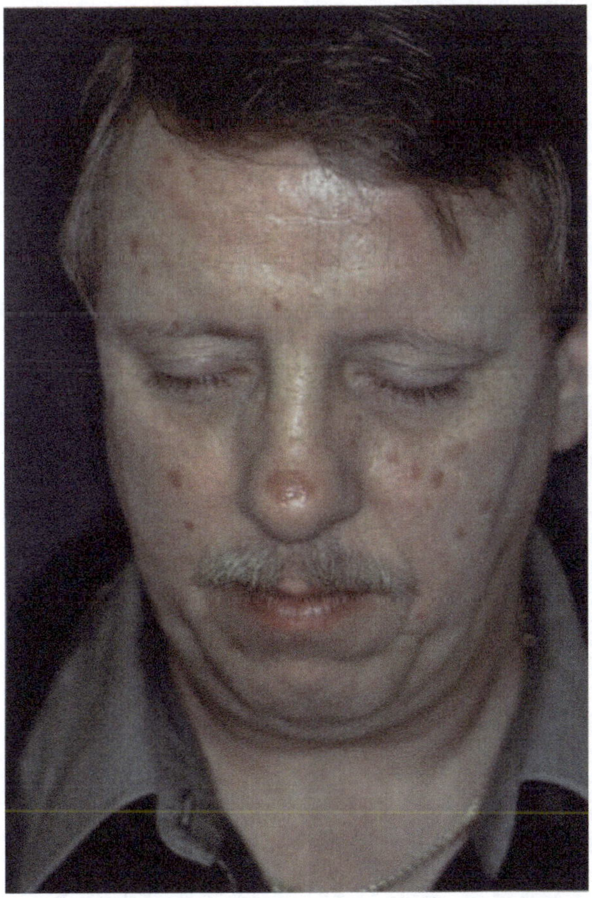

Abb. 1. 45jähriger Patient mit einem Granuloma faciale 10/95

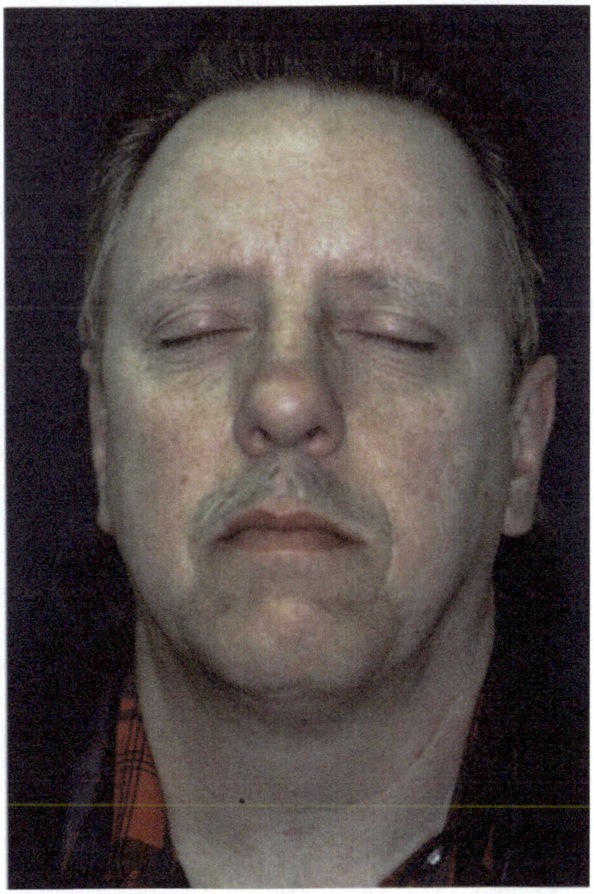

Abb. 2. Patient nach 3 Farbstofflaserbehandlungen 5/96

Inokulation einer grünen Buntstiftmine am linken Augen im Alter von $1^1/_2$ Jahren konnte von uns durch Behandlung mit dem gütegeschalteten Rubinlaser deutlich aufgehellt werden (Abb. 3, 4). Es sind weitere Sitzungen zur Verbesserung des bisherigen Therapieerfolges geplant.

Hadshiew et al. haben 1997 erstmals auch die erfolgreiche Therapie der Urticaria pigmentosa bei drei Patientinnen mit dem gütegeschalteten Rubinlaser berichtet [8].

Im Zusammenhang mit der Entfernung pigmentierter Hautveränderungen sei darauf hingewiesen, daß die Rubinlasertherapie insbesondere angeborener und erworbener Pigmentmale derzeit noch eine Ausnahmesituation darstellt. Sie sollte nur von Dermatologen im Rahmen kontrollierter klinischer Studien durchgeführt werden [16].

Eine Weiterentwicklung wurde mit einem speziellen Modul für den Rubinlaser erreicht, durch welches die Impulsdauer des Laserlichts auf 0,9–3 ms verlängert werden kann. Auf diese Weise soll sich der Rubinlaser zur Entfernung von Haaren („long-term epilation") eignen [7]. Langzeitergebnisse fehlen bisher jedoch noch. Zu demselben Zweck ist seit etwa einem Jahr auch ein langgepulster Alexandritlaser (Impulsdauer bis 20 ms) auf dem Markt. Neben

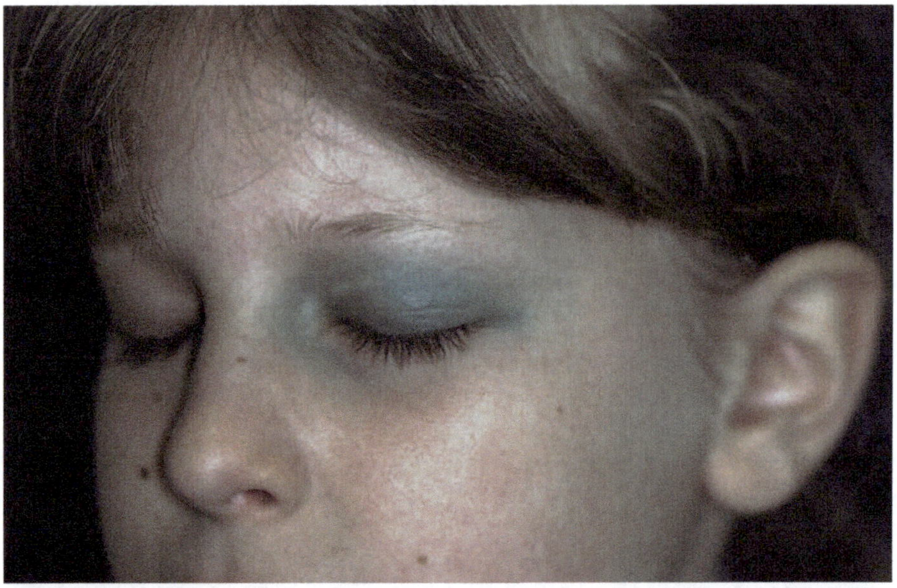

Abb. 3. Neunjähriges Mädchen mit Schmutztätowierungen am linken Auge nach Inokulation einer grünen Buntstiftmine im Alter von $1^1/_2$ Jahren

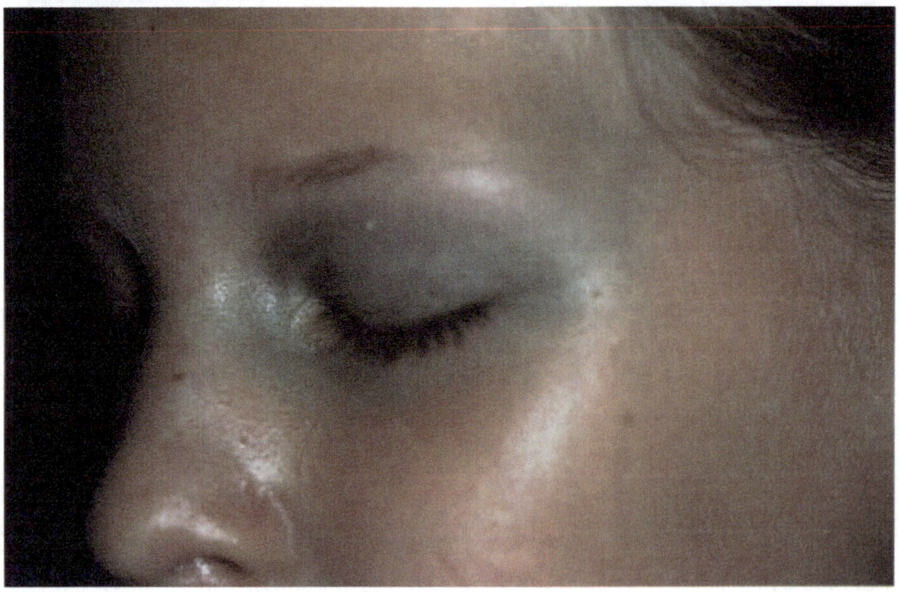

Abb. 4. Deutliche Abblassung der Grünfärbung nach neun Behandlungen mit dem gütegeschalteten Rubinlaser

den genannten Lasern wird auch das Epilight, eine hochenergetische Blitzlampe, zur Enthaarung eingesetzt [4].

Gütegeschalteter und langgepulster Nd:YAG-Laser (1064 nm und 532 nm)

Das Anwendungsspektrum des gütegeschalteten Nd:YAG-Lasers (Impulsdauer 5–20 ns) entspricht in etwa dem des Rubinlasers. Die Wellenlänge 1064 nm eignet sich, wie die des Rubinlasers, zur Entfernung von schwarzem Pigment, die Wellenlänge 532 nm zur Entfernung von gelbem, orangem und rotem Pigment [14].
Eine sehr seltene Indikation, die in unserem Fall mit dem gütegeschalteten Nd:YAG-Laser der Wellenlänge 1064 nm ein gutes Ergebnis erzielte, waren durch Minozyklin verursachte Hyperpigmentierungen im Gesicht einer 57jährigen Frau (Abb. 1, 2) [6]. Auch der Naevus Ota kann alternativ zum Rubinlaser mit dem Nd:YAG-Laser (1064 nm) behandelt werden [26].
Eine aktuelle Neuentwicklung stellt der frequenzgedoppelte Nd:YAG-Laser mit einer Impulszeit von bis zu 50 ms dar. Mit ihm kann neben Feuermalen und Teleangiektasien auch die oberflächliche Besenreiservarikosis behandelt werden, die einer Verödung nicht mehr zugänglich ist [1, 3]. Die Behandlung der Besenreiservarikosis mittels Laser stellt nach wie vor eine Herausforderung dar, da bisher mit keinem Lasersystem überzeugende Ergebnisse nachgewiesen werden konnten.

Ultragepulster CO_2-Laser (10600 nm) und Erbium:YAG-Laser (2940 nm)

Das Licht des CO_2-Lasers wird von Gewebeflüssigkeit absorbiert und führt zu einer unspezifischen Koagulation und Vaporisation oberflächlicher Hautschichten. Der ultragepulste CO_2-Laser zeichnet sich durch extrem kurze Impulse aus, die mit 600 bis 900 µs unter der thermischen Relaxationszeit der Haut liegen und dadurch hitzebedingte Schäden der Haut auf ein Minimum reduzieren können. Einsatzgebiete sind die Behandlung von Falten- und Aknenarben („skin resurfacing"), dermalen Nävi, aktinischen Präkanzerosen und Syringomen [9, 27].
Unter die Besonderheiten einer CO_2-Laserbehandlung zählen Xanthelasmata palpebrarum [21], das Granuloma pyogenicum [19], oberflächliche Fisteln, die Acne inversa, der Sinus pilonidalis sowie das Lymphangioma circumscriptum cysticum. Ebenso wurde von uns eine erfolgreiche Behandlung bei einem 15jährigen Jungen mit einem ausgedehnten Naevus verrucosus der rechten Axilla durchgeführt. Der ultragepulste CO_2-Laser ist für diese und die oben genannten Indikationen wegen seiner geringen Risiken der Narbenbildung, Strukturveränderungen oder Pigmentstörungen der Haut eine ideale Behandlungsmöglichkeit. Eine Behandlung mit dem CO_2-Laser ist ambulant durchführbar und zeichnet sich durch rasche Abheilungszeiten aus.
Der Erbium:YAG-Laser ist ein Abtragungslaser, der mit einer Wellenlänge von 2940 nm einen ähnlichen Indikationsbereich wie der CO_2-Laser besitzt. Mit dem gepulsten Erbium:YAG-Laser werden feinste Hautschichten von 5–15 µm abladiert, wobei allerdings der thermische Effekt so gering ist, daß keine Blutstillung erreicht werden kann [13]. Deshalb ist der Erbium:YAG-Laser besonders geeignet für sehr oberflächliche Läsionen. Der Erbium:YAG-Laser ist ideal für die Behandlung von Narben, da die laserbedingten Schäden schneller abheilen und die Behandlung weniger schmerzhaft ist als beim CO_2-Laser. Ein neues Modell ist ein Kombinationslaser aus Erbium:YAG- und CO_2-Laser, mit dem gleichzeitig Ablation und Blutstillung möglich ist.

Hochenergetische gepulste Blitzlampe

Der Vollständigkeit halber sollen noch das Photoderm VL beziehungsweise das Epilight kurz angesprochen werden, obwohl es sich bei diesen Geräten nicht um Laser handelt. Photoderm VL und Epilight sind hochenergetisch gepulste Lichtsysteme mit nichtkohärentem Licht und breitem Wellenlängenspektrum, mit denen sich vaskuläre Läsionen unterschiedlicher Tiefe und Ausdehnung, aber auch die Hypertrichose behandeln lassen (Abb. 5, 6) [4, 22]. Unter den vaskulären Läsionen sei dabei insbesondere auf die Behandlung von Malformationen hingewiesen.

Fazit

Die dermatologische Lasertherapie hat durch die zunehmende Weiterentwicklung der Lasertechnologie ihr Indikationsspektrum erheblich erweitern können. Für zahlreiche bis vor einigen Jahren nicht therapierbare Hautveränderungen bietet sie eine effek-

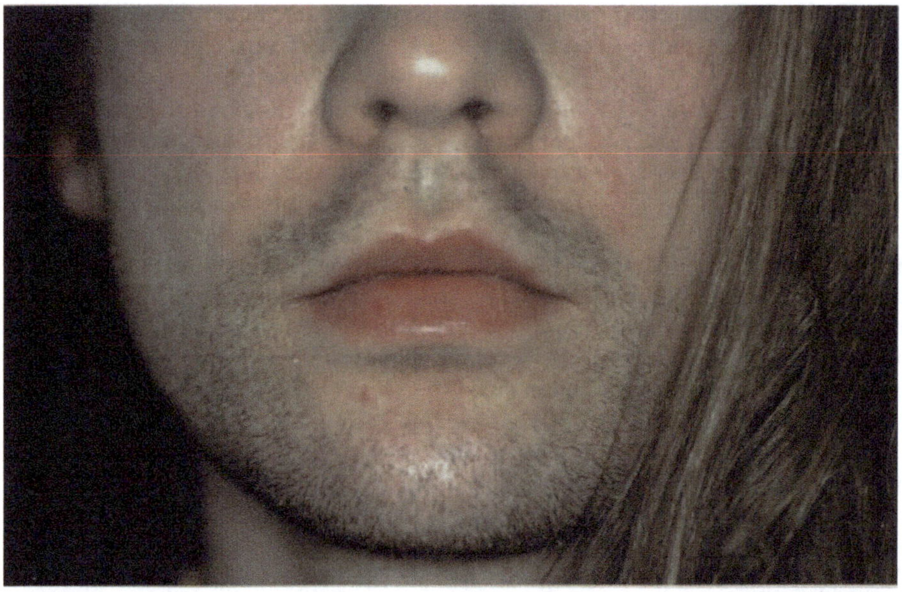

Abb. 5. 23jähriger transsexueller Patient mit starker Bartbehaarung 6/95

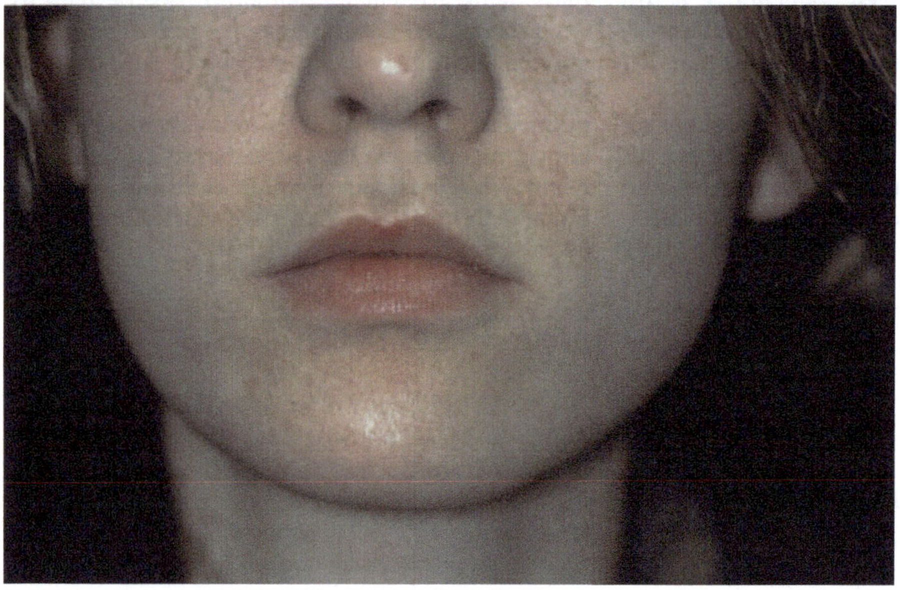

Abb. 6. Fast vollständige Bartenthaarung nach 38 Behandlungen mit dem Epilight 12/97

tive und nebenwirkungsarme Behandlungsmöglichkeit (Tabelle 1). Die Grenzen dieser neuen Technologien sind noch nicht absehbar.

Eine Lasertherapie stellt hohe Anforderungen an den behandelnden Arzt und nicht zuletzt auch an dessen Patienten. Trotz enormem Amortisationsdrucks nach dem Kauf teurer Lasergeräte und in Anbetracht deren Schnellebigkeit, muß der Arzt dennoch selbstkritisch bleiben und vor jeder Behandlung eine sorgfältige Abwägung von Laserbehandlung gegenüber konventionellen Methoden treffen. Die Aufklärung eines Patienten erfordert viel Zeit und Engagement, da übertriebene und falsche Erwartungen keine Seltenheit sind.

Laser können bei richtiger Anwendung und kritischer Auswahl der Indikationen narbenfrei ihre zum Teil überwältigende Wirkung entfalten. Im Gegensatz dazu stehen bei unsachgemäßer Handhabung Verbrennungen, dauerhafte Pigmentverschiebungen und Narben bis hin zu ausgeprägten Keloiden. Deshalb sollte man sich folgenden Satz von Leon Goldman verinnerlichen: „If you don't need a laser, don't use one."

Tabelle 1. Besondere Indikationen in der Lasertherapie

Indikationen	Behandlungsmethode der Wahl
Oberflächliche Xanthelasmen Oberflächliche Keloide Talgdrüsenhyperplasien Flache Angiofibrome (z. B. M. Pringle) Lupus erythematodes Initiale Kaposi-Sarkome Granuloma faciale Verrucae planae juveniles Lichen sclerosus et atrophicus	Gepulster Farbstofflaser
Naevus Ota Postinflammatorische Hyperpigmentierung und Narben Urticaria pigmentosa Hyperpigmentierungen nach Minozyklin	Gütegeschalteter Rubinlaser, gütegeschalteter Nd:YAG-Laser
Xanthelasmen Naevus verrucosus oberflächliche Fisteln Granuloma pyogenicum Syringome	cw/Gepulster CO_2-Laser, gepulster Erbium:YAG-Laser
Venöse Malformationen Hypertrichose	Photoderm VL, Epilight

Literatur

1. Adrian RM, Tanghetti EA (1998) Long pulse 532 nm laser treatment of facial telangiectasia. Dermatol Surg Oncol 24:71–74
2. Anderson RR, Parrish RR (1983) Selective photothermolysis: precise microsurgery by selective absorption of pulsed radiation. Science 220:542–527
3. Dierickx CC, Farinelli WA, Anderson RR (1998) Clinical and histological response of blood vessels to long (msec) pulsed 532 nm laser pulses. Lasers Surg Med S 8:266
4. Gold MH, Bell MH, Foster TD, Street SS (1997) Long-term epilation using the EpiLight broad band, intense pulsed light hair removal system. Dermatol Surg 23:909–913
5. Greve B, Hartschuh W, Raulin C (1999) Extragenitaler Lichen sclerosus et atrophicus – Behandlung durch gepulsten Farbstofflaser. Hautarzt (im Druck)
6. Greve B, Werner S, Schoenermark MP, Raulin C (1998) Minocyclin-induced hyperpigmentation: treatment with the Q-switched Nd:YAG laser. Lasers Surg Med 22:223–227
7. Grossmann MC, Dierickx C, Farinelli W, Flotte T, Anderson RR (1996) Damage to hair follicles by normal-mode ruby laser pulses. J Am Acad Dermatol 35:889–894
8. Hadshiew I, Wetzel F, Kimmig W (1997) Treatment of urticaria pigmentosa with the Q-switched ruby-laser. Austr J Dermatol (suppl 2):51–52
9. Hellwig S, Petzoldt D, König K, Raulin C (1998) Aktueller Stand der Lasertherapie in der Dermatologie. Hautarzt 49:690–704
10. Hellwig S, Petzoldt D, Raulin C (1997) Der gepulste Farbstofflaser – Möglichkeiten und Grenzen. Hautarzt 48:536–540
11. Hohenleutner U, Wenig M, Walther T, Bäumler W, Landthaler M (1998) Behandlung von Besenreisern mit einem blitzlampengepumpten gepulsten Farbstofflaser. Hautarzt 49:560–565
12. Katugampola GA, Rees AM, Lanigan SW (1995) Laser treatment of psoriasis. Br J Dermatol 133:909–913
13. Kaufmann R, Hibst R (1996) Pulsed Erbium:YAG laser ablation in cutaneous surgery. Lasers Surg Med 19:324–330
14. Killmer SL, Anderson RR (1993) Clinical use of the Q-switched ruby and the Q-switched Nd:YAG (1064 nm and 532 nm) lasers for the treatment of tattoos. J Dermatol Surg Oncol 19:330–338
15. Maushagen-Schnaas E, Raulin C (1997) Lupus erythematodes – Therapie von kutanen Läsionen mit dem gepulsten Farbstofflaser. Akt Dermatol 23:173–176
16. Michel S, Hohenleutner U, Bäumler W, Landthaler M (1997) Der gütegeschaltete Rubinlaser in der Dermatotherapie. Hautarzt 48:462–470
17. Raulin C, Emonds T (1998) Entfernung von Schmutztätowierungen durch gütegeschaltete Laser. Chirurg 69:1270–1274
18. Raulin C, Hellwig S, Schönermark MP (1997) Hyperpigmented burn injuries of the face: Treatment with the Q-switched ruby laser. Plast Reconstr Surg 99:265–266
19. Raulin C, Petzoldt D, Werner S (1997) Granuloma pyogenicum – Entfernung mit dem CO_2-Laser. Hautarzt 6:402–405
20. Raulin C, Schoenermark MP, Greve B, Werner S (1998) Q-switched ruby laser treatment of tattoos and benign pigmented skin lesions. A critical review. Ann Plast Surg 41:555–565
21. Raulin C, Schoenermark MP, Werner S, Greve B (1999) Xanthelasma palpebrarum: Treatment with the Ulrapulsed CO_2 laser. Lasers Surg Med 23:122–127
22. Raulin C, Schroeter C, Maushagen-Schnaas E (1997) Einsatzgebiete einer hochenergetischen Blitzlampe (Photoderm VL). Hautarzt 48:886–893
23. Schoenermark MP, Raulin C (1996) Treatment of xanthelasma palpebrarum with the pulsed dye laser. Laser Surg Med 19:336–339
24. Schoenermark M, Schmidt C, Raulin C (1997) Treatment of sebaceous gland hyperplasia with the pulsed dye laser. Laser Surg Med 21:336–339
25. Tappero JW, Grekin RC, Zanelli GA, Berger TG (1992) Pulsed-dye laser therapy for cutaneous Kaposi's sarcoma associated with acquired immunodeficiency syndrome. J Am Acad Dermatol 27:526–530
26. Tse Y, Levine S, Ashinoff R (1994) The removal of of cutaneous pigmented lesions with Q-switched ruby laser and Q-switched neodymium:yttrium-aluminium-garnet laser. J Dermatol Surg Oncol 20:795–751
27. Werner S, Raulin C (1996) Behandlung von Syringomen mit dem ultragepulsten CO_2-Laser. Z Hautkr 71:760–762
28. Wheeland RC, Ashley JR, Smith DA, Ellis DL, Wheeland DN (1984) Carbon dioxide laser treatment of granuloma faciale. J Dermatol Surg Oncol 10:730–733

Androgenetische Alopezie des Mannes – Was tun?

Hans Wolff und Christian Kunte

Mindestens jeder zweite Mann macht im Lauf seines Lebens die Beobachtung, daß sich sein Kopfhaar lichtet. Bei älteren Männern mit weißem Schopf ist dies lediglich ein weiteres Zeichen des Alterns, und wird in der Regel mit nur geringer emotionaler Beteiligung registriert. Anders bei Männern in mittleren Jahren zwischen 40 und 60 Jahren: Nicht wenige versuchen sich gegen das Schicksal des Haarausfalls zu stemmen. Ganz besonders gilt dies natürlich für junge Männer unter 30 Jahren. Also was tun?

Nichts tun?

Die androgenetische Alopezie des Mannes ist keine Krankheit, sondern eine Variante des Phänotyps. Manche Männer bekommen Glatzen, andere nicht. Allerdings gewinnen ästhetische Aspekte immer mehr an Bedeutung: Aus einem dicken soll ein dünner Körper werden, aus einer sonnengegerbten wieder eine junge Haut, und aus einem gelichteten soll wieder ein voller Schopf werden. Oder, besser noch, das Haarkleid soll sich gar nicht erst lichten.

Warum wollen junge Männer keine Glatzen bekommen? Weil junge Männer mit Glatze älter wirken als Gleichaltrige mit vollem Haar. Kulturgeschichtlich gibt es viele Beispiele für die große Bedeutung des Haupthaares [16, 33]. Mit Haaren kann man der Umwelt gegenüber sein Selbstverständnis demonstrieren – ob als *Punk* oder *Hippie*. Ohne Haare bleibt als Statement nur der *Skinhead* – oder eben die von der Natur gewollte Alopezie. Allerdings haben sich in letzter Zeit einige Prominente – oft nach mehr oder weniger intensivem Kampf – zu ihrer Glatze bekannt. Der Tennisspieler Andre Agassi, die Schauspieler Heiner Lauterbach oder Bruce Willis geben eine sehr wichtige Botschaft: Man kann auch mit Glatze gut aussehen und Erfolg haben.

Trotzdem wird die Glatzenbildung vor allem von jugendlichen Erwachsenen unter 40 Jahren anfangs nicht akzeptiert. Könnte man nicht die Glatze zumindest um einige Jahre hinauszögern und sich später dann trotzdem mit Würde in sein Schicksal fügen? Wie beispielsweise der Schauspieler Sean Connery, der als junger James Bond feindliche Agenten und Agentinnen mit vollem Toupethaar zur Strecke brachte, und später als gereifter Mönch im *Namen der Rose* glatzköpfig seine klugen Entscheidungen traf.

Wahrscheinlich hat jeder junge Mann, der sich beim Dermatologen wegen Haarausfalls vorstellt, diese Überlegungen hinter sich. Will man diesen Patienten in der Praxis nie wieder sehen, so rate man ihm, sich in das Schicksal der Glatze zu fügen. Will man dem jungen Mann helfen, sollten Behandlungsmöglichkeiten erörtert werden.

Um die Wirkweise verschiedener Mittel besser zu verstehen, soll im folgenden zunächst die Pathogenese der androgenetischen Alopezie dargestellt werden.

Pathogenese der androgenetischen Alopezie

In seiner klassischen Arbeit aus dem Jahr 1942 definierte Hamilton drei Faktoren für die Ausbildung einer androgenetischen Alopezie: Genetik, Androgene und Lebensalter [10]. Unserer Ansicht nach sind es eigentlich nur zwei Faktoren, Genetik und Androgene, denn das Lebensalter, in dem sich die androgenetische Alopezie ausprägt, ist auch genetisch festgelegt. Wahrscheinlich handelt es sich um mehrere Gene, die individuell unterschiedlich exprimiert werden [15].

Folgendes pathophysiologische Modell der androgenetischen Alopezie wird vorgeschlagen: Jeder einzelne Haarfollikel am Kapillitium hat seine eigene Lebenszeituhr, die man sich als Sanduhr vorstellen kann. Solange diese Sanduhr läuft, ist der Haarfollikel gegen den negativen Einfluß der Androgene geschützt. Bei manchen Männern sind die Sanduhren der frontotemporalen Haarfollikel bereits im 20. Lebensjahr abgelaufen, während die Haarfollikel im Vertex meist noch einige Jahre länger Schonfrist haben. Okzipital ist die Lebenszeituhr bei allen

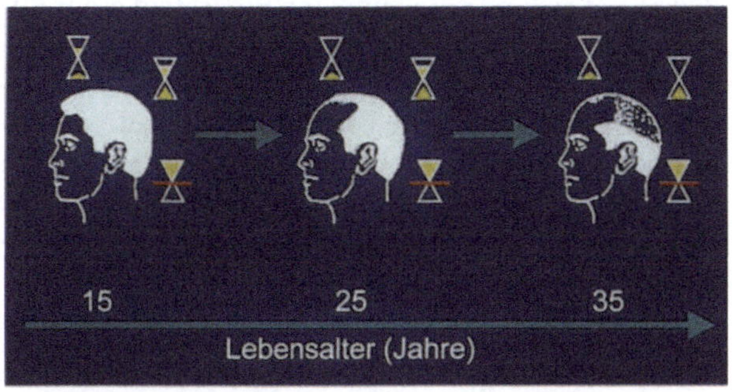

Abb. 1. Modell der androgenetischen Alopezie: Jeder Haarfollikel hat eine *Lebenszeit-Sanduhr*, deren Laufzeit je nach Region auf der Kopfhaut genetisch determiniert ist

Männern blockiert – hier fallen die Haare nie aus (Abb. 1).

Wenn die Lebenszeitsanduhr eines Haarfollikels abgelaufen ist, wird der Haarfollikel empfindlich gegen Androgene. Am Kapillitium bedeutet dies, daß der Haarfollikel im Lauf der nächsten Jahre schrumpft, begleitet von einer immer schnelleren Abfolge immer kürzerer Wachstumszyklen (Abb. 2). Ein durch Androgene geschrumpfter Kopfhaarfollikel produziert immer dünnere Haare (Abb. 2), die Kopfhaut wird immer sichtbarer und eine androgenetische Alopezie entsteht.

Die Rolle der Androgene wird durch die Tatsache unterstrichen, daß Eunuchen nie eine Glatze entwickeln [10]. Das für die Ausbildung der Alopezie entscheidende Androgen ist nicht Testosteron, sondern Dihydrotestosteron (DHT). Es wird mittels zweier Isoenzyme mit unterschiedlichen Gewebeverteilungen, den 5α-Reduktasen Typ I und II, aus Testosteron metabolisiert [17].

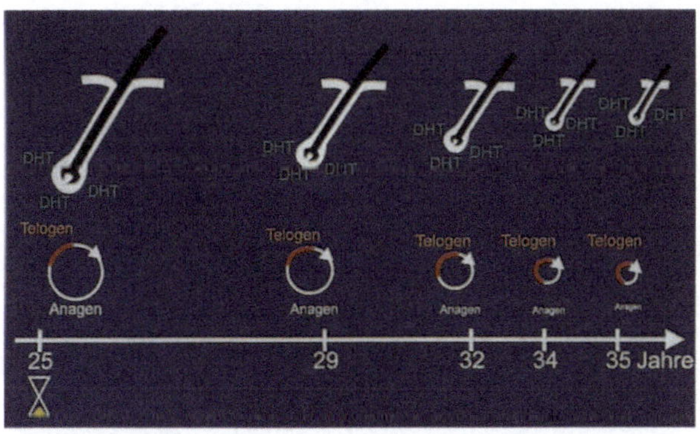

Abb. 2. Dihydrotestosteron-induzierte Veränderungen am Kopfhaarfollikel, dessen *Lebenszeit-Sanduhr* abgelaufen ist: Verkürzung der Anagenphasen, Schrumpfung des Haarfollikels, Miniaturisierung der gebildeten Haare

Daß DHT für die androgenetische Alopezie weit wichtiger ist als Testosteron, vermutet man, seit 1974 Imperato-McGinley et al. in der Zeitschrift *Science* 24 Männer aus 13 Familien des Dorfes Salinas in der Dominikanischen Republik beschrieben haben [12]. Diese Männer wiesen ein bemerkenswertes Syndrom auf, das bedingt ist durch einen autosomal-rezessiven 5α-Reduktase-Typ-II-Mangel. Diese Menschen kommen mit dem äußeren Genitale von Mädchen zur Welt, sind also Pseudohermaphroditen. Bis zur Pubertät wachsen sie als Mädchen auf. Im Alter von etwa 12 Jahren kommt es jedoch zur Ausbildung eines normalen männlichen Genitale, was in dem Dorf nicht selten ist und daher als *Guevedoces* („Eier mit 12") bezeichnet wird. Die Jungen entwickeln sich zu normalen Männern mit regulären Testosteronspiegeln. Bedingt durch den genetischen 5α-Reduktasemangel haben sie allerdings stark erniedrigte DHT-Spiegel. Bemerkenswert ist, daß die Männer lebenslang von Akne, androgenetischer Alopezie und Prostatahyperplasie verschont bleiben [12]. Diese Beobachtung hat schließlich 20 Jahre später dazu geführt, daß die Hemmung der 5α-Reduktase Typ II mittels Finasteridtabletten eine weltweit etablierte Therapie der benignen Prostatahyperplasie geworden ist [25].

Der primäre Realisationsfaktor der androgenetischen Alopezie ist also nicht Testosteron, sondern DHT. Trifft das Hormon auf entsprechende genetisch programmierte Haarfollikel, kommt es zu folgenden Sekundärphänomenen (Abb. 2):

- Verkürzung der Anagenphasen, was im Trichogramm zur Vermehrung der Telogenhaare führt [26]
- Verschmächtigung der Haarfollikel und damit auch der Haarschäfte; kräftige Terminalhaare wandeln sich in dünne Vellushaare um; die absolute Haardichte nimmt kontinuierlich ab [26, 27, 31]

Da Männer mit androgenetischem Haarausfall in der betroffenen Kopfhaut signifikant höhere DHT-Spiegel aufweisen als in okzipitaler Kopfhaut [1, 7, 30], erscheint die Senkung des DHT-Spiegels durch Hemmung der 5α-Reduktase-Aktivität als konzeptionell vielversprechender Therapieansatz der androgenetischen Alopezie.

Rezeptfreie Mittel gegen Haarausfall

Supermärkte, Drogerien und Apotheken sind gefüllt mit Haarwuchsmitteln, die alle eines gemeinsam haben: Sie implizieren, den Haarausfall stoppen zu können, ohne dies je in quantifizierbaren, doppelblinden, plazebokontrollierten klinischen Studien bewiesen zu haben. Man kann getrost davon ausgehen, daß bis zum Beweis des Gegenteils alle rezeptfrei erhältlichen Haarwuchsmittel wirkungslos sind. Daher liegt es gar nicht im Interesse der Hersteller, sich diese Wirkungslosigkeit in teuren klinischen Studien nachweisen zu lassen, denn schließlich werden allein in Deutschland pro Jahr etwa 250 Millionen Mark mit solchen „Haarwuchsmitteln" verdient [33].

Die *ideale klinische Prüfung* eines Mittels gegen die männliche Glatzenbildung muß folgende Kriterien erfüllen:

- Das Studiendesign ist doppelblind, randomisiert und plazebokontrolliert. Das bedeutet, daß weder Prüfarzt noch Proband wissen, ob der Proband Verum oder Plazebo erhält. Auch die Auswertung der Zielparameter erfolgt ohne Wissen der jeweiligen Prüfmedikation.
- Der primäre Zielparameter ist das Erscheinungsbild, das heißt die Verbesserung der Haardichte, oder zumindest der langfristige Erhalt des sich lichtenden Haarkleides. Um dies zu beurteilen, sind hochwertige, standardisierte Verlaufsfotografien notwendig, die nur mit einer erstklassigen fotografischen Ausrüstung angefertigt werden können [4]. Die entscheidende Beurteilung darf nicht durch Proband oder Prüfarzt erfolgen, sondern durch ein nach Behandlungsart geblindetes Expertengremium.
- Ein objektiver sekundärer Parameter ist die Zahl kräftiger Terminalhaare in einem Testareal. Damit vor, während und nach der Therapie immer das gleiche Testareal beurteilt wird, ist das Einbringen einer Tätowierung notwendig. Auch hier ist eine hochwertige Kameraausrüstung notwendig und auch diese Aufnahmen sollten durch nicht beteiligte Dritte ausgewertet werden [4].
- Ein Surrogatparameter von begrenzter Aussagekraft ist das Trichogramm. Da bei aktiv fortschreitender androgenetischer Alopezie die Anagenphasen immer kürzer werden und die Telogenphasen etwa gleich lang bleiben, ist eine Wiederzunahme des Anagenanteils im Trichogramm ein Indiz dafür, daß das Fortschreiten der androgenetischen Alopezie verzögert wird.
- Die Studiendauer sollte mindestens ein Jahr betragen, um Fehlinterpretationen durch jahreszeitliche Schwankungen ausschließen zu können. Dies ist insbesondere bei Trichogrammuntersuchungen wichtig [6, 24].

Bisher hat sich nur die Substanz Finasterid einer klinischen Prüfung unterzogen, die alle oben geforderten Kriterien erfüllte. Eine andere Substanz, Minoxidil, wurde in einer Reihe von Studien geprüft, die zumindest mehrere der oben postulierten Parameter aufwiesen. Dann kommen einige Substanzen, die immerhin plazebokontrolliert auf Trichogrammveränderungen geprüft wurden:

- Das Steroid *17α-Estradiol* hat keine systemischen Nebenwirkungen und kann daher auch bei Männern angewendet werden. Fertigpräparate sind Ell-Cranell-alpha und Pantostin. In-vitro-Studien an Rattenleberschnitten zeigten eine Hemmung der DHT-Bildung durch 17α-Estradiol [29]. In Analogie dazu wurde postuliert, daß auch die äußerliche Anwendung von 17α-Estradiollösung in der Lage ist, die 5α-Reduktasen im Haarfollikel zu hemmen. In einer plazebokontrollierten Doppelblindstudie an 96 Männern und Frauen mit androgenetischer Alopezie wurde einmal täglich über 12 Monate hinweg mit Plazebo oder einer 0,025%igen 17α-Estradiollösung behandelt (Pressemitteilung vom 16.9.1997, Kiesewetter und Schell, Dermatologische Klinik Erlangen). Nach 12 Monaten war in der Verumgruppe der Anagenanteil um 10 % gestiegen (von 75 % auf 85 %), während er in der Plazebogruppe nur um 4 % gestiegen war. Der Unterschied war signifikant. Die Studie konnte jedoch nicht zeigen, bei wie vielen der Behandelten die 10%ige Zunahme der Anagenhaare ausreichte, um die androgenetische Alopezie klinisch zu stoppen, und bei wievielen der Behandelten sogar eine Zunahme der Haardichte zu verzeichnen war. Eine Veröffentlichung der Studie lag bis Drucklegung nicht vor.
- *Sabalextrakte* werden aus Sägepalmenfrüchten (*Sabal fructus*) gewonnen und sind Mischungen einer Vielzahl von Einzelsubstanzen. Positive Wirkungen bei der benignen Prostatahyperplasie werden einer Hemmung der prostatischen 5α-Reduktasen zugeschrieben [14]. In Analogie dazu wird für die äußerliche Anwendung von sabalextrakthaltigen Lösungen eine Hemmung der 5α-Reduktasen am Kapillitium postuliert, und damit eine Wirksamkeit gegen die androgenetische Alopezie. In einer nicht plazebokontrollierten, sechsmonatigen Studie an 44 männlichen Probanden wurde im ersten Behandlungsmonat dreimal pro Woche, danach zweimal pro Woche eine Lösung mit 0,2%igem Sabalextrakt (Trikostim) auf die Kopfhaut gegeben. Insgesamt sei es

zum Anstieg der Anagenraten gekommen. Eine Veröffentlichung der Studie lag bis Drucklegung nicht vor.

- Die Substanz *Aminexil* (Dercap) hat einen nichthormonellen Angriffspunkt. Sie hemmt das Enzym Lysylhydroxilase, das für eine Akkumulation von Kollagen um den Haarfollikel verantwortlich sein soll. Nach Auffassung der Hersteller spielt die perifollikuläre Fibrose eine entscheidende pathogenetische Rolle bei der androgenetischen Alopezie. Laut Fachinformation der Firma Vichy sei es nach plazebokontrollierter täglicher Anwendung von 1,5%iger Aminexillösung in klinischen Studien zum Anstieg der Anagenraten und zur Verringerung der perifollikulären Fibrose gekommen. Im Gegensatz zu den Studien soll Aminexil im Handelspräparat Dercap jedoch nicht täglich, sondern nur dreimal pro Woche und nur für die Dauer von zwei Monaten angewendet werden. Ob dabei vergleichbare Ergebnisse erzielt werden können, ist fraglich. Eine Veröffentlichung der Studienergebnisse erfolgte 1998 durch Heidecker et al. in H+G 73, Seiten 682–686.

Minoxidillösung

Minoxidil wurde in den 70er Jahren als orales Antihypertonikum eingeführt. Bei einigen der Anwender kam es als Nebenwirkung zu einer ausgeprägten Hypertrichose. Dies führte zu einer Reihe von klinischen Studien, die die Wirksamkeit einer äußerlich anzuwendenden Minoxidillösung bei der androgenetischen Alopezie untersucht haben. Eine kritische Wertung der anfänglich sehr optimistischen Studien läßt bei etwa 20–30% der Männer einen Stopp des Haarausfalls und bei etwa 10% der Männer ein Wiederwachstum kräftiger Terminalhaare erwarten [8, 28].

Die 2%ige Minoxidillösung (Rogaine) wurde 1988 als erstes Haarwuchsmittel in den USA von den Gesundheitbehörden zugelassen. Die Lösung muß zweimal täglich angewendet werden. Seit Februar 1996 ist Rogaine in den USA und vielen anderen Ländern der Welt sogar rezeptfrei in Apotheken erhältlich. In Deutschland scheiterte das Zulassungsverfahren, so daß die Minoxidillösung nur im Rahmen eines Heilversuchs rezeptiert werden kann.

In den letzten Jahren wurde untersucht, ob eine Wirkungssteigerung durch Steigerung der Minoxidilkonzentration erzielt werden kann. Es wurden mehrere Phase-II- und -III-Studien mit 5%iger topischer Minoxidillösung zur Behandlung der androgenetischen Alopezie durchgeführt, deren Ergebnisse zum größten Teil noch nicht veröffentlicht worden sind. Die folgenden Informationen entstammen den Unterlagen, die in den USA von der Firma Pharmacia-Upjohn zur Zulassung der 5%igen Minoxidillösung bei der *Food and Drug Administration (FDA)* eingereicht worden sind. Sechs Studien, drei für Männer und drei für Frauen, an insgesamt mehr als 1000 Probanden wurden über mindestens 48 Wochen durchgeführt. Objektive Zielparameter waren Haarzählungen und Haarwiegemethoden. Relativ weiche Sekundärparameter waren die subjektiven Einschätzungen der Probanden und Studienärzte. Zusammengefaßt ergaben die Studien, daß die 5%ige Minoxidillösung wirksamer war als die 2%ige Lösung, und diese wiederum wirksamer als die Plazebolösung. Als Nebenwirkungen sind bei etwa 5–10% der Anwender Rötung, Schuppung und Juckreiz an der Kopfhaut zu erwarten. Systemische Nebenwirkungen sind in der Regel nicht zu befürchten. Gewarnt wird im Beipackzettel allerdings vor der Anwendung bei Patienten mit niedrigem Blutdruck.

Die 5%ige Minoxidillösung ist seit Dezember 1997 als Rogaine Extra Strength for Men in den USA zugelassen und frei verkäuflich. In Deutschland kann das Präparat im Rahmen eines Heilversuchs rezeptiert werden. Die vom Patienten zu bezahlenden Kosten für die Lösung betragen etwa 80–100 DM pro Monat. Von magistralen Rezepturen mit 5%iger Minoxidillösung wird abgeraten, da eine so hohe Minoxidilkonzentration schlecht in Lösung geht und deswegen eine spezielle Galenik erfordert.

Finasteridtabletten

Ein vielversprechendes und pathophysiologisch elegantes Therapieprinzip ist die systemische Hemmung des Enzyms 5α-Reduktase mittels Finasterid. Das Enzym 5α-Reduktase sorgt für die Umwandlung von Testosteron in Dihydrotestosteron [25]. Der Androgenmetabolit Dihydrotestosteron spielt eine wichtige Rolle bei der benignen Prostatahyperplasie, der Acne vulgaris und der androgenetischen Alopezie. Ausgangspunkt der klinischen Prüfungen mit Finasterid war die Beobachtung, daß Männer mit genetisch determiniertem 5α-Reduktasedefekt nie eine androgenetische Alopezie oder eine Prostatahyperplasie entwickeln [12]. Im Jahr 1993 wurde Finasterid als 5 mg Tablette (Proscar) zur Behandlung der beni-

gnen Prostatahyperplasie weltweit zugelassen. Es wurde seither von Millionen älterer Männer mit sehr gutem Sicherheits- und Nebenwirkungsprofil eingenommen [25].
Zur möglichen Wirksamkeit von Finasterid bei der androgenetischen Alopezie des Mannes wurden zunächst Dosisfindungsstudien durchgeführt. Sie ergaben, daß eine 1-mg-Dosis Finasterid genauso wirksam war wie die 5-mg-Dosis [35]. Schließlich wurde mit der 1-mg-Dosis an 64 Kliniken eine weltweite Multicenter-Studie durchgeführt, deren Zweijahresergebnisse kürzlich publiziert worden sind [13]. Einziges deutsches Studienzentrum war die Dermatologische Klinik und Poliklinik der Ludwig-Maximilians-Universität München.
Das *Design* der Studie war doppelblind, randomisiert und plazebokontrolliert. Nach einem Jahr wurden die Ergebnisse bei 1553 Männern zwischen 18 und 41 Jahren mit aktiver androgenetischer Alopezie in den Hamilton-Norwood Stadien II-Vertex, III-Vertex, IV und V ausgewertet. Die Hälfte der Männer erhielt Plazebo, die andere Hälfte 1 mg Finasterid pro Tag. Im neu randomisierten Fortsetzungsteil der Studie (Monate 13–24) erhielten von 1215 Probanden 90 % Finasterid und 10 % Plazebo. Dabei wurden 90 % der Plazebo-Probanden auf Finasterid umgesetzt und 10 % der Finasterid-Probanden auf Plazebo. Folgende Parameter wurden im Verlauf der Studie untersucht:

- Zahl der Haare in einem 1-Inch-Vertex-Kreisareal (5,1 cm^2)
- Erscheinungsbild auf Übersichtsfotografien
- Einschätzung durch den Studienarzt vor Ort
- Einschätzung durch den Probanden selbst

Vor Studienbeginn sowie nach 6, 12 und 24 Monaten wurden frontale, frontotemporale und vertikale Übersichtsfotografien angefertigt. Um eine maximale Standardisierung zu erreichen, erhielten alle Studienzentren identische Kamerasysteme der Firma Canfield Scientific (Cedar Grove, NJ, USA). Die Filme der gesamten Studie stammten aus einer Serie und wurden in den USA durch Canfield Scientific entwickelt und ausgewertet. Nach den Übersichtsfotografien wurden die Haare in einem 1-Inch-Kreisareal am vorderen Rand der Vertexlichtung auf 1 Millimeter gekürzt und mit einer Spezialkamera fotografiert. Die exakte Wiederfindung des Kreisareals nach 6, 12 und 24 Monaten wurde durch eine Tätowierung gewährleistet. Die Zählung der Haare erfolgte geblindet mit Hilfe computerisierter Bildverarbeitung durch Canfield Scientific [4].

Bereits nach sechs Monaten zeigte sich eine hochsignifikante Zunahme der Haarzahl bei den mit Finasterid behandelten Probanden. Nach 12 Monaten hatten die Finasterid-Probanden im Mittel 86 Haare mehr im 1-Inch-Kreisareal. Dagegen wiesen die Plazebo-Probanden nach 12 Monaten im Testareal 21 Haare weniger auf (Abb. 3). Die Abnahme der Haarzahl in der Plazebo-Gruppe entspricht dem natürlichen Verlauf der androgenetischen Alopezie [11, 21, 27]. Der Unterschied zwischen Finasterid- und Plazebogruppe betrug nach 12 Monaten insgesamt 107 Haare im Testareal. Nach 24 Monaten betrug der Unterschied 133 Haare im Testareal, da die Plazebo-Probanden inzwischen dort 37 Haare weniger als zu Beginn der Studie aufwiesen, während die Finasterid-Probanden ihre erhöhte Haardichte behielten (Abb. 3).
Sehr überzeugend sind auch andere Ergebnisse der Fortsetzungsstudie. Ehemalige Plazebo-Probanden der Monate 1–12, die für die Monate 13–24 auf Finasterid randomisiert wurden, erhöhten ihre Haardichte um 76 Haare im Testareal, während ehemalige Finasterid-Probanden unter Plazebo ihre hinzugewonnenen Haare wieder verloren (minus 117 Haare). Letzteres unterstreicht, daß eine kontinuierliche Einnahme von Finasterid notwendig ist, um das Fortschreiten der androgenetischen Alopezie zu verhindern. Die nach Therapie geblindete Quantifizierung der Haarzahl im 1-$Inch^2$-Testareal ist ein überzeugender Wirknachweis für Finasterid bei der androgenetischen Alopezie des Mannes.
Wichtiger als die Haarzahl ist für die Probanden jedoch das Erscheinungsbild. Nach 12 Monaten wurden von der Bewertungskommission ohne Kenntnis der jeweiligen Therapie insgesamt 48 % der Finasterid-Probanden als gebessert (Haarkleid optisch verdichtet) eingestuft, davon 18 % als deutlich. In der Plazebo-Gruppe wurden nur 7 % gebessert gesehen,

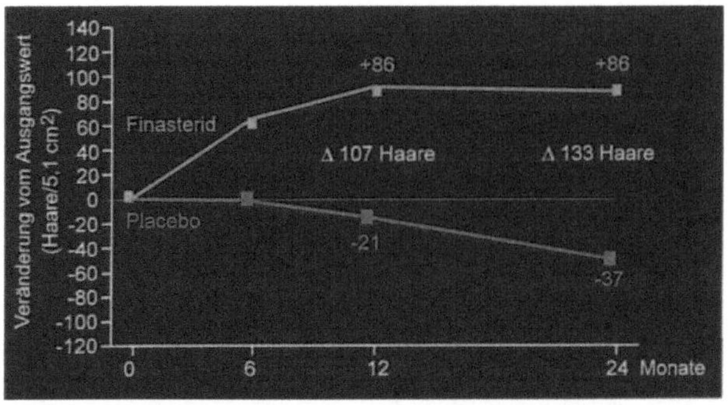

Abb. 3. Finasterid-Studie: Durchschnittliche Veränderung der Haarzahl in einem 1-Inch-Testareal nach 12 und 24 Monaten

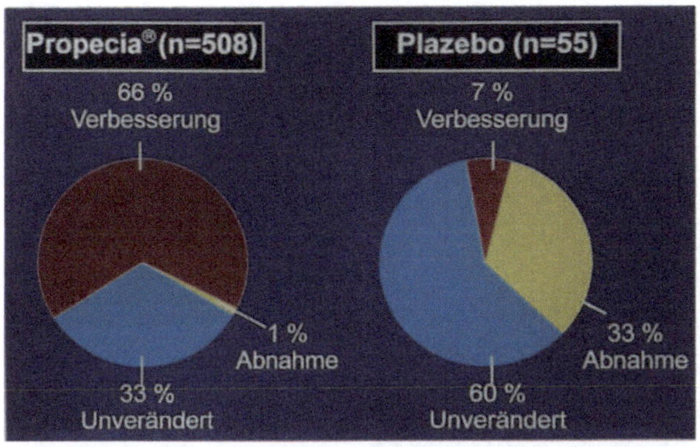

Abb. 4. Finasterid-Studie: Klassifikation des klinischen Erscheinungsbildes nach 24 Monaten

davon 1 % deutlich. Nach 24 Monaten wurden sogar 66 % der Finasterid-Probanden als gebessert eingestuft, davon 36 % als deutlich. In der Plazebogruppe blieb es bei 7 % gebesserten Probanden, davon 1 % deutlich (Abb. 4).

Einige klinische Beispiele sind in den Abbildungen 5, 6 und 7 gezeigt. Auch die Einschätzung der Prüfärzte und Probanden selbst zeigte signifikant günstigere Ergebnisse in der Finasterid-Behandlungsgruppe [13].

Die beobachteten Verbesserungen der Haardichte sollen jedoch nicht vom primären Ziel der Finasterid-Behandlung ablenken. In erster Linie geht es darum, das Fortschreiten des Haarverlustes zu verhindern. Dieses Ziel, dokumentiert durch Erhalt oder Erhöhung der Haarzahl im Testareal, wurde nach 12 Monaten bei 86 % und nach 24 Monaten bei 83 % der Finasterid-Probanden erreicht. In der Plazebogruppe dagegen war die Haarzahl nach 12 Monaten bei 42 % und nach 24 Monaten nur noch bei 28 % der Probanden stabil [13].

In der Multicenter-Studie traten Nebenwirkungen bei den Finasterid-Probanden nur sehr selten auf. Jeder geprüfte Parameter lag in seiner Inzidenz unter 2 % und war in der Finasteridgruppe nie signifikant häufiger als in der Plazebogruppe [13]. Die Häufigkeiten der andrologischen Nebenwirkungen verteilten sich in den ersten 12 Monaten auf die Finasteridgruppe (n = 779) und die Plazebogruppe (n = 774) wie folgt:

- Verminderte Libido: 15 versus 10 Probanden (1,9 versus 1,3 %)
- Erektile Dysfunktion: 11 versus 7 Probanden (1,4 versus 0,9 %)
- Vermindertes Ejakulatvolumen: 8 versus 3 Probanden (1,0 versus 0,4 %)

Trotz der hohen Probandenzahlen erreichte keiner der Unterschiede Signifikanzniveau. Die subjektiven Nebenwirkungen traten in beiden Gruppen meist im ersten Behandlungsmonat auf und besserten sich dann oft von selbst, obwohl die Medikation weiter fortgeführt wurde. Insgesamt weist die Finasterid Dosis von 1 mg pro Tag ein sehr gutes Nebenwirkungs- und Sicherheitsprofil auf [13].

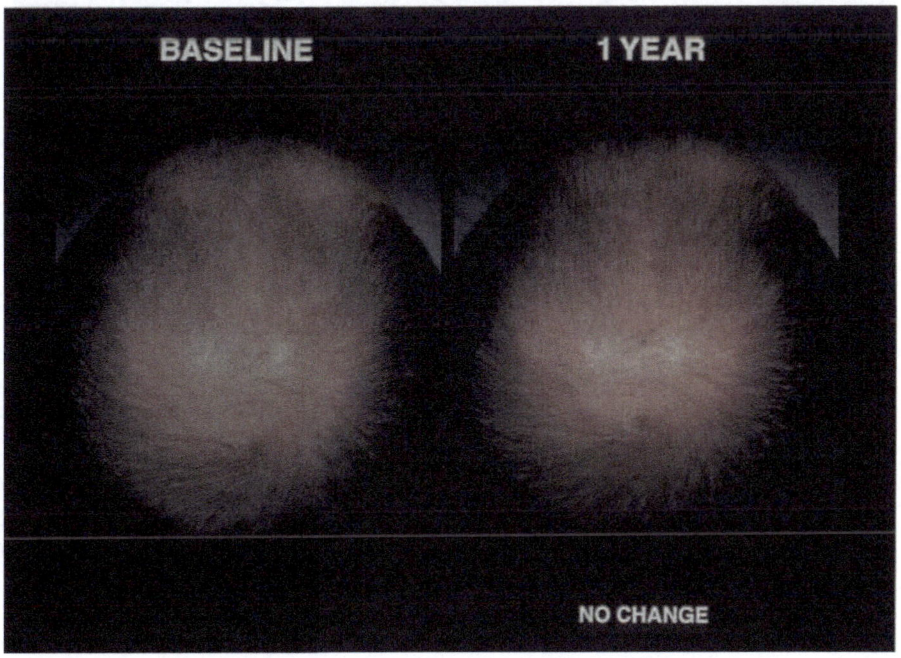

Abb. 5. Ein Proband, bei dem Finasterid zu keiner Verdichtung der Haare führte. Aufnahme links vor, rechts nach 12 Monaten Finasterid 1 mg/Tag

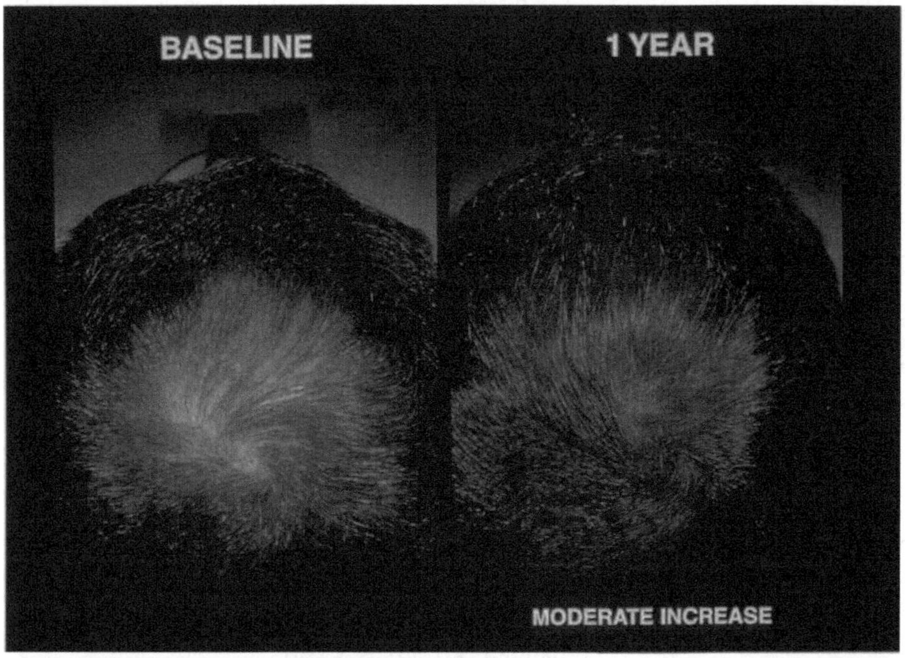

Abb. 6. Ein Proband mit deutlicher Verdichtung der Haare. Aufnahme links vor, rechts nach 12 Monaten Finasterid 1 mg/Tag

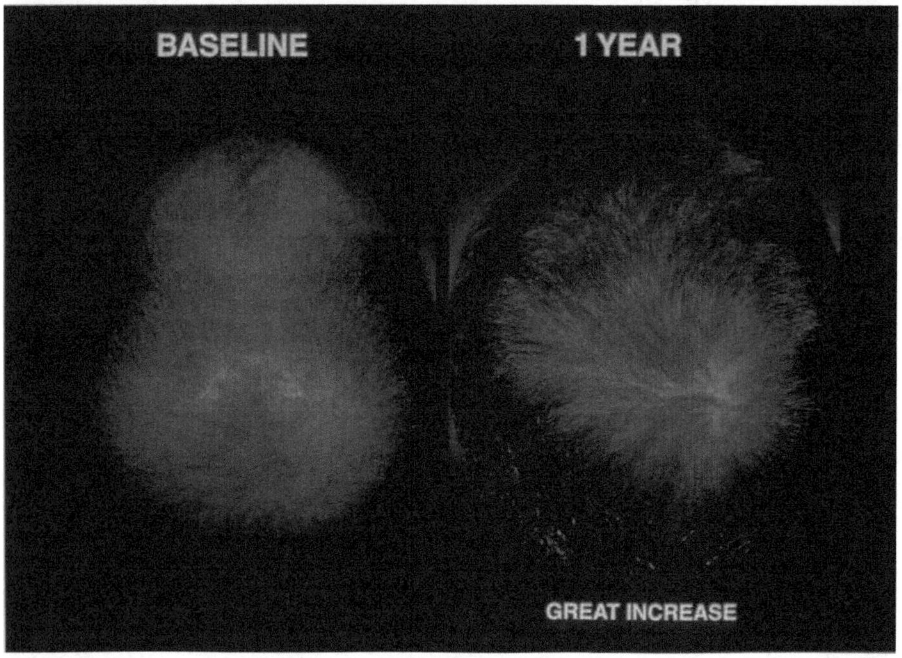

Abb. 7. Ein Proband mit starker Verdichtung der Haare. Aufnahme links vor, rechts nach 12 Monaten Finasterid 1 mg/Tag

Die systemische 5α-Redukatase-Hemmung mittels Finasterid 1 mg stellt nach bisherigen Kenntnissen die effektivste Methode dar, die Entwicklung einer androgenetischen Alopezie beim Mann zu verhindern. In den USA ist Finasterid 1 mg seit Januar 1998 unter dem Handelsnamen Propecia zugelassen. In Deutschland ist Propecia seit Januar 1999 auf Rezept erhältlich.

Haartransplantation

Eine weitere Möglichkeit zur Behandlung der androgenetischen Alopezie stellt die Haartransplantation dar. Erste Erfahrungen zur Allo- und Autotransplantation von Haaren am Tier wurden 1822 im Rahmen einer Doktorarbeit von Dieffenbach veröffentlicht. Die Korrektur traumatischer Alopezien mit Lappenplastiken oder großen freien Transplantaten wurde ab 1893 vielfach veröffentlicht [34].

Der Einsatz autologer haartragender Vollhauttransplantate wurde erstmals 1939 von Okuda zur Korrektur vernarbender Alopezien im japanischen Schrifttum erwähnt [22]. Orentreich hat in den 50er Jahren diese Methode zur Behandlung der androgenetischen Alopezie des Mannes erweitert [23]. Orentreich prägte in seiner 1959 erschienenen klassischen Publikation auch den Ausdruck *Donordominanz*. Dies bedeutet, daß die gegen die androgenetische Alopezie resistenten okzipitalen Haare diese Eigenschaft auch in den transplantierten Frontal- und Vertexbereichen beibehalten. Friedrich nannte die heute gängige Methode der Eigenhaartransplantation Okuda-Orentreich-Technik [9].

Die lange Zeit eingesetzten Lappenplastiken mit ihren Vorteilen des dichten und sofortigen Haarwachstums sind heute obsolet geworden, da das erzielbare kosmetische Ergebnis nicht mit der Micrograft-Technik schritthalten kann. Einer der Nachteile der Rotationsmethode war, daß im Randbereich die rotierten dichtstehenden Haare abrupt in die kahlen Areale übergingen. Die Wachstumsrichtung der einrotierten Haare entsprach in der Regel nicht der ortstypischen Anordnung, und eine nicht seltene Komplikation war die zumindest partielle Lappennekrose [34].

Reduktionsplastiken wurden erstmals von Blanchard und Blanchard beschrieben und waren lange Zeit eine gängige Alternative zur Haartransplantation [2]. Allerdings werden sie heute nur noch bei umschriebenen vernarbenden Alopezien eingesetzt.

Die Haartransplantation hat sich seit den Arbeiten von Okuda und Orentreich stark weiterentwickelt. Die anfangs verwendeten 3–5 mm großen Stanztransplantate waren schon von weitem durch ihr pinselartiges Erscheinungsbild erkennbar. Sie sind daher mittlerweile durch Mini- oder Micrografts ersetzt worden [3]. Bei der Minigraft-Methode werden die entnommenen Stanzen oder Streifen in Einzeltransplantate (*Grafts*) zu jeweils 3–5 Haaren zerteilt [18]. Diese werden dann in den Empfängerarealen eingesetzt. Pro Sitzung können rund 300 Transplantate eingesetzt werden. Bei sogenannten *Mega-Sessions* werden sogar bis zu 1000 Grafts transplantiert. Je nach Größe des kahlen Areals und gewünschter Haardichte sind meist mehrere Sitzungen nötig, um ein kosmetisch zufriedenstellendes Ergebnis zu erzielen. Limitierend ist die Größe und Dichte des okzipitalen Haarkranzes. Micrografts enthalten nur ein bis zwei Haare und werden zur Verfeinerung des Haaransatzes sowie zur Rekonstruktion von Augenbrauen eingesetzt [19, 20]. Die Implantation wird in feine Stichkanäle hinein vorgenommen [32]. Für das natürliche Erscheinungsbild entscheidend ist die exakte Einhaltung der lokalisationstypischen Wachstumsrichtung der Haare. Geübte Transplanteure sind sogar in der Lage, den Wirbel im Vertex nachzumodellieren. Nach einer Haartransplantation fallen infolge des für viele Follikel traumatisierenden Eingriffs zunächst viele Haare aus. Nach etwa drei bis sechs Monaten setzt in der Regel bei über 80% der transplantierten Haare wieder normales Wachstum ein.

Es gibt verschiedene Entnahmetechniken. Instrumentell kommen Stanzen, Skalpelle und Mehrklingen-Skalpelle zum Einsatz. Die entnommenen Spenderareale sind Einzelstanzen, Ellipsen oder Streifen. Auch die Implantationstechniken variieren zwi-

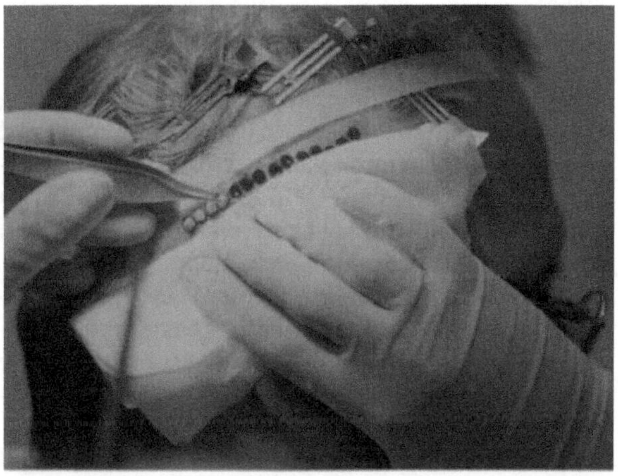

Abb. 8. Eigenhaartransplantation: Entnahme von okzipitalen Stanzbiopsien

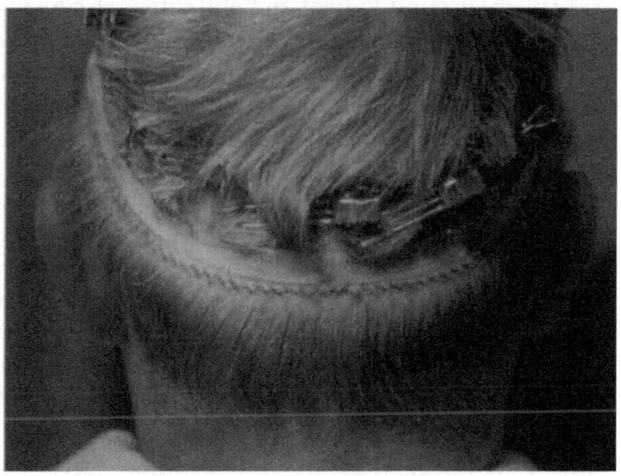

Abb. 9. Verschluß der Entnahmestellen mittels fortlaufender Naht

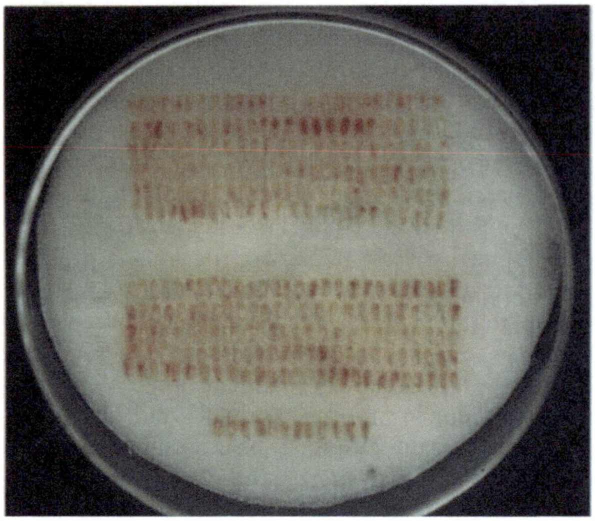

Abb. 10. Aufbereitung der Stanzen in 1er, 2er und 3er Micrografts

schen Schlitzung, Stanzung oder Laserschlitzung [32]. Unbestritten ist heute, daß das Entnahmeareal okzipital mit einem primärem Wundverschluß versorgt wird [5]. In den Abbildungen 8, 9, 10 und 11 sind die wesentlichen Schritte einer heute üblichen Eigenhaartransplantation dargestellt.

Entscheidend für den Erfolg einer Haartransplantation ist in erster Linie die richtige Auswahl der Patienten. Die Patienten sollten möglichst über 30 Jahre sein. Die aktuelle Progredienz der Alopezie sollte berücksichtigt werden, da eine sogenannte Inselbildung durch den zurückweichenden Haaransatz und Stehenbleiben bereits transplantierter Haare droht. Bei falscher Erwartungshaltung sind im Einzelfall unangenehme Auseinandersetzungen zwischen Transplanteur und Patient zu befürchten. Das Spenderareal ist in seiner Größe genetisch limitiert, so daß eigentlich keine Männer mit allzu starker androgenetischer Alopezie transplantiert werden sollten. Bei Männern mit großflächiger, kompletter Alopezie läßt sich allerdings durch das lockere Einstreuen von Micrografts, das sogenannte *Feathering*, eine bemerkenswerte Veränderung des Erscheinungsbildes erzielen. Vor dem Eingriff sollte eine ausführliche Beratung über das realistisch Erzielbare erfolgen. Auch der mittel- und langfristige Kostenpunkt darf nicht außer acht gelassen werden. Oft sind im Lauf der Jahre mehrere Transplantationen notwendig, so daß sich Gesamtkosten von 20.000 bis 40.000 DM summieren können [34].

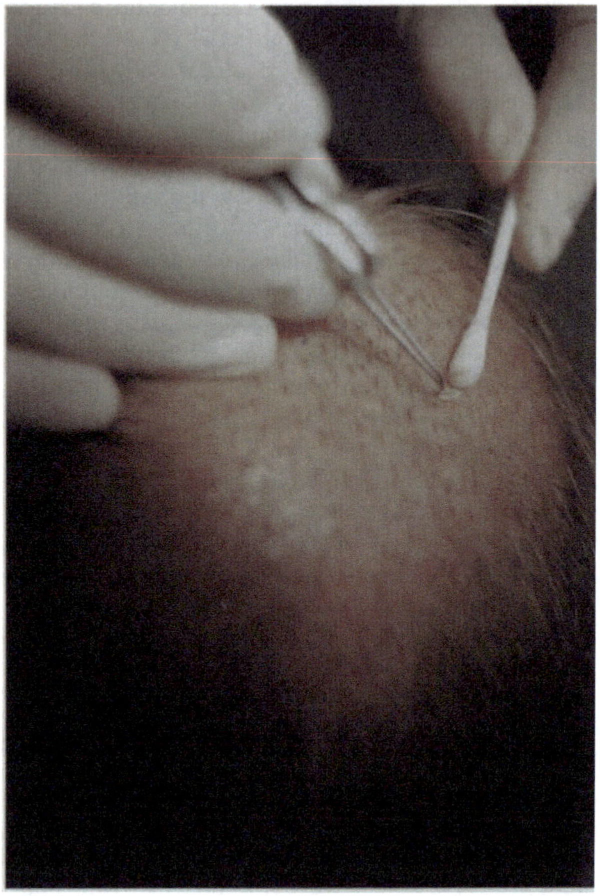

Abb. 11. Einsetzen der Micrografts in das Empfängerareal am Vertex

Fazit

Die androgenetische Alopezie des Mannes ist heute kein unabänderliches Schicksal mehr. Verschiedene medikamentöse Therapien sind möglich, zum Beispiel äußerlich mit Minoxidillösung oder innerlich mit Finasteridtabletten. Bei älteren Männern mit relativ stabiler androgenetischer Alopezie können auch Eigenhaartransplantationen günstige und dauerhafte Ergebnisse erbringen.

Danksagung
Die Abbildungen 8, 9, 10 und 11 wurden uns freundlicherweise von der Firma *Neues Transpla Haar,* Nürnberg/München zur Verfügung gestellt.

Literatur

1. Bingham KD, Shaw DA (1973) The metabolism of testosterone by human male scalp skin. J Endocrinol 57:111–121
2. Blanchard G, Blanchard B (1976) La reduction de la tonsure (detonsuration): Concept nouveau dans le traitement chirurgical de la calvitie. Union Med Can 105:618–624
3. Brandy DA (1987) Conventional grafting combined with minigrafting: A new approach. J Dermatol Surg Oncol 13:60–63
4. Canfield D (1996) Photographic documentation of hair growth in androgenetic alopecia. Dermatol Clin 14:713–721
5. Carreirao S, Lessa S (1978) New technique for closing punch graft donor sites. Plast Reconstr Surg 61:455–456
6. Courtois M, Loussouarn G, Hourseau S, Grollier JF (1996) Periodicity in the growth and shedding of hair. Br J Dermatol 134:47–54
7. Dallob AL, Sadick NS, Unger W, Lipert S, Geissler LA, Gregoire SL, Nguyen HH, Moore EC, Tanaka WK (1994) The effect of finasteride, a 5α-reductase inhibitor, on scalp skin testosterone and dihydrotestosterone concentrations in patients with male pattern baldness. J Clin Endocrinol Metab 79:703–706
8. De Groot A, Nater JP, Herxheimer A (1987) Minoxidil: Hope for the bald? Lancet 329:1019–1022
9. Friedrich HC (1970) Indikation und Technik der operativ-plastischen Behandlung des Haarverlustes. Hautarzt 21:197–202
10. Hamilton JB (1942) Male hormone stimulation is a prerequisite and an incitant in common baldness. Am J Anat 71:451–480
11. Hamilton JB (1951) Patterned loss of hair in man: types and incidence. Ann NY Acad Sci 53:708–728
12. Imperato-McGinley J, Guerrero L, Gautier T, Peterson RE (1974) Steroid 5α-reductase deficiency in men: an inherited form of male pseudohermaphroditism. Science 186:1213–1215
13. Kaufman KD, Olsen EA, Whiting D, Savin R, DeVillez R, Bergfeld W, Price VH, van Neste D, Roberts JL, Hordinsky M, Shapiro J, Binkowitz B, Gormley GJ, Group FMPHLS (1998) Finasteride in the treatment of men with androgenetic alopecia (male pattern hair loss). J Am Acad Dermatol 36:578–589
14. Koch E, Biber A (1994) Pharmakologische Wirkungen von Sabal- und Urtikaextrakten als Grundlage für eine rationale medikamentöse Therapie der benignen Prostatahyperplasie. Urologe B 34:95–100
15. Küster W, Happle R (1984) The inheritance of common baldness: two B or not two B? J Am Acad Dermatol 11:921–926
16. Latz J (1998) Haar-Los. Der Ratgeber bei Haarproblemen. Verlag Gesundheit, Berlin
17. Liang T, Rasmusson GH, Brooks JR (1983) Biochemical and biological studies with 4-aza-steroidal 5alpha-reductase inhibitors. J Steroid Biochem 19:385–390
18. Lucas MWG (1987) Die Behandlung der männlichen Glatze ausschließlich mit Mini-Grafts. Z Hautkr 62:1735–1745
19. Marritt E (1984) Single hair transplantation for hairline refinement: A practical solution. J Dermatol Surg Oncol 10:962–966
20. Nordström REA (1981) „Micrografts" for improvement of the frontal hairline after hair transplantation. Aesth Plast Surg 5:97–101
21. Norwood OT (1975) Male pattern baldness: classification and incidence. South Med J 68:1359–1365
22. Okuda S (1939) Clinical and experimental studies of transplantation of living hairs. Jpn J Dermatol Urol 46:135–138
23. Orentreich N (1959) Autografts in alopecias and other selected dermatologic conditions. Ann NY Acad Sci 83:463–479
24. Randall VA, Ebling FJG (1991) Seasonal changes in human hair growth. Br J Dermatol 124:146–151
25. Rittmaster RS (1994) Finasteride. N Engl J Med 330:120–125
26. Runne U, Martin H (1986) Veränderungen von Telogenrate, Haardichte, Haardurchmesser und Wachstumsgeschwindigkeit bei der androgenetischen Alopezie des Mannes. Hautarzt 37:198–204
27. Rushton DH, Ramsay ID, Norris MJ, Gilkes JJH (1991) Natural progression of male pattern baldness in young men. Clin Exp Dermatol 16:188–192
28. Savin RC, Atton AV (1993) Minoxidil. Update on its clinical role. Dermatol Clin 11:55–64
29. Schriefers H, Wright MC, Rozman T, Hevert F (1991) Hemmung des Testosteron-Stoffwechsels durch 17alpha-Estradiol in Rattenleberschnitten. Arzneim Forsch 41:1186–1189
30. Schweikert HU, Wilson JD (1974) Regulation of human hair growth by steroid hormones. I. Testosterone metabolism in isolated hairs. J Clin Endocrinol Metab 38:811–819
31. Sperling LC, Winton GB (1990) The transverse anatomy of androgenic alopecia. J Dermatol Surg Oncol 16:1127–1133
32. Stough DB, Nelson BR, Stough DB (1991) Incisional slit grafting. J Dermatol Surg Oncol 17:53–60
33. Trüeb RM (1998) Von der Hippokratischen Glatze zum „Gen-Schampoo": Fortschritte der Trichologie im Jahrtausendwechsel. Akt Dermatol 24:101 107
34. Unger W (1995) Hair Transplantation. Marcel Dekker, New York
35. Wolff H, Kunte C (1998) Die Behandlung der androgenetischen Alopezie des Mannes mittels systemischer 5α-Reduktase Hemmung. Hautarzt 49-813–817

Problemzone Genitoanalregion

Manfred Goos, Ulrich R. Hengge und Uwe Hillen

Zahlreiche Haut- und Schleimhauterkrankungen manifestieren sich auch in der Genitoanalregion, dann aber nicht selten mit besonderen Akzenten des klinischen Erscheinungsbildes und der therapeutischen Möglichkeiten. Aus der Fülle der Krankheitsbilder werden unter praktischen Gesichtspunkten vier Problemkreise ausgewählt und dargestellt:

- Die foudroyante toxische Nekrose
- Lichen sclerosus et atrophicans
- Eine neue Therapie der Condylomata accuminata
- Vaginalinfektionen in der Schwangerschaft

Als *foudroyante toxische Nekrose* (FTN) bezeichnen wir ein Krankheitsbild, das unter zahlreichen Synonyma seit langem bekannt ist, die dem modernen Kenntnisstand jedoch nicht mehr gerecht werden und nur Teilaspekte oder Verlaufsphasen hervorheben.
Synonyma sind beispielsweise:

- Fournier-Gangrän
- progressive synergistische Gangrän Meleney
- Clostridien/Non-Clostridien-Gangrän
- nekrotisierende Fasziitis
- hämorrhagische Zellulitis

Das Krankheitsbild kann in jeder Region des Integuments und der Schleimhäute und in jedem Lebensalter vorkommen und verläuft nicht selten lebensbedrohlich. Pathophysiologisch liegt ihm eine Kaskade von Reaktionen zugrunde, die häufig durch Traumen und operative Eingriffe gestartet wird und über zusätzliche bakterielle Infektionen mit Freitsetzung von Toxinen und spezifischen Zytokinen (TNF α und Interleukin 1) in eine schwere systemische Erkrankung überleiten kann. Die FTN beginnt meist mit einem umschriebenen heftigen Schmerz, dem ein dunkelblauer bis schwarzer Fleck als Alarmzeichen folgt, mit zunehmender Ausbreitung und Infiltration (Abb. 1). Der Krankheitsprozeß wird initial häufig für einen Abszeß gehalten. Eine Punktion fördert jedoch nur eine trübe dunkelbraune Flüssigkeit ohne Eiter zutage. Die Mortalitätsrate wird meist mit 10–15 % angegeben. Der Verlauf hängt entscheidend von der Frühdiagnose und rechtzeitigen Therapie

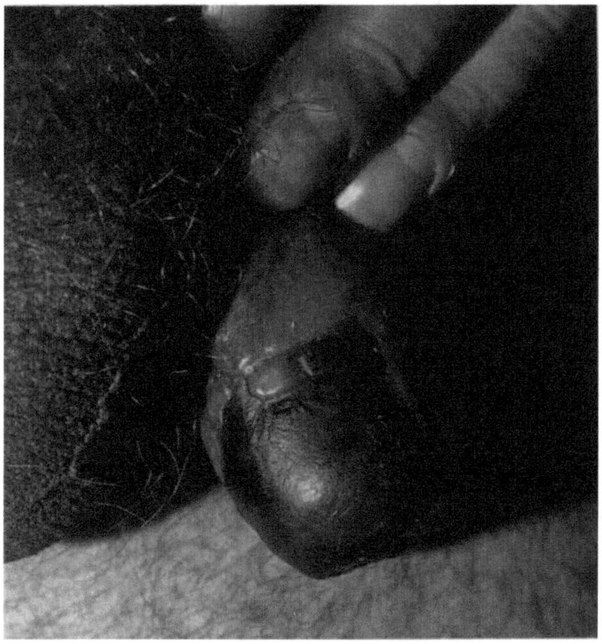

Abb. 1. Foudroyante toxische Nekrose der Glans penis

ab. Durch vorsichtige Palpation ist zu prüfen, ob Krepitationen vorliegen, die einen Hinweis auf gasbildende Bakterien geben. In der Regel sind aber Streptokokken (*Streptococcus pyogenes*) und Staphylokokken die ursächlichen Erreger. In Einzelfällen sind auch etliche andere grampositive und gramnegative Bakterien nachgewiesen worden. Eine definitive bakteriologische Diagnose muß angestrebt werden, ist aber nicht immer einfach zu erreichen. Aus der Läsion gewonnene Aspirationsflüssigkeit führt in der Kultur nur in 5–10 % der Fälle zu positiven Ergebnissen [5, 6].
Die Tatsache, daß die Zahl der Bakterien im betroffenen Gewebe recht klein sein kann, ist ein Hinweis darauf, daß die foudroyant ablaufende und in kurzer Zeit zu ausgedehnten Gewebsdefekten führende Erkrankung auf eine massive Reaktion gegen bakterielle Antigene oder Toxine zurückzuführen ist. Einerseits wird bakteriellen Toxinen eine Funktion als Superantigene zugesprochen, die rasch und in großem

Umfang zu einer T-Zell-Aktivierung mit massiver Freisetzung von Zytokinen (TNF α, IL-1, IL-6) führen [5, 6, 12]. Auf der anderen Seite zeigen neuere experimentelle Untersuchungen, daß bakterielle DNA aus grampositiven und gramnegativen Bakterien in Makrophagen eine fulminante TNF α-Produktion in Gang setzt [10].

Angesichts der beschriebenen pathophysiologischen Erkenntnisse ist es fraglich, ob die vor allem von chirurgischer Seite immer noch empfohlene Therapie eines aggressiven Debridements sinnvoll ist. Therapie der Wahl ist die Kombination von Antibiose und Kortikosteroiden. Bei Infektion mit *Streptococcus pyogenes* gibt man immer noch am besten Penizillin G, 24–30 Millionen Einheiten/Tag. Eine gute Alternative, vor allem bei hoher Keimzahl, ist Clindamycin. Antibiotika allein verlangsamen den Krankheitsverlauf, führen aber nicht zur Abheilung. Da die foudroyante toxische Nekrose im wesentlichen auf den Effekt von TNF α zurückgeht, besteht die effektivste Therapie zur Zeit noch in der Verabreichung von Kortikosteroiden, beispielsweise Methylprednisolon 100 mg, 4mal/Tag [5]. Thalidomid ist bisher nicht versucht worden. Die Zukunft gehört sicher der gezielten Therapie mit Antizytokinen.

Im Gegensatz zur foudroyanten toxischen Nekrose verläuft der *Lichen sclerosus et atrophicans* (LSA) über Jahre hinweg langsam progredient. Es handelt sich um eine primär entzündliche Dermatose unklarer Pathogenese, die Entzündung besteht überwiegend aus T-Lymphozyten. Die Manifestation in der Anogenitalregion ist relativ häufig, in der Genitalregion zudem besonders beschwerlich. Anfangs ist vor allem bei Frauen der Juckreiz ein führendes Symptom. Im Endstadium erfolgt Ausheilung der Entzündung mit ausgeprägter Atrophie bis zur atrophischen Reduktion der Labien und der Klitoris und einer sekundären Phimose. Die extrem verdünnte Epidermis ist mechanisch leicht verletzbar, vor allem beim Sexualverkehr. Blasig-hämorrhagische Läsionen und Ulzerationen sind häufig.

Neuere Untersuchungen [8] machen es wahrscheinlich, daß es sich beim LSA um eine Autoimmunerkrankung handelt, zumindest läßt sich eine deutliche immungenetische Komponente nachweisen. Die Assoziation zwischen LSA und Antigenen des HLA-Systems betrifft vor allem den DQ-Klasse-II-Locus. Bei Kindern war DQ 7 in 66 % nachweisbar, 4 % hatten weitere Autoimmunerkrankungen und 56 % Autoimmunerkrankungen bei Verwandten 1. Grades. Diese Konstellation fand sich ähnlich bei Erwachsenen beiderlei Geschlechts.

Die Therapie des LSA hat zwei Ziele:

- Beseitigung der funktionellen Beeinträchtigung infolge der Entzündung und Vernarbung
- Beachtung der Entwicklung von spinozellulären Karzinomen

Die lokale Behandlung der Funktionsstörungen hat phasengerecht zu erfolgen. Das Ausmaß von Entzündung und Atrophie ist klinisch und histologisch zunächst genau festzulegen. Kortikosteroide sind im atrophischen Endstadium kontraindiziert, da sie die Atrophie nur unnötig verstärken. Im entzündlichen Frühstadium dagegen sind sie die Therapie der Wahl. Ziel muß es sein, durch einen zeitlich limitierten Einsatz hochpotenter Kortikosteroide die Entzündungsreaktion rasch und nachhaltig zu unterdrücken. Dies kann beispielsweise mit einer zweimal täglichen Applikation von Clobetasolpropionat-Creme 0,05 % über vier Wochen erfolgen [3]. Eine monatelange Anwendung ist jedoch nicht zu empfehlen. Auch ist von einer Anwendung zu schwacher Kortikosteroide abzuraten, da sie die Entzündung nicht wirksam genug unterdrücken und gleichzeitig die Atrophie fördern.

Dringend abzuraten ist auch von der stellenweise immer noch durchgeführten gegengeschlechtlichen lokalen Hormontherapie mit Östradiol beziehungsweise Testosteronpropionat, da ihr nicht nur jegliche rationale Basis fehlt, sondern bei langfristiger Anwendung auch erhebliche Nebenwirkungen, beispielsweise starke Virilisierung, auftreten können.

Ob topische Immunsuppressiva für die Behandlung der Frühstadien geeignet sind, bleibt künftigen Studien vorbehalten. Aus der Gruppe der Ascomycin-Makrolaktame stehen Substanzen zur Verfügung, die bei der Therapie T-Zell-dominierter Entzündungen signifikante Wirksamkeit [11] zeigen und ähnlich effektiv sind wie Clobetasolpropionat, jedoch ohne dessen atrophogene Potenz (Thomas Luger, persönliche Mitteilung).

Die Frage, ob CO_2-Laser, die offenbar bei der Behandlung des extragenitalen LSA ästhetisch ansprechende Erfolge erzielen, auch in der Therapie des genitoanalen LSA eingesetzt werden können, ist nicht ausreichend untersucht.

Daß chronische Entzündungen mit Vernarbung der Boden für die Entwicklung eines spinozellulären Karzinoms sein können, ist seit langem bekannt und gilt auch für den LSA (Abb. 2). Die Häufigkeit dieser Karzinome, die vorwiegend jenseits des 60. Lebensjahres auftreten, wurde bisher nicht höher als 5 % benannt. Eine umfangreiche neuere Untersuchung [2] zeigt jedoch, daß diesem Problem von klinischer

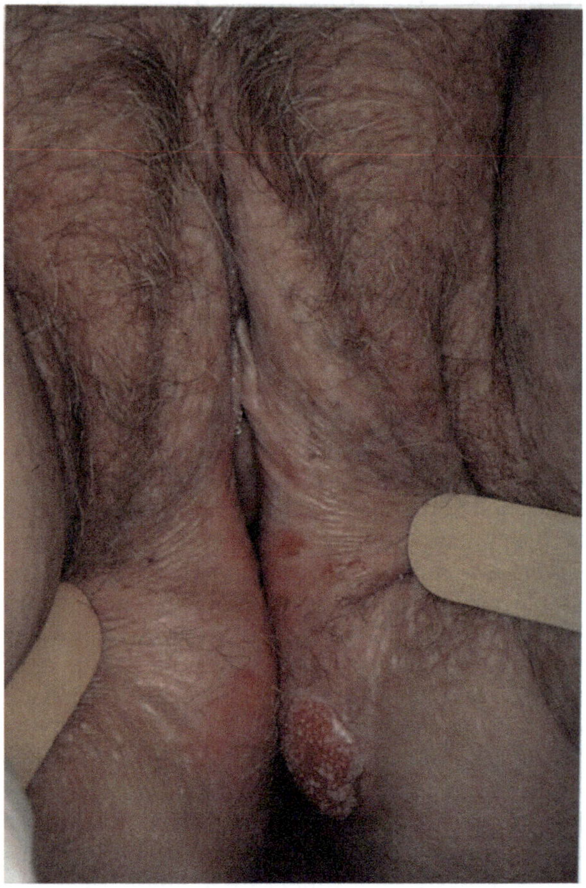

Abb. 2. Plattenepithelkarzinom auf Lichen sclerosus et atrophicans. 55jährige Patientin

Seite wieder besondere Aufmerksamkeit zuteil werden sollte. Von 32 Patientinnen mit vulvärem LSA, die in dieser Studie untersucht wurden, hatten 9 % ein Carcinoma-in-situ und 21 % ein invasives Karzinom. Sorgfältige und vor allem langfristige Nachuntersuchungen sind deshalb angezeigt. Jede verdächtige Papel ist zu exzidieren und histologisch zu untersuchen.

Während Zytokine bei den meisten entzündlichen Prozessen heute im Mittelpunkt der pathogenetischen Betrachtung stehen, wie etwa zuvor geschildert TNFα bei der foudroyanten toxischen Nekrose und wahrscheinlich TGFβ beim Lichen sclerosus et atrophicans, und als therapeutische Zielmoleküle anvisiert werden, können umgekehrt Zytokine selbst direkt und indirekt therapeutisch eingesetzt werden. Ein gutes Beispiel für Letzteres ist die Zytokininduktion durch die lokale Applikation von Imiquimod. Dieser neue „immune response modifier", der seit Oktober 1998 im Handel verfügbar ist und als 5 % Aldara-Creme angewandt wird, hat nach einigen Untersuchungen [1, 4] antivirale Effekte durch Induktion von TNFα, IL-6 und IL-8 in Keratinozyten. Die Substanz ist bereits mit gutem Erfolg bei anogenitalen Kondylomen eingesetzt worden. Praktisch gehen Patienten so vor, daß sie die Creme jeden zweiten Tag, dreimal in der Woche bevor sie zu Bett gehen auf die Kondylome auftragen und am folgenden Morgen abwaschen. Wenn Nebenwirkungen auftreten, handelt es sich meist um Juckreiz und Brennen. Nur wenn die Behandlungsabstände nicht eingehalten werden und somit eine lokale Überdosierung eintritt, kann es zu Erosionen kommen. Sexualverkehr ist nach Applikation zu meiden. Abheilung der Condylome erfolgt meist nach 4 bis 16 Wochen. Die Therapie ist nicht nur bei Akanthomen durch Niedrigrisikotypen der humanen Papillomviren (Abb. 3) wirksam, sondern auch bei solchen durch Hochrisikotypen (Abb. 4a, b). Damit steht heute für die oft langwierige und schwierige Behandlung der ano-genitalen Condylome eine sichere therapeutische Alternative zur Verfügung. Ein Nachteil sind die zum Teil noch relativ hohen Kosten, die bei einer Behandlung über 12 Wochen etwa 380 DM betragen.

Ob die Therapie von Condylomata accuminata mit Imiquimod auch während der Schwangerschaft möglich ist, ist nicht ausreichend untersucht. Für mutagene und teratogene Wirkungen gibt es keine Belege. Die perkutane Absorption ist nur gering, andererseits sind systemische Reaktionen wie Fieber, Müdigkeit, grippeähnliche Symptome, Kopfschmerzen und Diarrhöe beschrieben worden, die als systemische Zytokineffekte zu deuten sind und grundsätzlich auch eine Schwangerschaft negativ beeinflussen könnten. Eine zwingende Notwendigkeit zur therapeutischen Intervention in der Schwangerschaft besteht aber auch nicht, da das Risiko für Kinder, nach vaginaler Geburt eine Papillomvirusinfektion zu bekommen, sehr gering ist. In ganz seltenen Fällen kann es zu Larynxpapillomen kommen.

Ansonsten sind Vaginalinfektionen in der Schwangerschaft durchaus ernst zu nehmen. Es ist seit langem bekannt, daß durch Infektionen Frühgeburten ausgelöst werden können, aber auch vorzeitige Wehentätigkeit und vorzeitiger Blasensprung sowie postpartale Infektmorbidität [7]. Bekannt sind die Risiken bei einem klinisch manifesten primären *Herpes genitalis* präpartal. Wegen der nicht ausreichenden Antikörperbildung der Mutter und dem damit verbundenen Risiko für das Neugeborene besteht eine Indikation zum Kaiserschnitt. Auch bei re-

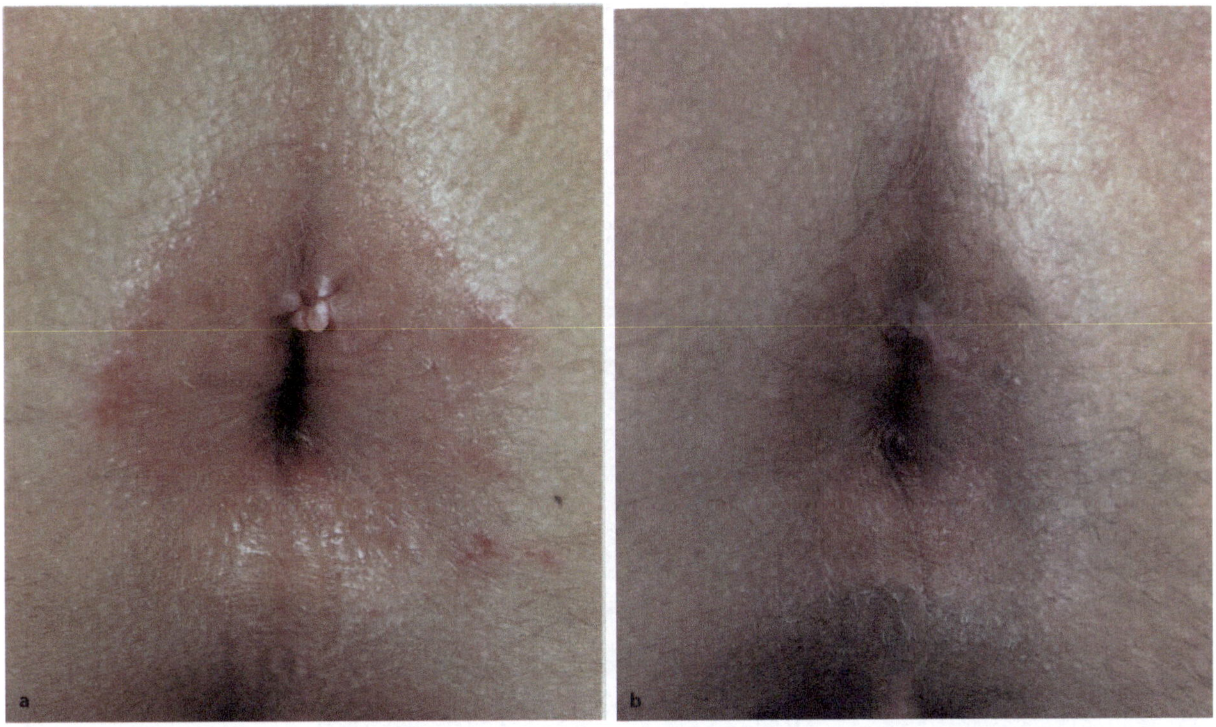

Abb. 3. a Condylomata accuminata bei einem Patienten mit HIV-Infektion. **b** Abheilung nach 16wöchiger Applikation von Imiquimod (Aldara)

zidivierendem Herpes genitalis sollte aus Sicherheitsgründen drei Tage lang vor der Geburt mit 800 mg Aciclovir per os täglich behandelt werden. Bei präpartal positivem Antikörpertiter ist das Risiko für das Kind relativ gering.

Die Untersuchung auf *Chlamydia trachomatis* ist heute in den Mutterschaftsvorsorgerichtlinien festgeschrieben. Etwa 5% der Schwangeren haben einen Chlamydienbefall, der am sichersten mit der Polymerasekettenreaktion nachgewiesen wird. Das Risiko für eine Frühgeburt ist 1,5mal erhöht. Therapie der Wahl – für beide Partner – ist die orale Behandlung mit 4× 500 mg/Tag Erythromycinethylsuccinat über 2 Wochen. Alternativ kommt 1× 1 g Azithromycin für 14 Tage in Frage.

Das höchste Risiko für eine Frühgeburt ist mit einer Trichomoniasis assoziiert. Das Risiko ist um den Faktor 2,5 erhöht. Die Frühdiagnose erfolgt mittels Nativpräparat aus dem meist übelriechenden purulenten Vaginalsekret (pH 5–6,0). Therapie der Wahl ist die Einmalbehandlung mit 2 g Metronidazol per os für jeden Partner, aber erst ab der 14. Schwangerschaftswoche. Im ersten Trimenon wird aus Sicherheitsgründen empfohlen, parallel zur peroralen Behandlung des Partners eine sechstägige vaginale Lokaltherapie mit Metronidazol oder Clotrimazol durchzuführen.

Der wichtigste infektiologische Risikofaktor für die Frühgeburtlichkeit ist die *bakterielle Vaginose*, da sie bei bis zu 20% der Schwangeren vorkommt. Die Diagnose läßt sich häufig leicht durch den fischigen Geruch des Scheidensekrets stellen. pH-Werte über 4,5 sind verdächtig und sollten Anlaß geben zu einem Nativpräparat, in dem dicht mit Bakterien (*Gardnerella vaginalis*) besetzte Epithelzellen („clue cells“) auffallen. Die Laktobazillenflora fehlt. Eine bakteriologische Kultur ist ohne Wert. Die Therapie der Wahl besteht in der frühzeitigen Wiederherstellung der physiologischen Laktobazillenflora mit Laktobazillen- oder Milchsäurepräparaten vor der 16. Schwangerschaftswoche. Die orale Therapie mit Clindamycin wird kontrovers diskutiert. Die Heilungsraten mit Ampicillin und Amoxicillin sind mäßig. Neuerdings wurde gezeigt, daß die vaginale Lokaltherapie mit 2% Clindamycin- oder 0,75% Metronidazol-Gel ebenso sicher ist wie die ansonsten wirksamste Therapie mit peroraler Gabe von Metronidazol [7, 9].

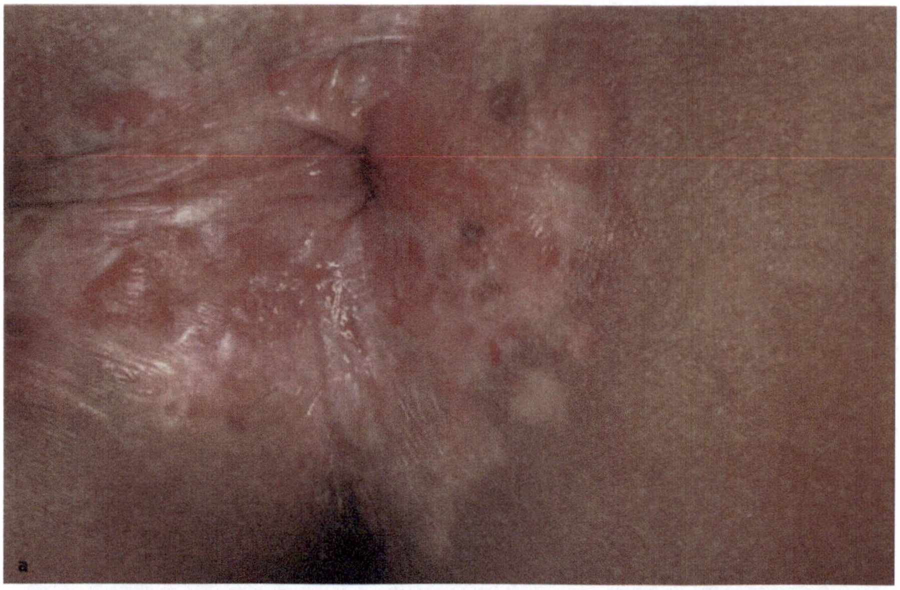

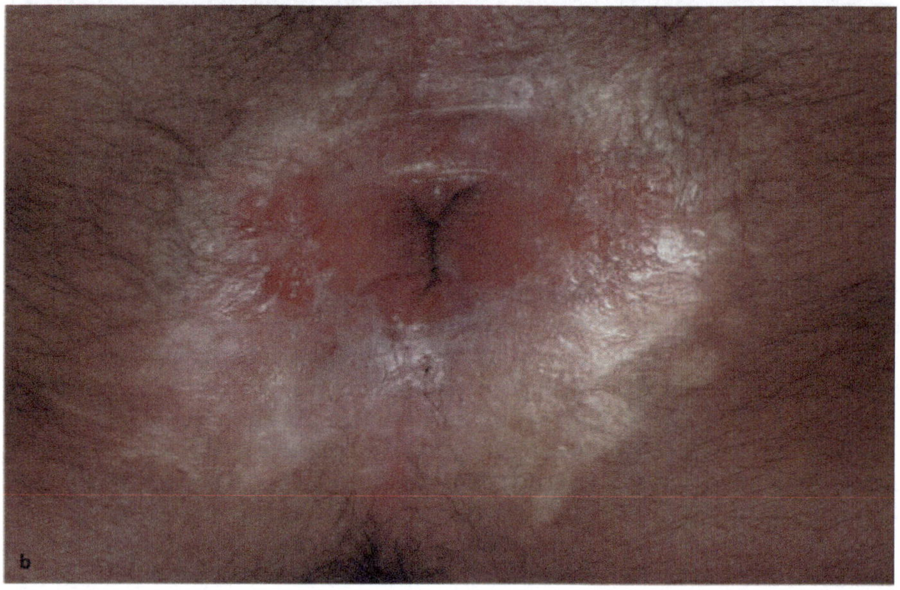

Abb. 4. a Ausgedehnte perianale Narben nach mehrfacher ablativer Therapie von Condylomata accuminata und bowenoider Papulose bei einem HIV-Patienten. Rechts paraanal mehrere bräunliche bowenoide Papeln. Bei 12 Uhr restliches Condyloma accuminatum. Links para anal flache Ulzeration durch Herpes simplex (HSV). **b** Zustand nach 15wöchiger Therapie mit Aldara. Abheilung der bowenoiden Papulose und des Condyloma accuminatum. Fast völlige Rückbildung der HSV-induzierten Ulzeration

Literatur

1. Beutner KR, Geisse JK (1997) Imiquimod – An immune-response modifier for the treatment of warts. Today's Therapeutic Trends 15:165–178
2. Carlson JA, Ambros R, Malfetano J, Ross I, Grabowski R, Lamb P, Figge H, Mihm M (1998) Vulvar lichen sclerosus and squamous cell carcinoma: A cohort, case control, and investigational study with historical perspective; implications for chronic inflammation and sclerosis in the development of neoplasia. Hum Pathol 29:932–948
3. Dalziel KL, Millard PR, Wojnarowska F (1991) The treatment of vulval lichen sclerosus with a very potent steroid (clobetasol propionate 0,05%) cream. Br J Dermatol 124:461–464
4. Edwards L, Ferenczy A, Eron L, Baker D, Owens ML, Fox TL, Hougham AJ, Schmitt KA, HPV Study Group (1998) Self-administered topical 5% imiquimod cream for external anogenital warts. Arch Dermatol 134:25–30
5. Heng MCY, Khoo M, Cooperman A, Fallon-Friedlander S (1994) Haemorrhagic cellulitis: a syndrome associated with tumour necrosis factor alpha. Br J Dermatol 130:65–74
6. Manders SM (1998) Toxin-mediated streptococcal and staphylococcal disease. J Am Acad Dermatol 39:383–98
7. Mendling W (1997) Vaginalinfektionen machen selten einen Kaiserschnitt notwendig. Die Therapiemöglichkeiten bei urogenitalen Infektionen in der Schwangerschaft. Forschung und Praxis 236:7–10
8. Powell J, Wojnarowska F, Marren P, Azurdia RM, Adwards A, Welsh K, Luzzi G (1998) Lichen sclerosus autoimmu-

nity and immunogenetics – DQZ is most strongly associated with onset in females in childhood. Br J Dermatol 139:910
9. Sobel JD (1977) Vaginitis. N Engl J Med 337:1896–1903
10. Sparwasser T, Miethke TH, Lipford G, Borschert K, Häker H, Heeg K, Wagner H (1997) Bacterial DNA causes septic shock. Nature 386:336–337
11. Van Leent EJM, Gräber M, Thurston M, Wagenaar A, Spuls PL, Bos JD (1998) Effectiveness of the ascomycin macrolactam SDZ ASM 981 in the topical treatment of atopic dermatitis. Arch Dermatol 134:805–809
12. Yoon TY, Jung SK, Chang SH (1998) Cellulitis due to Escherichia coli in three immunocompromised subjects. Br J Dermatol 139:885–888

Differentialdiagnose der Lippenschwellungen

Günter Burg und Gabriela Senti

Lippenschwellungen sind ein Symptom mit polyätiologischem Hintergrund und unterschiedlicher Pathogenese. Insbesondere bei kontaktallergischen Schwellungen ist der Anamnese und den Ermittlungen spezieller Kontaktsituationen besondere Beachtung zu schenken [3, 12], so daß trotz ausgezeichneten Übersichtsdarstellungen [1, 4] eine allgemeingültige Einteilung nicht existiert.
Nach pathogenetischen Gesichtspunkten können jedoch Lippenschwellungen mit glandulärem Bezug von solchen ohne Beziehung zu den Schleimdrüsen, daneben verschiedene Syndrome, Stoffwechsel- und Systemerkrankungen sowie Lippenschwellungen bei Tumoren und Fehlbildungen im Lippenbereich unterschieden werden (Tabelle 1).

Tabelle 1. Einteilung der Lippenschwellungen

Entzündliche Cheilitiden ohne glandulären Bezug: infektiös: akut, chronisch; nichtinfektiös: allergisch, toxisch, reaktiv, Lichen ruber
Glanduläre Lippenschwellungen
Syndrome, Stoffwechsel- und Systemerkrankungen mit Lippenschwellung
Tumoren und Fehlbildungen der Lippen Kuriositäten und Normvarianten

Entzündliche Cheilitiden ohne glandulären Bezug

Unter den *infektiösen Cheilitiden* können akute (Herpes, Erysipel, Furunkel, Tinea barbae, Lues mit Oedema indurativum, parasitäre Erkrankungen) oder chronisch infektiöse Veränderungen (Lupus vulgaris, Tuberculosis cutis, Lepra mit Facies leontina) unterschieden werden (Tabelle 2).
Bei den *nichtinfektiösen Formen* sind die allergischen (Urtikaria, Angioödem, Kontaktdermatitis, Arzneiexanthem), toxische (Vibrations-Cheilitis bei Bläsern, Leck-Cheilitis, Iktusreaktionen) und reaktive entzündliche Schwellungen (odontogene Lippenschwellung, Leukoplakie, Lichen ruber [6], Lupus erythematodes) zu differenzieren.

Glanduläre Lippenschwellungen

Diese lassen einen Bezug zu den Schleimdrüsen erkennen. Bei der Cheilitis glandularis simplex liegt eine multilokuläre schmerzlose Entzündung der labialen Speicheldrüsengänge vor.
Die *oberflächliche Cheilitis glandularis suppurativa* (Typus Baelz) ist eine ebenfalls schmerzlose Verdikkung der Lippe mit stärkerer Entzündung, Verkrustung und Ulzeration.

Tabelle 2. Entzündliche Cheilitiden ohne glandulären Bezug

Infektiös Akut	Chronisch	Nichtinfektiös
Herpes simplex	Lupus vulgaris	Allergisch: Urtikaria, Angioödem, Kontaktdermatitis, Arzneiexanthem
Erysipel	Tuberculosis cutis	Toxisch: Vibrations-Cheilitis, Leck-Cheilitis, Iktus-Reaktionen
Furunkel	Lepra	Reaktiv: Odontogene Lippenschwellung, Leukoplakie, Lichen ruber, Lupus erythematodes, Cheilitis granulomatosa (Miescher)
Tinea Lues (Oedema indurativum) Zystizerkose		

Im Gegensatz zu den beiden oben genannten Formen ist die *tiefe Cheilitis glandularis suppurativa* (*apostematosa*) (Typus von Volkmann) schmerzhaft, zeigt chronische Abszesse und Fisteln im Bereich des Lippenrotes und der angrenzenden Mukosa, die eine schrotbeutelartige Konsistenz aufweist.

Schleimzysten (Mukozele) mit Schleimgranulom sind eigentlich keine echten Zysten sondern stellen eine mukoide Degeneration des Bindegewebes meist nach Kauverletzungen dar.

Lippenschwellungen bei Syndromen, Stoffwechsel- und Systemerkrankungen

Der häufigste Vertreter dieser Gruppe ist das *Melkersson-Rosenthal-Syndrom* (Tabelle 3). Melkersson (Arzt in Göteborg) beschrieb 1928 mehrere Patienten mit rezidivierender Fazialisparese, deren Auftreten mit gleichzeitigen Gesichtsschwellungen vergesellschaftet war. Rosenthal (Neurologe in Breslau) hat 1938 als drittes Symptom die Faltenzunge beschrieben [9]. Außer den Lippen können auch die Wangen (Pareitis), der Gaumen (Uranitis), die Zunge (Glossitis) oder die Gingiva (Gingivitis) im Sinne einer granulomatösen Entzündung betroffen sein (Abb. 1). Minor-Symptome beim Melkersson-Rosenthal-Syndrom sind migräneartige Beschwerden, Tränenlaufen und Hypakusis [5]. In einer Zusammenstellung von 220 Patienten aus der Literatur und 42 eigenen Patienten [16] findet sich bei etwa nur der Hälfte der betroffenen Patienten mit Melkersson-Rosenthal-Syndrom eine Lippenschwellung. In diesen Fällen kann von einem oligosymptomatischen Melkersson-Rosenthal-Syndrom gesprochen werden.

Tabelle 3. Syndrome, Stoffwechsel- und Systemerkrankungen

Melkersson-Rosenthal-Syndrom
Monogilsmus (Langdon-Down)
Cowden-Syndrom
Fokale dermale Hypoplasie (Goltz-Gorlin)
Neurofibromatosis von Recklinghausen
Sarkoidose
Morbus Crohn (Enteritis regionalis)
Ascher-Syndrom
Akromegalie
Myxödem, primäre oder sekundäre Hypothyreose
Amyloidose
Mukopolysaccharidose Typ I (Pfaundler-Hurler)
Multiple endokrine Neoplasien(MEN)-Syndrom
Hereditäre Fibromatose

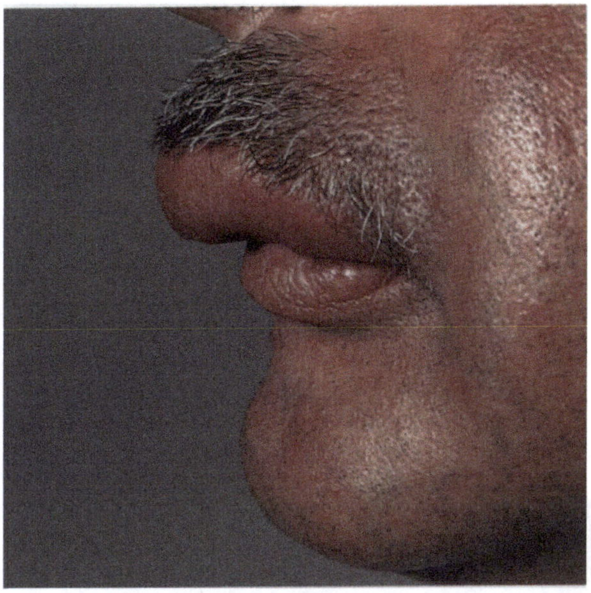

Abb. 1. Cheilitis granulomatosa bei einem 40jährigen Mann im Rahmen eines Melkersson-Rosenthal-Syndroms

Miescher hat 1945 eine *granulomatöse Cheilitis* beschrieben [10], die aufgrund des klinischen und histologischen Bildes von der Cheilitis granulomatosa bei Melkersson-Rosenthal-Syndrom nicht zu unterscheiden und heute als oligosymptomatische Form eines Melkersson-Rosenthal-Syndroms anzusehen ist.

Auch beim *Morbus Crohn* stellt sich die Frage der Beziehung zum Melkersson-Rosenthal-Syndrom [8]. Im Verlaufe eines anorektalen Morbus Crohn können Vulva, Lippen und Mundschleimhaut beteiligt sein [8]. Die orale Manifestation des Morbus Crohn kann sehr vielgestaltig sein und neben Aphthen, diffusen Lippen- und Wangenschwellungen, pflastersteinartige Schleimhauthyperplasien und rhagadiforme Schleimhautulzerationen zeigen [7, 14].

Die wichtigesten Kriterien des *Cowden-Syndroms*, das nach dem Namen der erstbeschriebenen Familie (Lloyd and Dennis 1963) benannt wurde und auch als multiples Hamartom-Syndrom bekannt ist, sind multiple keratotische Papillome an Lippen, Mundschleimhaut und Magen-Darm-Trakt, verbunden mit zentrofazialen Zysten und Adenomen sowie mit Fibroadenomatose von Schilddrüse, Leber und anderen Organen und einer neurologischen Symptomatik. Neuerdings wurden Mutationen im PTEN-Tumorsuppressorgen nachgewiesen, wodurch auch das hohe Risiko für das Auftreten von Brustkrebs und Schilddrüsenkrebs erklärt werden könnte [11].

Veränderungen bei Akanthosis nigricans oder bei der fokalen dermalen Hypoplasie (Goltz-Gorlin) können in der Abgrenzung vom Cowden-Syndrom differentialdiagnostische Schwierigkeiten bereiten.
Lippenschwellung durch Doppellippe kann als isolierte Veränderung oder als Symptom im Rahmen des Ascher-Syndroms auftreten.
Bei der *kongenitalen Doppellippe* handelt es sich um eine Hemmungsmissbildung, bei der eine beim Fetus bestehende Furche zwischen dem glatten (Pars glabra) und einem für den Saugakt mit Zotten versehenen Teil (Pars villosa) des Lippenrotes bestehen bleibt. Je nach Ausprägung ist die hinter der Furche liegende Schleimhautfalte schon bei geschlossenem Mund oder erst beim Lachen oder beim Sprechen sichtbar. Die Inzidenz der isolierten Doppellippe ist nicht bekannt.
Die weiteren Symptome des nach dem Prager Ophthalmologen Ascher benannten Syndroms [2] sind Blepharochalasis mit Bevorzugung des Oberlides und eine euthyreote Struma. Der Erbgang ist autosomal-dominant.
Stoffwechselerkrankungen wie Myxödem, Amyloidose, Mukopolysaccharidosen und *Systemerkrankungen* wie die Neurofibromatose, das multiple endokrine Neoplasie(MEN-)syndrom können ebenfalls mit Lippenschwellungen verbunden sein.

Tumoren und Fehlbildungen der Lippen

Während Basaliome nie im Lippenrot entstehen, ist dies eine typische Lokalisation für spinozelluläre Karzinome, gelegentlich auch Keratoakanthome. Glanduläre Adenome, ektopische Talgdrüsen und Lipome können ebenfalls zu meist umschriebenen Schwellungen im Lippenbereich führen (Tabelle 4).
Naevi flammei im Rahmen von gesichtslokalisierten Phakomatosen (Sturge-Weber-Krabbe) führen zuweilen im Rahmen einer ausgedehnten angiomatösen Umwandlung zu monströsen Lippenschwellungen und werfen große therapeutische Probleme auf.
Eine seltene, jedoch wichtige zur Lippenschwellung führende Entität sind die *kongenitalen paramedianen Lippenfisteln* [15]. Es handelt sich um epithelausgekleidete grübchenförmige Einsenkungen beziehungsweise Taschen, die meist doppelseitig an der Grenze zwischen Pars glabra und Pars villosa des Lippenrotes angelegt sind. Die Gänge enden stets blind. Differentialdiagnostisch kommen dentogene Lippenfisteln sowie Mundwinkelfisteln in Betracht. Pathogenetisch liegen ihnen ein pathologischer Furchprozess der Unterlippe verbunden mit einer Hemmungsmißbildung als Folge eines unterbliebenen Verwachsungsvorganges im Bereich der paarigen Sulcus lateralis zugrunde.
Sie sind Teilsymptom bei dem Demarquay-Richet-Syndrom, das mit Hasenscharte und/oder Gaumenspalte vergesellschaftet ist. Die Kombination der Unterlippenfisteln mit Café-au-lait-Flecken, Nävi, Lippengaumenspalte, Pterygiumbildung und Syndaktylie findet sich beim Fèvre-Languepin-Syndrom. Isoliert kommen die paramedianen Lippenfisteln nur sehr selten vor, sind dann jedoch bei $^{2}/_{3}$ der publizierten Fälle mit einer Lippen-Kiefer-Gaumenspalte assoziiert. Umgekehrt findet man bei einem Prozent der Patienten mit Lippen-Kiefer-Gaumenspalte zusätzlich Lippenfisteln [15].

Tabelle 4. Tumoren und Fehlbildungen der Lippen

Karzinom, Keratoakanthom
Glanduläre Adenome
Ektopische Talgdrüsen
Lipome
Angiome
Naevus flammeus (Sturge-Weber-Krabbe)
Akanthosis nigricans
Lippenfisteln
Nasolabiale (fissurale) Zyste
Lymphome, Mikulicz-Syndrom (Facies leonina)

Therapie

Die Behandlung der verschiedenen Formen der Lippenschwellungen richtet sich selbstverständlich in erster Linie nach der Grunderkrankung, insbesondere bei den akuten infektiösen oder nichtinfektiösen Prozessen ohne glandulären Bezug.
Problematisch ist die Behandlung chronisch granulomatöser Schwellungen der Lippen, die mit Steroiden – gegebenenfalls intraläsional – [13], Clofazimin, Antimalariamitteln und Dapson. Bleibt ein Erfolg aus, so kann versucht werden, durch operative Reduktionsplastiken ein kosmetisch akzeptables Resultat zu erzielen.
Zusammenfassend sei darauf hingewiesen, daß die polyätiologische Pathogenese der Lippenschwellungen eine differenzierte Diagnostik mit einer insbesondere bei chronischen Formen wichtigen Allgemeindiagnostik erforderlich macht. Die Therapie ist in diesen langwierigen Formen oft enttäuschend.

Literatur

1. Bork K, Hoede N, Korting GW (1993) Mundschleimhaut- und Lippenkrankheiten. Schattauer, Stuttgart
2. Halling F, Sandrock D, Merten HA, Hönig JF (1991) Das Ascher-Syndrom. Dtsch Z Mund Kiefer Gesichtschir 15:440–444
3. Hausen BM, Bruhin G, Koenig WA (1991) New hydroxy-soflavans as contact sensitizers in cocus wood Brya ebenus DC (Fabaceae). Contact Dermatitis 25:149–155
4. Hornstein OP (1996) Erkrankungen des Mundes. W. Kohlhammer, Stuttgart
5. Hornstein OP (1997) Melkersson-Rosenthal Syndrome-A Challenge for Dermatologists to participate in the Field of Oral Medicine. J Dermatol 24:281–296
6. Itin PH, Schiller P, Gilli L, Büchner SA (1995) Isolated lichen planus of the lip. Br J Dermatol 132:1000–1002
7. Jenss H, Plauth M, Hoffmann R, Weber P (19889) Cheilitis granulomatosa als erste Manifestation eines Morbus Crohn. Dtsch Med Wochenschr 114:1524–1527
8. Lloyd DA, Payton KB, Guenther L, Frydman W (1994) Melkersson-Rosenthal syndrome und Crohn's disease. One disease or two? J Clin Gastroenterol 18:213–217
9. Luhr HG, Immenkamp E (1969) Morbus Miescher. Ein Beitrag zur Differentialdiagnose der Lippenschwellung. DZZ 24:949–953
10. Miescher G (1945) Ueber essentielle granulomatöse Makrocheilie (Cheilitis granulomatosa). Dermatologica 91:57–85
11. Nelen MR, van Staveren WC, Peeters EA, Hassel MB, Gorlin RJ, Hamm H, Lindboe CF, Fryns JP, Sijmons RH, Wood DG, Mariman EC, Padberg GW, Kremer H (1997) Germline mutations in the PTEN/MMAC1 gene in patients with Cowden disease. Hum Mol Genet 6:1383–1387
12. Pryce DW, King CM (1990) Orofacial granulomatosis associated with delayed hypersensitivity to cobalt. Clin Exp Dermatol 15:384–386
13. Sakuntabhai A, MacLeod RI, Lawrence CM (1993) Intralesional Steroid Injection After Nerve Block Anesthesia in the Treatment of Orofacial Granulomatosis. Arch Dermatol 129:477–480
14. Schlegel Gomez R, Yasemin Özen I, Peters KP, Simon M Jr, Hornstein OP (1989) Morbus Crohn – Erstmanifestation im oralen und anogenitalen Bereich. Hautarzt 40:451–455
15. Wirth H, Tilgen W (1980) Kongenitale paramediane Lippenfisteln. Hautarzt 31:610–612
16. Zimmer WM, Rogers RS, Reeve CM, Sheridan PJ (1992) Orofacial manifestations of Melkersson-Rosenthal syndrome. Oral Surg Oral Med Oral Pathol 74:610–619

Dia-Klinik

Organisation

Gerd Plewig, Hans Wolff,
Jörg Prinz, Christian A. Sander

Mikroskopische Photographie
Christian A. Sander

Elektronenmikroskopie

Martin Schaller, WenChie Chen

Klinische Photographie

Peter Bilek und Ingrid Kößler

Diapositive

Claudia Jakobec

Vorwort

Ein besonders beliebter Bestandteil jeder *Fortbildungswoche für praktische Dermatologie und Venerologie* ist die DIA-KLINIK.

Die DIA-KLINIK ist so beliebt, weil sie gut vorbereitete und optimal präsentierte Darstellungen klinisch wichtiger, diagnostisch schwieriger und therapeutisch neuer Beiträge beinhaltet. Viele Tagungsteilnehmer arbeiten das Heft der DIA-KLINIK, das auch Bestandteil im Band 16 der Buchreihe *Fortschritte der praktischen Dermatologie und Venerologie* (Springer-Verlag, Berlin 1999) ist, zu einem späteren Zeitpunkt noch einmal nach.

Die Ärztinnen und Ärzte der Dermatologischen Klinik und Poliklinik, Klinikum Innenstadt, Ludwig-Maximilians-Universität München, haben didaktisch wichtige Beiträge aus vielen Bereichen unseres Faches zusammengestellt. Die medizinisch-technischen Assistentinnen und Assistenten aus vielen Laboratorien der Klinik haben durch ihr exzellentes technisches Können sehr zum Gelingen der DIA-KLINIK beigetragen.

Mit der 16. *Fortbildungswoche für praktische Dermatologie und Venerologie* ist zugleich ein kleines Jubiläum verbunden:

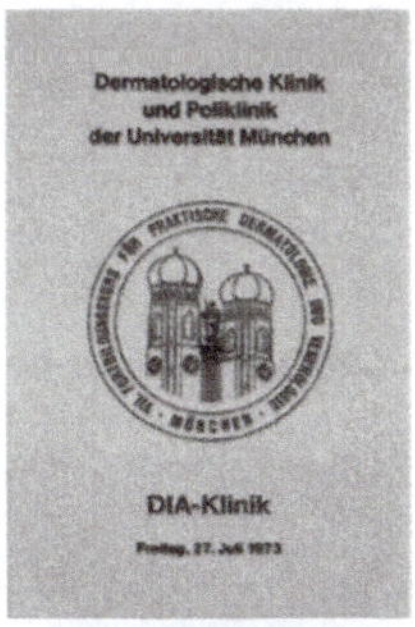

1973, beim VII. *Fortbildungskurs,* gab es die erste DIA-KLINIK. Ein 26seitiges Heft maschinengeschriebener und vervielfältigter Seiten ohne Bilder wurde ausgegeben. Damit erschien die DIA-KLINIK erstmalig in Deutschland. Im Band 7 (Springer-Verlag, Berlin 1973) war die DIA-KLINIK nicht abgedruckt.

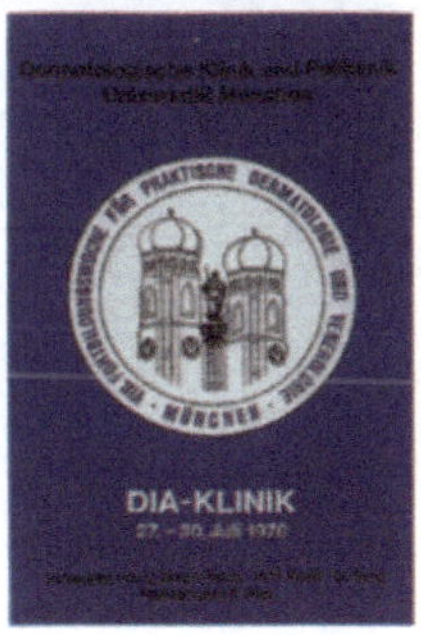

1976 fand die VIII. *Fortbildungswoche* (Umbenennung des bisherigen Fortbildungskurses) statt. Die DIA-KLINIK bestand aus einem 50seitigen gedruckten Heft, aber ebenfalls noch ohne Abbildungen. Sie wurde bereits damals freundlicherweise von Byk-Essex München unterstützt. Im Band 8 (Springer-Verlag, Berlin 1976) war die DIA-KLINIK nicht abgedruckt.

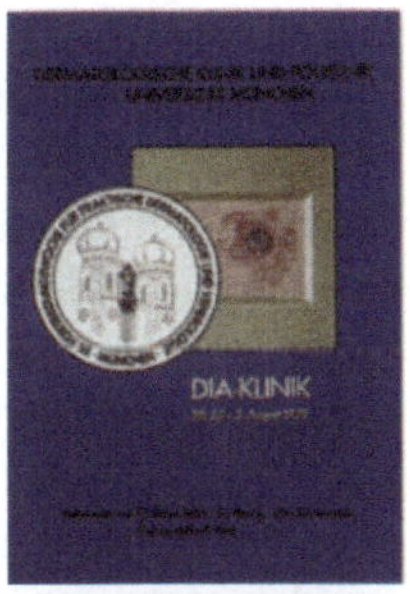

1979 fand die IX. *Fortbildungswoche* statt. Erstmalig wurde ein mit zahlreichen farbigen Fotos ausgestatteter 81seitiger Katalog gedruckt (O. Braun-Falco, G. Plewig, Chr. Schmoeckel). Im Fortbildungsband 9 (Springer-Verlag, Berlin 1979) ist die DIA-KLINIK jedoch nicht abgedruckt.

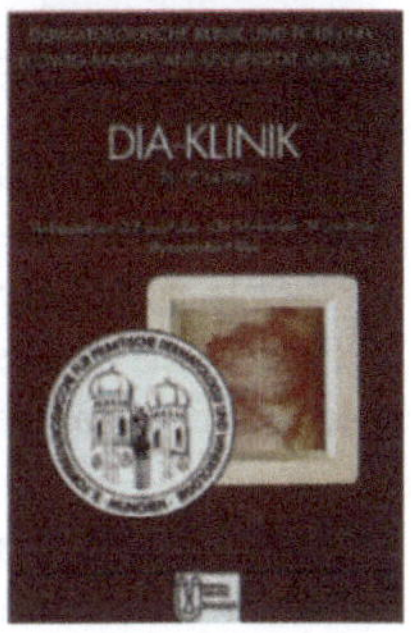

Erst 1983 mit der X. *Fortbildungswoche* gab es einen 74seitigen DIA-KLINIK-Katalog mit zahlreichen Farbabbildungen, der auch ungekürzt im Band 10 (Springer-Verlag, Berlin 1983) abgedruckt wurde.

Die mittlerweile auf fast allen Kongressen in Deutschland etablierte und beliebte DIA-KLINIK wurde also in München auf der *Fortbildungswoche* geboren. Eine kleine historische Ausstellung hat an das Jubiläum 25 *Jahre DIA-KLINIK* und an die Münchner *Fortbildungskurse* bzw. *Fortbildungswochen* erinnert.

Die ganz vorzügliche Ausstattung der DIA-KLINIK hat in traditioneller Weise die ESSEX PHARMA GmbH München übernommen. Für die großzügige Unterstützung dieses Teils der 16. *Fortbildungswoche für praktische Dermatologie und Venerologie* vom 26.-31. Juli 1998 danken wir sehr herzlich.

München, Juli 1998

Gerd Plewig
Hans Wolff
Jörg Prinz
Christian A. Sander

Glukagonom-Syndrom

Vorgestellt von Carola Berking, Christian Kunte und Klaus Degitz

Anamnese: 29jährige Patientin. Seit drei Jahren chronisch-rezidivierend sekundär bakteriell infizierte entzündliche Papeln und Pusteln im Gesicht. Erosionen, Bläschen und Rhagaden an den Extremitäten, intertriginöse Mazerationen. Während mehrmonatiger auswärtiger stationärer Aufenthalte komplizierend Phlebothrombose, Lungenembolie, Harnwegsinfekte und septische Fieberschübe. Gewichtsverlust von mehr als 3 kg.

Hautbefund: Nasolabial und perioral nässende und verkrustete Papeln und Pusteln auf Erythem. Axillär, submammär, inguinal, perianal und an den distalen Extremitätenabschnitten nässende Erosionen, im Randbereich squamöse und bräunlich-rötliche, zum Teil zirzinär und serpiginös figurierte, scharf begrenzte Erytheme. An Händen und Füßen Paronychien und Nageldystrophien. Gingiva und Zunge dunkelrot glänzend.

Histopathologie: Unterschenkel distal: Akanthose und Papillomatose der Epidermis. Fokal geschichtete Parakeratose mit Einschluß von Erythrozyten und neutrophilen Granulozyten. In der oberen Epidermis vakuoläre Degeneration der Keratinozyten. Subepidermal Ödem, extravasale Erythrozyten und fleckförmige lymphohistiozytäre Infiltrate. Fokale subepidermale Spaltbildung mit Nachweis von Fibrin und Erythrozyten.

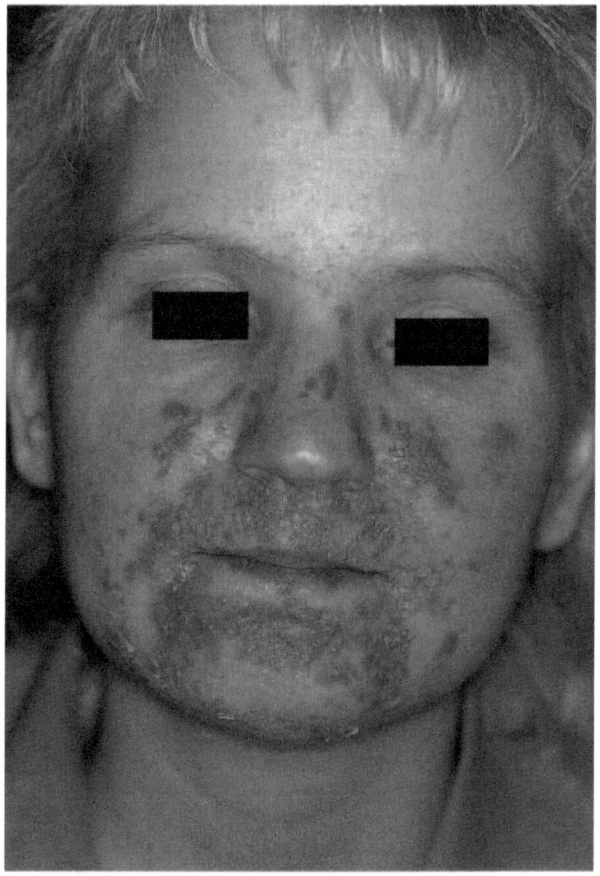

Abb. 1. Nässende und verkrustende Papeln zentrofazial

Laborbefunde: BKS 47/72 mm nach Westergren, Hämoglobin 10,8 g/dl, Hämatokrit 34%. Leukozyten 4,3/nl, relative Lymphozytose bei relativer Neutropenie. Oraler Glukosetoleranztest: 60-Minuten-Wert mit 202mg/dl erhöht (Referenzwert <160 mg/dl), Nüchtern- und 120-Minuten-Wert im Referenzbereich. Pyridoxin 4 µg/l (Referenzbereich 5-30 µg/l). Glukagon 374 pg/ml, bei Wiederholung 1217 pg/ml (Referenzbereich bis 120 pg/ml). Hypoaminoazidämie.
Im Referenzbereich lagen Elektrolyte, Bilirubin, Kreatinin, Leberenzyme, Blutzuckertagesprofil, HbA1c, Eisen, Ferritin, Vitamin B12, Folsäure, Zink.
Bakteriologische Untersuchungen: In Abstrichen von Hautläsionen kulturell Nachweis von *Staphylococcus*

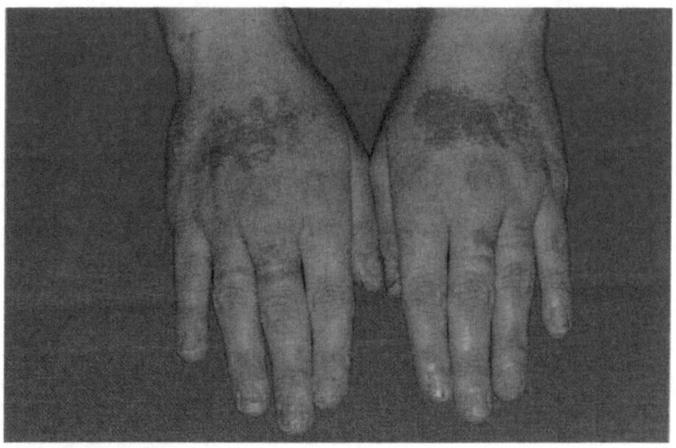

Abb. 2. Krusten an den Handrücken

aureus, Proteus mirabilis, Pseudomonas aeruginosa, Serratia marcescens. In Abstrichen vom Nasenvorhof *Staphylococcus aureus.* Im Mittelstrahlurin wechselnder Nachweis von *Escherichia coli, Proteus mirabilis, Pseudomonas aeruginosa und Staphylococcus aureus.*
Mykologische Untersuchungen: Candida albicans im Zungenabstrich.

Weitere Befunde
Ganzkörperszintigraphie mit Technetium-Octreotid (Somatostatinanalogon): Ventral der Milz Octreotid-positive Raumforderung im Bereich des Milzhilus.
Abdomensonographie: 4,5 cm im Durchmesser große, zum unteren Milzpol echodichte Raumforderung im Bereich des Milzhilus.
Spiral-Computertomographie des Oberbauches: In Zusammenschau mit der szintigraphischen Bildgebung etwa 5×5 cm große Raumforderung im Bereich des Pankreasschwanzes.
Digitale Subtraktionsangiographie: Im linken Oberbauch hypervaskularisierte, etwa 5x5 cm große, über die Arteria lienalis versorgte Raumforderung, am ehesten im Pankreasschwanz gelegen. Im rechten Leberlappen drei Areale mit Kontrastmittelanreicherung, die sich in der Folge als Leberzelladenome erwiesen.

Therapie und Verlauf: Orale Substitutionstherapie mit Vitamin B6. Antimykotische Therapie mit Nystatin-Lutschtabletten. Systemische antibiotische Therapie sequentiell mit Cotrimoxazol, Flucloxacillin und Ofloxacin. Topische antiseptische Therapie mit Polyvidon-Jod- und Chinolinolsulfat-haltigen Bädern, Aluminiumchloridumschlägen und Fusidinsäurehaltigen Cremes. Topische antientzündliche Therapie mit glukokortikoidhaltigen Externa. Zur kurativen Therapie wurde eine Exzision des Pankreasschwanztumors, der Milz und der verdächtigen Leberherde durchgeführt.
Histologische Diagnose: Neuroendokrines Karzinom mit peritumoraler Lymphangiosis carcinomatosa. Immunhistologisch Nachweis von Glukagon und Somatostatin.

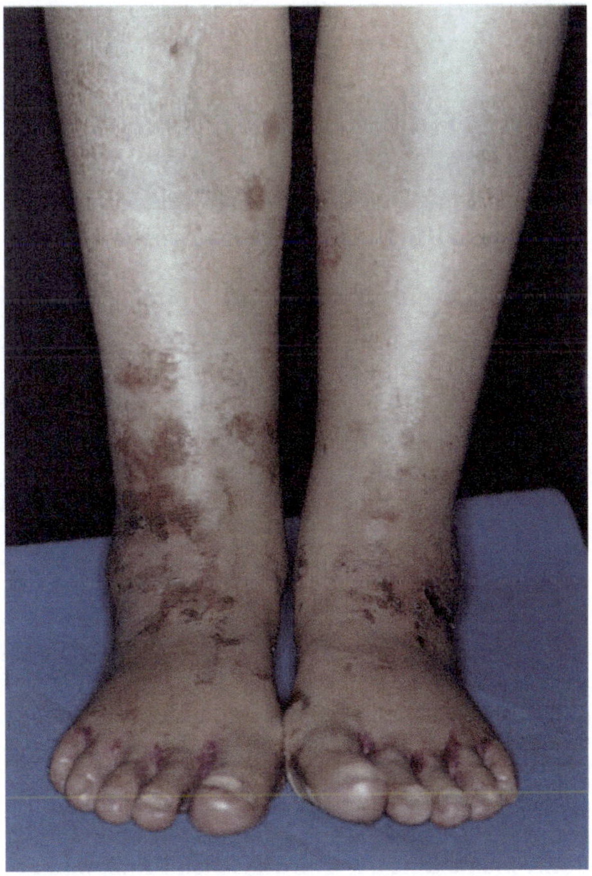

Abb. 3. Nässende Erosionen an den Unterschenkeln

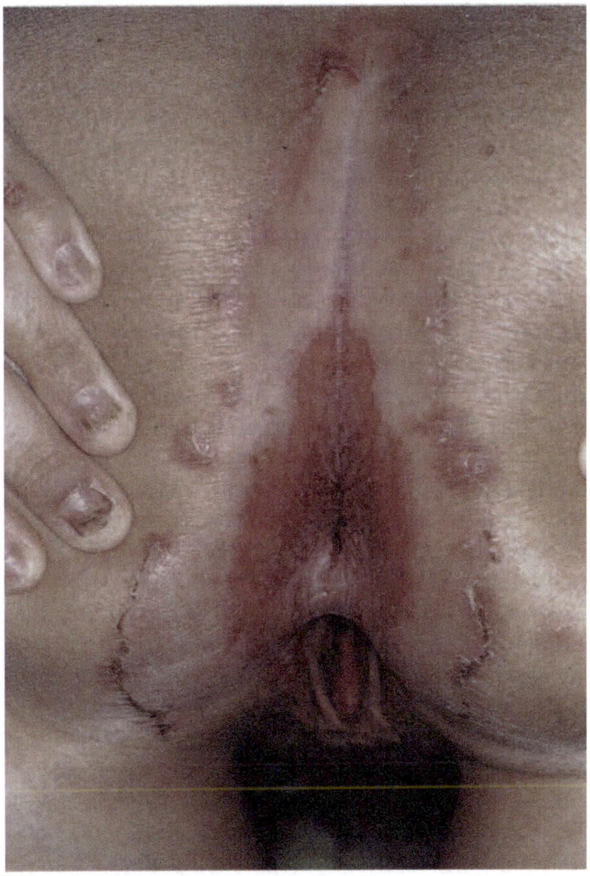

Abb. 4. Nässende Erosionen perianal und genital

Kommentar: Der Name *Erythema necroticans migrans* leitet sich von zirzinären oder serpiginösen exfoliativen Erythemen mit oberflächlicher Nekrose her, die sich zentrifugal ausbreiten und zentral abheilen. Es handelt sich um eine obligate kutane Paraneoplasie, die mit einem glukagonsezernierenden Inselzelltumor des Pankreas (Glukagonom) vergesellschaftet ist. Das gleichzeitige Vorkommen von anulären Erythemen mit randständiger Nekrose, Diabetes mellitus und Pankreasschwanztumor wurde erstmals von Bekker et al. im Jahre 1942 beschrieben. Im Vordergrund stehen die oft als oberflächliche Staphylodermie in Erscheinung tretenden Hautveränderungen *(Staphylodermia superficialis circinata)*. Sie sind vor allem akral und periorifiziell lokalisiert, breiten sich zentrifugal aus und sind charakteristischerweise therapieresistent. Sie treten im allgemeinen vor Nachweisbarkeit des Glukagonoms auf. Häufig vergehen Jahre bis zur Diagnosestellung. Bei unserer Patientin hat erst die durch uns angeregte intensive Suche zur Lokalisation des Glukagonoms geführt. Zu den weiteren Symptomen des Glukagonom-Syndroms zählen Gewichtsverlust, Schwäche, Glossitis, Stomatitis, normochrome und normozytäre Anämie, erhöhte Blutkörperchensenkungsgeschwindigkeit, Diarrhoe, pathologische Glukosetoleranz und Hypoaminoazidämie. Die Prognose ist wegen der häufig bei Diagnosestellung schon bestehenden Metastasierung mit Vorsicht zu stellen. Es gibt vereinzelt Berichte von *Erythemata necroticantia migrantia* ohne Nachweis eines Glukagonoms. Die Ursache ist letztlich ungeklärt, jedoch scheinen hepatische Störungen assoziiert zu sein.

Therapie der Wahl ist die chirurgische Resektion des Tumors. Bei Metastasierung ist eine zytostatische Therapie mit Streptozocin, 5-Fluorouracil und Dacarbazin angezeigt. Die Glukagonproduktion kann durch die systemische Gabe von Somatostatin oder sein Analogon Octreotid inhibiert werden.

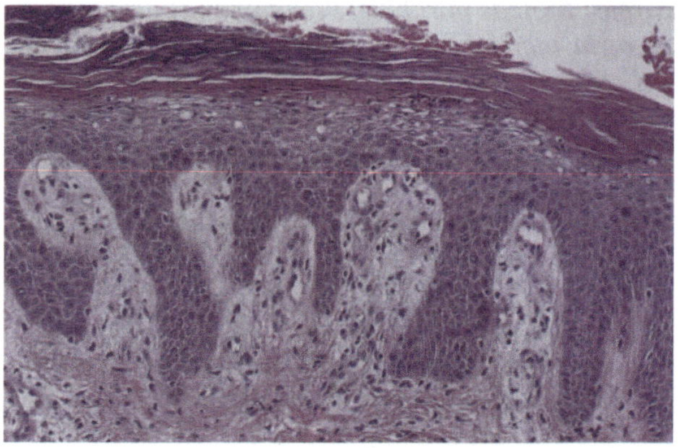

Abb. 5. Akanthose, Papillomatose, Parakeratose. Einschluß von Erythrozyten und neutrophilen Granulozyten. Vakuoläre Degeneration der Keratinozyten. Subepidermales Ödem, fokal subepidermale Spaltbildung. HE

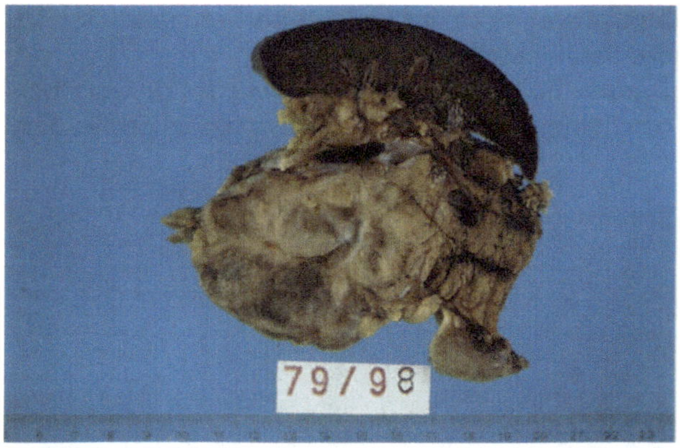

Abb. 6. Pankreasschwanztumor. Oben aufsitzend die Milz

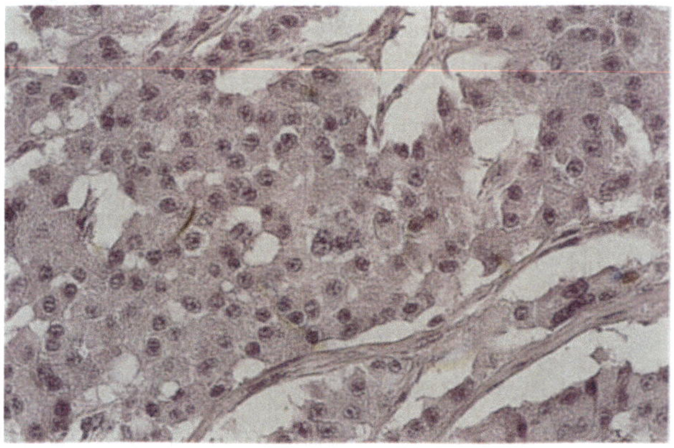

Abb. 7. Neuroendokrines Karzinom (Glukagonom). HE

Danksagungen: Die Patientin wurde freundlicherweise überwiesen von Dr. L. Fliegner, Hautarzt, Bucher Straße 27, D-90419 Nürnberg.

Die Glukagonbestimmung im Serum wurde im Endokrinologischen Funktionslabor (Prof. Dr. Rüdiger Landgraf), Medizinische Klinik (Prof. Dr. Dr. h.c. Peter Scriba), Klinikum Innenstadt, Ludwig-Maximilians-Universität, Ziemssenstraße 1, D-80336 München, durchgeführt.

Die Technetium-Octreotid-Szintigraphie wurde in der Klinik und Poliklinik für Nuklearmedizin (Prof. Dr. Klaus Hahn), Klinikum Innenstadt, Ludwig-Maximilians-Universität, Ziemssenstraße 1, D-80336 München, durchgeführt.

Die übrige Bildgebung (Sonographie, Spiral-Computertomographie, Angiographie) erfolgte in der Röntgenabteilung der Chirurgischen Klinik und Poliklinik (Prof. Dr. Klaus-Jürgen Pfeifer), Klinikum

Innenstadt, Ludwig-Maximilians-Universität, Nußbaumstraße 20, D-80336 München.
Die chirurgische Entfernung des Glukagonoms erfolgte durch Prof. Dr. C. Gebhardt, Abdominal-, Thorax- und Endokrine Chirurgie, Klinikum Nürnberg Nord, Flurstraße 17, D-90419 Nürnberg.
Die histopathologische Begutachtung des Tumors wurde durch Prof. Dr. P.H. Wünsch, Institut für Pathologie, Klinikum Nürnberg Nord, Flurstraße 17, D-90419 Nürnberg, durchgeführt.

Literatur

1. Becker SW, Kahn D, Rothman S (1942) Cutaneous manifestation of internal malignant tumors. Arch Dermatol Syph (Chicago) 45: 1069-1080
2. Galle K, Schweiß D (1984) Das Glukagonom-Syndrom – eine wenig bekannte kutane Paraneoplasie. Ein kasuistischer Bericht. Hautarzt 35:204-209
3. Marinkovich MP, Botella R, Datloff J, Sanguenza OP (1995) Necrolytic migratory erythema without glucagonoma in patients with liver disease. J Am Acad Dermatol 32:604-609
4. Röckl H, Metz J, Ackermann-Schopf C (1977) Staphylodermia superficialis circinata. Die 5. obligate kutane Paraneoplasie. Hautarzt 28:178-184
5. Schwartz RA (1997) Glucagonoma and pseudoglucagonoma syndromes. Int J Dermatol 36:81-89
6. Tanner M, Brasch J, Christophers E (1994) Erythema necroticans migrans ohne Glukagonom. Hautarzt 45:480-483

Zerkariendermatitis aus einem Aquarium

Vorgestellt von Janine Bastert und Hans C. Korting

Anamnese: 33jähriger Patient. Besitzer eines Aquariums mit selbst gesammelten Süßwasserfischen und Schnecken. Eineinhalb Stunden nach der Reinigung des Aquariums juckende rote Papeln an Handrücken und Unterarmen. Zunahme der Hautveränderungen und des Juckreizes in den folgenden Stunden.

Hautbefund: An beiden Handrücken und Unterarmen mit Betonung des rechten Armes in dicht disseminierter Aussaat multiple, monomorphe, bis zu 3 mm große, erythematöse Seropapeln und Papulovesikel.

Histopathologie: Unterarm: Orthokeratotische Hornschicht, leicht verbreitertes Epithel, subepidermales Ödem. Oberflächlich und in der Tiefe stark follikulär betontes perivaskuläres Infiltrat. Befund vereinbar mit Stichreaktion. Kein Erregernachweis in den Spezialfärbungen.

Aquariumsfauna: Etwa 15 heimische Süßwasserfische, unter anderem Goldorfen, Stichlinge und Moderlieschen. Zusätzlich fünf Süßwasserschnecken (*Lymnea stagnalis*).

Weitere Befunde
Parasitologischer Befund: Makroskopischer und mikroskopischer Nachweis von Zerkarien im Aquariumwasser
Serologischer Befund: Zerkarienhüllreaktion nach drei und 14 Tagen negativ
Bakteriologischer Befund: Aeromonas hydrophila, Aeromonas sobria und *Pseudomonas species* im Aquariumwasser.

Therapie und Verlauf: Unter externer Glukokortikoidtherapie narbenlose Abheilung der Effloreszenzen. Postinflammatorische Hyperpigmentierungen.

Kommentar: Die Zerkariendermatitis wird durch die Trematodenlarven der Gabelschwanzzerkarien, den Erregern der Entenbilharziose, hervorgerufen. Zerkarien sind in Salz- und Süßwasser weltweit verbreitete Parasiten. In unseren Breiten finden sich

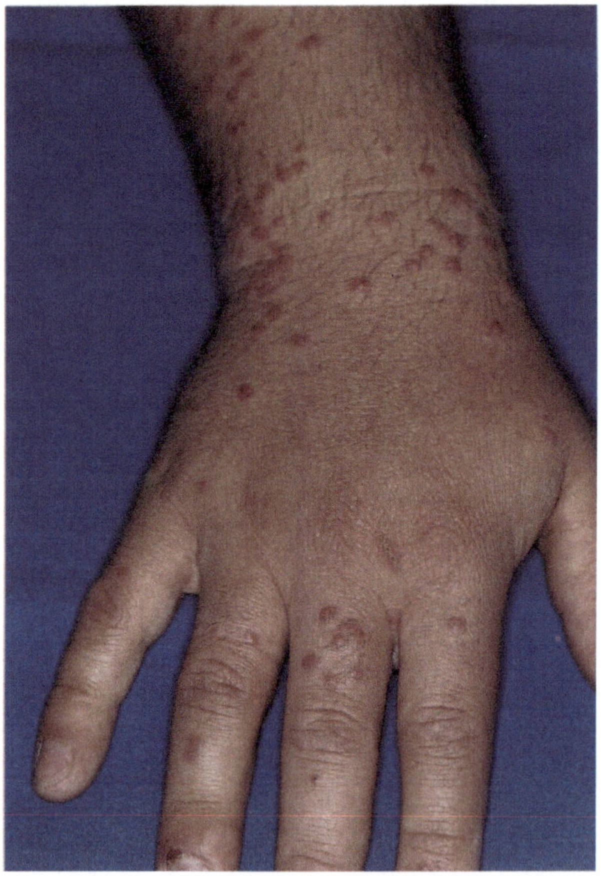

Abb. 1. Monomorphe Papeln an der rechten Hand

hauptsächlich die Spezies *Trichobilharzia szidati* und *Trichobilharzia ocellata*. Sie leben als geschlechtsreife Saugwürmer in den Mesenterialgefäßen von Enten. Von dort aus werden ihre Eier mit dem Kot der Enten ausgeschieden. Im Wasser schlüpfen die Larven, die sogenannten *Mirazidien*, die ihrerseits wieder in den Zwischenwirt Wasserschnecke eindringen und sich dort in der Mitteldarmdrüse der Schnecken nahe der Gehäusespitze ansammeln. An dieser Stelle entwickeln sie sich zu Zerkarien, die von der Schnecke bei Wassertemperaturen von über 17 °C ausgeschieden werden. Die Zerkarien halten sich danach zu einem Großteil in den

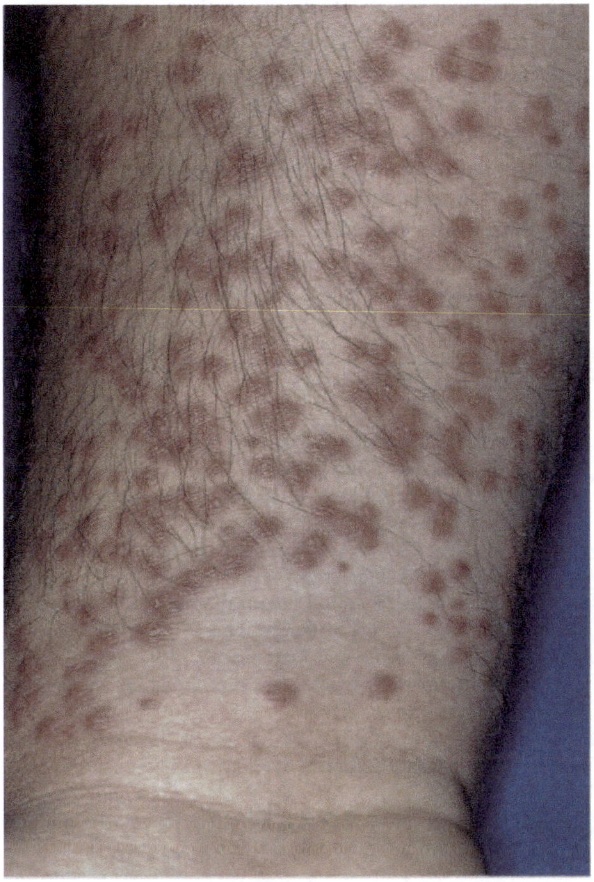

Abb. 2. Dichtstehende Papeln am rechten Unterarm

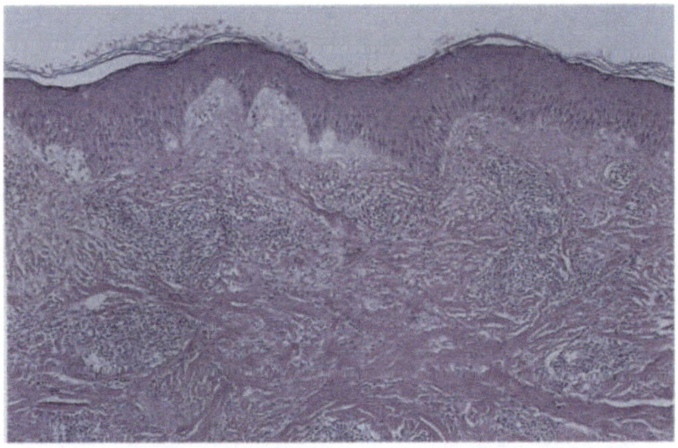

Abb. 3. Dichte lymphohistiozytäre, perivaskuläre Infiltrate. Subepidermales Ödem. HE

oberen 5 cm des Gewässers auf. Von dort erfolgt die erneute Infektion des Endwirtes Ente.
Auf chemo- und phototaktische Reize reagieren die Zerkarien relativ unselektiv. Sie erkennen daher ihren eigenen Endwirt Ente nicht spezifisch. Heften sich die Zerkarien mit ihrem Saugnapf versehentlich

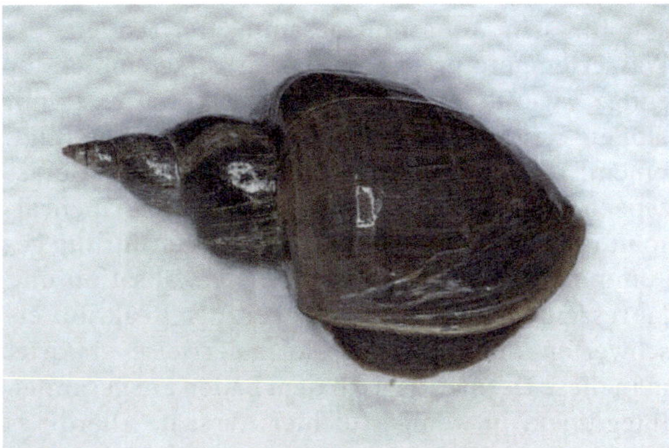

Abb. 4. Süßwasserschnecke (*Lymnea stagnalis*)

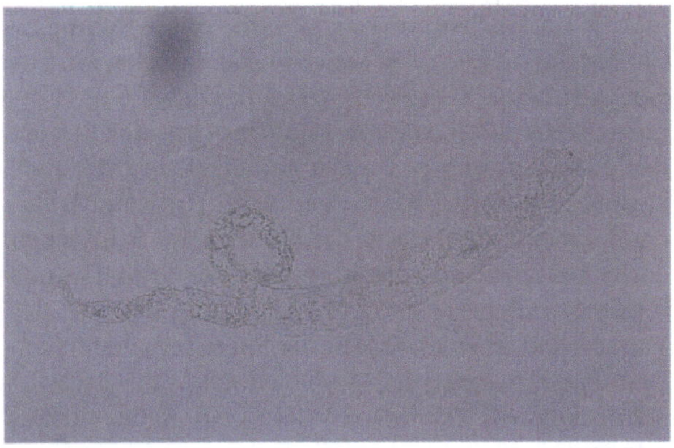

Abb. 5. Nativpräparat einer Zerkarie

an den Fehlwirt Mensch und dringen in seine Haut ein, so sterben sie dort innerhalb weniger Stunden ab. Der erste Kontakt bleibt meist ohne stärkere Reaktion. Die wiederholte Exposition führt zu einer Sensibilisierung. Es kommt dann zu einer lokalen Entzündungsreaktion, die sich in Form von erythematösen Papeln und Papulovesikeln zeigt. So kann ein erneuter Kontakt mit den Zerkarien unter Umständen zu einem generalisierten Exanthem führen. In der histologischen Beurteilung der Effloreszenzen sieht man das unspezifische Bild einer Insektenstichreaktion mit subepidermalem Ödem und follikulär betontem perivaskulärem Infiltrat. Differentialdiagnostisch sind eine durch Pseudomonas verursachte *Whirlpool-Dermatitis* und eine Kontaktallergie auszuschließen. Therapeutisch kann die Zerkariendermatitis mit lokalen Kortikosteroiden und Antihistaminika symptomatisch behandelt werden.
Der besondere Aspekt des hier beschriebenen Patienten besteht darin, daß die Infestation in einem Aquarium stattgefunden hat. Der Patient hatte in einem einheimischen stehenden Gewässer die Schnek-

ken für sein Aquarium gesammelt. Nachdem die Wassertemperatur seines Beckens versehentlich für einige Tage über 17 °C gestiegen war, hat er es mit bloßen Händen ohne Schutzhandschuhe gereinigt. Eineinhalb Stunden später entwickelte er Effloreszenzen an den Handrücken und den Unterarmen, also nur dort, wo er mit dem Wasser in Berührung gekommen war. Die ungewöhnliche Lokalisation und Jahreszeit sowie die Schnelligkeit der Reaktion erschwerten die Diagnose. Normalerweise erwartet man diese Dermatitis nach dem Baden am gesamten Integument in weniger dichter Aussaat. Allerdings kam es durch die geringe Wassermenge im Aquarium und die immerhin fünf verseuchten Schnecken zu einer massiven Anreicherung der Zerkarien.
In Bayern liegt die Hauptsaison der Zerkariendermatitis im Hochsommer, wenn die Wassertemperatur der Seen über 17 °C steigt und die Zerkarien aus den Schnecken freigesetzt werden. Durch den Wärmezwischenfall in seinem Aquarium hat der Patient den Hochsommer praktisch simuliert und die Zerkarien zum Ausschlüpfen gebracht. Um sein Aquarium zu sanieren, hätte der Patient die Schnecken entfernen müssen. Zerkarien überleben nur etwa 48 bis 60 Stunden ohne Wirt. Auch das Erwärmen des Wassers auf über 45 °C läßt die Parasiten absterben. Der Patient entschied sich jedoch, alle Tiere - Schnecken und Fische - wieder in einem See auszusetzen.

Danksagung: Die Zerkarienhüllreaktion wurde durchgeführt am Institut für Medizinische Mikrobiologie, Immunologie und Hygiene (Prof. Dr. med. Hermann Wagner) der Technischen Universität, Ismaninger Straße 22, D-81675 München.
Für die Organisation der parasitologischen Untersuchungen danken wir Herrn Dr. Andreas Sing, Max-von-Pettenkofer-Institut für Hygiene und Medizinische Mikrobiologie, Ludwig-Maximilians-Universität, Pettenkoferstraße 9 a, 80336 München.

Literatur

1. Allgöwer R (1990) Die Zerkarien- oder Badedermatitis. Biologie in unserer Zeit 3:144-148
2. Allgöwer R, Matuschka F-R (1993) Zur Epidemiologie der Zerkariendermatitis. Bundesgesundhbl 10:399-404
3. Baird JK, Wear DJ (1987) Cercarial dermatitis: the swimmer's itch. Clin Dematol 5:88-91
4. Kimmig P, Meier M (1985) Parasitologische Untersuchungen. Diagnose und Klinik der Zerkariendermatitis. Zbl Bakteriol Mikrobiol Hyg 181:390-408
5. Kirschenbaum MB (1979) Swimmer's itch. A review and case report. Cutis 23:212-216
6. Kolarova L, Gottwaldova V, Cechova D, Sevcova M (1989) The occurrence of cercarial dermatitis in central bohemia. Zbl Hyg 189:1-13
7. Pilz J, Eisele S, Disko R (1995) Zerkariendermatitis (swimmer's itch). Hautarzt 46:335-338

Syringolymphoide Hyperplasie mit Alopezie

Vorgestellt von Michael J. Flaig, Peter Kind und Christian A. Sander

Anamnese: 51jähriger Patient. Seit etwa fünf Jahren besteht eine an Größe zunehmende, rötliche, juckende Hautveränderung am Unterbauch mit Haarlosigkeit. Erstes Auftreten war nach einem Zeckenstich in diesem Bereich bemerkt worden.

Hautbefund: Am Unterbauch links ein etwa 20×12 cm großes, scharf begrenztes livides Erythem. Diskrete Atrophie und Lichenifikation der Haut, vollständiges Fehlen der Behaarung in diesem Areal.

Histopathologie: Unterbauch links: Papillomatose der Epidermis. Einzelne Pautrier-Mikroabszesse. Subepidermal und dermal lockere lymphohistiozytäre Infiltrate. Strukturell alterierte, hyperplastische Schweißdrüse mit umgebendem lymphohistiozytären Infiltrat. Vollständiger Verlust der Haarfollikel.

Immunhistologie: Lymphoide Zellen stark positiv für T-Zellmarker CD3, CD45 RO, MT1 (CD43), schwach positiv für CD4 und CD8, negativ für CD30 (Ber H2). Fokal Nachweis von CD68 (KP1) positiven histiozytären Zellen. In nur sehr wenigen Zellen positive Reaktion mit B-Zellmarker L26 (CD20) und MB1 (CD79a).

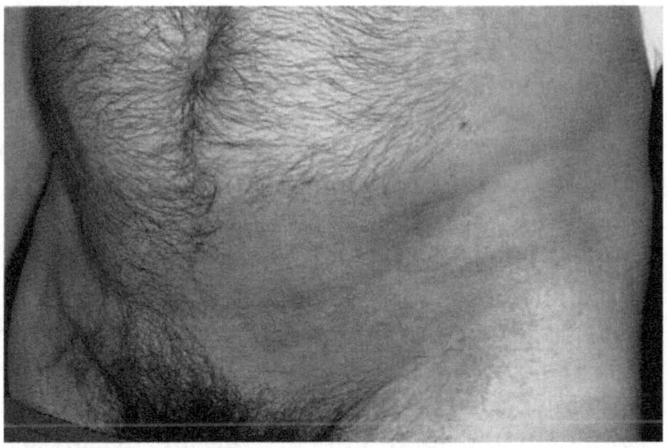

Abb. 1. Am unteren Abdomen mit Übergang zum Mons pubis lichenifiziertes Erythem mit völliger Alopezie

Molekulare Diagnostik: Mit der Polymerasekettenreaktion konnte ein monoklonales Rearrangement der γ-Kette des T-Zell-Rezeptors nachgewiesen werden.

Apparative Diagnostik: Regionale Lymphknotensonographie, Oberbauchsonographie und Röntgen Thorax ohne pathologische Befunde.

Laborbefunde: Bei Erstvorstellung *Borrelia-burgdorferi*-ELISA IgM-Antikörper <1:15, IgG 1:1024.

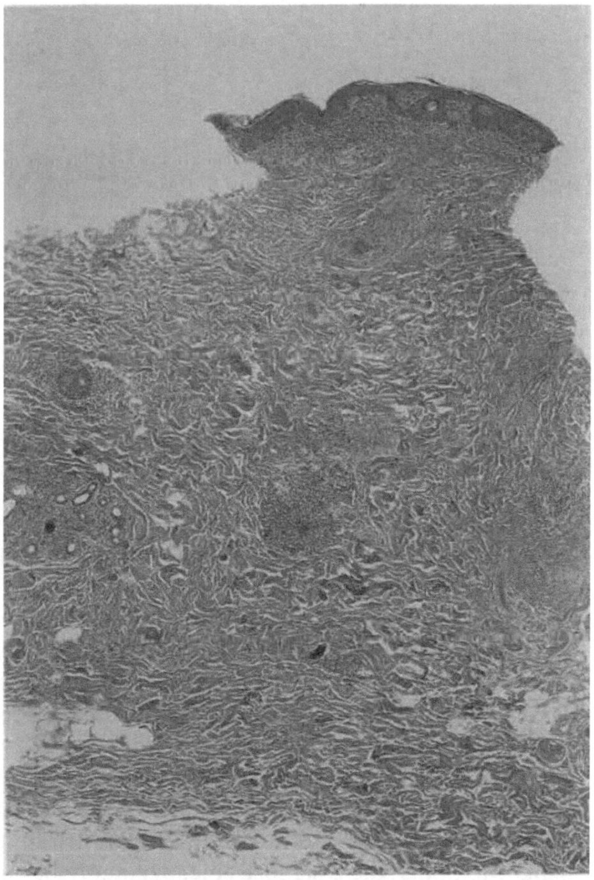

Abb. 2. Subepidermal und um die Schweißdrüsen lokalisiertes lymphozytäres Infiltrat. Völliger Verlust der Haarfollikel. HE

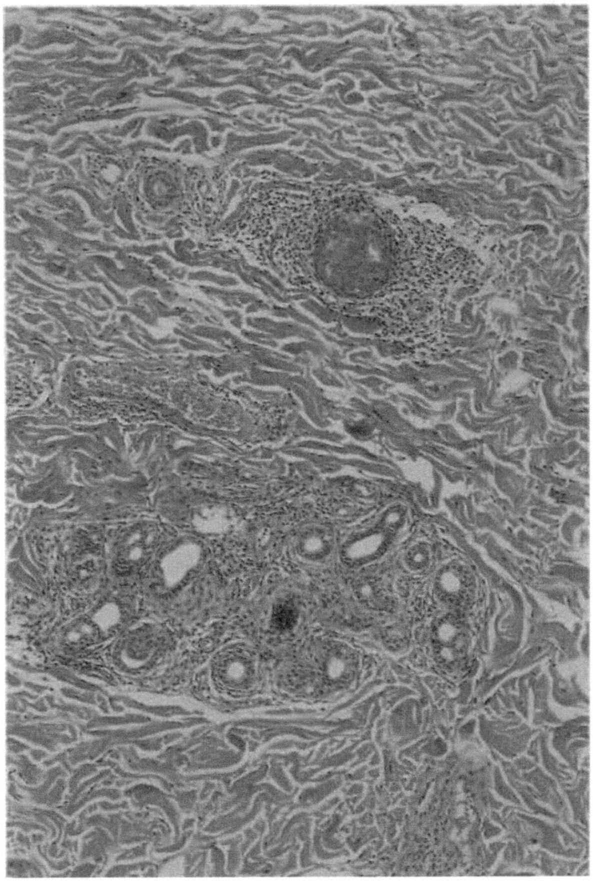

Abb. 3. Um die Schweißdrüsen lokalisiertes lymphozytäres Infiltrat. Zentral strukturell alterierte hyperplastische Schweißdrüsen. HE

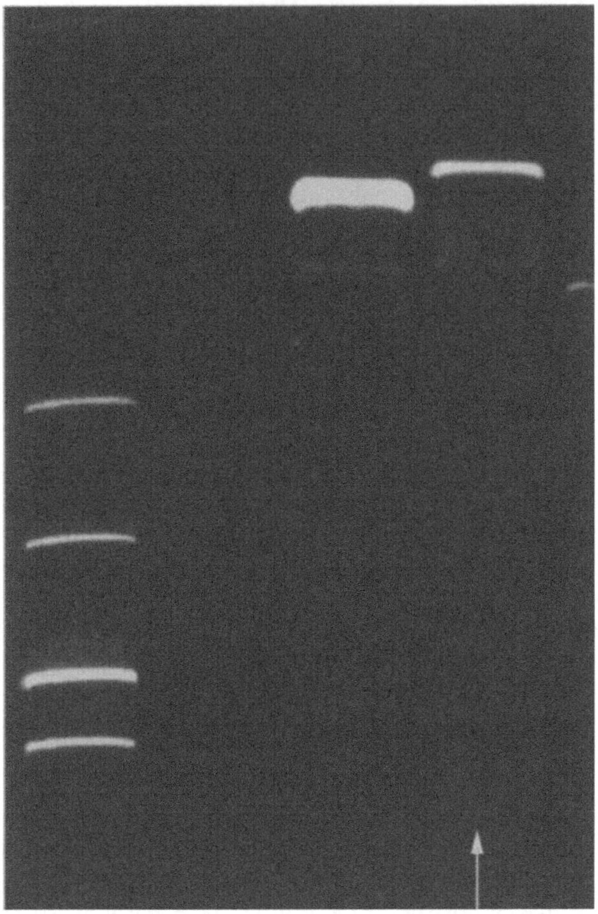

Abb. 4. PCR-Analyse für die γ-Kette des T-Zell-Rezeptor-Gens. Nachweis eines monoklonalen Rearrangements für Vγ11 (Pfeil). Links daneben Positivkontrolle, Negativkontrolle und DNS-Längenstandard

Borrelien-PCR negativ. Nach Therapie mit Doxyzyklin 2×100 mg/die über drei Wochen IgM- und IgG-Antikörpertiter im Normbereich. Übrige Laborparameter im Normbereich.

Therapie und Verlauf: Nachdem der Patient über zwei Jahre unter der Diagnose Erythema chronicum migrans und später unter der Diagnose Akrodermatitis chronica atrophicans mehrfach antibiotisch behandelt worden war, erfolgte wegen Persistenz der Hautveränderung erneut eine stationäre Aufnahme. Differentialdia gnostisch wurde auch eine erythematöse zirkumskripte Sklerodermie vom Typ Atrophodermia idiopathica et progressiva (Pierini und Pasini) erwogen. In einer erneuten Hautbiopsie konnte histologisch und mit Hilfe immunhistologischer Methoden die Diagnose einer syringolymphoiden Hyperplasie mit Alopezie gestellt werden. Es wurde eine topische Therapie mit glukokortikoidhaltiger Creme eingeleitet.

Kommentar: Die syringolymphoide Hyperplasie mit Alopezie ist eine sehr seltene Erkrankung, die von Vakilzadeh und Bröcker 1984 beschrieben wurde. Sie ist eine chronisch verlaufende Dermatose, gekennzeichnet durch flächenhaften Verlust der Behaarung, Anhidrose, follikulär gebundene, rotbraune Papeln und follikuläre Hyperkeratosen. Morphologisch zeigten sich ein unterschiedlich dichtes lymphohistiozytäres Infiltrat sowie hyperplastische ekkrine Schweißdrüsen und Schweißdrüsengänge.

In der Literatur sind etwa zehn gleichartige Kasuistiken beschrieben. Immunphänotypische und molekularbiologische Untersuchungen führten zu der Annahme, daß es sich hierbei um ein kutanes T-Zell-Lymphom und somit um eine Variante der Mycosis fungoides handeln könnte. Hierfür könnte auch die von uns nachgewiesene Klonalität der γ-Kette des T-Zell-Rezeptors sprechen.

Danksagung: Die Patientin wurde freundlicherweise überwiesen von Frau Dr. Hertha Prückner, Hautärztin, Zweibrückenstraße 684, D-84028 Landshut.

Literatur

1. Burg G, Schmoeckel C (1992) Syringolymphoid hyperplasia with alopecia - a syringotropic cutaneous T-cell lymphoma? Dermatology 184:306-307
2. Sarkani I (1969) Patchy alopecia, anhidrosis, eccrine gland wall hypertrophy and vasculitis. Proc Roy Soc Med 62:157-159
3. Sarkani I (1970) Patchy alopecia, anhidrosis, eccrine gland wall hypertrophy and vasculitis. Proc Roy Soc Med 63:888-889
4. Steigleder GK, Bauermeister-Jasso K (1981) Lymphomatoide Granulomatose mit „Epithelinseln". Z Hautkr 56:851-861
5. Tomazewski MM, Luptun GP, Krishnan J, Welch M, Lames WD (1994) Syringolymphoid hyperplasia with alopecia: A case report. J Cutan Pathol 21 :520-526
6. Vakilzadeh F, Bröcker EB (1984) Syringolymphoid hyperplasia with alopecia. Br J Dermatol 110:95-101
7. Zelger B, Sepp N, Weyrer K, Grünewald K (1994) Syringotropic cutaneous T-cell lymphoma: a variant of mycosis fungoides? Br J Dermatol 130:765-769

Kutane Vaskulitis bei Faktor-V-Mutation (Leiden)

Vorgestellt von Tilo Biedermann und Christian A. Sander

Anamnese: 56jährige Patientin. Seit zehn Jahren rezidivierende schmerzhafte Ulzerationen an den distalen Abschnitten von Armen und Beinen, vor allem im Winter. Raynaud-Symptomatik. Keine Thrombosen oder Lungenembolien. Gutes Allgemeinbefinden. Drei unauffällige Schwangerschaften, keine Aborte.

Hautbefund: Bizarr konfiguriertes, scharf begrenztes Ulkus am rechten Außenknöchel. Am Ellenbogen punktförmiges Ulkus auf einem 2 cm großen Erythem. Multiple hyperpigmentierte, eingesunkene bis 2 cm große Narben an den Extremitäten. Livedo racemosa.

Histopathologie und Immunhistologie: Rechter Außenknöchel: Ausgedehnte Ulzeration der Epidermis und Dermis mit Nachweis eines Infiltrates bestehend aus neutrophilen Granulozyten. Kerntrümmer und Lymphozyten. Subepidermal nekrobiotisch verändertes kollagenes Bindegewebe. Zusätzlich Nachweis eines Gefäßes mit Fibrinablagerungen im Lumen.
Direkte Immunfluoreszenz: Niederschläge von IgM und C3 in der Basalmembranzone sowie C3 (++) und Fibrinogen an den Gefäßen. Beurteilung: Gut vereinbar mit Vaskulitis.
Immunologische Befunde: Antinukleäre Antikörper auf HEp-2-Zellen positiv, Titer >320, gesprenkeltes Muster. Negativ waren ds-DNS, c-ANCA, p-ANCA, Cadiolipin IgM und IgG (IIF). Im ELISA Nachweis von cANCA (26 U/ml).

Hämostaseologische Untersuchungen: Aktivierte Protein-C-Resistenz mit einer Ratio von 1,5 erniedrigt. Partielle Prothrombinzeit in der Norm, ebenso AT III, Protein S und C sowie Faktor VIII und IX. Molekularbiologisch Nachweis einer heterozygoten Faktor-V-Mutation (Typ Leiden).

Weitere Befunde: Routinelaborparameter in der Norm, kein Nachweis von Kryoglobulinen. Kein Hinweis auf arterielle Verschlußkrankheit der größeren Gefäße. Herzecho, Lungenfunktion und Nierenfunktion in der Norm. Augenhintergrund ohne Anhalt für frische Vaskulitis oder Narben.

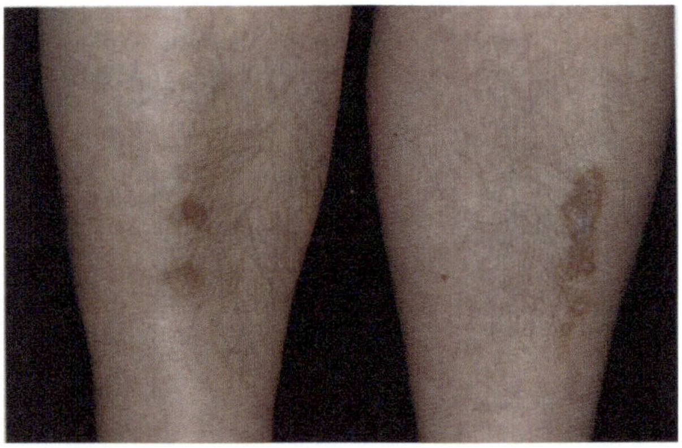

Abb. 1. Hyperpigmentierte, atrophisch eingesunkene Narben beidseits prätibial

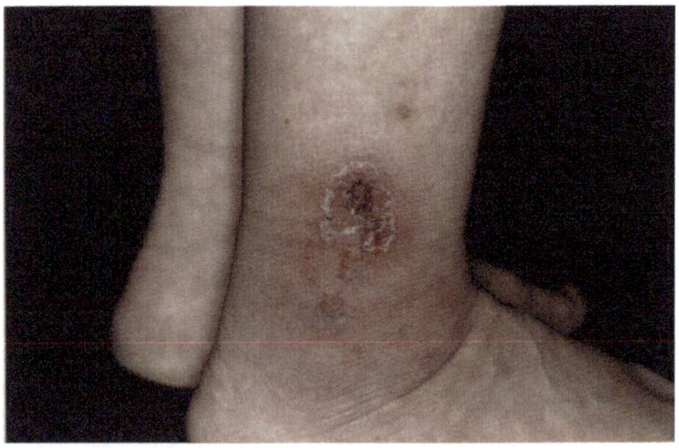

Abb. 2. Bizarr konfiguriertes Ulkus am Außenknöchel

Therapie und Verlauf: Unter konsequenter topischer antiseptischer und granulationsfördernder Therapie Abheilung der Ulzerationen. Seither kein erneutes Auftreten von kutanen Läsionen. Aufklärung über Risiken der heterozytogen Faktor-V-Mutation (Leiden). Therapie diesbezüglich derzeit nicht angezeigt, im Falle besonderer Risiken (beispielsweise Operationen, langes Stehen oder Sitzen) oder klinischer Verschlechterung Antikoagulation angeraten.

Kommentar: Im Jahr 1994 wurde erstmals eine Faktor-V-Mutation beschrieben und nach der holländi-

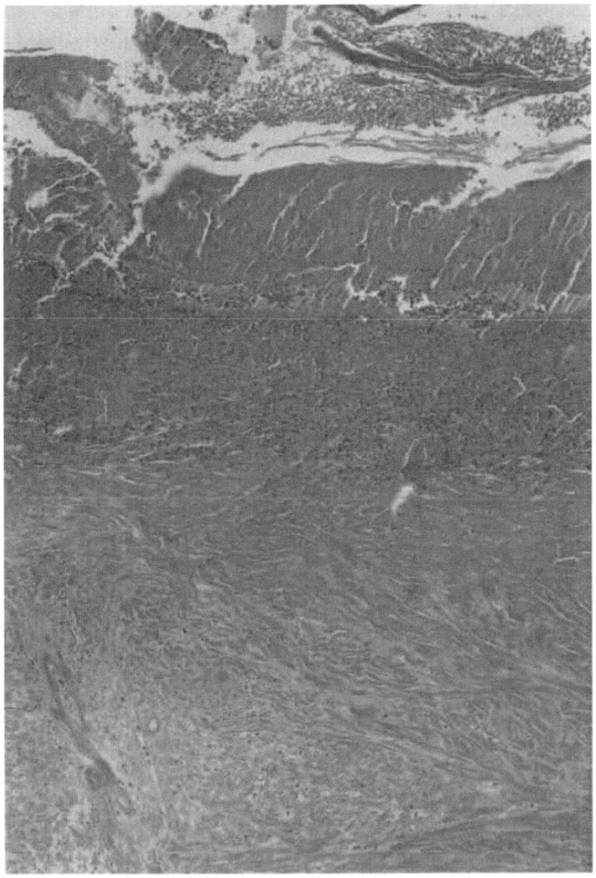

Abb. 3. Ulzeration mit neutrophilem Infiltrat und Nekrobiose des Kollagens. HE

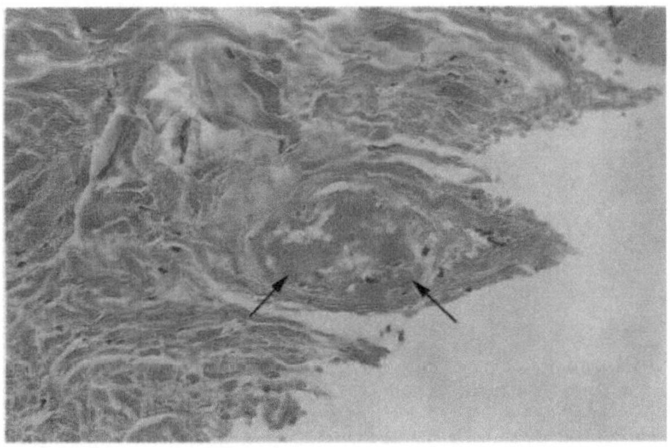

Abb. 4. Intravasaler Fibrinthrombus. HE

schen Stadt Leiden als Typ Leiden bezeichnet. Diese Mutation führt zu einer lebenslangen Thromboseneigung. Ein Aminosäureaustausch im Gerinnungsfaktor V Protein führt dazu, daß die körpereigene Hemmung der Gerinnungsaktivierung nicht ausreichend möglich ist. Die Veränderung des Faktor V Leiden wird in Europa bei etwa 5% der Normalbevölkerung gefunden und ist somit der wohl häufigste angeborene Defekt des Gerinnungssystems. Viele der Betroffenen sind bis ins höhere Alter asymptomatisch. Eine Therapieindikation läßt sich alleine aus diesem Befund daher nicht ableiten. Es wird allerdings angenommen, daß bei bestehenden Kofaktoren wie langem Stehen und Sitzen, Wochenbett oder postoperative Immobilisation ein deutlich erhöhtes Risiko zur Thromboseentwicklung vorliegt und dann besonders die Indikation zu einer prophylaktischen Antikoagulation besteht. Funktionell wird eine sogenannte Resistenz gegenüber dem aktivierten Protein C nachgewiesen (APC-Resistenz). Aktiviertes Protein C hemmt, vermittelt durch Faktor V, normalerweise den Ablauf der Gerinnungskaskade. Diese Hemmung kann bei Mutation des Faktor V nicht erfolgen. Eine APC-Resistenz liegt auch beim Antiphospholipid-Syndrom vor, welches klinisch geprägt ist von thromboembolischen Ereignissen, Aborten sowie kutanen Vaskulitiden. Ein systemischer Lupus erythematodes und die APC-Resistenz bei Mutation des Faktor V (Leiden) kommen nicht gehäuft miteinander vor. Die Assoziation von APC-Resistenz bei Mutation des Faktor V (Leiden) mit thromboembolischen Ereignissen ist gut untersucht und belegt. Gynäkologische Komplikationen, die bei einem Antiphospholipid-Syndrom vorkommen, wurden kürzlich bei der APC-Resistenz durch Faktor-V-Mutation ebenfalls als gehäuft beschrieben. Das gemeinsame Vorliegen mit einer kutanen Vaskulitis wie beim Antiphospholipid-Syndrom ist bei Mutation des Faktor V (Leiden) bisher nicht beschrieben worden. Das Risiko für arterielle Thrombosen gilt bislang ebenfalls als nicht erhöht. Da bei unserer Patientin nicht genügend Anhalt für einen systemischen Lupus erythematodes vorliegt, wollen wir die kutane Vaskulitis bei ihr als weitere Komplikation der Mutation des Faktor V Leiden sehen.

Danksagung: Die Patientin wurde freundlicherweise überwiesen von Frau Dr. med. Heidemarie Richter, Praktische Ärztin, Carl-Thiemann-Straße 2, D-85256 Vierkirchen.
Die hämostaseologischen und molekularbiologischen Untersuchungen erfolgten in der Abteilung für Hämostaseologie (Prof. Dr. Dr. h.c. Wolfgang Schramm) der Medizinischen Klinik, Klinikum Innenstadt, Ludwig-Maximilians-Universität, Ziemssenstraße 1, D-80336 München.

Literatur

1. Bertina RM, Koeleman BPC, Koster T, Rosendaal FR, Dinven RJ, de Ronde H, van der Velden PA, Reitsma PH (1994) Mutation in blood coagulation factor V associated with resistance to activated protein C. Nature 369:64-67
2. Dizon-Townson D, Hutchinson C, Silver R, Branch DW, Ward DW, Ward K (1995) The factor V Leiden mutation which predisposes to thrombosis is not common in patients with antiphospholipid syndrome. Thromb Haemost 74:1029-1031
3. Munkvad S, Jorgensen M (1996) Resistance to activated protein C: a common anticoagulant deficiency in patients with venous ulceration. Br J Dermatol 134:296-298
4. Peus D, Heit JA, Pittelkow R (1997) Activated protein C resistance due to factor V gene mutation: common coagulation defect in venous leg ulcers? J Am Acad Dermatol 36:616-620
5. Ridker PM, Hennekens CH, Lindpaintner K, Stampfer MJ, Eisenberg PR, Miletich JP (1995) Mutation in the gene coding for coagulation factor V and the risk of myocardial infarction, stroke, and venous thrombosis in apparently healthy men. N Engl J Med 332:912-917
6. Rotmensch S, Liberati M, Mittelmann M, Ben-Rafael Z (1997) Activated protein C resistance and adverse pregnancy outcome. Am J Obstet Gynecol 177:170-173

Lues maligna als Erstmanifestation einer HIV-Infektion

Vorgestellt von Eva Thoma-Greber, Peter Thomas und Martin Röcken

Anamnese: Der 52jährige Patient wurde im Juli 1995 unter der Verdachtsdiagnose einer ekthymaartigen disseminierten Pyodermie mit geringem Ansprechen auf äußerlich antiseptische und zehntägige systemische Therapie mit Cefotaxim 3 × 2 g i.v. über 7 Tage zur weiteren Abklärung vorgestellt. Das Allgemeinbefinden war durch Schwäche und Temperaturerhöhung bis auf 39 °C beeinträchtigt. Der Erkrankung vorausgegangen war eine Urlaubsreise in die Tropen. Wesentliche Vorerkrankungen nicht bekannt.

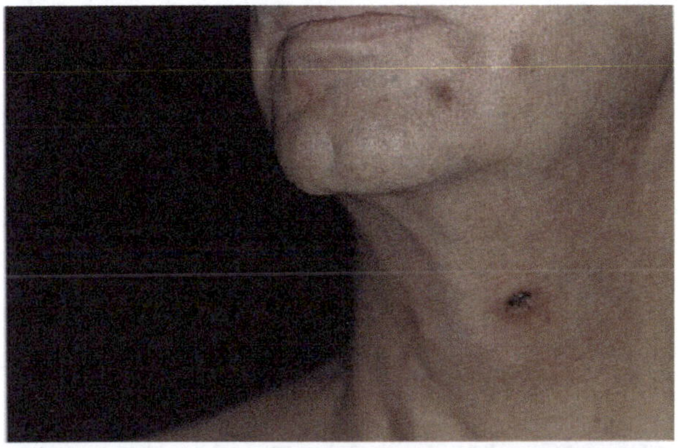

Abb. 1. Zentral zerfallende entzündliche Papeln und Knoten

Hautbefund: An Stamm und Extremitäten locker disseminierte, bis 1 cm im Durchmesser große, zum Teil nekrotisch belegte, schüsselförmige Ulzerationen mit entzündlichem Randsaum. Nebenbefund: Orale Haarleukoplakie, mäßiggradige generalisierte Lymphadenopathie.

Serologische Befunde: TPHA-Test reaktiv, VDRL-Test 1:32, IgG-FTA-ABS-Test reaktiv, IgM-FTA-ABS-Test kompetitiv gehemmt, 19-S-IgM-FTA-ABS-Test reaktiv.
HIV-ELISA und Westernblot positiv, p24-HIV-Antigen negativ, CD4+ T-Lymphozyten 230/µl (Norm $>$ 500/µl), CD8+ T-Lymphozyten 1860/µl, CD4/CD8-Verhältnis 0,1 (Norm 0,7-2,8).

Histopathologie: Auswärtiger Befund: Tiefreichende granulomatöse Entzündung. In den Granulomen finden sich größere Makrophagen, mehrkernige Riesenzellen und viele Plasmazellen. Sonderfärbungen (Ziehl-Neelsen, PAS, Giemsa) unauffällig.

Polymerasekettenreaktion: Aus läsionaler Haut Nachweis Treponema-pallidum-spezifischer DNS

Weitere Befunde: Neurologisches Konsil: Entzündliches Liquorsyndrom mit mäßiger Pleozytose, erhöhtem Gesamteiweiß und IgG, am ehesten im Sinne einer ZNS-Beteiligung bei HIV Infektion.
Im Liquor TPHA 1:32, VDRL negativ, FTA-ABS-Teste deutlich positiv, Lues-Liquor-Serum-Index 0,5 (Norm <2).

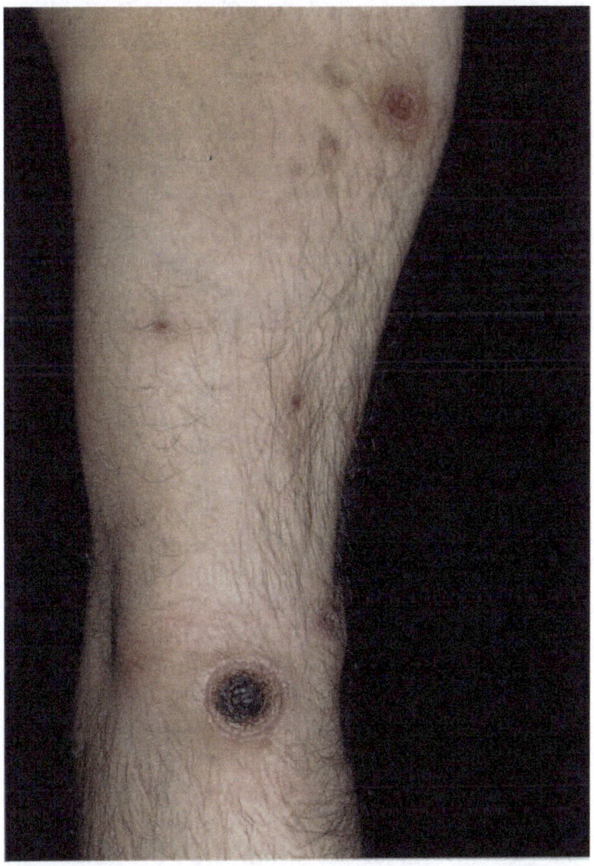

Abb. 2. Ekthymaartige hämorrhagische Nekrose in der Ellenbeuge

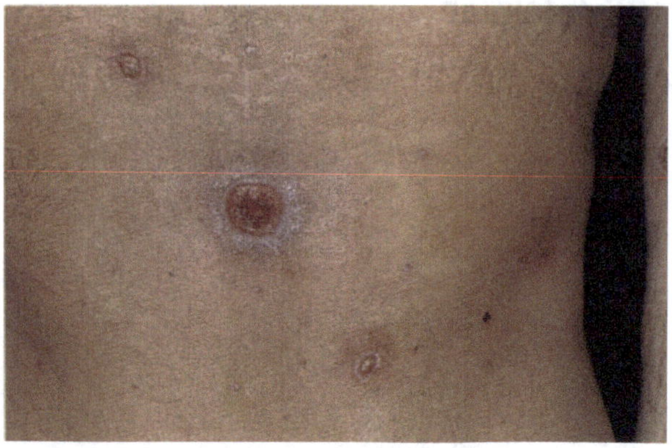

Abb. 3. Schüsselförmige Ulzerationen am Stamm

Der Nachweis einer intrathekalen Antikörperbildung konnte nicht erbracht werden. Eine Neurolues ist dennoch nicht sicher auszuschließen.

Therapie und Verlauf: Zehn Tage lang intravenöse Gabe von Penizillin G 30 Mio IE pro Tag, anschließend 21 Tage intramuskulär Clemizol-Penicillin 1 Mio IE pro Tag. Unter dieser Therapie rasche Rückbildung der Hautveränderungen, zum Teil unter Hinterlassung atrophischer, hypopigmentierter Narben. Anschließend Beginn einer antiretroviralen Therapie, mittlerweile Dreierkombination aus den Reverse-Transkriptase-Inhibitoren 3 TC/Lamivudin 2 x 150 mg, d4T/Stavudin 2 × 40 mg und dem Proteaseinhibitor NFV/ Nelvinavir 3 × 750 mg pro Tag. Unter dieser Therapie Stabilisierung der immunologischen Parameter und des Allgemeinzustandes seit mehr als zwei Jahren.
Laborparameter 9/97: Virusbelastung HIV-IRNA/b DNA < 500 Kopien pro ml Plasma, CD4+ T-Lymphozyten 560/µl, CD8+ T-Lymphozyten 1510/µl, CD4/CD8-Verhältnis 0,4.

Kommentar: Klinische Manifestationen der Syphilis können bei HIV-infizierten Patienten untypisch ausfallen. Im Stadium der sekundären Syphilis wurde mehrfach das Auftreten einer Lues maligna mit stark ausgeprägter Allgemeinsymptomatik berichtet. Sie stellt eine Form der Syphiliserkrankungen dar, die als längst überwunden betrachtet wurde und früher während Kriegs- und Hungerzeiten bei tuberkulösen und kachektischen Patienten bekannt war.
Die meisten HIV-infizierten Patienten, die mit dieser Extremvariante der sekundären Syphilis heute beschrieben werden, haben im Immunstatus deutlich erniedrigte CD4+ T-Lymphozyten (≥ 200/µl).

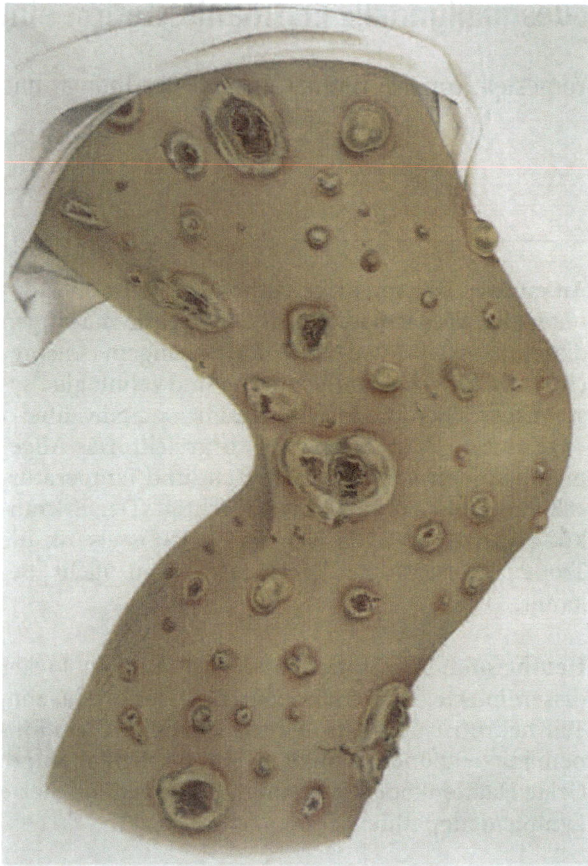

Abb. 4. Lues maligna mit austernschalenartig geschichteten Borken (Rupia syphilitica). Originalabbildung einer chromlithographierten Tafel aus dem dreibändigen Lehrbuch „Syphilis der Haut und der angrenzenden Schleimhäute" von M. Kaposi (Wien 1882)

Um Fehldiagnosen oder das Übersehen einer frühen oder späten Neurosyphilis zu vermeiden, ist eine neurologische Untersuchung bei diesen Patienten dringend indiziert.
Die Lues maligna zeigt schorfig-nekrotische, oft wie ausgestanzt wirkende Ulzerationen mit rupiaartigen Krusten. Differentialdiagnostisch ist an eine ekthymaartige Pyodermie, eine Pityriasis lichenoides acuta et subacuta und an einen nekrotisierenden Zoster generalisatus zu denken. Die PCR-Diagnostik kann hier hilfreich eingesetzt werden.

Danksagungen: Der Patient wurde freundlicherweise überwiesen von Dr. Alfons G. Hirsch, Hautarzt, Landwehrstraße 7, D-80336 München.
Die neurologische Untersuchung erfolgte beim Neurologischen Konsiliardienst der Innenstadtkliniken (Prof. Dr. Heinz Angstwurm), Medizinische Klinik,

Klinikum Innenstadt, Ludwig-Maximilians-Universität, Ziemssenstraße 1, D-80336 München
Der histopathologische Befund wurde uns freundlicherweise zur Verfügung gestellt von Dr. med. Arno Rütten, Hautarzt, Dermatohistopathologisches Labor, Siemensstraße 6/1, D-89048 Friedrichshafen

Literatur

1. Holzmann HP, Meurer M, Braun-Falco O (1987) Aussagekraft des 19S-FTA-ABS-Tests für Diagnostik und Therapie der Syphilis. Eigene Erfahrungen und Anmerkungen zur Methodik. Hautarzt 38:76-81
2. Kaposi M (1882) Das Rupia-ähnliche pustulöse Syphilid. In: Kaposi M (Hrsg) Syphilis der Haut und der angrenzenden Schleimhäute, Band III. Wilhelm Braumüller, Wien, S 129-132
3. Mahrle G, Rasokat H, Kurz K, Steigleder GK (1989) Abnormer Verlauf der Syphilis bei HIV-Infektion. Z Hautkr 64:393-397
4. Schlüpen EM, Meurer M, Schirren CG, Baumann L, Volkenandt M (1996) Alopecia specifica in secondary syphilis: molecular detection of treponema pallidum in lesional skin. Eur J Dermatol 6:19-22
5. Schröter R, Näher H, Petzoldt D (1988) Hautmanifestationen der Syphilis maligna bei HIV-Infektion. Klinische Beobachtung an drei Fällen. Hautarzt 39:463-466
6. Stellbrink HJ (1997) Chemotherapie der HIV-1-Infektion. Dtsch Ärzteblatt 94:A2497-A2503

Multilokuläre Erythemata migrantia

Vorgestellt von Susanne Breit, Uwe Neubert und Gerd Plewig

Anamnese: 68jährige Patientin. Am 2. September 1997 Zeckenstich am Unterschenkel, eine Woche später Schüttelfrost und Fieber über drei Tage. Etwa drei Wochen nach Zeckenstich Entwicklung langsam fortschreitender Hautrötungen ohne Schmerzen oder Juckreiz, vorwiegend an den Beinen. Ansonsten Wohlbefinden. Am 7. Oktober 1997 Vorstellung in unserer Klinik.

Hautbefund: An beiden Beinen, gluteal sowie am rechten Arm multiple, disseminierte, bis handtellergroße, leicht rot-bräunliche, randbetonte Erytheme mit zentraler Abblassung.

Histopathologie: Gluteal rechts: Orthokeratotische Hornschicht, schmales Epithel. Zum Teil epidermotrop gerichtete lymphozytäre Infiltrate. In der oberen Dermis perivaskuläres lymphohistiozytäres Infiltrat.
Diagnose: Vereinbar mit Erythema migrans.

Laborbefunde: Auffällige Serumparameter: γ-GT 47 U/ml, Bilirubin 1,2 mg/dl, Glukose 148 mg/dl. Im Urinstatus 25 bis 30 Leukozyten sowie 10 Plattenepithelien im Sediment. Weitere serologische Parameter, BKS und Gerinnungswerte im Normbereich. Rotes und weißes Blutbild sowie Thrombozytenzahl im Normbereich.
Borrelien-Serologie: Im ELISA deutlich erhöhte IgM- (OD-Ratio 3,74) und IgG-Antikörper (OD-Ratio 1,35). Im IgM-Westernblot Banden bei 41, 25, 23 und 18 kD; im IgG-Blot Banden bei 41 und 25 kD.
Kontrollserologie drei Wochen nach antibiotischer Behandlung: IgM-Antikörper leicht rückläufig (OD-Ratio 3,19) bei Abfall der IgG-Antikörper unter den Grenzwert.
Polymerase-Ketten-Reaktion: Positiver Nachweis von Borrelia burgdorferi-spezifischer DNS aus der mitgebrachten, völlig zerquetschten Zecke, sowie aus Hautproben der Kniekehle links und von gluteal rechts.
Bakteriologische Untersuchungen: Kein Wachstum von Borrelien aus einer Hautprobe der Kniekehle links (Zentrum und Rand der Hautveränderung; Entnahme nach erster Antibiotikuminfusion).

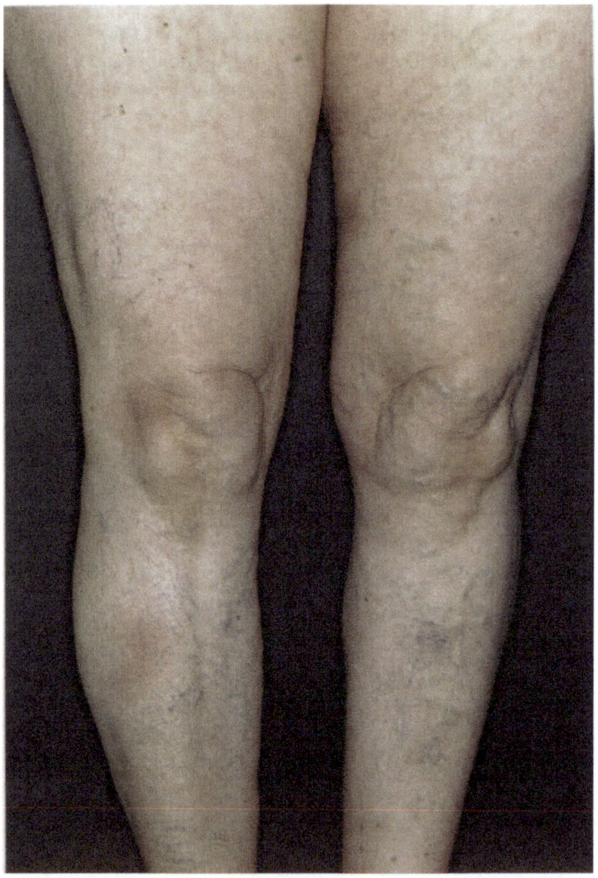

Abb. 1. Mehrere entzündlich gerötete, wechselnd konfigurierte, randbetonte Maculae an den Beinen

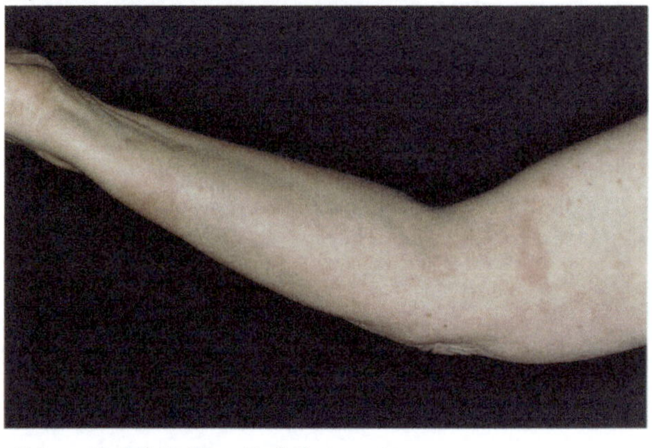

Abb. 2. Multilokulärer Befall eines Armes

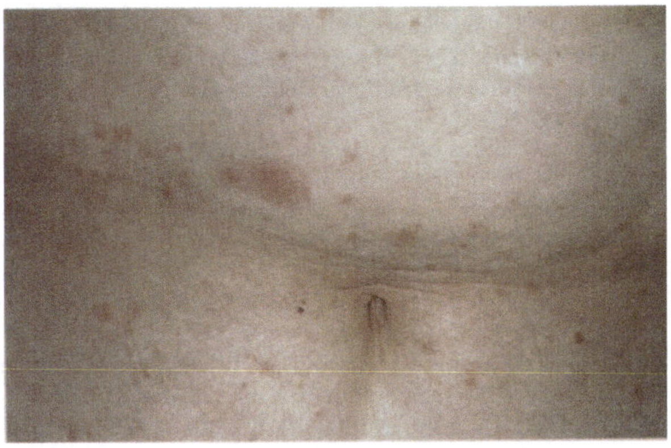

Abb. 3. Erythema migrans am Bauch

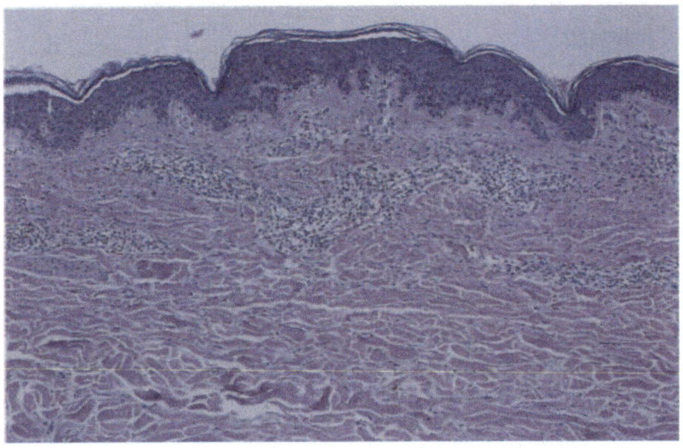

Abb. 5. Vorwiegend perivaskuläre entzündliche Reaktion mit Lymphozyten und Histiozyten. HE

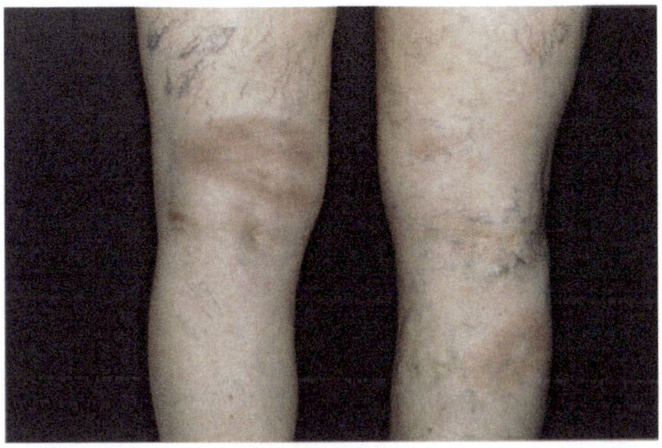

Abb. 4. Randbetonte ovaläre Erytheme an den Kniebeugen

Neurologisches Konsil: Normaler neurologischer Befund, kein Hinweis auf eine Neuro-Borreliose.

Therapie und Verlauf: Behandlung mit Ceftriaxon intravenös 2g/die über 21 Tage. Keine Jarisch-Herxheimer-Reaktion. Bereits nach wenigen Tagen deutliche Abblassung der Erytheme und kein Auftreten neuer Hautveränderungen.

Kommentar: Das Erythema migrans gilt heute als das kutane Leitsymptom der Lyme-Borreliose, einer systemischen Infektionskrankheit. Hauptüberträger dieser in der nördlichen Hemisphäre verbreiteten Anthropozoonose sind Schildzecken der Gattung *Ixodes*. Nach dem Stich einer infizierten Zecke kann der Erreger *Borrelia burgdorferi* (*sensu lato*) mit dem reichlich abgesonderten Zeckenspeichel in das Wirtsgewebe eindringen. Die horizontale Ausbreitung der Borrelien im dermalen Bindegewebe führt zu fortschreitenden Entzündungsreaktionen, die sich äußerlich als ein unterschiedlich rasch expandierendes Erythem manifestieren. Die in etwa 80% der Fälle zentral allmählich abblassende „Wanderröte" kann zwischen wenigen Wochen bis zu über einem Jahr andauern.

Etwa zwei Drittel der Patienten berichten über begleitende Beschwerden an der Haut oder anderen Organen. Als sichtbares Zeichen der bakteriämischen Aussaat des Erregers – und damit des Übergangs vom lokalisierten Stadium I in das Stadium II der disseminierten Infektion - können sich weitere Erytheme am Integument entwickeln. Solche Sekundärerytheme wurden in den USA bei 20-50%, in Europa lediglich bei 4-8% der Patienten beobachtet. Die intensive systemische Aussaat des Erregers wurde bei unserer Patientin vermutlich durch ihre diabetische Stoffwechsellage begünstigt. Die vorübergehend erhöhten Gamma-GT- und Bilirubinwerte im Serum deuten auf eine klinisch ansonsten symptomlose Leberbeteiligung hin. Das Verschwinden der Erytheme, sei es durch antibiotische Behandlung wie bei unserer Patientin oder auch spontan, sollte nicht mit einer grundsätzlichen Ausheilung der Infektion gleichgesetzt werden. Es empfiehlt sich deshalb, auch nach Abschluß der Therapie den weiteren Verlauf über mindestens ein Jahr weiter zu beobachten.

Danksagung: Die neurologische Untersuchung erfolgte in der Medizinischen Klinik, Klinikum Innenstadt, Konsiliardienst Neurologie (Prof. Dr. Heinz Angstwurm), Ludwig-Maximilians-Universität, Ziemssenstraße 1, D-80336 München.

Literatur

1. Burgdorfer W, Barbour AG, Hayes SF (1982) Lyme disease – a tick-borne spirochetosis? Science 216:1317-1319
2. Dattwyler RJ, Luft BJ, Kunkel MJ, Finkel MF, Wormser GP, Rush TJ, Grunwaldt E, Agger WA, Franklin M, Oswald D, Cockley L, Maladorno D (1997) Ceftriaxone compared with doxycycline for the treatment of acute disseminated Lyme disease. N Engl J Med 337:289-294
3. Duray PH, Asbrink E, Weber K (1989) The cutaneous manifestations of human Lyme disease: a widening spectrum. Adv Dermatol 4:255-276
4. Neubert U (1989) Klinische Aspekte der Borrelia-burgdorferi-Infektionen. Z Hautkr 64:649-656
5. Neubert U (1997) Hautmanifestationen. In: Horst H (Hrsg) Einheimische Zeckenborreliose (Lyme-Krankheit) bei Mensch und Tier. 3. Auflage. Demeter/Spitta Verlag, Balingen, S 60-86
6. Steere AC (1989) Lyme disease. N Engl J Med 321:586-596
7. Weber K, Neubert U, Büchner SA (1993) Erythema migrans and early signs and symptoms. In: Weber K, Burgdorfer W (eds) Aspects of Lyme Borreliosis. Springer, Berlin, pp 105-121
8. Weber K, Pfister HW (1994) Clinical management of Lyme borreliosis. Lancet 343:1442
9. Wienecke R, Neubert U, Volkenandt M (1993) Molecular detection of Borrelia burgdorferi in formalin-fixed, paraffin-embedded lesions of Lyme disease. J Cutan Pathol 20:385-388

Subakut-kutaner Lupus erythematodes bei kleinzelligem Bronchialkarzinom

Vorgestellt von Ursula Böhmer, Annegret de Baey, Hans Wolff und Martin Röcken

Anamnese: 68jähriger Patient. Seit vier Monaten infiltrierte erythematöse, teilweise anuläre Plaques am gesamten Körper unter Betonung des Oberkörpers und der Oberarme. Gleichzeitig Leistungsabbau, verstärkte Müdigkeit und Gewichtsverlust von 12 kg innerhalb der letzten sechs Monate.

Hautbefund: Am Oberkörper und den Armen diskret erhabene, polyzyklisch begrenzte, teils konfluierende erythematöse Plaques mit feinlamellärer Schuppung und einem wallartig aufgeworfenen erythematösen Randsaum.

Histopathologie: Am Stamm Orthokeratose des Stratum corneums, Epidermis verdünnt. An der dermoepidermalen Junktionszone vakuoläre Degeneration mit nekrotischen Keratinozyten und einem bandartigen lymphozytären Infiltrat. Das Infiltrat zeigt einen leichten Epidermotropismus.
Diagnose: Verdacht auf Lupus erythematodes.
Direkte Immunfluoreszenz: Granuläre IgM-Ablagerungen und feingranuläre C3-Ablagerungen entlang der Basalmembran.

Laborbefunde: BKS 60/125 mm nach Westergren, Kalium 3,6 mval/l (normal >3,8 mval/l), Kalzium 4,4 mval/l

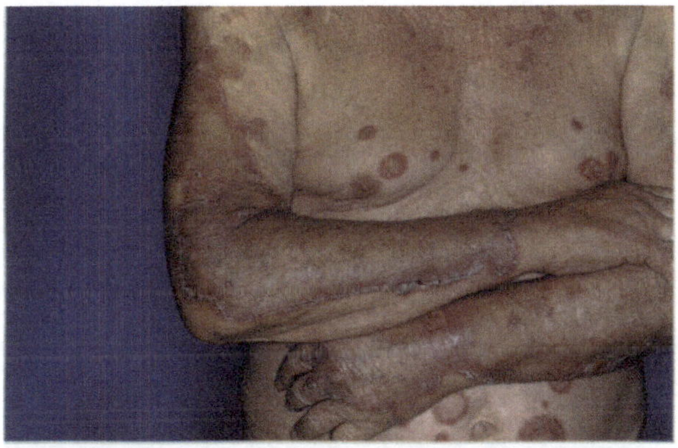

Abb. 1. Randbetonte, schuppende, lividrote Erytheme

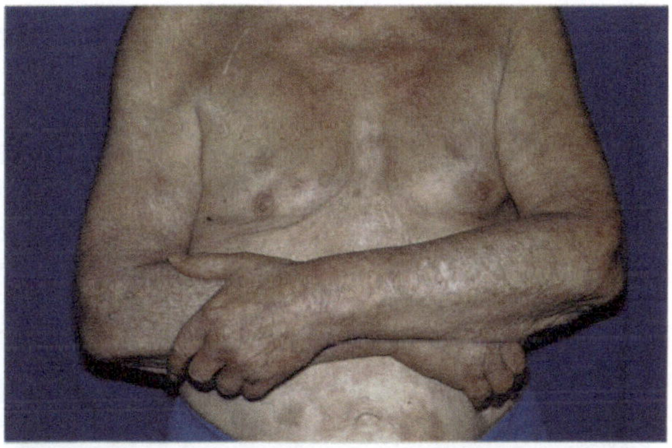

Abb. 2. Zustand nach Chemotherapie des Bronchialkarzinoms

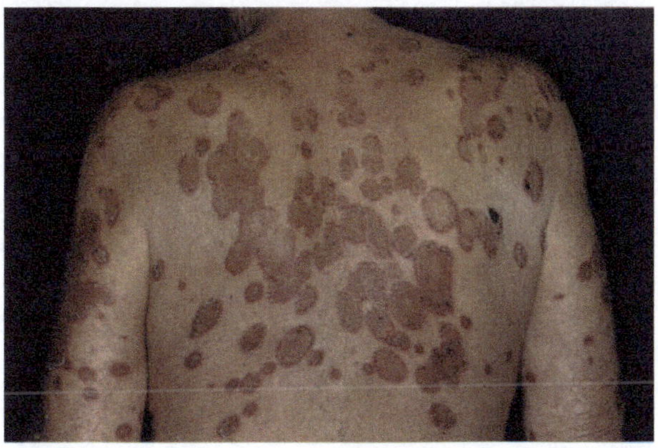

Abb. 3. Figurierte, schuppende randbetonte Erytheme am Rücken

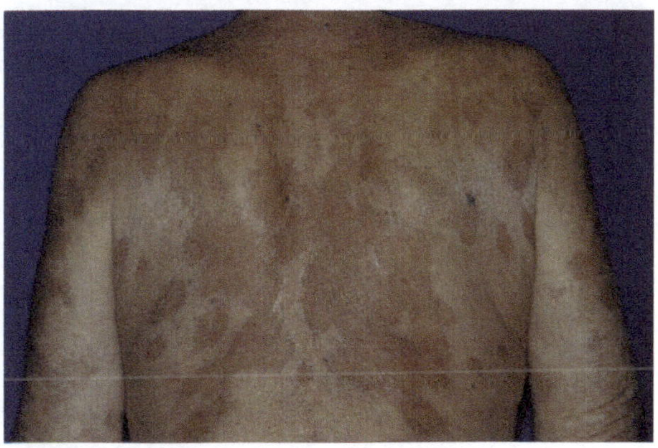

Abb. 4. Zustand nach Chemotherapie

(normal >4,5 mval/l), GOT 50 U/l, GPT 46 U/l, γ-GT 272 U/l, Bilirubin 2,7 mg/dl, MCV 103,5 fl, MCH 34,9 pg, Rheumafaktor 80 U/l (Referenzbereich 0-14 U/ml). Antinukleäre Antikörper positiv mit Titer 5120 (Muster speckled). Ro(SSA)-Antikörper positiv.

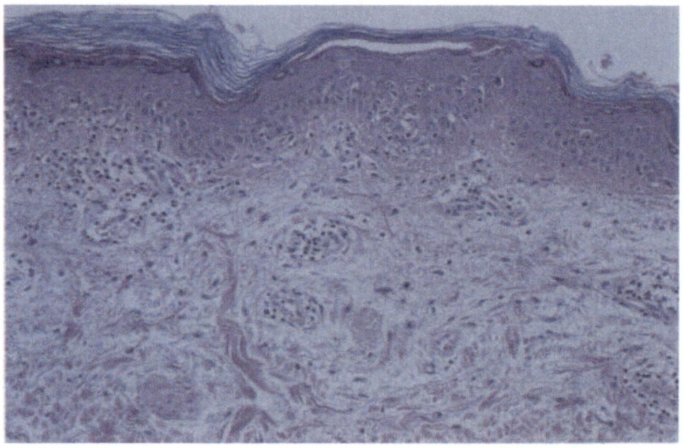

Abb. 5. Epidermis verdünnt. An der dermo-epidermalen Junktionszone vakuoläre Degeneration mit nekrotischen Keratinozyten. Subepidermal bandartiges lymphozytäres Infiltrat. HE

Weitere Befunde
Röntgen Thorax: 4 × 5 cm großer Tumor im rechten Lungenmittellappen.
Bronchoskopie mit Biopsie: Diagnose eines kleinzelligen Bronchialkarzinoms.

Therapie und Verlauf: Chemotherapie mit Vincristin, Cisplatin und Etoposid. Daraufhin Verkleinerung des pulmonalen Tumors und Abheilung der Hautveränderungen.

Kommentar: Aufgrund des klinischen Befundes, der Histopathologie, der direkten Immunfluoreszenzuntersuchung und der serologischen Befunde wurde bei dem Patienten ein subakut-kutaner Lupus erythematodes (SCLE) diagnostiziert.
Der SCLE ist eine Sonderform des kutanen Lupus erythematodes, der relativ häufig mit systemischen Symptomen einhergeht. Er ist durch oberflächliche, papulosquamöse Hautveränderungen besonders an sonnenexponierten Arealen gekennzeichnet, die häufig mit einer oberflächlichen Atrophie abheilen.

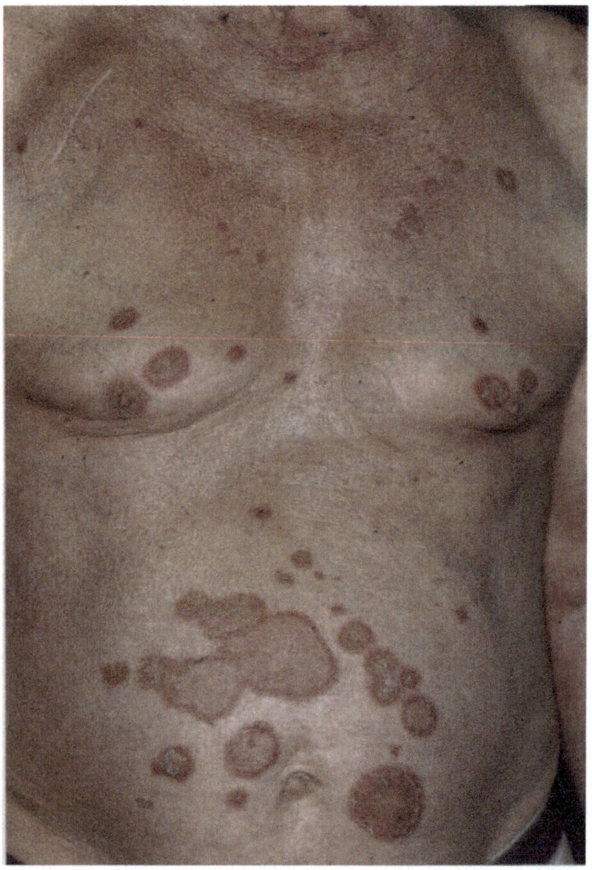

Abb. 6. SCLE-Herde am Bauch

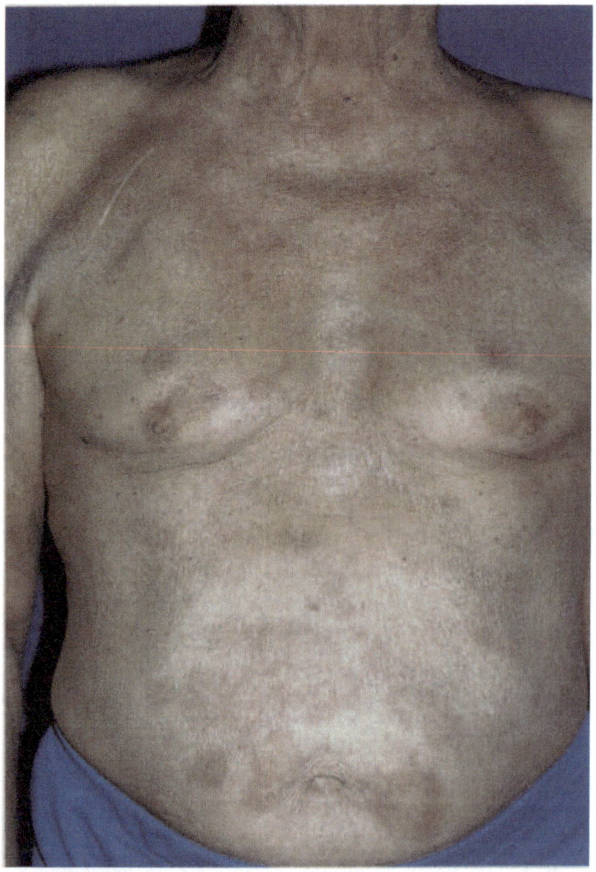

Abb. 7. Zustand nach Chemotherapie

Bei den meisten Patienten finden sich in der befallenen Haut granuläre bandartige Ablagerungen von Immunglobulinen (IgM oder IgG) und Komplement (C3) an der dermo-epidermalen Junktionszone. Histologisch zeigt sich beim SCLE eine epidermale Atrophie, vakuoläre Degeneration und ein subepidermales bandartiges lymphohistiozytäres Infiltrat. Die antinukleären Antikörper sind häufig hochtitrig, typischerweise für das zytoplasmatische Ro(SSA)-Antigen; Antikörper gegen Doppelstrang-DNS sind meist negativ. Die Hautveränderungen und der schlechte Allgemeinzustand unseres Patienten waren Anlaß, eine Tumorsuche durchzuführen. Dabei fand sich ein kleinzelliges Bronchialkarzinom im rechten Lungenmittellappen. Kleinzellige Bronchialkarzinome können eine Reihe paraneoplastischer Syndrome hervorrufen, unter anderem auch neurologische und dermatologische Erkrankungen. Kutane Autoimmunerkrankungen, die mit bösartigen Tumoren assoziiert sein können, sind Dermatomyositis, Erythema gyratum repens, bullöses Pemphigoid und paraneoplastischer Pemphigus. Als Erklärungsmöglichkeit wird angenommen, daß die Immunantwort des Wirtes kreuzreaktive Oberflächenantigene auf dem Tumor und dem involvierten Organ erkennt.

Über die mögliche Bedeutung des subakut-kutanen Lupus erythematodes (SCLE) als paraneoplastisches Syndrom fand sich in der Literatur kein Bericht. Die klinisch wichtigste Differentialdiagnose, das Erythema gyratum repens, wurde histologisch ausgeschlossen. Bei unserem Patienten traten die Hautveränderungen und Allgemeinsymptome etwa gleichzeitig auf. Nach Chemotherapie verkleinerte sich der Tumor, und die Hautveränderungen bildeten sich vollständig zurück. Aufgrund der Parallelität der Verläufe muß an die Möglichkeit eines paraneoplastischen SCLE gedacht werden. Es ist aber auch möglich, daß ein vom Bronchialkarzinom unabhängiger SCLE durch die Tumortherapie unterdrückt wurde.

Danksagungen: Die Patientin wurde freundlicherweise überwiesen von Dr. Dr. Walter Roth, Hautarzt, Salinstraße 11, D-83022 Rosenheim.
Röntgenologische Untersuchung, die Bronchoskopie sowie onkologische Behandlung erfolgten durch die Kollegen im Städtischen Krankenhaus Rosenheim, Pettenkoferstraße 10, D-83022 Rosenheim

Literatur

1. Anderson NE, Rosenblum WK, Graus F, Wiley RG, Posner JB (1988) Autoantibodies in paraneoplastic syndromes associated with small cell lung cancer. Neurology 38:1391-1398
2. Anhalt GJ, Kim SC, Stanley JR, Douglas AJ, Izumi H, Ratrie III H, Mutasimi D, Soochan K, Karman NJ, Kary M, Ariss-Abdo L, Labib RS (1990) Paraneoplastic pemphigus. An autoimmune mucocutaneous disease associated with neoplasia. N Engl J Med 323: 1729-1735
3. Caux F, Lebbe C, Thomine E, Benyahia B, Flageul B, Joly P, Rybojad M, Morel P (1994) Erythema gyratum repens. A case studied with immunofluorescence, immunoelectron microscopy and immunohistochemistry. Br J Dermatol 131:102-107
4. David-Bajar KM, Davis BM (1997) Pathology, immunopathology, and immunohistochemistry in cutaneous lupus erythematodes. Lupus 6:145-157
5. Politi Y, Ophir J, Brenner S (1993) Cutaneous paraneoplastic syndromes. Acta Derm Venereol (Stockh) 73:161-170
6. Poole S, Fenske NA (1993) Cutaneous markers of internal malignancy. II. Paraneoplastic dermatoses and environmental carcinogens. JMD 28:147-164
7. Richardson GE, Johnson BE (1992) Paraneoplastic syndromes in lung cancer. Curr Opin Oncol 4:323-333
8. Sterry W (1996) Pathomechanismen kutaner paraneoplastischer Erkrankungen. In: Plewig G, Przybilla B (Hrsg) Fortschritte der praktischen Dermatologie und Venerologie, Bd 15. Springer, Berlin, S 72-76

Ehlers-Danlos-Syndrom Typ IV

Vorgestellt von Thomas Jansen, Hans Wolff, Anne De Paepe[1] und Gerd Plewig

Anamnese: 28jährige Patientin. Frühgeburt im sechsten Schwangerschaftsmonat, Geburtsgewicht 1750 g, Körperlänge 40 cm. Operative Entfernung eines Hämangioms am Kapillitium in der Neugeborenenperiode. Seit Geburt geringgradige valvuläre Pulmonalstenose, prominente Venenzeichnung am Thorax und ausgeprägte Vulnerabilität der Haut mit Neigung zu Hämatomen. Seit dem 14. Lebensjahr ausgeprägte Hüftlendenstrecksteife mit Spannungsgefühl in beiden Oberschenkeln. Seit drei Jahren rezidivierende Entzündungen der rechten Achillessehne und ziehende Schmerzen im rechten Bein bei massiver Muskelverkürzung in diesem Bereich. Linksseitige Pleurodese wegen multipler Emphysemblasen beidseits mit rezidivierenden Spontanpneumothoraces linksseitig vor neun Jahren.

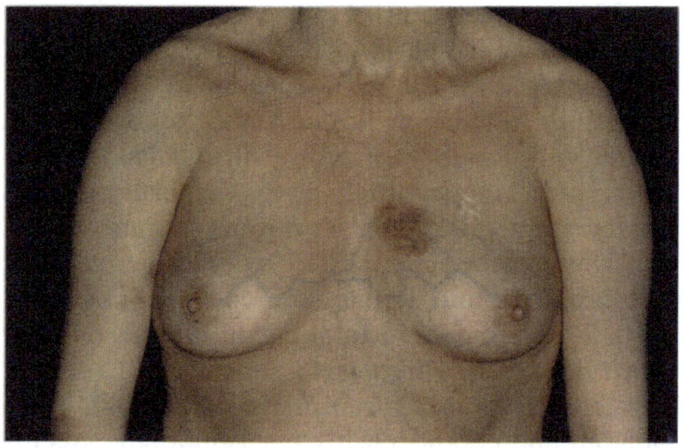

Abb. 1. Dünne Haut mit durchscheinenden venösen Gefäßen. Suffusion nach Minimaltrauma

Hautbefund: Auffälliger Habitus mit dünnen, zarten Extremitäten. An Händen und Füßen straffe, dünne Haut mit durchscheinendem venösen Netz (Akrogerie), auch im Dekolleté. Im Gesicht straffe Haut mit auffällig spitzer Nase, schmalen Lippen, tiefliegenden großen Augen und sich derb anfühlenden Ohrmuscheln mit fehlenden freien Ohrläppchen. Akrozyanose. Geringe Überstreckbarkeit der Gelenke, besonders an Fingern, Händen und Ellbogen. An Brust und Armen ausgeprägte Hämatome.

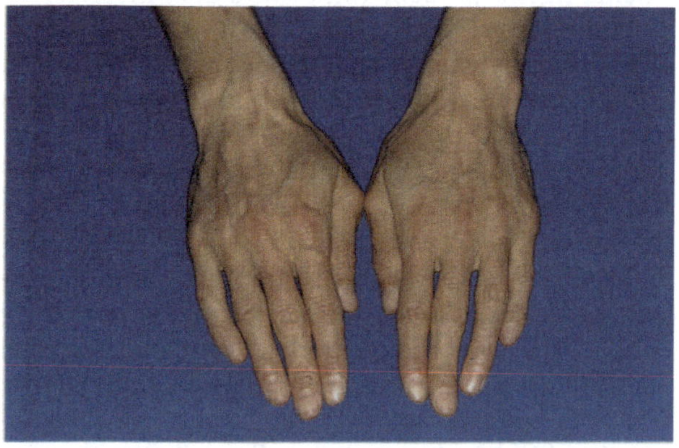

Abb. 2. Zartgliedrige Hände mit durchscheinenden venösen Gefäßen

Histopathologie: Glutäal mäßige Akanthose der Epidermis. In der Dermis perivaskulär ausgerichtete lymphohistiozytäre Infiltrate. Kollagenes Bindegewebe regelrecht strukturiert.

Laborbefunde: BKS 18/41 mm nach Westergren, CRP 3,4 mg/dl, Ferritin 21 ng/ml. Im Normbereich oder negativ: Gerinnungsparameter, Virustiter für Zytomegalie, Herpes simplex, Coxsackie B1-6, Varizella-Zoster, Röteln, EBV und HHV 6, Borrelien-, Luesserologie, Alpha-1-Antitrypsin, C3, C4, IgG, IgA, ANAs (HEp-2-Zelltest), Kryoglobuline, U1-RNP-Antikörper, Zentromer-Antikörper, Scl70-Antikörper.

Weitere Befunde

Internistische Untersuchung: Geringgradige Pulmonalstenose, jedoch keine relevante pulmonale Insuffizienz. Geringe Mitralinsuffizienz. Normale Lungenfunktion. In der Oberbauchsonographie geringe Hepatomegalie bei Verdacht auf Steatosis hepatis.

Neurologische Untersuchung: Gangbild hinkend. Einbeinstand links unsicher, rechts wegen Kontraktur nicht möglich. Elektromyographie, Elektroneurographie sowie Myosonographie und Kernspintomographie der Oberschenkel ohne pathologischen Befund.

1 Abteilung für Medizinische Genetik, Universitätsklinik, Gent, Belgien

Orthopädische Untersuchung: Rechte Achillessehne extrem verkürzt, verdickt und mit der Unterhaut verbacken. Muskuläre Verkalkung der Wade. Rechtes Sprunggelenk eingesteift. Streckhemmung des rechten Kniegelenks. Röntgenaufnahme der Hüften und Oberschenkel ohne pathologischen Befund. Skoliotische Fehlhaltung mit eingeschränkter Beweglichkeit von Brust- und Lendenwirbelsäule.
Augenärztliche Untersuchung: Myopie.

Kommentar: Das Krankheitsbild wurde 1901 von Edvard Ehlers (1863-1937) aus Kopenhagen und 1908 von Henry Alexandre Danlos (1844-1912) aus Paris beschrieben. Das Ehlers-Danlos-Syndrom umfaßt eine heterogene Gruppe von vererbbaren Bindegewebsstörungen, die Haut, Band- und Gelenkapparat, Augen sowie Gefäße und innere Organe befallen können. Meist liegen Synthesestörungen des Kollagens zugrunde. Die derzeitige Klassifizierung in zehn Typen basiert auf einem Muster von klinischen, genetischen und biochemischen Merkmalen. Davon werden sechs Typen autosomal-dominant vererbt (I-IV, VII, VIII), zwei autosomal-rezessiv (VI, eventuell X) und zwei X-chromosomal-rezessiv (V und IX). Als charakteristische Symptome finden sich bei den meisten Patienten eine Überdehnbarkeit der Haut (*Cutis hyperelastica*), eine erhöhte Vulnerabilität der Haut und eine Überstreckbarkeit der Gelenke. Als weitere typenspezifische Symptome können Augenveränderungen (Keratokonus), Blasendivertikel und Skelettdeformierungen (Skoliose, Kleinwuchs) auftreten.

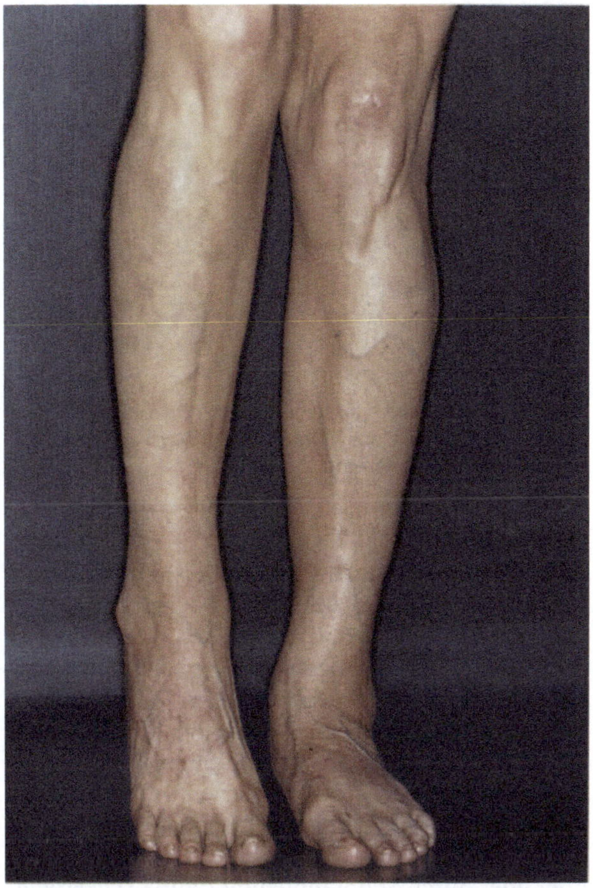

Abb. 3. Durchscheinende Haut an den Beinen; Spitzfußstellung rechts durch Achillessehnenverkürzung

Der primäre Defekt ist nicht einheitlich. Je nach Krankheitstyp liegt ein atypisches Kollagen III, ein Mangel an Lysylhydroxylase oder ein Defekt am terminalen Ende der Kollagenpeptidkette zugrunde. Bei dem zuletzt entdeckten Typ X ist nicht die Kollagensynthese, sondern die Synthese des Matrixproteins Fibronektin gestört. Von mehreren Typen des Syndroms ist der primäre Defekt derzeit noch nicht bekannt. Die molekularen Defekte beim Typ IV (arteriell-ekchymotischer Typ) sind weitgehend aufgeklärt und können zur Diagnose mittels Fibroblastenkultur herangezogen werden. Diesem Typ liegt eine Mutation auf Chromosom 2 zugrunde, die zu einem qualitativen und/oder quantitativen Mangel des in den inneren Organen reichlich vorkommenden Typ III-Kollagens führt. Allerdings deuten die unterschiedlichen Erbgänge einzelner Familien an, daß auch der Typ IV in sich heterogen sein muß, denn es wurden sowohl dominante als auch rezessive Muster gesehen. So gelang es auch, verschiedene molekulare Störungen zu identifizieren, die alle sekundär in einem Synthesedefekt des Typ III-Kollagens resultieren. Fibroblasten dieser Patienten produzieren gleichzeitig normale und defekte Typ III-Kollagenketten. Es fanden sich aber auch Patienten, bei denen die Gesamtsynthese an Typ III-Kollagen reduziert war oder fehlte, und schließlich konnten bei einer normalen Synthese Störungen in der Sekretion von Typ III-Kollagen nachgewiesen werden.
Der Typ IV unterscheidet sich klinisch von den meisten anderen Ehlers-Danlos-Typen dadurch, daß hier die Haut nicht überdehnbar, sondern vielmehr sehr dünn und extrem leicht vulnerabel ist. Besonders an Händen und Füßen findet sich eine dünne, runzelige, alt aussehende Haut *(Akrogerie)*. Bei Verletzung entstehen oft klaffende, fischmaulartige Wunden, die mit atrophischen, zigarettenpapierartig gefältelten und hämosiderotisch verfärbten oder aber hypertrophen Narben verzögert abheilen. An Druckstellen wie Ellbogen und Knien können molluskoide, zystenartige Pseudotumoren, eventuell mit verkalkenden Fettgewebsnekrosen auftreten. Cha-

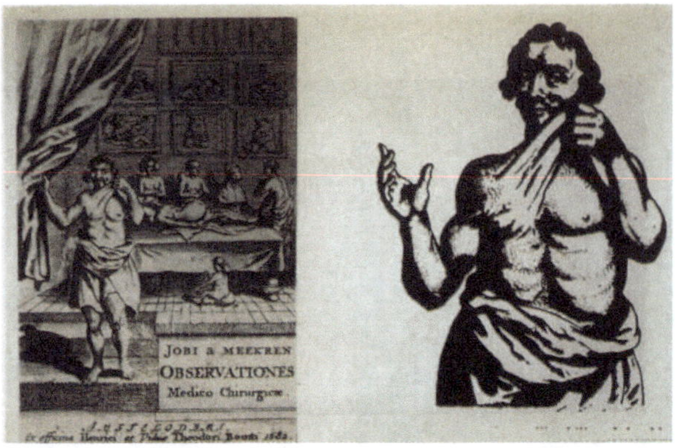

Abb. 4. Historische Darstellung des Ehlers-Danlos-Syndroms. Quelle: Meek'ren JA van (1682) Observationes medico-chirurgicae. Amsterdam

rakteristisch sind auch Bindegewebshernien, Nahtinsuffizienz nach chirurgischen Eingriffen, geringe Überstreckbarkeit der Gelenke, besonders an Finger-, Hand- und Ellbogengelenken, Sehnenverkürzungen mit daraus resultierenden Gelenkfehlstellungen sowie Muskelhypotonie. Bei Patienten mit Ehlers-Danlos-Syndrom Typ IV können durch spontane Rupturen von großen Arterien (mit oder ohne vorbestehende Aneurysmen), Darm oder Uterus (in der Spätschwangerschaft oder unter der Geburt) oder aber durch Spontanpneumothorax schwerwiegende und oftmals lebensbedrohliche Komplikationen auftreten. Die Prognose ist insgesamt schlecht. Die mittlere Lebenserwartung ist deutlich vermindert, für Frauen auf 34 Jahre und für Männer auf 37 Jahre. Eine kausale Therapie ist nicht möglich.

Danksagung: Die Patientin wurde freundlicherweise überwiesen von Frau Dr. Mia Schröder, Friedrich-Baur-Institut, Klinikum Innenstadt, Ludwig-Maximilians-Universität, Ziemssenstraße 1, D-80336 München. Die internistischen, neurologischen, orthopädischen und augenärztlichen Untersuchungen wurden in den entsprechenden Einrichtungen des Klinikums Innenstadt, Ludwig-Maximilians-Universität München, durchgeführt.

Literatur

1. Boullie MC, Venencie PY, Thomine E, Ogier H, Puissant A, Lauret P (1986) Syndrome d'Ehlers-Danlos type IV a type d'acrogeria. Ann Dermatol Venereol 113:1077-1085
2. Byers PH (1995) Ehlers-Danlos syndrome: recent advances and current understanding of the clinical and genetic heterogeneity. J Invest Dermatol 103:47S-52S
3. Danlos HA (1908) Un cas de cutis laxa avec tumeurs par contusion chronique des coudes et des genoux (xanthome juvénile pseudo-diabétique de MM. Hallopeau et Macé de Lépinay. Bull Soc Fr Dermatol Syphiligr 19:70-72
4. Ehlers E (1901) Cutis laxa, Neigung zu Hämorrhagien in der Haut, Lockerung mehrerer Artikulationen. Dermatol Z 8:173-174
5. Pope FM, Narcisi P, Nichols AC, Lieberman M, Oorthuys JWE (1988) Clinical presentations of Ehlers Danlos syndrome. Arch Dis Child 63:1016-1025
6. Prockop DJ, Kivirikko Kl (1984) Heritable diseases of collagen. N Engl J Med 311:376-386
7. Roberts DLL, Pope FM, Nichols AC, Narcisi P (1984) Ehlers-Danlos syndrome type IV mimicking non-accidental injury in a child. Br J Dermatol 111:341-345
8. Temple AS, Hinton P, Narcisi P, Pope FM (1988) Detection of type III collagen in skin fibroblasts from patients with Ehlers-Danlos syndrome type IV by immunofluorescence. Br J Dermatol 118:17-26

Akrogerie Gottron

Vorgestellt von Thomas Jansen, Anne-Kathrin Tausche und Gerd Plewig

Anamnese: 43jähriger Patient. Spontangeburt im achten Schwangerschaftsmonat, Geburtsgewicht 2700 g. Seit Geburt schwächliche Hände und Füße sowie kleine Nase. Keine besondere Neigung zu Ulzerationen oder Narben. In der frühkindlichen Entwicklung verzögertes Erlernen von Sitzen und Gehen. Normale Sprachentwicklung. Zwischen dem 11. und 13. Lebensjahr nach Stürzen insgesamt vier Frakturen: Schädel, rechter Oberarm, linker Unterarm sowie Fußwurzelknochen rechts. Im Alter von 24 Jahren Amputation des linken Beines oberhalb des Knies wegen Infektion mit *Clostridium perfringens* nach Motorradunfall. 1992 Sarkoidose Grad II mit Hautbeteiligung, wahrscheinlich durch traumatische Fremdkörpereinsprengung in die rechte Handfläche. Seit dem 13. Lebensjahr schubweise verlaufende chronisch-stationäre Psoriasis vulgaris. Familienanamnese: Asthma bronchiale bei zwei Geschwistern. Eltern und vier Geschwister hautgesund.

Hautbefund: An den distalen Extremitätenabschnitten Hyperpigmentierung mit scharfer zirkulärer Begrenzung. Mattschimmernde von Teleangiektasien durchzogene Hautoberfläche mit feiner, zigarettenpapierartiger Fältelung, die den Spannungslinien folgt. Deutlich sichtbare Öffnungen der zahlenmäßig nicht verminderten Haarfollikel. Normale Behaarung. An den Streckseiten der Extremitäten zum Teil sehr prominente, subkutan verlaufende Sehnenzüge und durchschimmernde venöse Blutgefäße. Mühelos, wie eine dünnwandige Hülle abhebbare Haut in den veränderten Regionen. Palpatorisch kein Nachweis von subkutanem Fettgewebe. Nagelplatte des rechten Großzehennagels verdickt mit Onycholyse und erheblicher Onychodystrophie. Anonychie der übrigen Zehennägel. Unauffällige Fingernägel. An der Nasenspitze ist die Haut gleichfalls außerordentlich dünn, so daß die Konturen des Nasenknorpels scharfrandig hervortreten. Übrige Epidermis ohne Besonderheiten. Hypoplastische Modellierung beider Ohrmuscheln mit Aplasie der freien Ohrläppchen. An Kopfhaut, Brust und Rücken sowie Unterarmstreckseiten einzelne, teilweise gering infiltrierte, bis 2 cm große erythematöse Plaques mit festhaftender silbriger Schuppung. Psoriasisphänomene in typischer Weise auslösbar.

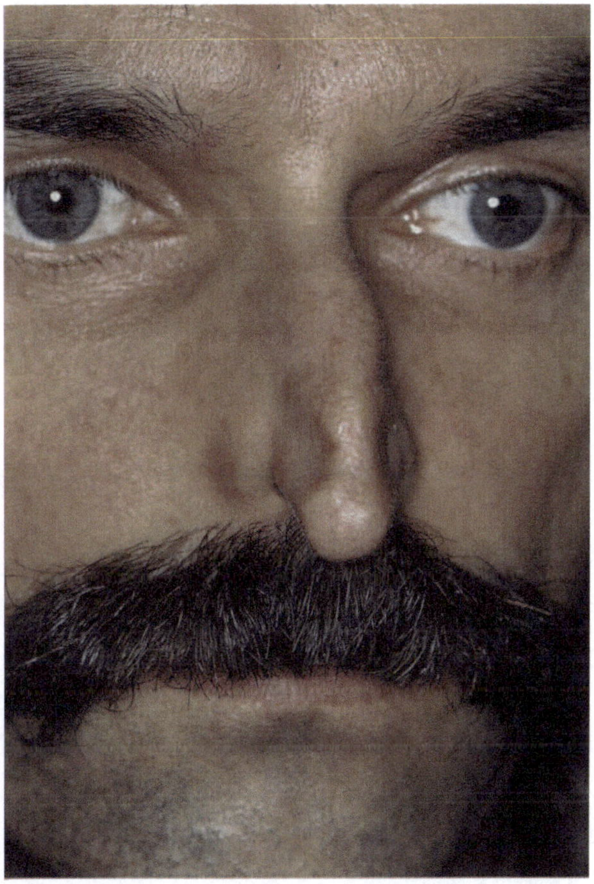

Abb. 1. Atrophie der Nasenspitze

Histopathologie: Rechter Fuß: Epidermis stark gefältelt und der Dermis wellenförmig aufliegend. Geringgradige Verdünnung der Epidermis. Hornschicht orthokeratotisch und unauffällig. Vermehrter Pigmentgehalt der Basalschicht. Verdünnung der Dermis mit sehr dicht gepackten Kollagenbündeln. Papillarkörper schwach entwickelt und nur angedeutet sichtbar. Ekkrine Schweißdrüsen unverhältnismäßig hoch in der Dermis gelegen mit stark geschlängelt verlaufenden Ausführungsgängen. In der

Elastikafärbung Vermehrung von teilweise fragmentierten und verklumpten elastischen Fasern in allen Bereichen der Dermis, besonders im subepidermalen Stratum papillare. PAS- und van-Kossa-Färbung ohne Besonderheiten. Keine entzündlichen Veränderungen.

Hautsonographie (20 MHz-Sonographie): Rechter Handrücken und Mittelfinger der linken Hand: Unregelmäßiges Eingangsecho. Reflexarme, deutlich verschmälerte Dermis. Stark reduziertes bis fehlendes subkutanes Fettgewebe. Auffallende Hautdickendifferenz zwischen betroffener und gesunder Haut.

Laborbefunde: Sämtliche Laborbefunde einschließlich Serumelektrolyte, Serumlipide, Serumenzyme, insbesondere Kreatininphosphokinase, Aldolase und Osteoklastenphosphatase im Normbereich.
Chromosomenanalyse: Normaler männlicher Karyotyp (46, XY).

Weitere Befunde
Allgemeiner Befund: Größe (164 cm) und Gewicht (52kg) an der unteren Norm. Alle Gelenke aktiv und passiv frei beweglich. Dystrophie von Thenar und Hypothenar. Keine Akrozyanose.
Neurologische Untersuchung: Alle Reflexe seitengleich und normal auslösbar. Keine pathologischen Reflexe. Ataxie. Diadochokinese regelrecht. Sensibilität für verschiedene Qualitäten (spitz, stumpf, warm, kalt) sowie Tiefensensibilität auch an den veränderten Akren nicht gestört. Im Elektromyogramm (M. interosseus dorsalis I, M. abductor digiti V und M. abductor pollicis brevis) keine Spontanaktivität. Kein Hinweis auf neurogene oder myogene Schädigung der untersuchten Muskeln.
Augenärztliche Untersuchung: Kein pathologischer Befund.
Zahnärztliche Untersuchung: Keine Zahnanomalien.
Röntgen-Schädel: In der sagittalen Aufnahme Neigung der Kalottensenkrechten nach links, S-förmige Skoliose im Bereich der Schädelbasis und Asymme-

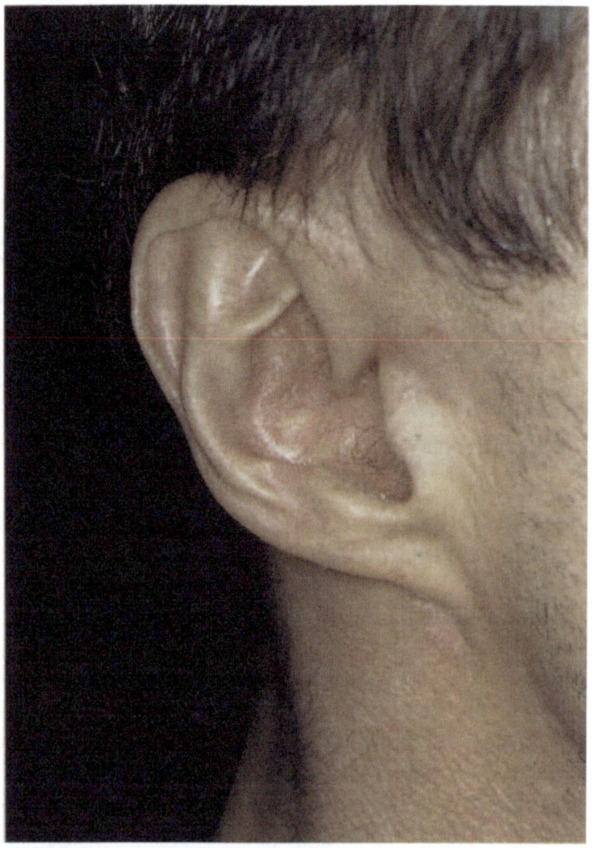

Abb. 2. Hypoplasie der Helix und Dysplasie des Ohrknorpels

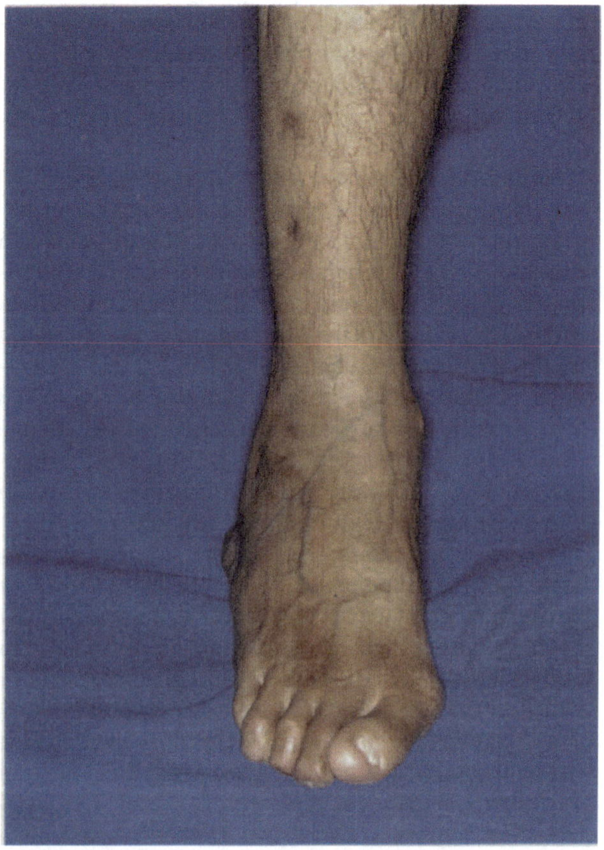

Abb. 3. Hautatrophie am Fußrücken, Onychodystrophie an D I, Anonychie D II-V

trie der Basiselemente. Keine sicheren Abweichungen am Schädel. Auffällige Kürze des Mittelgesichtes mit leichter Sattelung im Bereich der Nase.
Röntgen-Extremitäten: In den Übersichtsaufnahmen etwas breite Metaphysen. Spongiosa allseits vergröbert, so auch im Bereich des Schenkelhalses und des Beckens mit striärem Balkenwerk. Keine Veränderungen der Akren bis auf rarefizierte, vergröberte Spongiosa im Bereich der ganzen Hand. Im distalen Drittel des linken Radius abgeheilte Fraktur ohne besondere Hinweise auf veränderte Knochenstruktur.
Oberbauchsonographie: Asymptomatische Cholezystolithiasis, ansonsten unauffälliger Befund.

Kommentar: Das hier dargestellte Krankheitsbild wurde erstmals 1941 von dem Dermatologen Heinrich Gottron (1890-1974) unter der Bezeichnung *familiäre Akrogerie* dargestellt.
Er beschrieb eine bei Geburt manifeste Hautatrophie an den distalen Extremitätenabschnitten bei einem 16 und 19 Jahre alten Geschwisterpaar in Breslau. Die Namensgebung lehnt sich an die Krankheitsbezeichnung Progerie von Gilford aus dem Jahre 1897 beziehungsweise 1904 an. Von dieser sehr seltenen Erbkrankheit wurden bislang nur etwa 50 Patienten beschrieben, bei Überwiegen des weiblichen Geschlechts (3:1). Außer der beiden Geschwisterfälle von Gottron sind überwiegend Einzelfälle bekannt. Mehrere Familien mit betroffenen Geschwistern bei gesunden Eltern deuten darauf hin, daß zumindest eine Untergruppe mit autosomal-rezessivem Erbgang existiert.
Die Akrogerie ist bereits bei Geburt deutlich erkennbar und wenig progredient. Die Haut an Händen, Füßen, Nasenspitze, Kinn und Ohren zeigt umschriebene symmetrische Bereiche mit vorzeitigen Alterungszeichen. Die Epidermis ist atrophisch, dünn, leicht vulnerabel und neigt gelegentlich zu hypertrophen Narben. Die Dermis ist dünn, schlaff und in ihrer Elastizität vermindert. Die Gefäßzeichnung ist deutlich sichtbar. Das subkutane Fettgewebe ist ebenfalls vermindert, so daß die nicht betroffenen Muskeln und Sehnen überdeutlich erkennbar

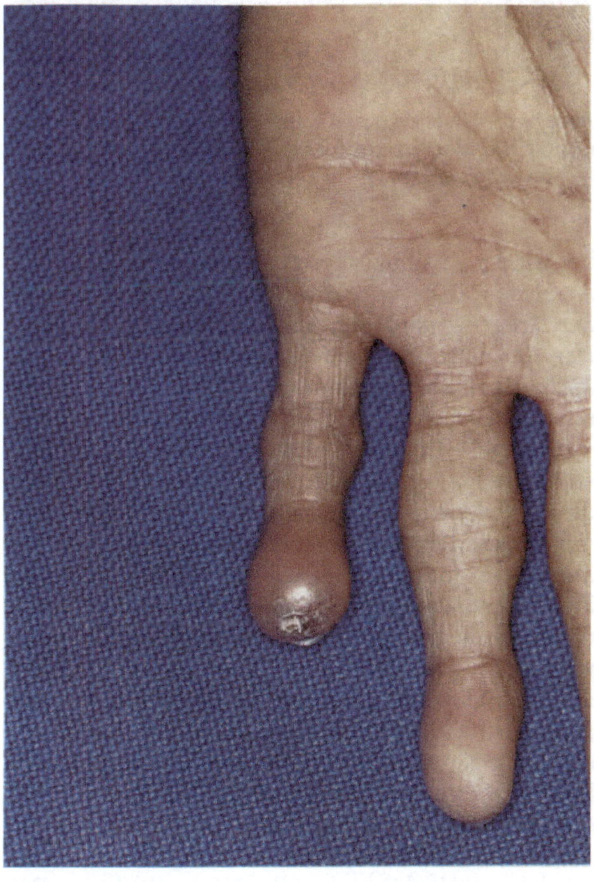

Abb. 4. Lipatrophie der Finger, Fingerspitzennekrose an D V

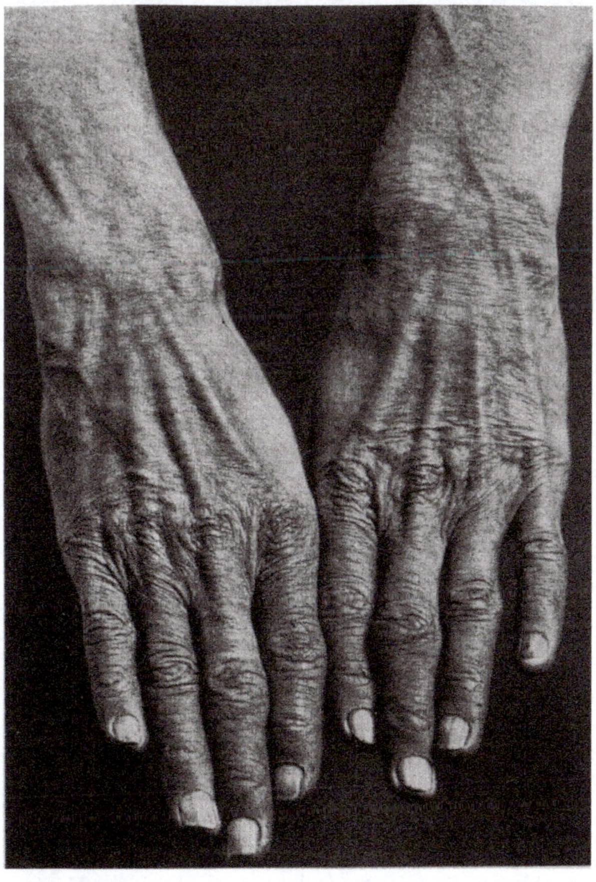

Abb. 5. Originalpublikation von Gottron: Hände einer 19jährigen Patientin

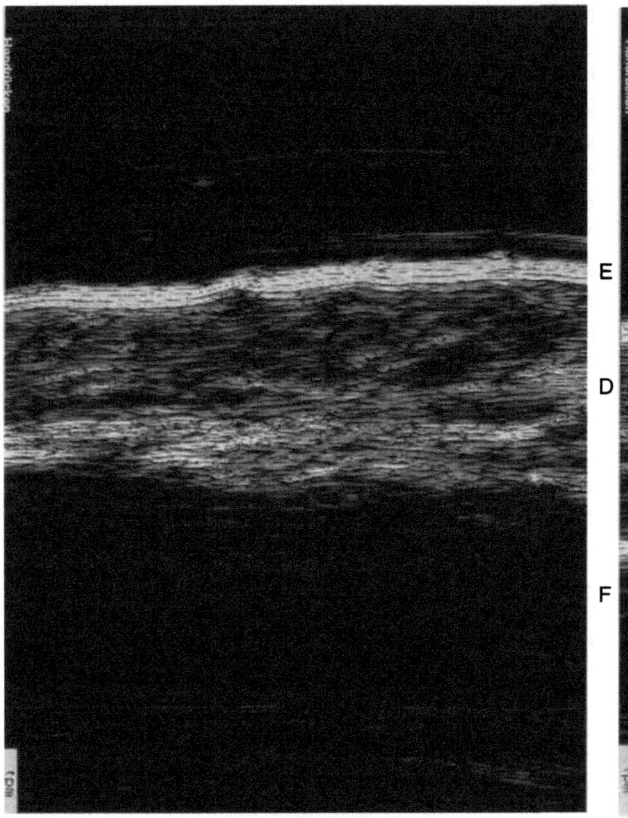

Abb. 6. 20 MHz-Sonographie des Patienten, rechter Handrücken: Verdünnte Epidermis (E), Atrophie der Dermis (D) und des subkutanen Fettgewebes (F)

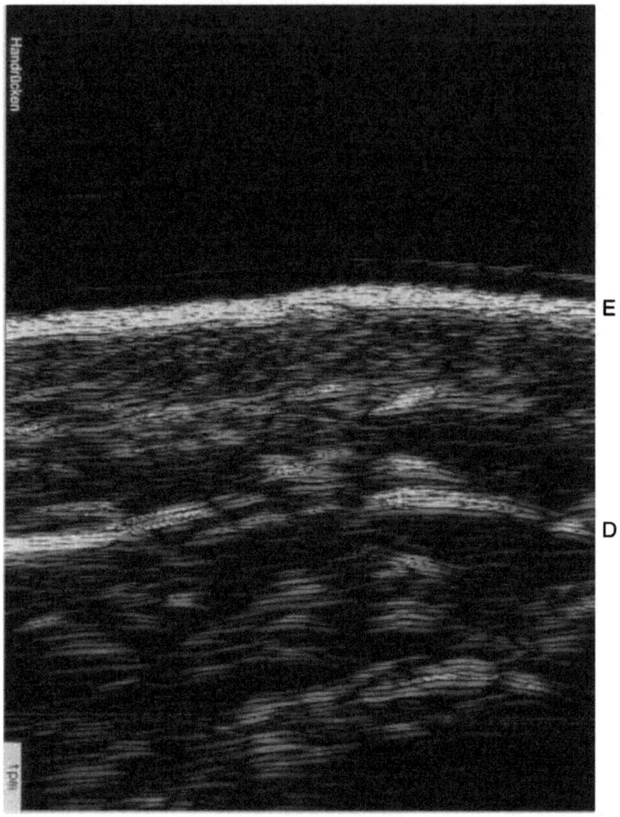

Abb. 7. 20 MHz-Sonographie einer gesunden Kontrollperson, rechter Handrücken: Normales Echomuster von Epidermis (E) und Dermis (D)

werden. Fakultativ werden Onychodystrophien und Zahnstörungen beschrieben. Bei etwa 50% der Patienten findet sich eine Knochenbeteiligung in Form von Mikrognathie, Akroosteolysen, verzögertem oder ausbleibendem Epiphysenschluß sowie Spina bifida. Eine überzufällige Korrelation mit der seltenen Keratitis follicularis serpiginosa (Elastosis perforans serpiginosa) läßt an Störungen im Kollagenstoffwechsel als Primärveränderung bei der Akrogerie denken. Die inneren Organe sind normal ausgebildet. Insbesondere fehlt die schwere, frühzeitige, generalisierte Arteriosklerose, die bei der Progerie durch Beteiligung des Gefäßsystems eine stark reduzierte Lebenserwartung bedingt. Neuropathien, endokrine Störungen und Intelligenzdefekte sind gewöhnlich nicht vorhanden. Da aus der Literatur kein weiterer Patient mit Akrogerie und Psoriasis vulgaris bekannt ist, dürfte es sich bei unserem Patienten um das zufällige Zusammentreffen von zwei eigenständigen Erkrankungen handeln.

Die Akrogerie zeigt typische morphologische Veränderungen, die auch bei unserem Patienten nachweisbar waren. Histologisch ist die Epidermis verdünnt, ansonsten aber normal ausgebildet. Im Gegensatz zur Progerie sind die Schweißdrüsen vorhanden. Das dermale Bindegewebe zeigt verklumpte und atrophische Kollagenbündel sowie eine ausgeprägte schollige Degeneration der elastischen Fasern. Das subkutane Fettgewebe ist stark reduziert. Ultrastrukturell zeigen bis zu 60% der Fibroblasten aus den befallenen Arealen auffällige Veränderungen mit degenerierten Mitochondrien und großen Vakuolen im endoplasmatischen Retikulum. Die Vakuolen enthalten granulöse und filamentäre Massen, die auch in die Extrazellularräume ausgeschieden werden.

Differentialdiagnostisch ist die Akrogerie von der Progeria infantum (Hutchinson-Gilford-Syndrom), der Progeria adultorum (Werner-Syndrom), einer Poikilodermie und Sklerodaktylie abzugrenzen. Bei diesen Erkrankungen fehlt jedoch die bei der Geburt vorhandene, akrale, symmetrisch angeordnete, umschriebene Verdünnung aller Hautschichten. Die Abgrenzung der Akrogerie zur Metagerie kann

schwierig sein, da diese vermutlich eine Maximalvariante der Akrogerie darstellt. Die Eigenständigkeit der Metagerie, die durch akrogerieartige Hautveränderungen am gesamten Integument charakterisiert ist, wird durch das gemeinsame Auftreten von Metagerie und Akrogerie in einer Familie in Frage gestellt.
Diskutiert wird aufgrund der typischen morphologischen Veränderungen, ob es sich bei der Akrogerie um eine Minimalvariante des Ehlers-Danlos-Syndroms Typ IV handeln könnte. Mehrere Arbeitsgruppen haben einen Mangel an Typ III-Kollagen in der Akrogerie-Haut nachgewiesen. Dieser Befund wird durch den Nachweis eines verminderten Hydroxyprolingehalts in den betroffenen Hautregionen gestützt. Dagegen fanden andere Arbeitsgruppen eine normale Typ I- und Typ III-Kollagensynthese. Eine Verwandtschaft beider Erkrankungen wird auch dadurch in Frage gestellt, daß anders als bei der Akrogerie Knochenveränderungen nicht typisch für das Ehlers-Danlos-Syndrom Typ IV sind.
Eine kausale Therapie der Akrogerie ist nicht möglich. Im Gegensatz zur Progerie ist die Lebenserwartung nicht vermindert und die Lebensqualität nur geringfügig herabgesetzt. Eine pränatale Diagnose der Erkrankung ist nicht möglich.

Danksagung: Der Patient wurde freundlicherweise überwiesen von Frau Dr. Anja Mastellotto, Medizinische Poliklinik (Prof. Dr. Detlef Schlöndorff), Klinikum Innenstadt, LudwigMaximilians-Universität, Pettenkoferstraße 8a, D-80336 München.

Literatur

1. Beauregard S, Gilchrest BA (1987) Syndromes of premature aging. Dermatol Clin 5:109-121
2. De Groot WP, Tafelkruyer J, Woedeman MJ (1980) Familial acrogeria (Gottron). Br J Dermatol 103:213-223
3. Diepgen TL, Simon M Jr (1990) Akrogerie Gottron mit Knochenbeteiligung. Hautarzt 41:574-577
4. Gottron H (1941) Familiäre Akrogerie. Arch Dermatol Syphilol 181:571-583
5. Kaufmann I, Thiele B, Mahrle G (1985) Gemeinsames Auftreten von Metagerie und Akrogerie Gottron in einer Familie. Z Hautkr 60:975-984
6. Venencie PY, Powell FC, Winkelmann RK (1984) Acrogeria with perforating elastoma and bony abnormalities. Acta Derm Venereol (Stockh) 64:348-351

Generalisierte Exantheme durch Bufexamac

Vorgestellt von Tilo Biedermann, Franziska Ruëff, Gerald Messer und Bernhard Przybilla

Anamnese

Patientin 1: 41jährige Patientin mit atopischem Ekzem. Entwicklung einer Rötung des gesamten Integuments innerhalb weniger Stunden dreimalig im Abstand von mehreren Monaten. Im zeitlichen Zusammenhang Einnahme unterschiedlicher Medikamente. Vollnarkose zur operativen Versorgung eines Leberangioms sowie Harnwegsinfekt. Abheilung jeweils nach drei bis vier Wochen unter ausgeprägter Schuppung, vor allem an den Händen.

Patient 2: 49jähriger Patient. Initial geringe Rötung am Nacken nach intensiver Sonnenexposition beim Bergsteigen, deshalb topische Therapie. Danach über zwei Wochen Entwicklung von großflächigen Rötungen am gesamten Integument unter Betonung der Beugen. Zuletzt Bläschen an den Handflächen.

Die vertiefte Medikamentenanamnese bei beiden Patienten ergab, daß bei jeder Episode großflächig Bufexamac-haltige Externa angewendet worden waren.

Hautbefund

Patientin 1: Vorbefundlich auswärts durch einen Hautfacharzt Diagnose einer Erythrodermie. Bei Vorstellung drei Wochen nach dem letzten Krankheitsschub persistierende Erytheme an Gesicht, Hals und Extremitäten. An den Händen ausgeprägte groblamelläre Schuppung.

Patient 2: Bilateral großflächige, unscharf begrenzte, hell- bis dunkelrote Erytheme inguinal, axillär sowie in den Armbeugen. Kleinere Erytheme umbilikal und ano-gluteal. Palmarerythem mit dyshidrosiformen Bläschen.

Epikutantest Standardreihe

	Ablesung Tag 2	Ablesung Tag 3
Patientin 1		
p-Phenylendiamin	Ø	+
Bufexamac 5%	++	++
Sonstige Substanzen	Ø	Ø
Patient 2		
Terpentin 10%	+	++
Bufexamac 5%	++	+++
Sonstige Substanzen	Ø	Ø

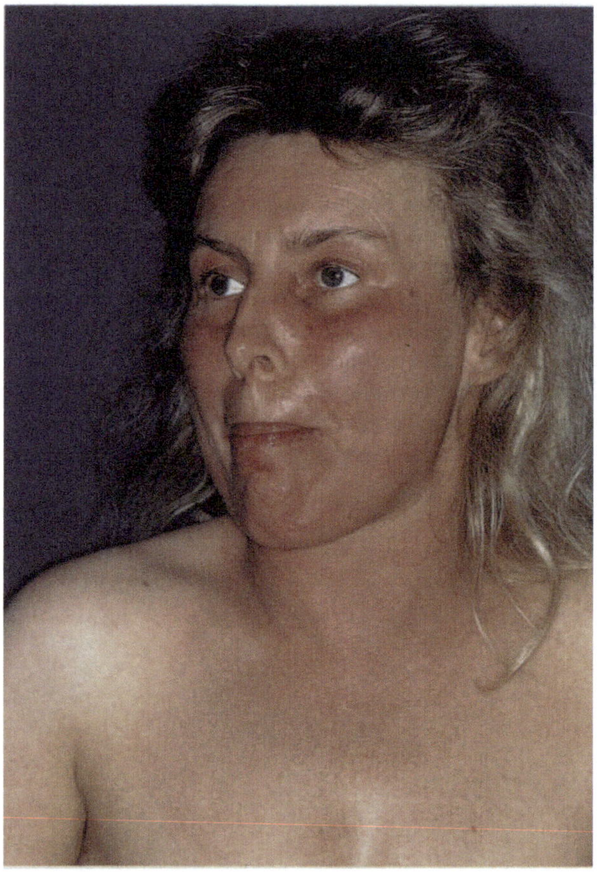

Abb. 1. Persistierendes Gesichtserythem. Patientin 1

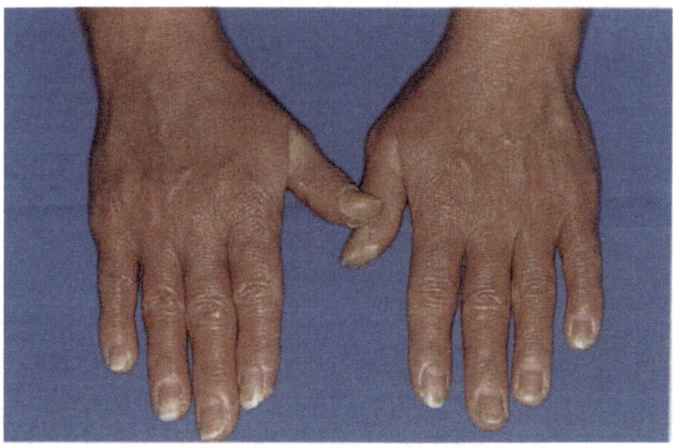

Abb. 2. Lichenifizierte Entzündung der Handrücken. Patientin 1

Therapie und Verlauf: Bei Patientin 1 war zunächst an eine Arzneireaktion gedacht worden. Eine Abheilung wurde bei den ersten beiden Krankheitsschüben nach Absetzen aller systemischer Medikation mit oralen Glukokortikoiden erreicht. Zuletzt gelang dies nicht, da von der Patientin weiterhin „unterstützend" ein Bufexamac enthaltendes Externum angewendet worden war, welches der Hausarzt dem an atopischem Ekzem leidenden Sohn rezeptiert hatte. Patient 2 wurde wegen der rasch zunehmenden, beugenbetonten Erytheme stationär aufgenommen, hierbei wurde differentialdiagnostisch auch an ein Baboon-Syndrom gedacht. Abheilung nach Absetzen der bisher verwendeten Zubereitungen und unter topischer Glukokortikoidtherapie.

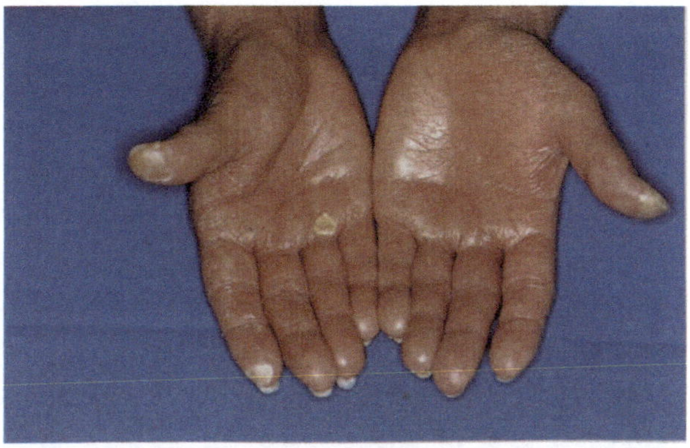

Abb. 3. Groblamellär schuppendes Erythem. Patientin 1

Kommentar: Bei beiden hier vorgestellten Patienten konnte eine Bufexamac-Kontaktallergie nachgewiesen werden. Die Anwendung von Bufexamac jeweils in zeitlichem Zusammenhang mit den generalisierten Hautveränderungen belegt die ätiologische Relevanz dieser Kontaktallergie. Bei beiden Patienten bestand klinisch der Eindruck einer hämatogenen Reaktion, die als ausgeprägte Streuung bei Kontaktallergie zu interpretieren ist.
Typisch bei kontaktallergischen Reaktionen auf Bufexamac oder andere nichtsteroidale Antiphlogistika sind vorausgehende Dermatosen, die zur Anwendung der Substanzen führen. Dies waren bei Patientin 1 ein atopisches Ekzem, bei Patient 2 eine Dermatitis solaris. Die Anwendung von Bufexamac führt nicht selten zu einem Circulus vitiosus, indem mit Verschlimmerung der Hautveränderungen noch mehr Bufexamac angewendet wird. Dies kann, wie bei den vorgestellten Patienten, schwerste Hautreaktionen hervorrufen.
Das Sensibilisierungspotential von Bufexamac wird in der Literatur unterschiedlich bewertet. Kürzlich wurde gezeigt, daß 6% unselektierter Epikutantestpatienten sich erinnern können, Bufexamac enthaltende Externa angewendet zu haben. Mehr als die Hälfte dieser Patienten (57%) wiesen eine Sensibilisierung gegenüber Bufexamac auf. Es ist also von einem relativ hohen Sensibilisierungsrisiko durch Bufexamac auszugehen. Wiederholt ist in der Literatur dokumentiert, daß es durch Bufexamac-Anwendung zu schweren und ungewöhnlichen, beispielsweise Erythema-exsudativum-multiforme-artigen Hautreaktionen kommen kann, die örtlich erosiv, blasenbildend oder, wie bei unseren Patienten, auch generalisiert verlaufen können. Dieses Potential scheint sich bei topischer Anwendung auf die Gruppe der nichtsteroidalen Antiphlogistika insgesamt zu erstrecken. Es sollte daher auch bei ungewöhnlichen und generalisierten Dermatosen eine gezielte Anamnese in bezug auf topische nichtsteroidale Antiphlogistika und sogenannte Hausmittel erfolgen. Aufgrund der Schwere der Reaktionen und des relativ hohen Sensibilisierungspotentials sollte der Einsatz von topischen nichtsteroidalen Antiphlogistika,

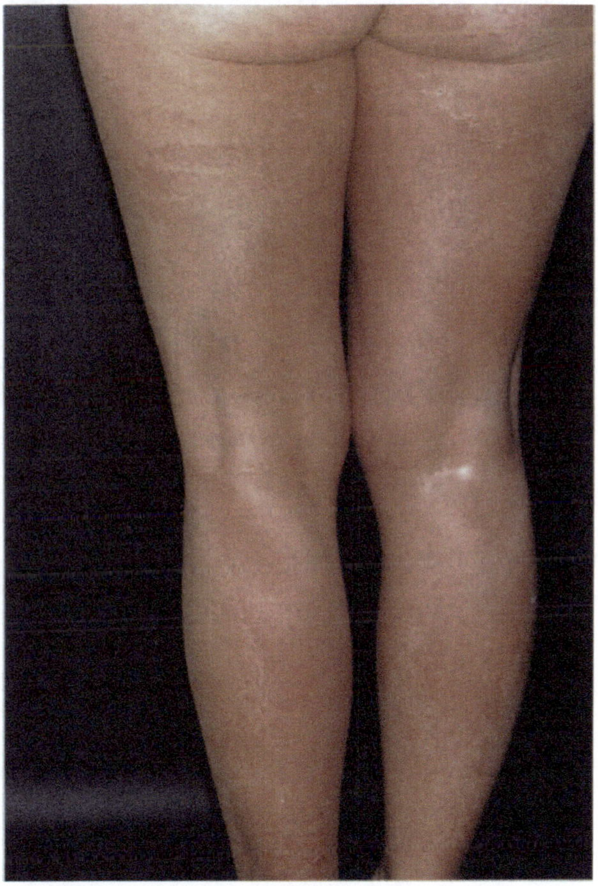

Abb. 4. Erythrodermieartige diffuse Rötung. Patientin 1

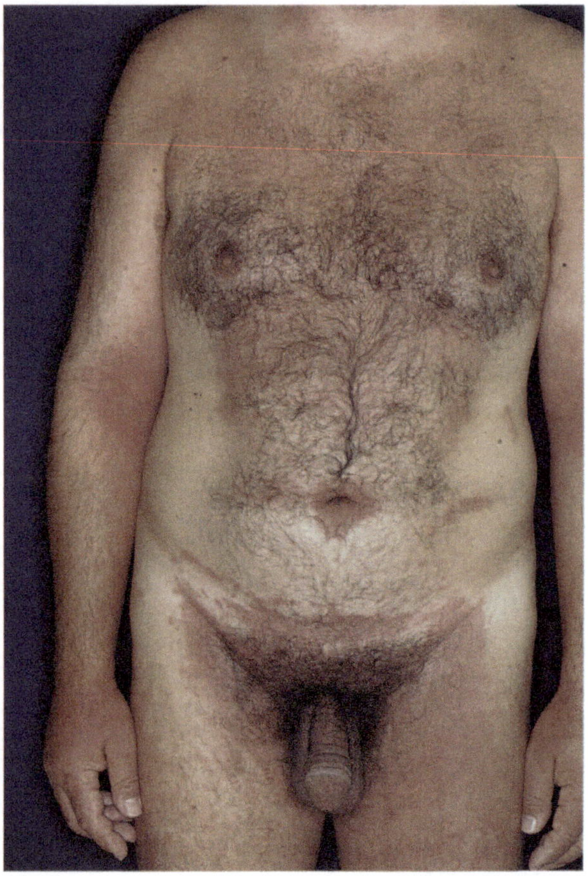

Abb. 5. Intertriginös und beugenbetonte Erytheme. Patient 2

insbesondere auf bereits läsionaler Haut, grundlegend überdacht werden.

Danksagungen: Patientin 1 wurde freundlicherweise überwiesen von Dr. Attila Galosi, Hautarzt, Hauptplatz 2, D-85276 Pfaffenhofen.

Literatur

1. Frosch PJ, Raulin C (1987) Kontaktallergie auf Bufexamac. Hautarzt 38:331-334
2. Koch P, Bahmer FA (1994) Erythema multiforme-like, urticarial papular and plaque eruptions from bufexamac: report of 4 cases. Contact Dermatitis 31:97-102
3. Kränke B, Szolar-Platzer C, Komericki P, Derhaschnik J, Aberer W (1997) Epidemiological significance of bufexamac as a frequent and relevant contact sensitizer. Contact Dermatitis 36:212-215
4. Ruëff F, Gniadowska B, Przybilla B (1996) Kontaktallergie (KA) vom Spättyp gegen nichtsteroidale Antiphlogistika (NSA). Allergologie 19:95
5. Tada J, Toi Y, Arata J (1994) Atopic dermatitis with severe facial lesions exacerbated by contact dermatitis from topical medicaments. Contact Dermatitis 31:261-263

Bilharciasis cutanea tarda

Vorgestellt von Gerold Kick, Martin Schaller und Hans C. Korting

Anamnese: 35jähriger Patient. Neun Monate nach einer einjährigen Afrikareise entwickelte sich in der rechten Leiste unter langsamer Größenzunahme eine längliche fleischfarbene Geschwulst; anfänglich mit lokalem Juckreiz, im weiteren Verlauf symptomlos. Während seiner Reise hatte der Patient im Niger und Malavia-See gebadet. Eine Reiseteilnehmerin aus der Gruppe des Patienten war in Afrika an einer Bilharziose erkrankt.

Hautbefund: In der rechten Inguinalfalte verlaufender, breitbasig aufsitzender Tumor mit einer Ausdehnung von 2× 0,8×0,8 cm. Die Farbe des Tumors ist rötlich, seine Oberfläche teils glasig, der Tastbefund zeigt eine derbe Konsistenz.

Histopathologie: *Tumor Inguinalfalte rechts* Epidermis mit verlängerten Reteleisten. In der Dermis stärkere zelluläre Infiltration, überwiegend aus eosinophilen Granulozyten. Auch Lymphozyten und Plasmazellen kommen vor. An einer Stelle ein Schistosoma-Ei mit Resten eines Mirazidiums.

Elektronenmikroskopie: In der papillären Dermis granulomatöses Infiltrat mit zahlreichen 10-100 µm großen Schistosoma mansoni-Eiern in verschiedenen Entwicklungsstadien. In der Detailvergrößerung charakteristischer Hüllenaufbau eines reifen Eies.

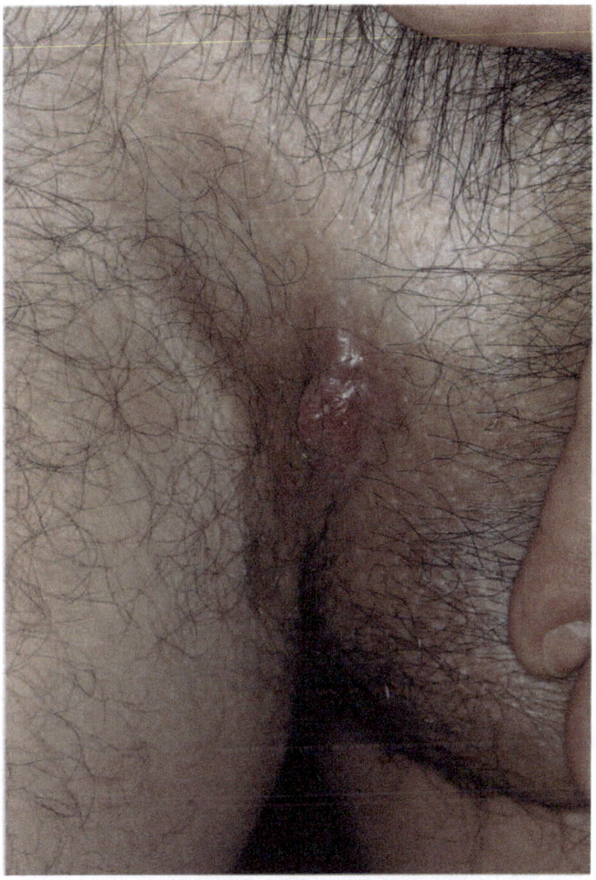

Abb. 1. Leiste rechts, breitbasig aufsitzender Tumor

Laborbefunde: Positive Schistosomiasis-Serologie (Schistosomiasis-IFT: 1:64, -IHA: 1:64, -ELISA: 35 AKE). Im Stuhl und Sammelurinsediment kein Nachweis von Wurmeiern, insbesondere keine Schistosomeneier. In der weiteren umfangreichen laborchemischen, serologischen und parasitologischen Abklärung keine weiteren positiven Befunde.

Therapie und Verlauf: Unter der Arbeitsdiagnose Rhinosporidiose aufgrund histologischer Vorbefunde wurde zunächst eine Exzision der Hautveränderung in örtlicher Betäubung unter primärem Wundverschluß durchgeführt.

Die Diagnose Bilharciasis cutanea tarda wurde durch Herrn Prof. Dr. Racz (Leiter der Abteilung für Pathologie des Bernhard-Nocht-Institutes für Tropenmedizin, Hamburg) durch Nachbefundung der histologischen Schnitte gestellt und durch die nachfolgend veranlaßte Schistosomiasis-Serologie bestätigt. Eine Einmalbehandlung mit Praziquantel 2×3 Tabletten wurde durchgeführt.

Kommentar: Drei Formen der kutanen Schistosomiasis lassen sich unterscheiden. Die Schistosomen-Dermatitis tritt durch das Eindringen von Zerkarien innerhalb von wenigen Minuten nach dem Schwim-

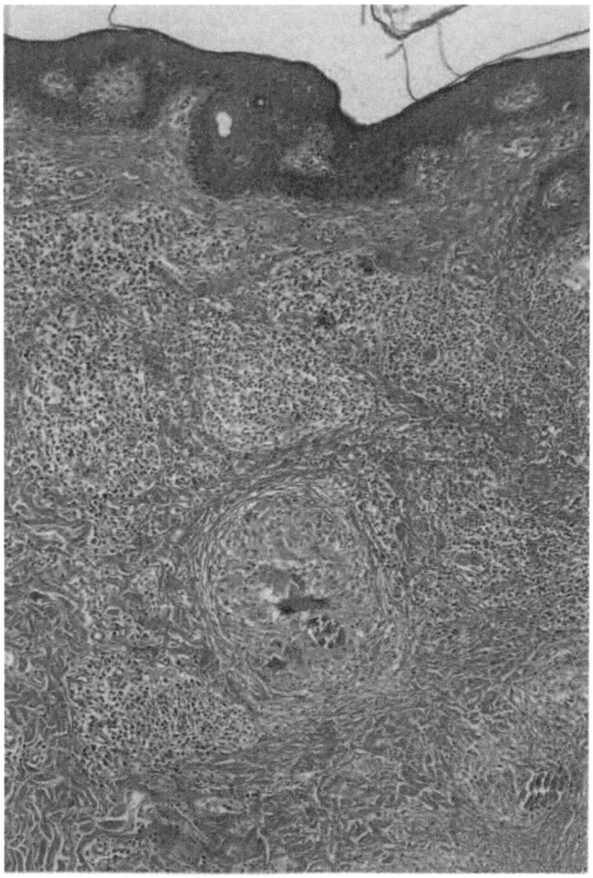

Abb. 2. Dichtes Infiltrat aus Histiozyten und Lymphozyten. HE

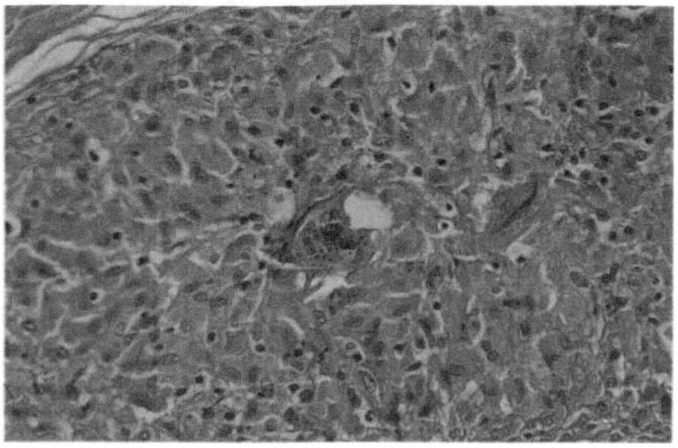

Abb. 3. Reste eines Mirazidiums, umgeben von einem histiozytären Infiltrat. HE

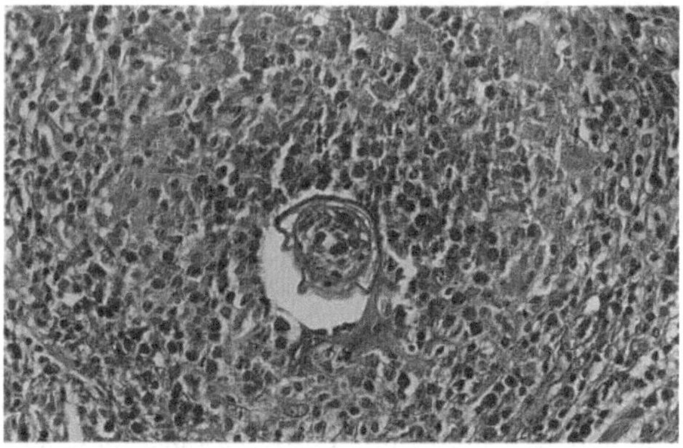

Abb. 4. Reste eines Mirazidiums, umgeben von einem Infiltrat aus eosinophilen Granulozyten und Histiozyten. HE

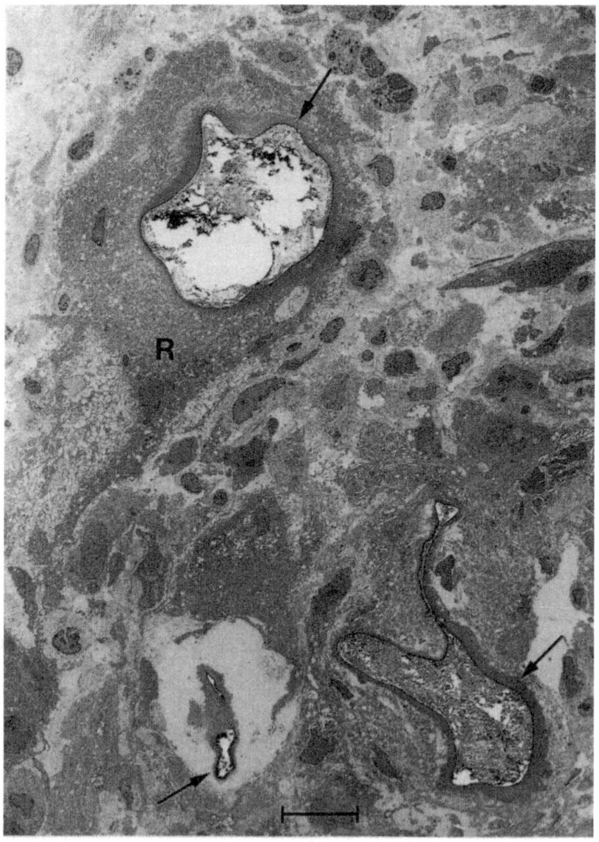

Abb. 5. Schistosomiasis-mansoni-Eier (Pfeile) in verschiedenen Entwicklungsstadien innerhalb der papillären Dermis. Multinukleäre Riesenzellen (R). Vergrößerung × 1100. ⊢⊣ 10 µm

men in kontaminierten Gewässern auf und zeigt sich als juckendes makulöses, im Verlauf auch papulöses Exanthem an unbedeckten Körperarealen.

Eine zweite Form der kutanen Beteiligung bei Schistosomiasis kann ein bis zwei Monate nach Zerkarieninvasion mit urtikariellen Reaktionen, intermittierendem Fieber, Arthralgien und Diarrhoe auftreten und wird als *urtikarielles Fieber* oder in Japan auch als *Katayama-Fieber* bezeichnet.

Der hier dargestelte Patient mit einer Bilharciasis cutanea tarda entspricht der dritten und seltensten kutanen Manifestationsform, wobei hiervon insbeson-

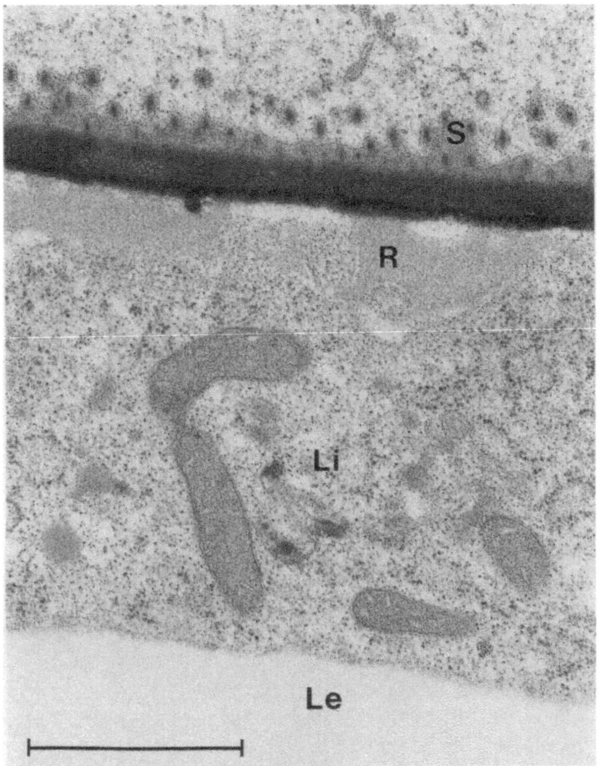

Abb. 6. Aufbau der Hülle eines reifen Eies mit peripher gelegenen Stacheln (S), Reynold Schicht (R), Lichtenberg Hülle (Li) und Lehmann Lakune (Le), welche das Mirazidium beinhaltet. Vergrößerung × 28.000. ⊢⊣ 1 µm

dere Touristen und weniger Einheimische betroffen sind. Typischerweise entstehen paragenital erythematöse Papeln, im Verlauf hypertrophe, knotige Granulome.

Die bei unserem Patienten zunächst gestellte Arbeitsdiagnose einer Rhinosporidiose basierte auf dem klinischen Bild und dem Ergebnis feingeweblicher Untersuchungen. Die elektronenmikroskopischen Untersuchungen konnten eine Rhinosporidiose jedoch nicht bestätigen, weshalb das histologische Präparat zur Nachbefundung an das Tropenmedizinische Institut nach Hamburg gesandt wurde.
Nach Diagnosestellung konnte die spezifische Behandlung mit Praziquantel veranlaßt werden.

Danksagungen: Der Patient wurde freundlicherweise überwiesen von Frau Dr. Eva-Maria Parsch, Hautärztin, Gestütring 19, D-85435 Erding, und Dr. Wolfgang Nützel, Hautarzt, Heinrich-Marschner-Straße 70, D-85598 Baldham.
Die histologische Befundung erfolgte durch Prof. Dr. Racz, Bernhard-Nocht-Institut für Tropenmedizin (Prof. Dr. Hans J. Müller-Eberhard) der Universität, Bernhard-Nocht-Straße 74, D-20359 Hamburg.

Literatur

1. Abdel-Aziz AHM (1976) Cutaneous bilharzial granulomas. Histopathologic study. Cutis 18:516-518
2. El-Zawahry M (1965) Schistosomal granuloma of the skin. Br J Dermatol 77:344-348
3. Findlay GH, Whiting DA (1971) Disseminated and zosteriform cutaneous schistosomiasis. Br J Dermatol 85:98
4. McKee PH, Wright E, Hutt MSR (1983) Vulval schistosomiasis. Clin Exp Dermatol 8:189-194
5. Obasi OE (1986) Cutaneous schistosomiasis in Nigeria. An update. Br J Dermatol 114:597-602
6. Neill PJG, Smith JH, Doughty BL, Kemp M (1988) The ultrastructure of the Schistosoma mansoni egg. Am J Trop Med Hyg 39:52-65

Photoprovozierbare lineare IgA-Dermatose

Vorgestellt von Klaus Degitz, Annegret de Baey und Gerald Messer

Anamnese: 75jährige Patientin. Ein Jahr vor Erstvorstellung vorübergehende Blasen an den Füßen. Drei Monate vor Erstvorstellung Auftreten schmerzhafter Mundschleimhautveränderungen, seither etwa 5 kg Gewichtsverlust. Eine Woche vor Erstvorstellung Entwicklung juckender Blasen, zunächst an den Füßen, später auch an Armen, Beinen und im Gesicht.

Hautbefund: Im Gesicht, in den Achseln, an Ober- und Unterarmen, Handgelenken, Oberschenkeln, inguinal und plantar in symmetrischer Verteilung pralle und schlaffe Blasen und Erosionen auf scharf und unregelmäßig begrenzten Erythemen. An Mund- und Genitalschleimhaut Erosionen, vereinzelt mit randständigen Blasenresten.

Histopathologie und Immunhistologie: Axilla links: Subepidermaler Spalt mit Einschluß von Erythrozyten sowie neutrophilen und eosinophilen Granulozyten. In der Dermis dichtes Infiltrat aus neutrophilen und vereinzelt eosinophilen Granulozyten sowie perivaskuläre lymphohistiozytäre Infiltrate.
Direkte Immunfluoreszenz: Entlang der Basalmembranzone bandförmige Niederschläge der Komplementkomponenten C3 und C4 sowie Fibrinogen, aber keine Niederschläge von IgG, IgM oder IgA.
Ileosakralregion rechts (Photoprovokationsareal drei Tage nach Bestrahlung mit 80 mJ/cm^2 Breitspektrum-UVB; entsprechend der 1,5fachen minimalen Erythemdosis): Subepidermal lokalisierte Blasen. Im Blasenlumen Fibrinablagerungen, neutrophile und vereinzelt eosinophile Granulozyten.
Direkte Immunfluoreszenz: Entlang der Basalmembranzone lineare Ablagerung von IgA, aber nicht von IgG oder IgM. Zusätzlich bandförmige Niederschläge der Komplementkomponenten C3 und C4 sowie von Fibrinogen.
Zusammenfassende Diagnose: Lineare IgA-Dermatose.

Laborbefunde: BKS 35/76 mm nach Westergren, Leukozyten 11,0/nl mit 82% relativer Neutrophilie. Weitere klinisch-chemische Parameter (Elektrolyte, Glukose, Kreatinin, Bilirubin, Gesamteiweiß, GOT,

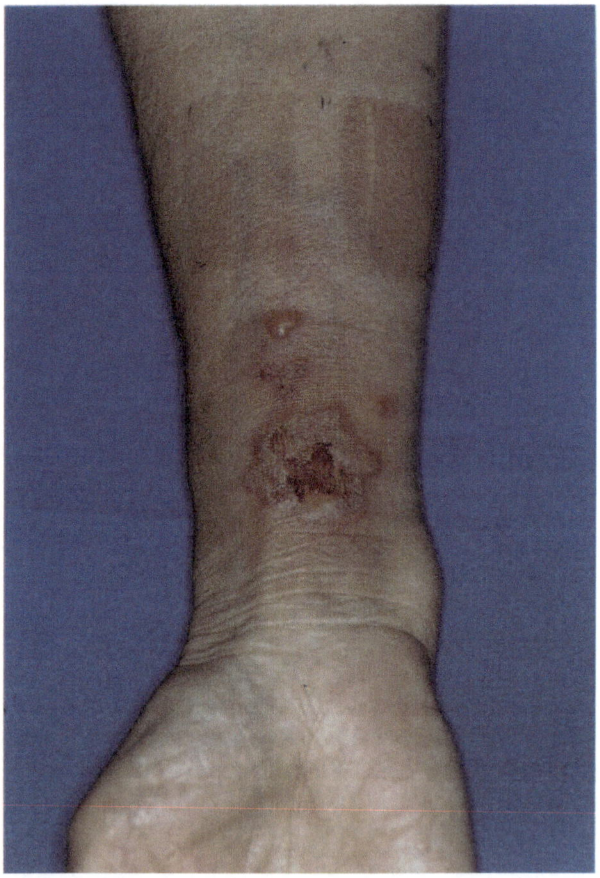

Abb. 1. Scharf begrenzte Blasen und Erosionen an der Unterarmbeugeseite

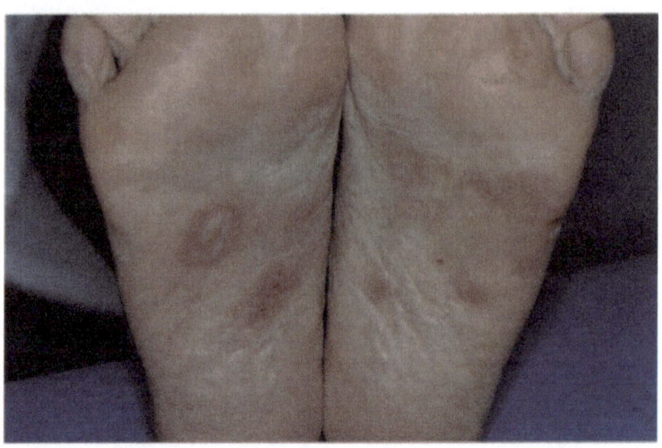

Abb. 2. Erytheme und Blasen plantar

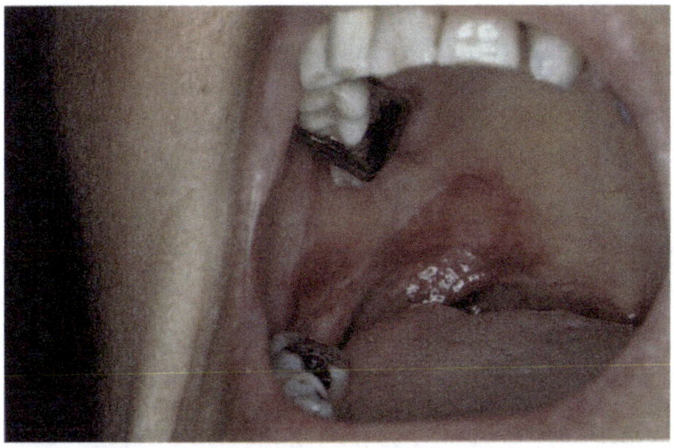

Abb. 3. Erosionen pharyngeal

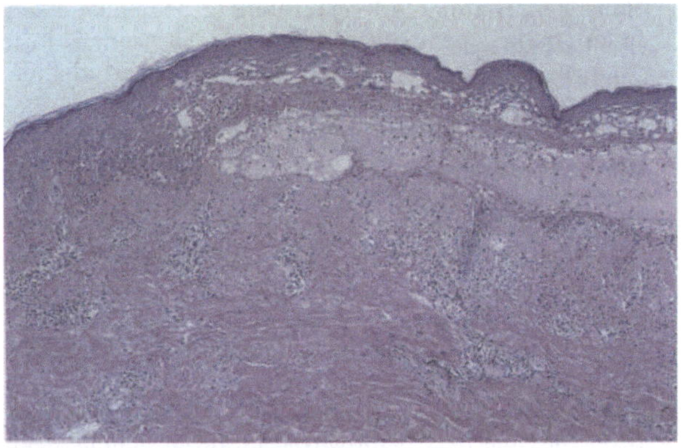

Abb. 4. Axilla links: Subepidermale Blase mit neutrophilen und eosinophilen Granulozyten. HE

GPT, AP, LDH) im Referenzbereich, ebenso Glukose-6-Phosphat-Dehydrogenase, rotes und weißes Blutbild sowie Thrombozytenzahl. Kein Nachweis von okkultem Blut im Stuhl.

Immunologische Laborbefunde: Pemphigus- und Pemphigoidantikörper, paraneoplastischer Pemphigusantikörper sowie antinukleäre Antikörper in der indirekten Immunfluoreszenz negativ.

Weitere Befunde

Röntgen-Thorax und Abdomensonographie: Kein Anhalt für Neoplasie.

HNO-ärztliche Untersuchung: Erosive Veränderungen der laryngealen Epiglottisfläche, übriger Kehlkopf und Pharynx unauffällig.

Therapie und Verlauf: Rasches Abheilen von Haut- und Schleimhautläsionen unter oralen Glukokortikoiden (initial 60 mg Methylprednisolon pro Tag) sowie unterstützende topische Therapie mit antiseptika- und glukokortikoidhaltigen Cremes. Nach zwei Wochen allmähliche Reduktion der oralen Glukokortikoiddosis. Eine zu diesem Zeitpunkt eingeleitete orale Dapson-Behandlung (Beginn mit 50 mg pro Tag, Steigerung auf maximal 150 mg pro Tag) mußte nach fünf Wochen wegen der Entwicklung einer hämolytischen Anämie abgebrochen werden. Vier Monate nach Behandlungsbeginn ist die Patientin unter 12 mg Methylprednisolon pro Tag rezidivfrei.

Kommentar: Die lineare IgA-Dermatose, bei Kindern auch als *chronisch-bullöse Dermatose der Kindheit* bezeichnet, ist eine blasenbildende Dermatose mit subepidermalem Spalt. Immunhistologisch charakteristisch sind lineare Ablagerungen von IgA-Immunglobulinen entlang der Basalmembranzone. Immunelektronenmikroskopische Untersuchungen identifizierten in der Lamina lucida und Lamina densa der Basalmembran unterschiedliche und derzeit noch nicht vollständig charakterisierte Zielantigene für die IgA-Autoantikörper. Die ausschließliche Ablagerung von IgA-Immunglobulinen erlaubt eine Abgrenzung vom bullösen Pemphigoid, bei dem hauptsächlich IgG (selten in Assoziation mit IgA oder IgM) bandförmig entlang der Basalmembranzone beobachtet wird. Bei der Dermatitis herpetiformis Duhring finden sich zwar ebenfalls IgA-Niederschläge entlang der Basalmembran, diese zeigen aber im Gegensatz zur linearen IgA-Dermatose ein granuläres Muster.

Die Ätiologie der linearen IgA-Dermatose ist ungeklärt. Kasuistische Beobachtungen deuten darauf hin, daß die Erkrankung durch exogene Noxen, Infektionen oder systemisch verabreichte Medikamente provozierbar ist. Sie kann auch als paraneoplastische Erkrankung auftreten, insbesondere bei lymphoproliferativen Neoplasien, aber auch bei Karzinomen. Eine Assoziation mit Colitis ulcerosa wurde beobachtet, jedoch nicht mit der glutensensitiven Enteropathie wie bei der Dermatitis herpetiformis Duhring.

Dies ist unseres Wissens der erste Bericht über die Photoprovozierbarkeit der linearen IgA-Dermatose. Die immunhistologische Untersuchung einer photoprovozierbaren Läsion war sogar ausschlaggebend für die Diagnosestellung, da das Ergebnis der Immunhistologie einer vorab untersuchten spontan aufgetretenen Läsion keine eindeutige Unterscheidung vom bullösen Pemphigoid zuließ.

Auch andere bullöse Dermatosen wie Morbus Hailey-Hailey, Pemphigus foliaceus, Pemphigus vulgaris und bullöses Pemphigoid sind photoprovozier-

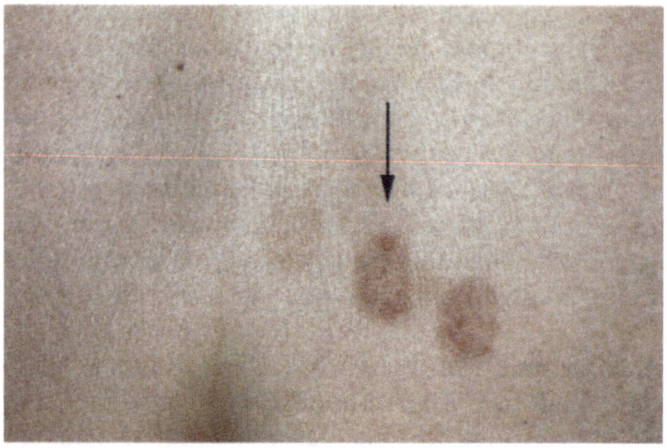

Abb. 5. Erythem mit initialer Blase (Pfeil) nach Lichtprovokation mit 80 mJ/cm^2 Breitspektrum UVB (1,5 MED)

bar. Ihr Auftreten im Rahmen einer Photo- oder Photochemotherapie wurde wiederholt dokumentiert. Die der Photoprovozierbarkeit zugrundeliegenden Pathomechanismen sind derzeit noch unklar. Pfau et al. konnten bei einem Patienten, der an einem lokalisierten bullösem Pemphigoid in lichtexponierten Arealen litt, durch UVA-Photoprovokation krankheitstypische Läsionen erzeugen. Bei unserer Patientin mit linearer IgA-Dermatose waren typische Läsionen sogar auslösbar, obwohl sich die spontanen Läsionen nicht bevorzugt in lichtexponierten Arealen befanden. Es erscheint daher lohnend, die Nützlichkeit von Photoprovokationstests in der Diagnose bullöser Dermatosen bei weiteren Patienten zu überprüfen.

Danksagungen: Die Patientin wurde freundlicherweise überwiesen von Frau Dr. Renate Meißner, Allgemeinärztin, Aldegrever Straße 32, D-80687 München.

Die HNO-ärztliche Untersuchung erfolgte in der Klinik und Poliklinik für Hals-, Nasen- und Ohrenkranke (Prof. Dr. Ernst Kastenbauer), Klinikum Innenstadt, LudwigMaximilians-Universität, Pettenkoferstraße 8a, D-80336 München.

Literatur

1. Braun-Falco O, Plewig G, Wolff HH (1995) Dermatologie und Venerologie. 4. Auflage, Springer, Berlin, S 645-647
2. Kuechle MK, Stegemeir E, Maynard B, Gibson LE, Leiferman KM, Peters MS (1994) Drug-induced linear IgA bullous dermatosis: report of six cases and review of the literature. J Am Acad Dermatol 30:187-192
3. Mitsuhashi Y, Nakano H, Murai T, Ohta T, Sawamura D, Hanada K, Hashimoto I (1994) Bullous pemphigoid sera induce bullous-pemphigoid-like lesions in neonatal mice pretreated with a limited dose of ultraviolet B irradiation. Dermatology (Suppl 1) 189:76-81
4. Muramatsu T, Lida T, Ko T, Shirai T (1996) Pemphigus vulgaris exacerbated by exposure to sunlight. J Dermatol 23:559-563
5. Paige DG, Leonard JN, Wjnarowska F, Fry L (1997) Linear IgA disease and ulcerative colitis. Br J Dermatol 136:779-782
6. Perl S, Rappersberger K, Födinger D, Anegg B, Hönigsmann H, Ortel B (1996) Bullous pemphigoid induced by PUVA therapy. Dermatology 193:245-247
7. Pfau A, Hohenleutner U, Hohenleutner S, Eckert F, Landthaler M (1994) UV-A-provoked localized bullous pemphigoid. Acta Derm Venereol (Stockh) 74:314-316
8. Richard G, Linse R, Harth W (1993) Morbus Hailey-Hailey. Früherfassung von Merkmalsträgern duch einen Photoprovokationstest - klinische Relevanz der Methode. Hautarzt 44:376-379
9. Stanley JR (1993) Bullous pemphigoid, cicatricial pemphigoid, and chronic bullous disease of childhood. In: Fitzpatrick TB, Eisen AZ, Wolff K, Freedberg IM, Austen KF (eds) Dermatology in General Medicine. 4th ed. McGraw Hill, New York, pp 615-626

Vasculitis allergica bei Kryoglobulinämie durch Plasmozytom

Vorgestellt von Susanne Breit und Gerd Plewig

Anamnese: 76jährige Patientin. Seit Herbst 1995 etwa alle acht Wochen wiederkehrende Entzündung an beiden Beinen, gelegentlich auch an den Armen. Seit Oktober 1997 während eines Kuraufenthaltes wieder akute Verschlechterung mit Hautveränderungen an den Beinen. Lokal Brennen, Schmerzen und Gelenkschmerzen sowie allgemein Abgeschlagenheit und Müdigkeit.

Hautbefund: An beiden Unterschenkeln sowie in schwächerer Ausprägung an den Oberschenkeln blitzfigurartige rot-schwarze, scharf begrenzte Maculae mit schwarzen, fest haftenden Krusten. Mit Glasspatel nicht ausdrückbar. An beiden Oberarmaußenseiten sowie an den Oberschenkeln blasse, blitzfigurartige Erytheme und bräunliche Hyperpigmentierungen. Großzehennagel rechts schwarz-blau verfärbt und in Ablösung begriffen, Großzehennagel links bereits abgelöst.

Histopathologie und Immunhistologie: Randbereich einer Läsion vom Unterschenkel: Orthohyperkeratose. Im Bereich der oberen und mittleren Dermis einzelne Gefäße, die im Lumen PAS-positives Material enthalten. Subepidermal solare Elastose sowie extravasal lokalisierte Erythrozyten. Beurteilung: Vereinbar mit Livedovaskulitis.
Direkte Immunfluoreszenz: Ablagerung von IgM, C3, C4 und Fibrinogen um die Gefäße. Beurteilung: Typisch für Immunkomplexvaskulitis.

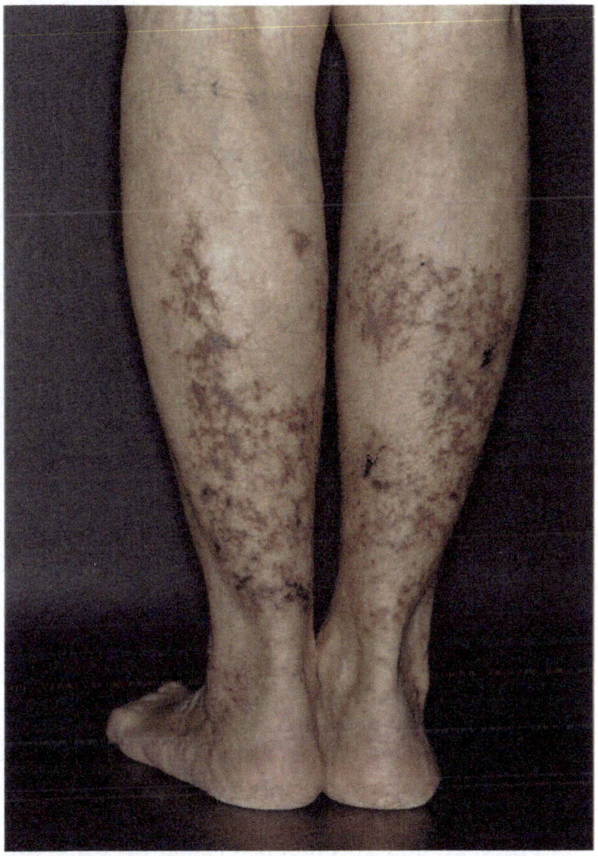

Abb. 1. Blitzfigurartige Erytheme mit hämorrhagisch verkrusteten Nekrosen

Knochenmarkuntersuchungen
Hämatologische Zytologie: Eosinophilie, normozelluläre Knochenmarkausstriche.
Immunzytologische Untersuchung: Immunzytologisch geringfügig erhöhter Anteil an Plasmazellen im Knochenmark.
Knochenmarkhistologie: Befund spricht für ein multiples Myelom von einem großen, atypischen, mäßig reifen Plasmazelltyp mit allerdings nur minimaler interstitieller Markinfiltration. Entsprechend der Infiltrationsmenge liegt eine *smoldering* Form eines Plasmozytoms vor.
Im Vordergrund des Befundes steht die mittelgradig zellreiche, reaktiv gesteigerte, aber unauffällig ausreifende Hämatopoese.

Laborbefunde
Kryoglobuline mit 7226 µg/ml massiv erhöht (Norm 0-150 µg/ml).
Kältehämagglutinine negativ, antinukleäre Antikörper negativ, anti-Cardiolipin-Antikörper negativ.
Serumelektrophorese: γ-Globuline mit 7,6% vermindert.
Immunelektrophorese des Serums: IgG-Lambda-Paraproteinämie.

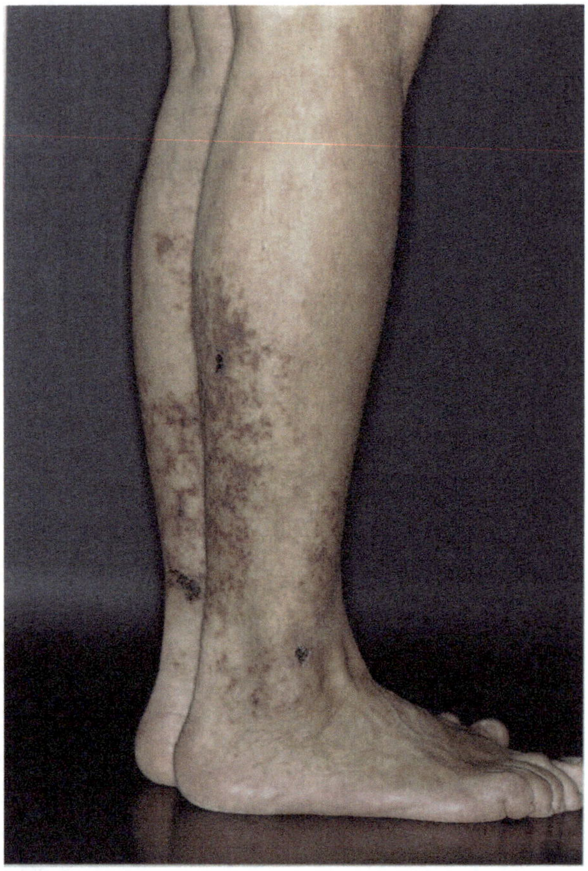

Abb. 2. Rot-schwarze, Livedo racemosa-artige, nicht ausdrückbare Maculae

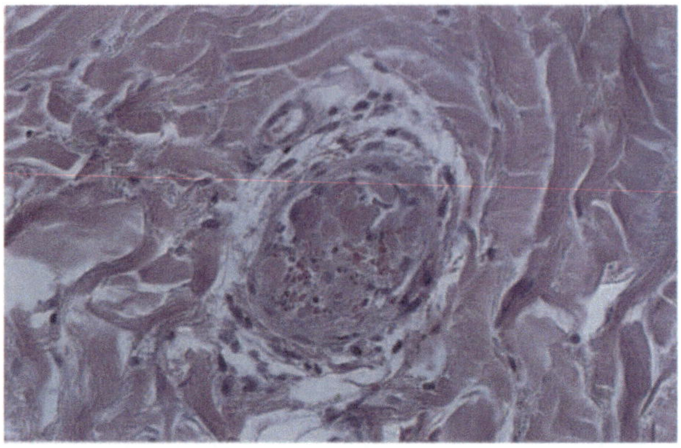

Abb. 3. Intravasale Ablagerung PAS-positiven Materials. HE

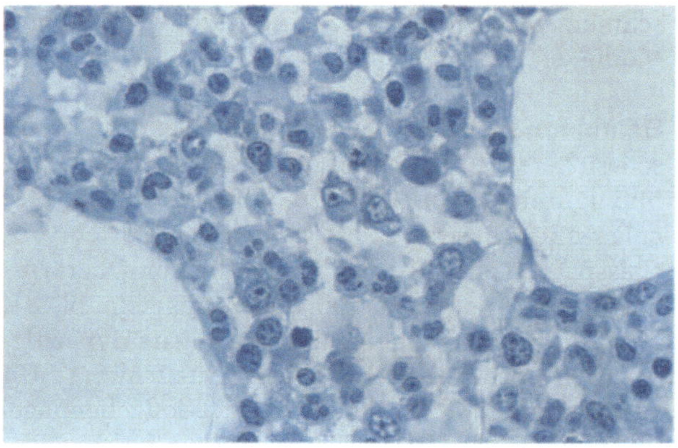

Abb. 4. Geringgradige Knochenmarkinfiltration durch Plasmazellen. Giemsa

Immunelektrophorese des Urins: Keine pathologische Proteinausscheidung.
Im Normbereich lagen bei Aufnahme Gesamteiweiß mit 6,2 g/dl, klinisch-serologische Routinelaborparameter, BKS, Gerinnungswerte (Quick, PTT), weißes Blutbild und Thrombozytenzahl. Im Differentialblutbild auffällig viele hypersegmentierte Granulozyten mit toxischer Granulation, relative Lymphopenie (10,9%) und Vermehrung der neutrophilen Granulozyten (79,8%). Im Urinstatus 8 Leukozyten, 2-4 Erythrozyten sowie 4 Plattenepithelien im Sediment. Zirkulierende Immunkomplexe im Normbereich. Immunglobuline quantitativ: IgG im Normbereich, IgA und IgM unter der Norm verringert. Komplement C3 und C4 vermindert. Hepatitisserologie negativ für Hepatitis A, B und C.

Weitere Befunde: *Oberbauchsonographie:* Altersentsprechender Normbefund.
Augenärztliches Konsil: Netzhaut- und Maculadrusen, kein Hinweis auf vaskulitisches Leiden am Fundus beider Augen.

Internistisches Konsil: Echokardiographie und Doppler-Echokardiographie unauffällig. Röntgen Schädel in zwei Ebenen, HWS und BWS in zwei Ebenen, Beckenübersicht, Femora beidseits: Kein Hinweis auf ossäre Veränderungen im Sinne eines Plasmozytoms.

Therapie und Verlauf: Unter systemischer Therapie mit Methylprednisolon, zunächst 60 mg/die bei einem Körpergewicht von 60 kg über sechs Tage, danach Reduktion auf 40 mg/die, sowie topischer Kortikosteroidtherapie bei Kompression der Beine Besserung und Stabilisierung des Hautbefundes und des Allgemeinzustandes.
Weitere Therapieübernahme bezüglich des Plasmozytoms durch die Hämatologische Abteilung der Medizinischen Klinik Ziemssenstraße. Dort Einleitung einer Chemotherapie mit Vincristin, Idorubicin und Dexamethason. Bereits nach dem zweiten Zyklus Besserung des Befindens und des Hautbefundes.

Kommentar: Entzündliche Gefäßerkrankungen umfassen ein breites Spektrum ätiologisch verschiedener Krankheitsbilder. Ihre Einteilung wird unterschiedlich gehandhabt und kann nach folgenden Kriterien erfolgen: Klinisches Bild, Lebensalter, pathophysiologische Ätiologie, Art der betroffenen Gefäßsegmente, histopathologische, immunologische und serologische Gesichtspunkte. Wird ein Auslöser gefunden, so spricht man von einer sekundären Vaskulitis, wozu auch die Vasculitis allergica gezählt wird, und als Unterform derselben die Purpura Schönlein-Henoch. Einer Vasculitis allergica liegt eine Immunkomplexvaskulitis der kleinen und mittleren Gefäße zugrunde. Auslöser der zirkulierenden Immunkomplexe können virale und bakterielle Antigene, Protozoen- und Helminthenantigene, Tumorantigene, Kryoglobuline, Nahrungsmittelantigene, Autoantigene und Arzneimittel sein. Die Hauterscheinungen sollten daran denken lassen, daß auch andere Organsysteme durch entzündliche Gefäßveränderungen betroffen sein können, wobei das Aus-maß der Hautveränderungen keine Rückschlüsse auf die Schwere weiterer Organbeteiligungen zuläßt.

Bei der hier vorgestellten Patientin lag eine massive Kryoglobulinämie vor, welche die kleinen Hautgefäße thrombotisch verstopfte. Eine Kryoglobulinämie kann durch Hepatitiden oder durch Neoplasien wie ein multiples Myelom verursacht werden, wobei letzteres bei unserer Patientin nachgewiesen werden konnte. Auch andere Kryoproteine wie Kryofibrinogen, Kryofibrin oder Fibronektin können durch Präzipitation oder als Autoantigene in Immunkomplexen Gefäßverschlüsse und damit Ulzerationen hervorrufen. Wichtig ist die genaue Anamneseerhebung mit Hinweis auf Verschlimmerung bei Kälteeinfluß.

Differentialdiagnostisch zu den Vaskulitiden sind zu erwägen: Hämorrhagische Diathesen, papulonekrotisches Tuberkulid, Pityriasis lichenoides acuta et varioliformis, Erythema multiforme, subakute bakterielle Endokarditis oder Meningokokkensepsis.

Bei Verdacht auf eine sekundäre Vaskulitis sollten möglichst alle nicht lebensnotwendigen Medikamente abgesetzt, alle verdächtigen Nahrungs- und Genußmittel gemieden und mögliche Infektherde saniert werden. Bettruhe und Unterschenkelkompression sind hilfreich. Systemische Glukokortikoidgabe wirkt morbostatisch. Bei lebensbedrohlichen Verläufen kommt die Entfernung zirkulierender Immunkomplexe durch Plasmapherese in Betracht. Auch Colchizin, Dapson und Azathioprin werden empfohlen. Bei unserer Patientin trat nach Chemotherapie des Plasmozytoms eine deutliche klinische Besserung ein.

Danksagungen: Die Patientin wurde freundlicherweise überwiesen von Dr. Egbert Faber, Orthopädisches Rehabilitationszentrum Klinik Rosenhof, Brunnaderstraße 24, D-84364 Bad Birnbach.
Die augenärztliche Untersuchung erfolgte in der Augenklinik (Prof. Dr. Anselm Kampik), Klinikum Innenstadt, Ludwig-Maximilians-Universität, Mathildenstraße 8, D-80336 München.
Die Knochenmarkuntersuchungen, die immunologischen Laboruntersuchungen und die internistische Behandlung erfolgten in der Hämatologischen Abteilung der Medizinischen Klinik (Prof. Dr. Dr. h.c. Peter Scriba), Klinikum Innenstadt, Ludwig-Maximilians-Universität, Ziemssenstraße 1, D-80336 München.
Die Abbildung der histologischen Knochenmarkuntersuchung wurde befundet und freundlicherweise zur Verfügung gestellt durch Priv.-Doz. Dr. Joachim Diebold, Pathologisches Institut der Ludwig-Maximilians-Universität, Thalkirchner Straße 36, D-80337 München

Literatur

1. Beightler E, Diven DG, Sanchez RL, Solomon AR (1991) Thrombotic vasculopathy associated with cryofibrinogenemia. J Am Acad Dermatol 24:342-345
2. Damacco F, Sansonno D (1997) Mixed cryoclobulinemia as a model of systemic vasculitis. Clin Rev Allergy Immunol 15:97-119
3. Gross WL (1994) New developments in the treatment of systemic vasculitis. Curr Opin Rheumatol 6:11-19
4. Hunder G (1996) Vasculitis: diagnosis and therapy. Am J Med 100:37S-45S
5. Invernizzi F, Pietrogrande M, Sgramaso B (1995) Classification of the cryoglobulinemic syndrome. Clin Exp Rheumatol 13:123-128
6. Jenette JC, Falk RJ, Andrassy K, Bacon PA, Churg J, Gross WL, Hagen EC, Hoffmann GS, Hunder GG, Kallenberg CG, McCluskey RT, Sinico RA, Rees AJ, van Es LA, Waldherr R, Wiik A (1994) Nomenclature of systemic vasculitis. Proposal of an international consensus conference. Arthritis Rheum 37:187-192
7. Landthaler M (1980) Die Kryoproteinämie. Hautarzt 31:633-638
8. Lie JT (1990) Illustrated histopathologic classification for selected vasculitis syndromes. Arthritis Rheum 33:1074-1078
9. Polliack A, Lugassy G (1992) Autoimmunity and auto-immune syndromes associated with and preceeding the development of lymphoproliferative disorders. Leukemia 6:152-154
10. Wooten MD, Jasin HE (1996) Vasculitis and lymphoproliferative diseases. Semin Arthritis Rheum 26:564-574

CD8+ peripheres T-Zell-Lymphom

Vorgestellt von Dorothea Faulhaber, Christian A. Sander und Peter Kaudewitz

Anamnese: Siebenjähriger Junge. Seit vier Wochen rapides Wachstum eines Knotens oberhalb des linken Mundwinkels. Unter antiseptischer Salbe und oraler Penizillintherapie weitere Progredienz. Auswärtiges histopathologisches Gutachten: Wahrscheinlich reaktives Granulationsgewebe.

Hautbefund: Oberhalb des linken Mundwinkels kreisförmiger, erhabener Tumor von hellroter Farbe, zentral mit serös-hämorrhagischer Kruste. Palpatorisch prallelastischer, oberflächlich glatter, kutan-subkutan gelegener scheibenförmiger Knoten, der von der Wangenschleimhaut her verschieblich ist. Submandibulär links verschieblicher Lymphknoten, palpatorisch 10×7 mm.

Histopathologie: Fokal Verlust der Epidermis. Vom oberen Korium bis zur Subkutis reichendes dichtes Infiltrat aus kleinen bis mittelgroßen pleomorphen lymphozytären Zellen mit deutlich gekerbten Nuclei. Teilweise prominente Nucleoli und mäßig dichtes Chromatin. Zahlreiche Mitosen.

Immunhistochemie: Die lymphozytären Zellelemente exprimieren die T-Zell-Antigene CD2, CD3, CD5, CD8 und CD45RO, auch b-F1 ist stark positiv. Negativ sind die CD4-, CD7- und CD56-Antigene sowie die B-Zell-Marker CD20 (L26) und CD79a (MB1). In der S100-Färbung nur einzelne histiozytäre Zellen anfärbbar.

Laborbefunde: Erythrozyten 3,82/pl (erniedrigt), Hämoglobin 11,0 g/dl (erniedrigt), Hämatokrit 32,7% (erniedrigt). Im Normbereich waren Differentialblutbild, Immunglobuline, Leberwerte, Nierenwerte, Elektrolyte, Eisen und Ferritin.
Virusserologie für EBV: Anti-EBNA-IgG positiv, EBV-VCA-IgG 1:16, EBV-VCA-IgM negativ, EBV-VCA-IgG 1:128, EBV-EA-IgG 1:8, EBV-EA-IgA negativ. Kein Nachweis von Antikörpern gegen CMV, HIV und Hepatitisviren.

Weitere Befunde
Lymphknoten-Sonographie: Am Kieferwinkel submandibulär beidseits vergrößerte Lymphknoten. Axillär und inguinal beidseits unauffällige Lymphknoten.
Abdomen-Sonographie: Unauffälliger Befund.
Knochenmarkbiopsie: Mäßig zellreich, alle Vorstufen der Granulopoese vorhanden. Keine atypischen Zellen, kein Nachweis numerischer oder struktureller klonaler Anomalien.
Skelettszintigraphie: Keine auffälligen Mehranreicherungen.
Röntgenthorax: Altersentsprechend, keine intrapulmonalen Rundherde.

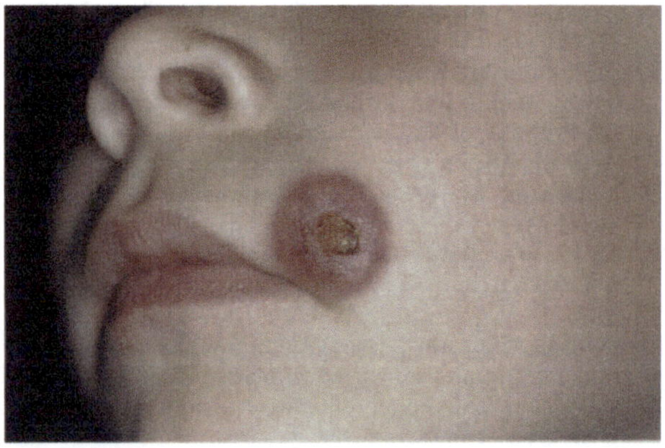

Abb. 1. Am Mundwinkel links erhabener Tumor mit seröser Kruste

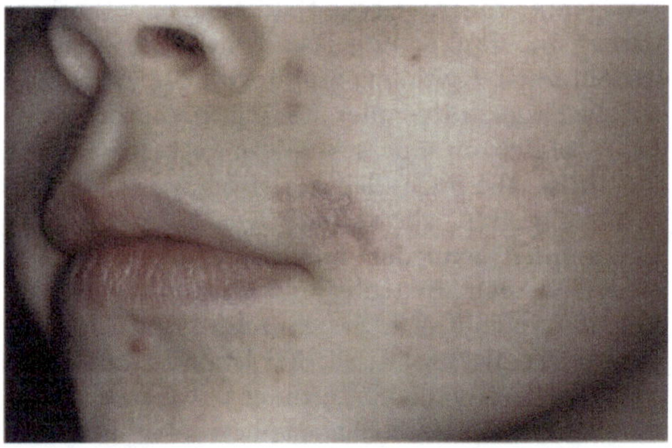

Abb. 2. Zustand nach spontaner Rückbildung

Therapie und Verlauf: Der klinische Aspekt, die Histologie und die immunhistochemischen Untersuchungen sprechen für ein CD8+ peripheres T-Zell-Lymphom. Aufgrund des ungewöhnlichen Phänotyps des Tumors, der unauffälligen Durchuntersuchung und des geringen Alters des Patienten wurde von einer invasiven Therapie zunächst Abstand genommen, da differentialdiagnostisch ähnliche Proliferationen auch im Rahmen bisher nicht näher definierter Immundefekte bei zum Teil synchronen Virusinfekten der Gruppe der *Herpesviridae* beobachtet werden können. Im weiteren Verlauf kam es dann ohne therapeutische Intervention zu einer spontanen Regression des Tumors.

Kommentar: Neben den klassischen kutanen T-Zell-Lymphomen wie Mycosis fungoides, Sézary-Syndrom, pagetoider Retikulose oder subkutanem T-Zell-Lymphom gibt es mehrere seltene Varianten von T-Zell-Lymphomen mit kutaner Präsentation. Eine Variante ist das CD8+ periphere T-Zell-Lymphom. Bisher wurden zwei Verlaufsformen beschrieben. Die rasch progrediente Form ist klinisch gekennzeichnet durch disseminierte eruptive Papeln, Knoten und stärker infiltrierte Plaques. Die chronische Form zeigt eher flache, erythematöse Plaques. Agnarsson et al. beschrieben 1990 neun Patienten mit CD8+ T-Zell-Lymphomen. Fünf Patienten zeigten einen rasch progredienten Verlauf, während vier Patienten die chronische Form entwickelten. Histologisch konnten beide Verlaufsformen nicht differenziert werden. Immunhistochemisch war die rasch progrediente Form mit einem CD2-/CD7+ Phänotyp assoziiert, während die chronischen Verlaufsformen einen CD2+/CD7- Phänotyp aufwiesen. Entsprechend dieser Einteilung fanden Quarterman et al. 1995 bei einem Patienten mit einer rasch progredienten Verlaufsform eines CD8+ T-Zell-Lymphoms einen CD2-/ CD7+ Phänotyp. Allerdings wurde von Urrutia et al. 1990 und 1991 ein Patient mit ebenfalls einer rasch progredienten Form eines CD8+ T-Zell-Lymphoms und einem CD2+/CD7- Phänotyp beschrieben. Die von Agnarsson et al. 1990 und 1991 vorgeschlagene Einteilung aufgrund der CD-Expression ist daher nicht als eindeutiges diagnostisches Kriterium wertbar. Eine prospektive Untersuchung an einem größeren Patientenkollektiv wäre wünschenswert, um den Grad der Assoziation bestimmter *Cluster of Differentiation* (CD)-Antigene und der klinischen Verlaufsform zu klären, und so eine genauere prognostische Aussage zu ermöglichen.

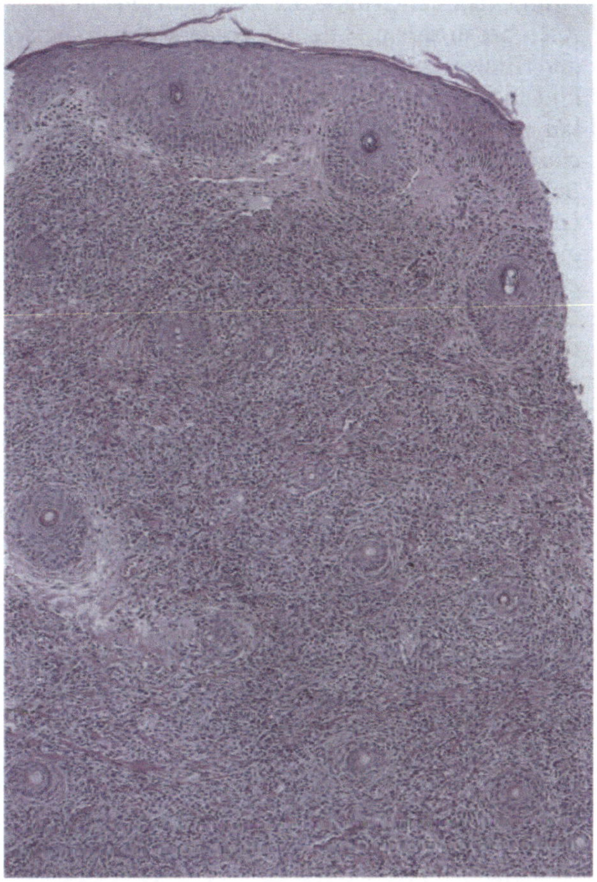

Abb. 3. Subepidermal und dermal dichtes lymphozytäres Infiltrat. HE

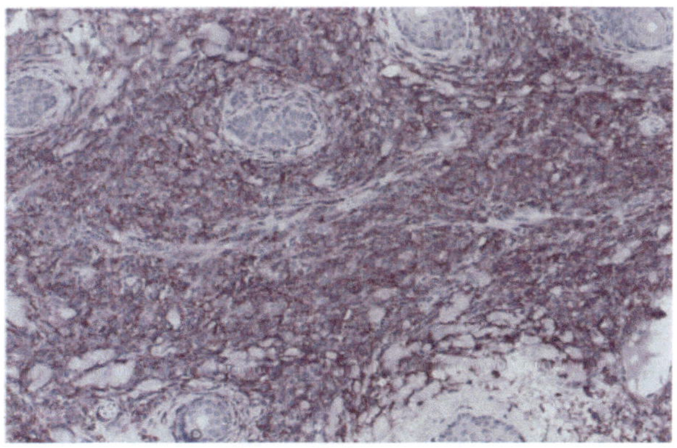

Abb. 4. Die lymphoiden Zellelemente sind immunphänotypisch positiv für CD8. APAAP-Färbung

Der klinische Aspekt und die histopathologischen und immunhistochemischen Befunde unseres Patienten zeigten das Bild eines CD8+ peripheren T-Zell-Lymphoms mit dem Phänotyp CD2+ und CD7-. Differentialdiagnostisch kam eine lymphozytäre Proliferation im Rahmen bisher nicht näher definierter Immundefekte bei zum Teil synchronen Vi-

rusinfekten der Gruppe der *Herpesviridae* in Frage. Auch bei unserem Patienten ergab sich serologisch der Hinweis auf eine EBV-Assoziation. Der Tumor bildete sich ohne therapeutische Intervention spontan zurück. Es erfolgt eine onkologische Überwachung des Kindes in regelmäßigen Abständen.
Bei Kindern sind CD8+ T-Zell-Lymphome bisher nur in Assoziation mit einer positiven Virusserologie (EBV, CMV oder HBsAg) beschrieben worden. Su et al. berichteten 1990 über zwei EBV-assoziierte Patienten mit aggressivem Verlauf, die ebenfalls im Widerspruch zu Agnarssons Studie einen CD2+ Befund aufwiesen; CD7 wurde nicht bestimmt.

Danksagungen: Die Staging-Untersuchungen erfolgten durch Prof. Dr. Dietrich Reinhardt und Frau Prof. Dr. Christine Bender-Götze, Kinderpoliklinik, Klinikum Innenstadt, Ludwig-Maximilians-Universität, Pettenkoferstraße 8a, D-80336 München.
Die konsiliarische Begutachtung erfolgte durch Prof. Dr. R. Parwaresch und Dr. M. Tiemann, Lymphknotenregister der Deutschen Gesellschaft für Pathologie, Institut für Hämatopathologie, Christian-Albrechts-Universität, Niemannsweg 11, D-24105 Kiel.

Literatur

1. Agnarsson BA, Vonderheid EC, Kadin ME (1990) Cutaneous T-cell lymphoma with suppressor/cytotoxic (CD8) phenotype: identification of rapidly progressive and chronic subtypes. J Am Acad Dermatol 22: 569-577
2. Agnarsson BA, Vonderheid EC, Kadin ME (1991) CD8+ cutaneous T-cell lymphoma [letter comment]. Am J Dermatopathol 13:628-632
3. Quarterman MJ, Lesher JL, Davis LS, Pantazis CG, Mullins S (1995) Rapidly progressive CD8-positive cutaneous T-cell lymphoma with tongue involvement. Am J Dermatopathol 17:287-291
4. Richel DJ, Lepoutre JM, Kapsenberg JG, Ooms EC, Boom WR, Boucher CA, Kluin PM (1990) Epstein-Barr virus in a CD8-positive T-cell lymphoma. Am J Pathol 136:1093-1099
5. Sander CA, Kind P, Kaudewitz P, Raffeld M, Jaffe ES (1997) The revised European-American Classification of lymphoid neoplasms (REAL): a new perspective for the classification of cutaneous lymphomas. J Cutan Pathol 24:329-341
6. Su IJ, Lin KH, Chen CJ, Tien HF, Hsieh HC, Lin DT, Chen JY (1990) Epstein-Barr virus-associated peripheral T-cell lymphoma of activated CD8 phenotype. Cancer 66:2557-2562
7. Urrutia S, Piris MA, Orradre JL, Martinez B, Cruz MA, Garcia-Almagro D (1990) Cytotoxic/supressor (CD8+, CD4-) cutaneous T-cell lymphoma with aggressive course. Am J Dermatopathol 12:603-606
8. Urrutia S, Piris MA, Orradre JL, Martinez B, Cruz MA, Garcia-Almagro D (1991) CD8+ cutaneous T-cell lymphoma. Am J Dermatopathol 13:628-632

Papillon-Lefèvre-Syndrom

Vorgestellt von Tilo Biedermann und Beata Trautner

Anamnese: Elfjähriger Patient. Im zweiten Lebensjahr erstmals Hautveränderungen an den Füßen, später auch an den Händen, ohne Abheilung. Seit dem sechsten Lebensjahr Übergreifen der Hautveränderungen auf die Extremitätenstreckseiten. Rezidivierende Zahnfleischentzündungen, Milchgebiß frühzeitig kariös, Extraktion aller Milchzähne bis zum dritten Lebensjahr. Mangelhafte Ausbildung der bleibenden Zähne, weiterhin starke und rezidivierende Zahnfleischentzündungen.

Hautbefund: Groblamellär schuppende, erythematöse, zum Teil rhagadiforme Keratosen an Handflächen und Fußsohlen. Transgredienz auf Hand- und Fußrücken. Knie und Ellenbogen mit streckseitig betonten psoriasiformen schuppenden erythematösen Keratosen. Lividrote Gingiva, zum Teil mit Erosionen. Deformierte Zähne, Foetor ex ore. Cheilitis sicca.

Histopathologie und Elektronenmikroskopie: Am palmomalleolaren Übergang verdicktes Stratum corneum, Hypergranulose und epidermale Akanthose, keine Epidermolyse. Befund typisch für palmoplantare Keratose.

Elektronenmikroskopie: Zahlreiche Vakuolen innerhalb des Stratum granulosum und Stratum corneum. Die Keratohyalingranula erscheinen abnormal abgerundet oder rechteckig. Befund vereinbar mit palmoplantarer Keratose.

Zahnärztliches Konsil: Generalisierte Gingivitis mit massiven Zahnbelägen und Konkrementen. Hochgradige Periodontopathie bei noch nicht abgeschlossenem Wurzelwachstum der bleibenden Zähne. Osteolyse des Alveolarknochens.

Therapie und Verlauf: Konsequente topische Keratolyse der Hautveränderungen und antiseptische Therapie der oralen Schleimhaut. Regressive Verhaltensweise beim Patienten wahrscheinlich durch Trennung von seiner Familie. Bei Entlassung Empfehlung einer systemischen Acitretintherapie zur Besserung von Hautveränderungen, Gingivitis und Periodontopathie.

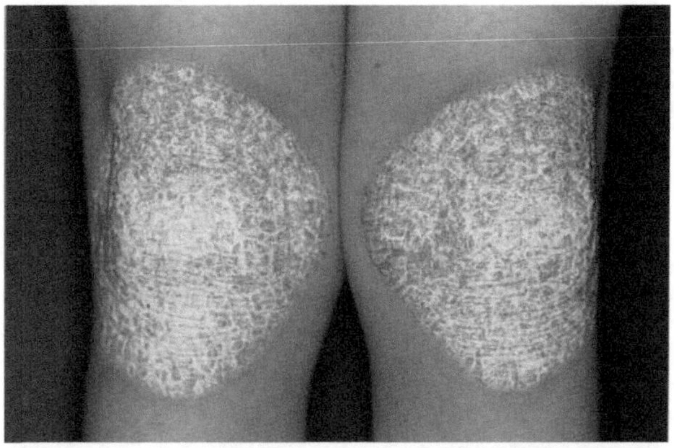

Abb. 1. Psoriasiform hyperkeratotische Plaques an beiden Knien

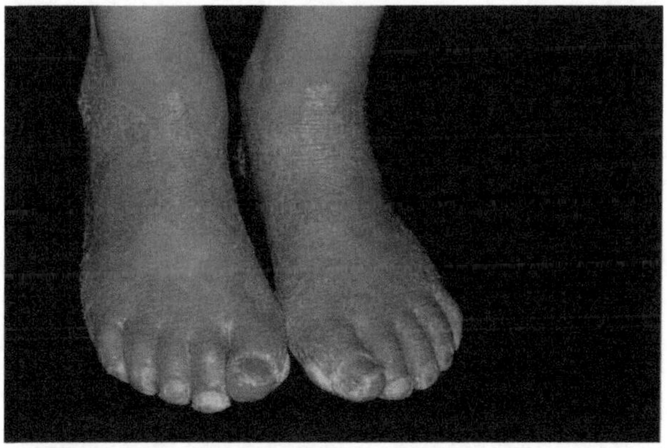

Abb. 2. Scharf begrenzte hyperkeratotische Erytheme an beiden Fußrücken, jeweils Aussparung der Fußrückenmitte. Onychodystrophie

Kommentar: Das Papillon-Lefèvre-Syndrom ist ein seltenes, autosomal rezessiv vererbtes Krankheitsbild. Verantwortlich ist möglicherweise ein Defekt auf Chromosom 11. Als funktionelle Störung wurden unter anderem Veränderungen der Immunabwehr beschrieben. So ist bekannt, daß beim Papillon-Lefèvre-Syndrom die neutrophilen Granulozyten verringerte Chemotaxis, Adhäsion, Phagozytosefunktion und Myeloperoxidasespiegel aufweisen und die Freisetzung von Sauerstoffradikalen reduziert ist.

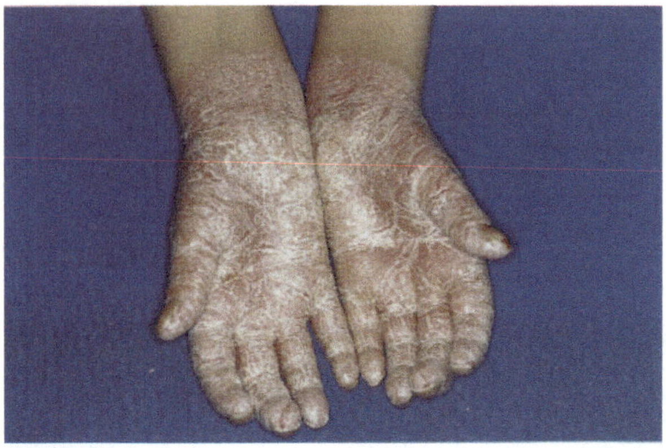

Abb. 3. Palmar flächige, erythematöse Hyperkeratosen mit Rhagaden

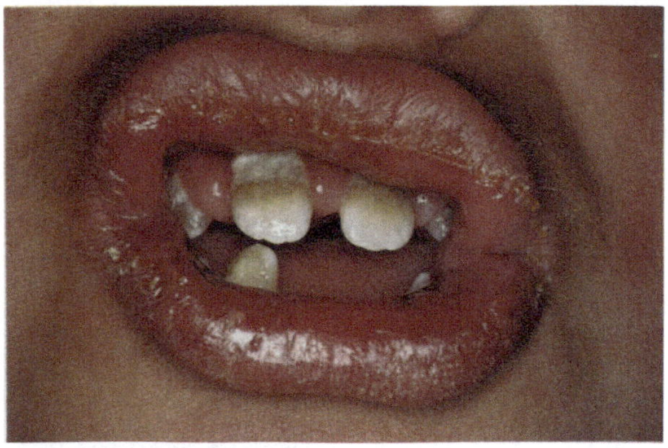

Abb. 4. Cheilitis, rötlich-ödematöse Gingiva, Zahnreste

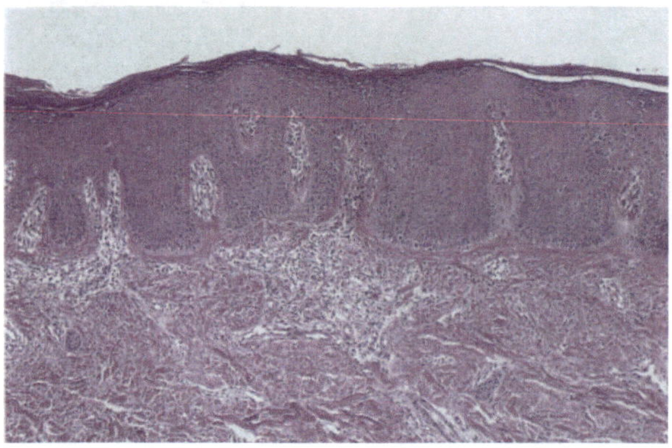

Abb. 5. Akanthose, Hypergranulose und Papillomatose der Epidermis. HE

Die Subpopulation der Memory T-Zellen ist vermindert, ihre Stimulierbarkeit eingeschränkt.

Die daraus resultierende bakterielle Besiedlung mit verschiedensten Bakterienstämmen ist Teilaspekt der Ätiologie von Haut- und Gingivaveränderungen.

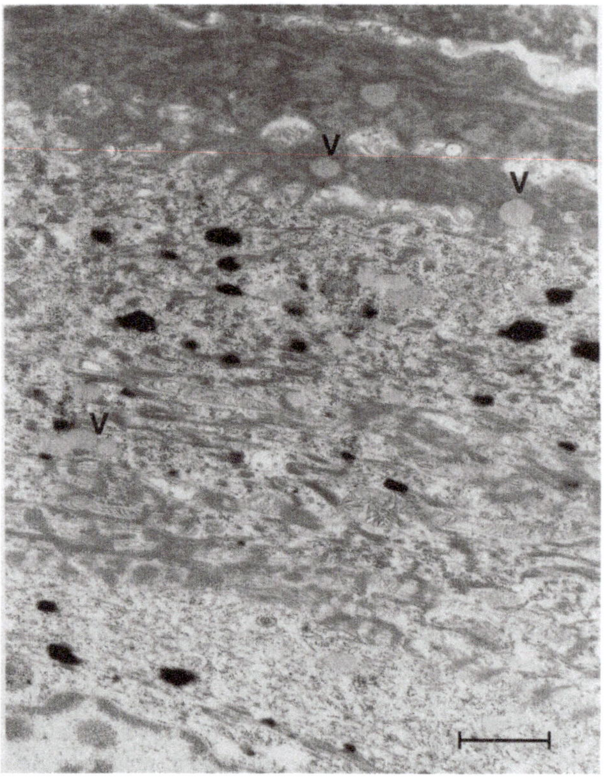

Abb. 6. Zahlreiche Vakuolen (V) innerhalb des Stratum granulosum und Stratum corneum. Die Keratohyalingranula sind abnormal abgerundet oder rechteckig. Vergrößerung × 11.600. ⊢⊣ 1 μm

Weitere Komplikationen sind schwere Pneumonien, andere Infektionen innerer Organe sowie Endocarditis lenta. Bei Streptokokkeninfektionen kann es zu renalen, arthritischen und kardialen Poststreptokokkenerkrankungen kommen.

Für die Kieferorthopäden und Zahnärzte ist die Periodontopathie beim Papillon-Lefèvre-Syndrom das schwerste Krankheitsbild dieser Art. Eine frühzeitige Sanierung, antiseptische Prophylaxe sowie gezielte Antibiose ist unerläßlich. Dennoch war der Therapieerfolg oft unzureichend, bis seit Mitte der 80er Jahre dieses schwere Krankheitsbild durch Retinoide erstmals besser therapiert werden konnte.

Erstaunlicherweise wurden nicht nur die Verhornungsstörungen reduziert, sondern es besserten sich auch die rezidivierenden Pyodermien und insbesondere auch die kieferorthopädischen Probleme. Alle unter Retinoidtherapie neu gebildeten Zähne waren normal.

Die Ergebnisse vorgenannter Untersuchungen bedeuten, daß Patienten mit Papillon-Lefèvre-Syndrom wahrscheinlich eine fehlerfreie Zahnanlage besitzen, die durch die bakterielle Besiedelung sekundär verändert wird. Die Wirkung der Retinoide auf die Zahnfleischproblematik könnte dadurch erklärt werden, daß sie unter anderem auch die Sekretion von Sauerstoffradikalen in neutrophilen Granulozyten stimulieren und somit einen Teildefekt der neutrophilen Granulozyten ausgleichen.

Patienten mit Papillon-Lefèvre-Syndrom sollten engmaschig von Dermatologen und Zahnärzten betreut werden. Eine optimale Betreuung umfaßt die Behandlung der Pyodermien und Gingivitiden mit der daraus resultierenden Periodontopathie.

Danksagungen: Der Patient wurde freundlicherweise überwiesen von Dr. Hermann Jung, Hautarzt, Fröhlichstraße 8, D-86150 Augsburg.

Die zahnärztlichen und kieferorthopädischen Konsiliaruntersuchungen erfolgten an der Klinik und Poliklinik für Zahn-, Mund- und Kieferkrankheiten (Frau Prof. Dr. Ingrid Rudzki), Klinikum Innenstadt, Ludwig-Maximilians-Universität, Goethestraße 70, D-80336 München.

Literatur

1. Bergmann R, Friedman-Birnbaum R (1988) Papillon-Lefèvre syndrome: a study of the long-term clinical course of recurrent pyogenic infections and the effects of etretinate treatment. Br J Dermatol 119:731-736
2. Firatli E, Tuzun B, Efouglu A (1996) Papillon-Lefèvre syndrome. Br J Dermatol 121:668-669
3. Gongora R, Corell A, Regueiro JR, Carasol M, Rodriguez-Gallego C, Paz-Artal E, Timon M, Allende L, Arnaiz-Villena A (1994) Peripheral blood reduction of memory T lymphocytes in Papillon-Lefèvre syndrome. Hum Immunol 41:185-192
4. Haneke E (1979) The Papillon-Lefèvre syndrome: keratosis palmoplantaris with periodonthopathy – report of a case and review of the cases in the literature. Hum Genet 51:1-35
5. Haneke E, Hornstein OP, Lex C (1975) Increased susceptibility to infections in the Papillon-Lefèvre syndrome. Dermatologica 150:283-285
6. Nazarro V, Blanchet-Bardon C, Mimoz C, Revuz J, Puissant A (1988) Papillon-Lefèvre syndrome. Ultrastructural study and successful treatment with acitretin. Arch Dermatol 124:533-539
7. Papillon MM, Lefèvre P (1924) Deux cas de keratodermie palmaire et plantaire symetrique familiale (maladie de Meleda) chez le frère et la soeur. Coexistence dans les deux cas d'altérations dentaires graves. Bull Soc Fr Derm Venereol 31:82-87
8. Stalder JF, Hue TP, Dreno B, Vergracht A, Bignon JD, Litoux P (1989) Defective leukocyte adhesion in Papillon-Lefèvre syndrome. Br J Dermatol 121:668-669
9. Wehrmann W, Traupe H, Happle R (1985) Papillon-Lefèvre-Syndrom (Keratosis palmoplantaris mit Periodontopathie). Behandlung mit Etretinat. Hautarzt 36:173-175

Textildermatitis

Vorgestellt von Susanne Bell, Franziska Ruëff und Bernhard Przybilla

Anamnese: 25jährige Patientin. Vorstellung mit der Überweisungsdiagnose therapieresistentes atopisches Ekzem. Seit drei Monaten Auftreten eines juckenden Ekzems mit Beginn an den Beinen und Ausbreitung auf nahezu das gesamte Integument. Wegen Gesichtsschwellung systemische Kortikoidtherapie über mehrere Wochen, ohne Besserung. Auf Befragen gab die Patientin an, seit etwa drei Monaten eine neue schwarze Samtkombination aus Leggins und Sweatshirt wiederholt getragen zu haben.

Hautbefund: Mit Betonung von Gesicht, Hals, Armen und proximalen Abschnitten der Beine ein relativ scharf begrenztes, flächenhaftes Erythem mit kleinlamellärer Schuppung. Im Gesicht, vor allem an den Augenlidern, sowie an den Oberschenkeln leichtes Ödem. Von den Hautveränderungen ausgespart sind Palmae und Plantae, der behaarte Kopf und ein Areal unter dem am linken Handgelenk getragenen Uhrarmband.

Allergologische Testung: *Pricktest:* Auf Standard- und Nahrungsmittelreihe keine Reaktion.
Epikutantest: Mit Standard-, Konservierungsmittel-, Salbengrundlagen-, Lederindustrie-, Textilharz- und Duftstoffblock und einem angefeuchteten Stoffstück von der mitgebrachten Leggins (Ablesung nach 48 und 72 Stunden): Kontaktallergie vom Spättyp gegen Duftstoff-Mix, p-Aminoazobenzol, Glutaraldehyd sowie gegen das patienteneigene Stoffstück.
Aus der mitgebrachten Leggings wurden mittels Chloroform und anschließender dünnschichtchromatographischen Reinigung die verschiedenen Farbbestandteile extrahiert. In einem weiteren Epikutantest wurden die so gewonnen Dispersionsfarbstoffe Blau 1, Blau 106, Blau 124, Rot 1 und Gelb 3 jeweils in 1% Vaseline) einzeln nachgetestet: Gegen alle Farbstoffe nach 48 und 72 Stunden kontaktallergische Reaktionen.

Therapie und Verlauf: Vollständige Abheilung der Hautveränderungen unter topischer Glukokortikosteroidtherapie und Tragen heller, ungefärbter Kleidung. Die systemische Glukokortikosteroidtherapie konnte abgesetzt werden. Seither kommt es nur noch gelegentlich im Zusammenhang mit dem Tragen von gefärbter Kleidung vorwiegend in den Achselhöhlen zum Auftreten von Hautveränderungen.

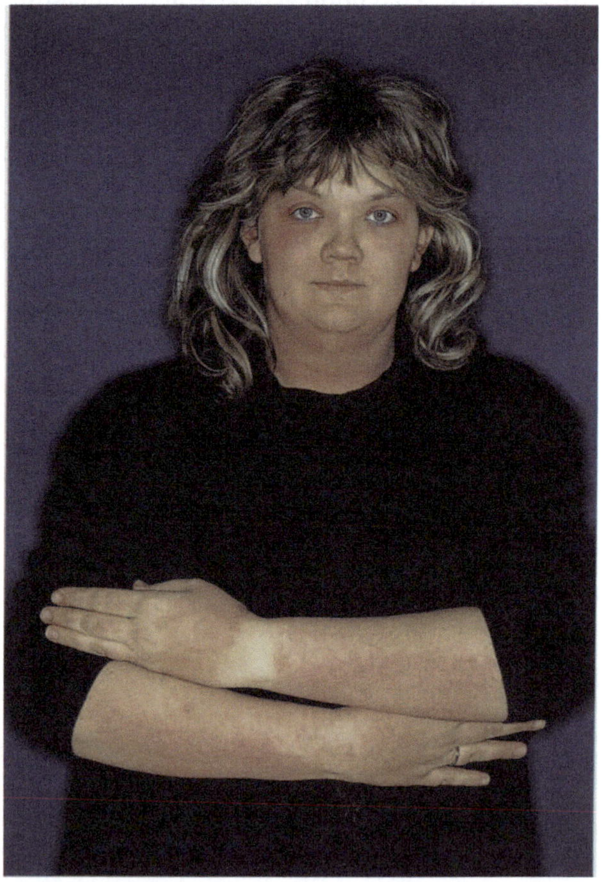

Abb. 1. Flächige Erytheme an Stamm und Unterarmen. Aussparung der Region des Uhrarmbandes

Kommentar: Kontaktdermatitiden auf Textilfarbstoffe werden seit den 30er Jahren dieses Jahrhunderts beschrieben, nachdem zunehmend Dispersionsfarben zum Färben synthetischer Textilien verwendet wurden. Die Diagnose ist klinisch häufig schwierig, da nicht immer alle von dem Kleidungs-

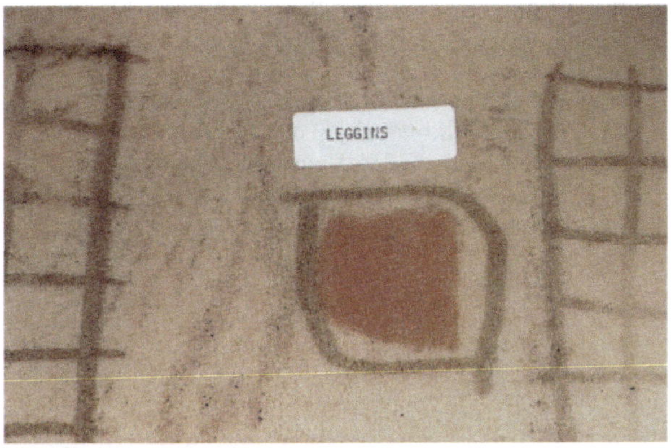

Abb. 2. Epikutantest: Positive Reaktion auf kürzlich erworbene schwarze Leggins

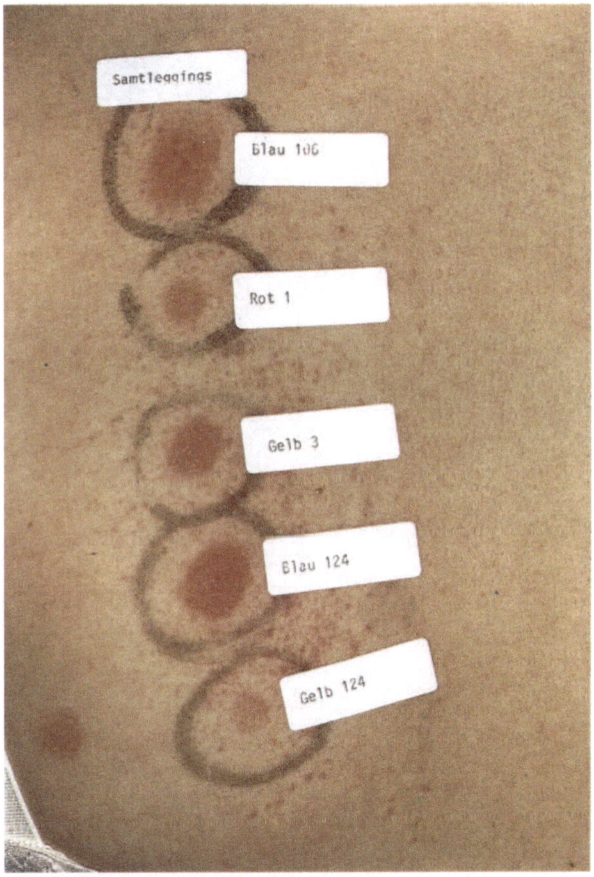

Abb. 3. Epikutantest: Positive Reaktion auf Blau 106, Rot 1, Gelb 3, Blau 124, Gelb 124

stück bedeckten Hautareale gleichmäßig befallen werden. Bevorzugt treten Hautveränderungen an den Beugen, Axillen und am Hals auf, da an diesen Stellen durch Schwitzen und Reiben die Auslösung der Allergene aus dem Kleidungsstück begünstigt wird. Richtungsweisend für die Diagnose war bei unserer Patientin die Aussparung unter dem Uhrarmband an dem sonst ganz vom Ekzem betroffenen Arm.

Die allergologisch bedeutsamsten Textilfarbstoffe sind die Dispersionsfarben vom Azo- und Anthrachinontyp. Die Azofarbstoffe Blau 124, Rot 1, Orange 3 und vor allem Gelb 3 werden als häufigste Auslöser von allergischen Reaktionen gefunden. Das stärkste Allergen aus dieser Gruppe ist Blau 106. Neben der Sensibilisierungspotenz des Farbstoffes und seiner Verwendungshäufigkeit spielt auch die Art der gefärbten Textilien eine Rolle. Dispersionsfarbstoffe werden häufig zum Färben preiswerter, modischer Textilien aus Kunstfasern verwendet, aus denen sich die Farben wesentlich leichter lösen als aus natürlichen Fasern.

Zwischen Azo- und Anthrachinonfarbstoffen besteht keine Kreuzreaktivität. Allerdings kann eine Allergie gegen Azofarbstoffe über Kreuzreaktionen eine Unverträglichkeit von Lebensmittelfarbstoffen auslösen. Ebenso findet sich häufig eine Kreuzallergie zwischen Azofarbstoffen und Paraphenylendiamin, das ein Zwischenprodukt bei der Herstellung der Azofarbstoffe ist.

Problematisch ist die Vermeidung dieser Farbstoffe. Diese sind auf den Textilien nicht deklariert, und für die Erzeugung einer bestimmten Farbe werden meist Farbmischungen verwendet. So wird zur Erzeugung der Farbe Schwarz eine Mischung aus den Dispersionsfarben Blau, Rot und Gelb verwendet. Die Farbe Gelb findet sich häufig auch in hellen Textilien. Die beste Empfehlung für betroffene Patienten dürfte daher sein, nur ungefärbte oder mit Naturfarben gefärbte Textilien aus Naturfasern zu tragen.

Neben den Farbstoffen kommen als Auslöser einer Textildermatitis auch andere Allergene in Betracht, wie optische Aufheller, Appreturen, Konservierungsstoffe sowie Substanzen, die zur Veredelung und Verbesserung der Textilgewebeeigenschaften (Formaldehyd-spaltende Kunstharze) eingesetzt werden. Typisch für unsere Patientin war, daß erst spät an eine Textildermatitis gedacht wurde.

Danksagungen: Die Patientin wurde freundlicherweise überwiesen von Frau Dr. Ulrike Bode, Hautärztin, Obermarkt 20, D-82510 Wolfratshausen.

Die dünnschichtchromatographische Auftrennung der Farbstoffbestandteile erfolgte durch Prof. Dr. Björn M. Hausen, Experimentelle Allergologie, Universitätshautklinik, Martinistraße 52, D-20251 Hamburg.

Literatur

1. Elsner P (1994) Allergie und irritative Textildermatitis. Schweiz Med Wochenschr 124:111-118
2. Hausen BM, Schulz KH (1984) Strumpffarben-Allergie. Dtsch Med Wochenschr 109:1469-1475
3. Hausen BM (1987) Reaktionen auf Duftstoffe und Textilien. Z Hautkr 62:1649-1656
4. Hausen BM (1993) Contact allergy to disperse blue 106 and blue 124 in black „velvet clothes". Contact Dermatitis 28: 169-173
5. Przybilla B, Landthaler M (1983) Kontaktallergie gegenüber Textilien. Akt Dermatol 9:159-160
6. Seidenari S, Manzini BM, Danese P (1991) Contact sensitization to textile dyes: description of 100 subjects. Contact Dermatitis 24: 253-258

Acne fulminans bei adrenogenitalem Syndrom

Vorgestellt von Marianne Placzek, Heinrich Schmidt[1] und Klaus Degitz

Anamnese: 15jähriger Patient. Im Februar 1996 plötzliches Auftreten von offenen und geschlossenen Komedonen, entzündlichen Knoten und Pusteln im Gesicht, am Hals, an Brust und Rücken. Unter Therapie mit Minozyklin 100mg/die Temperaturerhöhung auf 38,6 °C, sowie Schmerzen in den Hand- und Kniegelenken beidseits. Kurze Zeit später allgemeine Leistungsminderung.

Hautbefund: An Gesicht, Hals, Brust und Rücken multiple offene und geschlossene Komedonen, Papeln, Papulopusteln sowie zahlreiche abszedierende Knoten und Fistelgänge, Zysten und wurmstichartige Narben. Seborrhoe.

Laborbefunde: Leukozyten 17,1/nl, BKS 55/93 mm nach Westergren, C-reaktives Protein 9,0 mg/dl, Thrombozyten 560.000/µl. IgG, IgA, IgM, C3- und C4-Komplement im Serum im Referenzbereich. Anti-Staphylosin-Titer, Anti-Streptolysin-Titer und HLA-B27 negativ. Rektaltemperatur 38,6 °C.

Weitere Befunde
Bakteriologische Untersuchung: Im Pustelabstrich Nachweis von Staphylococcus aureus.
Endokrinologische Untersuchungen: LH, FSH, Testosteron, Kortisol und TSH im Referenzbereich. Nebennierenrindenhormone: Dehydroepiandrosteron-Sulfat (DHEAS) 406 µg/dl (Referenzbereich 3-188 µg/dl), Androstendion 185 ng/dl (Referenzbereich 16-122 ng/dl), im ACTH-Stimulationstest nach 60 Minuten 282 ng/dl, 17-Hydroxy-Progesteron basal 147 ng/dl (Referenzbereich 12-139 ng/dl), im ACTH-Stimulationstest nach 60 Minuten 414 ng/dl (beide Befunde vereinbar mit Heterozygotie für adrenogenitales Syndrom).
Knochenalter: 14,5 Jahre, Pubertätsstadien: PH IV, G IV (phänotypisch regelrechtes Pubertätsstadium).
Oberbauchsonographie: Leichte Vergrößerung und Verplumpung der Milz; Leber, Nieren und Pankreas unauffällig.

1 Dr. von Haunersches Kinderspital, Klinikum Innenstadt, Ludwig-Maximilians-Universität

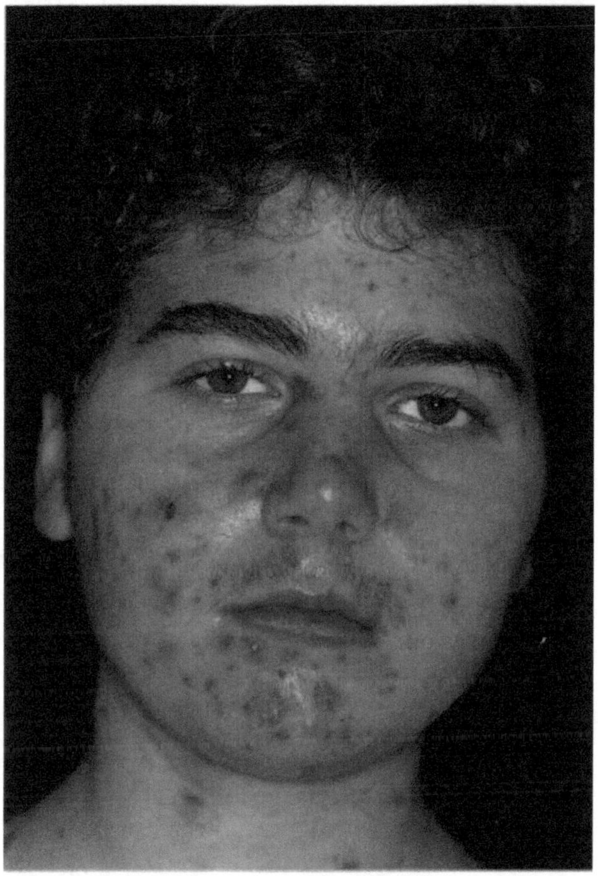

Abb. 1. Ausgeprägter entzündlicher Befall der Gesichtshaut mit Seborrhoe

Skelettszintigraphie: Unauffälliger Befund.
Rheumatologisches Konsil: Arthralgien durch ein akutes inflammatorisches fieberhaftes Geschehen.

Therapie und Verlauf: Der Patient wurde stationär aufgenommen und initial mit 68 mg/die Methylprednisolon, später mit 30 mg/die Isotretinoin behandelt. Nach anfänglicher Besserung des Hautbefundes kam es nach Absetzen von Methylprednisolon unter fortlaufender Isotretinointherapie jeweils zu drei weiteren Schüben der Acne fulminans. Nach Diagnosestellung eines adrenogenitalen Syndroms

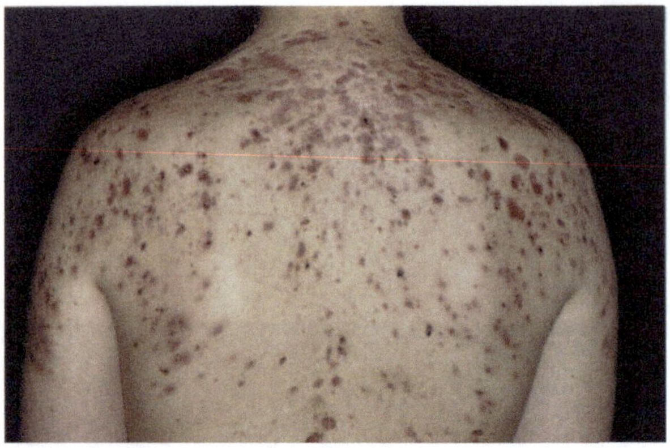

Abb. 2. Zahlreiche abszedierende Knoten und Fistelgänge am Rücken

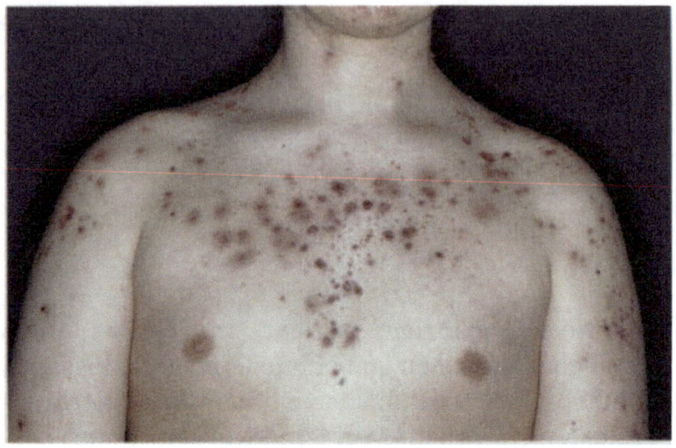

Abb. 3. Typische Lokalisation der Akneveränderungen in der vorderen Schweißrinne und an den Oberarmstreckseiten

durch einen Pädiater wurde eine Therapie mit 20 mg/die Isotretinoin und 4 mg/die Methylprednisolon angesetzt, die zu einer deutlichen Besserung des Beschwerdebildes führte. Zusätzlich zeigte die kontrollierende endokrinologische Untersuchung unter niedrig dosiertem Methylprednisolon normale periphere Androgen- und 17-Hydroxy-Progesteron-Werte. Die Erhaltungsdosis beträgt zur Zeit 10 mg/die Isotretinoin und 2 mg Methylprednisolon jeden zweiten Tag.

Kommentar: Hormonelle Störungen mit einer Überproduktion von Androgenen können zu einer Aggravation einer Akne führen. Angeregt durch Behandlungserfolge mit niedrig dosierten Glukokortikoiden bei Patienten mit Acne vulgaris wurde 1976 bei 7 von 11 Frauen mit Acne vulgaris ein 11- oder 21-Hydroxylasedefekt gefunden. In neueren Untersuchungen aus dem Jahre 1995 wurde bei 5 von 15 Kindern mit Acne infantum (5-10 Jahre) ein 21-Hydroxylasedefekt nachgewiesen. Diese Enzymdefekte sprechen für das Vorliegen eines adrenogenitalen Syndroms (AGS). Das Vorliegen eines AGS bei Acne fulminans ist bis heute nicht beschrieben worden. Bei dem AGS ist die Kortisolbildung aufgrund von Enzymdefekten reduziert oder vollständig aufgehoben. In den meisten Fällen besteht ein 11-Hydroxylasedefekt, seltener ein 17-Hydroxylasedefekt, noch seltener ein 3b-Hydroxysteroiddehydrogenasedefekt. Besonders das vor dem Enzymblock liegende 17-Hydroxyprogesteron staut sich an, und es kommt zur vermehrten Bildung der Androgene Androstendion und Testosteron. Dieser Defekt wird autosomal rezessiv vererbt. In Deutschland beträgt die Erkrankungshäufigkeit etwa 1:7500, die Heterozygotenfrequenz liegt bei 1:42.

Neben den beiden klassischen Formen, dem einfach *virilisierenden* und dem durch *Salzverlust komplizierten AGS,* werden noch zwei sogenannte nichtklassische Formen unterschieden: das *Cryptic AGS* (hier bleibt die Symptomatik stumm) und das *Late Onset AGS* (Symptome treten meist erst in der Pubertät auf). Die Häufigkeit der Late-Onset-Form wird auf 1:1000 geschätzt.

Die Diagnose eines *Late Onset AGS* kann am ehesten durch einen ACTH-Belastungstest gestellt werden, da die basalen 17-Hydroxyprogesteron-Werte sehr stark zirkadianen Schwankungen unterliegen. Das 21-Hydroxylase-Gen ist molekularbiologisch gut untersucht. Es zählt zu den HLA-Klasse-III-Genen. Unter den zahlreichen Polymorphismen sind nur wenige pathogenetisch bedeutsam. Da sie bekannt sind, könnte zur Diagnosestellung gezielt nach ihnen gesucht werden, besonders bei Patienten, die eine positive Familienanamnese für Akne aufweisen. Beim Zusammentreffen beider genetischen Faktoren könnte ein erhöhtes Risiko zur Entstehung einer Acne fulminans bestehen. Es ist daher denkbar, den akuten Ausbruch der Krankheit durch eine frühzeitige Therapie mit niedrig dosierten Glukokortikoiden zu verhindern.

Bei Acne fulminans sollte eine Kombinationstherapie mit 0,51 mg/kg Körpergewicht Prednisolonäquivalent und Isotretinoin erfolgen, letzteres einschleichend beginnen und bis 0,5 mg/kg Körpergewicht steigern. Nach Abklingen der Acne fulminans scheint aus dermatologischer Sicht, nach Absprache mit den Endokrinologen, eine längerfristige Glukokortikoidsubstitution zur Akneprävention empfehlenswert.

Danksagungen: Der Patient wurde freundlicherweise überwiesen von Dr. Rainer Gollhausen, Hautarzt, Gröbenrieder Straße 6a, D-85221 Dachau.
Die endokrinologische Untersuchung erfolgte durch das Dr. von Haunersches Kinderspital (Prof. Dr. Hans-Beat Hadorn), Klinikum Innenstadt, Ludwig-Maximilians-Universität, Lindwurmstraße 4, D-80337 München.
Die Skelettszintigraphie erfolgte durch die Klinik und Poliklinik für Nuklearmedizin (Prof. Dr. Klaus Hahn), Klinikum Innenstadt, Ludwig-Maximilians-Universität, Ziemssenstraße 1, D-80336 München.
Das rheumatologische Konsil erfolgte durch die Kollegen der Medizinischen Poliklinik (Prof. Dr. Manfred Schattenkirchner), Klinikum Innenstadt, Ludwig-Maximilians-Universität, Pettenkoferstraße 8a, D-80336 München.

Literatur

1. Blinstrub RS, Lehmann R, Sternberg TH, Straub DL (1963) A comparison of oral and intramuscular triamcinolone in the treatment of acne vulgaris. Curr Ther Res 5:414421
2. Goth A, Nebenfurther L (1964) Treatment of acne and menstrual disorders with small doses of prednisolone. J Clin Endocrinol Metabol 24:1226
3. Greiling H, Gressner AM (Hrsg) (1995) Lehrbuch der klinischen Chemie und Pathobiochemie, 3. Auflage. Schattauer, Stuttgart, S 10271031
4. Lucky AW, Biro FM, Simbartl LA, Morrison JA, Sorg NW (1997) Predictors of severity of acne vulgaris in young adolescent girls: results of a five-year longitudinal study. J Pediatr 130:3039
5. Plewig G, Kligman AM (1994) Akne und Rosazea, 2. Auflage. Springer, Berlin, S 318326
6. De Raeve L, De Schepper JD, Smitz J (1995) Prepubertal acne: a cutaneous marker of androgen excess? J Am Acad Dermatol 32:181184
7. Rose LI, Newmark SR, Strauss JS, Pochi PE (1976) Adrenocortical hydroxylase deficiencies in acne vulgaris. J Invest Dermatol 66:324326

Kutane Onchozerkose

Vorgestellt von Arne K. Sakrauski, Lois Hoegl, Hubert Maiwald[1] und Martin Röcken

Anamnese: 28jähriger Patient. Seit 1995 in Deutschland lebender Emigrant aus Kamerun mit seit einem Jahr auftretenden stark juckenden Papeln an der linken Schulter, beiden Armen und am linken Oberschenkel. Erstmalige ambulante Versorgung im März 1996. Anamnestisch keine weiteren Erkrankungen, keine Medikamenteneinnahme.

Hautbefund: Linke Schulter, beide Arme und linker Oberschenkel bis zu 10×10 cm große, unscharf begrenzte, geringgradig lichenifizierte Plaques mit Exkoriationen und einzelnen Papeln. Axillär und inguinal vereinzelt subkutane Knoten tastbar.

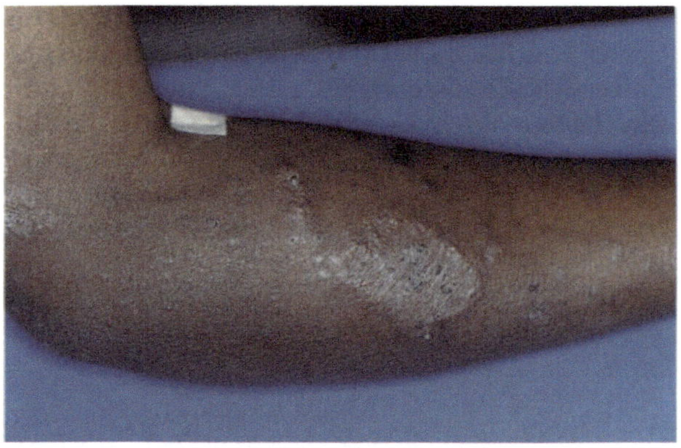

Abb. 1. Am Unterarm randbetonte, lichenifizierte Plaque

Histopathologie
Schulter links, 5/96: Unregelmäßige Akanthose und Papillomatose der Epidermis mit Reduktion des Stratum granulosum. Im Bereich des oberflächlichen und tiefen Gefäßplexus perivaskuläres Infiltrat aus Lymphozyten, Histiozyten und zahlreichen eosinophilen Granulozyten.
Haut-Snip-Test: Direkter mikroskopischer Nachweis von Mikrofilarien von *Onchozerka volvolus.* Kein Nachweis von adulten Würmern in den Exzidaten.

Laborbefunde: *Mazotti-Test* positiv. Leukozytose von 10,6/nl mit 40% Eosinophilen. C-reaktives Protein mit 7,6 mg/l erhöht. IgE 15800 IU/l, stark erhöht. IgG 26,12 g/l und IgM 3,33 g/l, beide erhöht; IgA 1,82 g/l, C3 und C4 im Normbereich.

Serologische Befunde: *Onchozerka-volvulus*-IgG4-ELISA >100 Antikörpereinheiten, Echinokokkose-Em2plus-ELISA negativ, Amöbiasis-ELISA negativ, Schistosomiasis-IFT- und IHA-ELISA negativ.

Weitere Befunde
Augenärztliches Konsil: Kein Anhalt für okuläre Onchozerkose.
Röntgen-Thorax und Oberbauchsonographie: Ohne pathologischen Befund.
Stuhluntersuchung: Protozoen und Helminthen negativ.

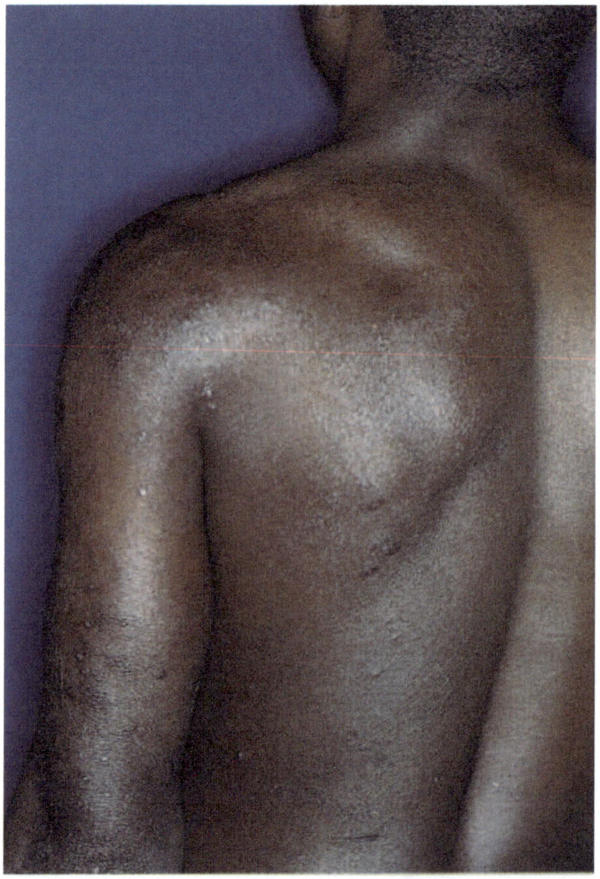

Abb. 2. An der linken Schulter hyperpigmentierte Plaques

1 Abteilung für Infektions- und Tropenmedizin, Klinikum Innenstadt, Ludwig-Maximilians-Universität

Therapie und Verlauf: Im August 1996 unter Therapie mit Ivermectin 12 mg als einmalige Dosis zunächst reaktive Leukozytose mit Erhöhung der Eosinophilen, später deutliche Besserung der Beschwerden und Rückgang der Eosinophilie. Im Oktober 1996 erneuter Anstieg der Eosinophilie bis auf 55%. Im Februar 1997 Therapieversuch mit einem Zyklus Diethylcarbamazin einschleichend bis 200 mg/die, Abbruch aufgrund einer Arzneimittelunverträglichkeit. Im Juli 1997 erneutes Rezidiv der Onchozerkose. August 1997 nochmalige Gabe von Ivermectin, einmalig 12 mg. Unter zusätzlicher lokaler Kortikosteroidtherapie allmähliche Rückbildung der Hauterscheinungen und der Symptomatik. Im Dezember 1997 erneut verstärkter Pruritus. Wiederholung der Therapie mit Ivermectin 12 mg sowie lokal pflegende Therapie mit harnstoffhaltigen Externa. Seither keine Ekzeme und Rückgang des Pruritus.

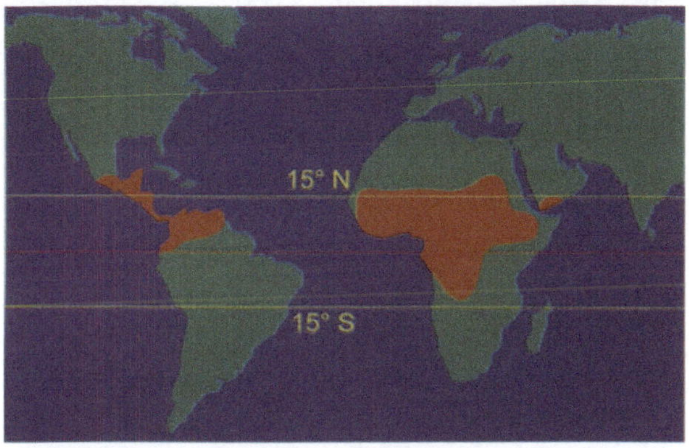

Abb. 3. Geographische Verbreitung der Onchozerkose

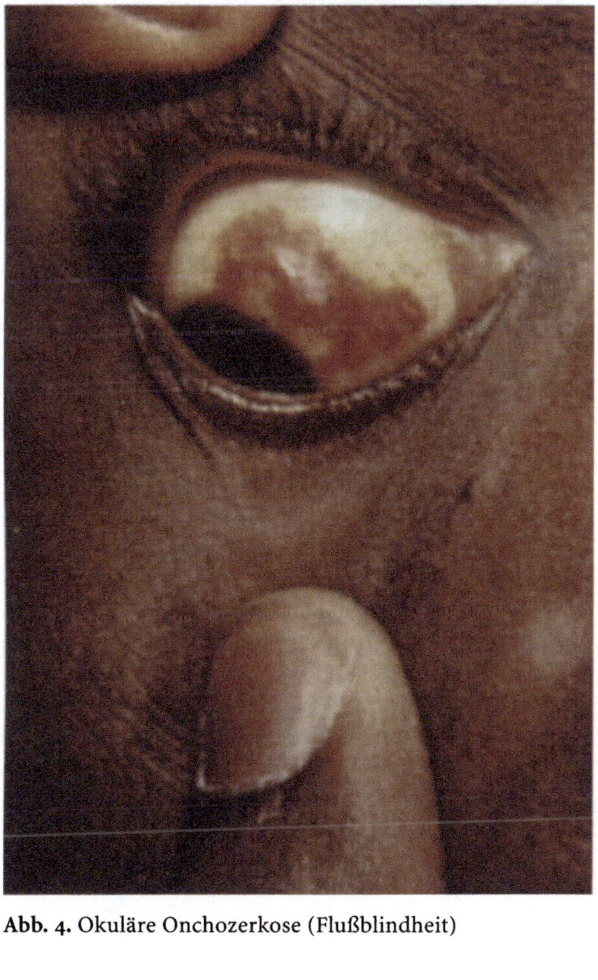

Abb. 4. Okuläre Onchozerkose (Flußblindheit)

Kommentar: Bei der Onchozerkose handelt es sich um eine der wichtigsten Filarienerkrankungen des Menschen, verursacht durch die von der *Kriebelmükke* übertragenen Nematoden *Onchozerka volvulus.* Nach Schätzung der WHO sind von der Erkrankung etwa 18 bis 20 Millionen Menschen betroffen, insbesondere im tropischen Afrika, Mittelamerika sowie Nordjemen und Südwest-Saudiarabien. Da die Vermehrung und Übertragung vor allem in den fruchtbaren Flußgebieten erfolgt, hat die Erkrankung gravierende sozioökonomische Bedeutung. Durch Reisende und Emigranten werden zunehmend Erkrankte außerhalb der Endemiegebiete diagnostiziert.
Onchozerka volvulus wird von der tagaktiven weiblichen Kriebelmücke übertragen. Die weibliche Larve wächst innerhalb von ein bis drei Jahren zur Makrofilarie heran, die eine Länge von bis zu 70 cm erreichen kann. Aufgeknäult bilden gepaarte *Makrofilarien* die von einer Kapsel umgebenen *Onchozerkome,* subkutan liegende Knoten. Die weiblichen Makrofilarien produzieren während ihres 5 bis 15 Jahre dauernden Lebens Millionen von *Mikrofilarien,* die bevorzugt in das Haut- und Augengewebe wandern. Beim Absterben können diese Mikrofilarien schwere entzündliche und immunologische Reaktionen auslösen, die den Juckreiz und die *Mazotti-Reaktion* verursachen.

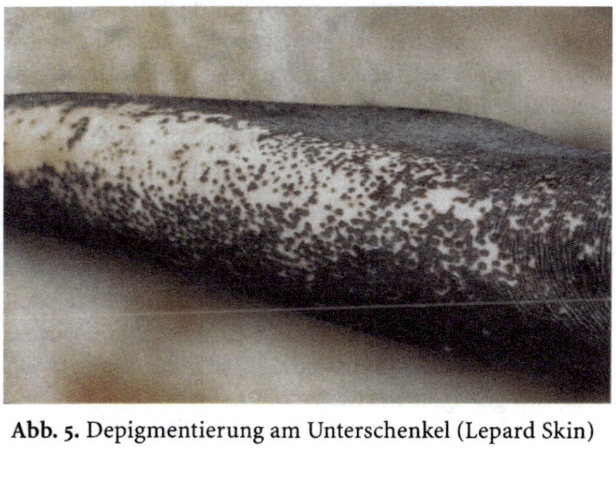

Abb. 5. Depigmentierung am Unterschenkel (Lepard Skin)

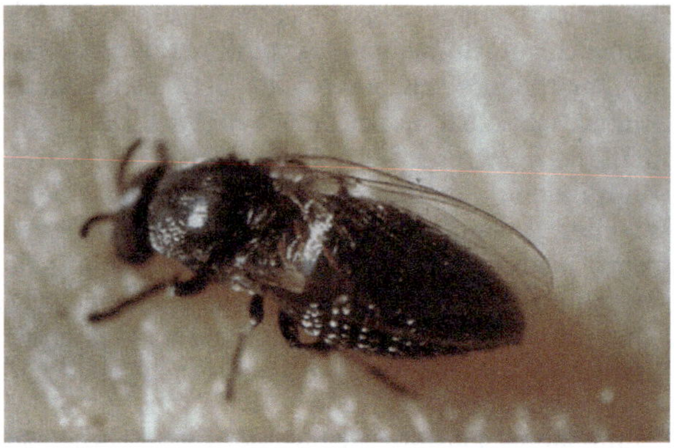

Abb. 6. Kriebelmücke, Überträgerin der Onchozerkose

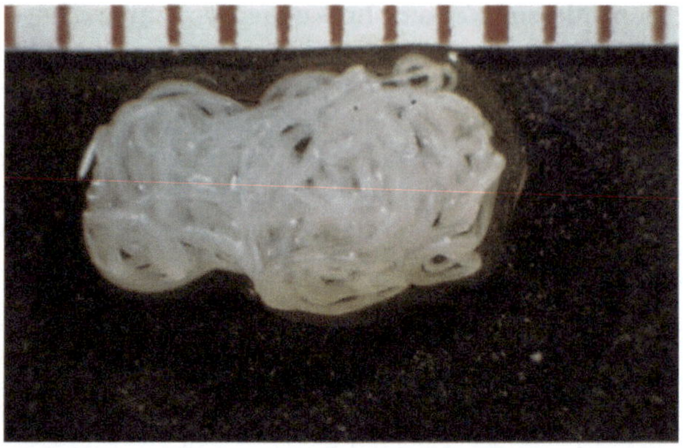

Abb. 8. Verdautes Onchozerkom (Makrofilarie)

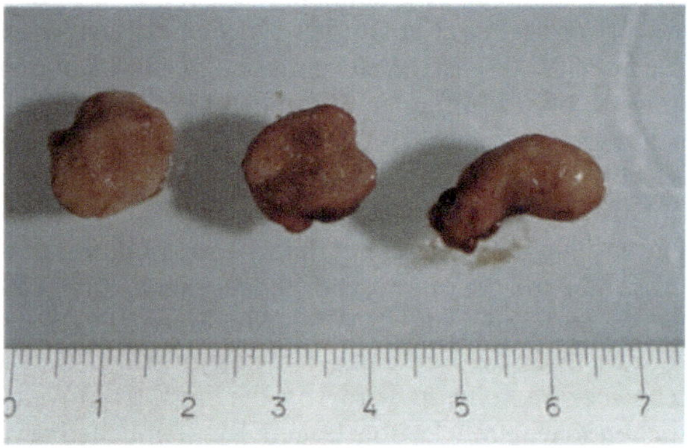

Abb. 7. Unverdaute Onchozerkome

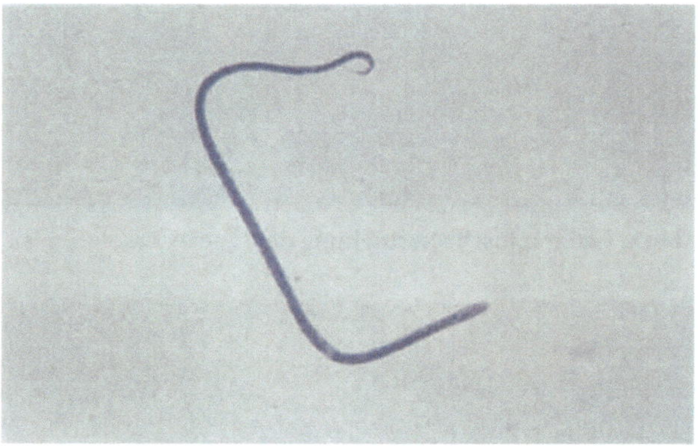

Abb. 9. Mikrofilarie

Klinisch führt die Onchozerkose zu den Onchozerkomen und vor allem Ekzemen mit starkem Pruritus. Zunächst dominiert eine kleinpapulöse Dermatitis, später meist Übergang in lichenifizierte Ekzeme und prurigoartige Knoten. Häufig zeigen sich sekundäre Superinfektionen, sklerosierende Lymphangitiden und im weiteren Verlauf Atrophien, die zu grotesken überhängenden Hautlappen (Hanging Groin) führen können. In allen Stadien kann es zu Depigmentierungen *(Lepard Skin)* und Hyperpigmentierungen kommen, die in Sonderfällen nur einzelne Extremitäten betreffen (*Sowda,* aus dem arabischen abgeleitet für schwarz oder dunkel). Neben der Haut sind auch die Augen betroffen. Auch hier führen die allergischen Reaktionen auf die Mikrofilarien zu den okulären Komplikationen, die zur Ausbildung eines Pannus und letztendlich zur Erblindung führen können *(Flußblindheit).* Vereinzelt ließen sich auch Mikrofilarien in inneren Organen nachweisen. Bei Reisenden aus Endemiegebieten mit Pruritus und persistierenden Ekzemen sollte eine Onchozerkose differentialdiagnostisch immer in Erwägung gezogen werden.

Der Nachweis erfolgt direkt lichtmikroskopisch im *Haut-Snip-Test.* Dabei wird eine Hautprobe für 24 Stunden in physiologischer Kochsalzlösung inkubiert. Die in die Lösung migrierenden Mikrofilarien lassen sich anschließend mikroskopisch darstellen. Neuerdings lassen sich die Filarien auch mit Hilfe der Polymerasekettenreaktion (PCR) nachweisen. Makrofilarien können direkt makroskopisch aus Onchozerkomen nachgewiesen werden. Durch die Gabe von 25-50 mg Diethylcarbamazinzitrat (DEC) kann ein starker Pruritus *(Mazotti-Reaktion)* als immunologische Abwehrreaktion auf die absterbenden Mikrofilarien ausgelöst werden. Diese Reaktion wird nach dem Erstbeschreiber *Mazotti-Reaktion* genannt und ist als *Mazotti-Test* oder dem davon abgeleiteten *DEC-Epikutantest* diagnostisch hinweisend. Es besteht jedoch die Gefahr von allergischen Reaktionen ähnlich der Herxheimer-Reaktion. Sie können bei Augenbeteiligung sogar zur Blindheit führen. ELISA-Techniken zum Nachweis einer Infektion stehen zur Verfügung, haben jedoch in Endemiegebieten wenig Aussagekraft.

Therapie der Wahl ist Ivermectin. Es wirkt jedoch nur mikrofilarizid, so daß es bei überlebenden Ma-

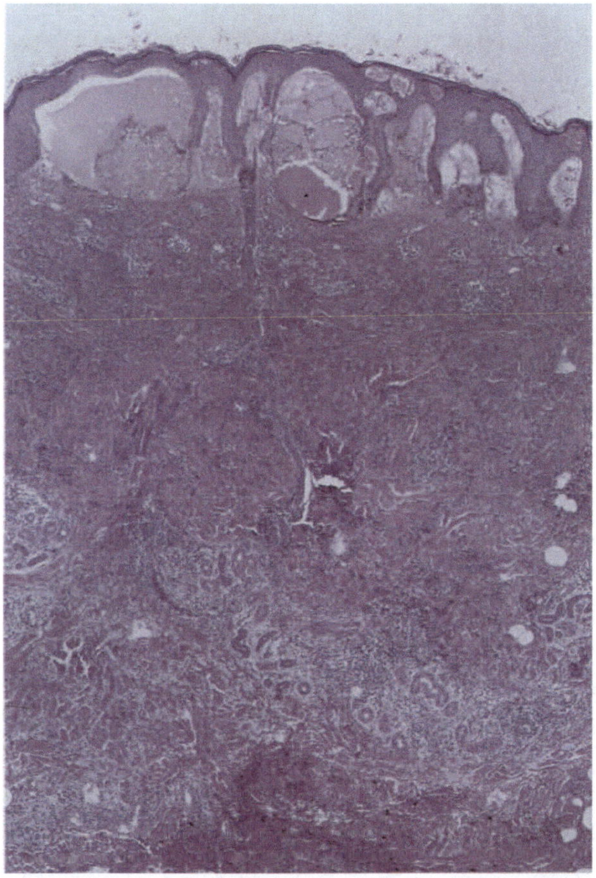

Abb. 10. Subepidermal ausgedehntes Ödem, dichte lymphozytäre Infiltrate mit zahlreichen eosinophilen Granulozyten. Vereinbar mit Iktus-Reaktion. HE

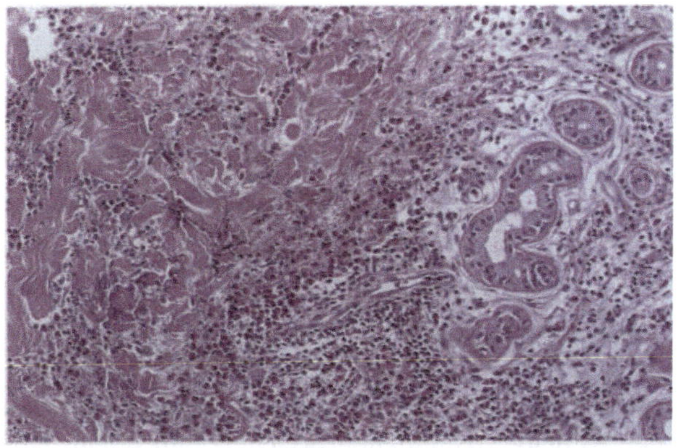

Abb. 11. Subepidermal ausgedehntes Ödem, dichte lymphozytäre Infiltrate mit zahlreichen eosinophilen Granulozyten. Vereinbar mit Iktus-Reaktion. HE

krofilarien zu Rezidiven kommen kann. Im Vergleich zu Diethylcarbamazinzitrat, bei dem schwere allergische Reaktionen beschrieben wurden und das deshalb nur einschleichend gegeben werden sollte, hat Ivermectin geringere Nebenwirkungen und höhere Wirkung gegen Mikrofilarien. Suramin besitzt als einziges Anthelmetikum eine ausreichende makrofilarizide Wirkung, hat jedoch erhebliche toxische und allergische Nebenwirkungen, weshalb es zur Therapie nicht mehr verwendet wird. Neben den Anthelmintika können Antihistaminika und Glukokortikoide extern adjuvant eingesetzt werden.

Danksagungen: Der Patient wurde freundlicherweise überwiesen von Dr. Reinhard Saal, Hautarzt, Straßburger Straße 2, D-80809 München.
Die parasitologischen Spezialuntersuchungen sowie die parasitologische Therapie und Betreuung wurden in enger Zusammenarbeit mit Dr. Hubert Maiwald, Abteilung für Infektions- und Tropenmedizin (Prof. Dr. Thomas Löscher), Klinikum Innenstadt, Ludwig-Maximilians-Universität, Leopoldstraße 5, D-80802 München, durchgeführt.
Die chirurgischen Eingriffe erfolgten in der Chirurgischen Klinik und Poliklinik (Prof. Dr. Leonhard Schweiberer), Klinikum Innenstadt, Ludwig-Maximilians-Universität, Nußbaumstraße 20, D-80336 München.
Das augenärztliche Konsil wurde in der Augenklinik (Prof. Dr. Anselm Kampik), Klinikum Innenstadt, Ludwig-Maximilians-Universität, Mathildenstraße 8, D-80336 München, durchgeführt.
Die internistischen Untersuchungen erfolgten in der Medizinischen Poliklinik (Prof. Dr. Detlef Schlöndorff), Klinikum Innenstadt, Ludwig-Maximilians-Universität, Pettenkoferstraße 8a, D-80336 München.

Literatur

1. Braun-Falco O, Plewig G, Wolff HH (1996) Dermatologie und Venerologie. Springer, Berlin, S 343-344
2. Maso MJ, Kapila R, Schwartz RA, Wiltz H, Kaminski ZC, Lamert WC (1987) Cutaneous onchocerciasis. Int J Dermatol 26:593-596
3. Murdoch ME, Hay RJ, MacKenzie CD, Williams JF, Ghalib HW, Cousens S, Abiose A, Jones BR (1993) A clinical classification and grading system of the cutaneous changes in onchocerciasis. Br J Dermatol 129:260-269
4. De Silva N, Guyatt H, Bundy D (1997) Anthelmintics. A comparative review of their clinical pharmacology. Drugs 53:769-788
5. Stingl P (1987) Onchocerciasis. Übertragung, Klinik, Diagnose, Behandlung, Immunverhältnisse. Hautarzt 38:709-715
6. Stingl P, Ross M, Gibson DW, Ribas J, Conner DH (1984) A diagnostic patchtest for onchocerciasis using topical diethylcarbamazin. Trans R Soc Trop Med Hyg 78:254-258

Hermansky-Pudlak-Syndrom

Vorgestellt von Dagmar Ludolph-Hauser, Christian Kunte und Peter Kaudewitz

Anamnese: 60jährige Patientin. Seit Kindheit Lichtscheu und vermehrte Blutungsneigung. Seit etwa 15 Jahren in lichtexponierten Hautarealen Auftreten kleiner, rötlicher, schuppender Maculae. Vor einem Jahr Entfernung eines Basalioms am rechten Oberarm. Mutter unauffällig, Bruder und Tochter Hauttyp I, bei letzterer ebenfalls vermehrte Blutungsneigung.

Hautbefund: Auffallend helles Hautkolorit, durchscheinend hellblaue Iris, ausgeprägter Nystagmus, hellblondes Haar. In den sonnenexponierten Körperarealen mit Betonung von Gesicht, Dekolleté, Armen und Handrücken disseminierte, bis 1 cm große, infiltrierte, teilweise exkoriierte, papulosquamöse, dunkelrote Plaques. An Venenpunktionsstellen Sugillationen.

Histopathologie: Ellenbeuge links: Unregelmäßige, plumpe, verlängerte Reteleisten; basal fehlende Polarisation der Keratinozyten; Zellpolymorphien. Im Stratum corneum Wechsel von Ortho- und Parakeratose. In der papillären Dermis entzündliches Infiltrat. Beurteilung: Aktinische Keratose.

Elektronenmikroskopie: In Lysosomen dermaler Makrophagen Ablagerung von granulomatösem, teils lamellär geschichtetem ceroid-/lipofuszinartigem Material.

Laborbefunde: Blutgerinnung: Quick 92%, PTT 34,5 Sek., Thrombozyten 148.000/µl, Thrombinzeit 10,5 Sek., subaquale Blutungszeit >10 Min., Thrombozytenaggregation (nach Born) mit 42% grenzwertig pathologisch, Fibrinogen 339 mg/dl. Faktor VIII >100%, Faktor XI >100%, von Willebrand-Faktor >130%.
Obwohl die plasmatische Gerinnung, die Konzentration der Gerinnungsfaktoren sowie die Zahl der Thrombozyten in den globalen Suchtests unauffällig sind, zeigt sich in Spezialtests eine gestörte Thrombozytenfunktion, die die verlängerte Blutungszeit erklärt.

Augenärztliche Untersuchung: Beidseits okulärer Nystagmus, Irisdurchleuchtbarkeit, Verdacht auf Makula- und Fundushypoplasie, visuell evozierte Potentiale mit gekreuzter Asymmetrie.

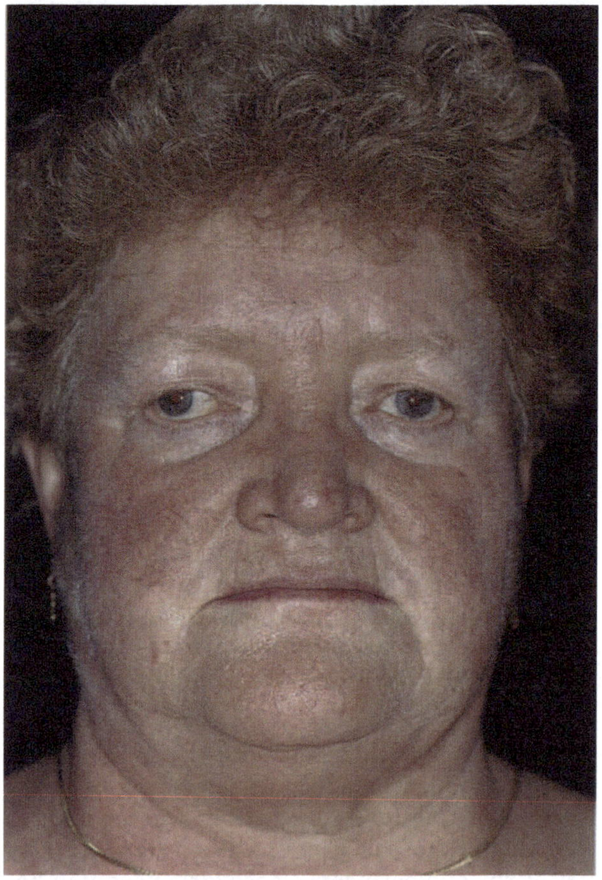

Abb. 1. Typischer Phänotyp mit hellem Haar, hellblauer Iris und aktinisch geschädigter Haut

Therapie und Verlauf: Zur Behandlung der zahlreichen aktinischen Keratosen wurde die sogenannte Turbotherapie gewählt, eine Kombination von Isotretinoin (20 mg/die) oral und 5-Fluorouracil Salbe topisch zweimal täglich für viereinhalb Wochen. Hierunter kam es zu einer weitgehenden Abheilung der Hautveränderungen.

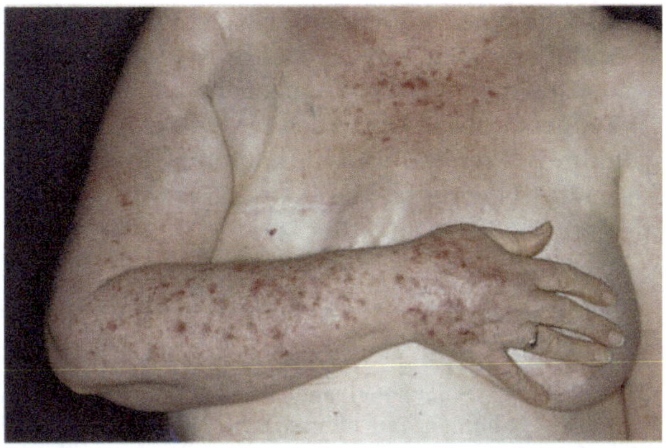

Abb. 2. Aktinische Keratosen in den sonnenexponierten Arealen

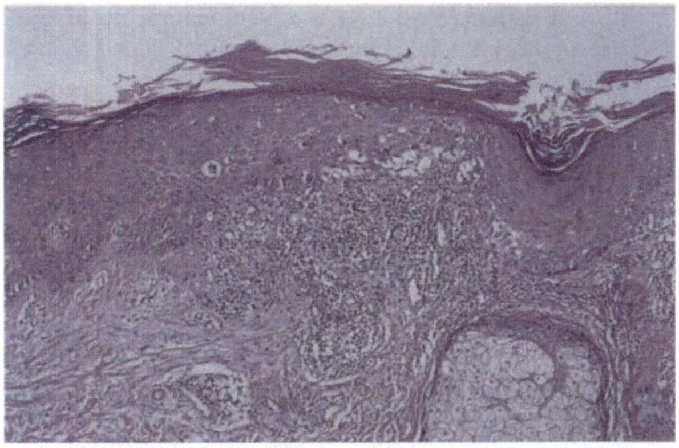

Abb. 3. Geschichtete Parakeratose, Akanthose des Epithels, Verlust der Polarisation der Keratinozyten. Subepidermal entzündliches Infiltrat, solare Elastose. Diagnose: Aktinische Keratose. HE

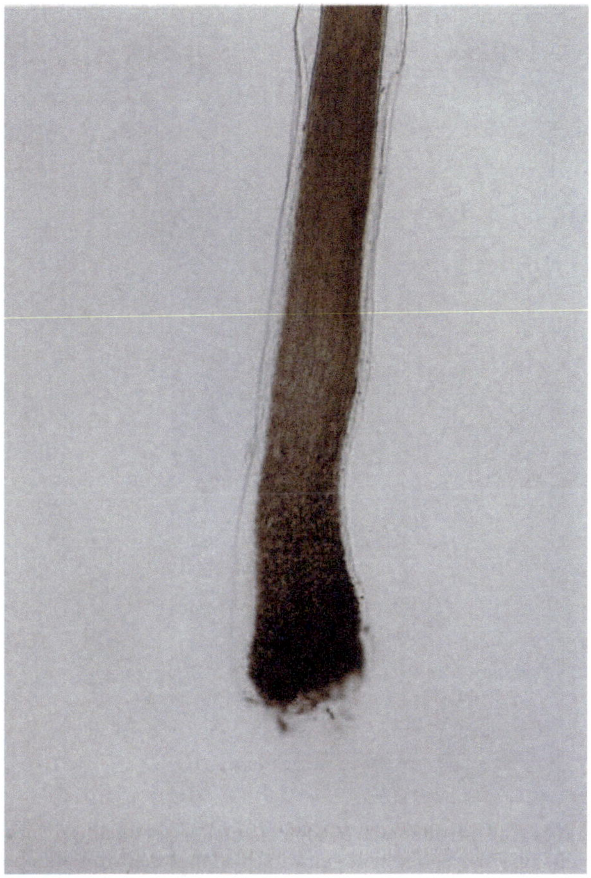

Abb. 4. Nachweis von Tyrosinaseaktivität in einer Haarwurzel

Kommentar: Das Hermansky-Pudlak-Syndrom ist eine seltene, oftmals tödlich verlaufende, autosomal rezessiv vererbte Erkrankung, die gehäuft bei Puertorikanern und einer relativ abgeschlossen lebenden Population in der Schweiz auftritt. 1959 beschrieben Hermansky und Pudlak erstmals bei zwei nicht blutsverwandten Patienten das charakteristische gemeinsame Auftreten von Albinismus, verlängerter Blutungszeit und ungewöhnlichen Pigmentablagerungen in Zellen des retikuloendothelialen Systems. Biochemisch liegt dem tyrosinasepositiven okulokutanen Albinismus eine gestörte Ausreifung der Melanosomen zugrunde; das Gen und die katalytische Aktivität der Tyrosinase sind dabei intakt. Die verlängerte Blutungszeit ist bedingt durch eine gestörte Thrombozytenaggregation aufgrund einer Verminderung der dichten Granula der Thrombozyten. Die Speicherung eines lipofuszinartigen Materials in Zellen des retikuloendothelialen Systems kann interstitielle pulmonale Fibrose, granulomatöse Kolitis, Nierenversagen oder dilatative Kardiomyopathie zur Folge haben. Diese Komplikationen sind oftmals entscheidend für die Prognose.

Die Annahme eines ursächlichen gemeinsamen Defektes der Membranen von Melanosomen, Lysosomen und Lysosomenabkömmlingen (thrombozytäre dichte Granula) wird durch neueste Untersuchungen unterstützt, die als zugrundeliegenden genetischen Defekt Mutationen in einem auf Chromosom 10 lokalisierten Gen identifizieren. Dieses Gen kodiert für ein transmembranöses, offensichtlich für Entwicklung und Funktion verschiedener zytoplasmatischer Organellen bedeutsames Protein.

Patienten mit Hermansky-Pudlak-Syndrom neigen generell zur Ausbildung von aktinischen Hautschäden, Basaliomen und spinozellulären Karzinomen, jedoch nicht zu Melanomen. Die Differentialdiagnose sollte trotz niedriger Prävalenz bei Patienten mit extrem hellem Hauttyp, ausgeprägten aktinischen Hautschäden sowie Blutungsneigung erwogen und

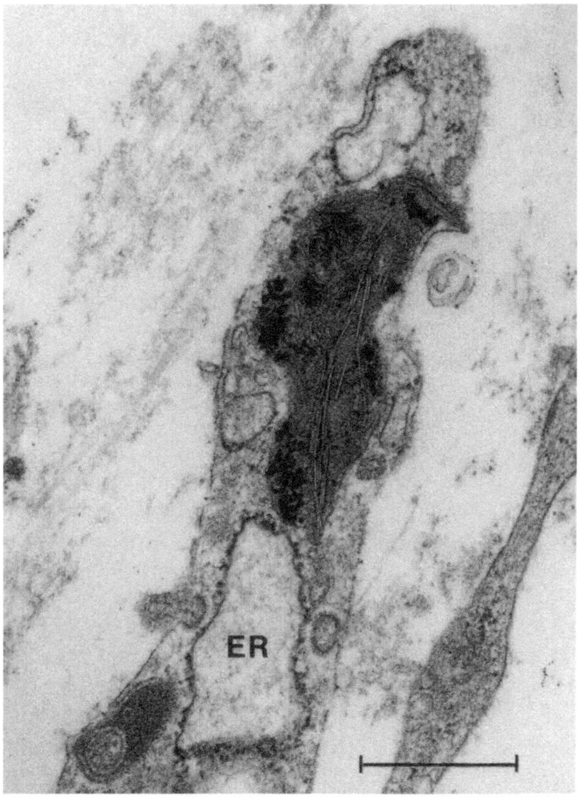

Abb. 5. Elektronenmikroskopie: Lamellär geschichtete Ceroid-/Lipofuszinablagerungen verschiedener Elektronendichte im Zytoplasma eines Makrophagen. Erweitertes endoplasmatisches Retikulum (ER). Vergrößerung x 41.800.
⊢⊣ 0,5 µm

abgeklärt werden, da die Gabe gerinnungshemmender Arzneimittel wie Aspirin bei den Betroffenen schwerste Blutungskomplikationen nach sich ziehen kann.

Danksagungen: Die Patientin wurde freundlicherweise überwiesen von Dr. Walter Niedre, Hautarzt, Schaezlestraße 2, D-86150 Augsburg.
Die augenärztliche Untersuchung erfolgte in der Augenklinik (Prof. Dr. Anselm Kampik), Klinikum Innenstadt, Ludwig-Maximilians-Universität, Mathildenstraße 8, D-80336 München.

Literatur

1. Erickson RP (1997) Pigment, platelets, and Hermansky Pudlak in human and mouse. Proc Natl Acad Sci USA 94:8924-8925
2. Gahl WA, Brantly M, Kaiser-Kupfer MI, Iwata F, Hazelwood S, Shotelersuk V, Duffy LF, Kuehl EM, Troendle J, Bernardini I (1998) Genetic defects and clinical characteristics of patients with a form of oculocutaneous albinism (Hermansky-Pudlak syndrome). N Engl J Med 338:1258-1264
3. Hermansky F, Pudlak P (1959) Albinism associated with hemorrhagic diathesis and unusual pigmented reticular cells in the bone marrow. Report of two cases with histochemical studies. Blood 14:162-169
4. Oh J, Bailin T, Fukai K, Feng GH, Ho L, Frenk E, Tamura N, Spritz RA (1996) Positional cloning of a gene for Hermansky-Pudlak syndrome, a disorder of cytoplasmic organelles. Nat Genet 14:300-306
5. Schachner JP, Glaser N, Lee S, Kress Y, Fisher M (1990) Hermansky-Pudlak syndrome. Case report and clinicopathologic review. J Am Acad Dermatol 22:926-932
6. Schallreuter KU (1989) Hermansky-Pudlak-Syndrom. Hautarzt 40: 130-133
7. Schallreuter KU, Frenk E, Wolfe LS, Witkop CJ, Wood JM (1993) Hermansky-Pudlak syndrome in a Swiss population. Dermatology 187: 248-256
8. Wildenberg SC, Oetting WS, Almovadar C, Krumwiede M, White JG, King RA (1995) A gene causing Hermansky-Pudlak syndrome in a Puertorican population maps to chromosome 10q2. Am J Hum Genet 57:755-765

Pigmentiertes Kolloidmilium

Vorgestellt von Thomas Jansen, Hans Wolff, Martin Schaller, Carl Georg Schirren und Gerd Plewig

Anamnese: 62jähriger Patient. Gasmeister im Ruhestand. Seit fünf Jahren zunehmend Auftreten von asymptomatischen Knötchen im Gesicht. In der Familie keine gleichartigen Hautveränderungen bekannt. Keine Anwendung von Hydrochinon-haltigen Bleichcremes. Weder beruflich noch privat Kontakt mit Phenolderivaten. Keine Medikamenteneinnahme. Seit sechs Jahren atopisches Kopfhautekzem. Grenzwerthypertonie. Struma diffusa partim nodosa Grad II. 1989 Resektion eines gutartigen Tumors im Dickdarm. Mehrere orthopädische Operationen.

Hautbefund: An Stirn, Jochbögen, Wangen und beiden Ohrmuscheln zum Teil dicht aggregiert stehende papulovesikulöse, glasig-gelbliche, bis 2 mm im Durchmesser große Papeln, die stellenweise zu pigmentierten Plaques konfluieren. Auf Stichinzision unter seitlichem Druck Entleerung einer gelatinösen Masse. Nebenbefunde: Hauttyp I. Cheilitis actinica, Cutis rhomboidalis nuchae und Erythrosis interfollicularis colli als Zeichen einer aktinischen Hautschädigung. Unter dem klinischen Verdacht einer Lentigo maligna erfolgte die Entnahme einer Hautbiopsie.

Histopathologie: Mandibula links. Mäßige Verbreiterung der Epidermis. Ablagerung von leicht basophilem, scholligem, homogenem Material in der oberen Dermis, das von zahlreichen pigmenthaltigen Makrophagen durchsetzt ist. Dieses ist in der Alzianblau-, Thioflavin-T- und Kongorotfärbung negativ, in der PAS-Färbung schwach positiv, ebenso in der Elastikafärbung.
Diagnose: Pigmentiertes Kolloidmilium.

Elektronenmikroskopie: In der Dermis massive Ablagerungen von amorphem Material mit einzelnen feinen Filamenten. Ähnliches Material auch innerhalb des hyperplastischen endoplasmatischen Retikulums von stoffwechselaktiven Fibroblasten in der Umgebung, die zahlreiche pinozytotische Vesikel aufweisen.

Laborbefunde: Sämtliche Routinelaborparameter im Normbereich. Euthyreote Stoffwechsellage.

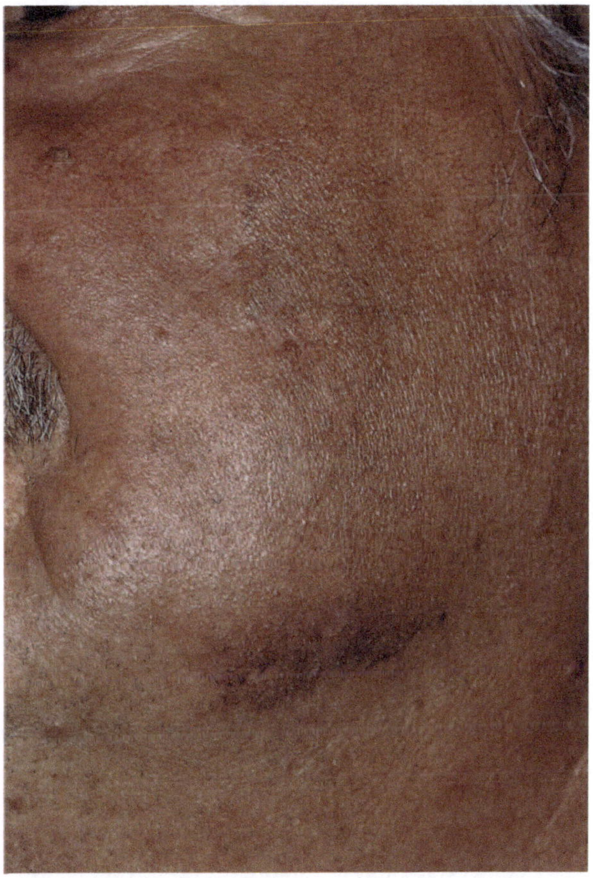

Abb. 1. Mandibula links: Pigmentierte Macula mit einzelnen glasigen Papeln, an eine Lentigo maligna erinnernd

Weitere Befunde
Schilddrüsensonographie: Echoarme Schilddrüse mit mehreren Knoten.
Schilddrüsenszintigraphie: Struma diffusa partim nodosa Grad II ohne Hinweis auf Autonomie. Kühles Areal rechts kaudal.

Therapie und Verlauf: Wegen Symptomfreiheit wurde von einer spezifischen Therapie des Kolloidmiliums abgesehen. Aufklärung des Patienten über die Harmlosigkeit der Hautveränderung. Konsequenter Lichtschutz empfohlen.

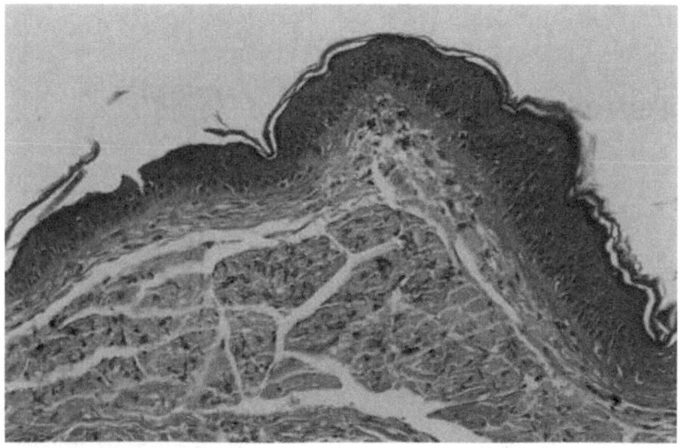

Abb. 2. Subepidermal Ablagerung von basophilem scholligem Material. HE

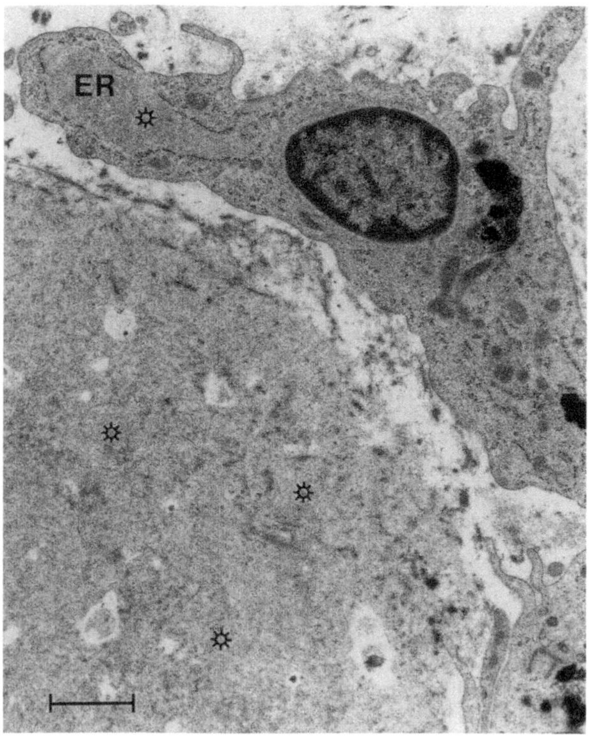

Abb. 3. Stoffwechselaktiver Fibroblast mit erweitertem endoplasmatischen Retikulum (ER) und zahlreichen Mitochondrien. Innerhalb des ER und in der Umgebung homogene amorphe Ablagerungen (*). Vergrößerung × 11.000. ⊢⊣ 1 µm

Kommentar: Als Kolloidmilium bezeichnet man eine seltene Erkrankung, die durch stecknadelkopfgroße, gelblich-braune oder hautfarbene, transparent erscheinende Papeln im Gesicht, besonders an der Stirn gekennzeichnet ist. Die Tatsache, daß sich nach Einstich mit einer Nadel bei starkem seitlichen Druck eine weißliche bis blaßgelbliche, durchsichtige, an festes Kolloid erinnernde Masse exprimieren ließ, hat den Erstbeschreiber dieser Erkrankung E. Wagner 1866 veranlaßt, diese als kolloide Degeneration der Talgdrüsen aufzufassen und ihr den Namen Kolloidmilium zu geben. Erst später wurde erkannt, daß sich die kolloide Degeneration nicht an den Talgdrüsen, sondern am Bindegewebe des Koriums abspielt, wobei es zur Bildung einer homogenen Masse im oberen Korium kommt. Die Erkrankung wird in der Literatur auch als *Milium colloidale, Pseudomilium colloidale, Elastosis colloidalis conglomerata* oder kolloidale Degeneration der Haut geführt. Obwohl die Erkrankung keine wesentlichen Symptome verursacht und für die Betroffenen vorwiegend ein kosmetisches Problem darstellt, hat ihre Seltenheit und die Frage nach der Herkunft des abgelagerten Materials Anlaß zu zahlreichen Publikationen und zu umfangreichen Untersuchungen gegeben.

Unter der Bezeichnung Kolloidmilium werden zwei verschiedene Entitäten zusammengefaßt. Die *juvenile Form,* die sich zumeist in der Jugend manifestiert, wird autosomal-dominant vererbt und kommt familiär gehäuft vor. Die *adulte* oder *solare* Form tritt vorwiegend bei älteren Personen mit chronischer Sonnenexposition oder nach photodynamischen Effekten, insbesondere nach Langzeitanwendung von Hydrochinon in Bleichcremes oder nach Kontakt mit Phenolderivaten, auf.

Die Hauterscheinungen sind zumeist an Stirn, Jochbögen und seitlichen Halspartien, aber auch an Ohren und Handrücken lokalisiert. Seltener sind Nase, Oberlippe, Kinn und Streckseiten der Unterarme betroffen. Hier finden sich in symmetrischer Ausprägung zahlreiche, gelblich-braune, transparent erscheinende Papeln von 1-2 mm Durchmesser, die in unregelmäßigen Gruppen zusammenstehen. Zahlreiche Papeln können plaqueartig konfluieren oder sich papulovesikulös umwandeln. Wenn man die Papeln anritzt, kann man gelegentlich eine gallertartige Masse exprimieren. Die Hauterscheinungen bilden sich innerhalb von zwei bis fünf Jahren aus und bleiben dann unverändert bestehen. Die adulte Form ist häufig mit aktinischer Elastose vergesellschaftet. Auf das gemeinsame Vorkommen mit osteoartikulären Veränderungen wurde hingewiesen.

Als früheste histologische Veränderung findet man in den dermalen Papillenspitzen ein homogenes kolloides Material, das langsam an Quantität zunimmt. Das als Kolloid bezeichnete Substrat färbt sich im HE-Schnitt etwas geringer eosinophil als normales Kollagen, seltener auch schwach basophil. Basophile Anfärbbarkeit von Kolloid könnte für das Vorherr-

Tabelle: Unterschiede zwischen Kolloidmilium bei Jugendlichen und Erwachsenen

	Jugendliche	Erwachsene
Beginn	>14. Lebensjahr	Erwachsenenalter
Kolloid-deposition	Subepidermal, auch intraepidermal	Nur dermal, freie Grenzzone zur Epidermis
Umgebung	Keine Elastose	Elastose
HE-Färbung	Basophil oder eosinophil	Basophil oder eosinophil
Immun-fluoreszenz	Ig, C3, Fibrin	Keine spezifische Fluoreszenz
Elektronen-mikroskopie	Fibrilläres Material (80 Å)	Feingranuläres Material

schen basophiler Degeneration elastischer Fasern sprechen. Das Verhalten in der Thioflavin-T- und Kongorotfärbung ist uneinheitlich. Bei der juvenilen Form des Kolloidmiliums fiel eine Verbindung von Kolloid und Epidermis auf. Daraus wurde abgeleitet, daß juveniles Kolloid als besonderer Civatte-Körper epidermalen Ursprungs sei. Histochemisch verhält sich Kolloid wie Amyloid. Ultrastrukturell läßt sich das PAS-Material jedoch von Amyloid eindeutig abgrenzen. Das hyaline Material bei der Lipoidproteinose (Hyalinosis cutis et mucosae) ist ebenfalls PAS-positiv, enthält aber zusätzlich Fettsubstanzen.

Ultrastrukturell weist Kolloid in seiner juvenilen Form ähnlich dem Amyloid eine fibrilläre Struktur auf, während sich die adulte Form weitgehend als eine helle amorphe Masse darstellt.

Die Pathogenese des Kolloidmiliums ist weitgehend ungeklärt. Das in den dermalen Papillen gelagerte Kolloid ist ein Glykoprotein, das vorwiegend von aktinisch veränderten Fibroblasten de novo synthetisiert wird. Gestützt wird diese Annahme durch die Beobachtung, daß Hydrochinon-exponierte Haut veränderte Kollagenfasern aufweist, die von durch Hydrochinon und Sonnenlicht geschädigten Fibroblasten gebildet sein könnten. In diesen Fällen finden sich neben ochronotischen Veränderungen auch Kolloidmilien. Biochemisch enthält das Glykoprotein im Gegensatz zum Kollagen weder Hydroxyprolin noch Hydroxylysin.

Kolloid ist zumindest partiell Endprodukt einer dystrophischen aktinischen Elastose. So ließ sich Kolloid mit monoklonalen Antikörpern gegen Serum-amyloid-P-Komponente (SAP) spezifisch anfärben, die bei kutanen Amyloidosen und auch in normalen und degenerierten elastischen Fasern vorhanden ist. Zudem ließ sich ultrastrukturell der kontinuierliche Übergang von elastotisch veränderten elastischen Fasern zu Kolloid aufzeigen. Darüber hinaus enthält Kolloid im Vergleich zu normaler Dermis vermehrt Lysin. Lysin ist Ausgangsprodukt von Desmosin und Isodesmosin, charakteristischen Aminosäurekomponenten elastischer Fasern.

Das differentialdiagnostische Spektrum umfaßt im Gesicht Trichoepitheliome, Hidradenome, Hidrokystome, Syringome, Milien, Adenoma sebaceum, Pseudoxanthoma elasticum, Amyloidose, aktinische Elastose und bei der hier vorliegenden Variante eine Lentigo maligna. Eine histologische Sicherung der Diagnose ist anzustreben.

Zur Behandlung wurden Diathermie, Kürettage oder Kryotherapie empfohlen, die Ergebnisse sind jedoch zumeist unbefriedigend. Ein Therapieversuch mit Dermabrasion oder Laser erscheint sinnvoll. Einzelne Herde können exzidiert werden.

Danksagung: Der Patient wurde freundlicherweise überwiesen von Dr. Hermann Jung, Hautarzt, Frölichstraße 8, D-86150 Augsburg.

Literatur

1. Ebner H, Gebhart W (1978) Vergleichende Untersuchungen bei juvenilem und adultem Colloid Milium. Arch Dermatol Res 261:231-244
2. Findlay GH, Morrison JGL, Simson IW (1975) Exogenous ochronosis and pigmented colloid milium from hydroquinone bleaching creams. Br J Dermatol 93:613-622
3. Handfield-Jones SE, Atherton DJ, Black MM, Hashimoto K, McKee PH (1992) Juvenile colloid milium: clinical, histological and ultrastructural features. J Cutan Pathol 19:434-438
4. Hashimoto K, Black M (1985) Colloid milium: a final degeneration product of actinic elastoid. J Cutan Pathol 12:147-156
5. Hashimoto K, Miller F, Bereston ES (1972) Colloid milium: histochemical and electron microscopic studies. Arch Dermatol 105:684-694
6. Kobayashi H, Hashimoto K (1983) Colloid and elastic fibre: ultrastructural study on the histogenesis of colloid milium. J Cutan Pathol 10: 111-122
7. Schrallhammer-Benkler K, Landthaler M, Stolz W, Braun-Falco O (1990) Kolloidmilium. Hautarzt 41:451-454
8. Wagner E (1866) Das Colloid-Milium der Haut. Arch Heilk 7:463-464

Erythrodermia ichthyosiformis congenitalis Brocq

Vorgestellt von Martin Schaller und Hans Wolff

Anamnese: Nach normaler Schwangerschaft und komplikationsloser Geburt bei dem Neugeborenen Erythrodermie mit blasiger Ablösung der Haut und erosiv-nässenden Arealen.
Im weiteren Verlauf Rückgang der Blasenbildung und Entwicklung von verruziformen Hyperkeratosen. Eltern und Verwandte hautgesund.

Hautbefund: Im ersten Lebensmonat großflächige blasige Abhebung der Haut mit Erosionen. Bei Vorstellung im 12. Lebensmonat schuppende streifige bis flächige Hyperkeratosen mit einzelnen Erosionen an den mechanisch belasteten Stellen.

Histopathologie: Subkornealer Spalt mit schichtförmiger granulöser Degeneration der Keratinozyten. Kompakte Orthokeratose. Mäßige entzündliche Stromareaktion mit Ödem in der Dermis.

Elektronenmikroskopie: Intraepidermale Zytolyse mit schalenförmiger perinukleärer Verklumpung der Tonofilamente im Stratum spinosum und granulosum.

Mikrobiologische Untersuchungen: Abstrich vom linken Unterschenkel: *Staphylococcus aureus*. Kein Nachweis von Pilzen.

Therapie und Verlauf: Deutliche Besserung unter symptomatischer Therapie mit keratolytisch wirkenden harnstoffhaltigen Externa sowie lokal desinfizierenden Maßnahmen an den Erosionen.

Kommentar: Brocq beschrieb 1902 ein Krankheitsbild aus der Gruppe der diffusen Verhornungsstörungen, das er *Erythrodérmie congénitale ichthyosiforme* nannte. Da bei einem Teil der Patienten Blasen beobachtet wurden, unterschied er eine bullöse von einer nichtbullösen Form. Aufgrund klinischer, histologischer und genetischer Untersuchungsbefunde werden heute die bullöse Form, die Keratosis palmoplantaris diffusa Typ Vörner und der akantholytische epidermale Nävus einer eigenen nosologischen Gruppe zugeteilt. Die nicht-bullöse Variante

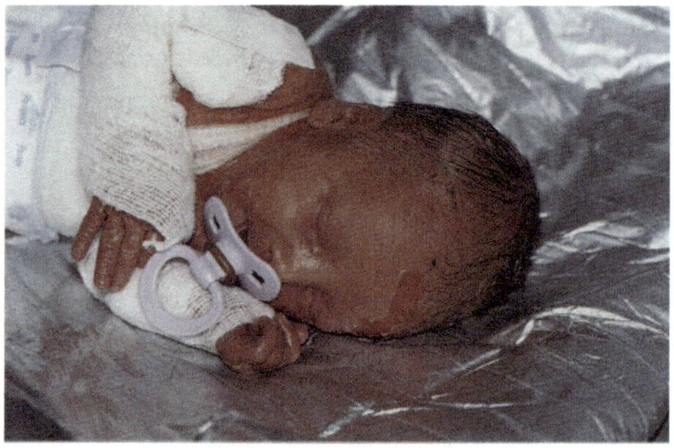

Abb. 1. Postpartal blasige Abhebungen und Erosionen am Kopf

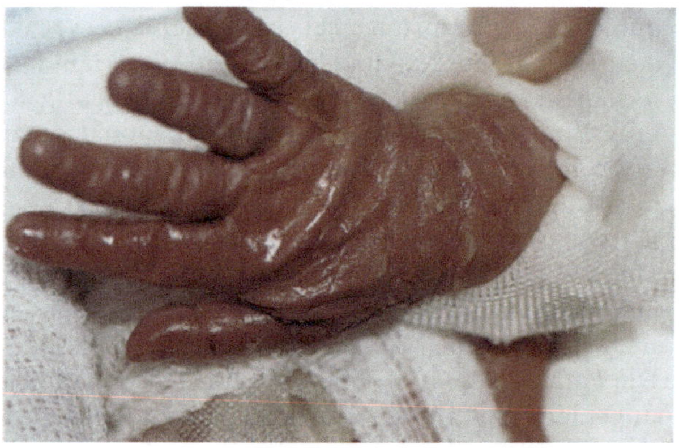

Abb. 2. Atrophisch wirkende Haut mit Blasen und Erosionen an den Händen

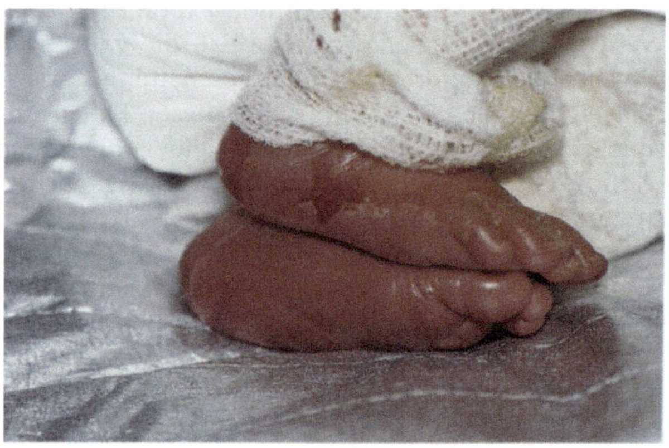

Abb. 3. Blasen und Erosionen der Füße

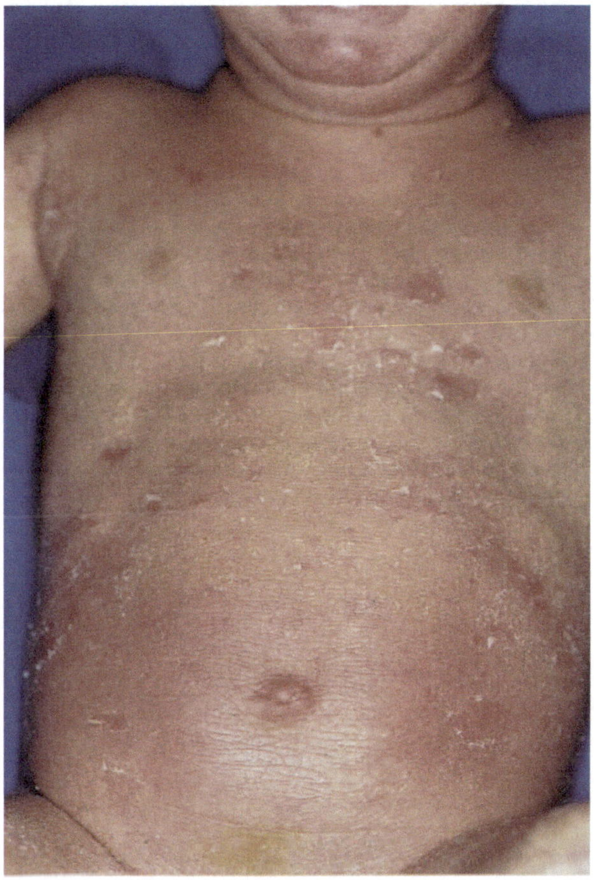

Abb. 4. 12. Lebensmonat: Erytheme und Schuppen am Integument, vor allem an mechanisch belasteten Regionen

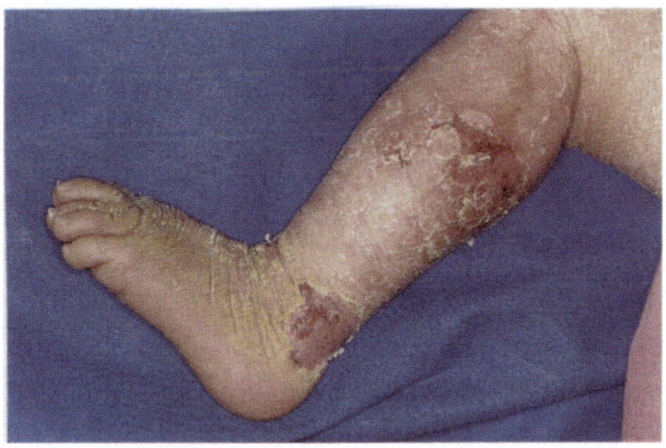

Abb. 5. 12. Lebensmonat: Erosionen und Hyperkeratosen an Bein und Ferse

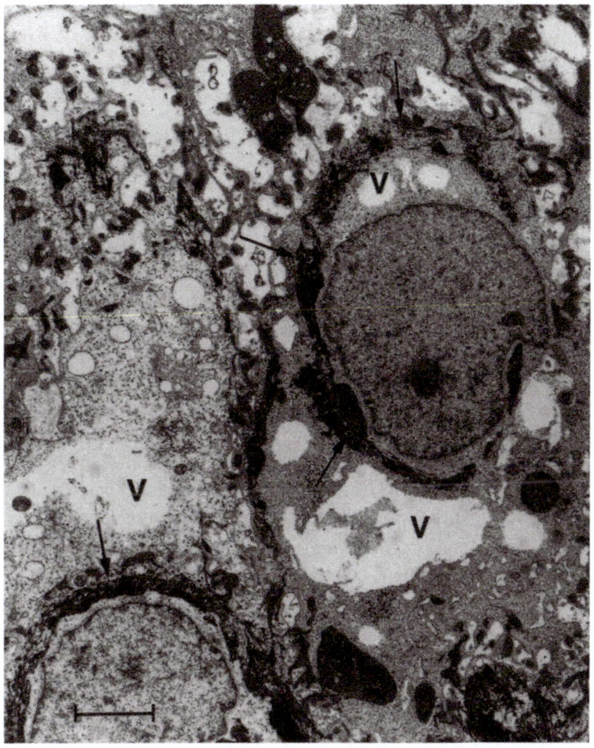

Abb. 6. Schalenförmige Anordnung von teils verklumpten Tonofilamenten um den Zellkern (Pfeile). Zytolytische Vakuolen (V). Vergrößerung x 5.000. ⊢⊣ 2 µm

nach Brocq wird heute den lamellären Ichthyosen zugeordnet. Das Auftreten eines akantholytischen Nävus wird als genetischer Mosaikzustand gesehen, der bei den Nachkommen zum Vollbild der bullösen Erythrodermie führen kann. Auch wurden Patienten beschrieben, bei denen alle drei Krankheitsbilder gleichzeitig vorlagen.

Ursächlich scheinen suprabasal exprimierte Keratinmutationen zu sein, die eine Instabilität des Zytoskeletts zur Folge haben.

Über den Nutzen einer internen Retinoidbehandlung wird kontrovers berichtet. Sie sollte auf jeden Fall in einem jungen Lebensalter mit niedrigen Dosen begonnen werden, um eine Exazerbation mit vermehrter Neigung zu Blasen zu vermeiden. Aufgrund der Befundbesserung im späteren Lebensalter erscheinen pflegende Maßnahmen oft ausreichend, um einen befriedigenden Hautzustand aufrecht zu erhalten. Eine Gefahr stellen aber die typischen bakteriellen Sekundärinfektionen dar, vor allem mit *Staphylococcus aureus*, die bis zur Sepsis führen können.

Elektronenmikroskopisch ist aufgrund der ultrastrukturellen Charakteristika eine pränatale Diagnostik möglich. Beim Auftreten des genetischen Mosaikzustandes (akantholytischer epidermaler Nävus) oder dem autosomal-dominant vererbten Vollbild erscheint eine genetische Beratung sinnvoll.

Danksagung: Der Patient wurde freundlicherweise überwiesen von Dres. M. Pohl und A. Koller-Wilmking, Kinderärzte, Salinstraße 3, D-83022 Rosenheim.

Literatur

1. Brocq L (1902) Erythrodérmie congénitale ichthyosiforme avec hyperépidermotrophie. Ann Dermatol Syph, Serie 4, 3:1-31
2. Hadlich J, Linse R (1989) Keratosen mit granulärer Degeneration und ihre Beziehungen zueinander. Dermatol Monatsschr 175:409-424
3. Happle R (1990) Akanthokeratolytischer epidermaler Nävus: Vererbbar ist die Akanthokeratolyse, nicht der Nävus. Hautarzt 41:117-118
4. Ishida-Yamamoto A, McGrath JA, Judge MR, Leigh IM, Lane EB, Eady RA (1992) Selective involvement of keratins K1 and K10 in the cytoskeletal abnormality of epidermolytic hyperkeratosis (bullous congenital ichthysiform erythroderma). J Invest Dermatol 99:19-26
5. Nazzaro V, Ermacora E, Santucci B, Caputo R (1990) Epidermolytic hyperkeratosis: generalized form in children from parents with systematized linear form. Br J Dermatol 122:417-422
6. Reddy BS, Thadeus J, Kumar SK, Jaishanker T, Garg BR (1997) Generalized epidermolytic hyperkeratosis in a child born to a parent with systemized epidermolytic linear epidermal nevus. Int J Dermatol 36: 198-200
7. Schnyder UW (1986) Was ist aus den Erythrodérmies congénitales ichthyosiformes von Brocq geworden? Hautarzt 37:123-125
8. Traupe H (1989) The ichthyoses - a guide to clinical diagnosis. Genetic counceling and therapy. Springer, Berlin
9. Yang JM, Yoneda K, Morita E, Imamura S, Nam K, Lee ES, Steinert PM (1997) An alaninie to proline mutation in 1A rod domain of the keratin 10 chain in epidermolytic hyperkeratosis. J Invest Dermatol 109: 692-694

Longitudinale Melanonychie bei Einnahme von Hydroxyharnstoff

Vorgestellt von Ralf Wienecke, Gerald Messer und Hans Wolff

Anamnese: 87jährige Patientin, die sich zur Therapie von schmerzhaften Ulcera crurum vorstellte. Vor 20 Monaten Diagnose einer chronisch myeloischen Leukämie, die seitdem mit 1,5 g/die Hydroxyharnstoff therapiert wird. Vor elf Monaten erstmals Auftreten von striären, pigmentierten Nagelveränderungen. Vor 20 Monaten Röntgenkontaktbestrahlung eines Vulvakarzinoms. Seit 15 Monaten Ulzera an beiden Knöcheln.

Hautbefund: An je vier Zehen- und Fingernägeln 1-8 mm breite longitudinale striäre Hyperpigmentierungen (Melanonychien). Sie erstrecken sich vom Nagelhäutchen bis zum distalen Nagelrand. An den Daumennägeln bestehen jeweils mehrere longitudinale Streifen von 1-5 mm Breite. Die übrigen betroffenen Nägel zeigen jeweils einen singulären, longitudinalen, braun-schwarz pigmentierten Streifen. An den meisten betroffenen Nägeln besteht zusätzlich eine bräunliche Verfärbung des Nagelfalzes (*Hutchinson-Zeichen*). Keine Melanose der Mundschleimhaut. Umschriebene Melanose von ewa 1,5 cm Durchmesser an der unteren Kommissur der Labia majora. Oberhalb des linken Innenknöchels ein 2 cm großes flaches Ulkus, am rechten Außenknöchel ein 0,5 cm großes flaches Ulkus. Seitenastvarizen sowie inkomplette Stammvarikosis. An beiden Unterschenkeln Capillaritis alba sowie Purpura jaune d'ocre.

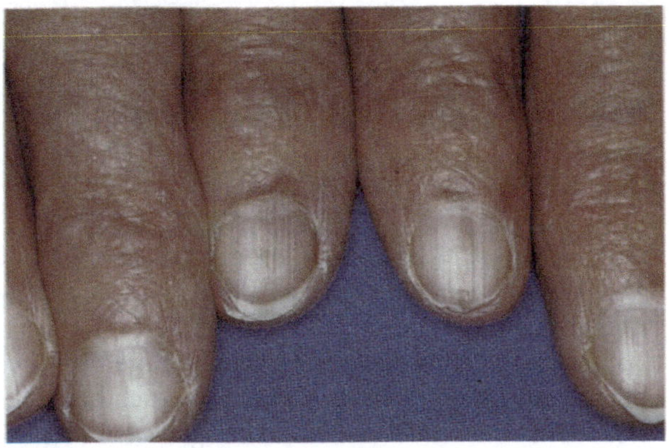

Abb. 1. Streifige bräunliche Hyperpigmentierungen im Nagelbett und am Nagelfalz (Hutchinson-Zeichen)

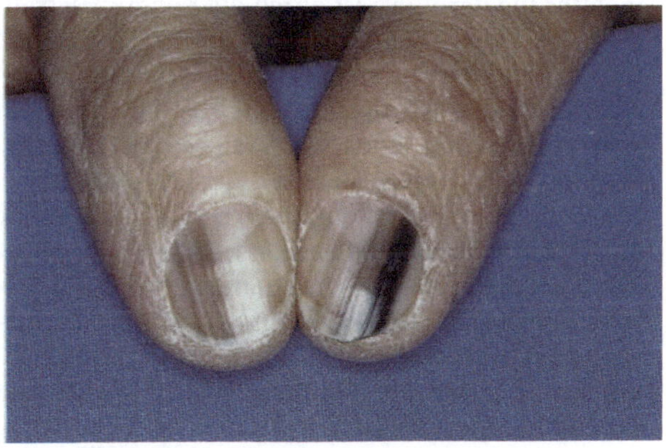

Abb. 2. Braune und schwarze streifige Hyperpigmentierungen der Daumen

Laborbefunde: 3,27 Erythrozyten/pl, Gesamteiweiß 6,3 g/dl, LDH 343 U/l. Übrige Routinelaborparameter einschließlich der Leukozytenzahl, Thrombozytenzahl und Hämoglobin im Normbereich.

Kommentar: Striäre longitudinale Melanonychien können durch eine Vielzahl endogener und exogener Faktoren bedingt sein. Die wichtigste Differentialdiagnose ist dabei immer ein subunguales malignes Melanom. Pigmentierte longitudinale Streifen an Finger- und Zehennägeln sind ungewöhnlich und können unter anderem durch Antimalariamittel, Zytostatika und Antibiotika hervorgerufen werden.
Hydroxyharnstoff ist ein Chemotherapeutikum der ersten Wahl bei myeloproliferativen Erkrankungen wie chronisch myeloischer Leukämie, Polycythaemia vera und essentieller Thrombozythämie. Synonyme sind Hydroxyurea und Hydroxycarbamid. In der internationalen Literatur ist eine Assoziation von Hydroxyharnstoff mit longitudinaler Melanonychie durch 12 Kasuistiken belegt. Weitere Studien über insgesamt 25 Patienten beschreiben unterschiedliche kutane Nebenwirkungen von Hydroxyharnstoff wie brüchige Nägel, erythematöse und schuppende Hautatrophie sowie die Entwicklung von spinozellulären Karzinomen. Longitudinale Me-

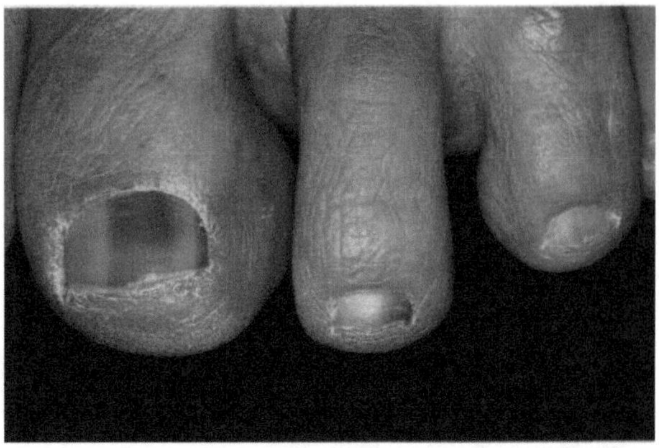

Abb. 3. Streifige Hyperpigmentierung des Großzehennagels

lanonychien sind in keiner dieser Arbeiten erwähnt, was auf die Seltenheit dieser Nebenwirkung hinweist.
Longitudinale Melanonychie ist ein häufiger Befund bei dunkel pigmentierten Menschen. Auch bei Patienten mit einer endobukkalen Lentiginose *(Laugier-Hunziker-Syndrom)* sind longitudinale Melanonychien charakteristisch. Bei der vorgestellten Patientin liegt keine endobukkale Melanose vor. Die Pigmentierung der Vulva ist durch die Kontaktbestrahlung zu erklären. Die Ulzera im Bereich der Knöchel sind am ehesten durch eine exulzerierte Capillaritis alba bedingt. Allerdings könnte die Therapie mit Hydroxyharnstoff einen Kofaktor bei der Ulkusgenese darstellen, wie weitere Kasuistiken belegen.
Die Pathogenese der longitudinalen Melanonychie bei Hydroxyharnstoff-Therapie ist zur Zeit ungeklärt. Bei der Pigmentierung handelt es sich um Melanin, wie durch Fontana-Färbung von Nagelbiopsien gezeigt werden konnte. Daher dürfte ihr eine lokale Proliferation oder Stimulation von Melanozyten zugrunde liegen. Als ein Kofaktor bei der Entstehung kommt mechanische Belastung in Frage. In Übereinstimmung mit dieser These sind bei der vorgestellten Patientin Daumen und Zeigefinger beider Hände am stärksten betroffen. In seltenen Fällen kann eine lang andauernde mechanische Belastung auch ohne weitere Faktoren zu einer longitudinalen Melanonychie multipler Fingernägel führen; dies wurde zum Beispiel bei einem Boxer beschrieben. Außerdem ist eine durch Druck des Schuhwerks ausgelöste longitudinale Melanonychie beschrieben. Diese durch Melanin hervorgerufenen Pigmentierungen gilt es von traumatisch bedingten Hämosiderinablagerungen bei subungualen Hämatomen zu unterscheiden. Die Pigmentierung der Nagelfalze wird auch *Hutchinson-Zeichen* genannt. Von Sir Jonathan Hutchinson wurde dieser Befund, den er als *melanotic whitlow* (*whitlow* = Nagelgeschwür, Panaritium) bezeichnete, als sicheres Zeichen eines subungualen malignen Melanoms gewertet. Allerdings ist das Hutchinson-Zeichen auch bei Nagelpigmentierungen benigner Genese beschrieben worden, wie zum Beispiel bei mechanischer Belastung oder bei Einnahme von Hydroxyharnstoff.

Literatur

1. Baran R, Kechijian P (1989) Longitudinal melanonychia (melanonychia striata): diagnosis and management. J Am Acad Dermatol 21:1165-1175
2. Baréty M, Audoly P, Migozzi B, Conil JG, Dujarnin G (1975) Pigmentation unguéale et cutanée au cours d'un traitement par hydroxy-urée. Bull Soc Fr Dermatol Syph 82:208-209
3. Bayerl C, Moll I (1993) Streifenförmige Nagelpigmentierung mit Hutchinson-Zeichen bei einem Boxer. Hautarzt 44:476-479
4. Delmas-Marsalet B, Beaulieu P, Teillet-Thiebaud F, Jary L, Teillet F (1995) Longitudinal melanonychia induced by hydroxyurea: four case reports and review of the literature. Nouv Rev Fr Hematol 37:205-210
5. Gropper CA, Don PC, Sadjadi MM (1993) Nail and skin hyperpigmentation associated with hydroxyurea therapy for polycythemia vera. Int J Dermatol 32:731-733
6. Hutchinson J (1886) Melanosis often not black: melanotic whitlow. Br J Med 1:491
7. Pirard D, Michaux J-L, Bourlond A (1994) Melanonychie en bandes longitudinales et hydroxyuree. Ann Dermatol Venerol 121:106-109
8. Nguyen TV, Margollis DJ (1993) Hydroxyurea and lower leg ulcers. Cutis 52:217-219

Juvenile Xanthogranulome und chronische monozytäre Leukämie bei familiärer Neurofibromatose Typ 1

Vorgestellt von Ursula Böhmer, Hans Wolff und Peter Kind

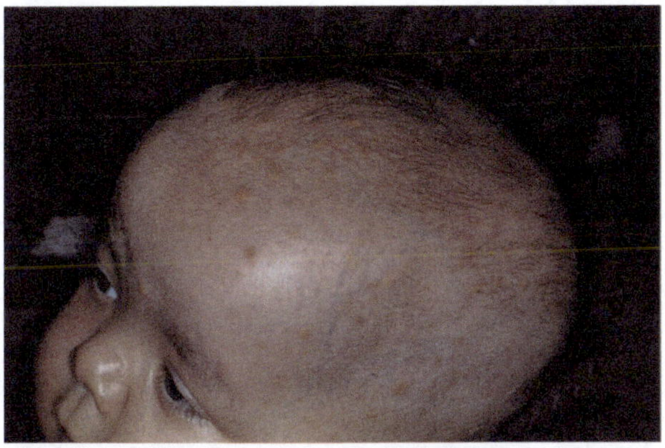

Abb. 1. Juvenile Xanthogranulome am Kopf

Anamnese: Zehn Monate alter Junge. Kurz nach der Geburt Hautveränderungen besonders am Kopf und am Oberkörper, auch vereinzelt am Stamm. Seit dem fünften Lebensmonat chronische monozytäre Leukämie. Mit sechs Monaten autologe Knochenmarktransplantation vom HLA-identischen Bruder. Beide Eltern und der Bruder haben eine Neurofibromatose Typ 1.

Hautbefund: Am Kapillitium, Oberkörper und vereinzelt am Stamm gelblich-xanthomatöse Papeln von etwa 5 mm Durchmesser. Kopfumfang an der 98. Perzentile.

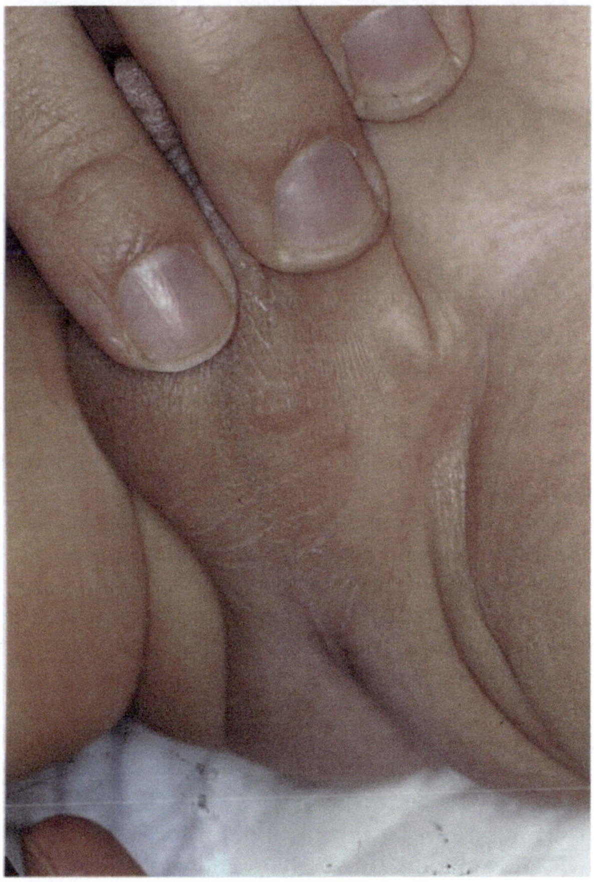

Abb. 2. Xanthogranulome am Skrotum

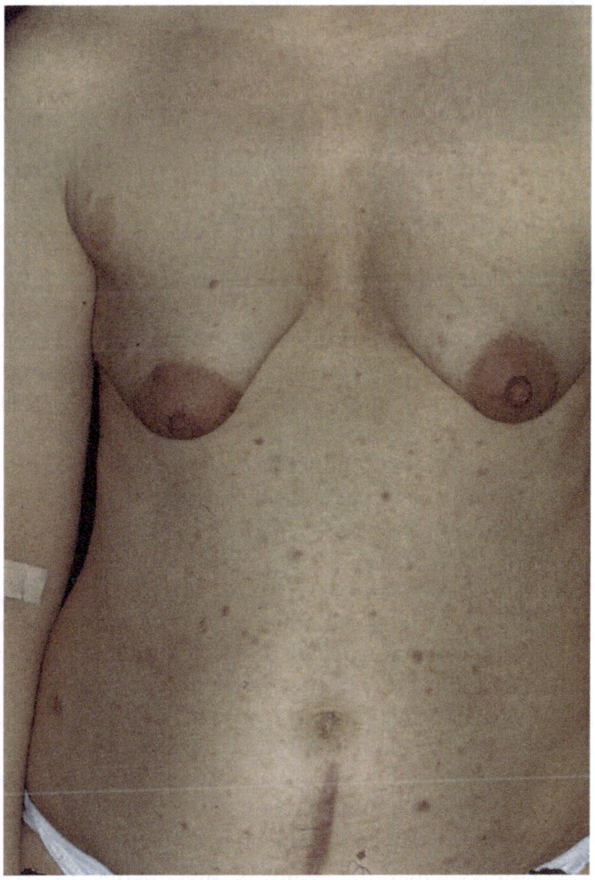

Abb. 3. Neurofibromatose Typ 1. Mutter des Patienten

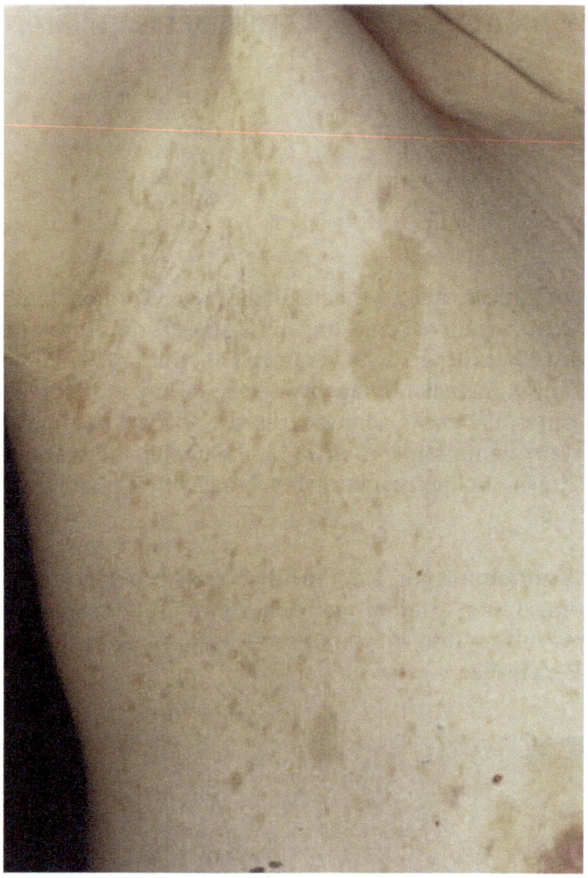

Abb. 4. Café-au-lait-Flecken und *axillary freckling*. Mutter des Patienten

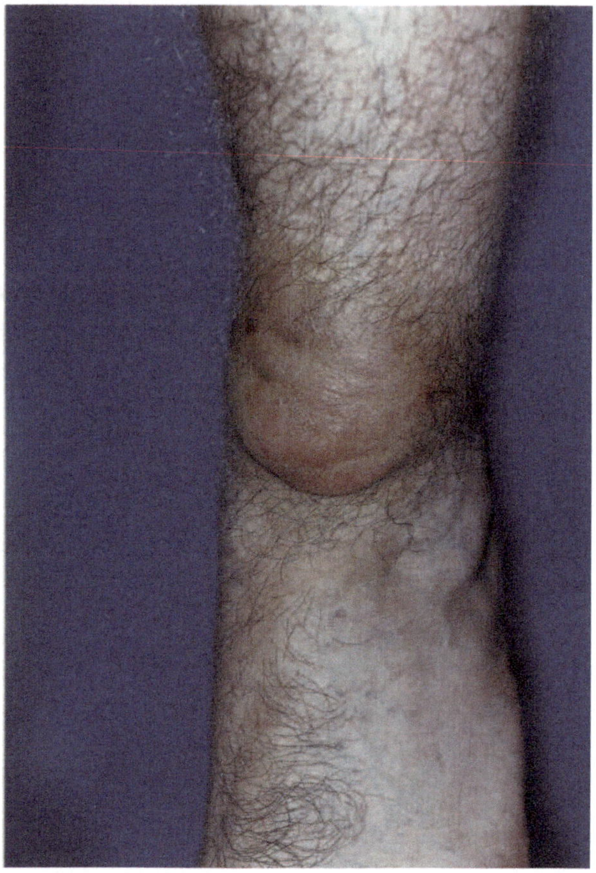

Abb. 5. Molluskoides Neurofibrom am Unterschenkel. Vater des Patienten

Kommentar: Die Neurofibromatose Typ 1 wird autosomal dominant vererbt. Sie ist charakterisiert durch periphere Neurofibrome, Café-au-lait-Flecken und Lisch-Knötchen an der Iris. Juvenile Xanthogranulome in einer Familie mit Neurofibromatose (NF) sind oft erste Hinweise auf das Vorliegen dieser Erkrankung. Die Xanthogranulome werden von monozytären beziehungsweise histiozytären Zellen gebildet. Im allgemeinen erfolgt allmähliche Rückbildung über Monate.

Die Assoziation zwischen einer Neurofibromatose, juvenilen Xanthogranulomen und einer chronischen monozytären oder myeloischen Leukämie ist in der Literatur etwa 30 mal beschrieben. Das NF-1-Gen sitzt auf dem Chromosom 17. Es gibt zwei Theorien, warum bei Patienten mit Neurofibromatose eine erhöhte Tumorrate vorhanden ist. Einmal wird die Ähnlichkeit eines Teils des NF-1-Gens mit dem Guanosin-Triphosphat-aktivierenden Protein für die Leukämieentstehung verantwortlich gemacht. Das Guanosin-Triphosphat-aktivierende-Protein verwandelt das Protoonkogen ras aus seiner aktiven in die inaktive Form. Ein defektes Guanosin-Triphosphat-aktivierendes-Protein könnte daher für die erhöhte Tumorgenese verantwortlich sein. Die zweite Theorie besagt, daß die Lokalisation des Granulozyten-stimulierenden Faktors (GM-CSF) auf dem Chromosom 17q11-q22 eine erhöhte Leukämierate bewirken könnte.

Wir berichten erstmalig über einen Jungen mit einer Neurofibromatose Typ 1 beider Eltern und der Erkrankung aller lebenden Kinder. Es soll daran erinnert werden, daß juvenile Xanthogranulome in einer Familie mit Neurofibromatose der erste Hinweis auf eine Leukämie sein können.

Danksagung: Der Patient wurde freundlicherweise überwiesen von Dr. Dieter Stachel, Onkologische Tagesklinik, Dr. von Haunersches Kinderspital (Prof. Dr. Hans-Beat Hadorn), Klinikum Innenstadt, Ludwig-Maximilians-Universität, Lindwurmstraße 4, D-80337 München.

Literatur

1. Arlow SJ, Watsky KL, Bolognia Jl (1991) Skin and bones II. J Am Acad Dermatol 25:447-462
2. Hope DG, Mulvihill JJ (1981) Malignancy in neurofibromatosis. In: Riccardi VM, Mulvihill JJ (eds) Advances in neurology, vol 29 neurofibromatosis. Raven Press, New York, pp 33-56
3. Lazaro C, Ravella A, Casals T, Volpini V, Estivill X (1992) Prenatal diagnosis of sporadic neurofibromatosis 1. Lancet 339:119-120
4. Morier P, Merot Y, Paccaud D, Beck D, Frenk E (1990) Juvenile chronic granulocytic leukemia, juvenile xanthogranulomas, and neurofibromatosis. J Am Acad Dermatol 22:962-965
5. Schweiger L (1996) Neurofibromatose Typ 1. Hautarzt 47:591-598
6. Short MP, Adams RD (1993) Neurocutaneous diseases. In: Fitzpatrick TB, Eisen AZ, Wolff K, Freedberg IM, Austin KF (eds) Dermatology in general medicine, 4th edition. McGraw Hill Inc, New York, pp 2259-2263
7. Smitt JHS (1991) Juvenile xanthogranuloma in neurofibromatosis type 1. Br J Dermatol 125:390-394
8. Wolff HH, Vigl E, Braun-Falco O (1975) Juveniles Xanthogranulom und Organmanifestationen. Hautarzt 26:268-272
9. Zvulunov A, Barak Y, Metzker A (1995) Juvenile xanthogranuloma, neurofibromatosis, and juvenile chronic myelogenous leukemia. Arch Dermatol 131:904-908

Fulminante Meningokokkensepsis

Vorgestellt von Peter Thomas und Uwe Neubert

Anamnese: Patient 1: 27jähriger Mann mit akutem Einsetzen von Durchfall, Erbrechen und Schüttelfrost. Bei Eintreffen im nächstgelegenen Krankenhaus somnolent mit fleckigen Hauteinblutungen an den Extremitäten.
Patient 2: 16jähriger Junge. Wegen plötzlich einsetzender Gelenkschmerzen, wässriger Durchfälle, Erbrechen und Kreislaufschwäche stationäre Aufnahme. Innerhalb der nächsten Stunden zunehmend fleckige Hauteinblutungen und Verwirrtheit. Gleichzeitig Anstieg der Serumspiegel von Kreatinin und Harnstoff.

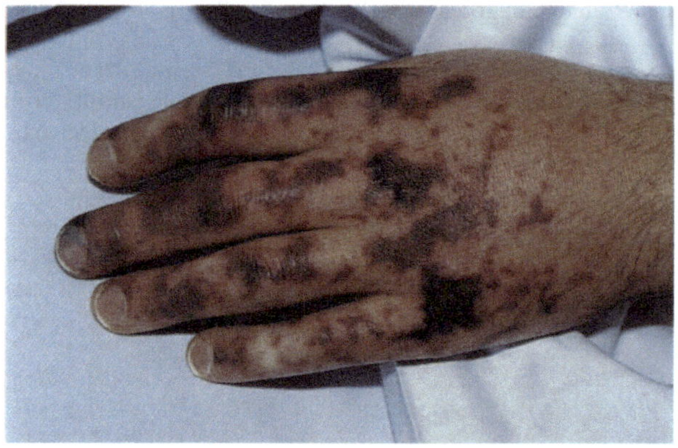

Abb. 1. Patient 1. Disseminierte intravasale Gerinnung, akral betonter Befall

Hautbefund
Patient 1: Diffuse Schwellung von Gesicht und Unterarmen sowie Unterschenkeln. Unter Betonung von Händen und Füßen flächige, teils bizarr konfigurierte, scharf begrenzte Hauteinblutungen.
Patient 2: Beatmeter Patient mit disseminierten, an den Extremitäten großflächig konfluierenden Hauteinblutungen. Fußsohlen und Zehen grau-blau hämorrhagisch infarziert. An den folgenden Tagen Ausbildung lederartiger schwarzer Nekroseplatten an Armen und Oberschenkeln. Unterschenkel schwarz verfärbt, beginnende Mumifizierung beider Füße.

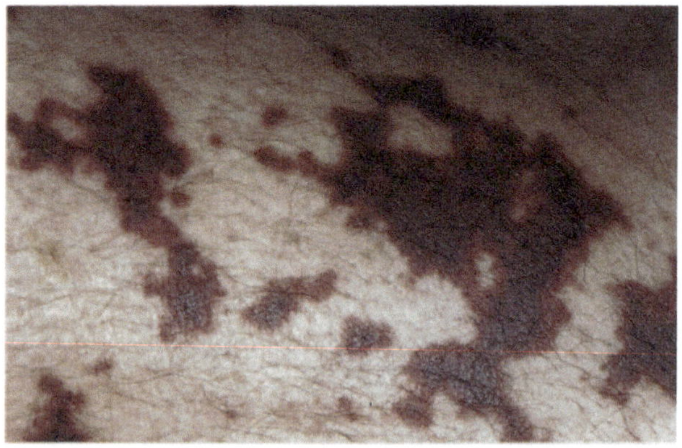

Abb. 2. Patient 1. Bizarre Konfiguration der Hauteinblutungen

Histopathologie: Patient 1: Oberschenkel links: Epidermis mit vereinzelten initialen Nekrosezonen. In der Dermis zahlreiche dilatierte Gefäße, teils mit intravasalen Thromben. Extravasal Erythrozyten und geringe perivaskuläre lymphohistiozytäre Infiltrate. Beurteilung: Gut vereinbar mit kutaner Beteiligung bei Sepsis.

Laborbefunde: Patient 1: Thrombozyten 110.000/µl, am Folgetag 32.000/µl. Leukozyten 13.100/µl, am Folgetag 4300/µl. Kreatinin 2,3 mg/dl, CRP 30,1 mg/dl, Quickwert 60%, Antithrombin III 65%, Protein C 34%, Fibrinogen 766 mg%. Urinstatus und Liquor unauffällig. In der Blutkultur Nachweis von *Neisseria meningitidis.*
Patient 2: Bei Eintreffen auf der Intensivstation massive Verbrauchskoagulopathie. Thrombozyten 13.000/µl, PTT 104 Sek., Quickwert 29%, Protein-C-Funktion 8%. CRP 17,5 mg/dl, Leukozyten 10.100/µl. Akkumulation harnpflichtiger Substanzen bei akutem Nierenversagen (Harnstoff 86,5 mg/dl, Kreatinin 3,4 mg/dl). In der Blutkultur Nachweis von *Neisseria meningitidis.*

Weitere Befunde: Patient 2: Endoskopie: Blutung aus Magenschleimhauterosionen.
Röntgendiagnostik: In Entsprechung zu Anisokorie in der kranialen Computertomographie (CCT) Subarachnoidalblutung und intrazerebrale Einblutungen rechts frontal. Im späteren Kontroll-CCT ausge-

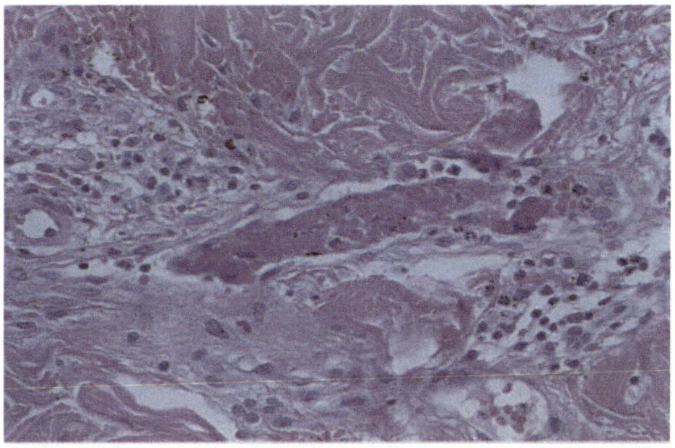

Abb. 3. Patient 1. Gleichzeitiges Vorliegen von intravasalen Thromben und extravasalen Erythrozyten als typische Zeichen der Verbrauchskoagulopathie. HE

dehnte intrazerebrale Blutung rechts mit Ventrikeleinbruch unter Ausbildung eines Hydrozephalus internus. Thrombose der proximalen Vena subclavia links.
Sonographie: Einblutung in die linke Nebenniere.

Therapie und Verlauf: Patient 1: Unter dem Verdacht eines septischen Geschehens initial Penizillin G 3 × 10 Mio. E/Tag, Erythromycin 3 × 1 g/Tag, Imipenem/Cilastatin 3 × 1 g/Tag, Hydrokortison 250 mg/Tag, Heparinoid 500 IE/24 h. Im weiteren Verlauf unter Penizillin G und Imipenem/Cilastatin Entfieberung, Normalisierung der Laborbefunde, beginnende Demarkierung der Hautnekrosen.
Patient 2: Der Krankheitsverlauf des drei Wochen maschinell beatmeten Patienten wurde durch die massive Verbrauchskoagulopathie und deren Folgereaktionen bestimmt. Zur Behandlung der Verbrauchskoagulopathie wurden neben einer initialen Lysetherapie mit Alteplase über zwei Wochen Thrombozyten- und Erythrozytenkonzentrate sowie *fresh frozen plasma* gegeben.
Die antibiotische Therapie wurde anfangs mit Penizillin G und Rocephin, später mit einer Kombination aus Amoxicillin, Piperacillin und Fluconazol durchgeführt. Wegen des akuten Nierenversagens über 14 Tage Hämodialysebehandlung, im weiteren Verlauf Wiedereinsetzen der Nierenfunktion. Die einseitig beeinträchtigte Nebennierenfunktion erschien bei mehrfach im Normbereich gefundenem Serumkortisolspiegel um 20 µg/dl kompensiert. Die maschinelle Beatmung wurde nach drei Wochen beendet. Mit zunehmender Vigilanz des Patienten wurde als Korrelat zu den intrazerebralen Blutungen eine linksseitige Hemiparese erkennbar. Der Hydrocephalus internus wird möglicherweise eine neurochirurgische Intervention erfordern. Die teils mazerierende, fortschreitende Demarkation der Nekrosen von Haut und tiefergelegenen Gewebeabschnitten machte großflächige chirurgische Abtragungen und eine Vorfußamputation beidseits notwendig.

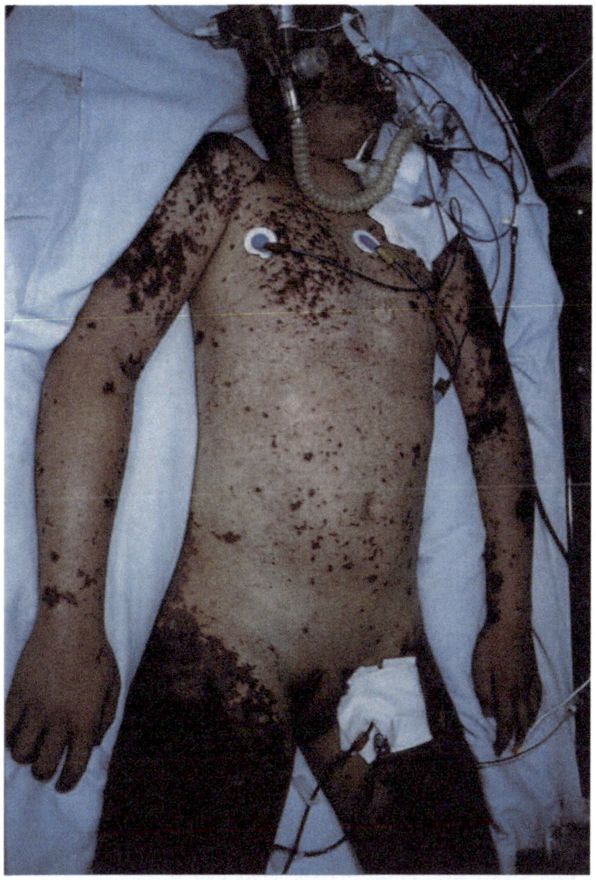

Abb. 4. Patient 2. Großflächige Suffusionen des beatmeten Patienten

Kommentar: Eine fulminante Meningokokkensepsis kann bei 5-10% aller Meningokokkenerkrankungen auftreten. Oft fehlt dabei eine begleitende Meningitis. Charakteristisch ist der abrupte Beginn mit Fieber und Schüttelfrost, gastrointestinalen Symptomen sowie früh einsetzenden, oft an den Extremitäten lokalisierten, rasch zunehmenden Hauteinblutungen. Blutungen können auch an inneren Organen auftreten. Eine gefürchtete Komplikation ist das durch Nebenniereneinblutung verursachte WaterhouseFriderichsen-Syndrom.
Etwa 40% der Bevölkerung weisen eine symptomlose Meningokokkenbesiedlung der Nasenschleimhaut auf. Bei Vorliegen komplizierender Begleitfaktoren wie allgemeinen Belastungssituationen oder

zeitgleichen Infekten kann es nach dem Eindringen von Meningokokken in die Blutbahn virulenzabhängig zu den sehr unterschiedlich ausgeprägten Erscheinungsbildern einer Meningokokkensepsis kommen. Direkte Gefäßwandschädigung, LPS (Lipopolysaccharide)-Endotoxinfreisetzung und insbesondere unterschiedlich stark ausgeprägte disseminierte intravasale Gerinnung mit Verbrauchskoagulopathie prägen das klinische Bild. Das Spektrum reicht von subakuten, fieberhaften Verläufen mit Exanthemen (insbesondere bei Patienten mit Komplementdefekten) bis zu der hier berichteten Purpura fulminans mit schwerster Allgemeinerkrankung. Entscheidend für das Überleben der Patienten ist die frühzeitige Diagnose mit rasch eingeleiteter Antibiose und Behandlung der einsetzenden Verbrauchskoagulopathie.

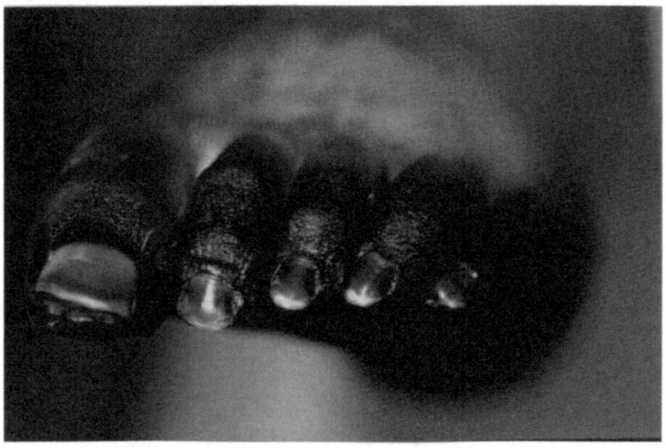

Abb. 5. Patient 2. Mumifizierung der Zehen

Danksagungen: Die internistische Betreuung von Patient 1 erfolgte durch die Kollegen der Medizinischen Klinik I (Prof. Dr. Gerhard Steinbeck), von Patient 2 der Medizinischen Klinik III (Prof. Dr. Dr. h. c. Wolfgang Wilmanns), Klinikum Großhadern, Ludwig-Maximilians-Universität, Marchioninistraße 15, D-81377 München.

Literatur

1. Beck EA, Dejana E (1988) Thrombohemorrhagic phenomenon associated with infectious disease. Semin Hematol 23:91-97
2. Drolet BA, Baselga E, Esterly NB (1997) Painful, purpuric plaques in a child with fever. Arch Dermatol 133:1500-1501
3. Eigentler A, Lechleitner P, Wiedemann C, Fischer H, Mikuz G, Dierich MP (1991) Therapierefraktäre fulminante Meningokokkensepsis. Dtsch Med Wschr 116:772-774
4. Kahle B, Zilow E, Springer W, Näher H (1994) Narbenkeloide nach Waterhouse-Friderichsen-Syndrom. Hautarzt 45: 100-103
5. Weinberg AN, Swartz MN (1993) Infections due to Neisseria meningitidis (Meningococcus). In: Fitzpatrick TB, Eisen AZ, Wolff K, Freedberg IM, Austen KF (eds) Dermatology in general medicine, 4th ed, pp 2334-2338Artikel 22

Hyper-IgE-Syndrom

Vorgestellt von Barbara Hertenberger, Hans Wolff, Peter Kaudewitz und Bernd H. Belohradsky[1]

Anamnese: 31jähriger Patient. Seit dem ersten Lebensjahr rezidivierende Abszesse, Kandidosen und Ekzeme. Auffällige Vorgeschichte mit Pneumonien, Hirnhautentzündung, Exstirpation des linken Hodens 7/80, Nephrektomie rechts 5/83 wegen perirenalen Abszesses. Auch beim Vater häufig Abszesse in der Jugend. Nach Urlaubsaufenthalt auf den Malediven Vorstellung in unserer Klinik mit Fieber, reduziertem Allgemeinzustand und zunehmenden entzündlich-eitrigen Knoten sowie Pusteln am gesamten Integument.

Hautbefund: Am gesamten Integument einschließlich des Kapillitiums auf gerötetem Grund Pusteln und Eiterseen bis zu 1,5 cm Durchmesser, teilweise exkoriiert, gelb-krustig belegt oder gruppiert angeordnet. Rechts axillär, links gluteal und an der Rima ani hühnereigroße, druckdolente, gerötete und überwärmte Knoten. Inguinal beidseits mehrere leicht vergrößerte druckdolente Lymphknoten. Mundwinkelrhagaden mit weißen, schwer abstreifbaren Belägen. Auch an der Mundschleimhaut weiße Beläge. Am Rücken und an den Flanken auffällig viele Narben. Insgesamt wirkt der Patient durch eine Vergröberung der Gesichtszüge vorgealtert.

Laborbefunde: BKS 85/127 mm nach Westergren. Leukozyten 24,8/nl. Im Differentialblutbild 19% Stabkernige, 45% Segmentkernige, 20% Lymphozyten, 5% Eosinophile, 3% Basophile, 2% Monozyten, 3% Myelozyten, 3% Metamyelozyten. Viele toxische Granulationen. Zirkulierende Immunkomplexe, C3c und C4 normwertig. TPHA-Test, VDRL-Test und HIV-Suchreaktion (ELISA) unauffällig.
Immunglobuline: IgG, IgA, IgM normwertig. IgE 41.000 bis 78.000 kU/l.
Immunelektrophorese im Serum: Kein Hinweis für Paraproteinämie.
Multitest Merieux: Keine Reaktion nach 20 Minuten und 48 Stunden.

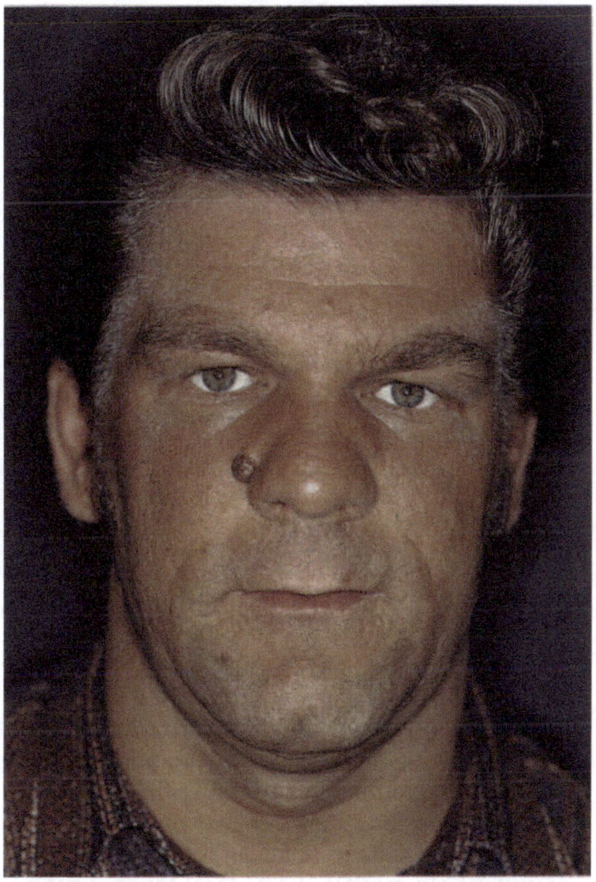

Abb. 1. Markant vergröberte Gesichtszüge. Der 31jährige Patient wirkt vorgealtert

HLA-Typisierung: HLA-A: A3, A24; HLA-B: B7, B49 (Bw4, Bw6); HLA-C: Cw7, HLA-DRB1*: DR6, DR 11.
Bakteriologie: In den Wundabstrichen *Staphylococcus aureus* und *Streptococcus pyogenes.*
Mykologie: Im Mundwinkel Nachweis von Candida albicans.

Weitere Befunde
Röntgen-Thorax: Unauffällig

1 Dr. von Haunersches Kinderspital, Klinikum Innenstadt, Ludwig-Maximilians-Universität München

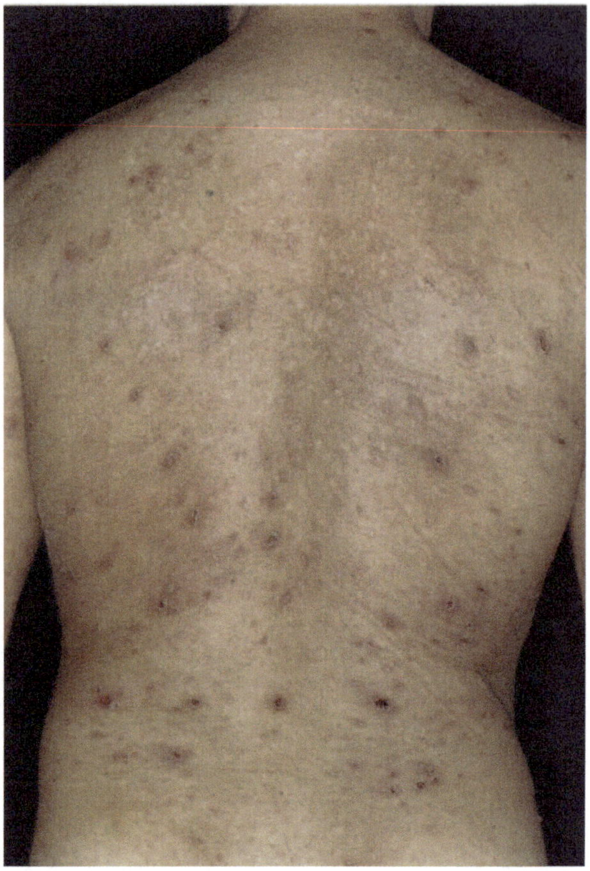

Abb. 2. Pusteln, entzündliche Knoten und Narben am Stamm

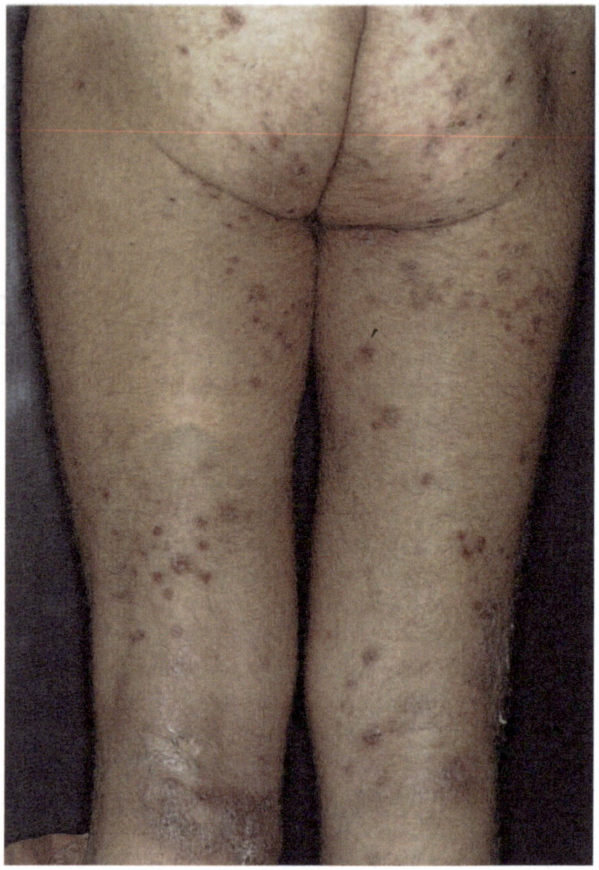

Abb. 3. Pusteln, Knoten und Ekzeme gluteal, an den Oberschenkeln und in den Kniekehlen

Therapie und Verlauf: Intravenöse Antibiose mit Cefotaxim 3 × 2 g/die für fünf Tage, dann Umstellung nach Antibiogramm auf Ciprofloxacin 2 × 200 mg/die. Daraufhin Rückgang des Fiebers und Besserung des Allgemeinzustandes. Lokaltherapie mit Chinolinolsulfat/Kaliumsulfat-Vollbädern sowie antiseptischen und glukokortikoidhaltigen Externa. Therapie an den Mundwinkeln mit Clotrimazol 1%-Creme, dazu 5 ×/die Amphotericin-B-Lutschtabletten. Wegen schmerzhafter Schwellung links gluteal Abszeßspaltung mit Entleerung von 50 ml Eiter. Der entzündliche Knoten rechts axillär verschwand unter der Antibiose. Aufgrund bekannter Abszeßneigung seit früher Kindheit Langzeitprophylaxe, zuletzt durch Fluconazol 50 mg/die und Cephalexin 500 mg/die. Empfehlung regelmäßiger Chinolinolsulfat/Kaliumsulfat-Vollbäder. In den folgenden Monaten keine neuen Abszesse, keine neue Candidiasis.

Kommentar: Das Hyper-IgE- oder Hiob-Syndrom wird im Englischen auch als *Job's- oder Buckley's syndrome* bezeichnet. Job ist die englische Übersetzung des alttestamentarischen Namens *Hiob*, dessen Gottvertrauen durch immer neue Leiden geprüft wurde (Hiob, Kapitel 2, Vers 7): *„Und der Satan ging weg vom Antlitz des Herrn und schlug Hiob mit bösem Geschwür von der Fußsohle bis zum Scheitel".*

Charakteristisch aber nicht obligat für das Hyper-IgE-Syndrom sind IgE-Serumspiegel von über 10.000 kU/l und rezidivierende Infektionen der Haut und inneren Organe, vor allem durch *Staphylococcus aureus* und *Candida albicans*. Das Syndrom wurde erstmals von Buckley et al. 1972 beschrieben. Das Hyper-IgE-Syndrom manifestiert sich ab Geburt, seltener erst in der frühen Kindheit.

Die Infektionen betreffen am häufigsten Haut und Lunge. Bei unserem Patienten kam es darüber hinaus zu Infektionskomplikationen, die zum Verlust einer Niere und eines Hodens führten. Die Ätiopathogenese des komplexen und seltenen Krankheitsbildes ist bislang ungeklärt. Molekulargenetische

Untersuchungen werden derzeit durchgeführt, um die Genlokalisation zu bestimmen.

Differentialdiagnostisch ist eine Abgrenzung zu stark impetiginisierten atopischen Ekzemen mit sehr hohen IgE-Werten manchmal schwierig, allerdings aufgrund von Verteilung und Morphe der Hautveränderungen möglich. Auffällig im klinischen Bild sind vergröberte Gesichtszüge der Patienten, die von Buckley et al. als *coarse facial features* bezeichnet wurden und die auch bei unserem Patienten ausgeprägt sind. Typisch sind zudem rezidivierende Otitiden, Sinusitiden und Pneumonien, die Pneumatozelen hinterlassen können. In unterschiedlicher Häufigkeit gibt es Assoziationen zu Minderwuchs, Osteoporose mit gesteigerter Knochenbrüchigkeit, Skelettanomalien, membranproliferativer Glomerulonephritis, vernaler Keratokonjunktivitis, systemischem Lupus erythematodes und malignen Tumoren.

Die Häufigkeit des Hyper-IgE-Syndroms wird in den USA auf 1:500.000 geschätzt. Bisher wurden in der Weltliteratur etwa 200 Patienten beschrieben. Eine familiäre Häufung ist auffällig, dabei sind beide Geschlechter gleich oft betroffen. Man vermutet einen autosomal dominanten Vererbungsmodus mit inkompletter Penetranz. Bisher ist keine HLA-Assoziation gefunden worden.

Da der primäre Defekt des Hyper-IgE-Syndroms noch nicht bekannt ist, beschränkt man sich derzeit auf eine lebenslange Infektionsprophylaxe mit Antibiotika gegen Staphylokokken und systemischen Antimykotika. Die Prognose ist insgesamt gut. Falls Pneumatozelen für mehr als sechs Monate bestehen, wird eine chirurgische Exzision angeraten, um eine Ausbreitung oder Pilzbefall zu vermeiden. Beim Auftreten von Abszessen sollten diese gespalten und drainiert werden. Kasuistisch wurden günstige Behandlungserfolge aber keine Heilung mit α-Interferon, γ-Interferon, H2-Rezeptor-Blockern, Cyclosporin A, Isotretinoin und Plasmapherese kombiniert mit Immunsuppression beschrieben. Im Vordergrund steht jedoch die konsequente Antibiotika- und Antimykotikaprophylaxe.

Danksagungen: Der Patient wurde freundlicherweise überwiesen von Dr. Viktor Fleischmann, Praktischer Arzt, Frundsbergstraße 10, D-80634 München.

Auffällige Laborparameter beim Hyper-IgE-Syndrom

- Sehr hohe IgE-Serumspiegel (10.000-100.000 kU/l)
- Erhöhte IgD-Konzentrationen
- Blut- und Sputumeosinophilie
- Normwertige IgG-, IgA- und IgM-Konzentrationen
- Normwertige Komplementwerte
- Verminderte humorale und T-Zell-vermittelte Immunantworten
- Variabler Nachweis von granulozytären Chemotaxisdefekten

Die chirurgische Behandlung des glutealen Abszesses erfolgte durch die Kollegen der Chirurgischen Klinik (Prof. Dr. Leonhard Schweiberer), Klinikum Innenstadt, Ludwig-Maximilians-Universität, Nußbaumstraße 20, D-80336 München.

Literatur

1. Belohradsky BH (1994) Das Hyperimmunglobulin-E-Syndrom (Hiob- oder Buckley-Syndrom). In: Wahn U, Seger R, Wahn V (Hrsg) Pädiatrische Allergologie und Immunologie in Klinik und Praxis. Fischer, Stuttgart, S 408-411
2. Buckley RH, Wray BR, Belmaker EZ (1972) Extreme hyperimmunglobulinemia E and undue susceptibility to infection. Pediatrics 49:59-70
3. Davis SD, Schaller J, Wedgwood RJ (1966) Job's syndrome. Recurrent, „cold", staphylococcal abscesses. Lancet I:1013
4. Hamp V, Stenzel M, Kürzinger J (1967) Job (Hiob). Zweite Prüfung: Aussatz. 7. In: Die Heilige Schrift des Alten und Neuen Testamentes, 17. Auflage. Paul Pattloch Verlag, Aschaffenburg, S 723
5. King CL, Gallin JI, Malech HL, Abramson SL, Nutman TB (1989) Regulation of immunoglobulin production in hyperimmunoglobulin E recurrent-infection syndrome by interferon gamma. Proc Natl Acad Sci 86:10085-10089
6. Stiehm ER (1996) Immunologic Disorders in Infants & Children. Saunders, Philadelphia, pp 413-420
7. Wolach B, Eliakim A, Pomeranz A, Cohen AH, Nusbacher J, Metzker A (1996) Cyclosporin treatment of hyperimmunoglobulin E syndrome. Lancet 347:67
8. Grimbacher B, Holland SM, Gallin JI, Greenberg F, Hill SC, Malech HL, Miller JA, O'Connell AC, Puck JM (1999) Hyper-IgE-Syndrome with recurrent infections – an autosomal dominant multisystem disorder. N Engl J Med 340:692-702

Klarzellhidradenom am Thorax bei einem Kind

Vorgestellt von Birgit Wörle, Dorothea Faulhaber und Beata Trautner

Anamnese: Fünfjähriges türkisches Mädchen. Seit eineinhalb Jahren kontinuierlich wachsender, braunroter Knoten am Oberkörper rechtsseitig. Keine Beschwerden. Keine Vorerkrankungen. Familienanamnese unauffällig.

Hautbefund: Am Thorax etwa 12 cm unterhalb der rechten Mamille relativ scharf begrenzter, braunroter, teils atrophisch glänzender, oberflächlich von multiplen Gefäßen durchzogener Knoten. Der prallelastisch tastbare Knoten (2,5 x 2,0 cm) sitzt einer derben, gut auf der Unterlage verschieblichen Plaque (3,5 x 2,0 cm) mit einzelnen Teleangiektasien auf.

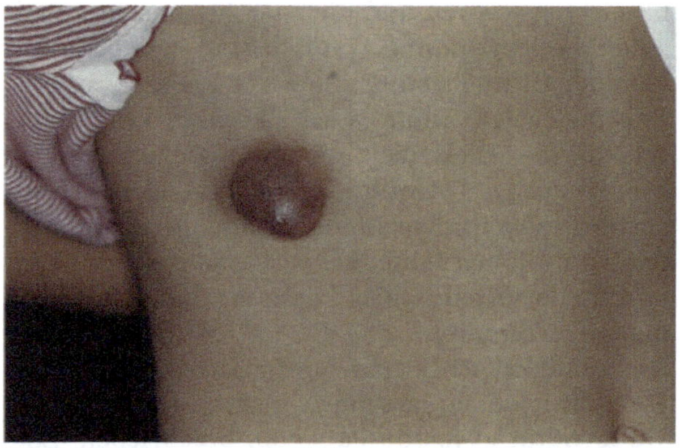

Abb. 1. Knotenförmiger 2,5 x 2,0 cm großer Tumor am Thorax rechts

Histopathologie: Großer, in der mittleren und tiefen Dermis gelegener Tumor. Läppchenartige Anordnung der Tumorzellen. Zentral liegende runde Kerne mit ein bis zwei prominenten Nucleoli, breites eosinophiles Zytoplasma. Fokal Areale mit sogenannten Klarzellen, ebenso duktale Strukturen. Fibrose in der Umgebung des Tumors. Fokal Spaltbildungen. Diagnose: Klarzellhidradenom

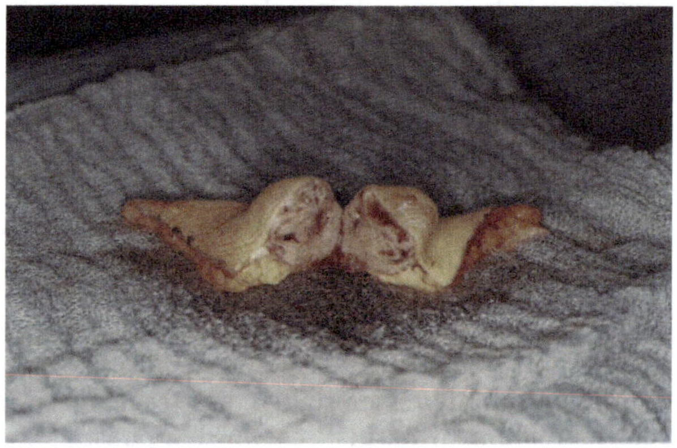

Abb. 2. OP-Exzidat: Tumor mit fischfleischähnlicher Schnittfläche

Ultraschalluntersuchungen: Duplexsonographisch bei 7,5 MHz echoreiches, rundliches Gebilde mit teils zystischen, echofreien, teils vaskularisierten Anteilen. In der 3,5 MHz-Sonographie keine pathologischen Befunde im Oberbauch- und Beckenbereich, insbesondere kein Hinweis auf angiomatöse Raumforderungen.

Therapie und Verlauf: In Larynxmaskennarkose großzügige Exzision des Tumors und Defektverschluß mittels Dehnungsplastik. Komplikationsloser postoperativer Verlauf.

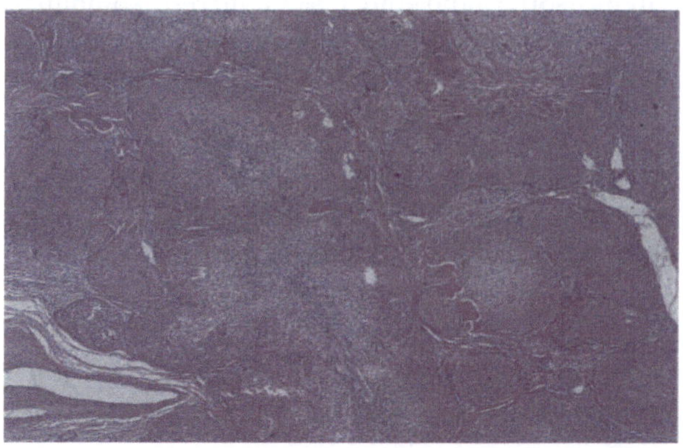

Abb. 3. Noduläre Anordnung der Tumorzellen. HE

Kommentar: Hidradenome sind gutartige, multilobuläre Adnextumoren unklarer Herkunft. Abenoza und Ackerman schlugen 1990 eine Einteilung in zwei Gruppen vor: Hidradenome mit ekkriner Differenzierung und Hidradenome mit apokriner Differenzierung. Nur fünf Prozent der Hidradenome weisen ekkrine Differenzierung auf, bei der großen Mehrzahl handelt es sich um apokrine Tumoren, soge-

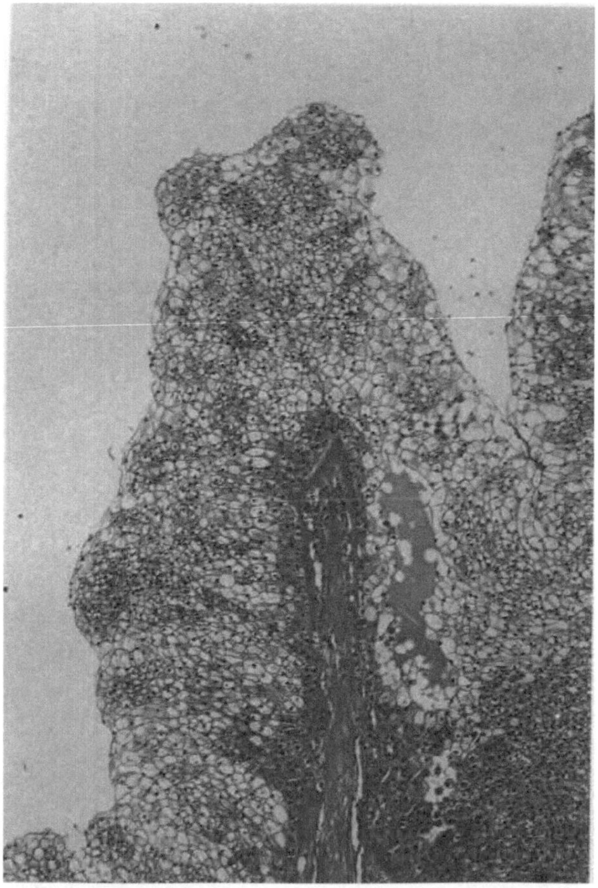

Abb. 4. Klarzellen. HE

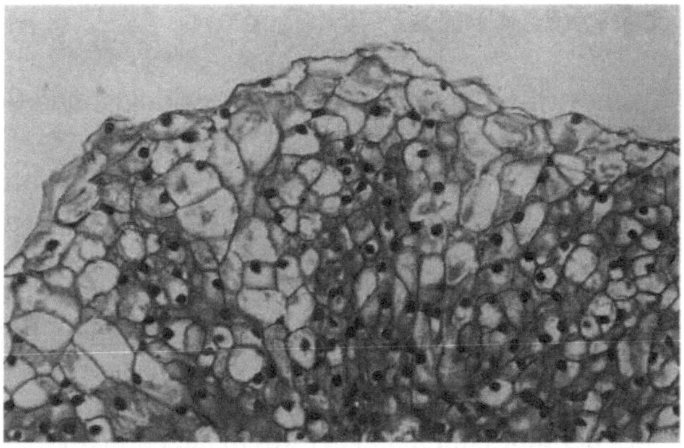

Abb. 5. Klarzellen. HE

nannte *Klarzellhidradenome*. Diese vorwiegend an Kopf und Stamm entstehenden solitären Knötchen und Knoten treten meist im mittleren und höheren Erwachsenenalter, bevorzugt bei Frauen auf. Eine großzügige Exzision ist aufgrund der hohen Lokalredizivrate und der möglichen malignen Transformation mit Metastasierungsneigung in Lymphknoten, Knochen oder innere Organe die Therapie der Wahl.

Diese Kasuistik dokumentiert erstmals die Entstehung und das rasche Wachstum eines Klarzellhidradenoms bei einem gesunden Kind im Alter von dreieinhalb Jahren. Differentialdiagnostisch erwogen wurden Hämangiom, Glomustumor, kutanes Lymphom, Dermatofibrosarcoma protuberans, Leiomyom, follikuläre Zyste und Schweißdrüsentumor. Die Exzision erfolgte weit im Gesunden. Bislang Rezidivfreiheit von sechs Monaten. Maligne Hidradenome sind sehr seltene Tumoren.

Danksagung: Die Patientin wurde freundlicherweise überwiesen von Herrn Rainer Bredl, Kinderarzt, Frauengasse 16, D-86959 Schongau.
Die pädiatrische Betreuung einschließlich der Durchführung der 3,5 MHz-Sonographie erfolgte durch Herrn Prof. Dr. M. Jensen, Kinderpoliklinik (Prof. Dr. Dietrich Reinhard), Klinikum Innenstadt, Ludwig-Maximilians-Universität, Pettenkoferstraße 8a, D-80336 München.

Literatur:

1. Abenoza P, Ackerman AB (1990) Hidradenomas. In: Abenoza P, Ackerman AB (eds) Neoplasms with eccrine differentiation. Lea & Febiger, Philadelphia, pp 311-350
2. Biddlestone LR, McLaren KM, Tidman MJ (1991) Malignant hidradenoma – a case report demonstrating insidious histological and clinical progression. Clin Exp Dermatol 16:474-477
3. Gianotti R, Alessi E (1997) Clear cell hidradenoma associated with the folliculo-sebaceous-apocrine unit. Am J Dermatopathol 19:351-357
4. Kato N, Ueno H (1992) Clear cell hidradenoma: a tumor with basaliomatous changes in the overlying epidermis and follicular infundibula of surrounding skin. J Dermatol 19:436-442
5. Requena L, Kiryu H, Ackerman AB (1998) Neoplasms with apocrine differentiation. Lippincott – Raven, Philadelphia
6. Stratigos AJ, Olbricht S, Kwan TH, Bowers KE (1998) Nodular Hidradenoma. Dermatol Surg 24:387-391
7. Touma D, Laporte M, Goossens A, Ledoux M (1993) Malignant clear cell hidradenoma. Dermatology 186:284-286

IgA-Pemphigus

Vorgestellt von Gerald Messer, Adelheid Rust und Gerd Plewig

Anamnese: 62jährige Patientin. Seit März 1996 Auftreten von einzelnen stark juckenden Papeln und Pusteln am Rumpf. Seit Winter 1996/97 Ausweitung des Befundes mit Befall der Kopfhaut, einmalige episodische Periorbitalschwellung rechts. Keine Besserung nach antiskabiöser Therapie, vorübergehende Besserung nach externer Kortikosteroidtherapie. Zwei histopathologische Untersuchungen im Mai 1997 ergaben einmal Verdacht auf Morbus Duhring, ein weiteres Mal subkorneale Pustulose. Während eines Urlaubaufenthaltes im September 1997 erstmals Vorstellung in unserer Klinik aufgrund akuter Verschlechterung des Befundes mit starkem Juckreiz und ausgeprägten papulösen und vesikulo-bullösen Hautveränderungen, besonders am Rumpf, beiden Axillen, Inguinalregion, Gesicht und Kapillitium.
Anamnestisch keine Häufung von Autoimmunerkrankungen in der Familie. Seit Ende 1996 Verdacht auf IgA-Lambda-Paraproteinämie, die jedoch im August 1997 nach Beckenkammbiopsie, Immunfixationselektrophorese und immunserologischen Befunden ausgeschlossen werden konnte. Multiple Sensibilisierungen vom Spättyp (Typ IV).

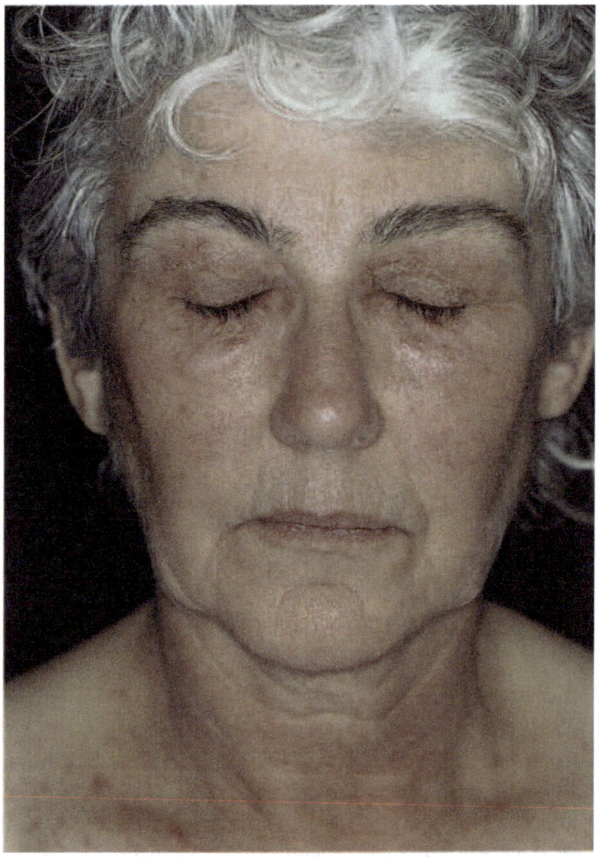

Abb. 1. Periorbital betonter Befund mit erodierten Papeln

Hautbefund: Betont submammär, aber auch an Rumpf, Gesicht sowie Kapillitium disseminierte Papeln und teils erodierte, teils serös gefüllte Bläschen und Blasen auf erythematösem Grund. In den Axillen und der Inguinalregion elevierte beetartige, teils konfluierende erythematöse an Vegetationen erinnernde Papeln und Plaques. Im Gesicht teils exkorierte Papeln. Am Kapillitium multiple erodierte Papeln und Erosionen. Schleimhäute frei.

Histopathologie und Immunpathologie
Submammär links: Parakeratose, nekrotische und apoptotische Keratinozyten. Subepidermales Ödem mit eosinophilen Granulozyten, wenigen neutrophilen Granulozyten und lymphohistiozytärem Infiltrat.
Sternal: Intraepithelialer Spalt. Akantholytische Keratinozyten, zahlreiche neutrophile Granulozyten.
Axillär links: Parakeratose, massenhaft invasive eosinophile Granulozyten in der Epidermis bis zum Stratum corneum. Deutliches Ödem mit Eosinophilen in der Dermis.
Direkte Immunfluoreszenz: IgA positiv, interzelluläres Muster. Komplementkomponente C3 doppelt positiv: teils feingranulär, teils linear an der Basalmembranzone sowie an Gefäßen der Papillen und oberen Dermis.
Indirekte Immunfluoreszenz: IgA-Pemphigusantikörper auf Kaninchenösophagus positiv (Titer 1:5). IgG-Pemphigusantikörper, Pemphigoid- und IgA-Endomysiumantikörper negativ. Antinukleäre Antikörper auf HEp-2-Zellen schwach positiv Titer (1/80), Nukleoplasma feingesprenkelt, Chromosomen positiv.

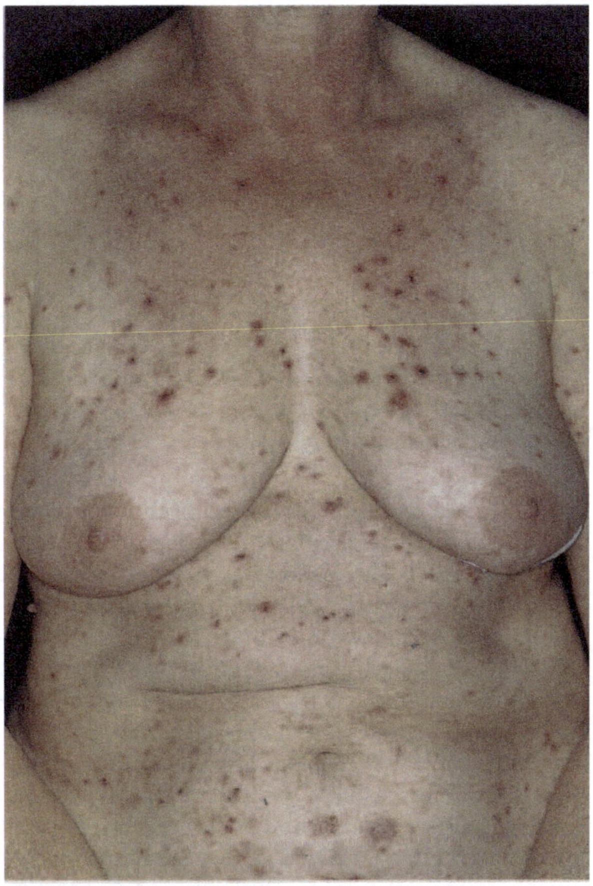

Abb. 2. Generalisierte Bläschen und Erosionen auf erythematösem Grund

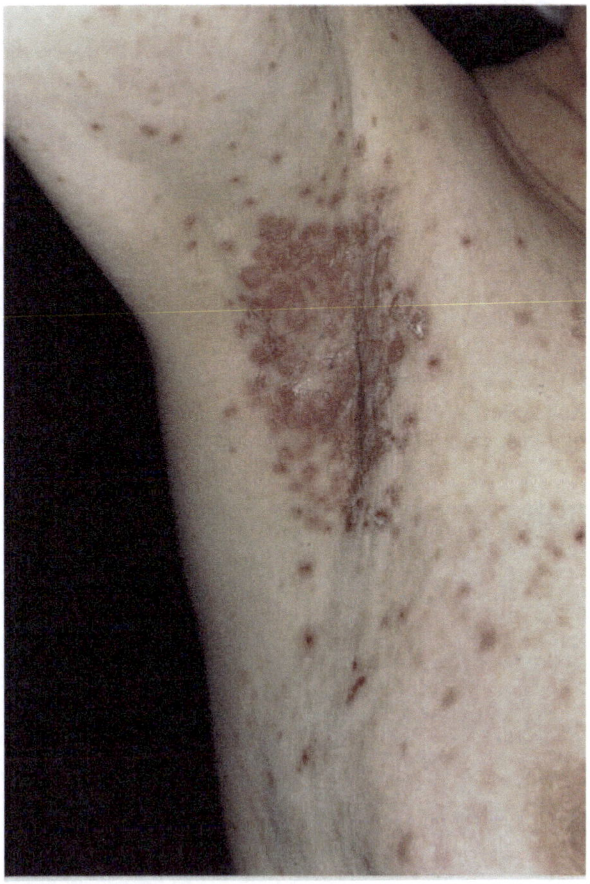

Abb. 3. Axilläre papulöse Vegetationen

Laborbefunde: BKS 11/33 mm nach Westergren. Leukozyten 6,8/nl (normwertig). Im Differentialblutbild eosinophile Granulozyten erhöht (8,3%). Gesamteiweiß 6,3 g/dl (Normbereich 6,6-8,7 g/dl).
Immunglobuline (IgG, IgM, IgA und IgE) niedrig normal.
DNS-Nachweis mittels Polymerasekettenreaktion auf Herpes simplex-Virus Typ 1 und 2 von submammären Erosionen und vom Stamm negativ.
Bakteriologisches Labor: *Staphylococcus aureus.* Submammär Enterokokken.
Mykologisches Labor: Kein Nachweis von Pilzmaterial
HLA-Typisierung: HLA-A2, -B7/35, -Cw4/w7, DR1/2.

Ophthalmologisches Konsil: Ausschluß einer Augenbeteiligung.

Therapie und Verlauf: Eine orale Therapie mit Methylprednisolon initial 1 mg/kg Körpergewicht pro Tag, zur stationären Entlassung 0,5 mg/kg, erbrachte sofortiges Ansprechen des Juckreizes und Abheilung der Hautläsionen. Die Blasen und Erytheme bildeten sich innerhalb von Wochen mit residualen Hyperpigmentierungen zurück. Nach einer Woche wurde einschleichend Azathioprin (150 mg/die) als Adjuvanstherapeutikum eingesetzt. Nach eigenständigem schnellen Heruntersetzen von Kortikosteroid und Azathioprin kam es vier Wochen nach Entlassung zu einem leichten Rezidiv mit einzelnen Papeln und Pusteln am Rumpf. Nach zweiwöchiger Einnahme von 16 mg/die Methylprednisolon und 150 mg/die Azathioprin erneute Besserung. Spezifische IgA-Pemphigusantikörper ließen sich in der indirekten Immunfluoreszenzmikroskopie zu diesem Zeitpunkt nicht mehr nachweisen. Die Patientin befindet sich seither unter niedrig dosierter Erhaltungstherapie mit Azathioprin und Kortikosteroiden in klinischer Remission.

Kommentar: Die sehr seltene bullöse Autoimmundermatose IgA-Pemphigus ist durch das Auftreten von spezifischen Autoantikörpern der IgA-Subklas-

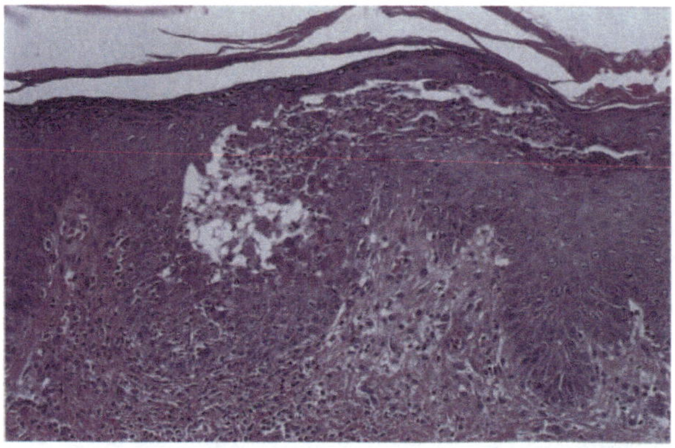

Abb. 4. Intraepithelialer Spalt mit suprabasaler Akantholyse und dichtem Infiltrat aus eosinophilen Granulozyten. HE

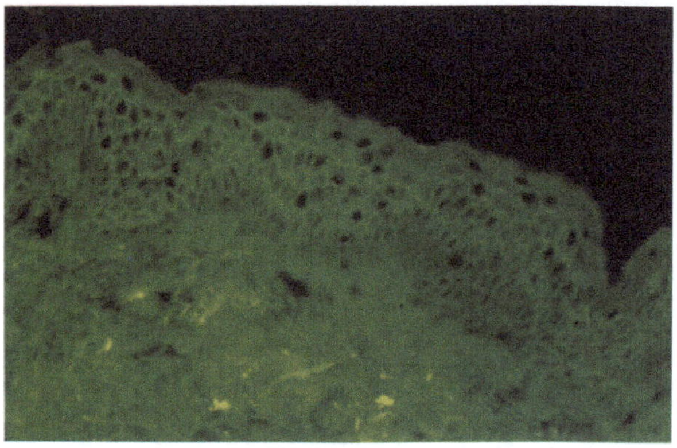

Abb. 5. IgA-Pemphigus. Bis zur Basalmembran reichende interzelluläre IgA-Ablagerungen. Direkte Immunfluoreszenz

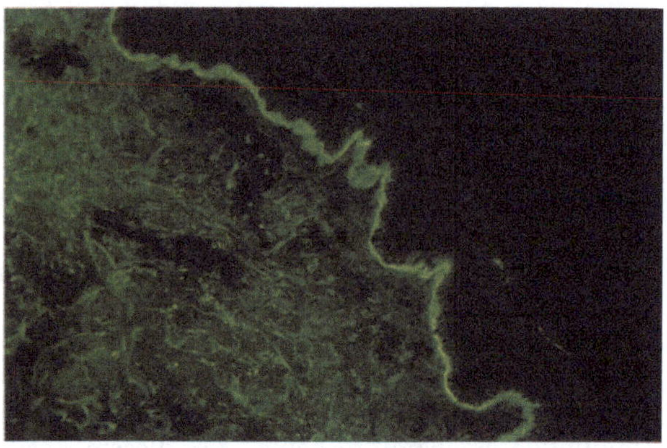

Abb. 6. IgA-Pemphigus. Lineare Ablagerung von Komplementkomponente C3 entlang der Basalmembranzone. Direkte Immunfluoreszenz

se gegen oberflächliche Keratinozytenproteine gekennzeichnet. Erstmals wurde im Jahr 1982 von Wallach und Mitarbeitern ein Subtyp mit subkornealer Pustulose und interzellulären IgA-Antikörpern in

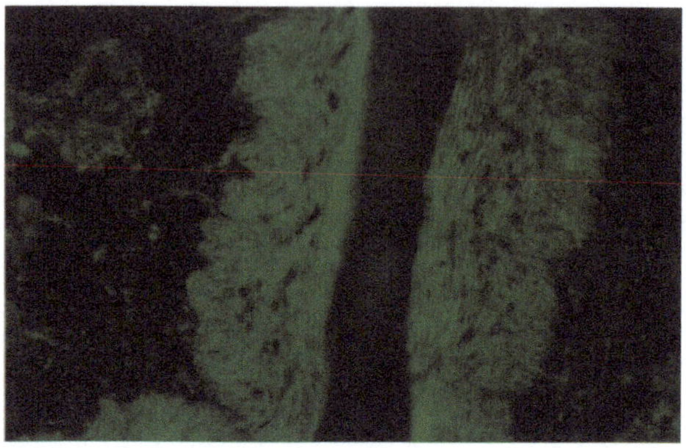

Abb. 7. Bindung von Serum-IgA-Antikörpern an Kaninchenösophagus. Indirekte Immunfluoreszenz

der direkten Immunfluoreszenz vorgestellt. Weitere Patienten mit interzellulär positivem IgA wurden unter folgenden Diagnosen beschrieben: *Pustulöse Dermatose, intraepidermale neutrophile IgA-Dermatose, atypische neutrophile Dermatose, intraepidermale IgA-Pustulose, interzelluläre IgA-Dermatose oder IgA-Pemphigus foliaceus* oder *interzelluläre IgA-vesikulopustulöse Dermatose (IAVPD).*

Das klinische Spektrum der IgA-positiven Pemphiguserkrankung ist breit. Befallen sind oft Gesicht, Rumpf, Axillen, Leisten und auch Extremitäten mit wiederkehrenden juckenden erythematösen Plaques, vesikulopustulösen, bullösen oder erosiven Hautveränderungen.

Zwei Subtypen sind genauer herausgearbeitet: Die *subkorneale pustulöse Dermatose (SPD)* und die *intraepitheliale neutrophile Dermatose (IEN).* Klinisch ist es äußerst schwierig, diese aufgrund der Überlappung der Hautmanifestationen zu unterscheiden. Histologisch zeigen sich bei der subkornealen pustulösen Dermatose die Pustulationen in der oberflächlichen Epidermis mit Infiltration von neutrophilen Granulozyten. Die intraepitheliale neutrophile Dermatose weist neben neutrophilen öfter auch mäßige Infiltration von eosinophilen Granulozyten auf. Pathognomonisch sind für beide Formen die interzellulären IgA-Ablagerungen, welche im Falle der intraepithelialen neutrophilen Dermatose nicht nur im oberen Drittel der Epidermis, sondern bis tief hin zur Basalmembran nachweisbar sind. Supapannachart und Mutasim konnten am Explantathautkulturmodell eine komplementunabhängige Auslösung der intraepidermalen Akantholyse finden. Dieser Befund paßt zu der mäßig ausgeprägten Akantholyse und einer bei IgA-Pemphigus häufig beschriebenen Komplementfaktor-C3-negativen interzellulären direkten Immunfluoreszenzuntersuchung. Eine

Differenzierung zum Pemphigus vulgaris und Pemphigus foliaceus sowie Pemphigus herpetiformis ist durch das Fehlen von interzellulären IgG-Ablagerungen gegeben.
Bei der hier vorgestellten Patientin waren eine suprabasale Akantholyse, massenhaft eosinophile Granulozyten in der Dermis und Epidermis, neutrophile Granulozyten sowie die interzellulären IgA-Ablagerungen an periläsionaler Epidermis bis zur Basalmembran hinweisend auf den *intraepithelialen neutrophilen Dermatose*-Subtyp. Dieser ist weitaus seltener als das IgA-vermittelte Auftreten der autoimmunbedingten subkornealen Pustulose und geht selten, wie hier beschrieben, mit Eosinophilie einher. Auffällig waren die vielen Gewebseosinophilen, die periphere Eosinophilie im Blut ohne Anamnese für Atopie und zudem der an Pemphigus vegetans erinnernde Befall beider Axillen und der Inguinalregion. IgA-Pemphigus ist auch in Assoziation mit malignen Erkrankungen gefunden worden. Ein extern ausgesprochener Verdacht auf Vorliegen einer IgA-Lambda-Leichtketten-Gammopathie konnte zwar aktuell ausgeschlossen werden, jedoch sollte die Patientin sorgfältig kontrolliert werden.
Bei den verschiedenen klinischen Ausprägungsformen von IgG-Pemphigus, Pemphigus vulgaris, Pemphigus foliaceus, endemischer Form des Pemphigus foliaceus und Pemphigus herpetiformis sind als Zielantigene desmosomale Cadherine beschrieben. Das oberflächliche Desmoglein 1 (Dsg1) bei Pemphigus foliaceus, Pemphigus herpetiformis und brasilianischem Pemphigus foliaceus und Desmoglein 3 (Dsg3) bei Pemphigus vulgaris sind proteinbiochemisch und molekularbiologisch charakterisiert. Die Identifikation der Zielstrukturen für interzelluläre IgA-Antikörper bereitet weitaus größere Probleme. Erst Untersuchungen an großen Mengen desmosomaler Proteine aus Rinderzungen ließen immunologische Nachweismethoden gelingen. Hashimoto und Mitarbeiter konnten kürzlich mittels gentechnologischer Ansätze mit stabiler Transfektion der Komplementär-DNS der Cadherine Desmocollin 1, 2 und 3 zeigen, daß das in den oberen Epidermisschichten exprimierte Desmoglein 1 das Hauptantigen für den subkornealen pustulösen IgA-Pemphigustyp ist. Für die intraepidermale neutrophile Dermatose steht die Vermutung nahe, daß ein weiteres desmosomales Cadherin, Desmocollin 3, welches in der gesamten Epidermis exprimiert wird, neben Desmoglein 3 als Zielantigen dient.
Da unsere Patientin mit relativ geringen Kortikosteroiddosen unter begleitender Azathioprintherapie jeweils rasch in Remission zu bringen war, könnte es sich bei dem IgA-Pemphigus um eine relativ benigne Form der Pemphiguserkrankung handeln.

Danksagungen: Die Patientin wurde freundlicherweise überwiesen von Dr. Hans-Helmar Schoefinius, Hautarzt, Hauptstraße 21, D-83684 Tegernsee.
Die ophthalmologische Konsiliaruntersuchung erfolgte durch die Kollegen der Augenklinik (Prof. Dr. Anselm Kampik), Klinikum Innenstadt, Ludwig-Maximilians-Universität, Mathildenstraße 8, D-80336 München.

Literatur

1. Beutner EH, Chorzelski TP, Wilson RM, Kumar V, Michel B, Helm F, Jablonska S (1989) IGA pemphigus foliaceus: report of two cases and a review of the literature. J Am Acad Dermatol 20:89-97
2. Chaffins ML, Collison D, Fivenson DP (1993) Treatment of pemphigus and linear IgA dermatosis with nicotinamide and tetracycline: a review of 13 cases. J Am Arch Dermatol 28:998-1000
3. Dmochowski M, Hashimoto T, Bhogal BS, Black MM, Miyakawa K, Miyamoto R, Nishikawa T (1993) Concomitant occurrence of circulating IgA anti-intercellular and anti-basement membrane zone antibodies in autoimmune blistering diseases: immunofluorescence and immunoblot studies. J Dermatol 20:131-137
4. Hashimoto T, Ebihara T, Dmochowski M, Kawamura K, Suzuki T, Tsurufuji S, Garrod DR, Nishikawa T (1996) IgA antikeratinocyte surface autoantibodies from two types of intercellular IgA vesiculopustular dermatosis recognize distinct isoforms of desmocollin. Arch Dermatol 288:447-452
5. Hashimoto T, Kiyokawa C, Mori O, Miyasato M, Chidgey MAJ, Garrod DR, Kobayashi Y, Komori K, Ishii K, Amagai M, Nishikawa T (1997) Human desmocollin 1 (Dsc1) is an autoantigen for the subcorneal pustular dermatosis type of IgA pemphigus. J Invest Dermatol 109:127-131
6. Hodak E, David M, Ingber A, Rotem A, Hazaz B, Shamai-Lubovitz O, Sandbank M (1990) The clinical and histopathological spectrum of IgA-pemphigus – report of two cases. Clin Exp Dermatol 15:433-437
7. Huff JC, Golitz LE, Kunke KS (1984) Intraepidermal neutrophilic IgA dermatosis. N Engl J Med 313:1543-1645
8. Lutz ME, Daoud MS, McEvoy MT, Gibson LE (1998) Subcorneal pustular dermatosis: a clinical study of ten patients. Cutis 61:203-208
9. Neumann E, Dmochowski M, Bowszyc J, Bowszyc-Dmochowska M, Raptis M (1994) The occurrence of IgA pemphigus foliaceus without neutrophilic infiltration. Clin Exp Dermatol 19:56-58
10. Prost C, Intrator L, Wechsler J, Lebbe C, Bagot M, Roujeau JC, Dubertret L, Revuz J (1991) IgA autoantibodies bind to pemphigus vulgaris antigen in a case of intraepidermal neutrophilic IgA dermatosis. J Am Acad Dermatol 25:846-848
11. Stolz W, Bieber T, Meurer M (1989) Is the atypical neutrophilic dermatosis with subcorneal IgA deposits a variant of pemphigus foliaceus? Br J Dermatol 121 :276-279

12. Supapannachart N, Mutasim DF (1993) The distribution of IgA pemphigus antigen in human skin and the role of IgA anti-cell surface antibodies in the induction of intra-epidermal acantholysis. Arch Dermatol 129:605-608
13. Wallach D, Foldes C, Cotenot F (1982) Pustulose sous-cornee, acantholyse superficielle et IgA monoclonale. Ann Dermatol Venereol (Paris) 109:959-963
14. Wang J, Kwon J, Ding X, Fairley JA, Woodley DT, Chan LS (1997) Nonsecretory IgA 1 autoantibodies targeting desmosomal component desmoglein 3 in intraepidermal neutrophilic IgA dermatosis. Am J Pathol 150:1901-1907
15. Weston WL, Friednash M, Hashimoto T, Seline P, Huff JC, Morelli JG (1998) A novel childhood pemphigus vegetans variant of intraepidermal neutrophilic IgA dermatosis. J Am Acad Dermatol 38:635-638
16. Zillkens D, Meller K, Hartmann AD, Burg G (1990) IgA pemphigus foliaceus: a case report. Dermatologia 181: 304-307

Persistierende Rubeosis faciei durch Einflußstauung bei retrosternaler Struma multinodosa

Vorgestellt von Monika Walchner, Gerd Plewig und Martin Röcken

Anamnese: 73jähriger Patient. Seit vier Jahren ausgeprägte Rötung und Schwellung des Gesichts. Unter den Verdachtsdiagnosen allergisches Kontaktekzem, seborrhoisches Ekzem und Rosazea multiple externe und systemische Behandlungen ohne Erfolg. Aufgrund des klinischen Untersuchungsbefundes mit Halsvenenstauung in Ruhe und sichtbarer Struma wurde eine Schilddrüsendiagnostik veranlaßt, die die Diagnose einer retrosternalen Struma multinodosa Grad III mit venöser Einflußstauung ergab.

Hautbefund: An Stirn, Periorbitalregion und Wangen Rötung, dis-krete Schuppung und ödematöse Schwellung. Halsvenenstauung, sichtbare Struma, Zungengrundvarikose.

Laborbefunde: Routinelaborparameter im Normbereich. Thyreoideastimulierendes Hormon (TSH) <0 UE/ml (Normalwerte 0,3-4,0 UE/ml), freies Thyroxin (fT4) 2,1 ng/dl (Normalwerte 0,8-1,8 ng/dl), freies Trijodthyronin (fT3) 6,4 pg/ml (Normalwerte 3,3-4,2 pg/ml).

Weitere Befunde
Computertomographische Untersuchung: Ausgeprägte rechtsbetonte retrosternale Struma mit multiplen Zysten bis 1,5 cm Durchmesser. Vena brachiocephalica hochgradig komprimiert.
Epikutantestung: Nachweis einer Kontaktsensibilisierung vom Spättyp gegen Cinchocainhydrochlorid; keine klinische Relevanz.
Photopatchtestung: Negativ.

Therapie und Verlauf: Behandlung der G esichtsrötung mit 2% Metronidazolcreme über vier Wochen, Kortikoidcreme eine Woche lang und über drei Wochen täglich Doxyzyklin 2 x 100 mg, jeweils ohne Besserung. Erst die operative Entfernung der Schilddrüse im Januar 1997 nach Vorbehandlung mit Carbimazol führte zum weitgehenden Abblassen des Gesichts.

Kommentar: Das klinische Symptom der persistierenden Gesichtsrötung umfaßt verschiedene Differentialdiagnosen. Am häufigsten sind beim Erwachsenen Rosazea, allergisch bedingte Kontaktekzeme und steroidinduzierte periorale Dermatitis. Allerdings müssen bei symmetrisch auftretenden Rötungen im Gesicht ohne epidermale Beteiligung auch gefäß- und stoffwechselbedingte Durchblutungsstörungen wie arterielle Hypertonie, Hyperthyreose und Diabetes mellitus erwogen werden. Persistierende Gesichtsrötung durch venöse Einflußstauung und Hyperämie der Gefäße im Kopfbereich mit konsekutiver Lymphstauung werden im Zusammenhang mit der Pathogenese der Rosazea diskutiert,

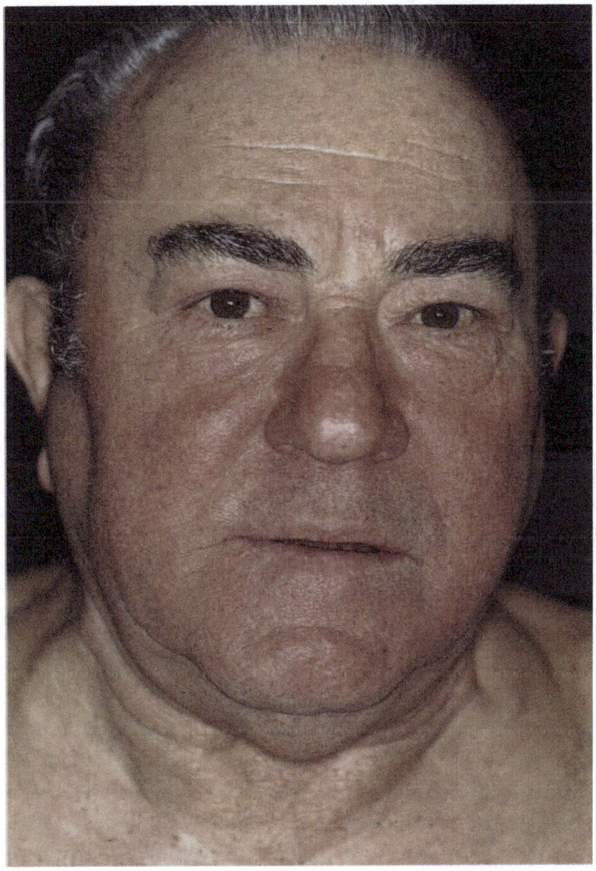

Abb. 1. Persistierende Gesichtsrötung, ödematöse Schwellung und konjunktivale Injektion

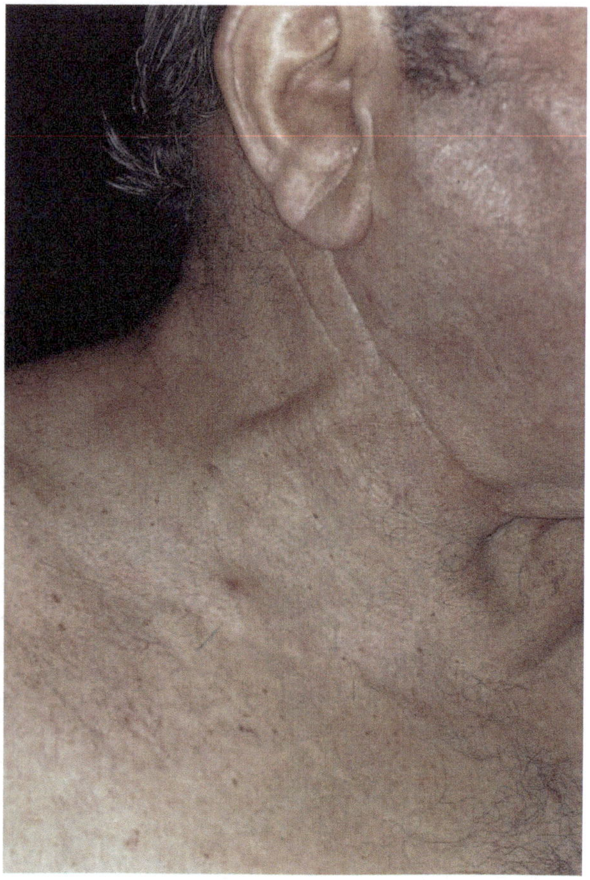

Abb. 2. Halsvenenstauung

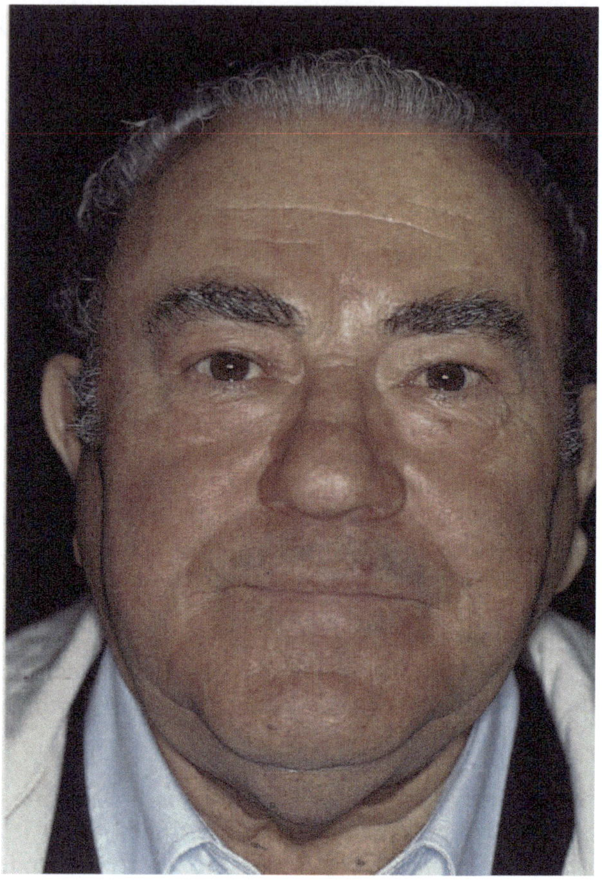

Abb. 3. Zustand nach Schilddrüsenoperation. Normalisierung des Hautbefundes und der Konjunktiven

wurden bis heute aber noch nicht schlüssig nachgewiesen. Als weitere Ursachen der venösen Einflußstauung kommen verdrängend wachsende benigne und maligne Tumoren im Halsbereich wie Struma nodosa, Lungentuberkulose, Hodgkin-Lymphome oder Lungenkarzinome in Frage. Bei dem hier vorgestellten Patienten mit persistierendem Gesichtserythem bestand eine ausgeprägte venöse Einflußstauung im Kopf-Hals-Bereich durch eine Struma multinodosa Grad III. Da das Erythem nach der Operation abklang, liegt ein Zusammenhang zwischen der Pathogenese des Erythems und der venösen Stauung nahe.

Danksagungen: Der Patient wurde freundlicherweise überwiesen von Dr. Sebastian Biltz, Hautarzt, Guardinistraße 186, D-81377 München.
Die computertomographische Untersuchung der Schilddrüse erfolgte im Institut für Radiologische Diagnostik (Prof. Dr. Klaus Hahn), Klinikum Innenstadt, Ludwig-Maximilians-Universität, Ziemssenstraße 1, D-80336 München.
Die chirurgische Entfernung der Schilddrüse erfolgte im Krankenhaus Martha-Maria (Prof. Dr. Dr. Fritz Spelsberg), Wolfratshauser Straße 109, D-81479 München.

Literatur

1. Braun-Falco O, Plewig G, Wolff HH (1996) Dermatologie und Venerologie. Springer, Berlin, S 523-525
2. Classen M, Diehl V, Kochsiek K (1994) Innere Medizin. Urban & Schwarzenberg, München, S 773-796
3. Hölzle E, Jansen T, Plewig G (1995) Morbus Morbihan – Chronisch persistierendes Erythem und Ödem des Gesichtes. Hautarzt 46: 796-798
4. Plewig G, Kligman AM (1994) Akne und Rosazea. Springer, Berlin, S 432-443

Generalisierte atrophische benigne Epidermolysis bullosa (GABEB)

Vorgestellt von Ralf Wienecke, Guerrino Meneguzzi[1], Hans Wolff und Gerald Messer

Anamnese: 60jährige Patientin. Seit der frühen Kindheit rezidivierend Blasen sowie Nageldystrophie und Alopezie. Blasen sind durch leichte Traumen provozierbar. Die Eltern, der Bruder, fünf Kinder und sieben Enkelkinder sind nicht betroffen. Stationärer Aufnahmegrund: Erysipel am linken Bein.

Hautbefund: Am linken Unterschenkel Erythem und diffuse Schwellung, teilweise eingetrübte große straffe Blasen. An beiden Unterschenkeln schmierig belegte Erosionen. Im Heilungsverlauf des Erysipels Auftreten neuer Blasen. Vereinzelt Blasen an Druckstellen. Ausgeprägte narbige Alopezie des Kapillitiums. Augenbrauen und Wimpern rarefiziert. An beiden Unterarmen und Oberarmstreckseiten Hypopigmentierungen sowie leicht atrophische Haut. Nageldystrophie und Mikroonychie der Zehennägel, Fingernägel weniger stark betroffen. Schleimhäute unauffällig.

Histopathologie: Subepidermale Blasen mit vielen eosinophilen und einzelnen neutrophilen Granulozyten sowie Fibrin. In der oberen Dermis Ödem und vornehmlich oberflächliche, perivaskulär lokalisierte lymphohistiozytäre Infiltrate mit zahlreichen eosinophilen Granulozyten.

Laborbefunde: Bei Aufnahme Leukozytose von 18,5/nl mit Linksverschiebung. BKS 75/125 mm nach Westergren. Anti-Streptolysintiter erhöht. Pemphigusantikörper, Pemphigoidantikörper, antinukleäre Antikörper negativ.

Weitere Befunde

Mykologische Untersuchung: Von den Zehennägeln nativ und kulturell kein Nachweis von Pilzen.

Direkte Immunfluoreszenz: Ablagerungen von C3-Komplementfaktor entlang der Basalmembranzone und der Gefäße. IgG-, IgA-, IgM- und C4-Komplementfaktor negativ.

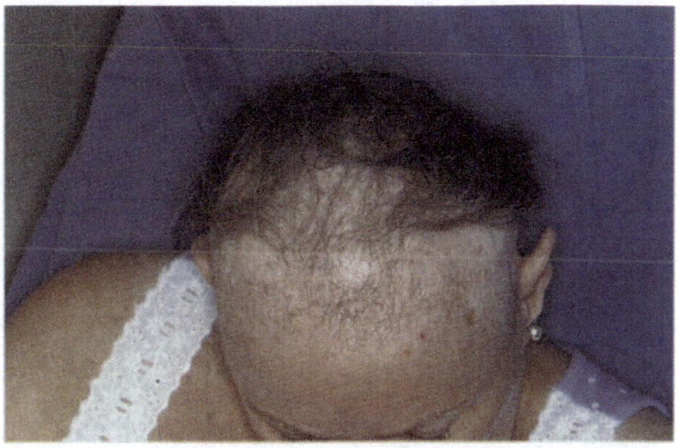

Abb. 1. Narbige Alopezie am Kapillitium

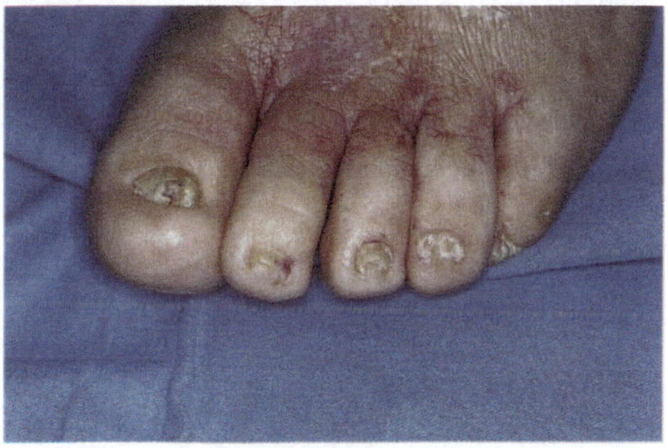

Abb. 2. Dystrophie der Zehennägel

Antigen-Mapping: Typ IV- und Typ VII-Kollagen am Blasenboden. Junktionaler Spalt. Reaktivität des monoklonalen 1A 8C-Antikörpers, der gegen ein intrazelluläres Epitop des Kollagen Typ XVII gerichtet ist. Reaktivität des monoklonalen 233-Antikörpers, der gegen ein extrazelluläres Epitop des Kollagen Typ XVII gerichtet ist, sowohl an der Blasendecke als auch schwach am Blasenboden. Reaktivität des monoklonalen GB3-Antikörpers, der gegen natives Laminin Typ 5 gerichtet ist, vorwiegend am Blasenboden.

1 U385 INSERM, Hôpital Louis Pasteur, Faculté de Medicine, Nice, France

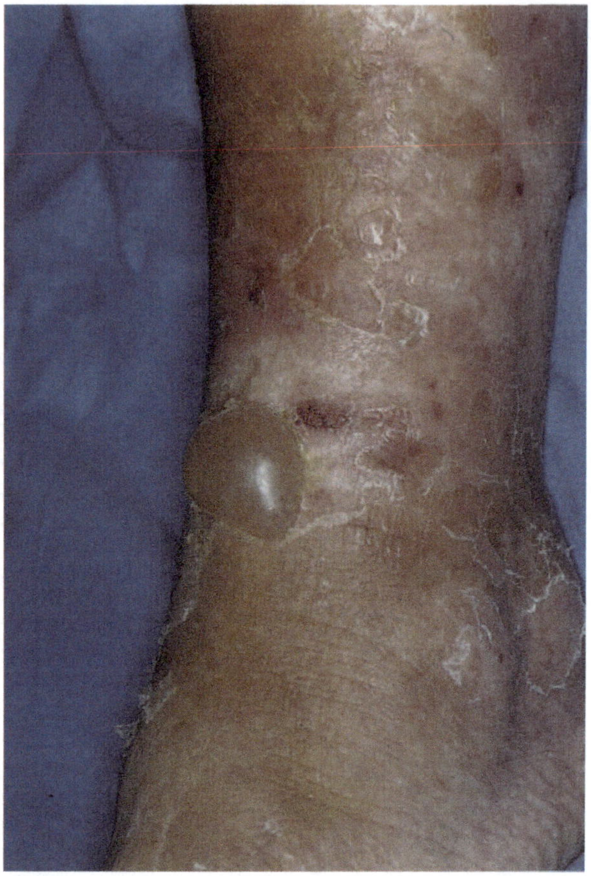

Abb. 3. Pralle Blase und Erosionen an der Unterschenkelstreckseite

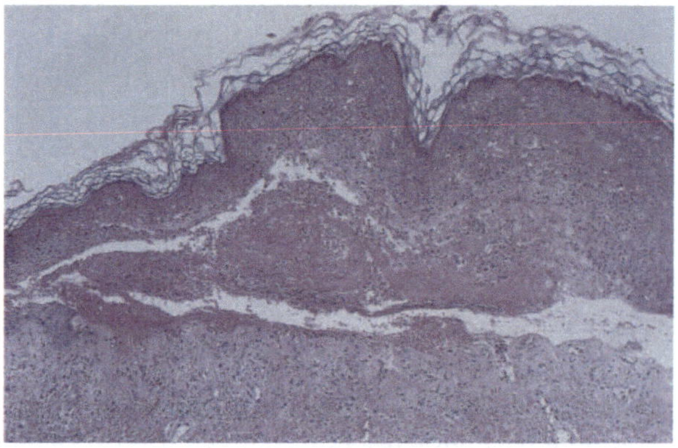

Abb. 4. Subepidermale Blase mit vielen eosinophilen und neutrophilen Granulozyten sowie Fibrin. In der oberen Dermis zahlreiche eosinophile Granulozyten. HE

Therapie und Verlauf: Eröffnung der purulenten Blasen. Zunächst Behandlung mit desinfizierenden, später mit glukokortikoidhaltigen Externa. Systemische antibiotische Therapie des Erysipels mit 3 x 2 g/die Cefotaxim intravenös. Nach zehn Tagen aufgrund eines morbilliformen Exanthems Umsetzen auf 2 x 150 mg/die Roxithromycin oral. Nach vier Wochen Rezidiv des Erysipels. Therapie durch intravenöse Gabe von 2 x 200 mg/die Ciprofloxacin, danach nochmals 2 x 150 mg/die Roxithromycin.

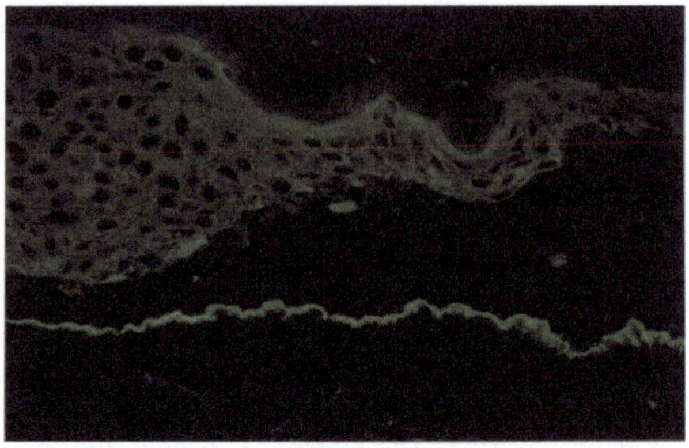

Abb. 5. Immunfluoreszenzfärbung mit dem monoklonalen Antikörper GB3. Lineare Anfärbung am Blasenboden

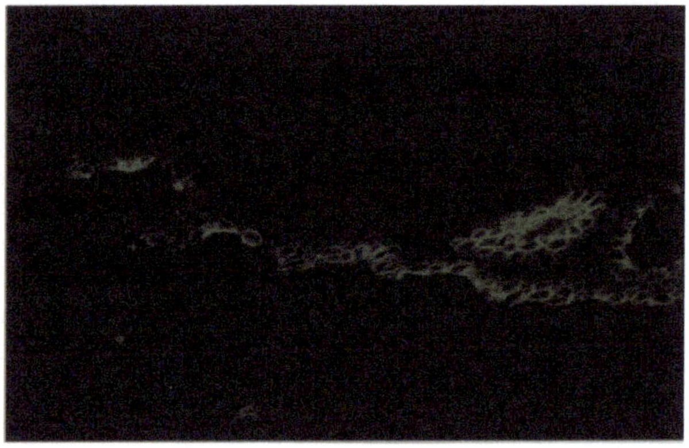

Abb. 6. Immunfluoreszenzfärbung mit dem monoklonalen Antikörper 233. Blasendach positiv. Deutliche intrazelluläre Anfärbung basaler Keratinozyten

Kommentar: Die stationäre Aufnahme erfolgte aufgrund eines Erysipels. Daneben zeigte sich das seltene Bild einer generalisierten atrophischen benignen Epidermolysis bullosa (GABEB). Differentialdiagnostisch mußte auch an ein bullöses Erysipel gedacht werden. Anamnestisch bestand die Neigung zu Blasen jedoch schon vor Beginn des Erysipels.
Das Akronym für die Erkrankung GABEB stammt von Hintner und Wolff (1982). Es wird synonym verwendet für die Bezeichnung *Epidermolysis bullosa atrophicans generalisata mitis*. Der erste Stammbaum einer betroffenen Familie wurde 1976 durch Hashimoto et al. beschrieben und wurde nach dem Ursprungsort dieser Familie am Vorderrhein *Typ*

Disentis genannt. Die junktionalen bullösen Epidermolysen mit subepidermalem Spalt werden autosomal rezessiv vererbt und stellen eine heterogene Gruppe von Erkrankungen dar. Sie beruhen meist auf strukturellen Defekten im Bereich der Hemidesmosomen. Eine dieser Erkrankungen ist die GABEB, deren Prognose quoad vitam im Gegensatz zu anderen Formen der junktionalen bullösen Epidermolysen gut ist. Die GABEB ist genetisch heterogen. Bei Betroffenenen kann sowohl das Laminin Typ 5-kodierende Gen als auch das Kollagen Typ XVII-kodierende Gen aberrant sein.

Laminin Typ 5, auch Nicein, Epiligrin oder Kalinin genannt, ist ein Glykoprotein, das hochspezifisch von dem Antikörper GB3 erkannt wird. Bei unserer Patientin bestand in der Immunfluoreszenzuntersuchung jedoch kein Hinweis auf eine verminderte Expression von Laminin Typ 5. Dagegen zeigte die Immunfluoreszenzuntersuchung ein aberrantes Muster für Kollagen XVII.

Das transmembranöse Kollagen Typ XVII, das mit dem 180 kD-bullösen-Pemphigoid-Antigen identisch ist, reagiert durch ein extrazelluläres Epitop mit dem monoklonalen 233-Antikörper und durch ein intrazelluläres Epitop mit dem monoklonalen 1A 8C-Antikörper.

Bei GABEB-Patienten ist häufig das Kollagen Typ XVII-Molekül nicht nachweisbar, weil beide Allele des Kollagen Typ XVII-Gens verkürzte, veränderte oder instabile Varianten kodieren. Hier ist die Reaktivität mit einem extrazellulären Epitop erhalten, was prinzipiell auf exprimiertes Kollagen Typ XVII hindeutet; jedoch war in der Blase eine deutliche Verminderung nachweisbar. Allerdings ist in der betroffenen Haut ein intrazelluläres Epitop dieses Proteins sowie auch die Färbung gegen extrazelluläre Anteile mit überwiegend intrazellulärem Muster vorhanden. Daher kann von einer veränderten Konformation des Kollagens Typ XVII ausgegangen werden, wie sie zum Beispiel durch eine Punktmutation mit Aminosäureaustausch entstehen kann. Die erhöhte Vulnerabiltät der Haut durch mechanische Belastung ist mit einem verminderten Funktionsstatus dieses Strukturproteins assoziiert und kann so zur Ausprägung des klinischen Bildes der GABEB führen.

Bei der vorgestellten Patientin liegt wahrscheinlich eine Mutation des Kollagen Typ XVII-Gens vor, die zu eingeschränkter Funktion des kodierten Proteins führt.

Literatur

1. Chavanas S, Gache Y, Tadini G, Pulkkinen L, Uitto J, Ortonne JP, Meneguzzi G (1997) A homozygous in-frame deletion in the collagenous domain of bullous pemphigoid antigen BP180 (Type XVII collagen) causes generalized atrophic benign epidermolysis bullosa. J Invest Dermatol 109:74-78
2. Hashimoto I, Schnyder UW, Anton-Lamprecht I (1976) Epidermolysis bullosa hereditaria with junctional blistering in an adult. Dermatologica 152:72-86
3. Hintner H, Wolff K (1982) Generalized atrophic benign epidermolysis bullosa. Arch Dermatol 118:375-384
4. Jonkman MF, de Jong MCJM, Heeres K, Stejlen PM, Owaribe K, Küster W, Meurer M, Gedde-Dahl Jr T, Sonnenberg A, Bruckner-Tuderman L (1996) Generalized atrophic benign epidermolysis bullosa. Arch Dermatol 132:145-150
5. Jonkman MF, Scheffer H, Stulp R, Pas HH, Nijenhuis M, Heeres K, Owaribe K, Pulkkinen L, Uitto J (1997) Revertant mosaicism in epidermolysis bullosa caused by mitotic gene conversion. Cell 88: 543-551
6. Mazzanti C, Gobello T, Posteraro P, Paradisi M, Meneguzzi G, Chinni L, Zambruno G (1998) 180-kDa bullous pemphigoid antigen defective generalized atrophic benign epidermolysis bullosa: report of four cases with an unusually mild phenotype. Br J Dermatol 138:859-866
7. McGrath JA, Gatalica B, Christiano AM, Li K, Owaribe K, McMillan JR, Eady RAJ, Uitto J (1995) Mutations in the gene encoding the 180-kD bullous pemphigoid antigen (BPAG2), a hemidesmosomal transmembrane collagen (COL17A1), in generalized atrophic benign epidermolysis bullosa. Nature Genet 11:83-86
8. McGrath JA, Pulkkinen L, Christiano AM, Leigh IM, Eady RAJ, Uitto J (1995) Altered laminin 5 expression due to mutations in the gene encoding the b3 chain (LAMB3) in generalized atrophic benign epidermolysis bullosa. J Invest Dermatol 104:467-474
9. Pulkkinen L, Uitto J (1998) Hemidesmosomal variants of epidermolysis bullosa: mutations in the $\alpha 6 \beta 4$ integrin and the 180-kD bullous pemphigoid antigen/type XVII collagen genes. Exp Dermatol 7:46-64
10. Schnyder UW, Anton-Lamprecht I (1979) Zur Klinik der Epidermolysen mit junktionaler Blasenbildung. Dermatologica 159:402-406

Xanthoma disseminatum

Vorgestellt von Rudolf A. Rupec, Hans Wolff und Peter Kind

Anamnese: 46jährige Patientin. Seit acht Jahren zunehmend rotbraune Papeln und Knötchen im Gesicht, an Axillen, Ellenbeugen, Stamm und Leisten. 1993 wurde die Diagnose Xanthoma disseminatum gestellt. Im Dezember 1996 Kreuzbandplastik. Die histologische Untersuchung ergab einen ausgeprägten xanthomatösen Prozeß, so daß sich die Frage nach einer Organbeteiligung im Rahmen der Grunderkrankung stellte. Auswärts durchgeführte Therapieversuche mit UVA1- und PUVA-Bestrahlung blieben erfolglos.

Hautbefund: Gesicht, Hals, Achselhöhlen, Leisten, Ellenbeugen, Unterbauch sowie im Bereich von Druckstellen weisen in symmetrischer Verteilung disseminierte, rotbraune Papeln und Knötchen auf, die großflächig konfluieren und insbesondere axillär gelblich verfärbt sind.

Histopathologie: Axillär links: Die gesamte Dermis ist von einem diffusen Infiltrat eingenommen, das aus schaumigen Makrophagen, Histiozyten und zahlreichen mehrkernigen Riesenzellen besteht. Fokal fleckförmige lymphozytäre Infiltrate.
Diagnose: Xanthoma disseminatum

Elektronenmikroskopie: Subepidermal dichtes Infiltrat aus histiozytoiden Zellen, Schaumzellen und Riesenzellen, hauptsächlich vom Touton-Typ. Innerhalb der Gewebsmakrophagen zahlreiche Vakuolen, pinozytotische Vesikel, dense bodies, Myelinfiguren und Lipidtropfen ohne limitierende Membran. Selten rhombische Kristallstrukturen.

Laborbefunde: Sämtliche Laborparameter, einschließlich Serumlipide und Immunelektrophorese, unauffällig.

Weitere Befunde
Abdomen-Sonographie: Unauffällig
Neurologische Untersuchung: Unauffällig
Gynäkologisches Konsil: Normalbefund
HNO-Konsil: Dezente Schleimhautunregelmäßigkeiten im Sinus piriformis, ansonsten unauffällig

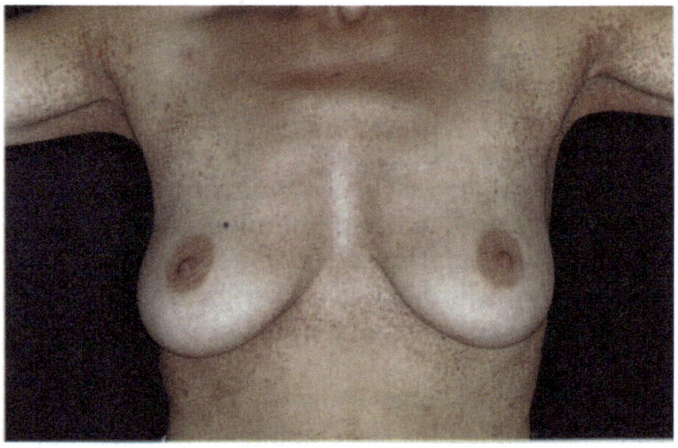

Abb. 1. An beiden Axillae und am Thorax disseminierte rotbraune Papeln

Ophthalmologisches Konsil: Unauffällig
Echokardiographie: Mitralklappenprolaps mit assoziierter diskreter Mitralinsuffizienz.

Therapie und Verlauf: Aufgrund der Progression der Hautveränderungen und des ungenügenden Therapieerfolges mit oraler PUVA- und hochdosierter UVA1-Therapie wurde nach vorheriger Aufklärung über unerwünschte Nebenwirkungen und konsequenter Kontrazeption ein Therapieversuch mit Thalidomid, 100 mg/Tag, eingeleitet. Da sich nach drei Monaten keine Verbesserung ergab, wurde die Behandlung abgebrochen. Ein erneuter Therapieversuch mit oralen Retinoiden (Acitretin oder Isotretinoin) wird erwogen.

Kommentar: Das Xanthoma disseminatum ist eine seltene und gutartige Form der Nicht-Langerhans-zell-Histiozytose, die durch disseminierte papulöse Hautxanthome in symmetrischer Verteilung, insbesondere in den großen Beugen, gekennzeichnet ist. Die Serumlipide sind charakteristischerweise im Normbereich.
Die Erstbeschreibung erfolgte 1867 durch von Grafe. 1871 bezeichnete Virchow das Kankheitsbild als Xanthelasma multiplex. Turner grenzte das *Xanthoma disseminatum* von anderen Xanthomatosen ab;

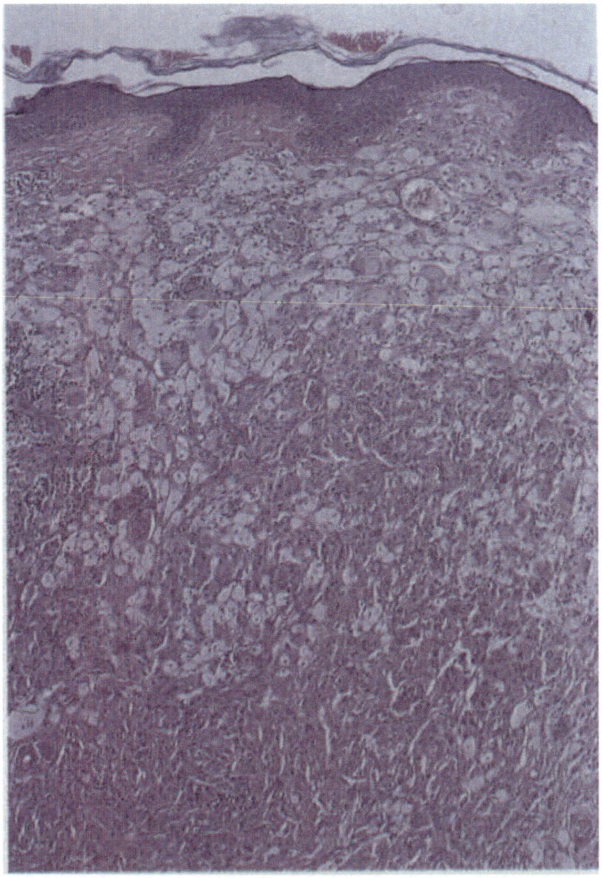

Abb. 2. Axilla. Dichtstehende rotbraune und xanthomatisierte Papeln

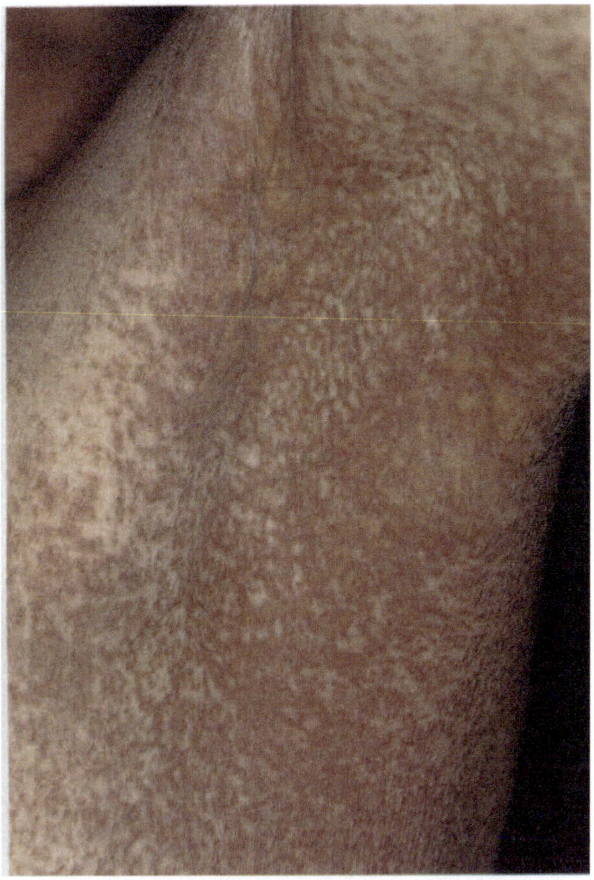

Abb. 4. Subepidermal und dermal dichtes Infiltrat aus schaumigen Makrophagen und Histiozyten. HE

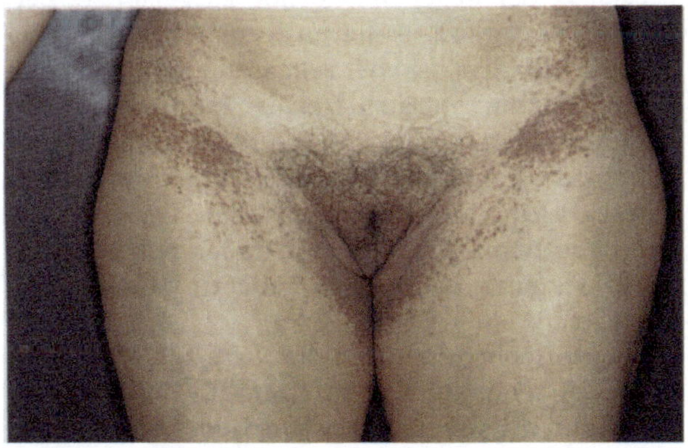

Abb. 3. An Abdomen und Leisten disseminierte rotbraune Papeln, besonders an Druckstellen

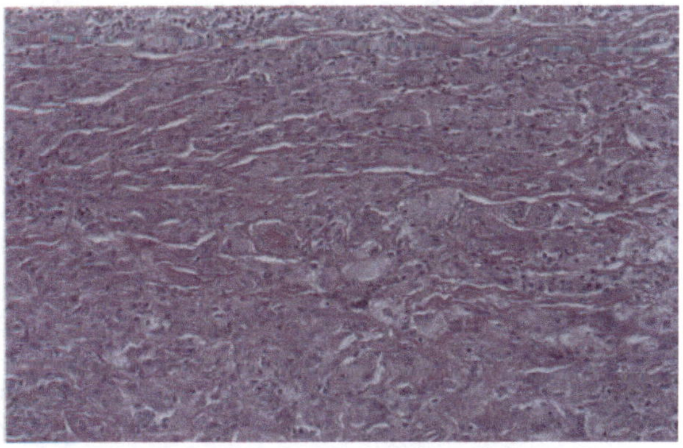

Abb. 5. Schaumige Makrophagen und Histiozyten. HE

Montgomery und Osterberg beschrieben es als eigenständiges Krankheitsbild.
Die Erkrankung beginnt in der Regel im jungen Erwachsenenalter und ist am häufigsten an den großen Beugen lokalisiert. Bei etwa 40% der Patienten findet sich auch ein Befall der Mundschleimhaut und der oberen Atemwege. Eine Assoziation mit Diabetes insipidus ist bei etwa 40–50% der Patienten nachweisbar. Die Beteiligung weiterer Organe wie Meningen, Knochen, Leber, Konjunktiva und Kornea ist selten. Diese Manifestationen können jedoch zu

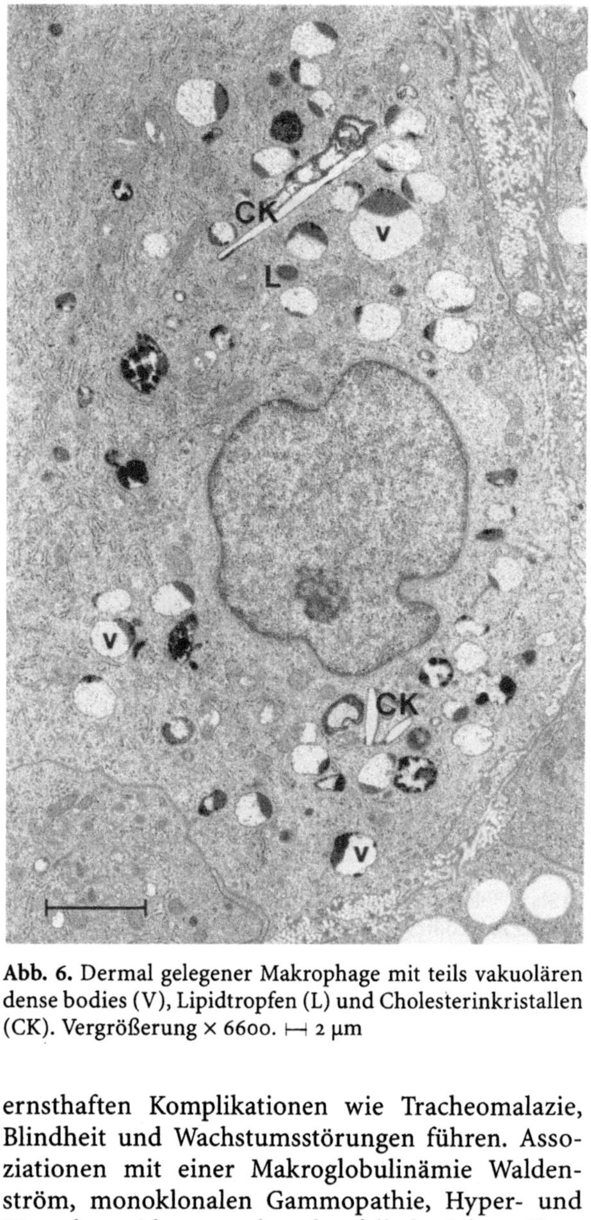

Abb. 6. Dermal gelegener Makrophage mit teils vakuolären dense bodies (V), Lipidtropfen (L) und Cholesterinkristallen (CK). Vergrößerung × 6600. ⊢⊣ 2 µm

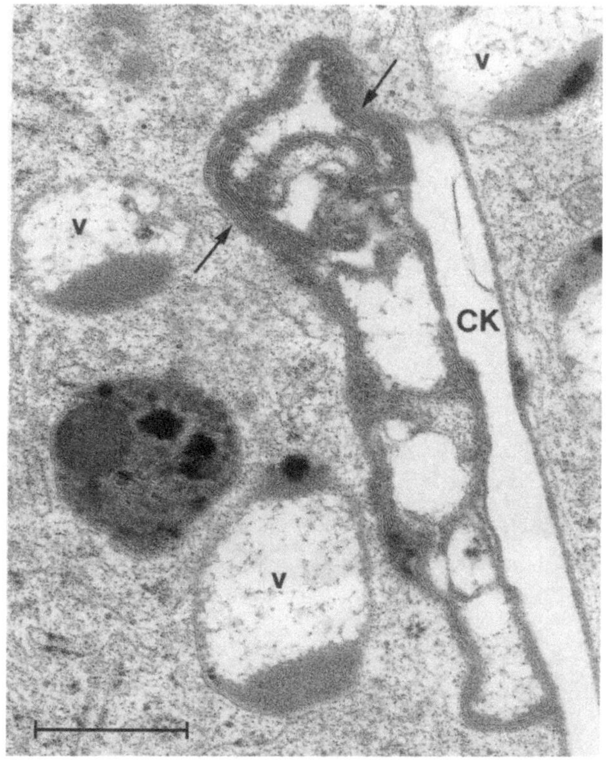

Abb. 7. Ausschnittvergrößerung. Vakuoläre dense bodies (V) und lamelläre Myelinfiguren (Pfeile) im Bereich eines Cholesterinkristalles (CK). Vergrößerung × 40.300. ⊢⊣ 0,5 µm

ernsthaften Komplikationen wie Tracheomalazie, Blindheit und Wachstumsstörungen führen. Assoziationen mit einer Makroglobulinämie Waldenström, monoklonalen Gammopathie, Hyper- und Hypothyreoidose wurden ebenfalls berichtet. Xanthoma disseminatum wird im allgemeinen als eine chronische Erkrankung mit gutartigem Verlauf eingestuft. Hinsichtlich der Prognose kann zwischen *drei Verlaufsformen* unterschieden werden: einer *selbstheilenden,* einer *persistierenden* und einer *progressiven* Form. Die persistierende ist die häufigste Form und verläuft, außer den Hautveränderungen, symptomlos.

Histologisch lassen sich bei Nicht-Langerhans-Zell-Histiozytosen fünf Zelltypen unterscheiden: vakuolisierte, spindelförmige, onkozytäre und sternförmig ausgezipfelte Zellen sowie Schaumzellen. Der Anteil der einzelnen Zellelemente ist bei den verschiedenen Nicht-Langerhans-Zell-Histiozytosen unterschiedlich. Beim Xanthoma disseminatum überwiegen in der Regel sternförmig ausgezipfelte Zellen. Der relativ hohe Anteil an Schaumzellen, wie bei unserer Patientin, ist eher selten und paßt zu einem älteren Stadium. Zusätzlich zu den monozytären Histiozyten sind multinukleäre Riesenzellen vom Langhans-, Fremdkörper- und Touton-Typ charakteristisch für Nicht-Langerhans-Zell-Histiozytosen. Beim Xanthoma disseminatum finden sich überwiegend, wie auch bei unserer Patientin, Touton-Riesenzellen.

Immunhistochemisch sind die Histiozyten bei Xanthoma disseminatum positiv für CD68 und Faktor XIIIa, und negativ für CD1a und S100. Ultrastrukturell zeichnen sich Nicht-Langerhans-Zell-Histiozytosen vor allem durch das Fehlen von *Birbeck-Granula* aus. Daneben finden sich verschiedene unspezifische Organellen, die für einzelne Nicht-Langerhans-Zell-Histiozytosen charakteristisch sind, beispielsweise *dense bodies* und *myeloid bodies* beim Xanthoma disseminatum.

Die Behandlung des Xanthoma disseminatum ist unbefriedigend. Orale Kortikosteroide sind ebenso wie

Cyclophosphamid in der Regel wirkungslos. Ein Therapieversuch mit Thalidomid war ebenfalls erfolglos. Die chirurgische Abtragung mit elektrischer Schlinge in Kombination mit einer oralen Steroidgabe wurde nur vereinzelt als erfolgreich beschrieben.

Danksagungen: Alle fachfremden Untersuchungen erfolgten in den entsprechenden Kliniken der Heinrich-Heine-Universität Düsseldorf.
Die Immunelektrophorese wurde im Institut für Klinische Chemie (Prof. Dr. Dietrich Seidel), Klinikum Großhadern, Ludwig-Maximilians-Universität, Marchioninistraße 15, D-81377 München, durchgeführt. Konsilarisch wurden die histopathologischen Präparate Herrn Prof. Dr. Bernhard Zelger, Universitätsklinik für Dermatologie und Venerologie, Anichstr. 35, A-6020 Innsbruck, vorgestellt.

Literatur

1. Altman J, Winkelmann RK (1962) Xanthoma disseminatum. Arch Dermatol 86:582-596
2. Burgdorf WHC (1996) The histiocytoses: have we finally moved past the „X". Med Surg Dermatol 3:63-68
3. Caputo R, Veraldi S, Grimalt R, Gianotti R, Tosti A, Varotti C, Kaminsky AR (1995) The various clinical patterns of xanthoma disseminatum. Dermatology 190:19-24
4. Mishkel MA, Cockshott WP, Nazir DJ, Rosenthal D, Spaulding WP, Wynn-Williams A (1977) Xanthoma disseminatum: clinical, metabolic, and radiologic aspects. Arch Dermatol 113:1094-1100
5. Montgomery H, Osterberg AE (1938) Xanthomatous correlation of clinical, histopathological and chemical studies of cutaneous xanthoma. Arch Derm Syphilol 37:373-402
6. Puig ML, Webb SM, Del Pozo C, De Juan M, Serrano S, Vilardell E (1987) Endocrine aspects of pituitary stalk enlargement. Clin Endocrinol 27:25-32
7. Zelger B, Cerio R, Orchard G, Fritsch P, Wilson-Jones E (1992) Histologic and immunohistochemical study comparing xanthoma disseminatum and histiocytosis X. Arch Dermatol 128:1207-1212
8. Zelger BW, Sidoroff A, Orchard G, Cerio R (1996) Non-Langerhans cell histiocytoses. A new unifying concept. Am J Dermatopathol 18: 490-504

Mikrosporie der Kopfhaut und Nägel bei Immunsuppression

Vorgestellt von Sabine Werfel, Ania Jocham[1] und Hans Wolff

Anamnese: Neunjährige Patientin. Seit Juni 1994 systemischer Lupus erythematodes mit Polyarthritis und Lupus-Nephritis. Immunsuppressive Therapie mit Methotrexat 15 mg/Woche i.m., Folsäure 5 mg/die und Chloroquin 3,5 mg/kg Körpergewicht/die, Prednison 10 mg und 7,5 mg/die täglich alternierend. Seit einem Jahr haarloses Kopfhautareal parietal. Der Bruder entwickelte vor sechs Monaten ähnliche Kopfhautveränderungen. Katzen und Hund wurden daraufhin weggegeben. Stationäre Behandlung in der Dr. von Haunerschen Kinderklinik zur klinischen Kontrolle und Therapieeinstellung. Konsiliarische Vorstellung in unserer Ambulanz aufgrund der Alopezie.

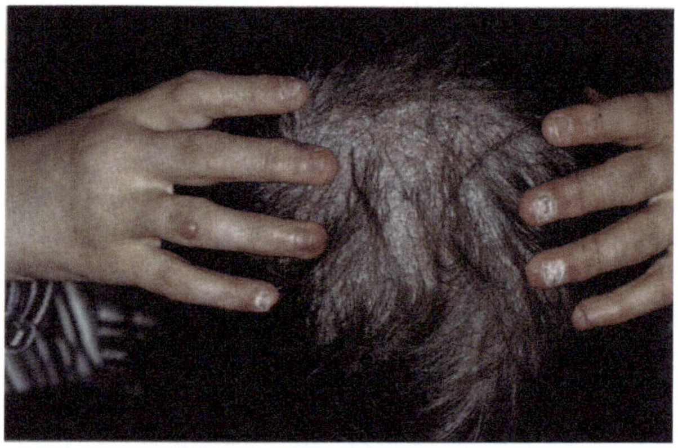

Abb. 1. Pityriasiforme Schuppung am Kapillitium, Alopezie. Gleichzeitig Onychodystrophie

Hautbefund: Parietal etwa 10 x 10 cm großes, unregelmäßig begrenztes, pityriasiform schuppendes Areal, teils haarlos, teils mit kurz über dem Haarboden abgebrochenen Haaren, die wie mit Mehl bestäubt erscheinen. Cushingoider Habitus, therapiebedingter Minderwuchs. Im Gesicht unscharf begrenzte Erytheme mit diskreter pityriasiformer Schuppung. Unterlippe links 1 cm große Erosion mit weißlichen Belägen. Mundschleimhaut frei. Am gesamten Integument unter Betonung der Extremitäten diskretes livides Exanthem. An den Fingernägeln D5 rechts, D3 und D4 links gelb-weiße, dystrophische Krümelnägel. Fingermittelgelenke teigig geschwollen. An D5 beidseits und D4 links Heberden-Knötchen. Großzehengrundgelenke leicht gerötet und geschwollen. Am rechten Oberschenkel lateral im Dermatom L5/S1 gruppiert stehende, bizarr konfigurierte, livide Narben nach Zoster.

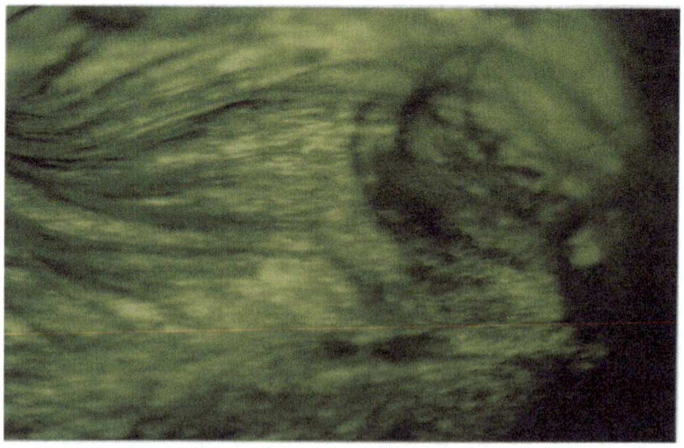

Abb. 2. In der Woodlicht-Untersuchung der Kopfhaut gelblich-grüne Fluoreszenz

Mykologische Untersuchungen von Kopf und Nägeln
Woodlicht: Gelbgrüne Fluoreszenz am Kapillitium und an den dystrophischen Fingernägeln.
15%ige Kalilauge: Nachweis von Myzelien.
Kultur: Nachweis von *Microsporum canis.*

Laborbefunde: Weiße Blutzellen 8,6/nl. Im Differentialblutbild Lymphopenie (13%), segmentkernige Granulozyten 87%. Thrombozytose 515.000/nl. Quick-Test 130%, PTT 25,9 Sekunden. Kreatinin 0,4 mg/dl, Kreatinin-Clearance 126 ml/min Urin-Eiweiß 60,4 mg/dl. Antinukleäre Antikörper (HEp-2-Zellen) stark positiv, Titer: 1:7.680. Nicht nachweisbar waren Antikörper gegen native DNS, La-, U1-RNP, Protein-A und -C des U1-RNP, Sm-Antigen, Jo-1, Scl-70-Antigen und Centromer-Protein-B. Cardiolipin-IgG-Antikörper 97,5 GPL-U/ml (<12,0), Cardiolipin-IgM-Antikörper 37,2 MPL-U/ml (<6,0). Aufgrund der hohen Cardiolipin-Antikörper-Titer und der kurzen PTT- und Blutungszeit Antikoagulation mit Aspirin 5 mg/kg/Tag.

1 Dr. von Haunersches Kinderspital, Klinikum Innenstadt, Ludwig-Maximilians-Universität München

Therapie und Verlauf: Zur Behandlung der Mikrosporie wurde eine systemische Therapie mit Fluconazol 2 mg/kg Körpergewicht (20 kg) eingeleitet. Zusätzlich Lokaltherapie des Kapillitiums mit Clotrimazol-Kopfkappen und der Fingernägel mit Clotrimazol-Lösung. Unter der Therapie kam es zur deutlichen Schuppen- und Krustenablösung am Kapillitium. Die systemische Therapie soll über mehrere Monate durchgeführt werden.

Kommentar: Die Tinea capitis manifestiert sich überwiegend im Kindesalter. Der Befall des Haarkeratins nach der Pubertät ist selten. Die klinischen Symptome der Tinea capitis sind vielgestaltig und reichen von seborrhoischer Schuppung bis zu tiefen, entzündlichen Knoten der Kopfhaut. Während vor 1950 die Microsporum-Arten in den USA die häufigsten Erreger der Tinea capitis waren, konnte mittlerweile ein Erregerwechsel zu *Trichophyton tonsurans* dokumentiert werden. Als einfaches differentialdiagnostisches Hilfsmittel dient das Woodlicht: Microsporum fluoresziert gelbgrün, während Trichophyten keine Fluoreszenz aufweisen.
Microsporum canis kann durch Haustiere übertragen werden, dabei jedoch nicht wie der Name suggeriert durch Hunde, sondern vor allem durch Katzen. Nagelbefall durch *Microsporum canis* ist sehr selten, jedoch werden ungewöhnliche klinische Verläufe bei immunsupprimierten Patienten beschrieben, da die zellvermittelte Immunantwort eine wichtige Rolle bei der Abwehr von Pilzinfektionen spielt.
Die Erregerübertragung findet nicht nur durch direkten Kontakt mit Tieren oder betroffenen Personen statt. So konnten MacKenzie et al. Erreger aus der Luft über dem Bett von betroffenen Kindern und von gemeinsamen Gebrauchsgegenständen wie Bürsten, Kämmen und Telefonhörern isolieren.
Seit 1958 war Griseofulvin das Mittel der Wahl in der Therapie der Tinea capitis. Es ist fungistatisch, wobei es an intrazelluläre Mikrotubuli bindet und so die Mitose der Pilze inhibiert. Da Griseofulvin nur auf sich teilende Pilze wirkt, muß die Therapie sehr lange – in der Regel sechs bis zwölf Monate – durchgeführt werden, um die Infektion zu eliminieren. Neue Therapeutika wie Terbinafin, Itraconazol oder Fluconazol, penetrieren wesentlich besser in Haut und Haare. In der Studie von Dragos und Lunder war eine sechswöchige orale Therapie mit Terbinafin (Lamisil) ungenügend für die durch *Microsporum canis* verursachte Tinea capitis. In der Studie von Bruckbauer und Hofmann zeigten sieben von neun Kindern mit *Microsporum canis* verursachter Tinea capitis klinische und mykologische Heilung nach einer Therapie mit Terbinafin über zwei bis sechs Wochen (in einer gewichtsabhängigen Dosierung von 62,5 mg Terbinafin < 25 kg und 250 mg >25 kg Körpergewicht).
Bei zwei Kindern kam es zum Wiederauftreten der Pilzinfektion. Ginter behandelte 22 Kinder mit einer *Microsporum canis-Infektion.* Während einige Kinder ohne Erfolg mit Griseofulvin oder Terbinafin vorbehandelt waren, führte die Behandlung mit Itraconazol in einer hohen Dosierung von 5 mg pro kg Körpergewicht zur klinischen und kulturellen Abheilung. Aufgrund der guten Dosierbarkeit des Diflucan Derm Saftes leiteten wir einen Heilversuch mit Fluconazol ein. Die topische Anwendung von Seleniumsulfid 2,5% oder spezifischen Antimykotika bewirkt zusätzliche Eindämmung der infektiösen Sporen und ist eine sinnvolle adjuvante Therapie zur systemischen Medikation. Familienmitglieder und enge Bekannte sollten mittels Woodlicht untersucht werden, da die Rate der betroffenen symptomlosen Familienmitglieder bis zu 30% beträgt.

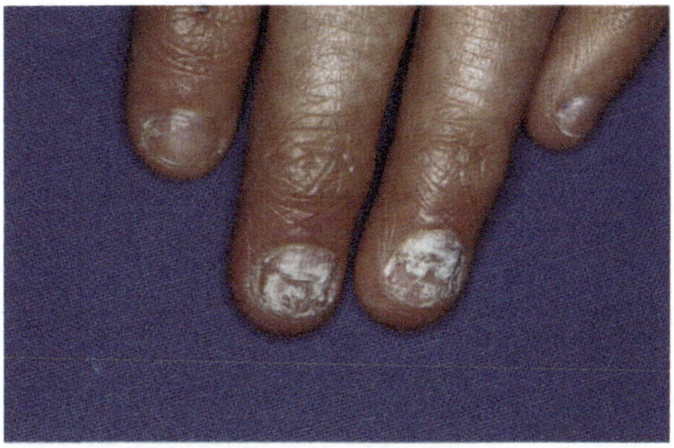

Abb. 3. Onychodystrophie der Fingernägel

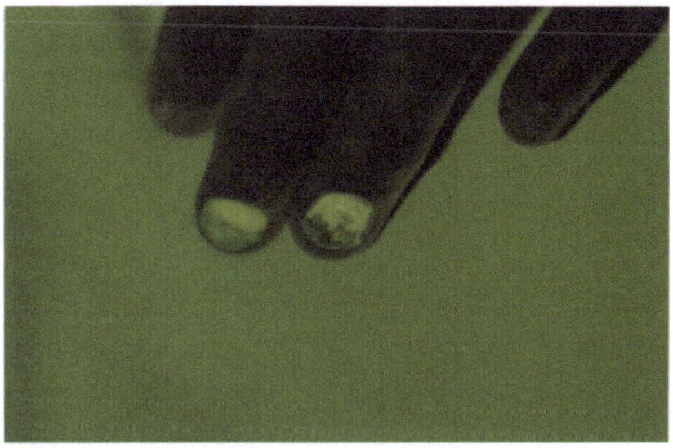

Abb. 4. In der Woodlicht-Untersuchung gelblich-grüne Fluoreszenz onychodystrophischer Fingernägel

Danksagung: Die pädiatrische Betreuung erfolgte durch die Kollegen der Station Intern I, die rheumatologische Betreuung durch Frau Dr. Susanne Bechtold, Dr. von Haunersches Kinderspital (Prof. Dr. Hans-Beat Hadorn), Klinikum Innenstadt, Ludwig-Maximilians-Universität, Lindwurmstraße 4, D-80337 München.

Literatur

1. Allen HB, Honig PJ, Leyden JJ (1982) Selenium sulfide: adjunctive therapy for tinea capitis. Pediatrics 69:81-83
2. Bournerias I, De-Chauvin MF, Datry A, Chambrette I, Cariere J, Devidas A, Blanc F (1996) Unusual Microsporum canis infections in adult HIV patients. J Am Acad Dermatol 35:808-810
3. Bruckbauer HR, Hofmann H (1997) Systemic antifungal treatment of children with terbinafine. Dermatology 195: 134-136
4. Dragos V, Lunder M (1997) Lack of efficacy of 6-week treatment with oral terbinafine for tinea capitis due to Microsporum canis in children. Pediatr Dermatol 14:46-48
5. Frieden IJ, Howard R (1994) Tinea capitis: epidemiology, diagnosis, treatment, and control. J Am Acad Dermatol 31:42-46
6. Ginter G (1996) Microsporum canis infections in children: results of a new oral antifungal therapy. mycoses 39:265-269
7. Howard R, Frieden IJ (1995) Tinea capitis: new perspectives of an old disease. Semin Dermatol 14:2-8
8. King D, Cheever IW, Hood A, Horn TD, Rinakli MG, Merz WG (1996) Primary invasive cutaneous Microsporum canis infection in immunocompromised patients. J Clin Microbiol 34:460-462
9. MacKenzie DWR, Burrows D, Walby AL (1960) Trichophyton sulphureum in a residential school. Br Med J 2:1055-1058

Goltz-Gorlin-Syndrom

Vorgestellt von Dorothea Faulhaber, Jörg Prinz und Gerd Plewig

Anamnese: Drei Monate altes Mädchen. Seit Geburt atrophische, wie ausgestanzt wirkende Einsenkungen am gesamten Integument. Fingeraplasie, Spalthand und Syndaktylie. Keine Hauterkrankungen in der Familie. Der zweijährige Bruder ist gesund.

Hautbefund: Am gesamten Integument punkt- und streifenförmige, anetodermieartige Hypoplasien mit partieller hernienartiger Vorwölbung des Fettgewebes. Mikrophthalmus links mit verengter Lidspalte. Links periorbital bis auf die Nasenflügel hinabreichende hypoplastisch wirkende Haut mit multiplen punktförmigen Einsenkungen. Die Haut und der Knorpel des linken Ohres sind hypoplastisch mit punktförmigen Zeichnungen. Angedeutete Spaltbildung des medianen Anteils der Oberlippe. Hexadaktylie der rechten Hand und Tridaktylie der linken Hand mit ausgeprägter Spaltbildung. Syndaktylie am linken Fuß. Palmar und plantar weiche, hautfarbene Papeln. Dystrophe Nägel mit Längsrillen und -spaltungen. Am Abdomen reizlose Narbe nach postnataler Operation einer Omphalozele.

Laborbefunde: Blutbild, Gerinnung, Elektrolyte, Blutgasanalyse, CRP, Leber- und Nierenwerte unauffällig.

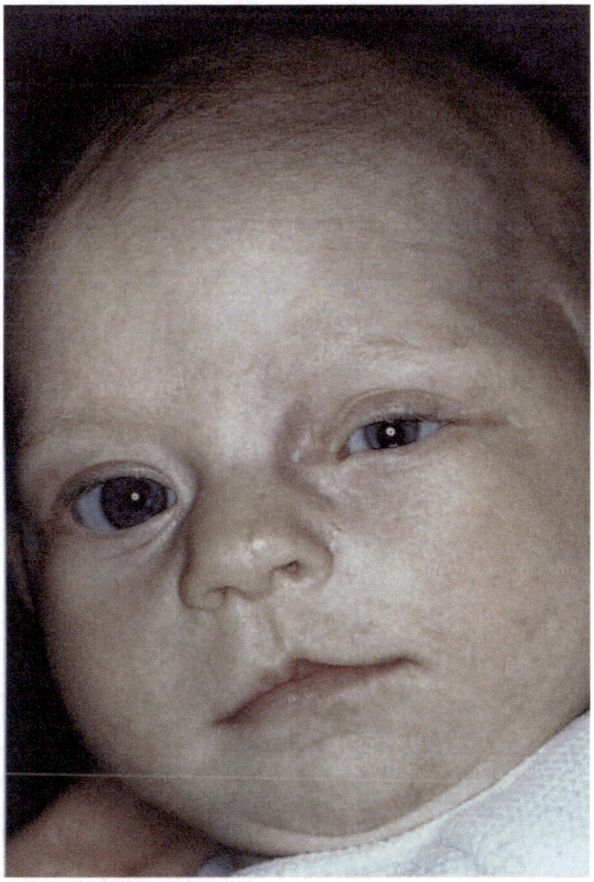

Abb. 1. Angedeutete Lippenspalte, Mikrophthalmus links

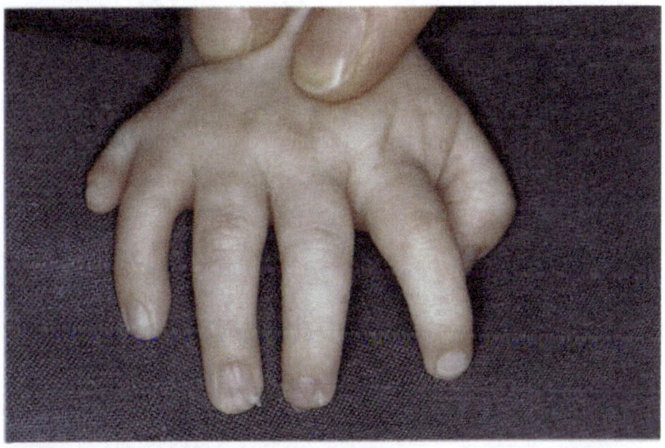

Abb. 2. Hexadaktylie der rechten Hand

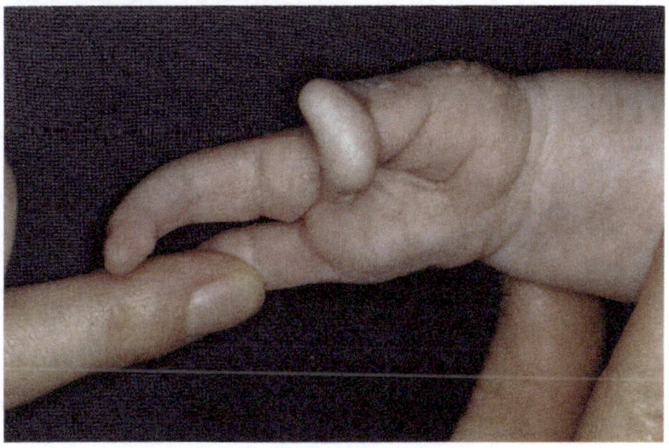

Abb. 3. Hummerscherenartig geformte Tridaktylie mit Spaltbildung sowie kleine molluskoide Papeln der linken Hand

Weitere Befunde

Röntgen-Thorax: Lungen und Herz unauffällig.
Röntgen der Wirbelsäule: Halbwirbelbildung in den Bewegungssegmenten Th 5/6 und Th 8/9.
Augenärztliches Konsil: Linkes Auge Mikrocornea mit 6 mm Durchmesser, Iriskolobom, Netzhautaderhautkolobom, das die Papille einbezieht. Bindehaut reizfrei. Rechtes Auge unauffällig.

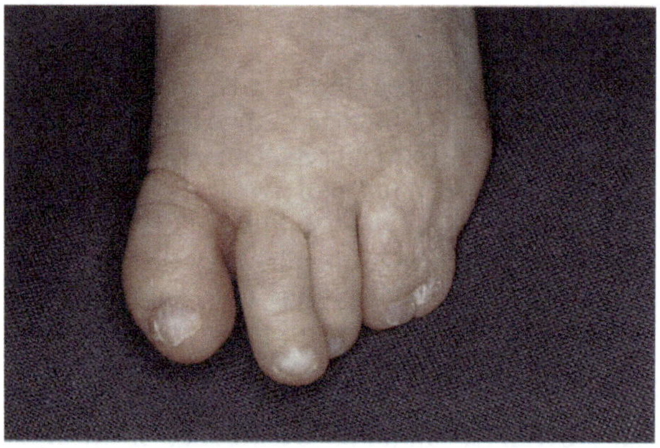

Abb. 4. Syndaktylie vierte und fünfte Zehe links

HNO-ärztliches Konsil: Gehörgänge beidseits regelrecht angelegt, Trommelfelle spiegelnd intakt. Tympanometrie: Regelrechte Kurve rechtsseitig, abgeflachte Impedanzkurve links. Stapediusreflexe bei 1000 Hz nicht nachweisbar. Otoakustische Emissionen: Beidseits positiv, Ausschläge rechts stärker als links. Beeinträchtigung der linksseitigen Schallübertragung nicht auszuschließen.
Mund-Kiefer-Gesichtschirurgisches Konsil: Diskrete mediane Oberlippenspalte, Uvula bifida, kein Anhalt für eine submuköse Spaltbildung im Hart- und Weichgaumenbereich.
Orthopädisches und Handchirurgisches Konsil: Hexadaktylie der rechten Hand mit hypoplastischem sechsten Finger. Spalthand links mit Aplasie der Digiti III/IV sowie Kamptodaktylie des Digitus V. Halbwirbel Th 5/6 mit links-thorakaler Skoliose im oberen Thoraxbereich und Halbwirbel Th 8/9 mit

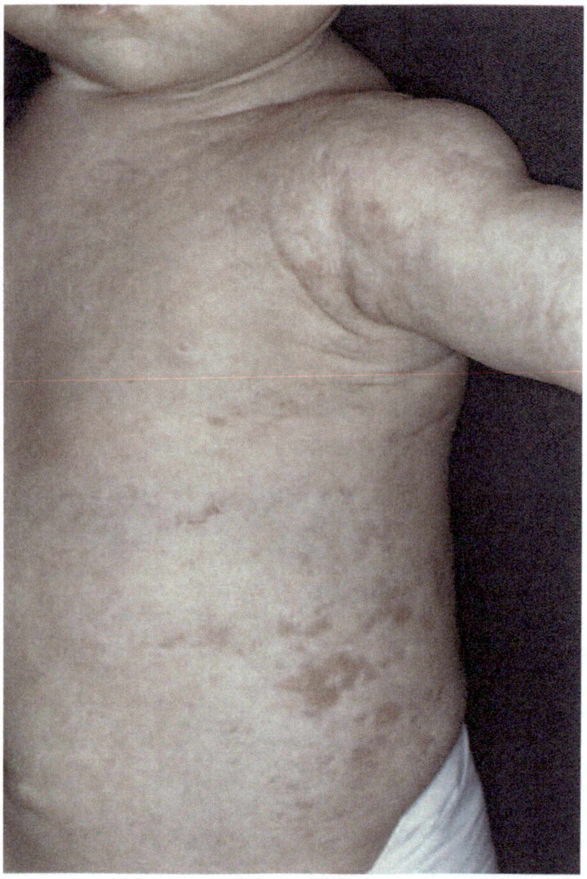

Abb. 5. Anetodermieartig eingesunkene hypoplastische Hautareale am Stamm

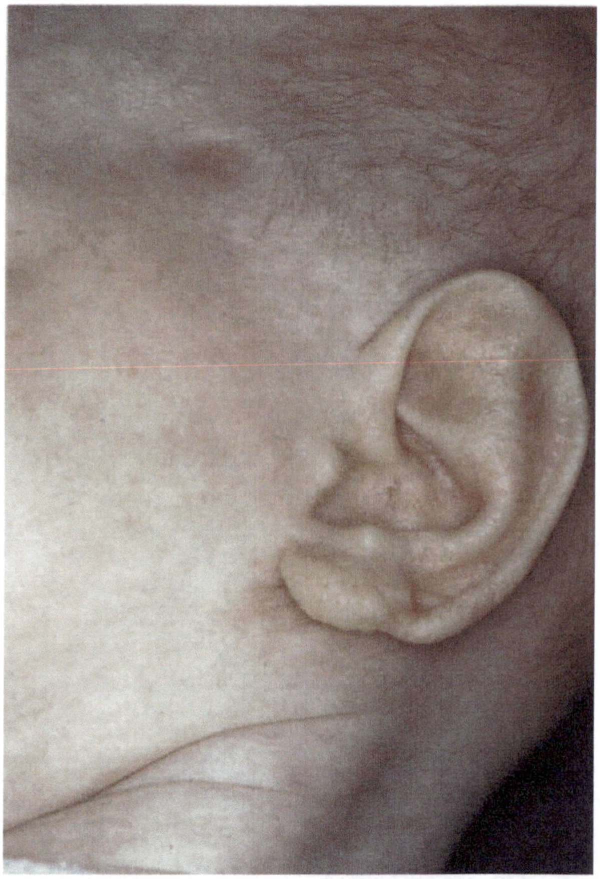

Abb. 6. Fleckige Hautatrophie und hypoplastischer Ohrknorpel

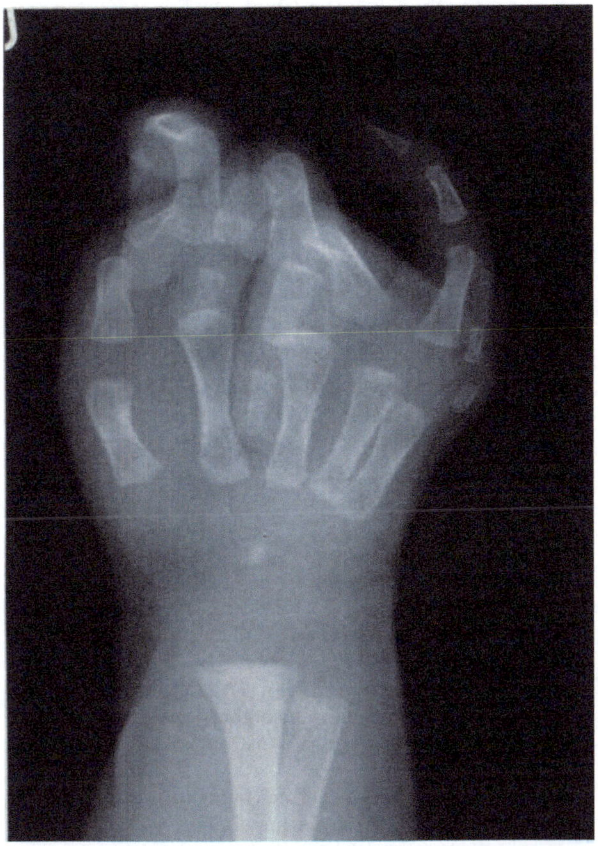

Abb. 7. Röntgenuntersuchung der rechten Hand. Digitus supernumeralis mit eigener Knochenanlage

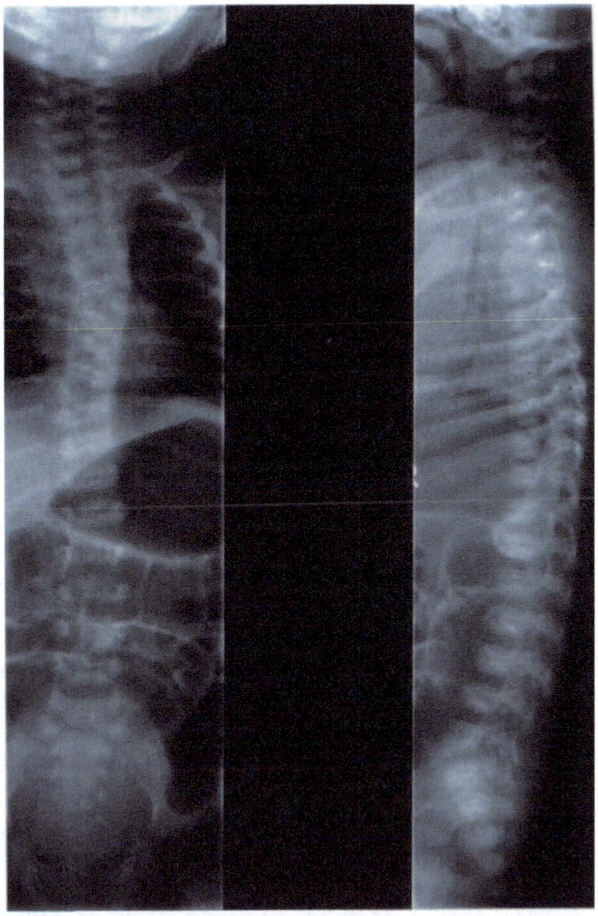

Abb. 8. Posterior-anteriore und seitliche Röntgenaufnahme der Wirbelsäule. Halbwirbelbildung Th 5/6 mit links-thorakaler Skoliose, Halbwirbelbildung Th 8/9 mit rechts-thorakaler Skoliose

rechts-thorakaler Skoliose im unteren Thoraxbereich. Syndaktylie Digiti IV/V des linken Fußes.

Neurologische und pädiatrische Untersuchung: Ruhe- und Aktivitätstonus ausreichend, Grobmotorik unauffällig, Feinmotorik durch Mißbildungen beeinträchtigt, Muskeleigenreflexe und Hirnnerven bis auf die bekannte Affektion der Papille durch das Netzhautaderhautkolobom am linken Auge unauffällig. EKG, UKG, Abdomen- und Schädelsonographie unauffällig. Neurologisch altersentsprechend adäquate Entwicklung.

Kommentar: Das Goltz-Gorlin-Syndrom, auch als fokale dermale Hypoplasie bekannt, ist ein durch ektodermale und mesodermale Fehlbildungen charakterisiertes Krankheitsbild. Klinisch finden sich Hypoplasien und lineare Hyperpigmentierungen der Haut, Hernien von Fettgewebe durch dermale Spalten und multiple Papillome an Schleimhäuten und Kutis. Zudem kommt es zu Fingeranlageanomalien wie Syndaktylie, Polydaktylie, Kamptodaktylie (Beugekontraktur einzelner Fingergelenke) oder Aplasie, sowie zu anderen Fehlbildungen des Skelettsystems. Charakteristisch im Röntgenbild ist eine striäre Osteopathie. Orale Fehlbildungen sind neben Papillomen der Lippe hypoplastische Zähne. In vielen Fällen werden auch okuläre Anomalien wie Kolobome der Iris und der Choroidea, Strabismus oder Mikrophthalmie beobachtet. Zudem kommt es zu Fehlbildungen der Ohrmuscheln und inneren Organe. Einige Patienten entwickeln eine mentale Retardierung.

Der Vererbungsmodus ist X-chromosomal dominant, der Genlocus nach Friedman et al. auf dem kurzen Arm des X-Chromosoms in der Region Xp22.31. Die meisten Erkrankungen treten sporadisch auf. Es besteht zumeist Letalität für männliche hemizygote Feten, obwohl auch Patienten in der Literatur bekannt sind, bei denen das Gen vom Vater auf die Töchter übertragen wurde. In diesen Fällen

waren die Väter immer die ersten Betroffenen in ihren Familien und wahrscheinlich Träger eines X-chromosomalen Mosaiks für die Xq22.31-Region.
Die Differentialdiagnose umfaßt kongenitale Poikilodermie, Incontinentia pigmenti, Rothmund-Thomson-Syndrom, Naevus lipomatosus superficialis und Aplasia cutis congenita. Therapeutisch besteht die Möglichkeit symptomatischer operativer Eingriffe. Eine kausale Therapie oder eine Gendiagnostik ist bisher nicht verfügbar. Bei unserer Patientin sollen zunächst die Fehlstellungen an Händen und Füßen operativ korrigiert werden.
Eine intensive interdisziplinäre Zusammenarbeit unter enger Einbeziehung der Eltern ist gerade in den ersten Lebensjahren erstrebenswert.

Danksagungen: Die pädiatrische Untersuchung erfolgte durch Prof. Dr. Dietrich Reinhardt und Prof. Dr. Michael Jensen, Kinderpoliklinik, Klinikum Innenstadt, Ludwig-Maximilians-Universität, Pettenkoferstraße 8a, D-80336 München.
Die handchirurgische Beurteilung erfolgte durch Prof. Dr. Klaus Wilhelm, Chirurgische Klinik und Poliklinik, Klinikum Innenstadt, Ludwig-Maximilians-Universität, Nußbaumstraße 20, D-80336 München.
Das augenärztliche Konsil erfolgte durch Prof. Dr. Klaus-Peter Boergen, Augenklinik (Prof. Dr. Anselm Kampik), Klinikum Innenstadt, Ludwig-Maximilians-Universität, Mathildenstraße 8, D-80336 München.
Die HNO-ärztliche Beurteilung erfolgte durch Priv.-Doz. Dr. Gerd Rasp, Klinik und Poliklinik für Hals-, Nasen- und Ohrenkranke (Prof. Dr. Ernst Kastenbauer), Klinikum Innenstadt, Ludwig-Maximilians-Universität, Pettenkoferstraße 8a, D-80336 München.
Das kinderorthopädische Konsil erfolgte durch Priv.-Doz. Dr. Bernhard Heimkes, Orthopädische Poliklinik (Prof. Dr. med. Hans-Jürgen Refior), Klinikum Innenstadt, Ludwig-Maximilians-Universität, Pettenkoferstraße 8a, D-80336 München.
Die Konsiliaruntersuchung der möglichen oralen Spaltbildungen erfolgte durch Frau Dr. Dr. Katja Schwenzer, Klinik und Poliklinik für Mund-Kiefer-Gesichtschirurgie (Prof. Dr. Dr. Michael Ehrenfeld), Klinikum Innenstadt, Ludwig-Maximilians-Universität, Nußbaumstraße 7, D-80336 München.

Literatur

1. Braun-Falco O, Hofmann C (1975) Das Goltz-Gorlin-Syndrom. Hautarzt 26:393-400
2. Burgdorf WHC, Dick GF, Soderberg MD, Goltz RW (1981) Focal dermal hypoplasia in a father and daughter. J Am Acad Dermatol 4:273-277
3. Friedman PA, Rao KW, Teplin SW, Aylsworth AS (1988) Provisional deletion mapping of the focal dermal hypoplasia (FDH) gene to Xp22.31 [Abstract]. Am J Hum Genet 43:A50
4. Goltz RW (1992) Focal dermal hypoplasia syndrome: an update [editorial]. Arch Dermatol 128:1108-1111
5. Goltz RW, Peterson WC, Gorlin RJ, Ravits HG (1962) Focal dermal hypoplasia. Arch Dermatol 86:708-717
6. Gorlin RJ, Meskin LH, Peterson WC, Goltz RW (1963) Focal dermal hypoplasia syndrome. Acta Dermatol Venerol (Stockh) 43:421-440
7. Reber T, Wolters T, Goos M (1987) Goltz-Gorlin-Syndrom bei einem Mann. Hautarzt 38:218-223

Sachverzeichnis

GPSR Compliance

The European Union's (EU) General Product Safety Regulation (GPSR) is a set of rules that requires consumer products to be safe and our obligations to ensure this.

If you have any concerns about our products, you can contact us on ProductSafety@springernature.com

In case Publisher is established outside the EU, the EU authorized representative is:

Springer Nature Customer Service Center GmbH
Europaplatz 3
69115 Heidelberg, Germany

Batch number: 10684808

Printed by Printforce, the Netherlands